Lüders: Lehrbuch für Kinderkrankenschwestern

Band I:
Das gesunde Kind und theoretischer Teil

Geleitwort

Seit vor rund 150 Jahren die Heilkunde begann, sich immer mehr die Erfahrungen der Naturwissenschaften zur Verbesserung ihrer Leistungen in der Erkennung und Behandlung von Krankheiten zunutze zu machen, hat sich ihr Gesicht grundlegend gewandelt. Auf den Beruf der Schwester hat sich diese Entwicklung jedoch lange kaum ausgewirkt. Das Wissen der Schwester konnte sich auf die Kenntnis von Bau und Funktion der Organe des Menschen, der wichtigsten Krankheitsbilder und der Behandlungs- und Pflegemaßnahmen an den Kranken beschränken. Ersteres lernte sie im theoretischen Unterricht, letzteres durch Erfahrung am Krankenbett. Nicht zu Unrecht maßen viele Ärzte den Wert ihrer Krankenschwestern mehr an deren Einsatzbereitschaft und Hingabe an die ihnen anvertrauten Kranken als an ihrem theoretischen Wissen.

Nun erlebt jedoch die Welt einen so sprunghaften Fortschritt ärztlicher Wissenschaft und das Erreichen eines Niveaus diagnostischer und therapeutischer Wirksamkeit, wie es nie zuvor der Fall gewesen ist. Selbst diagnostische Verfahren – wie beispielsweise bei den Herzkranken – haben den Charakter chirurgischer Eingriffe angenommen; komplizierte Geräte ermöglichen erstaunliche Einblicke in Krankheitsvorgänge. Die Arbeit der Schwester hat eine erhebliche Ausweitung erfahren, weil sie ihre Stelle nicht mehr vorwiegend am Krankenbett, sondern immer stärker auch an der Seite des Arztes hat. Dieser aber muß von ihr weit mehr theoretisches Wissen verlangen, ein Wissen, das die Schwester nicht mehr allein durch Erfahrung am Krankenbett gewinnen kann, sondern das Gegenstand systematischen Unterrichts sein muß. Dies erforderte einen beträchtlichen Ausbau des Lehrbuchs für Kinderkrankenschwestern. Es schien mir richtig, diese Aufgabe einem Jüngeren anzuvertrauen. Dem Verlag bin ich dankbar, daß er diesem Wunsche entsprach und daß er, um die Kontinuität zu bewahren, zum neuen Herausgeber einen meiner Mitarbeiter gewählt hat, der sich mit großer Energie der Um- und Ausgestaltung des Lehrbuchs angenommen hat.

Man mag befürchten, daß die gegenwärtige Entwicklung dem karitativen Charakter des Schwesternberufes nicht zuträglich ist, und die Entwicklung in manchen Ländern berechtigt zu dieser Sorge. Aber eine solche Gefahr bedroht die in der Heilkunde tätigen Menschen insgesamt. Auf die Dauer werden sich die Kräfte des Herzens von der nüchternen Wissenschaft nicht verdrängen lassen, am wenigsten unter Schwestern. Auf die Anwendung der Wissenschaft kann die Heilkunde nicht verzichten. Es kommt darauf an, einen ausgewogenen Ausgleich aller dem kranken Kinde dienenden Kräfte herbeizuführen. Dazu möge das Buch auch in Zukunft beitragen.

JOPPICH

Vorwort zur 11. Auflage

Seit rund 50 Jahren gibt es in Deutschland 2 ausführliche Lehrbücher für Kinderkrankenschwestern. Es erschien sinnvoll, in Zukunft nur noch ein solches Lehrbuch zu veröffentlichen. Weitergeführt wird das im Enke Verlag erscheinende Lehrbuch für Kinderkrankenschwestern, zuletzt redigiert von D. Lüders, während das von W. Catel begründete Lehrbuch des Thieme Verlags nicht mehr aufgelegt wird. Die Herausgeber dieses erfolgreichen Buches, E. Gladtke und J. Schaub, stehen jetzt zusammen mit D. Lüders für das neue Lehrbuch für Kinderkrankenschwestern* als Herausgeber zur Verfügung.

Im Rahmen der völligen Neubearbeitung wurde eine weitere grundlegende Änderung vorgenommen: Seit Erscheinen der letzten Auflage sind in der Medizin zahlreiche neue Erkenntnisse gewonnen worden, so daß sich der Wissensstoff, den eine Kinderkrankenschwester beherrschen sollte, und damit auch der Umfang des Buches erheblich vergrößert haben. Die Pflegekapitel mußten deshalb entfallen. Es wird statt dessen auf das Pflegelehrbuch des Thieme Verlags (Kinderkrankenpflege, herausgegeben von V. Wichmann) verwiesen. Die Herausnahme der Darstellung der Pflege mag bedauert werden, im Zuge der Entwicklung ist sie aber nicht aufzuhalten, wie das analoge Vorgehen in der allgemeinen Krankenpflege zeigt.

Eine große Zahl von Mitarbeitern des Kinderkrankenschwestern-Lehrbuches aus dem Enke wie aus dem Thieme Verlag haben wieder wichtige Einzelkapitel übernommen, eine Reihe neuer Mitarbeiter ergänzen das Team. Herr Professor Oehme steht als Mitherausgeber nicht mehr zur Verfügung, wohl aber dankenswerterweise als Autor des Teils „Geschichtlicher Rückblick". Die Abschnitte „Physik ‚am Krankenbett'" sowie „Chemie als Hilfe der Medizin" sollen nicht Schulbücher imitieren, sondern der in der Ausbildungs- und Prüfungsverordnung geforderten Darstellung der „fachbezogenen Physik und Chemie" entsprechen. Bei der Erörterung der bildgebenden Verfahren war neben der schon in der letzten Auflage beschriebenen Computertomographie jetzt auch u. a. die Besprechung der Kernspintomographie nötig. Neu aufgenommen wurde ein Kapitel über ethische Probleme in der Kinderheilkunde, und neu verfaßt wurden u. a. die Kapitel über Pädagogik sowie Soziologie, die den Beruf der Kinderkrankenschwester bzw. die Belange der Kinderheilkunde beleuchten. Ausführlicher als bisher wurde die Sozialpädiatrie abgehandelt. Hier wurde der Zielsetzung des Krankenpflegegesetzes von 1985 Rechnung getragen, wonach die Ausbildung auf die verantwortliche Mitwirkung nicht nur bei der Heilung, sondern auch bei der Früherkennung und Verhütung von Krankheiten ausgerichtet sein soll. Ebenso müssen nach der Forderung der WHO (Weltgesundheitsorganisation) in den Ausbildungsprogrammen für die Pflege die Gesundheitserziehung und Gesundheitsvorsorge ihrer Bedeutung entsprechend berücksichtigt werden. Auf das schon in früheren Auflagen bewährte Kapitel über Krankenhausbetriebslehre wird besonders hingewiesen, da es zu kostenbewußtem Denken anregen soll. Der Abschnitt, der sich mit der Gesetzes-, Staatsbürger- und Berufskunde auseinandersetzt, wurde neu verfaßt und trägt mit Recht den Zusatz „Einführung". Ausführlichere Darstellungen werden in der „Weiterführenden Literatur" genannt, die auch sonst am Ende eines Kapitels steht. Die AIDS-Problematik verlangte eine ausführliche Eröterung, und deshalb war es nur folgerichtig, zum besseren Verständnis auch kompliziertere immunologische Phänomene zu erklären.

Es werden heutzutage von der Kinderkrankenschwester mehr theoretische Kenntnisse verlangt als früher; so hat sie neben ihren Aufgaben am Krankenbett mehr und mehr ihren Platz an der Seite des

---

* Dieses Buch ist natürlich auch für Kinderkrankenpfleger bestimmt, worauf jedoch der Einfachheit halber im Buchtitel nicht hingewiesen wird.

Arztes. Auf Grund ihrer hervorragenden Ausbildung übt die Kinderkrankenschwester einen medizinischen Assistenzberuf mit hoher Qualifikation aus und ist u. a. ein wichtiges Glied in dem therapeutischen Team von Mitarbeitern, die für die Betreuung der kranken Kinder zuständig sind. Der weitgehend wissenschaftsorientierte Unterricht und die zunehmende Technisierung im Berufsalltag mit ständig komplizierter werdenden diagnostischen und therapeutischen Maßnahmen (Apparatemedizin) dürfen nicht zu einer Vernachlässigung der pflegerischen Tätigkeiten und der psychischen Belange des kranken Kindes führen, im Gegenteil, die umfassende sach- und fachkundige Schulung kann und muß sich auch auf die praktische Arbeit am Krankenbett günstig auswirken, zumal wir es mit gut beobachtenden und dem Kind zugewandten Schwestern und Pflegern zu tun haben, die gelernt haben, den ganzen Menschen zu sehen.

Gerade weil in diesem Lehrbuch aus organisatorischen Gründen die Pflege weitgehend ausgeklammert werden mußte, kann die überragende Bedeutung der Kinderkrankenpflege gar nicht genug betont werden. Wir Ärzte sehen deshalb mit großer Sorge, wie infolge des Personalmangels die Schwestern immer weniger Zeit für die persönliche Zuwendung zum kranken Kind finden und viele Pflegemaßnahmen unter Zeitdruck erfolgen. Änderungen sind zum Wohle des Kindes wie zum Abbau der übermäßigen beruflichen Belastung der Schwestern und Pfleger vonnöten.

Die Aufgabe des Schwesternunterrichts ist es aufzuzeigen, welche Teile des Buches nur dem besseren Gesamtverständnis dienen und was als Prüfungswissen gelernt werden muß. Das Lehrbuch enthält nämlich nicht nur Examenswissen, ist also nicht nur zur Ausbildung der Kinderkrankenpflegeschülerinnen und -schüler bestimmt, sondern soll auch den bereits im Beruf stehenden Kinderkrankenschwestern und Kinderkrankenpflegern zur Fortbildung dienen und darüber hinaus besonders interessante Zusammenhänge im biologischen Geschehen genauer aufzeigen. Insofern eignet sich das Buch zum Lernen, zum Nachschlagen und auch als Lektüre.

Die Hervorhebung wesentlicher Tatbestände erfolgt durch einen Raster im Schriftbild. Die in Kleindruck gesetzten Abschnitte des Teils „Anatomie und Physiologie“ verweisen vorwiegend auf pathologische Besonderheiten und sollen zunächst beim Studium unberücksichtigt bleiben. Erst wenn ein Überblick über das gesamte Gebiet erarbeitet worden ist, sind die in Kleindruck stehenden Hinweise von Nutzen. Sonst ist überall dort Kleindruck verwendet worden, wo es sich nicht um die Vermittlung von *Examenswissen* handelt, ja das Dargelegte nicht einmal zum eigentlichem *Unterrichtsstoff* gehört. Diese nur zur *Information* oder zum *Nachschlagen* dienenden Absätze sind ausmahmsweise dann nicht klein gedruckt, wenn in ihnen komplizierte Zusammenhänge erörtert und dem Verständnis näher gebracht werden sollen; hervorgehoben sind diese „nur für Fortgeschrittene“ gedachten Erläuterungen durch je ein Dreieck am Anfang und am Ende des betreffenden Absatzes (▶ ◀).

Den Mitarbeitern des Enke Verlags, an der Spitze und im besonderen Frau Dr. M. Kuhlmann, gilt unser Dank für die geleistete Arbeit und das stets gezeigte Entgegenkommen.

Köln/Kassel/Kiel, im Frühjahr 1990

Erich Gladtke
Dieter Lüders
Jürgen Schaub

Vorwort zur 7. Auflage

Das vorliegende Lehrbuch für Kinderkrankenschwestern soll die Tradition des bisher von Professor Joppich herausgegebenen bewährten Lehrbuchs mit dem gleichen Titel fortsetzen, allerdings mußte der Inhalt des Buches erheblich erweitert werden. Es wurde der umfangreiche Stoff auf zwei Bände verteilt, der 1. Band trägt den Untertitel „Das gesunde Kind und theoretischer Teil", der 2. Band befaßt sich mit dem „Kranken Kind, seiner Pflege und Behandlung". Diese Änderung war notwendig, weil mit dem Fortschritt der Medizin die Anforderungen an die Kinderkrankenschwester stetig gewachsen sind. Aus dem gleichen Grunde wurde mit Einführung des neuen Krankenpflegegesetzes die Stundenzahl des theoretischen Unterrichts in den Kinderkrankenpflegeschulen von „mindestens 400" auf „mindestens 1200" erhöht*.

Einzelne wichtige Abschnitte wurden im ersten Band besonders ausführlich dargestellt, u. a. die Lehre von den Funktionen des menschlichen Körpers, die Kinderpsychologie und die Pädagogik. Neu aufgenommen in das Buch wurden einführende Kapitel über Physik und Chemie, die dazu dienen sollen, die diagnostischen und therapeutischen Maßnahmen dem Verständnis näherzubringen. Wegen der immer mehr zunehmenden Spezialisierung innerhalb der Kinderheilkunde mußte eine Reihe neuer diagnostischer Untersuchungen besprochen werden, so z. B. auf dem Gebiet der Kardiologie und der Neurologie. Ferner erschienen erstmals in dem Buch die Kapitel „Das Berufsbild der Kinderkrankenschwester" und „Vorbeugende Maßnahmen" sowie Normalwerttabellen.

Für die Kinderkrankenschwester ist das theoretische Wissen zwar sehr wichtig, von noch größerer Bedeutung aber ist für sie die praktische Tätigkeit am Krankenbett. Das vorliegende Lehrbuch soll mit dazu beitragen, der Kinderkrankenschwester die für die praktische Ausübung ihres schönen Berufes notwendigen theoretischen Kenntnisse zu vermitteln. Wegen ihrer großen Bedeutung mußten auch die die Pflege betreffenden Kapitel umfassender gestaltet werden. So war es unvermeidlich, das Lehrbuch für Kinderkrankenschwestern in zwei Bänden herauszugeben.

Ebenso wichtig wie Wissen und Erfahrung sind Hingabe und Freude, dem kranken Menschen zu helfen, sowie das Einfühlungsvermögen in die Seele des Kindes. Die Kinderkrankenschwester muß gerade dem kleinen Kind, das in der Klinik von seinen Eltern getrennt ist, das Gefühl der Geborgenheit geben. Der gute Kontakt zwischen der Schwester und ihrem Pflegekind macht es ihr möglich, Besonderheiten aufzudecken, die sonst unerkannt blieben. Während des Fütterns oder beim Spiel hat die Schwester Gelegenheit, die Patienten über längere Zeit zu beobachten. Dabei können sich wichtige Hinweise für die Diagnose ergeben. Nicht nur bei der Betreuung des Kindes, sondern auch bei der Erkennung von Krankheiten ist die Schwester Helferin und Mitarbeiterin des Arztes. Das Wissen um die normale Entwicklung des Kindes erleichtert das Erkennen pathologischer Zustände. Deshalb wird nicht nur von Krankheiten die Rede sein, sondern auch das Verhalten des gesunden Kindes ist ausführlich besprochen worden.

Mein besonderer Dank gilt Herrn Professor Joppich für seine große Hilfe und seine Ratschläge bei der Erstellung dieses Buches. Ebenso danke ich Fräulein Münstermann für die Anfertigung der hinzugekommenen Zeichnungen und dem Verlag für sein verständnisvolles Eingehen auf die zahlreichen Wünsche.

Göttingen, Frühjahr 1968 — Dieter Lüders

---

* Das Krankenpflegegesetz von 1985 schreibt eine Stundenzahl des theoretischen und praktischen Unterrichts von mindestens 1600 Stunden vor und für die Ausbildung in der Praxis von mindestens 3000 Stunden.

Mitarbeiter des Bandes I

ADELHARDT, MARGARETE, Leitende Kinderkrankenschwester, Universitäts-Kinderklinik Mainz, Langenbeckstraße 1, D-6500 Mainz

DÖRNER, KLAUS, Professor Dr. rer. nat. Dr. med., Klinisch-chemisches Labor, Universitäts-Klinikum Kiel, Schwanenweg 20, D-2300 Kiel

DÖRNER, RENATE, Priv.-Doz. Dr. med., Chefärztin des Instituts für Transfusionsmedizin, Krankenanstalten der Stadt Köln, Ostmerheimerstraße 200, D-5000 Köln 91

FUHRMANN, WALTER, Professor Dr. med., Direktor des Instituts für Humangenetik der Universität Gießen, Am Schlangenzahl 14, D-6300 Gießen

GÄDEKE, ROLAND, Professor Dr. med., Bötzenstraße 41, 7813 Staufen/Br.

GEBHARD, WERNER, Dr. rer. pol., Forststraße 28, D-1000 Berlin 41

GUNDERMANN, KNUT-OLAF, Professor Dr. med., Direktor der Abteilung Hygiene, Sozialhygiene und Gesundheitswesen im Klinikum der Universität Kiel, Brunswiker Straße 4, D-2300 Kiel

GUTEZEIT, GÜNTER, Dr. phil., Abteilung Allgemeine Pädiatrie der Universitäts-Kinderklinik Kiel, Schwanenweg 20, D-2300 Kiel

HESEKER, HELMUT, Dr. oec. troph., Institut für Ernährungswissenschaft der Universität Gießen, Goethestraße 55, D-6300 Gießen

LOEWENICH, VOLKER VON, Prof. Dr. med., Leiter der Abteilung für Neonatologie, Zentrum der Kinderheilkunde, Universitäts-Klinikum, Theodor-Stern-Kai 7, D-6000 Frankfurt/M. 70

LÜDERS, DIETER, Professor Dr. med., Ärztlicher Direktor des Kinderkrankenhauses Park Schönfeld, Frankfurter Straße 167, D-3500 Kassel

OEHME, JOHANNES, Professor Dr. med., Am Schiefen Berg 28, D-3340 Wolfenbüttel

PUYN, ULRIKE, Dr. med., Universitäts-Kinderklinik Köln, Joseph-Stelzmann-Straße 9, D-5000 Köln 41

RUDOLPH, HANS-DIETER, Dr. med., Dr. Ing., Leitender Medizinaldirektor, Kreisgesundheitsamt Kassel, Humboldtstraße 24, D-3500 Kassel

SCHMIDT, EBERHARD, Professor Dr. med., Direktor der Universitäts-Kinderklinik B Düsseldorf, Moorenstraße 5, D-4000 Düsseldorf

TASSEIT, SIEGFRIED, Dipl.-Soziologe, Leiter der Suchtambulanz am Krankenhaus Alfeld/Leine, Landrat-Beushausen-Straße 26, D-3220 Alfeld/Leine

TRÖGER, JOCHEN, Professor Dr. med., Universitäts-Kinderklinik Heidelberg, Im Neuenheimer Feld 153, D-6900 Heidelberg

Inhalt

1. Teil: Die Kinderkrankenschwester / Der Kinderkrankenpfleger

(Margarete Adelhardt)

2. Teil: Geschichtlicher Rückblick (Johannes Oehme)

3. Teil: Ethische Probleme in der Kinderheilkunde

(Volker von Loewenich)

4. Teil: **Physik „am Krankenbett“** (Dieter Lüders)

5. Teil: **Die Chemie als Hilfe der Medizin** (Dieter Lüders)

6. Teil: Der Bau des menschlichen Körpers und seine Funktionen (Anatomie und Physiologie)

(Dieter Lüders)

7. Teil: **Allgemeine Ernährungslehre** (Helmut Heseker)

8. Teil: **Säuglings- und Kinderernährung** (Eberhard Schmidt)

11. Teil: **Padagogik im Krankenhaus** (Günter Gutezeit)

12. Teil: **Soziologie** (Siegfried Tasseit)

13. Teil: **Sozialpädiatrie, einschließlich Prävention und Rehabilitation** (Dieter Lüders)

14. Teil: **Unfallverhütung** (Roland Gädeke)

15. Teil: **Hygiene und Mikrobiologie** (Knut-Olaf Gundermann)

16. Teil: **Einführung in die klinische Chemie**

(Klaus Dörner, Renate Dörner)

17. Teil: **Bildgebende Verfahren** (Jochen Tröger)

18. Teil: **Einführung in die Erblehre des Menschen**

(WALTER FUHRMANN)

19. Teil: **Krankenhausbetriebslehre** (Werner Gebhard)

20. Teil: **Einführung in die Gesetzes-, Staatsbürger- und Berufskunde** (Hans-Dieter Rudolph)

Anhang

1. Teil: Die Kinderkrankenschwester/ Der Kinderkrankenpfleger

MARGARETE ADELHARDT

1 Berufsbild

Die Darstellung des Berufes der Kinderkrankenschwester/des Kinderkrankenpflegers am Anfang eines Lehrbuches richtet sich an die jungen Menschen, die sich die Kinderkrankenpflege als Berufsziel ausgesucht haben und sich über die Voraussetzungen des Berufes, die Einsatzfelder und die Weiterbildungsmöglichkeiten unterrichten wollen.

Die Darstellung soll:

1. die Inhalte des Berufes der Kinderkrankenschwester und des Kinderkrankenpflegers aufzeigen,
2. zum Selbstverständnis der Kinderkrankenschwestern und der Kinderkrankenpfleger bereits während der Ausbildung beitragen und
3. die Aufgabenfelder der Kinderkrankenpflege in und außerhalb der stationären Patientenversorgung darstellen sowie die Stellung der Kinderkrankenpflege in der Gesellschaft beleuchten.

Die Ergreifung des Berufes der Kinderkrankenschwester/des Kinderkrankenpflegers setzt neben dem Wunsch, mit Kindern zusammen zu sein, sie zu pflegen und sie zu betreuen, auch die Motivation dafür voraus, sich in jungen Jahren mit Fragen über Sinn und Ziel des Lebens auseinanderzusetzen, und erfordert bereit zu sein, zusammen mit dem kranken Kind und seinen Eltern durch schwere Lebenssituationen zu gehen.

Die Kinderkrankenpflege umfaßt entsprechend dem Fach *Kinderheilkunde* einen bestimmten Lebensabschnitt des Menschen mit vielen Erkrankungen, die nur spezifisch in diesem Alter auftreten.

Häufig liegt auch der Beginn einer Erkrankung oder einer Behinderung, die den Menschen und seine Familie sein ganzes Leben lang belastet, in der Kindheit.

Hieraus erwächst den Kinderkrankenschwestern und Kinderkrankenpflegern zusammen mit den Kinderärzten die Aufgabe, das kranke oder behinderte Kind auf sein Leben mit der Krankheit und mit der Behinderung vorzubereiten, ihm und seinen Eltern und der ganzen Familie die möglichen Hilfen aufzuzeigen.

2 Voraussetzungen zur Ausbildung und Ausbildungsgang

Mit dem Gesetz über die Berufe in der Krankenpflege *(Krankenpflegegesetz* – KrPflG*)* vom 4. 6. 85 wird die Ausbildung der Kinderkrankenschwestern und Kinderkrankenpfleger geregelt.

§1 besagt: Wer eine der Berufsbezeichnungen *Kinderkrankenschwester* oder *Kinderkrankenpfleger* führen will, bedarf der Erlaubnis. Die Erteilung der Erlaubnis ist daran gebunden, daß eine Ausbildung abgeleistet wird.

Kinderkrankenschwester oder Kinderkrankenpfleger wird man nach einer 3jährigen Ausbildung, die an einer Kinderkrankenpflegeschule, die mit einem Kinderkrankenhaus oder einer Kinderabteilung eines Allgemeinkrankenhauses verbunden ist, durchgeführt werden kann. Bei dieser Ausbildung muß sichergestellt sein, daß die praktische Ausbildung durch Kinderkrankenschwestern oder Kinderkrankenpfleger gewährleistet ist.

Das Ziel der Ausbildung wird erstmals in einem Gesetz geregelt, im §4. Es heißt: Die Ausbildung für Krankenschwestern und Krankenpfleger und für Kinderkrankenschwestern und Kinderkrankenpfleger soll die Kenntnisse, Fähigkeiten und Fertigkeiten zur verantwortlichen Mitwirkung bei der Verhütung, Erkennung und Heilung von Krankheiten vermitteln (Ausbildungsziel).

Die Ausbildung soll insbesondere gerichtet sein auf:

1. die sach- und fachkundige, umfassende, geplante Pflege des Patienten,
2. die gewissenhafte Vorbereitung, Assistenz und Nachbereitung bei Maßnahmen der Diagnostik und Therapie,
3. die Anregung und Anleitung zu gesundheitsförderndem Verhalten,
4. die Beobachtung des körperlichen und seelischen Zustandes des Patienten und der Umstände, die seine Gesundheit beeinflussen, sowie die Weitergabe dieser Beobachtungen an die an der Diagnostik, Therapie und Pflege Beteiligten,
5. die Einleitung lebensnotwendiger Sofortmaßnahmen bis zum Eintreffen der Ärztin oder des Arztes,
6. die Erledigung von Verwaltungsaufgaben, soweit sie in unmittelbarem Zusammenhang mit den Pflegemaßnahmen stehen.

Um dieses Ziel zu erreichen, hat der Gesetzgeber in der *Ausbildungs- und Prüfungsverordnung* für die Berufe in der Krankenpflege (KrPflAPrV) vom 16. 10. 85 die Bedingungen für die Durchführung der praktischen Ausbildung geregelt, und es heißt hier:

„... während der praktischen Ausbildung in allen nach § 4 des Gesetzes für die Berufsausübung wesentlichen Kenntnissen und Fertigkeiten zu unterweisen. Es ist Gelegenheit zu geben, die im theoretischen und praktischen Unterricht erworbenen Kenntnisse zu vertiefen und zu lernen, sie bei der praktischen Arbeit anzuwenden."

Der Gesetzgeber regelt auch die Teilnahme am Nachtdienst, die mindestens 120, höchstens 160 Stunden betragen soll.

Die Ausbildungsdauer ist auf 3 Jahre festgelegt und muß mindestens 1600 Stunden theoretischen Unterricht und 3000 Stunden praktischen Einsatz nach bestimmten Vorgaben und Einsätzen in und außerhalb des Krankenhauses umfassen.

Um in die Ausbildung eintreten zu können, muß der Bewerber das 17. Lebensjahr vollendet haben und eine erfolgreich abgeschlossene 10jährige Schulbildung bzw. – als Abgänger aus der Hauptschule – eine zusätzliche abgeschlossene Berufsausbildung nachweisen.

Die Ausbildung muß die zukünftigen Kinderkrankenschwestern/Kinderkrankenpfleger in die Lage versetzen, die von ihnen in ihrer späteren Berufstätigkeit geforderten Leistungen zu erbringen.

Bei einer guten Nutzung der Ausbildungsmöglichkeiten sollten die theoretische Unterweisung durch die Ärzte und die Unterrichtsschwestern und Unterrichtspfleger und die Einführung in die pflegerischen Tätigkeiten auf den Stationen und in den übrigen Einsatzgebieten aufeinander abgestimmt sein. Dadurch kann das im Unterricht vermittelte theoretische Wissen im praktischen Tun eingeübt werden, und es wird deutlich, daß Theorie und Praxis unbedingte Einheit sind.

3 Inhalt der Ausbildung

Seit der Entstehung des Berufes der *Kinderkrankenschwester* und zu Beginn unseres Jahrhunderts unter der Bezeichnung *Säuglingspflegerin* haben sich das Aufgabenfeld und Berufsbild ständig verändert und erweitert.

In der Sorge um das kranke Kind war die Entstehung eines Berufes, der sich in besonderem Maße mit seiner Pflege befaßt, gerade zu Beginn unseres Jahrhunderts, das sich das Jahrhundert des Kindes nennt, kein Zufall. An der besonderen Verantwortung für das kranke, behinderte und hilfsbedürftige Kind und seiner Eltern hat sich von damals bis heute nichts geändert. Die Fortschritte und Erkenntnisse in der Medizin und der Einzug der Technik in die Behandlung der Patienten auch im Kinderkrankenhaus und in die kinderärztliche Praxis haben den Umfang und die Verantwortung für das kranke Kind zunehmend erweitert.

Der theoretische und praktische Unterricht in der Kinderkrankenpflege gliedert sich in folgende Fächer und Einsatzgebiete:

1. Berufs-, Gesetzes- und Staatsbürgerkunde,
2. Hygiene und medizinische Mikrobiologie,

3. Biologie, Anatomie und Physiologie,
4. Fachbezogene Physik und Chemie,
5. Arzneimittellehre,
6. Allgemeine und spezielle Krankheitslehre einschließlich Vorsorge, Diagnostik, Therapie und Epidemiologie,
7. Grundlagen der Psychologie, Soziologie und Pädagogik,
8. Kinderkrankenpflege,
9. Grundlagen der Rehabilitation,
10. Einführung in die Organisation und Dokumentation im Krankenhaus,
11. Sprache und Schrifttum,
12. Erste Hilfe.

Die praktische Ausbildung in der Kinderkrankenpflege gliedert sich wie folgt:

1. Allgemeine Pädiatrie, einschließlich Infektionskrankheiten, unter Berücksichtigung der verschiedenen Altersstufen, einschließlich Frühgeborene und Neonatologie,
2. Chirurgie und chirurgische Fachgebiete,
3. Neugeborenen- und Wochenpflege,
4. Neuropädiatrie oder Kinder- und Jugendpsychiatrie, Gemeindekrankenpflege (Hauskrankenpflege) oder entsprechende Einrichtungen des Gesundheitswesens.

Die gesamte Ausbildung muß am Ende der 3 Jahre soweit abgeschlossen sein, daß die geprüfte Kinderkrankenschwester/der Kinderkrankenpfleger in der Lage ist, nach kurzer Einarbeitungszeit die Grund- und Behandlungspflege jedes kindlichen Patienten zu übernehmen.

4 Tätigkeiten und Aufgabenfelder

Die Kinderkrankenschwester/der Kinderkrankenpfleger im Kinderkrankenhaus und in der Kinderfachabteilung – hier haben noch die überwiegende Mehrzahl aller in diesem Beruf Tätigen ihren Arbeitsplatz – hat in jedem Fall folgende Aufgaben zu erfüllen:

1. Die Krankenbeobachtung mit Registrierung der Befunde und mündlicher und schriftlicher Weitergabe der gemachten Beobachtungen an den Arzt und das übrige Behandlungsteam sowie die Beschäftigung mit dem Kind,
2. die allgemeine und spezielle Pflege, die entsprechend den Bedürfnissen des Kindes individuell und ganzheitlich geplant und durchgeführt wird, die Pflegedokumentation und Auswertung, die Durchführung der ärztlichen Verordnungen, die Vorbereitung und Hilfe bei ärztlichen Maßnahmen und die Gesundheitserziehung,
3. die sachgemäße Bedienung und Pflege der medizinischen Geräte,
4. die Vermögensverwaltung für den Patienten und das Krankenhaus,
5. die Einhaltung und Durchführung der notwendigen hygienischen Maßnahmen,
6. die Anleitung und Überwachung der Schülerinnen und Schüler in der Kinderkrankenpflege und der Pflegehilfskräfte.

Im Kinderkrankenhaus sollte die Kinderkrankenschwester (der Kinderkrankenpfleger) die wichtigste Bezugsperson für das Kind sein, die immer dann, wenn die Mutter nicht anwesend sein kann, zu ihren speziellen pflegerischen Aufgaben alle Pflegeaufgaben übernimmt, die bei Anwesenheit der Mutter von dieser gern durchgeführt werden.

Für die Kinderkrankenpflege ist es von besonderer Bedeutung, daß bei der Ausübung dieser Tätigkeit auch die seelisch-geistigen Bedürfnisse des Kindes und seiner Entwicklung berücksichtigt, diese soweit wie möglich gefördert werden und an der Erziehung des Kindes im Sinne der Eltern weitergearbeitet wird.

Dies setzt voraus, daß die Eltern in die Behandlung mit einbezogen werden und daß wir den Eltern bei der Pflege, Behandlung und Betreuung ihres Kindes dort mit Rat und Tat beistehen, wo unsere Hilfe benötigt wird. Diese Zusammenarbeit mit den Eltern muß während der Ausbildungszeit gelernt und eingeübt werden.

Nicht nur der enge Kontakt mit den Eltern gehört zu den primären Aufgaben der Kinderkrankenschwester und des Kinderkrankenpflegers, sie bzw. er ist in vielen Fällen Vermittler zwischen Kind und Arzt und den übrigen Funktionsbereichen.

Der Arzt ist zur Erfüllung seiner Aufgaben in vielen Fällen auf die Beobachtungen und Daten angewiesen, die ihm von seinen Mitarbeitern übermittelt werden. Hierzu gehören vor allem die Beobachtungen der Kinderkrankenschwestern/Kinderkrankenpfleger über alle Besonderheiten im Aussehen oder Verhalten eines Kindes, über Eß- und Trinkschwierigkeiten, über Hauterscheinungen, über Reaktionen auf verabreichte Medikamente und anderes mehr.

Es sind ihr bei ihrer Tätigkeit Kinder aller Altersstufen mit den unterschiedlichsten Erkrankungen anvertraut. Sie muß daher den Verlauf der einschlägigen Erkrankungen kennen und in der Lage sein, Veränderungen am Patienten sofort zu registrieren, richtig einzuschätzen und, falls notwendig, ärztliche Hilfe herbeizuholen. Dieser Teil ihrer Tätigkeit ist sicherlich der verantwortlichste, da hier Versäumnisse unabwendbare nachteilige Folgen für den Patienten haben können.

Die Krankenbeobachtung und die Weitergabe des Beobachteten sind die wichtigsten Punkte in der Ausbildung, die nur durch ständige Übung unter Anleitung und Überwachung erfahren werden können. Ebenso muß während der praktischen Ausbildungszeit die Übernahme von Verantwortung für den Patienten eingeübt werden. Dies ist zwingende Voraussetzung, um nach Abschluß der Ausbildung die volle Berufsfähigkeit zu erreichen, die wir von jungen Kinderkrankenschwestern erwarten.

Zur Krankenbeobachtung gehört auch die Beschäftigung mit dem kranken Kind und seinen Angehörigen. Gerade die Kinderkrankenschwester kann viele Eigenheiten und Besonderheiten des ihr anvertrauten Kindes durch eingehende Beschäftigung mit ihm und nach klärendem Gespräch mit der Mutter oder den Eltern verstehen. Die richtige Beschäftigung mit dem Kind ist in den Fällen besonders wichtig, in denen das Kind auf längere Zeit aus der Familie herausgenommen ist oder häufige Krankenhausaufenthalte zu erwarten sind. Hier hat die Kinderkrankenschwester die besondere Aufgabe, die Eltern auf den notwendigen ständigen Kontakt mit ihrem Kind hinzuweisen und ihnen alle Hilfsmöglichkeiten aufzuzeigen, die eine Mitaufnahme der Mutter bzw. ein häufiges Zusammensein der Eltern mit ihrem Kind ermöglichen.

Krankenbeobachtung und Beschäftigung mit dem kranken Kind sind nicht losgelöst von den übrigen Tätigkeiten der Kinderkrankenschwester zu sehen, sondern sie sind vielmehr fester Bestandteil sämtlicher Behandlungs- und Pflegemaßnahmen, die im Rahmen der allgemeinen und der speziellen Pflege beginnen und weitergeführt werden.

Im Interesse unserer kleinen Patienten muß jede Kinderkrankenschwester bestrebt sein, die allgemeine Kinderkrankenpflege für den kleinen Patienten so angenehm wie möglich durchzuführen. Hierzu gehören die Körperpflege, die vorbeugenden Maßnahmen, das Betten und Lagern, die Hilfe beim Aufstehen sowie die richtige Ernährung und Nahrungsverabreichung.

In der Kinderkrankenpflege ist der Übergang zwischen allgemeiner *(Grundpflege)* und spezieller Pflege *(Behandlungspflege)* fließend. Spezielle Pflege beginnt schon bei der Vorbereitung des Kindes zur Durchführung ärztlich verordneter Untersuchungen und der dabei notwendigen Hilfestellung und führt über die Durchführung der angesetzten Behandlungen, die Verabreichung von Medikamenten in allen Formen und Verabreichungsarten über die Wundversorgung hin zur prä- und postoperativen Pflege oder zur Pflege des Kindes am Überwachungs- und Beatmungsgerät.

Die sorgfältige Registrierung aller erhobenen Daten wie Puls, Atmung, Temperatur, Blutdruck, Größe, Gewicht, Ein- und Ausfuhr, Aussehen und Verhalten des Kindes sind selbstverständliche Grundvoraussetzungen für die weiteren Schritte von Diagnostik und Therapie.

Die wichtige Aufgabe der Gesundheitserziehung sollte die Kinderkrankenschwester ebenso wie die Krankenbeobachtung mit jeder Verrichtung am Patienten verbinden. Zur Gesundheitserziehung gehören die *funktionale Gesundheitserziehung,* d. h. die regelmäßige Körperpflege, pünkliche und exakte Ausführung der Behandlungen und die richtige Ernährung. Die *intentionale Gesundheitserziehung* vollzieht sich im aufklärenden Gespräch mit dem Patienten bzw. seinen Eltern unter Hinweis auf die richtige Lebensführung und Ernährung, auf die Bedeutung von Schlaf und Freizeit und insbesondere auf die Schaffung von Spielmöglichkeiten für das Kind.

Wichtig in diesem Zusammenhang ist die Aufklärung der Eltern über notwendige und mögliche *Vorsorgeuntersuchungen und Impfungen.* In der Gesundheitserziehung wirkt die Kinderkrankenschwester mit den übrigen Gesundheitsberufen zusammen. Durch den engen Kontakt mit den Eltern bzw. den Müttern ist jedoch eine besondere Vertrauensbasis gegeben, die vor allem bei der *nachgehenden Fürsorge* für das chronisch kranke Kind, das schwer oder schwerstbehinderte oder das mißhandelte Kind zum Ausdruck kommt.

Die Durchführung der Kinderkrankenpflege im Kinderkrankenhaus ist heute nicht mehr ohne die Nutzung der medizinischen Technik denkbar. Daher gehört es zu den Aufgaben der Kinderkrankenschwester, sich über den sachgemäßen Einsatz der vorhandenen Geräte, die bei der Pflege und Behandlung des kranken Kindes Anwendung finden, zu orientieren und die Geräte kennenzulernen. Die einschlägigen gesetzlichen Bestimmungen müssen dabei berücksichtigt werden.

Die Kinderkrankenschwester muß dabei gleichzeitig lernen, daß Überwachungs- und Beatmungsgeräte notwendige Hilfen sind, die sie in keinem Fall von ihren besonderen Sorgfaltspflichten gegenüber dem Patienten in Bezug auf die ständige Beobachtung entbinden können. Die sachgemäße Bedienung der Geräte ist die notwendige Voraussetzung dafür, daß ihr Einsatz nicht zur Gefährdung des Patienten führt und daß andererseits diese Geräte jederzeit zum Einsatz vorbereitet zur Verfügung stehen. Die Überprüfung der Einsatzfähigkeit der Geräte vor der Anwendung ist Aufgabe der Kinderkrankenschwester.

Die gesamte Ausstattung und Einrichtung eines Kinderkrankenhauses stellt hohe Vermögenswerte des Krankenhausträgers dar, die zur Durchführung unseres Berufes zwingende Voraussetzungen sind. Daher ist die Kinderkrankenschwester verpflichtet, das ihr anvertraute Vermögen sorgfältig und sachgerecht zu verwalten, um möglichst lange seine Nutzung zum Wohle des Patienten zu gewährleisten.

Die Kinderkrankenschwester hat neben der Ausübung der Kinderkrankenpflege die praktische Unterweisung, Anleitung und Überwachung der Kinderkrankenpflegeschüler durchzuführen. Die Kinderkrankenschwester sollte nicht nur in der Lage sein, in jeder Situation das für den Patienten Richtige zu tun, sondern sie muß auch die Zusammenhänge erkennen können und ihr Wissen und Können an andere weitervermitteln. In der Zusammenarbeit mit den Kinderkrankenschwestern sollen die Schüler und Schülerinnen alle Tätigkeiten lernen und üben, die ihnen später abverlangt werden. Sie sollen die Fehlerquellen sehen und damit Fehler vermeiden lernen.

Die Kinderkrankenschwester muß die praktischen Fähigkeiten und Kenntnisse der ihr zur Unterweisung anvertrauten Schüler und Schülerinnen richtig einschätzen, um ihnen die Möglichkeit zu geben, ihr Wissen zu erweitern und zu vertiefen und sie nicht zu überfordern.

Hier sind insbesondere die Stationsleitungen angesprochen, die in Zusammenarbeit mit den Unterrichtsschwestern und -pflegern die zu erlernenden praktischen Tätigkeiten aufzeigen und während des praktischen Einsatzes auf der Station überprüfen müssen. Den Schülern muß ausreichend Zeit und Gelegenheit gegeben werden zuzusehen, vorzubereiten und anzureichen oder Verordnungen selbständig durchzuführen. Das bedeutet keineswegs selbstverantwortliches Arbeiten der Schülerinnen oder des Schülers ohne Aufsicht, sondern Lernen und Üben mit Unterstützung der Kinderkrankenschwester.

Außer den Schülerinnen und Schülern bedürfen auch die Pflegehilfskräfte auf den Stationen bei ihrem Einsatz und ihrer Arbeit der ständigen Anleitung und Überwachung.

Die Kinderkrankenschwester ist bei ihrer Tätigkeit im Kinderkrankenhaus mitverantwortlich für die Einhaltung und Durchführung der erforderlichen hygienischen Maßnahmen, die notwendig sind, um die Ausbreitung von Infektionen zu verhindern und um sich selbst vor Infektionen zu schützen. Sie ist deshalb aufgefordert, sich selbst, ihre Mitarbeiterinnen und die Schülerinnen und Schüler ständig zu überprüfen, ob die entsprechenden Regeln des sterilen und hygienischen Arbeitens eingehalten werden. Gleichzeitig müssen aber auch die Eltern und Besucher des Kindes mit den erforderlichen hygienischen Maßnahmen vertraut gemacht werden.

5 Einsatzfelder

Um einen Überblick über die wesentlichen Tätigkeiten einer Kinderkrankenschwester aufzuzeigen, sind hier weitere Einsatzgebiete genannt. Neben den klassischen Stationen eines Kinderkrankenhauses finden wir die Spezialstationen, z. B.:

- die Früh- und Neugeborenen-Intensivpflegestationen,
- die interdisziplinären Intensivpflegestationen für Kinder,
- Dialysestationen,
- hämatologisch-onkologische Stationen,
- psychosomatische Stationen,
- neuropädiatrische Stationen und
- die Kinderfachstationen anderer Fachdisziplinen, wie:

- Kinder- und Jugendpsychiatrie,
- Kinderchirurgie,
- Kinderstationen in Hals-Nasen-Ohren-Kliniken, Augenkliniken, Hautkliniken, Kliniken für Zahn-, Mund- und Kieferheilkunde und Kliniken für Kommunikationsstörungen,
- hinzukommen Einsatzmöglichkeiten auf den Neugeborenenstationen der Geburtshilflichen Kliniken.

In der Neugeborenenpflege auf einer Wochenstation hat die Kinderkrankenschwester durch die Einrichtung des *rooming-in* eine wesentliche Veränderung, aber auch Erweiterung ihrer Aufgaben erfahren.

Die Kinderstationen der Allgemeinkrankenhäuser sowie die Einrichtungen für körperlich und geistig behinderte Kinder, die kinderneurologischen und sozialpädiatrischen Zentren sowie die Rehabilitationseinrichtungen benötigen die gut ausgebildete, engagierte Kinderkrankenschwester und den Kinderkrankenpfleger.

Arbeitsfelder finden Kinderkrankenschwestern außerdem in der ambulanten Kinderkrankenpflege, in der kinderärztlichen Praxis, in der Präventivmedizin beim Einsatz im Gesundheitsamt, bei der Säuglings-, Klein- und Schulkinderbetreuung, der Schwangerenberatung und bei der Vorbereitung der Mütter auf die spätere Neugeborenenpflege.

Innerhalb der klinischen Einrichtungen stellen die Funktionsbereiche ein anderes Arbeitsfeld dar. Es sind hier die Polikliniken und Ambulanzen sowie Spezialambulanzen, die Milchküchen, die kardiologischen Funktionsbereiche mit Herzkatheterlabor, die EEG-Laboratorien, die Ultraschallaboratorien, die Endoskopie und in den operativen Fächern die OP-Bereiche.

Um den vielfältigen Aufgaben in den genannten Arbeitsfeldern gewachsen zu sein, ist die Kinderkrankenschwester aufgefordert, sich regelmäßig fortzubilden und ihr Wissen und Können den Erfordernissen anzupassen.

6 Spezialisierung und Aufstiegsmöglichkeiten

Die Einrichtung und Entwicklung von Spezialstationen, u. a. im Bereich der Intensivbehandlung, hat dazu geführt, daß die Kinderkrankenschwestern/Kinderkrankenpfleger durch entsprechende Weiterbildungen sich für diese Tätigkeit besondere Kenntnisse und Fertigkeiten erwerben. Ebenso wird der weitere Ausbau sozialpädiatrischer und neuropädiatrischer sowie kinderneurologischer Einrichtungen Weiterbildungsmöglichkeiten für die Kinderkrankenschwestern und Kinderkrankenpfleger aufzeigen.

Daneben gibt es noch die klassischen Aufstiegsmöglichkeiten der Kinderkrankenschwester im Kinderkrankenhaus zur Stations- und Abteilungsleitung bis hin zur Pflegedienstleitung eines Kinderkrankenhauses.

Kinderkrankenschwestern, die einen solchen Weg wählen, sollten über eine langjährige praktische Erfahrung verfügen und sich durch Zusatzausbildungen das notwendige Wissen aneignen, um die mit diesen Funktionen verbundenen Aufgaben bewältigen zu können.

Der Umfang dieser Aufgaben hat dazu geführt, daß die Weiterbildungsmaßnahmen „Leitung des Pflegedienstes" inzwischen auf 2 Jahre erweitert wurden.

Neue berufliche Perspektiven ergeben sich für Kinderkrankenschwestern/-pfleger mit mindestens zweijähriger Berufserfahrung in einer Tätigkeit als Praxisanleiterinnen/Praxisanleiter oder Mentorinnen/Mentoren. Mit ihrer/seiner Arbeit unterstützen sie die Kinderkrankenpflegeschule und die Kinderkrankenschwestern/-pfleger bei der praktischen Unterweisung und Anleitung der Schülerinnen und Schüler. Vor Übernahme einer solchen Tätigkeit ist die Teilnahme an einer entsprechenden Weiterbildungsmaßnahme zur Praxisanleiterin/zum Praxisanleiter dringend anzuraten.

Ein ebenso befriedigendes Arbeitsfeld bietet sich entsprechend weitergebildeten Kinderkrankenschwestern/Kinderkrankenpflegern in den Kinderkrankenpflegeschulen. Hier kann sie/er als Unterrichtsschwester/Unterrichtspfleger oder als Schulleitung bei der Ausbildung des beruflichen Nachwuchses zur Verbesserung der Pflege und zur Änderung unserer beruflichen Situation wesentlich beitragen.

7 Ausblick

Die Kinderkrankenpflege ist wie die gesamte Kinderheilkunde in einem ständigen Wandel und Umbruch begriffen. Noch teilweise geprägt durch die geschichtliche Entwicklung, die über die rein karitative Krankenpflege und die Mutterhausverbände hin zum heutigen Bild der Kinderkrankenpflege geführt hat, spielen der Geburtenrückgang, die zurückgehende Belegung unserer Kinderkrankenhäuser, die verstärkte ambulante Patientenversorgung sowie die erfreuliche Einbeziehung der Eltern, hier insbesondere der Mütter, in den gesamten Behandlungsablauf des kranken Kindes eine besondere Rolle.

Krankenpflege und Kinderkrankenpflege sind wichtige Berufsfelder im Gesundheitswesen. Das Krankenhaus mit seinen Leistungen der stationären und ambulanten Krankenversorgung, die Institutionen der Gesundheitsvorsorge und Rehabilitation gehören zu den für die Gesellschaft lebensnotwendigen Dienstleistungseinrichtungen, die ihre Aufgaben nur erfüllen können durch die Mitarbeit der Angehörigen der medizinischen Arbeitsgruppe, in der die Angehörigen der Krankenpflegeberufe den größten Anteil haben.

Die Angehörigen der Pflegeberufe, und hier wiederum insbesondere die Kinderkrankenschwestern und Kinderkrankenpfleger, sind aufgefordert, ihren Beruf in diesem Kontext zu sehen und zu überdenken sowie den veränderten Anforderungen anzupassen.

Die Fortschritte in Medizin und Technik, die Wiederentdeckung der psychosomatischen Zusammenhänge und die Strukturveränderungen im sozialen Gefüge haben ihre Auswirkungen auch auf die Pflege des kranken Menschen – und insbesondere des kranken Kindes – und verändern Verantwortungsbereich und Tätigkeitsfeld.

Die Kinderkrankenpflege sieht ihre Aufgabe im Dienst am Leben und in der Erleichterung des Leidens. Die Kinderkrankenschwester ist verantwortlich für eine umfassende, den individuellen Bedürfnissen des kranken Kindes und seiner Eltern angepaßte Pflege, der dieses auf Grund seiner körperlichen, geistigen oder seelischen Entwicklung bedarf. Die Kinderkrankenschwester/der Kinderkrankenpfleger soll die Belastungen für den kleinen Patienten so niedrig wie möglich halten. Dabei müssen die mit Diagnostik und Therapie zusammenhängenden Maßnahmen gewissenhaft und situationsgerecht ausgeführt werden und die Koordination und Kooperation mit den verschiedenen Leistungsbereichen den optimalen Behandlungsvollzug sicherstellen.

Die Kinderkrankenschwester/der Kinderkrankenpfleger hat zusammen mit dem Kinderarzt die Sorge für das kranke, behinderte und hilfsbedürftige Kind übernommen und muß zusammen mit diesem um die Erhaltung der kindgerechten Patientenversorgung innerhalb und außerhalb des Krankenhauses bemüht sein.

Nur durch die Leistung qualifizierter Arbeit in der Krankenversorgung wird es möglich sein, für die Mitarbeiter der Kranken- und Kinderkrankenpflege den Raum bei der Betreuung der kranken, behinderten und gefährdeten Menschen zu erringen, der dieser Berufsgruppe im Gesamtbereich des Gesundheitswesens zukommt.

(Alle Aussagen zur Kinderkrankenschwester gelten entsprechend auch für den Kinderkrankenpfleger.)

2. Teil: **Geschichtlicher Rückblick**

JOHANNES OEHME

1 Einleitung

Die Sorge um das Kind ist so alt wie die Menschheit. Doch eine wissenschaftliche Kinderheilkunde gibt es erst seit dem vorigen Jahrhundert, wenn auch die Wurzeln früher zu finden sind; so wurde die Bezeichnung Pädiatrie schon im 18. Jh. geprägt. Der speziell ausgebildete und examinierte Arzt wird bei uns seit 1924 Arzt für Kinderkrankheiten und seit 1976 Arzt für Kinderheilkunde bzw. einfach Kinderarzt genannt.

Natürlich gab es schon früher vereinzelt Ärzte, die sich besonders mit kranken Kindern beschäftigten. Wir erfahren davon aus den ägyptischen „Zaubersprüchen für Mutter und Kind" (16. Jh. vor Chr.). Diese frühe Medizin ist von magisch religiösen Vorstellungen geprägt, welche die Krankheiten auf übernatürlichem Wege mit Beschwörungsformeln zu heilen suchten. Der Durchbruch zu einer mehr rationalen Medizin gelang teilweise schon den Griechen. Der auf der Insel Kos lebende griechische Arzt HIPPOKRATES (ca. 460–377 v. Chr.) forderte eine Medizin, die sich auf Beobachtung und nicht auf Magie gründete. Für die Pädiatrie ist der im frühen 2. Jh. nach Chr. in Rom lebende Arzt SORAN VON EPHESUS von Bedeutung. In einem Anhang zu seinem Hebammenbuch beschreibt er die Kinderpflege und gibt Anweisungen zu Ammenwahl und Muttermilchernährung. Von ihm stammt allerdings auch die Empfehlung, Rumpf und Gliedmaßen eines Kindes fest einzuwickeln (Wickelkind), eine Unsitte (wie wir jetzt wissen), die – z. T. bei freien Armen (Abb. 2.1) – bis zum 18. Jh. gültig blieb. Auch der griechische Arzt GALEN (129–199), der die hippokratische Viersäftelehre (Blut, Schleim, gelbe und schwarze Galle) systematisierte, spricht in seiner Gesundheitslehre über Pflege und Erziehung des Kindes. Er fordert, die Kinder frühzeitig zu erziehen; denn ein kleines Kind läßt sich leichter erziehen als ein großes (zit. nach A. PEIPER).

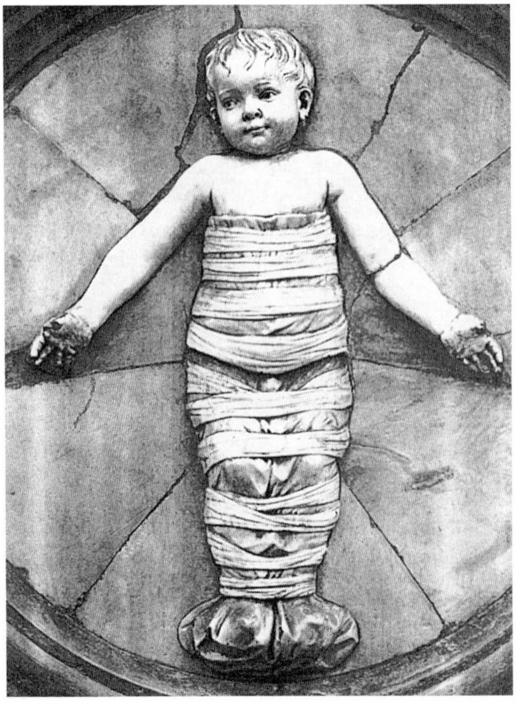

Abb. 2.1 Der Säugling als Wickelkind.

Die folgenden 1000 Jahre brachten für die Kinderheilkunde keine nennenswerten Fortschritte. Lediglich die arabische Medizin führte die Pädiatrie ein wenig weiter: So veröffentlichte der persische Arzt RAZES (865–925) eine Monographie, die ausschließlich den Kinderkrankheiten gewidmet ist; der andere persische Arzt AVICENNA (980–1037), auch IBN SINA genannt, geht ebenfalls näher auf die Säuglingskrankheiten ein.

Der Startschuß für eine neuzeitliche pädiatrische Literatur erfolgt erst Ende des *15. Jh.s.* Bald nach Erfindung der Buchdruckerkunst durch J. GUTENBERG erscheinen kurz hintereinander 3 Abhandlungen über Kinderkrankheiten. Das erste gedruckte Buch darüber stammt von dem italienischen Medizinprofessor P. BAGELLARDI (1472); als Quelle diente ihm neben HIPPOKRATES und GALEN vor allem das Kinderbuch von RAZES, das er dadurch bekannt gemacht hat. Ein Jahr später schrieb der tüchtige Augsburger Arzt B. METLINGER das 1. diesbezügliche Buch in deutscher Sprache: „Ein regiment der jungen kinder" (Abb. 2.2). Dieses Augsburger Kinderbüchlein war weit verbreitet. Schließlich stellte auf Grund ausgedehnter Quellenforschung der Flame C. ROELANS das Wissen seiner Zeit über Kinderkrankheiten in einer gelehrten Monographie zusammen (1485).

Von dem Wormser Stadtarzt E. ROESSLIN stammt das älteste gedruckte Hebammenlehrbuch „Der Rosengarten" (1513), dem Ausführungen über Pflege, Ernährung und Krankheiten der Neugeborenen angefügt sind. Mit der Renaissance begann für die Medizin ein neuer Abschnitt, in dem besonders die Anatomie und Physiologie einen großen Aufschwung nahmen; aber auch die Kenntnisse über Kinderkrankheiten machten Fortschritte. So wurden schon im *16. Jh.* typische Kinderkrankheiten wie Keuchhusten, Scharlach und Masern gut beschrieben. Der „englische Hippokrates" TH. SYDENHAM (1624–1689) grenzte den Veitstanz (Chorea minor) von anderen Bewegungsstörungen ab, und der Deutsch-Schweizer F. WÜRTZ (1518–1574) gab seine „Practica der Wundartzney" heraus.

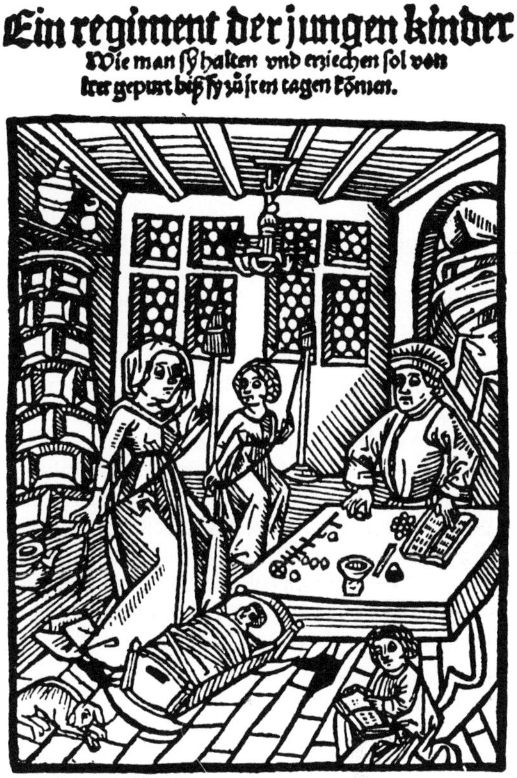
Ein regiment der jungen kinder
Wie man sy halten vnd erziechen sol von
irer gepurt biß sy zü iren tagen kömen.

Abb. 2.2 Titelblatt des Lehrbuches über Kinderkrankheiten von B. METLINGER (1473).

Im *17. Jh.* – der englische Arzt W. HARVEY (1578–1657) entdeckte den Blutkreislauf, jedoch ohne den Kapillarkreislauf – wurden von F. GLISSON (1597–1677) die Zeichen der Rachitis beschrieben (Englische Krankheit); eine ursächliche Heilung wurde erst nach Entdeckung des Vitamins D durch A. WINDAUS (1926) möglich.

Die Erfindung des Mikroskopes und des Thermometers im *18. Jh.* brachte der gesamten Medizin neue Erkenntnisse. Die Entdeckung von physikalischen Untersuchungsmethoden wie *Perkussion* (1761) und *Auskultation* (1819) wirkten sich auch für die Pädiatrie vorteilhaft aus. Zwei Lehrbücher über Kinderkrankheiten erschienen im 18. Jh., die einen deutlichen Fortschritt brachten. Es handelte sich um das ursprünglich für Mütter geschriebene Buch des Schweden N. ROSÉN VON ROSENSTEIN (1764) und das pädiatrische Standardwerk des englischen Geburtshelfers M. UNDERWOOD (1784).

Beide Bücher, in zahlreiche Sprachen übersetzt, stellten die Kinderkrankheiten nicht mehr wie früher auf Grund der Überlieferungen, sondern auf Grund *eigener Beobachtungen* dar. In Hannover beschrieb der Königliche Hofarzt P. G. WERLHOF (1699–1767) die nach ihm benannte Blutfleckenkrankheit. Von entscheidender Bedeutung für die Medizin war im 18. Jh. die Einführung und wissenschaftliche Begründung der *Kuhpockenimpfung* (Vakzination von vacca = Kuh) durch den englischen Landarzt E. JENNER (1796), die sich in Europa schnell durchsetzte. Starben doch damals allein in Deutschland mehr als 75 000 Menschen jährlich an Pocken! Schließlich kann man in der Zeit der Aufklärung auch den Beginn einer Behindertenpädagogik und die Anfänge der *Sozialpädiatrie* (J. P. FRANK) erkennen. Die erste Schule für Taubstumme wurde 1750 in Barcelona eröffnet, die erste in Deutschland wenig später (1778) in Leipzig. Die erste Blindenschule der Welt gründete V. HAÜY in Paris (1784). Auch die ersten Polikliniken für kranke Kinder entstanden in dieser Zeit (s. u.).

Der große Durchbruch der Medizin erfolgte aber erst im *19. Jh.* Neben der Einführung der Anästhesie steht die Entdeckung zahlreicher Erreger als Verursacher von Infektionskrankheiten. Als erster für das bloße Auge unsichtbaren Erreger einer menschlichen Krankheit entdeckte der Internist L. Schönlein einen Pilz (1839), der eine Mykose des behaarten Kopfes verursacht. Es ist derselbe Arzt, mit dessen Name die *Schönlein-Henochsche Purpura* verbunden ist. E. Henoch leitete von 1872–1893 die Berliner Universitäts-Kinderklinik *(Charité)*. Die großen Fortschritte auf dem Gebiet der Pathologie (R. Virchow u. a.) und der Bakteriologie (R. Koch, L. Pasteur u. a.) kamen auch der Kinderheilkunde zugute. Koch begründete die wissenschaftliche Bakteriologie; 1882 entdeckte er das Tuberkelbakterium und 1883 den Cholera-Erreger. Im raschen Wechsel wurden ferner die Erreger des Typhus abdominalis, die Gonokokken, Diphtheriebakterien, Meningokokken sowie das Kolibakterium entdeckt; letzteres durch den Wiener Pädiater Th. Escherich *(Escherichia coli)*. Auch die Fortschritte der Serologie und Immunbiologie sowie die Entdeckung der Röntgenstrahlen (1895) kamen der Pädiatrie zugute.

Aber noch immer war die *Säuglingssterblichkeit* zu hoch. Zwar nahm man diese nicht mehr gottergeben hin, aber ein entscheidender Durchbruch erfolgte erst im *20. Jh.*, da man die Gefahren (Infektionen!) erkannte und diesen durch Antisepsis bzw. Asepsis in der Pflege und Ernährung begegnete. Die Bekämpfung der Säuglingssterblichkeit wurde zur nationalen Aufgabe; sie verhalf der Pädiatrie im 20. Jh. trotz zahlreicher Widerstände zur Selbständigkeit. Große Pädiater wie u. a. A. Czerny (Berlin), M. v. Pfaundler (München) und Cl. v. Pirquet (Wien), der den Begriff *Allergie* einführte, verschafften der deutschen Pädiatrie Weltgeltung. Inzwischen wurde sie von den Fortschritten der amerikanischen Pädiatrie weit überflügelt. In den USA gelangen Aufklärung und Behandlung zahlreicher angeborener Stoffwechselstörungen *(inborn errors)* und endokrinologischer Erkrankungen; zugleich wurden in unserer Zeit entscheidende Verbesserungen in der Behandlung von Tumoren und Krampfleiden erzielt. Nicht vergessen seien die gewaltigen Fortschritte in der Perinatalmedizin, die trotz neuer Techniken *(Apparatemedizin)* den besonderen Einsatz der Kinderkrankenschwester erfordern.

2 Findelhäuser, Polikliniken und Kinderkrankenhäuser

In den romanischen Ländern entstanden durch den Einfluß des Christentums *Findelhäuser* – zuerst in Mailand durch den Erzbischof Datheus 787 –, in denen Mütter ihre unehelichen Kinder abgeben konnten. Dies erfolgte oft durch Verwendung einer Drehlade, d. h. eines drehbaren Kastens, der an der Außenseite des Hauses angebracht war; dadurch wurde vermieden, daß die von Schande bedrohte Mutter bei der Abgabe ihres Kindes identifiziert wurde (Abb. 2.3).

Die erste *Poliklinik* für kranke Kinder wurde 1769 in London von dem englischen Arzt G. Armstrong (1719–1789) eröffnet. Im deutschen Sprachraum entstand die erste in Wien, 1787 von J. Mastalier gegründet, 6 Jahre später eine andere in Breslau, wo auch Hausbesuche gemacht wurden.

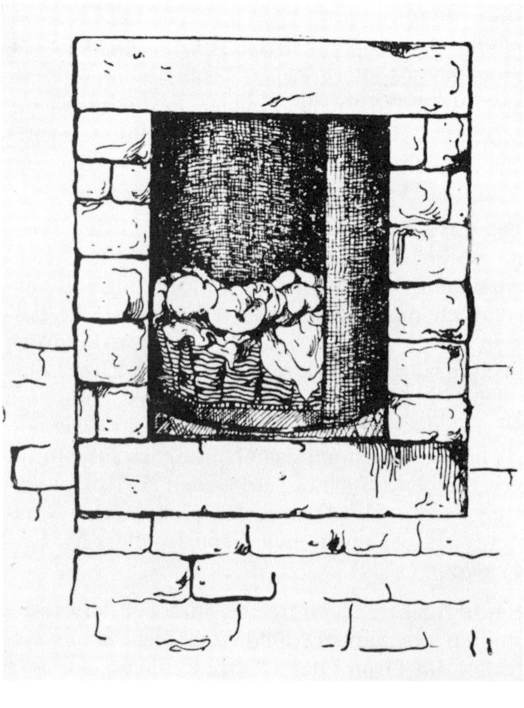

Abb. 2.3 Italienische Drehlade. (Aus: Dotti, G. A.: Z. Säuglingsschutz 4 [1921] 186.)

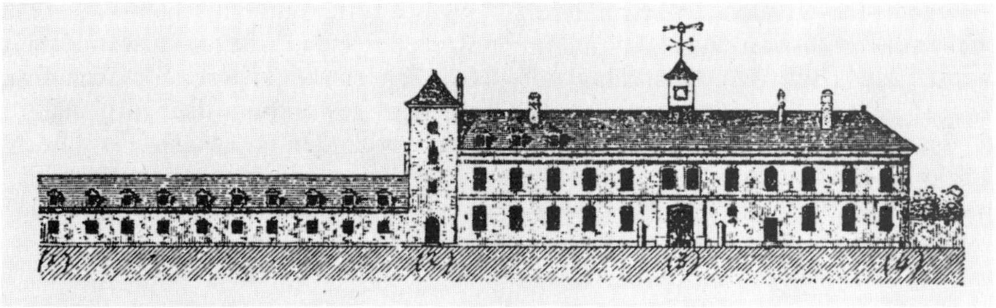

Abb. 2.4 Das erste Kinderkrankenhaus, das „Hôpital des enfants malades" in Paris (1802). (Aus: BOKAY, J. v.: Die Geschichte der Kinderheilkunde, Berlin 1922.)

Noch bis Ende des 18. Jh.s wurden kranke Kinder – wenn überhaupt – in Krankenhäusern gemeinsam mit Erwachsenen untergebracht. Nach allgemeiner Auffassung wurde das erste *Kinderkrankenhaus* 1802 in Paris gegründet. Dieses „Hôpital des enfants malades" (Abb. 2.4) ging aus einem Mädchenwaisenhaus hervor und hatte bereits 390 Betten für kranke Kinder im Alter von 2–15 Jahren. Endlich hatte man eingesehen, daß die bisherige Sitte, Kinder und Erwachsene zusammen in einem Krankensaal, oft sogar in einem Bett, unterzubringen, nicht länger tragbar war. In Paris entwickelte sich auch zum ersten Mal eine wissenschaftliche Lehre von den Kinderkrankheiten (CH. M. BILLARD, F. RILLIET, A. CH. BARTHEZ). In Deutschland entstand die erste Kinderabteilung 1829 an der Berliner Charité. Diese Klinik wurde von so bedeutenden Pädiatern wie E. HENOCH (s. o.), O. HEUBNER, der den ersten ordentlichen Lehrstuhl ausschließlich für Pädiatrie erhielt (1894) und von A. CZERNY geleitet, der sich u. a. mit den Ernährungsstörungen beschäftigte und besondere Erfahrungen in der Behandlung von Säuglingen hatte. Weitere Kinderkliniken (in der Reihenfolge der Gründung) entstanden rasch in Petersburg, Wien, Breslau, Pest, Dresden, Prag, Stuttgart, Moskau, Hamburg, Turin, Graz, Stockholm, Frankfurt/M., München, Kassel u. a., so daß 1850 in Europa etwa 30 Kinderkliniken meist auf privater Basis existierten.

An den Universitätskliniken, später auch an großen städtischen Kinderkrankenhäusern, wurden Polikliniken bzw. Spezialambulanzen für Kinder mit solchen Krankheiten eingerichtet, die einer besonderen längerdauernden Behandlung bedürfen. Erwähnt sei noch, daß 1837 der deutsche Pädagoge FR. FRÖBEL einen *Kindergarten* eröffnete; seitdem werden diese Einrichtungen auch im Ausland mit diesem deutschen Wort bezeichnet.

3 Pflege und Ausbildung

Im Abendland haben sich zuerst *Nonnen* der Armen und Pflegebedürftigen angenommen. Die Hauptmotive der Krankenpflege im frühen Christentum waren Barmherzigkeit (Caritas = Charité) und tätige Nächstenliebe. Erst Jahrhunderte später wurde der Pflegebegriff (Wartweiber, Krankenwärterin) deutlicher abgegrenzt. Der heilige VINCENZ VON PAUL setzte für die Pflege erstmalig *Schwestern* statt Nonnen ein; in Paris stiftete er 1633 die Kongregation (Orden) der Barmherzigen Schwestern (Vincentinerinnen). Zwei Jh.e später gründete der evangelische Pfarrer TH. FLIEDNER (1836) die Schwesternschaft der Diakonissen (Evangelischer Verein für christliche Krankenpflege) in Kaiserswerth. Dort wurde zum ersten Mal eine theoretische und praktische Ausbildung unter einem Arzt durchgeführt (E. PÜSCHEL). Auch die Engländerin F. NIGHTINGALE hielt sich in Kaiserswerth auf, wo sie sich auch einem Examen unterzog. In London gründete sie 1860 am St. Thomas-Hospital eine Krankenpflegeschule für *freie* Schwestern.

Auf dem Kontinent wurden die Schwesternschaften vom *„Roten Kreuz"* mit angeschlossenen *Mutterhäusern* gegründet. 1863 hatte die Idee des

Schweizer Bürgers H. Dunant, Verwundeten ohne Rücksicht auf Konfession oder Nationalität Hilfe zukommen zu lassen, zur Gründung des *„Roten Kreuzes“* geführt; die Flagge stellt eine Umkehrung der Schweizer Fahne dar. Neben den Ordensschwestern, Diakonissen und Rot-Kreuz-Schwestern trat 1903 der nach ihrer Gründerin A. Karll genannte Verband auf. Es handelt sich um eine „Berufsorganisation der Krankenpflegerinnen Deutschlands“, in der ohne den Rückhalt eines Mutterhauses selbständige freie Schwestern tätig waren. Ein Schritt weiter führte zu den gewerkschaftlich organisierten Schwesternverbänden (ÖTV, DAG). Die Aufgabe der internationalen Zusammenarbeit in der Krankenpflege hat das *International Council of Nursing* (ICN) übernommen.

4 Kinderkrankenschwestern

Die Notwendigkeit, spezielle Schwestern (hier als Sammelbegriff gebraucht, der auch männliche Pfleger einschließt) für die Kinderkrankenpflege auszubilden, wurde relativ früh erkannt. Die Schwester wurde dabei als Mithelferin des Arztes angesehen. In Wien richtete der Pädiater L. W. Mauthner 1837 eine Schule für Kinderpflegerinnen ein. In Deutschland entstand die erste Schule für Säuglingspflegerinnen in Dresden, die der Kinderarzt A. Schlossmann 1897 gegründet hat. Eine staatliche Prüfung und Anerkennung als Säuglingspflegerin gab es nach 1jähriger Ausbildung zuerst in Preußen (1917). Diese Bezeichnung wurde 1923 nach 2jähriger Ausbildung in *Säuglings- und Kinderpflegerin* erweitert und 1938 in *Säuglings- und Kinderschwester* geändert.

Erst 1957 wurde die Berufsbezeichnung *Kinderkrankenschwester (Kinderkrankenpfleger)* eingeführt. Grundlage der Ausbildung und Prüfung ist das Krankenpflegegesetz vom 15. 7. 1957, das in den Folgejahren mehrfach ergänzt wurde. So wurde z. B. 1965 die 3jährige Ausbildung eingeführt. Schwestern mit Spezialausbildung für Kinderkrankenpflege haben sich in den deutschsprachigen Ländern (Deutschland, Österreich und Schweiz), aber auch in England glänzend bewährt. Leider haben sie noch immer keine internationale Anerkennung gefunden; das kann bei Ortswechsel zu Schwierigkeiten führen.

Die Kinderschwestern machen etwa 15% aller Schwestern aus; sie haben sich in eigenen Verbänden organisiert. 1927 gründeten sie bei uns den Reichsverband der Säuglings- und Kleinkinderschwestern. Seit 1966 besteht eine überkonfessionelle und überverbandliche Arbeitsgemeinschaft der Kinderkrankenschwestern in der Bundesrepublik Deutschland; diese wird von der Deutschen Gesellschaft für Kinderheilkunde und der für Sozialpädiatrie unterstützt, nach außen hin sichtbar durch gemeinsame Jahrestagungen. Außerdem gibt die Sektion Kinderkrankenpflege und der Arbeitskreis Kinderkrankenschwestern e. V. in Verbindung mit den beiden deutschen Gesellschaften und der Österreichischen Gesellschaft für Kinderheilkunde die Fachzeitschrift „Kinderkrankenschwester“ heraus.

5 Zeittafel

Um 1550 v. Chr.	In altägyptischen Papyri finden sich u. a. Hinweise zur Kinderpflege
460–377 v. Chr.	Lebensdaten des griechischen Arztes Hippokrates, der die Säftelehre vertritt
Um 100 n. Chr.	In Rom lehrt Soran von Ephesus
129–199	Ebenfalls in Rom wirkt der Arzt Galen(us)
318	Der christliche Kaiser Konstantin verbietet die Kindestötung bei Todesstrafe
Um 400	In Rom entsteht das erste christliche Krankenhaus
787	Gründung einer Findelanstalt in Mailand
865–925	Am Krankenhaus in Bagdad lehrt der persische Arzt Razes

Um 1450	J. GUTENBERG erfindet die Buchdruckkunst in Mainz; danach erscheinen 3 gedruckte Abhandlungen über Kinderkrankheiten von P. BAGELLARDI, B. METLINGER u. C. Roelans
1473	erschien das erste gedruckte Buch über Kinderkrankheiten in deutscher Sprache von B. METLINGER
1513	erschien das erste gedruckte Lehrbuch für Geburtshilfe in deutscher Sprache („Der Rosengarten") von E. RÖSSLIN
1633	VINCENZ VON PAUL gründet die Kongregation der „Barmherzigen Schwestern"; daraus entstand der Orden der Vincentinerinnen
1650	Grundlegende Beschreibung der Rachitis durch F. GLISSON
1761	L. AUENBRUGGER beschreibt in Wien das Perkussionsverfahren
1764/84	Der Schwede N. ROSÉN V. ROSENSTEIN (1764) und der Engländer M. UNDERWOOD (1784) veröffentlichen eigene Erfahrungen über Kinderkrankheiten
1769	G. ARMSTRONG gründet in London die erste Ambulanz für arme, kranke Kinder
1782	F. A. MAI gründet in Mannheim die erste Krankenwärterschule
1796	Der englische Landarzt E. JENNER impft das erste Kind mit Kuhpocken-Vakzine (Vakzination)
1802	In Paris wird das erste Kinderkrankenhaus eröffnet
1819	R. TH. LAENNEC erfindet das Stethoskop
1829	In Berlin *(Charité)* wird das erste deutsche Kinderkrankenhaus eröffnet; weitere Kinderkliniken folgen
1836	TH. FLIEDNER gründet den „Evangelischen Verein für christliche Krankenpflege" in Kaiserswerth. Dort unterzog sich auch F. NIGHTINGALE der Abschlußprüfung
1846/47	Erste Ether- bzw. Chloroform-Narkose
1860	Gründung der ersten, nicht konfessionellen Krankenpflegeschule in London durch F. NIGHTINGALE
1863/64	Gründung des Roten Kreuzes durch den Schweizer H. DUNANT und Verabschiedung der Genfer Konvention, die dem Sanitätsdienst im Krieg einen neutralen Status zuerkennt; in Deutschland und im Ausland entstehen daraufhin zahlreiche Schwesternschaften des Roten Kreuzes, die nach Mutterhäusern gegliedert sind
1867	Der schottische Chirurg J. LISTER führt die Antisepsis mit Karbolsäure ein
1882/83	R. KOCH entdeckt das Tuberkelbakterium und den Cholera-Erreger
1894	Die Kinderheilkunde wird in Berlin zum selbständigen Lehrfach; Prof. O. HEUBNER erhält dort die erste ordentliche Professur
1895	Entdeckung der Röntgen-(X-)Strahlen durch W. C. RÖNTGEN
1897	A. SCHLOSSMANN errichtet in Dresden die erste deutsche Schule für „Säuglingspflegerinnen"
1901	Entdeckung der Blutgruppen durch K. LANDSTEINER
1903	A. KARLL gründet eine freiberufliche Organisation für das Krankenpflegepersonal
1917	Staatliche Prüfung für Säuglingspflegerinnen
1927	Es entsteht der„Reichsverband für Säuglings- und Kleinkinderschwestern"
1957	Das Krankenpflegegesetz spricht von „Kinderkrankenschwester" (statt „Säuglings- und Kinderschwester")
1965	3jährige Ausbildung wird Pflicht
1982	Anpassung der Krankenpflegeausbildung an das Europäische Übereinkommen

Weiterführende Literatur

OEHME, J.: Pädiatrie im 18. Jahrhundert. Doc. Päd. 12 Lübeck 1984

PEIPER, A.: Chronik der Kinderheilkunde. 4. Auflage, Leipzig 1965

PÜSCHEL, E.: Tabellarische Darstellung der Geschichte der Krankenpflege für Kinderkrankenschwestern. Alete, München 1971

SEIDLER, E.: Geschichte der Pflege des kranken Menschen. 5. Auflage, Stuttgart 1980

SUDHOFF, K.: Erstlinge der Pädiatrischen Literatur. München 1925

3. Teil: Ethische Probleme in der Kinderheilkunde

Volker von Loewenich

Die Grundsätze der medizinischen Ethik sind nicht je nach medizinischem Fachgebiet verschieden und können dies auch nicht sein. Sie sind auch nicht abhängig vom Alter des Patienten. Dennoch gibt es im einzelnen medizinisch-ethische Probleme, die für die Kinderheilkunde charakteristisch sind oder die gerade im Rahmen der Pädiatrie besonders deutlich zutage treten. Es soll im folgenden versucht werden, einige dem Autor wesentlich erscheinende Aspekte der medizinischen Ethik, bezogen auf die Kinderheilkunde, darzustellen:

1 Grenzen ärztlicher Behandlungspflicht

1. Kinder jeden Alters, jeden Reifegrades und jeder Größe sind menschliche Individuen wie andere auch. Sie sind nicht ersetzbar, etwa durch noch zu erwartende Geschwister, sie sind vielmehr einmalig.

Sehr junge Kinder, z. B. Neugeborene oder erst recht sehr unreife Frühgeborene, sind noch eingeschränkt in ihren Möglichkeiten zur Kommunikation. Aber dennoch sind sie, wenngleich auf sehr diskrete Weise, kommunikationsfähig. Sie können Signale, z. B. Ansprache, verarbeiten und können selbst Signale aussenden, die der Kundige zu verstehen weiß.

Auch sehr unreife Kinder sind leidensfähig, fähig zu Furcht und Angst. Umgekehrt lassen sie sich aber auch trösten und beruhigen.

Kinder unterscheiden sich von Erwachsenen, junge Kinder von älteren Kindern, Frühgeborene von Säuglingen nur in körperlichen Maßen und Merkmalen sowie im Grade ihrer körperlichen und geistigen Entwicklung, nicht aber hinsichtlich ihrer Qualität als einzigartiges und unersetzbares menschliches Individuum. Es gibt mithin keinerlei qualitative Unterschiede der menschlichen Existenz zwischen Kindern beliebigen Entwicklungsstandes und Erwachsenen. Allenfalls könnte man einen quantitativen Unterschied sehen: Therapeutische Weichenstellungen haben beim Greis Bedeutung für Wochen, Monate, oder allenfalls Jahre, beim Kind heute jedoch meist für mehrere Jahrzehnte.

2. Hieraus muß gefolgert werden:

a) Grenzen der Behandlungspflicht gibt es bei Kindern ebensowenig wie bei Erwachsenen, solange es um die Linderung von Leiden geht.

b) Grenzen einer Pflicht zur lebenserhaltenden Behandlung erreichen wir unabhängig von Größe, Gewicht, Alter oder Entwicklungsstand eines Kindes dort, wo wir sie auch beim Erwachsenen erwägen müssen:

Wenn weiteres Erhalten des Lebens nur eine Verlängerung des ohnehin sicheren Sterbevorganges bedeutet,

wenn es unerträgliche Leiden verlängert bei aussichtsloser Prognose oder

wenn die Krankheit enden wird in einem Zustand, der durch die Unfähigkeit zu jedweder menschlicher Kommunikation gekennzeichnet ist.

c) Die Bestimmung einer solchen Grenze setzt die bestmögliche Diagnostik voraus zwecks Erstellung einer Prognose von höchst-erreichbarer Sicherheit.

Deshalb muß häufig eine lebenserhaltende Behandlung erst einmal begonnen und solange fortgeführt werden, bis Diagnose und Prognose gesichert sind. Dann erst darf über Fortführung oder Beendigung lebenserhaltender Maßnahmen nachgedacht werden.

Dies ist schwieriger als von vornherein nicht zu behandeln, es ist aber ehrlicher und mindert die Zahl gravierender Fehlentscheidungen. Dennoch sollte man realisieren, daß auch mit großer Sorgfalt erarbeitete Entscheidungen nie ganz frei sein können von subjektivem Ermessen und mindestens z. T. mitbestimmt werden von eigenem Erleben, was diese Entscheidungen besonders gefährlich macht.

d) Von der Rechtsprechung wird das *(passive)* Nicht-Fortsetzen oder das Vorenthalten einer lebenserhaltenden Behandlung unterschieden von einem *aktiven* Vorgehen gegen menschliches Leben,

von der sogenannten **aktiven Euthanasie.** Letztere gilt als Tötungsdelikt und ist dementsprechend mit Strafe bedroht.

Diese Unterscheidung zwischen passiver und aktiver Euthanasie (Sterbehilfe) ist juristisch durchaus zweckmäßig und wegen des höheren Grades von Aggressivität einer aktiven Sterbehilfe auch verständlich.

Der Unterschied zwischen Unterlassen bzw. Einstellen einer lebenserhaltenden Behandlung auf der einen und der aktiven Beendigung eines menschlichen Lebens auf der anderen Seite ist jedoch nur ein gradueller, kein prinzipieller: Absicht und Ergebnis sind die gleichen. Insofern ist der moralische Unterschied gering bis nicht existent.

Dessen muß sich jedermann bewußt sein, der eine lebenserhaltende Behandlung einstellt bzw. deren Einstellung fordert.

Um einem möglichen Mißverständnis vorzubeugen: Aktive Sterbehilfe ist nicht etwa ebensoviel oder ebensowenig zu rechtfertigen wie passive. Vielmehr ist auch die **passive Sterbehilfe** keineswegs nur ein Unterlassen, ein Nichts-Tun. Sie stellt ebenfalls ein Antasten menschlichen Lebens dar und bedeutet damit ein Überschreiten uns gesetzter Normen. In der Tat ist menschliches Leben prinzipiell unantastbar. Mit diesem Prinzip kann allenfalls das hippokratische Prinzip des *„Nil nocere“*, des „Keinen-Schaden-Zufügens“, in Konkurrenz treten. Es bleibt dann nur noch die Frage, welches der beiden Prinzipien das höhere zu schützende Rechtsgut darstellt. Die oben dargelegten Grundsätze über die Einstellung einer lebenserhaltenden Behandlung, die auf dem Prinzip des „Nil nocere“ fußen, dürfen heute als in Medizin, Philosophie, Theologie und Jurisprudenz nahezu allgemein anerkannt angesehen werden. Sie haben auch Eingang in die *„Einbecker-Empfehlung“* der Deutschen Gesellschaft für Medizinrecht gefunden (s. u.).

Drei wesentliche Gefahren müssen immer wieder in Erinnerung gerufen und bei der Entscheidungsfindung berücksichtigt werden:

Wurde eine lebenserhaltende Behandlung eingestellt und ist der Patient verstorben, so kann sich der Entscheidende immer in dem Glauben sicher fühlen, er habe richtig gehandelt. Eine Korrekturmöglichkeit gibt es nicht. Hat ein Patient jedoch schwer geschädigt überlebt, so kann er seinem Therapeuten immer wieder wie ein lebender Vorwurf begegnen.

Wird eine lebenserhaltende Behandlung eingestellt, der Patient überlebt aber dennoch wider Erwarten, so überlebt er wegen des Einstellens der lebenserhaltenden Maßnahmen in der Regel noch schwerer geschädigt, als dies bei Fortsetzung der gesamten Therapie zu erwarten gewesen wäre. Auch dies kann vorkommen.

Gegenwärtig wird weitaus häufiger vor Gericht wegen gesundheitlicher Schäden gestritten als wegen des Ablebens eines Patienten. Das Wissen um diese Tatsache darf keinesfalls entscheidungsbestimmend werden!

2 Klinische Forschung an Kindern

Fortschritte in Diagnostik und Therapie sind ohne klinische Forschung nicht denkbar. Insofern besteht eine moralische Pflicht zu klinischer Forschung. Voraussetzung für die Rechtfertigung klinischer Forschung am Menschen sind die wissenschaftliche Qualifikation des Untersuchers, eine vernünftige und sinnvolle Fragestellung, die dem Interesse der Patienten dient, und ein Risiko der Untersuchungen, das in einem vertretbaren Verhältnis zu den Interessen involvierter Patienten und der Wichtigkeit der zu erwartenden Ergebnisse steht. Diese Grundsätze sind u. a. formuliert in den *Deklarationen des Weltärztebundes* von Helsinki (1964) und Tokio (1975), nachzulesen, z. B. im unten zitierten Buch von H. MÜLLER und H. OLBING.

Klinische Forschung wird zunächst so gut wie immer an Erwachsenen durchgeführt. Dies hat aber zur Folge, daß neue und besonders wirksame Verfahren Erwachsenen früher zugute kommen als Kindern. Gerade bei Medikamenten werden Kinder häufig für Jahre nach der Einführung einer Substanz von deren Anwendung ausgeschlossen mit der Begründung, daß hinreichende Erfahrungen bei Kindern noch nicht gesammelt worden seien. Neue Therapien können dann, obzwar bei Erwachsenen schon zugelassen, bei Kindern häufig nur im Rahmen klinischer Studien angewandt werden. Obwohl die Absicht, Kindern auf keinen Fall Schaden zuzufügen, einleuchtend, ehrenwert und prinzipiell zu bejahen ist, können Kindern aus dieser Einstellung dennoch Nachteile erheblichen Ausmaßes erwachsen. Hieraus leitet sich wiederum die moralische Verpflichtung her, auch bei Kindern klinische Forschung zu betreiben. Dies gilt insbesondere dann, wenn es um spezifisch kinderärztliche Probleme geht, z. B. die Erforschung der Behandlung des Hyaline-Membranen-Syndroms der Frühgeborenen mit tierischem Surfactant.

Wie beim Erwachsenen setzt die Einbeziehung jedes Patienten die genaue und sachliche Aufklärung des Patienten oder seines gesetzlichen Vertreters über Art der Studie, auf den Patienten zukommende Belastungen und Gefahren sowie die Zusicherung voraus, daß der Patient jederzeit aus der Studie ausscheren könne und daß ihm weder hieraus noch aus einer primären Verweigerung heraus irgendwelche Nachteile entstehen werden.

Bei sehr jungen Kindern wird man sich auf die Einwilligung des gesetzlichen Vertreters beschränken müssen. Je älter die Kinder werden, desto mehr muß auch der Wille des Kindes respektiert und in Entscheidungen einbezogen werden. Scharfe Altersgrenzen können hier sicher nicht angegeben werden, wenngleich dies versucht wurde. Ist ein Kind geistig bereits so weit entwickelt, daß es eine vernünftige Erörterung führen kann, dann soll sein Wille und seine Argumentation für die Einbeziehung in eine klinische Studie maßgebend sein. Bei jüngeren Kindern sollte aber immer berücksichtigt werden, ob die mit einer Studie verbundenen Belästigungen dem Kind billigerweise zugemutet werden können oder nicht.

Eine wichtige Aufgabe fällt der **Ethik-Kommission** zu, einem unabhängigen interdisziplinären Gremium, das nicht nur in Bezug auf klinische Forschung am Menschen Empfehlungen abgibt, sondern auch bei der passiven Sterbehilfe, der *Gentechnologie* etc.

3 Anhang: Empfehlung der Deutschen Gesellschaft für Medizinrecht (DGMR) – „Einbecker Empfehlung“

I.

1. Das menschliche Leben ist ein Wert höchsten Ranges innerhalb unserer Rechts- und Sittenordnung.
   Sein Schutz ist staatliche Pflicht (Art. 2 Abs. 2 Grundgesetz), seine Erhaltung vorrangige ärztliche Aufgabe.
2. Eine Abstufung des Schutzes des Lebens nach der sozialen Wertigkeit, der Nützlichkeit, dem körperlichen Zustand oder der geistigen Verfassung verstößt gegen Sittengesetz und Verfassung.

II.

Tod ist nach der übereinstimmenden medizinischen und rechtlichen Auffassung als irreversibler Funktionsausfall des Gehirns (Hirntod) zu definieren.
Eine Pflicht zur Behandlung endet mit der Feststellung des Todes des Neugeborenen.

III.

Die gezielte Verkürzung des Lebens eines Neugeborenen durch aktive Eingriffe verstößt gegen die Rechts- und die ärztliche Berufsordnung.

IV.

1. Der Arzt ist verpflichtet, das Beste, das Wirksamste zu tun, um das Leben zu erhalten und bestehende Schädigungen zu mildern oder zu beheben.
2. Die ärztliche Behandlungspflicht wird nicht allein durch die Möglichkeit der Medizin bestimmt.
   Sie ist ebenso an human-ethischen Beurteilungskriterien und am Heilauftrag des Arztes auszurichten.
3. Es gibt daher Fälle, in denen der Arzt die medizinischen Behandlungsmöglichkeiten insbesondere
   - zur Herstellung und Aufrechterhaltung der Vitalfunktionen und/oder
   - der massiven operativen Intervention

   nicht ausschöpfen muß.

V.

Diese Voraussetzungen sind zu bejahen, wenn nach dem aktuellen Stand der medizinischen Erfahrungen

1. das Leben dadurch nicht auf Dauer erhalten werden kann, sondern nur der sichere Tod hinausgezögert wird,
   z. B. bei schwerem Dysraphie-Syndrom, inoperablem Herzfehler;
2. es trotz der Behandlung ausgeschlossen ist, daß das Neugeborene jemals die Fähigkeit zur Kommunikation mit der Umwelt erlangt,
   z. B. schwere Mikrozephalie, schwerste Hirnschädigungen;
3. die Vitalfunktionen des Neugeborenen auf Dauer nur durch intensivmedizinische Maßnahmen aufrechterhalten werden können,
   z. B. bei Ventilationsstörungen ohne Heilungsaussicht, Nierenfunktionsstörungen ohne Heilungsaussicht.

VI.

1. Für den Arzt besteht ein Beurteilungsrahmen, wenn eine Behandlung dem Neugeborenen nur ein Leben mit schwersten, nicht behebbaren Schäden ermöglichen würde,
   z. B. bei schwersten Hirnschädigungen, bei denen die Behandlungspflicht nicht schon nach V. entfällt, Potter-Syndrom, bei dem die Behandlungspflicht nicht schon nach V. entfällt.
   Bei seiner Entscheidung über die Aufnahme oder Einstellung der Behandlung sollte sich der Arzt an der Behandlungspflicht bei Erwachsenen mit vergleichbaren Ausfallerscheinungen orientieren.
2. Das gleiche gilt bei multiplen Schäden, die in ihrer Summierung ebenso schwer wiegen, wie die unter 1. fallenden Einzelschäden.
   Eine abschließende Aufzählung aller denkbaren Fallgestaltungen und ihrer rechtlichen Bewertung ist nicht möglich.
3. Das Erfordernis der Einwilligung der Eltern/Sorgeberechtigten bleibt unberührt.

VII.

Der Umstand, daß dem Neugeborenen ein Leben mit Behinderungen bevorsteht, die diesen Schweregraden nicht entsprechen,
z. B. kaudale Dysplasie, Mongolismus,
rechtfertigt nicht, lebenserhaltende Maßnahmen zu unterlassen oder abzubrechen.

VIII.

1. Auch wenn eine Verpflichtung zu lebenserhaltenden Maßnahmen nicht besteht, muß der Arzt die Basisversorgung des Neugeborenen aufrechterhalten.
2. Interventionen zur Minderung der Schäden müssen durchgeführt werden, wenn sie in angemessenem Verhältnis zu der zu erwartenden Leidensminderung stehen.

IX.

1. Die Eltern/Sorgeberechtigten sind über das Leiden und die Behandlungsmöglichkeiten aufzuklären.
   Sie sollen darüber hinaus durch Beratung und Information in den Entscheidungsprozeß mit einbezogen werden.
2. Die Rechte und Pflichten der Eltern/Sorgeberechtigten, in ärztliche Maßnahmen einzuwilligen, richten sich nach den gesetzlichen Bestimmungen.

Dies bedeutet: Verweigern die Eltern/Sorgeberechtigten die Einwilligung in ärztlich gebotene Maßnahmen oder können sie sich nicht einigen, so ist die Entscheidung des Vormundschaftsgerichtes einzuholen. Ist dies nicht möglich, darf der Arzt eine medizinisch dringend indizierte Behandlung (Notmaßnahmen) durchführen.

X.

Die erhobenen Befunde, die ergriffenen Maßnahmen sowie die Gründe für den Verzicht auf eine lebenserhaltende Behandlung sind in beweiskräftiger Form zu dokumentieren.

Einbeck, den 29. Juni 1986

E. Deutsch	E. G. Loch
A. Doenicke	V. von Loewenich
H. Ewerbeck	U. Schlaudraff
A. Graf-Baumann	E. Seidler
J. Gründel	W. Spann
H.-D. Hiersche	H. Steinberger
G. Hirsch	K. Ulsenheimer
A. Holschneider	W. Weissauer
B. Jähnke	J. Zander

Weiterführende Literatur

Müller, H., H. Olbing (Hrsg.): Ethische Probleme in der Pädiatrie und ihren Grenzgebieten. Urban und Schwarzenberg, München, Baltimore 1982

Hiersche, H.-D., G. Hirsch, T. Graf-Baumann (Hrsg.): Grenzen ärztlicher Behandlungspflicht bei schwerstgeschädigten Neugeborenen. 1. Einbecker Workshop der Deutschen Gesellschaft für Medizinrecht, 27.–29. Juni 1986. Springer, Heidelberg 1987 (Die darin enthaltene „Einbecker Empfehlung" ist im Anhang wiedergegeben.)

4. Teil: **Physik „am Krankenbett"**

Dieter Lüders

Wie die Überschrift andeutet, soll hier nicht ein kurzer Abriß der gesamten Physik gegeben werden, vielmehr ist beabsichtigt, in erster Linie einige physikalische Grundbegriffe aufzuzeigen, die uns täglich in der Praxis begegnen, und deren Kenntnis uns die Arbeit erleichtert. Zum besseren Verständnis erschien es häufig angezeigt, etwas weiter auszuholen. Gelegentlich wurden darüber hinaus besonders interessante Phänomene mit abgehandelt. Auf Vollständigkeit wurde bewußt verzichtet; es soll und kann nicht den Schulbüchern Konkurrenz gemacht werden. Wir sind nicht der Meinung, daß die Beherrschung des in dem Physikkapitel gebotenen Stoffes in allen Einzelheiten Voraussetzung für die pflegerische Tätigkeit am Krankenbett ist, wohl aber glauben wir, daß es für die Kinderkrankenschwester nicht nur interessant, sondern außerdem auch wünschenswert ist, wenn sie im folgenden einen eingehenderen Einblick in die Zusammenhänge der Natur erhält.

Das Wort „Physik" bedeutet zwar „Naturkunde", doch befaßt sich der Physiker ausschließlich mit der unbelebten Natur, und auch hier nur mit einem eng umschriebenen Gebiet, nämlich

I. Mechanik,
II. Wärmelehre,
III. Akustik,
IV. Optik,
V. Elektrizität und Magnetismus.

Zur modernen Physik gehören noch *Relativitätstheorie* und *Atomphysik*.

1 Mechanik

1.1 Maßeinheiten

Die Mechanik ist die Lehre von den Körpern und ihren Bewegungen. Zur exakten Beschreibung der verschiedensten physikalischen Erscheinungen werden Messungen der *Länge*, des *Gewichtes* und der *Zeit* angestellt. Die Maßeinheit der Länge ist das Meter (m). Es ist definiert als der 40millionste Teil des Erdumfanges bzw. als der Abstand zweier Strichmarken auf einem in Paris aufbewahrten Platin-Iridium-Stab (Urmeter). Die Einheit des Gewichtes (oder besser der Masse, s. S. 23) ist das Kilogramm (kg). Darunter versteht man das Gewicht von 1 Liter Wasser bei +4°C. Als Zeiteinheit dient die Sekunde (s). Dabei ist ein mittlerer Sonnentag = $60 \times 60 \times 24$ s (d. h. 24 Stunden mit je 60×60 s). Von diesen physikalischen Größen lassen sich die übrigen Einheiten durch Multiplikation oder Division ableiten.

Es ist in der Praxis vielfach üblich, die für die Injektion bestimmte Flüssigkeitsmenge in Teilstrichen anzugeben, die an der Spritze abzulesen sind. Dabei soll 1 Teilstrich 0,1 ml entsprechen. Da es ganz verschiedene Spritzen mit entsprechend unterschiedlicher Graduierung gibt (z. B. 2-ml-Spritzen, Tuberkulinspritzen usw.), sollte diese Unsitte zur Vermeidung von Mißverständnissen verlassen werden. Das zu injizierende Flüssigkeitsvolumen wird in ml angegeben (z. B. 0,2 ml).

1.1.1 Längenmaße

Tabelle 4.1 Längenmaße.

1 Kilometer	= 1 km		= 10^3 m	= 1000 m
1 Meter	= 1 m		= 1 m	= 100 cm
1 Dezimeter	= 1 dm	= $\frac{1}{10}$ m = 0,1 m	= 10^{-1} m	= 10 cm
1 Zentimeter	= 1 cm	= $\frac{1}{100}$ m = 0,01 m	= 10^{-2} m	= 10 mm
1 Millimeter	= 1 mm	= $\frac{1}{1000}$ m = 0,001 m	= 10^{-3} m	= 1000 μ
1 Mikrometer (früher 1 Mikron = 1 My	= 1 μm = 1 μ)	= 1 millionstel m	= 10^{-6} m	= 1000 mμ
1 Nanometer (früher 1 Millimikron	= 1 nm = 1 mμ)	= 1 milliardstel m	= 10^{-9} m	= 10 Å
1 Ångström (alte Einheit)	= 1 Å	= 1 zehnmilliardstel m	= 10^{-10} m	

Die Hochzahl neben der 10 gibt die Anzahl der Nullen an, die neben die 1 zu setzen sind (1000 = 10^3 = 10 × 10 × 10). Statt eines Bruches ist auch die Schreibung mit einer negativen Hochzahl möglich ($\frac{1}{100}$ = 10^{-2} = 0,01 = $\frac{1}{10}$ × $\frac{1}{10}$ oder – ein anderes Beispiel – $\frac{1}{1000}$ = 10^{-3} = 0,001 = $\frac{1}{10}$ × $\frac{1}{10}$ × $\frac{1}{10}$).

1.1.2 Flächenmaße

1 Quadratmeter = 1 m^2
(= 1 m Länge × 1 m Breite)
1 Quadratzentimeter = 1 cm^2
(= 1 cm Länge × 1 cm Breite)
1 Quadratmillimeter = 1 mm^2
(= 1 mm Länge × 1 mm Breite)

1.1.3 Raummaße

1 Kubikmeter = 1 m^3
(= 1 m Länge × 1 m Breite × 1 m Höhe)
1 Kubikdezimeter = 1 dm^3
= 1 l = 1000 ml = 1000 cm^3 (= 1 Liter)
1 dl = 100 ml = 0,1 l (= 1 Deziliter)
1 Kubikzentimeter = 1 cm^3
=1 ml = $\frac{1}{1000}$ l = 10^{-3} l = 0,001 l (= 1 Milliliter)
1 Kubikmillimeter = 1 mm^3
= 1 μl = $\frac{1}{1000}$ ml = 10^{-6} l (= 1 Mikroliter)
1 fl = 10^{-15} l (= 1 Femtoliter)

1.1.4 Gewichtsmaße

Tabelle 4.2 Gewichtsmaße.

1 Tonne	= 1 t			= 1000 kg
1 Kilogramm	= 1 kg			= 1000 g
1 Gramm	= 1 g			= 1000 mg
1 Milligramm	= 1 mg	= $\frac{1}{1000}$ g = 0,001 g	= 10^{-3} g	= 1000 μg
1 Mikrogramm	= 1 μg	= 1 millionstel g	= 10^{-6} g	= 1000 ng
1 Nanogramm	= 1 ng	= 1 milliardstel g	= 10^{-9} g	= 1000 pg
1 Pikogramm	= 1 pg	= 1 billionstel g	= 10^{-12} g	= 1000 fg
1 Femtogramm	= 1 fg		= 10^{-15} g	

1.1.5 Zeitmessung

Herz-, Puls- und Atemfrequenz werden pro Minute (min) angegeben. Es werden Herz- und Pulsschlag bzw. Atemzüge entweder 60 Sekunden (s) lang gezählt oder der 15-Sekunden-Wert wird mit 4 multipliziert. Dabei ist jedoch zu bedenken, daß beim Zählen mit 0 (und nicht mit 1) begonnen wird. Hat z. B. ein Patient eine Pulsfrequenz von 60/min, d. h. in jeder Sekunde einen Pulsschlag, so würden in 15 s fälschlicherweise 16 Pulsschläge gezählt, falls die Zählung mit 1 begonnen wird. Es würde sich daraus eine Pulsfrequenz von 64/min statt 60/min ergeben. Diese Ungenauigkeit kann sich ungünstiger auswirken, wenn es sich um kleinere Zahlen handelt.

Sollten z. B. einem jungen Säugling in 24 Stunden durch einen intravenösen Dauertropf 432 ml Flüssigkeit infundiert werden, so würde das einer Tropfenzahl von 6/min entsprechen[1]. Falsch wäre es, die Zählung mit 1 zu beginnen; würde alle 15 Sekunden 1 Tropfen fallen, dann wäre in der ersten halben Minute bereits von 1–3 gezählt worden. Wer daraus schließt, daß in der vollen Minute von 1–6 gezählt worden wäre, begeht bereits den zweiten Fehler. Der Säugling würde nämlich nicht 6, sondern nur 4 Tropfen pro Minute, d. h. nur ⅔ der kalkulierten Flüssigkeitsmenge erhalten. Tatsächlich müßte in unserem Beispiel alle 10 Sekunden 1 Tropfen fallen (in 60 Sekunden 6 Tropfen); in 30 Sekunden müßte von 0–3 gezählt worden sein, in 60 Sekunden von 0–6.

1.2 Aggregatzustände

Die Mechanik befaßt sich mit 3 verschiedenen Zustandsformen, nämlich mit festen Körpern, mit Flüssigkeiten und mit Gasen. Die Zustandsformen *fest, flüssig* bzw. *gasförmig* werden Aggregatzustände genannt. Unter bestimmten Bedingungen kann jeder Stoff von einer Zustandsform in eine andere übergeführt werden. So entsteht aus Wasser durch Abkühlung bei 0 °C Eis, und bei Erwärmung auf 100 °C geht das Wasser in Wasserdampf über.

Wenden wir uns zunächst dem festen Aggregatzustand zu.

1.3 Mechanik fester Körper

Im täglichen Leben bedienen wir uns ständig der Gesetze der Mechanik, auch wenn wir uns dessen nicht immer bewußt sind. So wird die gleichförmige Bewegung bzw. die gleichförmige *Geschwindigkeit* (v) definiert als das Verhältnis aus zurückgelegtem Weg (s) und der dafür benötigten Zeit (t), also

$$\text{Geschwindigkeit} = \frac{\text{Weg}}{\text{Zeit}},$$

$$v = \frac{s}{t}.$$

Die *Beschleunigung* (a) dagegen ist das Verhältnis aus Geschwindigkeitsänderung bzw. Geschwindigkeitszuwachs (dv, kurz v genannt) und der Zeit, in der sich die Geschwindigkeit ändert (dt, kurz t genannt), also

$$\text{Beschleunigung} = \frac{\text{Geschwindigkeit(szuwachs)}}{\text{Zeit (in der dieser Zuwachs eintritt)}},$$

$$a = \frac{v}{t}.$$

Wird in diese Gleichung für $v = \frac{s}{t}$ eingesetzt, so ergibt sich

$$\text{a} = \frac{s}{t \times t} = \frac{s}{t^2},$$

$$\text{Beschleunigung} = \frac{\text{Weg}}{\text{Quadrat der Zeit}}.$$

Die *Abbremsung* stellt eine negative Beschleunigung dar.

Auch der *freie Fall* ist eine Beschleunigung. Diese Fallbeschleunigung *(Gravitation)* wird g genannt. Es gilt die Gleichung

$$g = 9{,}81 \times \frac{\text{Meter}}{\text{Sekundenquadrat}} = 9{,}81 \times \frac{\text{m}}{\text{sec}^2}.$$

Ein wichtiges Gesetz der Mechanik lautet:

Arbeit = Kraft mal Weg.

Aus dieser Gleichung läßt sich die *goldene Regel der Mechanik* ableiten, wonach die gleiche Arbeit bei Verlängerung des Weges unter Einsparung von Kraft vollbracht wird. Statt 20 kg auf einmal ein Stockwerk höher zu tragen, könnte man mit jeweils 10 kg den Weg zweimal zurücklegen; die Arbeit ist die gleiche. Anders verhält es sich mit der Leistung. Darunter versteht man folgendes:

$$\text{Leistung} = \frac{\text{Arbeit}}{\text{Sekunde}}$$

$$= \frac{\text{Arbeit}}{\text{Anzahl der für die Arbeit benötigten Sekunden}}.$$

---

[1] 1 ml = 20 Tropfen; 432 ml = 8640 Tropfen; 1 Tag = 24 × 60 Minuten = 1440 Minuten. Die Berechnung der Tropfenzahl kann mit Hilfe des Dreisatzes erfolgen:
Wieviel Tr. in 1 min, $\rightarrow \frac{\text{X Tr.}}{\text{8640 Tr.}} = \frac{\text{1 min}}{\text{1440 min}}$
8640 Tr. in 1440 min?
$\rightarrow \text{X} = \frac{8640}{1440} = 6$ Tropfen.

Wer den Weg zweimal zurücklegt, benötigt für den Transport der 20 kg doppelt soviel Zeit wie derjenige, der die gleiche Arbeit mit einem Gang bewältigt. Da in unserer Gleichung die Zeit unterhalb des Bruchstrichs, also im Nenner steht, wird der Bruch $\frac{\text{Arbeit}}{\text{Anzahl der Sekunden}}$ um so größer sein, je kürzer die für die Arbeit benötigte Zeit ist: Wer 20 kg auf einmal die Treppe hochträgt, hat doppelt soviel geleistet wie derjenige, der mit jeweils 10 kg den Weg zweimal geht und folglich dafür die doppelte Zeit benötigt. Das schnellere Arbeiten, d. h. die größere Leistung, ist aber auch mit einer stärkeren Ermüdung verbunden. Hier handelt es sich um ein physiologisches Problem, das uns in diesem Zusammenhang nicht interessieren soll.

Die gerade besprochene goldene Regel der Mechanik gilt auch in bezug auf das *Hebelgesetz;* denn hier wird ebenfalls auf Kosten des Weges an Kraft gespart. Das Hebelgesetz besagt:

Kraft × Kraftarm = Last × Lastarm.

Der Abstand der Kraft vom Drehpunkt des Hebels heißt Kraftarm. Das Produkt „Kraft × Kraftarm“ wird Drehmoment genannt. Entsprechendes gilt für das Produkt „Last × Lastarm“. Die Hebel, die wir am häufigsten benutzen, sind unsere Gliedmaßen. Der Drehpunkt eines solchen „Hebels“ liegt im Gelenk. Dafür einige Beispiele. Die Abb. 4.1a zeigt, daß der Muskel (M) an der Elle (E) in Gelenknähe ansetzt. Wegen des kurzen Abstandes dieses Muskels vom Drehpunkt (D) sind erhebliche Kräfte nötig, um relativ kleinen Lasten entgegenzuwirken. Andererseits führt eine nur geringgradige Verkürzung des Muskels zu einer ausgiebigen Bewegung des Unterarms. Würde der Muskel am Unterarm in größerer Entfernung vom Gelenk angreifen, so wäre eine viel stärkere Verkürzung des Muskels nötig, wenn der Unterarm einen gleich großen Bogen beschreiben soll.

In der Abb. 4.1b sind die Verhältnisse schematisch dargestellt. Das Drehmoment des Muskels (= Kraft × Kraftarm) entspricht dem Produkt „Muskelkraft (M) mal senkrechter Abstand (a) vom Drehpunkt“. Für das Drehmoment der Last, die infolge der Schwerkraft senkrecht nach unten gerichtet ist, gilt „Last (L) mal senkrechter Abstand (b) vom Drehpunkt“. Im Falle des Gleichgewichts sind beide Drehmomente gleich, d. h. M mal a = L mal b. Da a nur etwa $\frac{1}{12}$ von b ist, muß der Last L eine um das Zwölffache größere Muskelkraft M entgegenwirken.

Das eben gezeigte Modell ist ein Beispiel für einen *einseitigen Hebel,* d. h. die Angriffspunkte von Kraft und Last liegen, vom Drehpunkt aus gesehen, auf derselben Seite. Die Schere ist eine Anwendungsform des *2seitigen Hebels:* Scherengriff („Kraftarm“) und Schneiden („Lastarm“) liegen auf verschiedenen Seiten der Drehachse. Das Leukoplast läßt sich um so leichter durchtrennen, je näher es an das Scharnier der Schneiden herangebracht wird (d. h. je kürzer der „Lastarm“ ist) und je länger die Scherengriffe sind. Aus ähnlichen Gründen hat der Nadelhalter kurze Branchen und lange Griffe.

Das Gesetz „Kraft × Kraftarm = Last × Lastarm“ hat bei den *Waagen* ebenfalls seine Gültigkeit. Auch die Waage stellt einen zweiseitigen Hebel dar. In der Abb. 4.2 ist als Beispiel das Schema einer Säuglingswaage wiedergegeben. Der Hebelarm, der zur Waagschale führt, ändert seine Länge nicht, die Länge des anderen Waagebalkens dagegen kann durch verschiebbare Gewichte variiert werden. Aus der Stellung dieser Reiter auf der Skala ist das Gewicht des Kindes

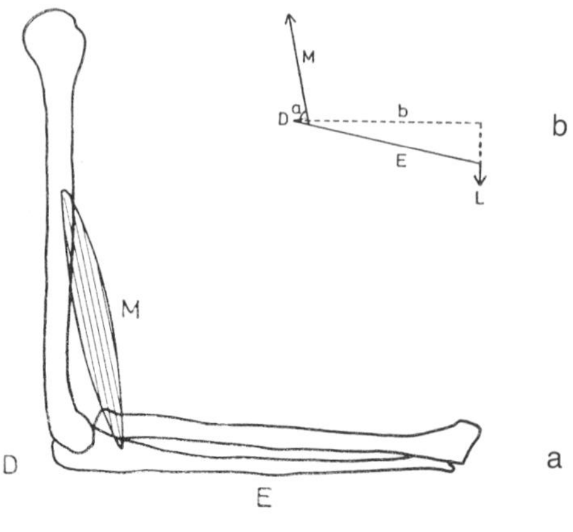

Abb. 4.1 a, b **a** Der Unterarm als Hebel, **b** der Unterarm als Hebel, schematische Darstellung, s. Text.

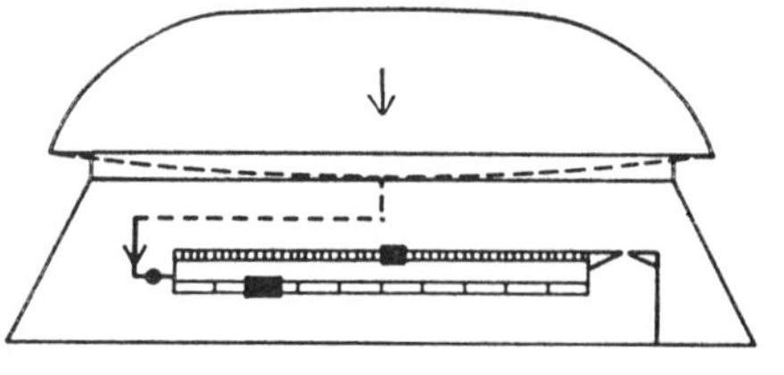

Abb. 4.2 Schema einer Säuglingswaage.

abzulesen. Es gibt auch Waagen, bei denen die Waagebalken in ihrer Länge nicht zu verändern sind. Der Gleichgewichtszustand auf beiden Seiten der Drehachse wird dann durch verschieden große Gewichtsstücke erreicht.

Das Gewicht des Körpers, das uns die Waage anzeigt, kommt durch die Schwerkraft zustande, d.h. durch die Anziehungskraft (Schwerkraft, Gewichtskraft), die die Erde auf den betreffenden Körper ausübt. Zwischen *Masse* und *Gewicht* bestehen folgende Beziehungen: Die Masse eines Körpers (die Materie) hat ein bestimmtes Gewicht (Gewichtskraft). Unter Normalbedingungen gibt es hier kaum Unterschiede. Wird jedoch ein Körper, der auf der Erde 1 kg wiegt, in den schwerelosen Weltraum gebracht, so erreicht das Gewicht den Wert 0, während die Masse des Körpers unverändert bleibt; auf dem Mond würde das Gewicht derselben Masse ⅙ kg betragen (die Schwerkraft macht hier nur ⅙ der Anziehung auf der Erde aus).

Es ist eine Binsenweisheit, daß 1 g Wasser genau so viel wiegt wie 1 g Eisen. Der Rauminhalt, den diese beiden gleich schweren Stoffe einnehmen, ist dagegen verschieden. Beziehen wir das Gewicht der verschiedenen Substanzen immer auf das gleiche Volumen, so kommen wir zum Begriff des *spezifischen Gewichts* (*Dichte,* also $\frac{\text{Masse}}{\text{Volumen}}$). 1 cm^3 Wasser von +4°C wiegt 1 g. Das Eisen ist dagegen 7,8mal so schwer wie das Wasser von gleichem Volumen. Die Zahl 7,8 ist das spezifische Gewicht des Eisens.

Das spezifische Gewicht eines Körpers gibt demnach an, wieviel mal schwerer er ist als Wasser gleichen Rauminhaltes bei +4°C.

Bei der Besprechung des Gewichtes ist von der Erdanziehungskraft die Rede gewesen. Diese *Schwerkraft* wirkt auch auf kleine, feste Körper in Flüssigkeiten, z.B. auf Blutkörperchen. Das Sedimentieren (Absetzen) von Blutkörperchen erfolgt aber außerordentlich langsam. Der Vorgang kann dadurch beschleunigt werden, daß man das Blut zentrifugiert. Das Gefäß, in dem sich die Flüssigkeit befindet, liegt beim schnellen Rotieren der *Zentrifuge* fast waagerecht. Die jetzt wirksame *Zentrifugalkraft* (die das „Zentrum fliehende Kraft", Fliehkraft) ist um ein Vielfaches stärker als die Schwerkraft, nämlich etwa um das 1000fache, falls – wie gewöhnlich – die Zentrifuge auf 3000 Umdrehungen pro Minute eingestellt wird. Extrem hohe Tourenzahlen (rund 30000 Umdrehungen pro Minute) werden mit der *Ultrazentrifuge* erreicht, mit der die Sedimentation kleinster Teile (z.B. von Viren) gelingt.

Zum Schluß sei noch der Begriff *Newton* erwähnt. Es handelt sich um die Einheit der Kraft. Die Eigenschaft eines Körpers, seinen Zustand beizubehalten (seine Ruhe oder seine gleichförmige Geschwindigkeit), heißt Trägheit. Der Trägheit entgegen wirkt die Kraft. Dabei wird eine bestimmte Masse beschleunigt. So kommen wir zu der Gleichung

Kraft = Masse × Beschleunigung

bzw., da – wie zu Beginn des Kapitels ausgeführt –

$$\text{die Beschleunigung} = \frac{\text{Geschwindigkeit}}{\text{Zeit}} \text{ bzw.}$$

$$= \frac{\text{Weg}}{\text{Quadrat der Zeit}} \text{ ist, gilt}$$

$$\text{Kraft} = \text{Masse} \times \frac{\text{Weg}}{\text{Quadrat der Zeit}} \text{ oder}$$

$$1 \text{ Newton (N)} = 1 \text{ kg} \times \frac{s}{t^2}.$$

Wird s in Meter und t in Sekunden angegeben (also in SI-Einheiten, s. S. 35), so erhält man die Gleichung

$$1 \text{ Newton (N)} = 1 \text{ kg} \times \frac{\text{m}}{\text{sec}^2} = 1 \text{ kg} \times \text{m} \times \text{sec}^{-2}$$

Über die Einheit des Drucks (Pascal) s. S. 28.

1.4 Mechanik von Flüssigkeiten

Verbleiben wir noch einen Augenblick bei dem gerade erwähnten Beispiel des Zentrifugierens. Während der schnellen Rotation wird sich der Flüssigkeitsspiegel im Zentrifugenglas fast senkrecht einstellen, da in diesem Falle die Fliehkraft viel stärker ist als die Erdanziehung. Nach Aufhören der Drehung ist dagegen nur noch die Schwerkraft wirksam, d.h. die Flüssigkeit hat jetzt eine waagerechte Oberfläche. In den beiden Schenkeln eines U-förmig gebogenen, weiten Rohres (man spricht hier von kommunizierenden Röhren oder Gefäßen) ist das Flüssigkeitsniveau ebenfalls waagerecht. Außerdem steht die Flüssigkeit in jedem der beiden Schenkel des weiten Rohres gleich hoch. Das trifft auch dann zu, wenn die untereinander verbundenen Rohre bzw. Gefäße ganz unterschiedliche Formen haben. Anders verhält es sich, wenn eines der miteinander verbundenen Gefäße so eng wie eine *Kapillare* (Haarröhrchen) ist: dann steht in dieser der Wasserspiegel etwas höher. Dieses Phänomen ist uns allen vertraut. Wir beobachten es z. B., wenn wir das Ende eines Lackmuspapierstreifens in eine Flüssigkeit tauchen. Sie steigt dann in den engen Haargefäßen des Papiers empor. Dieses Verhalten nützen wir aus, wenn wir bei einem Säugling Blut aus der Ferse in einer Glaskapillare auffangen oder wenn wir es aus der Fingerbeere mit Hilfe einer Pipette entnehmen. Ohne daß wir einen Sog auszuüben brauchen, gelangt das Blut in das Kapillarröhrchen. Um das Eindringen zu erleichtern, halten wir zwar die Pipette so, daß das Blut nicht „bergauf“ zu laufen braucht, doch wäre es in sehr engen Kapillaren dazu durchaus in der Lage. In einem Haarröhrchen von 0,1 mm Durchmesser würde das Wasser eine Steighöhe von 30 cm erreichen. Diese Kapillarität kommt durch die Benetzung bzw. das Haften des Wassers an der Glaswand (durch *Adhäsionskräfte*) zustande.

Den gleichen Kräften begegnen wir, wenn wir zwei aufeinanderliegende, feuchte Objektträger trennen wollen. Der dünne („kapillare“) Flüssigkeitsfilm zwischen den beiden Glasplatten setzt dem Versuch, sie senkrecht zu ihrer Oberfläche voneinander abzuheben, größten Widerstand entgegen. Entsprechendes gilt für Deckgläschen und Objektträger, wenn sich dazwischen eine dünne Flüssigkeitsschicht (z. B. das Urinsediment) befindet. Mit Leichtigkeit gelingt dagegen die Parallelverschiebung beider Glasflächen und damit das Auseinandernehmen. Ein ähnlicher mit Flüssigkeit angefüllter, hauchdünner Spalt findet sich auch *zwischen Rippenfell und Lungenfell*. Unter normalen Umständen kann sich dieser Spalt nicht erweitern. Wenn die Atemmuskeln den Brustkorb heben, nimmt natürlich das an der Innenfläche der Rippen befestigte Rippenfell an dieser Bewegung teil. Das Lungenfell und mit ihm die daran festhaftende Lunge müssen folgen, dafür sorgt der gerade erwähnte haarfeine Flüssigkeitsfilm. In die sich erweiternde Lunge strömt automatisch von außen Luft ein. Wir sehen also, daß die Einatmung nur dadurch möglich ist, daß die beiden Blätter des Brustfells durch einen Flüssigkeitsfilm zusammengehalten werden. Dringt infolge einer Verletzung oder bei anderen krankhaften Veränderungen von außen oder von der Lunge her in diesen kapillaren Spalt Luft ein, so kann sich die Lunge auch bei stärkster Muskelanstrengung nicht mehr entfalten, sie fällt auf Grund ihrer Elastizität zusammen *(Pneumothorax)*.

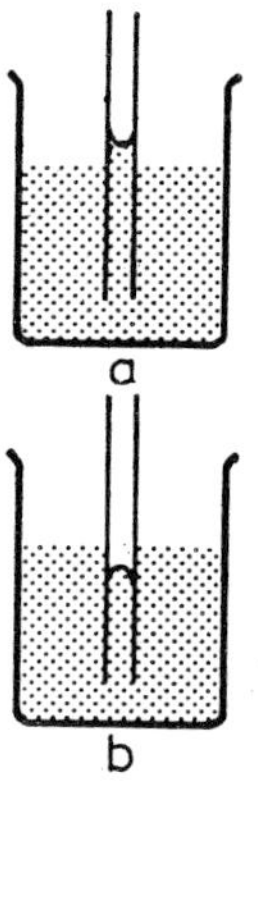

Abb. 4.3 a, b Kapillarröhrchen.

Nicht alle Flüssigkeiten steigen in Kapillarröhrchen hoch. So steht Quecksilber in einem Haarrohr tiefer als das die Kapillare umgebende Quecksilberniveau. Ein weiterer Unterschied besteht darin, daß im Falle des *Quecksilbers* die Oberfläche im Steigrohr nach oben gewölbt ist *(konvexer Meniskus)*, während die *Wasseroberfläche* in engen Röhren eine entgegengesetzte Krümmung aufweist *(konkaver Meniskus)* (Abb. 4.3). Ein solcher konkaver Meniskus findet sich bei Flüssigkeiten, die das Glas benetzen, z. B. beim Wasser (große „Adhäsionskraft“). Quecksilber benetzt das Glas dagegen nicht, wie ein Blick auf die fallende Quecksilbersäule des Blutdruckapparates zeigt: das Innere des Glasrohres weist nach dem Abfallen der Säule keine Quecksilberspuren auf, ist also trocken. An der konvexen Begrenzung des Quecksilbermeniskus und an der fehlenden Benetzung erkennen wir, daß zwischen Quecksilber und Glaswand eine sehr viel geringere Adhäsionskraft wirksam ist als zwischen Wasser und Glas. Im Falle des Systems „Quecksilber–Glas“ überwiegen andere Kräfte, die wir als Kohäsionskräfte bezeichnen.

Während man unter *Adhäsionskraft* die Anziehungskraft zwischen 2 verschiedenen Körpern, z. B. zwischen Wasser und Glas, versteht, bedeutet *Kohäsionskraft* die gegenseitige Anziehung der kleinsten Teile ein und derselben Substanz, wie etwa die Anziehung der einzelnen Wassermoleküle untereinander.

Diese Kohäsionskräfte sind es, die die *Oberflächenspannung* einer Flüssigkeit bedingen. In diesem System „Flüssigkeit-Glas“ weist das Quecksilber stärkere Kohäsionskräfte und damit eine größere Oberflächenspannung auf als das Wasser, bei dem die Adhäsion im Vordergrund steht: eine kleine Menge Quecksilber nimmt auf einer Glasplatte wegen der starken Oberflächenspannung Kugelform an, während Wasser unter den gleichen Bedingungen in einer dünnen Schicht die Glasplatte benetzt. Auf Pflanzenblättern bildet dagegen auch das Wasser kleine Kugeln, da der Wachsüberzug der Blätter eine Adhäsion zwischen Flüssigkeit und Blatt verhindert. Ebensowenig kommt eine Benetzung von eingefettetem oder beschmutztem Glas zustande. Die Zugabe von Seife oder anderen Waschmitteln bewirkt eine Herabsetzung der Oberflächenspannung und damit eine Benetzung und Ablösung der Fett- oder Schmutzschicht.

Es ist leicht verständlich, daß eine kleine Flüssigkeitsmenge, wenn irgend möglich, Kugelform annimmt; denn die Oberflächenspannung einer jeden Flüssigkeit wirkt im Sinne einer Verkleinerung der Oberfläche, und die Kugel hat nun einmal von allen Formen bei gleichem Rauminhalt die kleinste Oberfläche. Derartige Kugeln bilden sich auch, wenn Flüssigkeit aus einem engen Rohr tropft. Je nach dem Ausmaß der Oberflächenspannung entstehen dabei große oder kleine Tropfen. Je größer die Oberflächenspannung der Flüssigkeit ist, desto größer sind die Tropfen und desto kleiner ist die Anzahl der Tropfen pro ml bzw. pro g Flüssigkeit. Dieser Tatsache ist bei der Dosierung von Medikamenten Rechnung zu tragen. Es ist außerdem zu bedenken, daß die Tropfengröße von der Abtropffläche des Röhrchens abhängt. Die gewöhnlichen Arzneiflaschen oder Pipetten können recht unterschiedlich konstruiert sein, was natürlich einen Einfluß auf das Tropfengewicht hat. In der Tabelle 4.3 ist die *Tropfenzahl pro g* für verschiedene Flüssigkeiten bei Verwendung einer Normaltropfflasche angegeben. Das Tropfengewicht wäßriger Lösungen (z. B. von wäßrigen Infusionslösungen) entspricht etwa der des Wassers. Die einzelnen Vitaminpräparate können pro ml verschiedene Tropfenzahlen enthalten. So ergibt 1 ml Multibionta-Tropfen ungefähr 35 Tropfen, während 1 ml Protovita-Tropfen 24 Tropfen entsprechen (Angaben der Herstellerfirmen).

Man hüte sich also davor anzunehmen, 1 g oder 1 ml Flüssigkeit seien grundsätzlich 20 Tropfen.

Tabelle 4.3 Tropfenzahl pro g Flüssigkeit.

Flüssigkeit	Tropfenzahl pro g
destilliertes Wasser	20
Glyzerin	26
Opiumtinktur	45
Belladonnatinktur	50
Baldriantinktur	54
Terpentinöl	54
Jodtinktur	60
absoluter Alkohol	65
Ether	84

Ebensowenig gilt, daß 1 ml Flüssigkeit stets 1 g wiegt. Was bezüglich des *spezifischen Gewichtes* über feste Körper oben ausgeführt worden ist, gilt analog auch für Flüssigkeiten. 1 ml Wasser von +4°C wiegt 1 g. Wasser hat demnach das spezifische Gewicht 1. Darauf wird das spezifische Gewicht anderer Flüssigkeiten bezogen. So wiegt 1 ml Äther 0,7 g, sein spezifisches Gewicht ist also 0,7. Quecksilber hat dagegen ein spezifisches Gewicht von 13,6, d. h. 1 ml Quecksilber ist 13,6 g schwer. Das spezifische Gewicht einer Flüssigkeit läßt sich sehr einfach mit Hilfe einer Senkwaage bestimmen.

Nach dem *Gesetz von* ARCHIMEDES sinkt ein Körper – also z. B. die Senkwaage – in einer Flüssigkeit so tief ein, daß das Gewicht der verdrängten Flüssigkeitsmenge genau dem des Körpers (in unserem Falle dem Gewicht der Senkwaage) entspricht. Der Körper wird um so weniger eintauchen, je größer das spezifische Gewicht der Flüssigkeit ist.

In der Klinik verwenden wir als Senkwaage das sogenannte *Urometer* bzw. *Aräometer* zur Bestimmung des spezifischen Gewichts von Urin und Punktaten. Da eine gewisse Temperaturabhängigkeit besteht, sind die Urometer auf eine bestimmte Temperatur (+15°C) geeicht. Harn hat bei Kühlschranktemperatur ein höheres spezifisches Gewicht als in der Wärme (S. 34). Bei Zimmertemperatur liegt das spezifische Gewicht des Harns um etwa 0,005 niedriger als bei +4°C. Die Messung sollte also möglichst bei einer Urintemperatur von etwa +15°C erfolgen, doch ist es wegen der geringen Abweichung nicht erforderlich, diese Temperatur ganz exakt einzuhalten. Beträgt nach dem Trinken einer größeren Flüssigkeitsmenge das spezifische Gewicht des Harns ausnahmsweise einmal 1,000 (häufiger 1,001), so bedeutet das natürlich nicht, daß destilliertes

Wasser ausgeschieden worden ist; denn bei +15 °C hätte reines Wasser ein noch niedrigeres spezifisches Gewicht als 1. Auch wenn ein stark verdünnter Harn produziert wird, befinden sich darin immer noch einige Salze, wodurch das spezifische Gewicht etwas höher liegt als das des destillierten Wassers. Aus Bequemlichkeitsgründen wird übrigens unter Vernachlässigung des Kommas der 1000fache Wert des spezifischen Gewichtes von Urin und Punktaten angegeben, also z. B. 1016 statt 1,016.

Es sei noch erwähnt, daß das Eingießen des Harns in den Meßzylinder vorsichtig zu erfolgen hat, da sonst leicht Schaum entsteht, der die Ablesung an der Urometerskala erschwert. Hat sich trotzdem an der Urinoberfläche Schaum gebildet, so kann er mit Filterpapier aufgesaugt werden. Er ist auch relativ leicht dadurch zum Verschwinden zu bringen, daß man einen Augenblick lang eine geöffnete Ätherflasche neben den Meßzylinder hält oder einen Tropfen Äther dem Urin zugibt. Das spezifische Gewicht des Harns ändert sich dadurch praktisch nicht.

Die Senkwaage hat ein kleineres spezifisches Gewicht als das Wasser, deshalb schwimmt sie in dieser Flüssigkeit. Wäre das spezifische Gewicht beider Substanzen gleich, so würde der Körper untertauchen und sich im Innern der Flüssigkeit in jeder Position schwebend halten. Hätte er dagegen ein größeres spezifisches Gewicht als die Flüssigkeit, so würde er zu Boden sinken. Das mittlere spezifische Gewicht des menschlichen Körpers ist etwa 1. Nach der Einatmung nimmt der Körper bei gleichem Gewicht wegen der stärkeren Wölbung des Brustkorbs einen größeren Rauminhalt ein. Folglich ist jetzt das mittlere spezifische Gewicht kleiner als 1, und der Schwimmer würde auch ohne irgendwelche Schwimmbewegungen vom Wasser getragen werden. Seine Eintauchtiefe ist um so geringer, je salziger das Wasser, d. h. je größer das spezifische Gewicht der Flüssigkeit ist. Im Toten Meer (Salzkonzentration 27%) würde man deshalb auch noch nach der Ausatmung ohne jede Muskelanstrengung schwimmen können.

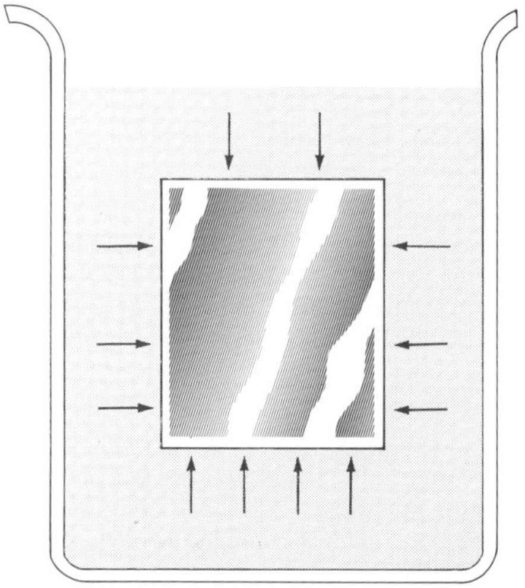

Abb. 4.4 Der Druck der Flüssigkeit auf den eingetauchten Körper ist auf der Unterseite stärker als auf der Oberseite, es kommt zum Auftrieb; seitlich heben sich die Druckwirkungen in gleicher Höhe jeweils auf.

Das gerade erwähnte Gesetz von ARCHIMEDES kann auch folgendermaßen ausgedrückt werden: Jeder in eine Flüssigkeit getauchte Körper wird scheinbar leichter; dieser scheinbare Gewichtsverlust entspricht dem Gewicht der von dem Körper verdrängten Flüssigkeitsmenge.

Die dabei wirksame Kraft, die den Körper in der Flüssigkeit entgegen der Schwerkraft nach oben treibt, nennen wir *Auftrieb*. Er kommt dadurch zustande, daß der an der Unterfläche des Körpers angreifende und nach oben gerichtete Flüssigkeitsdruck größer ist als der oben ansetzende und abwärts wirkende Druck; denn in der Tiefe herrscht ein größerer Flüssigkeitsdruck (wegen der größeren darüberstehenden Flüssigkeitssäule) als nahe der Oberfläche (Abb. 4.4). Den scheinbaren Gewichtsverlust, den der Körper im Wasser erfährt (Auftrieb), nützen wir bei der Unterwassergymnastik aus, die die Trainierbarkeit der Muskulatur erleichtert. Im Wasser gelingen nämlich die aktiven Bewegungen ohne großen Kraftaufwand auch dann, wenn infolge einer primären Muskelerkrankung oder z. B. bei der Kinderlähmung die Muskeln zu schwach sind, um die Glieder gegen die Schwerkraft zu bewegen.

Es bedarf keiner besonderen Erwähnung, daß sich an dem Gewicht des Körpers, der in ein Gefäß mit Wasser eintaucht, in Wirklichkeit nichts ändert. Auch das Wasser unterliegt der Schwerkraft und übt auf die Unterfläche und die Seitenwände des Gefäßes einen Druck aus. Dieser Druck – und damit das Gewicht des Gefäßinhalts – nimmt in dem gleichen Maße zu, wie der eintauchende Körper scheinbar an Gewicht verliert; denn durch das Eintauchen des Körpers wird der Flüssigkeitsspiegel gehoben, das Gefäß ist dann voller und wiegt natürlich mehr.

Die *Kraft,* mit der das Wasser auf den Boden des Gefäßes drückt, ist bei gleicher Flüssigkeitshöhe um so stärker, je *größer die Grundfläche* des Gefäßes ist.

Auf *jedem cm²* Bodenfläche lastet der gleiche *Druck* (Druck $= \frac{\text{Kraft}}{\text{Fläche}}$).

Über die Einheiten des Drucks s. S. 28. Nehmen wir einmal an, die zuführende Wasserleitung (Abb. 4.5a) habe einen inneren Querschnitt von 1 cm², dann würde sich der in der Leitung vorhandene Wasserdruck von z. B. 4 atü auf jedes einzelne Quadratzentimeter des Stempels übertragen. Die Kraft, die auf die gesamte etwa 100 cm² große Stempelfläche ausgeübt wird, ist dann so gewaltig, daß ein Personenkraftwagen gehoben werden kann. Nach diesem Prinzip arbeitet die *hydraulische Presse.* Umgekehrt ist ein erheblicher Kraftaufwand nötig, um den Stempel einer Flüssigkeit enthaltenden Injektionsspritze mit kleiner Ausflußöffnung (kleinem Kanülendurchmesser) zu senken. Hier spielt allerdings die innere Reibung der Flüssigkeit innerhalb der kleinkalibrigen Kanüle eine ganz wesentliche Rolle (Abb. 4.5b).

Ist die Kanüle verstopft, so kann der Spritzenstempel nicht mehr vorwärts bewegt werden, und zwar deshalb nicht, weil Flüssigkeiten sich praktisch nicht zusammendrücken lassen. Diese fast fehlende „Kompressibilität" von Flüssigkeiten ist für den menschlichen Organismus außerordentlich wichtig. Wir begegnen ihr z. B. in Form der „hydraulischen" Stoßdämpfung des Gehirns: das Hirnwasser hat hier die Funktion eines Wasserkissens. Ganz ähnlich wirkt das Fruchtwasser in der Gebärmutter. Es schützt die Frucht sowohl vor dem Druck der Gebärmutterwand als auch vor äußeren Gewalteinwirkungen. Selbst heftige Stöße an umschriebener Stelle können von dem Flüssigkeitspolster meist aufgefangen werden.

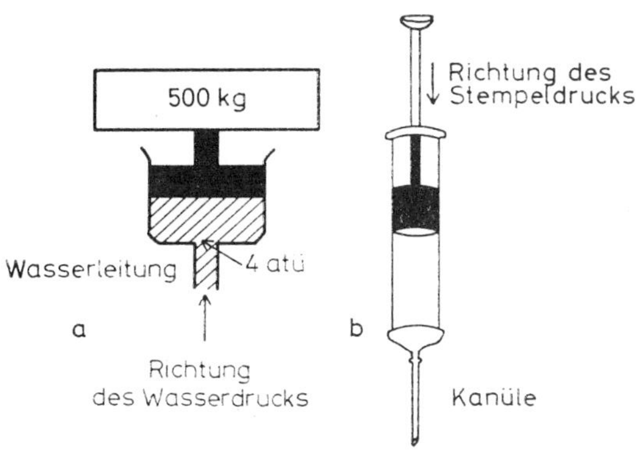

Abb. 4.5a, b **a** Prinzip der hydraulischen Presse, **b** Injektionsspritze.

1.5 Mechanik von gasförmigen Stoffen

1.5.1 Der Luftdruck

Wie gerade ausgeführt worden ist, sind Flüssigkeiten kaum zusammendrückbar. Im Unterschied dazu lassen sich gasförmige Stoffe mit Leichtigkeit zusammenpressen. Andererseits erfüllt ein Gas bei nachlassendem Druck jeden ihm zur Verfügung stehenden Raum vollständig und gleichmäßig. Bezüglich der Gleichmäßigkeit ist jedoch die Einschränkung zu machen, daß auch auf gasförmige Körper die Schwerkraft wirkt, d. h. in Erdnähe ist 1 cm³ Gas schwerer („dichter") als in großer Höhe. 1 cm³ Luft wiegt in Meereshöhe bei 0 °C 0,0013 g, das spezifische Gewicht von Luft ist also 0,0013, d. h. Wasser ist fast 1000mal so schwer. Einfacher ist es, die Gasdichte verschiedener Stoffe auf Luft statt auf Wasser zu beziehen. Setzen wir für die Gasdichte von Luft willkürlich den Wert 1, so wäre die Dichte von Kohlendioxid 1,53 und die von Leuchtgas 0,47. Ein mit Leuchtgas gefüllter Ballon wird demnach aufsteigen – Leuchtgas ist leichter als Luft –, während sich in einem vollbesetzten, nicht belüfteten Raum das ausgeatmete Kohlendioxid in Bodennähe anreichert, da es schwerer ist als Luft. Auch das in den Auspuffgasen unserer Kraftfahrzeuge enthaltene Kohlenmonoxid ist schwerer als Luft und findet sich infolgedessen in Bodennähe. Säuglinge im Kinderwagen und Kleinkinder sind deshalb auf befahrenen Straßen relativ hohen Konzentrationen ausgesetzt.

Aber auch Luft hat ein Gewicht und übt einen Druck aus. Dieser *Luftdruck* ist sogar erstaunlich groß. Er beträgt pro cm² etwa 1 kg. Die Körperoberfläche eines Erwachsenen wird im Durchschnitt mit 1,7 m² (= 17 000 cm²) angegeben, auf sie wirkt also eine Kraft von rund 17 000 kg (= 17 Tonnen). Der Mensch muß diesem enormen Luftdruck einen gleich großen Gegendruck (z. B. in der Gewebsflüssigkeit) entgegensetzen, um nicht erdrückt zu werden.

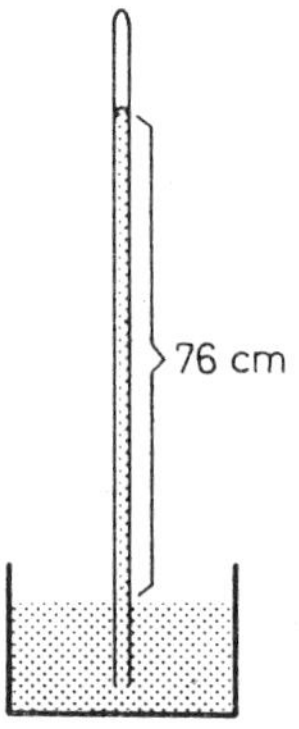

Abb. 4.6 Versuch von TORRICELLI.

Daß die Luft tatsächlich einen beträchtlichen Druck ausübt, hat der berühmte *Versuch* von TORRICELLI ergeben (s. Abb. 4.6): Ein an dem einen Ende zugeschmolzenes und etwa 1 m langes Glasrohr wird mit Quecksilber gefüllt, die Öffnung wird danach vorübergehend verschlossen und das Glasrohr, mit der verschlossenen Öffnung nach unten, in ein Gefäß mit Quecksilber getaucht. Wird jetzt der Verschluß entfernt, so fließt so viel Quecksilber aus dem Glasrohr aus, bis die Quecksilbersäule 76 cm über dem Quecksilberniveau des Gefäßes steht. Oberhalb des Quecksilberspiegels im Glasrohr ist ein luftleerer Raum entstanden. Der am anderen Ende des Rohres angreifende Luftdruck trägt die Quecksilbersäule. Daraus erklärt sich auch die Definition des normalen Luftdrucks; er beträgt 76 cm oder 760 mm Quecksilber. (Würden wir das obere, zugeschmolzene Ende des Glasrohres öffnen, so würde Luft eindringen, das Quecksilber sofort ausfließen und dann im Rohr genau so hoch stehen wie im Gefäß.) Angenommen, unser Glasrohr hätte innen einen Querschnitt von 1 cm^2, dann würde es bis zur Höhe von 76 cm eine Quecksilbermenge von 76 cm^3 enthalten. Da das Quecksilber ein spezifisches Gewicht von 13,6 hat, würde diese Quecksilbersäule, die auf einer Fläche von 1 cm^2 steht, $76 \times 13{,}6\,g = 1033{,}6\,g$ wiegen. Diesen Druck nennen wir *physikalische Atmosphäre*[2] (1 atm). Es gibt auch eine *technische Atmosphäre* (abgekürzt: at).

[2] Unter Atmosphäre verstehen wir ferner die Gashülle, die die Erde umgibt (auch Erdatmosphäre genannt); wir unterscheiden verschiedene Schichten: Troposphäre (bis etwa 10 km), darüber Stratosphäre (in etwa 10–65 km Höhe), Mesosphäre, Thermosphäre oder Ionosphäre und Exosphäre oder Protosphäre.

Der Druck von 1 kg auf 1 cm^2 wird 1 (technische) *Atmosphäre* (at) genannt.

Als Einheit für die Druckmessung dienen neben mm Quecksilber (mmHg) und at (bzw. atm) noch bar, Torr und Pascal (Pa) bzw. Kilopascal (kPa). Nach den SI-Einheiten (S. 35) gilt: der Druck von 1 Newton (S. 23) auf 1 m^2 wird 1 Pascal genannt:

$$1\,\text{Pascal} = 1\,\text{Pa} = \frac{1\,\text{N}}{\text{m}^2} = 1\,\text{N} \times \text{m}^{-2}.$$

Es bestehen folgende Beziehungen:

1 mmHg	= 1 Torr
1 atm	= 760 mmHg
1 at	= 0,981 bar (also ~ 1 bar)
1 bar	= 1000 mbar = 100 kPa
	= 100 000 Pa (= 10^5 Pa)
	= 750 mmHg

Die Abkürzung atü bedeutet Atmosphärenüberdruck. Damit ist der Überdruck gegenüber dem normalen Luftdruck gemeint. Eine Sauerstoffflasche von 150 atü hat also einen Druck von 151 Atmosphären (= 151 at).

Würde der in Abb. 4.6 beschriebene Versuch mit Wasser statt mit Quecksilber durchgeführt werden, so müßte das Glasrohr eine Länge von rund 10 m (= 1000 cm) haben; denn eine Wassersäule dieser Länge ist ungefähr so schwer wie eine 76 cm hohe, gleich dicke Quecksilbersäule (1000 cm^3 Wasser wiegen etwa so viel wie 76 cm^3 Quecksilber, da Quecksilber 13,6mal so schwer ist wie Wasser). Danach ist es verständlich, daß mit einer *Saug*pumpe das Wasser nur bis zu 10 m hochgesaugt werden kann. (Sind größere Höhenunterschiede zu überwinden, so müssen *Druck*pumpen verwendet werden.) Wie aber ist es möglich, daß die von der Wurzelspitze bis zur Krone reichenden Wasserfäden selbst in den höchsten Bäumen (150 m) nicht abreißen, wo doch der Luftdruck das Wasser nur 10 m hoch steigen lassen würde? Mit der Kapillarität ist das nicht zu erklären, da in extrem engen Kapillaren der große Reibungswiderstand den erforderlichen Saftstrom verhindern würde. Es sind hier eine Reihe von Faktoren wirksam. So ist die Verdunstung von Wasser an den Blättern eine der Ursachen für das Saftsteigen; die Kohäsion, d. h. die Zerreißfestigkeit des Flüssigkeitsfadens, sorgt dann für einen kontinuierlichen Fluß.

Nach dem in der Abb. 4.6 wiedergegebenen Prinzip arbeiten die Quecksilberbarometer. Ganz allgemein versteht man unter einem *Barometer* eine Vorrichtung zur Messung des Luftdrucks, während mit einem *Manometer* der Druck irgendeines Gases, aber auch der von Flüssigkeiten gemessen werden kann. So wird am liegenden Patienten bei einer Rückenmarkspunktion der *Liquordruck* dadurch gemessen, daß die Punktionsnadel mit einem leeren, senkrecht stehenden Steigrohr verbunden wird, das sich mit Liquor füllt. Die Höhe der Flüssigkeitssäule innerhalb des offenen Steigrohres ist ein Maß für den Liquordruck (z. B. 10 cm Wassersäule beim nicht schreienden Kind).

In ähnlicher Weise könnte man auch den *Blutdruck* messen. Dazu wäre allerdings die Eröffnung eines Blutgefäßes notwendig. Dieses Verfahren wird bei der Herzkatheterisierung angewendet. Im allgemeinen aber handelt es sich bei der Blutdruckmessung um eine unblutige, indirekte Methode: um den Oberarm wird zirkulär eine Manschette gelegt. Die Breite der Manschette muß dem Umfang des Oberarms angepaßt sein. Die Manschette ist mit einem Manometer (z. B. einem Quecksilbermanometer) und einem Kautschukballon verbunden. Mit Hilfe dieses Ballons wird in die Manschette *schnell* Luft eingepreßt, so daß der Manschettendruck größer ist als der Blutdruck, d. h. die Armgefäße im Bereich der Abschnürung sind blutleer (z. B. 140 mm Quecksilber). Dieses Stadium ist dann erreicht, wenn der Pulsschlag am Handgelenk nicht mehr tastbar bzw. in der Ellenbeuge nicht mehr mit dem Stethoskop wahrzunehmen ist. Durch vorsichtiges Öffnen der Verschlußschraube am Kautschukballon wird der Luftdruck innerhalb der Manschette *langsam* vermindert. In dem Augenblick, in dem der Manschettendruck den Blutdruck gerade unterschreitet, kann Blut in die Armschlagader einströmen, und die Gefäßwand wird angespannt. Die dabei entstehenden Schwingungen führen zu den in der Ellenbeuge mit dem Stethoskop hörbaren Schallerscheinungen. Fast gleichzeitig ist die in der Speichenschlagader am Handgelenk ankommende Pulswelle zu tasten. Die Quecksilbersäule des Manometers beginnt, im Rhythmus des Pulsschlages kleine Schwingungen auszuführen. Zur Ablesung des Blutdrucks ist folgendes zu beachten. Im Augenblick des 1. in der Ellenbeuge hörbaren Pulsschlages wird am Manometer der sog. *systolische*[3] Blutdruck (= der höchste vom Herzen erzeugte Blutdruck, z. B. 120 mmHg) abgelesen. Bei weiterer langsamer Verminderung des Manschettendrucks entspricht derjenige Manometerstand dem sog. *diastolischen*[4] Blutdruck (= Erschlaffungsphase des Herzens), bei dem die Schwingungen der Quecksilbersäule aufhören bzw. die zunächst lauten Geräusche in der Ellenbeuge plötzlich leise werden oder ganz verschwinden (z. B. 80 mmHg).

Während einer Herzaktion (= Zusammenziehung und Erschlaffung des Herzmuskels) hat nämlich der Blutdruck keineswegs einen konstanten Wert. Deshalb werden zunächst die Armschlagadern nur auf der Höhe des Blutdrucks entfaltet. In der nachfolgenden Erschlaffungsphase der Herzaktion klappen die Gefäße unter dem Manschettendruck wieder zusammen. Mit jedem Herzschlag werden Gefäßwand und Quecksilbersäule aufs neue in Schwingungen versetzt. Diese in der Ellenbeuge hörbaren und am Manometer sichtbaren Erscheinungen verschwinden erst, wenn der Luftdruck in der Manschette so weit abgesunken ist, daß nunmehr selbst in der Erschlaffungsphase des Herzmuskels der Blutdruck den Manschettendruck überwinden kann. Mit anderen Worten, die Gefäße sind jetzt ständig (d. h. während der ganzen Herzaktion) gefüllt, so daß die charakteristischen Schwingungen der Gefäßwände ausbleiben.

In dem hier genannten Falle beträgt der Blutdruck RR 120/80 mm Quecksilber (mmHg) – andere Einheiten für den Blutdruck, wie kPa (s. S. 28), haben sich nicht durchgesetzt; s. hierzu auch SI-Einheiten S. 35. (RR ist die Abkürzung für Riva-Rocci, ein Kinderarzt, der diese Art der Blutdruckmessung eingeführt hat.) Mit dem Fühlen des Pulses am Handgelenk ist nur die Erfassung des systolischen, nicht aber die des diastolischen Blutdrucks möglich; denn der Puls bleibt bei jedem Manschettendruck, der unterhalb des systolischen Blutdrucks liegt, unverändert tastbar.

Der Blutdruck kann auch am Bein gemessen werden. Das Kind befindet sich dann in Bauchlage, die Manschette liegt am Oberschenkel und das Stethoskop wird in der Kniekehle aufgesetzt. Es wird hier normalerweise ein etwas höherer systolischer Blutdruck gemessen.

1.5.2 Der Unterdruck

Über dem Quecksilberspiegel im Steigrohr des Blutdruckapparates befindet sich keineswegs ein luftleerer Raum; ein Ventil oben am Steigrohr sorgt für den Luftdruckausgleich. Im Quecksilberbarometer und bei der in Abb. 4.6 angegebenen Versuchsanordnung besteht dagegen ein *Va-*

[3] systello (griech.): ich ziehe zusammen.
[4] diastello (griech.): ich ziehe auseinander.

kuum: bei dem Versuch von Torricelli steht die Flüssigkeit im Glasrohr weit über dem Quecksilberniveau des Gefäßes, der Luftdruck hält dieser Quecksilbersäule das Gleichgewicht. Nach dem gleichen Prinzip wird aus einer offenen Ampulle das Medikament mit der *Glas- oder Einmalspritze* aufgezogen. Zwischen Spritzenstempel und Flüssigkeitsspiegel entsteht beim Ansaugen des Ampulleninhalts ein luftverdünnter Raum. In diesen hinein preßt der außerhalb der Spritze herrschende normale Luftdruck die Flüssigkeit. Würde der Kolben die Spritze nicht genügend abdichten, so könnte kein Unterdruck entstehen. Ein Aufsaugen der Flüssigkeit wäre dann nicht möglich, die Spritze „zieht“ nicht. Ist die Ampullenflasche mit einem Gummistöpsel verschlossen, so sollte nach dem Durchstechen des Stöpsels zunächst Luft in die Flasche gespritzt werden, da sonst beim Aufziehen des Medikamentes im Innern der Flasche ein Unterdruck entsteht, der so stark sein kann, daß er vom Sog des Spritzenkolbens nicht zu überwinden ist.

Hier ein weiteres Beispiel. Eine mit der Vene des Blutspenders verbundene *Vakuumflasche* füllt sich mit Leichtigkeit mit Blut an. Selbstverständlich darf der Gummistopfen der Vakuumflasche erst durchstochen werden, während sich der Verbindungsschlauch bereits mit Spenderblut füllt. Auf keinen Fall darf in die Vakuumflasche mehr als eine Spur Luft eintreten. (Das gleiche gilt für die *Venüle,* eine nach dem Prinzip der Vakuumflasche arbeitende Spritze zur Blutentnahme.) Blut oder Infusionsflüssigkeit kann aus dem Behälter nur dann heraustropfen, wenn über ein belüftetes Infusionssystem die Entstehung eines Unterdrucks in dem Behälter verhindert wird. Umgekehrt darf auf einer „leeren“ (= lufthaltigen) Flasche ein sehr enger Trichter nicht so fest sitzen, daß beim Einfüllen von Flüssigkeit in die „leere“ Flasche die Luft zwischen Flaschenrand und Außenfläche des Trichters nicht entweichen kann.

Wo *ein* Körper ist (z. B. Luft), kann bekanntlich kein *zweiter* sein (z. B. Flüssigkeit).

Das Aufziehen von Blut in ein Blutsenkungsröhrchen vollzieht sich nach dem gleichen Prinzip wie das Füllen einer Spritze oder einer Vakuumflasche. Das Blutsenkungsröhrchen ist ein Stechheber oder besser eine *Pipette (= graduierter Stechheber).* Ein gebogener Heber mit ungleich langen Schenkeln wird *Winkel- oder Saugheber* genannt (Abb. 4.7a). Der kurze Schenkel A reicht bis auf den Boden des mit Flüssigkeit gefüllten Gefäßes B. Am unteren Ende des langen Schenkels C wird für einen kurzen Moment gesaugt, so daß sich beide Schenkel des Winkelhebers mit Flüssigkeit füllen. Ohne weiteres Zutun fließt danach entsprechend der Schwerkraft praktisch die gesamte Flüssigkeit von B nach dem tiefer stehenden D. Dieses Prinzip wird z. B. bei der Magenspülung angewendet (Abb. 4.7b). Zunächst befindet sich der Trichter zum Einfüllen der Spülflüssigkeit in der punktiert gezeichneten Position. Wenn der größte Teil der Flüssigkeit in den Magen gelangt ist, wird der Trichter ruckartig gesenkt. Es ist dabei von Wichtigkeit zu verhindern, daß Trichter und Schlauch vor dem Senken restlos leerlaufen. In dem Falle bliebe die Heberwirkung aus, und die Flüssigkeit würde womöglich im Magen zurückgehalten. Beim Hebereinlauf (Darmspülung) wird entsprechend verfahren. Das Heberprinzip findet auch Anwendung beim Absaugen von Flüssigkeiten aus dem Brustfellraum *(Pleuradrainage).*

Voraussetzung für das Funktionieren der Heberdrainage nach Bülau (Abb. 4.8) ist wieder die

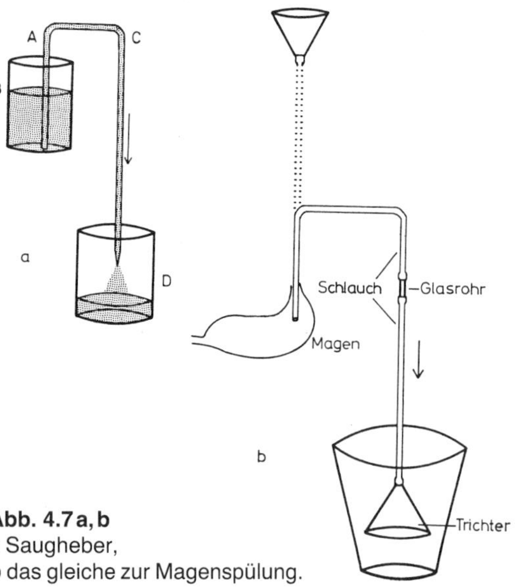

Abb. 4.7a, b
a Saugheber,
b das gleiche zur Magenspülung.

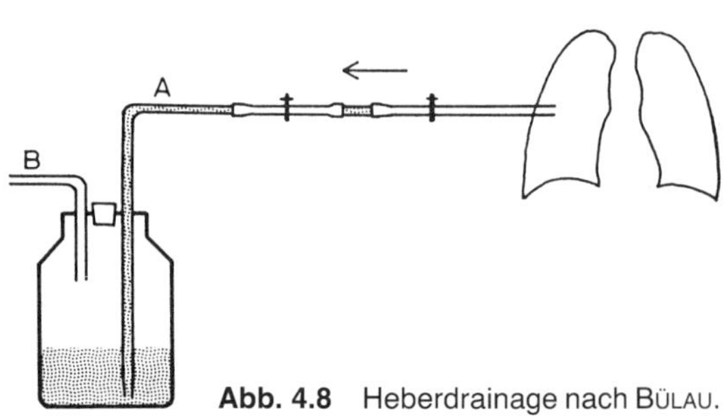

Abb. 4.8 Heberdrainage nach Bülau.

Füllung des gesamten Schlauchsystems A mit Flüssigkeit. Es ist besonders darauf zu achten, daß auch der absteigende Schenkel mit Flüssigkeit (z. B. mit 0,9%iger Kochsalzlösung) gefüllt ist, bevor er mit dem Drainageschlauch verbunden wird. Erst nach dem Zusammensetzen beider Schläuche werden die Schlauchklemmen geöffnet. Das untere Ende des Schenkels darf selbstverständlich nicht frei enden, sondern muß in die Flüssigkeit des Gefäßes eintauchen, da sonst Luft in den Brustfellraum eindringen könnte. Das Ansatzstück B sorgt für den Luftaustritt.

Die Sogwirkung des gerade beschriebenen Hebersystems kann durch zusätzliche Anwendung eines Unterdrucks noch verstärkt werden. Ein Unterdruck läßt sich z. B. über eine Wasserstrahlpumpe erzeugen oder durch Anschluß einer Absaugvorrichtung an die stationär in den Wänden der Klinikräume liegenden Druckluftleitungen sowie durch elektrisch betriebene Saugpumpen (wie z. B. den Pari).

Ein Sog, ein Ansaugen von Luft, tritt bei jedem Atemzug ein: die Atemmuskulatur erweitert die Brusthöhle und damit die Bronchien (sie unterliegen Kaliberschwankungen, die von der Atemphase abhängig sind) und die Lungenbläschen, in denen ein Unterdruck auftritt. Der Druckausgleich kommt durch Einströmen von Luft (= Einatmung) zustande. Die Ausatmung ist dagegen im wesentlichen ein passiver Vorgang, verursacht durch die elastischen Kräfte des Lungengewebes und die Schwerkraft der Rippen. Aber auch aktive Muskelbewegungen spielen dabei eine gewisse Rolle. Bei der manuellen künstlichen Beatmung wird umgekehrt die Ausatmung durch kräftigen Druck auf den Brustkorb forciert, während die Einatmung mehr passiv erfolgt. (Bei den künstlich erzeugten manuellen oder maschinellen Atembewegungen sprechen wir von *Be*atmung, nicht von Atmung.)

Beim Saugen an der Brust oder an der Flasche, aber auch beim Saugen an einem Strohhalm, entsteht dadurch ein Unterdruck in der Mundhöhle, daß diese zunächst allseitig abgeschlossen und durch Senkung des Unterkiefers und Abplattung der Zunge vergrößert wird. Die Folge davon ist das Einströmen von Flüssigkeit bzw. Luft. Mit Hilfe der Milchpumpe kann an der Brust Milch abgesaugt werden. In der Zoologie begegnen wir gelegentlich Einrichtungen, mit denen sich die Tiere durch Erzeugung eines Unterdrucks festhalten. Beispielsweise haben die Blutegel am Mund und die Insekten an den Füßen Saugnäpfe.

1.5.3 Der Überdruck

Doch nun ein paar Bemerkungen zum Überdruck. Allgemein bekannt ist die *Spritzflasche* (Abb. 4.9). Durch Einblasen von Luft wird innerhalb der Flasche ein Überdruck erzeugt, so daß Flüssigkeit aus dem Spritzrohr austritt. Auch im Innern des *Handverneblers* (Abb. 4.10) entsteht durch Einpumpen von Luft ein Überdruck. Ein Teil der in A ankommenden Luft gelangt aber nicht nach unten in die Flasche, sondern entweicht in den oberen Teil des Steigrohrs und erzeugt beim Austreten aus der Düse einen Unterdruck. Der Unterdruck saugt die heraufgepreßte Flüssigkeit an, Luft und Flüssigkeit mischen sich an der Öffnung, und dadurch wird die Flüssigkeit vernebelt bzw. zerstäubt *(Düsenvernebler)*. Sind der Flüssigkeit z. B. bronchialerweiternde Medikamente beigefügt, so kann der Spray bei der Asthma-Behandlung eingesetzt werden *(Aerosoltherapie)*. Der Kautschukballon W enthält übrigens einen Vorrat an gepreßter Luft (Windkessel) und sorgt für ein gleichmäßiges Ausströmen des Wasser-Luft-Gemisches.

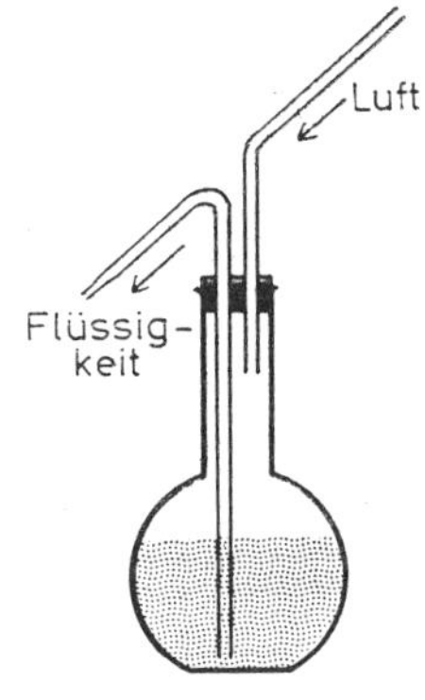

Abb. 4.9 Spritzflasche.

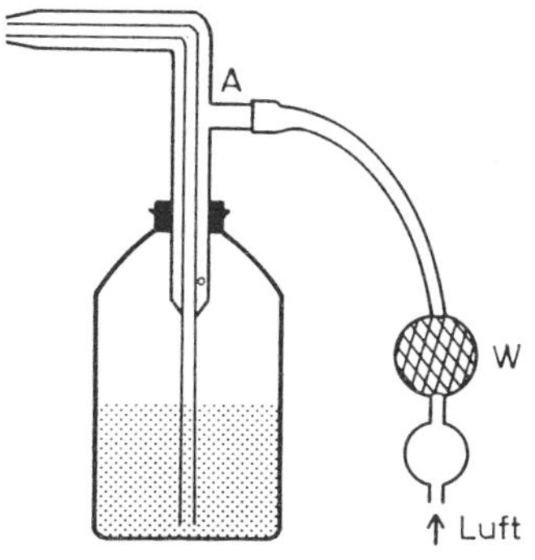

Abb. 4.10 Inhalationsapparat (Handvernebler).

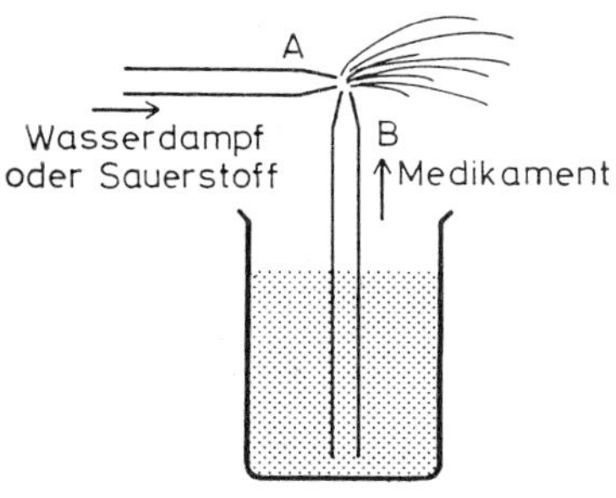

Abb. 4.11 Inhalationsapparat (zum Anschluß z. B. an die Sauerstoffflasche).

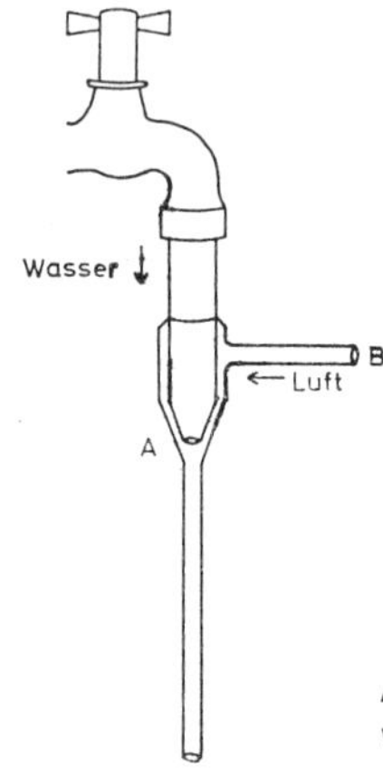

Abb. 4.12 Wasserstrahlpumpe.

Auf einem ganz anderen Mechanismus beruht ein weiterer *Spray- oder Inhalationsapparat* (ebenfalls ein *Düsenvernebler*), der schematisch in der Abb. 4.11 wiedergegeben ist. Hier führt der an der Düse auftretende Unterdruck zum Mitreißen der zu zerstäubenden Flüssigkeit. An der Spitze A tritt z. B. Sauerstoff (aus einer angeschlossenen Sauerstoffflasche) aus. Dabei reißt der Sauerstoff aus dem senkrecht stehenden Steigrohr B Flüssigkeit mit (in der sich ein Medikament befinden kann). Auch dieser Sprayapparat wird bei Erkrankungen der Luftwege verwendet.

Bei der *Wasserstrahlpumpe* (Abb. 4.12) kommt es ebenfalls zu dem gerade beschriebenen Phänomen des Mitreißens durch Unterdruck. Unter starkem Druck tritt Wasser aus der Düse bei A aus. Durch die Sogwirkung wird Luft aus dem Ansatzstück bei B mitgerissen. Die Vorrichtung dient zum Reinigen von Pipetten bzw. zum Absaugen oder ganz allgemein zur Erzeugung eines Unterdrucks. Als letztes Beispiel des gleichen Phänomens sei der *Bunsenbrenner* genannt, bei dem das ausströmende Gas durch Seitenöffnungen im Brenner Luft ansaugt und mitreißt.

2 Wärmelehre

Im Vorausgehenden sind einige Gesetzmäßigkeiten fester, flüssiger und gasförmiger Körper erwähnt worden, wobei der Einfluß der Wärme im großen und ganzen unberücksichtigt geblieben ist. Darüber soll jetzt berichtet werden. Wenn wir im folgenden den Begriff „Wärme“ verwenden, so sollten wir uns vergegenwärtigen, daß damit 2 verschiedene Dinge gemeint sein können. Einmal bezeichnet das Wort den Wärmegrad oder besser die **Temperatur** eines Körpers. Außerdem ist Wärme aber auch eine Energieform; man versteht darunter die **Wärmemenge,** die einem Körper zugeführt oder entzogen wird. Dabei ändert sich die Temperatur des Körpers. So sind die Begriffe Temperatur und Wärmemenge eng miteinander verknüpft, aber nicht identisch: 10 Liter Wasser von 50 °C hat natürlich die gleiche Temperatur wie 1 Liter Wasser von 50 °C, enthält aber eine viel größere Wärmemenge.

2.1 Temperatur

2.1.1 Ausdehnung von Flüssigkeiten

Die Temperatur eines Körpers messen wir mit dem *Thermometer,* das in der Regel Quecksilber enthält. In der Wärme dehnt sich das Quecksilber aus; es nimmt einen größeren Rauminhalt ein, indem es im Glasrohr des Thermometers emporsteigt. Definitionsgemäß bezeichnen wir bei normalem Luftdruck die Temperatur des schmelzenden Eises mit 0 °C und die des siedenden Wassers mit 100 °C. Der in beiden Fällen abgelesene Quecksilberstand des Thermometers ergibt die beiden Fixpunkte (0 °C und 100 °C) der Thermometerskala. Der Abstand zwischen diesen Punkten wird in 100 gleiche Teile (= Celsius-

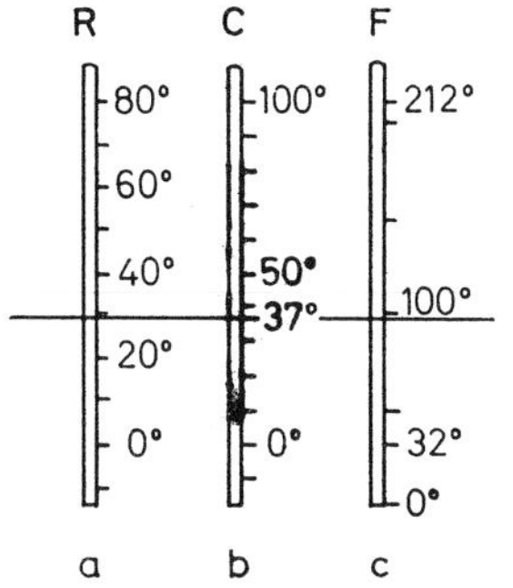

Abb. 4.13 a–c Thermometerskalen nach: **a** Réaumur (R), **b** Celsius (C), **c** Fahrenheit (F).

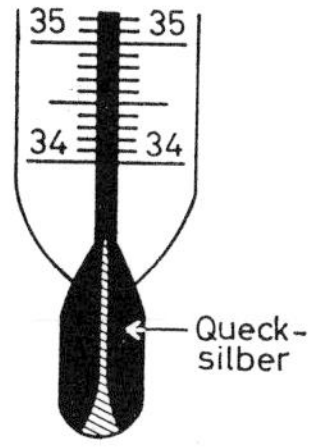

Abb. 4.14 Unteres Ende eines Fieberthermometers.

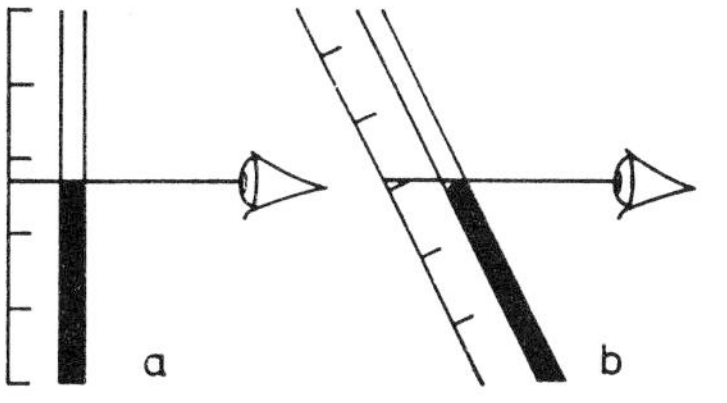

Abb. 4.15 a, b Thermometerablesung: **a** richtig, **b** falsch.

grade) unterteilt. Die Gradeinteilung kann über den Siedepunkt des Wassers hinaus und nach unten entsprechend fortgesetzt werden. Der tiefste Punkt der Skala liegt bei −273,16 °C. Diese Temperatur kann nicht unterschritten werden; es handelt sich um den *absoluten Nullpunkt* = 0 °K bzw. Kelvin. Die Abstände von einem Grad zum anderen sind auf der Celsius- und der Kelvinskala gleich, d. h. 0 °C = 273,16 °K, 100 °C = 373,16 °K usw. In Frankreich ist statt der von Celsius angegebenen Einteilung die Thermometerskala nach Réaumur gebräuchlich. Danach werden die gleichen Fixpunkte (Temperatur des schmelzenden Eises bzw. des siedenden Wassers) mit 0 °R und 80 °R bezeichnet. In den englisch sprechenden Ländern bedient man sich der *Fahrenheitskala,* auf der diese Fixpunkte mit 32 °F bzw. 212 °F angegeben werden. Der Abstand zwischen den beiden Bezugspunkten beträgt hier also 180 °F. In der Abb. 4.13 sind die 3 verschiedenen Thermometerskalen zum Vergleich nebeneinandergestellt. Gleiche Temperaturen liegen jeweils auf einer waagerechten Linie. Eine Temperatur von 37 °C entspricht 29,6 °R bzw. 98,7 °F.

Unser Fieberthermometer ist ein *Maximum*thermometer, das den *höchsten* Quecksilberstand auch noch nach dem Herausnehmen des Thermometers aus der Körperhöhle anzeigt und dadurch ein bequemes Ablesen ermöglicht. Das Fieberthermometer (Abb. 4.14) ist nämlich so konstruiert, daß bei der Erwärmung das sich ausdehnende Quecksilber einen Engpaß überwinden muß; beim Abkühlen zieht sich das Quecksilber im Vorratsgefäß zusammen, und der Quecksilberfaden in der Kapillare reißt ab. Er wird nach dem Ablesen der Temperatur durch heftiges Schleudern des Thermometers in das Gefäß zurückbefördert. Beim Ablesen des Thermometers ist zu bedenken, daß der Quecksilberfaden einen gewissen Abstand von der Gradeinteilung hat. Das Thermometer muß senkrecht zur Blickrichtung gehalten werden, da sonst Fehlablesungen vorkommen (Abb. 4.15, parallaktischer Fehler). (Auf einem ganz anderen Prinzip, nämlich der Messung einer elektrischen Spannung, beruht das sogenannte *Thermoelement,* mit dem z. B. die Temperatur der Hautoberfläche – aber auch des Körperinnern – bestimmt wird; das Thermoelement dient u. a. der Temperaturüberwachung auf Intensivpflegestationen.)

2.1.2 Ausdehnung fester Körper

Statt des Quecksilbers können natürlich andere Flüssigkeiten, ebenso Gase, ja selbst feste Körper auf Grund ihrer Wärmeausdehnung zur Temperaturmessung verwendet werden.

Dafür ein Beispiel. Die automatische Wärmeregelung erfolgt in manchen *„Thermostaten"* mit Hilfe eines Bimetallstreifens, d. h. eines Streifens aus zwei aufeinandergewalzten, verschiedenen Metallen, die sich bei Erwärmung ungleichmäßig ausdehnen. Dies führt zur Krümmung des Bimetallstreifens. Bei bestimmter Krümmung wird ein Kontakt betätigt. Es gibt andere Konstruktionen, die den gleichen Zweck erfüllen. Das betreffende *Kontaktthermometer* schaltet einen elektrischen Heizstrom ein und aus, und die Temperatur z. B.

des Brutschrankes oder des Wasserbades bleibt auf Grund dieses Regelmechanismus konstant. Wir haben es hier mit einem Beispiel aus dem großen Gebiet der *Kybernetik* zu tun (S. 232).

Daß sich feste Körper bei Erwärmung ausdehnen, können wir im Laboratorium beobachten, wenn wir ein Reagenzglas einseitig erhitzen. Die ungleichmäßige Ausdehnung führt zum Springen des Glases. Deshalb müssen Reagenzgläser in der Flamme ständig bewegt werden. Läßt sich der Kolben einer Glasspritze nicht mehr bewegen oder hat sich der Glasstöpsel im Flaschenhals eingeklemmt, so kann versucht werden, durch Erwärmen (= Ausdehnung) der äußeren Teile der Spritze bzw. Flasche den Schaden zu beheben.

2.1.3 Ausdehnung von Gasen

Eine besonders starke Wärmeausdehnung zeigen Gase. Die *Feuergefährlichkeit* von Ether[5] u. a. ist hinreichend bekannt. Bevor im Labor der Bunsenbrenner angezündet wird, ist dafür Sorge zu tragen, daß derartige Flaschen verschlossen sind. Beim Überspringen eines Funkens würden sich die entstehenden Verbrennungsgase z. B. des Ether-Luft-Gemisches bei hoher Temperatur explosionsartig ausdehnen.

2.1.4 Ausnahmestellung des Wassers

Bei unseren bisherigen Betrachtungen sind wir davon ausgegangen, daß sich flüssige, feste und gasförmige Körper bei Erwärmung ausdehnen. Das trifft auch im allgemeinen zu. Eine wichtige Ausnahmestellung nimmt aber das Wasser ein, das – ebenso wie viele wäßrige Lösungen – bei +4°C das geringste Volumen und damit das größte spezifische Gewicht (die größte Dichte) hat. Sowohl beim Erwärmen als auch beim Abkühlen von Wasser mit einer Ausgangstemperatur von +4°C kommt es zur Volumenzunahme. Diese Besonderheit ist von großer Bedeutung für das Überwintern der Fische: beim Abkühlen des Wassers sinkt das kältere Wasser stets nach unten ab, bis eine Temperatur von +4°C erreicht ist. Danach vollzieht sich die weitere Abkühlung nur in den oberen Wasserschichten. Mit anderen Worten, bei Wassertemperaturen zwischen 0° und +4°C wird sich oben stets das kältere und unten das wärmere – spezifisch schwerere – Wasser befinden. Stehende Gewässer frieren von der Oberfläche her zu. Die Eisschicht wird jedoch im allgemeinen nicht so stark sein, daß den Fischen in der Tiefe kein Lebensraum bleibt. (In fließenden Gewässern ist die Situation wegen der Strömung etwas anders, doch gilt im Prinzip das gleiche.) Beim Übergang des Wassers von 0°C in Eis der gleichen Temperatur nimmt das Volumen weiter zu, folglich sinkt Eis nicht zu Boden, sondern schwimmt im Wasser.

[5] Ether ist die neue Schreibweise für Äther; entsprechendes gilt für Ethan, Ethylalkohol etc.

2.2 Wärmemenge

2.2.1 Schmelzpunkt und Siedepunkt

Der Übergang von einem Aggregatzustand in einen anderen vollzieht sich für jede Substanz bei einer ganz bestimmten Temperatur. Der *Gefrierpunkt* des Wasser (0°C) ist bereits erwähnt worden. Er ist identisch mit dem *Schmelzpunkt* des Eises, während andererseits der *Siedepunkt* mit dem *Kondensationspunkt* zusammenfällt, d. h. bei 100°C geht Wasser in Wasserdampf über (Siedepunkt) und umgekehrt (Kondensationspunkt).

Beim Übergang von fest nach flüssig sprechen wir von *Schmelzen,* im umgekehrten Falle von *Erstarrung* bzw. *Kristallisation.* Der Übergang von flüssig zu gasförmig wird *Verdampfung,* der umgekehrte Vorgang *Kondensation* genannt. Das Überspringen der flüssigen Phase, d. h. der direkte Übergang fester Stoffe in Gasform und umgekehrt wird *Sublimation* genannt.

Aus der Tabelle 4.4 sind die Schmelz- und Siedepunkte einiger Substanzen zu ersehen. Es geht daraus aber nicht hervor, welche Wärmemenge zugegeben werden muß, um z. B. 1 kg Wasser von der Temperatur 0°C zum Sieden zu bringen. Selbstverständlich handelt es sich bei dieser Wärme-„Menge“ nicht um etwas Wägbares, d. h. die Erwärmung von 1 kg Wasser geht nicht mit einer Gewichtszunahme einher. Vielmehr wird dem Wasser mit der Wärmemenge eine bestimmte Energieform (= Wärmeenergie) zugeführt. Um Genaueres über die Größe dieser Wärmemenge aussagen zu können, hat man den Begriff der **Kalorie** geprägt.

Tabelle 4.4 Schmelz- und Siedpunkt einiger Substanzen.

	Schmelzpunkt (°C)	Siedepunkt (°C)
Sauerstoff	− 219	− 183
Ether	− 116	+ 35
Alkohol	− 114	+ 78
Quecksilber	− 39	+ 357
Wasser	± 0	+ 100
Stearin	+ 68	+ 370
Blei	+ 327	+ 1750

1 Kalorie (= 1 cal) ist die Wärmemenge, die notwendig ist, um 1 g Wasser von 14,5 °C auf 15,5 °C zu erwärmen. 1 Kilokalorie (= 1 kcal = 1000 cal) ist die Wärmemenge, mit der 1 kg Wasser von 14,5 °C auf 15,5 °C erwärmt werden kann.

Um 1 kg Wasser von 0 auf 100 °C zu erhitzen, benötigen wir 100 × 1 Kilokalorie = 100 Kilokalorien. Um 1 kg Eis von 0 °C in 1 kg Wasser von 0 °C zu verwandeln, ist ebenfalls Wärme erforderlich, nämlich eine Wärmemenge von 80 Kilokalorien (also genauso viel wie zur Erwärmung der gleichen Wassermenge von 0 auf 80 °C). Die Temperatur nimmt dabei nicht zu. Die ganze Wärmemenge dient lediglich dazu, das Eis zum Schmelzen zu bringen bzw. die mit starken Kräften zusammengehaltenen Moleküle im Eis zu lockern. Erst nachdem alles Eis geschmolzen ist, führt weitere Wärmezufuhr zur Temperatursteigerung. Die zugegebene Wärmemenge bewirkt dann eine immer heftigere Bewegung der Wassermoleküle. (Eine solche *„Brownsche Molekularbewegung“* zeigen alle Moleküle, nicht nur die des Wassers; dabei kommt es häufig zu Zusammenstößen.) Bei einer Temperatur von 100 °C hat die Beschleunigung der Wasserteilchen so sehr zugenommen, daß sie aus der Flüssigkeit in Form des Wasserdampfes herausfliegen. Zu diesem Losreißen ist wieder – in Analogie zu den Erscheinungen am Schmelzpunkt – eine riesige Energie nötig. Aber nicht 80, sondern sogar 539 Kilokalorien werden verbraucht, damit sich 1 kg Wasser von 100 °C in Wasserdampf verwandeln kann (Verdampfungswärme). Eine Temperaturerhöhung kommt auch dabei nicht zustande. Umgekehrt wird beim Gefrieren des Wassers die Wärmemenge wieder abgegeben (80 kcal pro kg Wasser von 0 °C). Ebenso geht die Verflüssigung des Wasserdampfes mit einer entsprechenden Freisetzung von Wärme einher (539 kcal pro kg Wasserdampf von 100 °C).

Bei der Verbrühung der Haut spielt also nicht nur die hohe Temperatur des Wasserdampfes eine Rolle, sondern auch die sehr große Wärmemenge, die auf der Haut durch Umwandlung von Dampf zu Wasser frei wird.

Dem Begriff der Kalorie werden wir bei der Besprechung der Nahrungsmittel wieder begegnen. Wie der Wasserdampf eine in Kalorien gemessene, bestimmte Wärmemenge besitzt, die beim Kondensieren zu Wasser abgegeben wird, hat auch unsere Nahrung einen in Kalorien angegebenen Wärmewert. Bei der Verbrennung von 1 g Eiweiß werden 4,1 Kilokalorien (4,1 kcal) frei, desgleichen bei der Verbrennung von 1 g Kohlenhydrat, während die Verbrennung von 1 g Fett 9,3 Kilokalorien (9,3 kcal) liefert. (Gewöhnlich wird hier auf die exakte Bezeichnung „Kilokalorien“ verzichtet; 4,1 kcal werden kurz 4,1 Kalorien genannt.) Natürlich wird im Stoffwechsel des Körpers nicht die gesamte Energie der Nahrungsmittel in Wärme umgewandelt. Neben der Erhaltung der Körpertemperatur müssen viele andere energieverbrauchende Arbeitsleistungen vollbracht werden. Auch zum Aufbau von Körpersubstanz ist Energie nötig.

Zum Schluß sei noch der Begriff *„Joule“* erwähnt, der nach internationaler Vereinbarung als Maßeinheit für den Brennwert an die Stelle des Begriffs „Kalorie“ getreten ist. Kalorie ist die alte, konventionelle Einheit, Joule die neue, auch SI-Einheit[6] genannt. Es entspricht 1 Kilojoule = 1000 Joule (1 kJ = 1000 J). Zur Umrechnung der einen Meßeinheit in die andere dienen folgende Gleichungen:

1 cal = 4,184 J,
1 J = 0,239 cal.

[6] SI: Système international d'Unités: Internationales Einheitensystem; es ist auch in der Bundesrepublik Deutschland gültig (die SI-Einheit der Kraft ist Newton (N), die SI-Einheit für Druckmessungen ist Pascal (Pa), die SI-Einheit der Temperatur ist Kelvin (K), die SI-Einheit für Serumbestandteile, wie z. B. Calcium, ist mmol/l usw.)

2.2.2 Einfluß des Druckes auf Schmelzpunkt und Siedepunkt

Bei den hier gegebenen Erläuterungen zur Änderung des Aggregatzustandes ist stillschweigend vorausgesetzt worden, daß bei der Überführung der einen Zustandsform in die andere normaler Luftdruck von einer Atmosphäre (= 1 at) herrscht. Neben der Temperatur spielt aber auch der Druck eine entscheidende Rolle. So entsteht schon bei Temperaturen unterhalb 0°C aus Eis Wasser, wenn auf das *Eis* ein erhöhter Druck ausgeübt wird. Wird *Wasser* unter erhöhten Druck gesetzt, so siedet es erst bei Temperaturen oberhalb 100°C. Der Siedepunkt liegt z. B. bei 120°C, falls auf dem Wasser ein Druck von 2 Atmosphären lastet. Diese Eigenschaft des Wassers wird bei der *Dampfsterilisation* im *Autoklav* ausgenützt, in dem Wäschegegenstände, Tupfer etc., die in einem durchlöcherten Blechkasten untergebracht sind, von heißem Wasserdampf mit einer Temperatur von 120°C bis 134°C bei hohem Druck durchströmt und so sterilisiert werden. Auch im *Dampfkochtopf* ist der Druck erhöht. Die Speisen erreichen eine Temperatur von über 100°C und werden deshalb schneller gar. Bei niedrigem Luftdruck, etwa auf hohen Bergen, siedet das Wasser schon bei relativ niedrigen Temperaturen, auf dem Mont Blanc z. B. bei 84°C. Würde man auf dem Mont Blanc Wasser und Wasserdampf von 84°C in einem Dampfkochtopf einem höheren Druck aussetzen, etwa dem normalen Atmosphärendruck, so würde natürlich das Sieden aufhören, und der Wasserdampf würde in Wasser umgewandelt; erst wenn die Temperatur 100°C erreicht hat, fängt das Wasser bei dem jetzt „normalen“ Luftdruck wieder an zu sieden (das Sieden bzw. Kochen bedeutet das Überwinden des jeweiligen Luftdrucks).

Daraus ist zu folgern, daß Wasserdampf – und übrigens auch andere gasförmige Stoffe – durch Erhöhung des Druckes verflüssigt werden können. *Chlorethyl,* das bei Zimmertemperatur gasförmig ist (Siedepunkt bei normalem Luftdruck 12,5°C), wird in Glasflaschen bei normaler Temperatur unter erhöhtem Druck als *Flüssigkeit* aufbewahrt. Beim Aufspritzen auf die Haut (Flasche mit der Öffnung nach unten halten, damit Flüssigkeit und nicht nur Gas entweicht) verdampft das flüssige Chlorethyl (es „siedet“). Einen großen Teil der dazu notwendigen Wärme *(Verdampfungswärme)* entnimmt es der Haut, die sich dadurch so stark abkühlt *(Verdunstungskälte)*, daß sie vereist und unempfindlich wird. Chlorethyl dient – wenn auch heute nur selten – bei dieser Art der Anwendung zur örtlichen Betäubung. (Es kann auch – mit Vorsicht – zur Inhalation als Rauschnarkose verwendet werden.) Auch das Kohlendioxid, das sich z. B. in unserer Ausatmungsluft anreichert, ist bei Zimmertemperatur und normalem Luftdruck gasförmig (fälschlich oft als Kohlensäure bezeichnet). In den Kohlensäurestahlflaschen aber ist das *Kohlendioxid* trotz normaler Temperatur in *flüssiger* Form enthalten. Das ist nur möglich, weil im Innern einer solchen Flasche ein sehr hoher Druck herrscht (z. B. 60 atü).

Steht die Kohlensäureflasche mit dem Ventil nach oben, so befindet sich über der Flüssigkeit etwas Kohlendioxidgas. Nach vorsichtigem Öffnen des Ventils entströmt dieses Gas. Bei seiner Ausdehnung wird zur Überwindung der Anziehungskraft der einzelnen Gasteile Wärmeenergie verbraucht. Durch diesen Prozeß kommt es in unmittelbarer Umgebung des Gases zu einer starken Kälteeinwirkung, die früher bei der Anfertigung von mikroskopischen Gefrierschnitten ausgenützt wurde (heutzutage wird allerdings meist elektrisch gekühlt). Zeigt dagegen das Ventil der Kohlensäureflasche nach unten, so strömt nach dem Öffnen des Ventils flüssiges Kohlendioxid aus. Die auftretende Verdunstungskälte ist hier viel gewaltiger als bei dem gerade erwähnten Chlorethyl; es kommt zu einer so starken Abkühlung, daß sofort ein großer Teil des flüssigen Kohlendioxids zu Kohlensäureschnee verdichtet wird (Sublimation). Dieser Kohlensäureschnee wird bei bestimmten Hauterkrankungen zur Vereisung der Haut verwendet. Statt dessen kann auch gepreßter Kohlensäureschnee benutzt werden, der als Trockeneis im Handel ist. Wir benötigen es gelegentlich zur Versendung von tiefgekühltem, virushaltigem Untersuchungsmaterial in ein Viruslabor; denn für gewisse virologische Untersuchungen ist es wichtig, daß das Material bei sehr niedriger Temperatur gehalten wird. Natürlich muß für den Transport eine Art Thermosflasche verwendet werden, da sich sonst das Trockeneis in kurzer Zeit restlos verflüchtigen würde. (Temperatur von Trockeneis = –78,5°C.)

Wie das Kohlendioxid kann auch der *Sauerstoff* auf Flaschen gefüllt werden. In diesen Stahlflaschen befindet sich *gasförmiger* Sauerstoff unter hohem Druck (z. B. 150 atü). Darin besteht der Unterschied zur Kohlendioxid oder Chlorethyl enthaltenden Flasche, in der die betreffende Substanz als *Flüssigkeit* unter hohem Druck aufbewahrt wird. Bei normaler Temperatur kann der Sauerstoff selbst bei stärkstem Druck nicht in flüssige Form umgewandelt werden. Flüssiger Sauerstoff ist nur bei extrem niedrigen Temperaturen zu erzeugen und haltbar. Die Gefäße, in denen er aufbewahrt wird, sind nach dem Prinzip der Thermosflasche gebaut. Die für die Beatmung unserer Patienten bestimmten Sauerstoffstahlflaschen enthalten also gasförmigen und nicht flüssigen Sauerstoff.

2.2.3 Verdunstung

Die gasförmige Zustandsform einer Flüssigkeit, z. B. der Wasserdampf, entsteht aber nicht nur beim Sieden, sondern ebenso bei jeder Temperatur unterhalb des Siedepunktes. Dieser Vorgang wird Verdunstung genannt (eine langsame Verdampfung). Das Ausmaß der Verdunstung bzw. Verdampfung nimmt mit steigender Temperatur zu, bis am Siedepunkt die gesamte Flüssigkeit in Dampf umgewandelt wird. Genauso wie die Verdampfung bei Siedetemperatur Wärme benötigt, erfordert die Verdunstung Wärme *(Verdampfungswärme)*. Das hat zur Folge, daß sich die betreffende Flüssigkeit und ihre Umgebung abkühlen *(Verdunstungskälte)*. Wir alle kennen dieses Phänomen: Wenn z. B. Wasser oder Alkohol auf der Haut verdunstet, verspüren wir einen Kältereiz. (Ein ähnlicher Effekt kommt – wie gerade erwähnt – bei der Verdampfung von Chlorethyl zustande.) Das *Schwitzen* dient der Wärmeregulation unseres Körpers. Durch Verdunstung des Schweißes verliert der Körper Wärme. Nasse Kleider entziehen dem Körper Wärme durch Verdunstung, und es kann zur Erkältung kommen. Bei fiebernden Patienten erhöhen wir die Wärmeabgabe durch feuchte Wadenwickel. Eine Fiebersenkung ist aber auch durch Abreiben des Körpers mit lauwarmem Wasser möglich (Alkoholabreibungen sind beim Kind wegen der – wenn auch sehr geringen – Gefahr einer Alkoholvergiftung nicht zu empfehlen). Die Abkühlung des Körpers kommt hier nicht so sehr durch die niedrige Temperatur der Flüssigkeit zustande, sondern das Entscheidende ist die beim Verdunsten auftretende Verdunstungskälte. Es wäre deshalb falsch, um den Wadenwickel ein wasserundurchlässiges Gewebe zu legen. (Das Abkühlungsbad bewirkt dagegen eine Fiebersenkung in erster Linie durch die niedrige Wassertemperatur.) Der Eisbeutel verursacht ebenfalls eine Abkühlung, indem beim Schmelzen des Eises der Umgebung Wärme entzogen wird. An die Stelle der Verdampfungswärme des Wadenwickels tritt hier die *Schmelzwärme*.

Über einem Flüssigkeitsspiegel befindet sich eine bestimmte Dampfmenge (z. B. Wasserdampf über einem Teich oder Kohlendioxid über dem Flüssigkeitsniveau im Inneren einer Kohlensäureflasche). Sowohl über als auch innerhalb einer Flüssigkeit herrscht ein gewisser Dampfdruck: ein kleiner Teil des vom Barometer gemessenen Luftdrucks ist durch den Dampfdruck des Wassers in der Luft verursacht; umgekehrt löst sich eine geringe Luftmenge in Wasser, so daß in der Flüssigkeit neben dem Wasserdampf auch noch die gelösten Luftteilchen einen Druck ausüben. In der Medizin interessieren wir uns für den Kohlendioxiddruck (= p_{CO_2}) im Blute, der bei Atemstörungen und Stoffwechselerkrankungen erhöht oder vermindert sein kann, je nachdem, ob bei der Atmung wenig oder viel Kohlendioxid („Kohlensäure“) abgegeben wird. Auch für die Messung des Sauerstoffdruckes im Blute (p_{O_2}) gibt es eine Reihe von Indikationen. Der Gesamtdruck aller Gase im Blut setzt sich also aus einer Anzahl von Einzelkomponenten zusammen, von denen p_{CO_2} und p_{O_2} die beiden wichtigsten sind. So ist die Bezeichnung Partialdruck (Teildruck) verständlich: man spricht von Kohlendioxid-Partialdruck oder Sauerstoff-Partialdruck („-Spannung“) im Blut. Die Wassermenge (gemessen in g), die in 1 m^3 Luft als Wasserdampf enthalten ist, bezeichnen wir als *absolute Feuchtigkeit*. Die Luft ist mit Wasserdampf *gesättigt*, wenn sie so viel davon aufgenommen hat, wie bei der jeweiligen Temperatur maximal möglich ist. Kühlt sich ein Raum ab, der mit Wasserdampf gesättigt ist, so entstehen aus einem Teil des Wasserdampfes winzige Wassertröpfchen; denn bei der dann bestehenden niedrigeren Temperatur ist die Sättigung schon bei geringerer Dampfmenge erreicht. So entstehen z. B. Nebel, Wolken, Tau und Reif. Auf ähnliche Weise kommt es im *Dampfsterilisationsapparat* zur Abscheidung kleiner Wassertropfen auf dem Sterilisationsgut, sobald nach dem Ausschalten des Apparates die Temperatur abfällt (die Abscheidung kann durch Absaugen des Wasserdampfes verhindert werden). Im *Trockensterilisator*, in dem ebenfalls Temperaturen von 120 °C und mehr erreicht werden, bleibt das Instrumentarium auch nach dem Erkalten trocken.

Das Verhältnis der in der Luft tatsächlich vorhandenen Dampfmenge *(= absolute Feuchtigkeit)* zu der bei der betreffenden Temperatur maximal möglichen *(= Sättigung)* wird *relative Feuchtigkeit* genannt.

Bei einer vollständigen Sättigung der Luft mit Wasserdampf, z. B. in einem Dampfbad, beträgt demnach die relative Feuchtigkeit 100%. Im Inkubator wird zur Frühgeborenenaufzucht die relative Feuchtigkeit z. B. auf 80% oder höher eingestellt. Eine derartig hohe *Luftfeuchtigkeit* würden wir als drückend oder schwül empfinden. Wir fühlen uns bei einer Luftfeuchtigkeit von 50 bis 70% wohl. Falls der Körper die Wärme durch Schwitzen nicht mehr abgeben kann, also bei bereits mit Wasserdampf gesättigter Luft, droht die Gefahr des Hitzschlages. Bei schwülem Wetter wird ein Luftzug als angenehm empfunden, da er die sehr feuchte Luft in der Umgebung des schwitzenden Körpers durch Frischluft ersetzt, die noch weitere Feuchtigkeit aufnehmen kann.

2.2.4 Wärmestrahlung, Wärmeströmung und Wärmeleitung

Die Wärmeabgabe des menschlichen Körpers erfolgt nur zum Teil durch die Verdunstungskälte beim Schwitzen und beim Abatmen wasserdampfgesättigter Luft; 3 weitere Faktoren spielen eine Rolle, nämlich Wärmestrahlung, Wärmeströmung und Wärmeleitung. Die *Wärmestrahlung* stammt nicht nur von der Körperoberfläche, sondern auch aus der Tiefe. Die vom Körper ausgehende Wärmestrahlung kann mit Hilfe der *Thermografie* gemessen werden; so ergeben z. B. Entzündungen, die auch die Temperatur der Hautoberfläche verändern, bestimmte Temperaturbilder. Diese Form der Energieübermittlung (z. B. auch beim Kachelofen) ist nicht an einen Stoff gebunden, ähnlich wie uns die Stonnenstrahlung ohne Vermittlung eines Trägers erreicht. Bei der *Wärmeströmung* (Konvektion) dagegen wird der Träger der Wärme z. B. in einem Röhrensystem an den Ort der Wärmeabgabe transportiert, so das erhitzte Wasser vom

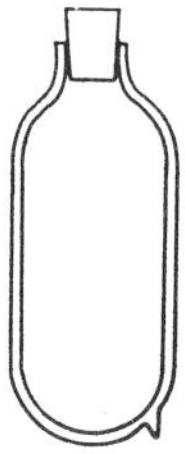

Abb. 4.16 Thermosflasche, schematisch.

Kessel zur Warmwasserheizung oder das Blut vom Körperinnern zu den Hautkapillaren der Körperoberfläche. Die *Wärmeleitung* schließlich beruht auf der Weitergabe der Wärmeenergie von einem Stoff zum anderen. Der Wärmeträger selbst wandert im Unterschied zur Strömung dabei nicht. Bei der Erwärmung von Milch im Wasserbad bleibt das heiße Wasser, wo es ist; die Milchflasche leitet die Wärme weiter. Ähnlich wird die Wärme in den Kapillaren der Haut nach außen weitergeleitet. Diese Wärmeleitung ist bedeutend besser, wenn die Haut feucht ist. Auch hierbei spielt wieder der Schweiß eine Rolle. So ist es auch verständlich, daß umgekehrt bei der Wärmezufuhr von außen feuchte Wärme wirksamer ist als trockene (z. B. feuchter Leibwickel).

Es gibt gute Wärmeleiter (z. B. Metall) und schlechte. Beim Ausglühen einer Nadel ist es ratsam, diese durch Aufspießen auf einen schlechten Wärmeleiter, z. B. Kork, zu halten. Holz, Styropor, das Unterhautfettgewebe und die Luft sind ebenfalls schlechte Wärmeleiter. So verhindert die Luft in unseren Kleidungsstücken und Federbetten eine zu große Wärmeabgabe. Im luftleeren Raum hört jede Wärmeleitung und Strömung (im Gegensatz zur Wärmestrahlung) auf. In doppelwandigen Gefäßen, deren Luftmantel weitgehend ausgepumpt ist, bleibt die Temperatur lange konstant. Derartige Gefäße (*Thermosflasche* oder *Dewargefäß*, Abb. 4.16) dienen zur Aufbewahrung sehr kalter oder sehr heißer Substanzen. Die Innenflächen der beiden Wandungen sind übrigens versilbert, um die Wärmestrahlung zu verringern. Diese ist nämlich abhängig von der Oberflächenbeschaffenheit. Ein silberner Körper nimmt praktisch keine Wärme auf (er reflektiert die ankommende Wärmestrahlung) und strahlt fast keine aus, während ein schwarzer Körper so gut wie alle Wärmestrahlung aufnimmt (es wird fast nichts davon reflektiert) und ebensoviel Wärme abgibt. Eine Rettungsfolie bzw. Wärmehülle, in die der Verletzte oder das Frühgeborene für den Transport eingewickelt wird, ist hell (silbrig oder von goldener Farbe), und so kühlt der Patient nicht aus (die Körperwärme wird von der hellen Fläche nicht aufgenommen und folglich auch nicht abgegeben). Sommerkleidung und Kühlschränke haben deshalb helle Farben, Winterkleidung dagegen dunkle. Heizkörper müßten zweckmäßigerweise schwarz sein (wie der Ofen).

3 Akustik

Der Physiker erforscht zwar die *unbelebte Natur,* doch geschieht dies, indem er sich bei der Einteilung des sehr umfangreichen Stoffes im wesentlichen nach den *Sinnesorganen* orientiert, mit denen die einzelnen Naturerscheinungen wahrgenommen werden. In der Wärmelehre des vorigen Abschnitts wird Bezug genommen auf den Wärmesinn der Haut. Ähnliche Beziehungen bestehen zwischen Optik und Sehorgan bzw. Akustik und Gehör.

3.1 Schall

Die Akustik ist die Lehre vom Schall. Dabei handelt es sich um eine mechanische Wellenbewegung, d. h. die Teilchen des festen, flüssigen oder gasförmigen Körpers, in dem sich der Schall fortpflanzt, führen ganz bestimmte Bewegungen aus. Wenn ein Stein ins Wasser fällt, so wird die Luft beim Auftreffen des Steines auf die Wasseroberfläche erschüttert und beginnt zu schwingen. Diese unsichtbaren Wellenbewegungen nehmen wir mit dem Ohr wahr. Sie sind im Prinzip den Wellenerscheinungen vergleichbar, die durch den Aufprall des Steines auf der Wasseroberfläche auftreten und sich nach allen Seiten ausbreiten. Es wird allerdings nur die Energie (des Schalls bzw. des Stoßes) weitergetragen. Die Träger dieser Energie, z. B. die Luftteilchen oder Wasserteilchen, ändern ihren Standort nicht, abgesehen von den an Ort und Stelle ausgeführten Schwingungsbewegungen. (Die Wellenbewegung des Wassers reißt einen schwimmenden Korken nicht mit, dieser bleibt an seinem Platz und schwingt nur auf und ab.) Regelmäßige Luftschwingungen (eine Sinusschwingung), d. h. Wellenbewegungen, wie sie Abb. 4.17 zeigt, entstehen beim Aufschlagen des Steines – beim *Knall* (hervorgerufen durch einen kräftigen Luftstoß) – nicht; nur die durch regelmäßige Schwingungen ausgelösten, periodischen Erschütterungen unseres Hörorgans werden von uns als *Ton* empfunden. *Geräusche* sind dagegen unperiodische Schallvorgänge mit einem unregelmäßigen Gemisch von Einzeltönen.

Wir unterscheiden Tonstärke, Lautstärke und Tonhöhe. Die *Tonstärke* ist um so größer, je höher der Wellenberg bzw. je tiefer das Wellental, d. h. je größer die Schwingungsamplitude ist. Die Tonstärke bedeutet Intensität des Schalls. Davon zu unterscheiden ist die *Lautstärke,* die etwas über die (subjektive) Schallempfindung des Menschen aussagt. Die Einheit der Lautstärke ist das *Dezibel* (*dB,* es entspricht etwa der früher üblichen Einheit *phon*). Die Umgangssprache z. B. entspricht 40 Dezibel, das Schreien 80 Dezibel. Die Schmerzgrenze ist bei 130 Dezibel erreicht. Mit der *Hörprüfung* wird u. a. die untere *Hörschwelle* ermittelt (= der leiseste, gerade noch wahrnehmbare Ton). Sie liegt bei etwa 0 Dezibel und hängt insofern von der Tonhöhe ab, als sehr schwache Töne bei mittlerer Tonhöhe noch zu hören sein können, während bei gleicher Tonstärke tiefere und höhere Töne u. U. nicht mehr wahrnehmbar sind.

Nach der Besprechung von Tonstärke und Lautstärke kommen wir damit zu einem weiteren wichtigen Merkmal der Töne, nämlich der *Tonhöhe.* Diese ist abhängig von der Wellenlänge, d. h. dem Abstand zweier benachbarter Wellenberge. Wie ein Blick auf Abb. 4.17 zeigt, ist die Anzahl der Schwingungen in 1 s um so größer, je kleiner die Wellenlänge ist. Die *Schwingungszahl* pro s wird auch *Frequenz* genannt und in *Hertz* (Hz) angegeben. Die niedrigste Frequenz, die das menschliche Ohr noch gerade als Ton empfindet, liegt bei 16 Hz (= 16 Schwingungen in der s). Noch geringere Frequenzen nimmt das Ohr als nebeneinanderliegende, einzelne Stöße wahr. Ein tiefer Baß hat eine Tonhöhe von rund 100 Hz, eine hohe Sopranstimme liegt bei etwa 1000 Hz. Als obere Gehörgrenze gelten 20000 Schwingungen pro s, doch liegt der Schwellenwert im Alter bei niedrigeren Frequenzen. Auch bei einigen Erkrankungen des Ohres können bestimmte Frequenzbereiche nicht gehört werden. Vielen dieser Patienten kann durch ein *Hörgerät* geholfen werden. Die einfachste Hilfe für Schwerhörige ist der Schalltrichter, mit dem eine viel größere Schallenergie aufgenommen werden kann als mit der Ohrmuschel. In der Praxis sind

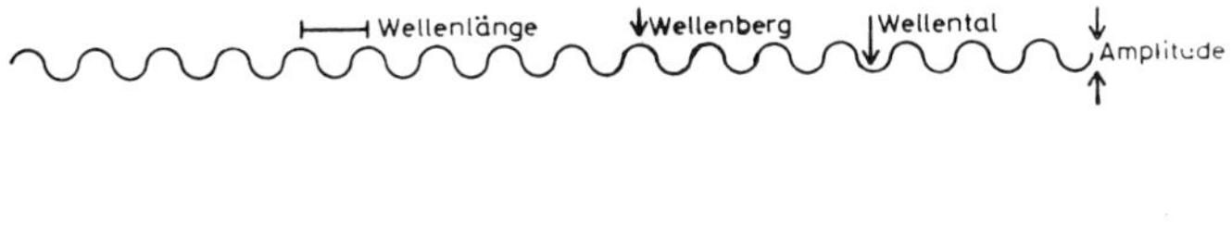

Abb. 4.17 Sinusschwingung.

jedoch seit langem elektrische Hörgeräte gebräuchlich, deren kleine Telefone in den äußeren Gehörgang gesteckt werden.

3.2 Ultraschall

Manche Tiere können noch höhere Frequenzen als 20000 Hz wahrnehmen, z. B. der Hund bis 40000 Hz = 40 kHz (1000 Hertz = 1 Kilohertz).

Die Fledermaus orientiert sich im Dunkeln durch Aussendung von Schallwellen mit einer Frequenz von 30–80 kHz, die von ihrer Mund- bzw. Nasenöffnung in bestimmte Richtungen abgehen. Zur groben Orientierung wird der Ultraschallschrei etwa 25mal pro s, für die Erkennung von Gegenständen in unmittelbarer Nähe 100mal pro s wiederholt. Die von den Gegenständen zurückgeworfenen Ultraschallwellen werden von den Ohren der Tiere aufgenommen. So kann die Fledermaus im Dunkeln – die Hindernisse wahrnehmend und meidend – fliegen und dabei ihre Beute erkennen. Mit Hilfe dieser Echos können die Fledermäuse Insekten mit einer Körperlänge von 2 mm über eine Entfernung von einem halben Meter genau orten.

Auch bei diesen hohen Frequenzen, die vom menschlichen Ohr nicht mehr registriert werden können, handelt es sich um Schallwellen. Wir sprechen bei Frequenzen über 20 kHz von *Ultraschall.* (Von *Infraschall* spricht man bei Frequenzen unterhalb des Hörbaren, also unterhalb 16 Hz.) Ultraschallwellen bis zu 500 Millionen Hz = 500 Megahertz (1 Mill. Hertz = 1 Megahertz = 1 MHz) werden in Medizin und Technik vielfach angewendet.

Eine große Zahl von Geräten arbeitet nach dem von der Fledermaus her bekannten Prinzip. Der Ultraschall wird dabei in hör- oder sichtbare Zeichen umgewandelt. Über den Einsatz der Sonographie in der Medizin ist im 17. Teil berichtet. Es gibt Ultraschallapparate, mit denen sich der *Blinde* im Raum orientieren kann; das Herannahen eines Hindernisses wird durch Änderung der Tonhöhe angezeigt. Weit verbreitet sind die *Ortung von Fischschwärmen* mit Ultraschallapparaten (Echolot). Der Ultraschall wird auch zur *Schichtdickenbestimmung* von tierischem (und menschlichem) Fettgewebe – Speckdicke beim Schwein – herangezogen. Er dient ferner zur *Prüfung von Werkstoffen* auf Materialfehler.

Bei den bisher genannten Beispielen wird die Reflexion des Ultraschalls an Grenzflächen ausgenützt. Ultraschallwellen verursachen außerdem Vibrationen und führen zu einer gewissen Massage und damit Erwärmung des Gewebes. Ultraschallapparate werden deshalb zur *Behandlung* mancher Erkrankungen eingesetzt. Diese Therapie wirkt schmerzlindernd. Der Ultraschall wird zur Zerstörung von Blasen- und Nierensteinen etc. verwendet. Sehr bewährt hat er sich zur Entfernung von Zahnstein. Ferner kann unter der Einwirkung solcher Wellen in Flüssigkeiten eine *feine Verteilung* mancher Stoffe erreicht werden. Es können auf diese Weise Aerosole zur Inhalationsbehandlung (s. auch S. 31) hergestellt werden. Aus Wasser entstehen durch Ultraschalleinwirkung sehr kleine Wassertröpfchen, die besser in die Atemwege gelangen als der übliche Wasserdampf. Der entsprechende Inhalationsapparat wird *Ultraschallvernebler* genannt. Der Ultraschall wird in manchen Laboratorien zur Zellzertrümmerung eingesetzt, so z. B. für die Isolierung bestimmter Zellfermente und im Viruslabor zur Freisetzung von Viren aus den Zellen. Auf dem Markt befinden sich ferner Ultraschallapparate zum *Reinigen* von stark verschmutzten bakteriologischen Gefäßen, von chirurgischen Instrumenten, von Brillengläsern etc.

Ultraschallwellen werden z. B. durch Anlegen einer elektrischen hochfrequenten Wechselspannung an einen Quarzkristall erzeugt. Die so erzwungenen schnell wechselnden Verformungen des Kristalls lösen mechanische Wellen von hoher Frequenz, eben den Ultraschall, aus. Bei einer ganz bestimmten Schwingungszahl schwingt der Kristall in der ihm eigenen Frequenz. Wir sprechen dann von *Resonanz* (Mitschwingen). Dabei treten besonders starke Schwingungen von beträchtlicher Energie auf.

3.3 Perkussion und Auskultation

Resonanzerscheinungen begegnen wir auch bei Beklopfen der Körperoberfläche *(Perkussion).* Es kommt zum Mitschwingen der Luft in einzelnen Körperhöhlen. Aber auch das Fehlen von Luft in der untersuchten Körperregion führt zu ganz charakteristischen Schallphänomenen.

Mit dem *Stethoskop* erfassen wir bei der *Auskultation* die verschiedensten Geräusche im Körper, nämlich Darmgeräusche, Atemgeräusche, Herzgeräusche und Herztöne. Die Herztöne sind im physikalischen Sinne in Wirklichkeit Geräusche, doch hat sich die Bezeichnung Herz-„ton" durchgesetzt, weil die Dauer dieser Schallerscheinungen sehr viel kürzer ist als bei den eigentlichen Herzgeräuschen. Bei Verwendung des Holzstethoskops werden die aus dem Innern des Körpers kommenden Schallphänomene nicht durch die Luft (wie bei den heute üblichen Schlauchstethoskopen), sondern durch das Holz des Stethoskops zum Ohr des Untersuchers geleitet. Der Schall kann also auf verschiedene Weise an unser Ohr gelangen. Darüber soll noch kurz berichtet werden.

3.4 Schallfortpflanzung in festen Körpern, Flüssigkeiten und Gasen

Bei fehlendem Trommelfell und in manchen anderen Situationen erfolgt die Schallzuleitung zum Gehörgang nicht durch die Luft im äußeren Gehörgang, sondern über die Schädelknochen (*Knochenleitung*, S. 206). Im Holz und im Knochen pflanzt sich der Schall viel schneller fort als in der Luft. Überhaupt ist die *Schallgeschwindigkeit* in festen und flüssigen Körpern größer als in Gasen, weil die Übertragung der mechanischen Wellen, des „Stoßes", um so besser möglich ist, je dichter die Moleküle nebeneinander liegen. So beträgt die Schallgeschwindigkeit im Holz 3000–4000 m pro s, im Wasser rund 1500 m pro s und in der Luft nur 333 m pro s. In einem luftleeren Raum (Vakuum) breitet sich der Schall im Unterschied zum Licht nicht aus; denn hier fehlt jede Überträgersubstanz für die mechanischen Schallwellen. Die Tür zwischen Vor- und Ordinationszimmer eines Arztes, die Türen der Untersuchungszimmer in der Kinderpoliklinik usw. sind nicht selten mit lockerem Material gepolstert und dadurch akustisch isoliert. Auch Doppeltüren führen auf ähnliche Weise eine *Schalldämmung* herbei, indem durch mehrfache Schallübertragungen von Luft auf Holz und umgekehrt die Schallenergie stark vermindert wird.

3.5 Doppler-Effekt

Beim Herannahen eines hupenden Autos erscheint uns der Ton immer höher; er wird immer tiefer, während sich das Auto von uns entfernt. Dieses nach seinem Entdecker *Doppler-Effekt* genannte Phänomen hängt mit der Relativbewegung der Schallwellen zusammen. In der Medizin wird das DOPPLER-Verfahren (und zwar als Ultraschall-DOPPLER-Verfahren) z. B. zur Überwachung der kindlichen Herztätigkeit während der Schwangerschaft und unter der Geburt sowie zur Blutdruckmessung herangezogen.

4 Optik

Die Optik ist die Lehre vom Licht. Wir unterscheiden 3 Teilgebiete der Optik:

1. die *physikalische Optik*, die das Licht als eine ausschließlich physikalische Erscheinung betrachtet,
2. die *physiologische Optik*, die von unseren Lichtempfindungen und vom Sehen handelt,
3. die *geometrische Optik*, die sich mit der Bilderzeugung (der Abbildung) mit Hilfe von Linsen und Spiegeln beschäftigt.

4.1 Die physikalische Optik

4.1.1 Das Licht – eine Wellenbewegung („elektromagnetische" Wellen)

Beim Licht handelt es sich, wie beim Schall, um eine Wellenbewegung, doch bestehen zwischen beiden grundsätzliche Unterschiede. Während der Schall für seine Fortleitung an einen Stoff gebunden ist, dessen Teilchen in Schwingungen versetzt werden (meistens Luft), breitet sich das Licht auch dort aus, wo jegliche Materie fehlt. Nur so ist es zu erklären, daß uns z. B. das Licht der Sonne erreicht, das weite Strecken durch „luftleeren" Raum zurücklegt. Im Gegenteil, das Vorhandensein eines Stoffes ist u. U. sogar ein unüberwindliches Hindernis für die Ausbreitung des Lichtes. Während der Schall sich auch durch die geschlossene Tür fortpflanzt, indem die Schwingungen der Luftteilchen auf die Tür übertragen werden, endet das Licht hier, wobei die „Lichtenergie" durch Auftreffen auf die Tür in Wärmeenergie umgewandelt wird (die Tür wird warm). Es ist nur der Anfang (z. B. die Sonne) und das Ende (z. B. die Tür) eines Lichtstrahles zu sehen, den eigentlichen Lichtstrahl aber, also den Weg, den die Lichtenergie zurücklegt, können wir mit unserem Auge nicht wahrnehmen. Der Staub oder der Zigarettenrauch kann uns den Weg des Lichtes vom Projektionsapparat zur Leinwand anzeigen, doch was wir hier sehen, ist nicht der Strahl selbst. Er endet vielmehr an diesen kleinen Hindernissen in der Luft.

Nicht alle physikalischen Erscheinungen des Lichtes können mit seiner *Wellennatur* (elektromagnetische Wellen, s. S. 52) erklärt werden. Das Licht ist aber nicht nur eine Wellenerscheinung, sondern besteht außerdem aus einzelnen sich bewegenden (Energie-)Teilchen, den sogenannten Photonen oder Lichtquanten (*Quantentheorie* des Lichts), d. h. innerhalb des Lichtstrahls ist die Lichtenergie in kleinen Paketen konzentriert: *dualistische* (zwiespältige) Natur des Lichts (= *Komplementarität*).

Das Licht gehört, wie erwähnt, zu der großen Gruppe der elektromagnetischen Wellen, und zwar ist es derjenige verschwindend kleine Teil, der von unserem Auge erfaßt werden kann (Abb. 4.18). Neben diesem „sichtbaren“ Licht gibt es eine große Zahl anderer elektromagnetischer Strahlungen, die sich voneinander und vom Licht durch ihre Wellenlänge unterscheiden, ähnlich wie die Tonhöhe von der Wellenlänge des Schalles abhängt. Alle elektromagnetischen Strahlen sind, nach Wellenlängen geordnet, im sogenannten *Spektrum* zusammengefaßt. Statt der Wellenlänge könnte auch die Frequenz der Strahlen zur Einteilung herangezogen werden; denn wie beim Schall gilt auch hier die Gleichung:

Wellenlänge × Frequenz = Geschwindigkeit.

Diese Geschwindigkeit ist für alle elektromagnetischen Wellen gleich, demnach genauso groß wie die Lichtgeschwindigkeit, und beträgt 300000 km pro s. (Der in der Astronomie gebräuchliche Ausdruck Lichtjahr ist keine Zeiteinheit, sondern bezeichnet die Strecke, die das Licht in 1 Jahr zurücklegt = rund 10 Billionen km.)

Eine elektromagnetische Welle von der Wellenlänge 1 km hätte demnach eine Frequenz von 300000 Hz (= 300 kHz); denn 1 km × 300000 Schwingungen pro s = 300000 km pro s. Elektromagnetische Wellen mit einer Wellenlänge von einem oder ein paar km sind die längsten, die uns bekannt sind. Es sind die Rundfunkwellen der Langwelle. Mit abnehmender Wellenlänge gelangen wir in den Bereich der Mittelwelle (einige 100 m) und Kurzwelle (10 bis 100 m). Ultrakurzwellen haben nur noch eine Wellenlänge von rund 1–10 m. Noch kürzere Wellenlängen besitzen die Dezimeterwellen (um 50 cm) und die Mikrowellen (1 oder einige cm). Hierher gehören auch Fernsehen, die Wellenlänge der Nachrichtensatelliten und Radar. Kurzwellen-, UKW-, Dezimeterwellen- und Mikrowellengeräte werden für die Wärmebehandlung eingesetzt (sog. Hochfrequenz-Diathermie, S. 56 – die ursprünglichen „Diathermie“-Apparate mit Wellenlängen zwischen 300 und 1500 m sind nicht mehr gebräuchlich). Die Gesamtheit dieser Strahlen gehört in das Gebiet der elektrischen Wellen.

An die elektrischen Wellen schließen sich die Wärmestrahlen an, die über Infrarot schließlich in das Gebiet des sichtbaren Lichtes überleiten. Die von unserem Auge wahrgenommenen Strahlen haben je nach der Farbe eine unterschiedliche

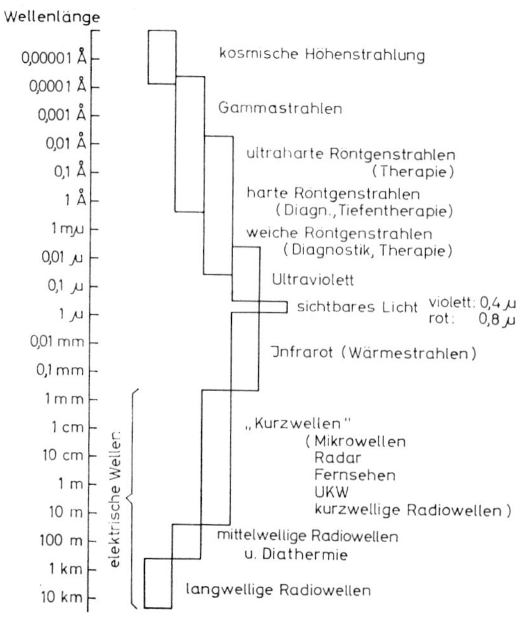

Abb. 4.18 Spektrum der elektromagnetischen Wellen.

Wellenlänge. Das Rotlicht, das die Fortsetzung des Infrarotbereiches darstellt, hat die längsten Wellen des sichtbaren Lichtes (etwa 0,8 µm bzw. 800 nm), während die Wellenlänge über Orange, Gelb, Grün, Blau und Indigo bis zum Violett (etwa 0,4 µm bzw. 400 nm) immer kürzer werden. Es folgen das Ultraviolett und schließlich die Röntgen- und Gammastrahlen. Das Ende des Spektrums bildet die kosmische Strahlung (= Höhenstrahlung), die aus dem Weltraum zu uns gelangt und deren kleinste Wellenlängen noch unter 0,0001 Å liegen (S. 20).

Sowohl über die langwellige Strahlung (die elektrischen Wellen) als auch über das andere Ende des Spektrums (Röntgenstrahlen und Gammastrahlen) wird in gesonderten Kapiteln berichtet. In den nun folgenden Ausführungen steht nur das sichtbare Licht mit den beiden unmittelbar angrenzenden Bereichen des Ultravioletts und Infrarots (Ultrarots) zur Diskussion.

4.1.2 Ultraviolette Strahlen

Die Sonne sendet keineswegs nur sichtbares Licht aus, sondern ebenso auch eine infrarote und ultraviolette Strahlung. Das ultraviolette „Licht“ (die UV-Strahlung) löst sowohl chemische als auch biologische Reaktionen aus. Eine bekannte *chemische Wirkung* ist die Schwärzung der fotografischen Platten oder Filme durch Lichteinfall. Dabei wird Silber aus dem Bromsilber der Fotoschicht abgespaltet. Am stärksten wirken hier die UV-Strahlen (und übrigens auch Röntgen- und Gammastrahlen), etwas schwächer ist das Blaulicht (in Form der Fototherapie des Neugeborenen bzw. Frühgeborenen wird es zur Umwandlung des gefährlichen Gallenfarbstoffs in ungiftige Substanzen eingesetzt), während das langwellige Spektrum des sichtbaren Lichtes die geringste chemische Wirkung entfaltet. Das rote Licht hat gar keinen Einfluß auf die normale Fotoschicht und wird deshalb auch im Fotolabor beim Entwickeln der Filme verwendet, sofern es sich um die üblichen Schwarz-Weiß-Fotos handelt; die *„panchromatische“* Schicht dagegen ist für *alle* Farben empfindlich.

Die *biologische Wirkung* der UV-Strahlung ist mannigfaltig. So wurden früher UV-Lampen zur Luftdesinfektion auf den Frühgeborenenstationen der Krankenhäuser eingesetzt. Die Heilwirkung der UV-Strahlen wird in den Höhenkurorten ausgenützt. Auf hohen Bergen ist die ultraviolette Strahlung besonders intensiv, da sie hier nicht durch eine Dunst-, Ruß- und Ölschicht zurückgehalten wird, wie das in vielen großen Städten der Fall ist. Dafür ist aber auch die Gefahr des Sonnenbrandes auf hohen Bergen größer. Der Gletscherbrand ist ebenfalls gefürchtet; er bildet sich besonders leicht aus, weil die in großer Höhe ohnehin vermehrte UV-Strahlung nun auch noch vom Eis reflektiert wird. Hier ist die Verwendung eines Sonnenschutzmittels besonders wichtig, das ultraviolette Strahlen absorbiert. Auch die Verhornung und Pigmentierung der Haut, die unter der Wirkung der UV-Strahlung auftreten, bieten einen Schutz gegen zu tiefes Eindringen dieser Strahlen (Lichtschwiele). Verhornung und Sonnenbräune sind also als Schutzmechanismus des Körpers anzusehen, ebenso die schwarze Hautfarbe der Neger. Die UV-Strahlung führt aber nicht nur zu Verhornung und Hautpigmentierung, sondern außerdem wird unter dem Einfluß der ultravioletten Strahlen in der Haut Vitamin D_3 aus einer Vorstufe (dem 7-Dehydrocholesterin) gebildet, was für die Rachitisprophylaxe sehr wichtig ist. Den gleichen Effekt hat die künstliche Höhensonne, eine Quecksilberdampflampe, die UV-Strahlen aussendet. Da normales Glas diese Strahlung praktisch nicht durchläßt, sind die Quecksilberdampflampen mit Quarzglas oder einem ähnlichen, für ultraviolette Strahlen durchlässigen Spezialglas ausgestattet. Bei der Höhensonnenbestrahlung sind die Augen abzudecken, da sich sonst sehr schnell eine schmerzhafte Bindehautentzündung einstellt. Aber auch das sichtbare Licht kann bei zu großer Intensität das Auge schädigen. So entsteht z. B. die bekannte Schneeblindheit. Das Tragen von Sonnenbrillen ist eine wichtige Schutzmaßnahme.

4.1.3 Infrarotstrahlen und Rotlicht

Selbst die infraroten Strahlen sind für die Augen nicht ungefährlich. Es können Linsentrübungen auftreten. Zum Schutze vor dieser langwelligen Strahlung sind besondere Brillen hergestellt worden. Der Hauptteffekt der Infrarotstrahlung ist die Wärmewirkung. Die *Rotlicht-* und besonders die *Infrarotlampe* senden praktisch eine reine Wärmestrahlung aus. Diese führt eine Durchblutungssteigerung herbei, was therapeutisch ausgenützt wird. Die Augen müssen natürlich vor der Strahlung, wie gerade erwähnt, geschützt werden.

4.1.4 Laserstrahlen

Das Infrarotspektrum, der sichtbare und der ultraviolette Spektralbereich sind Bestandteile der verschiedenen *Laserstrahlen.* Dabei handelt es sich um stark gebündelte Strahlen größter Intensität, die praktisch keine Streuung aufweisen, also fast parallel verlaufen, weshalb man auch von Lichtnadel spricht. Die mit diesen Strahlen auf kleinster Fläche erzeugten Temperaturen sind so ungeheuerlich, daß sich damit sämtliche bekannten Materialien schmelzen und verdampfen lassen. Der Laserstrahl kann auch chirurgisch eingesetzt werden, und zwar u. a. zur punktförmigen Gewebsverschorfung (ähnlich der Wärmekoagulation und Lichtkoagulation) bei gewissen Augenerkrankungen, Hauterkrankungen etc. Natürlich besteht dabei die Gefahr, daß bei zu großer Energieeinstrahlung neben der beabsichtigten Koagulation unkontrollierbare Verbrennungen an anderen Orten auftreten.

Der Laserstrahl entsteht dadurch, daß die auf einen Körper (feste Körper, Flüssigkeiten oder Gase) übertragene Lichtenergie nicht absorbiert wird, sondern den betreffenden Körper anregt, selbst Licht auszusenden. Der Vorgang führt zu einer Verstärkung des ursprünglichen Lichtes (Laser ist die Abkürzung für „**l**ight **a**mplification by **s**timulated **e**mission of **r**adiation“, also Lichtverstärkung durch Anregung).

4.1.5 Lumineszenz, Phosphoreszenz und Fluoreszenz

Auch sonst begegnen wir gelegentlich der merkwürdigen Erscheinung, daß ein Körper durch auffallendes Licht angeregt wird, selbst zu leuchten. Außer den Lichtstrahlen sind chemische und andere Vorgänge imstande, einen Körper zum Leuchten zu bringen. Diese Erscheinung wird ganz allgemein *Lumineszenz* genannt.

Z. B. sendet das Glühwürmchen auf Grund *chemischer Umwandlungen* Licht aus. Die sogenannte *Fotolumineszenz* wird nicht durch chemische Vorgänge, sondern durch auffallendes Licht ausgelöst. Wir sprechen von *Phosphoreszenz,* sofern das Leuchten eines Stoffes auch dann noch fortdauert, wenn die anregende Strahlung aufgehört hat.

Bei den Leuchtzifferblättern unserer Uhren wird das Leuchten durch Lichteinfall verstärkt, jedoch leuchten sie sogar ohne vorherige Belichtung. Eine andere Strahlung, die radioaktive Strahlung, spielt hier eine Rolle. Die Leuchtzifferblätter enthalten nämlich teils relativ große Mengen an radioaktiver Substanz. Wir kommen hier zu einer anderen Form der Fotolumineszenz, die von der Phosphoreszenz zu unterscheiden ist, nämlich zu der *Fluoreszenz.* Dabei leuchtet der Körper (z. B. das Leuchtzifferblatt) nur so lange auf, wie die anregende Strahlung einwirkt. Die anregende Strahlung kann – wie im Falle des Leuchtzifferblatts – von einer radioaktiven Substanz ausgehen. Auch Elektronenstrahlen (Elektronenmikroskop, S. 52, Kathodenstrahlröhre, S. 60) und Röntgenstrahlen rufen eine solche Fluoreszenz hervor, wenn sie auf einen mit bestimmten Substanzen bestrichenen Leuchtschirm treffen. Uns ist dieser Vorgang von der Röntgendurchleuchtung her vertraut (S. 60). Die Flüssigkeit Fluoreszein, die in der Augenheilkunde zum Nachweis von Hornhautgeschwüren Verwendung findet, leuchtet nur für die Dauer des Lichteinfalls (normales Licht) mit einer charakteristischen, intensiven, gelbgrünen Fluoreszenz. Ein Abkömmling dieser Substanz ist übrigens das in unseren Laboratorien verwendete, ebenfalls fluoreszierende Eosin. Sehr bewährt hat sich die Anfärbung von z. B. Bakterien mit fluoreszierenden Farbstoffen für diagnostische Zwecke. Bei Betrachtung mit dem *Fluoreszenzmikroskop* (S. 51) leuchten die angestrahlten fluoreszierenden Substanzen auf dunklem Grund auf. Fluoreszenzerscheinungen können wir auch in den Neonlampen beobachten.

4.1.6 Das „sichtbare“ Licht als Licht- und Energiequelle

In den obigen Fällen kommt das Leuchten zustande, ohne daß der leuchtende Stoff eine deutlich erhöhte Temperatur aufweist. Neben diesen *„Kaltstrahlern“* (z. B. die Neonlampe) verwenden wir als Lichtquelle aber auch sogenannte *Temperaturstrahler.* Jeder warme Körper sendet Strahlen aus (Wärmestrahlen). Bei Erhöhung der Temperatur wird sichtbares Licht ausgestrahlt, und zwar zunächst „Grauglut“, bei weiterer Erhitzung kommt es zur „Rotglut“ und schließlich zur „Weißglut“. Die Fäden in unseren Glühbirnen werden auf elektrischem Wege erhitzt und senden dadurch ein helles Licht aus.

Unsere wichtigste Lichtquelle ist jedoch die Sonne, die uns Licht und Wärme spendet und das Leben auf der Erde ermöglicht. So entsteht unter dem Einfluß des Sonnenlichtes in der grünen

Pflanze in Gegenwart von *Blattgrün (Chlorophyll)* Stärke aus Kohlendioxid und Wasser. Bei dieser sog. *Assimilation* (Fotosynthese) der Pflanzen werden große Energiemengen (Kalorien) gespeichert. Auf dieser Grundlage beruht so ziemlich das gesamte Leben auf der Erde; denn diese Energien werden für die verschiedensten Lebensvorgänge auf die eine oder andere Weise nutzbar gemacht.

4.1.7 Das „sichtbare" Licht, in seine einzelnen Komponenten zerlegt

Die Sonne sendet zwar weißes, aber keineswegs einheitliches Licht aus. Es ist vielmehr aus verschiedenen Farben **(Spektralfarben)** zusammengesetzt, was bei der Besprechung der Wellenlängen des Lichtes (des Spektrums) bereits erwähnt worden ist. Unter bestimmten Umständen können einzelne Komponenten und Mischfarben des Lichtes sichtbar gemacht werden. Die roten Blutkörperchen (Erythrozyten) z. B. sind deshalb rot, weil mit Ausnahme der roten Komponente sämtliche übrigen Farben des Lichtes von diesen Blutkörperchen absorbiert werden. Die Farbe, die nicht absorbiert, sondern reflektiert wird, verursacht das rote Aussehen der Erythrozyten.

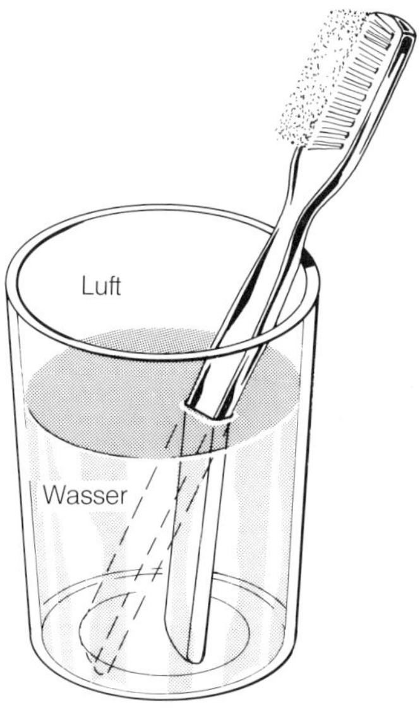

Abb. 4.19 Scheinbare Abknickung des Zahnbürstenstiels im Wasserglas (s. auch Abb. 4.26).

Eigenartige Farberscheinungen *(„Farben dünner Blättchen")* beobachten wir z. B. in der dünnen Luftschicht zwischen Deckgläschen und Erythrozytenzählkammer sowie an der dünnen Wandung der Seifenblasen. Ähnliche Phänomene zeigen sich in der dünnen Ölschicht, die sich mitunter auf den Wasserpfützen der Straße findet. Die verschiedenen Farben kommen durch Brechung (s. u.) und Reflexion des Lichtes beim Auftreffen auf das „dünne Blättchen" zustande. Brechung und Reflexion des Sonnenlichtes an den Regentropfen führen zu dem bekannten Phänomen des *Regenbogens.* Hierbei wird das Sonnenlicht in sämtliche Einzelfarben zerlegt, weshalb die Spektralfarben auch Regenbogenfarben genannt werden. Bevor wir uns die Zerlegung des Lichts genauer ansehen, sei Allgemeines zur **Lichtbrechung** gesagt. Wenn der Lichtstrahl von einem Medium (z. B. Luft) in ein anderes durchsichtiges Medium (z. B. ein optisch dichteres, wie Wasser) übertritt, so kommt es zur Brechung (Abb. 4.19), es sei denn, der Lichtstrahl trifft senkrecht auf die Grenzfläche beider Medien auf. Durch die Lichtbrechung erscheint die Zahnbürste im Wasserglas abgeknickt. Es handelt sich dabei um eine optische Täuschung.

Diese Ablenkung ist für die einzelnen Wellenlängen des Lichtes unterschiedlich.

Auf einfache Weise lassen sich die *Brechung* des Lichtes und seine Zerlegung in die Spektralfarben durch Beobachtungen am *Prisma* (einem Glaskeil) erläutern (Abb. 4.20): Durch einen Spalt fällt Sonnenlicht auf ein Prisma. Der Lichtstrahl wird beim Übergang von der Luft in das Prisma abgelenkt („gebrochen"), ebenso beim Austritt aus dem Prisma. Diese Ablenkung ist für das rote Licht am geringsten, während das violette Licht am stärksten gebrochen wird: Diese unterschiedliche Brechung wird Dispersion ge-

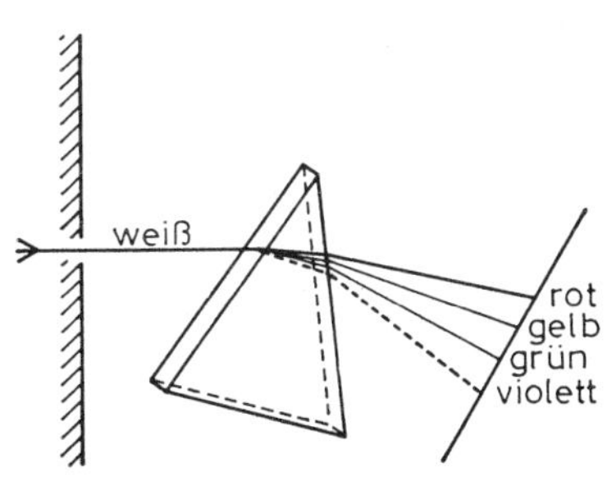

Abb. 4.20 Farbenzerstreuung am Prisma.

nannt. Dazwischen liegen die übrigen Spektralfarben. Es tritt also nicht ein Strahl aus dem Prisma aus, sondern wegen der unterschiedlichen Brechung der einzelnen Wellenlängen wird das Licht zerstreut, so daß ein Farbenband entsteht (rot, orange, gelb, grün, blau, indigo, violett).

Ein solches Prisma findet sich z. B. in unserem *Spektralapparat*. Durch entsprechende Einstellung wird jeweils nur eine ganz bestimmte Wellenlänge (Farbe) des Lichtes zur Untersuchung herangezogen. Das gleiche läßt sich durch Farbfilter anstelle des Prismas erreichen. Mit derartigen *Fotometern* kann z. B. geprüft werden, wieviel Licht der betreffenden Wellenlänge von gallenfarbstoffhaltigen Seren absorbiert wird. Die jeweilige Lichtschwächung kann mit Hilfe einer Fotozelle, d. h. entweder einer lichtelektrischen Zelle (S. 59) oder einer Selenzelle (einer Art Belichtungsmesser) gemessen werden. Durch Umrechnung läßt sich der Gallenfarbstoffgehalt des Serums ermitteln.

Die Menge des im Serum vorhandenen Natriums, Kaliums und Calciums wird dagegen mit Hilfe des *Flammenfotometers* bestimmt. Diese Substanzen färben nämlich die kaum sichtbare (nichtleuchtende) Flamme des Bunsenbrenners in ganz charakteristischer Weise, Natrium z. B. färbt die Flamme gelb. Dieses charakteristische Flammenspektrum entsteht dadurch, daß durch die Wärme der Flamme die Atome des Natriums angeregt werden (ein Elektron, s. S. 52, wird in einen Zustand höherer Energie versetzt), und bei der Rückkehr in den Grundzustand wird Licht einer bestimmten Wellenlänge ausgestrahlt (das Elektron springt zurück und sendet dabei ein Photon, also ein Lichtquant aus). Aus der Intensität der Flammenfärbung kann unter Verwendung eines speziellen Farbfilters und einer Fotozelle auf die Menge der untersuchten Substanzen geschlossen werden[7].

[7] *Der Bunsenbrenner* wurde eigens für diese Untersuchung konstruiert. Die von KIRCHHOFF und BUNSEN entwickelte Spektralanalyse basierte allerdings auf einem anderen Phänomen, nämlich auf dem Auftreten der *Fraunhoferschen Linien*. Dabei handelt es sich um dunkle Linien im Sonnenspektrum (unter bestimmten Bedingungen aber auch im Flammenspektrum). Die dunkle Linie, genauer gesagt, die beiden dunklen Linien im „gelben Natriumspektrum“ z. B. entstehen dadurch, daß das Natrium (der Natriumdampf in der Atmosphäre oder die Natriumflamme im Labor) genau die Wellenlängen des Sonnenlichts bzw. des Lichtes der Bogenlampe im damaligen Fotometer absorbiert, die es selbst aussendet. Es absorbiert also genau definierte Stellen des gelben Spektrums des Lichtes. Folglich erscheinen die beiden Natriumlinien dunkler als die Umgebung. (Mit Hilfe eines solchen *„Umkehrspektrums“* der Sonne gelang übrigens der Nachweis, daß alle Elemente der Erde auch am Aufbau der Sonne beteiligt sind.)

Während im gerade genannten Beispiel das von den Atomen des zu testenden Stoffes – z. B. vom Natrium – ausgesandte (emittierte) Licht gemessen wird (sog. Atomemission), kann auch umgekehrt die Lichtabsorption der zu untersuchenden Substanz (Atomabsorption) erfaßt werden. Mit einem solchen *Atomabsorptionsfotometer* werden z. B. Spurenelemente im Serum bestimmt. Wird die Probe in einem Spezialgefäß in den Strahlengang des Spektralapparates gestellt, so werden ganz bestimmte Farben des Lichtes absorbiert, die dann in dem bestehenden Spektrum fehlen (Absorptionsspektrum).

Ein ähnlicher *Absorptions-Spektral-Apparat* kann zur Untersuchung von Blutfarbstoff (Hämoglobin) herangezogen werden: Da die verschiedenen Hämoglobine ganz charakteristische Absorptionsspektren aufweisen, dient dieses Verfahren zur Erkennung der einzelnen Blutfarbstoffe; so können z. B. normales Hämoglobin und der bei der Kohlenmonoxid-Vergiftung entstehende Farbstoff voneinander unterschieden werden.

4.1.8 Polarisiertes Licht

Normalerweise zeigen die elektromagnetischen Schwingungen eines Lichtstrahles in die verschiedensten Richtungen, jedoch stehen alle diese Schwingungsrichtungen auf dem (als gerade Linie zu denkenden) Lichtstrahl senkrecht (in der Abb. 4.21a, b sind die vielen Schwingungsrichtungen durch eine Reihe von Pfeilen angedeutet). Neben den bisher besprochenen einfachen Prismen gibt es auch doppelbrechende. Wie aus der Abb. 4.21 ersichtlich ist, werden von einem solchen *doppelbrechenden Prisma* nur 2 der zahlreichen Schwingungsrichtungen durchgelassen. Der eine der beiden Strahlen schwingt in der Zeichenebene (a), der andere senkrecht dazu (b). Die beiden auf diese Weise entstehenden Lichtstrahlen werden vom Prisma verschieden stark abgelenkt. Durch entsprechende Konstruktion des Prismas kann erreicht werden, daß jenseits des Prismas nur einer der beiden Strahlen

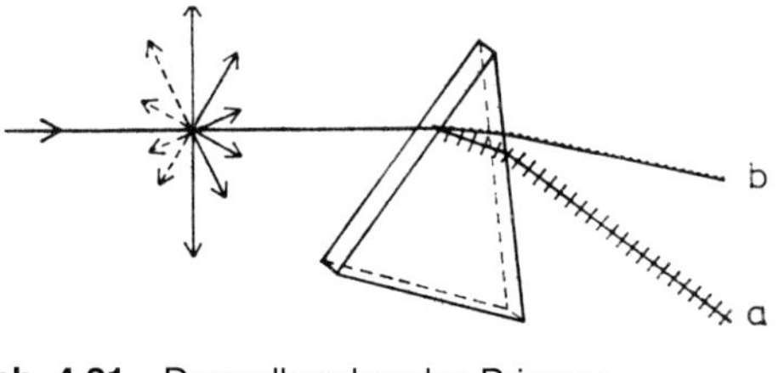

Abb. 4.21 Doppelbrechendes Prisma:
a Lichtstrahl schwingt in der Zeichenebene,
b Lichtstrahl schwingt senkrecht dazu.

(nämlich b) übrigbleibt. Das austretende Licht ist dann vollständig *„polarisiert"*, d. h. es besteht aus Wellen, die alle in derselben Richtung (in *einer* Ebene) schwingen. Dieser polarisierte Lichtstrahl wird von einem zweiten genauso gebauten Prisma nur dann voll durchgelassen, wenn die beiden Prismen eine ganz bestimmte Stellung zueinander einnehmen, sonst besteht jenseits des zweiten Prismas Lichtabschwächung oder sogar Dunkelheit.

Das ändert sich sofort, wenn zwischen die beiden Prismen zuckerhaltiger Harn gebracht wird: das vorher auf „Helligkeit" eingestellte Gesichtsfeld verdunkelt sich. Zucker hat nämlich die Eigenschaft, die Ebene des polarisierten Lichtes zu drehen, und zwar drehen Traubenzucker, Milchzucker und Galaktose die Schwingungsebene nach rechts, Fruchtzucker dagegen nach links. Traubenzucker heißt deshalb auch Dextrose[8] und Fruchtzucker Lävulose[9]. Durch entsprechende Manipulationen am Apparat kann der ursprüngliche Zustand („Helligkeit") wiederhergestellt werden und dabei Richtung und Ausmaß der durch den Zuckerurin hervorgerufenen Drehung abgelesen werden. Mit Hilfe eines solchen *Polarimeters* kann also einmal ein „rechtsdrehender" von einem „linksdrehenden" Zucker unterschieden werden, außerdem ist die von der Stärke der Drehung abhängige Konzentration des Zuckers an einer Skala direkt abzulesen. Vor der Untersuchung muß jedoch der Harn durch ein Kohlefilter gegeben werden, damit eine klare Lösung entsteht. Im Harn vorhandenes Eiweiß muß ausgefällt werden, da es die Schwingungsebene des polarisierten Lichtes nach links dreht und bei der Untersuchung des Urins auf Zucker stören würde. Die Polarimetrie ist bestimmten Fragestellungen vorbehalten. Für die Routineüberwachung der Diabetiker gibt es einfachere, sehr genaue Methoden (z. B. die Teststreifen Diabur-Test 5000).

4.2 Die physiologische Optik

Bei unseren bisherigen Überlegungen haben wir das Licht als etwas rein Physikalisches betrachtet, nämlich als eine geradlinig sich ausbreitende Wellenerscheinung, die durch Prismen abgelenkt und in ihre Bestandteile zerlegt werden kann und die sich unter bestimmten Umständen polarisieren läßt. Während die Augen vieler primitiver Tiere ausschließlich dazu dienen, *Lichtwellen wahrzunehmen,* können wir mit unseren Augen außerdem *„sehen",* d. h. Formen erfassen und lokalisieren, die sich auf unserer Netzhaut abbilden. Natürlich betrachten wir nicht unser Netzhautbild; der eigentliche Sehvorgang endet nicht auf der Netzhaut, sondern von hier aus ziehen Nervenbahnen in das Innere des Gehirns, wo die Seheindrücke verarbeitet werden. Die sich daraus ergebenden Besonderheiten gehören in den Bereich der Physiologie und Psychologie. Deshalb läßt es sich physikalisch nicht erklären, warum wir die Gegenstände unserer Umwelt aufrecht sehen, obwohl sie auf der Netzhaut umgekehrt abgebildet sind. Auch an eine dem Auge vorgeschaltete Umkehrlinse (S. 49) würde sich das Gehirn schnell anpassen und uns wiederum ein aufrecht stehendes Bild vermitteln.

Recht verwickelt ist das *doppeläugige Sehen.* Dabei entsteht in jedem der beiden Augen ein etwas anderes Bild, wodurch uns die Gegenstände plastisch erscheinen *(Binokularsehen).* Nach diesem Prinzip arbeitet das *Stereoskop:* wird je eine Röntgenaufnahme von 2 nebeneinander liegenden Raumpunkten aus – den Augenabstand imitierend – aufgenommen und jedes dieser beiden Bilder dem entsprechenden Auge vorgehalten, so entsteht ein räumlicher Eindruck. Das plastische Sehen – Zusammenspiel *beider* Augen also, das die Tiefenwahrnehmung hervorruft – ist ein komplizierter Vorgang, den wir nicht weiter erörtern wollen. Statt dessen soll untersucht werden, wie das Netzhautbild in *einem* Auge zustande kommt. Solche Bildkonstruktionen gehören in das Gebiet der geometrischen Optik.

4.3 Die geometrische Optik

4.3.1 Netzhautbilder

Damit auf der Netzhaut des Auges ein scharfes Bild entsteht, müssen die einzelnen von dem Gegenstand ausgehenden Strahlen von der Augenlinse (und den übrigen lichtbrechenden Flächen des Auges) so gebrochen werden, daß sie sich auf der Netzhaut vereinigen. Dafür einige Beispiele.

1. Beim Blick in die Ferne ist die Linse entspannt, und die praktisch parallel einfallenden Lichtstrahlen treffen beim Normalsichtigen in einem Punkt, dem *Brennpunkt* der Augenlinse und

---

[8] dexter (lat.): rechts.
[9] laevus (lat.): links.

der übrigen brechenden Flächen des Auges auf der Netzhaut zusammen (Abb. 4.22). Der Abstand des Brennpunktes vom Linsenmittelpunkt wird *Brennweite* genannt.

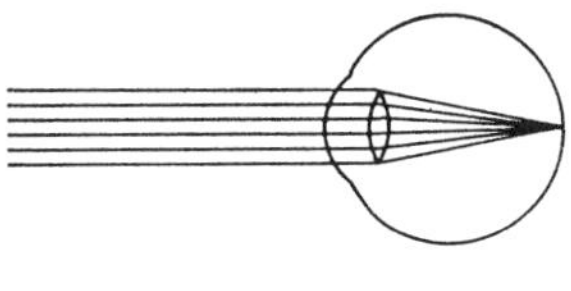

Abb. 4.22 Normalsichtiges Auge; die aus der Ferne kommenden, parallelen Lichtstrahlen vereinigen sich auf der Netzhaut im Brennpunkt der Linse und der übrigen brechenden Flächen.

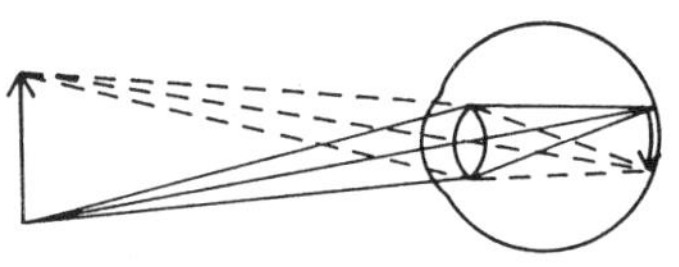

Abb. 4.23 Normalsichtiges Auge; auch beim Blick in die Nähe treffen die Lichtstrahlen von jeder einzelnen Stelle des Pfeiles auf der Netzhaut zusammen, doch muß jetzt die Linse stärker gekrümmt sein (nur 2 der vielen möglichen Strahlenbündel sind abgebildet).

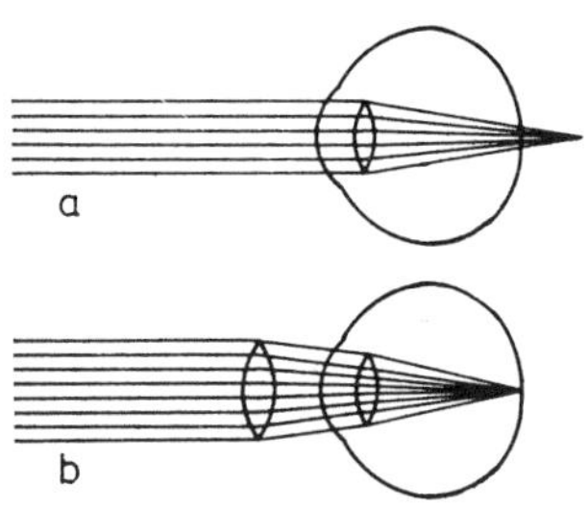

Abb. 4.24 a, b Weitsichtiges Auge: **a** ohne Korrektur, **b** Korrektur durch Sammellinse.

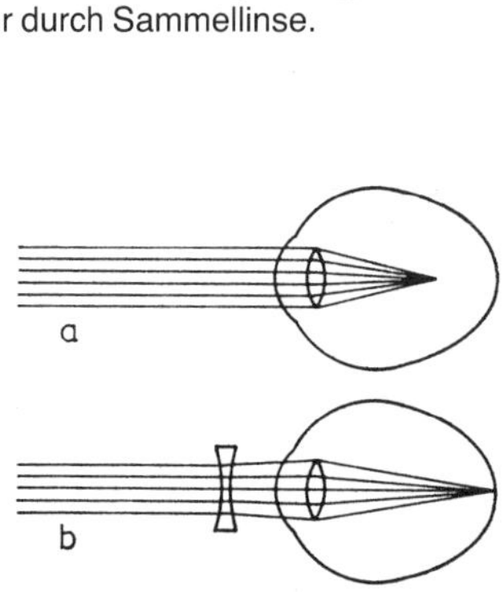

Abb. 4.25 a, b Kurzsichtiges Auge: **a** ohne Korrektur, **b** Korrektur durch Zerstreuungslinse.

2. Befindet sich dagegen der abzubildende Gegenstand in Augennähe, so sind die von ihm ausgehenden und das Auge treffenden Lichtstrahlen nicht parallel gerichtet, sondern streben auseinander (divergieren). Es ist jetzt eine viel stärkere Krümmung (stärkere *Brechkraft*) der Linse erforderlich – hauptsächlich ihre Vorderfläche wölbt sich stärker –, wenn sich die zunächst divergierenden Lichtstrahlen auf der Netzhaut vereinigen sollen (Abb. 4.23). Je stärker die Linse gekrümmt ist, desto kürzer ist ihre Brennweite: Aus der Ferne kommende, parallel einfallende Strahlen würden sich jetzt wegen der stärkeren Linsenkrümmung vor der Netzhaut vereinigen. Deshalb können wir nicht sehr nahe und sehr weit entfernt liegende Gegenstände zur gleichen Zeit scharf sehen. Durch die unterschiedlichen Krümmungen paßt sich die Linse des Normalsichtigen jeweils den verschiedenen Entfernungen des abzubildenden Gegenstandes an. Wir bezeichnen diesen Anpassungsvorgang als *Akkommodation.* Im Alter nimmt die Gewebselastizität – auch die der Linse – ab. Infolgedessen läßt das Akkommodationsvermögen nach, d. h. es geht die Fähigkeit der Linse verloren, sich stärker zu krümmen. Beim Blick in die Nähe erscheinen deshalb die Gegenstände unscharf, während entfernt gelegene Objekte deutlich gesehen werden. („Die Augen sind noch gut, jedoch die Arme sind nicht lang genug.“) Von dieser Form der „Weitsichtigkeit“ (Alterssichtigkeit) ist die folgende zu unterscheiden.

3. Das von vornherein (auch beim Kind) übersichtige („*weit*sichtige“) Auge muß schon beim Blick in die Ferne akkommodieren, da der Augapfel zu *kurz* ist und sich infolgedessen die parallelen Lichtstrahlen ohne stärkere Linsenkrümmung bzw. ohne vorgeschaltete Sammellinse erst hinter der Netzhaut vereinigen würden (Abb. 4.24 a, b).

4. Umgekehrt ist der Augapfel des *kurz*sichtigen Menschen zu *lang*, d. h. der Brennpunkt der entspannten Augenlinse einschließlich der übrigen lichtbrechenden Flächen, und damit der Schnittpunkt eines parallel einfallenden Strahlenbündels, liegt vor der Netzhaut; als korrigierende Brillengläser kommen jetzt Zerstreuungslinsen in Frage (Abb. 4.25 a, b). Dafür können kurzsichtige Menschen in der Nähe scharf sehen, ohne zu akkommodieren, und bei stärkster Linsenkrümmung können sie den zu betrachtenden Gegenstand viel näher ans Auge heranbringen und folglich viel größer abbilden als ein Normalsichtiger, der den gleichen Effekt durch Vorhalten einer

Lupe (eines Vergrößerungsglases) erreichen könnte.

Eine solche Lupe ist z. B. die in Abb. 4.24 b gezeigte Sammellinse. Beim Durchgang der parallel ankommenden Strahlen durch eine Zerstreuungslinse (Abb. 4.26) werden sie so gebrochen (zerstreut), als kämen sie aus einem vor der Linse gelegenen Punkt F, dem virtuellen Brennpunkt der Zerstreuungslinse. Dieser Brennpunkt heißt deshalb virtuell (also „scheinbar"), weil die Strahlen sich nicht wirklich in ihm vereinigen (nur der Mittelstrahl geht wirklich durch F hindurch). Der Abstand des Brennpunktes (F) vom Linsenmittelpunkt (O), ist die Brennweite, die hier einen negativen Wert hat.

In Abb. 4.27 sind verschiedene Linsenformen (Sammel- und Zerstreuungslinsen) zusammengestellt. Es handelt sich um sphärische Linsen, d. h. Teile von Kugeln. Daneben gibt es Zylinderlinsen (Teile von Zylindern), die als Brillengläser beim Astigmatismus verwendet werden, eine Erkrankung, bei der auf Grund eines Krümmungsfehlers der Hornhaut oder anderer lichtbrechender Flächen ein Punkt nicht punktförmig, sondern als Strich abgebildet wird. Sammellinsen sind stets in der Mitte dicker als am Rande, also gewölbt; sie werden auch konvexe Linsen genannt (Anwendung bei „**W**eitsichtigkeit = Übersichtigkeit). Zerstreuungslinsen sind dagegen in der Mitte dünner als am Rande, also hohl, und heißen kon**k**ave Linsen (Anwendung bei **K**urzsichtigkeit).

Der Kehrwert der in Metern gemessenen Brennweite, also der Bruch $\frac{1}{\text{Brennweite in m}}$ ist die schon erwähnte Brechkraft oder Stärke der Linse. Sie wird in *Dioptrien* ausgedrückt und nach folgender Gleichung berechnet:

$$\text{Dioptrien} = \frac{1}{\text{Brennweite in m}}.$$

Eine Brennweite von 1 m entspricht also 1 Dioptrie ($= \frac{1}{1\text{ m}}$). Eine Linse mit 2 m Brennweite hat eine Brechkraft von $^1/_2$ Dioptrie ($= \frac{1}{2\text{ m}}$), bei einer Brennweite von $^1/_2$ m ist die Brechkraft stärker, sie beträgt 2 Dioptrien ($= \frac{1}{^1/_2\text{ m}}$). (Diese Werte gelten für Sammellinsen. Zerstreuungslinsen haben negative Brennweiten und folglich negative Dioptrien.)

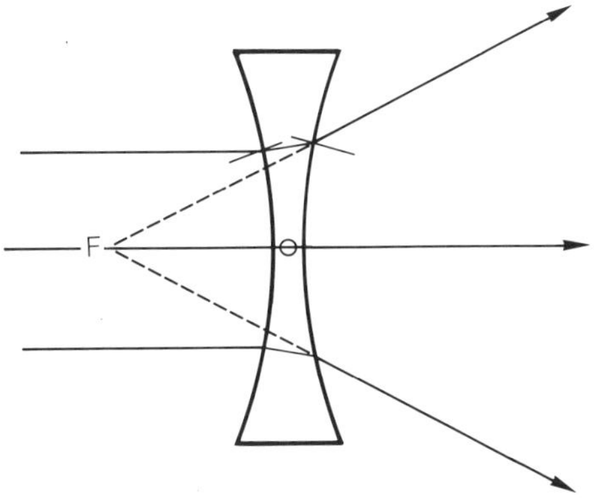

Abb. 4.26 Konstruktion des Strahlengangs durch eine Zerstreuungslinse: Beim Eintritt des Lichtstrahls in die Linse (in das optisch dichtere Medium) wird dieser zum Lot hin gebrochen (s. auch Abb. 4.19), beim Austritt aus der Linse wird der Strahl vom Lot weg gebrochen.

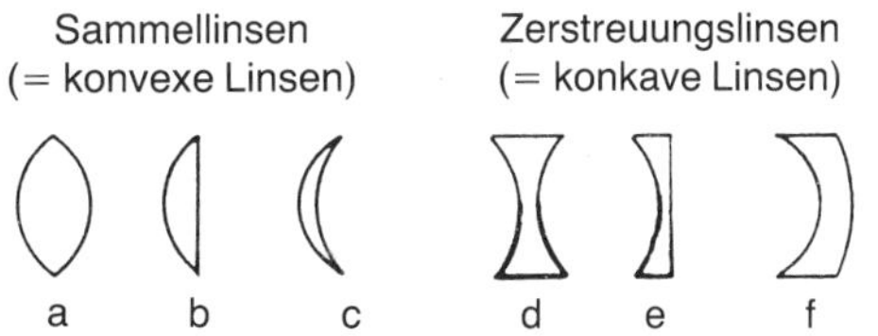

Abb. 4.27 a–f Sphärische Linsen:
a bikonvex, **b** plankonvex, **c** konkavkonvex, **d** bikonkav, **e** plankonkav, **f** konvexkonkav.

Je kürzer die Brennweite einer Sammellinse ist, desto stärker vergrößert sie, vorausgesetzt, daß sich der zu vergrößernde Gegenstand in Linsennähe befindet. Liegt er innerhalb der einfachen Brennweite, so steht das vergrößerte Bild aufrecht. Die Sammellinse wirkt dann als Lupe. Liegt er dagegen zwischen einfacher und doppelter Brennweite, so steht das vergrößerte Bild auf dem Kopf. Ist der Abstand von der Sammellinse größer als die doppelte Brennweite, so wird der Gegenstand umgekehrt und verkleinert abgebildet. Entspricht die Entfernung des Gegenstandes von der Linse genau der doppelten Brennweite, so sind Gegenstand und Bild gleich groß, doch steht das Bild auf dem Kopf *(Umkehrlinse)*.

4.3.2 Endoskopische Apparate und Spiegel

Solche Umkehrlinsen werden in *Endoskopieapparaten* benutzt, mit denen Körperhöhlen *von innen beleuchtet* werden. Die Umkehrlinsen haben dabei die Aufgabe, die auseinanderstreben-

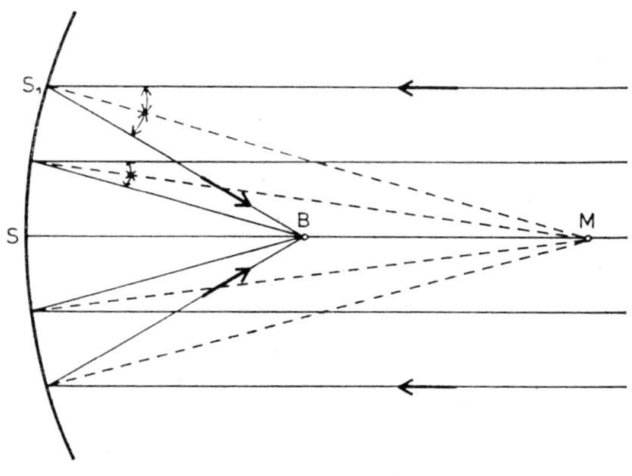

Abb. 4.28 Hohlspiegel: M Krümmungsmittelpunkt, SM Krümmungshalbmesser und Achse des Hohlspiegels, S_1M Krümmungshalbmesser, B Brennpunkt, SB Brennweite.

den Lichtstrahlen zusammenzuhalten, damit ein möglichst helles Bild entsteht. Heute wird statt dessen meist die sog. Glasfaseroptik (Fiberoptik, Lichtleiter) eingesetzt. Die hier eintretenden Lichtstrahlen werden an der Grenze zwischen Glasfaser und dem sie umgebenden Isoliermantel so reflektiert, daß sie im Inneren der Glasfaser weitergeleitet werden (Totalreflexion). Die Glasfaser (bestehend aus einer großen Zahl gebündelter Glasfasern) und mit ihr der Lichtstrahl sind sehr flexibel und folgen allen Biegungen der Körperhöhlen. Instrumente zur Betrachtung des Körperinnern sind z. B. das *Zystoskop* (zur Besichtigung des Blaseninneren), das *Bronchoskop* (für die Betrachtung der Bronchialschleimhaut, zur Erkennung von Fremdkörpern in den Bronchien usw.), das *Gastroskop* (zur Ausleuchtung des Magens) und das *Koloskop* (zur Beurteilung des Dickdarms).

In anderen Fällen erfolgt die *Beleuchtung von außen*. Der Hals-Nasen-Ohren-Arzt verwendet dazu meist einen Hohlspiegel (einen *„Stirnreflektor"*), der in der Mitte ein kleines Loch hat, durch das hindurch der Untersucher Mundhöhle, Naseninneres, äußeren Gehörgang oder Kehlkopf beobachten kann. Die Höhlung des Spiegels bewirkt eine gewisse Bündelung der von der Lichtquelle kommenden Strahlen. Natürlich lassen sich die genannten Hohlräume auch ohne Zwischenschaltung eines Spiegels *direkt* von außen beleuchten. Durch Vorhalten einer Lupe können Trommelfelle u. a. vergrößert dargestellt werden (z. B. mit dem *„Ohrenspiegel"*). In ähnlicher Weise wird mit dem gewöhnlichen oder elektrischen *„Augenspiegel"* Licht in das Augeninnere des Patienten geworfen. So erhält der Untersucher ein Bild von der aufleuchtenden Netzhaut.

An jedem *Spiegel* (Planspiegel, gewölbter Spiegel oder Wölbspiegel, Hohlspiegel) sind Einfallswinkel und Reflexionswinkel des Strahles gleich. Diese Winkel werden zwischen dem einfallenden bzw. zurückgeworfenen Strahl und dem auf die Spiegelfläche gefällten Lot gemessen. (Lot in der Abb. 4.28 gestrichelt gezeichnet.) Parallel zur Achse (SM) eines Hohlspiegels einfallende Lichtstrahlen vereinigen sich nach der Reflexion in seinem *Brennpunkt* (B), der den durch die Achse gehenden Krümmungshalbmesser (SM) des Hohlspiegels halbiert (Abb. 4.28). Die Strecke SB, d. h. der Abstand des Brennpunktes vom Hohlspiegel wird *Brennweite* genannt. Die Definition von Brennpunkt und Brennweite ist hier also ganz ähnlich wie bei den Linsen. Befindet sich nun umgekehrt im Brennpunkt eine Lichtquelle, dann werden ihre Strahlen als paralleles Bündel den Hohlspiegel verlassen. So entsteht das Scheinwerferlicht der Operationslampen, mit dem das Operationsfeld gezielt beleuchtet wird. Der Wölbspiegel erzeugt ein verkleinertes Bild. Er dient als Verkehrsspiegel an unübersichtlichen Straßenecken.

4.3.3 Kameras und Projektionsapparate

In einigen Kameras (Fotoapparate) und Projektionsapparaten sind zwar Spiegel eingebaut, doch kommt hier die Abbildung im wesentlichen durch Linsensysteme zustande. Auf der fotografischen Platte der *Kamera* entsteht ein umgekehrtes Bild. Der Bildwerfer *(Projektionsapparat)* ist das Gegenstück der Kamera: Bild und Gegenstand sind vertauscht (Abb. 4.29). An die Stelle der fotografischen Platte tritt beim Projektionsapparat ein durchsichtiges Glasbild *(Diapositiv)*. Derartige Apparate werden deshalb auch *Diaskope* genannt. Bei genügender Beleuchtung des Diaposi-

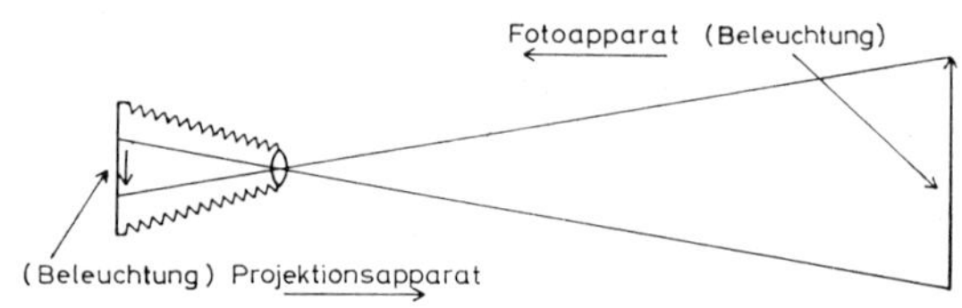

Abb. 4.29 Schematische Darstellung von Fotoapparat und Projektionsapparat.

tivs kann es in einiger Entfernung auf einer Projektionswand vergrößert abgebildet werden. Ähnlich arbeitet der fotografische *Vergrößerungsapparat,* mit dem Fotokopien (Zweitstücke) hergestellt werden können. Die in den bekannten *Fotokopiegeräten* auf fotografischem Wege entstehenden Zweitstücke sind genauso groß wie das Original. Sollen statt eines Diapositivs undurchsichtige Bilder, etwa Zeichnungen aus Büchern, projiziert werden, so ist dazu ein *Episkop* notwendig; das auf das Buch fallende Licht wird zurückgeworfen und durch Planspiegel und Linsen zum Projektionsschirm geleitet. Es gibt auch Kombinationen von Epi- und Diaskop, das sogenannte *Epidiaskop.*

4.3.4 Mikroskope

In den vorausgegangenen Kapiteln ist schon mehrfach von der vergrößerten Abbildung die Rede gewesen, z. B. bei der Besprechung der Lupe, einer einzigen Sammellinse. Im allgemeinen aber wird die Vergrößerung durch ein ganzes System von Sammellinsen bewirkt, so z. B. im Epidiaskop und natürlich auch im Mikroskop.

Das *Lichtmikroskop* (Abb. 4.30) besteht im Prinzip aus 2 Sammellinsen (oder besser Linsensystemen) mit kurzer Brennweite, nämlich dem Objektiv und dem Okular. Das Objektiv ist dem Gegenstand (dem Objekt) zugekehrt, von dem es ein vergrößertes „Zwischenbild" entwirft, das durch das Okular (die dem Auge zugewandte Linse) wie durch eine Lupe betrachtet wird. Das zu vergrößerende Objekt befindet sich auf dem Objektträger und wird von unten beleuchtet. Der begrenzende Faktor für die Vergrößerung bzw. für das Auflösungsvermögen (= der kleinste Abstand zweier Punkte, die noch getrennt erscheinen) ist die Größe der Wellenlänge des zur Beleuchtung des Objekts verwendeten Lichtes; denn Strukturen (Hindernisse), die deutlich kleiner sind als die Wellenlänge, werden vom Licht nicht bemerkt. Mit dem Lichtmikroskop ist deshalb höchstens eine 1000- bis 2000fache Vergrößerung zu erreichen.

Mit Hilfe des sogenannten *Polarisationsmikroskops,* in dem sich ähnliche Prismen wie im Polarimeter (S. 47) befinden, können mehr Einzelheiten als mit dem gewöhnlichen Lichtmikroskop erkannt werden, falls doppelbrechende Strukturen untersucht werden. Das Auflösungsvermögen ist jedoch bei beiden Mikroskopen gleich. Auch das *Ultramikroskop* stellt in dieser Beziehung keinen Vorteil dar. Mit ihm können zwar kleinere Teile als mit dem normalen Lichtmikroskop gesehen werden, doch sind diese kleinen Teile unscharf, die genaue Form ist nicht zu erkennen. Das Ultramikroskop arbeitet mit einer Dunkelfeldbeleuchtung. Dabei werden die Objekte von der Seite her mit normalem Licht beleuchtet und erscheinen hell auf dunklem Untergrund. Ähnlich kontrastreiche Bilder ergibt das *Phasenkontrastmikroskop,* das Dickenunterschiede im Objekt in Helligkeitsunterschiede verwandelt. Ein größeres Auflösungsvermögen wird dabei nicht erreicht. Der Vorteil liegt vielmehr darin, daß eine Anfärbung der mikroskopischen Präparate nicht nötig ist, so daß ungefärbte, *lebende* Zellen beobachtet werden können. Mit dem *Fluoreszenzmikroskop* werden z. B. Bakterien untersucht, die durch Fluoreszenzfarbstoffe markiert sind (S. 44). Sein Auflösungsvermögen entspricht dem des gewöhnlichen Lichtmikroskops, da die entstehenden Fluoreszenzerscheinungen für unser Auge sichtbar sind. Wird dagegen, wie im Falle des *Ultraviolettmikroskops,* zur Beleuchtung des Objekts eine ultraviolette Strahlung („unsichtbares Licht") verwendet, so können noch halb so große Einzelheiten wie mit dem Lichtmikroskop erkannt werden; denn die Wellenlängen der ultravioletten Strahlen sind kürzer als die des sichtbaren Lichtes. Allerdings müssen die für unser Auge unsichtbaren Bilder in Mikrofotogrammen (= Fotografien des mikroskopischen Bildes) festgehalten werden. Der Umweg über die Fotografie ist möglich, da die

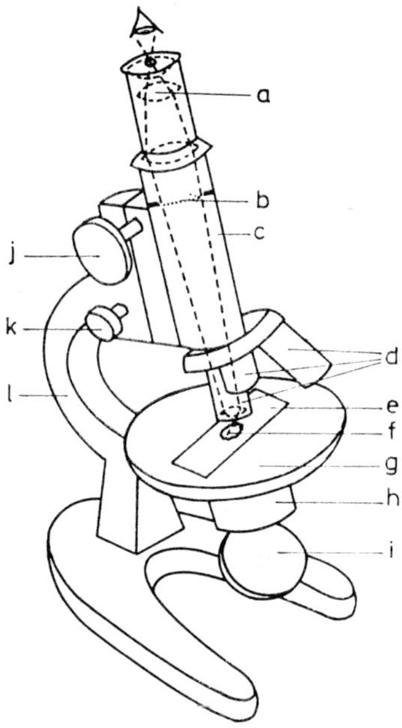

Abb. 4.30 Lichtmikroskop: a Okular, b Zwischenbild, c Tubus, d wechselweise einstellbare Objektive, e Objektträger, f Objekt, g Objekttisch, h Sammellinse (Kondensor) für die Beleuchtung, i Beleuchtungsspiegel, j Schraube für Grobeinstellung, k Schraube für Feineinstellung (Mikrometerschraube), l Stativ.

fotografische Schicht ultraviolette Strahlen „sieht“, d. h. da sie im Gegensatz zur Netzhaut des Auges für UV-Strahlung empfindlich ist.

Beachtlich ist das Auflösungsvermögen eines *Elektronenmikroskops*. Damit sind 100000- bis 300000fache Vergrößerungen möglich, es lassen sich sogar einzelne große Moleküle sichtbar machen; auch die elektronenmikroskopische Untersuchung der Viren ist zu erwähnen. Hier sind nämlich die Lichtstrahlen des Lichtmikroskops durch die extrem kurzwelligen Elektronenstrahlen ersetzt worden, die auf einem Leuchtschirm durch Fluoreszenz ein stark vergrößertes Bild des untersuchten Gegenstandes entwerfen. Die Abbildung kommt dadurch zustande, daß Elektronenstrahlen, ähnlich wie Lichtstrahlen, abgelenkt (gebrochen) werden können, nur erfolgt die Ablenkung des Strahles im Elektronenmikroskop durch Spulen und Kondensatoren, also durch magnetische und elektrische Felder (magnetische und elektrische „Linsen“), die an die Stelle der Sammellinsen des Lichtmikroskops treten.

5 Elektrizität und Magnetismus

5.1 Unterschiede zwischen elektromagnetischen Wellen und Elektrizität

Mit der Erwähnung des Elektronenmikroskops haben wir uns bereits auf das Gebiet von Elektrizität und Magnetismus begeben. Wir haben erfahren, daß die (in den Bereich der Elektrizität gehörenden) Elektronenstrahlen durch elektrische und magnetische Felder abgelenkt werden. Darin unterscheiden sich diese Strahlen von den Lichtstrahlen und den übrigen elektromagnetischen Wellen, die weder von den Kräften der Elektrizität noch von denen des Magnetismus abgelenkt werden. Warum, so könnte man fragen, heißen diese Wellen überhaupt „elektromagnetische“ Wellen?

Dazu sei folgendes gesagt. Das Licht und die anderen hierher gehörenden Erscheinungen pflanzen sich durch Wellenbewegungen fort. Diese Wellen, also z. B. die Lichtwellen, setzen sich aus zwei verschiedenen Komponenten zusammen, nämlich aus elektrischen und magnetischen (= elektromagnetischen) Schwingungen. Es würde zu weit führen, hier die Natur der elektrischen und magnetischen Schwingungen oder Felder in allen Einzelheiten zu erörtern. Es sei nur festgestellt, daß es sich bei den elektromagnetischen Wellen nicht um Schwingungen von materiellen Teilchen handelt. Eine Ablenkung durch elektrische oder magnetische Felder kommt bei den elektromagnetischen Schwingungen nicht zustande, weil hier keine Strahlung kleinster Materieteilchen vorliegt (allerdings auch keine ausschließliche Wellenbewegung, s. Quantentheorie des Lichts, S. 42). Die Elektronenstrahlen sind dagegen etwas ganz anderes. Hier haben wir es tatsächlich mit einer echten korpuskulären Strahlung zu tun, die sich bewegenden körperlichen Teilchen (Korpuskeln) sind die Elektronen.

Überall dort, wo sich Elektronen bewegen, wo also ein elektrischer Strom fließt, bilden sich neben elektrischen Wellen (besser: „Feldern“) auch magnetische aus, d. h. es treten zusätzlich elektromagnetische Schwingungen auf. Damit soll auf die enge Verknüpfung von Elektrizität, Magnetismus und elektromagnetischen Schwingungen hingewiesen werden. Die Rundfunkwellen sind ja ein Beispiel für solche elektrisch erzeugten elektromagnetischen Wellen, die sich mit Lichtgeschwindigkeit ausbreiten. Es sei aber noch einmal betont, daß streng zwischen diesen elektromagnetischen Schwingungen (z. B. Licht, Rundfunkwellen usw.) und den Bewegungen der Elektronen (der strömenden Elektrizität) zu unterscheiden ist. Die Elektronen bewegen sich im Unterschied zu den elektromagnetischen Strahlen nicht mit Lichtgeschwindigkeit, wenn auch einige Elektronenstrahlen beachtliche Geschwindigkeiten erreichen können. Kein Korpuskel, auch nicht ein so kleines wie das Elektron, kann nämlich jemals so stark beschleunigt werden, daß es Lichtgeschwindigkeit (oder sogar Überlichtgeschwindigkeit) erreicht. Je schneller ein Teilchen (eine Masse) fliegt, desto mehr nimmt dieses Teilchen an Masse zu. Die Masse würde bei Erreichen der Lichtgeschwindigkeit eine unendliche Größe annehmen, was natürlich nicht möglich ist. Die Abhängigkeit der Masse von der Geschwindigkeit gilt nicht nur für elektrisch geladene Teilchen (Elektronen), sondern generell. Daraus ergibt sich weiterhin die Gleichung $E = m \times c^2$, d. h. Energie = Masse × Quadrat der Lichtgeschwindigkeit (was bedeutet, daß Masse in Energie umgewandelt werden kann – ein Körper, der Energie ausstrahlt, verliert an Masse – und umgekehrt). Diese Gedankengänge wollen wir nicht weiter verfolgen, denn wir begeben uns damit auf das Gebiet der *Einsteinschen Relativitätstheorie,* die zwar auch zur Physik gehört, aber keineswegs zur „Physik am Krankenbett".

Doch müssen wir bei den für die Elektrizität wichtigen Elektronen noch etwas verweilen. Die Elektronen sind die kleinsten, negativ geladenen elektrischen Teilchen. Wir finden sie nicht nur auf elektrisch geladenen Körpern als ruhende Elektrizität, sondern auch bei elektrischer Leitung in festen Körpern, Flüssigkeiten und Gasen. (Im Falle der Flüssigkeiten und Gase handelt es sich allerdings meist um Ionen, S. 57.) Zunächst sei von der ruhenden Elektrizität die Rede.

5.2 Ruhende Elektrizität (Elektrostatik)

Die elektrische (elektrostatische) Aufladung eines Körpers erfolgt z. B. durch Reiben *(Reibungselektrizität).* Wir kennen das Elektrischwerden der Haare und des Hartgummikamms beim Kämmen. Die innige Berührung von Kamm und Haar führt zum Austausch von elektrischer Ladung. Auf dem einen Körper kommt es zur Anreicherung von Elektronen (= negative Ladung), auf dem anderen Körper tritt entsprechend ein Defizit an Elektronen ein (= positive Ladung). Vergrößern wir den Abstand zwischen Haar und Kamm, so können hohe elektrische Spannungen entstehen, auch Funkenentladungen können dabei auftreten. Ähnliches beobachten wir, wenn sich Perlonkleidung durch Reiben am Körper elektrisch auflädt. Das Tragen von Gummischuhen (d. h. die Isolierung des Körpers) begünstigt die elektrische Aufladung. Im Operationssaal kann man andererseits durch eine Erdung des Narkoseapparates derartige Funkenbildungen verhindern, die wegen der Narkosegase gefährlich werden können.

Ein Raum, der innen keine elektrischen Felder aufweist, d. h. *elektrostatisch abgeschirmt* ist, ist für empfindliche Messungen (z. B. für die Elektroenzephalographie) geeignet. Eine solche Abschirmung gelingt nicht nur durch einen geschlossenen Metallkasten; auch durch ein Drahtgitter hindurch können die elektrischen Felder nicht ins Innere des Raumes (z. B. des EEG-Untersuchungszimmers) eindringen (sog. *Faraday-Käfig*).

5.3 Elektrische Leitung in festen Körpern

5.3.1 Das Maßsystem der Elektrizität

Damit haben wir einige wichtige Begriffe der Elektrizität kennengelernt, nämlich die *Isolatoren* (Nichtleiter), zu denen z. B. Gummi, Porzellan, Holz, Polyvinylchlorid (PVC) und andere Kunststoffe sowie chemisch reines Wasser gehören, und die *Leiter,* also die Metalle, die im Gegensatz zu den Isolatoren die Elektrizität fortleiten. Die Metalle leiten deshalb den elektrischen Strom, weil sich einige ihrer Elektronen (die sog. Leitungselektronen) loslösen und durch das ganze Metallstück hindurch bewegen können – auf die Weise wird elektrische Ladung transportiert –, während der Rest des Metalls (die positiv geladenen Atomrümpfe) an Ort und Stelle bleibt. Auch der menschliche Körper ist ein Leiter, und zwar wegen seines Gehalts an (nicht chemisch reinem) Wasser. Die Leitfähigkeit von *Halbleitern* liegt zwischen der von Isolatoren und Leitern; sie (gemeint ist die Beweglichkeit von Elektronen) läßt sich durch Wärme und Licht erhöhen. Eine solche Substanz ist z. B. Silicium.

Es ist auch schon die elektrische *Spannung* (U) erwähnt worden, d. h. das Gefälle zwischen positiver und negativer Ladung, das in **Volt** (abgekürzt V) gemessen wird. In unseren Leitungen besteht eine Niederspannung von 220 V. Manche unserer Apparate arbeiten mit Hochspannung, die sie durch Umwandlung mit Hilfe von Transformatoren aus der Netzspannung erhalten. So benötigen die Röntgenapparate eine Hochspannung von 50000 bis 2 Mill. Volt (= 50 bis 2000 Kilovolt).

Obwohl die durch Reibung erzeugte Spannung größer ist (mehrere 1000 Volt) als diejenige, die das Elektrizitätswerk zur Verfügung stellt (220 Volt), können wir mit der Reibungselektrizität nicht viel anfangen, da die Elektrizitätsmenge zu gering ist. Neben der Elektrizitätsmenge interessiert die

Stromstärke. Darunter verstehen wir diejenige Elektrizitätsmenge, die in einer Sekunde durch den Querschnitt des Leiters fließt.

Die Einheit der Stromstärke ist das **Ampere** (abgekürzt A). Die Stromstärke ist dann besonders groß, wenn der Querschnitt des Leiters sehr groß ist, d. h. wenn der *Widerstand* – in **Ohm** (Ω) gemessen – gering ist. Es gilt nämlich die Gleichung (das *Ohmsche Gesetz*)

$$\text{Stromstärke} = \frac{\text{Spannung}}{\text{Widerstand}}$$

$$\text{oder } I = \frac{U}{R}$$

$$\text{oder 1 Ampere} = \frac{\text{1 Volt}}{\text{1 Ohm}}$$

Je kleiner der im Nenner stehende Widerstand ist, desto größer ist bei gleichbleibender Spannung die Stromstärke. Beim Kurzschluß fließt der Strom über eine Strecke mit geringem Widerstand, und die dabei zustande kommende enorme Stromstärke könnte die Drähte zum Glühen bringen und Brände hervorrufen, wenn nicht vorher der Strom in der *Sicherung* (an der schwächsten Stelle des Netzes) unterbrochen würde.

Stromstärke und Spannung stehen aber nicht nur durch das Ohmsche Gesetz in gegenseitiger Beziehung, sondern es besteht eine weitere Abhängigkeit, nämlich

Stromleistung = Stromstärke × Spannung
oder $W = I \times U$.

Diese *Leistung* wird in **Watt** bzw. **Kilowatt** (= 1000 Watt) gemessen. Angenommen, unser Stromnetz im Haushalt ist bei 220 Volt für Stromstärken bis zu 10 Ampere eingerichtet, dann kann das Netz bis zu einer Leistung von 220 Volt × 10 Ampere = 2200 Watt = 2,2 Kilowatt belastet werden. Beträgt die gesamte Wattzahl der eingeschaltelten Apparate mehr als 2200, so schaltet die 10-Ampere-Sicherung den Strom automatisch ab. In unseren Krankenhäusern kommen wir natürlich mit 10-Ampere-Sicherungen nicht aus. Die Kabel müssen stärkere Belastungen aushalten, da viele Geräte mit großer Leistung angeschlossen sind.

Die Stromkosten, die das Elektrizitätswerk berechnet, werden nicht auf die Leistung (Kilowatt) bezogen, sondern auf den *Stromverbrauch,* und zwar nach der Gleichung

Stromverbrauch = Kilowatt × Betriebsstunden.

Ein Gerät mit einer Leistung von 1 Kilowatt hat nach einstündigem Betrieb 1 **Kilowattstunde** verbraucht. Der uns vom Elektrizitätswerk zur Verfügung gestellte Strom ist ein *niederfrequenter Wechselstrom* der Frequenz 50 Hz = 50 Schwingungen pro Sekunde (Frequenz = Schwingungszahl = $\frac{1}{\text{Schwingungsdauer}}$; wird die Schwingungsdauer in Sekunden angegeben, so ist für den Quotienten der Ausdruck *Hertz* als Einheit der Frequenz üblich, also 1 Hz = $\frac{1}{s}$). Die meisten Apparate, die mit *Gleichstrom* arbeiten, werden an das Wechselstromnetz angeschlossen, nur muß im Gerät der Wechselstrom „gleichgerichtet“, d. h. in Gleichstrom verwandelt werden. Daneben gibt es auch Gleichstromquellen. (Beim Gleichstrom ändert sich im Unterschied zum Wechselstrom die Stromrichtung nicht.) Die Kliniken müssen imstande sein, im Notfall selbst Elektrizität zu erzeugen. In den Kliniken wird der eigene Strom selbständig eingeschaltet *(Notstromaggregat),* sobald aus irgendeinem Grunde das Elektrizitätswerk vorübergehend keinen Strom liefert. Man kann sich leicht vorstellen, welche Komplikationen beim Ausfall der Stromversorgung auftreten könnten (Aussetzen der Operationslampe, des Beatmungsgerätes, des Inkubators usw.).

Für manche medizinische Zwecke und in der Hochfrequenztechnik wird statt des Wechselstroms mit der Frequenz 50 Hz der sogenannte *hochfrequente Wechselstrom* mit Schwingungszahlen über 10000 Hz verwendet (S. 55).

5.3.2 Stromerzeugung (Generator)

Strom kann in rotierenden elektromagnetischen *Generatoren* erzeugt werden. Es handelt sich um *Dynamomaschinen* – auch der Fahrraddynamo ist ein Generator –, die mechanische in elektrische Energie umwandeln (umgekehrt verwandelt der *Elektromotor* elektrische in mechanische Energie). Das Prinzip des Dynamos (er enthält Magnete, Eisen und Spulen) besteht in folgendem: Wird ein elektrischer Leiter (z. B. Drahtschleife bzw. Wickler oder Spule) in einem magnetischen Feld derart bewegt, daß er die magnetischen Kraftlinien schneidet, so wird in dem Leiter eine elektrische Spannung erzeugt *(induziert)*. Auf die Weise kann *Wechselstrom,* letztlich auch *Drehstrom* und *Gleichstrom* erzeugt werden (der Drehstrom ist ein sog. dreiphasiger Wechselstrom, er läßt sich auf weite Entfernungen übertragen; über Gleichstromquellen s. auch S. 58).

5.3.3 Stromerzeugung im menschlichen Körper (Aktionsströme)

Nicht nur das Elektrizitätswerk und andere Betriebe sind fähig, Strom zu erzeugen, sondern auch der menschliche Körper ist dazu imstande. Die Stromstärke ist aber außerordentlich gering. So betragen die bei der Muskelbewegung auftretenden Körperströme nur einige Mikroampere (1 Mikroampere = 1 millionstel Ampere; 1 Milliampere = $\frac{1}{1000}$ Ampere). Immerhin gelingt es, die Körperströme *(Aktionsströme)* nach außen abzuleiten, indem man sogenannte *Elektroden* auf bestimmte Hautstellen setzt oder in die Muskulatur einsticht. Von diesen Elektroden aus werden dann die Aktionsströme, deren Stärke fortgesetzt wechselt, über Leitungsdrähte empfindlichen Meßgeräten zugeführt. So können über längere Zeit Stromänderungen kurvenmäßig dargestellt werden. Der Kurvenverlauf ergibt wichtige diagnostische Hinweise. Das *Elektrokardiogramm (EKG)* zeichnet die Aktionsströme des Herzmuskels auf und ist aus der Herzdiagnostik nicht mehr wegzudenken. Eine ähnlich bedeutsame Rolle spielt das *Elektroenzephalogramm (EEG),* das durch die Aufzeichnungen der Gehirnströme die Diagnose mancher Gehirnkrankheiten ermöglicht. Das *Elektromyogramm (EMG)* gestattet die Unterscheidung verschiedener Skelettmuskel- und Nervenerkrankungen.

5.3.4 Elektrische Unfälle

Neben den vom menschlichen Körper selbst erzeugten Aktionsströmen kann von außen zugeführte Elektrizität durch den menschlichen Körper strömen. Bei geringen Stromstärken wird nur ein leichtes Kribbeln bemerkt, höhere Stromstärken verursachen einen heftigen Schmerz *(elektrischer Schlag)*. Verbrennungen des Gewebes treten auf, ferner Strommarken auf der Haut an der Ein- und Austrittsstelle des Stromes. Auch kräftige Muskelkontraktionen kommen vor. Gefürchtet sind die Verkrampfungen der Atemmuskulatur und das fibrilläre Zucken des Herzmuskels, was bei den schweren *elektrischen Unfällen* zur Todesursache wird, falls nicht sofort künstliche Beatmung und Herzmassage einsetzen. Die einzelnen Menschen reagieren sehr unterschiedlich auf gleiche Stromstärken. Besonders ungünstige Verhältnisse liegen dann vor, wenn die stromführenden Drähte oder defekte Elektrogeräte mit nassen Händen berührt werden. Bei guten Kontaktbedingungen, d. h. bei kleinem Widerstand (nasse Hände!) können Wechselströme von 60 Volt schon gefährlich werden; denn die unter diesen Umständen im Körper vorhandene Stromstärke ist wegen des geringen Widerstandes verhältnismäßig groß. Bei gleicher Spannung und Stromstärke ist der Gleichstrom etwas ungefährlicher als der Wechselstrom von üblicher Frequenz (50 Schwingungen pro s). Der 3. Draht einer Schutzkontaktleitung *(Schuko)* verbindet das Gehäuse des Elektrogerätes mit einer Metallklemme in der Schukosteckdose. Fehler am Gerät, bei denen Strom auf das Gehäuse kommt, führen dadurch sofort Kurzschluß herbei. Die ausschließliche Verwendung der Schukoeinrichtungen ist eine wichtige *Unfallverhütungsmaßnahme.* Durch eine besondere Konstruktion ist bei manchen Schukosteckdosen außerdem dafür gesorgt, daß der Kontakt nur geschlossen wird, wenn die dicken Stifte des Steckers in die Buchsen eingeführt werden. Das Einführen dünner Nägel von Kinderhand reicht meist nicht aus, um diese eingebaute Sperrvorrichtung zu überwinden. Es ist ratsam, nicht benutzte Steckdosen durch einen Spezialverschluß zu sichern.

5.3.5 Therapeutische Anwendungen des elektrischen Stromes

Therapeutische Anwendung findet der gewöhnliche Wechselstrom von 90–120 Volt in Form des *Elektroschocks* bei gewissen Geisteskrankheiten. Über die in der Schläfengegend beiderseits angelegten Elektroden wird der Strom für einen Bruchteil einer Sekunde durch das Gehirn geleitet. Dabei tritt ein Krampfanfall auf.

Interessanterweise sind sehr *hochfrequente Wechselströme* (mehrere 100000 Schwingungen pro Sekunde statt 50 Hz) trotz hoher Spannung (100000 Volt) und einer Stromstärke von einigen Ampere völlig ungefährlich, da bei dem schnellen Richtungswechsel des Stromes nur noch eine minimale Ortsveränderung der elektrisch geladenen Teilchen zustande kommt. Muskelzuckungen treten dabei nicht auf, doch kommt es zu einer Erwärmung des Gewebes – die Tiefenwirkung des warmen Wickels ist sehr viel geringer. Die eintretende Durchblutungssteigerung im Innern des Körpers wird therapeutisch *(Wärmetherapie, Hochfrequenz-Diathermie)* z. B. bei schmerzhaften Muskel- und Gelenkerkrankungen sowie bei verschiedenen Entzündungen ausgenützt (Nasennebenhöhlenentzündungen etc.). Für Behandlungszwecke stehen folgende Hochfrequenzapparate mit ausgezeichneter Tiefenwirkung zur Verfügung:

1. Der *Kurzwellen-* bzw. *Ultrakurzwellenapparat* (Wellenlänge rund 11 oder rund 7 m).
2. Das *Dezimeterwellentherapiegerät* (Wellenlänge 69 cm).
3. Das *Mikrowellentherapiegerät* (Wellenlänge rund 12 cm).

In all den Fällen senden die hochfrequenten Wechselströme elektromagnetische Wellen in den Körper. Die Kurzwellen- oder UKW-Geräte besitzen 2 Elektroden, die zur Vermeidung von Verbrennungen einen gewissen Abstand von der Haut haben müssen (etwa 2 cm, teils auch mehr). Bei Dezimeterwellen- und Mikrowellengeräten wird nur jeweils eine einzige Elektrode benötigt, deren Hautabstand rund 10 cm betragen soll. Die Mikrowellen werden im Gegensatz zu den Kurz- oder Ultrakurzwellen vom Fettgewebe nur wenig abgeschwächt und führen zu einer guten Erwärmung z. B. der Muskulatur. Die Dezimeterwellen passieren die Haut, das Fettgewebe und sogar die Muskulatur, so daß ein großer Teil der Energie die inneren Organe erreichen kann; eine gute Erwärmung der inneren Organe ist die Folge. Eine Hauterwärmung kommt während der Bestrahlung mit Dezimeterwellen kaum zustande und kann deshalb auch nicht als Maß für die Dosierung herangezogen werden, während bei den anderen Hochfrequenzapparaten das Empfinden einer „angenehmen Wärme“ die richtige Dosierung anzeigt. Bei jungen Kindern ist die Beurteilung der richtigen Dosis schwieriger und teils nur durch Beobachtung der Kinder einigermaßen zuverlässig möglich.

Vor der Behandlung mit Kurzwellen – und den übrigen Hochfrequenzströmen – sind alle Metallteile (Sicherheitsnadeln usw.) aus dem Bestrahlungsgebiet zu entfernen. Während der Behandlung sitzt der Patient auf einem Holzstuhl oder liegt auf einem Holztisch. Auch Nässe (Schweiß, Harn) macht sich störend bemerkbar, Säuglinge und junge Kinder müssen vor der Behandlung trockengelegt werden.

In der *Elektrochirurgie* (Hochfrequenzchirurgie) nützt man die Wärmeentwicklung bzw. Funkenentladung der Hochfrequenz-Wechselströme bei der *Elektrotomie* (= Schmelzschnitt) und *Elektrokoagulation* (= elektrische Gerinnung) aus. Im Prinzip verwendet man dazu einen Diathermie- bzw. Kurzwellenapparat, dessen Elektroden besonders konstruiert sind. Bei der Elektrotomie stellt die eine Elektrode eine dünne Nadel dar, mit der ein sehr feines Schneiden des Gewebes möglich ist. Der Patient liegt auf einer großen Gegenelektrode, an der keine Erwärmung eintritt, da sich der Strom auf eine größere Fläche verteilt. Die Blutgefäße sind nach dem Durchtrennen mit der Nadel sofort verschorft, aus ihnen blutet es nicht. Bei der Elektrokoagulation handelt es sich um eine flächenhafte Verkochung des Gewebes, wodurch ebenfalls eine Blutstillung erreicht wird. Beim elektrochirurgischen Vorgehen ist die Verschleppung von Zellen einer bösartigen Geschwulst auf dem Lymph- oder Blutwege sehr viel unwahrscheinlicher als bei der Gewebsdurchtrennung mit dem Skalpell.

Der hochfrequente Wechselstrom mit Frequenzen von mehreren 100000 Hz führt, wie bereits erwähnt, nicht zu Muskelkontraktionen. Bei Verminderung der Frequenz wird man je nach der Reizschwelle bei einer bestimmten Stromstärke den einen oder anderen Nerv bzw. Muskel erregen und eine Muskelzuckung auslösen können. Therapeutisch wird der Wechselstrom bei Lähmungen zur Erregbarkeitssteigerung des Nervs und Kräftigung des Muskels angewendet. Die *Elektrotherapie* (das Elektrisieren) wird nicht nur mit schwachem (niederfrequentem) ***W**echselstrom* durchgeführt (***F**aradisation* genannt), sondern auch mit schwachem ***G**leichstrom* (der sog. ***G**alvanisation*). Die verwendeten Ströme haben eine Stärke von nur einigen Milliampere. Die gewünschten Ströme werden durch Umformung des Netzstromes mit Hilfe besonderer Geräte erzeugt. Die Zuführung des elektrischen Stromes zum menschlichen Körper erfolgt wieder über Elektroden. Die sogenannte Reizelektrode ist klein, sie berührt die Hautoberfläche punktförmig, und zwar im Bereich des zu reizenden Nervs oder Muskels. Die Stromdichte ist hier wegen der Kleinheit der Elektrode relativ groß. Die Fläche der anderen (indifferenten) Elektrode ist bedeutend größer, die Stromdichte dafür geringer. Diese indifferente Elektrode, unter der keine Reizung zustande kommt, kann der Haut an beliebiger Stelle aufliegen.

Weitere therapeutische Anwendungsformen des elektrischen Stromes sind die verschiedenen elektrischen Bäder. Darüber soll im nächsten Abschnitt (elektrische Leitung in Flüssigkeiten) berichtet werden. Strenggenommen gehören auch die gerade besprochene Faradisation und die Galvanisation – wie überhaupt das Strömen der Elektrizität im menschlichen Körper – in das Gebiet der „elektrischen Leitung in Flüssigkeiten"; denn es kommt dabei in dem zu einem großen Teil aus Wasser bestehenden Organismus zur Elektrolyse und Kataphorese, wovon jetzt die Rede sein wird.

5.4 Elektrische Leitung in Flüssigkeiten

5.4.1 Elektrolyse

Das Elektrisieren ist auch auf ganz andere Weise möglich, nämlich durch elektrische Bäder, bei denen schwache Ströme (Gleichstrom) Verwendung finden. Damit verlassen wir das Gebiet der elektrischen Leitung in festen Körpern und wenden uns der Elektrolyse zu, d. h. der elektrischen Leitung in Flüssigkeiten. Wie in festen Körpern so kommt auch in Flüssigkeiten das Strömen der Elektrizität durch Bewegungen elektrisch geladener Teilchen zustande. Während aber z. B. in einem Kupferdraht losgelöste, also einzelne Elektronen fließen – die eigentlichen Kupferteile bleiben an Ort und Stelle –, wandern in der Flüssigkeit größere geladene Teilchen.

Im einzelnen handelt es sich bei der *Elektrolyse*[10] um folgendes. Ein in Wasser gelöstes Salz, z. B. Kochsalz, wird in der Flüssigkeit so aufgespalten, daß jedes einzelne Salzmolekül sofort in je ein negativ geladenes und ein positiv geladenes Teilchen zerfällt. Diese beiden Teile eines Moleküls nennen wir *Ionen*[11]. Die negative Ladung auf dem einen Ion kommt dadurch zustande, daß es bei der Spaltung des Kochsalzes ein Elektron von dem anderen Molekülteil abbekommt, der dann natürlich wegen des Fehlens dieses Elektrons positiv geladen ist (s. auch S. 61). Stellen wir in die Salzlösung in gewissem Abstand voneinander zwei Metallplatten (Elektroden), an die wir die elektrische Spannung einer Gleichstromquelle legen, so fließt ein elektrischer Strom, d. h. die Flüssigkeit leitet (Abb. 4.31 a). Träger der Elektrizität sind die Ionen, die in der Flüssigkeit wandern, und zwar bewegen sich die positiv geladenen Ionen zur negativen Elektrode (zum negativen Pol = *Kathode*[12]), und die negativ geladenen Ionen wandern zur positiven Elektrode (zum positiven Pol = *Anode*[13]).

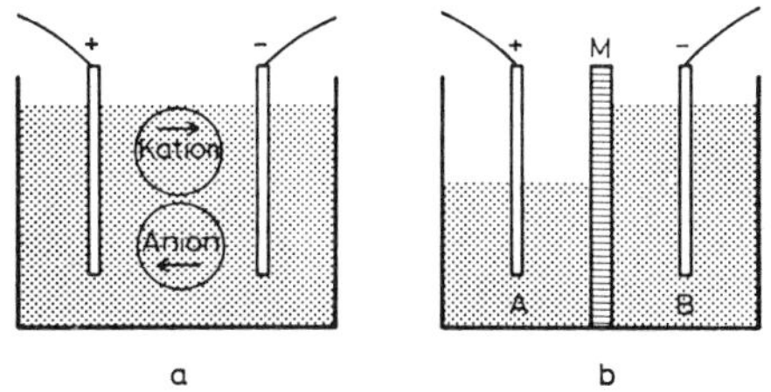

Abb. 4.31 a, b **a** Elektrolyse, **b** Iontophorese (Kataphorese); M poröse Membran, A Gefäß mit Anode, B Gefäß mit Kathode.

Entsprechend heißen die zur *Kath*ode gehenden positiven Ionen *Kationen* (Metalle sowie Wasserstoff), während die zur *An*ode wandernden negativ geladenen Ionen *Anionen* (der Molekülrest) genannt werden.

Die Salzlösung – und übrigens in gleicher Weise auch Säuren und Basen – werden bei der Elektrolyse zersetzt. Die stromleitenden Flüssigkeiten bzw. die in der Flüssigkeit in Ionen zerfallenen Salze, Säuren oder Basen (über Laugen s.S. 81) werden **Elektrolyte** genannt. Demnach ist z. B. das Natriumion kein Elektrolyt, wohl aber das in wäßriger Lösung in Natrium- und Chlorionen aufgespaltene Kochsalz.

Ausgangspunkt dieser Betrachtungen ist die Erwähnung der *elektrischen Bäder* gewesen. Beim Elektrisieren mit Hilfe der elektrischen Bäder tritt eine Wanderung der in der Elektrolytlösung vorhandenen Ionen durch die Haut ein. Die Elektrolyte innerhalb der Wanne sorgen dafür, daß zwischen den in die Flüssigkeit eintauchenden Elektroden und dem menschlichen Körper Strom fließt. Vielfach werden die elektrischen Bäder auch in der Weise durchgeführt, daß zwei Wannen mit je einer Elektrode verwendet werden. In jede der beiden mit einer Elektrolytlösung gefüllten Wannen taucht ein Arm (oder ein Bein) ein. Sobald der Strom fließt, führt er wieder zu einer elektrolytischen Ionenwanderung durch die Haut.

[10] lyo (griech.): ich löse.
[11] ion (griech.): wandernd.
[12] kata (griech.): herab; odos (griech.): Weg.
[13] ana (griech.): hinauf; odos (griech.): Weg.

5.4.2 Iontophorese oder Kataphorese

Unter bestimmten Umständen kommt es statt zur Elektrolyse zur sogenannten *Iontophorese*[14] oder *Kataphorese*[15]. Worum es sich dabei handelt, soll im folgenden kurz geschildert werden.

Trennen wir ein mit Flüssigkeit gefülltes Gefäß durch eine *wasserundurchlässige, poröse Membran* (M) in zwei Teile (Abb. 4.31b), wobei in die eine Hälfte des Gefäßes (A) die Anode, in die andere (B) die Kathode eintaucht, so findet beim Durchleiten des Stromes keine Elektrolyse (Zersetzung) der Flüssigkeit statt, sondern nach einiger Zeit steht bei Verwendung bestimmter Lösungen der Flüssigkeitsspiegel auf der Seite der Kathode höher als auf der der Anode. Es ist hier nicht wie bei der Elektrolyse eine Wanderung von Ionen sowohl zur Anode als auch zurKathode eingetreten, statt dessen hat sich die gesamte Flüssigkeit von der einen Seite der Trennwand zur anderen begeben, und zwar ist die Flüssigkeit als ganzes mit den darin gelösten Substanzen von der Anode zur Kathode gewandert. Die Lösung hat sich in unserem Beispiel positiv aufgeladen, während die poröse Membran eine negative Ladung angenommen hat. Bei entsprechend anderer Zusammensetzung der Flüssigkeit wäre auch das Umgekehrte denkbar.

Ersetzen wir nun die beiden Gefäßhälften A und B der Abb. 4.31b durch je eine Wanne und denken wir uns anstelle der wasserdurchlässigen, porösen Membran einen Menschen, der seine Arme in je eine Wanne hält, so haben wir wieder das schon einmal beschriebene Modell der elektrischen Bäder vor uns. Bei bestimmter Zusammensetzung der Flüssigkeit beobachten wir keine elektrolytische Ionenwanderung in die Haut, sondern die Flüssigkeit und die darin enthaltenen Substanzen (z.B. Medikamente) werden dem Organismus auf kataphoretischem Wege zugeführt. Es ist leicht vorstellbar, daß an die Stelle der beiden Wannen zwei mit bestimmter Lösung getränkte Mulläppchen treten können, die in einiger Entfernung voneinander direkt auf den Arm gelegt werden. Auf diese beiden Mulläppchen, also nicht direkt auf der Haut, werden die Elektroden befestigt. Nach diesem Prinzip führen wir die *Pilocarpin-Iontophorese* durch, die der Schweißgewinnung dient und bei Verdacht auf Mukoviszidose (zystische Fibrose, S. 194) aus diagnostischen Gründen angewendet wird. Dabei wird das mit einer Pilocarpinlösung getränkte Läppchen am Unterarm angebracht und mit der positiven Elektrode verbunden. Die negative Elektrode führt zu einem mit verdünnter Schwefelsäure befeuchteten Mulläppchen am Oberarm. Nach dem Einschalten des Stromes dringt das schweißtreibende Pilocarpin in die Haut ein. Nach einigen Minuten wird der Strom ausgeschaltet. Der sich anschließend am Unterarm sammelnde Schweiß wird auf seinen Natrium- oder Chloridgehalt untersucht.

Die Kataphorese – und auch die Elektrolyse – spielen bei einer Reihe von biologischen Vorgängen eine wichtige Rolle. Eine im Prinzip ähnliche Grenzmembran, wie sie in der Abb. 4.31b dargestellt ist, trennt in Form der *Zellmembran* jede einzelne Körperzelle von dem sogenannten „Extrazellulärraum“ (dem Raum außerhalb der Zellen) ab. Unsere Zellmembranen sind elektrisch aufgeladen. Der Stoffaustausch an dieser Membran vollzieht sich z.T. nach den Gesetzen der Kataphorese. Die *roten Blutkörperchen* z.B. tragen außen eine negative elektrische Ladung. Die Folge davon ist eine gegenseitige Abstoßung im Gefäßsystem *(gleiche Ladungen stoßen sich ab, entgegengesetzte ziehen sich an)* und damit eine nur langsame Sedimentierung im Blutsenkungsröhrchen. Verringert sich diese Ladung, wie das bei zahlreichen Erkrankungen der Fall ist, so bleiben die roten Blutkörperchen nicht so lange in der Schwebe (in Suspension), sondern sie sinken, der Schwerkraft folgend, im Blutsenkungsröhrchen schneller zu Boden (beschleunigte Blutkörperchensenkung). Die elektrolytische Ionenwanderung in unseren Körperzellen durch die Zellmembran hindurch und im Extrazellulärraum führt zu den schon genannten *Körperströmen.* Chemische Vorgänge sind daran beteiligt.

5.4.3 Stromerzeugung (Gleichstromquellen)

Auch in der Technik wird durch chemische Umsetzungen Strom erzeugt. Wenn der Strom eine chemische Zersetzung (Elektrolyse) hervorrufen kann, so ist es nicht verwunderlich, daß umgekehrt durch chemische Vorgänge Strom (Gleichstrom) zu erzeugen ist. So arbeiten die *galvanischen Elemente.* Dagegen müssen die *Akkumulatoren* zunächst durch Anschluß an das Stromnetz aufgeladen werden, bevor sie eigenen Strom liefern. Diese Aufladung ist identisch mit der Elek-

---

[14] ion (griech.): wandernd; phoresis (griech.): tragen.
[15] kataphoreo (griech.): ich trage hinab.

trolyse, bei der ja auch unter dem Einfluß des Stromes Veränderungen in der Lösung und an den Elektroden eintreten. Die danach im Akkumulator ablaufenden umgekehrten chemischen Vorgänge erzeugen Strom (Gleichstrom), bis der Akkumulator „leer" ist. Diese chemischen Prozesse können durch Stromzufuhr (Aufladung) wieder rückgängig gemacht werden, und der Vorgang beginnt von neuem.

5.5 Elektrische Leitung in Gasen

Wie bei der Elektrolyse der Stromtransport in einer Flüssigkeit durch Ionen besorgt wird, so beruht die Leitfähigkeit der Luft – oder ganz allgemein der Gase – auf der Bildung von Ionen. Ohne eine solche *Ionisation* sind die Gase Nichtleiter. Eine Ionisation der Luft tritt z. B. in Form des *Lichtbogens* auf, der die Stromleitung zwischen zwei Kohlestäben überbrückt, sobald nach dem Auseinanderziehen der Stäbe dazwischen eine dünne Luftschicht entstanden ist. (Von dem einen der beiden Kohlestäbe geht übrigens das sehr helle Bogenlicht aus, das früher häufig in Projektionsapparaten verwendet wurde.) Auch *radioaktive Stoffe* können die Luft ionisieren, also leitfähig machen. Darauf beruht der Nachweis derartiger Substanzen im *Geiger-Müller-Zählrohr:* beim Einfallen radioaktiver Strahlen in das Zählrohr entstehen durch Ionisation Stromstöße, die hör- und sichtbar gemacht werden können. Ebenso führen *Röntgenstrahlen* zu einer Ionisation der Luft. Wir sprechen hier ganz allgemein von **ionisierenden Strahlen.**

Nicht nur radioaktive und Röntgenstrahlen bewirken eine Ionisation, sondern auch *Lichtstrahlen* sind dazu in der Lage. Beim Auftreffen von Licht auf eine Metallplatte, eine Fotoschicht u. ä. können aus dem Metall oder der Fotoschicht Elektronen herausgeschleudert werden. Der Lichtstrahl verursacht also die Bewegung von Elektronen, d. h. er löst einen elektrischen Strom aus. Wir bezeichnen dieses Phänomen als *lichtelektrischen Effekt.* Er dient zur Umwandlung der einzelnen Punkte eines Bildes in elektrische Stromstöße und umgekehrt. Dieses Prinzip liegt dem Fernsehen zugrunde. Es spielt auch beim Röntgenfernsehen und bei der Röntgenbildverstärkung eine Rolle.

▶ Beim *Röntgenfernsehen* ist das Röntgendurchleuchtungsgerät mit einem Röntgenbildverstärker (s. u.) und dem Fernsehzusatz, bestehend aus Fernsehkamera und Fernsehgerät, gekoppelt. Diese sog. *Bildverstärker-Fernsehkette* ermöglicht bei direkter Röntgenuntersuchung die Betrachtung des Durchleuchtungsbildes auf dem Bildschirm des Fernsehgerätes im Hellen, während bei der alten Durchleuchtungstechnik im Dunkeln (nach Anpassung des Auges an die Dunkelheit) untersucht werden muß. Die Durchleuchtung im Hellen ist bei Verwendung des *Bildverstärkers* auch ohne Fernsehzusatz möglich. Der Bildverstärker hat nämlich die Aufgabe, das sehr lichtschwache und nur im Dunkeln zu sehende Röntgendurchleuchtungsbild in ein verkleinertes, aber lichtstarkes Bild zu verwandeln, das unser Auge im Hellen wahrnehmen kann. Der Bildverstärker heißt deshalb auch *Bildwandler.* Wie aus der Abb. 4.32 zu ersehen ist, werden die auf Grund des „licht"-elektrischen Effektes vom Röntgenleuchtschirm ausgehenden Elektronen gebündelt und treffen auf einen 2. Schirm (Betrachtungsschirm), auf dem das verkleinerte, aber etwa 1000fach hellere Bild entsteht. Dieses Bild wird mit *einem* Auge durch ein Linsensystem betrachtet, was etwas umständlich ist. Bequemer ist natürlich die Beobachtung dieses Bildes auf dem Fernsehschirm. Das verkleinerte Bild des Bildwandlers (oder auch das Fernsehbild) kann außerdem mit einer *70-mm-* bzw. *100-mm-Kamera* in rascher Folge fotografiert oder auch in Form der *Röntgenkinematografie*[16] gefilmt werden, so daß der ganze Ablauf einer Durchleuchtung im Film festgehalten wird. ◀

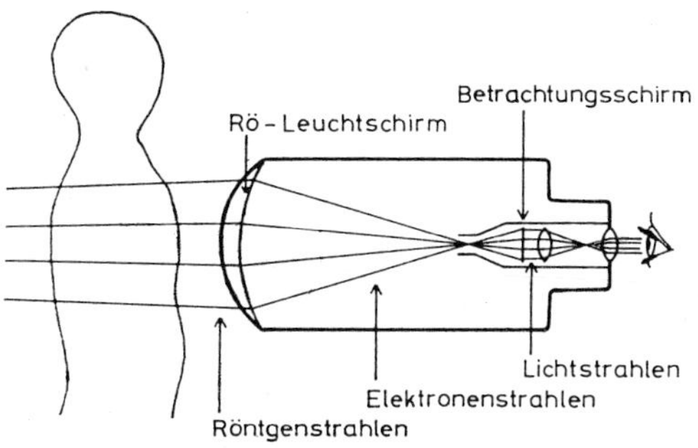

Abb. 4.32 Röntgenbildverstärker (Bildwandler).

Es gibt eine Reihe „elektronischer" Geräte, die der Regelung und Steuerung dienen. Die „Elektronik" – so nennt man denjenigen Zweig der Elektrotechnik, der sich damit befaßt – spielt auch in der Medizin eine

[16] kinesis (griech.): Bewegung; grapho (griech.): ich schreibe.

immer größere Rolle. Wir haben gerade die elektronische Bildverstärkung kennengelernt. Die *Fotozellen* in unseren Fotometern arbeiten nach einem ganz ähnlichen Prinzip. Ein weiteres Anwendungsgebiet ist der elektronische (Herz-)*Schrittmacher* (Pacemaker), der in gewissen Situationen beim Herzstillstand oder bei nicht mehr voll funktionstüchtigem Herzen eingesetzt wird. Das Herz wird dabei entweder von außen stimuliert, oder es können Apparate, die der Regulierung der Herztätigkeit dienen, mit ihren langlebigen Batterien direkt in den Körper der Patienten eingepflanzt werden. In vielen Apparaten (in Meßapparaten u. a.) befinden sich *Elektronenröhren.* Es handelt sich hier um fast luftleere Röhren, in denen sich die Elektronen in Form des Elektronenstrahls (S. 52) mit großer Geschwindigkeit von der zum Glühen gebrachten *Kathode zur Anode* bewegen, weshalb man ihn auch Kathodenstrahl nennt. Die *Kathodenstrahlröhre (Braunsche Röhre)* ist ähnlich gebaut. Der von der glühenden Kathodenscheibe senkrecht ausgehende Kathodenstrahl verläuft *unabhängig von der Stellung der Anode geradlinig* weiter, wird durch elektrische und magnetische Felder gebündelt und trifft mit großer Geschwindigkeit punktförmig auf einen Leuchtschirm. Der dabei durch Fluoreszenz (S. 44) entstehende Lichtfleck wandert bei Bewegungen des Kathodenstrahls mit ihm über den Leuchtschirm. Nach diesem Prinzip arbeitet die Fernsehröhre, aber auch der Kurvenverlauf des Elektrokardiogramms kann z. B. während einer Operation oder auf der Intensivstation auf diese Weise ständig sichtbar gemacht werden. Die Braunsche Röhre dient hier als *„Kathodenstrahl-Oszilloskop* bzw. – im Falle der Aufzeichnung der Kurve – als *Kathodenstrahl-Oszillograph“*[17].

Die **Röntgenröhre** (Abb. 4.33) ist ähnlich konstruiert wie die gerade beschriebene Elektronenröhre oder die Kathodenstrahlröhre. Sie besteht aus einem weitgehend luftleer gepumpten Glas-, Metall- oder Metall-Keramik-Rohr (Hochvakuumrohr). Die Kathode wird durch den Heizstrom zum Glühen gebracht, wobei sich Elektronen bilden. Diese werden durch die angelegte Hochspannung beschleunigt und auf ihrem geradlinigen Weg durch Auftreffen auf die Anode (einen schräggestellten Metallblock) abgebremst. Dadurch kommt es an der Aufprallstelle zu einer Wärmeentwicklung, und es entstehen außerdem beim Aufprall der Elektronen ganz neue Strahlen, nämlich *Röntgenstrahlen* (elektromagnetische Strahlen bestimmter Wellenlänge), die von der schrägen Fläche des Metallblocks ausgehen. Sie sind nach dem Physiker W. C. Röntgen benannt worden, der sie 1895 entdeckte und als X-Strahlen bezeichnete (in den angelsächsischen Ländern tragen sie noch heute diesen Namen). Je nach der Energie der auf den Metallblock aufprallenden Elektronen entstehen mehr oder weniger harte Röntgenstrahlen: je höher die Spannung an der Röntgenröhre und damit die Geschwindigkeit der Elektronen ist, desto kürzer ist die Wellenlänge dieser elektromagnetischen Strahlen, d. h. desto größer ist ihr Durchdringungsvermögen (ihre Härte). Sehr harte Strahlen durchdringen sogar den Knochen. (Es sei noch einmal betont, daß es sich bei den Elektronenstrahlen um korpuskuläre Strahlen handelt, während die von ihnen ausgelösten Röntgenstrahlen wie die Lichtstrahlen elektromagnetische Wellen sind, S. 52.)

[17] oscillo (lat.): ich schwinge; grapho (griech.): ich schreibe; skopeo (griech.): ich sehe.

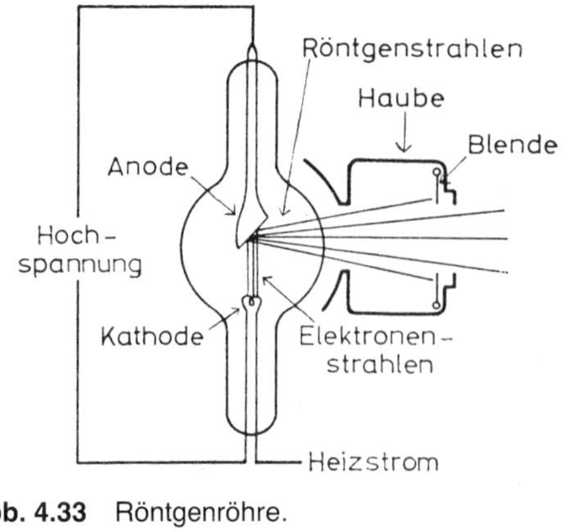

Abb. 4.33 Röntgenröhre.

Bei der Röntgendurchleuchtung rufen die durch den Organismus hindurchgetretenen Röntgenstrahlen beim Auftreffen auf einen Leuchtschirm das im Dunkeln zu betrachtende Fluoreszenzbild hervor (s. aber Bildverstärker, S. 59), bei der im Hellen „geschossenen“ Röntgenaufnahme dagegen fallen sie auf einen Röntgenfilm, der nach dem Entwickeln und Fixieren das Röntgenbild ergibt. Je nach den Erfordernissen werden für *Röntgendurchleuchtung* und *Röntgenaufnahme* Röntgenstrahlen von bestimmter Härte verwendet. Nicht nur für diagnostische Zwecke (Durchleuchtung und Aufnahme), sondern auch für die Therapie werden Röntgenstrahlen eingesetzt (Röntgentherapie). Für die Behandlung gilt ebenfalls, daß die Härte der Strahlung den Gegebenheiten angepaßt werden muß. Teils werden sehr langwellige (weiche) Röntgenstrahlen benötigt, die den Übergang zum Ultraviolettbereich der elektromagnetischen Wellen darstellen. Sollen die Röntgenstrahlen tief in den Körper eindringen, so müssen sie besonders hart sein (Anwendung bei der *Röntgentiefenbestrahlung*).

Noch kürzere Wellenlängen (etwa gleich denen der im nächsten Kapitel zu erörternden Gammastrahlen) haben die sogenannten ultraharten Röntgenstrahlen. Sie entstehen dadurch, daß sehr schnell bewegte Elektronen, aus einer *Elektronenschleuder* kommend, auf Metall aufprallen. Die Elektronenschleuder *(Betatron)* wird allerdings nicht nur zur Erzeugung von Röntgenstrahlen (Röntgenbremsstrahlen), sondern auch von stark beschleunigten Elektronen verwendet: die Elektronen werden durch ein starkes Magnetfeld auf eine Kreisbahn gebracht und dort millionenmal herumgetrieben. Dabei erlangen sie ungeheure Geschwindigkeiten und Energien. Die aus der Elektronenschleuder herausfliegenden Elektronen werden zur Bestrahlung von Hautkrankheiten eingesetzt. Es gibt auch Einrichtungen (das *Zyklotron*), mit denen auf ähnliche Weise Protonen, Neutronen, α-Teilchen u. a. auf Kreisbahnen beschleunigt werden können. Damit haben wir Bausteine des Atoms genannt, die auch Bestandteile der radioaktiven Strahlung sind und im nächsten Kapitel besprochen werden sollen.

6 Atomaufbau und Radioaktivität

6.1 Atomaufbau

Von dem großen Gebiet der Atomphysik sollen uns hier nur Atomaufbau und radioaktive Strahlung interessieren. Einige Kenntnisse über den Bau der Atome sind zum besseren Verständnis der radioaktiven Strahlen notwendig. Deshalb sei zunächst vom Atom die Rede.

Angenommen, wir würden einen Quecksilbertropfen immer und immer wieder teilen, so würden ständig kleinere Kugeln entstehen. Irgendwann würden wir bei unserem Gedankenexperiment an einem Punkt ankommen, wo eine weitere Teilung nicht mehr möglich wäre. Diese kleinste Kugel bezeichnen wir als **Atom** (in unserem Falle Quecksilberatom). Das aus dem Griechischen stammende Wort „Atom“[18] bedeutet *„unteilbar“*. Seit über einem halben Jahrhundert wissen wir aber, daß die alte Auffassung von der Unteilbarkeit und Unveränderlichkeit des Atoms nicht zutrifft. Das Atom ist nicht der kleinste Baustein eines chemischen Grundstoffes (eines Elements), z. B. des Quecksilbers, sondern das Atom eines solchen Elementes besteht seinerseits wieder aus einer Reihe von Kugeln. Die Anzahl dieser Kugeln im Atom eines bestimmten Elements kann sich ändern, und trotzdem handelt es sich immer noch um den gleichen chemischen Grundstoff. Derartige Veränderungen im Atom können aber auch dazu führen, daß sich ein Element in ein anderes umwandelt *(das Atom ist wandelbar)*. Ja es ist sogar möglich, daß aus dem Atom *eines* Elements durch Teilung *zwei* Atome entstehen und damit zwei ganz andere Elemente *(das Atom ist teilbar)*.

Wie sind nun die Atome der verschiedenen Elemente aufgebaut? Jedes Atom besteht aus einem positiv geladenen *Kern* und einem oder mehreren negativ geladenen Teilchen *(Elektronen)*, die in weitem Abstand vom Kern diesen auf Kreis- und Ellipsenbahnen (Elektronenhüllen, Elektronenwolke, Elektronenkonfiguration) mit hoher Geschwindigkeit (etwa $\frac{1}{10}$ der Lichtgeschwindigkeit) „umkreisen“ *(Bohrsches Atommodell)*. Der Atomaufbau hat eine gewisse Ähnlichkeit mit unserem Planetensystem; hier wird die Sonne von den Planeten umkreist, dort der Atomkern von den Elektronen. Der größte Teil des Planetensystems sowohl wie des Atoms ist frei von Materie.

Das kleinste Atom, das überhaupt existiert, ist das Wasserstoffatom. Es enthält als Kern eine einzige positiv geladene Kugel, nämlich das *Proton*. In relativ „großer“ Entfernung davon kreist auf der Elektronenhülle *ein* Elektron, das natürlich – wie schon mehrfach erwähnt – eine negative Ladung trägt. In jedem einzelnen Atom – auch in den größeren Atomen der übrigen Elemente – entspricht die Anzahl der (positiv geladenen) Protonen im Kern der Anzahl der ihn umkreisenden (negativ geladenen) Elektronen. Die Ladungen heben sich also auf, das Atom ist elektrisch neutral (im Gegensatz zu den Ionen). Die Masse des Elektrons beträgt nur etwa $\frac{1}{1800}$ der Masse eines Protons. Demnach ist praktisch die gesamte Masse eines Atoms im Kern auf

[18] tome (griech.): Schnitt; a (griech.): verneinende Vorsilbe.

engstem Raum zusammengedrängt. Der Durchmesser eines Atoms (nicht des Atomkerns, dieser ist 10000- bis 100000mal kleiner) ist rund 2×10^{-8} cm (= 2 × 0,1, d. h. 0,2 nm). Es ist also verständlich, daß wir mit unserem Lichtmikroskop ein einzelnes Atom nicht erkennen können (das gelingt nicht einmal mit dem Elektronenmikroskop); denn mit einem Lichtmikroskop können wir nur Gegenstände „auflösen", die größer sind als 2×10^{-5} cm (= 2 × 0,1, d. h. 0,2 µm bzw. 200 nm).

Der Wasserstoffatomkern, also das Proton, erscheint als Baustein in den Atomkernen sämtlicher Elemente. Im Unterschied zum Wasserstoff finden sich aber in den Atomkernen der übrigen Elemente neben den Protonen noch andere Teile von etwa der gleichen Größe und Masse, doch ohne elektrische Ladung. Es handelt sich um die sog. Neutronen. Protonen und Neutronen werden als *Nukleonen* zusammengefaßt. Sie gehören wie z. B. auch die Elektronen und Photonen zu den *Elementarteilchen* der Materie. Diese haben entweder eine Masse, aber keine Ladung (wie z. B. Neutronen) oder sowohl Masse als auch Ladung (wie z. B. die Protonen und die Elektronen) oder – wie im Falle der Photonen – weder Masse noch Ladung. Jedes *Neutron* besteht aus einem (positiven) *Proton* und einem (negativen) *Elektron,* ist also ungeladen, d. h. elektrisch neutral. Nun bestehen interessante Beziehungen zwischen der Zahl der Protonen und Neutronen im Atomkern einerseits und dem *Atomgewicht* der einzelnen Elemente sowie ihrer Stellung im sog. **periodischen System** der Elemente andererseits. Dieses System ist von grundlegender Bedeutung für die Chemie; mit seiner Hilfe können wir das Wesen der radioaktiven Elemente besser begreifen. Wir wollen uns deshalb dieses Periodensystem etwas genauer ansehen.

Wenn wir alle chemischen Grundstoffe unserer Erde, nach steigenden Atomgewichten geordnet, zusammenstellen, so steht an der Spitze als leichtestes Element der Wasserstoff. An 92. Stelle steht das schwerste, natürlich vorkommende Element, nämlich das Uran. Darüber hinaus sind 15 weitere Elemente von noch größerem Atomgewicht künstlich hergestellt worden (die sog. Transurane, S. 67), so daß wir zu einer Gesamtzahl von 107 Elementen kommen. In der Tabelle 4.5 sind die 20 leichtesten Elemente, nach Atomgewichten geordnet, aufgeführt. Das Atomgewicht eines Elementes gibt annähernd an, wieviel mal schwerer das Einzelatom des betreffenden Elementes ist als 1 Atom Wasserstoff. 1 Atom Sauerstoff (Atomgewicht = 16) z. B. ist 16mal so schwer wie 1 Atom Wasserstoff (Atomgewicht = 1). Die genaue Definition des Atomgewichts weicht etwas von dem eben Ausgeführten ab: Als Bezugseinheit wird der Kohlenstoff verwendet (Atomgewicht = 12). Die Zahlen der Atomgewichte ändern sich dadurch nur unwesentlich (Wasserstoff hat nach dieser zuletzt genannten Definition ein Atomgewicht von 1,00797). Es handelt sich hier übrigens um die *relativen* Atomgewichte (die Zahlen stellen „dimensionslose" Größen dar im Gegensatz zum *absoluten* Atomgewicht, das in Gramm angegeben wird, s. S. 73). Die fortlaufende Numerierung der in der angegebenen Weise geordneten Elemente ergibt deren *Ordnungszahl.* Die Vielzahl der Elemente läßt sich nun weiterhin am zweckmäßigsten in der Weise ordnen, daß man mehrere Elemente in der genannten Reihenfolge nebeneinanderstellt und an bestimmter Stelle eine neue Zeile (eine neue waagerecht geschriebene *Periode*) beginnt, so daß dann untereinander jeweils eine *Gruppe* verwandter Elemente steht (Tab. 4.6). So sind z. B. in der Gruppe I außer dem Wasserstoff die Alkalimetalle untereinander aufgeführt (Lithium, Natrium, Kalium usw.), in der Gruppe II die Erdalkalimetalle Beryllium, Magnesium, Calcium

Tabelle 4.5 Die 20 leichtesten Elemente, nach dem Atomgewicht geordnet.

Name des Elements	Chem. Zeichen	Atom-gewicht	Ordnungs-zahl
Wasserstoff	H	1,0	1
Helium	He	4,0	2
Lithium	Li	6,9	3
Beryllium	Be	9,0	4
Bor	B	10,8	5
Kohlenstoff	C	12,0	6
Stickstoff	N	14,0	7
Sauerstoff	O	16,0	8
Fluor	F	19,0	9
Neon	Ne	20,2	10
Natrium	Na	23,0	11
Magnesium	Mg	24,3	12
Aluminium	Al	27,0	13
Silicium	Si	28,1	14
Phosphor	P	31,0	15
Schwefel	S	32,1	16
Chor	Cl	35,5	17
Argon	Ar	39,9*	18
Kalium	K	39,1*	19
Calcium	Ca	40,1	20

* Bezüglich der Reihenfolge dieser beiden Elemente siehe Text.

Tabelle 4.6 Das periodische System der Elemente (bezüglich der chemischen Zeichen der Elemente s. Tab. 4.5). Die horizontalen Reihen heißen Perioden, die senkrecht untereinander stehenden Elemente bilden jeweils eine Gruppe.

Gruppe	I	II	III	IV	V	VI	VII	0
1. Periode	1,0 H **1**							4,0 He **2**
2. Periode	6,9 Li **3**	9,0 Be **4**	10,8 B **5**	12,0 C **6**	14,0 N **7**	16,0 O **8**	19,0 F **9**	20,2 Ne **10**
3. Periode	23,0 Na **11**	24,3 Mg **12**	27,0 Al **13**	28,1 Si **14**	31,0 P **15**	32,1 S **16**	35,5 Cl **17**	39,9 Ar **18**
4. Periode	39,1 K **19**	40,1 Ca **20**	usw.					

u. a., in der Gruppe VII die Salzbildner (Halogene) Fluor, Chlor, Brom, Jod und in der letzten Gruppe die Edelgase Helium, Neon, Argon, Krypton, Xenon usw. Bei den bisher genannten Gruppen handelt es sich um die sog. Hauptgruppen. Das periodische System enthält auch Nebengrupen, wodurch der Aufbau etwas komplizierter wird.

Interessanterweise gibt die Ordnungszahl eines Elementes an, wieviel Protonen sich in seinem Atomkern – bzw. wieviel Elektronen sich in seiner Elektronenhülle – befinden: der Wasserstoffkern enthält 1 Proton, der Heliumkern 2 Protonen, der Lithiumkern 3, der Berylliumkern 4 usw.; entsprechend lauten die Ordnungszahlen für Wasserstoff 1, für Helium 2 usw. Die Elektronen kreisen nicht alle im gleichen Abstand um den Kern, sondern in verschiedenen „Schalen".

Die dem Kern am nächsten stehende Schale kann nur höchstens 2 Elektronen (die beiden Elektronen des Edelgases Helium) aufnehmen: Schale Nr. 1 oder K-Schale, die höchstmögliche Zahl der Elektronen auf dieser Schale errechnet sich nach der Formel $2 \times n^2 = 2 \times 1^2 = 2$ (n stellt die Schalennummer dar). Das 3. Elektron des Lithiums muß sich deshalb in größerem Abstand vom Atomkern, d. h. auf der 2. Schale (L-Schale), bewegen, die erst nach der Aufnahme von insgesamt 8 Elektronen „voll" ist (Edelgas Neon) – maximale Anzahl der Elektronen auf der L-Schale = $2 \times 2^2 = 8$. Es folgt die Schale Nr. 3 (M-Schale), hier haben höchstens $2 \times 3^2 = 18$ Elektronen Platz (Abb. 4.34).

Eine volle äußere Schale, wie sie die Edelgase aufweisen, stellt einen stabilen Zustand dar. Damit hängt die weitgehende Unfähigkeit der Edel-

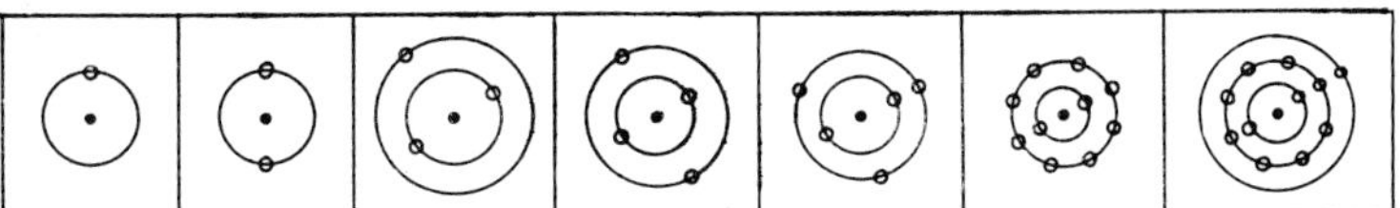

Element	Wasserstoff	Helium	Lithium	Beryllium	Bor	Neon	Natrium
Ordnungszahl = Zahl der Protonen bzw. Elektronen	1	2	3	4	5	10	11
Periode (s. Tab. 6)	Vorperiode		1. Periode				2. Periode

Abb. 4.34 Schematische Darstellung einiger Atommodelle.

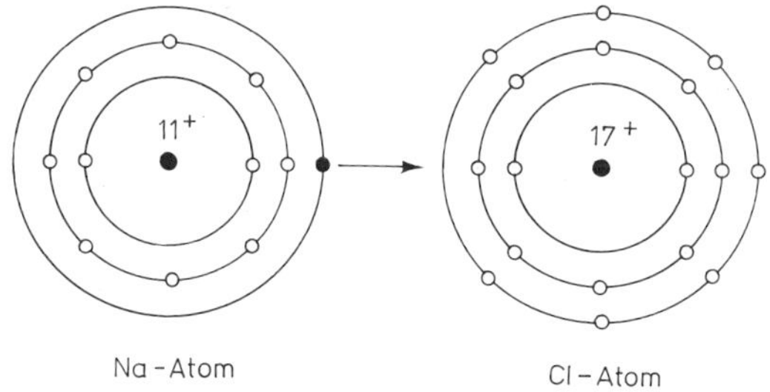

Abb. 4.35 Entstehung von Na^+-Ion und Cl^--Ion aus den entsprechenden Atomen (Ionenbildung).

gase zusammen, mit anderen Atomen zu reagieren (s. S. 71). Wir können nun aber auch die *Bildung der Ionen* besser verstehen. Auf S. 57 wurde ausgeführt, daß Kochsalz (NaCl) im Wasser in positiv und negativ geladene Ionen zerfällt. Im einzelnen geschieht folgendes (Abb. 4.35). Natrium (Na) hat auf seiner äußeren Schale (M-Schale) nur ein einziges Elektron, Chlor (Cl) hat dagegen außen (es handelt sich übrigens ebenfalls um die M-Schale) 7 Elektronen. Durch Übergang des einzelnen („einsamen“) Elektrons der äußeren Schale des Natriums auf die äußere Schale des Chlors entstehen ein positiv geladenes Na-Ion (nach Abgabe eines – negativ geladenen – Elektrons überwiegt die positive Kernladung um eine Ladungseinheit) und ein negativ geladenes Cl-Ion (nach Aufnahme desselben Elektrons). Beide Ionen haben *ein* Elektron gemeinsam und außen eine volle Schale mit 8 Elektronen (im Falle des Natriums ist es die L-Schale, bei Chlor die M-Schale) – wie die Edelgase. Es ist ein stabiler Zustand mit Edelgaskonfiguration der Elektronenhülle entstanden (die Kerne – und damit die Elemente Na bzw. Cl – haben sich dabei natürlich nicht geändert). Das positiv geladene Natriumion (Na^+) und das negativ geladene Chlorion (Cl^-) ziehen sich an (NaCl); wir sprechen von *Ionenbindung*. Die Anzahl der Elektronen, die ein Atom abgeben oder aufnehmen kann, ist für die *Wertigkeit* (s. auch S. 74) der Ionenbindung maßgebend: Na und Cl sind einwertig (NaCl), Calcium (Ca) kann 2 Elektronen

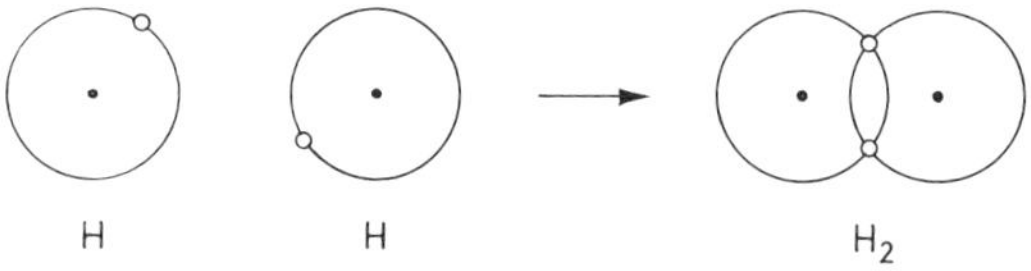

Abb. 4.36 Atombindung (kovalente Bindung) von Wasserstoff (H_2).

z. B. an 2 Chloratome abgeben ($CaCl_2$) und ist zweiwertig.

Etwas ganz anderes als die Bildung der Ionen mit nachfolgender Ionenbindung (dabei ziehen sich 2 unterschiedlich geladene Ionen an) ist die sog. *kovalente Bindung* oder *Atombindung* (sie vollzieht sich zwischen zwei Partnern, die eine gleiche oder ähnliche Ladung haben), wie sie z. B. bei einem Wasserstoffpaar (H_2) existiert: Jeder der beiden Wasserstoffkerne ist von 2 Elektronen umgeben (bzw. die beiden Elektronen der zwei Wasserstoffatome befinden sich in der Mitte zwischen den beiden Kernen, s. Abb. 4.36), hat also außen die stabile Edelgasschale von Helium. Eine Atombindung gibt es nicht nur bei gleichen Atomen (z. B. H_2 = Wasserstoff), sondern auch zwischen verschiedenen Atomen (z. B. zwischen Wasserstoff und Kohlenstoff oder zwischen Wasserstoff und Chlor). Im Falle der Salzsäure (HCl) befinden sich die beiden gemeinsamen Elektronen (das eine Elektron ist das des Wasserstoffs, das andere dieses Paares stammt vom Cl, also vom Chlor) überwiegend näher am Chlor- als am Wasserstoffatom. Cl ist deshalb elektronegativ, H dagegen positiv. Bei dieser *polarisierten Atombindung* ist stets derjenige Partner negativ geladen, dessen äußere Schale die größere Zahl von Elektronen besitzt. Wir sprechen hier von *Dipol* (s. S. 76). Auch Wasser ist ein Dipol, wobei die beiden Wasserstoffatome positiv und der Sauerstoff (er enthält die größere Zahl von Elektronen auf der Außenschale) negativ geladen sind. Es besteht hier ein gewisser Übergang von der Atom- zur Ionenbindung. Schließlich gibt es noch die *metallische Bindung*. Dabei bewegen sich die Elektronen frei zwischen den positiv geladenen Atomrümpfen. Mit diesen und den vorhergehenden Überlegungen haben wir das Gebiet der Chemie berührt.

Im Periodensystem (Tab. 4.6) stehen vor jedem chemischen Zeichen eines Elementes 2 Zahlen, von denen die *obere* das *Atomgewicht* angibt; die *untere* (fettgedruckte) Zahl ist die *Ordnungszahl* (= Anzahl der Protonen im Atomkern). Aus der Differenz beider Zahlen (Atomgewicht minus Ordnungszahl bzw. Atomgewicht minus Anzahl der Protonen) ergibt sich die Anzahl der Neutronen in dem betreffenden Atomkern. Es gelten also die Gleichungen:

Atomgewicht minus Ordnungszahl = Anzahl der Neutronen bzw.
Atomgewicht = Anzahl der Protonen plus Anzahl der Neutronen (= Anzahl der Nukleonen).

Im Atomkern des Wasserstoffs ist kein Neutron enthalten (1–1 = 0), im Heliumkern befinden sich 2 Neutronen (4–2 = 2), im Berylliumkern 5 Neutronen (9–4 = 5) usw. Es fällt auf, daß einige Atomgewichte mehr oder weniger stark von einer ganzen Zahl abweichen. So hat das Chlor (das 17. Element) ein Atomgewicht von 35,5. Nach unserer Rechnung würde sich daraus eine Neutronenzahl von 35,5–17 = 18,5 ergeben. Selbstverständlich enthält der Atomkern des Chlors nicht 17 Protonen + 18½ Neutronen; denn halbe Neutronen gibt es nicht. Vielmehr besteht das natürlich vorkommende Chlor aus einem *Gemisch* verschieden schwerer Atome. Die Zahl 18½ stellt einen Mittelwert dar. Wir kommen damit zu dem wichtigen Begriff des **Isotops**[19]. Unter Isotopen verstehen wir Atome des gleichen Elements, in deren Atomkernen eine unterschiedliche Anzahl von Neutronen enthalten ist, d. h. die Masse der Atomkerne ist verschieden. Die Zahl der Protonen im Kern ist natürlich bei allen Isotopen des gleichen Elements konstant; denn würde sich die Zahl der Protonen im Atomkern ändern, so hätten wir es mit einem ganz anderen Element, mit einer anderen Ordnungszahl zu tun. Alle Isotope eines bestimmten Elements haben aber dieselbe Ordnungszahl und stehen folglich im periodischen System an derselben Stelle. Sie sind chemisch absolut identisch, doch haben sie unterschiedliche physikalische Eigenschaften, z. B. verschiedene Atomgewichte.

Bleiben wir beim Beispiel des Chlors. Dieses Element mit der Ordnungszahl 17 besteht aus einer Mischung von 2 Isotopen. Das Mischungsverhältnis ist stets gleich, 75% des Chlors liegen in Form des Isotops mit dem Atomgewicht 35 vor, während das andere Isotop, das nur 25% der Mischung ausmacht, ein Atomgewicht von 37 hat. Daraus ergibt sich als Atomgewicht für das normalerweise vorkommende Chlor (bestehend aus 2 Isotopen) die Zahl 35,5 (4 Atome Chlor setzen sich aus 3 Atomen des leichteren Isotops [3 × 35 = 105] und 1 Atom des schwereren Isotops [1 × 37 = 37] zusammen. Diese 4 Atome hätten ein „Gewicht" von 105 + 37 = 142. Demnach wiegt 1 Atom im Mittel 142 : 4 = 35,5). Die vorher berechnete Neutronenzahl von 18½ pro Atomkern ist ebenfalls ein Mittelwert. In Wirklichkeit besitzt 1 Atomkern des Chlors entweder 18 Neutronen (= 35 minus 17) oder – im Falle des schwereren Isotops – 20 Neutronen (= 37 minus 17).

Ein Blick auf das Periodensystem ergibt eine weitere Besonderheit. Die Atome mit der Nummer 18 und 19, also Argon und Kalium, scheinen vertauscht zu sein. Hier liegt aber keinesfalls ein Druckfehler vor; denn Argon gehört als Edelgas zweifellos in die Gruppe 0 – es besitzt 18 Protonen – und Kalium mit seinen 19 Protonen als Alkalimetall in die Gruppe I. Aber auch die Natur hat sich nicht geirrt. Der „Schönheitsfehler" ist dadurch entstanden, daß beide Elemente aus Gemischen verschiedener Isotope bestehen. Argon hat Isotope mit relativ kleinen Atomgewichten (36; 38; 40), während die Isotope von Kalium im ganzen größere Atomgewicht aufweisen (39; 40; 41). Trotzdem liegt der Mittelwert beim Argon höher (39,9) als beim Kalium (39,1), da mengenmäßig im ersteren Falle das schwerste Isotop (40), im letzteren Fall das leichteste Isotop (39) überwiegt.

[19] isos (griech.): gleich; topos (griech.): Stelle.

6.2 Radioaktivität

Es ist schon erwähnt worden, daß sich die verschiedenen Isotope des gleichen Elementes durch unterschiedliche Atomgewichte voneinander unterscheiden. Doch gibt es noch ein anderes wichtiges Unterscheidungsmerkmal, nämlich die **Radioaktivität:** Es gibt radioaktive und nichtradioaktive Isotope. Eine Reihe von Elementen besteht aus Isotopengemischen, die sowohl „radioaktive" als auch nicht strahlende Isotope enthalten. Von dem gerade erwähnten natürlich vorkommenden Kalium z. B. sendet das Isotop mit dem Atomgewicht 40 eine radioaktive Strahlung aus, während die beiden anderen Isotope (mit den Atomgewichten 39 bzw. 41) nicht radioaktiv sind. Der Anteil des radioaktiven Kaliums am Gesamtgemisch beträgt nur 0,1‰. Neben diesem in der Natur vorkommenden radioaktiven Isotop gibt es noch ein künstliches radioaktives (ein radioaktiv „gemachtes") Isotop des Kaliums mit dem Atomgewicht 42.

Auch sonst unterscheiden wir *nichtradioaktive* (stabile) Isotope, *natürlich vorkommende radioaktive* Isotope und in der Natur nicht anzutreffende, *künstlich hergestellte radioaktive* Isotope.

Hier ein weiteres Beispiel: Wasserstoff besteht zu 99,99% aus dem Isotop mit dem Atomgewicht 1 (1 Proton im Atomkern), der Rest ist fast ausschließlich das sogenannte Deuterium, ein Wasserstoffisotop, dessen Kern neben einem Proton 1 Neutron enthält (Atomgewicht 2). In kleinsten Spuren kommt ein drittes Wasserstoffisotop vor, das im Unterschied zu den beiden anderen radioaktiv ist, nämlich das Tritium. Sein Kern besitzt 1 Proton und 2 Neutronen (Atomgewicht 3). Das Tritium wird außerdem in größeren Mengen künstlich hergestellt. Von allen Elementen können auf künstlichem Wege radioaktive Isotope erzeugt werden. Wasserstoff, Kalium und Kohlenstoff (mit dem Atomgewicht 14 statt 12) sind die einzigen Vertreter unter den leichteren Elementen, die ein radioaktives Isotop im natürlich vorkommenden Isotopengemisch enthalten (ein ganz kleiner Prozentsatz des Kaliums, ein noch kleinerer des Wasserstoffs und eine verschwindend geringe Menge des Kohlenstoffs – übrigens neben Radium u. a. – sind im menschlichen Organismus also radioaktiv). Die meisten in der Natur vorkommenden radioaktiven Stoffe finden sich unter den Elementen mit höheren Atomgewichten (Radium, Uran und andere).

Um die einzelnen Isotope eines Elements zu kennzeichnen, setzt man ähnlich wie im periodischen System (Tab. 4.6) Atomgewicht und Ordnungszahl vor das chemische Zeichen. Die drei in der Natur vorkommenden Kaliumisotope lauten $^{39}_{19}K$, $^{40}_{19}K$ und $^{41}_{19}K$. Da sich die Ordnungszahl von selbst versteht (jedes Kaliumisotop hat 19 Protonen im Atomkern), genügt die Angabe des Atomgewichtes (^{39}K, ^{40}K bzw. ^{41}K). In der Umgangssprache wird häufig das Atomgewicht hinter das chemische Zeichen gesetzt, also z. B. K 41 statt ^{41}K. So wird das bekannte künstliche radioaktive Isotop des Jods, das Radioisotop ^{131}I oft I 131 genannt. Das in der Natur vorkommende Jod besteht übrigens nur aus einem einzigen Isotop, dem nichtradioaktiven, stabilen ^{127}I = I 127 (Jod, chemisches Zeichen J, nach neuerer Nomenklatur Iod, chemisches Zeichen I).

Die 3 wichtigsten Formen radioaktiver Strahlen sind α-, β- und γ-Strahlen. Die **γ-Strahlen** (Gammastrahlen) haben wir bereits kennengelernt: Es sind elektromagnetische Wellen etwa von der Wellenlänge ultraharter Röntgenstrahlen. Auch die **β-Strahlen** (Betastrahlen) sind uns nicht fremd: Es handelt sich um schnell bewegte Elektronen, ähnlich denen, die aus einer Elektronenschleuder herausfliegen. Wie die β-Strahlen so sind auch die **α-Strahlen** (Alphastrahlen) Korpuskulärstrahlen. Die α-Strahlen bestehen aus Atomkernen des Heliums (2 Protonen + 2 Neutronen). α-Strahlen und β-Strahlen gehen vom Atomkern aus. Die Elektronen der β-Strahlen stammen also nicht aus der Elektronenhülle eines Atoms, sondern sie werden aus seinem Kern herausgeschleudert, und zwar geht je ein Elektron aus je einem Neutron hervor, das sich nach Aussendung eines β-Teilchens in ein Proton verwandelt.

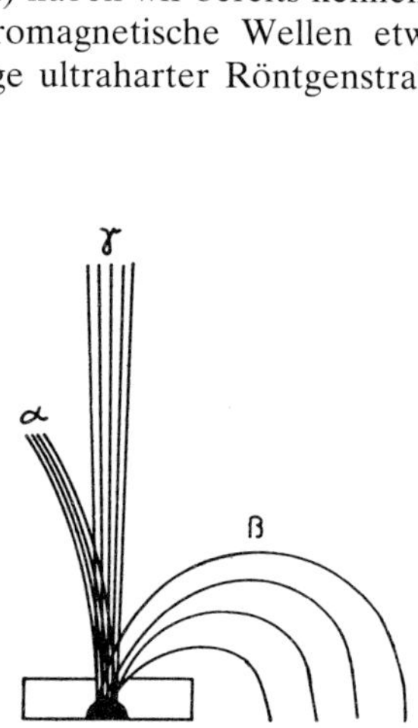

Abb. 4.37 Aufspaltung der radioaktiven Strahlung eines Radiumpräparates im (nicht gezeichneten) Magnetfeld.

Dabei entsteht ein gleich schweres Element mit einer um 1 größeren Ordnungszahl. (Aus einem Neutron ist ein Proton geworden.) Sendet ein Atomkern eine α-Strahlung aus, so wird sein Atomgewicht um 4 geringer; denn er enthält nach Abgabe des α-Teilchens 2 Neutronen und 2 Protonen weniger. Das entstehende Element hat gegenüber dem Ausgangselement eine um 2 geringere Ordnungszahl (2 Protonen weniger). Die γ-Strahlung ist meist nur eine Begleiterscheinung einer α- oder β-Strahlung. Es gibt auch Isotope, die gleichzeitig α-, β- und γ-Strahlen aussenden, so z. B. das Radium. Im Magnetfeld verhalten sich diese 3 Komponenten unterschiedlich (Abb. 4.37): Die α-Strahlen werden wenig abgelenkt, die β-Strahlen dagegen sehr stark, allerdings nach der entgegengesetzten Seite; denn die „großen“ α-Teilchen sind positiv geladen, und die kleinen β-Teilchen enthalten eine negative Ladung. γ-Strahlen werden als elektromagnetische Wellen im Unterschied zur Korpuskulärstrahlung im Magnetfeld nicht abgelenkt.

Wichtiger als die Ablenkung im Magnetfeld ist für uns, die wir mit radioaktiven Isotopen umgehen, die *Durchdringungsfähigkeit* bzw. die *Reichweite* der einzelnen Strahlungen. Die Reichweite der α-Strahlen beträgt in Luft rund 5 cm, im Gewebe dagegen weniger als 0,1 mm. Die Reichweite der β-Strahlung ist uneinheitlicher und von seiner Härte abhängig. Harte β-Strahler dringen wenige mm tief ins Gewebe ein, in Luft sind sie auch noch in einer Entfernung von 1 m nachweisbar, so finden wir im Abstand von 1 m in Luft noch rund 25% der Aktivität des β-Strahlers ^{32}P (ein Phosphorisotop). Sehr viel schwächer ist die β-Strahlung des Kohlenstoffisotops ^{14}C. Zu den schwächsten β-Strahlern gehört das Tritium (s. o.), das im Gewebe nur rund 1/1000 mm weit reicht. Ganz anders verhalten sich die γ-Strahler, die ohne wesentliche Abschwächung den menschlichen Körper durchdringen und selbst von der Bleischürze nur zum Teil zurückgehalten werden. Doch bestehen auch hier erhebliche Unterschiede. So ist das Jodisotop mit dem Atomgewicht 131, das ^{131}I ein viel stärkerer γ-Strahler als ein anderes radioaktives Jodisotop, das ^{125}I (Atomgewicht 125). γ-Strahlen sind, wie erwähnt, praktisch ultraharte Röntgenstrahlen und werden wie diese therapeutisch angewendet, z. B. in Form der γ-Strahlung des radioaktiven Isotops Kobalt 60 (Telekobaltgerät). Aber nicht nur für die Therapie, sondern auch für die Diagnostik (z. B. beim *Radio-Immuno-Assay = RIA* oder bei der *Szintigraphie*) und für Forschungszwecke werden radioaktive Isotope in der Medizin eingesetzt.

Neben der Stärke der Strahlung interessiert uns auch die sog. *Halbwertszeit* eines radioaktiven Isotops. Darunter verstehen wir die Zeit, in der die Hälfte der in einem radioaktiven Präparat enthaltenen Atome ihre Strahlung abgegeben hat: die Radioaktivität der betreffenden Substanz ist nach Ablauf der Halbwertszeit auf die Hälfte abgefallen. Die Halbwertszeit (der radioaktive „Zerfall") von ^{131}I beträgt 8 Tage, von ^{125}I 2 Monate. Es gibt auch sehr viel längere Halbwertszeiten. Die Hälfte aller Atome des Uranisotops ^{235}U zerfällt innerhalb einer Zeitspanne von fast 1 Milliarde (= 1000 Millionen) Jahre. Die künstlich erzeugten Transurane z. B. (sie sind alle radioaktiv) sind dagegen extrem kurzlebig.

Bei dem hier zur Diskussion stehenden Zerfall eines natürlichen oder künstlichen radioaktiven Isotops handelt es sich darum, daß sich das betreffende Isotop von selbst (also ohne äußeren Einfluß) unter Aussendung von Strahlen in ein anderes Element umwandelt, das im Atomkern ein oder ein paar Protonen mehr oder weniger enthält. So wird z. B. Uran (Protonenzahl 92) nach einer größeren Zahl von Zerfällen (Aussendung von α- und β-Strahlen), also über einige Zwischenstufen in ein beständiges Element mit der Protonenzahl 82 (Blei) umgewandelt. Neben diesem *freiwillig verlaufenden radioaktiven Zerfall* gibt es eine *künstliche Kernumwandlung* eines stabilen oder radioaktiven Isotops, die durch äußere Einwirkung (z. B. „Beschuß" mit α-Teilchen) hervorgerufen wird. Nach Aufnahme eines α-Teilchens (2 Protonen + 2 Neutronen) in den Atomkern hat das entstehende Element eine um 2 größere Ordnungszahl und ein um 4 größeres Atomgewicht. Eine noch größere Bedeutung hat die *Kernspaltung* erlangt. Beim Beschuß von Uran 235 mit Neutronen kommt es zur Spaltung des Urankerns. Dabei entstehen unter großer Energieabgabe 2 kleinere Atomkerne (also 2 andere Elemente – die Summe der Protonen dieser beiden Elemente entspricht der Protonenzahl des Urans, nämlich 92) und außerdem einige Neutronen; denn der Urankern enthält mehr Neutronen als die beiden Atomkerne der Bruchstücke zusammen. Die überzähligen Neutronen reagieren mit weiteren Uranatomen usw. Eine solche ungesteuerte Kettenreaktion führt zur Atombombenexplosion.

Die bei der Kernspaltung freiwerdende Energie kann aber auch nutzbar gemacht werden. Der Uranbrenner *(Kernreaktor)* liefert bei kontrollierter Spaltung von 1 kg Uran 235 eine Energie von 20 Millionen Kilowattstunden. (Die Verbrennungsenergie von 1 kg Kohle beträgt dagegen nur rund 8 Kilowattstunden.) Kernreaktoren dienen nicht nur zur Erzeugung von Elektrizität (Atomkraftwerk), sondern auch – wie der Kernreaktor in Karlsruhe – zur Herstellung künstlicher radioaktiver Isotope für Technik, Forschung und Medizin.

6.3 Natürliche radioaktive Strahlung und künstliche Strahlenbelastung

Einer geringen *natürlichen radioaktiven Strahlung* sind wir stets und überall ausgesetzt, z. B. macht das im menschlichen Körper vorhandene (inkorporierte) radioaktive Isotop Kalium 40 eine Jahresdosis von rund 20 mrem aus. Es gehört zur *terrestrischen Strahlung* wie die natürlich vorkommenden radioaktiven Elemente Uran, Radium, Thorium u. a. Einige von ihnen werden durch Einatmen inkorporiert (z. B. bei Aufenthalt in Häusern), andere bestrahlen uns von außen. Die terrestrische Strahlung findet sich auf der Erde bzw. gelangt aus dem Erdinnern zu uns und bewirkt eine Jahresdosis von insgesamt rund 170 mrem. Durch die aus dem Weltall stammende *kosmische Strahlung* – die inkorporierten radioaktiven Isotope Kohlenstoff 14 und Tritium gehören dazu – bekommen wir eine Jahresdosis von rund 30 mrem. Die gesamte natürliche radioaktive Strahlung macht also **rund 200 mrem/Jahr** aus. Dies ist ein Mittelwert (je nach den örtlichen Gegebenheiten schwankt die jährliche Strahlung bei uns **zwischen 100 und 400 mrem**). In großen Höhen ist diese Strahlung höher (größere kosmische Strahlung), ebenso in bestimmten Gebieten des Schwarzwaldes und des Fichtelgebirges (erhöhte terrestrische Strahlung). An einigen Stellen der Erde besteht eine sehr viel höhere natürliche Strahlung, so z. B. in Teilen Brasiliens, wo die natürliche radioaktive Strahlung wegen des Thoriumgehalts im Monazitboden rund 4500 mrem/Jahr beträgt.

Außer dieser natürlichen radioaktiven Strahlung (man spricht hier nicht von Strahlenbelastung) ist unser Körper einer *künstlichen Strahlenbelastung* ausgesetzt. Sie wird mit **rund 60–155 mrem/Jahr** angegeben. Den Hauptanteil daran hat die medizinische Strahlenbelastung durch Röntgenstrahlen und Isotopen für Diagnostik und Therapie. Ferner sind zu nennen die Strahlung radioaktiver Stoffe in Forschung und Technik wie z. B. durch radioaktive Leuchtfarben auf Zifferblättern (2 mrem/Jahr), der radioaktive Niederschlag (Fallout) von Atombombenversuchen früherer Jahre (ebenfalls etwa 2 mrem/Jahr), das Fernsehen und die Strahlung in der Nähe von einwandfrei arbeitenden Kernkraftwerken (jeweils 1 mrem/Jahr). Das Jahr 1986 hat darüber hinaus durch die Reaktorkatastrophe in Tschernobyl eine Strahlenbelastung von größenordnungsmäßig **100 mrem** gebracht (die Belastung durch Tschernobyl auf Lebenszeit wird auf 150–550 mrem geschätzt), wobei Kinder etwas stärker belastet wurden und werden als Erwachsene. In der ersten Phase nach dem Unglück spielte das radioaktive Jodisotop I 131 die entscheidende Rolle. Langfristig werden wir durch das radioaktive Cäsium (vor allem Cs 137, aber auch Cs 134) belastet.

▶ Immer wieder war im vorhergehenden von mrem die Rede. 1000 mrem sind 1 rem. *Rem* ist die Abkürzung für „roentgen-equivalent man" und stellt die Dosiseinheit für die *biologische Wirksamkeit* der im Gewebe absorbierten und dort wirkenden Strahlendosis dar. Statt der „alten Einheit" rem wird heute auch die SI-Einheit (S. 35) dieser *Äquivalentdosis,* nämlich *Sievert* (Sv), verwendet. 1 Sv (= 1 Joule/kg) = 100 rem. Bei gleicher Strahlendosis kann die biologische Wirksamkeit der einzelnen radioaktiven Isotope recht unterschiedlich sein. Von dem einen Isotop wird viel, von dem anderen wenig absorbiert. Auch die Wirkung im Gewebe ist von Isotop zu Isotop verschieden. Das ist bei der Angabe in rem bzw. Sv alles berücksichtigt.

Insofern sagt die *Äquivalentdosis* (in rem bzw. Sv), die ein Maß dafür ist, was wirklich im Organismus passiert, mehr aus als die Maßeinheit der *Radioaktivität* (also die Radioaktivität z. B. im Reagenzglas), die früher in Curie (benannt nach M. und P. Curie, die 1898 das Radium entdeckten) angegeben wurde (abgekürzt Ci) und für die heute die SI-Einheit Becquerel (Bq) üblich ist (Becquerel entdeckte 1896 die Radioaktivität, also die α-, β- und γ-Strahlen). Die Radioaktivität (gemessen in Ci bzw. Bq) könnte mit den aus dem Auto ausgestoßenen Auspuffgasen verglichen werden, während die Äquivalentdosis (gemessen in rem bzw. Sv) der Wirkung der eingeatmeten Auspuffgase entsprechen würde.

1 Ci entspricht der Strahlung von 1 g Radium, 1 Millicurie (1 mCi) ist der tausendste Teil, 1 Mikrocurie (1 µCi) der millionste Teil eines Curie (das Leuchtzifferblatt mancher Armbanduhren enthält rund 1 µCi Radium). 1 Bq bedeutet 1 radioaktive Kernumwandlung/Sekunde. 1 Bq, also 1 Kernzerfall/Sekunde, entspricht $2{,}7 \times 10^{-11}$ Ci, umgekehrt ist 1 Ci = $3{,}7 \times 10^{10}$ Bq.

Zum Schluß sei noch eine letzte Maßeinheit genannt, nämlich die der *Energiedosis.* Früher wurde sie in *Rad* angegeben („roentgen-absorbed dose"), abgekürzt: rd. Statt dieser alten Einheit für die in den Körper aufgenommene bzw. in ihn eindringende (absorbierte) Dosis ionisierender Strahlen (radioaktive und Röntgenstrahlen) wird heute die SI-Einheit *Gray*, abgekürzt Gy, verwendet. 1 Gy (= 1 Joule/kg) = 100 rd. Z. B. wird die Dosis bei der Strahlentherapie bösartiger Tumoren in Gy angegeben.

Es sollte nicht vergessen werden, daß es keine absolut unschädliche Strahlendosis gibt. Besonders strahlenempfindlich sind die Keimzellen und schnell wachsende Zellen (Zellen der Leibesfrucht, Geschwulstzellen). In gewissem Umfange können unsere Reparaturenzyme Schäden, die an den Genen eingetreten sind, reparieren; denn an unseren Genen, also an der Desoxiribonukleinsäure, laufen die Reparaturenzyme ständig entlang, um evtl. aufgetretene Schäden zu beseitigen. Dies gelingt nicht in allen Fällen. Natürlich nimmt die Gefahr, daß eine dauerhafte Strahlenschädigung eintritt (z. B. ein bösartiger Tumor oder eine Mißbildung), mit der Höhe der Strahlendosis zu. Da der Mensch ständig ionisierenden Strahlen ausgesetzt ist, ist es notwendig, jede unnötige Strahlenbelastung zu vermeiden.

Weiterführende Literatur

Hellenthal, W.: Physik und ihre Anwendung in der Praxis für Pharmazeuten, Mediziner und Biologen in Anlehnung an die Gegenstandskataloge. 3. Auflage, Thieme, Stuttgart, New York 1984

5. Teil: Die Chemie als Hilfe der Medizin

Dieter Lüders

Wie im Teil **Physik** so soll auch hier nicht das Schulwissen rekapituliert werden, sondern es gilt, klinisch relevante Phänomene besonders herauszustellen. Physik und Chemie gehören zu den „exakten" Naturwissenschaften. Während sich der Physiker im wesentlichen mit den äußeren Zuständen der Stoffe befaßt (ihrer Länge, Temperatur, Zerreißfestigkeit usw.), beschäftigt sich der Chemiker mit dem Aufbau und den Veränderungen der Stoffe. Im letzten Abschnitt der Physik (Atomaufbau und Radioaktivität, S. 61) haben wir die einzelnen Bausteine eines Atoms und damit ein Grenzgebiet zwischen Physik und Chemie kennengelernt, das ebensogut auch im Teil **Chemie** hätte abgehandelt werden können.

Bei der Erforschung des stofflichen Aufbaus unserer Umwelt kann die Chemie verschiedene Wege gehen. Entweder sie zerlegt die teils sehr kompliziert aufgebauten Stoffe in einfachere Substanzen oder sogar in die einzelnen Elemente **(Analyse**[1]**)**, oder sie setzt aus diesen einfacheren Bruchstücken oder Elementen den betreffenden Stoff zusammen **(Synthese**[2]**)**. Mit Hilfe der Synthese gelingt auch die Herstellung von Substanzen, die in der Natur nicht vorkommen. So sind z. B. Polyäthylen- und Teflonkatheter, manche Medikamente und vieles andere *„synthetische"* Kunststoffe. Eine Reihe von Medikamenten, z. B. viele Penicilline, werden nicht vom Chemiker, sondern von der Natur (von Pilzen) synthetisiert (*biosynthetische* Penicilline). Unter *halbsynthetischen* Medikamenten, z. B. halbsynthetischen Penicillinen, versteht man solche, die durch chemische Abwandlungen des auf biologischem Wege entstandenen Produktes hergestellt werden. Inzwischen ist es sogar gelungen, auf biosynthetischem Wege Proteine herzustellen, und zwar können mit Hilfe der Gentechnologie Bakterien so programmiert werden, daß sie z. B. menschliches Wachstumshormon, menschliches Insulin u. a. produzieren.

Wir haben hier bereits das eine der beiden großen Gebiete der Chemie berührt, nämlich die **organische Chemie,** die die Bestandteile der belebten Natur (der Pflanzen, der Tiere, des Menschen) untersucht. Wenden wir uns aber zunächst der **anorganischen Chemie** zu, die der Erforschung der Zusammensetzung der unbelebten Natur (des Mineralreichs) dient.

1 Die anorganische Chemie

1.1 Allgemeines

1.1.1 Chemische Elemente

Im letzten Kapitel der Physik haben wir bei der Besprechung des **periodischen Systems** der Elemente (S. 62) auf die große Bedeutung dieses Einteilungsprinzips für die Chemie hingewiesen. Es enthält die chemischen Elemente (chemischen Grundstoffe), aus denen die belebte und unbelebte Natur, also die gesamte Welt, aufgebaut sind. Jedes einzelne Element besteht aus einer Vielzahl gleichartiger Atome, genauer ausgedrückt, aus Atomen mit gleicher Protonenzahl.

Ein **Element** ist ein einheitlicher Stoff. Es gibt Elemente, die zu den Metallen und solche, die zu den Nichtmetallen gehören. Einige **Metalle** sind bereits erwähnt worden (S. 62), nämlich die *Alkalimetalle* Lithium, Natrium und Kalium sowie die *Erdalkalimetalle* Beryllium, Magnesium und Calcium. Die genannten Substanzen sind *Leichtmetalle,* wie übrigens auch das Aluminium, d. h. ihr spezifisches Gewicht (s. S. 23) ist kleiner als 5. Metalle mit höherem spezifischem Gewicht wer-

---

[1] analyo (griech.): ich löse auf, zerlege.
[2] synthesis (griech.): Zusammensetzung.

den als *Schwermetalle* bezeichnet (Eisen, Kupfer, Blei, Quecksilber usw). Einige von ihnen reagieren nicht mit Sauerstoff, man nennt sie *edle Metalle* (Platin, Silber, Gold u. a.). Alle anderen Metalle werden unter der Bezeichnung *unedle Metalle* zusammengefaßt (Kalium, Eisen usw.). Die Metalle haben ganz bestimmte Eigenschaften, so leiten sie alle den elektrischen Strom und die Wärme. Die **Nichtmetalle** sind Nichtleiter, d. h. sie leiten den elektrischen Strom nicht. Außerdem sind sie schlechte Wärmeleiter. Zu den Nichtmetallen gehören Fluor, Chlor, Stickstoff, Phosphor, Schwefel, Sauerstoff, Wasserstoff u. a. Eine merkwürdige Substanz ist der Kohlenstoff, der auf der Grenze zwischen Metallen und Nichtmetallen steht. Er kommt in verschiedenen Formen vor, nämlich als Diamant (Nichtleiter), als Graphit (guter Leiter) und als Ruß (schlechter Leiter der Elektrizität). Als Hauptbaustein der pflanzlichen und tierischen Stoffe werden wir ihm bei der Besprechung der organischen Chemie wieder begegnen. Es gibt auch Substanzen, die bezüglich ihrer elektrischen Leitfähigkeit zwischen Leitern und Nichtleitern liegen, wie z. B. Silicium. Diesen „Halbleiter" (s. S. 53) zählt man deshalb zu den **Halbmetallen.**

1.1.2 Chemische Verbindungen

Durch eine chemische Reaktion entsteht eine **chemische Verbindung;** dabei ist die Masse der Ausgangsstoffe gleich der Masse des entstehenden Stoffes bzw. der entstehenden Stoffe *(Gesetz von der Erhaltung der Masse)*. Noch eine weitere Gesetzmäßigkeit gilt: Die einzelnen Elemente, die eine chemische Verbindung ausmachen, stehen in einem charakteristischen, konstanten Gewichtsverhältnis (Massenverhältnis) zueinander *(Gesetz der konstanten Massenverhältnisse)*. Dafür einige Beispiele.

Der Sauerstoff (chemisches Zeichen O) und der Wasserstoff (chemisches Zeichen H) sind Gase, die normalerweise nicht als einzelne Atome vorkommen, sondern es sind stets Atompaare als kleinste Einheit fest aneinander gebunden (O_2 bzw. H_2). Das gilt für alle Gase mit Ausnahme der Edelgase, die – wenn auch selten – mit manchen Stoffen, nicht aber mit sich selbst Bindungen eingehen. Das Sauerstoffatompaar oder das Wasserstoffatompaar nennen wir **Molekül**[3]. Die chemische Formel dafür lautet O_2 bzw. H_2. Die Anzahl der Atome im Molekül ist also aus der chemischen Formel ersichtlich. Nicht nur gleichartige Atome vereinigen sich zu Molekülen, sondern auch die Atome verschiedener Elemente: Wir sprechen in all diesen Fällen von chemischen Verbindungen. So vereinigen sich 2 Atompaare Wasserstoff und 1 Atompaar Sauerstoff zu 2 Molekülen Wasser. Wasser bildet sich also nach folgender Gleichung:

$$2H_2 + O_2 = 2H_2O.$$

Ein Wassermolekül besteht aus 2 Atomen Wasserstoff und 1 Atom Sauerstoff.

Befinden sich Wasserstoffmoleküle und Sauerstoffmoleküle gemeinsam in einem Raum, so entsteht daraus nicht ohne weiteres Wasser. Zunächst einmal müssen die Atompaare der Gase gelockert bzw. die Gasmoleküle in einzelne Atome aufgespalten werden. Bei normaler Temperatur vollziehen sich Aufspaltung und nachfolgende Wasserbildung so langsam, daß wir sie nicht wahrnehmen können. Zwischen 200°C und 500°C verläuft die Vereinigung der Atome etwas schneller, bis schließlich oberhalb 500°C die Umwandlung zu Wasser augenblicklich (explosionsartig) vor sich geht (man bezeichnet deshalb das Gemisch aus Wasserstoff und Sauerstoff als *„Knallgas"*). Selbst bei normaler Temperatur ist eine schnelle Wasserbildung möglich, nur bedarf es dazu eines Reaktionsbeschleunigers, eines **Katalysators,** wozu sich in unserem Falle Platin eignet. Dieses Metall nimmt an der Reaktion selbst nicht teil, d. h. es verändert sich während der Wasserbildung in keiner Weise. Seine bloße Anwesenheit genügt, um die Geschwindigkeit des Reaktionsablaufs zu erhöhen. Auch die Stoffwechselvorgänge in unserem Körper vollziehen sich bei relativ niedriger Temperatur. Die Funktion der Katalysatoren übernehmen im Stoffwechsel bestimmte Werkzeuge im Innern der Zelle, nämlich die **Fermente (Enzyme),** deren Vorhandensein Voraussetzung dafür ist, daß die chemischen Umwandlungen im menschlichen Körper schon bei 37°C ablaufen. Eine im Prinzip ähnliche Beschleunigung können wir im Vorzimmer eines Chefs beobachten, dessen Sekretärinnen an der Schreibmaschine sitzen. Aus „null Anschlägen pro Minute" wird plötzlich eine beachtliche Schreibgeschwindigkeit, sobald der Chef auftaucht. Dem Katalysator oder dem Ferment vergleichbar hat er an dem Arbeitsprozeß nicht teilgenommen und sich auch nicht verändert.

[3] molecula (lat.): die kleine Masse.

1.1.3 Gemische

Durch die Vereinigung von Wasserstoff und Sauerstoff zu der chemischen Verbindung Wasser ist eine Substanz entstanden, die ganz andere Eigenschaften hat als die beiden Ausgangsprodukte. Bleibt die Bildung von Wassermolekülen aus, so haben wir es statt mit einer chemischen Verbindung mit einem **Gemisch** aus 2 Gasen zu tun. Auch die Luft ist ein Gemisch aus mehreren Gasen. Die Eigenschaften der einzelnen Gase (Gewicht, Schmelzpunkt, Siedepunkt usw.) bleiben im Gemisch unverändert; es entstehen trotz der innigen Berührung der einzelnen Bestandteile keine chemischen Verbindungen mit neuen Eigenschaften. Im einzelnen ist die trockene Luft folgendermaßen zusammengesetzt:

	78%	Stickstoff,
	21%	Sauerstoff,
fast	1%	Edelgase,
	0,034%	Kohlendioxid u. a.

Die Prozentzahlen bedeuten Volumprozente, nicht Gewichtsprozente; 78% Stickstoff bedeutet 78 cm^3 Stickstoff in 100 cm^3 Luft. Feuchte Luft enthält außerdem eine bestimmte Menge Wasserdampf, und zwar rund 1 Vol.% bei 50%iger Luftfeuchtigkeit und einer Temperatur von 18 °C.

In der Luft, die wir atmen, sind u. a. auch in kleiner Menge Schadstoffe enthalten, wie Kohlendioxid (CO_2), von dem die Luft 0,034% enthält, Kohlenmonoxid (CO), Schwefeldioxid (SO_2) und Stickoxide (z. B. NO_2, also Stickstoffdioxid) sowie Ozon (O_3), ferner Schwebestaub und Ruß, zahlreiche Metalle wie Chrom, Nikkel, Beryllium, Arsen, Blei, Quecksilber und Kadmium. Diese Umweltgifte stammen teils aus den Industrieabgasen, teils aus den Feuerstellen der Haushalte, einige von ihnen entstehen aber auch durch den Kraftfahrzeugverkehr und – z. B. das CO – beim Rauchen (der Tabakrauch enthält noch viele andere gefährliche Substanzen). Schadstoffe wie SO_2 werden übrigens nicht in Volumprozent, sondern in mg/m^3 Luft angegeben. Für die Bundesrepublik sind nach der TA-Luft (Technische Anleitung Luft) Langzeit-SO_2-Werte bis zu höchstens 0,14 mg/m^3 und Kurzzeit-Höchstwerte bis zu 0,4 mg SO_2/m^3 Luft erlaubt. Mitunter wird die Konzentration der Umweltgifte in ppm (= parts per million) angegeben, z. B. bei NO_2: im dicken Straßenverkehr finden sich bis zu 0,1 ppm NO_2.

Ganz allgemein spricht man immer dann von einem Gemisch, wenn verschiedene Atome oder Moleküle nebeneinander vorliegen, ohne chemisch miteinander zu reagieren, d. h. ohne eine neue chemische Verbindung einzugehen. Neben gasförmigen Gemischen (Luft u. a.) gibt es auch Gemische aus festen Stoffen (z. B. Metall-Legierungen) und flüssige Gemische (Lösungen).

Eine **Lösung** ist also nicht ein chemisch reiner Stoff, wie etwa das destillierte Wasser, sondern ein Gemisch aus verschiedenen Stoffen, etwa aus Wasser und Alkohol (sie sind in jedem Verhältnis mischbar) oder aus destilliertem Wasser und Salzen (z. B. Leitungswasser oder Meerwasser). Das destillierte Wasser ist in dem zuletzt genannten Beispiel das *„Lösungsmittel"*, die darin gelösten Salze bezeichnen wir als den *„gelösten Stoff"*. Je nach der Teilchengröße des gelösten Stoffes unterscheiden wir verschiedene Formen von Lösungen:

1. echte Lösungen,
2. kolloidale Lösungen,
3. Suspensionen bzw. Emulsionen.

Wir sprechen von *echter Lösung,* wenn der gelöste Stoff entweder in seine Ionen zerfallen ist oder sich in seine einzelnen Moleküle – sofern es sich um relativ kleine Moleküle handelt – aufgelöst hat. Eine Aufspaltung in Ionen sehen wir bei allen Elektrolyten, also bei Salzen, Säuren und Basen. Das salzhaltige Wasser ist ein solches Beispiel. Sind die gelösten Stoffe Nichtelektrolyte (hierher gehört z. B. der Zucker), so ist ein Zerfall in Ionen nicht möglich, statt dessen verteilen sich die einzelnen Moleküle des gelösten Stoffes, z. B. des Zuckers, gleichmäßig im Lösungsmittel. Sowohl bei der Aufspaltung in Ionen (Beispiel: Salzwasser) als auch beim Zerfall in die Moleküle (Beispiel: Zuckerwasser) besteht eine außerordentlich feine Verteilung des gelösten Stoffes im Lösungsmittel. Bei höherer Temperatur wird meist mehr gelöst als bei tieferer. In Abhängigkeit von der Temperatur kann nur eine bestimmte Höchstmenge des festen Stoffes vom Lösungsmittel aufgenommen werden *(gesättigte Lösung),* der Rest des Stoffes bleibt am Boden als Bodensatz liegen. Kühlt man eine gesättigte Lösung ab, so verringert sich die Löslichkeit, und es kommt im allgemeinen zur Auskristallisation der überschüssigen Stoffmenge. Bleibt die Ausfällung aus, so haben wir eine *übersättigte Lösung* vor uns; sie ist nur kurze Zeit beständig. Bei diesen echten Lösungen liegt die Teilchengröße des gelösten Stoffes (der Ionen bei Elektrolyten oder der Moleküle bei Nichtelektrolyten) unter 1 nm (1 nm = 10^{-7} cm).

Beträgt die Teilchengröße des gelösten Stoffes 1 bis 100 nm (10^{-7} bis 10^{-5} cm), so haben wir es mit einer *kolloidalen*[4] *Lösung* zu tun. Die wichtigsten Bestandteile des menschlichen Körpers kommen im Organismus als Kolloidteilchen, d. h. als Moleküle bzw. Molekülzusammenlagerungen innerhalb und außerhalb unserer Zellen vor, nämlich Eiweißkörper, Polysaccharide (Vielfachzucker), Fette und Lipoide (fettähnliche Stoffe).

Kolloidale Lösungen werden auch als *Sol* bezeichnet. Nach der Ausfällung der Kolloidteilchen entsteht das *Gel.* Die *Gallerte* ist ein Übergangsstadium zwischen Sol und Gel. Die kolloidalen Lösungen sind sehr stabil. Die Zusammenballung der einzelnen Kolloidteilchen bleibt weitgehend aus, da sie die gleiche elektrische Ladung tragen und sich infolgedessen gegenseitig abstoßen. Die Ausfällung von schwer löslichen Stoffen (vielen Medikamenten, Bilirubin u. a.) wird im Blut dadurch verhindert, daß sie sich an Kolloidteilchen (Bluteiweißkörper) anlagern. Deshalb heißen solche Eiweißkörper auch „Schutz"-kolloide.

Sind feste oder flüssige Bestandteile nicht, wie bei kolloidalen Lösungen, in einem Lösungsmittel enthalten, sondern in einem Gas kolloidal verteilt, so nennen wir das Ganze *Aerosol;* mit einem Aerosolapparat können Medikamente in feiner Verteilung in die kleineren Verzweigungen der Bronchien gelangen.

Teilchen mit einem Durchmesser von über 100 nm (100 nm = 0,1 μm) sind mit dem gewöhnlichen Lichtmikroskop – und von einer bestimmten Teilchengröße ab auch mit bloßem Auge – im Lösungsmittel zu erkennen. Es liegt also weder eine echte noch eine kolloidale Lösung vor. Handelt es sich um einen *festen Stoff,* der in der Flüssigkeit unlöslich bzw. schlecht löslich ist, so bezeichnen wir eine solche Aufschwemmung als *Suspension* (z. B. Epithelzellen oder Kristalle im Urin sowie im Wasser aufgeschwemmte Medikamente). Nach längerem Stehen oder beim Zentrifugieren setzen sich die Epithelzellen usw. am Boden ab (Bodensatz, Sediment). Befindet sich in einem Lösungsmittel (z. B. im Wasser) statt des unlöslichen festen Stoffes eine unlösliche *Flüssigkeit* (z. B. Öl), so liegt eine *Emulsion* vor. Öl-in-Wasser-Emulsionen sind in vielen Salben enthalten. Auch die Milch mit ihren emulgierten Fetttröpfchen ist hier zu nennen. Daneben befinden sich in der Milch Salze und Milchzucker in echter Lösung sowie kolloidal gelöstes Eiweiß. Ein weiteres Beispiel dafür, daß die verschiedensten Lösungen nebeneinander existieren können, ist das Blut: die ionisierten Salze (Elektrolyte) und die Traubenzuckermoleküle liegen in echter Lösung vor, die verschiedenen Eiweißkörper, Polysaccharide, Fette und Lipoide sind kolloidal verteilt, bezüglich der Blutzellen (weiße und rote Blutkörperchen, Blutplättchen) stellt das Blut eine Suspension dar.

Während sich chemische Verbindungen meistens schwer in ihre Einzelkomponenten zerlegen lassen, besteht das Charakteristische einer Lösung – oder ganz allgemein eines Gemisches – darin, daß eine Trennung der einzelnen Bestandteile relativ leicht möglich ist. Bei Suspensionen verwendet man gern ein Filter, in dem der aufgeschwemmte, feste Stoff zurückgehalten wird. Die durch das Filter gelaufene (filtrierte) Flüssigkeit wird Filtrat genannt. Ein weiteres Trennverfahren ist das Zentrifugieren. Nach dem Zentrifugieren kann z. B. das Blutwasser von den Blutzellen abgegossen werden. In der Klinik dient die *Elektrophorese* (die Zelluloseazetatfolien-Elektrophorese und die Immunelektrophorese) der Trennung der verschiedenen Serum-Eiweißkörper. Das gelingt dadurch, daß die elektrisch geladenen Eiweißkörper des Serums im elektrischen Feld wandern (S. 538). Ebenso ist die *Chromatographie* zur Trennung gewisser Stoffe einer Lösung geeignet (z. B. von Aminosäuren oder Zukker im Harn). Die Wanderung der in der Flüssigkeit gelösten Substanzen erfolgt aber nicht im elektrischen Feld, sondern ist dem Weiterfließen eines auf Papier eingetrockneten Tintenkleckses vergleichbar, auf den man einen Wassertropfen gegeben hat; dabei werden verschiedene Farben sichtbar, da die Bestandteile der Tinte unterschiedlich schnell wandern. Über die Chromatographie (Dünnschichtchromatographie etc.) s. S. 540. Wie die Elektrophorese so ist die Chromatographie eine Methode, mit der sowohl der Nachweis von Substanzen als auch eine Mengenbestimmung möglich ist.

Die Lösungen können je nach der Menge des in einem Lösungsmittel vorhandenen gelösten Stoffes verschieden konzentriert sein. Die Konzentration ist sowohl hinsichtlich der Zusammensetzung von Körperflüssigkeiten als auch für die Dosierung von Medikamenten, z. B. bei der Infusionsbehandlung, von Bedeutung. Es soll deshalb im folgenden noch etwas genauer zur Frage der Konzentration von Lösungen Stellung genommen werden.

---

[4] kolla (griech.): Leim; eides (griech.): ähnlich.

1.1.4 Konzentration von Lösungen

Die Konzentration einer Lösung kann auf 2 verschiedene Arten angegeben werden. Man kann sich einmal auf das *Gewicht* des in einem bestimmten Flüssigkeitsvolumen gelösten Stoffes beziehen:

0,9 g Kochsalz in 100 ml destilliertem Wasser = 0,9%ige Kochsalzlösung (= 0,9 g/100 ml H_2O)[5],50 µg Eisen in 100 ml Serum = 50 µg% = genauer 50 µg/100 ml Serum usw.

Es gibt aber noch eine zweite Möglichkeit, etwas über die Konzentration einer Lösung auszusagen: Man kann anstelle des Gewichtes die *Zahl der Teilchen* (der Atome oder Moleküle) des gelösten Stoffes im betreffenden Lösungsmittel angeben. Diese Ausdrucksweise hat in der Medizin große Bedeutung und soll deshalb näher erörtert werden.

Bekanntlich ist das Atomgewicht des Wasserstoffs 1, des Sauerstoffs 16. Wenn ein einzelnes Sauerstoffatom 16mal so schwer ist wie ein einzelnes Wasserstoffatom, so sind natürlich auch 100 Sauerstoffatome 16mal so schwer wie 100 Wasserstoffatome. Immer dann, wenn das Gewicht des Sauerstoffs 16mal so groß ist wie das Gewicht des Wasserstoffs, enthalten beide Elemente gleich viel Atome, d. h. 16 g Sauerstoff enthalten genau so viele Atome wie 1 g Wasserstoff. Für viele Vergleichsuntersuchungen ist es weniger interessant, gleiche Gewichte verschiedener Stoffe einander gegenüberzustellen, als von der gleichen Anzahl der Atome einzelner Elemente auszugehen. Zu diesem Zweck bedient man sich des sogenannten *Grammatoms*.

Unter einem Grammatom verstehen wir so viel Gramm eines Stoffes, wie sein Atomgewicht angibt.

Die Anzahl der Atome in einem Grammatom der verschiedenen Substanzen ist stets gleich. 1 Grammatom Sauerstoff (16 g), 1 Grammatom Natrium (23 g) und 1 Grammatom Chlor (35,5 g) enthalten gleich viele Atome. (Bezüglich der Atomgewichte s. S. 62.) Ganz entsprechend kann man bei Molekülen verfahren. Das Molekulargewicht einer Substanz entspricht der Summe ihrer Atomgewichte. So hat z. B. Kochsalz (= Natriumchlorid = NaCl) ein Molekulargewicht von 58,5 (das Atomgewicht von Natrium ist 23, das von Chlor 35,5), während Calciumchlorid (= $CaCl_2$) ein Molekulargewicht von 111 hat ($40 + 2 \times 35{,}5$). Man hat in Analogie zum Grammatom den Begriff des *Grammmoleküls* (abgekürzt *„Mol"*) geschaffen.

Ein Mol einer Substanz enthält so viel Gramm, wie das Molekulargewicht angibt.

Ist das Molekulargewicht 58,5 (wie bei Natriumchlorid), so ist 1 Mol 58,5 g. 1 Mol Natriumchlorid (58,5 g) enthält genau so viele Moleküle wie 1 Mol Calciumchlorid (111 g) oder 1 Mol irgendeines anderen Stoffes. Bei dieser stets gleichen Anzahl von Molekülen, die sich in 1 Mol eines jeden Stoffes befinden, handelt es sich um eine ungeheuer große Zahl – die sogenannte *Loschmidtsche Zahl* –, nämlich 6×10^{23} (= eine 6 mit 23 Nullen). (Mit Hilfe der LOSCHMIDTschen Zahl läßt sich übrigens auch das absolute Atomgewicht ermitteln, und zwar muß das Grammatom des betreffenden Elements durch diese Zahl geteilt werden; im Falle von Wasserstoff lautet der Quotient $\frac{1\,g}{6 \times 10^{23}}$, also 1 Wasserstoffatom wiegt $1{,}67 \times 10^{-24}$ g.)

Damit kommen wir zu dem Begriff der *Molarität* und kehren so zu dem Ausgangspunkt unserer Betrachtungen zurück, nämlich der Beschreibung der Konzentration einer Lösung. Wir nennen eine Lösung 1molar, wenn in 1 Liter Flüssigkeit 1 Mol eines Stoffes gelöst ist (z. B. 1 Mol Natriumchlorid = 58,5 g, auf 1 Liter Flüssigkeit aufgefüllt). Eine 2molare Lösung ist doppelt so konzentriert. Alle 1molaren Lösungen enthalten im gleichen Volumen (z. B. in 1 Liter) gleich viele Moleküle des gelösten Stoffes. Betrachten wir die chemischen Formeln von Natriumchlorid (NaCl) und Calciumchlorid ($CaCl_2$) genauer, so können wir verstehen, daß diese Elektrolyte im Lösungsmittel in eine verschieden große Zahl von negativ geladenen Chlorionen zerfallen: eine 1molare Calciumchloridlösung enthält pro Liter doppelt so viele Chlor*ionen* wie eine 1molare Natriumchloridlösung (dagegen ist die Anzahl der Salz*moleküle* – wie gerade erwähnt – in beiden Lösungen gleich groß). Entsprechend trägt das Natrium (genauer: Natriumion) als ein Element der Gruppe I des periodischen Systems eine *einfache* positive Ladung (dem Natriumion fehlt das Elektron der äußeren Schale, Abb. 4.35), es ist 1wertig und verbindet sich mit 1 weiteren Atom, z. B. Chlor, während das in der Gruppe II des periodischen Systems stehende Calcium (bzw. Calciumion) *doppelt* positiv geladen, also 2wertig ist, d. h. „es streckt 2 Arme aus" und kann sich z. B. mit 2 Chloratomen verbinden.

---

[5] Wird der gelöste Stoff in Gramm (g) angegeben und das wäßrige Lösungsmittel in Milliliter (ml), so genügt die Schreibweise 0,9%ig, statt – genauer – 0,9 g/100 ml; denn 100 ml Wasser wiegen 100 g, d. h. 0,9 g in 100 ml (= 0,9 g%) entsprechen 0,9 g in 100 g.

▶ Befindet sich also auf der äußeren Schale nur *1* Elektron, so sind diese Atome *1*wertig – sie können 1 Elektron abgeben. Auch Chlor mit seinen 7 Außenelektronen ist 1wertig: es kann nämlich zur Komplettierung der äußeren Schale noch 1 Elektron aufnehmen. Ein Atom ist z. B. dann 2wertig, wenn auf der äußeren Schale 2 Elektronen vorhanden sind. Es kommt oft vor, daß ein und dasselbe Element mehrere Wertigkeiten aufweist. Entscheidend für die Wertigkeit sind die Außenelektronen – dort an der äußeren Hülle des Atoms spielen sich alle chemischen Reaktionen ab –, die deshalb „Valenzelektronen“[6] und wegen ihrer Beziehung zur elektrischen Leitfähigkeit (S. 53) „Leitungselektronen“ heißen. ◀

Einer 1molaren Natriumchloridlösung wäre also eine ½ $\left(= \frac{1}{\text{Wertigkeit}}\right)$-molare Calciumchloridlösung gleichwertig, „äquivalent“: in diesen beiden Lösungen befinden sich pro Liter gleich viele Chlorionen bzw. gleich viele negative (und positive) Ladungen.

Wir erhalten also „äquivalente“ Lösungen, wenn wir zu 1 Liter Flüssigkeit nicht 1 Mol, sondern $\frac{1\ \text{Mol}}{\text{Wertigkeit}}$ des betreffenden Stoffes hinzugeben.

Unter Berücksichtigung der Wertigkeit gelangen wir von der Molarität zur *Normalität:* eine 1molare Lösung enthält, wie bereits erwähnt, 1 Mol des gelösten Stoffes pro Liter, eine 1normale Lösung (abgekürzt 1-N) enthält dagegen pro Liter

$$\frac{1\ \text{Mol des gelösten Stoffes}}{\text{Wertigkeit}} = 1\ \textit{Äquivalent}^{6}.$$

Bei 1wertigen Stoffen, wie z. B. beim Natriumchlorid, sind Molarität und Normalität gleich. Eine 1molare Natriumchloridlösung ist mit einer 1normalen identisch:

$$\frac{1\ \text{Mol}}{\text{Wertigkeit}} = \frac{1\ \text{Mol}}{1}$$
$$= 58{,}5\ \text{g} = 1\ \text{Äquivalent}.$$

Eine 1normale Calciumchloridlösung entsteht dagegen durch Auflösen von ½ Mol Calciumchlorid in 1 Liter Gesamtflüssigkeit:

$$\frac{1\ \text{Mol}}{\text{Wertigkeit}} = \frac{1\ \text{Mol}}{2} = \frac{111\ \text{g}}{2}$$
$$= 55{,}6\ \text{g} = 1\ \text{Äquivalent}.$$

In der Medizin rechnen wir nicht mit Äquivalenten, sondern mit *Milliäquivalenten,* und zwar ist 1 Milliäquivalent (abgekürzt mval = Millival) = der 1000ste Teil eines Äquivalents.

Die zuletzt genannte 1normale Calciumchloridlösung enthält pro Liter 1 Äquivalent bzw. 1000 mval $CaCl_2$ (= 1000 mval Calcium sowie 1000 mval Chlor). Eine 1normale Natriumchloridlösung enthält pro Liter 1000 mval NaCl bzw. 1000 mval Na sowie 1000 mval Cl, d. h. gleich viele positiv geladene Ionen (Kationen) und negativ geladene Ionen (Anionen).

Es fällt auf, daß bei einer solchen Schreibweise eine Angabe über das Gewicht des gelösten Stoffes fehlt. Eine Gewichtsangabe wäre auch völlig uninteressant; denn entscheidend ist nicht das Gewicht, sondern die Anzahl der einzelnen Kationen und Anionen im Serum, in der Infusionsflüssigkeit usw. Im Serum oder in der Infusionsflüssigkeit ist die Gesamtzahl der Kationen gleich der Anzahl aller Anionen. Das Serum enthält an Kationen etwa insgesamt 155 mval/Liter und natürlich auch 155 mval Anionen/Liter. Jedes einzelne positiv geladene Ion hat als „Partner“ *1* negativ geladenes Ion. Gleiche Gewichtsmengen von Kationen und Anionen hätten hier keinerlei Aussagewert. Wenn wir eine Party arrangieren, laden wir ja auch nicht 300 kg Damen und 300 kg Herren ein, sondern z. B. 5 Paare, im anderen Falle wären wahrscheinlich mehr Damen als Herren zugegen.

Finden wir beispielsweise bei der Chlorbestimmung im Serum eines Kindes 80 mval/Liter statt normalerweise rund 100 mval/Liter, so haben wir sofort eine Vorstellung davon, wie viele Chlorionen (ausgedrückt in mval/Liter) dem Patienten fehlen und folglich zugeführt werden müssen. Wir wissen, daß z. B. die Ringerlösung 140 mval Chlor/Liter enthält. Würde uns mitgeteilt, daß die Ringerlösung 0,86 g% Natriumchlorid, 0,93 g% Kaliumchlorid und 0,033 g% Calciumchlorid enthält, so könnten wir damit wenig anfangen. Entschließen wir uns dazu, der Infusionsflüssigkeit 1 mval Kalium/kg Körpergewicht pro Tag zuzusetzen, so ist das bei Verwendung einer 1normalen Kaliumlaktatlösung eine einfach zu lösende Aufgabe: 1 ml der genannten Lösung enthält nämlich 1 mval Kalium; denn alle 1normalen Lösungen enthalten bekanntlich 1000 mval (= Äquivalent) der betreffenden Elektrolyte pro 1000 ml (= pro Liter). Wäre uns von der Kaliumlaktatlösung lediglich bekannt, daß sie 12,8%ig ist, so könnten wir daraus nicht ohne weiteres den mengenmäßigen Anteil des Kaliums erkennen. Die Elektrolyte des Serums und der

6 aequus (lat.): gleich; valeo (lat.): ich bin stark, ich bin wert.

Infusionsflüssigkeiten sollten also nicht in mg% oder g% angegeben werden, sondern in mval/l oder – wie jetzt empfohlen[7] – mmol/l (= Abkürzung von Millimol/l; 1 mmol = $\frac{1}{1000}$ Mol). Der normale Chlorgehalt des Serums ist gerade genannt worden (im Mittel 100 mval/l bzw. 100 mmol/l). Drei wichtige Kationen im Serum sind Natrium (etwa 140 mval/l bzw. 140 mmol/l), Kalium (rund 5 mval/l bzw. 5 mmol/l) und Calcium (rund 5 mval/l bzw. 2,5 mmol/l – die Differenz hängt mit der Zweiwertigkeit des Calciums zusammen). Weitere Einzelheiten über die Serumbestandteile enthält die Tabelle im Anhang.

Es ist zu bedenken, daß sich alle Stoffwechselvorgänge im menschlichen Körper in wäßriger Lösung abspielen und daß das Funktionieren dieser Prozesse in hohem Maße von einem stets gleichbleibenden Mengenverhältnis der einzelnen Stoffe innerhalb und außerhalb der Zellen unseres Organismus abhängt. Auch nach einer Mahlzeit oder einer intravenösen Injektion kommt es nur zu einer vorübergehenden Änderung in der Zusammensetzung der Blutflüssigkeit, das alte Gleichgewicht stellt sich schnell wieder ein. Hierfür stehen dem Körper eine Reihe von Regulationsmechanismen zur Verfügung. Von entscheidender Bedeutung ist dabei die Niere. Aber auch einfache Diffusionsvorgänge und die Osmose spielen bei Konzentrationsänderungen eine wichtige Rolle. Darüber soll jetzt berichtet werden.

1.1.5 Diffusion und Osmose

Werfen wir in ein mit Wasser gefülltes Glasgefäß einen Kaliumpermanganatkristall, so beobachten wir in unmittelbarer Umgebung des Kristalls eine violette Verfärbung des Wassers, während die oberen Wasserschichten zunächst noch ungefärbt sind, doch zeigen auch sie nach einiger Zeit eine geringe Violettfärbung: in der Nähe des Kristalls ist die Konzentration der entstehenden Kaliumpermanganat*lösung* größer als in weiterer Entfernung, wie an der Farbintensität leicht abgelesen werden kann. Durch entsprechende Bewegungen der gelösten Kaliumpermanganatteilchen tritt schließlich auch ohne Schütteln des Glases eine völlig gleichmäßige Verteilung ein.

Diesen Vorgang, also die Bewegungen des gelösten Stoffes (z. B. Kaliumpermanganat) im Lösungsmittel (z. B. Wasser) zum Zwecke des Ausgleichs von Konzentrationsunterschieden nennen wir **Diffusion.**

[7] Nach den SI-Einheiten (s. S. 35).

Selbst nach dem Konzentrationsausgleich wandern die im Wasser gelösten Kaliumpermanganatteilchen (und auch die Wassermoleküle) hin und her, doch führt diese ständige *„Brownsche Molekularbewegung"* nicht zu einer ungleichen Verteilung der gelösten Substanz.

Diffusionsvorgänge beobachten wir auch bei *Gasen:* ausströmendes Erdgas mischt sich sofort mit der Luft. Die Diffusion braucht an einer Trennwand keineswegs haltzumachen. So diffundieren z. B. Sauerstoff und Kohlendioxid entsprechend dem Druckgefälle dieser Gase durch die Wandung der Lungenbläschen hindurch, und zwar wandert der Sauerstoff aus der Luft ins Blut (in der Luft ist der Sauerstoffgehalt größer als im Blut), während die Diffusion des im Blute angereicherten Kohlendioxids in umgekehrter Richtung erfolgt.

Nicht nur Gase, sondern auch Flüssigkeiten können durch *Membranen* hindurch diffundieren. Würde sich die bereits erwähnte Kaliumpermanganatlösung im Innern eines verschlossenen Zellophanbeutels befinden, der in Wasser eintaucht, so würde das Kaliumpermanganat durch das Zellophan hindurchtreten. Wir nennen diesen Vorgang **Dialyse**[8]. Derartige Membranen sind für echte Lösungen durchlässig (und zwar sowohl für das Wasser als auch für die darin gelösten Stoffe, wie Salze, Zucker usw.), während größere Moleküle (z. B. Eiweißkörper und andere Kolloide) zurückgehalten werden. Bei der *Peritonealdialyse* (Peritoneum = Bauchfell) wird eine sterile Flüssigkeit bestimmter Zusammensetzung in die Bauchhöhle infundiert. Die im Blut in unphysiologisch hoher Konzentration enthaltenen Stoffe wandern durch das Bauchfell in die Peritonealflüssigkeit hinein und können so dem Körper entzogen werden. Auch mit Hilfe der *„künstlichen" Niere* kann der Körper von Stoffwechselschlacken befreit werden. Dieser Eingriff ist notwendig, wenn die Nieren des Patienten vorübergehend oder dauernd außerstande sind, die Harnausscheidung zu bewerkstelligen. Bei der künstlichen Niere steht das zur Membran des Apparates strömende Blut, das nach dem Stoffaustausch an der Membran dem Patienten wieder zugeleitet wird, durch eine Umlaufpumpe unter erhöhtem Druck. Erfolgt, wie bei der künstlichen Niere, die Diffusion durch die Membran unter erhöhtem Druck, so sprechen wir von **Ultrafiltration.** Die Durchwanderung geht dann mit größerer Geschwindigkeit vor sich.

[8] dia (griech.): durch; lysis (griech.): Lösung.

Ähnlich werden in den Gefäßknäueln (den Glomeruli) unserer Nierenrinde Blutwasser und echt gelöste Plasmabestandteile (Salze, Zucker u. a.) unter Mitwirkung des Blutdruckes in die Harnkanälchen hinein „ultrafiltriert", die Eiweißkörper des Blutes und die Blutzellen nehmen an dieser Durchwanderung unter normalen Umständen praktisch nicht teil.

Die beschriebenen Membranen sind dadurch charakterisiert, daß sie – wie gerade erwähnt – sowohl für das Lösungsmittel (also für das Wasser) als auch für die echt gelösten Stoffe (Salze, Zucker u. a.) durchlässig sind, während Kolloide oder noch größere Teilchen die Membran nicht durchdringen können. Daneben gibt es Membranen mit kleineren Poren, durch die nur das Wasser hindurchtreten kann, während die anderen Stoffe – selbst die echt gelösten – zurückgehalten werden. Solche Membranen bezeichnen wir als *semipermeabel* oder halbdurchlässig. Sie spielen in Form der Zellmembran unserer Körperzellen (rote und weiße Blutkörperchen, Gewebszellen u. a.) eine große Rolle.

Daß Nichtelektrolyte, wie z. B. die Zuckermoleküle oder die noch größeren Kolloide, entsprechend feinporige Membranen nicht passieren können, leuchtet ein. Schwerer verständlich ist, daß eine solche semipermeable Membran selbst für die in Ionen zerfallenen Elektrolyte undurchlässig sein soll, während Wassermoleküle ohne weiteres durchtreten können. Es ist dazu zu bemerken, daß jedes einzelne Ion von einer Hülle

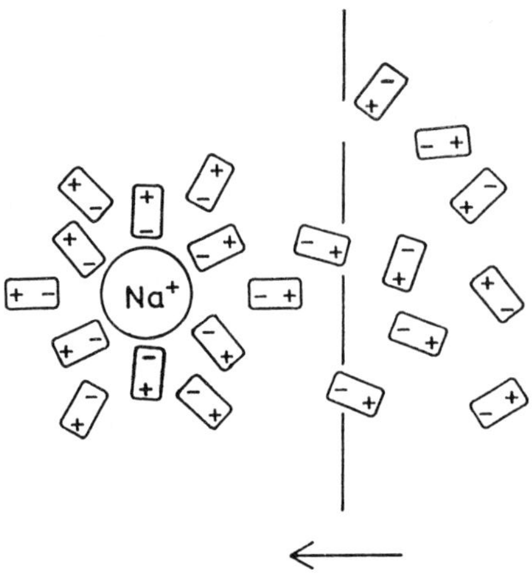

Abb. 5.1 Natrium-Kation mit umgebender Wasserhülle ([+ −] = Wassermolekül, teils in den Poren der semipermeablen Membran).

aus Wassermolekülen umgeben ist, die sich in ganz bestimmter Weise anordnen. Die Anlagerung an das Ion kommt dadurch zustande, daß jedes einzelne Wassermolekül an seinem einen „Ende" (2 Wasserstoffatome) eine positive (δ+) und an dem anderen (Sauerstoff) eine negative elektrische Ladung (δ–) trägt; wir sprechen hier von *Dipol.* (Das Wassermolekül ist als Ganzes natürlich elektrisch neutral, da sich die Ladungen gegenseitig aufheben.) Für den gesamten Komplex, bestehend aus Ion plus Wasserhülle (Hydrathülle), ist die geringe Porengröße der semipermeablen Membran ein unüberwindliches Hindernis, nicht dagegen für das einzelne Wassermolekül (Abb. 5.1). Doch sei nebenbei erwähnt, daß solche semipermeablen Membranen in unserem Organismus unter bestimmten Umständen auch für gelöste Stoffe durchlässig sind, und zwar können Natrium-, Kalium- und andere Ionen auf Grund von Änderungen der elektrischen Ladung an der Zellmembran oder (wie im Falle der Zuckermoleküle) infolge hormonal bedingter Änderungen der Durchlässigkeit der Membran durch diese in beiden Richtungen diffundieren. Fermente u. a. wirken dabei mit. Es handelt sich hier um einen für den Stoffwechsel der Zelle (Muskelarbeit, Aufbau von Körpersubstanz usw.) wichtigen Prozeß.

Ganz allgemein können wir sagen, daß in der Natur ein sich selbst überlassener Vorgang einer „maximalen Unordnung" zustrebt. Lassen wir ein paar Kinder in einem Kinderzimmer spielen, so ist nach kurzer Zeit dieser Zustand schon fast erreicht. Aber auch in manchen anderen Zimmern sieht es nicht anders aus bzw. würde es nicht anders aussehen, wenn es nicht einen ordnenden Geist gäbe, der alles an seinen Platz zurückbringt. Ganz ähnlichen Gesetzen folgend, löst sich der schon mehrfach erwähnte Kaliumpermanganatkristall im destillierten Wasser. (Man kann den ursprünglichen Zustand wieder herstellen, also Kaliumpermanganat und Wasser trennen, indem man das Wasser in einem Destillationsapparat abdestilliert, d. h. verdampft, und den Wasserdampf in einer sogenannten Vorlage zu Wasser kondensiert, so daß das Kaliumpermanganat im Destillationsapparat zurückbleibt.) Die Tendenz zur „maximalen Unordnung" führt dazu, daß sich ein gelöster Stoff immer mehr verdünnt, wenn er nur Gelegenheit dazu hat; er strebt also danach, sich in einem möglichst großen Flüssigkeitsvolumen zu verteilen. Das wird bei der Diffusion dadurch erreicht, daß die gelöste Substanz, z. B. das in Ionen zerfallene Kaliumpermanganat, selbst wandert. Wird aber ihrem Bewegungsdrang durch eine für sie undurchlässige, semipermeable Membran Einhalt geboten, so ist eine Verdünnung nur durch Einströmen von Wassermolekülen möglich, für die eine solche Membran ja kein Hindernis darstellt.

Diesen Vorgang, bei dem nicht der gelöste Stoff, sondern das Lösungsmittel (das Wasser) wandert, nennen wir **Osmose**[9].

Infolge der Wanderung (Osmose) der Wassermoleküle durch die Membran in die Lösung (Salz-, Zuckerlösung u. ä.) hinein nimmt auf derjenigen Seite der Membran, auf der sich der gelöste Stoff befindet, die Flüssigkeitsmenge immer mehr zu, bis der dabei entstandene Druck, der sogenannte *osmotische Druck,* einen bestimmten Wert erreicht hat. Das Phänomen läßt sich leichter verstehen, wenn wir nicht vom osmotischen Druck, sondern vom osmotischen *„Zug"* sprechen: die Wassermoleküle werden von dem gelösten Stoff (z. B. den Salzen, den Zuckermolekülen usw.) durch die semipermeable Membran hindurch angezogen und festgehalten. Dieser „Zug" ist um so größer, je stärker die Konzentration der Lösung ist. Im Blut, im übrigen Extrazellulärraum und innerhalb unserer Körperzellen herrscht ein osmotischer Druck von 7,7 Atmosphären. Es sind also beachtliche Kräfte wirksam, mit denen das Wasser in die Zellen hineingezogen oder im Blute festgehalten wird.

Der osmotische Druck kommt aber nicht nur durch die schon mehrfach erwähnten Salze und die Zuckermoleküle zustande, sondern auch alle anderen in den Zellen und im Extrazellulärraum vorhandenen, echt gelösten Stoffe sind daran beteiligt (so z. B. auch der Harnstoff des Blutes). Ebenso üben die Kolloide (Eiweißkörper u. a.) einen bestimmten osmotischen Druck aus, den wir als *kolloidosmotischen Druck* oder *onkotischen Druck* bezeichnen. Er ist relativ niedrig und macht nur 0,5% des gesamten osmotosischen Drucks aus.

Lösungen, die den gleichen osmotischen Druck (den gleichen „Tonus") haben wie unsere Körperzellen (also 7,7 Atmosphären), nennen wir *isotonische* oder *isotone*[10] Lösungen. *Hypotonische* oder *hypotone* Lösungen sind solche mit geringerem osmotischem Druck, *hypertonische* bzw. *hypertone* Lösungen haben dagegen einen höheren osmotischen Druck als unsere Körperzellen. Zu den isotonischen Lösungen gehören:

0,9%ige Natriumchloridlösung
(= 0,9%ige Kochsalzlösung),
5,0%ige Traubenzuckerlösung.

Es ist üblich, die *isotonische Kochsalzlösung* als *physiologische Kochsalzlösung* zu bezeichnen. Dieser Ausdruck ist irreführend; denn „physiologisch" ist lediglich der osmotische Druck der Lösung, keineswegs ihre Zusammensetzung. Sie enthält nämlich im Liter 154 mval Natrium und 154 mval Chlor, während sich im Serum normalerweise pro Liter etwa 140 mval Natrium und 100 mval Chlor befinden. Trotz ihrer „unphysiologischen" Zusammensetzung verursacht die subkutane Injektion der 0,9%igen Kochsalzlösung oder anderer isotonischer Lösungen – abgesehen von dem Nadelstich – keine Schmerzen. Die subkutane Injektion von nicht isotonischen Lösungen ist dagegen schmerzhaft: hypotonische Lösungen führen zur Quellung von Gewebszellen (Verdünnungstendenz des relativ konzentrierten Zellinneren), hypertonische entsprechend zur Zellschrumpfung. Wunden sollten – wenn überhaupt – nicht mit reinem Wasser, sondern mit isotonischen Lösungen behandelt werden, da sonst ein Platzen der Zellen zu befürchten ist.

Die roten Blutkörperchen (Erythrozyten) sind gegenüber hypotonischen Lösungen relativ widerstandsfähig. Man spricht geradezu von einer *osmotischen Resistenz der Erythrozyten.* Normalerweise platzen die roten Blutkörperchen erst bei einer Kochsalzkonzentration von 0,48% und weniger, und der rote Blutfarbstoff tritt aus den Zellen in die Flüssigkeit über. Durch diese *Hämolyse* wird die Salzlösung allmählich lackfarben. Befinden sich die roten Blutkörperchen in einer Kochsalzkonzentration von rund 0,30%, so ist die Hämolyse vollständig, d. h. alle Erythrozyten sind infolge starker Wasseraufnahme geplatzt. Umgekehrt kommt es in hypertonen Lösungen zur Schrumpfung der Erythrozyten, die *Stechapfelform* annehmen; denn solche Lösungen entziehen den roten Blutkörperchen Wasser. Immer gilt die Regel, daß das Wasser in die konzentrierte Lösung hineingezogen wird.

Der osmotische Druck im Blut ändert sich kaum, so daß eine Hämolyse des Blutes oder ein Übergang der Erythrozyten in Stechapfelform innerhalb der Gefäße ausbleibt. Eine wichtige Voraussetzung für das Funktionieren der Stoffwechselprozesse und für das Leben überhaupt ist die Konstanz des osmotischen Druckes. Dafür sorgen in erster Linie die Nieren, die – je nach den

---

[9] osmos (griech.): Antrieb.
[10] isos (griech.): gleich; tonos (griech.): Spannung.

Erfordernissen – Wasser und Salze ausscheiden bzw. mehr oder weniger zurückhalten.

Gehen mit dem Schweiß größere Wasser- und Salzmengen verloren, so ist ein Ausgleich durch Anpassungsvorgänge in der Niere und durch die Aufnahme salzhaltiger Flüssigkeiten zu erreichen. Das Trinken von Wasser ohne Salzzulage wäre wenig wirksam; denn es würde vom Körper nicht festgehalten, sondern über die Nieren schnell ausgeschieden. Aus dem gleichen Grunde wirkt salzarme Kost entwässernd.

Die i.v. Infusion konzentrierter Mannitlösungen (ein Zuckeralkohol) führt zu einem intensiven Einströmen von Wasser aus dem Gewebe ins Blut, was therapeutisch z.B. beim Hirnödem ausgenützt wird. Auf die Weise ist nämlich eine Entquellung des Gehirns möglich (man hofft, daß es „ausgepreßt wird wie ein Schwamm").

Nach i.v. Infusion von Eiweiß kommt es durch Einströmen von Wasser zu einer Erhöhung der in der Blutbahn kreisenden Flüssigkeitsmenge, also zur Auffüllung des Kreislaufs, ein Effekt, der bei verminderter zirkulierender Blutmenge erwünscht ist. Die Wirkung ist anhaltender, als wenn salz- und zuckerhaltige Lösungen verwendet werden; denn die Eiweißkörper verbleiben wie alle Kolloide relativ lange in den Gefäßen. Bei schweren Durchfällen oder überhaupt bei Erkrankungen mit starker Austrocknung wird deshalb der salz- und zuckerhaltigen intravenösen Dauertropflösung u. U. Eiweiß zugesetzt.

Aus diesen Erörterungen geht hervor, daß die osmotische Wirksamkeit eines Stoffes um so größer ist, je langsamer er die Blutbahn verläßt. Es ist auch schon darauf hingewiesen worden, daß die Menge des gelösten Stoffes insofern von Bedeutung ist, als der osmotische Druck mit steigenden Konzentrationen zunimmt. Der entscheidende Faktor für die Höhe des osmotischen Drucks ist aber weder die Art noch das Gewicht der gelösten Substanz, sondern die *Anzahl ihrer Teile.* Alle Lösungen, die die gleiche Zahl von Ionen pro Liter enthalten, haben den gleichen osmotischen Druck. Von den einwertigen Salzen (z. B. Natriumchlorid) zerfällt jedes Molekül in 2 Ionen. So ist der osmotische Druck der folgenden 1molaren (= 1normalen) Lösungen gleich, er beträgt 44,8 Atmosphären:

5,85%ige Natriumchloridlösung,
7,45%ige Kaliumchloridlösung.

Ein Vergleich mit der isotonischen Natriumchloridlösung zeigt, daß diese nur etwa 15% der Konzentration der 1molaren Natriumchloridlösung ausmacht (0,9%ig statt 5,85%ig – die letztere Lösung enthält 58,5 g NaCl/l), entsprechend ist auch der osmotische Druck der isotonischen Natriumchloridlösung (7,7 Atmosphären) nur rund 15% des osmotischen Drucks der 1molaren Lösung (44,8 Atmosphären). Bleibt ein Zerfall in Ionen aus wie bei den Nichtelektrolyten (z. B. Zucker), so würde in einer 1molaren Lösung die Teilchenzahl pro Liter im Vergleich zu den genannten Salzlösungen nur halb so groß sein und deshalb nur ein osmotischer Druck von 22,4 Atmosphären gemessen werden.

Der osmotische Druck wird im allgemeinen nicht direkt gemessen. Um z. B. festzustellen, wie hoch der osmotische Druck des Blutserums ist, wird der Gefrierpunkt des Serums bestimmt. Der Gefrierpunkt einer Lösung liegt nämlich um so tiefer – und der Siedepunkt um so höher –, je größer der osmotische Druck bzw. die Konzentration der Lösung ist. (Durch Streuen von Viehsalz auf vereiste Wege wird das Auftauen des Eises infolge der *Gefrierpunktserniedrigung* begünstigt.) Die Ursache für die *Siedepunktserhöhung* einer Lösung ist relativ leicht zu verstehen: der Siedepunkt ist bekanntlich dann erreicht, wenn der Dampfdruck der Flüssigkeit den Luftdruck überwinden kann. In diesem Augenblick fliegen die Wassermoleküle als Wasserdampf aus der Flüssigkeit heraus. Befindet sich im Wasser ein gelöster Stoff, so zieht jedes einzelne gelöste Teilchen eine bestimmte Anzahl von Wassermolekülen an sich (osmotischer „Zug"). Die Wassermoleküle haben es jetzt viel schwerer, aus der Flüssigkeit herauszufliegen: die Lösung siedet bei höheren Temperaturen als das Lösungsmittel (das reine Wasser). Die Ermittlung der Siedepunktserhöhung ist für biologische Untersuchungen ungeeignet, da bei 56°C die Gerinnung der Eiweißkörper bereits beginnt. Statt dessen wird die Gefrierpunktserniedrigung bestimmt, die ebenfalls von dem Dampfdruck der Lösung abhängt.

Für Serum und andere isotonische Lösungen beträgt diese Gefrierpunktserniedrigung minus 0,56°C. Das entspricht einem osmotischen Druck von 7,7 Atmosphären und einer ganz bestimmten Anzahl osmotisch wirksamer Teilchen.

Die Menge aller osmotisch wirksamen Teilchen wird *Osmolalität* genannt und in Milliosmol (abgekürzt mosm) pro kg Wasser angegeben.

Der Normalwert des Serums ist knapp 300 mosm/kg Wasser. Es gibt außerdem den Begriff der *Osmolarität.* Hier wird die Menge aller osmotisch wirksamen Teilchen pro Liter Lösung angegeben (also mosm/l). Der Unterschied zur Osmolalität ist gering.

Die Gefrierpunktserniedrigung im Harn schwankt in Abhängigkeit von seiner Konzentration recht erheblich. Es kommen zum Teil sehr niedrige Werte vor, doch liegen sie im allgemeinen höher als im Serum, nämlich bei minus 1,7 °C, was einem osmotischen Druck von etwas mehr als 20 Atmosphären und einem spezifischen Gewicht des Harns von 1,027 entspricht. In dem genannten Beispiel ist die Konzentration aller osmotisch wirksamen Teilchen im Harn 3mal so groß wie im Serum und beträgt 900 mosm/kg Wasser.

Die Konzentrationsleistung einer normal funktionierenden Niere ist beachtlich. Wir prüfen die Konzentrationsfähigkeit dieses Organs mit Hilfe des Konzentrationsversuchs (= Einschränkung der Flüssigkeitszufuhr), wobei der Einfachheit halber meist nur das spezifische Gewicht des Harns gemessen wird. Exakter wäre die Bestimmung der Gefrierpunktserniedrigung, d. h. die Angabe der Osmolalität:

Die Gefrierpunktserniedrigung bzw. die Osmolalität des Harns sagt etwas über die Anzahl der im Harn gelösten Teilchen aus, während das spezifische Gewicht das Gesamtgewicht des Harns angibt.

1.1.6 Der pH-Wert und die Wasserstoffionenkonzentration

Für die so wichtige Konstanterhaltung des osmotischen Druckes in unserem Organismus ist im wesentlichen die Niere verantwortlich (S. 248). Dieses Organ hat noch eine zweite, nicht weniger wichtige Aufgabe zu erfüllen, nämlich die Wahrung des *pH-Wertes* im Blut. (Der pH-Wert sagt darüber etwas aus, ob eine Lösung sauer, basisch oder neutral reagiert.) Das Blut selbst und die Lunge sind die beiden anderen Faktoren, die bei dieser Regulation mitwirken. Auf die Weise wird dafür gesorgt, daß die Reaktion des Blutes nur minimalen Schwankungen unterliegt: sein pH-Wert bewegt sich in dem engen Bereich zwischen 7,36 und 7,46, d. h. im schwach basischen (alkalischen) Bereich. Eine saure Reaktion des Blutes, also ein pH-Wert unter 7,0 ist nur ganz ausnahmsweise (z. B. unmittelbar nach der Geburt) mit dem Leben vereinbar, ebenso eine stärkere Abweichung in die andere Richtung. Dagegen kann der pH-Wert des *Harns* viel stärker schwanken bzw. er muß es sogar, damit bei entsprechenden Stoffwechselbelastungen der Blut-pH-Wert konstant bleibt (Regulationsmechanismus, s. o.). Der Harn ist im allgemeinen sauer, sein pH-Wert liegt gewöhnlich zwischen 5 und 6,5. Es kommen aber auch niedrigere und höhere Werte vor (pH = 4–8). Die Reaktion des *Magensaftes* hängt vom Alter der Patienten ab. Er ist unmittelbar nach der Geburt praktisch neutral, in den ersten Lebenstagen sowie beim Erwachsenen saurer (pH um 1,5) als in den übrigen Altersgruppen. Die *Galle* reagiert mit einem pH-Wert von wenig über 7 leicht alkalisch (Abb. 5.2). Bei der Sondierung des Zwölffingerdarms ist das Hineingleiten der Sonde aus dem Magen in den Zwölffingerdarm daran zu erkennen, daß die Reaktion der mit der Spritze angesaugten Flüssigkeit nicht mehr im sauren, sondern im alkalischen Bereich liegt. Die Testung der Reaktion wird mit Hilfe von *Indikatorpapieren* durchgeführt. Das Lackmuspapier ist ein solcher Indikator. Es ist im neutralen Bereich violett, im sauren Gebiet rot, im alkalischen blau; der Umschlagspunkt liegt allerdings nicht genau bei pH 7, sondern bei pH 6,8. Damit ist nur eine grobe Unterscheidung zwischen basisch und sauer möglich. Es gibt auch Indikatorpapiere, deren Farbe sich stetig mit dem pH-Wert ändert, so daß durch Vergleich mit einer bekannten Farbskala jeweils der genaue pH-Bereich abgelesen werden kann (z. B. beim Universal-Indikatorpapier).

Mit der *pH-Metrie (pH-Monitoring)* wird vom unteren Drittel der Speiseröhre aus mit Hilfe einer Sonde 24 Stunden lang fortlaufend der pH-

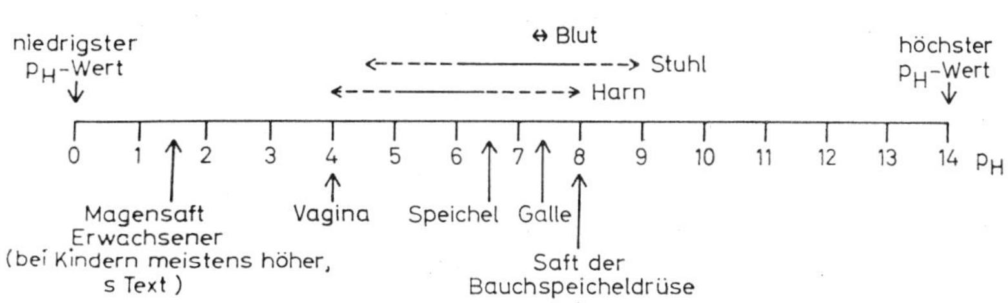

Abb. 5.2 pH-Werte der Körpersäfte (die senkrechten Pfeile im unteren Teil der Abbildung zeigen Mittelwerte an).

Wert in diesem Bereich aufgezeichnet (Normalwerte zwischen 5 und 7). Bei einem sog. Reflux von Mageninhalt in die Speiseröhre kann für mehr oder weniger lange Zeit der pH-Wert unter 4 abfallen. So werden Störungen der Schlußfunktion des Mageneingangs (wie bei Erbrechen infolge Hiatushernie, S. 255) aufgedeckt. Da der Säurereiz in der Speiseröhre außerdem auf reflektorischem Wege die Bronchien verengt und Husten auslösen kann, wird diese pH-Messung auch bei unklarem (besonders nächtlichem) Husten eingesetzt.

Zum Schluß dieses Kapitels sei noch einiges zur Definition des pH-Wertes ausgeführt. Ob eine Flüssigkeit sauer, alkalisch oder neutral reagiert, hängt von der Menge der darin enthaltenen Wasserstoffionen ab. Saure Lösungen haben eine hohe *Wasserstoffionenkonzentration,* alkalische dagegen eine geringe, dazwischen liegt die Wasserstoffionenkonzentration des Wassers. Damit ist bereits gesagt, daß sich im Wasser eine bestimmte Menge Wasserstoffionen befinden, d. h. daß einige Wassermoleküle in Ionen zerfallen sein müssen. Die Aufspaltung des Wassermoleküls in seine Ionen erfolgt nach der Gleichung

$$H_2O = H^+ + OH^-.$$

Es ist allerdings nur eine verschwindend kleine Zahl von Wassermolekülen in positiv geladene Wasserstoffionen und negativ geladene OH-Ionen zerfallen. Nur eins von 555 Millionen Wassermolekülen bzw. nur 1 Mol von 555 Millionen Mol Wasser ist in Ionen gespalten. Nun wiegt bekanntlich 1 Mol Wasser 18 g (= 2 g Wasserstoff + 16 g Sauerstoff); das Gewicht von 555 Millionen Mol Wasser ist dann 555 millionenmal so groß (555 Millionen mal 18 g = ungefähr 10000 Millionen g = 10 Millionen kg = 10 Millionen Liter). Wenn sich in 10 Millionen Liter Wasser ein einziges Mol befindet, dessen Wassermoleküle in Ionen zerfallen sind, so ist in 1 Liter Wasser $\frac{1}{10000000} = 10^{-7}$ Mol an ionisiertem Wasser enthalten. (In der Chemie ist es üblich, die Konzentration eines Stoffes in Mol pro Liter anzugeben.) Selbstverständlich entstehen beim Zerfall der Wassermoleküle gleich viele Wasserstoff- und OH-Ionen. Demnach enthät 1 Liter Wasser 10^{-7} Mol H-Ionen (Wasserstoffionenkonzentration) und 10^{-7} Mol OH-Ionen (OH-Ionenkonzentration).

Man ist übereingekommen, die Hochzahl der Wasserstoffionenkonzentration (= minus 7) – allerdings ohne das negative Vorzeichen – als pH-Wert zu bezeichnen. Also ist der pH-Wert des Wasser = 7. In sauren Lösungen ist im Vergleich zum Wasser die Wasserstoffionenkonzentration größer und die OH-Ionenkonzentration kleiner. Die erstere kann z. B. 10^{-2} $\left(= \frac{1}{100}\right)$ Mol pro Liter betragen, dann ist der pH-Wert 2. Bei Säuren liegt der pH-Wert stets unter 7, bei Basen über 7; pH-Wert und Wasserstoffionenkonzentration sind also nicht identisch.

Säuren haben einen niedrigen pH-Wert und eine hohe Wasserstoffionenkonzentration, bei Basen ist es umgekehrt.

1.2 Säuren, Basen, Salze

Wie gerade hervorgehoben worden ist, fehlt eine Aufspaltung des reinen Wassers in Ionen fast völlig; jedenfalls ist die Ionenkonzentration im reinen Wasser so extrem niedrig, daß es den elektrischen Strom praktisch nicht leitet. Ganz anders verhalten sich die Säuren, Basen und Salze. Sie sind in wäßriger Lösung in Ionen zerfallen, d. h. sie leiten den elektrischen Strom und werden deshalb **Elektrolyte** genannt (s. S. 57). Die Aufspaltung bzw. der Zerfall eines Elektrolyten in frei bewegliche Ionen heißt *Dissoziation.* Das Ausmaß dieses Zerfalls ist für die einzelnen Elektrolyte unterschiedlich und wird *Dissoziationsgrad* genannt (wenn z. B. von 10 Teilchen nur eines in frei bewegliche Ionen zerfallen ist, so beträgt der Dissoziationsgrad 0,1 oder $\frac{1}{10}$). Schwache Säuren und schwache Laugen sind nur gering dissoziiert (zerfallen), starke Säuren und starke Laugen sowie verdünnte Salzlösungen haben dagegen einen hohen Dissoziationsgrad. Frei bewegliche Ionen bilden sich übrigens im Zusammenhang mit den Wassermolekülen: Für das Natrium-Kation sind die Verhältnisse in der Abb. 5.1 wiedergegeben. Die negative Ladung des Wassermolekül-Dipols zeigt zum Na^+-Ion; an das Chlor-Anion lagern sich dagegen die Wassermolekül-Dipole mit ihrem positiven Ende an. Durch Vermittlung dieser Wasserhülle wird die Anziehung zwischen Na^+ und Cl^- verhindert, die Wassermolekül-Dipole sind nämlich elektrisch nicht so stark, daß sie sich anziehen könnten (Abb. 5.3).

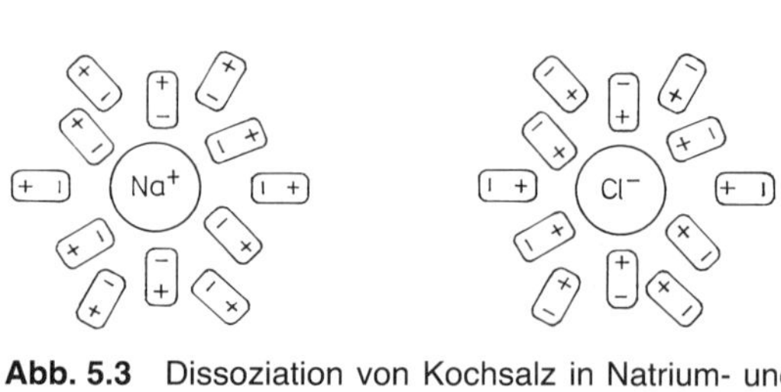

Abb. 5.3 Dissoziation von Kochsalz in Natrium- und Chlorionen mit den die Ionen umgebenden Wassermolekül-Dipolen.

Tabelle 5.1 Unterschiede zwischen Säuren und Basen (bzw. Laugen).

Säuren	Basen bzw. Laugen
Enthalten ein oder mehrere Wasserstoffatome im Molekül.	Enthalten eine oder mehrere OH-Gruppen im Molekül.
Spalten in wäßriger Lösung H-Ionen ab.	Spalten in wäßriger Lösung OH-Ionen ab.
Färben blaues Lackmuspapier rot.	Färben rotes Lackmuspapier blau.
Haben einen sauren Geschmack.	Haben einen laugigen (alkalischen) Geschmack.
Verursachen auf der Haut und Schleimhaut (z. B. Speiseröhre) Verätzungen durch Eiweißgerinnung (Ätzschorf).	Verursachen auf der Haut und Schleimhaut (z. B. Speiseröhre) Verätzungen durch Eiweißverflüssigung (schmierige, zerfließende Beläge).

1.2.1 Säuren und Basen

So könnte man *Säuren* als Substanzen definieren, die in wäßriger Lösung positiv geladene *Wasserstoffionen* abspalten, während *Basen* definitionsgemäß in wäßriger Lösung negativ geladene *OH-Ionen (Hydroxid-Ionen)* liefern (die Lösung einer Base in Wasser heißt Lauge). Es gibt aber noch weitere Unterscheidungsmerkmale (Tab. 5.1).

Die in Tabelle 5.1 genannte Eigenschaft der Säuren und Basen, *Speiseröhrenverätzungen* hervorzurufen, ist uns nur allzu gut bekannt: das Trinken solcher Flüssigkeiten gehört mit zu den häufigsten Unfallursachen im Kindesalter. Die Laugenverätzung der Speiseröhre ist im allgemeinen noch bösartiger als die Säureverätzung. Man spricht geradezu von Ätznatron (Natronlauge, chemische Formel NaOH) und Ätzkali (Kalilauge, chemische Formel KOH). Der Ätzkalk ist ein Oxid (S. 84), das sich mit Wasser zu Kalkwasser verbindet, einer Lauge mit der chemischen Formel $Ca(OH)_2$. Zu den Säuren gehören u. a. die aus Wasserstoff und Chlor zusammengesetzte Salzsäure (HCl), die durch die Vereinigung von Kohlendioxid und Wasser entstehende Kohlensäure (H_2CO_3), ferner Phosphorsäure (H_3PO_4), Salpetersäure (HNO_3), Schwefelsäure (H_2SO_4) und Borsäure (H_3BO_3). Beim Verdünnen der Schwefelsäure ist zu beachten, daß man stets die Säure langsam in das Wasser fließen lassen muß, auf keinen Fall umgekehrt; sonst würde nämlich so viel Wärme frei, daß das hinzugegebene Wasser sofort siedet und ein Verspritzen der Säure die Folge ist. Die Säuren führen in entsprechender Konzentration nicht nur zu örtlichen Reizungen oder Verätzungen, sondern u. U. auch zu schweren inneren Vergiftungen. So sind tödliche *Borsäurevergiftungen* z. B. dadurch zustande gekommen, daß bei der „Behandlung“ ausgedehnter Wundflächen mit einem Borsäurepräparat (ein wenig wirksames Desinfektionsmittel) größere Mengen dieser Substanz in den Körper gelangt sind. Es ist deshalb die Forderung erhoben worden, die Borsäure aus dem Arzneimittelschatz völlig zu verbannen.

Nach diesem Abstecher in die Vergiftungslehre sei eine physiologische Säurewirkung genannt, nämlich der Säureschutz *(Säuremantel)* von Haut und Schleimhäuten. Der niedrige pH-Wert der Hautoberfläche (pH = 3,4), der Schleimhaut der Scheide (pH = 4) und des Magens (pH = etwa 1,5) wirkt bakterientötend.

1.2.2 Salze

Durch Vereinigung einer Säure und einer Base entsteht ein Salz, wobei sich jeweils ein Wasserstoffion der Säure mit einem OH-Ion der Base zu einem Wassermolekül verbindet.

Dafür ein Beispiel:

Salzsäure	+ Natronlauge	= Natriumchlorid	+ Wasser
HCl	+ NaOH	= NaCl	+ H_2O

ganz allgemein gilt also:
Säure + Base = Salz + Wasser.

Während die Salzsäure eine hohe Wasserstoffionenkonzentration aufweist, enthält die Natronlauge sehr viele OH-Ionen. In der Natriumchloridlösung dagegen befinden sich praktisch weder H- noch OH-Ionen; denn die Wassermoleküle des Lösungsmittels sind so gut wie nicht gespalten. Rotes oder blaues Lackmuspapier ändert seine Farbe in einer Natriumchloridlösung nicht – bzw. das Lackmuspapier wird violett –, d. h. sie reagiert neutral. Salzsäure und Natronlauge haben sich gegenseitig *neutralisiert.*

Die Salze sauerstofffreier Säuren (wie HCl) enden auf -id *(Natriumchlorid* etc.*)*, während die Salze sauerstoffhaltiger anorganischer Säuren (wie H_2CO_3 = Kohlensäure, HNO_3 = Salpetersäure) auf -at enden (z. B. *Karbonat* = Salz der

Kohlensäure, *Nitrat* = Salz der Salpetersäure), beteiligen sich sauerstoffärmere Säuren an der Salzbildung, wie z. B. HNO_2 = salpetrige Säure, so lautet die Endung -it (also z. B. *Nitrit*).

Enthält die Säure – wie im Falle der Kohlensäure (H_2CO_3) – im Molekül *2* Wasserstoffatome, so können sich *2* verschiedene Arten von Salzen bilden. Einmal können beide Wasserstoffatome bzw. -ionen durch Natrium u. ä. ersetzt werden; wir erhalten dann z. B. das *Natriumkarbonat* (Soda, Na_2CO_3). Zum anderen kann ein wasserstoffhaltiges Salz entstehen, wie das *Natriumbikarbonat* (Natron, $NaHCO_3$), das der Chemiker *Natriumhydrogenkarbonat* nennt – solche wasserstoffhaltigen Salze werden saure Salze genannt (sie müssen sich in wäßriger Lösung jedoch nicht wie Säuren verhalten).

Die früher übliche Einnahme von Natron (Bullrichsalz) wirkte bei überschüssiger Magensalzsäureproduktion „neutralisierend" (heutzutage werden besser verträgliche Präparate verwendet). Es handelt sich nämlich beim Natriumbikarbonat um das Salz einer starken Lauge (Natronlauge, NaOH) und einer schwachen Säure (Kohlensäure, H_2CO_3). *Schwache Säuren* (wie die Kohlensäure) werden nun aber durch *starke Säuren* (z. B. die Magensalzsäure) aus ihren Verbindungen (in unserem Beispiel aus dem Natriumbikarbonat) verdrängt:

$$NaHCO_3 + HCl = NaCl + H_2O + CO_2.$$

Durch das Zusammentreffen von Natriumbikarbonat ($NaHCO_3$) und der starken Salzsäure (HCl) entsteht hier das neutrale Natriumchlorid (NaCl). Die aus dem Natriumbikarbonat verdrängte Kohlensäure (H_2CO_3) zerfällt in Wasser (H_2O) und Kohlendioxid (CO_2). Das letztere entweicht.

▶ Ähnliche Reaktionen laufen im Blut zur Aufrechterhaltung des normalen pH-Wertes ab. Auch dabei spielt das Bikarbonat eine wichtige Rolle. Nur nennen wir es hier nicht „Bullrichsalz", sondern *Alkalireserve* oder *CO_2-Bindungsvermögen* oder *Standardbikarbonat* = fast ausschließlich Natriumbikarbonat (der Name Standardbikarbonat rührt daher, daß das Bikarbonat im Blut unter standardisierten, d. h. einheitlichen Bedingungen gemessen werden muß).

Werden im Stoffwechsel größere Säuremengen gebildet, z. B. Milchsäure bei der Muskelarbeit, so führt die ins Blut einströmende Säure nicht unbedingt zur Senkung des Blut-pH-Wertes, sondern die *schwache* Milchsäure und andere saure Stoffwechselprodukte verdrängen (ähnlich wie die Salzsäure in der obigen Gleichung) die *noch schwächere* Kohlensäure aus dem Natriumbikarbonat und werden so durch Salzbildung „neutralisiert". Das Kohlendioxid der Kohlensäure wird über die Lunge abgeatmet, es ist „flüchtig". Die Milchsäure und andere im Stoffwechsel anfallende Säuren können den Körper nicht auf ähnliche Weise verlassen. Sie sind „nicht flüchtig". Unter diesem Gesichtspunkt ist also die Alkalireserve ein Bindungsvermögen für nicht flüchtige Säuren. Zunächst stellt sie allerdings ein Bindungsvermögen für Kohlensäure dar („CO_2-Bindungsvermögen"), da ja primär das Alkali (in erster Linie Natrium) des Standardbikarbonats (hauptsächlich Natriumbikarbonat) an Kohlensäure gebunden ist. Das Alkali steht in dieser Form in Reserve („Alkalireserve") zur Aufnahme nichtflüchtiger Säuren. Beanspruchen diese Säuren das Alkali zur Salzbildung, so nimmt natürlich die Alkalireserve, d. h. das CO_2-Bindungsvermögen entsprechend ab. Aber auch die Menge des im Blut nicht gebundenen, freien CO_2 muß sich verringern, damit der pH-Wert nicht abfällt. Das gelingt mit Hilfe einer verstärkten Atmung, im Extremfall mit der tiefen, sog. *Kußmaulschen (Azidose-)Atmung:* Die *Azidose,* d. h. die Übersäuerung des Blutes ist kompensiert, allerdings auf Kosten einer verminderten Alkalireserve; erst wenn die Kompensation versagt, sinkt der pH-Wert ab. Umgekehrt unterscheiden wir, je nachdem, ob der pH-Wert normal oder erhöht ist, eine kompensierte oder dekompensierte *Alkalose.* In beiden Fällen ist die Alkalireserve erhöht, es besteht ein „Basenüberschuß".

Sowohl bei der Azidose als auch bei der Alkalose gibt es übrigens eine stoffwechselbedingte und eine atmungsbedingte Form. Eine Stoffwechsel-Azidose *(metabolische Azidose)* finden wir z. B. beim diabetischen Koma (es sind Ketosäuren infolge gestörten Fettabbaus im Blut). Eine Atmungs-Azidose *(respiratorische Azidose)* liegt vor, wenn z. B. infolge einer schweren Lungenerkrankung das im Stoffwechsel anfallende Kohlendioxid (die „Kohlensäure") nicht genügend abgeatmet werden kann. In beiden Fällen liegt der pH-Wert unter 7,36. Andererseits sprechen wir von *metabolischer Alkalose,* wenn z. B. beim Erbrechen Säuren verloren gehen, und von *respiratorischer Alkalose,* wenn infolge Hyperventilation zu viel Kohlendioxid abgeatmet wird, d. h. wenn stärker geatmet wird, als es notwendig wäre (pH-Wert über 7,46).

In dem stärker alkalischen Milieu ist die Löslichkeit des Calciums vermindert, genauer gesagt, die Calciumionisation geht zurück, Calcium wird vorübergehend vom Knochen aufgenommen. Es treten Zeichen der Hypocalcämie auf (Tetanie), das kurzfristige Vorhalten einer Plastiktüte vor den Mund bessert den Zustand; denn jetzt wird Luft mit einer höheren CO_2-Konzentration eingeatmet, der pH-Wert normalisiert sich und folglich auch die Calciumionisation.◀

Von den Salzen der Kohlensäure (den **Karbonaten**) sind bisher nur die Natriumsalze erwähnt worden. Calcium- und Magnesiumsalze der Kohlensäure sind für die *vorübergehende Härte* des Wassers verantwortlich. Durch Kochen des Wassers verschwindet diese Härte, dabei setzt sich Kesselstein ab. Die durch das Kochen nicht zu entfernende Härte, die *bleibende Härte* des Wassers, wird durch Calcium- und Magnesiumsalze der Salzsäure **(Chloride)** und der Schwefelsäure **(Sulfate)** hervorgerufen. Diese sog. bleibende Härte kann aber auch entfernt werden, z. B. durch Zugabe von Soda. Ein wichtiges Calciumsalz der Schwefelsäure ist Gips. Er entsteht aus „gebranntem Gips" durch Wasseraufnahme. Die sich bildende Masse (Gips) wird sofort hart und spielt z. B. bei Gipsverbänden eine Rolle.

Das gerade erwähnte Magnesiumsalz der Schwefelsäure, das Magnesiumsulfat, wird in Form des Bittersalzes als Abführmittel benutzt. Auch das Natriumsulfat (Glaubersalz) wirkt abführend. Unser Trinkwasser darf einen bestimmten Gehalt an Sulfaten u. a. Stoffen nicht überschreiten. Es muß rein sein, natürlich nicht chemisch rein; denn chemisch reines (destilliertes) Wasser ist zum Trinken genauso ungeeignet wie Wasser mit einem zu hohen Salzgehalt. Das Meerwasser hat eine im Vergleich zur isotonischen Lösung bedeutend höhere Salzkonzentration. Es enthält allein 2,7% Kochsalz (NaCl) und ist deshalb ungenießbar. Ohne Natriumchlorid ist das Leben nicht denkbar, andererseits ist eine zu große Kochsalzaufnahme giftig, ja u. U. sogar tödlich. Ein anderes Halogensalz, nämlich *Natriumfluorid* (NaF), wird im Kindesalter in Tablettenform zur Kariesprophylaxe eingesetzt und ist äußerst wirksam.

In der empfohlenen Dosis (je nach Alter und Fluoridgehalt des Trinkwassers bis höchstens 1 mg Fluorid täglich) ist es absolut ungefährlich. Es gibt auch fluoridhaltige Zahncreme. Sehr junge Kleinkinder, die beim Zähneputzen relativ viel Creme verschlucken, sollten deshalb zunächst fluoridfreie oder fluoridarme Kinderzahncreme verwenden. Bei Fluoridüberdosierung, die vermieden werden muß, kann es zu einer unschönen Braunfärbung der Zähne kommen (s. auch S. 438).

Daneben gibt es Salze, die schon in geringster Menge giftig wirken, so z. B. die Bariumsalze, vorausgesetzt, daß sie löslich sind und resorbiert werden. Das Bariumsulfat, das wir als Röntgenkontrastmittel für Magen-Darm-Untersuchungen verwenden, führt nicht zu Schädigungen. Es ist praktisch völlig unlöslich und wird infolgedessen nicht resorbiert.

Von der Vielzahl der Salze seien noch die der Phosphorsäure **(Phosphate)** genannt, die in unserem Organismus eine wichtige Rolle spielen. Unser Körper enthält große Mengen Calciumphosphat, und zwar hautpsächlich in den Knochen, die zu 80% daraus bestehen.

Das **Silberbromid** ist für die Fotografie wichtig. Es wird durch Licht (auch durch Röntgenstrahlen) in Silber und Brom getrennt. Dadurch entsteht ein latentes (verborgenes) Bild. Unter der Einwirkung des *Entwicklers* schwärzen sich in der Dunkelkammer (bei rotem Licht, s. S. 43) die belichteten Stellen: Es entsteht ein Negativbild, d. h. die hellen Objekte sind dunkel abgebildet und umgekehrt. Danach wird durch das *Fixiersalz* das unbelichtete Silberbromid entfernt. Erst jetzt kann das Negativbild dem Tageslicht ausgesetzt werden. Auf ganz ähnliche Weise wird aus dem Negativbild ein Positivbild hergestellt, in dem die hellen Objekte hell und die dunklen dunkel abgebildet sind.

Im Beginn dieses Abschnittes ist von der *Ätzwirkung* der Säuren und Basen die Rede gewesen. Abschließend sei erwähnt, daß auch manche Salze ätzend wirken, z. B. eine konzentrierte Sodalösung, ferner das Silbernitrat (der Höllenstein) – **Nitrate** sind Salze der Salpetersäure (über **Nitrite** s.S. 82) –, das (quecksilberhaltige) **Sublimat** und höhere Konzentrationen von **Kaliumpermanganat.** Das Kaliumpermanganat wirkt außerdem – ähnlich wie das nicht zu dieser Stoffklasse gehörende Wasserstoffsuperoxid (H_2O_2) – *desinfizierend,* was mit der Eigenschaft dieser Verbindungen zusammenhängt, Sauerstoff abzugeben. Sie sind dadurch imstande, andere Substanzen zu oxidieren und werden *Oxidationsmittel* genannt. Darüber ist jetzt zu berichten.

1.3 Oxide

Bei der Vereinigung eines Elementes mit Sauerstoff wird dieses *oxidiert;* dieser Vorgang, bei dem Sauerstoff aufgenommen (oder auch Wasserstoff fortgenommen) wird, wird *Oxidation* genannt. Auf diese Weise entstehen die *Oxide*[11]. Hierfür ein Beispiel:

$$2H_2 + O_2 = 2H_2O.$$

Wasserstoff wird oxidiert, diese Oxidation führt zum Oxid (hier: Wasser). Sauerstoff (O_2) kann sich auch selbst oxidieren – z. B. unter der Einwirkung von UV-Strahlen –, und zwar zu *Ozon* (O_3).

Die aus den Auspuffgasen der Kraftfahrzeuge stammenden Stickoxide bilden zusammen mit Kohlenwasserstoffen an sonnigen Tagen unter dem Einfluß des UV-Lichtes aus dem Luftsauerstoff Ozon. Dieser sog. *photochemische Smog* führte z. B. in Los Angeles vor dem Wirksamwerden der Gegenmaßnahmen (Einschränkung des Kfz-Verkehrs und Katalysatortechnik) zu einer Zunahme von Asthmaanfällen, insbesondere bei Kindern – das Ozon gelangt bis in die Lungenbläschen hinein und ist dort bei höherer Konzentration extrem toxisch und aggressiv. Andererseits ist es in der Stratosphäre (S. 28) sehr nützlich (rund 90% des Ozons befinden sich in der Stratosphäre); denn es hält einen Teil der bedrohlichen UV-B-Strahlung der Sonne zurück (ein Zuviel an UV-Licht kann Hautkrebs hervorrufen). Für das besonders über dem Südpol, aber auch über der Arktis beobachtete Ozonloch in der Stratosphäre, durch das die UV-Strahlung ungehindert zu uns gelangen kann, werden z. T. Treibgase von Spraydosen und Kühlgase (sie dienen als Kühlmittel in Klimaanlagen, Kühlschränken etc.) verantwortlich gemacht. Die darin enthaltene, unsere Umwelt belastende Substanz gehört zu den Fluorchlorkohlenwasserstoffen (FCKW).

Das Mittel, das den Sauerstoff zur Verfügung gestellt hat, das *Oxidationsmittel* also (z. B. Wasserstoffsuperoxid, H_2O_2), wird dabei sauerstoffärmer, d. h. es wird *reduziert.* Die Reduktion ist demnach das Gegenteil der Oxidation und bedeutet Fortnahme von Sauerstoff (oder auch Zufuhr von Wasserstoff). Beide Vorgänge gehen Hand in Hand *(„Redoxreaktion“).* Wenn die Substanz, die den Sauerstoff abgibt, Oxidationsmittel heißt, so ist es verständlich, daß der Stoff, der Sauerstoff aufnimmt, als *Reduktionsmittel* bezeichnet wird. In der obigen Gleichung ist Wasserstoff das Reduktionsmittel. Unter Bezug auf die Ionenbindung (S. 64) ist auch folgende Definition möglich:

Das Oxidationsmittel (z. B. H_2O_2) ist derjenige Partner der Redoxreaktion, der Elektronen aufnimmt – dabei wird er reduziert, Reduktion bedeutet also Gewinn von Elektronen. Umgekehrt gibt das Reduktionsmittel Elektronen ab – d. h. der Wasserstoff verliert negative Ladungen und wird dabei oxidiert, Oxidation bedeutet demnach Verlust von Elektronen. (Übrigens, Vorgänge, bei denen Elektronen abgegeben werden, werden auch dann als Oxidation bezeichnet, wenn der Sauerstoff gar nicht mitwirkt.)

Oxide entstehen auch dadurch, daß man Basen oder sauerstoffhaltigen Säuren Wasser entzieht. (Der Wasserentzug kann z. B. im Exsikkator erfolgen, einem Glasgefäß mit geschliffenem, luftdicht abschließendem Deckel, das eine wasseranziehende Substanz enthält.) So wird aus Kohlensäure durch Wasserentzug Kohlendioxid:

$$H_2CO_3 - H_2O = CO_2.$$

Ein anderes Oxid des Kohlenstoffs, das Kohlen(mon)oxid (CO), ist im Leuchtgas und in den Auspuffgasen unserer Kraftfahrzeuge enthalten und führt bei entsprechender Konzentration in der Atmungsluft (geschlossene Garage bei laufendem Motor!) zur Kohlen(mon)oxidvergiftung.

Kohlendioxid und Wasser ergeben nicht nur Kohlensäure, sondern bei der **Assimilation** (S. 92) der grünen Pflanze wird daraus Stärke gebildet. Sauerstoff wird dabei frei.

Die Pflanze ist also eine Fabrik, in der Stärke produziert wird und als Abgase nicht Schadstoffe anfallen, sondern der für die Lebewesen unerläßliche Sauerstoff.

Es handelt sich um einen **Reduktionsvorgang.** Für die Assimilation werden große Energiemengen in Form der strahlenden Energie des Sonnenlichtes benötigt. Man spricht deshalb auch von *Fotosynthese* der Stärke. Unsere Körperzellen sind zu einer solchen Synthese unter Ausnützung der Sonnenenergie nicht fähig. Wir sind deshalb auf die Zufuhr der von der Pflanze aufgebauten, kalorienreichen Stärke und andere Substanzen angewiesen. So wird die große Bedeutung sowohl der Sonne als auch der Pflanzen für das Leben auf der Erde ohne weiteres verständlich.

Bei der Vereinigung von Wasserstoff und Sauerstoff entsteht einmal, wie in der obigen Gleichung angegeben, Wasser (s. S. 70). Außerdem wird bei diesem Oxidationsvorgang im Gegensatz

---

[11] oxys (griech.): sauer. Die Schreibweise mit y ist veraltet. Sie ist in einigen Wörtern noch erhalten, z. B. Oxy-Hämoglobin (der mit Sauerstoff beladene Blutfarbstoff), Oxytozin (ein Hypophysenhinterlappenhormon), Oxyuren (Madenwürmer).

zur Assimilation nicht etwa Energie benötigt, sondern es wird eine bestimmte Energiemenge (Wärme) frei. Wir bezeichnen eine **Oxidation,** bei der Wärme abgegeben wird, als **Verbrennung.** Uns ist die Wärmeentwicklung bei Verbrennungsprozessen gut bekannt. Ähnlich wie bei der Verbrennung der *Kohle* im Ofen Sauerstoff verbraucht und Wärmeenergie abgegeben wird, so kommt die Verbrennung unserer *Nahrungsmittel* (z. B. die Verwertung der kalorienhaltigen Stärke) im Stoffwechsel des Körpers durch den eingeatmeten Sauerstoff zustande; dabei werden Energien (Kalorien) frei. Ein wesentlicher Unterschied zwischen beiden Vorgängen ist die Temperatur, bei der sie ablaufen. Der Verbrennungsprozeß verläuft im Ofen bei beachtlichen Temperaturen, und zwar ohne daß von außen Wärme zugeführt wird. Nur zum „Anzünden"der Kohle im Ofen, d. h. für das Ingangsetzen der Reaktion, wird eine geringe Wärmemenge benötigt, die aber in keinem Verhältnis zu der danach frei werdenden enormen Wärmeenergie steht. In unserem Organismus spielen sich die Reaktionen dagegen bei niedrigen Temperaturen ab. Fermente (s. S. 70) sorgen dafür, daß unsere Nahrungsmittel bei Körpertemperatur verbrennen und daß die Reaktionen nicht zügellos unter riesiger Temperaturentwicklung vor sich gehen. Überhaupt dient die Verbrennung der Nährstoffe im Organismus nicht ausschließlich der Wärmeproduktion; auch andere Energieformen (z. B. Bewegungsenergie) sind für die zahlreichen Stoffwechselleistungen erforderlich. Es ist zu bedenken, daß zum Aufbau der Körpersubstanz ebenfalls Energien benötigt werden: nicht alle aufgenommenen Nahrungsmittel werden verbrannt bzw. gespeichert, sondern aus einem Teil werden Bausteine des Körpers.

1.4 Einige für den Organismus wichtige chemische Elemente

Wir haben gesehen, daß aus *Basen* und sauerstoffhaltigen *Säuren* durch Wasserentzug *Oxide* entstehen können. Entziehen wir den Oxiden den Sauerstoff, d. h. reduzieren wir sie, so gelangen wir zu den *chemischen Elementen:*

$Ca(OH)_2$ – Wasser →		CaO – Sauerstoff →		Ca
Base		Oxyd		Element

Wir sind damit an den Anfang des Chemiekapitels zurückgekehrt. Im folgenden sollen nur diejenigen chemischen Grundstoffe Erwähnung finden, die am Aufbau der Körpersubstanz wesentlich beteiligt sind bzw. als wichtige Bausteine unserer Nahrung gelten.

Alle **Eiweißkörper** des menschlichen Organismus sind aus den Elementen *Kohlenstoff, Sauerstoff, Wasserstoff* und *Stickstoff* aufgebaut (COHN). *Schwefel, Phosphor* und einige andere Elemente können zusätzlich vorhanden sein. Als Baustein der Knochen spielen das *Calcium* und in geringem Maße das *Magnesium* (hauptsächlich in Verbindung mit Phosphor) eine Rolle. Calcium und Magnesium sind außerdem im Innern der Zellen in größerer Menge enthalten. *Kalium* findet sich ebenfalls vorwiegend innerhalb der Zellen, während *Natrium* und *Chlor* in erster Linie in den *Körperflüssigkeiten* anzutreffen sind. Die Hauptmenge des *Eisens* ist an den Blutfarbstoff gebunden. 99,9% der Körpersubstanz sind aus den gerade genannten 12 Elementen aufgebaut. Der Anteil des Eisens am Gesamtgewicht ist dabei am geringsten: im Körper eines Erwachsenen sind ungefähr 4 g Eisen enthalten. Manche chemische Grundstoffe sind in noch kleinerer Menge in unserem Organismus vorhanden und werden deshalb als **Spurenelemente** bezeichnet (meist wird allerdings auch das Eisen dazugerechnet).

Hierher gehören u. a. *Fluor* als Bestandteil der Zähne und des Knochens sowie *Jod* als wichtiger Baustein der Schilddrüsenhormone.

Der Jodmangel, der in der Bundesrepublik herrscht und der bei vielen Menschen zur Schilddrüsenvergrößerung (Struma) führt, könnte durch Verwendung von Jodsalz statt des normalen Salzes in Nahrungsmitteln wie Brot etc. beseitigt werden (s. S. 440). In vielen anderen Staaten ist der Jodmangel beseitigt und so das Problem gelöst.

Spurenelemente sind weiterhin das im Insulin der Bauchspeicheldrüse und in einigen Fermenten vorkommende *Zink, Kobalt* als Teil des Vitamins B_{12} und das für den Ablauf von Oxidationsvorgängen wichtige *Kupfer.* Wie diese Zusammenstellung zeigt, handelt es sich bei den bisher genannten Spurenelementen im wesentlichen um Substanzen, die für eine ganze Reihe von Stoffwechselvorgängen unentbehrlich sind. Die Funktion einiger anderer Spurenelemente ist noch völlig unklar. Darunter befinden sich auch solche, die wahrscheinlich keine physiologische Bedeutung haben. *Brom,* ein dem Chlor nahestehendes Element, ist durch dieses ersetzbar und wohl nur als Mitläufer des Chlors zu betrachten. Hier ist auch das *Blei* zu nennen, das wir z. B. durch Einatmung von Auspuffgasen (solange es noch bleihaltiges Benzin gibt) und von Abgasen der Industrie (Müllverbrennungsanlagen etc.) in unseren Körper in noch gerade erträglichen Mengen aufnehmen; die Aufnahme größerer Mengen würde zur Vergiftung führen (Hirnschäden etc.).

Unsere **Nahrung** besteht hauptsächlich aus *Kohlenhydraten, Fetten* und *Eiweißstoffen.* Die Kohlenhydrate und Fette sind lediglich aus Kohlenstoff, Sauerstoff und Wasserstoff (COH) zusammengesetzt, vom Eiweiß ist gerade erwähnt worden, daß es in jedem Fall auch Stickstoff und gelegentlich einige weitere Elemente enthält. Daraus ergibt sich die überraschende Feststellung, daß die ganze Fülle dieser teils kompliziert aufgebauten Substanzen – und zwar nicht nur der Nahrungsstoffe, sondern in gleicher Weise auch der Bausteine unseres Organismus – auf eine kleine Zahl von Elementen zurückzuführen ist. Diese Eigentümlichkeit ist mit der Sonderstellung des Kohlenstoffs zu erklären, die darin besteht, daß sich die Atome dieses Elementes untereinander zu großen Molekülen vereinigen können. Die Mannigfaltigkeit der so entstehenden Naturstoffe ist Gegenstand der organischen Chemie und kann im folgenden Abschnitt nur angedeutet werden.

2 Die organische Chemie

Die organische Chemie ist die Chemie der Kohlenstoffverbindungen. Lediglich einige den anorganischen Stoffen nahestehende Verbindungen, wie Kohlendioxid und Kohlensäure sowie der Kohlenstoff selbst, gehören nicht hierher, sondern in das Gebiet der anorganischen Chemie. Die organische Chemie befaßt sich keineswegs ausschließlich mit Substanzen, die auf biologischem Wege, d. h. im pflanzlichen oder tierischen Organismus entstanden sind, sondern auch mit „organischen“ Verbindungen, die im Laboratorium dargestellt werden und zum Teil in der Natur gar nicht vorkommen. (Eine Sonderdisziplin ist die *Biochemie* oder *Physiologische Chemie;* sie erforscht Lebensvorgänge im Organismus, die mit chemischen Methoden faßbar sind.) Der Chemiker unterscheidet 3 verschiedene Gruppen organischer Stoffe, nämlich:

1. offene Kohlenstoffketten, die geradlinig oder verzweigt sein können,

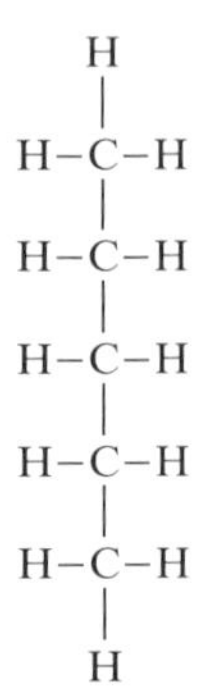

= Kohlenwasserstoff, offene Kette,

2. ringförmige Verbindungen, deren Ringglieder stets Kohlenstoff enthalten,

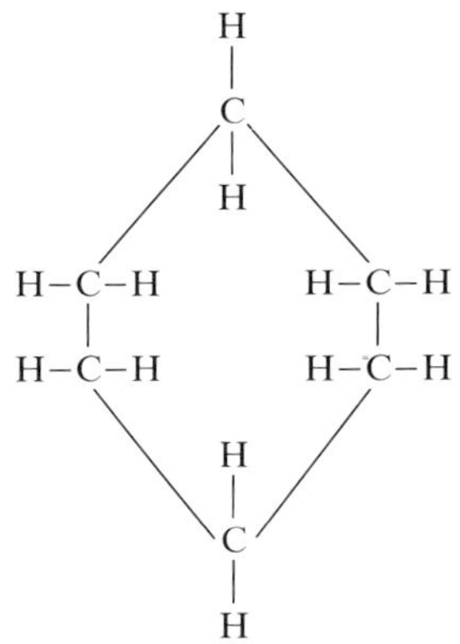

= Kohlenwasserstoff, Ringform

3. ringförmige Verbindungen, wobei neben Kohlenstoff mindestens ein weiteres Element an der Ringbildung beteiligt ist,

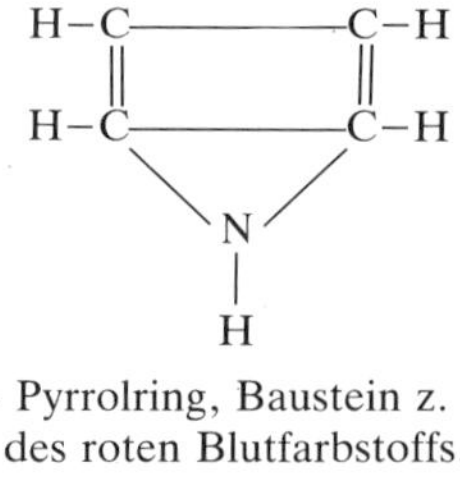

= Pyrrolring, Baustein z. B. des roten Blutfarbstoffs.

Als letztes Beispiel ist eine Substanz gewählt worden, die *Doppelbindungen* besitzt. Moleküle mit Doppelbindungen spielen in der Biologie eine große Rolle. Sie finden sich nicht nur in einigen Ringsystemen, sondern auch in manchen Kohlenstoffketten. Man spricht hier ganz allgemein von *ungesättigten Verbindungen.* Doppelt gebunden bedeutet nicht doppelt fest gebunden; im Gegenteil, es kommt an der Doppelbindung besonders leicht zu Reaktionen mit anderen Atomen. Aus der Doppelbindung wird dann eine *Einfachbindung,* die ungesättigte Verbindung geht in eine *gesättigte* über. Es gibt übrigens auch ungesättigte Verbindungen mit *Dreifachbindung.* Ob es sich nun um gesättigte oder ungesättigte Verbindungen handelt, stets gehen bei organischen Substanzen von den C-Atomen je 4 „Bindungsarme" aus, wie das auch in den drei wiedergegebenen Beispielen zu erkennen ist.

Wir wollen hier nicht die Einteilung der Chemiker zugrunde legen, sondern den umfangreichen Stoff in folgender Weise gliedern:

1. Kohlenwasserstoffe,
2. Alkohole,
3. Kohlenhydrate,
4. Fettsäuren, Fette und Lipoide,
5. Aminosäuren und Eiweißkörper.

Bei den genannten Stoffklassen handelt es sich teils um Kohlenstoffketten, teils um Ringsysteme. Die *Kohlenwasserstoffe* enthalten nur Kohlenstoff und Wasserstoff. *Alkohole, Kohlenhydrate, Fettsäuren* und *Fette* bestehen lediglich aus Kohlenstoff, Sauerstoff und Wasserstoff. In einigen *Lipoiden* kann dagegen außerdem Stickstoff bzw. Phosphor vorhanden sein. *Aminosäuren* und *Eiweißkörper* enthalten neben Kohlenstoff, Sauerstoff und Wasserstoff zusätzlich in jedem Falle Stickstoff und gelegentlich weitere Elemente (Phosphor, Schwefel u. a.). Darauf ist am Ende des letzten Kapitels bereits hingewiesen worden.

Ausgehend von einer nur aus Kohlenstoff und Wasserstoff bestehenden Verbindung (Kohlenwasserstoff), gelangt man durch Oxidation jeweils zu folgenden Substanzen:

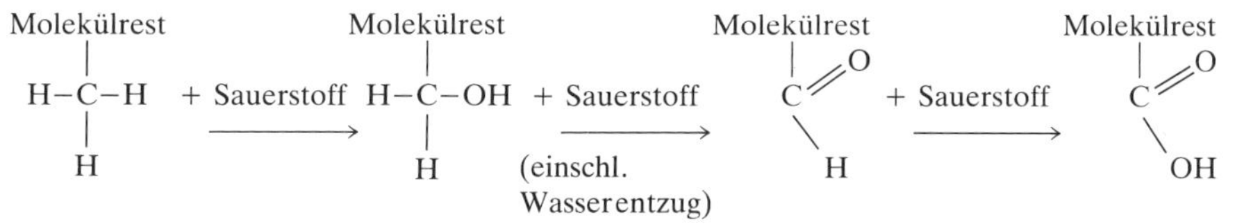

Kohlenwasserstoff (nur aus Kohlenstoff und Wasserstoff bestehend)	*Alkohol* (1 H-Atom ersetzt durch —OH)	*bestimmtes Kohlenhydrat* – sog. Aldehydform (2 H-Atome ersetzt durch = O)[12]	*Säure* (3 H-Atome ersetzt durch =O, —OH)

Die uns am meisten interessierenden Säuren der organischen Chemie sind die Fettsäuren und die Aminosäuren. Aus einer Fettsäure entsteht eine Aminosäure, indem ein bestimmtes Wasserstoffatom der Fettsäure durch eine „Amino"-Gruppe (NH_2-Gruppe) ersetzt wird:

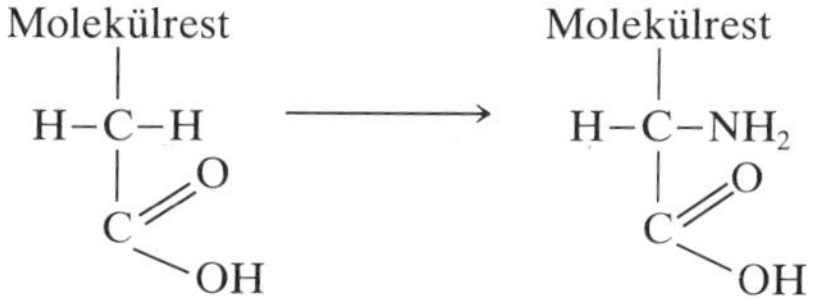

Fettsäure *Aminosäure*

Nach diesem kurzen Überblick sollen im folgenden die einzelnen Substanzen näher besprochen werden.

[12] Enthalten außerdem zahlreiche OH-Gruppen im Molekül (die Bezeichnung Aldehyd leitet sich ab von *Al*kohol *dehyd*riert).

2.1 Kohlenwasserstoffe

2.1.1 Kettenförmige Kohlenwasserstoffe (aliphatische[13] Verbindungen)

Wir unterscheiden gesättigte und ungesättigte kettenförmige Kohlenwasserstoffe. Die gesättigten **(Alkane, Paraffine)** enthalten Einfachbindungen.

Der einfachste Kohlenwasserstoff dieser Art ist das *Methan,* das wie alle Kohlenwasserstoffe nur aus Kohlenstoff und Wasserstoff zusammengesetzt ist (s. o.).

Es besteht nur aus 1 C- und 4 H-Atomen. Methan ist z. B. im *Leuchtgas* enthalten (etwa 30 Vol.% Methan) und der Hauptbestandteil des *Erdgases.* Das Methan ist der bezüglich Heizkraft wertvollste Anteil. Im Bergbau wird das explosible Methan-Luft-Gemisch *(schlagende Wetter)* gefürchtet. In den Gruben und andernorts wird Methan von Fäulnisbakterien aus Pflanzen und Tierresten gebildet.

Auf das Methan folgt als nächst höheres Alkan das *Ethan* (H_3C-CH_3, also Summenformel C_2H_6). Die nächsten Glieder sind *Propan, Butan, Pentan, Hexan, Heptan, Octan* usw. Die kleinsten Glieder (von Methan bis Butan – sie haben 1–4 C-Atome) sind bei gewöhnlicher Temperatur gasförmig, von Pentan (mit 5 C-Atomen) bis zu der Verbindung mit 16 C-Atomen *(Hexadekan)* sind sie flüssig, die höheren Glieder sind dagegen fest.

Auch das *Erdöl* ist aus Stoffen des Pflanzen- und Tierreiches entstanden. Erdöl ist ein Gemisch aus verschiedenen Kohlenwasserstoffen, d. h. aus Kohlenstoff-Wasserstoff-Verbindungen mit unterschiedlicher Anzahl von C-Atomen und entsprechend unterschiedlichen Siedepunkten. Die Isolierung der einzelnen Fraktionen erfolgt durch Destillieren in Erdölraffinerien. Einen relativ niedrigen Siedepunkt (wegen der geringen Anzahl von C-Atomen im Molekül) haben das *Leicht-* und *Schwerbenzin.* Mit steigender Temperatur sieden *Petroleum, Leichtöl, Heizöl* und *Dieselöl.* Die *Schmieröle* und das *Hartparaffin* sieden erst bei sehr hohen Temperaturen. Die *Vaseline,* die zu den festen Bestandteilen gehört, ist eine gereinigte Mischung aus Schmieröl und Hartparaffin und dient als *Salbengrundlage.* Die Hauptmenge der festen Rückstände, das *Bitumen,* wird für den Straßenbau und für die Herstellung von Dachpappe verwendet.

Das Erdöl darf nicht mit den fettigen Ölen (S. 93) verwechselt werden, die im Kapitel „Fettsäuren, Fette und Lipoide" besprochen werden. Die ungesättigten, kettenförmigen Kohlenwasserstoffe heißen **Alkene,** sofern sie eine Doppelbindung enthalten, besitzen sie dagegen eine Dreifachbindung, so werden sie **Alkine** genannt.

2.1.2 Ringförmige Kohlenwasserstoffe (aromatische[14] Verbindungen)

Die eigentlichen Ringglieder dieser Verbindungen enthalten nur Kohlenstoff, keine anderen Elemente, natürlich ist im Molekül auch Wasserstoff vorhanden (wie bei allen Kohlenwasserstoffen). Die Grundsubstanz ist hier das *Benzol* (C_6H_6). Benzol dient z. B. als Benzinzusatz. So erklärt sich der Name Aral: „AR" steht für „aromatische" Verbindung (Benzol), „AL" für „aliphatische" Verbindung (Benzin).

2.2 Alkohole und Abkömmlinge

Alkohole enthalten OH-Gruppen *(Hydroxil-Gruppen),* doch handelt es sich im Gegensatz zu den entsprechenden Verbindungen der anorganischen Chemie nicht um Laugen; denn eine Abspaltung (Dissoziation) von OH-Ionen tritt – anders als bei der Lauge – nicht ein. (Beim Alkohol besteht eine kovalente Bindung der OH-Gruppe an das C-Atom, bei den anorganischen Basen, z. B. NaOH, liegt eine Ionenbindung des OH-Ions vor, z. B. zwischen Na^+ und OH^- – NaOH gibt also in Wasser OH-Ionen ab –, s. S. 81.) Eine gewisse Parallele besteht jedoch insofern, als Alkohole – ähnlich wie die Laugen – mit Säuren reagieren:

Lauge + Säure = Salz + Wasser,
Alkohol + Säure = Ester + Wasser.

[13] aleiphar (griech.): Fett (die Fette gehören nämlich auch zu dieser Klasse).

[14] Aromatisch, weil sich unter diesen Substanzen auch solche mit angenehmem Geruch befinden.

Biologisch besonders wichtig ist die Reaktion eines bestimmten Alkohols, nämlich des **Glyzerins,** mit bestimmten organischen Säuren, und zwar den Fettsäuren. Die dabei sich bildenden *Glyzerinester* der Fettsäuren sind unsere *Fette (Neutralfette, Triglyzeride):*

Glyzerin + 3 Fettsäuren = Fett + Wasser.

Umgekehrt kann man aus den Fetten durch Zusatz von Laugen Glyzerin freisetzen. Dabei entsteht neben dem Glyzerin *Seife,* z. B. Natronseife. Dieser Vorgang wird *Verseifung* genannt. Auch im Darm wird Seife gebildet (u. a. auch Kalkseife). Enthält der Stuhl größere Mengen Kalkseife, so sprechen wir von *Kalkseifenstuhl.*

Glyzerin dringt leicht in die Haut ein und wird deshalb für viele kosmetische Mittel und in der Medizin als *Salbengrundlage* verwendet. Daneben hat Glyzerin eine *abführende Wirkung,* die wir in Form des Glyzerinzäpfchens oder des Glyzerineinlaufs ausnützen.

Von der großen Zahl der Alkohole seien 2 weitere genannt, nämlich **Methylalkohol** oder *Methanol* bzw. *Holzgeist* (CH_3OH) und *Ethylalkohol* oder *Ethanol, Weingeist* bzw. *Spiritus* (C_2H_5OH). Der erstere ist außerordentlich giftig; schon das Einnehmen einer geringen Menge führt zur Erblindung oder zum Tod. Der **Ethylalkohol** – der Alkohol im engeren Sinne – ist ein Genußmittel, das erst nach der Aufnahme höherer Dosen giftig wirkt. Dabei kann es zur *Narkose* und u. U. zum Tode kommen. Früher wurde der Ethylalkohol in der Erwachsenenmedizin häufig zur intravenösen Dauertropfinfusion als *Kalorienträger* verwendet (1 g Alkohol entspricht 7,1 Kilokalorien). Der Alkohol dient auch als *Desinfektionsmittel.* Bei örtlichen Entzündungen wird er in Form der *Alkoholumschläge* eingesetzt. Der für äußere Zwecke bestimmte Alkohol ist durch Zusatz von Vergällungsmitteln ungenießbar gemacht (vergällt). Ethylalkohol entsteht durch die *Gärung* von Kohlenhydraten unter dem Einfluß der in der Hefe enthaltenen Fermente, und zwar geht dabei 1 Molekül Traubenzucker in 2 Moleküle Ethylalkohol und 2 Moleküle Kohlendioxid über, und es entsteht bei dieser Reaktion Wärme:

$$\underset{\text{Traubenzucker}}{C_6H_{12}O_6} \rightarrow \underset{\text{Ethylalkohol}}{2C_2H_5OH} + \underset{\text{Kohlendioxid}}{2CO_2} + \text{Wärme}$$

Noch ein Wort zu den OH-Gruppen der Alkohole. Die Anzahl dieser OH-Gruppen kennzeichnet die *Wertigkeit* des betreffenden Alkohols. *Methanol* und *Ethanol* enthalten – ebenso wie *Propanol (Propylalkohol),* ein Alkohol mit 3 C-Atomen – jeweils *eine* OH-Gruppe, sind also 1wertig; das eingangs erwähnte *Glyzerin* besitzt 3 OH-Gruppen, ist demnach ein 3wertiger Alkohol:

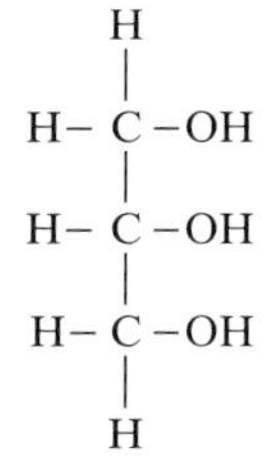

Vom Propanol aufwärts (mindestens 3 C-Atome) unterscheiden wir verschiedene *Isomere,* das sind Stoffe mit gleicher Summenformel, aber unterschiedlicher Anordnung der Atome im Molekül. Die beiden Isomere des Propylalkohols sind:

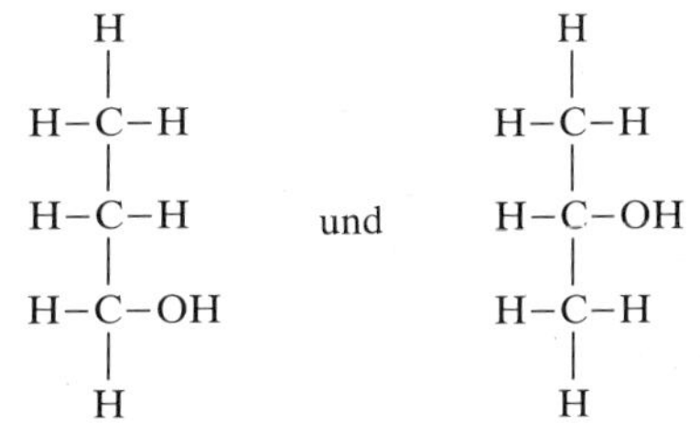

primärer Propylalkohol — sekundärer Propylalkohol

Bei den primären Alkoholen sitzt die OH-Gruppe an einem endständigen Kohlenstoffatom, bei den sekundären an einem mittelständigen.

Durch Oxidation primärer Alkohole entstehen **Aldehyde:**

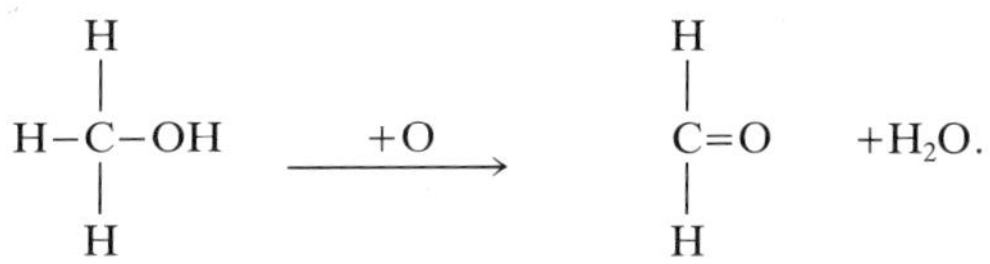

Methanol — Formaldehyd

Die CHO-Gruppe heißt *Aldehydgruppe.*

Formaldehyd, ein stechend riechendes Gas, ist in wäßriger Lösung als *Formalin* bekannt. Dieses wird in der Klinik als Desinfektionsmittel verwendet und dient außerdem zur Härtung und Fixierung von Gewebsproben, bevor mikroskopische Präparate (histologische Schnitte) angefertigt werden können. Ferner hemmt es eine übermäßige Schweißbildung. Die Dämpfe reizen die Augen und die oberen Luftwege. Gefürchtet ist auch die bei entsprechender Disposition vorkommende Allergisierung (hartnäckige Ekzeme). Im Tierexperiment führen hohe Konzentrationen zu Krebs. Bei maximaler Arbeitsplatzkonzentration von 1,2 mg Formaldehyd/m^3 Luft (= 1 ppm = 1 part per million) erhält ein Arbeiter während eines 8stündigen Arbeitstages etwa 4–5 mg Formaldehyd. Das ist die Menge, die ein Raucher mit dem Rauch von 3 Zigaretten inhaliert. Etwa die gleiche Menge Formaldehyd ist z. B. in einem Apfel enthalten und entsteht nach dem Genuß einer Tasse Kaffee durch den Coffeinabbau in der Leber.

Werden sekundäre Alkohole oxidiert, so entstehen **Ketone:**

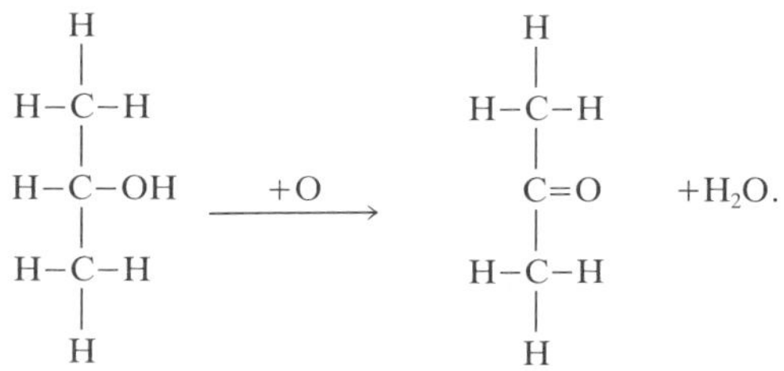

sekundärer Alkohol (hier: Propylalkohol) — Keton (hier: Azeton)

Die CO-Gruppe wird *Keto-* oder *Carbonylgruppe* genannt. Das Oxidationsprodukt eines mehrwertigen Alkohols (also eines Alkohols mit mehreren OH-Gruppen) ist der **Zucker,** z. B. der Traubenzucker (ein Kohlenhydrat).

2.3 Kohlenhydrate

Man kann sich z. B. den gerade erwähnten *Traubenzucker* (die *Glukose*) und den *Schleimzucker* (die *Galaktose*) durch Oxidation am endständigen C-Atom eines Alkohols entstanden vorstellen, es handelt sich hier also um Aldehyde (man spricht hier auch ganz allgemein von *Aldosen* bzw. bei den entsprechenden Zuckern mit 6 C-Atomen von *Aldohexosen*); durch Oxidation an einem mittelständigen C-Atom eines Alkohols entsteht ein Zucker mit einer Ketogruppe, wir haben es dann mit einer *Ketose* bzw. *Ketohexose,* wie z. B. beim *Fruchtzucker,* zu tun.

Glukose und Galaktose sind 2 Isomere:

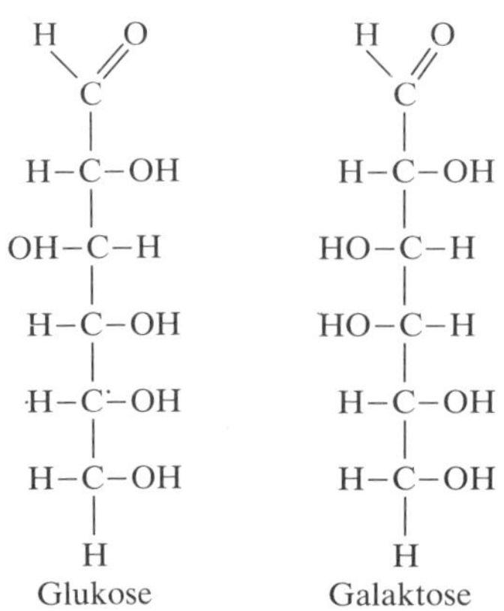

Glukose — Galaktose

(Genaugenommen handelt es sich hier nur zu einem kleinen Teil um kettenförmige Moleküle, überwiegend liegen die Substanzen durch eine Verknüpfung innerhalb des Moleküls in Ringform vor.) Die Summenformel von Glukose und Galaktose ist natürlich gleich (da wir Isomeren vor uns haben): $C_6H_{12}O_6$, d. h. es entfällt, wie bei den anderen Stoffen dieser Gruppe, auf 1 C-Atom mengenmäßig 1 Wassermolekül (C + H_2O). So ist die Bezeichnung Kohlenhydrate für die ganze Stoffklasse zu verstehen. In Wirklichkeit handelt es sich nicht um ein Kohlen-„hydrat", d. h. es liegt nicht eine einfache Anlagerung von Wasser an Kohlenstoff vor.

Die Kohlenhydrate unserer Nahrung stellen eine wichtige Energieform dar. Diejenigen Zucker, die nicht in kleinere Kohlenhydrate gespalten werden können, bezeichnen wir als *Einfachzukker (Monosaccharide).* Hierher gehört z. B. der Traubenzucker, dessen Molekül 6 C-Atome enthält. Es gibt auch Einfachzucker mit weniger C-Atomen im Molekül. Ein *Zweifachzucker (Disaccharid)* ist aus 2 Monosaccharidbausteinen zusammengesetzt.

Die *Vielfachzucker (Polysaccharide)* bestehen aus einer großen Zahl von Monosacchariden. Die Verknüpfung eines Monosaccharids mit einem anderen zunächst zu einem Disaccharid und dann zu immer größeren Molekülen erfolgt an ganz charakteristischer Stelle der Monosaccharide jeweils unter Austritt eines Wassermoleküls. Uns interessieren besonders folgende Kohlenhydrate (Tab. 5.2).

2.3.1 Monosaccharide

Der *Holzzucker* (die *Xylose*) kommt in unserem Organismus nicht vor. Wir verwenden sie bei Gedeihstörungen zur Prüfung der Darmfunktion: wird nach oraler Gabe dieses Zuckers nur eine sehr kleine Menge davon ins Blut aufgenommen (und im Harn ausgeschieden), so bedeutet das nicht nur eine schlechte Resorption von Xylose, sondern es ist auch damit zu rechnen, daß andere Stoffe ungenügend aus dem Darm ins Blut gelangen (Xylose-Belastungstest). Manche Zucker mit 5 C-Atomen *(Pentosen),* nämlich die *Ribose* und die *Desoxiribose,* sind wichtige Bestandteile des Zelleiweißes bzw. der Nukleinsäuren (S. 97).

Der *Schleimzucker* (die *Galaktose*) ist ebenfalls wesentlich am Aufbau fast aller Eiweißkörper beteiligt und außerdem ein unentbehrlicher Baustein des Zentralnervensystems (er gehört wie alle Monosaccharide mit 6 C-Atomen zu den

Tabelle 5.2 Einteilung der Kohlenhydrate.

Einfachzucker (Monosaccharide)		Zeifachzucker (Disaccharide)	Vielfachzucker (Polysaccharide)
5 C-Atome	6 C-Atome		
Xylose Ribose Desoxiribose	Schleimzucker (Galaktose) Traubenzucker (Glukose) Fruchtzucker (Fruktose)	Rohrzucker (Saccharose) = Traubenzucker + Fruchtzucker Milchzucker (Laktose) = Traubenzucker + Schleimzucker Malzzucker (Maltose) = Traubenzucker + Traubenzucker	Zellulose Stärke Glykogen

Hexosen). Der Traubenzucker (die *Glukose* oder *Dextrose*) ist für den Körper außerordentlich wichtig. Er kommt in allen Organen und im Blut vor und spielt im Kohlenhydratstoffwechsel eine entscheidende Rolle. In unserem Organismus werden die Kohlenhydrate in Form des Traubenzuckers transportiert. Sinkt der Glukosespiegel im Blut zu stark ab, so treten schwere Störungen auf. Auch der *Fruchtzucker* (die *Fruktose* oder *Lävulose*) ist im Stoffwechsel der Kohlenhydrate von Bedeutung. Der Fruchtzucker kann im Körper leicht in Traubenzucker umgewandelt werden.

Bei Diabetikern spielen *Zuckeraustauschstoffe* eine Rolle. Dazu gehören neben *Fruktose* auch *Sorbit* (ein Zuckeralkohol mit 6 C-Atomen – das Isomer Mannit wurde auf S. 78 erwähnt). Sie süßen die Nahrungsmittel und sind weitgehend insulinunabhängig (belasten die Bauchspeicheldrüse nicht), haben aber die gleichen Kalorien wie Zucker. Gelegentlich wird auch der Zuckeraustauschstoff *Xylit* verwendet, ein Pentoseabkömmling.

2.3.2 Disaccharide

Der *Rohrzucker (Kochzucker, Rübenzucker* oder die *Saccharose*) ist eine Verbindung aus Traubenzucker und Fruchtzucker. In diese Bestandteile muß der unserer Nahrung zugesetzte Rohrzucker im Darm gespalten werden, bevor die Resorption erfolgen kann. Während der Rohrzucker die Ebene des polarisierten Lichtes (S. 47) nach rechts dreht, führt das bei der Spaltung des Rohrzuckers entstehende Gemisch aus Traubenzucker (Dextrose, wenig rechtsdrehend) und Fruchtzucker (Lävulose, stark linksdrehend) infolge der stärkeren Drehkraft des Fruchtzuckers zu einer Linksdrehung der Ebene des polarisierten Lichtes. Wegen dieser Umkehr (Inversion) der Drehrichtung wird das Traubenzucker-Fruchtzucker-Gemisch als *Invertzucker* bezeichnet.

Bienenhonig ist ein solcher (natürlicher) Invertzucker – er enthält neben Frucht- und Traubenzucker nur wenig Rohrzucker –, während *Kunsthonig* aus künstlich invertiertem Rohrzucker hergestellt wird.

Der Honig gehört – wie die übrigen Monosaccharide (und die Disaccharide) zu den sog. leeren Kohlenhydraten, d. h. sie sind frei von Ballaststoffen. Während die Mono- und Disaccharide chemisch reine Substanzen sind, enthält der Bienenhonig noch Mineralien und Vitamine. Der Mineralgehalt (Mg, Ca etc.) und die Vitaminmenge des Bienenhonigs sind aber gegenüber z. B. dem an Ballaststoffen (Zellulose etc.) reichen Vollkornweizen sehr gering.

Der süße Geschmack des Honigs ist vor allem durch den darin enthaltenen Fruchtzucker verursacht. Der Fruchtzucker ist etwa doppelt so süß, der Traubenzucker halb so süß wie der Rohrzukker. Mit der Saccharose darf das *Saccharin* nicht verwechselt werden. Das letztere ist kein Zucker (kein Kohlenhydrat), sondern ein *Süßstoff (Zuckerersatzstoff* – nicht zu verwechseln mit den Zuckeraustauschstoffen, s. o.), der (wie übrigens auch *Cyclamat* und *Aspartame*) in kleinster Dosis als Zuckerersatz verwendet wird und keinen Nährwert hat. Saccharin ist rund 500mal so süß wie Saccharose.

Der Milchzucker (die *Laktose*) ist der in der Milch enthaltene Zucker. Er muß vor der Resorption im Darm in seine Bestandteile (Traubenzucker und Schleimzucker) gespalten werden.

Jedes Molekül *Malzzucker (Maltose)* wird im Darm in 2 Moleküle Traubenzucker zerlegt. Der Malzzucker entsteht als Zwischenstufe beim Abbau von Glykogen und Stärke im Verdauungskanal. Hierfür und für die erwähnten Spaltungen der verschiedenen Disaccharide besitzt der Verdauungskanal ganz bestimmte Fermente.

2.3.3 Polysaccharide

Die Polysaccharide schmecken im Gegensatz zu den bisher besprochenen Zuckern nicht süß und unterscheiden sich von diesen ferner durch eine schlechte oder fehlende Wasserlöslichkeit. Die nur im Pflanzenreich vorkommende *Zellulose,* die wichtigste Gerüstsubstanz der Pflanzen, ist ein aus mehreren tausend Traubenzuckermolekülen zusammengesetztes, fadenförmiges Gebilde, das im Magen-Darm-Kanal des Menschen kaum gespalten wird. Unser Organismus verfügt nämlich über keine entsprechenden Fermente. Die Zellulose (z. B. der Hülsenfrüchte) ist deshalb ein *Ballaststoff.* Allerdings kommt beim Menschen eine gewisse Zerlegung durch zellulosespaltende Darmbakterien zustande. Beim Wiederkäuer wird auf diese Weise die in der Zellulose enthaltene Energie ausgenützt.

Für den Menschen spielt dagegen die bei der Assimilation (Fotosynthese) der Kohlensäure in den grünen Pflanzen in Form von *Stärke* gespeicherte Energie eine entscheidende Rolle; denn unser Kohlenhydratbedarf wird überwiegend durch Stärke gedeckt. Die Assimilation kann man sich folgendermaßen vorstellen (s. auch S. 84):

$$\textcircled{6\,C}O_2 + \textcircled{6\,H_2O} = \textcircled{C_6H_{12}O_6} + 6\,O_2.$$

Kohlenstoff (C) und Wasser (H_2O) sind, wie erwähnt, die Bausteine des Traubenzuckers ($C_6H_{12}O_6$). Durch gegenseitige Verknüpfung einer großen Zahl von Traubenzuckermolekülen entsteht z. B. die Stärke. Sie ist ähnlich aufgebaut wie Zellulose, nur bilden sich anstelle der langen Fadenmoleküle der Zellulose bei der Stärke verzweigte Traubenzuckerketten aus. Auch diese Verzweigungen bestehen aus Traubenzuckermolekülen. Bei der Zerlegung der Stärke treten zunächst Gemische verschiedener Abbauprodukte auf. Diese unterschiedlich langen Bruchstücke nennen wir *Dextrine.* Bei weiterer Spaltung entstehen immer mehr Malzzuckermoleküle, von denen schließlich jedes in 2 Traubenzuckermoleküle zerfällt. Das sich beim Abbau der Stärke bildende Dextrin-Malzzucker-Gemisch verwenden wir unter der Bezeichnung *Nährzucker* in der Säuglingsernährung.

Das *Glykogen,* die sog. tierische Stärke, unterscheidet sich von der eigentlichen Stärke durch seine noch zahlreicheren Verzweigungen. Das Glykogen dient als Reservekohlenhydrat. Es wird in den meisten Zellen, besonders aber in der Leber und im Muskel als Energiereservoir gespeichert. Durch Spaltung des Glykogens wird dem Körper der so wichtige Traubenzucker zur Verfügung gestellt. Die energieliefernden Umwandlungen des Traubenzuckers verlaufen in *zwei Stufen:*

1. Die erste benötigt keinen Sauerstoff. Wir sprechen hier von **Gärung.** Nur entsteht z. B. im Muskel nicht, wie bei der alkoholischen Gärung, aus dem Traubenzucker durch fermentative Spaltung Alkohol, sondern Milchsäure u. a. (Eine solche Milchsäuregärung können wir auch im Darm unter der Einwirkung der Milchsäurebakterien beobachten.)

2. Ein Teil der im Muskel entstandenen Milchsäure wird weiter abgebaut, und zwar zu Kohlendioxid und Wasser; der weitaus größte Teil der Milchsäure wird durch die dabei frei werdende Energie wieder in Glykogen verwandelt. Der Abbau der Milchsäure zu Kohlendioxid und Wasser erfordert im Gegensatz zur Gärung Sauerstoff, ist also eine Oxidation bzw. Verbrennung. Wir nennen diese *2.* Stufe des Kohlenhydratabbaus, bei der Sauerstoff aufgenommen und Kohlendioxid abgegeben wird, **Zellatmung** oder **innere Atmung** (bei der äußeren Atmung erfolgt der Gasaustausch in der Lunge).

2.4 Fettsäuren, Fette und Lipoide

Nicht nur durch den Abbau der Kohlenhydrate werden dem Körper Energien zur Verfügung gestellt, sondern auch durch die Verbrennung der Fette. Das eigentliche Fett, das sog. *Neutralfett,* ist an verschiedenen Stellen des Körpers abgelagert **(Depotfett)** und steht so im Bedarfsfalle als Energiereservoir zur Verfügung. Daneben dient es zum Wärmeschutz. Die *Lipoide* haben andere Aufgaben zu erfüllen und sind am Aufbau des **Organfetts** ganz wesentlich beteiligt, wogegen das Neutralfett hier eine untergeordnete Rolle spielt. Das Organfett ist als Bestandteil der Zelle von äußeren Einflüssen weitgehend unabhängig, während Menge und Zusammensetzung des Depotfetts je nach Art der Nahrungsaufnahme starken Schwankungen unterliegen. Neutralfett (Depotfett) und Lipoide (Organfett) sind auch chemisch gesehen teils recht unterschiedliche Substanzen. Wenn sie trotzdem in einer Gruppe zusammengefaßt werden (in der Gruppe der **„Lipide“**), so deshalb, weil sie einige gemeinsame Eigenschaften aufweisen. So sind Neutralfett wie Lipoide in Ether u. ä. löslich. Die zu besprechenden Verbindungen sind in der Tabelle 5.3 zusammengestellt.

Tabelle 5.3 Einteilung der Lipide.

Fette, bestehend aus Glyzerin und folgenden Fettsäuren:			Anzahl der C-Atome	Lipoide
Gesättigte Fettsäuren	Palmitinsäure		16	Phosphorhaltige Lipoide (= Phosphatide)
	Stearinsäure		18	Zuckerhaltige Lipoide
Ungesättigte Fettsäuren	Ölsäure	(1 Doppelbindung)	18	Wachse
	Linolsäure	(2 Doppelbindungen)	18	Sterine und Steroide
	Linolensäure	(3 Doppelbindungen)	18	Karotin und Karotinoide
	Arachidonsäure	(4 Doppelbindungen)	20	

2.4.1 Fettsäuren und Fette

Wie auf S. 87 schematisch dargestellt wurde, entsteht durch Oxidation eines Aldehyds eine Säure. Es handelt sich hier um **Karbonsäuren (Fettsäuren).** Der einfachste Vertreter dieser Gruppe ist die Ameisensäure (HCOOH):

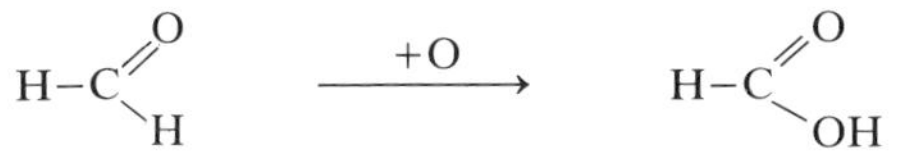

Formaldehyd Ameisensäure

Die COOH-Gruppe ist in allen Karbonsäuren enthalten, sie wird *Karboxilgruppe* genannt. Eine Karbonsäure mit 2 C-Atomen ist die Essigsäure (CH_3COOH). Bis zu einer Molekülgröße von 4 C-Atomen sind die Verbindungen wasserlöslich. Besonders interessant sind die Fettsäuren mit einer größeren Zahl von C-Atomen (sog. „höhere Fettsäuren"). Sie sind in Wasser unlöslich. Einige der Verbindungen sind am Aufbau der **Fette** beteiligt. Es ist schon erwähnt worden, daß *Fette* (Neutralfette) Verbindungen aus Alkohol und Fettsäuren darstellen. Die Alkoholkomponente ist bei allen pflanzlichen und tierischen Fetten, also auch beim Menschen, das *Glyzerin*, dagegen können ganz verschiedene höhere Fettsäuren am Aufbau des Fettmoleküls (des Glyzerinesters) beteiligt sein (Triglyzeride = Glyzerin + 3 Fettsäuren). Die einzelnen Fette unterscheiden sich also durch die Art des Fettsäureanteils. Dabei ist interessant zu beobachten, daß die natürlich vorkommenden Fette Fettsäuren mit einer geraden Zahl von C-Atomen enthalten. In der Tabelle 5.3 sind einige wichtige Fettsäuren wiedergegeben. Unser Depotfett enthält neben den gesättigten Fettsäuren (überwiegend *Palmitinsäure* und *Stearinsäure*) ungesättigte Fettsäuren (solche mit einer oder mehreren Doppelbindungen), und zwar vor allem die *Ölsäure*, aber auch *Linolsäure, Linolensäure, Arachidonsäure* u. a. Die Moleküle der genannten Säuren bestehen aus Ketten von 16 (Palmitinsäure) bzw. 18 C-Atomen (die übrigen Säuren der Tabelle 5.3, bis auf die Arachidonsäure, die 20 C-Atome besitzt). Es handelt sich hier um die sog. *langkettigen* Fettsäuren. Eine Sonderstellung im Fettstoffwechsel besitzen Fette, die *mittelkettige*, gesättigte Fettsäuren enthalten (Fettsäuren mit 8 oder 10 C-Atomen, S. 279). Kommt im Fett ein hoher Prozentsatz an Palmitin- und Stearinsäure vor, so ist es relativ fest und wird als *Talg* bezeichnet (Schmelzpunkt z. B. des Rindertalges 42–49 °C). Fette mit einem hohen Gehalt an Ölsäure und anderen ungesättigten Fettsäuren sind bei Zimmertemperatur flüssig und werden auch *Öle* genannt (Schmelzpunkt des menschlichen Fettes 17–18 °C).

Ungesättigte Fettsäuren mit mehr als einer Doppelbindung im Molekül (z. B. Linolsäure, Linolensäure, Arachidonsäure) sind am Aufbau der Organfette, also der Lipoide, beteiligt. Die Linolsäure hat insofern für die Ernährung eine besondere Bedeutung, als sie vom Körper nicht selbst gebildet werden kann. Fehlt diese *„essentielle"* (lebensnotwendige) Fettsäure in der Nahrung, so treten schwere Störungen auf.

2.4.2 Lipoide

Mit den ungesättigten Fettsäuren haben wir bereits Bausteine der *Lipoide* genannt. Diese Substanzen sind teils recht kompliziert zusammengesetzt (Tab. 5.3). Als Beispiel eines *phosphorhaltigen Lipoids (Phosphatid, Phospholipid)* sei das *Lezithin* erwähnt, in dessen Molekül sich übrigens neben Phosphor auch Stickstoff befindet. Phosphorhaltige und *zuckerhaltige Lipoide* sind am Aufbau des Gehirns und überhaupt des Nervengewebes beteiligt.

Den Fetten relativ ähnlich sind diejenigen *Wachse,* die sich auf der Oberfläche von Blättern und Früchten sowie auf der Körperoberfläche mancher Tiere als Schutz gegen Benetzung, Austrocknung usw. finden. Daneben gibt es Wachse, die chemisch zu den sogenannten Sterinen gehören. *Sterine* (Cholesterin, Ergosterin) und verwandte Substanzen *(Steroide)* sind biologisch wertvolle Stoffe, die sich alle von dem nachfolgend abgebildeten komplizierten Ringsystem ableiten (es sind nur die der ganzen Stoffklasse gemeinsamen 17 C-Atome eingezeichnet, die Anordnung der davon ausgehenden Wasserstoff- und Sauerstoffatome ist unterschiedlich und hier fortgelassen worden):

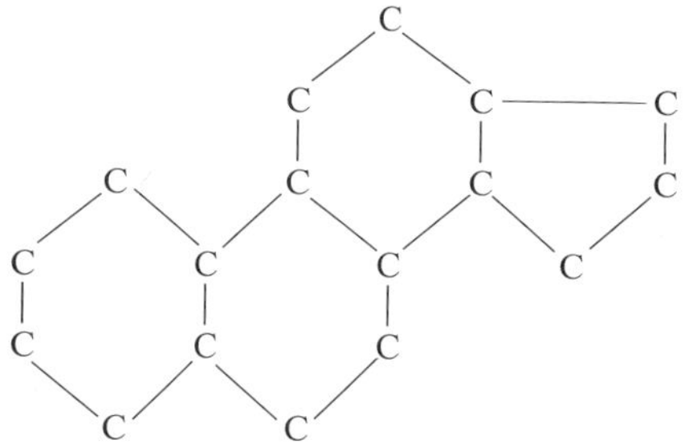

Ein wichtiger Vertreter dieser Gruppe ist das *Cholesterin.* Es findet sich in allen Körperzellen und -flüssigkeiten, und zwar entweder in freier Form oder an Fettsäuren gebunden als Cholesterinester. Das *„Gesamtcholesterin"* des Serums besteht also aus *freiem* und *verestertem* Cholesterin. (Das sog. *„Gesamtfett"* im Serum setzt sich aus dem Neutralfett (= Triglyzeride) sowie dem Cholesterin und den übrigen Serumlipoiden zusammen.)

Da die Lipide nicht wasserlöslich sind, werden sie im Blut, an Eiweiß angelagert, transportiert. Diese Transportform wird **Lipoprotein** genannt. Dabei handelt es sich um *Komplexe* aus Lipiden und Eiweiß. Es gibt 4 unterschiedlich große (bzw. unterschiedlich dichte) Lipoproteine.

1. Die größten (sie sind am wenigsten dicht) sind die *Chylomikronen* (Durchmesser 0,1–1 µm). Sie haben einen sehr großen Neutralfettanteil und finden sich im Chylus (S. 182).
2. Es folgt das *VLDL* (very low density lipoprotein),
3. das *LDL* (low density lipoprotein) – es hat den höchsten Anteil an Cholesterin (über die Gefahr der Arteriosklerose s. S. 280)
4. und schließlich das *HDL* (high density lipoprotein), das kleinste Lipoprotein, dasjenige mit der größten Dichte. Es hat den geringsten Fettanteil (auch der Cholesterinanteil ist gering), dafür aber den größten Eiweißgehalt aller Lipoproteine.

Cholesterin fehlt in den Pflanzen (und folglich in der vegetabilen Nahrung). Es wird vom tierischen Organismus selbst produziert und findet sich als wesentlicher Bestandteil aller tierischen Zellmembranen. Dem Cholesterin chemisch sehr ähnlich und von ihm abgeleitet sind die *Gallensäuren,* ferner die *Steroidhormone:* die männlichen *(Testosteron)* und weiblichen *(Follikelhormon, Progesteron) Geschlechtshormone* sowie die *Nebennierenrindenhormone* (z. B. das *Cortisol*). Außerdem leiten sich vom Cholesterin das *Ergosterin* (Provitamin D_2) und das *7-Dehydrocholesterin* (Provitamin D_3) ab, also Vorstufen von *Vitamin* D_2 *und* D_3 (fettlösliche Vitamine). Vitamin D_3 (auch *Cholecalciferol* genannt) ist strenggenommen nicht zu den Vitaminen zu rechnen; denn der Organismus kann die Vorstufe des Vitamins D_3, also 7-Dehydrocholesterin, selbst synthetisieren. Daraus bildet sich unter dem Einfluß der UV-Strahlung des Sonnenlichts in der Haut Vitamin D_3. Dieses wird im Organismus (in Leber und Niere) umgewandelt. Das so entstehende *Calcitriol* kann zu den Hormonen gezählt werden.

Das *Karotin,* eine Vorstufe des ebenfalls fettlöslichen *Vitamins A,* ist kein Sterin bzw. Steroid, sondern ein zu den Lipoiden gehörender Fettfarbstoff. Karotin und *Karotinoide* (karotinähnliche Stoffe) sowie der Gallenfarbstoff bewirken die gelbe Farbe des Serums.

2.5 Aminosäuren und Eiweißkörper

Während Kohlenhydrate und Fette unsere Hauptenergiespender sind, wird das *Eiweiß* nur ganz ausnahmsweise zur *Energieproduktion* herangezogen. Die Eiweißkörper – es gibt deren eine unvorstellbar große Zahl – stellen neben den Lipoiden wichtige *Bausteine* der Körpersubstanz dar. Eine weitere Aufgabe der Eiweiße besteht darin, daß sie an der Konstanterhaltung des *Blut-pH-Wertes* wesentlichen Anteil haben. Wir bekommen eine Vorstellung von dem Wirkungsmechanismus, wenn wir uns vergegenwärtigen, daß das Eiweiß aus *Säuren* aufgebaut ist, die im Molekül neben einer *sauren Gruppe,* also der *Karboxilgruppe* (COOH), auch eine basische Komponente in Form der *Aminogruppe* (NH_2) enthalten; daher der Name **Aminosäuren** (S. 87). Bei den meisten Aminosäuren halten sich saure und basische Eigenschaften etwa die Waage, doch können diese Stoffe unter bestimmten Umständen als Säuren in Funktion treten, d. h. mit ihren sauren COOH-Gruppen Basen neutralisieren; unter anderen Bedingungen verhalten sie sich dagegen wie Basen, indem sie mit ihren basischen NH_2-Gruppen Säuren abfangen („Pufferung"). Der Besitz saurer sowohl wie basischer Gruppen im Molekül ermöglicht je nach den Gegebenheiten die Bildung von 2 verschiedenen Salzen. Darauf beruht die Mitwirkung der Aminosäuren und Eiweißkörper beim Einstellen eines konstanten Blut-pH-Wertes. Daß sich die Alkalireserve des Blutes, die Lungenatmung und die Nieren ebenfalls an der Regulation des pH-Wertes beteiligen, ist bereits erwähnt worden.

Die Aminosäuren, aus denen die Eiweißkörper zusammengesetzt sind, können von unserem Organismus nur zum Teil selbst aufgebaut werden, die übrigen müssen in der Nahrung in einer bestimmten Menge enthalten sein, sonst kommt es zu schweren Störungen. Die Aminosäuren der ersteren Gruppe werden *entbehrliche Aminosäuren* genannt *(Alanin, Arginin, Glutaminsäure, Ornithin* u. a.*)*, die der letzteren heißen *unentbehrliche* oder *essentielle Aminosäuren,* nämlich *Valin, Leuzin, Isoleuzin, Phenylalanin, Tryptophan, Threonin, Methionin, Lysin* – beim Säugling auch *Histidin* und beim Frühgeborenen zusätzlich *Tyrosin* und *Zystin.* Insgesamt sind am Aufbau unserer Eiweißkörper relativ wenige Arten von Aminosäuren, nämlich rund 20, beteiligt.

Beim Abbau der Aminosäuren im Stoffwechsel gehen die saure und die Aminogruppe verloren; das gilt auch für die im Darm aus manchen Aminosäuren entstehenden Fäulnisprodukte Phenol, Kresol, Indol u. a.

Genau so wie die Synthese eines Polysaccharids durch Verknüpfung von Glukosemolekülen unter Wasseraustritt erfolgt, entsteht Eiweiß aus der Verbindung einer großen Zahl von Aminosäuren, wobei jeweils die Verknüpfung von 2 Aminosäuren mit der Abgabe eines Wassermoleküls einhergeht:

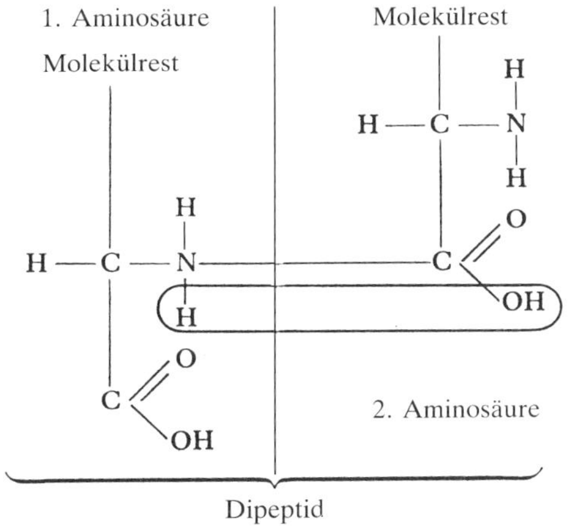

Aus 2 Aminosäuren entsteht ein *Dipeptid.* Nach dem gleichen Prinzip werden die einzelnen Aminosäuren zu teilweise riesigen Molekülen zusammengesetzt. Auf die Weise entstehen zunächst *Oligopeptide* (2 bzw. 3–9 Aminosäuren) und dann *Polypeptide (10–100 Aminosäuren),* die Molekulargewichte bis zu 10000 aufweisen. Besonders große „Polypeptide" werden *Peptone* genannt (sie stellen eine Zwischenstufe zwischen den eigentlichen Polypeptiden und den Eiweißkörpern dar). Noch größere Moleküle mit Molekulargewichten von teilweise mehreren Millionen finden sich in den **Proteinen** (den einfachen Eiweißkörpern) und **Proteiden** (den zusammengesetzten Eiweißkörpern). Die wichtigsten Proteine und Proteide sind in der folgenden Tabelle 5.4 zusammengestellt. (Die Bezeichnung „Eiweiß" geht auf sein Vorkommen in der weißen Substanz des Hühnereis zurück. Das Wort „Protein"[15] stammt aus dem Griechischen und bedeutet „der Erste, d. h. der wichtigste Stoff".)

Tabelle 5.4 Einteilung der Proteine und Proteide.

Proteine	Proteide, bestehend aus Protein und einer der folgenen Komponenten:
Albumine Globuline Gerüsteiweiße Klebereiweiße	Farbstoffe Fette Kohlenhydrate Phosphorsäure Nukleinsäure

2.5.1 Proteine

Unter Proteinen oder einfachen Eiweißkörpern verstehen wir Substanzen, die ausschließlich aus Aminosäuren aufgebaut sind und nicht – wie die Proteide – andersartige Bausteine im Molekül enthalten. Eine wichtige Gruppe der Proteine sind die *Albumine.* Dazu gehören verhältnismäßig kleine Eiweißkörper, z. B. die verschiedenen Serumalbumine, die ein Molekulargewicht von rund 70000 aufweisen, und das Insulin, ein Hormon der Bauchspeicheldrüse. Bei der Besprechung der Kolloide („Schutzkolloide") ist bereits betont worden, daß schwerlösliche Stoffe, wie manche Medikamente, Bilirubin usw., durch An-

[15] protos (griech.): der Erste.

lagerung an die Eiweißkörper (und zwar an das Albumin) im Blut transportiert werden. Damit ist aber die *Transportfunktion* des Albumins nicht erschöpft. Es ist außerdem imstande, eine bestimmte Wassermenge in den Blutgefäßen festzuhalten und zu befördern. Etwas über 50% vom Gesamteiweiß (6 bis 8 g%) im Blut entfällt auf das Serumalbumin (rund 4 g%), der verbleibende Eiweißanteil ist das Globulin (rund 3 g%, Normalwerte s. Elektrophorese im Anhang).

Das *Globulin* ist wie das Albumin kein einheitlicher Eiweißkörper, sondern aus mehreren Komponenten zusammengesetzt, die alle ein größeres Molekulargewicht haben als die Albumine. Wichtige Globuline sind α_1-, α_2-, β- und *γ-Globuline* sowie *Fibrinogen.* Jeder der Eiweißkörper hat bestimmte Aufgaben zu erfüllen. Einige Globuline haben, wie die Albumine, Transportfunktionen zu übernehmen. So sind die Schilddrüsenhormone im Blut an denjenigen Globulinanteil gebunden, der bei der Elektrophorese zwischen dem α_1- und α_2-Globulin wandert. Gewisse α- und β-Globuline sind Träger der im Blut vorhandenen Lipide. Ein besonderes β_1-Globulin dient dem Eisentransport im Blut. Die γ-Globuline des Blutes sind unsere Antikörper und spielen für die Abwehr von Infektionen eine große Rolle (Immunglobuline). Dem Fibrinogen kommen wichtige Aufgaben bei der Blutgerinnung zu. Dabei fällt das Fibrinogen als Fibrin aus.

Außer den bisher genannten Eiweißkörpern des Blutes enthält der Organismus die sog. *Gerüsteiweiße.* Damit sind die verschiedenen Eiweißkörper des kollagenen und elastischen *Bindegewebes,* des *Knochens* sowie der *Haut,* der *Haare* und der *Nägel* gemeint.

In den Getreidekörnern kommen bestimmte Eiweißkörper vor, die wir als *Klebereiweiße* oder *Gluten* bezeichnen. Einer von ihnen ist das *Gliadin.* Besteht dagegen eine Überempfindlichkeit, so liegt eine Zöliakie vor, eine Erkrankung, die mit Durchfällen und Gedeihstörung einhergeht.

2.5.2 Proteide

Je nach Art der am Aufbau dieser zusammengesetzten Eiweißkörper (der Proteide) beteiligten Molekülgruppen unterscheiden wir verschiedene Stoffklassen. Eine wichtige Gruppe von Proteiden enthält neben dem Protein eine *Farbstoffkomponente,* bei der es sich um ein kompliziert gebautes Ringsystem handelt. Der bekannteste Vertreter dieser **Chromoproteide** ist der rote *Blutfarbstoff,* das *Hämoglobin* (bestehend aus dem eisenhaltigen Farbstoff Häm – ein Baustein des Häms, nämlich der Pyrrolring, ist auf S. 86 abgebildet – und dem einfachen Eiweißkörper Globin), ferner sind hier zu nennen die ebenfalls eisenhaltigen *Atmungsfermente* der Körperzellen sowie das magnesiumhaltige *Blattgrün (Chlorophyll)* der Pflanzen.

Wasserunlösliche Fette vereinigen sich mit Protein zu *löslichen Verbindungen* **(Lipoproteide)** und werden so im Blut transportiert.

Andere Proteide sind aus Proteinen und *Kohlenhydraten* zusammengesetzt. Diese **Glykoproteide** stellen *Schleimstoffe* dar, die z. B. von den Speicheldrüsen und den Drüsen der Magenschleimhaut abgesondert werden. Auch die Gelenkflüssigkeit und der Glaskörper des Auges bestehen aus kohlenhydrathaltigen Proteiden.

Durch die Verbindung eines einfachen Eiweißkörpers mit *Phosphorsäure* entsteht das **Phosphorproteid** der Milch, nämlich das *Kasein.* Es gerinnt nicht durch Erwärmen, wohl aber durch Zugabe von Säuren (Säuregerinnung) oder unter der Einwirkung von Fermenten (Labgerinnung).

Zuletzt sei noch eine besonders wichtige Gruppe von Proteiden genannt, nämlich die Eiweißkör-

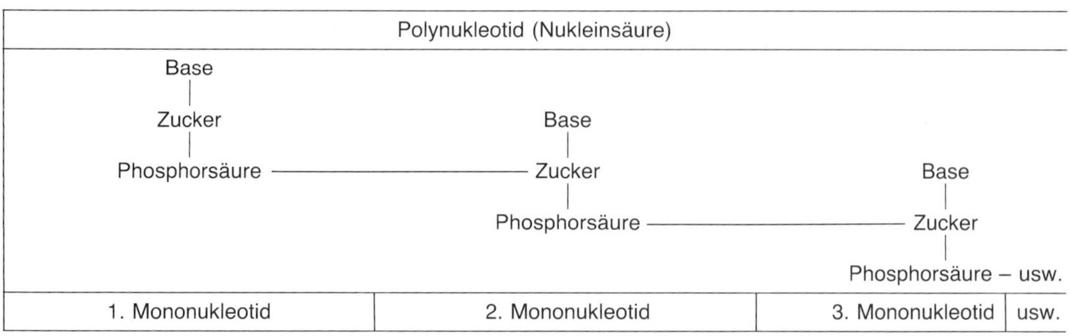

per besonders der Zellkerne, auch des Zelleibs und der Viren. Hier sind die Proteine mit den sogenannten *Nukleinsäuren* zu **Nukleoproteiden** gekoppelt. Die Nukleinsäuren bestehen aus:

1. *Phosphorsäure,*
2. *Kohlenhydraten* (und zwar entweder *Ribose* oder *Desoxiribose*),
3. *Nukleinbasen;* das sind verhältnismäßig einfach gebaute, stickstoffhaltige Ringsysteme (z. B. Adenin).

Die Verbindung einer Nukleinbase mit dem entsprechenden Zucker heißt *Nukleosid* (z. B. Adenin + Ribose = Adenosin), durch Verknüpfung eines Nukleosids mit Phosphorsäure entsteht ein *Nukleotid,* und zwar ein *Mononukleotid* (z. B. Adenosin + Ribose + Phosphorsäure = Adenosinphosphorsäure = Adenylsäure). Reihen sich sehr viele solcher Mononukleotide aneinander, d. h. erscheinen die 3 Bausteine in der genannten Reihenfolge (Base–Zucker–Phosphorsäure) immer und immer wieder – wobei sich jeweils Phosphorsäure und Zucker verbinden –, so bildet sich ein riesengroßes Molekül, nämlich ein *Polynukleotid (Nukleinsäure).*

Besteht der Zucker aus *Ribose* und handelt es sich bei den Basen um *Adenin, Guanin, Zytosin* und *Urazil,* so haben wir eine *Ribonukleinsäure* vor uns (*RNS* bzw. *RNA,* d. h. ribonucleic acid), wie wir sie bei der Besprechung der Botennukleinsäure (S. 103) kennenlernen werden. Die genannten Basen kommen in diesen Molekülen in unterschiedlicher Reihenfolge vor. Die Aufeinanderfolge der einzelnen Basen im Nukleinsäuremolekül der RNS stellt den Kode dar für die aneinanderzureihenden Aminosäuren bei der Bildung eines Eiweißkörpers (Näheres s. S. 103).

Die *Desoxiribonukleinsäure* enthält nicht Ribose (wie die RNA), sondern *Desoxiribose* als einzigen Zucker sowie als Basen *Adenin, Guanin, Zytosin* und *Thymin* (*DNS* bzw. *DNA*, also desoxiribonucleic acid). Das Riesenmolekül der DNA liegt im Gegensatz zur RNA als gewundener Doppelfaden (Doppelstrang), einer Wendeltreppe vergleichbar, vor. Die beiden Fäden sind jeweils über die Basen (genauer gesagt, über ein Basenpaar) miteinander verbunden (diese Verbindungen stellen gewissermaßen die Stufen der Treppe dar). Wir sprechen hier auch von *Doppelhelix*[16]. Solche Nukleinsäuren liegen als Gene (d. h. als Träger des Erbgutes) in unseren Chromosomen vor. Diese Nukleinsäuren sind zusammen mit dem Eiweißgerüst der Chromosomen die Nukleoproteide des Zellkerns.

Bei der Zellteilung verdopppeln sich die Chromosomen (das ist im Mikroskop zu erkennen) und mit ihnen (auf molekularbiologischer Ebene) nimmt die Desoxiribonukleinsäure an der Verdoppelung teil. Dazu teilt sich der gewundene Doppelfaden der DNA von einem Ende her in 2 Hälften (ähnlich wie beim Reißverschluß). Der fehlende Partner wird dann dazugebaut, so daß im Endeffekt 2 identische Doppelspiralen entstanden sind.

Aus ganz ähnlichen Nukleinsäure-Eiweiß-Verbindungen *(Nukleoproteide),* wie sie in Form der Chromosomen in den Zellkernen vorliegen, sind auch die Viren aufgebaut (der Nukleinsäureanteil ist hier entweder RNA oder DNA). Der Erreger der Kinderlähmung z. B. ist ein solcher Eiweißkörper. Er hat ein Molekulargewicht von etwa 7 Millionen und einen Durchmesser von rund 25 nm. Die Viren können bei sehr tiefen Temperaturen in Kristallform aufbewahrt werden, ohne dabei ihre krankmachende (virulente) Wirkung einzubüßen: Nach dem Auftauen sind sie wieder vermehrungsfähig und virulent. Wir befinden uns hier an der Grenze zwischen chemischer Verbindung und lebender Materie. Bei der Diskussion über die Entstehung des Lebens kann an diesem bemerkenswerten Phänomen nicht vorbeigegangen werden (die Viren sind allerdings schon recht spezialisiert; die Kinderlähmungsviren z. B. befallen nur Nervenzellen, und zwar ausschließlich die in den Vorderhörnern des Rückenmarks gelegenen).

Weiterführende Literatur

Beyermann, K.: Chemie für Mediziner. Kurzgefaßtes Lehrbuch für Studenten. 6. Auflage, Thieme, Stuttgart, New York 1987

[16] Die Struktur der DNA, auch die Tatsache, daß das Molekül eine Doppelhelix darstellt, wurde von Watson und Crick 1953 entdeckt (s. auch die Abb. des Modells von Watson und Crick, S. 571; Helix heißt Windung, auch die Weinbergschnecke trägt diesen Namen – und übrigens auch der äußere Rand der Ohrmuschel).

6. Teil: Der Bau des menschlichen Körpers und seine Funktionen

(Anatomie und Physiologie) mit besonderer Berücksichtigung der Entwicklung des Kindes

Dieter Lüders

1 Einleitung

In den Kapiteln über Physik und Chemie haben wir die *unbelebte* Natur kennengelernt. Bei der Besprechung der organischen Chemie sind wir bereits den Bausteinen der *lebenden* Materie begegnet, also den Stoffen, die auch den menschlichen Organismus aufbauen. Wenn wir uns im folgenden

der Lehre vom Bau des menschlichen Körpers, d. h. der **Anatomie**[1] (Zergliederungskunst) des Menschen

zuwenden, so wollen wir uns nicht auf die Beschreibung des leblosen Körpers beschränken. Mit der *Organstruktur* ist nämlich die *Organfunktion* auf das engste verknüpft. Es soll deshalb die Anatomie gemeinsam mit der Physiologie abgehandelt werden.

Die **Physiologie** ist die Lehre von den Funktionen (Verrichtungen) des lebenden Organismus, d. h. von den Lebensäußerungen.

Anatomie und Physiologie sind wichtige Teilgebiete der *Biologie* (der Wissenschaft von der belebten Natur).

Es erhebt sich sofort die Frage, was wir überhaupt vom biologischen Standpunkt aus unter Leben verstehen. Alles Lebendige – ob es sich nun um ein einzelliges Lebewesen handelt oder einen kompliziert aufgebauten Organismus (z. B. den Menschen) – zeigt eine Reihe typischer Lebensäußerungen. Es werden folgende Erscheinungen als charakteristisch für das Leben bezeichnet:

1. *Stoffwechsel;* damit sind die Aufnahme energiereicher Stoffe, ihre Verarbeitung und die Ausscheidung von Abbauprodukten gemeint,
2. *Reizbarkeit,* d. h. die Fähigkeit, auf Umwelteinflüsse in bestimmter Weise zu reagieren,
3. *Fortpflanzung* bzw. *Vermehrung,* wodurch die Erhaltung der Art garantiert ist,
4. *Wachstum,*
5. *Bewegung,*
6. *Regulation* und *Zielstrebigkeit.*

Dazu ist allerdings zu bemerken, daß sich die meisten der genannten Charakteristika mit gewissen Einschränkungen auch in der unbelebten Natur finden. So zeigt z. B. die brennende Kerze einen Stoffwechsel, die fotografische Platte reagiert auf Lichteinfall, Kristalle können wachsen, Moleküle haben eine Eigenbewegung. Andererseits soll nicht unerwähnt bleiben, daß manche Zellen (z. B. die Samenzellen), aber auch ganze Organe (z. B. menschliche Nieren) unter bestimmten Voraussetzungen längere Zeit bei tiefer Temperatur aufbewahrt werden können, ohne daß sie absterben; während dieser Zeit ist weder eine Vermehrung noch irgendeine andere Lebensäußerung zu beobachten. Von den Viren ist eine solche Kältekonservierung bereits erwähnt worden (S. 36, S. 97). Es gibt aber auch andersartige Konservierungsverfahren. Sehr eindrucksvoll ist die Beobachtung, daß Bakterien, die vor über einer halben Milliarde Jahren durch die Austrocknung der Meere in Salzkristallen eingeschlossen worden sind, in der Zwischenzeit nicht abgestorben, sondern nach Auflösen der Salzkristalle in einer Nährflüssigkeit wieder zu Lebensäußerungen fähig sind. Stillstand des Lebens ist

---
[1] anatemno (griech.): ich zerschneide.

nicht in jedem Falle gleichbedeutend mit dem Tod des Individuums. Es scheint fließende Übergänge von der unbelebten zur belebten Natur zu geben.

Neben der Fähigkeit zur Fortpflanzung sind vor allem die Mechanismen der Regulation besonders charakteristisch für das Lebendige, aber auch die Technik arbeitet mit Regelkreisen. Die Lebensvorgänge verlaufen normalerweise in geordneten Bahnen. Hier haben wir es mit Phänomenen zu tun, die im Bereich der unbelebten Materie nicht existieren, nämlich Zielstrebigkeit und Zweckmäßigkeit. Der unbelebten Natur ist ein solches Ordnungsprinzip nicht nur fremd, sondern sie strebt vielmehr, einem Naturgesetz folgend, der maximalen Unordnung zu (S. 76). Um so erstaunlicher ist es, daß sich in einer Welt, in der ein derartiges Naturgesetz gilt, überhaupt Leben entwickeln konnte. Die *Entstehung des Lebens* ist – wie die ganze Schöpfungsgeschichte – ein großes Wunder.

▶ Wir glauben annähernd den Zeitpunkt zu kennen, zu dem das Leben auf unserer Erde entstanden ist: seit ungefähr 3½ bis 4 Milliarden Jahren dürfte es auf der Erde Leben geben. Auch das Alter der Erde ist ziemlich genau ermittelt worden. Auf ganz verschiedene Weise hat sich übereinstimmend ergeben, daß unsere Erde etwa 4,6 Milliarden Jahre alt ist (das Alter des Universums wird auf ungefähr 15–20 Milliarden Jahre geschätzt). Nach und nach dürften auf der Erde immer komplizierter zusammengesetzte organische Stoffe entstanden sein. Auf diese Weise müßte sich im Laufe der Zeit ein Wirrwarr von Substanzen bilden, unter denen sich auch einmal ein komplizierter, geordneter Stoff finden könnte. Man müßte nun vermuten, daß wieder viel Zeit vergeht, bevor der Natur die Bildung eines zweiten derartigen Stoffes „gelingt". Merkwürdigerweise verhält sich aber ein kompliziertes Molekül wie ein Katalysator (S. 70), der seine eigene Bildung veranlaßt. Es entstehen also stets wieder die gleichen Moleküle. ◀

Entsprechendes gilt für die verschiedensten kompliziert gebauten Substanzen, z. B. für die Viren. Wir können dieses interessante Phänomen beschreiben, ohne allerdings zu wissen, woher die *Impulse zur Verdoppelung* kommen; jedoch wird deutlich, daß wir es hier mit einem ganz entscheidenden Merkmal des Lebens zu tun haben:

Das Lebendige hat die Fähigkeit, sich selbst zu verdoppeln.

Auch die Chromosomen unserer Zellkerne, die unser Erbgut enthalten, können sich selbst verdoppeln, wodurch die Zellteilung eingeleitet wird und letztlich die Erhaltung der Art gesichert ist; denn jede Verdoppelung führt wieder zu der gleichen vermehrungsfähigen Einheit. Nur so ist es überhaupt zu erklären, daß sich statt eines Wirrwarrs gewisse Stoffklassen herausgebildet haben und die Entwicklung der Materie in ganz bestimmte Bahnen gelenkt worden ist. Wir verstehen jetzt auch, warum die Chromosomen der menschlichen, tierischen und pflanzlichen Zellkerne ebenso wie die Viren aus denselben Bausteinen zusammengesetzt sind, nämlich aus den Nukleoproteiden.

Bei der Verdoppelung der eigenen Substanz *(Fortpflanzung)* können sich „Fehler" einstellen. Solch ein Mißgeschick bedeutet fast immer das Ende des Lebens. In seltenen Fällen aber kann durch einen anders ablaufenden Vermehrungsprozeß oder eine sprunghaft verlaufende Änderung des Erbgutes, die wir **Mutation** nennen, etwas Besseres entstehen. Auf diese oder ähnliche Weise sind wahrscheinlich kompliziertere einzellige Organismen und schließlich mehrzellige Individuen erzeugt worden. Es ist zugegebenermaßen schwer vorstellbar, daß die Zweckmäßigkeit des Lebendigen zufälligen, ungerichteten Erbsprüngen überlassen ist. Immerhin kann wohl auch einmal eine Mutation – einer Erfindung vergleichbar – zu einem Lebewesen führen, das größere Überlebenschancen hat als das ursprünglich vorhandene und dieses womöglich verdrängt, ähnlich wie z. B. die moderne Diesel-Lok oder elektrische Lokomotive die leistungsschwächere Dampflokomotive verdrängt hat. In diesem Zusammenhang sei die natürliche **Auslese** erwähnt, d. h. das Überleben des Stärkeren, des an die Umwelt besser Angepaßten (*Darwinsche Selektionstheorie,* natürliche Zuchtwahl, Kampf ums Dasein).

Mutation und Auslese sind zwei wichtige Faktoren für die Entstehung der Arten bzw. für die gesamte **Stammesgeschichte** (Phylogenese).

Zunächst ist das Wasser der Lebensraum für alle Ein- und Mehrzeller gewesen. Auch die *Fische* sind noch fast ausschließlich Wasserbewohner. Daraus haben sich die *Amphibien* entwickelt, die sowohl im Wasser als auch auf dem Lande ohne weiteres leben können. Erst später sind die eigentlichen Landbewohner aufgetreten, und zwar zunächst die *Reptilien,* dann die *Vögel* und schließlich die *Säugetiere.* So kann die gesamte

Tierwelt nach Art eines Stammbaumes geordnet werden. Unter diesem Aspekt ist auch die Abstammung des Menschen zu sehen **(Abstammungslehre)**. Die Säugetiere, die uns am ähnlichsten sind, sind die Menschenaffen. Selbstverständlich stammen wir nicht „vom Affen" ab, wie wir ihn heute kennen, sondern Mensch und Menschenaffe sind aus einem gemeinsamen *Vormenschenaffen* (einem affenartigen Vorfahren) hervorgegangen. Nicht nur anatomische Ähnlichkeiten, sondern auch ähnliche Chromosomen, ähnliche Blutfaktoren und vieles andere sind eindeutige Indizien. Die sogenannte **vergleichende Anatomie** hat hier sehr interessante Zusammenhänge aufgedeckt. Es kann kein bloßer Zufall sein, daß die Tiere der zuletzt genannten Tierklassen bis hinunter zu den Fischen alle eine Wirbelsäule haben *(Wirbeltiere)* und weitere Gemeinsamkeiten aufweisen (die roten Blutkörperchen im Blutgefäßsystem, die Leibeshöhle usw.). Manche Organe bzw. Organteile des menschlichen Körpers sind entbehrlich. Ihre Existenz ist nur auf Grund der „verwandtschaftlichen" Beziehungen zur Tierwelt zu verstehen, so z. B. der vom Blinddarm ausgehende und beim Menschen stark rückgebildete Wurmfortsatz. Ebenso deutet das vorübergehende Vorhandensein von Kiemen während der Entwicklung des menschlichen Keimlings auf eine gemeinsame Abstammung von Mensch und Tier hin[2]. Die Tatsache, daß die Viren aus ganz ähnlichen Nukleoproteiden bestehen wie die wichtigsten Bestandteile der Zellkerne von Mensch, Tier und Pflanze, nämlich die Chromosomen, kann wohl kaum als Zufall bezeichnet werden. Daraus ist natürlich nicht zu folgern, daß der Mensch in direkter Linie von den schon weitgehend spezialisierten Viren abstammt. Es ist aber aus den genannten Befunden der Schluß erlaubt, daß sich das gesamte Leben auf der Erde aus der gleichen Form entwickelt hat und daß der Mensch allmählich aus einem einzelligen Lebewesen entstanden ist *(Evolutionstheorie)*.

Noch heute macht jeder Mensch dieses einzellige Stadium durch. Was in Jahrmillionen durch Mutation und Auslese aus einer einzigen Zelle entstanden ist, vollzieht sich im übertragenen Sinne im Mutterleib innerhalb von 9 Monaten. Wie sehr wir auch die Natur erforschen und erobern, immer wieder stehen wir voller Ehrfurcht vor dem großen Wunder der Entstehung eines neuen Lebens, das zu erhalten und zu pflegen unser höchstes Ziel ist. In der einen einzigen Zelle, und zwar innerhalb der Chromosomen dieser Zelle, aus der sich ein Mensch entwickeln wird, sind bereits alle jene Informationen enthalten, die zu seiner Bildung notwendig sind. Und so wollen wir uns in dem folgenden Kapitel zunächst näher mit den Bestandteilen einer **Zelle** befassen, um, darauf aufbauend, die verschiedenen **Gewebsarten** kennenzulernen, aus denen unsere **Organe** zusammengesetzt sind. (Die Lehre vom Feinbau der Gewebe und Organe wird *Histologie* genannt.) Funktionell zusammengehörige Organe (z. B. der gesamte Verdauungsapparat) werden zu **Organsystemen** zusammengefaßt. Der **menschliche Körper** besitzt eine ganze Anzahl solcher Organsysteme.

Während manche Organe des menschlichen Körpers schon im Altertum recht gut bekannt waren – bereits lange vor der Zeitrechnung wurde eine Zergliederung *(Sektion, Autopsie)* des Toten durchgeführt –, war eine genauere Untersuchung der Gewebe erst möglich, als *Mikroskope* zur Verfügung standen, d. h. seit dem 16. bzw. 17. Jh. Die Untersuchungstechnik wurde im Laufe der Zeit immer mehr verfeinert. Mit Spezialmessern *(Mikrotomen)* wurden dünnste Gewebsschnitte hergestellt. Durch nachträgliche *Anfärbung* mit bestimmten Farbstoffen konnten Einzelheiten der Zelle im Mikroskop deutlicher sichtbar gemacht werden. Noch genauere Kenntnisse über den Zellaufbau wurden uns erst seit den 30er Jahren, nämlich seit Einführung des *Elektronenmikroskops* vermittelt.

---

[2] Nach dem *biogenetischen Grundgesetz* von E. HAEKKEL (deutscher Naturforscher, 1834 bis 1919) stellt die Entwicklung eines Einzel-Lebewesens *(Ontogenese)* eine abgekürzte und schnelle, durch Vererbung bestimmte und durch besondere Anpassung abgewandelte Wiederholung der Entwicklung des ganzen Stammes *(Phylogenese)* dar; so durchläuft der Mensch in seiner Entwicklung z. B. ein Stadium, in dem er wie die Fische Kiemen besitzt.

2 Die Zelle

2.1 Aufbau einer Zelle

Der Mensch ist genauso wie Tier und Pflanze aus Zellen aufgebaut, und zwar sind im menschlichen Organismus viele Billionen Zellen enthalten.

Die Zelle ist die kleinste und letzte biologische Einheit des Körpers, die die Eigenschaften des Lebens in sich trägt.

In ihr laufen *Stoffwechelsvorgänge* ab, sie beantwortet die verschiedensten *Reize* mit ganz bestimmten Leistungen, sie kann sich durch Teilung *vermehren,* die entstehenden Teile erreichen durch nachfolgendes *Wachstum* die Größe der Mutterzelle. Manche Zellen können ihre Form durch Ausstrecken von Zellfortsätzen ändern und sich so fortbewegen; diese Art der Fortbewegung findet sich in typischer Weise bei den Amöben (s. u.), weshalb man hier ganz allgemein von *amöboider Bewegung* spricht. Die einzelne Zelle des menschlichen Körpers führt nicht für sich allein ein Eigenleben, sondern sie ist in zweckmäßiger Weise dem *Gesamtplan des Organismus* unterworfen.

2.1.1 Protoplasma

Die lebende, aktiv tätige Substanz, aus der jede Zelle besteht, nennen wir *Protoplasma.* Das Protoplasma ist halbflüssig. Derjenige Teil des Protoplasmas, der den *Zelleib* darstellt, heißt *Zytoplasma,* die übrigen Protoplasmateile befinden sich im *Zellkern (Karyoplasma).* Fast jede Zelle ist aus Zelleib und Zellkern aufgebaut, doch gibt es einerseits Zellen, die mehr als einen Kern enthalten (z. B. mehrkernige Riesenzellen), andererseits solche ohne Kern, nämlich die roten Blutkörperchen, die allerdings von kernhaltigen Vorstufen abstammen. Im allgemeinen stehen Kern und Zytoplasma in einem bestimmten Größenverhältnis zueinander *(Kern-Plasma-Relation).* Die Kerne der einzelnen Zellen können ganz unterschiedliche Formen haben, z. B. kugelig, ei- oder diskusförmig sein, aber auch unregelmäßige Lappungen aufweisen, wie z. B. bei den segmentkernigen weißen Blutkörperchen. Auch die Zellen sind verschieden geformt, sie sind keineswegs alle rund. Ebenso unterschiedlich ist ihre Größe. Als größte Zelle des menschlichen Körpers gilt die Eizelle, die einen Durchmesser von rund 0,12 mm (120 µm) hat. Manche Nervenzellen sind aber etwa genauso groß bzw. größer, falls die Nervenzellfortsätze von teils beachtlicher Länge (mehr als 1 m) berücksichtigt werden. Die kleinste Zelle des menschlichen Körpers ist das Blutplättchen mit einer Größe von etwa 2 µ – wenn man diese Plättchen nicht lediglich als Bruchstücke einer größeren Zelle auffassen will.

Es gibt auch selbständige einzellige Lebewesen, und zwar tierische Einzeller **(Urtierchen, Protozoen),** wie z. B. die Amöben, und pflanzliche Einzeller **(Pilze),** z. B. den Soorpilz. Protozoen und Pilze bestehen aus Zelleib und Kern und sind uns als Krankheitserreger bekannt. Eine andere große Gruppe von Krankheitserregern, nämlich die **Bakterien,** enthalten zwar Kernsubstanzen, diese sind aber nicht in einem Kern vereinigt, sondern im Bakterium verteilt. Trotzdem kann man hier von Bakterien„zelle" sprechen. Die **Viren** (Erreger der Viruskrankheiten) sind dagegen nicht zellig organisiert. Ein Virus ist eine einheitliche chemische Substanz (ein Eiweißkörper), die sich nur in lebenden Zellen vermehren kann. Die genannten Kleinlebewesen sind die *Mikroben* bzw. **Mikroorganismen.**

2.1.2 Zellkern

Sowohl Zellkern wie auch Zelleib sind aus verschiedenen Strukturen zusammengesetzt (Abb. 6.1). So besteht der Zellkern aus

1. Kernsaft,
2. einem oder mehreren Kernkörperchen,
3. Kerngerüst,
4. Chromatin,
5. Kernmembran.

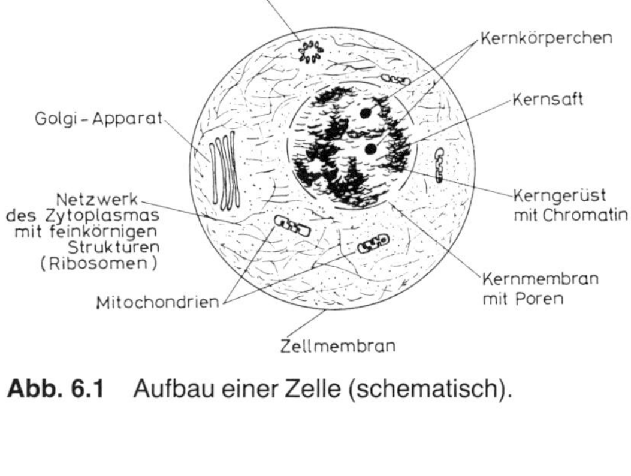

Abb. 6.1 Aufbau einer Zelle (schematisch).

Innerhalb des *Kernsaftes* befinden sich charakteristische Strukturen. Dazu gehört das *Kernkörperchen,* von dem auch mehrere vorhanden sein können. Sie sind an der Bildung des Zytoplasmaeiweißes unmittelbar beteiligt: Inhaltsstoffe der Kernkörperchen gelangen in den Zelleib. Das *Kerngerüst* ist ein Netzwerk aus Eiweiß (Protein), auf dem an bestimmten Stellen stark anfärbbare (daher der Name *Chromatin*) Substanzen sitzen (die Nukleinsäuren). Das ganze chromatinhaltige Netzwerk (Nukleinsäure + Protein = Nukleoproteid) besteht in Wirklichkeit aus zahlreichen Teilen, nämlich aus 46 *Chromosomen*[3] (Kernschleifen oder Kernfäden) – die meisten tierischen oder pflanzlichen Zellen haben davon abweichende Chromosomenzahlen. Nur in einem bestimmten Stadium der Zellteilung sind die Chromosomen zu erkennen. Jedes Chromosom stellt in diesem Stadium einen aufgerollten Spiralfaden (Doppelspirale) dar, der, würde man ihn abwickeln, die beachtliche Länge von vielen cm aufweisen würde.

Ein Chromosom besteht also aus einem langen, fadenförmigen Eiweißgerüst und einem darauf sitzenden großen Desoxiribonukleinsäuremolekül (DNA, S. 97), das die genetische Information enthält. Die einzelnen Gene, d. h. die Erbanlagen, sind nebeneinander angeordnet. Sie sitzen nicht im Eiweiß des Chromosoms, sondern werden durch dessen Nukleinsäureanteil repräsentiert. Auf unseren 46 Chromosomen befinden sich 50000–100000 Gene. Wie das ganze Chromosom die Form eines Spiralfadens hat, so liegt auch die Desoxiribonukleinsäure als Spirale (Doppelspirale) vor. Die DNA von hohem Molekulargewicht und mit ihr jedes einzelne Chromosom sind zur *Verdoppelung* fähig, wobei die Erbanlagen des Menschen bei der Zellteilung von Zelle zu Zelle und bei der Befruchtung von Generation zu Generation nun schon seit rund 5 Millionen Jahren – von Mutationen abgesehen – einem untrüglichen Gedächtnis vergleichbar, weitergegeben werden (Wahrung der *genetischen Information).* Damit ist schon die eigentliche Aufgabe der Gene angedeutet: es genügt nicht, daß sie sich verdoppeln, sondern sie müssen außerdem die ihnen innewohnenden Informationen übermitteln. Die Gene verursachen innerhalb ihrer Zelle z. B. die Bildung der für den Ablauf von Stoffwechselvorgängen wichtigen Fermente, die alle aus Eiweiß bestehen. Ein *eiweißfreies Molekül* (das Gen) erteilt also seiner Zelle Instruktionen über den Aufbau eines kompliziert zusammengesetzten *Eiweißmoleküls.* Einige wesentliche Punkte der dabei ablaufenden chemischen Reaktionen seien hier genannt, da sie einen bescheidenen Einblick in die großartige Werkstatt des Lebens vermitteln.

▶ Ein Gen, also ein kleiner Abschnitt im Riesen-Desoxiribonukleinsäuremolekül eines Chromosoms, wirkt wie eine Schablone oder eine Matrize, von der beliebig viele „Arbeitspläne" gefertigt werden können (Abb. 6.2), ist also – um mit

[3] chromos (griech.): Farbe; soma (griech.): Körper.

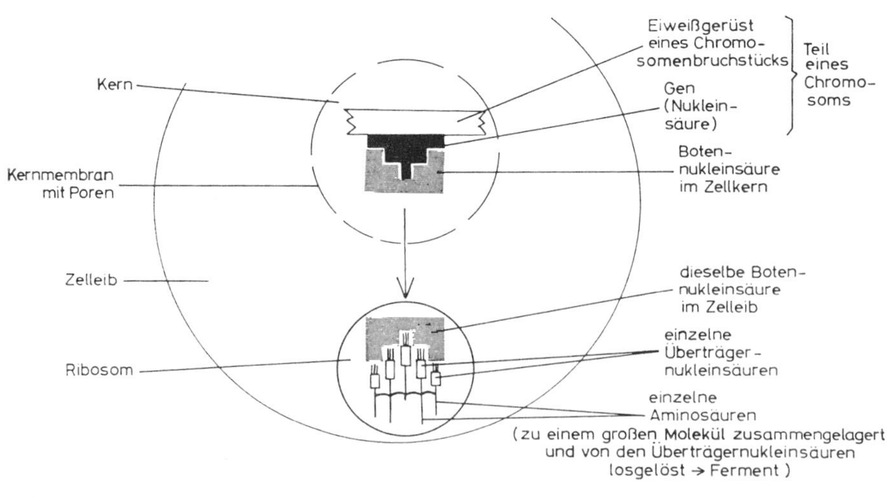

Abb. 6.2 Vom Kern ausgehende Beeinflussung des Zytoplasmas zur Bildung eines Fermentes (vereinfachtes Schema).

den Worten GOETHES zu sprechen – „geprägte Form, die lebend sich entwickelt“. Bei den Arbeitsplänen handelt es sich aber nicht um Abziehbilder, sondern die im Gen verankerte Information wird umgeschrieben. Diese *Transkription* beginnt mit dem Ablesen, wobei durch Start- und Stopsignale – also gewissermaßen durch Interpunktionen – auf dem langen DNA-Molekül ein Gen abgegrenzt wird. Neben den einzelnen Basen dieses DNA-Teilstücks (s. S. 97) entstehen genau definierte andere Basen, die ein neues Molekül mit aufbauen, nämlich eine (bewegliche) Ribonukleinsäure (RNA – sie liegt im Gegensatz zur DNA nicht als Doppelspirale vor). Man spricht auch von Botennukleinsäure (messenger ribonucleic acid = mRNA), da sie vom Kern durch eine der Poren der Kernmembran hindurch ins Zytoplasma wandert (das Gen bleibt an Ort und Stelle). Man könnte die Botennukleinsäure mit einem Morsezeichen vergleichen, das aus dem Kern in den Zelleib gefunkt wird, wobei das Zytoplasma den Schlüssel zu der Geheimschrift (den Kode) kennt, doch bedient es sich noch eines Bindegliedes in Form der sog. Überträgernukleinsäuren (transfer ribonucleic acid = tRNA), die den Abdruck der mRNA aufnehmen. Das Morsezeichen hat die Bedeutung eines Buchstabens: Durch eine bestimmte Anordnung im Molekül der mRNA – und letztlich auch der tRNA – ist festgelegt, welche Aminosäuren im Zytoplasma zum Einbau in das zu bildende Eiweißmolekül bereitgestellt werden sollen und in welcher Sequenz dieser Einbau zu erfolgen hat. Dabei wird durch die Reihenfolge der ersten 3 Basen, die in drei aufeinanderfolgenden Nukleotiden des Botenribonukleinsäuremoleküls enthalten sind (wie im Schema auf S. 96 gezeigt), eine Aminosäure bestimmt; die sich daran anschließenden drei Basen innerhalb der Nukleinsäure bedeuten das Kodewort für die nächste anzulagernde Aminosäure usw. Durch die Reihenfolge dieser Basentripletts (3 Basen sind jeweils 1 Leseeinheit bzw. 1 Morsezeichen) ist die Aminosäuresequenz (die „Buchstabenfolge“) festgelegt. Die Übersetzung von den Basentripletts in die Aminosäuren wird *Translation* genannt. Dabei wirken die oben erwähnten, zwischen mRNA und Aminosäuren eingeschalteten tRNA mit. Sie sind übrigens relativ klein, jede einzelne tRNA stellt nur 1 Basentriplett dar, lagert also nur 1 Aminosäure an. Durch die Aneinanderreihung der zahlreichen Aminosäuren, was in bestimmten Körnelungen *(Ribosomen)* des Zytoplasmanetzes geschieht, entstehen zunächst lange Polypeptidketten und schließlich das fertige Eiweißmolekül, z. B. ein Ferment, das „Genprodukt“.

Es sei noch erwähnt, daß die für den Einbau benötigten 20 unterschiedlichen Aminosäuren durch die verschiedenen Kombinationsmöglichkeiten der 3 Basen im Basentriplett festgelegt sind. Interessanterweise steht ein bestimmtes Basentriplett (z. B. Uracil – Uracil – Uracil) in der gesamten belebten Natur für dieselbe Aminosäure (im genannten Beispiel für Phenylalanin), d. h. das Morsealphabet ist trotz der Vielgestaltigkeit der Arten immer gleich, ein weiterer Beweis für die Richtigkeit der Evolutionstheorie (S. 100). ◀

Im Zellkern sind aber nicht nur die Baupläne (sog. Strukturgene) für die Bildung von Fermenten und anderen Eiweißkörpern niedergelegt, sondern es sind auch Gene vorhanden, die regulatorisch wirken (Kontrollgene): Gene werden also durch Gene gesteuert. Der gesamte Bauplan des Körpers *(unser menschliches Genom)* umfaßt rund 5 Milliarden Basenpaare in den Desoxiribonukleinsäuren, also so viele, wie es z. Z. Menschen auf der Erde gibt. Wie in dem genannten Beispiel der Fermentsynthese gehen die Befehle und die Steuerung für die verschiedensten Lebensvorgänge vom Zellkern aus. Der Zelleib empfängt diese Befehle und führt sie aus. Selbstverständlich wird der Kern seinerseits von anderen Teilen des Organismus (vom Nervensystem, von den Hormonen) beeinflußt, ist also nur ein Glied in der langen Kette der Regulationen.

2.1.3 Zelleib

Wie der Kern so sind auch der Zelleib (das *Zytoplasma)* und der außerhalb der Zelle gelegene Extrazellulärraum nicht gleichförmig aufgebaut. *Außerhalb der Zelle* ist eine ganze Anzahl verschiedener Stoffe nachweisbar. In der Knochengrundsubstanz zum Beispiel sind *Kalksalze* eingelagert. Die Knochengrundsubstanz selbst gehört zu den außerhalb der Zelle abgelagerten und von ihr gebildeten *Zellprodukten.* Die von der Zelle aufgebauten *Fasern* finden sich teils *außerhalb* (z. B. in der Knochengrundsubstanz), teils *innerhalb von Zellen* (z. B. in Muskel- und Nervenzellen). Im Zellinnern sind darüber hinaus unterschiedliche *Zelleinschlüsse* zu beobachten: manche Zellen enthalten u. a. Fetttropfen, in einigen Zellen kommen Pigmentkörnchen vor usw. In allen Zellen sind gewisse *Strukturen* vorhanden, die ganz bestimmte Leistungen zu vollbringen haben:

1. Netzwerk des Zytoplasmas mit Körnelungen (Ribosomen),
2. Mitochondrien,
3. Golgi-Apparat,
4. Zentralkörperchen,
5. Zellmembran.

Das den Zelleib durchziehende *Zytoplasmanetz* mit seinen *feinkörnigen Strukturen* (den Ribosomen), die bei der Fermentproduktion bzw. überhaupt bei der Proteinsynthese eine Rolle spielen, ist gerade erwähnt worden. Die Mitwirkung der Fermente im Stoffwechsel erfolgt nicht dort, wo sie sich bilden, sondern an anderen Stellen des Zelleibs, nämlich im Bereich der *Mitochondrien*[4] (= „Energiekraftwerk" der Zelle). Durch die Fermente werden Oxidationen und Energieübertragungen sowie andere Stoffwechselleistungen ermöglicht. Manche Substanzen gelangen von außen in den Zelleib hinein, werden in der nach seinem Entdecker als *Golgi-Apparat* benannten Zone des Zytoplasmas vorübergehend gespeichert, teils umgewandelt und später u. U. als Sekret nach außen abgegeben. Der Stoffaustausch erfolgt durch die semipermeable *Zellmembran* (S. 75) hindurch. Dabei handelt es sich nicht um eine echte Membran, wie wir sie als Begrenzung von Pflanzenzellen in Form der Zellulosemembran kennen, sondern um einen verdichteten Zytoplasmabezirk. Die menschliche oder tierische Zellmembran ist etwa dem Oberflächenhäutchen vergleichbar, das sich beim Erhärten eines Uhutropfens an der Außenfläche bildet. Das *Zentralkörperchen* (Polkörperchen) hat bei der Zellteilung eine wichtige Funktion zu erfüllen. Darüber soll jetzt berichtet werden.

2.2 Die Zellteilung

2.2.1 Allgemeines zur Zellteilung

Ein neues Leben beginnt mit der Befruchtung der Eizelle. Bevor aus dieser einen Zelle ein menschliches Wesen wird, sind ungeheuer viele *Teilungsvorgänge,* aber auch *Differenzierungen* notwendig.

Unter *Differenzierung* verstehen wir das „Verschiedenwerden" der einzelnen von ein und derselben befruchteten Eizelle abstammenden Körperzellen. Auf diese Weise bilden sich Zellen bzw. Gewebe mit Spezialaufgaben.

Es gibt verschiedene Formen der Zellteilung. Von untergeordneter Bedeutung ist die direkte Durchschnürung von Zelleib und Kern, die sogenannte *direkte Zellteilung* oder *Amitose*[5].

Bei der Amitose gehen aus einer Zelle zwei meist unterschiedlich große Tochterzellen hervor. Eine exakte Teilung der Chromosomen findet hier nicht statt.

Weitaus wichtiger ist die bei der Bildung eines neuen Individuums und auch danach fast ausschließlich vorkommende *indirekte Zellteilung,* die *Mitose*[5], und nur hiervon soll im folgenden die Rede sein.

Bei der Mitose werden der Zelleib und vor allem die Erbanlagen im Kern zu gleichen Teilen minutiös auf die beiden Tochterzellen übertragen. Es entstehen also zwei gleich große Tochterzellen, die schnell zur Größe der Ausgangszelle heranwachsen.

Während der indirekten Zellteilung ruhen praktisch alle sonst in der Zelle ablaufenden Stoffwechselprozesse. Es können *vier Phasen* der insgesamt ungefähr eine bis drei Stunden dauernden Zellteilung unterschieden werden. Zuerst teilt sich der Kern, erst später kommt es zur Durchschnürung des Zelleibs. Im einzelnen läuft die Zellteilung folgendermaßen ab (Abb. 6.3):

Erste Phase: Es werden Vorbereitungen zur Kernteilung getroffen. Diese bestehen u. a. darin, daß sich das am Schluß des letzten Kapitels erwähnte Zentralkörperchen verdoppelt; außerdem wird die Kernmembran aufgelöst, und die Kernkörperchen verschwinden (werden „eingeschmolzen"). Tiefgreifende Änderungen sind am Chromatin des Kerns zu erkennen. Aus dem Gewirr der durcheinanderliegenden langen Chromatinfäden formen sich 46 Chromosomen, indem jeweils der zu einem bestimmten Chromosom gehörende Faden (die Doppelspirale) in ganz charakteristischer Weise aufgewickelt wird.

Zweite Phase: Wie an der Erdkugel so unterscheiden wir auch an der Zelle zwei Pole und einen Äquator. Die beiden durch Verdoppelung entstandenen Zentralkörperchen rücken jeweils

---

[4] mitos (griech.): Faden; chondros (griech.): Korn.

[5] α (griech.): verneinende Vorsilbe; mitos (griech.): Faden; gemeint sind die Chromosomen, die während der Mitose in Erscheinung treten, bei der Amitose dagegen nicht.

an einen Pol. Von ihnen geht eine Strahlung (Zugfasern) aus, die zu den Chromosomen führt. Die 46 Chromosomen haben sich inzwischen im Bereich des Äquators (in der „Äquatorialplatte") kreisförmig angeordnet. Jedes der 46 Chromosomen zerfällt durch Längsspaltung in zwei gleiche Teile. Diese beiden „Chromatiden" der Doppelspirale eines jeden Chromosoms trennen sich voneinander, und jede der beiden Hälften ergänzt den fehlenden Partner, der dabei Modell steht. (Die Chromosomen werden also nicht neu gebildet, sondern gehen durch Teilung und nachfolgende Komplettierung aus vorhandenen hervor.) Es sind schließlich aus jeweils einem Chromosom zwei diesem genau gleichende, identische Chromosomen entstanden.

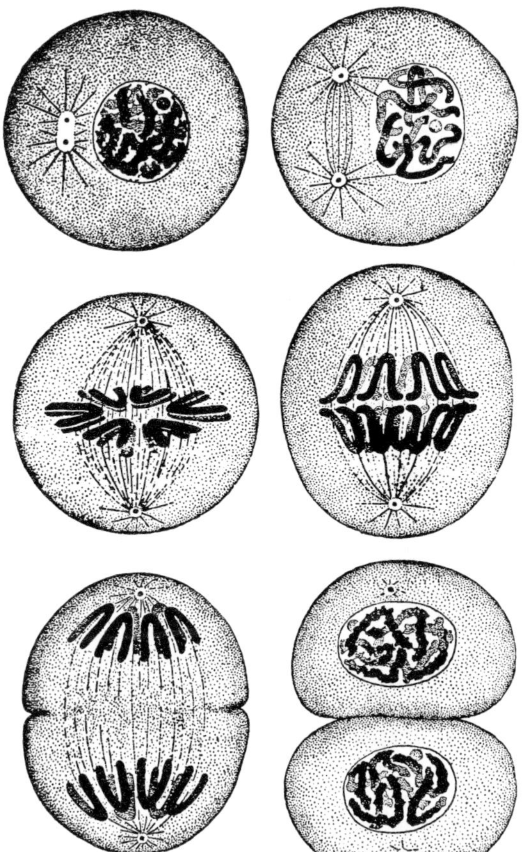

Abb. 6.3 Die 4 Phasen der Zellteilung *(Pro-, Meta-, Ana- und Telophase);* oben: 1. Phase, Mitte links: 2. Phase, Mitte rechts und unten links: 3. Phase, unten rechts: 4. Phase. (Aus Nöcker, J.: Physiologie der Leibesübungen. 1964.)

Dritte Phase: Das eine davon wandert an den einen Pol der Zelle, das zweite an den anderen. Dies gilt für alle Chromosomen. Es hat den Anschein, als würden die Chromosomen von den „Zug"-fasern der Zentralkörperchen an die beiden Pole „gezogen". Der Kern jeder entstehenden Tochterzelle erhält den gleichen Genbestand, wie er auch in der Mutterzelle vorhanden gewesen ist. In diesem Stadium beginnt erst, an einer von außen einschneidenden Schnürfurche am Äquator erkennbar, die Teilung des Zelleibs.

Vierte Phase: Der Zelleib schnürt sich vollends durch, und eine Kernmembran bildet sich in jeder der beiden Tochterzellen um die Chromosomen herum aus. An den Chromosomen laufen die eingangs erwähnten Veränderungen in umgekehrter Reihenfolge ab. Durch Abwicklung des Chromatinfadens wird das ganze Gerüst aufgelockert, so daß jetzt im Kern einzelne Chromosomen nicht mehr auszumachen sind.

In einem bestimmten Stadium der Zellteilung ist die Gestalt eines jeden Chromosoms eine genau definierte, die bei jeder erneuten Teilung wiederkehrt. So ist es möglich gewesen, die 46 Chromosomen je nach ihrer Form und Größe systematisch zu ordnen und zu numerieren (Abb. 6.4).

Zwei der 46 Chromosomen bestimmen das Geschlecht des betreffenden Menschen und werden deshalb *Geschlechtschromosomen* genannt, die übrigen 44 heißen *Autosomen.*

Jeweils 2 Autosomen sind einander zum Verwechseln ähnlich, sie sind gleich groß und haben die gleiche Form: das eine stammt stets vom Vater, das andere von der Mutter. Die fortlau-

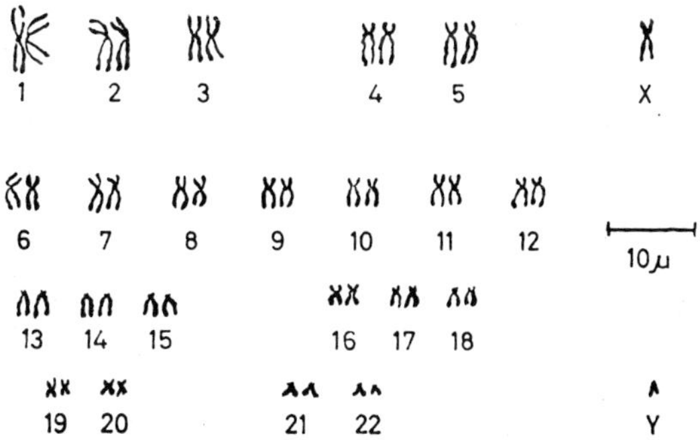

Abb. 6.4 Die Chromosomen des Menschen: Internationale Nomenklatur. An jedem Einzelchromosom ist bereits die Spaltung in 2 Chromatiden erkennbar.

fende Numerierung der Chromosomen erfolgt in der Weise, daß die 22 Autosomenpaare der Größe nach geordnet werden, wobei das größte Paar die Nummer 1, das folgende die Nummer 2 usw. erhalten; die beiden kürzesten Autosomen haben die Nummer 22. Die beiden Geschlechtschromosomen sind auf Grund ihrer Form zu identifizieren und werden mit dem Buchstaben X bzw. Y bezeichnet.

In den Zellen eines männlichen Individuums (Zeichen für männlich: ♂) finden sich jeweils ein X- und ein Y-Chromosom, in denen eines weiblichen (Zeichen für weiblich: ♀) statt dessen 2 X-Chromosomen.

2.2.2 Reifeteilung

Fast alle Zellen des Menschen enthalten 46 Chromosomen *(„doppelter oder diploider Chromosomensatz“).*

Eine Ausnahme hiervon machen die *reifen* Keimzellen (Gameten), d. h. die Eizellen des Eierstocks und die Samenzellen des Hodens, in denen nur halb so viele Chromosomen, nämlich 23, gezählt werden *(„einfacher oder haploider Chromosomensatz“).*

Alle befruchtungsfähigen Eizellen enthalten außer den 22 Autosomen der Nummern 1 bis 22 zusätzlich ein X-Chromosom (nach der „Halbierung“ einer weiblichen Keimzelle mit zwei gleichen Geschlechtschromosomen der Formel XX ist in jeder Hälfte ein X-Chromosom vorhanden), während zwei Arten von äußerlich nicht zu unterscheidenden Samenzellen entstehen. Entweder enthält die Samenzelle neben den 22 Autosomen ein X- oder ein Y-Chromosom (diese beiden verschiedenen Zelltypen bilden sich bei der „Halbierung“ einer männlichen Keimzelle, deren Geschlechtschromosomen die Formel XY haben). Eizelle und Samenzelle haben die gleiche Anzahl von Chromosomen, aber eine unterschiedlich große Zytoplasmamenge: das menschliche Ei enthält bedeutend mehr Zytoplasma („Vorratsstoffe“) als die Samenzelle.

Was im vorhergehenden als „Halbierung“ bezeichnet worden ist, ist, genauer gesagt, die sogenannte **Reife-** oder **Reduktionsteilung:** bei der Reifung der Keimzellen wird der doppelte (diploide) Chromosomensatz auf den einfachen (haploiden) reduziert. Bei dieser Form der Zellteilung werden die Chromosomen nicht gespalten, d. h. sie öffnen den „Reißverschluß“ ihrer Doppelspirale nicht, sondern von jedem Chromosomenpaar wandert *ein ganzes* Chromosom (teils das vom Vater, teils das von der Mutter stammende) in die *eine* Zelle und der dazugehörige Partner in die andere. Ebenso werden die beiden Geschlechtschromosomen ohne vorherige Spaltung auf zwei Zellen verteilt, so daß jede der bei der Reifeteilung entstehenden Zellen nur ein Geschlechtschromosom enthält. Bei der Befruchtung kommt durch die Verschmelzung von Samenzelle und Eizelle wieder der „normale“, doppelte Chromosomensatz zustande.

Es ist leicht einzusehen, daß das Geschlecht des werdenden Menschen schon in diesem Augenblick feststeht, und zwar wird es durch die Art der *Samenzelle* bestimmt.

Enthält diese ein *X-Chromosom,* so entsteht ein *Mädchen* (von den Geschlechtschromosomen der Formel XX stammt ein X von der Eizelle der Mutter und eines von der Samenzelle des Vaters); enthält dagegen die Samenzelle ein *Y-Chromosom,* so wird, von sehr seltenen Ausnahmen abgesehen, ein *Junge* geboren werden (Geschlechtschromosomen der Formel XY, das X-Chromosom ist hier mütterlichen, das Y-Chromosom – wie immer – väterlichen Ursprungs).

Das X-Chromosom in den Zellen eines männlichen Individuums stammt also stets von der Mutter, was für die Vererbung bestimmter ans X-Chromosom gebundener Erkrankungen (z. B. Hämophilie) wichtig ist.

2.2.3 Differenzierung und Spezialisierung

Wir haben eingangs erwähnt, daß die befruchtete Eizelle die Fähigkeit zur *Teilung* und zur *Differenzierung* besitzt. Diese einzige Zelle enthält die Baupläne für den gesamten Organismus. Tritt nach der ersten Zellteilung oder auch noch etwas später eine völlige Spaltung in 2 Hälften ein, so ist jede dieser Hälften imstande, ein normales Individuum zu bilden. Auf diese Weise entstehen aus *1* Ei- und *1* Samenzelle *ein*eiige Zwillinge. (Voraussetzung für die Bildung von 2eiigen Zwillingen ist die Befruchtung von 2 Eiern mit insgesamt 2 Samenzellen.) Würde die Zweiteilung des sich entwickelnden Keimlings in einem sehr viel späteren Entwicklungsstadium erfolgen, so wäre die Bildung von 2 vollständigen Individuen nicht mehr möglich; die Zellen sind jetzt nicht mehr „Alleskönner“. Sie haben inzwischen ein anderes

Aussehen erlangt, und mit dieser Strukturänderung ist eine *Differenzierung* eingetreten. Die einzelnen Zellen sind zu unterschiedlichen *(differenten)* Leistungen fähig, sie haben sich auf bestimmte Aufgabengebiete *spezialisiert:* Die Schleimzellen bringen durch Teilung stets Zellen hervor, die Schleim absondern; durch die Teilung von Muskelzellen entstehen wiederum Zellen, die sich auf einen Reiz hin verkürzen können usw. Eine besonders weitgehende Differenzierung können wir an den *Nervenzellen* beobachten.

Bei den Nervenzellen ist die Spezialisierung sogar so weit fortgeschritten, daß sie sich nicht selbst ernähren können und auch nicht imstande sind, sich zu teilen. Nur die Vorstufen der Nervenzellen sind noch dazu in der Lage.

Die Teilungsfähigkeit hört hier etwa zum Zeitpunkt der Geburt auf. (Durch Verletzung, Kinderlähmung usw. zerstörte Nervenzellen kann der Körper also nicht ersetzen.) Auch die Vermehrungsperiode der Eizellen ist etwa mit der Geburt abgeschlossen; im allgemeinen besitzt ein neugeborenes Mädchen bereits den gesamten Vorrat an Eizellen, nämlich 400 000.

2.2.4 Alter der Zellen

Die Nervenzellen eines Menschen sind so alt wie der betreffende Mensch selbst. Alle anderen Zellen des Körpers sterben nach relativ kurzer Zeit ab, doch können sie im Unterschied zu den Nervenzellen – teils aus entsprechenden Vorstufen – immer wieder nachproduziert werden. So leben die roten Blutkörperchen nur rund 100 Tage, die segmentkernigen weißen Blutkörperchen sogar nur wenige Tage. Auch das Körpereiweiß wird nach einiger Zeit abgebaut und muß wieder gebildet werden: nach einigen Wochen ist die Hälfte des Körpereiweißes durch neues ersetzt worden („Halbwertszeit" des Eiweißes). Abbau- und Aufbauvorgänge sind aber nicht nur auf das Eiweiß und einzelne Zellen beschränkt, sondern ganze Gewebe und Organe werden nach und nach eingeschmolzen, und an ihre Stelle treten völlig neue Elemente. Im Laufe eines Jahres sind fast alle Bausteine einer Gewebsart oder eines Organs (mit Ausnahme der Keimzellen im Eierstock und des Nervengewebes) durch Zellteilung ersetzt worden, ohne daß sich die Form des Organs während des Umbaus zu ändern braucht. Ebenso werden anorganische Substanzen, z. B. die Kalksalze des Knochens, ständig ausgetauscht. Wir sprechen hier von *Fließgleichgewicht;* die Verhältnisse sind ähnlich einem Wasserfall, der stets das gleiche Aussehen hat, und doch sind immer andere Wassermoleküle an seiner Bildung beteiligt.

Es ist schon darauf hingewiesen worden, daß in einem kompliziert gebauten Organismus – und dazu gehört der menschliche Körper – eine weitgehende *Arbeitsteilung* der Zellen unvermeidlich ist. Diese dient dem Ganzen. Es handelt sich um eine *Arbeitsgemeinschaft* („team-work"). Über das Zentralnervensystem und das Blut sind alle Teile des Körpers in sinnvoller Weise miteinander verknüpft. Die nächst größere funktionelle Einheit, in der gleichartige Zellen mit gleicher Funktion zusammengefaßt sind, ist das *Gewebe,* worüber im nächsten Abschnitt zu berichten sein wird.

3 Das Gewebe

Wir unterscheiden 4 Gewebsarten, und zwar:

1. Epithelgewebe oder Deckgewebe,
2. Bindegewebe und Stützgewebe,
3. Muskelgewebe,
4. Nervengewebe.

Von allen Gewebsarten ist das Epithelgewebe am einfachsten aufgebaut, es besteht nämlich fast ausschließlich aus Zellen und soll deshalb als erstes beschrieben werden.

3.1 Das Epithelgewebe oder Deckgewebe

Das Epithel(gewebe)[6] ist aus Zellen aufgebaut, eine Zwischenzellsubstanz ist praktisch nicht vorhanden. Die Epithelzellen sind durch Fortsätze

---

[6] epi (griech.): auf; thele (griech.): Warze (nach dem feinen Häutchen „auf der Oberfläche der Brustwarze" ist diese Gewebsart benannt).

(Protoplasmabrücken) miteinander verzahnt und bekleiden als lückenlose Decke alle freien Oberflächen des Körpers. (Tritt eine Lücke auf, so sprechen wir von Wunde.) Das Epithelgewebe sitzt dem blutgefäßreichen Bindegewebe fest auf; von hier aus erfolgt die Ernährung des Epithels, das selbst keine Blutgefäße enthält.

Es gibt – je nach der *Lokalisation* verschiedene Arten des Deckgewebes, das entweder *äußere* oder *innere Oberflächen* begrenzt, nämlich

a) die oberste Schicht (Epidermis) der **äußeren Haut** (äußere Oberfläche);

b) die oberste Schicht der **Schleimhaut** (also die innere Oberfläche der Atemwege, des Magen-Darm-Traktes, des harnableitenden Systems, der Gebärmutter usw.), der Übergang von der Haut zur Schleimhaut liegt im Bereich der Körperöffnungen (z. B. der Lippen);

c) epithelähnliche, von außen ohne Verletzung der Haut nicht erreichbare Bedeckungen innerer Oberflächen, z. B. das **Endothel** der Blut- und Lymphgefäße und das **Mesothel** der serösen Häute, nämlich des Brustfells, des Herzbeutels und des Bauchfells (das allerdings beim weiblichen Geschlecht eine Öffnung aufweist, S. 243).

Man kann das Epithelgewebe unabhängig von seiner Lokalisation auch entsprechend seinem *Feinbau* (Abb. 6.5) unterteilen. Wir unterscheiden dann

a) **einschichtiges Zylinderepithel** (die Höhe der Zellen ist größer als ihre Breite); häufig liegen die Kerne dieser einen Zellschicht in verschiedener Höhe, d. h. in verschiedenen „Reihen“: *mehrreihiges Zylinderepithel;*

b) **einschichtiges kubisches Epithel** (Höhe und Breite der Zellen sind wie bei den Pflastersteinen etwa gleich groß; das einschichtige kubische Epithel ist dem Straßenpflaster vergleichbar, man spricht auch von Würfelepithel);

c) **einschichtiges Plattenepithel** (die Zellen sind ähnlich den Fliesen sehr flach);

d) **mehrschichtiges Plattenepithel,** wobei die unterste Schicht aus *Zylinderepithelzellen,* die mittlere Lage aus *kubischem* und die oberste aus *Plattenepithel* besteht. Nach dieser letzten Schicht ist das ganze Epithel benannt. Für den Nachschub (die Vermehrung) sorgt allein die Zylinderepithelschicht *(Keimschicht).* Die neugebildeten Zellen rücken nach und nach unter Änderung ihrer Form an die Oberfläche und werden schließlich abgestoßen. Das mehrschichtige Plattenepithel – und nur dieses – kann *verhornen.* Eine Hornschicht (kernlose, abgestorbene Epithelzellen) findet sich als äußerste Schicht des Plattenepithels der Körperoberfläche (s. Abb. 6.79). Zum Teil besitzt auch die Schleimhaut ein mehrschichtiges Plattenepithel (z. B. die des Mundes), das an bestimmten Stellen verhornt ist.

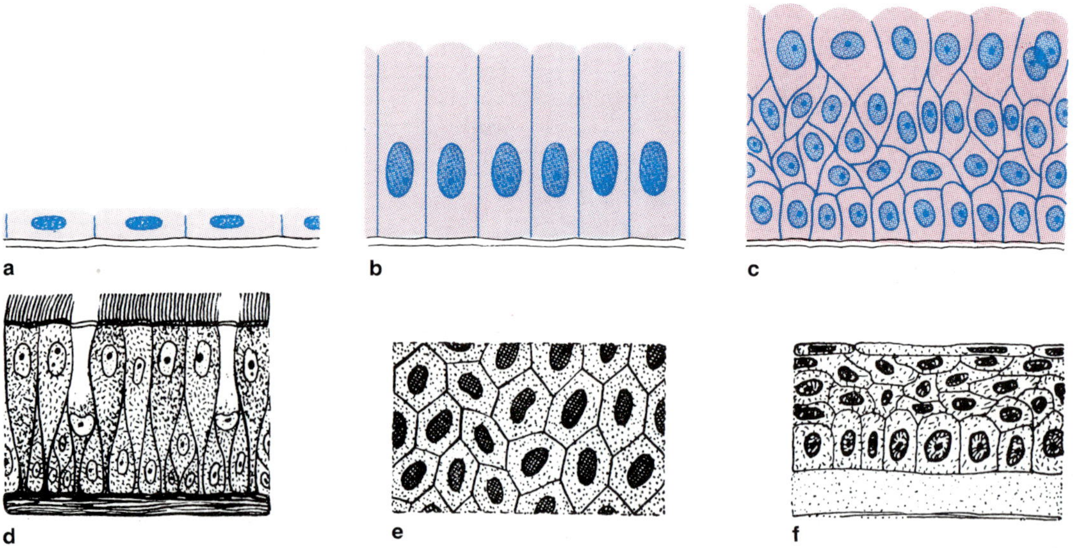

Abb. 6.5a–f Der Feinbau des Epithelgewebes: **a** einschichtiges Plattenepithel, **b** einschichtiges Zylinderepithel, **c** Übergangsepithel, **d** mehrreihiges Zylinder-Flimmer-Epithel mit Becherzellen, **e** Plattenepithel (Aufsicht), **f** mehrschichtiges Plattenepithel. (**a, b, c** aus: Kahle W., Leonhardt, H., Platzer, W.: Taschenatlas der Anatomie. Band 1: W. Platzer: Bewegungsapparat. 5. Auflage, Thieme, Stuttgart 1986.)

(Die Verhornung der Zunge kann erhebliche Ausmaße annehmen. Wir sprechen dann von „belegter Zunge".) Das mehrschichtige Plattenepithel der „Horn"-haut des Auges ist dagegen *nicht verhornt,* andernfalls wäre der Lichtdurchtritt erschwert oder unmöglich.

e) Das **Übergangsepithel** hat Ähnlichkeit mit einem mehrschichtigen Plattenepithel. Es bildet die innere Oberfläche der ableitenden Harnwege, also z. B. der Blase. Je nach dem Füllungszustand der Blase sind die Epithelzellen entweder mehr kubisch (leere Blase) oder abgeplattet (pralle Blasenfüllung), daher der Name „Übergangs"-epithel.

Am Beispiel des Übergangsepithels wird deutlich, wie sehr sich die Art des Epithels den Gegebenheiten anpaßt. So hat das Epithelgewebe ganz unterschiedliche Aufgaben zu erfüllen. In der Blase muß es sich bei stärkerer Füllung erheblich **dehnen** können. An der äußeren Haut dient es als **Schutz** gegenüber *mechanischen* und *chemischen* Einflüssen. Die Pigmentierung und die Verhornung sind ein Schutz gegen zu starke *Sonnenbestrahlung.* Bakterien und Viren können die unverletzte äußere Haut nicht durchdringen – die Schleimhäute stellen keine so vollständige Barriere gegen das Eindringen von Erregern dar. Doch wirkt die Haut nicht nur als Abschluß gegen äußere Umwelteinflüsse, sondern sie erlaubt erstaunlicherweise gleichzeitig einen **Stoffaustausch.** Dieser erfolgt durch die äußere Haut (Aufnahme von Salbenbestandteilen, Abgabe von Wasser usw.) und vor allem durch die Schleimhäute. Als Beispiel seien der Gasaustausch im Bereich der Lungenbläschen genannt sowie die Aufnahme der Nahrungsmittel im Darmkanal, die noch dadurch begünstigt wird, daß die resorbierende Oberfläche durch das Vorhandensein von Darmzotten und -falten erheblich vergrößert ist. Drei Gruppen von Epithelzellen sind weitgehend spezialisiert und zeigen besondere *Differenzierungen:*

a) **Flimmerepithel** (Abb. 6.5d). Die an der freien Oberfläche bestimmter Schleimhautbezirke sitzenden Wimpern (Zilien) schlagen immer in derselben Richtung, und zwar bewegen sie sich zur Körperöffnung (also nach außen) hin schnell, in entgegengesetzter Richtung aber langsam. Auf die Weise werden z. B. Staubteilchen, die in die Bronchien gelangt sind, gemeinsam mit dem dort produzierten Schleim von den Flimmerhaaren der Luftwege nach außen befördert.

b) Das **Sinnesepithel** dient der Aufnahme von Reizen (Nervenendigungen in der äußeren Haut, Geschmacksknospen in Zunge und Gaumen u. a.). Die Eindrücke werden über Nervenfasern und Leitungsbahnen zum Gehirn oder Rückenmark geleitet. Die verschiedenen Sinnesepithelien sind wesentliche Teile der Sinnesorgane, über die noch berichtet wird.

c) **Drüsenepithel.** Unter Drüsen verstehen wir im allgemeinen mehr oder weniger selbständige Organe. Sie werden in den entsprechenden Organkapiteln abgehandelt. Alle Drüsenzellen entnehmen dem Blut bestimmte Stoffe, die sie unverändert oder in abgewandelter Form absondern. es gibt zwei grundverschiedene Arten von Drüsen. Entweder wird der gebildete Stoff auf dem *Blutwege* abtransportiert, und zwar als *Hormon* der **innersekretorischen (endokrinen) Drüsen,** die keinen Ausführungsgang besitzen und deren Aufbau einen besonders innigen Kontakt mit dem Blutgefäßsystem zeigt. Oder die Substanz wird – teils unter Zwischenschaltung eines Ausführungsganges – an die *Haut- oder Schleimhautoberfläche* befördert; wir nennen das Produkt dieser **Drüsen mit äußerer Sekretion (exokrine Drüsen)** *Sekret. (Das Hormon ist ebenfalls ein Sekret, wir bezeichnen es auch als Inkret.* Unter *Exkret* verstehen wir eine für den Körper wertlose Absonderung, z. B. den Harn.) Die Drüsen mit äußerer Sekretion können recht unterschiedliche Formen aufweisen, zum Beispiel Schläuche (s. Abb. 6.79), Traubenform usw. Drüsen der äußeren Haut sind die Schweißdrüsen, Talgdrüsen und Brustdrüsen. Zu den Schleimhautdrüsen gehören als einfachste Drüsenform einzeln stehende Zellen (einzellige Drüsen), die wegen ihrer Form Becherzellen (Abb. 6.5d) und wegen ihrer Schleimbildung Schleimzellen genannt werden. Ferner sind zu nennen die Speicheldrüsen, die Tränendrüsen und fermentproduzierende Drüsen. Die Schleimhaut wird durch Drüsensekrete (Schleim) feucht und schlüpfrig gehalten, daher hat sie auch ihren Namen.

Die Bezeichnung „Lymphdrüsen" ist veraltet. Sie ist durch das Wort „Lymphknoten" zu ersetzen (S. 180).

3.2 Binde- und Stützgewebe

Während das Epithelgewebe praktisch nur aus Zellen aufgebaut ist, besteht das Binde- und Stützgewebe aus *Zellen* und einer außerhalb der Zellen gelegenen *Grundsubstanz,* die ihrerseits aus einer *Kittsubstanz* (der „Grundsubstanz im

Tabelle 6.1 Binde- und Stützgewebe.

Gewebeart	Hauptsächlicher Bestandteil	Binde- oder Stützgewebe
1. Bindegewebe des Keimlings 2. Retikuläres Bindegewebe 3. Fettgewebe	Zellen	Bindegewebe im engeren Sinn
4. Lockeres Bindegewebe 5. Straffes Bindegewebe	Fasern	
6. Knorpelgewebe 7. Knochengewebe 8. Zahnbein	Kittsubstanz	Stützgewebe im engeren Sinn

engeren Sinne“) und *Fasern* zusammengesetzt ist. Die Fasern und die zwischen ihnen gelegene Kittsubstanz sind Außenbezirke des Zytoplasmas, die von den Zellen gebildet werden. Der Formenreichtum dieser Gewebe kommt dadurch zustande, daß einmal die Zellen, ein andermal die Fasern und in wieder anderen Fällen die Kittsubstanz vorherrschen.

Das **Bindegewebe** ist dasjenige Gewebe, durch das alle Organe mit ihrer Nachbarschaft in *Verbindung* stehen oder – anders formuliert – das die Organe von ihrer Umgebung *trennt*. Dabei macht das Bindegewebe nicht an der äußeren Begrenzung der Organe halt, sondern dringt, dem Gefäß- und Nervenverlauf folgend, tief in die Organe ein. Auf diese Weise erreicht das Bindegewebe direkt oder unter Vermittlung des Gewebssaftes so gut wie jede Körperzelle. Der *Gewebssaft* ist die *flüssige „Grundsubstanz“ des Bindegewebes*. Es gibt auch *gallertige* Kittsubstanzen und solche von sehr *fester Konsistenz*. Die zuletzt genannten finden wir im **Stützgewebe,** z. B. im Knochen. Nach dieser kurzen Einleitung seien die einzelnen, näher zu besprechenden Formen des Binde- und Stützgewebes in tabellarischer Übersicht aufgeführt (Tab. 6.1).

3.2.1 Bindegewebe des Keimlings

Das Bindegewebe des Keimlings ist die Vorstufe aller Formen des Binde- und Stützgewebes. In seiner ursprünglichen Form enthält es als einziges Bindegewebe noch keine Fasern. Doch sind diese im *Gallertgewebe* (in der *Whartonschen Sulze)* der Nabelschnur bereits vorhanden, das als Polster für die Nabelschnurgefäße dient.

3.2.2 Retikuläres Bindegewebe

Dem Bindegewebe des Keimlings ist das retikuläre Bindegewebe ähnlich. Die retikuläre (netzförmige) Struktur beruht im wesentlichen auf den lang ausgezogenen Protoplasmafortsätzen der Bindegewebszellen, die hier *fibroblastische Retikulumzellen* heißen (die gewöhnliche Bindegewebszelle wird *Fibrozyt* genannt, ihre Vorstufe ist der *Fibroblast*). Aber auch feine Fasern beteiligen sich am Aufbau des Netzes. In dem Maschenwerk können **Lymphozyten** (eine bestimmte Form weißer Blutkörperchen) liegen, wie z. B. in den Lymphknoten, in der Milz und im Thymus (also in den sog. lymphatischen Organen). Die Lymphozyten werden von bestimmten Retikulumzellen, den *Hämozytoblasten* in den genannten Organen gebildet, die sog. *T-Lymphozyten* im Thymus und die sog. *B-Lymphozyten* in den Lymphknoten und in der Milz. B-Lymphozyten entstehen auch im Knochenmark, und zwar ebenso aus den Hämozytoblasten wie die **Granulozyten** und die **Monozyten.** Die genannten drei Zellformen, nämlich Lymphozyten, Granulozyten und Monozyten sind unsere *weißen Blutkörperchen (Leukozyten).* Der Hämozytoblast ist außerdem die Ursprungszelle (Stammzelle) der **roten Butkörperchen** *(Erythrozyten)* und der **Blutplättchen** *(Thrombozyten).* Weiße und rote Blutkörperchen sowie die Blutplättchen gelangen in das strömende Blut. Man kann das Blut als eine Form des Bindegewebes auffassen, dessen Zellen (Blutzellen) in einer flüssigen Grundsubstanz (Blutwasser) suspendiert, d. h. aufgeschwemmt sind.

Bestimmte Granulozyten (sie werden in diesem Zusammenhang Mikrophagen genannt) und die Monozyten (Makrophagen) des Blutes können durch Aussendung von Zellfortsätzen (durch amöboide Bewegung) Bakterien usw. in sich aufnehmen (sie heißen Freßzellen oder

Phagozyten) und beteiligen sich dadurch an der *Abwehr*. Diese beweglichen Zellen werden auch Wanderzellen genannt.

Andere Retikulumzellen, nämlich die *histiozytären Retikulumzellen,* ebenso wie ganz bestimmte mit diesen Zellen identische Endothel-Zellen (S. 108), z. B. die sog. KUPFFERschen Sternzellen der Leber oder die Endothel-Zellen von Lymphknoten, Milz, Thymus und Knochenmark sind ebenfalls für die Abwehrfunktion des Organismus von großer Bedeutung. Die genannten Zellen haben auch die Fähigkeit, Bakterien etc. mit ihren Zellausläufern zu umfließen und zu phagozytieren. Sie gehören also ebenfalls zu den Freßzellen (Phagozyten). Alle diese sog. Gewebsmakrophagen, die auch Histiozyten genannt werden, stellen seßhaft gewordene Monozyten dar. Die Gesamtheit der in den verschiedenen Organen gelegenen Abwehrzellen wird unter der Bezeichnung *retikuloendotheliales System (RES)* zusammengefaßt – jetzt ist dafür meist der Ausdruck *retikulohistiozytäres System (RHS)* üblich.

3.2.3 Fettgewebe

Wie die Retikulum- und Endothelzellen so sind auch die Fettzellen zur Speicherung fähig, und zwar enthalten die Zellen des Fettgewebes mehr oder weniger große Mengen Fett (Depotfett), das als *Energiespender* verwendet wird. Daneben dient das Fett an bestimmten Körperstellen (Fußsohle, Gesäß usw.) als *Baumaterial* (Polster). Fettgewebe ist druckelastisch; es verteilt den Druck und wirkt ähnlich wie ein Wasserkissen bzw. wie eine Steppdecke. Das Fett ist außerdem ein schlechter Wärmeleiter und bietet deshalb einen vorzüglichen *Schutz gegen Wärmeverluste* (Unterhautfettgewebe).

3.2.4 Lockeres Bindegewebe

Das lockere Bindegewebe (Abb. 6.6a) ist dasjenige Gewebe, von dem einleitend gesagt worden ist, daß es Gefäße wie Nerven auf ihrem Weg in die Organe hinein begleitet: es dringt in praktisch alle Zwischenräume ein. Dementsprechend besteht jedes *Organ* aus folgenden Teilen:

1. den für die Funktion des betreffenden Organs spezifischen Zellen, z. B. in der Leber den Leberzellen (dem *Parenchym*);
2. einem bindegewebigen Anteil (dem lockeren, sogenannten *interstitiellen Bindegewebe*);
3. den *Gefäßen,* oder ganz allgemein den Gangsystemen (z. B. Ausführungsgängen), und den *Nerven.*

Das lockere Bindegewebe füllt auch den Raum zwischen Haut und Muskulatur aus. Diese Verschiebeschicht, das Unterhautgewebe, ist einem Schwamm vergleichbar, in dessen Maschen große Wassermengen (aber auch Fett) gespeichert werden können. Das lockere Bindegewebe ist nicht nur Leitstruktur und Füllmaterial (ein „Lückenbüßer"), sondern es beteiligt sich wesentlich am *Stoffwechsel* (*Wasserhaushalt* usw.) des Körpers.

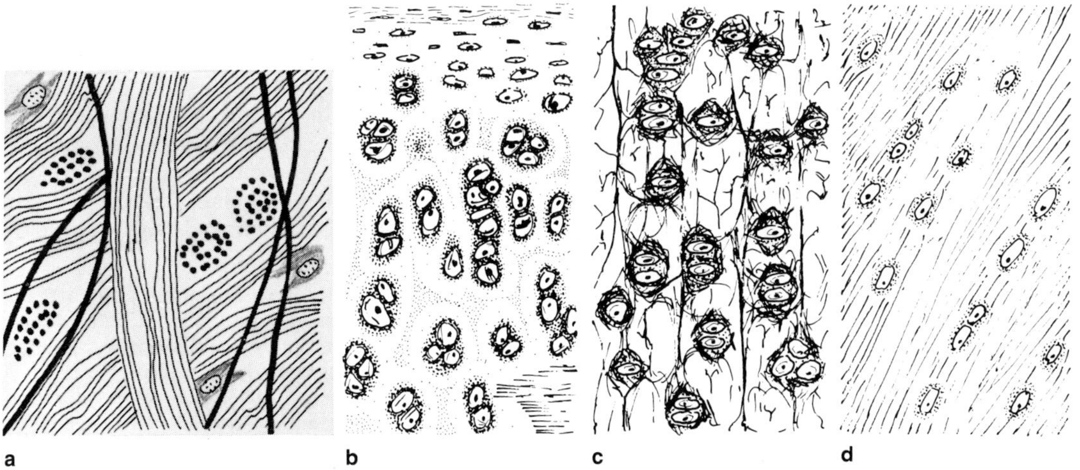

a b c d

Abb. 6.6a–d Feinbau von Binde- und Knorpelgewebe: **a** lockeres Bindegewebe mit längs verlaufenden und quergeschnittenen kollagenen Fasern (Bündel von Fibrillen), einzelnen elastischen Fibrillen sowie Bindegewebszellen, **b** hyaliner Knorpel (Rippenknorpel), **c** elastischer Knorpel (Ohrmuschelknorpel), **d** Faserknorpel (Zwischenwirbelscheibe). (**b, c, d** aus: LEONHARDT, H.: Histologie, Zytologie und Mikroanatomie des Menschen. 7. Auflage. Thieme, Stuttgart 1985.)

Der hier vorhandene Gewebssaft ist der „Zubringer“ von Nahrungs- und anderen Stoffen.

Die Dehnbarkeit des lockeren Bindegewebes hängt mit seinem Gehalt an *elastischen* Fibrillen (Fäserchen) zusammen. Besonders viel elastisches Gewebe ist in den Lungen vorhanden, die sich – ähnlich einem Gummiband – nach Aufhören der dehnenden Kräfte, d. h. am Ende der Einatmung, zusammenziehen. Elastische Fibrillen finden sich auch in den Blutgefäßen, vor allem im Anfangsteil der Hauptschlagader (Windkesselfunktion, S. 171). Ganz andere Eigenschaften haben die *kollagenen* (leimgebenden) Fasern (= Bündel von Fibrillen), die zusammen mit den elastischen Fibrillen im lockeren Bindegewebe enthalten sind. Die kollagenen Fasern machen den Hauptbestandteil des straffen Bindegewebes aus.

3.2.5 Straffes Bindegewebe

Hierher gehört z. B. die *Lederhaut* (S. 192). Ein typisches Beispiel für das straffe Bindegewebe ist die *Sehne,* die den Muskelzug auf den Knochen überträgt und vorwiegend aus Bündeln parallel verlaufender Fasern besteht. Diese sind außerordentlich zugfest. Eine Elastizität (Dehnbarkeit) fehlt ihnen fast völlig. Auch die *Gelenkkapseln* und diejenigen *Bänder,* die den Gelenken einen festeren Halt verleihen, sind aus straffem Bindegewebe mit kollagenen Fasern aufgebaut. Andere Bänder enthalten größere Mengen elastischer Fibrillen, wie z. B. die gelben Bänder der Wirbelsäule.

3.2.6 Knorpelgewebe

Das Knorpelgewebe (Abb. 6.6a–d) ist fester als das straffste Bindegewebe, aber weicher als Knochen. Der Knorpel vereinigt in sich die Eigenschaften des kollagenen und elastischen Bindegewebes, in dem er einerseits eine erhebliche Festigkeit, andererseits eine gewisse Elastizität und Verformbarkeit besitzt.

Dadurch, daß er sowohl druckfest als auch nachgiebig ist, eignet er sich vorzüglich als Überzug über die Gelenkenden der Knochen und als Baumaterial, z. B. der Zwischenwirbelscheiben. So kann beispielsweise beim Springen der Druck *federnd abgefangen* werden.

Wir unterscheiden insgesamt drei Formen von Knorpelgewebe. Der Überzug der Gelenkflächen z. B. und die Rippenknorpel bestehen aus einem anderen Knorpelgewebe (aus **hyalinem**[7] **Knorpel**) als etwa die Zwischenwirbelscheiben **(Faserknorpel).** Ein Beispiel für die 3. Form ist der Ohrmuschelknorpel **(elastischer Knorpel),** der den umgebenden Weichteilen zur Stütze dient. In all diesen Fällen liegen die Knorpelzellen einzeln oder in Gruppen in entsprechenden Höhlen der homogenen (gleichförmigen) Knorpelgrundsubstanz. Das Skelett ist ursprünglich knorpelig vorgebildet *(Knorpelskelett).* Das Knorpelgewebe ist hier Modell bzw. Platzhalter für den sich bildenden Knochen, der an die Stelle des Knorpels treten wird.

3.2.7 Knochengewebe

Das Knochengewebe besitzt eine außerordentliche Festigkeit. Seine Härte beruht auf der Art der außerhalb der **Knochenzellen** gelegenen **Grundsubstanz,** und zwar vor allem auf der Einlagerung von Kalksalzen und anderen *anorganischen Salzen* in die sogenannte Kittsubstanz des Knochens. Die Kittsubstanz als solche und die darin liegenden Fibrillen und Fasern machen zusammen die *organische Knochengrundsubstanz* aus.

Die mikroskopische Untersuchung des Knochens (Abb. 6.7) zeigt, daß er aus *Lamellen* (= Grundsubstanz) aufgebaut ist, zwischen denen die Knochenzellen *(Osteozyten)* mit ihren zahlreichen Zytoplasmafortsätzen liegen. Durch diese Fortsätze sind die Knochenzellen miteinander verbunden. Lamellen und Knochenzellen sind teils konzentrisch (wie die Jahresringe eines Baumes) um Kanäle angeordnet (HAVERSsche Kanäle), in denen jeweils eine Arterie und eine Vene verlaufen. Von diesen im Zentrum gelegenen Kanälen geht die Ernährung der Knochenzellen aus. Das Gebilde aus HAVERSschem Kanal und den konzentrisch angeordneten Lamellen stellt die Baueinheit des Knochens dar und wird *Osteon* genannt (Abb. 6.7).

Die Festigkeit des Knochens ändert sich im Laufe des Lebens. Ältere Menschen erleiden eher einen Knochenbruch als Kinder und junge Erwachsene, denn im Alter ist der Kalkgehalt des Knochens vermindert. Bleibt im Säuglings- und frühen Kleinkindesalter infolge Mangels an Vitamin D während der Knochenbildung die Verkalkung aus bzw. ist sie vermindert, so können Verbiegungen der unteren Gliedmaßen und andere Störungen die Folge sein (Rachitis).

[7] (h)yalos (griech.): Glas.

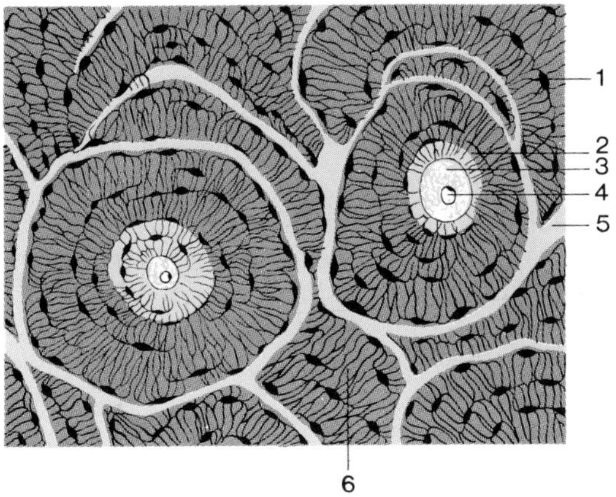

Abb. 6.7 Querschnitt durch HAVERSsche Systeme: 1 Knochenzelle mit ihren Fortsätzen, die sie mit den benachbarten Zellen verbinden, 2 Lamelle, 3 HAVERSscher Kanal, 4 Gefäßanschnitt, 5 Kittsubstanz zwischen verschiedenen Baueinheiten (Osteone), 6 Bruchstücke eines alten Osteons. (Aus: FALLER, A.: Der Körper des Menschen. 11. Auflage, Thieme, Stuttgart 1988.)

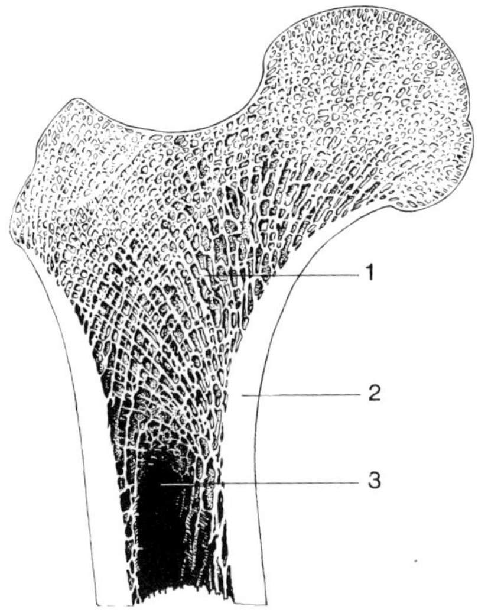

Abb. 6.8 Sägeschnitt durch Kopf und Hals des Oberschenkelbeins: 1 Bälkchenknochen, die Gewölbekonstruktion der Bälkchen ist zu erkennen, 2 kompakter Knochen, 3 Markhöhle mit Knochenmark. (Aus: FALLER, A.: Der Körper des Menschen. 11. Auflage, Thieme, Stuttgart 1988.)

Der Knochen ist in Anpassung an die unterschiedlichen mechanischen Beanspruchungen in charakteristischer Weise strukturiert (Abb. 6.8). In den einzelnen Abschnitten des Knochens sind die einwirkenden Zug- und Druckkräfte verschieden. Dementsprechend ist die äußere (Rinden-)Schicht *(Corticalis)* des Knochens derb (kompakt). Diese Schicht ist im Mittelteil des Röhrenknochens, also im Schaftbereich, besonders kräftig ausgebildet *(Compacta)*. In der Nähe der Gelenkenden der langen Röhrenknochen zeigt die Knochensubstanz eine schwammartige Struktur *(Spongiosa)*. Schon mit bloßem Auge ist die Bälkchenstruktur zu erkennen. Die Anordnung der Knochenbälkchen entspricht der statischen Belastung und ist am Schenkelhals den Verstrebungen eines Kranes vergleichbar. Es besteht hier auch eine Ähnlichkeit mit der Gewölbekonstruktion in der Architektur. Die Mitte der langen Knochen ist hauptsächlich auf Biegung beansprucht. Dafür ist – ähnlich wie beim Getreidehalm – die Konstruktion der Röhre besonders geeignet. So befindet sich im Innern der Schaftmitte der langen Röhrenknochen (nicht dagegen an den Knochenenden) eine Höhlung, die sogenannte *Markhöhle*. Der Knochen ist also nicht massiv gebaut, er hat bei relativ geringem Gewicht eine große Widerstandskraft. In der Markhöhle der langen Röhrenknochen und in den Maschen der Spongiosa aller Knochen liegt beim jungen Kind rotes, blutbildendes *Knochenmark*. Mit zunehmendem Alter wird es an bestimmten Stellen, nämlich in der Markhöhle der langen Röhrenknochen, durch gelbes, fetthaltiges Knochenmark *(Fettmark)* ersetzt, wo dann unter normalen Umständen keine Blutbildung mehr erfolgt. Die Marksubstanzen gehören nicht zum Knochengewebe, sondern sind Teile des retikulohistiozytären Systems (S. 111). Das den Knochen außen umhüllende Bindegewebe wird *Knochenhaut (Periost)* genannt. Durch das Periost hindurch gelangen die ernährenden Gefäße und die Nerven in das Innere des Knochens.

Nicht alle Knochen des menschlichen Körpers sind wie die **langen Röhrenknochen** der Gliedmaßen (Oberarmknochen, Oberschenkelbein, Schienbein usw.) aufgebaut, so bestehen die **kurzen Knochen** (z. B. die Handwurzel- oder Fußwurzelknochen) hauptsächlich aus Spongiosa, die umhüllende Knochenrinde ist relativ dünn. Die **flachen Knochen,** zu denen z. B. die Knochen des Schädeldaches, die Beckenknochen und das Brustbein gehören, besitzen sowohl an der Innen- als auch an der Außenfläche eine Rindenschicht aus Compacta. Zwischen diesen beiden Schichten liegt die Spongiosa, die hier *Diploe* genannt wird. Außer den langen, kurzen und flachen Knochen gibt es **unregelmäßig geformte Knochen,** von denen einige *lufthaltig* sind. Die luftgefüllten Hohlräume der Knochen sind mit Schleimhaut ausgekleidet, z. B. die Kieferhöhle im Oberkieferknochen und andere Nasennebenhöhlen sowie die Hohlräume des Warzenfortsatzes.

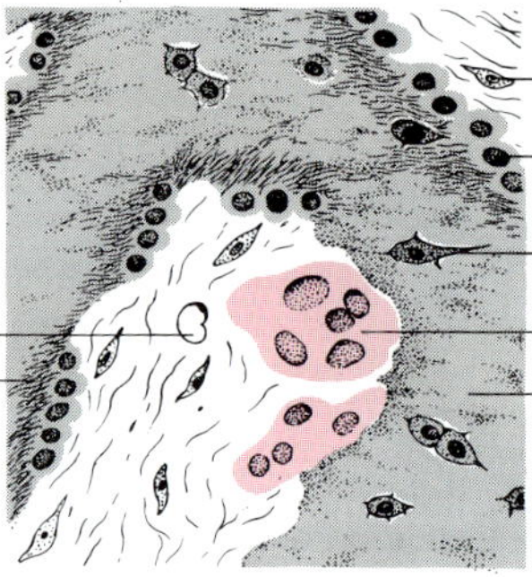

Abb. 6.9 Aufbau und Abbau von Knochengewebe: 1 Kapillare, eingebettet in Bindegewebe, 2 neugebildete Knochensubstanz mit eingelagerten Kollagenfasern, 3 verkalkte Knochengrundsubstanz, 4 Osteoklast mit zahlreichen Kernen, 5 in Knochensubstanz eingemauerter Osteozyt, 6 Osteoblast, 7 Bindegewebszelle. (Aus: FALLER, A.: Der Körper des Menschen. 11. Auflage, Thieme, Stuttgart 1988.)

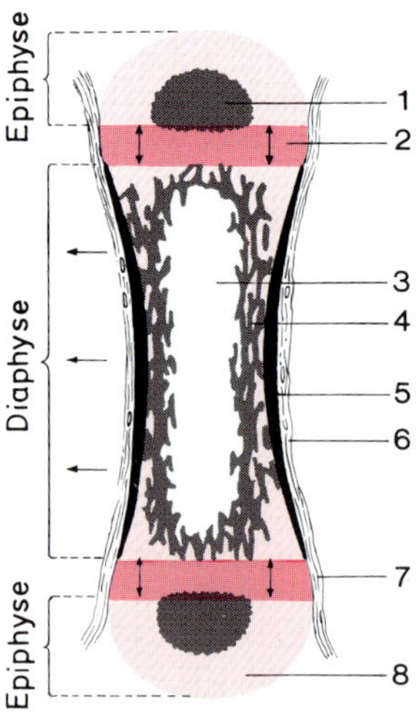

Abb. 6.10 Vereinfachte Darstellung der Entwicklung eines Röhrenknochens: 1 Epiphysenkern, 2 Epiphysenfuge (die beiden Pfeile geben die Wachstumsrichtung an), 3 Knochenmarkhöhle, 4 enchondral gebildeter Bälkchenknochen, 5 perichondral gebildete Knochenmanschette der Diaphyse (die 3 Pfeile geben die Wachstumsrichtung an), 6 Knochenhaut, 7 Gelenkkapsel, 8 Gelenkknorpel. (Aus: FALLER, A.: Der Körper des Menschen. 11. Auflage, Thieme, Stuttgart 1988.)

Knochenbildung. Die *Knochenentstehung* beginnt schon in der frühesten Entwicklung des Keimlings (in der 5. Woche) und ist zum Zeitpunkt der Geburt noch keineswegs abgeschlossen. Es gibt zwei grundverschiedene Arten der Knochenentstehung.

1. Das gewöhnliche Bindegewebe wird in Knochengewebe umgewandelt. Auf diese Weise entsteht der sogenannte *Bindegewebs-* oder *Deckknochen.* Große Teile des Schädeldachs und des Gesichtsschädels sowie die Schlüsselbeine werden so gebildet.

2. Alle anderen Knochen sind zunächst knorpelig angelegt, und das Knorpelskelett wird allmählich durch Knochen ersetzt *(Ersatzknochen).* Die Knorpelzellen werden – im Gegensatz zu den Bindegewebszellen bei der Deckknochenbildung – nicht in Knochenzellen umgewandelt, sondern Knorpelzellen sowie Knorpelgrundsubstanz werden abgebaut, und an ihre Stelle treten Knochenzellen sowie Knochengrundsubstanz. Dieser Vorgang wird *Verknöcherung (Ossifikation)* genannt. Die Umbauvorgänge sind damit nicht abgeschlossen. Ständig wird bei der Knochenentstehung, beim Knochenwachstum und sogar noch nach Abschluß des Längenwachstums (s. u.) Knochengrundsubstanz gebildet – dafür sind die *Osteoblasten* zuständig, die, wenn sie ganz von Knochengrundsubstanz eingeschlossen sind, den schon erwähnten *Osteozyten* oder Knochenzellen entsprechen –, und es wird immer auch Knochensubstanz abgebaut, was die mehrkernigen *Osteoklasten* besorgen (Abb. 6.9).

Bei der Knochenbildung bzw. beim Knochenwachstum ist ein Dickenwachstum und ein Längenwachstum des Knochens zu unterscheiden. Das sei am Beispiel der langen Röhrenknochen näher erläutert (s. Abb. 6.10),

deren Schaft als *Diaphyse* und deren Enden als *Epiphysen* bezeichnet werden, während die Grenze zwischen Dia- und Epiphyse *Epiphysenfuge* oder *Epiphysenlinie* bzw. *Metaphyse* heißt[8].

Das *Dickenwachstum* geht von der Knorpel- bzw. später der Knochenhaut aus. (Die Knochenhaut ist übrigens bei Knochenbrüchen Bildungsstätte für den Kallus.) Wir sprechen hier von *perichon-*

[8] phyo (griech.): ich wachse; dia (griech.): durch, auseinander; epi (griech.): auf, darauf; meta (griech.): zwischen.

draler (später *periostaler*) Knochenbildung, sofern sie sich an der Oberfläche des Knochens abspielt, und von *enchondraler (endochondraler)* Knochenbildung, wenn die Neubildung im Innern des vorgebildeten Knorpels – ebenfalls von der Knorpel- bzw. Knochenhaut ausgehend – erfolgt (Abb. 6.10). Während so im Schaftbereich (an der Diaphyse) der Knochen durch Anbau von Knochensubstanz an Dicke zunimmt, entsteht gleichzeitig im Inneren des Schaftes die Markhöhle. Das *Längenwachstum* verläuft an den Enden (den Epiphysen bzw. Epiphysenfugen) des werdenden Knochens, die zunächst aus Knorpelgewebe bestehen. Da von der Knorpelscheibe zwischen Epiphyse und dem übrigen Skelettabschnitt (Diaphyse) das Längenwachstum ausgeht, wird sie nicht nur Epiphysenfuge, sondern auch *Wachstumslinie (Wachstumszone)* genannt. Nach Umwandlung der Wachstumslinie in Knochen („geschlossene Epiphysenfuge") hört das Längenwachstum auf. Das ist beim weiblichen Geschlecht etwa mit 16–17, beim männlichen etwa mit 18–19 Jahren der Fall.

Die Epiphysenfugen können auf dem Röntgenbild z. B. des Handskeletts (Abb. 6.42) beurteilt werden. Während nämlich der Knorpel röntgenologisch unsichtbar ist, gibt Knochen einen deutlichen Schatten. Auf diese Weise kann leicht zwischen Knorpel- und Knochengewebe unterschieden werden, und es ist eine Aussage über die evtl. noch zu erwartende Zunahme der Körperlänge möglich. Ist die Epiphysenfuge verknöchert (geschlossen), so ist eine medikamentöse (hormonale) Beeinflussung des Längenwachstums nicht mehr gegeben (weder ein Aufholwachstum durch Wachstumshormon bei Zwergwuchs infolge entsprechenden Mangels noch eine Wachstumsbremsung durch geschlechtsspezifische Sexualhormone bei Hochwuchs). Die Reife des Skeletts (das Knochenalter) kann röntgenologisch nicht nur aus der Beschaffenheit der Epiphysenfugen, sondern auch aus der Zahl und Größe der *Knochenkerne* (Epiphysenkerne) abgelesen werden (röntgenologisch sichtbare Knochenkernentwicklung z. B. des Handskeletts).

Die Knochenkerne stellen Verknöcherungszentren im Innern der Epiphyse und an anderen Stellen des Skeletts, z. B. in den Handwurzelknochen dar.

Einige Knochenkerne sind schon beim Neugeborenen vorhanden, andere treten später zu verschiedenen Zeiten auf. Die Diaphyse ist bei der Geburt bereits verknöchert. In einem knorpelig vorgebildeten Skeletteil können eine oder auch mehrere derartige Knocheninseln entstehen. Diese nehmen im Laufe der Zeit immer mehr an Größe zu, bis sich schließlich nur noch ein schmaler Knorpelüberzug an der Gelenkfläche findet. Dieser Gelenkknorpel bleibt zeitlebens bestehen. Im übrigen aber ist nach Abschluß des Wachstums fast der ganze Knorpel durch Knochen ersetzt worden (Ausnahmen: Nasenknorpel, Ohrmuschelknorpel u. a.). Dafür haben – wie am Beispiel der Verknöcherung der langen Röhrenknochen ausgeführt worden ist – die von der Diaphyse, den Epiphysenfugen und den Knochenkernen ausgehenden Knochenbildungen gesorgt. In anderen Skelettabschnitten (z. B. an den kurzen Knochen des Fingerskeletts) verläuft die Ersatzknochenbildung im Prinzip ähnlich wie bei den langen Röhrenknochen. Auch nach Abschluß des Längenwachstums wird Knochen abgebaut und neu gebildet. Diese Umbauvorgänge hören erst mit dem Tode auf.

3.2.8 Zahnbein (Dentin)

Das Zahnbein (Dentin) ist in vieler Hinsicht ähnlich aufgebaut wie der Knochen, beide bestehen aus Zellen, Fasern und verkalkter Kittsubstanz. Vom Dentin müssen der *Zahnschmelz* und der *Zahnzement* unterschieden werden. (Näheres s. S. 129.) Der Zement ist seinem Aufbau nach praktisch das gleiche wie der Knochen, während der Schmelz fast nur Salze enthält.

3.3 Muskelgewebe

Während die Fasern des Binde- und Stützgewebes vorwiegend außerhalb der Zellen liegen, befinden sich die Fasern des Muskelgewebes im Innern der Muskelzellen, die sie fast völlig ausfüllen; es bleibt nur noch wenig Platz für die Zellkerne und das spärlich vorhandene Zytoplasma *(Sarkoplasma)*. „Muskelzelle" und „Muskelfaser" sind also praktisch das gleiche. Jede Muskelfaser setzt sich aus zahlreichen Fäserchen, den sog. *Muskelfibrillen (Myofibrillen)* zusammen. Diese haben – im Gegensatz zu dem umgebenden Zytoplasma – die Fähigkeit, sich auf Reize zu *verkürzen* (sich zu kontrahieren), jedoch gibt es bei allen Muskelarten auch „Kontraktionen ohne Verkürzung", die sogenannte *Anspannung* der Muskulatur *(isometrische Kontraktion)*. Wir unterscheiden 3 Formen von Muskelgewebe, nämlich glatte Muskulatur, Skelettmuskulatur und Herzmuskulatur (Abb. 6.11).

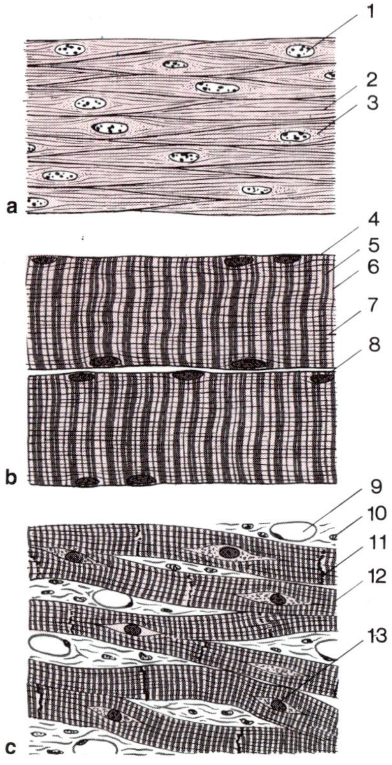

Abb. 6.11 a–c Der Feinbau des Muskelgewebes: **a** glatte Muskulatur: 1 Zellkern, 2 Myofibrillen, 3 Sarkoplasma, **b** quergestreifte Skelettmuskulatur: 4 Sarkolemm, 5 dunkle Scheibe der Querstreifung, 6 helle Scheibe der Querstreifung, 7 Muskelfibrille, 8 unter dem Sarkolemm liegender Kern der quergestreiften Muskelfaser, **c** Herzmuskulatur: 9 Kapillare, 10 Kern einer Bindegewebszelle, 11 Glanzstreifen, 12 Querstreifung, 13 zentral in der Herzmuskelfaser liegender Kern. (Aus: Faller, A.: Der Körper des Menschen. 11. Auflage, Thieme, Stuttgart 1988.)

3.3.1 Glatte Muskulatur

Die im *Sarkoplasma* der glatten Muskulatur gelegenen Myofibrillen erscheinen in ihrer ganzen Länge gleichartig *(„glatt“)*. Die Kerne liegen in der Mitte der Zelle. Die glatte Muskulatur findet sich, teils in mehreren Schichten übereinanderliegend, in den inneren Organen und den Gefäßen. Im Magen-Darm-Trakt z. B. sind die glatten Muskelfasern für die langsam (wurmförmig) ablaufenden peristaltischen Bewegungen verantwortlich. Die glatte Muskulatur der Harnblase bewirkt eine langsame, gleichmäßige Blasenentleerung. Die Geburtswehen sind schmerzhafte Zusammenziehungen (Kontraktionen) der glatten Muskulatur der Gebärmutter. Die glatten Muskelfasern in den Blutgefäßen haben einen Einfluß auf die Weite der Gefäßlichtung.

Die glatte Muskulatur ist unserem *Willen nicht unterworfen*. Sie untersteht dem sogenannten autonomen Nervensystem (dem Sympathikus und Parasympathikus). Das trifft auch für die Harnblase zu, allerdings können zur Blasenentleerung willkürliche Impulse eingeschaltet werden. Im allgemeinen bemerken wir von der Tätigkeit der glatten Muskulatur nichts. Die gerade erwähnten Wehen machen eine Ausnahme.

Krankheitszustände mit besonders heftigen, krampfartigen Kontraktionen werden *Koliken* genannt (Nierensteinkolik, Gallensteinkolik, Nabelkolik).

Die glatten Muskelfasern können im Zustand der Kontraktion verharren. Darauf beruht die Spannung (der *Tonus*) der glatten Muskulatur. Diese *Dauerkontraktion* ist als Ruhestadium aufzufassen, in dem praktisch keine Stoffwechselvorgänge ablaufen und folglich auch keine Ermüdungserscheinungen auftreten.

3.3.2 Skelettmuskulatur

Die Skelettmuskulatur ist im Gegensatz zur glatten Muskulatur *quergestreift*. (Zu dieser quergestreiften Muskulatur gehören auch die Hautmuskeln der äußeren Haut.) Dabei handelt es sich um ein optisches Phänomen. Infolge unterschiedlicher Lichtbrechung liegen im ganzen Verlauf einer *Myofibrille* abwechselnd helle und dunkle Scheiben nebeneinander, was den Eindruck der Querstreifung erzeugt. Die entsprechenden Linien befinden sich bei allen parallel verlaufenden und zu einer *Muskelfaser* gehörenden Myofibrillen auf gleicher Höhe, so daß auch die Muskelfaser in ganzer Länge gleichmäßig quergestreift erscheint. Eine Muskelfaser enthält zahlreiche randständige Kerne, die unmittelbar unter dem *Sarkolemm* liegen, eine feine Hülle, die jede Muskelfaser außen umgibt. Manche Muskelfasern erreichen eine Länge von etwas über 12 cm. Mehrere Muskelfasern werden zu einem *Muskelbündel* zusammengefaßt, das ebenso wie jede einzelne Muskelfaser von lockerem Bindegewebe umgeben ist. Eine größere Zahl von Muskelbündeln ist von der sogenannten **Faszie** (Binde), einer zugfesten Bindegewebshülle, umscheidet und stellt einen der vielen *quergestreiften Muskeln* dar. Jeder isoliert darstellbare Muskel hat einen bestimmten Namen erhalten (S. 147). Auch die gesamte quergestreifte Muskulatur ist von einer zusammenhängenden Faszie umgeben.

Die quergestreiften Muskeln *unterliegen unserem Willen.* Das ist neben der Querstreifung ein weiterer wichtiger Unterschied gegenüber der glatten Muskulatur. Die quergestreifte Muskulatur wird von den motorischen Nerven, d. h. den Bewegungsnerven, versorgt („innerviert"). Das Ende eines motorischen Nervs im Muskel wird *motorische Endplatte* genannt (Abb. 6.12). Die quergestreiften Muskelfasern sind imstande, blitzartige, kurzdauernde Zuckungen auszuführen, während für die glatte Muskulatur, wie erwähnt, langsam ablaufende Kontraktionen typisch sind. Doch kann sich der Skelettmuskel als Ganzes ebenfalls langsam verkürzen und das Stadium der Kontraktion eine Zeitlang beibehalten (z. B. beim Klimmzug). Eine echte Dauerkontraktion wie bei den glatten Muskelfasern liegt jedoch nicht vor. Sie wird nur durch rasch aufeinanderfolgende *Einzelzuckungen* vorgetäuscht, wie sie stets beim tätigen Skelettmuskel vorkommen. Man spricht hier von *tetanischen Kontraktionen.* (Sie finden sich auch beim *Tetanus,* dem Wundstarrkrampf.) Der rasche Wechsel von Kontraktion und Erschlaffung ist gelegentlich – z. B. bei der Ermüdung des Muskels – am Zittern äußerlich erkennbar. Training führt zur Zunahme der Muskelmasse *(Muskelhypertrophie*[9], „Bodybuilding"), Ruhigstellung oder Lähmung dagegen zum Muskelschwund *(Muskelatrophie).*

Die Aufgabe der Skelettmuskulatur beschränkt sich nicht darauf, Stamm und Gliedmaßen zu bewegen *(Bewegungsfunktion).* Während bestimmter Körperhaltungen (z. B. im Stehen), ja selbst in der Ruhe (im Liegen) sind die Skelettmuskeln tätig *(Haltefunktion).* Eine solche ohne Verkürzung einhergehende Anspannung können wir nicht nur am „ruhenden" Muskel beobachten, sondern auch bei stärkerer Spannung, z. B. an den Muskeln des herabhängenden Armes, der eine Last trägt. Die „Ruhespannung" wird wie bei der glatten Muskulatur als *Tonus* bezeichnet, beruht aber hier nicht auf einem Dauerkontraktionszustand, sondern auf der Summation von Einzelzuckungen. Während für die Aufrechterhaltung des Tonus der glatten Muskulatur so gut wie keine Energie benötigt wird und keine Ermüdung auftritt, ist für jede Tätigkeit des quergestreiften Muskels, also auch für die Haltefunktion (den Tonus) und natürlich ebenso für die mit Verkürzung verbundenen Kontraktionen (Bewegungsfunktion), *Energie* notwendig. Bei intensiver Anspannung oder Verkürzung der Muskulatur machen sich bekanntlich recht bald *Ermüdungserscheinungen* bemerkbar.

Der Tonus kann in der Narkose oder während einer Ohnmacht erheblich vermindert sein; bei ganz bestimmten Krankheiten ist der Tonus ebenfalls herabgesetzt *(Hypotonus*[10]*).* Der Extremfall ist die *schlaffe Lähmung.* Eine krankhafte Steigerung des Muskeltonus wird *Hypertonus*[10] genannt. Wir unterscheiden 2 Formen des Muskelhypertonus: Spastik und Rigor (Rigidität). Besteht eine Spastik, so bemerkt der Untersu-

[9] (h)yper (griech.): über; trepho (griech.): ich ernähre.
[10] Nicht zu verwechseln mit Hypotonie: Blutdruckverminderung, Hypotension; Hypertonie: Blutdruckerhöhung, Hypertension – tonos (griech.): Spannung.

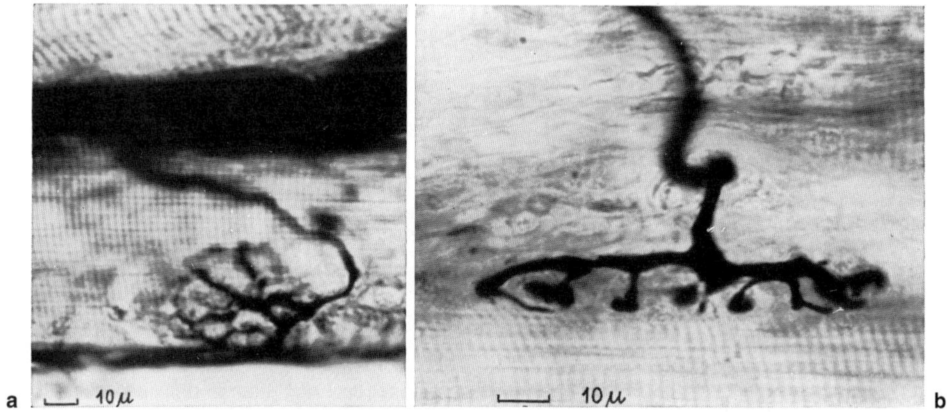

Abb. 6.12 a, b Quergestreifte Muskulatur mit motorischer Endplatte (hier wird Azetylcholin übertragen, s. S. 146), die **a** in Aufsicht, **b** seitlich getroffen ist (Original nach: GROH, H.; aus: NÖCKER, J.: Physiologie der Leibesübungen. Enke, Stuttgart 1964.)

cher bei der Bewegung der Gliedmaßen des Patienten einen federnden Widerstand (nach dem Loslassen federn die Gliedmaßen zurück), von Rigor wird dann gesprochen, wenn einer solchen passiven Bewegung ein wächserner Widerstand entgegengesetzt wird, oft treten dabei Sperrungen auf („Zahnradphänomen"). Patienten mit zerebraler Bewegungsstörung zeigen oft beide Formen des Hypertonus, einige dieser Patienten sind jedoch hypoton. Eine mehrere Tage anhaltende Kontraktion der Skelettmuskeln (und übrigens der glatten Muskulatur und des Herzens) ist die in den ersten Stunden nach dem Tode einsetzende *Totenstarre.* Sie ist die Folge von chemischen Veränderungen des Muskeleiweißes. (Ebenfalls nach einigen Stunden ist ein anderes Todeszeichen deutlich erkennbar, nämlich die Totenflecke.)

3.3.3 Herzmuskulatur

Auch die Herzmuskulatur weist, wie der Skelettmuskel, eine *Querstreifung* auf. Die Kerne liegen aber in der Mitte der Muskelfaser. Die einzelnen Muskelfasern sind durch *Glanzstreifen* voneinander abgetrennt. Mit der glatten Muskulatur hat der Herzmuskel die *unwillkürliche Beeinflussung* gemeinsam. Im Gegensatz zu den beiden anderen Formen des Muskelgewebes gibt es im Herzen spezifische, nur wenige Myofibrillen enthaltende Muskelfasern, die zur Reizbildung und Reizleitung fähig sind (S. 169).

3.4 Nervengewebe

Das Nervengewebe besteht aus *Nervenzellen* und *Stützzellen,* die ersteren heißen auch *Ganglienzellen,* die letzteren *Gliazellen.*

Nervenzellen finden sich nicht nur im Zentralnervensystem (d. h. im Gehirn und im Rückenmark), sondern auch außerhalb davon entweder einzeln oder in sogenannten Ganglien, womit Anhäufungen von Nervenzellen gemeint sind[11]. Die eigentlichen Gliazellen, kurz *Glia*[12] genannt, kommen nur im Zentralnervensystem vor. Sowohl die Nervenzellen als auch die Gliazellen können ganz unterschiedliche Formen aufweisen.

[11] Die Bezeichnung Ganglion wird nicht nur in dem oben erwähnten Sinne verwendet (Nervenknoten), sondern bedeutet außerdem „Überbein", eine am häufigsten am Handgelenk anzutreffende Geschwulst.

[12] glia (griech.): Leim (in der Bedeutung „Nervenkitt").

3.4.1 Nervenzellen

Die Abb. 6.13 zeigt eine typische Nervenzelle. Der *Zellkern* ist in allen Nervenzellen groß und bläschenförmig; er liegt innerhalb des sogenannten *Zellkörpers,* von dem zahlreiche Ausläufer ausgehen. Das Zytoplasma dieser Fortsätze steht in direkter Verbindung mit dem Zytoplasma des Zellkörpers, die Fortsätze sind also Teile der Zelle. Es lassen sich zwei verschiedene Formen von Ausläufern unterscheiden, nämlich Dendri-

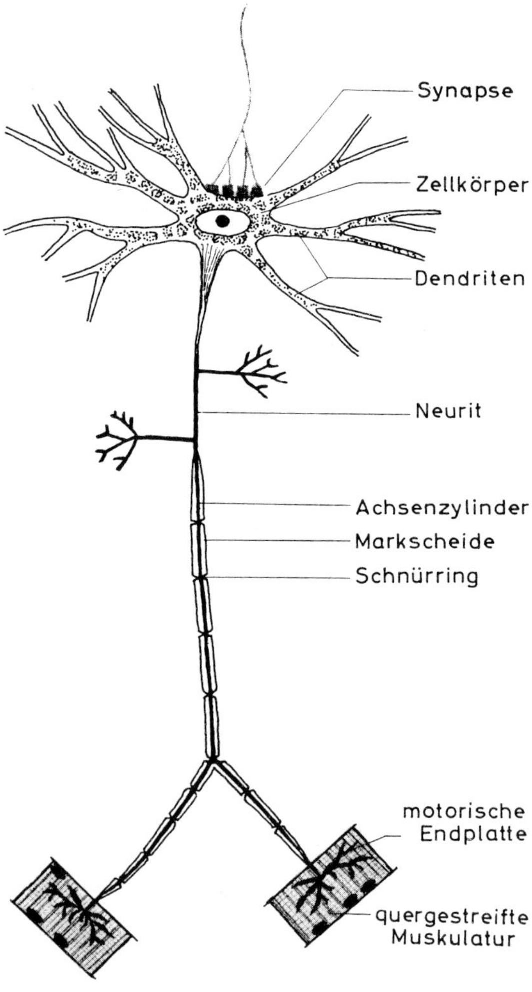

Abb. 6.13 Schema eines Neurons (Nervenzelle mit motorischen Endplatten in der quergestreiften Muskulatur) und – im oberen Teil des Bildes – schematische Darstellung einer Synapse (normalerweise führen Hunderte solcher Endknöpfchen an die Nervenzelle heran).

ten und Neurite. Ein *Dendrit* (Protoplasmafortsatz) ist relativ kurz, verzweigt sich sehr bald nach seinem Abgang aus dem Zellkörper wie die Äste eines Baumes und besitzt keine besonderen Hüllen. Die meisten Nervenzellen haben zahlreiche derartige Dendriten, doch können diese auch völlig fehlen. Dagegen hat jede Nervenzelle fast ausnahmslos nur einen einzigen *Neurit (Axon)*. Der Neurit, der sogenannte Achsenzylinder, ist teils von beachtlicher Länge. Ein vom Rückenmark bis zur Zehe reichender Neurit kann über 1 m lang sein. Er verläuft oft über weite Strecken, ohne sich zu teilen. Gelegentlich gehen von ihm fast rechtwinklig Nebenäste ab. Die eigentliche Verzweigung erfolgt meist erst kurz vor Erreichen des „Endorgans" (des „Erfolgsorgans", z. B. des Muskels) und in diesem selbst (Abb. 6.12, 6.13).

Eine Nervenzelle mit all ihren Fortsätzen (Dendriten und Neurit) sowie ihren Hüllen (s. u.) wird **Neuron** genannt.

Dort, wo der Neurit des einen Neurons mit dem Dendriten oder der Membran des Zellkörpers eines anderen Neurons Verbindung aufnimmt, befindet sich die sogenannte *Synapse* (der Kontakt, in der Abb. 6.13 schematisch eingezeichnet). Sie spielt bei der Erregungsübertragung eine entscheidende Rolle (S. 208). Eine Vorstellung von der innigen netzartigen Verknüpfung der Neuronen untereinander, von dem neuronalen Netzwerk also, vermittelt die Abb. 6.14.

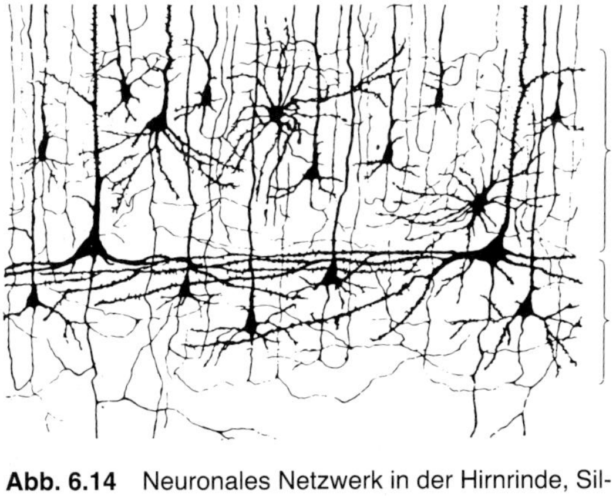

Abb. 6.14 Neuronales Netzwerk in der Hirnrinde, Silberimprägnation. (Nach CAJAL; aus: KAHLE, W., LEONHARDT, H., PLATZER, W.: Taschenatlas der Anatomie. Band 3: W. KAHLE: Nervensystem und Sinnesorgane. 5. Auflage, Thieme, Stuttgart 1986.)

3.4.2 Nervenfasern

Einen Neurit einschließlich seiner Hüllen nennen wir *Nervenfaser*.

Fast jeder Neurit ist von mehreren Hüllen umgeben. Die dem Achsenzylinder (dem Neurit) unmittelbar anliegende heißt *Markscheide*. Sie besteht aus Eiweiß und Lipoiden (sog. Myelin) und verursacht die weiße Farbe der „weißen Substanz" im Gehirn und im Rückenmark sowie der außerhalb des Zentralnervensystems gelegenen (peripheren) markhaltigen Nervenfasern. Die Neurite mit ihren Markscheiden sind im Gehirn und im Rückenmark von *Gliazellen* (von der Glia) umgeben, außerhalb des Zentralnervensystems dagegen von einer zweiten Hülle, der sogenannten *Schwannschen Scheide*, und einer dritten *bindegewebigen Hülle*. Zahlreiche, dicht gepackte periphere Nervenfasern werden außen bindegewebig zusammengehalten und bilden einen Nerv. Mit anderen Worten,

jede *Nervenfaser* enthält einen *Neurit* (einen Nervenzellfortsatz), jeder *Nerv* dagegen *zahlreiche Nervenfasern*.

Die Zellen der SCHWANNschen Scheide, die SCHWANNschen Zellen, kann man als „periphere Glia" auffassen. Von der Glia bzw. der peripheren Glia sind die Markscheiden der Nervenfasern gebildet worden. In bestimmten Abständen zeigt die Nervenfaser tiefe Einkerbungen, an denen die Markscheide nahezu völlig fehlt. Das Gebiet zwischen *zwei Schnürringen* entspricht bei der peripheren Nervenfaser jeweils einer SCHWANNschen Zelle (Abb. 6.13). Ähnliche, aber weniger regelmäßige Einschnürungen finden sich auch an den Nervenfasern des Zentralnervensystems. Die peripheren Nerven bestehen zum überwiegenden Teil aus markhaltigen (markreichen) Nervenfasern. Doch gibt es im peripheren Nerv und andernorts außer diesen *markhaltigen (markreichen)* Nervenfasern von *weißer* Farbe noch *graue, marklose* bzw. *markarme* Fasern. Wie die markhaltigen so sind auch die marklosen Nervenfasern von einer SCHWANNschen Scheide umgeben.

3.4.3 Die Funktionen von Nervenzellen, Gliazellen und Nervenfasern

Die Nervenleitung ist in den marklosen Nervenfasern bedeutend langsamer als in den markhaltigen. Die letzteren leiten die Erregung umso schneller, je dicker ihre Markscheide ist. Die *Nervenleitgeschwindigkeit* beträgt in den am schnellsten leitenden markreichen Fasern um

100 m/s, in den marklosen nur rund 1 m/s. (Die Messung der Nervenleitgeschwindigkeit ist für diagnostische Zwecke wichtig.) Die *Markscheide* ist so aufgebaut, daß sie einerseits zur *Isolierung* der einzelnen Nervenfaser dient und andererseits eine entscheidende Rolle bei der *Erregungsleitung* spielt. Im Innern eines jeden Neurits befinden sich Fasern *(Neurofibrillen),* die auch den Zellkörper und die Dendriten durchziehen. Diese Gebilde liegen also, ähnlich den Myofibrillen des Muskels, von Zytoplasma umgeben, im Zellinnern.

Die Nervenleitung ist jedoch nicht an die Neurofibrillen gebunden. Die Erregung verläuft vielmehr an der Oberfläche des Neurits entlang. Nicht der Neurit mit seinen zahlreichen Neurofibrillen, sondern der Nerv mit seinen Neuriten bzw. Nervenfasern ist einem vieladrigen Kabel vergleichbar.

Neben der Markscheide hat möglicherweise auch die *Glia* einen Einfluß auf die *Erregungsvorgänge.* Auf jeden Fall haben Gliazellen bzw. SCHWANNsche Scheide *Stützfunktionen* und *Stoffwechselaufgaben* zu erfüllen. Die Fortsätze der Gliazellen stehen auf der einen Seite mit der Außenfläche der Blutgefäße, auf der anderen Seite mit den Nervenzellen in Verbindung. Auf die Weise wird der Stoffwechsel der Nervenzellen sichergestellt. Die Nervenzellen sind nämlich so weitgehend spezialisiert, daß sie sich nicht selbst ernähren können. Sie müssen „gefüttert" werden. Hierauf und auf ihre Unfähigkeit zur Zellteilung ist bereits hingewiesen worden.

Nicht verlorengegangen ist jedoch die Fähigkeit der Nervenzellen, abgetrennte Neurite zu ersetzen: der zellnahe Teil der Nervenfaser bleibt nach der Durchtrennung erhalten, während von dem zellfernen Anteil nur die Schwannsche Scheide übrigbleibt; darin entlang wächst langsam nach Überbrückung der Verletzungsstelle der sich neu bildende Neurit *(Regeneration).*

4 Organsysteme

Die vier genannten Gewebsformen (Epithelgewebe, Binde- und Stützgewebe, Muskelgewebe sowie Nervengewebe) stellen das „Baumaterial" für die einzelnen Organe des Körpers dar. Jedes Organ besteht aus mehreren Gewebsarten und hat mindestens *eine* ganz bestimmte Aufgabe zu erfüllen; jedoch ist der Organismus mehr als die Summe seiner Teile. Das gerade besprochene Nervengewebe spielt hier eine wichtige Rolle: einmal paßt sich die einzelne Nervenzelle in ihrer Funktion dem Gesamtplan des Organismus an, zum anderen beeinflußt das Nervensystem die verschiedensten Teile des Körpers. Auf dem Nerven- und Blutwege verlaufen die Regulationen, die das sinnvolle Zusammenspiel der einzelnen Teile gewährleisten. Die *funktionell zusammengehörigen Organe,* die *Organsysteme* also, sollen im folgenden nicht ausschließlich unter dem Gesichtspunkt der **Morphologie** (Lehre von der Gestalt und dem Bau sowie der Entwicklung des Körpers) betrachtet werden, sondern die **Funktionen** der einzelnen Körperteile sollen uns in gleicher Weise interessieren. So untersucht die sog. **systematische Anatomie** den Körper als Ganzes, aber auch die verschiedenen Organsysteme, aus denen er besteht; sie stellt außerdem die Frage, wozu die einzelnen Teile bestimmt sind. Wir werden uns u. a. mit dem Feinbau der Organe, der *Histologie* (der **mikroskopischen Anatomie**) befassen und auf die Lagebeziehungen der Organe zueinander hinweisen **(topographische Anatomie).**

Zu den *Lagebeschreibungen* sind einige Vorbemerkungen notwendig. In der Anatomie – oder ganz allgemein in der Medizin – beziehen sich die Ausdrücke „rechts" und „links" stets auf das zu betrachtende Objekt und nicht auf den Beobachter. Auf die Weise sind Verwechslungen ausgeschlossen. (Eine *rechtsseitige* Kopfblutgeschwulst z. B. befindet sich, falls das Kind von vorn fotografiert worden ist, auf der linken Seite des Bildes.) Die Ausdrücke vorn, hinten, oben, unten usw. sind weniger eindeutig und von der Haltung des Körpers und seiner Teile abhängig. Der Einfachheit halber sind im Text im allgemeinen diese ungenaueren Bezeichnungen verwendet worden, wobei eine normale, aufrechte Körperhaltung vorausgesetzt worden ist. Für exakte „topographische" Beschreibungen müssen andere Begriffe eingeführt werden. Einige von ihnen sind in den Abb. 6.15 und 6.16 wiedergegeben. Dabei bedeuten:

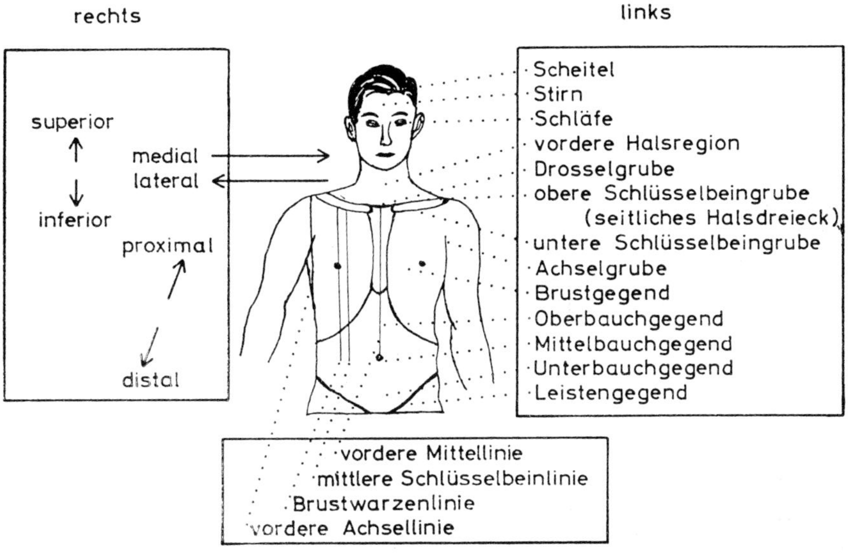

Abb. 6.15 Richtungen, Linien und Gegenden (Regionen) am menschlichen Körper.

superior (kranial) = kopfwärts,
inferior (kaudal) = steißwärts, steißbeinwärts,
proximal = näher am Rumpf gelegen (die Gliedmaßen betreffend),
distal = entfernter vom Rumpf gelegen (die Gliedmaßen betreffend),
median = in der Mitte des Körpers gelegen,
medial = näher zur Mitte des Körpers gelegen,
lateral = näher zur Seite des Körpers gelegen,
anterior (ventral) = bauchwärts,
posterior (dorsal) = rückenwärts.

Von den zahlreichen, *parallel zur Längsachse* des Körpers verlaufenden *Linien* und *Ebenen* seien genannt (Abb. 6.15 und 6.16):

vordere Mittellinie (vordere Medianlinie): eine durch die Mitte des Brustbeins und den Nabel verlaufende Linie (die folgenden Linien verlaufen parallel dazu),
hintere Mittellinie (hintere Medianlinie): stellt die Verbindung der Dornfortsätze der Wirbel dar,
mittlere Schlüsselbeinlinie (Medioklavikularlinie): wird senkrecht durch die Mitte des Schlüsselbeins gezogen,
Brustwarzenlinie (Mamillarlinie): verläuft durch die Brustwarze,

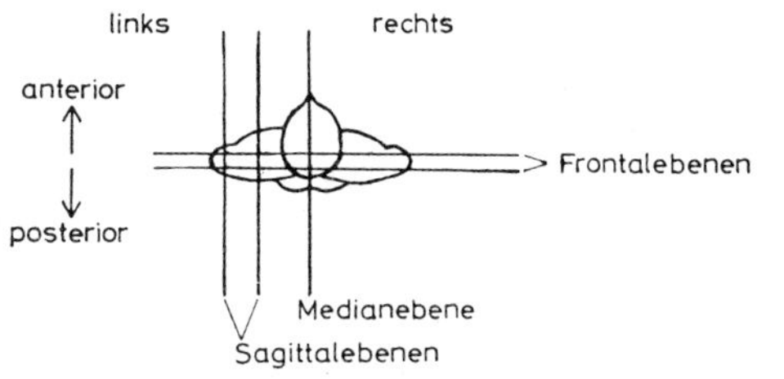

Abb. 6.16 Richtungen und Ebenen am menschlichen Körper (von den Ebenen ist nur eine Linie gezeichnet).

vordere Achsellinie (vordere Axillarlinie): entspricht der vorderen Achselfalte an der Brust,
mittlere Achsellinie (kurz „Axillarlinie“ genannt): verläuft durch die Tiefe der Achselgrube,
hintere Achsellinie (hintere Axillarlinie): entspricht der hinteren Achselfalte am Rücken,
Medianebene: Sie zerlegt den Körper in zwei fast spiegelbildlich gleiche Teile, nämlich in eine rechte und eine linke Hälfte;
Pfeilebenen (Sagittalebenen): Eine von ihnen ist die gerade erwähnte Medianebene, die anderen verlaufen parallel dazu;
Frontalebenen: Sie verlaufen senkrecht zur Medianebene, aber parallel zur „Stirnfläche“.

Zur genaueren *Orientierung* kann der Körper weiterhin in eine große Zahl von Gegenden *(Regionen)* eingeteilt werden. Die Abb. 6.15 enthält einige Beispiele. Die Ausdrücke verstehen sich von selbst: Scheitel (mittlerer, oberer Teil des Kopfes), Stirn, Schläfe, Drosselgrube (Jugulum), Brustgegend usw. Die zwischen vorderer und hinterer Achselfalte gelegene Achselgrube ist bei herabhängendem Arm recht tief und wird in der Umgangssprache dann Achselhöhle genannt. Der Anatom versteht allerdings unter Achselhöhle einen Raum, der erst nach Entfernung der Haut der Achselgrube sichtbar wird.

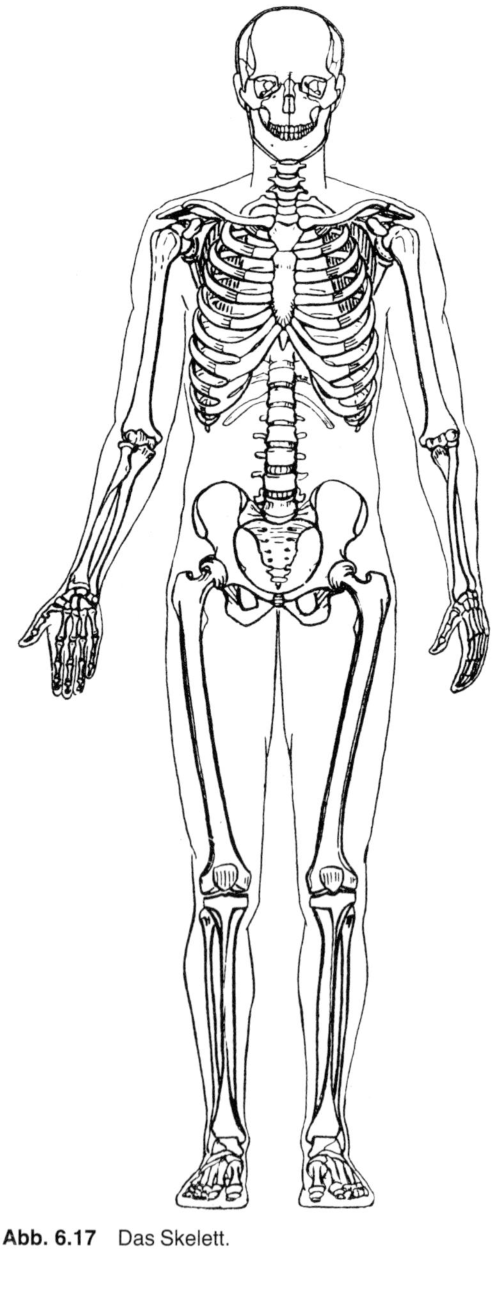

Abb. 6.17 Das Skelett.

Außer diesen zahlreichen kleinen Regionen sind am menschlichen Körper folgende große *Abschnitte* zu unterscheiden (Tab. 6.2): der **Stamm** und je ein Paar oberer und unterer **Gliedmaßen** (Extremitäten).

Tabelle 6.2 Bestandteile des menschlichen Körpers.

Stamm		obere Gliedmaßen	untere Gliedmaßen
Kopf		Schultergürtel	Beckengürtel*
Hals		2 Oberarme	2 Oberschenkel
Rumpf	Brust	2 Unterarme	2 Unterschenkel
	Bauch	2 Hände	2 Füße
	Becken		

* ist funktionell ein Bestandteil des Beckens

Die Beschäftigung mit der Anatomie ist nicht Selbstzweck, sondern Voraussetzung für das bessere Verstehen des gesunden und kranken Menschen. Erst die Kenntnis des Normalen, d. h. die Beherrschung der anatomischen Grundlagen, ermöglicht es, die **pathologische Anatomie** (die Lehre von den krankhaften Veränderungen der Organe) und die **Pathologie** (die Lehre von den Krankheiten) zu begreifen. Im vorhergehenden und im folgenden ist bei der Beschreibung der **„normalen" Anatomie** mehrfach in Kleindruck auf Erkrankungen der jeweiligen Organe oder ihrer Teile hingewiesen worden, um die Krankheitslehre dem Verständnis näherzubringen. Aus Gründen der besseren Übersicht ist eine Aufteilung des Stoffes der normalen Anatomie in *Organsysteme* unvermeidlich, dabei dürfen wir aber nicht das Ganze, die lebendige Organisation, aus den Augen verlieren.

4.1 Skelettsystem (Knochen und Knochenverbindungen)

Die **Knochen** des menschlichen Körpers bilden in ihrer Gesamtheit das Knochengerüst oder Skelett („Gerippe", Abb. 6.17). Ein Erwachsener hat rund 250 Knochen; dabei sind die Zähne mitgerechnet. Der Knochen besteht in erster Linie aus Knochengewebe. Daneben sind zu nennen die aus Knorpelgewebe aufgebauten Gelenkflächen, die äußere, bindegewebige Knochenhaut, die an den Gelenkflächen fehlt, das Knochenmark im Innern des Knochens, Gefäße und Nerven. Das Skelett hat einerseits die Aufgabe, lebenswichtige innere Organe zu schützen, andererseits soll es dem Körper Gestalt und Festigkeit geben. Außerdem sind Bewegungen der Knochen gegeneinander erforderlich. Dazu dienen die **Knochenverbindungen** des Skelettsystems.

Es gibt je nach dem Ausmaß der Beweglichkeit zwei verschiedene Gruppen von Knochenverbindungen, nämlich Haften und Gelenke.

Die *Haften* erlauben gar keine oder nur eine sehr geringe Beweglichkeit.

Wir unterscheiden hier 3 Formen:

1. *Bandhaft:* der bindegewebige Zusammenhalt z. B. der Knochen des kindlichen Schädeldachs (die Schädelnähte) oder der beiden Knochen von Unterarm bzw. Unterschenkel (die Zwischenknochenmembran),
2. *Knorpelhaft:* die knorpelige Verbindung zwischen zwei Knochen ohne Zwischenschaltung eines Gelenkspalts (z. B. die Schamfuge des Beckens oder die Bandscheiben der Wirbelsäule),
3. *Knochenhaft:* die knöcherne Verbindung zweier Skelettstücke; diese entsteht sekundär durch Verknöcherung der Band- oder Knorpelhaft (z. B. die Verschmelzung der einzelnen Knochen des Schädeldachs nach Verstreichen oder völligem Verschwinden, d. h. nach „Verknöcherung" der Nähte).

Die bewegliche Verbindung zwischen zwei Knochen nennen wir *Gelenk.*

Ein Gelenk (Abb. 6.18) besteht aus:

1. den *Gelenkflächen* (einer Gelenk-„Pfanne" und einem Gelenk-„Kopf"), die von Knorpel (dem Gelenkknorpel) überzogen sind;
2. der *Gelenkkapsel,* die außen in das Periost des Knochens übergeht und deren Innenhaut (Synovialhaut) die Gelenkschmiere (Synovia) absondert – sie soll ein reibungsloses Gleiten der Gelenkflächen gewährleisten;
3. dem *Gelenkspalt,* der mit der Gelenkschmiere angefüllt ist und in dem ein geringer Unterdruck herrscht – der äußere Luftdruck unterstützt demnach den Zusammenhalt der gelenkig verbundenen Skeletteile;
4. *besonderen Einrichtungen,* die nicht regelmäßig an den Gelenken angetroffen werden, nämlich Pfannenlippen, Schleimbeutel, Zwischenscheiben sowie Verstärkungsbänder.

Die Pfannenlippe stellt eine Fortsetzung der Gelenkpfanne dar. Die *Schleimbeutel* sind dünnwandige Gebilde, die teils mit dem Gelenk in direkter Verbindung stehen. Sie enthalten Gelenkschmiere bzw. eine ähnliche Flüssigkeit und haben die Aufgabe, wie ein Wasserkissen das Gleiten von Sehnen und Muskeln am Gelenk zu erleichtern. Die *Zwischenscheiben,* die aus straffem Bindegewebe oder Faserknorpel aufgebaut sind, schieben sich zwischen die beiden Gelenkflächen und teilen den Gelenkspalt entweder vollständig in zwei Räume – wie z. B. der im Kiefergelenk gelegene Diskus –, oder die Teilung ist eine unvollständige, d. h. die Zwischenscheiben reichen nur ein kurzes Stück weit in den Gelenkspalt hinein. Wir sprechen dann von Me-

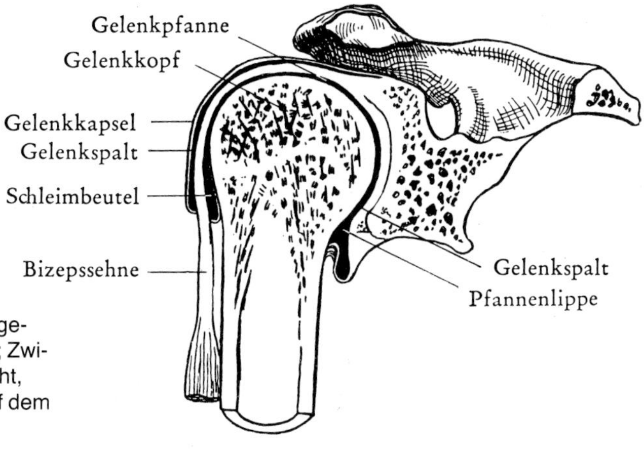

Abb. 6.18 Schnitt durch das rechte Schultergelenk (die Bizepssehne verläuft im Gelenkspalt; Zwischenscheiben enthält das Schultergelenk nicht, die vorhandenen Verstärkungsbänder sind auf dem Schnitt nicht getroffen).

niskus. Menisken gibt es nur im Kniegelenk. Die Zwischenscheibe(n) im Gelenkspalt dienen zum Ausgleich von zwei inkongruenten (2 in ihrer Form nicht genau übereinstimmenden) Gelenkflächen und sollen außerdem als Puffer die Gewalt heftiger Stöße abfangen. Die straffen, bindegewebigen *Verstärkungsbänder* (Abb. 6.19, 6.20) strahlen in die Gelenkkapsel ein, die dadurch noch fester wird. Es gibt auch Bänder, die zwischen 2 Knochen durch den Gelenkspalt verlaufen. Eine wichtige Funktion aller dieser Bänder ist es, zu ausgiebige Bewegungen (z. B. die Überstreckbarkeit von Gelenken) zu verhindern.

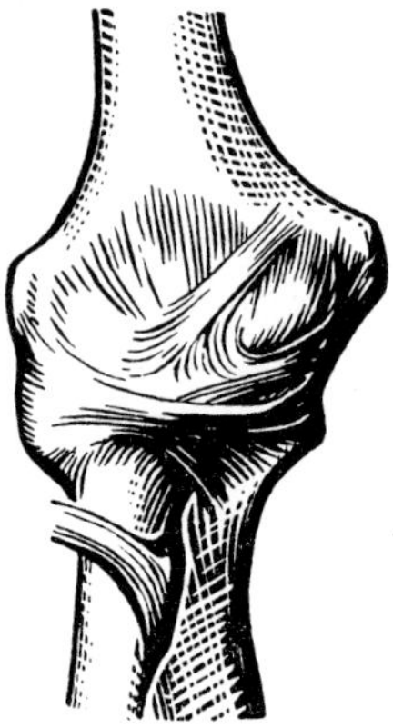

Abb. 6.19 Die Bänder des rechten Ellenbogengelenks.

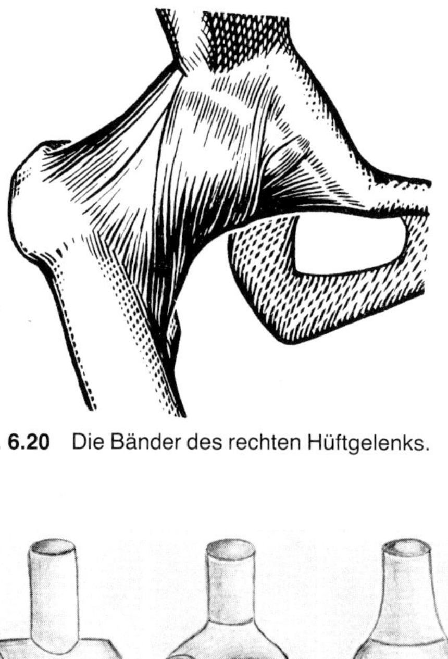

Abb. 6.20 Die Bänder des rechten Hüftgelenks.

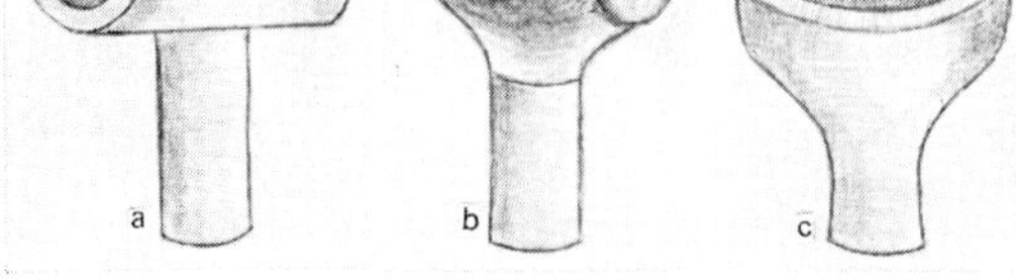

Abb. 6.21 a–c Gelenkformen: **a** Scharniergelenk (einachsiges Gelenk), **b** Sattelgelenk (zweiachsiges Gelenk), **c** Kugelgelenk (vielachsiges Gelenk).

Die Gelenke sind z. T. recht unterschiedlich gebaut. Wir können sie einteilen in *einfache Gelenke,* an denen sich nur jeweils 2 Knochen beteiligen (z. B. das Schultergelenk), und *zusammengesetzte Gelenke,* wobei mehr als 2 Knochen miteinander gelenkig verbunden sind (Ellenbogengelenk, Fußgelenk usw.). Je nach den Bewegungsmöglichkeiten unterscheiden wir mehrere *Gelenkformen* (Abb. 6.21).

1. *Einachsige Gelenke* erlauben nur Bewegungen um eine einzige Achse. Hierher gehören die *Scharniergelenke* (z. B. der Fingerend- und -mittelglieder), in denen *Beugung* (Flexion) und *Streckung* (Extension) ausgeführt werden können, und die *Radgelenke,* die *Drehungen* (Rotationen) ermöglichen. In einem solchen Radgelenk dreht sich am Ellenbogen die Speiche um die Elle. Der Gelenkkopf der Speiche hat hier die Form einer Scheibe („Rad", Abb. 6.41).

2. In *zweiachsigen Gelenken* sind Bewegungen um 2 Achsen möglich. Auch hier gibt es 2 verschiedene Gelenktypen. Der eine ist das *Sattelgelenk,* das sich z. B. zwischen einem der Handwurzelknochen und dem Mittelhandknochen des Daumens befindet. Um die eine Achse kann der Daumen *abgespreizt* (Abduktion) und *herangeführt* (Adduktion) werden, um die andere kann er den übrigen Fingern gegenübergestellt werden *(Opposition)* bzw. von da aus in die Ausgangsstellung zurückkehren *(Reposition).* Bei dem 2. Gelenktyp handelt es sich um ein Gelenk mit 2 Hauptachsen, zwischen denen weitere Achsen existieren: das sogenannte *Eigelenk* (z. B. das obere Handgelenk). Es hat eine gewisse Ähnlichkeit mit einem Kugelgelenk. Auch die Beweglichkeit ist hier schon recht groß.

3. Ein *vielachsiges Gelenk* ist das *Kugelgelenk* (Hüftgelenk, Schultergelenk u. a.). Neben den 3 Hauptachsen sind zahlreiche zusätzliche Achsen vorhanden. Es hat eine Vielzahl von Bewegungsmöglichkeiten und ist noch beweglicher als das Eigelenk.

4. Das *straffe Gelenk* besitzt infolge seiner festen Kapsel und der starken Bänder nur eine geringe

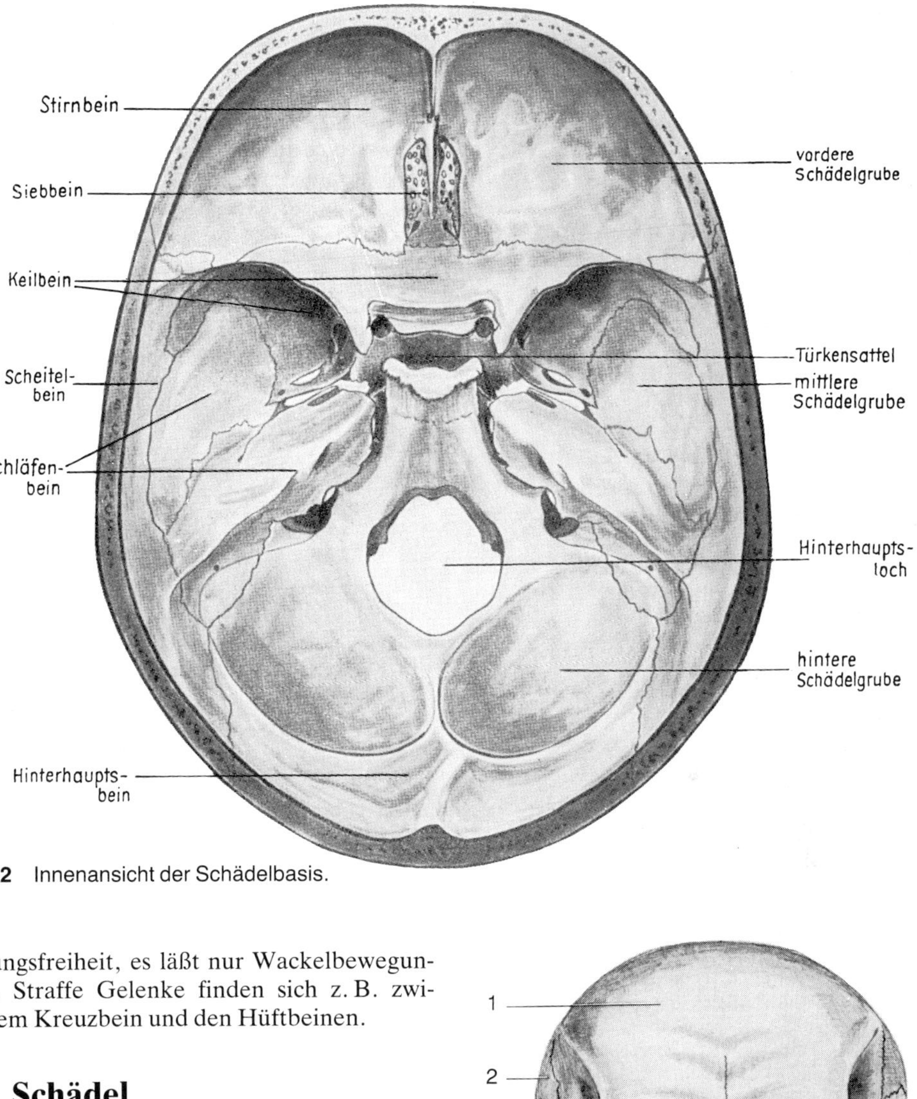

Abb. 6.22 Innenansicht der Schädelbasis.

Bewegungsfreiheit, es läßt nur Wackelbewegungen zu. Straffe Gelenke finden sich z. B. zwischen dem Kreuzbein und den Hüftbeinen.

4.1.1 Schädel

Am knöchernen Schädel (Abb. 6.22–6.24) unterscheiden wir 2 Teile, den Hirnschädel und den Gesichtsschädel.

Der **Hirnschädel** ist eine knöcherne Kapsel, die das Gehirn schützend umschließt.

Die Innenfläche dieser Kapsel ist von der inneren Knochenhaut ausgekleidet, die gleichzeitig die äußerste Hülle des Gehirns darstellt, d. h. innere Knochenhaut und harte Hirnhaut sind identisch. Der obere Teil des Hirnschädels heißt *Schädeldach (Schädelkalotte),* der untere, auf dem das Gehirn ruht, *Schädelbasis.* Ihre Innenfläche ist erst nach Abtragen des Schädeldachs sowie des Gehirns und seiner Häute zu sehen.

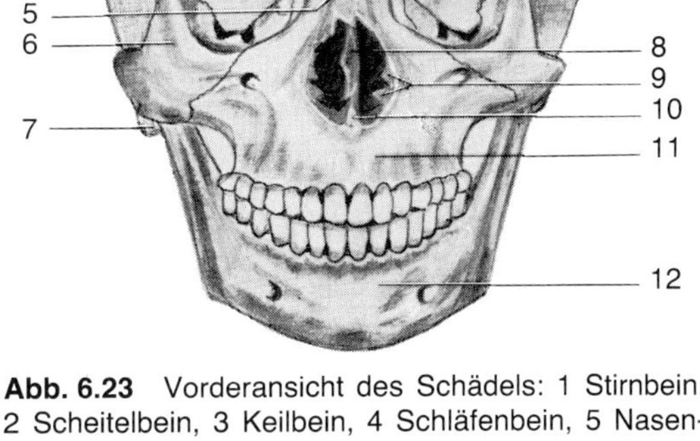

Abb. 6.23 Vorderansicht des Schädels: 1 Stirnbein, 2 Scheitelbein, 3 Keilbein, 4 Schläfenbein, 5 Nasenbein, 6 Jochbein, 7 Warzenfortsatz, 8 Siebbein, 9 Nasenmuscheln, 10 Pflugscharbein, 11 Oberkieferbein, 12 Unterkieferbein.

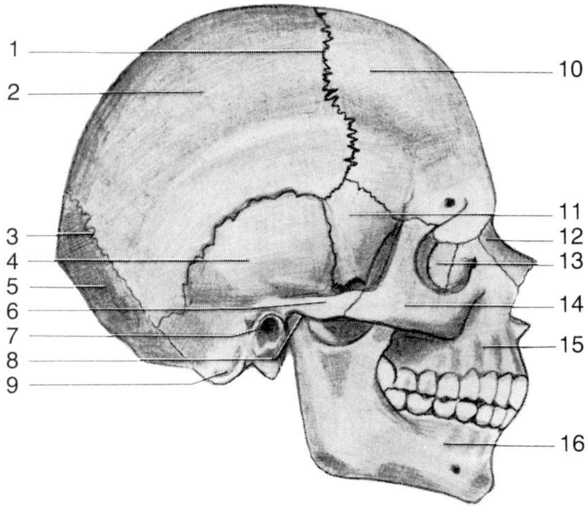

Abb. 6.24 Seitenansicht des Schädels: 1 Kranznaht, 2 Scheitelbein, 3 Lambdanaht, 4 Schläfenbein, 5 Hinterhauptsbein, 6 Jochbogen, 7 äußerer Gehörgang, 8 Kiefergelenk, 9 Warzenfortsatz, 10 Stirnbein, 11 Keilbein, 12 Nasenbein, 13 Tränenbein, 14 Jochbein, 15 Oberkieferbein, 16 Unterkieferbein.

Der **Gesichtsschädel** stellt die Gesamtheit aller Knochen dar, die die knöcherne Grundlage des Gesichts ausmachen.

Im einzelnen handelt es sich um die in der Tabelle 6.3 aufgeführten teils paarigen, teils unpaaren Knochen.

Unter „Gesichtsschädel" ist der Augenbereich nicht gesondert aufgeführt worden, er enthält Knochen aus allen 3 Rubriken der Tabelle 6.3. In Wirklichkeit ist die Grenze zwischen den einzelnen Abschnitten weniger scharf, als es in der Tabelle 6.3 dargestellt ist. So gehören Teile des Siebbeins[13] zur Schädelkapsel (Abb. 6.22), wie überhaupt alle in der Spalte „Nasenbereich" aufgeführten Knochen im Gegensatz zu den in der letzten Rubrik stehenden entwicklungsgeschichtlich als Teile des Hirnschädels aufzufassen sind.

Benachbarte Schädelknochen sind beim Erwachsenen etwa vom 4. Jahrzehnt ab durch Verknöcherung der **Schädelnähte** innig miteinander verbunden. Teils ist gar nicht mehr zu erkennen, daß ein bestimmter Knochen aus verschiedenen Teilen zusammengesetzt ist. Andererseits kann die Verknöcherung mancher Schädelnähte bis ins hohe Alter hinein ausbleiben. „Offene" Schädelnähte, d. h. ein bindegewebiger Zusammenhalt der Schädelknochen, sind für das Gehirn- und Schädelwachstum von Bedeutung. Unter der Geburt ermöglichen die offenen Schädelnähte eine gute Anpassungsfähigkeit des kindlichen Kopfes an die Geburtswege, mitunter kommt es dabei im Bereich der Schädelnähte zu einer Überlappung der Knochen („Konfiguration" des Kopfes), die sich kurz nach der Geburt wieder ausgleicht. Nicht nur beim Neugeborenen, sondern auch beim jungen Säugling ist ein Teil der Schädelnähte gut durch die Haut zu tasten. Die wichtigsten sind (Abb. 6.25):

[13] Das Wort „Bein" bedeutet hier natürlich nicht „untere Gliedmaße", sondern ist die alte Bezeichnung für „Knochen".

Tabelle 6.3 Schädelknochen.

Hirnschädel (Schädelkapsel)	Gesichtsschädel Nasenbereich	Gesichtsschädel Kieferbereich
Stirnbein (Os frontale)*	Siebbein (Os ethmoidale)	Oberkieferbein (Maxilla)**
Scheitelbein (Os parietale)**	Nasenbein (Os nasale)**	Unterkieferbein (Mandibula)
Schläfenbein (Os temporale)**	Tränenbein (Os lacrimale)**	Jochbein (Os zygomaticum)**
Hinterhauptsbein (Os occipitale)	Pflugscharbein (Vomer)	Gaumenbein (Os palatinum)**
Keilbein (Os sphenoidale)	untere Nasenmuschel (Concha nasalis inferior)**	Zungenbein (Os hyoides)

* teils paarig, teils unpaarig – ** paarig – die übrigen Knochen der Tabelle 6.3 sind unpaarig.

1. *Stirnnaht (Frontalnaht);* sie verläuft in der Mitte des später meist einheitlichen Stirnbeins bis zur Nasenwurzel und schließt sich in der Regel zwischen dem 1. und 2. Lebensjahr völlig. (Gelegentlich bleiben zeitlebens 2 getrennte Stirnbeine bestehen, es kommt aber auch vor, daß die Stirnnaht von vornherein fehlte, d. h. daß das Stirnbein unpaarig angelegt wurde.)
2. *Kranznaht (Koronarnaht);* sie verbindet das Stirnbein (bzw. – bei vorhandener Stirnnaht – rechtes und linkes Stirnbein) mit den beiden Scheitelbeinen.
3. *Pfeilnaht (Sagittalnaht);* sie verläuft zwischen den beiden Scheitelbeinen und geht hinten durch Gabelung in die
4. *Lambdanaht* über; dabei entsteht eine dem griechischen Buchstaben Lambda (λ) ähnliche Figur, die der Naht ihren Namen gegeben hat. Zwischen den beiden Schenkeln der Lambdanaht liegt das Hinterhauptsbein.

Während Schädelnähte dort auftreten, wo 2 Schädelknochen zusammentreffen, können durch die Aneinanderlegung von *mehr als 2* Schädelknochen die sog. **Fontanellen** entstehen. Dabei handelt es sich um bindegewebig verschlossene Lücken. Die beiden wichtigsten sind (Abb. 6.25):

1. die *große Fontanelle,* eine viereckige Knochenlücke, die zwischen den beiden Stirnbeinen bzw. dem unpaaren Stirnbein und den beiden Scheitelbeinen liegt, und
2. die *kleine Fontanelle,* eine dreieckige Schädellücke zwischen den beiden Scheitelbeinen einerseits und dem Hinterhauptsbein andererseits.

Die kleine Fontanelle ist schon zum Zeitpunkt der Geburt stark eingeengt oder gar nicht mehr zu tasten. Sie schließt sich etwa innerhalb der letzten beiden Monate vor oder der ersten beiden Monate nach der Geburt. Die große Fontanelle ist dagegen im allgemeinen während der Säuglingszeit deutlich nachweisbar und schließt sich normalerweise erst im Laufe des 2. Lebensjahres. Nach Verschwinden dieser Lücken geht das Schädelwachstum weiter, da, wie erwähnt, die Schädelnähte noch lange offen sind. Die große Fontanelle wird wegen der hier sicht- und fühlbaren Pulsationen vom Volksmund „Leben“ genannt.

Die Beschaffenheit der großen Fontanelle erlaubt wichtige diagnostische Rückschlüsse. Ein stärkerer Flüssig-

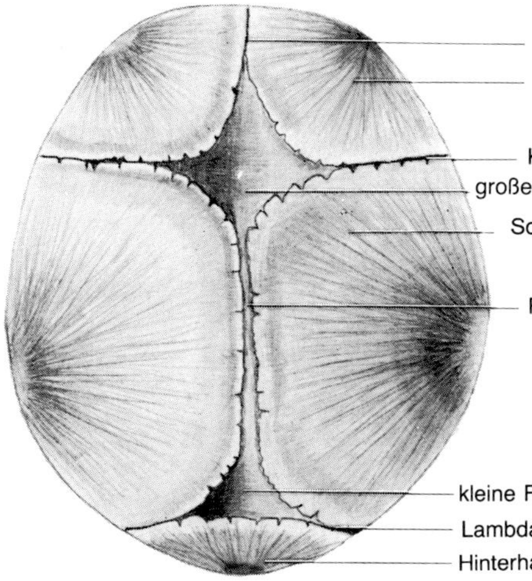

Abb. 6.25 Schädel des Neugeborenen.

keitsverlust ist u. a. an der eingesunkenen Fontanelle zu erkennen, während ein erhöhter Hirndruck, wie er z. B. bei einer Hirnhautentzündung vorliegt, zur Vorwölbung der Fontanelle führt. Bei vorzeitiger Verknöcherung sämtlicher Schädelnähte fehlt die große Fontanelle (Kraniostenose), bei der Rachitis ist sie besonders groß. Auch findet sich bei der Rachitis (aber nicht nur dann) eine Kraniotabes, d. h. eine Weichheit am Hinterhauptsbein und im hinteren Bereich der Scheitelbeine. Gelegentlich besitzen die Schädelknochen der Neugeborenen eine größere Zahl dünner, wenig Kalk enthaltender Stellen („Lücken“), die durch normal dichten Knochen voneinander getrennt sind *(Lückenschädel* oder *Leistenschädel).*

Hirnschädel

Mit Ausnahme der *Scheitelbeine* beteiligen sich alle übrigen Knochen des Schädeldachs *(Stirnbein, Schläfenbeine, Hinterhauptsbein* und *Keilbein)* auch am Aufbau der Schädelbasis, zu der zusätzlich noch Teile des *Siebbeins* gehören.

Vom **Keilbein** ist am Schädeldach nur ein verschwindend kleiner Teil zu sehen. Der größte Anteil des Keilbeins liegt in der Mitte der Schädelbasis und steht mit allen anderen Knochen der Schädelbasis in direktem Kontakt. Wie die Abb. 6.22 erkennen läßt, sind an der Schädelbasis drei Abschnitte zu unterscheiden: die *vordere, mittlere* und *hintere Schädelgrube.* Die vordere Schädelgrube überdacht die Augenhöhlen und setzt sich aus Teilen des Stirnbeins und des Siebbeins sowie aus dem vorderen Anteil des Keilbeins zusammen, während die mittlere Schädelgrube von Teilen der Schläfenbeine sowie vom mittleren Abschnitt des Keilbeins gebildet wird. Sie liegt im Ganzen tiefer als die vordere Schädelgrube.

Nur das Zentrum des Keilbeins bzw. der mittleren Schädelgrube liegt relativ hoch; dieser Knochenvorsprung weist eine sattelförmige Vertiefung auf, den sogenannten *Türkensattel* (die *Sella turcica,* Abb. 6.22). Darin liegt die wichtigste innersekretorische Drüse des Körpers, die Hypophyse (Hirnanhangsdrüse).

Die Form des Türkensattels sowie der hinten gelegenen Sattellehne ist auf der seitlichen Röntgenaufnahme des Schädels genau zu erkennen und für die Diagnose von Geschwülsten in diesem Bereich von großer Bedeutung. Hinter dem Türkensattel fällt die Keilbeinfläche steil zur hinteren Schädelgrube ab, an deren Bildung sich außerdem Abschnitte der Schläfenbeine und vor allem des Hinterhauptsbeins beteiligen.

Im Hinterhauptsbein befindet sich eine große Öffnung, das *Hinterhauptsloch,* durch das das Zentralnervensystem (etwa an der Grenze von Gehirn und Rückenmark) hindurchzieht.

Darüber hinaus befinden sich in den drei Schädelgruben zahlreiche kleinere Öffnungen, die zum Durchtritt von Nerven und Gefäßen dienen.

Wichtige Knochen des Hirnschädels sind die beiden **Schläfenbeine.** Das Schläfenbein besteht aus

dem Warzenteil mit Warzenfortsatz,
der Felsenbeinpyramide,
dem Paukenteil
und der Schläfenbeinschuppe.

Der von lufthaltigen „Zellen“ durchzogene *Warzenteil* mit *Warzenfortsatz* (Abb. 6.24) befindet sich an der Außenfläche der Felsenbeinpyramide, und zwar ist er hinter dem Ohr tastbar. Die *Felsenbeinpyramide* ist der härteste Knochen des menschlichen Körpers. In der Abb. 6.22 stellt sie den hinteren Anteil des Schläfenbeins dar. In der Pyramide befinden sich das *Gehör-* und *Gleichgewichtsorgan* (Innenohr) sowie der *innere Gehörgang.* Der *äußere Gehörgang* liegt im *Paukenteil,* der – ähnlich wie der Warzenteil – der Pyramide außen aufsitzt. Außerdem ist die *Schläfenbeinschuppe* an der Bildung des äußeren Gehörganges mit beteiligt. Die Schläfenbeinschuppe ist in der Abb. 6.24 in fast ganzer Ausdehnung dargestellt und entspricht dem vorderen Anteil des Schläfenbeins der Abb. 6.22.

Gesichtsschädel

Im Bereich des Gesichtsschädels (*Nasenbereich, Augenbereich* und *Kieferbereich*) liegen die Nasenhöhlen, die Augenhöhlen und die Mundhöhle. In dieser Reihenfolge soll der Aufbau des Gesichtsschädels näher erörtert werden.

Der größte Teil des Nasenskeletts ist aus Knorpel aufgebaut, der am toten Schädel fehlt. So weist der knöcherne Schädel nur einen kurzen Nasenstumpf auf, der aus den beiden *Nasenbeinen* besteht. An der nasenwärts gelegenen Wand beider Augenhöhlen befindet sich jeweils ein *Tränenbein,* das unten (kaudal) an die rechte bzw. linke **Nasenhöhle** angrenzt. Diese beiden Nasenhöhlen entstehen durch eine in der Mitte gelegene – bzw. meist seitlich verbogene – *Nasenscheidewand,* das *Septum.* Vorn unten ist es häutig aufgebaut, es folgt ein Knorpelanteil, und im hinteren bzw. oberen Bereich besteht es aus je einem Knochen, und zwar befindet sich hinten das über dem Gaumen stehende *Pflugscharbein,* während der obere Teil des Septums von einem Fortsatz des *Siebbeins* gebildet wird. Auch die beiden *oberen* und *mittleren Nasenmuscheln* sind Fortsätze des Siebbeins, während die beiden *unteren Nasenmuscheln* selbständige Knochen darstellen (Abb. 6.26 und Abb. 6.130). Die genannten Nasenmuscheln ragen von beiden Seiten in die rechte bzw. linke Nasenhöhle hinein. Dadurch wird jede Nasenhöhle in einen *oberen, mittleren* und *unteren Nasengang* geteilt. In der Umgebung der Mu-

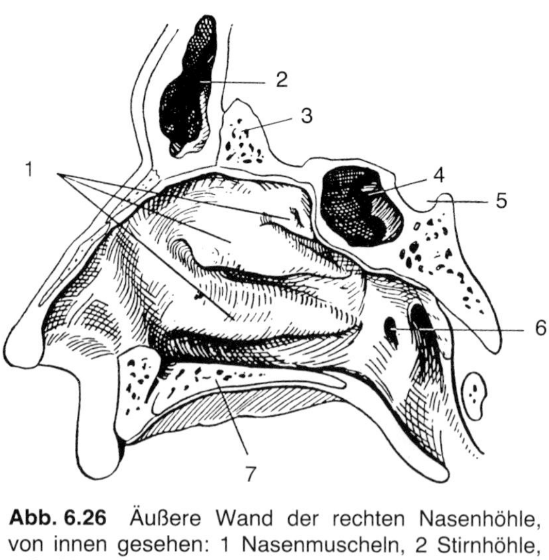

Abb. 6.26 Äußere Wand der rechten Nasenhöhle, von innen gesehen: 1 Nasenmuscheln, 2 Stirnhöhle, 3 Siebbein, 4 Keilbeinhöhle, 5 Türkensattel, 6 Mündung der Ohrtrompete, 7 knöcherner Gaumen.

scheln münden beiderseits die Ausführungsgänge der mit Schleimhaut ausgekleideten *Nasennebenhöhlen,* in denen sich nicht selten Entzündungen (Nasennebenhöhlenentzündungen) abspielen. Derartige Hohlräume finden sich im Keil-, Sieb- und Stirnbein (Abb. 6.26) sowie in den Oberkieferbeinen. (Die Warzenfortsatzzellen stellen ebenfalls Hohlräume dar, gehören aber nicht zu den Nasennebenhöhlen.) Die Nebenhöhlen entstehen teilweise erst nach der Geburt. So werden die beiden Stirnhöhlen erst mit drei bis fünf Jahren oder noch später röntgenologisch sichtbar. Die größten Nebenhöhlen sind die Kieferhöhlen. Die beiden Ausführungsgänge der Keilbeinhöhlen enden jeweils oberhalb der oberen Muschel. Die Siebbeinzellen münden teils im oberen, teils im mittleren Nasengang, d. h. unter der oberen bzw. mittleren Muschel. Ebenfalls im mittleren Nasengang enden die Ausführungsgänge der beiden Stirnhöhlen und Kieferhöhlen. In jedem unteren Nasengang (unterhalb der unteren Muschel) findet sich eine weitere Öffnung, nämlich die des Tränennasenganges (S. 203). Im Nasen-Rachen-Raum mündet außerdem beiderseits die Ohrtrompete (Abb. 6.26).

An der Bildung der beiden **Augenhöhlen** sind eine ganze Reihe von Knochen beteiligt (Stirnbein, Tränenbein, Siebbein, Keilbein, Jochbein, Oberkieferbein und ein nach oben zeigender Fortsatz des Gaumenbeins). In der Tiefe der Augenhöhle sind mehrere Öffnungen für den Durchtritt von Gefäßen und Nerven erkennbar. Durch eine dieser Öffnungen gelangt der Sehnerv des betreffenden Auges in das Innere der Schädelkapsel.

Teile der *Gaumenbeine* und *Oberkieferbeine* bilden die vorderen 2 Drittel des Gaumens. Dieses knöcherne Dach der Mundhöhle wird *harter Gaumen* genannt (Abb. 6.26, 6.28). Es stellt eine Trennwand zwischen der **Mundhöhle** und den beiden Nasenhöhlen dar. Das hintere Drittel ist der *weiche Gaumen* (das *Gaumensegel*). Am Boden der Mundhöhle liegt dicht am Zungengrund das *Zungenbein* (Abb. 6.49, 6.50, 6.72, 6.130). Es ist am Hals durch die Haut hindurch tastbar, und zwar dort, wo die Vorderfläche des Halses bei normaler Kopfhaltung rechtwinklig zum Kinn umbiegt.

Die Kieferknochen bilden einen wesentlichen Bestandteil des Gesichtsschädels. Der am weitesten vorspringende Teil der Wange ist das *Jochbein.* Es vereinigt sich mit je einem Jochfortsatz der Schläfenbeinschuppe, des Stirnbeins und des Oberkieferbeins und bildet auf diese Weise den *Jochbogen* (Backenknochen). Ein Teil des Oberkiefers – unter dieser Bezeichnung werden beide *Oberkieferbeine* zusammengefaßt – ist der *Zwischenkiefer,* der aus einem besonderen Knochenkern entsteht und die oberen Schneidezähne trägt. Der Zwischenkiefer der Tiere ist seit langem bekannt, der menschliche Zwischenkiefer ist erst von GOETHE entdeckt worden. (Bleibt die Verschmelzung des Zwischenkiefers mit den übrigen Knochenteilen des Oberkieferbeins aus, so liegt eine *Kieferspalte* vor, s. auch S. 252.) Das *Unterkieferbein* (der Unterkiefer) ist – abgesehen von den Gehörknöchelchen – der einzige bewegliche Knochen am Schädel. Es ist der dickste und stärkste Gesichtsknochen.

Am Unterkieferbein unterscheiden wir einen waagerechten Teil (den Körper), der das Kinn bildet, und den beiderseits am Kieferwinkel aufsteigenden Kieferast. Dieser gabelt sich jeweils in einen vorderen Muskelfortsatz und einen hinteren, das Gelenkköpfchen tragenden Gelenkfortsatz.

Jedes der beiden Gelenkköpfchen des Unterkieferbeins wird von einer entsprechenden Gelenkgrube an der Unterfläche des Schläfenbein-Jochfortsatzes aufgenommen. In jedem der beiden *Kiefergelenke* liegt ein Diskus. Im Kiefergelenk sind 3 verschiedene Bewegungsformen möglich, obwohl es sich anatomisch um ein (einachsiges) Scharniergelenk handelt:

Öffnen und Schließen des Mundes,
Vor- und Zurückschieben des Unterkiefers,
Mahlbewegungen.

Ober- und Unterkiefer haben einen Zahnfortsatz *(Alveolarfortsatz),* in dem die Zähne befestigt sind, und zwar sitzen sie im Kiefer innerhalb bestimmter Zahnfächer *(Alveolen)* der Zahnfortsätze.

4.1.2 Das Gebiß

Wir unterscheiden an jedem Zahn (Abb. 6.27):

1. die *Zahnkrone* – den sichtbaren Teil des Zahnes –,
2. den vom Zahnfleisch umgebenen *Zahnhals* und
3. die in der betreffenden Alveole des Kiefers verankerte *Zahnwurzel.*

Die Hauptmasse des Zahnes besteht aus *Dentin* (Zahnbein), das im Kronenteil des Zahnes vom *Schmelz* und im Wurzelteil vom *Zement* überzo-

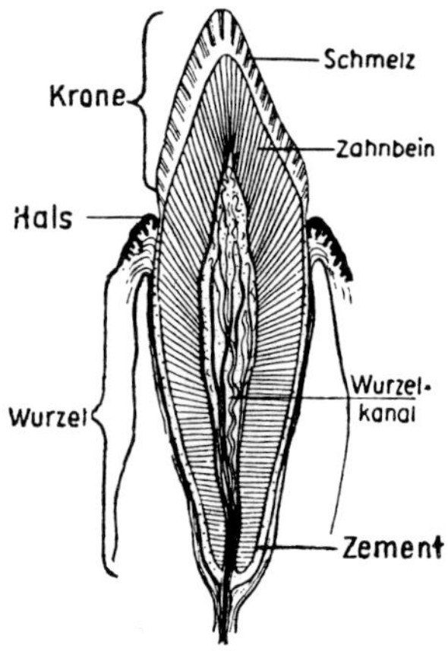

Abb. 6.27 Längsschnitt durch einen Zahn.

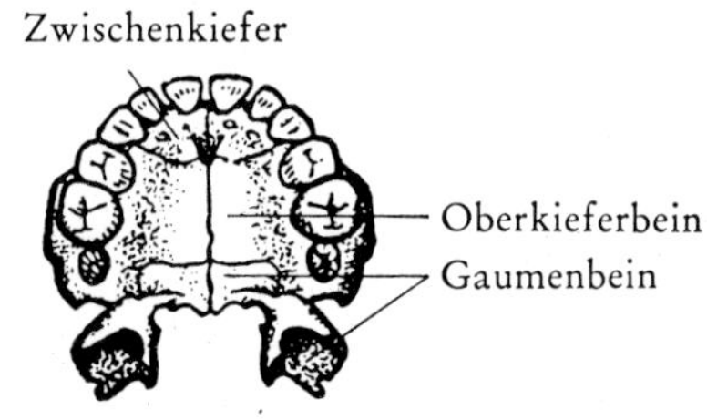

Abb. 6.28 Milchgebiß.

gen ist. An der Grenze zwischen Schmelz und Zement liegt der Zahnhals. *Der Schmelz ist die härteste Substanz des menschlichen Körpers, sie ist härter als Knochen.* Der Zement ist außen von der Wurzelhaut umgeben, von der Sehnenbündel zum Kieferknochen ziehen. Auf diese Weise entsteht zwischen Zahn und Alveole eine feste Verbindung, die beim Kauen federnd nachgibt. Im Innern des Zahnes befindet sich eine Höhle, in der das Zahnmark (die Pulpa) liegt *(Pulpahöhle);* das Zahnmark ist ein nerven- und gefäßreiches lockeres Bindegewebe. Der untere Teil der Höhle wird *Wurzelkanal* genannt. Sein unteres Ende weist eine Öffnung für den Ein- bzw. Austritt von Gefäßen und Nerven auf. Manche Zähne haben mehr als eine Wurzel und entsprechend mehrere Wurzelkanäle.

Die Gesamtheit der Zähne nennen wir **Gebiß,** und zwar unterscheiden wir das Milchgebiß vom sogenannten bleibenden Gebiß. Das *Milchgebiß* (Abb. 6.28) besteht aus 20 Zähnen (s. Zahnformel). Der 1. Milchzahn (ein mittlerer Schneidezahn des Unterkiefers) bricht etwa mit einem halben Jahr durch. Am Ende des 2. Lebensjahres oder kurz danach sollten alle Milchzähne durchgebrochen sein. Im allgemeinen ist die Reihenfolge des Durchbruchs wie folgt (Tab. 6.4).

Tabelle 6.4 Reihenfolge des Durchbruchs der Milchzähne.

Reihenfolge des Durchbruchs	2.	3.	6.	5.	7.
Zähne links oben	I	II	III	IV	V
Zähne links unten	I	II	III	IV	V
Reihenfolge des Durchbruchs	1.	4.	6.	5.	7.

Zahnformel des Milchgebisses

mittlerer Schneidezahn (I) – seitlicher Schneidezahn (II) – Eckzahn (III) – 1. Mahlzahn (Molar) (IV) – 2. Mahlzahn (Molar) (V)

rechts oben				V	IV	III	II	I	I	II	III	IV	V				links oben
rechts unten				V	IV	III	II	I	I	II	III	IV	V				links unten
rechts oben	8	7	6	5	4	3	2	1	1	2	3	4	5	6	7	8	links oben
rechts unten	8	7	6	5	4	3	2	1	1	2	3	4	5	6	7	8	links unten

Zahnformel des bleibenden Gebisses

1 2: mittlerer und seitlicher Schneidezahn
3: Eckzahn
4 5: 1. und 2. kleiner Backenzahn (Prämolar)
6 7 8: 1.–3. Mahlzahn (Molar)

Gelegentlich kommen die Kinder mit einem oder mehreren durchgebrochenen Zähnen zur Welt. Nur ganz selten handelt es sich dabei um die eigentlichen Milchzähne. Meistens sind es relativ locker sitzende, überzählige Zähne *(Hexenzähne)*, die bald ausfallen bzw. in der 2. Lebenswoche entfernt werden sollten, um einer Aspiration (Eindringen in die unteren Luftwege) oder einer Verletzung der Brustwarzen beim Stillen vorzubeugen. Das Zahnen erfolgt oft ohne nennenswerte Störungen. Die Milchzähne sind nicht nur als Teile des Milchgebisses von Bedeutung, sondern sie dienen auch als Platzhalter für das bleibende Gebiß. Besonders wichtig sind in dieser Beziehung die Milchmolaren. Werden sie – bzw. wird einer von ihnen – vorzeitig entfernt, so kommt es zu Verschiebungen und zu erschwertem Durchbruch der bleibenden Zähne.

Die Pflege des Milchgebisses darf deshalb nicht vernachlässigt werden (regelmäßiges Zähneputzen, ausreichende Fluoridzufuhr, häufige Zahnarztbesuche, vernünftige Ernährung, keine Betthupferl, überhaupt Einschränkung der Süßigkeiten, Vermeidung zuckerhaltiger Tees – diese schädigen besonders die oberen Frontzähne).

Die Zähne des *bleibenden Gebisses* führen durch ihr Wachstum zu einer Lockerung und weitgehenden Auflösung (Zerstörung) der Milchzähne, die schließlich vom nachrückenden Zahn abgehoben werden. Das bleibende Gebiß hat 32 Zähne (Zahnformel und Abb. 6.29). Die kleinen Backenzähne haben an der Kaufläche jeweils 2 Höcker und werden *Prämolaren* genannt, während die Mahlzähne (die *Molaren* oder großen Backenzähne) mehr als 2 Höcker aufweisen. Die einzigen mehrhöckrigen Zähne des Milchgebisses sind die Mahlzähne (Molaren). Prämolaren gibt es im Milchgebiß nicht. Die 8 Prämolaren des bleibenden Gebisses nehmen nach dem Zahnwechsel die Stelle der 8 Milchmolaren ein. Hinter dem letzten (2.) Molaren des Milchgebisses wird etwa im 6. Lebensjahr der erste bleibende Zahn (der sogenannte Sechsjahr-Molar) sichtbar. Zu der Zeit sind in der Regel noch alle Milchzähne vorhanden; doch beginnen sie jetzt auszufallen, und zwar ungefähr in der Reihenfolge, in der auch ihr Durchbruch erfolgt ist. Der Zahnwechsel ist etwa mit 13 Jahren abgeschlossen, nur der 3. Molar, der Weisheitszahn, kommt sehr viel später (zwischen dem 16. bis 40. Lebensjahr), teils erscheint er überhaupt nicht mehr. Im allgemeinen brechen die Zähne des Unterkiefers etwas eher durch als die entsprechenden Zähne des Oberkiefers (Tab. 6.5).

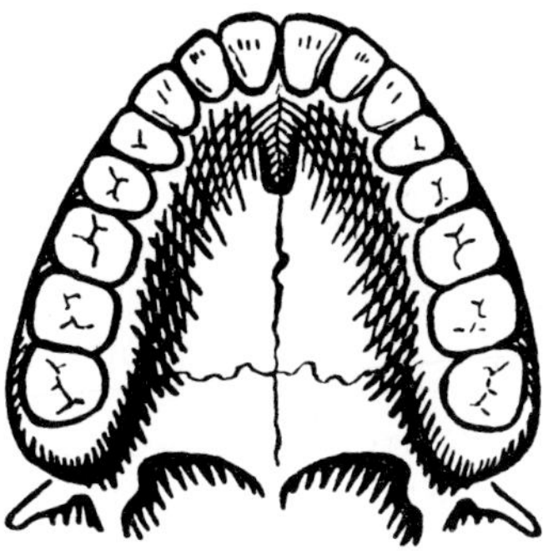

Abb. 6.29 Bleibendes Gebiß.

Tabelle 6.5 Durchbruch der Milchzähne und der bleibenden Zähne (Mittelwerte).

	Milchgebiß (Lebensalter in Monaten) Unterkiefer	Milchgebiß (Lebensalter in Monaten) Oberkiefer	Bleibendes Gebiß (Lebensalter in Jahren) Unterkiefer	Bleibendes Gebiß (Lebensalter in Jahren) Oberkiefer
Mittlerer Schneidezahn	6	7	6	7
Seitlicher Schneidezahn	10	8	7	8
Eckzahn	16	18	11	12
1. kleiner Backenzahn (Prämolar)			10	10
2. kleiner Backenzahn (Prämolar)			11	11
1. Mahlzahn (Molar)	12	14	6	6
2. Mahlzahn (Molar)	22	26	12	13
3. Mahlzahn			16–40 (teils kein Durchbruch)	

4.1.3 Wirbelsäule

Die Wirbelsäule (das Rückgrat) ist die knöcherne Stütze des Rumpfes und trägt den Kopf. Sie ist aus 33 oder 34 Wirbeln (Wirbel = Vertebra) aufgebaut (Abb. 6.30, s. auch Abb. 6.116, 6.123, 6.126): die *7 Halswirbel, 12 Brustwirbel* und *5 Lendenwirbel* sind beweglich miteinander verbunden, während die sich daran anschließenden 5 Wirbel etwa um das 20. Lebensjahr zu einem einheitlichen Knochen, dem *Kreuzbein* (Os sacrum) zusammenwachsen; es folgt das *Steißbein* (Os coccygis), dessen 4 bis 5 Wirbel im späteren Erwachsenenalter ebenfalls miteinander verschmelzen. Das Steißbein entspricht dem Schwanz der Wirbeltiere.

Die einzelnen Wirbel haben eine gemeinsame Grundform, jedoch wird diese am Kreuz- und Steißbein durch die Verschmelzung von Wirbeln verwischt. Im übrigen zeigen die Wirbel in den verschiedenen Abschnitten der Wirbelsäule nur geringe Abweichungen vom Bauprinzip, eine Ausnahme machen lediglich der 1. und 2. Halswirbel (Abb. 6.31). Der 1. Halswirbel hat etwa die Form eines Ringes, der oben (kranial) 2 Gelenkflächen für die gelenkige Verbindung mit dem Hinterhauptsbein aufweist. Der 1. Halswirbel trägt also den Kopf und wird in Anlehnung an den Himmelsträger der griechischen Sage *Atlas* genannt. Das besondere Merkmal des 2. Halswirbels („Dreher", Axis) ist der sogenannte *Zahn,* ein nach oben gerichteter, zapfenförmiger Fortsatz, der entwicklungsgeschichtlich dem Körper des 1. Halswirbels entspricht. Dieser Zahn steckt unter Bildung eines Gelenks in dem ringförmigen Atlas, der sich zusammen mit dem Schädel um den Zahn dreht. Er füllt aber nur den vorderen Teil des Knochenringes aus. Hinten wird der Zahn durch das Querband des Atlas gehalten. Die übrigen Wirbel sind einheitlicher gebaut. Als Beispiel sei der Aufbau eines *Brustwirbels* genauer erläutert (Abb. 6.32, 6.33). Er besteht aus 3 Teilen:

dem Wirbelkörper,
dem Wirbelbogen
und den Wirbelfortsätzen (Dornfortsätze, Querfortsätze, Gelenkfortsätze).

Der vorn (ventral) gelegene Anteil des Wirbels ist der **Wirbelkörper,** an den sich nach hinten der **Wirbelbogen** anschließt. An diesem sitzen die

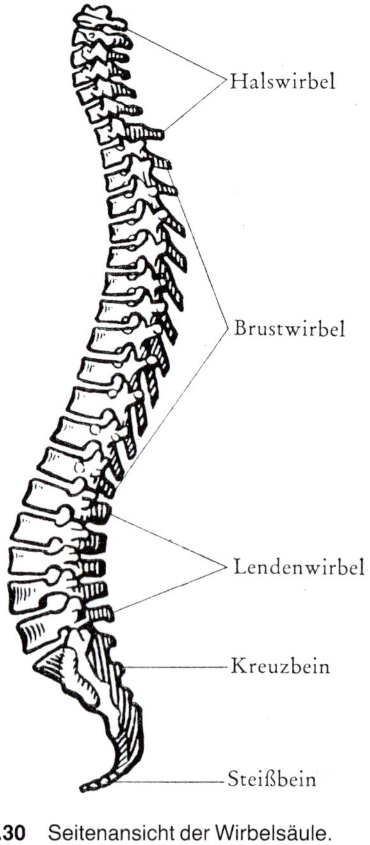

Abb. 6.30 Seitenansicht der Wirbelsäule.

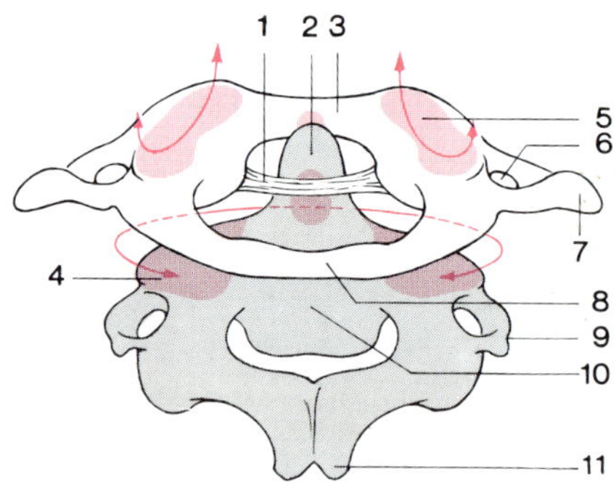

Abb. 6.31 1. und 2. Halswirbel, künstlich voneinander abgehoben: 1. Halswirbel (Atlas) hell, 2. Halswirbel (Axis) grau, Gelenkflächen rosa, die roten Pfeile geben die Hauptbewegungsmöglichkeiten an: 1 Querband des Atlas, 2 Zahnfortsatz des Axis, 3 vorderer Atlasbogen, 4 Gelenkfläche zwischen Atlas und Axis, 5 Gelenkfläche zwischen Atlas und Hinterhaupt, 6 Loch für die Wirbelarterie, 7 Querfortsatz des Atlas, 8 hinterer Atlasbogen, 9 Querfortsatz des Axis, 10 Wirbelkörper des Axis, 11 gespaltener Dornfortsatz des Axis. (Aus: Faller, A.: Anatomie in Stichworten, Enke, Stuttgart 1980.)

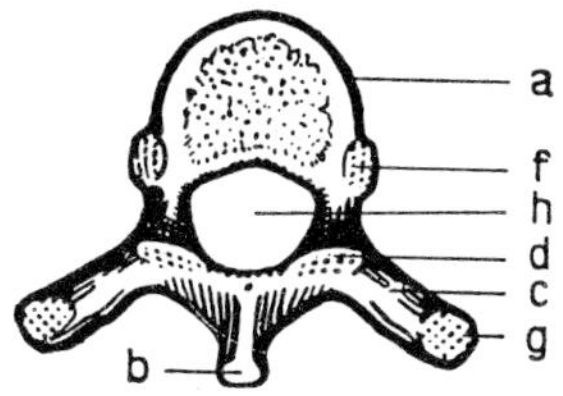

Abb. 6.32 Aufsicht auf einen Brustwirbel (Benennung s. Abb. 6.33).

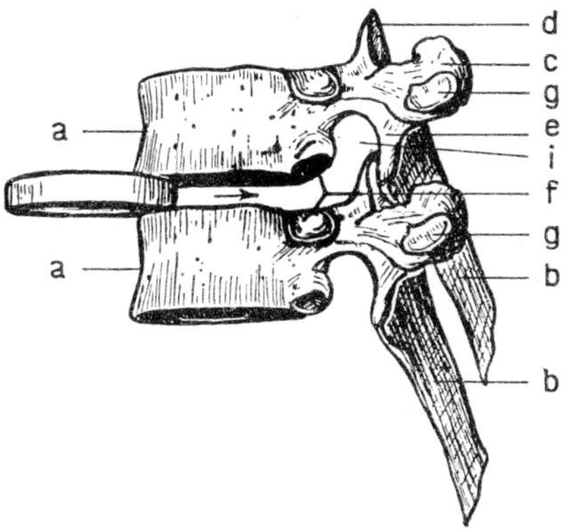

Abb. 6.33 Seitenansicht 2er Brustwirbel mit vorgezogener Zwischenwirbelscheibe: a Wirbelkörper, b Dornfortsatz, c Querfortsatz, d kopfwärts gelegener Gelenkfortsatz, e steißwärts gelegener Gelenkfortsatz, f Gelenkflächen für ein Rippenköpfchen, g Gelenkfläche für ein Rippenhöckerchen, h Wirbelloch (das Rükkenmark umschließend), i Zwischenwirbelloch (für den Durchtritt der Rückenmarksnerven).

Wirbelfortsätze. Der nach hinten unten zeigende wird *Dornfortsatz* genannt. Im Brustwirbelbereich liegen die Dornfortsätze dachziegelartig übereinander (Abb. 6.30). Sie sind im allgemeinen gut zu tasten und mehr oder weniger angedeutet zu sehen. Am stärksten ragt der Dornfortsatz des 7. Halswirbels hervor und dient deshalb beim Lebenden als Ausgangspunkt für die Zählung der Wirbel.

Von beiden Seiten des Wirbelbogens geht je ein *Querfortsatz* aus. Im Brustwirbelsäulenbereich haben fast alle Querfortsätze an ihrem Ende eine Gelenkfläche für den *Rippenhöcker* (Rippenhökkerchen). Dieser ist nicht weit vom Rippenköpfchen, dem hinteren Ende der Rippe, entfernt. Die Rippen stehen also am Rippenhöcker in gelenkiger Verbindung mit der Wirbelsäule, außerdem aber auch am Rippenköpfchen. Und zwar ist das Rippenköpfchen mit zwei benachbarten Wirbelkörpern gelenkig verbunden: an der oberen Kante des einen und der unteren Kante des nächst höherliegenden Brustwirbelkörpers befinden sich die entsprechenden Gelenkflächen für das Rippenköpfchen (Abb. 6.32, 6.33). Davon zu unterscheiden sind die rechts und links am Wirbelbogen entspringenden 4 *Gelenkfortsätze,* von denen 2 nach oben und 2 nach unten zeigen. Durch die Gelenkflächen dieser Fortsätze geht jeder Wirbel mit seinem oberen und unteren Nachbarn gelenkige Verbindungen ein. Zwischen dem letzten Lendenwirbel und dem Kreuzbein sind ebenfalls derartige Gelenke vorhanden. Eine zusätzliche Verbindung der einzelnen Wirbel besteht in Form einer zwischen den Wirbelkörpern gelegenen Knorpelhaft – die sogenannten *Zwischenwirbelscheiben* oder *Bandscheiben.* Eine solche befindet sich auch zwischen dem 5. Lendenwirbelkörper und der Oberfläche des Kreuzbeins. An dieser Stelle macht die Wirbelsäule einen scharfen Knick. Dieser in den Innenraum des Beckens vorspringende Winkel zwischen dem 5. Lendenwirbel und dem Kreuzbein wird *Promontorium*[14] (Abb. 6.36 und Abb. 6.112) genannt und steht im Zusammenhang mit dem aufrechten Gang des Menschen.

Das Kreuzbein, der hintere Teil des Beckens, ist ein annähernd dreieckiger Knochen, der oben breit ist und dessen Spitze nach unten zeigt. Rechts und links von der Mittellinie finden sich je 4 Durchtrittsstellen (Abb. 6.35) für die vom Rükkenmark kommenden Nerven. Die dem Innenraum des Beckens zugewandte Vorderfläche des Kreuzbeins ist leicht ausgehöhlt.

Die verschiedenen Aufgaben der Wirbelsäule sind an ganz bestimmte Teile der Wirbel gebunden.

Der Wirbelkörper trägt die *Last,* der Bogen schützt das *Rückenmark,* während die Fortsätze, an denen Gelenke und Muskeln sitzen, für die *Bewegungen* der Wirbelsäule von Wichtigkeit sind.

Zu den genannten 3 Funktionen ist noch folgendes zu bemerken:

Die Wirbelsäule muß einen großen Teil unseres Körpers tragen. Die *Belastung* nimmt nach unten hin zu. Ähnlich wie die Säulen der Architektur ist auch die *Wirbelsäule unten kräftiger* gebaut. Fast für jeden einzelnen Wirbelkörper gilt, daß er größer ist als der nächsthöhere.

[14] promontorium (lat.): Vorgebirge.

Hinter dem Wirbelkörper umschließt der Bogen das *Wirbelloch*. Durch Übereinanderlagerung der Wirbel wird aus den Wirbellöchern der *Wirbelkanal*, der bis zur Spitze des Kreuzbeins reicht. Er enthält, gut geschützt, das *Rückenmark*. Jeder Wirbelbogen ist nur etwa halb so hoch wie der entsprechende Wirbelkörper. Auf die Weise entsteht zwischen 2 Wirbelbögen auf der rechten und linken Seite je eine Öffnung, das sogenannte Zwischenwirbelloch, durch das die Nerven des Rückenmarks hindurchziehen. Über die Nervendurchtrittsstellen des Kreuzbeins ist gerade berichtet worden.

Im allgemeinen versteht man unter einer Säule etwas Unbewegliches, Standhaftes. Die Wirbelsäule ist aber sehr wohl beweglich, doch dürfen die *Bewegungen* nicht zu ausgiebig sein, da sonst nicht nur die *Stützfunktion beeinträchtigt* ist, sondern außerdem die Gefahr der *Rückenmarksquetschung* besteht. Die Wirbelsäule als Ganzes ist recht gut beweglich; die einzelnen Bewegungsmöglichkeiten sind aber auf verschiedene Wirbelsäulenabschnitte verteilt. Relativ starr ist die Brustwirbelsäule, in der Lendenwirbelsäule sind Streck-, Beuge- und Drehbewegungen möglich, am beweglichsten ist die Halswirbelsäule; aber auch hier haben die einzelnen Abschnitte nur ganz bestimmte Bewegungsmöglichkeiten. Um den Zahn des 2. Halswirbels (des Drehers) können sich der Atlas und mit ihm der Kopf nach rechts und links *drehen* (verneinende Kopfbewegung), während in dem Gelenk zwischen Atlas und Kopf u. a. *Nickbewegungen* möglich sind (bejahende Kopfbewegung). Der Schwerpunkt des Kopfes liegt beim Erwachsenen vor dieser Achse des Kopfgelenkes und beim Säugling wegen der verhältnismäßig geringen Entwicklung des Gesichtsschädels dahinter. Läßt im Sitzen, z. B. beim Einschlafen, der Muskeltonus nach, so fällt der Kopf des Erwachsenen nach vorn, der des Säuglings kippt dagegen leichter nach hinten.

Die schon erwähnten *Bandscheiben* verhindern zu starke Bewegungen der Wirbel gegeneinander. Durch *straffe sehnige Bänder*, die vorn und hinten in ganzer Länge der Wirbelsäule fest anhaften, wird sie in ihrer Beweglichkeit weiter eingeschränkt. Im hinteren Anteil der Wirbelsäule befinden sich starke Bänder, die fast nur aus elastischen Fasern bestehen und deshalb gelb aussehen. Diese gelben Bänder verhindern gemeinsam mit der hinten gelegenen Rückenmuskulatur ein Vornüberkippen des Körpers, indem sie durch ihre Spannung die Wirbelsäule nach hinten zu strecken versuchen. Man kann die Wirbelsäule mit einer gespannten, gebogenen Feder vergleichen. Durch die federnden Krümmungen der Wirbelsäule werden Stöße und Erschütterungen besser abgefangen – die leicht verformbaren Bandscheiben wirken dabei mit.

Die *Wirbelsäulenkrümmungen* sind beim Neugeborenen noch nicht vorhanden bzw. nur angedeutet. Auch der Vierfüßler hat sie nicht. Sie hängen mit dem aufrechten Gang zusammen; die einzelnen Krümmungen bilden sich erst mit dem Sitzen- und Laufenlernen aus. Von der Seite gesehen ist dann die Wirbelsäule bei aufrechter Körperhaltung doppelt S-förmig geschwungen (Abb. 6.30): im Halsbereich ist die Wölbung der Wirbelsäule nach vorn gerichtet, im Brustwirbelgebiet nach hinten, an der Lendenwirbelsäule liegt die Wölbung wieder vorn, während das Kreuzbein nach hinten gewölbt ist. Die physiologische Biegung der Hals- und Lendenwirbelsäule nennen wir *Lordose*, die entgegengesetzt verlaufende Krümmung mit der nach hinten zeigenden Rundung der Brustwirbelsäule wird als *Kyphose* bezeichnet.

Im Bereich der Lendenwirbelsäule ist jede Kyphose krankhaft, zum Beispiel der sogenannte *Sitzbuckel* der rachitischen Säuglinge. Eine zu starke Kyphose der Brustwirbelsäule, wobei u. U. die Lendenwirbel in die Kyphose einbezogen sind, wird nicht selten bei Schulkindern und Jugendlichen beobachtet *(Rundrücken)*. Bei manchen Kindern mit oder ohne Rundrücken ist die Wirbelsäule im Stehen seitlich verbogen. Wir sprechen von *schlechter Haltung*, falls diese Kinder nach Aufforderung eine normale Haltung einnehmen können; eine *Skoliose* liegt dann vor, wenn die seitliche Rückgratverbiegung nicht auszugleichen ist. Die Kombination von verstärkter Kyphose mit krankhafter Seitwärtskrümmung (Skoliose) nennen wir *Kyphoskoliose*. Bei derartigen Buckelbildungen weichen die Dornfortsätze mehr oder weniger stark von der Mittellinie ab, und der ganze Brustkorb zeigt charakteristische Verbiegungen.

4.1.4 Brustkorb

Der *Brustkorb (Brustkasten, Thorax)* besteht aus der Brustwirbelsäule, den Rippen und dem Brustbein.

Das vorn in der Mitte des Brustkorbs liegende **Brustbein** (Sternum, Abb. 6.34), ein flacher, länglicher Knochen, hat seiner Gestalt nach Ähnlichkeit mit einem Schwert. Es sind daran 3 Teile zu unterscheiden, nämlich (oben) der *Handgriff*, ein mittlerer Teil (der *Körper*) und als unterster Abschnitt der *Schwertfortsatz*.

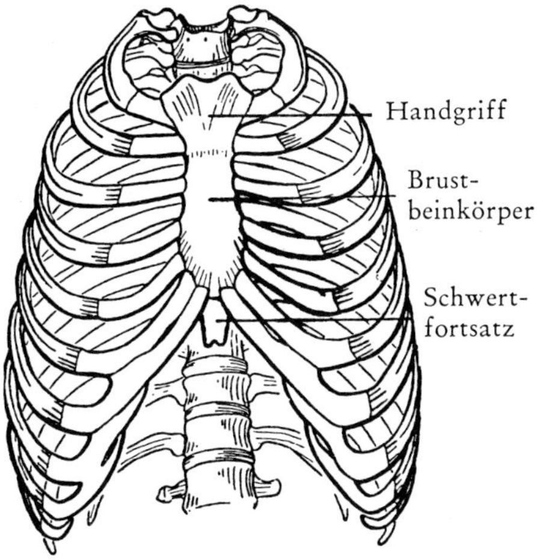

Abb. 6.34 Brustkorb von vorn.

Die **Rippen** (Rippe = Costa, Abb. 6.34, 6.116, 6.123) sind schmale, reifenförmige Gebilde. Sie sind vorwiegend aus *Knochen* aufgebaut, der am vorderen Ende in den knorpligen Teil übergeht. Dieser *Rippenknorpel* setzt am Brustbein an und verkalkt bzw. verknöchert mit zunehmendem Alter. Insgesamt sind 12 (bewegliche) Rippenpaare vorhanden. Ihre gelenkige Verbindung mit den 12 Brustwirbeln ist gerade erläutert worden. Die Rippen verlaufen von der Brustwirbelsäule aus in schräger Richtung nach vorn unten. Die Senkung der vorderen Rippenabschnitte erfolgt aber erst mit dem Übergang zur aufrechten Körperhaltung. Beim Neugeborenen und jungen Säugling sind die Rippen nur gering geneigt. Sie stehen fast senkrecht zur Wirbelsäule und erinnern an die Reifen eines Fasses. Von den 12 Rippenpaaren gelangen nur die 7 oberen direkt zum Brustbein und werden deshalb *„wahre" Rippen* genannt. Die restlichen fünf Rippenpaare sind *„falsche" Rippen,* wobei der Rippenknorpel der 8. und 9. (teils auch der 10.) Rippe sich jeweils mit dem Knorpel der nächsthöheren Rippe verbindet und auf die Weise indirekt das Brustbein erreicht. Der dabei entstehende Bogen wird Rippenbogen genannt. Die letzten beiden Rippen (und oft auch die 10. Rippe) enden frei in der Bauchwand. An den Lendenwirbeln und an der Halswirbelsäule befinden sich nur noch Rippenreste, die mit den Querfortsätzen verschmolzen sind, doch kommen hier gelegentlich überzählige Rippen vor.

Eine bewegliche Halsrippe am 7. Halswirbel kann durch Druck auf die Gefäße und vor allem auf Nerven Störungen verursachen.

Infolge der Gelenkverbindungen der Rippen mit der Wirbelsäule und durch den vorn am Brustbein ansetzenden knorpligen Rippenanteil ist eine gewisse Beweglichkeit der Rippen und des Brustbeins gewährleistet, was für die *Atmung* von Bedeutung ist. Der Brustkorb ist also kein starres Gebilde. Beim Einatmen werden die Rippen durch Muskelzug gehoben, und der Brustkorb erweitert sich, umgekehrt kommt es beim Ausatmen zu einer Verengung des Brustkorbs. Die etwa senkrecht zur Wirbelsäule verlaufenden Rippen des Säuglings verursachen dagegen nur unbedeutende Volumenänderungen des Brustkorbs. Säuglinge haben deshalb in der Hauptsache eine Bauchatmung (Zwerchfellatmung, S. 151) und nur eine geringe Brustatmung (Rippenatmung, S. 151). In jedem Alter beteiligt sich die 1. Rippe am wenigsten an den Atembewegungen. Folglich ist die Belüftung der oberen Lungenpartien schlecht. (Manche Lungenerkrankungen sind deshalb vornehmlich in den Lungenspitzen lokalisiert.) Die 1. Rippe ist die kürzeste, doch kann es auch vorkommen, daß die 12. Rippe kürzer ist als die 1.

Das oberste Rippenpaar stellt die Grenze zwischen *Hals* und *Brustkorb* dar und umrahmt die obere Brustkorböffnung. Der Brustkorb verbreitert sich nach unten, so daß im Vergleich zur oberen Öffnung seine untere sehr viel weiter ist. Sie wird im wesentlichen vom Rippenbogen begrenzt und verbindet den Brustkorb mit dem *Bauch.* Der von den Rippen umschlossene Raum (Brustkorb) ist nicht identisch mit der Brusthöhle. So ragen rechts wie links die zur Brusthöhle gehörigen oberen Lungenabschnitte aus dem Brustkorb heraus. Die Grenze zwischen *Brusthöhle* und *Bauchhöhle* wird durch das Zwerchfell dargestellt. Im Brustkorb liegen nicht nur Lunge und Herz, sondern er schützt auch wichtige Organe der Bauchhöhle, nämlich die Milz sowie Teile der Leber und des Magens.

4.1.5 Becken

Brust, Bauch und Becken *(Pelvis)* bilden den Rumpf (Tab. 6.2).

Das knöcherne Becken (Abb. 6.35) besteht aus dem **Beckengürtel** und dem **Kreuzbein;** auch das **Steißbein** wird meist dazu gerechnet. Der Beckengürtel setzt sich aus dem rechten und linken *Hüftbein* zusammen,

das hinten jeweils mit der rechten bzw. linken Seitenfläche des Kreuzbeines gelenkig verbun-

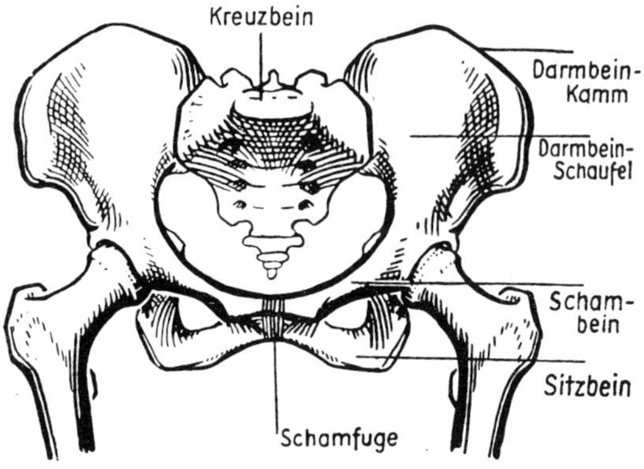

Abb. 6.35 Das knöcherne Becken, Aufsicht von vorn und oben.

den ist; jedoch handelt es sich um ein *straffes Gelenk,* dessen Bänder keine merkbaren Bewegungen zulassen. Vorn treffen sich die beiden Hüftbeine in der *Schamfuge (Schoßfuge, Symphyse),* einer Knorpelhaft.

Jedes Hüftbein besteht aus 3 Knochen, dem Darmbein, dem Sitzbein und dem Scham- oder Schoßbein.

Beim Erwachsenen sind diese Teile zu einem einheitlichen Knochen verschmolzen. Beim Kind sind sie knorplig miteinander verbunden, so daß der Aufbau des Hüftbeins aus 3 Knochen deutlich erkennbar ist. Sie treffen im Bereich der *Hüftgelenkspfanne* zusammen. An der Bildung dieser für die Aufnahme des Oberschenkelkopfes bestimmten Gelenkpfanne sind also alle 3 Komponenten des Hüftbeins beteiligt.

Am **Darmbein** *(Os ilium)* sind 2 Abschnitte zu unterscheiden, der eine stellt u. a. einen Teil der Hüftgelenkspfanne dar, der andere hat Schaufelform und wird deshalb *Darmbeinschaufel (Bekkenschaufel,* s. auch Abb. 6.116, 6.126) genannt. Die Darmbeinschaufeln beider Darmbeine tragen als schräggestellte Seitenwand des Beckens die Hauptmasse der Darmschlingen (daher die Bezeichnung Darmbein). Der obere, verdickte Rand der Darmbeinschaufel wird als *Darmbeinkamm (Beckenkamm)* bezeichnet, der vorn mit einem Höcker endet, dem sog. *vorderen Darmbeinstachel.* Beim Lebenden ist er mit Leichtigkeit durch die Haut hindurch zu tasten. Unmittelbar in Kreuzbeinnähe weist der Darmbeinkamm 2 weitere Höcker auf, den *hinteren oberen* und den *hinteren unteren Darmbeinstachel.* Die Darmbeinschaufel ist derjenige Teil des Hüftbeins, der die eingangs genannte gelenkige Verbindung zum Kreuzbein herstellt.

Auch das **Sitzbein** (*Os ischii,* die knöcherne Begrenzung des Beckens nach unten) läßt 2 Abschnitte unterscheiden, von denen sich der eine an der Bildung der Hüftgelenkspfanne beteiligt, während der andere, ein nach hinten, unten gerichteter Ast, in den dicken *Sitzknorren (Sitzhökker)* übergeht.

Das **Schambein** (*Schoßbein, Os pubis,* die vordere Begrenzung des Beckens) besteht ebenfalls aus einem die Hüftgelenkspfanne mit aufbauenden Teil, der in ein waagerechtes, bis zur Symphyse reichendes Knochenstück ausläuft, sowie aus dem sich daran anschließenden unteren Schambeinast, der von der Symphyse aus schräg abwärts verläuft und sich mit dem Sitzbeinast verbindet. Dadurch bleibt zwischen Sitzbein und Schambein beiderseits eine große Öffnung frei, die durch die sog. *Verstopfungshaut* fast völlig verschlossen wird, nur eine kleine Pforte für den Durchtritt von Gefäßen und Nerven bleibt offen (Abb. 6.36). Die Schambeine beider Seiten sind diejenigen Abschnitte der Hüftbeine, die, wie eingangs erwähnt, in der Symphyse zusammenstoßen. Sie bilden unterhalb dieser Verbindungsstelle einen nach unten offenen Winkel. Dieser zwischen dem rechten und linken unteren Schambeinast gelegene Winkel ist von der Pubertät an beim weiblichen Geschlecht abgerundet (Scham„bogen“) und außerdem größer als beim männli-

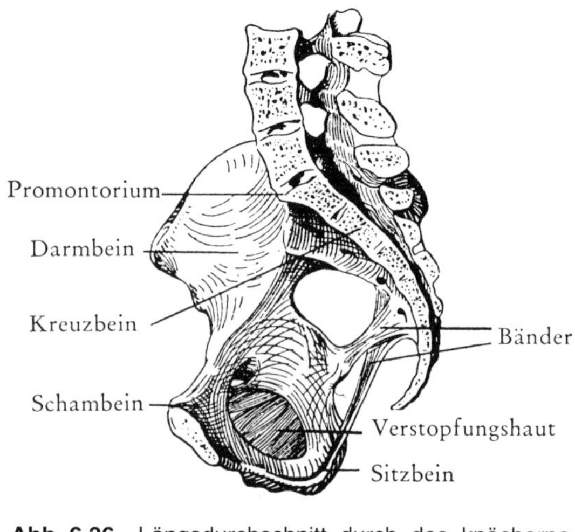

Abb. 6.36 Längsdurchschnitt durch das knöcherne Becken mit Bändern und Verstopfungshaut.

Abb. 6.37 a, b Becken der Frau, mit Schambogen (**a**), und Becken des Mannes, mit Schamwinkel (**b**). (Aus: Kahle, W., Leonhardt, H., Platzer, W.: Taschenatlas der Anatomie. Band 1: W. Platzer: Bewegungsapparat. 5. Auflage, Thieme, Stuttgart 1986.)

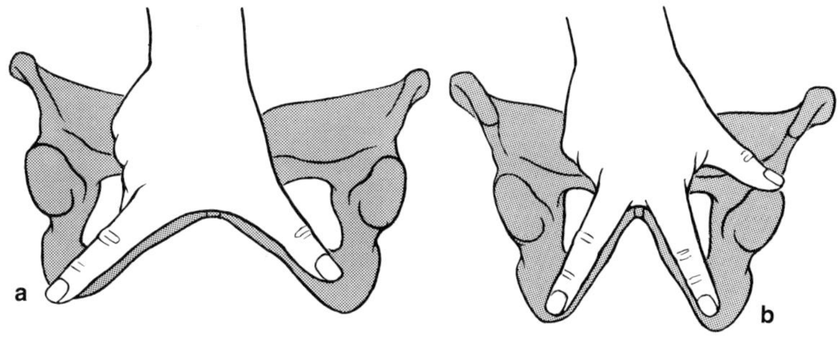

chen (Abb. 6.37). Auch sonst weist das *weibliche Becken* gegenüber dem männlichen deutliche Unterschiede auf, die sich zur Zeit der Pubertät ausbilden. Charakteristisch für die geschlechtsreife Frau sind die weit ausladenden Darmbeinschaufeln, das *breite Becken.* Die genannten Veränderungen sind hormonal gesteuert und als Anpassung an eine spätere Schwangerschaft und den Geburtsvorgang aufzufassen. Der Raum, den die Darmbeinschaufeln umschließen, wird als **großes Becken** bezeichnet. Darunter liegt das **kleine Becken.** Das Becken als Ganzes hat also die Gestalt eines sich nach unten verjüngenden Trichters. Die Grenze zwischen großem und kleinem Becken, d. h. der Eingang in das kleine Becken, kurz *Beckeneingang* genannt, wird von einer Linie begrenzt (Grenzlinie), die vorn dem oberen Rand der Symphyse entspricht und von hier aus beiderseits über die Innenfläche des Darmbeins nach hinten zum Promontorium verläuft. Die Grenzlinie, und damit der Beckeneingang, liegt bei aufrechtem Gang nicht waagerecht, sondern hinten (am Promontorium) höher als vorn (an der Symphyse); denn das ganze Becken ist um 55 bis 60° nach vorn gekippt (Beckenneigung, Abb. 6.36). Die untere Öffnung des kleinen Beckens ist der *Beckenausgang,* dessen vordere Begrenzung durch den Schambogen (oder Schamwinkel) und dessen hintere durch die Steißbeinspitze dargestellt wird. Bekkeneingang und Beckenausgang stehen fast senkrecht aufeinander. Der Raum zwischen Beckeneingang und -ausgang, eben das kleine Becken, wird auch *Beckenkanal* genannt. Ein Teil des Beckenkanals – und zwar sein geräumigster Abschnitt – ist die *Beckenhöhle.* In der Geburtshilfe trägt der Beckenkanal die Bezeichnung *Geburtskanal.* Seine Wand besteht sowohl aus Knochen als auch aus Weichteilen. Zu den letzteren gehören u. a. Bänder und Muskeln. Die vom Kreuz- und Steißbein zum Sitzbein ziehenden Bänder sind auf der Abb. 6.36 wiedergegeben. Den Abschluß des kleinen Beckens nach unten bildet der *Beckenboden.* Dabei handelt es sich um Muskeln, die am Knochenrahmen des Beckenausgangs befestigt sind. Die Maße des kleinen Bekkens sind für den Geburtsverlauf von Bedeutung. Sie dienen der Erkennung eines möglichen Mißverhältnisses zwischen der Größe des kindlichen Kopfes und des Geburtskanals. Der gerade Durchmesser des Beckeneingangs (die engste Stelle zwischen Symphyse und Promontorium – die sog. *Conjugata vera* –) kann dadurch vermindert sein, daß das Promontorium zu weit ins Becken vorspringt, andererseits kann der Bekkenausgang durch ein unbewegliches Steißbein eingeengt werden. Auch Verminderungen des Querdurchmessers des Beckeneingangs kommen vor.

Während der Schwangerschaft werden unter hormonalem Einfluß die Gelenkverbindungen zwischen Beckengürtel und Kreuzbein sowie die Symphyse aufgelockert, was für die Entbindung von Vorteil ist. Im übrigen aber ist das Becken fest gefügt. Seine einzelnen Teile bilden einen geschlossenen Ring von großer Festigkeit. Durch die Zwischenschaltung der gerade erwähnten Gelenke und der Symphyse ist jedoch eine gewisse federnde Nachgiebigkeit gewährleistet. Infolgedessen erfolgt die Übertragung der Last von der Wirbelsäule auf den Beckengürtel schonender. Im Sitzen wird das Gewicht des Oberkörpers vom Kreuzbein aus auf die beiden Sitzbeinknorren übertragen, während bei aufrechter Körperhaltung die ganze Rumpflast über den Beckengürtel fortgeleitet wird und auf den Beinen ruht. Der *Beckengürtel* muß also sehr viel *fester* gebaut sein als der *Schultergürtel,* der zur Unterstützung der ausgiebigen Armbewegungen statt dessen eine *größere Beweglichkeit* aufweisen muß.

4.1.6 Schultergürtel

Der Schultergürtel, der vorn aus den beiden Schlüsselbeinen und hinten aus den beiden Schulterblättern besteht, ist nur relativ locker am Rumpfskelett befestigt, und zwar ist er auf jeder Seite lediglich durch je ein Gelenk zwischen Schlüsselbein und Brustbein mit dem Brustkorb verbunden (Abb. 6.17), der übrige Teil des Gürtels ist in Muskelschlingen aufgehängt.

Das **Schlüsselbein** (*Clavicula,* Abb. 6.38) ist ein leicht S-förmig gebogener Knochen, dessen Verlauf in ganzer Länge durch die Haut hindurch zu sehen bzw. zu fühlen ist. Die erste Rippe wird vom Schlüsselbein überlagert, so daß sie nicht getastet werden kann. Unmittelbar unterhalb des Schlüsselbeins ist die 2. Rippe zu fühlen. Das eine Ende des Schlüsselbeins ist, wie erwähnt, mit dem Brustbein, das andere mit dem Schulterblatt gelenkig verbunden.

Das **Schulterblatt** (*Scapula,* Abb. 6.39), ein platter, dreieckiger Knochen, ist durch Muskeln an der Hinterwand des Brustkorbs befestigt. Zwischen dem rechten und linken Schulterblatt weist der Schultergürtel eine Lücke auf. Darin besteht ein wesentlicher Unterschied gegenüber dem Beckengürtel, der durch die Vermittlung des Kreuzbeins vollständig geschlossen ist. An der *Hinterfläche* des Schulterblatts befindet sich ein leistenartiger Vorsprung, nämlich die durch die Haut tastbare *Schultergräte.* Sie endet außen mit einem plattgedrückten Fortsatz, der die Gelenkverbindung zum Schlüsselbein herstellt und *Schulterhöhe* genannt wird. Diese überdacht das **Schultergelenk** (Abb. 6.18). Noch von einem 2. Fortsatz wird das Schultergelenk überdeckt, und zwar von dem hakenförmigen *Rabenschnabelfortsatz,* der von der *Vorderfläche* des Schulterblatts ausgeht. Das Schultergelenk liegt also unterhalb der Schulterhöhe und des Rabenschnabelfortsatzes. Die Gelenkpfanne für den halbkugeligen Kopf des Oberarmknochens befindet sich an der Außenkante des Schulterblatts. Das Schultergelenk ist das beweglichste Gelenk unseres Körpers (ein Kugelgelenk); denn die relativ flache Pfanne erlaubt ausgiebige Armbewegungen. Der Arm kann allerdings im Schultergelenk nur bis zur Waagerechten gehoben werden; ein weiteres Anheben des Armes wird u. a. durch eine aus Schulterhöhe und Rabenschnabelfortsatz bestehende Barriere (das Schulterdach) verhindert. Jedoch ist durch *Mitbewegung des Schulterblatts* und *Streckung der Wirbelsäule* ein Armheben bis zur Senkrechten möglich. Das Schulterblatt kann dabei beachtliche Stellungsänderungen ausführen, schon beim leichten Abspreizen des Arms wird das Schulterblatt etwas mitbewegt. Die Beweglichkeit der Schulterblätter nützen wir auch bei der Röntgenuntersuchung der

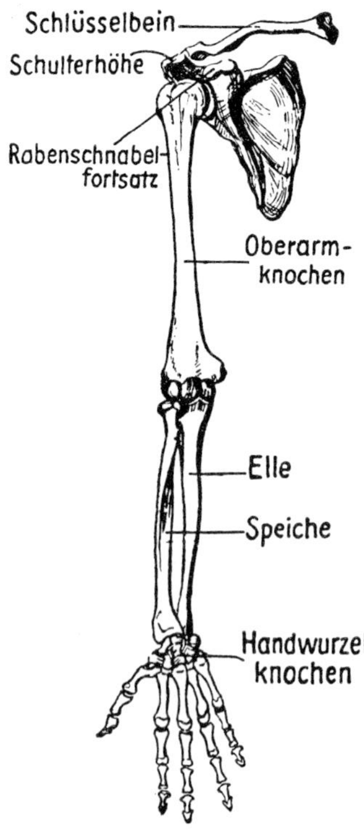

Abb. 6.38 Knochen des rechten Armes mit Schulterblatt und Schlüsselbein.

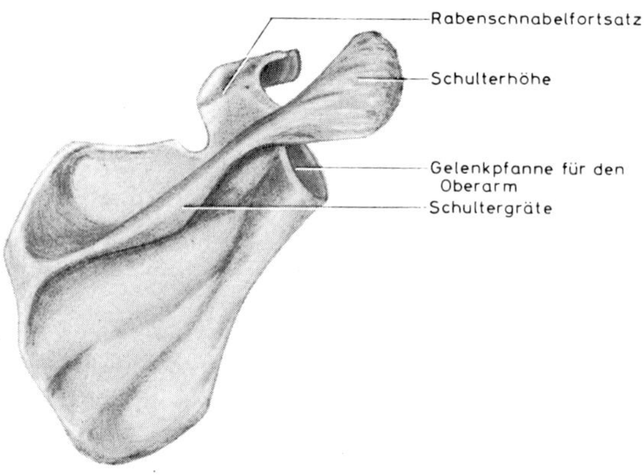

Abb. 6.39 Rechtes Schulterblatt, Hinterfläche.

Lungen aus, indem wir durch *Verlagerung der Schultern* nach vorn den Abstand der Schulterblätter von der Wirbelsäule vergrößern, so daß sie den Strahlengang kaum noch behindern. (Zur Schulter gehören die Knochen des Schultergürtels und der obere Teil des Oberarmknochens sowie die umgebenden Weichteile, in erster Linie die Muskulatur.)

4.1.7 Freie obere Gliedmaßen (Arme)

Die **oberen Gliedmaßen** *(oberen Extremitäten)* bestehen aus dem *Schultergürtel* und den beiden daran ansetzenden *Armen* (den freien oberen Gliedmaßen).

Am Arm unterscheiden wir folgende Knochen:

Oberarmknochen (Oberarmbein), Unterarmknochen (bestehend aus Elle und Speiche), Handwurzel-, Mittelhand- und Fingerknochen (Abb. 6.38).

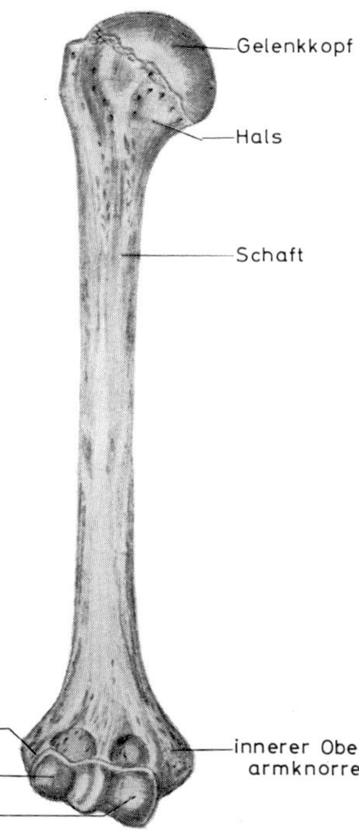

Abb. 6.40 Rechter Oberarmknochen von vorn.

Der **Oberarmknochen** (*Humerus,* Abb. 6.40) ist ein langer Röhrenknochen. An seinem rumpfnahen (proximalen) Ende befindet sich der gerade erwähnte *Gelenkkopf,* der durch eine seichte Furche (den *Hals*) vom *Schaft* getrennt ist. Am rumpffernen (distalen) Ende, also in Ellenbogengelenknähe, verbreitert sich der Schaft und bildet dadurch den *äußeren* und *inneren Oberarmknorren.* An der Rückseite des inneren Oberarmknorrens, der übrigens der kräftigere ist, liegt in einer Knochenfurche der Ellennerv (S. 225). Wie empfindlich dieser Knochenabschnitt *(„Musikantenknochen")* gegen Stöße ist, weiß wohl jeder aus eigener Erfahrung. Zwischen dem inneren und äußeren Oberarmknorren liegen die *Gelenkflächen für Elle und Speiche,* und zwar hat die innen gelegene und für die Elle bestimmte Gelenkfläche des Oberarmknochens die Form einer Garnrolle, während an der Außenseite ein Gelenkköpfchen liegt, das die Gelenkverbindung zur Speiche herstellt.

Die **Elle** *(Ulna)* besitzt hier 2 große zangenartige Fortsätze, die die „Garnrolle" des Oberarmknochens umfassen; die hintere Zangenbacke stellt den *Ellenbogen (Ellbogen, Olekranon)* dar, eine Knochensperre, die die Überstreckung im **Ellenbogengelenk** (Abb. 6.41) verhindert. Die **Speiche** *(Radius)* endet in diesem Bereich mit einem leicht ausgehöhlten Gelenkköpfchen, dessen *Höhlung* in Gelenkbeziehung zum Köpfchen des Oberarms tritt. In den beiden Gelenken zwischen Ober- und Unterarm (dem *Oberarm-Ellen-* bzw. dem *Oberarm-Speichen-Gelenk)* erfolgen Beugung und Streckung. Das Ellenbogengelenk besteht aber aus insgesamt drei Gelenken, die von einer gemeinsamen Kapsel umgeben sind: das dritte ist das *obere Speichen-Ellen-Gelenk,* in

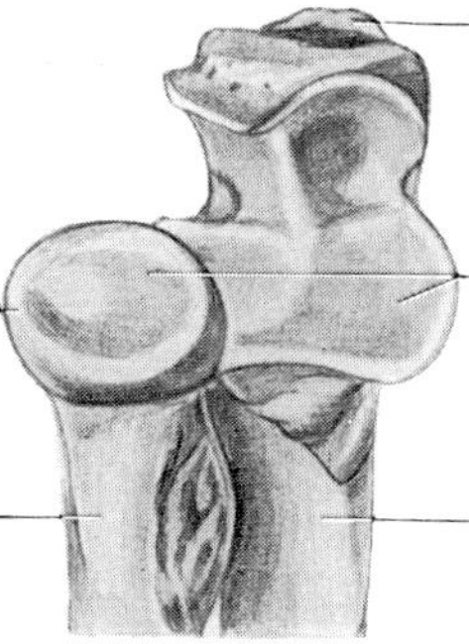

Abb. 6.41 Ellenbogengelenkflächen der rechten Elle und der rechten Speiche.

dem sich die *Wölbung* des gerade erwähnten Speichenköpfchens – einem Rad vergleichbar – mit einer entsprechenden Gelenkfläche der Elle verbindet (Radgelenk). In diesem Teil des Ellenbogengelenks dreht sich die Speiche um die Elle. Eine solche Drehung um die Längsachse wird Kreiselung genannt. Zur Sicherung des oberen Speichen-Ellen-Gelenks ist das Speichenköpfchen zusätzlich durch ein *Ringband* („Knopfloch") an der Elle befestigt.

Diese Aufhängung ist beim Kleinkind verhältnismäßig schlaff, so daß durch einen unvorsichtigen Zug an der Hand das Speichenköpfchen aus dem „Knopfloch" des oberen Speichen-Ellen-Gelenks herausschlüpfen kann. Eine solche Verrenkung *(Chassaignac, Dienstmädchenellenbogen)* kommt dann leicht zustande, wenn das an der Hand gehaltene, stolpernde Kind durch Hochreißen am Fallen gehindert wird.

Die Elle ist in Ellenbogengelenknähe breit, die Speiche schmal, an dem der Hand zugewandten

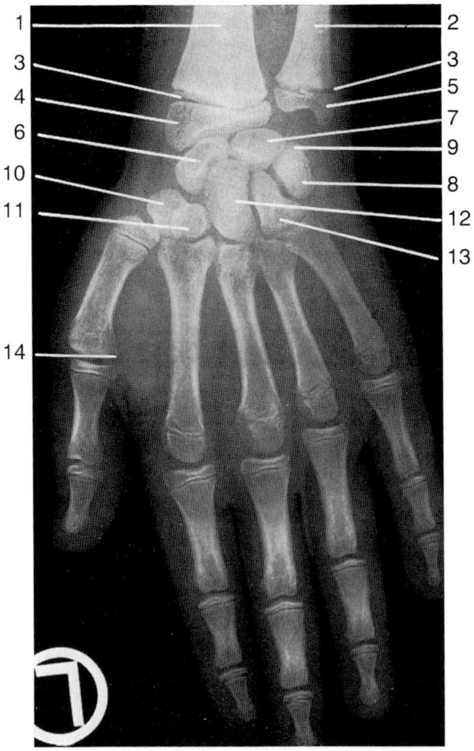

Abb. 6.42 Röntgenaufnahme der linken Hand mit einem Teil des Unterarms (12¾jähriger Junge):
1 Radius *(Diaphyse)*, 2 Ulna *(Diaphyse)*, 3 *Epiphysenfuge* (Wachstumslinie), 4 Radius*epiphyse*, 5 Ulna*epiphyse*, 6 Kahnbein, 7 Mondbein, 8 Dreiecksbein, 9 Erbsenbein, 10 großes Vieleckbein, 11 kleines Vieleckbein, 12 Kopfbein, 13 Hakenbein, 14 Sesambein.

Ende ist es umgekehrt. Hier haben Speiche und Elle je einen kleinen *Griffelfortsatz*, der durch die Haut tastbar ist. Die Elle ist übrigens in ganzer Länge deutlich unter der Haut zu fühlen und diente früher bekanntlich als Längenmaß. Zwischen Speiche und Elle spannt sich eine bindegewebige *Zwischenknochenmembran*. Während am Ellenbogengelenk in erster Linie die Elle die Gelenkverbindung zum Oberarm herstellt – die Speiche ist hier von untergeordneter Bedeutung – erreicht die Elle das Handgelenk nicht bzw. nur indirekt unter Zwischenschaltung eines Diskus. Die Elle verbindet sich vielmehr im *unteren Speichen-Ellen-Gelenk* mit der Speiche. Hier dreht sich wie im oberen Speichen-Ellen-Gelenk die Speiche um die Elle. Dieser Kreiselbewegung muß die Hand folgen. Die Speiche, der bewegliche Knochen, liegt stets an der Daumenseite, die Elle an der Kleinfingerseite. Bei der Auswärtskreiselung liegen beide Unterarmknochen parallel nebeneinander (rechter Arm der Abb. 6.17), die Hand ist *supiniert*, sie befindet sich in *Sup*inationsstellung (wie beim Tragen eines *Sup*pentellers in der Hohlhand). Die Einwärtskreiselung führt dagegen zur Überkreuzung von Speiche und Elle im oberen Drittel (linker Arm der Abb. 6.17), die Hand ist *proniert* (bei der Pronationsstellung ist der Handrücken dem Auge zugewandt). *Die Drehbewegungen der Hand erfolgen also im oberen und unteren Speichen-Ellen-Gelenk, nicht aber im Handgelenk.*

Die Speiche ist als einziger der beiden Unterarmknochen an der Bildung des gut beweglichen **Handgelenks** beteiligt. Zum Handgelenk gehören außerdem die **Handwurzelknochen.**

Es gibt insgesamt an jeder Hand acht. Sie liegen zu viert nebeneinander in einer proximalen und einer distalen Reihe (Abb. 6.42). Die proximale (rumpfnahe) Reihe besteht aus: Kahnbein (an der Daumenseite), Mondbein, Dreiecksbein, Erbsenbein; die distalen (rumpffernen) Handwurzelknochen sind in der gleichen Reihenfolge: großes Vieleckbein, kleines Vieleckbein, Kopfbein, Hakenbein. Für die Namengebung ist die Form der einzelnen Knochen maßgebend gewesen. Folgender Merkvers hat sich bewährt:

Ein *Schifflein* fährt im *Mondenschein*
dreieckig um ein *Erbsenbein*,
vieleckig – groß, vieleckig – klein,
am *Köpfchen* muß das *Häkchen* sein.

Das Handgelenk besteht einmal aus der Verbindung zwischen der Speiche und den 3 erstgenannten Handwurzelknochen *(oberes Handgelenk),* zum anderen aus den zwischen den einzelnen Handwurzelknochen gelegenen Gelenken *(unteres Handgelenk).* Die Handwurzelknochen sind so angeordnet, daß ein Gewölbe entsteht, und zwar liegt die Wölbung (Konvexität) auf der Seite des Handrückens, während die Handinnenfläche eine Höhlung (Hohlhand, Handteller) aufweist. Die distalen Handwurzelknochen stehen mit den 5 der Form nach gleichartig gebauten **Mittelhandknochen** in gelenkiger Verbindung, doch sind nur zwischen dem ersten Mittelhandknochen (dem des Daumens) und der Handwurzel (dem großen Vieleckbein) ausgiebigere Bewegungen möglich. Die Funktion dieses *Sattelgelenkes* ist auf S. 124 näher erläutert worden. Die dort erwähnte *Opposition* des Daumens ermöglicht seine Zusammenarbeit mit den übrigen Fingern und macht die Hand erst zum vollwertigen *Greiforgan.* Der Daumen ist in seiner Greiffunktion durch keinen anderen Finger zu ersetzen.

Das rumpfferne Ende der 5 Mittelhandknochen bildet jeweils mit dem entsprechenden Grundglied der **Fingerknochen** ein Gelenk. Der 2.–5. Finger besteht aus 3 Gliedern (Grund-, Mittel- und End- bzw. Nagelglied), der Daumen dagegen hat nur 2 Glieder (Grund- und End- bzw. Nagelglied). Fast alle Fingergelenke sind Scharniergelenke und erlauben lediglich eine Beugung und Streckung; nur in den Grundgelenken des 2.–5. Fingers sind auch Spreiz- und kreisende Bewegungen möglich. Eingelagert in die Sehnen der Fingermuskeln oder in die Gelenkkapseln finden sich kleine, linsenförmige Knochen, die sogenannten *Sesambeine* (Abb. 6.42), von denen z. B. am Daumengrundgelenk 2 vorhanden sind.

4.1.8 Freie untere Gliedmaßen (Beine)

Ähnlich wie die freien oberen Gliedmaßen (die Arme) durch den Schultergürtel mit dem Rumpfskelett verbunden sind, so sind es die freien unteren Gliedmaßen (die Beine) durch den Beckengürtel (die beiden Hüftbeine).

Die **unteren Gliedmaßen** *(unteren Extremitäten)* bestehen also aus den *beiden Beinen* und dem *Beckengürtel.*

Der Beckengürtel ist durch seine feste Verankerung mit dem Kreuzbein so sehr ein Bestandteil des Beckens, daß er dort abgehandelt worden ist (S. 135). Am Bein sind folgende Knochen zu unterscheiden:

Oberschenkelbein (Oberschenkelknochen), Unterschenkelknochen (bestehend aus Schienbein und Wadenbein), Fußwurzel-, Mittelfuß- und Zehenknochen (Abb. 6.43).

Das **Oberschenkelbein** *(Schenkelbein, Femur),* ein Röhrenknochen, ist der längste Knochen des menschlichen Körpers. Am oberen Ende befindet sich der *Gelenkkopf,* der in die halbkugelig ausgehöhlte Gelenkpfanne des Hüftbeins paßt (Kugelgelenk). An der Bildung dieses **Hüftgelenks** sind außer den genannten Knochen Verstärkungsbänder beteiligt, die in die Gelenkkapsel einstrahlen. Ein besonders kräftiges Band – das dickste und stärkste unseres Körpers – verläuft vorn vom Darmbein zum Oberschenkelbein (Abb. 6.20). Ein weiteres Band verbindet im Innern des Hüftgelenks den Kopf mit der Pfanne. Die Bänder des Hüftgelenks sollen sein Bewegungsausmaß herabsetzen. Eine zusätzliche Einschränkung der Beweglichkeit wird dadurch er-

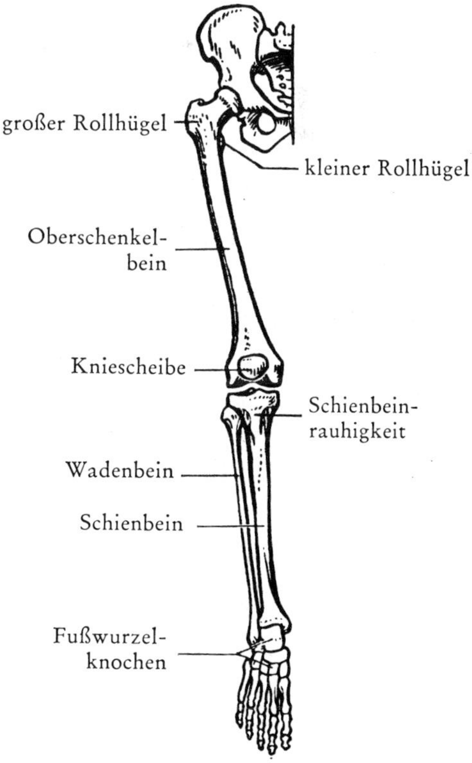

Abb. 6.43 Knochen des rechten Beines mit rechter Beckenhälfte.

reicht, daß der Gelenkkopf sehr fest und tief in der Pfanne steckt. Sie ist nicht so flach wie die des Schultergelenks, bei dem es sich auch um ein – allerdings viel beweglicheres – Kugelgelenk handelt. Ausgiebigere Bewegungen im Hüftgelenk wären mit der so wichtigen Standfestigkeit nur schwer vereinbar. Der aufrechte Gang hat es mit sich gebracht, daß wir den größten Teil des Körpergewichts in den Hüftgelenken „auf 2 Kugeln" balancieren. Unser Schwerpunkt liegt im Unterschied zu dem der Vierfüßler oberhalb der beiden Hüftgelenke (labiles Gleichgewicht). Trotzdem verfügt das Hüftgelenk über eine relativ große Zahl von Bewegungsmöglichkeiten; es sind Bewegungen nach allen Seiten sowie Kreiselungen möglich. Kräftige Muskeln halten dabei den Körper im Gleichgewicht.

An den Gelenkkopf des Schenkelbeins schließt sich der *Schenkelhals* an, der viel länger ist als der Hals des Oberarmknochens. Der Schenkelhals geht unter einem Winkel von 120 bis 130 Grad in den *Schaft* über, der im oberen Teil zwei Knochenvorsprünge aufweist, nämlich den außen gelegenen *großen Rollhügel (Trochanter major)* und den an der Innenseite befindlichen *kleinen Rollhügel (Trochanter minor)*. Beide dienen zum

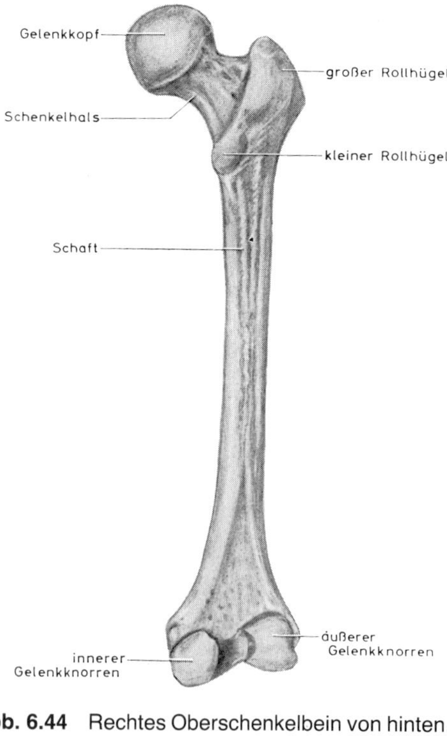

Abb. 6.44 Rechtes Oberschenkelbein von hinten.

Ansatz von Muskeln. An seinem unteren Ende verbreitert sich der Schaft unter Bildung eines *äußeren* und eines *inneren Gelenkknorrens;* ihre dem Kniegelenkspalt zugewandte Fläche ist mit Gelenkknorpel überzogen (Abb. 6.44). Eingebettet in die kräftige Quadrizepssehne (S. 156, sie endet an der Schienbeinrauhigkeit im oberen Teil des Schienbeins), liegt vorn innerhalb des **Kniegelenks** ein platter, annähernd runder Knochen, die **Kniescheibe** *(Patella)*. Sie stellt ein Sesambein dar, und zwar das mächtigste des menschlichen Körpers.

An der Bildung des Kniegelenks, unseres größten Gelenks, ist neben dem Schenkelbein und der Kniescheibe noch das Schienbein beteiligt.

Ebenso wie das Schenkelbein zeigt auch das **Schienbein** *(Tibia)* im Bereich des Kniegelenks eine Auftreibung, an der ein *äußerer* und *innerer Gelenkknorren* zu unterscheiden sind. Auch diese tragen als Gelenkfläche einen Knorpelüberzug. Die Gelenkflächen des Schenkel- und Schienbeins berühren sich aber nicht in ganzer Ausdehnung, sondern sind teilweise durch eine innere und eine äußere sichelförmige Scheibe *(Meniskus)* voneinander getrennt. Die verschiedensten Reibungsstellen des Gelenks sind mit *Schleimbeuteln* versehen, die zum Teil mit dem Gelenkspalt in Verbindung stehen. Das Kniegelenk besitzt zur Sicherung außerdem eine Reihe von *Verstärkungsbändern*. Vorn über die Gelenkkapsel zieht das Kniescheibenband, an der Außen- und an der Innenseite befinden sich die Seitenbänder, hinten liegt das Kniekehlenband. Besonders stark sind 2 Bänder im Innern des Kniegelenks, die, sich überkreuzend, vom Schenkelbein zum Schienbein verlaufen, nämlich das vordere und das hintere Kreuzband. (Sowohl die Menisken als auch die Bänder können bei unbedachten Bewegungen reißen.) Das Kniegelenk ist im wesentlichen ein Scharniergelenk, in dem Beugung und Streckung erfolgen. Bei gebeugtem Knie sind aber auch geringe Drehungen möglich. Bei Beugung des Knies sinkt die Haut an der Rückseite des Gelenks ein und bildet die *Kniekehle*.

Das **Wadenbein** *(Fibula)* nimmt an der Bildung des Kniegelenks nicht teil. Unterhalb der Kniegelenkskapsel besteht eine Gelenkverbindung zwischen dem oberen Ende des Wadenbeins (dem Köpfchen) und einer entsprechenden Gelenkfläche am oberen Teil des Schienbeins *(Wadenbeinköpfchengelenk)*. Hier können nur ganz unbedeutende Bewegungen ausgeführt werden.

Das Wadenbein ist außerdem durch eine *Zwischenknochenmembran,* ähnlich der des Unterarms, sowie durch eine weitere am unteren Ende des Wadenbeins befindliche unbewegliche *Bandhaft* mit dem Schienbein verbunden. (An der Zwischenknochenmembran von Unterschenkel wie Unterarm setzen Skelettmuskeln an.) Im Gegensatz zum Unterarm sind Kreiselungen am Unterschenkel nicht möglich. Beim Wadenbein handelt es sich um einen schmächtigen Knochen, der die Außenseite (Kleinzehenseite) des Unterschenkels einnimmt, während das Schienbein sehr viel breiter ist und an der Innenseite des Unterschenkels, also großzehenwärts, liegt. Der mittlere Abschnitt des Schienbeinschaftes ist dreikantig. Die vordere, scharfe Kante ist gegen Stoß besonders empfindlich. Sie ist genau so wie die nach vorn und zur Innenseite weisende Fläche gut tastbar.

Die Unterschenkelknochen können z. B. als Folge von Rachitis stärkere Verbiegungen aufweisen. Leichte Verkrümmungen kommen auch normalerweise nicht selten vor. *O-Beine* sind nach außen gekrümmt, die beiden Kniegelenke stehen weit auseinander. Umgekehrt besteht bei den *X-Beinen* – wir sehen sie teils recht ausgeprägt bei Fettsüchtigen – eine nach innen konvexe Verbiegung, und die Kniegelenke springen nach innen vor. (Bei den O- und X-Beinen können auch die Oberschenkel mitbetroffen sein.) Die *Säbelbeine* stellen eine Verbiegung der Unterschenkel nach vorn dar.

Gut unter der Haut zu fühlen sind die beiden Knöchel am unteren Ende des Unterschenkels. Der *innere Knöchel* entsteht durch einen nach unten gerichteten Zapfen des Schienbeins, der *äußere Knöchel* gehört dem Wadenbein an, das hier das Schienbein nach unten überragt. Auf die Weise entsteht eine Gelenkgabel für das **Fußgelenk.** Im Gegensatz zum Kniegelenk ist an der Bildung des Fußgelenks neben dem Schienbein auch das Wadenbein beteiligt; trotzdem trägt das schwache Wadenbein zur Stütze des Körpers nur wenig bei. Die beiden wichtigsten Fußgelenke sind das obere und untere Sprunggelenk. Sie liegen über bzw. unter dem *Sprungbein,* einem der sieben verschiedenartig geformten **Fußwurzelknochen.**

Das *obere Sprunggelenk* befindet sich zwischen der aus Schien- und Wadenbein gebildeten Gelenkgabel einerseits und dem Sprungbein andererseits, also zwischen dem Unterschenkel und einem einzigen Fußwurzelknochen.

An der Hand stellen dagegen 3 Knochen der Handwurzel die Verbindung mit dem Unterarm her. Im oberen Sprunggelenk, einem Scharniergelenk, wird die Fußspitze gehoben und gesenkt. Im *unteren Sprunggelenk* erfolgen die Hebung des inneren (Supination) und die des äußeren Fußrandes (Pronation); 3 Fußwurzelknochen beteiligen sich an der Bildung des unteren Sprunggelenks: Sprungbein, Fersenbein und Kahnbein (Abb. 6.45).

Merkvers:

Das *Sprungbein* und das *Fersenbein,* die steigen in das *Kahnbein* ein.

Strenggenommen besteht das „untere Sprunggelenk" aus 2 Gelenken: im hinteren Abschnitt befindet sich die Gelenkverbindung zwischen Sprungbein und Fersenbein, und im vorderen Abschnitt liegt ein Gelenk, an dem alle drei genannten Knochen beteiligt sind. (Der hintere Teil des Fersenbeins, der *Hacken,* bildet die knöcherne Stütze der *Ferse.*) Wie die Abb. 6.46 zeigt, liegen diese 3 Fußwurzelknochen nicht in einer Ebene, sondern übereinander – das Sprungbein ist der am höchsten gelegene Kno-

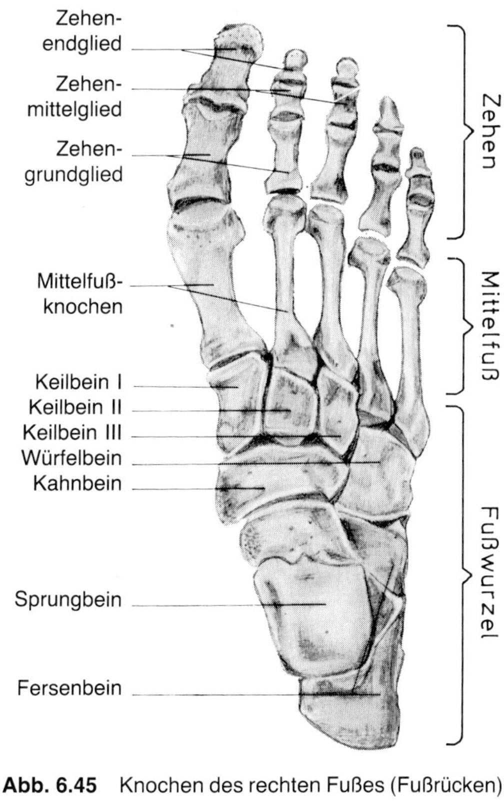

Abb. 6.45 Knochen des rechten Fußes (Fußrücken).

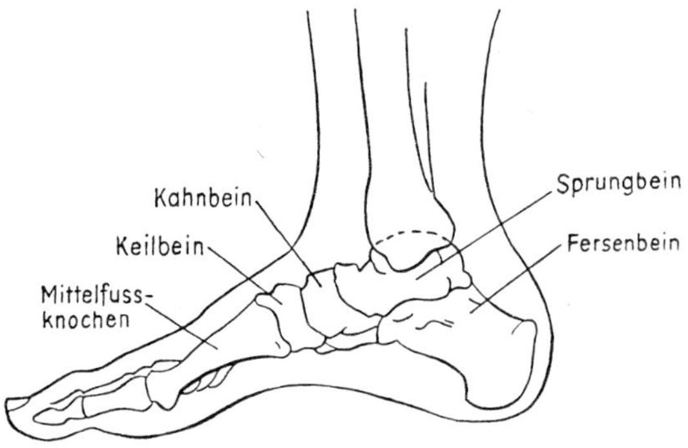

Abb. 6.46 Das normale Fußgewölbe.

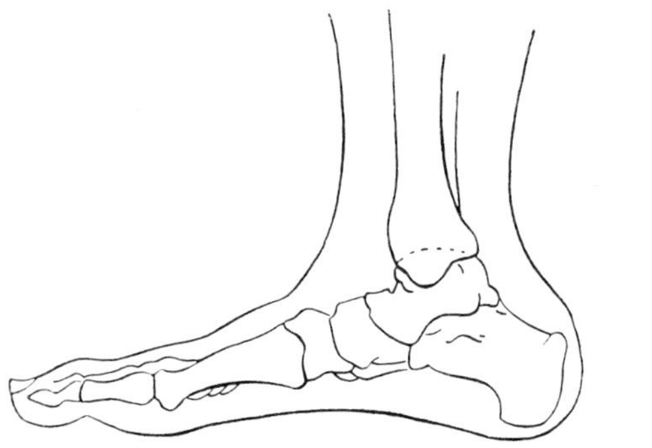

Abb. 6.47 Fußgewölbe bei Plattfuß.

chen. Die restlichen 4 Fußwurzelknochen bilden dagegen, dem Aufbau der Handwurzel vergleichbar, eine vordere (distale) Reihe. Es sind die *Keilbeine* I, II und III sowie das kleinzehenwärts gelegene *Würfelbein.* Neben den beiden Sprunggelenken existieren weitere Gelenke zwischen den einzelnen Fußwurzelknochen, doch sind hier nur federnde Anpassungsbewegungen möglich. Eine größere Beweglichkeit der vielen Fußwurzelgelenke würde die Stützfunktion des Fußes stören. Zwischen Hand und Fuß bestehen beim Menschen im Gegensatz zum Tier erhebliche Unterschiede. Während die Hand Greiforgan (geworden) ist, müssen die Füße infolge des aufrechten Ganges das ganze Körpergewicht tragen. Dieser Aufgabe können sie durch eine Gewölbekonstruktion am besten gerecht werden. Noch mehr als die Handwurzel ist deshalb die Fußwurzel gewölbt. Durch *Muskeln* und *Sehnen* wird das **Fußgewölbe** abgesichert. Auch straffe *Bänder* sind daran beteiligt. Hier ist in erster Linie das sogenannte Pfannenband zu nennen, ein im unteren Sprunggelenk liegendes und an der Bildung der Gelenkpfanne beteiligtes Band, das vom Fersen- zum Kahnbein zieht und das Sprungbein trägt. Dadurch wird das Fußgewölbe von der Fußsohlenseite her gespannt. Besonders aber ist es die *Anordnung des Fußskeletts,* die den Gewölbebau bedingt. Neben den Fußwurzelknochen sind hier die 5 relativ gleichförmigen **Mittelfußknochen** von Bedeutung. Sie sind so konstruiert, daß im vorderen Teil des Fußes ein Quergewölbe entsteht. Der Fuß besitzt außerdem ein Längsgewölbe, das am inneren Fußrand am höchsten ist. Auch beim jungen Säugling ist das Fußgewölbe vorhanden, allerdings ist es wegen des starken Fettpolsters der Fußsohle nicht zu sehen. Daraus darf nicht auf das Vorliegen eines Plattfußes geschlossen werden.

Ein *Senkfuß* (Abb. 6.47) – auch Plattfuß genannt (s. u.) – bildet sich bei Abflachung des Längsgewölbes infolge Versagens der Haltevorrichtungen (der Bänder, Muskeln und Sehnen). Ist das Quergewölbe mehr oder weniger geschwunden, so sprechen wir von *Spreizfuß.* Eine Abknickung des inneren Fußrandes nach unten (im Sinne einer Pronationsstellung) führt zum *Knickfuß.* Auch Kombinationen von 2 oder allen 3 *Belastungsdeformitäten* kommen vor (z. B. Knick-Senk-Fuß, Knick-Senk-Spreiz-Fuß); hierfür ist im allgemeinen die Bezeichnung *Plattfuß* üblich. Die Einlage ist in diesen Fällen kein Allheilmittel; sie muß nach Maß, also individuell, gefertigt werden, sonst schadet sie. Eine Kräftigungsbehandlung der Fußmuskulatur ist, besonders im Anfang, mindestens ebenso wichtig. Das Gegenteil des Plattfußes ist der *Hohlfuß,* bei dem das Längs- und Quergewölbe abnorm hoch sind. Ähnliches gilt für den *Klumpfuß,* der eine Fußmißbildung oder eine Fußdeformität darstellt. Hier zeigt die Fußspitze nach innen, unten, beim Gehen oder beim Gehversuch berührt entweder nur die Außenkante des Fußes oder sogar der Fußrücken den Boden. Hohl-, Klump- und Spitzfuß werden u. a. bei bestimmten Lähmungen beobachtet. Ein *Spitzfuß* entsteht z. B. beim längeren Krankenlager, sofern das Kniegelenk – etwa in der Kuhle eines Bettes – völlig gestreckt bzw. überstreckt (Streckung über 180 Grad) ist. Hierbei wird nämlich ein bestimmter Nerv, der Wadenbeinnerv (S. 225) geschädigt, der von der Kniekehle aus am Wadenbeinköpfchen vorbei zum Fuß verläuft. Bei bettlägerigen Patienten kann es auch dann zum Spitzfuß kommen, wenn die Fußspitze auf Grund ihres Eigengewichts und unter dem Druck der Bettdecke nach unten sinkt.

Durch entsprechende Lagerung können diese Formen des Spitzfußes vermieden werden (Unterstützung der Kniekehle, Sandsäcke und Holzbänkchen am Fußende, Lagerung des Beines auf eine Schiene). Es ist wichtig zu wissen, daß untätige Gelenke in der von ihnen eingenommenen Stellung (z. B. in Spitzfußstellung) versteifen. Deshalb sind bei langem Kranksein eine richtige Lagerung und krankengymnastische Übungen nicht zu vernachlässigen. Ältere Kinder sollen aufgefordert werden, die Glieder von Zeit zu Zeit selbst zu

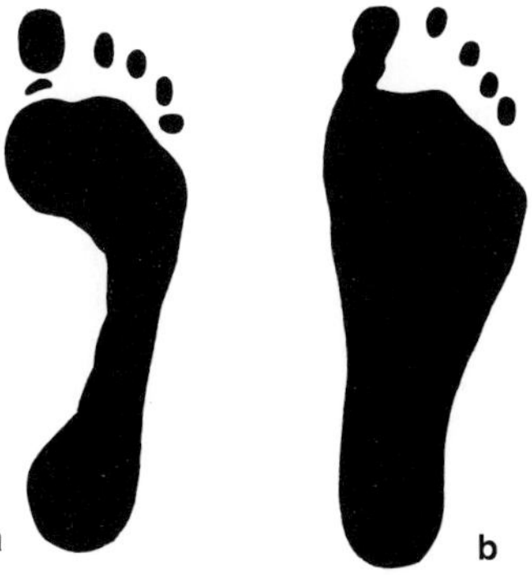
a b

Abb. 6.48a, b Fußabdruck: **a** gesunder Fuß, **b** Plattfuß. (Aus: KAHLE, W., LEONHARDT, H., PLATZER, W.: Taschenatlas der Anatomie. Band 1: W. PLATZER: Bewegungsapparat. 5. Auflage, Thieme, Stuttgart 1986.)

bewegen. Nur bei wenigen, schweren Erkrankungen muß das unterbleiben. Das Gegenstück des Spitzfußes ist der *Hackenfuß,* bei dem die Fußspitze angehoben ist und nur mit dem Hacken aufgetreten wird.

Die Körperlast ruht beim Stehen auf dem Fersenballen unterhalb des Fersenbeins und dem gemeinsamen Zehenballen, der der Lage nach dem vorderen Ende der 5 Mittelfußknochen entspricht. Außerdem haben der äußere Fußrand und die 5 Zehen Kontakt mit der Unterlage, vom inneren Fußrand wird sie dagegen wegen des hier besonders hohen Fußgewölbes normalerweise nicht berührt; davon kann man sich beim Betrachten eines nassen Fußabdrucks leicht überzeugen. Patienten mit Plattfuß treten dagegen mit der ganzen Sohle auf (Abb. 6.48).

Die Großzehe besteht, wie der Daumen, aus 2 Gliedern (Grund- und End- bzw. Nagelglied), während die übrigen **Zehenknochen,** wie der 2. bis 5. Fingerknochen, 3 Glieder besitzen, nämlich Grund-, Mittel- und End-(Nagel-)glied. Am Grundgelenk der Großzehe finden sich, wie an der Hand, *2 Sesambeine.* Die große Zehe kann im Unterschied zum Daumen so gut wie keine Greifbewegungen ausführen, nur beim Neugeborenen und jungen Säugling sowie bei entsprechendem Training (Verlust oder Fehlen der Hände) ist das noch mehr oder weniger ausgeprägt möglich. Das Spreizen in den Zehengrundgelenken gelingt dem Säugling noch recht gut; mit zunehmendem Alter wird diese Fähigkeit immer mehr eingeschränkt. In den genannten Gelenken erfolgen in erster Linie Beugung und Streckung.

Beim Abrollen des Fußes, also beim Gehen, wirkt die Großzehe als Hebel. Durch die bedauerliche Bevorzugung spitzer Schuhe wird die Großzehe aus ihrer Richtung gedrängt, so daß sie ihre Abroll- und Hebelfunktion nur ungenügend erfüllen kann. Auch für die übrigen Zehen ist der Raum im modischen Schuh sehr beengt. Glücklicherweise hat sich die Erkenntnis durchgesetzt, zumindest für kleine Kinder Spezialleisten ohne Spitze dem modischen Schuh vorzuziehen (S. 333). Die Schuhmode ist vom medizinischen Standpunkt aus überhaupt ein unerfreuliches Kapitel. Durch die hohen Absätze geraten die Zehen in noch größere Bedrängnis. Ungünstig ist außerdem die mit dem Tragen übermäßig hoher Absätze vorbundene stärkere Lendenlordose.

4.2 Muskelsystem

(Gesamtheit der Skelettmuskulatur und Hautmuskeln)

4.2.1 Allgemeine Bemerkungen über Bau und Funktion

Knochen und Knochenverbindungen (das *Skelettsystem)* sind als passiver Bewegungsapparat dem aktiven (dem *Muskelsystem)* gegenüberzustellen. Der gesamte **Bewegungsapparat,** wozu auch die ernährenden *Gefäße* gehören, bildet mit Teilen des *Nervensystems* eine Einheit.

In der beschreibenden Anatomie werden zwar einzeln abgrenzbare quergestreifte Muskeln mit besonderen Namen belegt, doch darf dabei nicht übersehen werden, daß es sich hier oft gar nicht um Arbeitseinheiten handelt. Eine ganze Gruppe von Skelettmuskeln (Gliederkette), die u. U. von den Fingerspitzen bis zu den Zehenspitzen reichen kann (wie z. B. beim Kugelstoßen), treten bei einer bestimmten *Bewegung* oder bei der *Haltefunktion* in Tätigkeit. Andererseits wäre es ein Irrtum anzunehmen, alle Fasern eines tätigen Muskels befänden sich gleichzeitig im Kontraktionszustand. Das dürfte nur in seltenen Fällen äußerster Anstrengung der Fall sein. Beim natürlichen Bewegungsablauf haben wir es eigentlich immer mit einer Teiltätigkeit zahlreicher Muskeln zu tun. Viele natürliche Bewegungen (Atmen, Gehen usw.) verlaufen rhythmisch, d. h. nach der Kontraktion einer bestimmten Muskelgruppe erschlafft diese, gleichzeitig kommt es zur Kontraktion ihres Gegenspielers und so fort (abwechselndes Rippenheben und Rippensenken beim Atmen, Wechsel von Kniebeugung und Kniestreckung beim Gehen). Die Gegenspieler (z. B. Beuger und Strecker) werden auch *Antago-*

nisten[15] genannt; sie arbeiten *entgegengesetzt:* wenn sich die Beugemuskeln zusammenziehen, erschlaffen „reflektorisch" die Strecker und umgekehrt. Von den Antagonisten sind die *Synergisten*[16] (Mitarbeiter) zu unterscheiden. Unter dieser Bezeichnung werden alle Muskeln zusammengefaßt, die an einem bestimmten Gelenk eine *gleichartige* Bewegung ausüben. So sind z. B. alle Beugemuskeln des Hüftgelenks Synergisten. Bei jeder Muskelaktion müssen Synergisten und Antagonisten genau aufeinander abgestimmt sein. (Bei Störungen kommt es zu ausfahrenden, ungeschickten Bewegungen.) Das sinnvolle, harmonische Zusammenspiel der vielen Muskelgruppen, worauf die *Präzision der Bewegung* beruht, unterliegt ebenso dem Nervensystem wie die *Abstufung der Muskelspannung.*

▸ Die von einer einzigen Nervenzelle kommende motorische (Bewegungs-)Nervenfaser tritt unter mehrfacher Verzweigung an eine große Zahl von Muskelfasern heran *(„motorische Einheit"),* und zwar berührt jeweils eine dieser zahlreichen Endverzweigungen die Außenfläche einer einzigen Muskelfaser. Die Kontaktstelle, bestehend aus einem Nerven- und einem Muskelanteil, wird *motorische Endplatte* genannt (Abb. 6.12, 6.13, 6.103). Die Erregungsübertragung vom Nerven- auf den Muskelanteil erfolgt durch den „Überträgerstoff" (Azetylcholin). Außer diesem rein chemischen Vorgang (s. auch S. 208) sind elektrische Prozesse an dem Zustandekommen der Muskelkontraktion beteiligt. Der Befehl zur Muskelanspannung (und damit auch zur Bewegung) geht also vom Nervensystem aus.

Die Erregungsübertragung von der motorischen Endplatte auf die Muskelfaser wird durch Curare, das Pfeilgift der Indianer, blockiert. Curare wird bei manchen Narkosen und aus therapeutischen Gründen beim Wundstarrkrampf zur vorübergehenden Lähmung der quergestreiften Muskulatur angewendet. Wegen der dabei bestehenden Lähmung der Atemmuskulatur ist künstliche Beatmung erforderlich.

Die für den Muskelstoffwechsel erforderlichen Substanzen gelangen auf dem *Blutwege* in die Muskulatur. Der Muskel benötigt zur Kontraktion *Energie.* Diese wird durch den Abbau von Glykogen zu Milchsäure bereitgestellt. Dabei werden etwa 30% der chemischen Energie in mechanische Energie umgewandelt. Der Motor des Körpers (die Muskulatur) hat also einen Wirkungsgrad von rund 30%. Die restlichen 70% der chemischen Energie werden in Wärmeenergie verwandelt, die teils verlorengeht und teils für die Wärmeregulation des Körpers von Bedeutung ist. Selbstverständlich kann die gebildete Wärme hier nicht wie bei den hohen Temperaturen eines Verbrennungsmotors in mechanische Energie (mechanische Arbeit) übergehen. ◂

Die Nerven (motorisch u. a.) sowie die Gefäße des Muskels werden zu den sogenannten **Hilfsorganen** der Skelettmuskulatur gerechnet. Hierher gehören auch Schleimbeutel und Sehnenscheiden. Bei der Besprechung der Gelenke ist bereits auf die *Schleimbeutel* hingewiesen worden, die teils in direktem Zusammenhang mit dem Gelenkspalt stehen, teils nur in unmittelbarer Nachbarschaft des Gelenkes liegen. Schleimbeutel kommen auch ohne nachbarliche Beziehungen zu den Gelenken vor. Wo es darauf ankommt, zur Schonung des Gewebes den Muskeldruck zu verteilen, sind zwischen Muskel (bzw. Sehne) und Knochen diese kleinen „Wasserkissen" anzutreffen, z. B. an Knochenvorsprüngen. Eine ganz ähnliche Funktion haben die *Sehnenscheiden;* so werden die Bindegewebsschläuche genannt, in denen Sehnen gleiten, die besonders starker Reibung ausgesetzt sind. Das ist z. B. dort der Fall, wo die Sehnen um eine Knochenkante herumziehen. Schleimbeutel und Sehnenscheiden enthalten eine der Gelenkschmiere entsprechende Flüssigkeit. Es gibt flächenhaft ausgebreitete Sehnen (am Bauch, an der Handinnenfläche usw.), die als *Aponeurosen* bezeichnet werden. Im allgemeinen aber sind die *Sehnen* (Zugüberträger der Muskeln) relativ schmal – der Muskel verjüngt sich beim Übergang in die Sehne. Dabei gehen die Myofibrillen der Muskelfasern unter Verlust der Querstreifung direkt in die kollagenen Fibrillen der Sehne über. Fast alle Skelettmuskeln setzen nicht direkt, sondern unter Zwischenschaltung einer Sehne am Knochen (oder an der Zwischenknochenmembran u. a.) an. Einige wenige quergestreifte Muskeln befestigen sich an der äußeren Haut. Sie werden im Unterschied zu den *Skelettmuskeln Hautmuskeln* genannt (z. B. Hautmuskel des Halses und mimische Muskulatur).

Am quergestreifen Muskel unterscheiden wir *Ursprungsteil* (Kopf), *Mittelteil* (Körper oder Bauch) und *Ansatzteil* (Schwanz). Manche Muskeln haben 2, 3 oder 4 Köpfe, ebenso gibt es Muskeln mit mehreren Bäuchen und Muskeln mit mehreren Ansatzsehnen. Definitionsgemäß ist der Ursprungsteil eines Muskels – und damit

---

[15] anti (griech.): gegen; agonizomai (griech.): ich wetteifere.

[16] syn (griech.): mit, zusammen; ergo (griech.): ich wirke.

auch der Knochen, an dem er sich befestigt – weniger beweglich als der Ansatzteil. Ursprung und Ansatz ein und desselben Muskels können wechseln; denn von den beiden gegeneinander beweglichen Knochen, die durch einen Muskel verbunden sind, ist je nach dem Bewegungsablauf einmal dieser und ein andermal jener Knochen der beweglichere Skeletteil. (Beim Klimmzug bewegt sich der Oberarm gegen den Unterarm, beim Einnehmen der Speisen ist es umgekehrt.) Aus der Lage von Ursprung und Ansatz eines Skelettmuskels zur Gelenkachse ergibt sich die *Funktion* des betreffenden Muskels. Die Verkürzung eines Muskels, die bis zur Hälfte seiner ursprünglichen Länge gehen kann, bewirkt eine bestimmte, den Hebelgesetzen gehorchende Bewegung der Skeletteile. Am Oberschenkel z. B. unterscheiden wir *Beugemuskeln* (Flexoren) und *Streckmuskeln* (Extensoren), *Abspreizmuskeln* (Abduktoren) und *Anziehmuskeln* (Adduktoren) sowie *Einwärtsdreher* und *Auswärtsdreher* (Rotatoren). Außerdem gibt es *Heber* und *Senker* (z. B. der Rippen), ferner *Erweiterer* (Dilatatoren) und *Verengerer* (Konstriktoren). Zu den Verengerern gehören auch die *Schließmuskeln*, z. B. der Schließmuskel (Sphinkter) des Afters. Über *Opposition* und *Reposition* ist auf S. 124, über *Pronation* und *Supination* auf S. 140 und S. 143 berichtet worden.

4.2.2 Spezielle Muskellehre

Der menschliche Körper besitzt über 300 (quergestreifte) Skelett- und Hautmuskeln. Nur die wichtigsten sollen im folgenden erwähnt werden. Ähnlich wie am Skelett sind an der quergestreiften Muskulatur verschiedene Abschnitte zu unterscheiden. (Der Ausdruck „quergestreifte Muskulatur“ bezieht sich hier auf die Skelett- und Hautmuskeln, nicht auf die Herzmuskulatur.) Entsprechend der Tab. 6.2 kommen wir zu folgender Einteilung der quergestreiften Muskeln (s. auch Tab. 6.6).

Muskeln des *Stammes* (Kopfmuskeln, Halsmuskeln, Brustmuskeln, Bauchmuskeln, Rückenmuskeln),
Muskeln der *oberen Gliedmaßen*,
Muskeln der *unteren Gliedmaßen*.

Tabelle 6.6 Übersicht über die quergestreifte Muskulatur.

Muskeln des Stammes

Kopfmuskeln

(1) oberflächliche Kopfmuskeln:
Muskeln des Schädeldachs (Stirnmuskel, Ohrmuskeln, Hinterhauptmuskel u. a.)
Gesichtsmuskulatur (Augenringmuskel, Nasenmuskel, Nasenflügel- oder Oberlippenheber, Mundwinkelheber, kleiner und großer Jochbeinmuskel, Backenmuskel, Lachmuskel, Lippenmuskel, Lippensenker, Mundwinkelsenker u. a.)
(2) Kaumuskeln (M. masseter, Schläfenmuskel u. a.)
(3) Zungenmuskeln
(4) Augenmuskeln
(5) obere Zungenbeinmuskeln u. a.

Halsmuskeln

(1) untere Zungenbeinmuskeln
(2) Halshautmuskel (Platysma)
(3) Kopfwender (M. sternocleidomastoideus)
(4) tiefe Halsmuskulatur

Brustmuskeln

(1) Armmuskeln der Brust:
großer Brustmuskel (M. pectoralis major)
kleiner Brustmuskel (M. pectoralis minor)
Unterschlüsselbeinmuskel (M. subclavius)
vorderer Sägemuskel (M. serratus anterior)
(2) äußere und innere Zwischenrippenmuskeln (Mm. intercostales)
(3) Zwerchfell (Diaphragma)

Bauchmuskeln

(1) breite Bauchmuskeln:
querer Bauchmuskel (M. transversus abdominis)
innerer und äußerer schräger Bauchmuskel (M. obliquus abdominis)
(2) gerader Bauchmuskel (M. rectus abdominis)
(3) Beckenboden(muskulatur) (M. levator ani u. a.)

Rückenmuskeln

(1) Armmuskeln des Rückens:
breiter Rückenmuskel (M. latissimus dorsi)
Kapuzenmuskel (M. trapezius)
Rautenmuskeln (Mm. rhomboides)
Schulterblattheber (M. levator scapulae)
(2) tiefe Rückenmuskeln:
Riemenmuskel des Kopfes (M. splenius capitis)
Rückenstrecker (M. sacrospinalis) u. a.

Muskeln der oberen Gliedmaßen

(1) Muskeln der Schultergegend:
Deltamuskel (M. deltoideus)
großer Rundmuskel (M. teres major) u. a.
(2) Muskeln der Vorderseite des Oberarms:
zweiköpfiger Armmuskel (Bizeps des Oberarms)
Armbeuger (M. brachialis) u. a.
(3) Muskel der Rückseite des Oberarms:
dreiköpfiger Armmuskel (Armstrecker, Trizeps des Oberarms)

Tabelle 6.6 (Fortsetzung)

(4) Muskeln der Beugeseite (Hohlhandseite) des Unterarms:
runder Einwärtsdreher
radialer Handbeuger
langer Hohlhandmuskel
oberflächlicher Fingerbeuger
ulnarer Handbeuger
viereckiger Einwärtsdreher u. a.

(5) Muskeln der Streckseite (Handrückenseite) des Unterarms:
Auswärtsdreher
Oberarmspeichenmuskel
langer radialer Handstrecker
Knorrenmuskel
kurzer radialer Handstrecker
ulnarer Handstrecker
Fingerstrecker
Kleinfingerstrecker
langer Daumenabzieher
kurzer Daumenstrecker
langer Daumenstrecker u. a.

(6) kurze Handmuskeln:
Muskeln des Daumenballens (kurzer Daumenabzieher, kurzer Daumenbeuger u. a.)
Muskeln des Kleinfingerballens (Kleinfingerabzieher, kurzer Hohlhandmuskel u. a.)
Zwischenknochenmuskeln der Hohlhand und des Handrückens u. a.

Muskeln der unteren Gliedmaßen

(1) innere Hüftmuskeln:
Darmbeinmuskel (M. iliacus)
Lendenmuskel (M. psoas)
Hüftlendenmuskel (M. iliopsoas)

(2) äußere Hüftmuskeln:
großer Gesäßmuskel (M. glutaeus maximus)
mittlerer Gesäßmuskel (M. glutaeus medius)
kleiner Gesäßmuskel (M. glutaeus minimus)
Spanner der Oberschenkelbinde (M. tensor fasciae latae) u. a.

(3) Muskeln der Innenseite des Oberschenkels (Adduktoren des Oberschenkels):
Kammuskel (M. pectineus)
langer Oberschenkelanzieher (M. adductor longus)
großer Oberschenkelanzieher (M. adductor magnus)
Schlankmuskel (M. gracilis) u. a.

(4) Muskeln der Vorderseite des Oberschenkels:
vierköpfiger Schenkelmuskel (Strecker des Unterschenkels, Quadrizeps)
Schneidermuskel (M. sartorius)

(5) Muskeln der Rückseite des Oberschenkels (Adduktoren und Strecker des Oberschenkels, Beuger des Unterschenkels):
zweiköpfiger Schenkelmuskel (Bizeps des Oberschenkels)
Plattsehnenmuskel (M. semimembranosus)
Halbsehnenmuskel (M. semitendinosus)

(6) Muskeln der Außenseite des Unterschenkels:
Wadenbeinmuskeln (langer und kurzer M. peronaeus)

(7) Muskeln der Streckseite (Vorderseite) des Unterschenkels:
vorderer Schienbeinmuskel (M. tibialis anterior)
langer Zehenstrecker
langer Großzehenstrecker

(8) Muskeln der Beugeseite (Rückseite) des Unterschenkels (Wadenmuskulatur):
dreiköpfiger Muskel der Wade (Trizeps des Unterschenkels), bestehend aus dem Zwillingswadenmuskel (M. gastrocnemius) und dem Schollenmuskel (M. soleus)
Sohlenspanner (M. plantaris)
hinterer Schienbeinmuskel (M. tibialis posterior)
langer Zehenbeuger
langer Großzehenbeuger u. a.

(9) kurze Fußmuskeln:
kurze Muskeln der Fußsohle (Muskeln des Groß- und Kleinzehenballens, Zwischenknochenmuskeln der Fußsohle u. a.)
kurze Muskeln des Fußrückens (kurzer Zehenstrecker, kurzer Großzehenstrecker, Zwischenknochenmuskeln des Fußrückens u. a.)

Kopfmuskeln (Abb. 6.49)

Oberflächliche Kopfmuskeln

Die *(1) oberflächlichen Kopfmuskeln* bilden den größten Teil der mimischen Gesichtsmuskulatur, welche das von der jeweiligen Stimmung abhängige Mienenspiel bewirkt. Einige Muskeln sind an keiner Stelle mit dem Knochen verbunden, sondern befestigen sich an der Haut oder sonstigen Weichteilen des Kopfes. Andere Hautmuskeln entspringen am Knochen und setzen entweder an der Gesichtshaut an oder gehen in die sog. *Sehnenhaube* über. Die kappenartig den Scheitel bedeckende Sehnenhaube befindet sich zwischen der Kopfhaut, mit der sie fest verwachsen ist, und der Knochenhaut des Schädeldachs. Sehnenhaube und Kopfhaut bilden zusammen die *Kopfschwarte*. In die Sehnenhaube strahlen die *Muskeln des Schädeldachs* ein (Stirnmuskel, Ohrmuskeln und Hinterhauptmuskel), wodurch eine Verschiebung der Kopfschwarte (und damit der

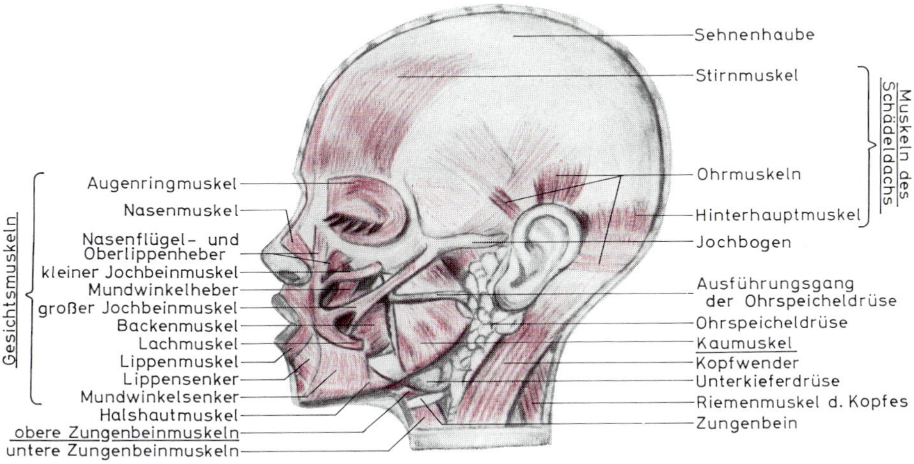

Abb. 6.49 Kopfmuskeln.

Kopfhaut) möglich ist. Weitere in der Haut gelegene Muskeln sind im Bereich des Gesichts um die Körperöffnungen gruppiert, nämlich die Muskeln in der Umgebung des Auges, der Nase, des Mundes und des äußeren Ohres. Lidschluß, Lächeln, Mundöffnung, Lippenbewegungen beim Sprechen und vieles andere mehr sind einige der Funktionen dieser *Gesichtsmuskulatur* (Einzelheiten s. Tab. 6.6 und Abb. 6.49).

Weitere Kopfmuskeln

Die *(2) Kaumuskeln* (*Masseter*[17] u. a., z. B. der in der Tiefe liegende *Schläfenmuskel*) stellen eine kräftige, zwischen dem Unterkieferbein einerseits und einer Reihe anderer Schädelknochen andererseits liegende Muskulatur dar, die die Bewegungen des Unterkiefers und den Kaudruck ermöglicht. In der Umgebung der Kaumuskulatur befindet sich in der Wange der aus Baufett bestehende Wangenfettpfropf, der auch bei stärkerer Abmagerung kaum schwindet. Zu den Muskeln des Kopfes gehören ferner *(3) die Zungenmuskeln* (Abb. 6.130), die den Augapfel bewegenden *(4) Augenmuskeln, (5) die oberen Zungenbeinmuskeln* u. a.

[17] Genauer: Musculus (oder M.) masseter, das gleiche gilt für die übrigen Muskeln, z. B. Bizeps = M. biceps (Mehrzahl: Musculi oder Mm.); nur bei Platysma und Diaphragma fehlt stets der Zusatz M.

Halsmuskeln

Oberflächliche Halsmuskeln

Die *(1) unteren Zungenbeinmuskeln* gehören zu den Halsmuskeln. Der oberflächlich gelegene *(2) Halshautmuskel* (Platysma[17]), eine dünne Muskelplatte, reicht etwa von der Wangengegend bis zur zweiten oder dritten Rippe. Er besteht also aus einem Kopf- und einem Halsteil. Beide können die Haut straffen. Der Kopfteil dieses Muskels gehört zur mimischen Gesichtsmuskulatur.

Ein wichtiger Halsmuskel ist der *(3) Kopfwender* (M. sternocleidomastoideus). Er verläuft vom Brustbein und dem angrenzenden Teil des Schlüsselbeins schräg zum Warzenfortsatz des Schläfenbeins und dem benachbarten Hinterhauptsbein. Wenn sich die Muskeln beider Seiten zusammenziehen, wird das Kinn etwas angehoben und der Kopf nach hinten gebeugt. Wir haben es hier also nicht mit einem Kopf-„nicker" zu tun, wie gelegentlich angenommen wird. Bei einseitiger Wirkung wird der Kopf nach dieser Seite geneigt und gleichzeitig so gedreht, daß das Gesicht nach der entgegengesetzten Seite zeigt.

Diese Stellung nimmt der Kopf auch dann ein, wenn statt einer einseitigen Muskelkontraktion eine narbige Schrumpfung innerhalb des Muskels auftritt. Einen solchen muskulären Schiefhals sehen wir häufiger bei Kindern, die aus Steißlage geboren sind, als nach normaler Entbindung. Teils kann beim Schiefhals in dem Kopfwender der betreffenden Seite eine Verdickung (Blutgeschwulst) getastet werden.

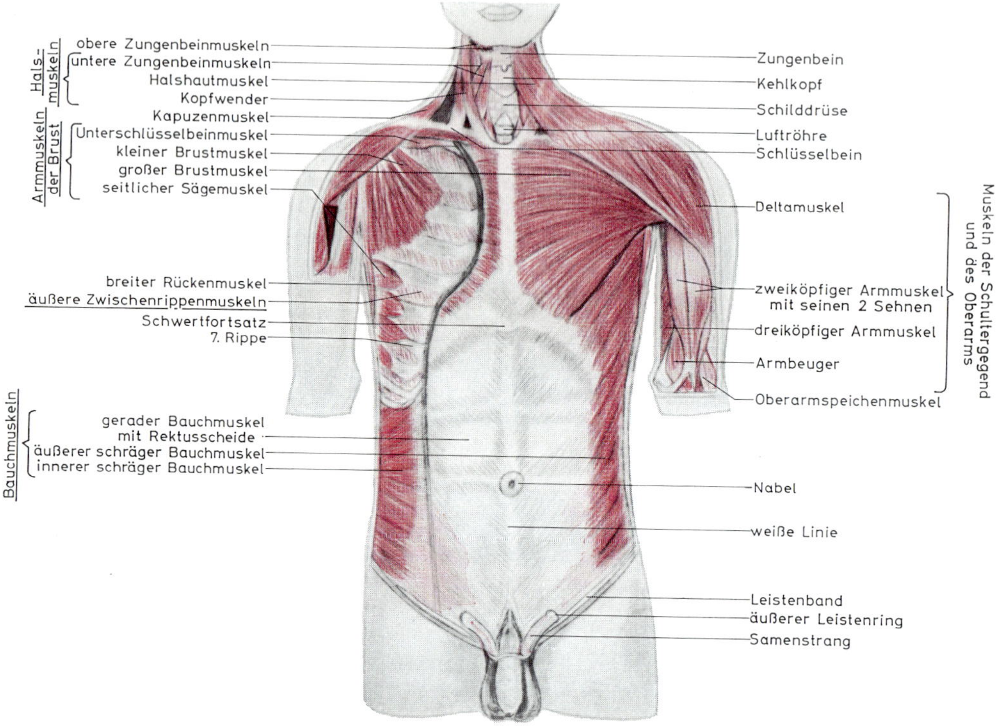

Abb. 6.50 Hals-, Brust- und Bauchmuskeln (rechter Halshautmuskel entfernt, großer Brustmuskel und äußerer schräger Bauchmuskel rechts teilweise entfernt).

Tiefe Halsmuskeln

Daneben gibt es noch eine große Zahl *(4) tiefer gelegener Halsmuskeln,* die für die verschiedensten Bewegungen des Halses und des Kopfes von Bedeutung sind und zum Teil auch als Rippenheber bei der Atmung mitwirken.

Brustmuskeln (Abb. 6.50)

Armmuskeln der Brust

In einer oberflächlichen Schicht liegen die *(1) Armmuskeln der Brust.* Der größte dieser 4 Armmuskeln ist der *große Brustmuskel* (M. pectoralis major), der vom Brustkorb aus zum Oberarm zieht und diesen an den Brustkorb heranführt sowie einwärtsrollt. Der untere Rand des Muskels bildet die vordere Begrenzung der Achselhöhle. In diesem Bereich kommt es zu einer Überkreuzung der Muskelfasern; sie verhindert eine übermäßig starke Dehnung der unteren Muskelpartien beim Armheben (Abb. 6.51). Die anderen drei Armmuskeln der Brust setzen nicht am Oberarm an, sondern am Schultergürtel. Sie bewegen den Schultergürtel und damit indirekt auch den Arm. Es handelt sich um den *kleinen Brustmuskel* (M. pectoralis minor) und den *Un-*

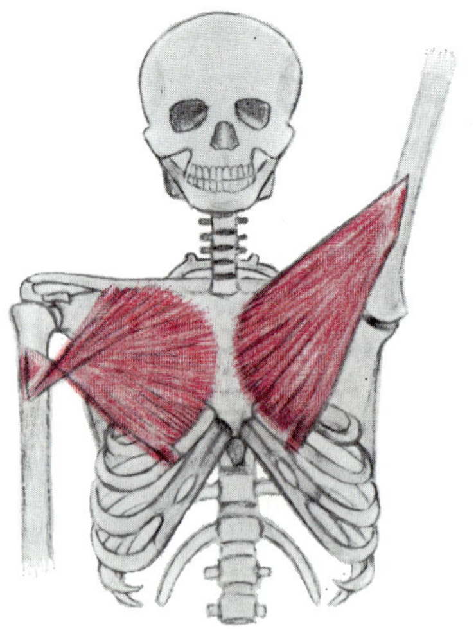

Abb. 6.51 Überkreuzung des großen Brustmuskels kurz vor dem Ansatz am hängenden Arm (rechts), Ausgleich der spiraligen Drehung durch Hebung des Armes (links).

terschlüsselbeinmuskel (M. subclavius), die beide vom großen Brustmuskel vollständig verdeckt sind, sowie einen sägeförmigen Muskel, den *vorderen Sägemuskel* (M. serratus anterior).

Atemmuskeln

Von den in der Tiefe gelegenen und der Brustwand angehörenden Muskeln sind die *(2) äußeren und inneren Zwischenrippenmuskeln* (Mm. intercostales) die wichtigsten, wobei die ersteren die letzteren bedecken. Doch unterscheiden sich diese Muskelgruppen nicht nur durch ihre Lage innerhalb des Zwischenrippenraums, sondern auch durch ihren Faserverlauf und ihre Funktion. Die *äußeren* Zwischenrippenmuskeln sind Rippenheber – sie erweitern den Brustkorb und wirken bei der *Ein*atmung (Inspiration) mit –, die *inneren* dagegen sind Rippensenker, d. h. Senker des Brustkorbs, die sich an der *Aus*atmung (Exspiration) beteiligen (Brust- oder Rippenatmung). Außer dieser Brust- oder Rippenatmung gibt es einen 2. Atemtypus, der hauptsächlich auf der Tätigkeit des *(3) Zwerchfells* (Diaphragma) beruht (Zwerchfellatmung). Das Zwerchfell ist von allen Atemmuskeln der wichtigste. Er stellt eine nach oben gewölbte Trennwand zwischen Brust- und Bauchhöhle dar (Abb. 6.115). Die Kuppel des Gewölbes wird von einer Sehne eingenommen, während die übrigen Teile des Zwerchfells aus quergestreiften Muskelfasern bestehen. An bestimmten Stellen finden sich Öffnungen zum Durchtritt wichtiger Gefäße und Nerven; auch eine Durchtrittstelle für die Speiseröhre ist vorhanden. Bei der Muskelkontraktion flacht sich das Zwerchfell ab. Durch das Tiefertreten des Zwerchfells wird, wie beim Heben der Rippen (s. o.), die Brusthöhle vergrößert und die Lunge entfaltet, so daß automatisch Luft einströmt. Beim Ausatmen erschlafft das Zwerchfell und kehrt in seine ursprüngliche, gewölbte Lage zurück. Die elastischen Kräfte der Lunge und die Spannung der gedehnten Bauchmuskeln sind daran ganz wesentlich beteiligt. (Über eine aktive, durch die inneren Zwischenrippenmuskeln bedingte Ausatmung ist oben berichtet worden.) Die Zwerchfellatmung ist an den Bewegungen der Bauchdecken zu erkennen; denn bei der Erweiterung der Brusthöhle nach unten weicht der Bauchinhalt aus und wölbt die Bauchdecken vor. Die Zwerchfellatmung wird deshalb auch Bauchatmung genannt. Neben der normalen Zwerchfelltätigkeit gibt es kurze, krampfartige Zuckungen dieses Muskels, den sogenannten *Schluckauf (Singultus)*.

Bauchmuskeln (Abb. 6.50)

Breite und gerade Bauchmuskeln

Diese Bauchmuskeln füllen die Lücke aus, die am Skelett zwischen Brustkorb und Becken besteht. Sie treten u. a. bei forcierter Ausatmung (Husten, Niesen, Lachen) in Aktion, indem sie durch ihre Zusammenziehung die Rippen senken und die Baucheingeweide sowie das Zwerchfell nach oben drängen. Wird während der Kontraktion der Bauchmuskeln die Ausatmung und die Zwerchfellerschlaffung durch Verschluß der Stimmritze verhindert, so können die Baucheingeweide nicht nach oben ausweichen, und der Bauchinhalt gerät unter erhöhten Druck. An dem Zustandekommen dieser sogenannten *Bauchpresse* sind alle Bauchmuskeln beteiligt. Sie spielt beim Wasserlassen, bei der Stuhlentleerung und bei der Entbindung eine wichtige Rolle. Auch für die Bewegungen des Rumpfes (Vorwärts- und Seitwärtsneigung sowie Drehungen) sind die Bauchmuskeln von Bedeutung. Daneben umhüllen sie als Hauptbestandteil der weichen Bauchdecke wie ein breiter Gürtel die Baucheingeweide.

Bei einer Reihe von Erkrankungen der inneren Bauchorgane werden die Bauchmuskeln angespannt; diese Bauchdeckenspannung nimmt beim Betasten des Bauches noch zu (Abwehrspannung).

Wir unterscheiden quer-, schräg- und längsverlaufende Bauchmuskeln. Der in der Tiefe gelegene quere (M. transversus abdominis) sowie die darüberliegenden und aus einer inneren und einer äußeren Schicht bestehenden schrägen Bauchmuskeln (innerer und äußerer M. obliquus abdominis) stellen rechts und links die seitliche Begrenzung des Bauchraumes dar. Sie werden in ihrer Gesamtheit als *(1) breite Bauchmuskeln* bezeichnet. Die breiten Bauchmuskeln beider Seiten gehen im mittleren Teil der vorderen Bauchwand in eine *Sehnenplatte* über. Dabei bilden sie in der Mittellinie einen sehnigen Längsstrang, die *weiße Linie* (Linea alba). Sie verläuft vom Schwertfortsatz des Brustbeins bis zur Schamfuge des Beckens und enthält in der Nabelgegend den zur Zeit der Geburt noch offenen und später verschlossenen *Nabelring*. Die Sehnenplatte der breiten Bauchmuskeln stellt rechts wie links neben der Mittellinie je eine den längsverlaufenden, *(2) geraden Bauchmuskel* (M. rectus abdominis) umhüllende Scheide dar *(Rektusscheide)*. Während also die breiten Bauchmuskeln seitlich gelegen sind, befinden sich die beiden geraden Bauchmuskeln in der Mitte der vorderen Bauchwand. Gelegentlich rücken der rechte und linke gerade Bauchmuskel auseinander, und es findet sich dann in der Mitte zwischen ihnen (im Bereich der weißen Linie) eine mehr oder weniger große, sicht- und tastbare Lücke *(Rektusdiastase)*.

Auch normalerweise fehlt an einigen Stellen der Bauchwand die Muskulatur. Hier kann es zur Ausbildung von Eingeweidebrüchen (Hernien) kommen, und zwar am Nabel *(Nabelbruch)* sowie in der Umgebung des rechten und linken Leistenbandes (Ligamentum inguinale), das jeweils den vorderen Darmbeinstachel mit dem Schambein verbindet. Unmittelbar über dem Leistenband zieht der sogenannte Leistenkanal schräg durch die Bauchwand hindurch; seine äußere Mündung ist der äußere Leistenring (Abb. 6.50). Durch den *schräg* verlaufenden Leistenkanal können Eingeweide (Darmschlingen u.a.) aus der Bauchhöhle austreten *(indirekter Leistenbruch)*, doch können sie auch neben dem Leistenkanal die Bauchwand *senkrecht* (auf kürzestem Wege, d.h. direkt) durchsetzen *(direkter Leistenbruch)*. Während alle Leistenbrüche oberhalb des Leistenbandes liegen, treten durch die unmittelbar unterhalb des Leistenbandes befindliche schwache Stelle der Bauchwand die sehr viel selteneren *Schenkelbrüche* aus. Diese Brüche haben natürlich mit Frakturen nichts zu tun.

Beckenbodenmuskeln

Der Abschluß des Bauchraumes bzw. des kleinen Beckens nach unten erfolgt durch mehrere Muskelplatten (Beckenbodenmuskulatur), kurz *(3) Beckenboden* genannt (Abb. 6.52). Der wichtigste Beckenbodenmuskel ist der *Levator ani* (M. levator ani). Er wird von Mastdarm und Harnröhre sowie – beim weiblichen Geschlecht – von der Scheide durchsetzt. Im Bereich des Beckenbodens befinden sich auch die willkürlichen (quergestreiften) Schließmuskeln der Harnröhre und des Afters. Die Gegend zwischen After und äußeren Geschlechtsteilen wird *Damm* genannt.

Rückenmuskeln (Abb. 6.53)

Armmuskeln des Rückens

Die meisten oberflächlich gelegenen Rückenmuskeln sind *(1) Armmuskeln des Rückens*. Einer von ihnen ist der sogenannte *breite Rückenmuskel* (der breiteste der Rückenmuskeln [M. latissimus dorsi]). Er befestigt sich am Oberarm, den er an den Körper heranzieht (adduziert). Die anderen Armmuskeln des Rückens setzen nicht am Oberarm, sondern am Schultergürtel an, dessen Bewegungen sie beeinflussen. (Die Armmuskeln der Brust verhalten sich in dieser Beziehung ganz ähnlich wie die Armmuskeln des Rückens.) Es sind der *Kapuzenmuskel* (Trapezius), der zwischen diesem und dem breiten Rückenmuskel gelegene große und kleine *Rautenmuskel* (Mm. rhomboides) und der *Schulterblattheber* (M. levator scapulae).

Tiefe Rückenmuskeln

Die an der Wirbelsäule befestigten *(2) tiefen Rückenmuskeln* strecken die Wirbelsäule, d.h. verhindern als Antagonisten der Bauchmuskulatur das Vornüberkippen des Körpers und ermög-

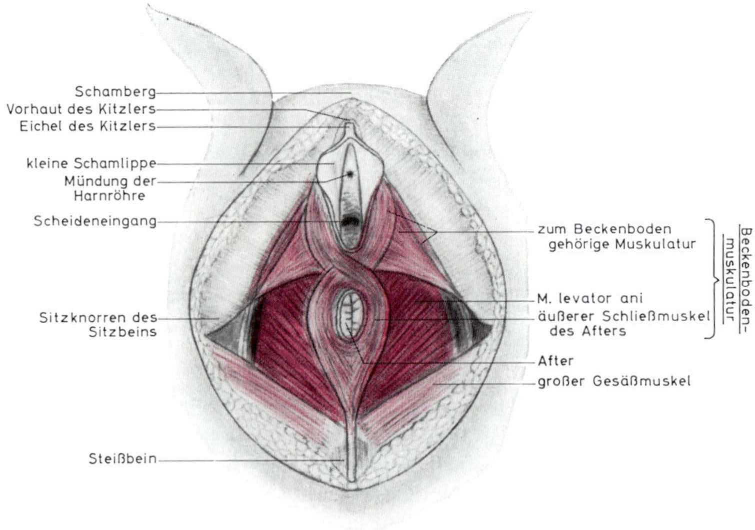

Abb. 6.52 Damm und Beckenbodenmuskulatur der Frau.

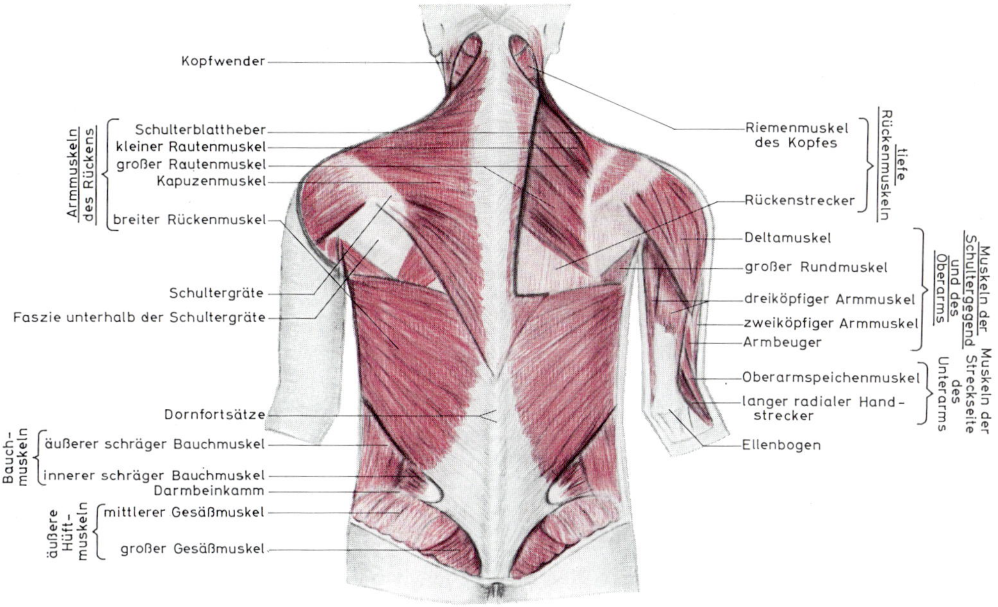

Abb. 6.53 Rückenmuskeln sowie Muskeln der Schultergegend und des Oberarmes (Kapuzenmuskel rechts teilweise entfernt).

lichen dadurch die aufrechte Körperhaltung. Auch Seitwärtsneigungen und Drehungen der Wirbelsäule bzw. des Kopfes können mit ihrer Hilfe ausgeführt werden. Nur zwei Vertreter dieser Gruppe seien genannt, nämlich der *Riemenmuskel des Kopfes* (M. splenius capitis) im unteren Hals- und oberen Brustwirbelsäulenbereich und – sich nach unten anschließend – der sogenannte *Rückenstrecker* (M. sacrospinalis).

Muskeln der oberen Gliedmaßen

(Abb. 6.50, 6.53–6.55)

Die die oberen Gliedmaßen bewegenden Brust- und Rückenmuskeln sind bereits erwähnt worden. Im folgenden sollen die nicht am Stamm entspringenden Armmuskeln besprochen werden.

Muskeln der Schultergegend

Von den zahlreichen *(1) Muskeln der Schultergegend* ist der *Deltamuskel* (M. deltoideus) der größte. Er geht vom Schlüsselbein und vom Schulterblatt aus, bildet die Schulterwölbung und setzt am Oberarmbein an. Die Fasern des Muskels sind so angeordnet, daß sie den Oberarm heben, ihn aber auch nach vorn oder hinten ziehen können. Ein anderer Muskel dieser Gruppe ist der *große Rundmuskel* (M. teres major). Er verläuft vom Schulterblatt zum Oberarm, den er nach hinten und innen zieht sowie einwärtsrollt.

Muskeln des Oberarms

Die *(2) Muskeln der Vorderseite des Oberarms* setzen zum Teil am Unterarm an und beugen ihn. Der wichtigste Beuger des Unterarms ist der *zweiköpfige Armmuskel.* Dieser als Sinnbild der Muskelkraft geltende und jedem bekannte Bizeps des Oberarms springt bei der Kontraktion deutlich vor. Der Bizeps hat einen kurzen und einen langen Kopf. Der erstere geht vom Schulterblatt aus. Der letztere entspringt sowohl am Schulterblatt als auch an der Schultergelenkpfanne und verläuft durch den Gelenkspalt hindurch (Abb. 6.18). Nach der Verschmelzung beider Köpfe entsteht ein kräftiger Muskelbauch, der sich in 2 am Unterarm ansetzende Sehnen aufteilt. Ein weiterer Beugemuskel des Unterarms ist der vom Oberarm zur Elle verlaufende sog. *Armbeuger* (M. brachialis), ein breiter, dicker Muskel. der einzige *(3) Muskel der Rückseite des Oberarms* ist der *Armstrecker,* ein dreiköpfiger Muskel (Trizeps des Oberarms), der teils vom Schulterblatt, teils vom Oberarm kommend, am Ellenbogen ansetzt und den Unterarm streckt.

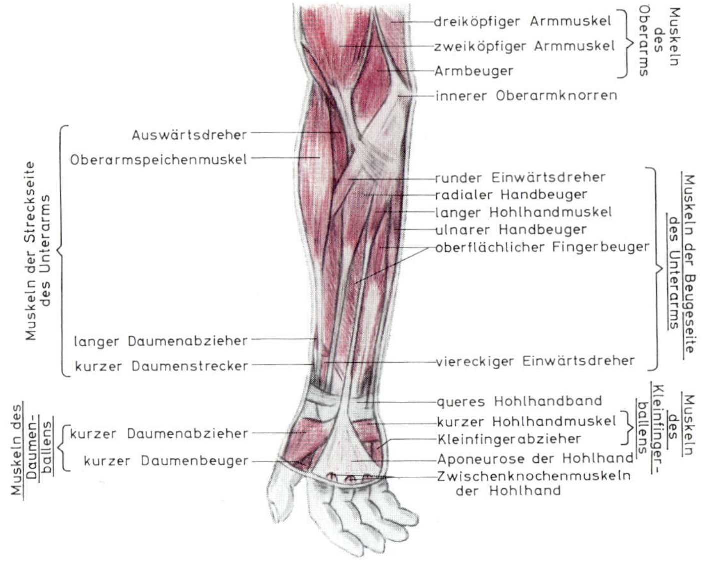

Abb. 6.54 Muskeln des rechten Unterarms (Beugeseite).

Muskeln des Unterarms

Auch am Unterarm sind 2 Gruppen von Muskeln zu unterscheiden, nämlich Muskeln der Hohlhandseite (Beugeseite des Unterarms) und solche der Handrückenseite (Streckseite des Unterarms). Die Mehrzahl der Unterarmmuskeln dient der Bewegung der Hand bzw. setzt durch Vermittlung langer Sehnen an den Fingergliedern an, und zwar bewirken die *(4) Muskeln der Beugeseite* fast ausschließlich eine Beugung der Hand und der Finger, während die meisten *(5) Muskeln der Streckseite* Hand und Finger strecken. Eine Reihe von Unterarmmuskeln können Seitwärtsbewegungen und Drehungen (Pro- und Supination) der Hand hervorrufen. Einige Muskeln der Beugeseite des Unterarms verlaufen unterhalb des queren Hohlhandbandes zur Handinnenfläche, die meisten Muskeln der Streckseite des Unterarms ziehen, von Sehenscheiden umgeben, unter dem Sehnenband des Handrückens hindurch. Über Einzelheiten informieren Tab. 6.6 sowie Abb. 6.54 und 6.55. (Zwischen den vom Unterarm kommenden Sehnen des abgespreizten Daumens befindet sich auf der Streckseite im Bereich seines Sattelgelenks eine kleine Grube, die sog. *Schnupftabakdose* oder *Tabatiere*.)

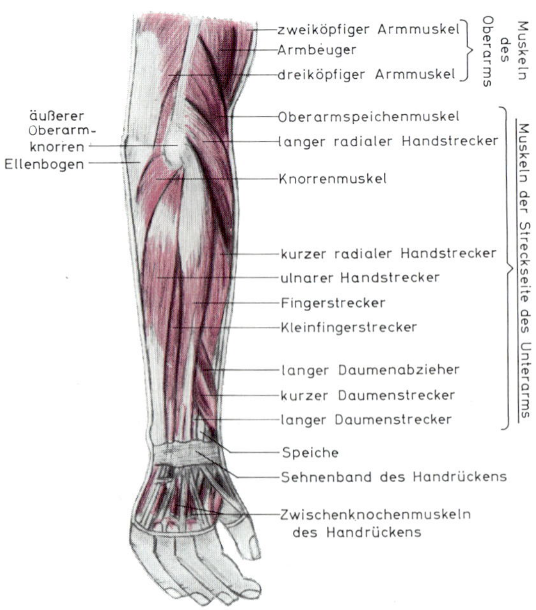

Abb. 6.55 Muskeln des rechten Unterarms (Streckseite).

Kurze Handmuskeln

Die Finger werden aber nicht nur durch die langen Sehnen der Unterarmmuskeln bewegt, sondern besitzen zahlreiche eigene Muskeln, die sog. *(6) kurzen Handmuskeln,* die ausschließlich auf die Hand beschränkt sind. Eine besonders ausgeprägte Muskulatur findet sich im Bereich des Daumenballens (*kurzer Daumenabzieher, kurzer Daumenbeuger* u. a.) und des Kleinfingerballens (*Kleinfingerabzieher, kurzer Hohlhandmuskel* u. a.), aber auch dazwischen liegt eine große Zahl von Muskeln (*Zwischenknochenmuskeln* der Hohlhand und des Handrückens u. a.). Die Finger sind jedoch frei von Muskulatur, zu ihnen ziehen nur die entsprechenden Sehnen, die die feinen Fingerbewegungen ermöglichen (Beugung, Streckung, Spreizung u. a.).

Muskeln der unteren Gliedmaßen

(Abb. 6.56, 6.57, 6.58)

Hüftmuskeln

Das Hüftgelenk ist von einer großen Zahl kräftiger Muskeln umgeben, die vom Becken zum Oberschenkel ziehen. Es werden innere und äußere Hüftmuskeln unterschieden. Zu den *(1) inneren Hüftmuskeln* (s. auch Abb. 6.115) gehört der *Darmbeinmuskel* (M. iliacus), der an der Innenfläche der Darmbeinschaufel entspringt. Er verbindet sich mit dem von der Lendenwirbelsäule kommenden *Lendenmuskel* (M. psoas, s. auch Abb. 6.125) zum *Hüftlendenmuskel* (M. iliopsoas). Beide Muskelanteile treten unter dem Leistenband aus dem Becken aus und verlaufen zum kleinen Rollhügel des Oberschenkels, wo sie mit einer gemeinsamen Sehne ansetzen. Sie beugen den Oberschenkel im Hüftgelenk oder führen bei feststehenden Beinen zur Rumpfbeuge vorwärts. Die Zahl der *(2) äußeren Hüftmuskeln* ist recht groß. Sie entspringen fast alle außen am Becken. Viele von ihnen ziehen in die Nähe des großen Rollhügels. Einige der äußeren Hüftmuskeln führen zur Drehung (teils Innen-, teils Außenrotation), andere zur Spreizung (Abduktion) des Oberschenkels, wieder andere beugen ihn. Der *große Gesäßmuskel,* der größte Muskel dieser Gruppe (M. glutaeus maximus) bewirkt dagegen u. a. teils eine Adduktion (Heranführung), teils eine Streckung im Hüftgelenk, je nachdem, welche Fasern in Aktion treten. Die Streckwirkung des großen Gesäßmuskels ist beim Aufstehen aus dem Sitzen, beim Treppensteigen usw. von Bedeutung. In dieser Beziehung ist er Gegenspieler der inneren Hüftmuskulatur. Auch die Funktion des *mittleren Gesäßmuskels* (M. glutaeus medius) ist von der Faserrichtung abhängig. Der vorn verlaufende Muskelanteil beugt den Oberschenkel und rollt ihn nach innen. Der hinten liegende Anteil des Muskels hat eine solche Faserrichtung, daß es bei seiner Kontraktion zu einer Streckung und Außenrotation des Oberschenkels kommt. Wirken dagegen alle Teile des mittleren Gesäßmuskels zusammen, so resultiert daraus eine Spreizung des Oberschenkels. Das vordere Drittel des mittleren Gesäßmuskels

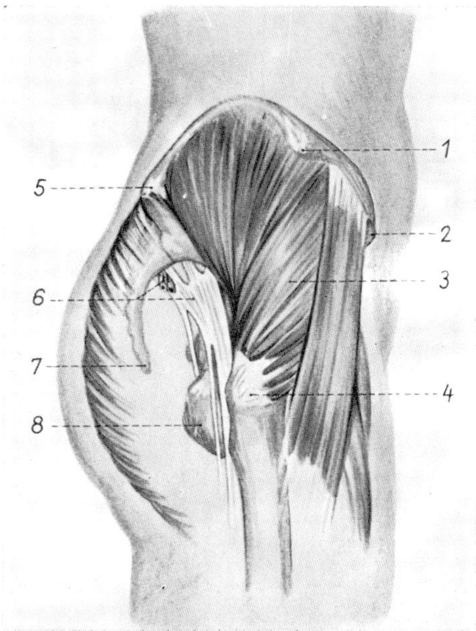

Abb. 6.56 Topographische Darstellung des mittleren Gesäßmuskels: 1 Vorwölbung am Darmbeinkamm, 2 vorderer Darmbeinstachel, 3 vorderer Anteil des mittleren Gesäßmuskels (= Ort der i. m. Injektion), 4 großer Rollhügel, 5 hinterer oberer Darmbeinstachel, 6 Gefäße und Ischiasnerv, 7 Steißbeinspitze, 8 Sitzknorren.

(Abb. 6.56) und der darunter in der Tiefe liegende *kleine Gesäßmuskel* (M. glutaeus minimus) sind übrigens der bevorzugte Ort für die intramuskuläre Injektion *(ventroglutäale Injektion).* Zu den äußeren Hüftmuskeln gehört auch der *Spanner der Oberschenkelbinde* (M. tensor fasciae latae), der sich nach vorn an den mittleren Gesäßmuskel anschließt und vom vorderen Darmbeinstachel aus, vor dem großen Rollhügel nach unten verlaufend, in die alle Oberschenkelmuskeln umhüllende Oberschenkelbinde (Fascia lata) einstrahlt. Eine der Funktionen des Muskels ist die Beugung des Oberschenkels.

Muskeln des Oberschenkels

Am Oberschenkel unterscheiden wir 3 Muskelgruppen: die vorn gelegenen (besonders der Strecker des Unterschenkels), die hinten gelegenen (Beuger des Unterschenkels) und die an der Innenfläche des Oberschenkels gelegenen Muskeln, die das ganze Bein adduzieren (Adduktorengruppe). Wenn diese kräftigen *(3) Adduktoren* beider Oberschenkel zusammenwirken, so

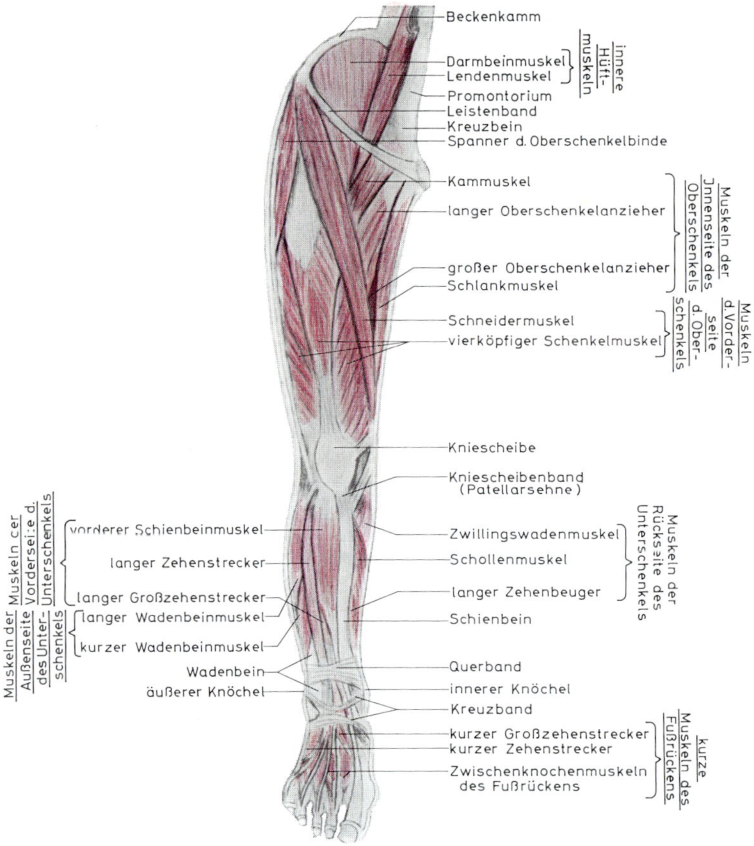

Abb. 6.57 Muskeln des rechten Beines (Streckseite).

kann das Spreizen der Beine verhindert werden, und es kommt zum Schenkelschluß (Einzelheiten s. Tab. 6.6 und Abb. 6.57). Der einzige *(4) Strecker des Unterschenkels* ist der an der Vorderseite des Oberschenkels liegende *vierköpfige Schenkelmuskel* (Quadrizeps, in der Abb. 6.57 sind nur 3 Köpfe sichtbar, der 4. Kopf des Quadrizeps liegt in der Tiefe). Er endet mit einer gemeinsamen Sehne im oberen Teil des Schienbeins an der Schienbeinrauhigkeit. In diese Sehne ist die Kniescheibe (Patella) als Sesambein eingelagert. Das unterhalb der Kniescheibe gelegene Stück der Endsehne wird *Patellarsehne* (Kniescheibenband) genannt. Wie der Quadrizeps so liegt auch der *Schneidermuskel* (M. sartorius) an der Vorderfläche des Oberschenkels. Wegen des schrägen Verlaufs dieses relativ dünnen, schwachen Muskels bewirkt er jedoch keine Streckung, sondern u. a. eine Beugung des Unterschenkels. Die eigentlichen *(5) Beuger des Unterschenkels,* die außerdem Adduktoren und Strecker des Oberschenkels darstellen, befinden sich, wie erwähnt, auf der Rückseite des Oberschenkels. Einer von ihnen ist der *zweiköpfige Schenkelmuskel* (Bizeps des Oberschenkels), der mit einer gemeinsamen Endsehne am Köpfchen des Wadenbeins ansetzt. Diese ist bei gebeugtem Knie leicht durch die Haut zu tasten und stellt die äußere Begrenzung der *Kniekehle* dar, während die Sehnen der beiden anderen auf der Rückseite des Oberschenkels gelegenen Muskeln, nämlich der *Plattsehnenmuskel* (M. semimembranosus) und der *Halbsehnenmuskel* (M. semitendinosus), die Kniekehle nach innen begrenzen.

Muskeln des Unterschenkels

Die Muskeln des Unterschenkels werden ebenso wie die des Oberschenkels in 3 Gruppen unterteilt: Vorn liegen wieder die Strecker, hinten die Beuger, während die Muskeln der dritten Gruppe die Außenseite des Unterschenkels einnehmen. Diese *(6) seitliche Muskelgruppe* besteht aus den *Wadenbeinmuskeln* (langer und kurzer M. peronaeus), die den äußeren Fußrand heben. Zu den *(7) Muskeln der Streckseite* (Vorderseite)

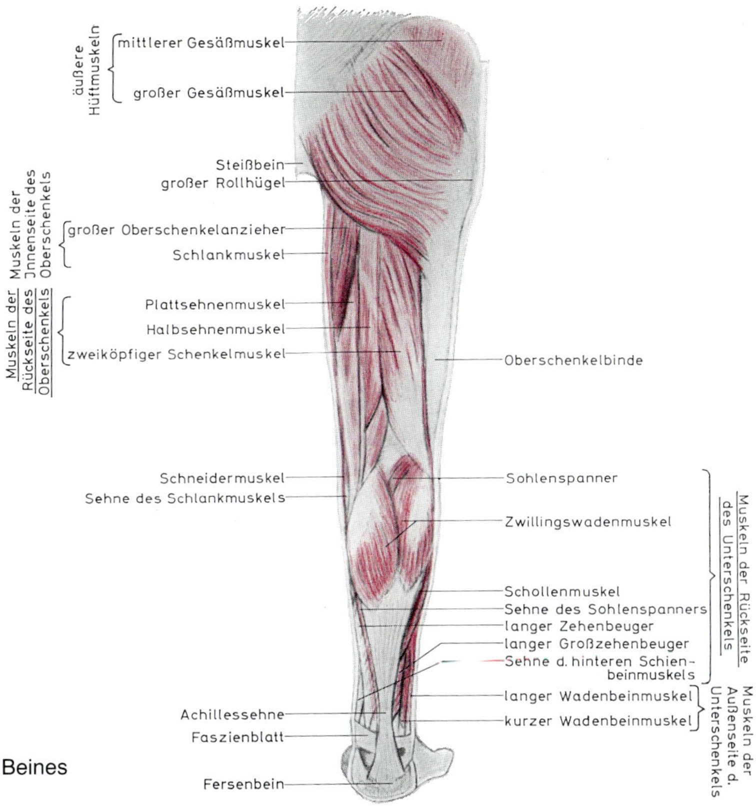

Abb. 6.58 Muskeln des rechten Beines (Beugeseite).

des Unterschenkels gehört der *vordere Schienbeinmuskel* (M. tibialis anterior). Er hebt den inneren Fußrand und den Fußrücken (die Fußspitze). Bei Überanstrengung (schnellem Gehen) spürt man im Bereich dieses Muskels einen Ermüdungsschmerz. Die übrigen an der Vorderseite des Unterschenkels liegenden Muskeln ziehen mit langen Sehnen zu den Zehen. Es handelt sich um den *langen Zehenstrecker* und den *langen Großzehenstrecker*. Auf ihrem Weg vom Unterschenkel zum Fuß verlaufen die Sehnen aller 3 Muskeln der Streckseite zunächst unter dem Querband des Unterschenkels hindurch und gelangen dann – von ihren Sehnenscheiden umhüllt – unter dem Kreuzband des Unterschenkels zum Fußrücken. Zahlreicher und kräftiger sind die *(8) Muskeln der Beugeseite* (Rückseite) des Unterschenkels (Wadenmuskulatur). Am stärksten ist der *dreiköpfige Muskel der Wade* (der Trizeps des Unterschenkels). Die beiden oberflächlich gelegenen Köpfe entspringen am Oberschenkel und vereinigen sich zum *Zwillingswadenmuskel* (M. gastrocnemius). Der 3. Kopf liegt in der Tiefe und geht vom Unterschenkel aus, es handelt sich hier um den *Schollenmuskel* (M. soleus). Alle 3 Muskelanteile vereinigen sich im Bereich der Achillesferse[18] zur Achillessehne, der stärksten Sehne des Körpers, die hinten am Fersenbein ansetzt. Die Sehne des *Sohlenspanners* (M. plantaris) kann mit der Achillessehne verschmelzen oder neben ihr zum Fersenbein verlaufen. Der hintere Teil des Fersenbeins stellt den kurzen Hebel des Fußgelenks dar. Die Länge dieses Hebelarms ist individuell verschieden. Je kürzer er ist, desto kräftiger muß der Trizeps der Wade ausgebildet sein („dicke Wade"), damit er die

[18] Die Achillesferse ist im übertragenen Sinne eine schwache, verwundbare Stelle. Sie ist benannt worden nach dem Helden der griechischen Sage Achilles. Dieser wurde als Kind von seiner Mutter beim Baden an der Ferse gehalten und untergetaucht. Dadurch wurde er – bis auf die Ferse – unverletzlich. Im trojanischen Krieg wurde er durch einen Pfeil in die Ferse tödlich getroffen.

erforderliche Arbeit leisten kann. Er muß nämlich die Ferse heben, d. h. den Fuß sohlenwärts beugen; mit anderen Worten, er ermöglicht den Zehenstand: beim Gehen hebt dieser Muskel das gesamte Körpergewicht auf dem „Standbein" um einige Zentimeter an. Da ein Teil des Muskels nicht nur das Fuß-, sondern auch das Kniegelenk überspringt, also zweigelenkig ist – wie übrigens viele unserer Muskeln –, kann er zusätzlich auf das Kniegelenk wirken (Kniebeuge). Ganz in der Tiefe der Wade liegt eine Reihe von Beugemuskeln des Fußes, die zur Fußsohle ziehen und dadurch indirekt die Ferse heben. Hier sind u. a. zu nennen der *hintere Schienbeinmuskel* (M. tibialis posterior), der außerdem wie der vordere Schienbeinmuskel den inneren Fußrand hebt, sowie der *lange Zehenbeuger* und der *lange Großzehenbeuger,* deren Sehnen an den Endgliedern der Zehen ansetzen und diese beugen.

Kurze Fußmuskeln

Neben den vom Unterschenkel kommenden langen Fußmuskeln verfügt der Fuß ähnlich wie die Hand noch über eine beträchtliche Zahl kleiner Muskeln: die sogenannten *(9) kurzen Fußmuskeln,* die am Fuß entspringen und dort unweit ihres Ursprungs ansetzen. Gemeinsam mit dem gerade erwähnten hinteren Schienbeinmuskel und den langen Zehenbeugern sind die *kurzen Muskeln der Fußsohle* für die Spannung des Fußgewölbes verantwortlich. Außer dieser Stützfunktion haben die kurzen Muskeln der Fußsohle (die Muskeln des Groß- und Kleinzehenballens, die *Zwischenknochenmuskeln der Fußsohle* u. a.) eine 2. Aufgabe; sie bewegen – ebenso wie die *kurzen Muskeln des Fußrückens* (*kurzer Zehenstrecker, kurzer Großzehenstrecker, Zwischenknochenmuskeln des Fußrückens* u. a.) – die Zehen, an denen die entsprechenden Sehnen ansetzen. Die Beweglichkeit der Zehen ist jedoch geringer als die der Finger.

4.3 Blut, Kreislauforgane und Lymphsystem

Der **Kreislaufapparat** (Blut und Kreislauforgane) stellt – ähnlich wie das Nervensystem – die Verbindung zwischen den einzelnen Körperteilen her. Bevor wir uns den eigentlichen *Kreislauforganen (Herz und Blutgefäße)* zuwenden, sollen die Zusammensetzung und die Funktionen des Blutes im einzelnen besprochen werden.

4.3.1 Das Blut

Das Blut ist eine rote, undurchsichtige Flüssigkeit. Die Gesamtblutmenge beträgt beim Erwachsenen ungefähr 1/13 des Körpergewichts (rund 5 Liter), beim Säugling dagegen nur etwa 1/10 des Körpergewichts (z. B. 500 ml bei einem Gewicht von 5 kg). Auf S. 110 ist das Blut als Bindegewebe definiert worden, dessen Zellen in einer flüssigen Grundsubstanz aufgeschwemmt sind. Die Zellen werden *Blutzellen* oder *Blutkörperchen* genannt, die flüssige Grundsubstanz, die Blutflüssigkeit also, heißt *Blutplasma* oder *Blutwasser.*

Bestandteile und Aufgaben des Blutplasmas

Das Blutplasma hat folgende Zusammensetzung:

90% Wasser, außerdem Salze (Natriumchlorid u. v. a., hierher gehört auch die „Alkalireserve"), 7% Eiweiß (Albumin, α-, β-, γ-Globulin, Fibrinogen) sowie andere organische (stickstoffhaltige) Substanzen,
Glukose, Fette, Lipoide und Farbstoffe,
Hormone, Fermente, Vitamine und Spurenelemente.

Wasser, Salze, Alkalireserve

Zur Konstanterhaltung von Wassergehalt und Salzkonzentration (gleichbleibender *osmotischer Druck*) sowie zur Aufrechterhaltung eines bestimmten *pH-Wertes* stehen dem Körper eine Reihe von Regulationsmechanismen zur Verfügung (Nieren, Schweißdrüsen u. a.). Bei Blutverlusten wird der Kreislauf durch Einströmen von Flüssigkeit aus dem Gewebe relativ schnell aufgefüllt, während die Blutzellen erst allmählich nachgebildet werden (Blutverdünnung bzw. Blutarmut oder Anämie). Die Bedeutung der Alkalireserve und weiterer Faktoren für die Konstanterhaltung der Blutreaktion (des Blut-pH-Wertes) ist andernorts ausführlich erörtert worden (S. 79, 82, 95). Der *Transport des Kohlendioxids* von den arbeitenden Geweben zur Lunge erfolgt vornehmlich durch Bindung an Alkali (in Form der Alkalireserve des Blutes, S. 82), während der Sauerstoff im Blut an den roten Blutfarbstoff der Erythrozyten gebunden ist und so von der Lunge zu den tätigen Organen gelangt (S. 161).

Eiweiß und Reststickstoff

Die Eiweißkörper des Plasmas sind Albumin, α-, β- und γ-Globulin sowie Fibrinogen. Auf das *Fibrinogen* und andere Gerinnungsfaktoren werden wir bei Besprechung der *Blutgerinnung* zurückkommen. Über einige *Transportfunktionen des Albumins und der α- und β-Globuline* ist auf S. 96 schon berichtet worden. Das *γ-Globulin* stellt unsere **Antikörper** dar. Diese sog. *Immunglobuline* (Ig) sind für die Infektabwehr bedeutsam. Es gibt verschiedene Immunglobuline, die wichtigsten sind IgG, IgA und IgM. Diese Antikörper bildet der Organismus dann, wenn er mit Stoffen in Berührung kommt, die er als körperfremd empfindet. Derartige Stoffe nennen wir **Antigene.**

▶ Sitzt das Antigen z. B. an Zellen oder Bakterien, so kann die sich entwickelnde Antigen-Antikörper-Reaktion zu einer Auflösung (Lysis) der Zellen oder Bakterien führen; die entsprechenden Antikörper heißen *Lysine*.

Führt die Reaktion zwischen Antigen und Antikörper zur Verklumpung (Agglutination), so handelt es sich bei den daran beteiligten Antikörpern um *Agglutinine.* Sie spielen z. B. bei der Zusammenballung der roten Blutkörperchen eine Rolle sowie bei der *Gruber-Widalschen Reaktion (Widalschen Reaktion)* zum Nachweis von Typhus u. ä. (falls das Patientenserum *Agglutinine gegen Typhusbakterien* enthält – was zunächst *nicht bekannt* ist und bewiesen werden soll –, so verursacht es auch noch bei stärkerer Serumverdünnung, „hoher Titer", eine Zusammenballung der im Labor zugesetzten, d. h. *bekannten Typhusbakterien;* umgekehrt werden bei der *Gruberschen Reaktion* die durch Immunisierung erzeugten und deshalb genau *bekannten Agglutinine* eines Tierserums mit den zunächst noch *unbekannten Bakterien* des Patienten zusammengebracht, und es wird die Agglutination beurteilt).

Beim Zusammentreffen von Antigen und Antikörper kann sich auch ein Niederschlag (ein Präzipitat) bilden. In dem Falle nennen wir die Antikörper *Präzipitine*.

Spezifisch gegen bakterielle und andere Gifte (Toxine) gerichtete Antikörper sind die *Antitoxine* (Gegengifte). Jedes Antitoxin neutralisiert nur ein einziges, ganz spezielles Gift, dasjenige nämlich, das die Bildung des betreffenden Antitoxins verursacht hat. Das Gift der Diphtheriebakterien löst beim Diphtheriekranken die Bildung des Diphtherie-Antitoxins aus. Eine solche Reaktion kann auch künstlich beim Pferd zur Gewinnung des therapeutisch anzuwendenden Diphtherie-Antitoxins hervorgerufen werden. ◀

Unter der Bezeichnung *Reststickstoff* oder *Rest-N* verstehen wir den Stickstoff derjenigen organischen Substanzen des Serums, die nach der Entfernung der Eiweißkörper im Reagenzglas übrigbleiben. Zu diesem „Rest" gehören Harnstoff, Aminosäuren u. a. Bei darniederliegender Nierenfunktion kommt es zum Rest-N-Anstieg; in extremen Fällen tritt Bewußtlosigkeit auf (Urämie, urämisches Koma, Coma uraemicum, Harnvergiftung).

Glukose, Fette, Lipoide und Farbstoffe

Auch diese Substanzen finden sich regelmäßig im Plasma. Das *Karotin* und ähnliche Substanzen sind gelbe Farbstoffe, die zu den Lipoiden gerechnet werden. Ein weiterer Farbstoff des Blutes ist der *Gallenfarbstoff*.

Hormone, Fermente, Vitamine und Spurenelemente

Diese für den Stoffwechsel so ungeheuer wichtigen Substanzen kommen nur in kleinster Menge im menschlichen Organismus vor (hauptsächlich innerhalb der Körperzellen, aber auch im Plasma) und sind schon in diesen geringen Spuren wirksam. Die Hormone (die Inkrete der innersekretorischen Drüsen) und die Fermente (sie ermöglichen die zahllosen Stoffwechselprozesse im Organismus) werden von den Zellen selbst produziert, während der Körper die Vitamine nicht bilden kann, sie müssen deshalb ebenso wie die Spurenelemente mit der Nahrung aufgenommen werden.

Die Blutzellen und ihre Aufgaben

Die Blutzellen (Blutkörperchen) sind in Form und Größe uneinheitlich. Wir unterscheiden drei Gruppen von Blutzellen (Abb. 6.59 und Tab. im Anhang):

Rote Blutkörperchen (Erythrozyten),
Weiße Blutkörperchen (Leukozyten),
Blutplättchen (Thrombozyten).

Rote Blutkörperchen

Die *Erythrozyten* stellen den zahlenmäßig größten Anteil der Blutzellen dar. 1 µl Blut enthält rund 5 Millionen rote Blutkörperchen. Beim

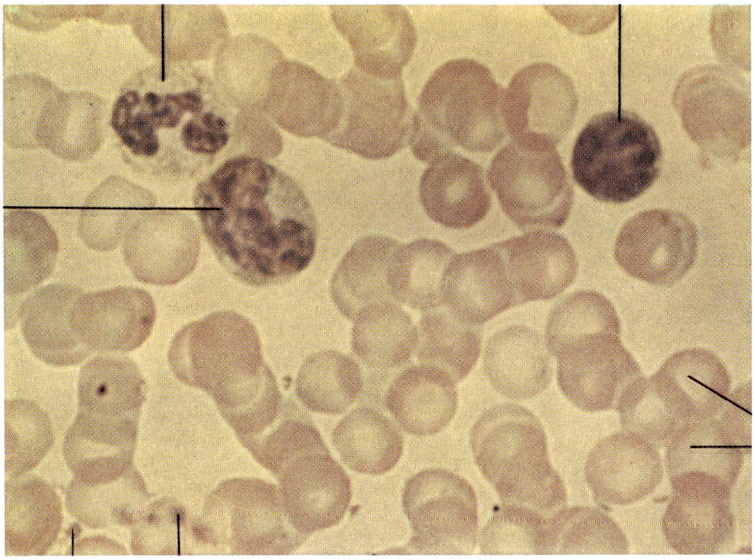

Abb. 6.59 Blutbild (mikroskopisch, Ölimmersion): a Monozyt, b Granulozyt, c Lymphozyt, d Erythrozyten, e Thrombozyten.

Mann sind es etwas mehr als bei der Frau und beim Kind. Nur das Neugeborene macht eine Ausnahme: in den ersten Lebenstagen ist die Erythrozytenzahl höher als in anderen Altersgruppen.

Sehr hohe Erythrozytenzahlen sind selten. Wir finden solche *„Polyzythämien"* z. B. bei bestimmten Herzfehlern; daneben gibt es eine bösartige „idiopathische" (= selbständige) Form der Polyzythämie. Die Blutarmut *(Anämie)* geht mit niedrigen Erythrozytenwerten einher.

Der einzelne Erythrozyt hat die Form einer Scheibe. Sein Durchmesser beträgt rund 7,5 μm, nur in den ersten Lebensmonaten sind die roten Blutkörperchen etwas größer.

Die Erythrozyten sind die einzigen Zellen unseres Körpers, die kernlos sind. Die Vorstufen der Erythrozyten *(Erythroblasten* – sie stammen von den Hämozytoblasten ab, S. 110) in den Blutbildungsherden des roten Knochenmarks sind dagegen kernhaltig. Im Laufe des Reifungsprozesses verliert die Zelle ihren Kern und wird erst jetzt an das zirkulierende Blut abgegeben. Normalerweise ist im strömenden Blut ein kleiner Anteil sog. *Retikulozyten* (jugendliche, noch nicht völlig ausgereifte Erythrozyten) vorhanden (5–15 auf 1000 Erythrozyten). Diese Zellen lassen bei Spezialfärbung eine netzförmige Struktur erkennen, bei der es sich nicht um Kernreste, sondern um Bestandteile des Zytoplasmas (Ribosomen) handelt. Bei normaler Färbung des Blutausstrichs erscheinen diese Zellen bläulich (nicht rot wie die reifen Erythrozyten) und sind etwas größer als die ausgereiften Formen.

Bei bestimmten Erkrankungen treten Erythroblasten im peripheren Blut auf, z. B. bei der infolge Rh-Unverträglichkeit zu beobachtenden schweren Neugeborenengelbsucht, die deshalb auch „Erythroblastose" genannt wird. Die Erythroblasten des zirkulierenden Blutes stammen allerdings nicht aus dem Knochenmark, sondern von ungewöhnlichen Blutbildungsherden (z. B. aus der Leber und aus der Milz).

Die Lebensdauer eines Erythrozyten beträgt beim Neugeborenen etwa 80, danach rund 120 Tage. Es werden ständig alternde Erythrozyten vor allem im Knochenmark, ferner in Leber und Milz abgebaut; der in den Erythrozyten enthaltene rote Blutfarbstoff wird hier in Gallenfarbstoff umgewandelt. (Die gleiche Umwandlung des Blutfarbstoffs in Gallenfarbstoff vollzieht sich z. B. auch im Bluterguß, wie an dessen allmählicher Verfärbung zu erkennen ist.) Der Gallenfarbstoff wird in der Leber weiter umgewandelt und mit der Galle ausgeschieden. Jedoch wird das im Molekül des roten Blutfarbstoffs vorhandene Eisen vom Körper zurückgehalten.

Damit haben wir bereits

den wichtigsten Bestandteil der Erythrozyten genannt, nämlich den (eisenhaltigen) *roten Blutfarbstoff*, das *Hämoglobin* (Hb).

Das Hämoglobin verursacht die rote Farbe des Blutes und die schwach rötliche Farbe des nicht mit Farbstoffen behandelten einzelnen Erythrozyten.

Die Aufgabe des Hämoglobins besteht darin, an die Körperzellen den Sauerstoff heranzutragen.

In der Lunge wird der Sauerstoff locker an das Eisen des Hämoglobins gebunden. Das auf die Weise entstandene *Oxy-Hämoglobin* – und folglich auch das in den Körperarterien fließende Blut – hat eine hellrote Farbe. Das Hämoglobin ist nicht nur in der Lage, Sauerstoff aufzunehmen, sondern es kann ihn ebenso leicht wieder abgeben. Dieser Vorgang vollzieht sich im Gewebe: entsprechend dem niedrigen Sauerstoffdruck des Gewebes im Vergleich zum arteriellen Blut wird der Sauerstoff vom Hämoglobin abgehängt. Die hohe Kohlendioxidkonzentration des arbeitenden Gewebes und überhaupt die Anhäufung saurer Stoffwechselprodukte in den tätigen Organen begünstigen das Abhängen des Sauerstoffs vom Hämoglobin; das Bindungsvermögen des Hämoglobins für Sauerstoff ist unter den genannten Umständen geringer. Das zur Lunge zurückströmende, mit Kohlendioxid angereicherte, sauerstoffarme (nicht sauerstofffreie) Blut hat eine dunklere Farbe: das venöse Blut ist dunkelrot. In der Lunge wird das Kohlendioxid abgeatmet, und neuer Sauerstoff wird aufgenommen. Der Kreislauf beginnt von neuem.

Kohlenmonoxid wird übrigens 200- bis 300mal leichter als Sauerstoff vom Hämoglobin gebunden *(CO-Hämoglobin)*. Daraus resultiert die Behinderung des Sauerstofftransports im Blut beim Einatmen hoher Kohlenmonoxidkonzentrationen (Kohlenmonoxidvergiftung).

Das Hämoglobin nimmt mehr als ein Drittel der Masse eines roten Blutkörperchens ein. Bedenken wir, daß rund 40% des Blutes aus Blutzellen bestehen (= Hämatokrit) – und das sind fast ausschließlich Erythrozyten –, so ergibt sich daraus ein beachtlicher Hämoglobingehalt: Beim Mann sind in 100 ml Blut 16 g Hämoglobin (16 g% Hb) enthalten, Frauen haben etwas weniger Hämoglobin, ebenso Kinder mit Ausnahme der ersten Lebenstage, wo der Hämoglobingehalt um 20 g% beträgt.

Das Hämoglobin des Neugeborenen und der ersten Lebensmonate, das überwiegend noch aus der Fetalzeit stammende *f*etale Hämoglobin *(HbF)*, ist anders aufgebaut als das in größeren Mengen erst nach der Geburt gebildete sog. *a*dulte Hämoglobin (Erwachsenen-Hämoglobin, *HbA*). Auch in ihrer Funktion unterscheiden sich diese beiden Hämoglobine: HbF kann mehr Sauerstoff binden als HbA, was sich in der Plazenta vorteilhaft auswirkt, denn der Sauerstoffpartialdruck ist dort geringer als in der Lunge, wo das HbA mit seiner geringeren Sauerstoffbindungskapazität (Sauerstoffaffinität) genügend leistet.

Das HbA ist kein einheitlicher Stoff, es besteht aus HbA_1 und HbA_2; HbA_2 ist die kleinere Fraktion. Sie macht jenseits des 1. Lebensjahres nur 2,5% des Gesamt-Hb aus. Interessant sind die sog. glykolysierten Hämoglobine (auch Glykohämoglobine genannt), nämlich die 3 HbA_1-Untergruppen HbA_{1a}, HbA_{1b} und HbA_{1c}, die beim Gesunden etwa 6% des Gesamt-HbA darstellen und sich aus HbA_1 durch Anlagerung von Glukose und anderen Zuckern bilden. Diejenige HbA_1-Fraktion, die nur Glukose und keine anderen Zucker anlagert, wird HbA_{1c} genannt (HbA_{1c} macht 75% der Gesamt-HbA_{1a-c} aus). Die Bestimmung von HbA_{1a-c} oder HbA_{1c} ist bei der Überwachung der Zuckerkrankheit von großer Bedeutung. Je schlechter die Stoffwechseleinstellung der letzten 4–6 Wochen war, d. h. je höher der Blutzucker in jener Zeit lag, desto mehr HbA_{1a-c} bzw. HbA_{1c} konnte sich entwickeln. Die Werte liegen dann deutlich über 6%, teils über 9 oder bei Stoffwechselentgleisungen sogar über 12% (ähnlich, wie sich an einem Autokotflügel umso mehr Schlamm ansammelt, je höher die Schlammschicht war, durch die der Wagen in den letzten Wochen gefahren ist). Man hat das HbA_{1a-c} (also das „glykolysierte HbA_1", das nicht ganz korrekt im Diabetes-Jargon auch kurz „HbA_1" genannt wird) bzw. das HbA_{1c} als ein „Langzeitgedächtnis des Stoffwechsels" bezeichnet. Glukose lagert sich übrigens auch an Albumin und andere Substrate an, ebenso wird es von den Gefäßwänden eingefangen, was möglicherweise die Gefäßspätschäden bei schlecht eingestellter Zuckerkrankheit erklärt.

Weiße Blutkörperchen

Die „weißen" Blutkörperchen *(Leukozyten)* sind im ungefärbten Zustand im Gegensatz zu den Erythrozyten farblos. Es werden je nach Form und Größe des Kernes und der Anfärbbarkeit des Zytoplasmas mehrere Gruppen unterschieden (Abb. 6.59):

Granulozyten (neutrophile, eosinophile, basophile),
Lymphozyten,
Monozyten.

Das Charakteristische der Granulozyten sind die Granula (Körnelungen) des Zytoplasmas. Je nach dem Verhalten gegenüber bestimmten Farbstoffen werden *neutrophile* (zartrote Granula), *eosinophile* (leuchtend rote Granula) und *basophile* (dunkelblaue Granula) *Granulozyten* unterschieden. Der Kern der reifen Granulozyten ist stark gelappt *(„Segmentkernige")*. Im peripheren Blut kommen auch stets einige junge Granulozyten mit stabförmigem Kern vor *(„Stabkernige")*.

Noch unreifere Formen finden sich im allgemeinen nur im roten Knochenmark, wo die Leukozyten zusammen mit den roten Blutkörperchen und den Blutplättchen gebildet werden. Die *Lymphozyten* haben in der Regel einen runden Kern, während der der *Monozyten* fast immer eingedellt ist. Die Monozyten sind die größten, die Lymphozyten die kleinsten weißen Blutkörperchen, doch sind auch diese noch etwas größer als die Erythrozyten. Während beim Erwachsenen die neutrophilen Granulozyten normalerweise mehr als die Hälfte aller weißen Blutkörperchen ausmachen, überwiegen beim Kind oft die Lymphozyten (etwa 50% der Gesamtleukozytenzahl). In jedem Alter sind nur ein paar Prozent der weißen Blutkörperchen eosinophile Granulozyten, die „Basophilen" sind noch seltener (etwa 0,5%). Rund 5% der Leukozyten sind Monozyten.

Die *Gesamtzahl der Leukozyten* im Blut ist, verglichen mit den Erythrozyten, verschwindend gering. Sie beträgt 5000 bis 12000/µl, wobei Kinder meist größere Leukozytenzahlen aufweisen als Erwachsene.

Bei vielen Infektionen steigt die Leukozytenzahl an *(Leukozytose)*, doch kommen auch Verminderungen vor *(Leukopenie* bei Typhus, vielen Viruserkrankungen u. a.). Der Ausdruck *Leukämie* bedeutet „Weißblütigkeit" (infolge extrem hoher Leukozytenzahlen). Beim Kind ist diese bösartige Erkrankung allerdings häufiger mit normalen oder erniedrigten Leukozytenzahlen verbunden.

Die Lebensdauer eines Leukozyten ist relativ kurz; sie beträgt z. B. bei den Granulozyten nur 9 Tage. Die Leukozyten sind die *Polizei des Körpers*. Die meisten von ihnen haben die Fähigkeit, sich durch Aussendung von Protoplasmafortsätzen weiterzubewegen und sogar die Gefäßwände zu durchdringen *(Wanderzellen)*. Die *neutrophilen Granulozyten* umfließen mit ihren Ausläufern die in den Organismus eingedrungenen schädlichen Stoffe (Fremdkörper, Bakterien) sowie Gewebstrümmer, können diese in ihren Zelleib aufnehmen und verdauen *(Freßzellen, Phagozyten)*. Derartige Vorgänge (Phagozytose) spielen sich am Entzündungsherd ab: der Eiter besteht hauptsächlich aus neutrophilen Granulozyten. Er enthält meist auch Bakterien. Die *Monozyten*, die ebenfalls Phagozyten darstellen, können relativ große Bestandteile in sich aufnehmen. Aus den *B-Lymphozyten* entstehen die im strömenden Blut nicht regelmäßig vorkommenden *Plasmazellen*. Ihnen obliegt die *Antikörperbildung*, die sog. *humorale Abwehr*. Daneben gibt es eine andere Lymphozytenart, die *T-Lymphozyten*. Sie sind für die sog. *zelluläre Abwehr* (z. B. für die Zellzerstörung) zuständig. Wir werden ihnen bei der Besprechung des Thymus wieder begegnen (S. 180). Im normalen Blutausstrich ist eine Unterscheidung von B- und T-Lymphozyten nicht möglich. Dazu bedarf es bestimmter immunologischer Tests. Mit der Lymphozytenfunktion eng verbunden ist der sog. *HLA-Komplex*. Diese „**h**uman **l**eucocyte **a**ntigens", die auf der Oberfläche aller kernhaltigen Zellen sitzen und vererbte Gewebsantigene darstellen, spielen bei Transplantationen eine große Rolle: je mehr Antigene zwischen Spender und Empfänger übereinstimmen, desto besser ist der Transplantationserfolg. Man nennt diese Erbmerkmale deshalb auch *Histokompatibilitätsantigene* oder *Transplantationsantigene*.

Die *eosinophilen Granulozyten* spielen bei *allergischen Erkrankungen* eine Rolle. Die *basophilen Granulozyten* sind wegen ihres hohen *Heparingehaltes* von Bedeutung: Heparin verhindert die Blutgerinnung. (Auch die *Mastzellen*, die vornehmlich im Bindegewebe vorkommen, enthalten u. a. Heparin.)

Blutplättchen

Die Blutplättchen *(Thrombozyten)* sind nicht nur die kleinsten Zellen des Blutes, sondern die kleinsten Zellen des Körpers überhaupt (Durchmesser 2 µm). Sie sind an der *Blutstillung* und – durch Bereitstellung bestimmter Plättchenfaktoren (Thrombozytenfaktoren) – an der *Blutgerinnung* beteiligt. Daher haben die „Thrombo"-zyten auch ihren Namen. Die Blutplättchen gehen aus den Knochenmarkriesenzellen des roten Knochenmarks hervor. Die Zahl der Thrombozyten im Blut beträgt rund 230000/µl.

Extrem hohe Thrombozytenzahlen sind selten (z. B. nach Milzentfernung). Ist die Thrombozytenzahl stark vermindert *(Thrombozytopenie*, teils unter 30000/µl) oder ist die Funktion der in normaler Zahl vorhandenen Blutplättchen gestört, so können unstillbare Blutungen auftreten (verlängerte Blutungszeit). Die Blutgerinnung ist häufig noch normal, da die hierfür mitverantwortlichen Plättchenfaktoren schon in kleinster Konzentration wirksam sind (normale Gerinnungszeit).

Die Blutgerinnung

Die Masse der sich *zusammenballenden Thrombozyten,* die *Zusammenziehung des blutenden Gefäßes* und die *Blutgerinnung* wirken bei der **Blutstillung** nach Verletzungen mit und verhindern einen stärkeren Blutverlust.

Läßt man das aus einer Vene entnommene und in einem Gefäß aufgefangene Blut eine Zeitlang stehen, so kann man den Gerinnungsvorgang gut beobachten. Für den ungestörten Ablauf der Blutgerinnung sind eine große Zahl sogenannter *Gerinnungsfaktoren* notwendig. Einige von ihnen werden beim Zerfall der Blutplättchen frei *(Plättchenfaktoren,* s. o.*)* oder stammen aus Gewebszellen *(Gewebsfaktor),* andere Gerinnungsfaktoren sind von vornherein im Plasma enthalten bzw. entstehen aus entsprechenden Vorstufen während des Gerinnungsprozesses. Dieser läuft in 3 Phasen ab und ist außerordentlich kompliziert. Es seien nur einige wesentliche Punkte genannt. Die Vorphase stellt das Prothrombinaktivierende System dar (es wurde früher als Thrombokinase oder Thromboplastin bezeichnet). Man unterscheidet hier das endogene System (bluteigene Aktivierung durch den Thrombozytenfaktor 3 aus den Thrombozyten und andere Faktoren) und das exogene System (gewebseigene Aktivierung durch den aus verletzten Gewebszellen stammenden „Gewebefaktor" und andere Faktoren). Es dient der Umwandlung von Prothrombin in Thrombin, das seinerseits, zusammen mit weiteren Faktoren, Fibrinogen in Fibrin, den Faserstoff des Blutes, überführt (Tab. 6.7).

In dem Netzwerk des Fibrins setzen sich die Blutkörperchen fest. Das zunächst lockere Fibringerinnsel zieht sich zusammen *(„Retraktion")* und bildet unter Auspressung der Flüssigkeit den kompakten, gallertigen, dunkelroten *Blutkuchen.*

Die darüberstehende, gelbliche Flüssigkeit ist aber nicht mit dem *Plasma* identisch; denn es fehlt ihr das Fibrinogen. Diese bei der Gerinnung entstehende, fibrinogenfreie Flüssigkeit wird *Serum* genannt.

Tabelle 6.7 Schema der Blutgerinnung.

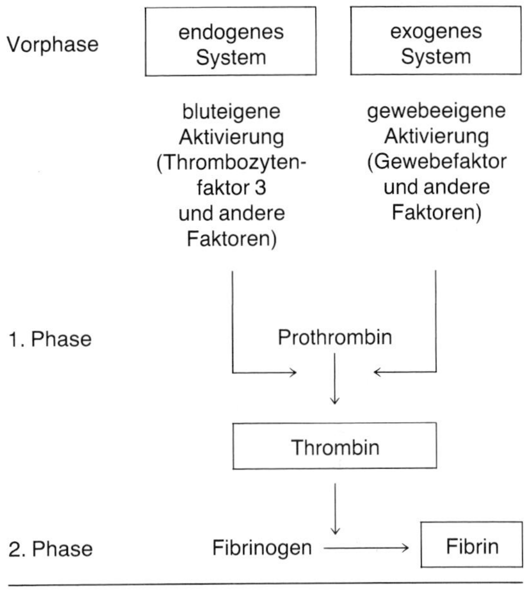

Der gelbliche Überstand über den sedimentierten Blutkörperchen im Blutsenkungsröhrchen ist dagegen nicht Serum, sondern Plasma: zur Bestimmung der Blutsenkungsgeschwindigkeit wird nämlich das aus der Vene entnommene Blut ungerinnbar gemacht, und zwar durch Zusatz von *Natriumcitrat* oder ähnlichen Salzen. Aus diesem entsteht im Blut das unlösliche Calciumcitrat, d. h. dem Blut wird einer der Gerinnungsfaktoren (das Calcium) entzogen, und dadurch wird das Blut ungerinnbar. Die Gerinnungsfähigkeit des Blutes kann auch durch Zusatz von *Heparin* aufgehoben werden, das die Bildung der aktiven Thrombokinase und des Thrombins verhindert. Der Gerinnungsvorgang kann ferner dadurch ausgeschaltet werden, daß das Blut *„defibriniert"* (vom „Fibrin" befreit) wird. Dazu muß man das aus der Vene in ein Gefäß ausströmende Blut mit einem Glasstab schlagen oder mit Glasperlen durchschütteln. Die Fibrinfäden setzen sich am Glasstab oder an den Glasperlen fest.

Fehlt nur ein einziger der zahlreichen Gerinnungsfaktoren, so ist die Blutgerinnung bei Verletzungen ungenügend. Das ist z. B. bei einer bestimmten Bluterkrankheit (der Hämophilie A) der Fall. Der hier fehlende (oder in zu geringer Menge vorhandene) Faktor ist das *antihämophile Globulin* (AHG, Faktor VIII). Der *Calciumspiegel* kann praktisch kaum so stark absinken, daß sich dadurch Gerinnungsstörungen bemerkbar machen würden. Doch gibt es u. a. Beeinträchtigungen der Blutgerinnung bei *Vitamin-K-Mangel.*

Normalerweise wird die Gerinnung durch Faktoren eingeleitet, die bei der Verletzung des Gewebes und der Thrombozyten frei werden. Gelegentlich kommt es innerhalb eines Blutgefäßes ohne Verletzung zur Blutgerinnung, z. B. bei Unebenheiten der Gefäßinnenwand oder infolge Verlangsamung des Blutstromes. Am häufigsten ist eine solche Blutpfropfbildung – die übrigens auch bei längerem Liegenbleiben des Venenkatheters auftritt – in den Bein- und Beckenvenen. Wir sprechen hier von *Thrombose* oder – beim Vorhandensein von Entzündungserscheinungen – von *Thrombophlebitis*. Es besteht dann die Gefahr, daß sich ein Teil des Blutpfropfs losreißt und als „Embolus" mit dem Blutstrom in die Lunge, das Gehirn oder an andere Stellen verschleppt wird *(Embolie)*. Auf diese Weise kann durch Ausfall wichtiger Organe oder Organteile plötzlich der Tod eintreten.

Blutgruppen und Blutfaktoren

Die Erythrozyten sind nicht bei allen Menschen gleich, sondern können in vier Gruppen eingeteilt werden: Es gibt Erythrozyten mit der Blutkörperchen-Eigenschaft A und solche mit der Blutkörperchen-Eigenschaft B, es können auch beide Blutkörperchen-Eigenschaften fehlen (0) oder gemeinsam vorkommen (AB).

Dementsprechend werden beim Menschen 4 *Blutgruppen* unterschieden: Sie lauten A, B, 0 und AB.

Die Blutkörperchen-Eigenschaft bzw. Blutgruppe A kann in A_1 und A_2 unterteilt werden, ebenso AB in A_1B und A_2B. In Deutschland ist die Blutgruppe A mit 43% am häufigsten, dicht gefolgt von der Blutgruppe 0 mit 40%, während nur 12% die Blutgruppe B und 5% die Blutgruppe AB haben.

Diese im Labor bestimmbare Blutgruppe stellt den Phänotyp dar, also das Erscheinungsbild. Sie ist abhängig von dem im Genotyp enthaltenen Genpaar (wobei das eine Gen vom Vater, das andere von der Mutter stammt). Tabelle 6.8 informiert über Genotyp und Phänotyp der Blutgruppen und des Rh-Faktors.

Gegen die Blutkörperchen-Eigenschaften des „AB0-Systems" (mit anderen Worten, gegen die an den Erythrozyten sitzenden Antigene, genauer gesagt, Agglutinine) werden Antikörper gebildet. Dabei handelt es sich um die Plasma- bzw. Serumeigenschaften Anti-A und Anti-B.

Jedes Blut besitzt nach einer allgemein gültigen Regel von diesen Antikörpern diejenigen, die für seine eigenen roten Blutkörperchen unschädlich sind, nicht mehr und nicht weniger.

Tabelle 6.8 Genotyp und Phänotyp von Blutgruppen und Rh-Faktor.

Genpaare	Phänotyp
A_1A_1, A_10, A_1A_2	A_1
A_2A_2, A_20	A_2
BB, B0	B
A_1B	A_1B
A_2B	A_2B
00	0
rhrh	Rh neg.
RhRh	Rh pos.
Rhrh	Rh pos.

Ein Mensch mit der Blutgruppe A verfügt also nur über Anti-B; hätte er auch Anti-A gebildet, so würde er seine eigenen Erythrozyten zerstören. Im Blut der Blutgruppe B ist Anti-A, nicht aber Anti-B nachweisbar. Die Blutgruppe AB kann sich weder Anti-A noch Anti-B leisten. Menschen der Blutgruppe 0 haben in ihrem Blut sowohl Anti-A als auch Anti-B. Daraus ergeben sich wichtige praktische Konsequenzen. Bei *Blutübertragungen (Bluttransfusionen)* ist peinlichst darauf zu achten, daß die Blutgruppe des Spenders mit der des Empfängers übereinstimmt.

▶ Würde ein Patient der Blutgruppe A (besitzt Anti-B) Blut der Gruppe B (besitzt Anti-A) bekommen, so würde das Anti-B des Patienten eine Zusammenballung der Spender-B-Erythrozyten verursachen. Die im übertragenen Blut enthaltene geringe Menge Anti-A wird in dem großen Blutvolumen des Empfängers derartig stark verdünnt, daß dessen A-Erythrozyten nicht geschädigt werden. (Anders verhält es sich natürlich bei Austauschtransfusionen, wo große Blutmengen übertragen werden.) Die lebensbedrohlichen Antikörper bleiben zeitlebens bestehen.

Transfusionszwischenfälle (Schockzustand u. U. mit tödlichem Ausgang) werden also durch das *Anti-A bzw. Anti-B des Patienten* ausgelöst, das die Spender-Erythrozyten zur *Agglutination* bringt. Deshalb sind früher Menschen der Blutgruppe 0 als „Universalspender" bezeichnet worden; denn ihren 0-Erythrozyten kann weder das Anti-A noch das Anti-B etwas anhaben (die genannten Antikörper sind im 0-Blut ohnehin vorhanden). Entsprechend könnte man bei Patienten der Blutgruppe AB von „Universalempfängern" sprechen, da ihr Blut frei von Anti-A und Anti-B ist. Daraus könnte man ableiten, daß 0-Blut allen Menschen transfundiert werden könnte und daß Patienten der Blutgruppe AB auch gruppenfremdes Blut tolerieren würden; trotzdem wird man nur in extremen Ausnahmefällen von der obigen Regel abweichen, wonach die Blutgruppe von Spender und Empfänger übereinstimmen muß. Außerdem wird vor einer Transfusion eine Kreuzprobe zum Nachweis oder Ausschluß einer Blutunverträglichkeit durchgeführt, und es wird der Patient während der Bluttransfusion sorgfältig beobachtet, besonders während der ersten Minuten *(Oehleckersche Vorprobe).* ◀

Die Blutgruppenbestimmung soll näher erörtert werden: Man bringt auf einen Objektträger je einen Tropfen Serum eines Menschen mit der Blutgruppe A (dieses A-Serum enthält Anti-B-Agglutinine) und daneben einen Tropfen Serum, das von einem Menschen der Blutgruppe B stammt (das B-Serum enthält Anti-A-Agglutinine). Wird an beiden Stellen ein Tropfen des zu untersuchenden Blutes hinzugefügt und der Objektträger hin und her geschaukelt, damit sich Testserum und Blutstropfen gut vermischen, so kann man auf Grund der eingetretenen bzw. ausgebliebenen Agglutinationsreaktion die Blutgruppe ablesen (Abb. 6.60).

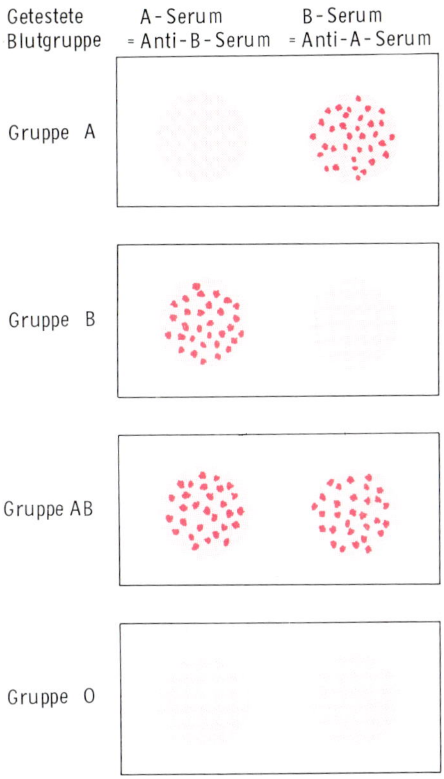

Abb. 6.60 Bestimmung der Blutgruppe: Darstellung der mit Testseren auftretenden Agglutinationen. (Aus: Faller, A.: Der Körper des Menschen. 11. Auflage, Thieme, Stuttgart 1988.)

Außer den genannten Antikörpern (Anti-A und Anti-B) gibt es noch sogenannte Immunantikörper (Immun-Anti-A und Immun-Anti-B). Auch für diese Antikörper gilt, daß der Organismus sie nur bildet, falls das mit den eigenen Erythrozyten vereinbar ist. Bei einer besonderen Form der schweren Neugeborenengelbsucht, nämlich der *„AB0-Unverträglichkeit"*, spielen die Immunantikörper eine wichtige Rolle. Sie können als Antikörper der IgG-Klasse über die Plazenta zum Kind gelangen (das normale Anti-A oder Anti-B ist als IgM-Antikörper dazu nicht in der Lage). Dabei hat stets die **Mutter die Blutgruppe 0, das Kind A oder B,** wobei allerdings nur 5% der „unverträglichen Blutgruppenkonstellationen zwischen Mutter und Kind" mit der Geburt eines kranken Kindes enden. Die Blutkörperchen-Eigenschaften und die verschiedenen zugehörigen Antikörper bleiben zeitlebens bestehen.

▶ Die Bildung von Anti-A und Anti-B kommt übrigens ohne Kontakt mit gruppenungleichem Blut (ohne vorangegangene Bluttransfusion oder Schwangerschaft) zustande und hängt mit der Anwesenheit der Kolibakterien im Darm zusammen. Diese produzieren nämlich Stoffe (Antigene), die mit den Blutkörperchen-Eigenschaften identisch sind und die durch Resorption in den Blutkreislauf gelangen. Darauf reagiert der Organismus mit einer Antikörperbildung (Anti-A, Anti-B), falls seine eigenen Erythrozyten das oder die betreffenden Antigene (Blutkörperchen-Eigenschaften) nicht besitzen (s. o.). Nur beim jungen Säugling fehlen diese Antikörper noch.

Eine Sensibilisierung der Mutter im AB0-System, d. h. die Bildung von Immun-Anti-A bzw. Immun-Anti-B kommt auch durch gelöste, plazentagängige A-/B-Antigene des Feten zustande. Schon das 1. Kind kann an einer AB0-Erythroblastose erkranken; „unverträgliche" Erythrozyten müssen im mütterlichen Blut nicht unbedingt vorhanden sein (eine nennenswerte Zahl von fetalen Erythrozyten gelangt ja erst nach der Geburt zur Mutter). ◀

Anders verhält es sich mit dem *Rh-Faktor* (dem *Rhesus-Faktor,* benannt nach den Rhesus-Affen, bei denen er zuerst beobachtet worden ist).

Der Rh-Faktor ist bei 85% aller Menschen der weißen Rasse nachweisbar (Rh-positive Personen) und fehlt bei 15% (Rh-negative Personen).

Der Rh-Faktor ist ausschließlich an die Erythrozyten gebunden, während die mit den Blutkörperchen-Eigenschaften identischen Antigene auch, wie erwähnt, von Kolibakterien gebildet werden können. Der entsprechende Antikörper kann deshalb auch nur in Gegenwart von Rh-positiven Erythrozyten entstehen, falls diese Erythrozyten von einem Rh-negativen Menschen aufgenommen werden *(Rh-Sensibilisierung),* und nicht durch gelöste Antigene, wie bei der AB0-Unverträglichkeit.

▶ Deshalb wäre es ein Kunstfehler, einem Rh-negativen Patienten Rh-positives Blut zu transfundieren. Ein schwerer Transfusionszwischenfall würde die Folge sein. Rh-negative Patienten dürfen immer nur Rh-negatives Blut bekommen. Rh-positive Patienten sollte man schon aus Gründen der Wirtschaftlichkeit Rh-positives Blut verabreichen; für sie wäre allerdings auch die Transfusion von Rh-negativem Blut fast immer ungefährlich; denn Rh-positive Personen haben keine Veranlassung, gegen Rh-negative Erythrozyten (d. h. gegen einen gar nicht vorhandenen Faktor) Antikörper zu bilden. So kann es auch bei Rh-positiven Müttern keine Antikörperbildung gegen ihre Rh-negativen Kinder geben, nur Rh-positive Kinder von Rh-negativen Müttern sind in Gefahr *(Rh-Unverträglichkeit).* Es kann eine ähnliche Erkrankung auftreten wie bei einer AB0-Unverträglichkeit, d. h. eine oft sogar noch schwerere Neugeborenengelbsucht, jedoch wiederum nur in etwa 5% aller Schwangerschaften mit entsprechender **„Rh-Konstellation" (Mutter Rh-negativ, Kind Rh-positiv).** Im Gegensatz zur AB0-Unverträglichkeit wird die „Rh-Erythroblastose" nicht schon beim 1. Kind beobachtet, es sei denn, die Rh-negative Mutter hat früher einmal Rh-positives Blut bekommen (durch eine falsche Bluttransfusion oder durch eine Fehlgeburt) und folglich bereits Rh-Antikörper gebildet. Der Nachweis der Rh-Antikörper gelingt mit dem sog. Coombs-Serum, einem vom Tier stammenden Anti-Menschenglobulin-Serum *(Coombs-Test).* Die Rh-Sensibilisierung bei Rh-negativen Müttern kann heutzutage meist verhindert werden, und zwar durch Injektion von Anti-D-haltigen Präparaten innerhalb 72 Stunden nach der Geburt des *ersten Rh-positiven Kindes – und aller folgenden Rh-positiven Kinder,* auch nach Fehlgeburten *(Anti-D-Prophylaxe,* „D" = „Rh", s. u.). ◀

Außer dem Rh-Faktor können die Erythrozyten eine Reihe weiterer Antigene des Rh-Systems besitzen, nämlich die Faktoren C, E, c und e. (Der Faktor D ist mit dem Rh-Faktor identisch, d oder rh ist kein Faktor, sondern bedeutet nur das Fehlen von D oder Rh.) Alle zuletzt genannten Faktoren können – selten – eine Antikörperbildung (eine Sensibilisierung) hervorrufen. Daneben gibt es noch andere, weniger wichtige Erythrozytenmerkmale, die weder zum AB0- noch zum Rh-System gehören. Es sind die Merkmale M, N, Kell usw. (Auch sie können in seltenen Fällen zur Sensibilisierung führen und dann Ursache eines Transfusionszwischenfalls oder einer schweren Neugeborenengelbsucht werden.) Wie die Blutgruppen (A, B, 0, AB) so werden auch die Blutfaktoren (Rh-Faktor usw.) und die gerade erwähnten Merkmale (M, N u. a.) ebenso wie der HLA-Komplex nach bestimmten Gesetzen vererbt. Diese Eigenschaften bleiben ebenfalls während des ganzen Lebens unverändert bestehen.

Übersicht über die Aufgaben des Blutes

Transportfunktion: Transport von Nährstoffen, Sauerstoff, Vitaminen, Fermenten, Hormonen, Medikamenten usw. an die Stelle des Bedarfs bzw. an den Wirkungsort (Gewebszellen), Abtransport von Stoffwechselabbauprodukten zu den Ausscheidungsorganen (Schlackenstoffe zur Niere, Kohlendioxid zur Lunge, Gallenfarbstoff zur Leber usw.).

Abwehrfunktion: Abwehr der von außen eingedrungenen Schädlichkeiten (Krankheitserreger, Fremdstoffe, Gifte) durch Schutzstoffe und Leukozyten des Blutes.

Mitwirkung bei der Blutstillung (durch Thrombozyten und Gerinnungsfaktoren).

Konstanterhaltung des Wassergehalts im Blut.

Konstanterhaltung der Salzkonzentration im Blut (des *osmotischen Drucks*).

Konstanterhaltung der Blutreaktion, d. h. des Blut-pH-Wertes (über die Wirkung des Blutes als Pufferlösung s. S. 82, 95).

Konstanterhaltung der Körpertemperatur (durch Aufnahme von Wärme beim Durchströmen tätiger Organe und durch Wärmeabgabe an der Körperoberfläche).

4.3.2 Herz und Blutgefäße (Kreislauforgane)

Das Blut kann nur dadurch seine vielseitigen Aufgaben erfüllen, daß es in einem ständigen Kreislauf durch ein weitverzweigtes, in sich geschlossenes Röhrensystem (das *Blutgefäßsystem*) strömt und so fast alle Teile des menschlichen Körpers erreicht. Der Motor für die Blutströmung ist das *Herz*.

Das Herz

Das *Herz (Cor,* Abb. 6.61, 6.75), ein muskulöses Hohlorgan, ist bei älteren Kindern und bei Erwachsenen etwa kegelförmig, in den ersten Lebensmonaten hat es dagegen mehr die Form einer Kugel. Es liegt *schräg* im Mittelraum der Brusthöhle – zu 2 Dritteln auf der linken und zu 1 Drittel auf der rechten Seite – und ruht auf dem Zwerchfell. Wir unterscheiden *Herzbasis* und *Herzspitze,* die erstere liegt höher (in Höhe des 2. Zwischenrippenraumes) als die letztere, zeigt jedoch nicht direkt nach oben, sondern ist etwas nach hinten gekippt. An der Herzbasis entspringen bzw. enden die großen Gefäße, die das Blut vom Herzen weg- oder zu ihm hinführen. Die Herzspitze ist schräg nach unten gerichtet: sie hebt sich etwas nach vorn und links an. Beim Erwachsenen und älteren Kind ist sie der am weitesten nach links reichende Punkt des Herzens, beim Säugling wird sie dagegen durch die weit nach links ausladende Rundung des Herzens noch überragt. Die Herzspitze liegt der linken vorderen Brustwand an, so daß hier die rhythmischen Kontraktionen des Herzens (Herzschläge) ständig zu einer Erschütterung der Brustwand führen. Auf die Weise ist der sog. *Herzspitzenstoß* mehr oder weniger deutlich fühlbar oder sogar sichtbar. Der Herzspitzenstoß liegt beim älteren Kind und beim Erwachsenen im 5. Zwischenrippenraum, und zwar etwas einwärts der linken Brustwarzenlinie, beim jungen Kind dagegen im 4. Zwischenrippenraum und wenig außerhalb der linken Brustwarzenlinie. Die Herzgrenzen sind durch Beklopfen *(Perkussion)* der Brustwand festzustellen. Normalerweise entspricht die Herzgröße der Faust des betreffenden Menschen. (Bei bestimmten Herzkrankheiten kann das Herz erheblich vergrößert sein.)

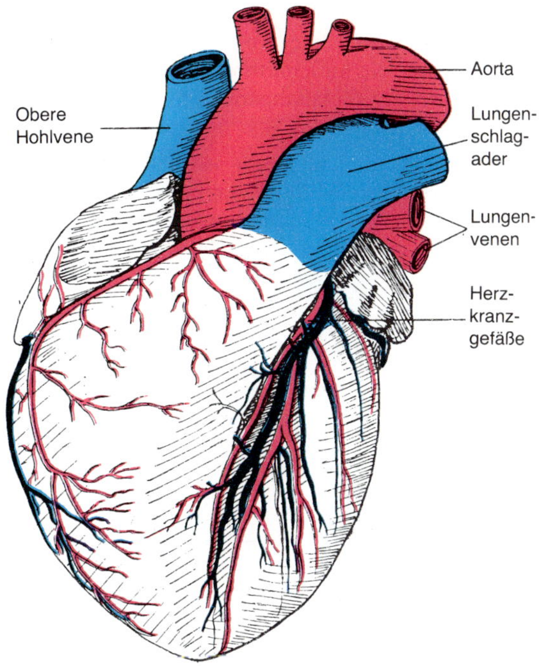

Abb. 6.61 Das Herz, Vorderansicht (Gefäße mit sauerstoffangereichertem Blut rot, solche mit sauerstoffarmem Blut blau).

> Das Herz (die Wand des Herzens) besteht aus 3 Schichten, der *Innenhaut (Endokard),* dem *Herzmuskel (Myokard)* und der *Außenhaut (Epikard).* Außen folgt nach Zwischenschaltung eines dünnen Flüssigkeitsfilms eine 4. Schicht, der sogenannte *Herzbeutel (Perikard).*

Die geringe Menge klarer Flüssigkeit zwischen Herzaußenhaut und Herzbeutel soll die bei den Herzkontraktionen entstehende Reibung vermindern. Die beiden äußeren Schichten stellen einen eingestülpten und folglich doppelwandigen Sack dar. In der durch die Einstülpung entstandenen Höhle liegt – innig mit der Herzaußenhaut verwachsen – der Herzmuskel. Die nach innen (zur blutgefüllten Herzhöhle) gerichtete Herzmuskelfläche ist ebenso fest mit der Herzinnenhaut verbunden. Bei der Besprechung der Herzmuskulatur ist erwähnt worden, daß sie eine Querstreifung aufweist und bestimmte, spezifische Muskelfasern enthält, die der Reizbildung und Reizleitung dienen (s. u.). An zahlreichen Stellen springt die Herzmuskulatur in Form von

Muskelbälkchen in das Innere der Herzhöhlen vor, ist aber auch hier von der Herzinnenhaut überkleidet, die außerdem die Herzklappen bildet und an den Gefäßabgängen in die Innenhaut der Gefäße übergeht.

Wenden wir uns nunmehr den verschiedenen Herzhöhlen, ihrem Klappenapparat und den abgehenden bzw. einmündenden Gefäßen zu (Abb. 6.62, 6.63).

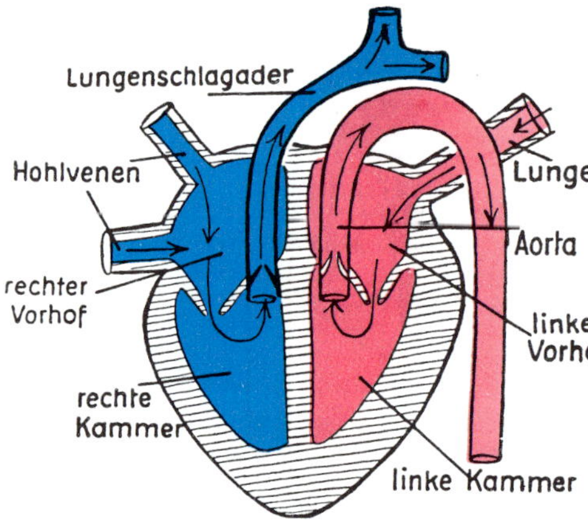

Abb. 6.62 Schnitt durch das Herz (schematisch) mit eingezeichneter Strömungsrichtung (der Übersichtlichkeit halber ist nur eine der 4 Lungenvenen wiedergegeben).

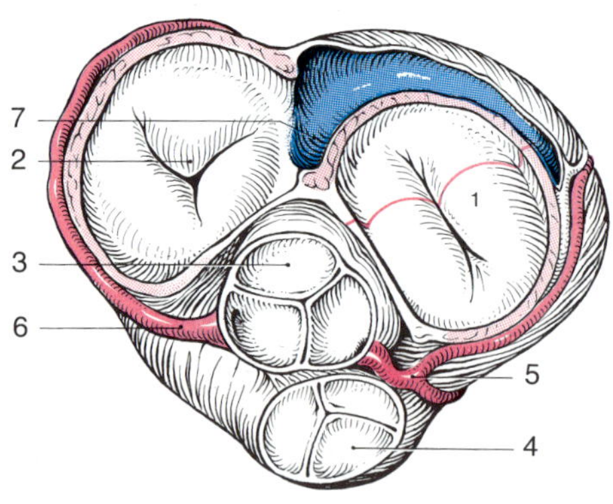

Abb. 6.63 Ventilebene (Klappenebene) des Herzens nach Entfernung der Vorhöfe sowie der Aorta und der Pulmonalarterie: 1 Mitralklappe, 2 Trikuspidalklappe, 3 Aortenklappe, 4 Pulmonalklappe, 5 linke Herzkranzarterie, 6 rechte Herzkranzarterie, 7 Koronarsinus. (Aus: KAHLE, W., LEONHARDT, H., PLATZER, W.: Taschenatlas der Anatomie. Band 2: H. LEONHARDT: Innere Organe. 5. Auflage, Thieme, Stuttgart 1986.)

Durch eine längsverlaufende Scheidewand, das *Septum,* wird das Herz vollständig in eine rechte und eine linke Hälfte (das „rechte Herz" und das „linke Herz") geteilt.

Durch die Drehung des Herzens liegt die rechte Herzhälfte weiter vorn als die linke. Jede der beiden Herzhälften wird durch eine querverlaufende „Scheidewand" jeweils in einen oberen *(Vorhof)* und einen unteren Herzabschnitt *(Kammer)* unterteilt. Auf die Weise sind an der vorher erwähnten, längs verlaufenden Trennwand ein *Vorhofseptum* und ein *Kammerseptum (Ventrikelseptum)* zu unterscheiden. Im Gegensatz zum Septum bewirkt jedoch die querverlaufende „Scheidewand" keine vollständige Trennung, sondern enthält ventilartige Verschlußvorrichtungen **(Zipfelklappen** oder **Segelklappen):**

die zwischen linkem Vorhof und linker Kammer vorhandene *Zweizipfelklappe* heißt *Mitralklappe,* die Klappe zwischen rechtem Vorhof und rechter Kammer besitzt 3 Zipfel (Segel) und wird *Dreizipfelklappe (Trikuspidalklappe)* genannt.

Von den beiden Zipfelklappen ziehen zahlreiche Sehnenfäden zur Wand der entsprechenden Herzkammer. Die Sehnenfäden stellen Zügel dar, die ein Zurückschlagen der Klappe in den Vorhof verhindern. Die beiden Klappen wirken wie Ventile und sorgen dafür, daß das Blut vom Vorhof in die zugehörige Kammer fließen kann, ohne zurückzuströmen.

Am Ausgang beider Kammern findet sich ebenfalls je eine Klappe. Jede dieser beiden sogenannten **Taschenklappen** besteht aus 3 halbmondförmigen Segeln.

Die eine Taschenklappe liegt im Anfangsteil der aus der linken Herzkammer entspringenden Körperschlagader (Aorta) und wird *Aortenklappe* genannt, die andere Taschenklappe, die *Pulmonalklappe,* befindet sich im Anfangsteil der aus der rechten Herzkammer abgehenden Lungenschlagader (Arteria[19] pulmonalis, kurz Pulmonalis genannt).

Auch diese Klappen verhindern einen Rückfluß des Blutes; der Blutstrom bewegt sich stets von den Kammern in die beiden Hauptschlagadern

[19] Arteria (Arterie, Schlagader), abgekürzt A. (Mehrzahl: Arteriae oder Aa.); Vena (Vene, Blutader), abgekürzt V. (Mehrzahl: Venae oder Vv.).

hinein. Während sich also in den Hauptschlagadern unmittelbar am Ausgang der Kammern Klappen befinden, fehlen sie an der Einmündungsstelle der Blutadern (Venen) in die Vorhöfe (in den rechten Vorhof münden die beiden Hohlvenen, in den linken Vorhof die 4 Lungenvenen, S. 172, 173).

Gelegentlich sind eine oder mehrere Klappen krankhaft verändert. Die Folge ist entweder eine Schlußunfähigkeit (Insuffizienz, z. B. Mitralinsuffizienz) oder eine Verengung der betreffenden Klappe (Stenose, z. B. Pulmonalstenose). Insuffizienzen oder Stenosen können als *erworbene Herzklappenfehler* z. B. im Verlauf des rheumatischen Fiebers auftreten, daneben gibt es *angeborene Herzfehler* (s. auch S. 177).

Durch die Anspannung der Klappen und der Herzmuskulatur entstehen bei jeder Herzaktion (= Zusammenziehung + Erschlaffung des Herzens) 2 Herztöne, die durch Aufsetzen des Stethoskops auf die Brustwand *(„auskultatorisch")* wahrzunehmen sind und mit Hilfe des *Phonokardiogramms* aufgezeichnet werden können. Das gleiche gilt für die Herzgeräusche. Sie bedeuten nicht immer etwas Krankhaftes, sondern können auch beim Gesunden vorkommen; Klappeninsuffizienzen und -stenosen verursachen fast stets charakteristische Geräusche, die für die Diagnose der Herzerkrankung von Wichtigkeit sind. Die Störungen am Klappenapparat können zu einer Überlastung des Herzens führen.

Die Herztätigkeit

Reizbildungsstätte und Reizleitungssystem

Während die quergestreiften Skelett- und Hautmuskeln („quergestreifte Muskulatur") ihre Befehle zur Kontraktion unter dem Einfluß unseres Willens vom Gehirn empfangen oder über das Rückenmark reflektorisch in Tätigkeit treten, werden die Reize, die den quergestreiften Herzmuskel anregen, ohne Mitwirkung unseres Willens vom Herzen selbst gebildet: das Herz ist ein „automatisches" Organ. Das Zentrum, von dem die Reizbildung ausgeht, ist der in der Wand des rechten Herzvorhofs gelegene *Sinusknoten.* Er bestimmt die Herzschlagfolge und wird deshalb auch als *Schrittmacher* bezeichnet. Wie die *Reizbildungsstätte,* so besteht auch das *Reizleitungssystem* aus spezifischen Herzmuskelfasern. Die Erregung verläuft vom Sinusknoten aus über die Muskulatur des rechten Vorhofs zur Vorhof-Kammer-Grenze, wo sich ein zweiter Knoten, der *Vorhof-Kammer-Knoten* (Atrioventrikular- oder AV-Knoten), befindet. Aus ihm entspringt das sog. *Hissche Bündel,* von dem aus sich das Reizleitungssystem über den *rechten* bzw. *linken Schenkel,* die im Bereich der Kammerscheidewand liegen, in der Herzmuskulatur der rechten bzw. linken Kammer verteilt. (Beim Erregungsablauf treten im Herzmuskel Aktionsströme auf, die nach außen abgeleitet und aufgezeichnet werden können: Elektrokardiogramm, EKG.) Das Reizleitungssystem sorgt dafür, daß sich während einer Herzaktion zunächst beide Vorhöfe etwa gleichzeitig kontrahieren (Vorhofsystole) – die Kammern befinden sich zu der Zeit im Stadium der Erschlaffung (Kammerdiastole) und können das aus den Vorhöfen kommende Blut aufnehmen –, unmittelbar danach folgt die Kontraktion beider Kammern (Kammersystole), und die Vorhöfe erschlaffen (Vorhofdiastole).

Der Sinusknoten ist für den normalen *Herzrhythmus* verantwortlich und bestimmt die *Herzfrequenz* (Pulsfrequenz). Bei älteren Kindern und Jugendlichen, besonders solchen mit „vegetativer Labilität" (Labilität des vegetativen Nervensystems), ferner bei Rekonvaleszenten, findet sich häufig ein unregelmäßiger, von der Atemphase abhängiger Herzrhythmus (respiratorische Arrhythmie); dabei nimmt die Frequenz in der Einatmungsphase zu und während der Ausatmung ab. Die Pulsfrequenz beträgt beim Neugeborenen und in den ersten Lebensmonaten etwa 140/Min., beim Drei- bis Fünfjährigen liegt sie um 100/Min., beim Vierzehnjährigen um 80/Min. und beim Erwachsenen bei rund 70/Min. (s. Tab. im Anhang).

Fällt der Schrittmacher aus oder liegt eine Überleitungsstörung der in Richtung Kammer laufenden Erregung bis hin zum kompletten (totalen) AV-Block vor, so besteht die Möglichkeit, daß nach nur kurzem Herzstillstand der AV-*Knoten* die Führung übernimmt; in gewissen Situationen kann die Reizbildung auch von den *Kammer*anteilen des Reizleitungssystems ausgehen. Der entstehende *Knoten-* bzw. *Kammerrhythmus* zeigt ein langsameres Tempo als der normalerweise vorherrschende, vom Sinusknoten ausgehende *Sinusrhythmus.* Störungen des Reizleitungssystems können auch die Schenkel des Hisschen Bündels betreffen (Rechtsschenkelblock oder Linksschenkelblock). Wenn das Herz vorübergehend seine Tätigkeit einstellt, kann unter bestimmten Umständen der Einsatz eines künstlichen Schrittmachers (Pacemaker, S. 60) lebensrettend sein.

Autonomes Nervensystem

Die Impulse zur Herzkontraktion gehen, wie erwähnt, vom Sinusknoten (vom Schrittmacher) aus, d. h. ein vom übrigen Organismus – auch von seinen Nerven – isoliertes Herz schlägt *auto-*

matisch weiter, sofern man es mit Sauerstoff usw. versorgt. Normalerweise unterliegt das Herz dem Einfluß des *autonomen* Nervensystems, dessen Nervenfasern von außen in die Herzmuskulatur eindringen und sich mit dem Sinusknoten und weiteren Abschnitten des spezifischen Muskelgewebes verbinden. Auf diese Weise ist eine Anpassung der Herztätigkeit an die Erfordernisse möglich. Wir werden später noch darauf zurückkommen (S. 228), daß der *Parasympathikus* zu einer Verlangsamung (Ruhephase), der *Sympathikus* dagegen zu einer Beschleunigung der Herzaktion führt (vermehrte Arbeit, psychische Erregung, Fieber).

In Belastungssituationen ist nicht nur die Pulsfrequenz, sondern auch die vom Herzen „ausgeworfene" Blutmenge vermehrt. Während einer einzigen Herzaktion fördert das Herz des Erwachsenen in der Ruhe eine Blutmenge von rund 70 ml, d. h. bei jedem Herzschlag gelangen 70 ml Blut aus der linken sowohl wie der rechten Herzkammer in die betreffende Hauptschlagader (Schlagvolumen). Bei einer Herzfrequenz von 70 Schlägen/Min. entspricht das einem *Herzminutenvolumen* von rund 5 Liter (70 × 70 ml Blut, s. auch S. 189). Bei starker Arbeit (Sympathikusreiz bzw. Einfluß des Adrenalins) kann das Minutenvolumen auf über 20 Liter ansteigen. Daraus geht deutlich hervor, wie groß die Reserven des Herzens sind.

Nicht nur das *Herz,* sondern auch der gesamte *Blutkreislauf* paßt sich der vermehrten Belastung an: durch vorübergehende Verengung von Gefäßabschnitten in ruhenden Organen (Effekt des Sympathikus und des Noradrenalins) kann den in lebhafter Tätigkeit befindlichen Organen – in denen u. a. die sich anhäufenden sauren Stoffwechselprodukte eine Gefäßerweiterung bewirken – eine verhältnismäßig große Blutmenge zur Verfügung gestellt werden, ohne daß die Gesamtblutmenge dabei zunimmt. Wäre der Organismus nicht zu einer solchen *sinnvollen Blutverteilung* fähig, so müßte er über eine viel größere Gesamtblutmenge verfügen. Jedoch kommt es im Bedarfsfalle zusätzlich zu einem Anstieg der kreisenden Blutmenge, und zwar durch *Entleerung der Blutspeicher* in Leber und Milz sowie an anderen Stellen des Körpers, was allerdings nur von untergeordneter Bedeutung ist. Der gerade erwähnte Blutkreislauf und das Blutgefäßsystem seien im folgenden noch genauer beschrieben.

Blutkreislauf

Von den verschiedenen „Blutkreisläufen" sollen nachstehend 4 ausführlicher besprochen werden:

großer Kreislauf (Körperkreislauf),
kleiner Kreislauf (Lungenkreislauf),
Pfortaderkreislauf (ein Teil des großen Kreislaufs) und
fetaler Kreislauf (Kreislauf des ungeborenen Kindes).

Wir unterscheiden mehrere Gefäßabschnitte:

Diejenigen Blutgefäße, die das Blut vom Herzen fortleiten, werden *Schlagadern* oder *Arterien* genannt – sie haben eine kräftige Muskelschicht –, die Gefäße, in denen das Blut zum Herzen fließt, sind dünnwandiger und heißen *Blutadern* oder *Venen* (S. 177).

Die Beschaffenheit des Blutes innerhalb der Gefäße kann zur Unterscheidung zwischen Arterien und Venen nur bedingt herangezogen werden. Zwar befindet sich im allgemeinen in den Arterien sauerstoffreiches, hellrotes („arterielles") Blut, in den Venen sauerstoffarmes, dunkelrotes („venöses") Blut, doch hat diese Regel nur für den großen Kreislauf, also auch für den Pfortaderkreislauf, Gültigkeit. Beim kleinen und beim fetalen Kreislauf ist es genau umgekehrt: die muskelkräftigen, vom Herzen wegführenden Gefäße, also die Arterien, enthalten das sauerstoffärmere („venöse") Blut, die dünnwandigen, zum Herzen ziehenden Gefäße, d. h. die Venen, sind mit dem sauerstoffreichen („arteriellen") Blut angefüllt. In jedem Falle sind Arterien und Venen nur Leitungsrohre für das Blut. Der entscheidende Stoffaustausch erfolgt durch die sehr dünne Wand der Haargefäße:

Durch fortgesetzte Aufzweigungen der Arterien entstehen immer kleinere Schlagadern, die kleinsten heißen *Arteriolen;* aus ihnen gehen die zahlreichen Haargefäße *(Kapillaren)* hervor.

Im Vergleich zur Hauptschlagader ist der Durchmesser einer einzigen Kapillare außerordentlich klein, während der Gesamtquerschnitt der Kapillaren (die Summe der Querschnitte aller Kapillaren) erheblich größer ist als der Querschnitt der Hauptschlagader.

Infolgedessen ist die Strömungsgeschwindigkeit innerhalb der Kapillaren sehr gering,was den Stoffaustausch zwischen Blut und Gewebe bzw. – in der Lunge – zwischen Blut und Atemluft begünstigt.

Die Strömungsgeschwindigkeit in den Kapillaren beträgt nur etwa 0,03 cm/s. Entsprechend bewegen sich die Wasserteilchen des Rheins beim Durchfließen des großen Bodensees sehr viel langsamer vorwärts als innerhalb ihres relativ schmalen Flußbetts. Die Kapillaren haben meist Haarnadelform; jede Kapillare besteht aus einem arteriellen und einem venösen Schenkel. Jenseits der Kapillaren sammelt sich das Blut zunächst in den *Venolen* und dann in immer größeren Venen, deren Kaliber unmittelbar in Herznähe am größten ist.

Großer und kleiner Kreislauf

Diese beiden getrennten Kreislaufsysteme stellen eine funktionelle Einheit dar, erst beide zusammen ergeben einen geschlossenen Kreis (Abb. 6.65). Der *große Kreislauf (Körperkreislauf)* beginnt mit der Kontraktion des linken Vorhofs (d. h. mit der Verkleinerung seines Innenraums). Dabei strömt das aus der Lunge stammende, mit Sauerstoff angereicherte Blut aus dem linken Vorhof durch die Zweizipfelklappe in die linke Kammer. Während der unmittelbar folgenden Kammerkontraktion (Kammersystole) schließt sich die Zweizipfelklappe, und das Blut wird durch die sich öffnende Aortenklappe in die *große Körperschlagader (Aorta)* ausgeworfen. Am Ende der Kammersystole wird die Aortenklappe unter dem Druck der im Anfangsteil der Aorta befindlichen Blutsäule zugeschlagen. Der Blutstrom innerhalb der Aorta und der übrigen Arterien kommt jetzt keineswegs zum Stillstand, sondern die durch die kräftige Kammerkontraktion gedehnten Arterienwände – als Arterienpuls z. B. an der Beugeseite des Handgelenks tastbar – ziehen sich während der Erschlaffungsphase der Kammern zusammen und unterstützen dadurch die Fortbewegung des Blutes („Windkesselfunktion der Aorta", Abb. 6.64).

Wichtige Hinweise auf die Druckverhältnisse in den Arterien vermittelt der Puls; es soll deshalb beim Pulsfühlen neben *Pulsfrequenz* und *Rhythmus* auch die *Pulsqualität* (z. B. Größe und Härte) beurteilt werden. Gelegentlich ist die genaue Aufzeichnung der Pulskurve erforderlich. Druck- und Volumenschwankungen in den Venen (Venenpuls) können ebenfalls kurvenmäßig dargestellt werden. Der arterielle Blutdruck (S. 29) beträgt beim Säugling etwa 85/60 mm Hg (die Differenz von 25 mm Hg wird Blutdruckamplitude genannt) und beim älteren Schulkind rund 110/70 mm Hg. Der in mm Hg angegebene systolische Blutdruck des Erwachsenen liegt annäherungsweise bei 100 + Alter in Jahren (Blutdruck eines Dreißigjährigen etwa 130/90 mm Hg, s. Tab. im Anhang). Mit zunehmender Entfernung vom Herzen nimmt der Blutdruck immer mehr ab und ist im *Kapillargebiet* recht gering (etwa 12–20 mm Hg). Hier erfolgt die **innere Atmung** (s. auch S. 173 und Abb. 6.65):

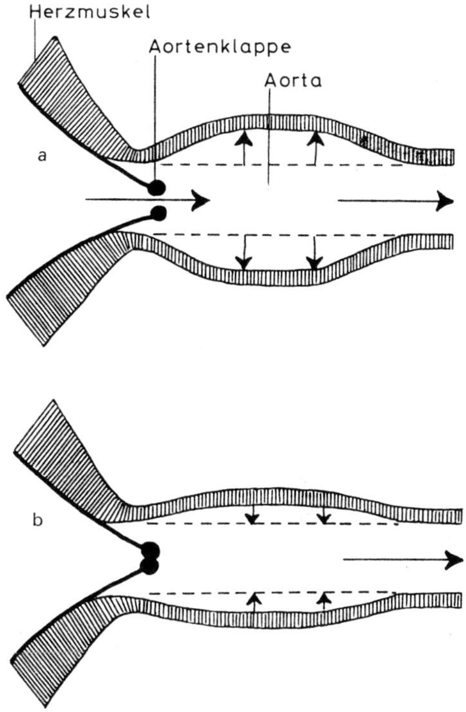

Abb. 6.64 a, b Windkessel der Aorta: **a** bei geöffneter Aortenklappe (Ende der Systole), Dehnung der Aorta, **b** Aortenklappe geschlossen (Diastole), Windkesselfunktion wirksam.

Nach Abgabe von Sauerstoff und Nährstoffen ins Gewebe *(arterieller Schenkel* der Kapillare) sowie nach Aufnahme von Kohlendioxid und anderen Stoffwechselprodukten (*venöser Schenkel* der Kapillare) sammelt sich das inzwischen an Sauerstoff verarmte Blut in den Venen, wo der Blutdruck auf noch niedrigere Werte abfällt.

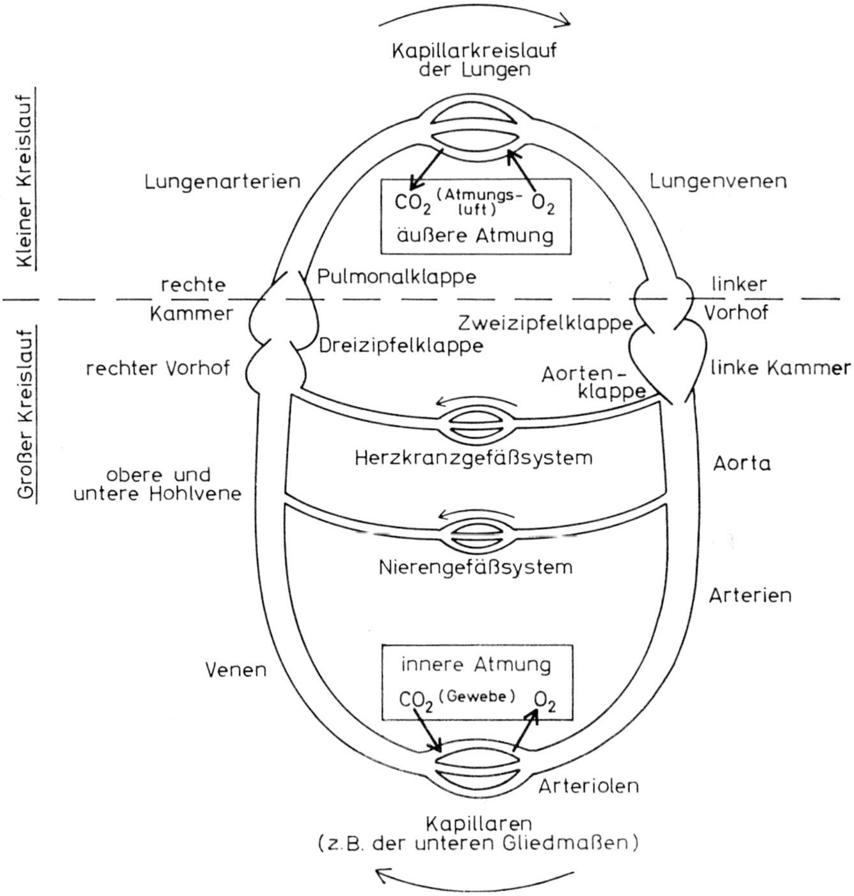

Abb. 6.65 Schematische Darstellung des Blutkreislaufs sowie der äußeren und inneren Atmung.

In den sich anschließenden großen, herznahen Venen kann er sogar negativ werden. Die beiden größten Venen des Körperkreislaufs sind die *obere und untere Hohlvene (Vena cava),* die das Blut aus dem oberen (obere Hohlvene) und unteren (untere Hohlvene, Abb. 6.115) Körperabschnitt dem rechten Vorhof zuführen.

Aus einer verletzten Vene fließt das dunkelrote Blut bis zur Blutstillung etwa in gleicher Stärke entsprechend dem geringen Venendruck ab, während aus einer verletzten Arterie im Rhythmus des Pulsschlags hellrotes Blut herausspritzt. Eine arterielle Blutung, z. B. am Bein steht sofort nach Anlegung einer künstlichen Blutleere (das Bein wird weiß und kalt). Der Druck der Umschnürung, die herzwärts von der Verletzungsstelle anzubringen ist, muß größer sein als der arterielle Blutdruck; andernfalls könnte das Blut weiterhin durch die Schlagadern, u. U. aber nicht mehr durch die Venen fließen, die viel leichter abzuschnüren sind. Es käme zur Stauung.

Eine Reihe von Einrichtungen begünstigen den venösen Rückfluß des Blutes zum rechten Vorhof. Eine untergeordnete Bedeutung kommt der nur gering ausgebildeten *Muskulatur der Venenwand* zu. Sehr wichtig sind dagegen die *Kontraktionen der Skelettmuskeln,* z. B. der Beinmuskulatur; aktive Beinbewegungen sind deshalb bei bettlägerigen Patienten geeignet, Blutstauungen und Thrombosen entgegenzuwirken. An manchen Stellen besitzen die Venen besondere Klappen *(Venenklappen),* die ein Zurückströmen des venösen Blutes in Richtung Kapillarsystem verhindern. Von der Existenz derartiger Venenklappen können wir uns mit Leichtigkeit überzeugen, indem wir am eigenen Handrücken mit der Fingerkuppe unter leichtem Druck an einer Vene entgegen der Strömungsrichtung (also fingerwärts) entlangfahren. Die Vene wird dabei in diesem Bereich blutleer; denn ihre Venenklappen verhindern eine rückläufige Füllung vom Unterarm her. Ein weiterer Mechanismus unterstützt den Rückstrom des Blutes zum rechten Vorhof, nämlich das *Tiefertreten der Dreizipfelklappe* während der Kontraktion der rechten Kammer. Durch dieses Tiefertreten wird der Innenraum im rechten Vorhof vergrößert und das Blut aus den großen Hohlvenen angesaugt. (Das Herz ist also nicht nur eine Druck-, sondern auch eine Saugpumpe.) Nach dem Öffnen der Dreizipfelklappe fließt das Blut vom rechten Vorhof in die erschlaffte rechte Kammer.

Mit der nun folgenden Kontraktion der rechten Kammer schließt sich die Dreizipfelklappe, und es beginnt der *kleine Kreislauf (Lungenkreislauf)*. Das gesamte sauerstoffarme Blut gelangt durch die sich öffnende Pulmonalklappe in die *Lungenschlagader* und von hier aus nach weiterer Aufzweigung des Gefäßsystems in das *Kapillargebiet* beider Lungen, wo der Gasaustausch (die **äußere Atmung,** s. auch S. 171 und Abb. 6.65) zwischen den Kapillaren des Lungengefäßsystems und den mit Atemluft gefüllten Lungenbläschen vor sich geht:

Das Kohlendioxid wird vom Blut an die Atemluft abgegeben und der Sauerstoff der Lungenbläschen vom Blut aufgenommen.

Das nunmehr sauerstoffreiche Blut sammelt sich in 4 großen Venen (zwei dieser *Lungenvenen* stammen aus der rechten und 2 aus der linken Lunge), die in den linken Vorhof münden. Daran schließt sich der große Kreislauf an.

Ein einziger Blutumlauf (großer Kreislauf + kleiner Kreislauf) z. B. von einer Armvene über rechtes Herz, Lunge und linkes Herz bis ins Kapillargebiet dauert beim Kind rund zehn Sekunden. Es gibt intravenös zu injizierende Substanzen, mit denen diese sog. *Kreislaufzeit* bestimmt werden kann.

Ein wesentlicher Unterschied zwischen großem und kleinem Kreislauf besteht darin, daß in den einzelnen Gefäßsystemen des großen Kreislaufs (Nieren-, Herzkranzgefäßsystem usw.) nur *ein Teil* der zirkulierenden Blutmenge fließt, während das Lungengefäßsystem (kleiner Kreislauf) stets von der gesamten zirkulierenden Blutmenge durchströmt wird,

d. h. die gesamte Blutmenge muß vom rechten Herzen aus durch die Lungen fließen, bevor sie vom linken Herzen durch kräftige Kontraktionen der linken Kammer in sämtliche Organe befördert wird; die linke Herzkammer hat die Hauptarbeit zu leisten und deshalb von allen Herzabschnitten die kräftigste Muskulatur (Abb. 6.62). Die Muskelschicht der rechten Kammer, die das Blut nur durch die Lunge zu pumpen hat, ist entsprechend dünner. Besonders schwach ist die Vorhofmuskulatur; denn jeder der beiden Vorhöfe ist lediglich für den Transport des Blutes in die angrenzende Kammer verantwortlich.

Während also durch die Lunge (ebenso wie durch das re. und durch das li. Herz) die gesamte Blutmenge zirkuliert (100% des *Herzminutenvolumens*), werden z. B. die Herzkranzgefäße nur von 5% des Herzminutenvolumens durchströmt, das Gehirn von 15%, die Nieren von 20%, das übrige Eingeweidesystem von 35%, die Muskeln von 15% und der Rest (Haut, Skelett etc.) von 10%.

Im allgemeinen besitzt *jedes Gefäßsystem* des großen Kreislaufs – genauso wie das Lungengefäßsystem des kleinen Kreislaufs – nur jeweils *ein einziges Kapillargebiet;* so hat z. B. das in der Abb. 6.65 eingezeichnete Herzkranzgefäßsystem ein solches Kapillarnetz. Bei diesem Herzkranzgefäßsystem handelt es sich im übrigen um das kürzeste Gefäßsystem des großen Kreislaufs: die rechten und linken Herzkranzarterien entspringen im Bereiche der Taschenklappen aus der Aorta (Abb. 6.63), die Gefäße verlaufen kranzförmig um das Herz herum (Abb. 6.61) und dringen mit ihren Ästen in die Herzmuskulatur ein; jenseits der Kapillaren sammelt sich das Blut in den Herzvenen, die mit wenigen Ausnahmen unter Vermittlung des sog. Koronarsinus (Abb. 6.63) in den rechten Vorhof münden. Sonst fließt praktisch das gesamte venöse Blut des großen Kreislaufs zunächst in die obere oder untere Hohlvene und erst dann in den rechten Vorhof. Der ebenfalls zum großen Kreislauf gehörende *Pfortaderkreislauf* stellt insofern eine Besonderheit dar, als seinem Kapillargebiet ein anderes vorgeschaltet ist. Er soll deshalb gesondert besprochen werden. (Auch die Niere besitzt 2 hintereinandergeschaltete Kapillarsysteme, s. S. 246; in der schematischen Abb. 6.65 sind nur die der inneren Atmung dienenden Kapillaren eingezeichnet.)

Pfortaderkreislauf

(Abb. 6.66)

Wie alle großen Körperarterien so entspringen auch die Arterien für Magen, Darm, Milz und Bauchspeicheldrüse aus der Aorta.

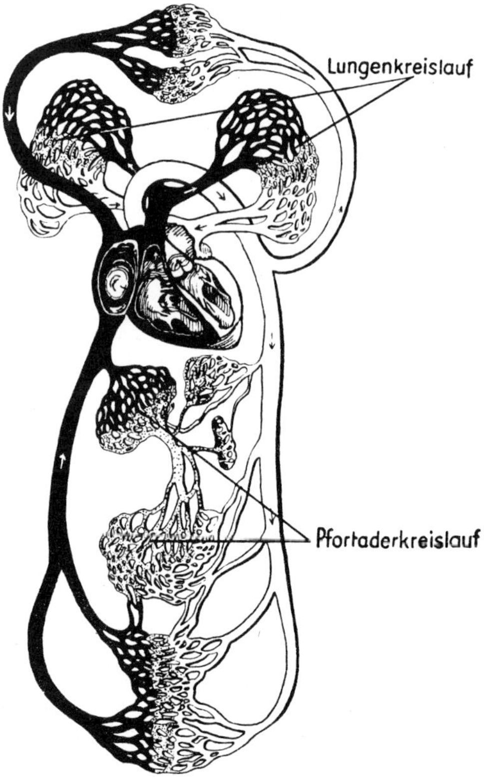

Abb. 6.66 (Großer) Körperkreislauf – einschließlich Pfortaderkreislauf – und (kleiner) Lungenkreislauf, weiß: arterielles Blut, punktiert: Kapillarblut sowie Pfortader und ihre venösen Zuflüsse, schwarz: das übrige venöse Blut.

Nach Durchströmen der entsprechenden Kapillargebiete *(erstes Kapillargebiet = außerhalb der Leber)* sammelt sich das aus den genannten Verdauungsorganen und der Milz kommende Blut in der sogenannten **Pfortader** (Vena portae),

einer großen Vene, die das mit Nahrungsbestandteilen, Gallenfarbstoff und anderen Substanzen angereicherte Blut aufnimmt und der Leber zuleitet. Die Pfortader hat ihren Namen von der Leberpforte. Das ist diejenige Stelle, an der Nerven, Blut- und Lymphgefäße sowie der Gallengang in die Leber eintreten bzw. sie verlassen.

Innerhalb der Leber entsteht aus den Verzweigungen der Pfortaderäste ein Kapillargefäßsystem, das *zweite Kapillargebiet;* es ist zwischen den betreffenden Baucheingeweiden und der unteren Hohlvene eingeschaltet *(1. Gefäßsystem der Leber).*

Von den Leberzellen werden die verschiedensten Bestandteile des Pfortaderblutes aufgenommen und weiterverarbeitet bzw. gespeichert.

Der Pfortaderkreislauf verfügt zusätzlich über Gefäßverbindungen zu Speiseröhren- und anderen Venen. Bei Stauungen im Pfortaderkreislauf (wie z. B. bei der Leberzirrhose) ist über diese Venen eine Ableitung des sich stauenden Blutes möglich. Die Folge ist allerdings eine starke Erweiterung und Schlängelung der Speiseröhrenvenen (Speiseröhrenkrampfadern oder -varizen), aus denen es massiv bluten kann.

Wie jedes Organ so benötigt auch die Leber für ihren Stoffwechsel Sauerstoff. Der Sauerstoffgehalt des venösen Pfortaderblutes reicht jedoch nicht aus.

Es ist deshalb verständlich, daß die *Leber* auch eine Arterie (Leberarterie) besitzt, d. h. ein *zweites Gefäßsystem,* das für die Versorgung des Organs mit Sauerstoff verantwortlich ist: das **Lebergefäßsystem.** Die Leber verfügt also über 2 Kapillarnetze, das des Pfortader- und das des Leberkreislaufs.

Aus beiden Kapillargebieten strömt das Blut gemeinsam über die Lebervenen zur unteren Hohlvene.

Entsprechend fließt übrigens durch die Lunge nicht nur das zunächst sauerstoffarme Blut des kleinen Kreislaufs *(Lungengefäßsystem),* sondern außerdem das aus der Aorta, also dem großen Kreislauf stammende Blut des *„Bonchialgefäßsystems“,* das das Lungengewebe mit Sauerstoff versorgt. Diesen können nämlich die Lungen nicht einfach der Atemluft entnehmen, sondern sie sind auf die Zufuhr von „arteriellem“, sauerstoffreichem Blut angewiesen.

Fetaler Kreislauf (fötaler Kreislauf)

Pulsationen der Herzanlage sind schon bei 2 Wochen alten Keimlingen beobachtet worden, während erst etwa von der 20. Schwangerschaftswoche ab die Herztöne der Leibesfrucht so stark sind, daß sie durch die Bauchdecken hinduch mit dem Stethoskop zu hören sind. Die eingangs geschilderten Kreislaufverhältnisse beziehen sich auf den Zustand nach der Geburt. Vor der Geburt bestehen dagegen ganz andere Gesetzmäßigkeiten. Als wesentlicher Unterschied ist der Ort der Sauerstoffaufnahme oder ganz allgemein des Stoffaustausches zu nennen. Weder die Lungen noch der Darmtrakt noch die Nieren sind beim ungeborenen Kind (Fetus oder Fötus) von Bedeutung. Der Gasaustausch sowie die Aufnahme von Nährstoffen und die Abgabe von Stoffwechselschlacken vollziehen sich im *Mutterkuchen(Plazenta),* durch den das Blut des Feten fließen muß.

Im einzelnen nimmt der fetale Kreislauf (Abb. 6.67) folgenden Verlauf. Aus dem linken Vorhof gelangt das Blut, wie auch nach der Geburt, durch die Zweizipfelklappe in die linke Kammer, von hier aus in die Aorta und über die Arterien zu sämtlichen Organen; nach dem Stoffaustausch (Sauerstoffabgabe usw.) fließt es über die obere bzw. untere Hohlvene zum rechten Vorhof zurück (großer Kreislauf).

Charakteristisch für den fetalen Kreislauf ist der mit dem Mutterkuchen verbundene Gefäßabschnitt.

Aus der rechten und linken inneren Beckenarterie des Feten entspringt je eine *Nabelarterie* (Arteria umbilicalis). Die beiden Nabelarterien verlaufen innen an der vorderen Bauchwand des Feten entlang zunächst zum Nabelring und dann

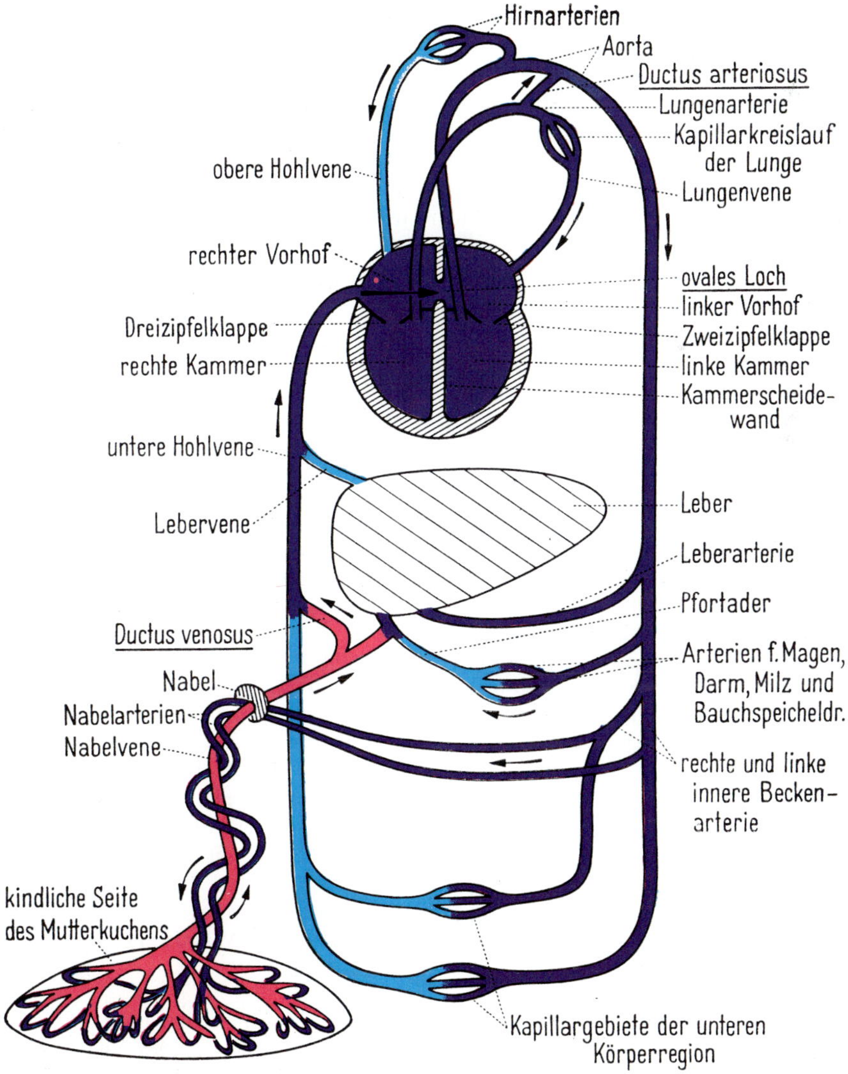

Abb. 6.67 Schema des fetalen Kreislaufs, rot: rein „arterielles" Blut, blau: rein „venöses" Blut, violett: Mischblut (die Namen der 3 „Kurzschlüsse" sind unterstrichen).

als Teil der *Nabelschnur* zum Mutterkuchen, in dessen Zotten sie sich verzweigen.

Von diesem **„kindlichen Plazentarkreislauf"** ist der **mütterliche** völlig getrennt: Eine Vermischung von kindlichem und mütterlichem Blut findet nicht statt. Jedoch besteht im Mutterkuchen ein inniger Kontakt zwischen den kindlichen Kapillaren der Zotten und dem Blut der Mutter, das in einem kapillaren Spaltsystem fließt (die Zotten tauchen in das Blut der Mutter ein).

Im kindlichen Kapillarnetz des Mutterkuchens erfolgen Abgabe von Stoffwechselabbauprodukten einschließlich des Kohlendioxids, Aufnahme von Nährstoffen und Sauerstoff usw. Die Nährstoffe und der aufgenommene Sauerstoff werden in der *Nabelvene* (Vena umbilicalis) dem Körperkreislauf des Feten zugeleitet (die Nabelschnur enthält also 2 sauerstoffarme Nabelarterien, aber nur eine mit Sauerstoff angereicherte Nabelvene). In der Nähe der Leber gabelt sich die Nabelvene in 2 Äste. Der eine Ast verbindet sich mit der *Pfortader* und zieht zur Leber. Jenseits der Leber wird sein Blut der unteren Hohlvene zugeführt. Auch das Blut des 2. Astes strömt zur unteren Hohlvene, allerdings gelangt es direkt – unter Umgehung der Leber – dorthin.

Dieser „Kurzschluß" (Querverbindung) zwischen Nabelvene und unterer Hohlvene wird **Ductus venosus (Arantii)** oder *Arantiusscher Gang* genannt.

Die Nabelvene und der Arantiussche Gang sind die einzigen Gefäße der Leibesfrucht, die rein „arterielles" Blut führen. Rein „venös" ist das Blut der Pfortader bis zur Einmündung der Nabelvene, der unteren Hohlvene bis zur Einmündung des Arantiusschen Ganges und der oberen Hohlvene. Die Fortsetzung der unteren Hohlvene, das Herz, der Lungenkreislauf sowie sämtliche Arterien des großen Kreislaufs enthalten dagegen *Mischblut,* d. h. eine Mischung von sauerstoffreichem Blut der Nabelvene sowie des Arantiusschen Ganges und sauerstoffarmem Blut des übrigen Kreislaufs.

Nach der Geburt strömt bekanntlich das im rechten Herzen ankommende Blut restlos durch die Lungen. Es wäre unzweckmäßig, wenn das auch beim Feten der Fall wäre; denn ein Gasaustausch ist vor der Geburt in der Lunge ohnehin nicht möglich. In der Tat durchströmt nur eine geringe Blutmenge die Lungen des Feten. Der Rest gelangt vom rechten Herzen unter Umgehung der Lungen in den großen Kreislauf. Dazu dienen 2 weitere Kurzschlüsse: das ovale Loch und der Ductus arteriosus.

Das **ovale Loch (Foramen ovale)** stellt eine ventilartige, sich von rechts nach links öffnende Klappe im Vorhofseptum dar, durch die das Blut z. T. direkt vom rechten zum linken Vorhof übertreten kann, ohne den Lungenkreislauf durchströmen zu müssen.

Besonders ein Teil des aus der unteren Hohlvene kommenden, relativ sauerstoffreichen Blutes nimmt diesen Weg, da ihre Einmündung in den rechten Vorhof dem ovalen Loch unmittelbar gegenüberliegt. Anders verhält es sich mit der Einmündung der oberen Hohlvene in den rechten Vorhof; entsprechend der Strömungsrichtung gelangt der größere Teil dieses sauerstoffarmen Blutes, vermischt mit einer relativ geringen Blutmenge aus der unteren Hohlvene, durch die Dreizipfelklappe in die rechte Kammer. Diese enthält deshalb sauerstoffärmeres Blut als das linke Herz, in das, wie gerade erwähnt, ein nicht unerheblicher Anteil des noch weitgehend unverbrauchten, von der unteren Hohlvene (also von der Nabelvene) kommenden Blutes übertritt. So ist es zu erklären, daß die aus dem Anfangsteil der Aorta abgehenden Hirn- und Armarterien verhältnismäßig sauerstoffreiches Mischblut führen. Warum das Blut weiter unten in der Aorta weniger sauerstoffreich ist, wird im folgenden ausgeführt.

Ein kurzes Stück hinter dem Abgang der genannten Gefäße aus der Aorta mündet der **Ductus arteriosus**[20], ein Kurzschluß zwischen Lungenarterie und Aorta,

der einen beträchtlichen Teil des sauerstoffarmen, von der rechten Kammer kommenden Blutes – gewissermaßen im letzten Moment den Übertritt in die Lunge verhindernd – dem großen Kreislauf zuführt. (Die rechte Kammer muß also vor der Geburt eine große Blutmenge über den Ductus arteriosus in den großen Kreislauf befördern, d. h. sehr viel Arbeit leisten, und hat deshalb eine ebenso kräftige Muskulatur wie die linke Kammer, während schon wenige Tage nach der Geburt die Wandstärke der linken Kammer

[20] Wird oft auch als *Ductus Botalli* oder *Botalloscher Gang* bezeichnet, ist jedoch nicht von BOTALLO entdeckt worden, sondern von ARANZIO, nach dem der ebenfalls von diesem beschriebene ductus venosus (Arantii) benannt worden ist.

überwiegt.) Aus dem Gesagten ergibt sich, daß die unterhalb der Mündung des Ductus arteriosus aus der Aorta abgehenden Arterien sauerstoffärmeres Blut enthalten als die Hirn- und Armarterien. Die eingangs erwähnten inneren Beckenarterien führen demnach ebenfalls Mischblut mit relativ wenig Sauerstoff. Aus ihnen gehen die Nabelarterien hervor, deren Kapillarblut sich im Mutterkuchen erneut mit Sauerstoff u. a. belädt.

Abgesehen von dem für den Stoffaustausch wichtigen Plazentarkreislauf, besitzt der fetale Kreislauf also als weitere Besonderheit die 3 beschriebenen Kurzschlüsse (Ductus venosus, Foramen ovale und Ductus arteriosus). Der *1. Atemzug* nach der Geburt geht mit deutlichen Umstellungen des kindlichen Kreislaufs einher. Der Plazentarkreislauf fällt aus. An seine Stelle tritt – was den Gasaustausch betrifft – der Lungenkreislauf, dessen Gefäße sich beim 1. Atemzug mit der Lungenentfaltung erweitern. Von dem sich erweiternden Lungengefäßsystem wird das Blut aus der rechten Herzkammer förmlich angesaugt. Es folgt diesem „Weg des geringsten Widerstandes". (Vor der Lungenentfaltung ist der Widerstand im Lungengefäßsystem natürlich größer.) Der Umgehungskreislauf (Kurzschluß) durch das ovale Fenster ist nach der Geburt beschwerlicher zu begehen und wird sehr bald völlig unwegsam: die große Blutmenge, die jetzt, von der Lunge kommend, über die 4 Lungenvenen in den linken Vorhof strömt, bewirkt hier eine so starke Druckerhöhung, daß die Ventilklappe des ovalen Lochs wie ein Türflügel zuschlägt. Zunächst besteht zwar noch eine geringe Durchgängigkeit, aber etwa im Alter von 3 Monaten ist das ovale Loch praktisch zu. Aus dem „Foramen ovale" ist die „Fossa ovalis" geworden, eine dünne, durchscheinende Stelle der Vorhofscheidewand.

Teils sind die Ränder des ovalen Lochs mit der Umgebung verklebt, teils ist es nur „funktionell geschlossen". Im letzteren Falle fließt zwar kein Blut durch das ovale Loch, es kann aber z. B. die Katheterspitze bei der Herzkatheterisierung den Türflügel öffnen und dadurch vom rechten in den linken Vorhof vorgeschoben werden. Bei rund 25% aller Menschen ist das ovale Loch in der Tat nur funktionell verschlossen. Auch der Ductus arteriosus schließt sich in den ersten Lebenswochen und ist normalerweise später völlig verödet. Das gilt ebenso für den Ductus venosus (Arantii) und die innerhalb des Körpers gelegenen Nabelgefäße.

Bei manchen Kindern bleibt der Ductus arteriosus offen; es liegt ein angeborener Herzfehler (genauer gesagt, eine angeborene Gefäßmißbildung) vor: der relativ häufige *„persistierende Ductus arteriosus"*. Mitunter ist die Aorta unmittelbar vor der „Einmündung" des offenen oder verödeten Ductus arteriosus stark verengt. Diese keineswegs seltene angeborene Gefäßmißbildung wird *Aorten-Isthmusstenose* genannt. Ein *„offenes Foramen ovale"* und andere Scheidewanddefekte *(Vorhofseptumdefekt, Ventrikelseptumdefekt)* sind häufige Formen angeborener Herzfehler. Gelangt durch diese Kurzschlüsse sauerstoffarmes Blut in die Aorta, enthalten also die Arterien des großen Kreislaufs auch nach der Geburt Mischblut, so kommt es zur Zyanose (Blausucht).

Blutgefäße

Die kleinsten Blutgefäße sind die Blutkapillaren; sie sind sehr dünnwandig. Das Kapillarrohr wird nur von Endothelzellen gebildet, die außen von einem dünnen Grundhäutchen umgeben sind. Venen wie Arterien bestehen aus einer Außenhaut, einer mittleren Schicht und einer Innenhaut. Das Endothel ist derjenige Teil der Gefäßinnenhaut, der mit dem Blut unmittelbar in Berührung kommt. Venen und Arterien enthalten u. a. elastisches Gewebe sowie – in der mittleren Schicht (der Muskelhaut) – glatte Muskelfasern. Die elastischen Fasern sind in der Aorta und den übrigen herznahen Arterien besonders zahlreich. Die Gefäßmuskulatur der Arterien ist kräftiger als die der Venen (Abb. 6.68). Über Venenklappen s. S. 172.

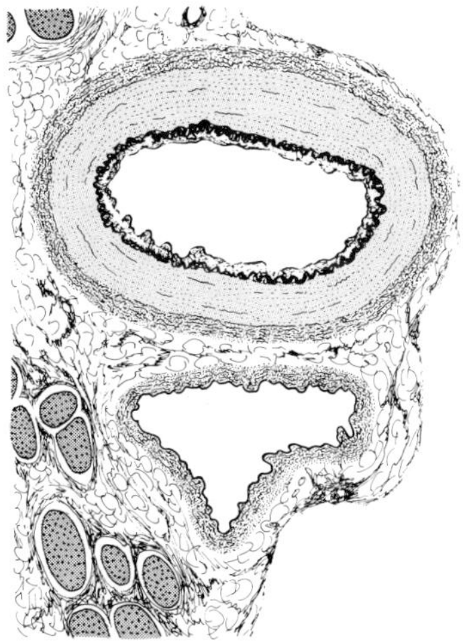

Abb. 6.68 Arteria brachialis (oben) und Vena brachialis (unten): Muskelschicht in der Arterie, keine auffällige Schichtenbildung der Venenwand (unten links: quergeschnittener Nerv). (Aus: Leonhardt, H.: Histologie, Zytologie und Mikroanatomie des Menschen. 7. Auflage, Thieme, Stuttgart 1985.)

Im Alter kommt es zu Cholesterin- und Kalkablagerungen in die Arterienwand, wodurch das Gefäßrohr starr und eng wird (Arterienverkalkung, Arteriosklerose, Atherosklerose, S. 280).

Die Gefäßweite kann durch sog. *Calciumantagonisten* beeinflußt werden. Sie hemmen nämlich den Strom von Calciumionen durch den ins Innere der Muskelzelle führenden sog. Calciumkanal. Die Folge ist eine Abnahme der Konzentration an freien Calciumionen in der Zelle. Dies wiederum bewirkt eine Erschlaffung der glatten Muskelzellen (Gefäßerweiterung), denn für ihre Kontraktion wird Calcium benötigt. (Calciumantagonisten werden zur Erweiterung der Gefäße bei Bluthochdruck eingesetzt, aber auch bei Erkrankungen der Herzkranzgefäße.)

Die größten Blutgefäße des menschlichen Organismus haben wir bereits kennengelernt. Sie sollen jetzt zusammen mit weiteren wichtigen Gefäßen des großen Kreislaufs näher besprochen werden.

Die wichtigsten Arterien

Die aus der linken Kammer abgehende *Aorta* (Abb. 6.61, 6.62) verläuft zunächst ein kurzes Stück schräg nach rechts, oben (aufsteigende Aorta), wendet sich dann, einen nach oben gewölbten Bogen beschreibend, nach links, hinten (Aortenbogen) und zieht an der linken Seite der Wirbelsäule abwärts (absteigende Aorta). Der innerhalb der Brusthöhle gelegene Teil der absteigenden Aorta heißt Brustaorta; unterhalb der Durchtrittsstelle durch das Zwerchfell (Aortenschlitz) wird das Gefäß Bauchaorta genannt.

Über die unmittelbar in Herznähe aus der **aufsteigenden Aorta** entspringenden *Herzkranzarterien* ist bereits ausführlich berichtet worden (S. 173). Aus dem **Aortenbogen** gehen nach oben 3 große Gefäßstämme ab (Abb. 6.61): auf der rechten Seite der gemeinsame Stamm der *rechten Schlüsselbein- und Kopfschlagader* (Truncus brachiocephalicus), etwa in der Mitte des Aortenbogens die *linke Kopfschlagader* (Arteria carotis communis) und auf der linken Seite die *linke Schlüsselbeinschlagader* (Arteria subclavia). Die beiden Kopfschlagadern (auch Halsschlagadern genannt), die die Halsorgane und den Kopf einschließlich des Gehirns versorgen, verlaufen zu beiden Seiten der Luftröhre aufwärts und verzweigen sich etwa in Höhe des Kehlkopfs. In diesem Bereich ist am vorderen Rande des Kopfwenders der Puls der Kopfschlagader zu tasten. Als weitere Arterie im Kopfbereich, deren Puls gut zu fühlen ist, ist die oberflächlich gelegene Schlagader an der Schläfe *(Schläfenschlagader,* Arteria temporalis) zu nennen. Die *Gesichtsschlagader* heißt Arteria facialis.

Die beiden Schlüsselbeinschlagadern versorgen die oberen Gliedmaßen und ziehen nach Abgabe zahlreicher Äste beiderseits zwischen Schlüsselbein und 1. Rippe zur Achselhöhle. Hier werden die beiden Gefäße rechte bzw. linke *Achselschlagader* (Arteria axillaris) genannt. Die Fortsetzung der Achselschlagader am Oberarm heißt *Armschlagader* (Arteria brachialis), die sich in Höhe der Ellenbeuge in die *Ellenschlagader* (Arteria ulnaris) und die *Speichenschlagader* (Arteria radialis) gabelt. Beide verlaufen auf der Beugeseite des Unterarms zur Hohlhand, die letztere Arterie daumenwärts. An der Beugeseite des Unterarms ist daumenwärts direkt oberhalb des Handgelenks der Puls der Speichenschlagader (Radialispuls) gut zu tasten. Das ist auch die Stelle, an der beim Patienten normalerweise der Puls gefühlt wird.

Die aus der **Brustaorta** entspringenden Äste sind relativ klein, so z. B. die für die Ernährung des Lungengewebes zuständigen arteriellen Bronchialgefäße und die zu beiden Seiten der Aorta abgehenden zahlreichen *Zwischenrippenschlagadern* (Arteriae intercostales), die, zwischen den Rippen verlaufend, im wesentlichen die Zwischenrippenmuskeln versorgen.

Die Äste der **Bauchaorta** (Abb. 6.115) versorgen die Baucheingeweide (Magen, Darm, Leber, Milz, Bauchspeicheldrüse, Nieren und Nebennieren). Auch Bauch- und Rückenmuskeln erhalten ihr Blut z. T. aus Abzweigungen der Bauchaorta. Vor dem vierten Lendenwirbelkörper gibt die Bauchaorta ihre beiden stärksten Äste ab, nämlich die rechte und linke *gemeinsame Beckenschlagader* (gemeinsame Hüftschlagader, Arteria iliaca communis, Abb. 6.115). Jedes dieser beiden Blutgefäße teilt sich schon nach kurzem Verlauf in eine innere und eine äußere Beckenschlagader (Hüftschlagader). Aus der ersteren geht, wie bei der Besprechung des Fetalkreislaufs erwähnt, die Nabelarterie hervor. Andere Äste der inneren Beckenschlagader versorgen die Eingeweide des kleinen Beckens (den untersten Darmabschnitt, Blase und Gebärmutter) und die Gesäßmuskulatur.

Die äußere Beckenschlagader zieht unter dem rechten bzw. linken Leistenband hindurch. Von hier ab heißt das Gefäß *Oberschenkelschlagader* (Arteria femoralis). Sie verläuft auf der Innenseite des Oberschenkels durch die Muskulatur zur Kniekehle *(Kniekehlenschlagader,* Arteria poplitea). Die Fortsetzung des Gefäßes und entsprechende Verzweigungen ziehen den Unterschenkel entlang bis zum Fuß. An verschiedenen Stellen der unteren Gliedmaßen sind die Arterienpulse relativ gut zu tasten, nämlich direkt unterhalb des Leistenbandes, in der Kniekehle, hinter dem inneren Knöchel und auf dem Fußrücken. Die Verästelungen der Schenkelschlagader sind für die Versorgung von Oberschenkel, Unterschenkel und Fuß verantwortlich.

Die wichtigsten Venen

In der Regel stimmt die Benennung der Venen mit der der Arterien überein. Wir unterscheiden 3 verschiedene Venensysteme:

1. die *Herzvenen,* die sich fast alle in einem größeren Gefäß vereinigen *(Koronarsinus),* welches direkt (d. h. ohne Vermittlung einer der beiden Hohlvenen) in den rechten Vorhof mündet,
2. die Venen des oberen Körperabschnitts (Kopf, Hals, Brust und obere Gliedmaßen), deren Blut zur *oberen Hohlvene* fließt,
3. die Venen der unteren Körperpartie (untere Gliedmaßen, Baucheingeweide, Bauchwand und unterer Teil des Rückenmarks), die ihr Blut der *unteren Hohlvene* (Abb. 6.115) zuführen.

Obere und untere Hohlvene *(Vena cava)* münden in den rechten Vorhof. Die obere Hohlvene entsteht durch das Zusammentreffen zweier großer Venen (rechte und linke *Armkopfvene,* Vena brachiocephalica), die hinter dem rechten bzw. linken Brustbein-Schlüsselbein-Gelenk liegen. Die untere Hohlvene entsteht durch den Zusammenfluß der rechten und linken *gemeinsamen Hüftvene* (Vena iliaca communis) und zieht rechts neben der Bauchaorta nach oben durch das Zwerchfell hindurch.

Venen und Arterien verlaufen an vielen Stellen des Körpers in unmittelbarer Nachbarschaft. Selbstverständlich ist die Blutströmung in den Venen der in den benachbarten Arterien entgegengesetzt gerichtet. An den oberen Gliedmaßen z. B. fließt das Venenblut von den Fingern zum Schultergürtel (herzwärts), das Arterienblut in umgekehrter Richtung. Während die Arterien im allgemeinen gut geschützt in der Tiefe liegen, verlaufen dieVenen z. T. ganz oberflächlich und schimmern an manchen Stellen als bläuliche Stränge durch die Haut hindurch, so z. B. an Hand- und Fußrücken und – beim Säugling – am behaarten Kopf.

Die *Kopfvenen* des Säuglings eignen sich wegen ihrer oberflächlichen Lage gut zur Blutentnahme und intravenösen Infusion. Beim schreienden Kind wird die zu beiden Seiten am Hals liegende *äußere Drosselvene* (Vena jugularis externa) sichtbar, aus der beim Säugling und Kleinkind gegebenenfalls Blut entnommen wird. Die tiefer gelegene rechte bzw. linke *innere Drosselvene* (Vena jugularis interna) des Halses wird nur in extremen Ausnahmefällen zum Blutentnehmen verwendet; sie sammelt u. a. das Blut aus den Blutleitern (Sinus) der Schädelhöhle. Über die Blutleiter und über die *Sinuspunktion* wird auf S. 210 noch berichtet. Als Venenpunktionsstelle wurde früher auch die unterhalb des Leistenbandes liegende, äußerlich nicht sichtbare *Oberschenkelvene* (Vena femoralis) verwendet.

Viele Venen treten sehr deutlich in Erscheinung, wenn sich das Blut in ihnen staut. Die gute Füllung der oberflächlichen Drosselvene beim Schreien ist ein Beispiel dafür. Eine Stauung, die bei längerer Dauer mit bläulicher Verfärbung der Haut einhergeht, wird vor den meisten Venenpunktionen (Blutentnahme, intravenöse Injektion) künstlich erzeugt. Soll z. B. eine der in der *Ellenbeuge gelegenen Venen* punktiert werden, so wird durch Kompression am Oberarm (also herzwärts) eine Stauung angelegt. Der Druck der Umschnürung (Stauschlauch, Manschette usw.) muß geringer sein als der systolische Blutdruck, d. h. der Radialispuls muß noch tastbar sein; auf keinen Fall darf die Blutströmung in der Arterie abgedrosselt werden, da sonst die Prallfüllung der Vene ausbliebe (s. aber S. 172).

Krankhafte Stauungen des venösen Rückflusses können – besonders an den Beinen – zu schmerzhaften, starken Venenerweiterungen führen (Krampfadern, Varizen). Die entsprechenden knotenförmigen Venenerweiterungen in der Umgebung des Afters werden Hämorrhoiden genannt. Blutstauungen in den Venen und andere Faktoren können eine Thrombose hervorrufen.

4.3.3 Lymphatische Organe

Zu den lymphatischen Organen („lymphatischer Apparat") gehören der Thymus, das Lymphsystem mit seinen Lymphknoten und anderen lymphatischen Organen (z. B. den Mandeln) sowie die Milz. Diese Organe dienen der Abwehr (insbesondere der Infektabwehr) – übrigens auch das Knochenmark ist u. a. ein Abwehrorgan.

4.3.3.1 Thymus

Der Thymus (das Bries, Abb. 6.75) liegt hinter dem Brustbein. Es ist zur Zeit der Geburt relativ groß und bildet sich bis zur Pubertät weitgehend zurück (nimmt aber auch danach weiter an Größe ab). Man hat deshalb angenommen, daß er etwas mit dem Wachstum und der Geschlechtsreife zu tun hat, also eine Hormondrüse darstellt, man sprach früher von Thymus-„Drüse".

Eine Verkleinerung des Organs tritt auch bei den verschiedensten Erkrankungen auf, während sie beim „plötzlichen Tode" nicht beobachtet wird: bei kurzer Krankheitsdauer, auch bei Unfällen, bleibt die Einschmelzung des Thymusgewebes aus. Die früher geäußerte Vermutung, der große Thymus sei Ursache des plötzlichen Kindstodes, s. S. 218 *(„Thymus-Tod")*, hat sich als irrig erwiesen. Die Verkleinerung des Thymus im Krankheitsfall hängt mit der wichtigen Rolle dieses Organs bei der Infektabwehr zusammen.

Der Thymus ist entscheidend verantwortlich für die Entwicklung der *zellulären Immunität,* indem hier die *T-Lymphozyten* (Thymus-Lymphozyten) heranreifen, bevor sie andere lymphatische Organe (z. B. Lymphknoten) besiedeln. Bestimmte T-Lymphozyten sind z. B. imstande, infizierte Zellen zu zerstören.

Für die Reifung der T-Lymphozyten sind eine Reihe von Hormonen erforderlich, die im Thymus gebildet werden. So gesehen, ist der Thymus also auch eine „Drüse".

4.3.3.2 Das Lymphsystem

Das Lymphsystem umfaßt die Lymphgefäße, die darin fließende Lymphe und die in den Lymphgefäßverlauf eingeschalteten Lymphknoten.

Lymphknoten

Die *Lymphknoten* (Lymphonodi, Einzahl: Lymphonodus, Abb. 6.69, 6.70) sind rundliche oder längliche Organe, die z. T. mikroskopisch klein sind, aber auch einen größeren Durchmesser (bis zu einigen cm) aufweisen können. Jeder Lymphknoten ist von einer bindegewebigen Kapsel umgeben, von der aus ein Bälkchenwerk in das Innere des Lymphknotens zieht. Dazwischen befindet sich retikuläres Bindegewebe, das auch in anderen Organen des „lymphatischen Apparates" anzutreffen ist. Nicht nur Lymphgefäße, sondern auch Blutgefäße und Nerven dringen in den Lymphknoten ein. Im übrigen unterrichtet die Abb. 6.70 über den Bau eines Lymphknotens. Anhäufungen von Lymphknoten finden sich u. a. am Hals, in der Achselhöhle, in der Leistenbeuge, an der Lungenwurzel und im Gekröse der Bauchhöhle.

Die Lymphknoten haben verschiedene Funktionen zu erfüllen. Eine wichtige Aufgabe ist die *Lymphozytenbildung,* die im gesamten lymphatischen Apparat, also auch in den Lymphknoten – und übrigens auch im Knochenmark – vor sich geht. Hier entstehen die *B-Lymphozyten* (B bedeutet Bursa, denn die entsprechenden Zellen werden bei Vögeln in der Bursa, ein hinter der Kloake gelegenes Organ, gebildet).

Die B-Lymphozyten werden bei Bedarf in *Plasmazellen* umgewandelt, die Immunglobuline (Antikörper) produzieren. Sie sind also für die *humorale Immunität* zuständig.

Die Lymphknoten dienen außerdem als *Filterstationen der Lymphe.* Sie halten z. B. Krankheitserreger, die in das Lymphgefäßsystem gelangt sind, fest; die aus den Lymphknoten abgehenden Lymphgefäße enthalten „gereinigte" Lymphe. Unter bestimmten Umständen kann es zu Entzündungen der zuführenden Lymphgefäße kom-

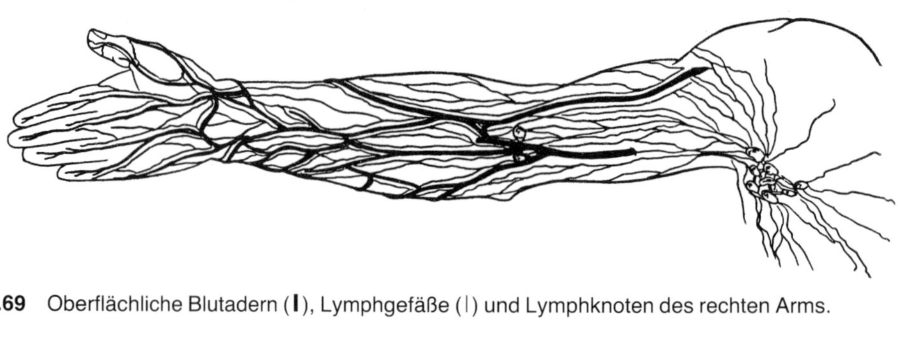

Abb. 6.69 Oberflächliche Blutadern (**I**), Lymphgefäße (I) und Lymphknoten des rechten Arms.

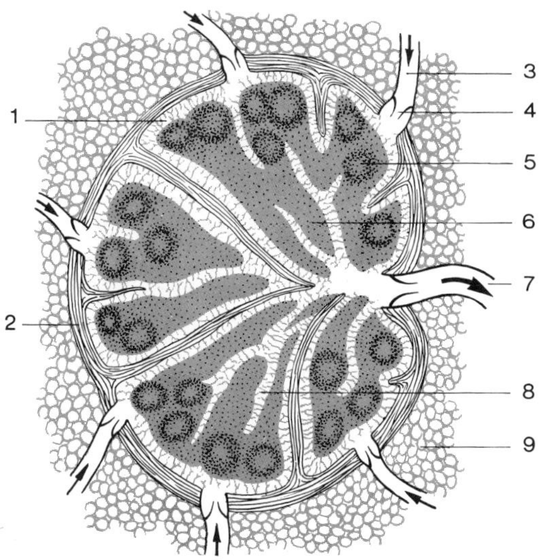

Abb. 6.70 Bau eines Lymphknotens: 1 Randsinus des Lymphknotens, 2 Kapsel, 3 zuführendes Lymphgefäß, 4 Klappen des Lymphgefäßes, 5 Lymphfollikel der Rindenschicht, 6 Markstrang, 7 abführendes Lymphgefäß, 8 Intermediärsinus mit Gitterfasern, 9 Fettgewebe. (Aus: Faller, A.: Der Körper des Menschen. 11. Auflage, Thieme, Stuttgart 1988.)

men. Diese als „rote Streifen" bekannten Veränderungen werden vom Laien fälschlicherweise als Blutvergiftung gedeutet. Die Aufgabe der Lymphknoten besteht aber gerade darin, die in der Lymphe enthaltenen Erreger abzufangen und dadurch deren Übertritt ins Blut zu verhindern.

Es gibt eine große Zahl von Stoffen, die die Lymphknoten der Lymphe entnehmen. Sie fangen nicht nur die Krankheitserreger auf, sondern halten auch auf dem Lymphwege verschleppte Zellen einer bösartigen Geschwulst fest. Werden diese von den Lymphknoten nicht vernichtet, so wachsen sie hier weiter *(Metastase* oder *Tochtergeschwulst).*

In der Lunge speichern die Lymphknoten z. B. Kohleteilchen, die bei der Atmung in das Lungengewebe hineingelangt sind und vom Lymphknoten abgefangen werden. Infolgedessen haben die zugehörigen Lymphknoten eine schwärzliche Farbe.

Lymphgefäßsystem

Abgesehen von den Blutgefäßen, verfügt der Körper noch über ein anderes weitverzweigtes Kanalsystem, nämlich die Lymphgefäße (Abb. 6.69). Während die Blutkapillaren bestimmte Abschnitte des Blutkreislaufs darstellen und innerhalb des Gewebes einen zuführenden und einen abführenden Schenkel besitzen, beginnt das *Lymphgefäßsystem* mit handschuhfingerförmig geschlossenen Lymphkapillaren, deren Wand der der Blutkapillaren ähnelt und praktisch nur aus Endothelzellen besteht. Da die Blutkapillaren nicht jede einzelne Körperzelle erreichen, übernimmt die dazwischen liegende Gewebsflüssigkeit, die z. T. aus den Blutkapillaren stammt, die Weiterleitung der auf dem *Blutwege herangetragenen Nährstoffe* usw. Der *Rücktransport* von Stoffwechselschlacken erfolgt zunächst auch über die Gewebsflüssigkeit, dann aber sowohl auf dem *Blutwege* als auch über die *Lymphgefäße.* Wesentliche Bestandteile der Gewebsflüssigkeit sammeln sich in den *Lymphkapillaren,* die Drainageröhrchen vergleichbar sind.

Der Lymphstrom bewegt sich also im Gegensatz zum Blutstrom nicht in einem kreisförmig geschlossenen Gefäßsystem, sondern stets von den Lymphkapillaren aus in immer größere *Lymphgefäße,*

deren Wand ganz ähnlich aufgebaut ist wie die der Venen. Wie die Venen so besitzen auch die Lymphgefäße ventilartige Klappen, die für die Richtung des Flüssigkeitsstroms von Bedeutung sind. Die Kontraktionen der Skelettmuskulatur, die Atembewegungen und andere Faktoren haben einen Einfluß auf die Lymphbewegung.

In ihrem weiteren Verlauf durchfließt die Lymphe mindestens einen *Lymphknoten,* an dem zuführende und abführende Lymphgefäße zu unterscheiden sind. Die von der rechten oberen Körperhälfte kommenden Lymphbahnen sammeln sich in dem sog. *rechten Lymphgang* (Ductus lymphaticus dexter), der rechts am Hals in das Venensystem einmündet. Die hier gelegenen Klappen verhindern das Eindringen von Blut in den Lymphgang. Durch Vereinigung zahlreicher Lymphgefäße der Baucheingeweide und unteren Gliedmaßen entsteht ein großes Lymphgefäß, der sogenannte *Milchbrustgang* (Ductus thoracicus), der vor der Wirbelsäule kopfwärts verläuft und in der linken Halsgegend Lymphgefäße des linken Armes und der linken Kopfhälfte aufnimmt. Der Milchbrustgang mündet, durch Klappen geschützt, an der linken Halsseite in das Venensystem ein. Er hat mit der Milch oder mit der Brustdrüse nichts zu tun, sondern verdankt seinen Namen der milchigen Beschaffenheit der Darmlymphe (Chylus). Die Fetttröpfchen *(Chylomikronen)* in den Lymphgefäßen des Darmes *(Chylusgefäße)* stammen aus dem Nahrungsfett, dessen Bestandteile nur zu einem Teil direkt aus dem Darm in den Blutkreislauf gelangen; die Hauptmenge des Fettes wird erst auf dem Umweg über den Milchbrustgang – d. h. unter Umgehung des Pfortaderkreislaufs und damit der Leber – dem Venenblut zugeführt (S. 279).

Lymphe

Außer der *intrazellulären* (innerhalb der Zellen gelegenen) Flüssigkeit, die beim Neugeborenen rund 50% des Körpergewichts ausmacht, besitzt der Organismus eine beachtliche Menge an *extrazellulärer* (außerhalb der Zellen befindlicher) Flüssigkeit; beim Erwachsenen sind es etwa 20% des Körpergewichts, im Kindesalter wird dieser Prozentsatz noch überschritten. (Der Organismus des Erwachsenen besteht zu rund 60%, der des Neugeborenen zu etwa 75% aus Wasser.) Die extrazelluläre Flüssigkeit setzt sich aus verschiedenen Anteilen zusammen: im wesentlichen aus dem *Blutwasser* des Blutgefäßsystems, der *Gewebsflüssigkeit* (in den Gewebsspalten zwischen den Zellen) und der *Lymphe;* als weitere wasserhaltige Räume seien z. B. der Verdauungsapparat und der Harntrakt genannt.

Bei bestimmten Herz- und Nierenerkrankungen kann die Flüssigkeitsansammlung im Gewebe vermehrt sein (Wassersucht, Ödeme).

Unter *Lymphe* verstehen wir die Flüssigkeit, die sich innerhalb des Lymphgefäßsystems befindet. Sie unterscheidet sich in ihrer Zusammensetzung nur wenig von der des Blutwassers und der Gewebsflüssigkeit.

Die Lymphe ist teils farblos, teils hellgelb, teils weißlich. Sie enthält mehr oder weniger zahlreiche Lymphozyten, mitunter auch Fetttröpfchen (Chylomikronen), wie die Lymphe des Darmtrakts, die dadurch milchig erscheint *(Chylus).*

4.3.3.3 Milz

Die *Milz* (Lien, Abb. 6.115, 6.128) liegt innerhalb der Bauchhöhle, vom Brustkorb geschützt, im linken Oberbauch unmittelbar unter dem Zwerchfell, dessen Atemverschiebungen sie folgt. Bei tiefer Einatmung ist u. U. der untere Milzrand gerade eben am linken Rippenbogen zu tasten. Deshalb läßt der Arzt zur Beurteilung der Milzgröße und -beschaffenheit den Patienten tief einatmen. Die Form der Milz erinnert an eine Kaffeebohne, die Milzgröße beträgt beim Erwachsenen rund 4×7×11 cm (Lernhilfe: „4711“), wobei die Längsachse etwa parallel zur 10. Rippe verläuft. Die Milz gehört wie die Lymphknoten zum lymphatischen Apparat, ist aber nicht in das Lymphgefäßsystem, sondern in die Blutbahn eingeschaltet. Im übrigen hat der Aufbau der Milz große Ähnlichkeit mit dem eines Lymphknotens. Wie der Lymphknoten so wird auch die Milz von einer bindegewebigen Kapsel umhüllt und von einem System von Bälkchen durchzogen, die von der Kapsel ausgehen. Zwischen diesem *Stützgerüst* liegt ein weiches Gewebe, die sog. *Milzpulpa.* Sie besteht aus Lymphknötchen (retikulärem Bindegewebe und Blutzellen) sowie aus Blutgefäßen und größeren Bluträumen. Blutgefäße, Lymphgefäße und Nerven gelangen in das Innere der Milz. Infolge des Blutreichtums hat die Milz eine dunkelrote Farbe.

Bei Verletzungen dieses Organs ist die Verblutungsgefahr groß; die Milzentfernung (Milzexstirpation, Splenektomie) kann dann lebensrettend sein, bringt aber Probleme mit sich, indem besonders bei Säuglingen und Kleinkindern, aber auch bei älteren Patienten, in den Jahren nach dem Eingriff gefährliche Infektionen auftreten können, weshalb man versucht, unter Erhaltung des Organs Milzrisse zu kleben (mit Fibrinkleber).

Die Aufgaben der Milz sind vielseitig. Sie ist – wie andere lymphatische Organe – Brutstätte von *Lymphozyten.* Alternde *rote Blutkörperchen* werden zu einem Teil auch in der Milz abgebaut. *Fremdstoffe* und *Krankheitserreger* werden hier – ähnlich wie in den Lymphknoten – abgefangen. Überhaupt spielt die Milz eine wichtige Rolle bei der *Infektabwehr.* (Bei Infektionskrankheiten kann dieses Organ erheblich vergrößert sein.) Ferner kann die Milz in geringem Maße Blut speichern *(Blutdepot)* und im Bedarfsfalle an das Blutgefäßsystem abgeben. Das beim schnellen Gehen in der Milzgegend auftretende „Seitenstechen“ hat wohl mit dieser Entspeicherung nichts zu tun, sondern wird wahrscheinlich durch Spannungen in der Umgebung der Milz verursacht.

4.4 Atmungssystem

Die Organe des Atmungssystems, des Verdauungssystems sowie des Harn- und Geschlechtssystems werden zusammen mit einigen anderen Organen (Milz, Schilddrüse usw.) als *Eingeweide* bezeichnet. Zum Atmungssystem (Respirationstrakt) gehören:

1. die **oberen Luftwege** *(Nase, Mundhöhle* und *Rachen),*
2. die **unteren Luftwege** *(Kehlkopf, Luftröhre* und *Bronchialbaum)* sowie
3. das eigentliche **Atmungsorgan,** die den Gasaustausch (die äußere Atmung) besorgenden Anteile der *Lungen.*

Praktisch der gesamte Bronchialbaum ist ebenfalls ein Teil der Lungen, dient aber, wie die übrigen Luftwege, der Zufuhr und Ableitung der Atemluft und nicht dem Gasaustausch. Die Nase ist zusätzlich Sitz des Geruchsorgans, Mundhöhle und Rachen stellen nicht nur Luft-, sondern auch Speisewege dar, und der Kehlkopf hat außerdem die Funktion der Stimmbildung.

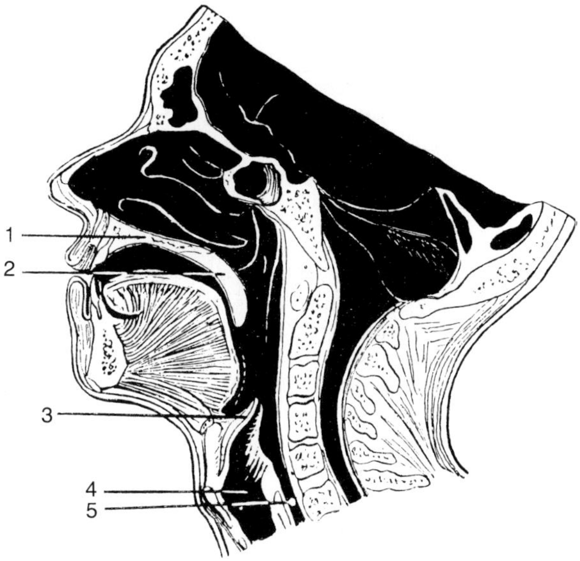

Abb. 6.71 Obere Luft- und Speisewege (s. auch Abb. 6.130): 1 harter Gaumen, 2 weicher Gaumen, 3 Kehldeckel, 4 Kehlkopf, 5 Speiseröhre.

4.4.1 Obere Luftwege

(Abb. 6.71)

Nase

An der äußeren Nase (s. auch S. 128) können wir verschiedene Teile unterscheiden: Die *Nasenwurzel* (Stirnansatz der Nase) ist der obere Teil des *Nasenrückens,* der nach unten in die *Nasenspitze* übergeht. Zu beiden Seiten der Nasenspitze liegen die beiden *Nasenflügel.* Sie stellen die äußere Begrenzung der beiden *Nasenlöcher* dar. Rechtes und linkes Nasenloch sind durch den unteren, häutigen Teil der *Nasenscheidewand* (des Septums) voneinander getrennt. Außerdem enthält die Nasenscheidewand einen knorpeligen und einen knöchernen Anteil, die Schleimhaut des ersteren ist reich an Venen (der sogenannte KIESSELBACHsche Ort, von dem oftmals Nasenblutungen ausgehen). Die Nasenscheidewand ist die Trennwand der beiden *Nasenhöhlen.* Hierüber, über die *Nasennebenhöhlen* einschließlich ihrer Ausführungsgänge sowie über die *Nasenmuscheln* und *Nasengänge* ist bereits berichtet worden (S. 128 und Abb. 6.26). Die unterhalb der beiden unteren Muscheln gelegenen unteren Nasengänge verbinden die beiden Nasenlöcher mit den beiden *Choanen,* zwei Öffnungen, durch die die beiden Nasenhöhlen mit dem Rachen in Verbindung stehen. (Auf diesem Wege – Nasenloch, unterer Nasengang, Choane, Rachen – gelangt die Nasensonde bei weiterem Vorschieben in den Magen.)

Die äußere Haut der Nase setzt sich im Bereich der Nasenlöcher noch ein kurzes Stück in das Naseninnere fort und ist hier mit *Borstenhaaren* besetzt, die das Eindringen gröberer Luftverunreinigungen in die Atemwege verhindern sollen. Die sich anschließende Schleimhaut des Naseninnern besitzt hier, wie an vielen anderen Stellen der Luftwege, z. T. ein mehrreihiges *Zylinder-Flimmer-Epithel* mit zahlreichen schleimproduzierenden *Becherzellen* (Abb. 6.5). Dieses Epithel hat hier und in den tieferen Luftwegen bis zu den kleinsten Verzweigungen der Bronchien die Aufgabe, feinere, im Schleim festgehaltene Schmutzteilchen durch den Flimmerschlag nach außen zu befördern. Das Sekret der Becherzellen und anderer *Drüsen* dient darüber hinaus zur Befeuchtung der Atemluft.

Die von den Flimmerhaaren (Zilien) ausgeführten Wellenbewegungen („wogendes Kornfeld, Wechsel zwischen „Tennisschlag" und „langsamem Erholungsschlag") bewirken eine Verschiebung des mit Schmutz angereicherten Schleims nach außen. Diese Säuberung der Atemwege wird *mukoziliare Clearance* genannt. Es gibt angeborene Störungen der Zilienfunktion, aber auch vorübergehende Schädigungen der Zilien durch Virusinfekte. Die Folge sind chronische Bronchitiden. – Die Entzündung der Nasenschleimhaut (Rhinitis) führt zu übermäßiger Sekretion, zum Schnupfen. (Der Auswurf – das Sputum – besteht dagegen hauptsächlich aus den Sekreten der Luftröhren- und Bronchialschleimhaut.)

Die Schleimhaut der Muscheln enthält mächtige *Venengeflechte;* beim Vorbeiströmen der Einatmungsluft an den Muscheln („Heizkörper") wird diese erwärmt und befeuchtet.

Die Nase ist nicht nur für die *Reinigung, Befeuchtung* und *Erwärmung* der Atemluft von Bedeutung, das *Riechepithel* soll u. a. unangenehme Beimengungen der Atemluft (gefährliche Gase) anzeigen.

Mundhöhle

Aus alledem geht hervor, daß die *Nasenatmung* das Physiologische ist. Die für die Aufnahme der Speisen bestimmte Mundhöhle verfügt nicht über die genannten Einrichtungen zur Vorbereitung der Atemluft. Deshalb ist die *Mundatmung* unzweckmäßig.

Normalerweise hängt bei geschlossenem Mund die Zungenspitze vorn am harten Gaumen, der auf die Weise leicht nach unten gezogen wird. Dieser Mechanismus entfällt bei der Mundatmung. Die Folge ist ein hoher („gotischer") Gaumen und eine Verschmälerung des Oberkiefers mit Platznot für die Zähne. Die Mundatmung führt außerdem zur Austrocknung und Auskühlung der Rachenschleimhaut, was das Haften von Krankheitserregern begünstigt. Andererseits ist die Mundatmung bei Erschwerung der Nasenatmung (Schnupfen usw.) von Bedeutung und kann bei völliger Verlegung der Nasengänge lebensrettend sein, z. B. bei angeborenem Verschluß der Choanen (Choanalatresie). Durch Zurücksinken der Zunge kann der Zugang zu den unteren Luftwegen versperrt werden (z. B. bei Bewußtlosigkeit). Die „stabile" Seitenlagerung des bewußtlosen oder narkotisierten Patienten soll das verhindern. Dem gleichen Zweck dient das Vorschieben des Unterkiefers durch Fingerdruck am Kieferwinkel.

Rachen

Wie die Mundhöhle so gehören auch Teile des Rachens (Schlund = Pharynx) einerseits zum Atmungs-, andererseits zum Verdauungssystem. Nur der obere Rachenraum, der sogenannte *Nasen-Rachen-Raum,* ist ausschließlich Luftweg;

es handelt sich um denjenigen Teil des Rachens, der vorn durch die rechte und linke Choane mit den beiden Nasenhöhlen in Verbindung steht. Die Hinterwand des Nasen-Rachen-Raumes liegt einem Teil der Schädelbasis und der oberen Halswirbelsäule unmittelbar an. An der Hinterwand befindet sich im oberen Abschnitt des Nasen-Rachen-Raums eine Anhäufung von lymphatischem Gewebe, die *Rachenmandel* (Abb. 6.130, über Gaumenmandeln s. S. 254). Im Laufe des späteren Kindesalters kommt es zur Rückbildung der Rachenmandel (deshalb treten Erkrankungen der Rachenmandel bei Erwachsenen nur noch selten auf).

Eine vergrößerte Rachenmandel (adenoide Wucherungen) kann durch Verlegung der Choanen zur Mundatmung zwingen, ein Krankheitsbild, das es praktisch nur im Kindesalter gibt. Eine sehr große Rachenmandel kann auch die zu beiden Seiten des Nasen-Rachen-Raums liegende Mündung der rechten bzw. linken Ohrtrompete (Abb. 6.26 und S. 205) einengen oder völlig verschließen; es kommt zum Sekretstau innerhalb der Ohrtrompete, und Mittelohrentzündungen können die Folge sein. Störende adenoide Wucherungen müssen entfernt werden (Adenotomie).

Während die beiden Nasenhöhlen in den oberen Rachenraum (den *Nasen-Rachen-Raum*) münden, geht die Mundhöhle nach hinten in den mittleren Rachenraum *(Mund-Rachen-Raum)* über. Hier sowie in dem sich nach unten anschließenden unteren Rachenraum *(Kehlkopf-Rachen-Raum)* findet eine Überkreuzung von Atmungs- und Speiseweg statt (Abb. 6.71, 6.130).

Der untere Rachenraum endet am Kehlkopfeingang und geht *hinter* dem Kehlkopf in die *Speiseröhre* über, während der *Kehlkopf* selbst die *vorn* liegende Fortsetzung des Kehlkopf-Rachen-Raums darstellt.

4.4.2 Untere Luftwege

(Abb. 6.72)

Kehlkopf

Das Gerüst des *Kehlkopfs* (*Larynx,* Abb. 6.50, 6.71, 6.72, 6.120, 6.130) besteht aus einer Reihe von Knorpeln. Die 5 wichtigsten sind: Kehldeckel-, Schild- und Ringknorpel sowie die beiden Gießbecken- (bzw. Stell-)knorpel. Die Kehlkopfknorpel sind durch Bänder und Muskeln gelenkig miteinander verbunden. Der *Kehldeckel (Epiglottis),* der sowohl mit dem Schildknorpel wie auch mit dem Zungenbein (Abb. 6.49, 6.50, 6.72, 6.130) verbunden ist, soll das Eindringen von Speisen in die unteren Luftwege verhindern:

beim Schlucken legt sich der Kehldeckel auf den Kehlkopfeingang. Weitere Sicherungen bestehen darin, daß bei jedem Schluckakt die Atmung stillsteht (die Stimmritze ist geschlossen, s. u.) und der Kehlkopf nach vorn, oben gezogen wird; durch diese Lageveränderung des Kehlkopfs weicht der Kehlkopfeingang den Speisen aus.

Beim jungen Säugling liegt der Kehlkopf höher. Die Bewegungen des Kehlkopfes sind beim Mann besonders gut sichtbar; denn bei ihm springt der *Schildknorpel („Adamsapfel")*, der größte Kehlkopfknorpel, deutlich vor. Darunter liegt am Übergang zur Luftröhre der *Ringknorpel.* Die beiden beweglichen *Gießbeckenknorpel* werden auch *Stellknorpel* genannt, da sie Stellung (und Spannung) der Stimmbänder beeinflussen.

2 Faltenpaare ragen von den Seitenwänden des Kehlkopfs aus in das Innere vor. Die beiden oberen Falten heißen *Taschenbänder* oder – da sie sich an der Stimmbildung nicht beteiligen – *falsche Stimmbänder.* Die eigentlichen *Stimmbänder* liegen darunter. Es handelt sich um 2 etwa waagerecht verlaufende Falten, die wie die Taschenbänder, zwischen dem vorn gelegenen Schildknorpel und den beiden hinten gelegenen Stellknorpeln ausgespannt sind.

Der nach innen zeigende freie Rand beider Stimmbänder begrenzt die *Stimmritze* (Glottis). Sie stellt einen von vorn nach hinten verlaufenden Spalt in der Mitte des Kehlkopfs dar und kann im hinteren Abschnitt durch Bewegungen der Stellknorpel erweitert, verengert und geschlossen werden (Abb. 6.73).

Ganz vorn liegen die beiden Stimmbänder stets aneinander, so daß die geöffnete Stimmritze in der Aufsicht (z. B. bei direkter Betrachtung mit dem Laryngoskop oder bei der Spiegeluntersuchung) einem Dreieck gleicht, dessen Spitze nach vorn zeigt.

Die einzelnen Töne werden dadurch erzeugt, daß die Ausatmungsluft die beiden freien Ränder der mehr oder weniger stark gespannten Stimmbänder in Schwingungen versetzt. An der Bildung der Stimme sind aber noch weitere Faktoren beteiligt. Veränderungen der Mund- und Rachenhöhle (z. B. durch Stellungsänderungen der Zunge) sind für das Zustandekommen der verschiedenen Selbstlaute verantwortlich, während die Mitlaute beim Luftdurchtritt durch entsprechende Engpässe (z. B. zwischen den Lippen oder zwischen Zunge und Gaumen) entstehen. Die Tonhöhe ist u. a. von der Spannung und von der Länge der Stimmbänder abhängig. Mit der Spannung der Stimmbänder nimmt die Schwingungszahl pro Sekunde (die Frequenz), d. h. die Tonhöhe zu. Andererseits ist der Ton um so tiefer, je länger die Stimmbänder sind. Während der Pubertät kommt es beim männlichen Geschlecht zu einem schnellen Längenwachstum der Stimmbänder und damit zum *Stimmwechsel* (Stimmbruch, Mutation[21]).

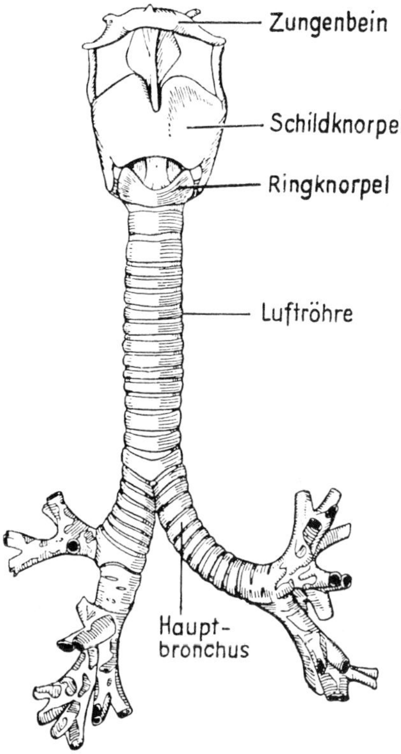

Abb. 6.72 Untere Luftwege, Vorderansicht (Kehlkopf, Luftröhre und Bronchialbaum).

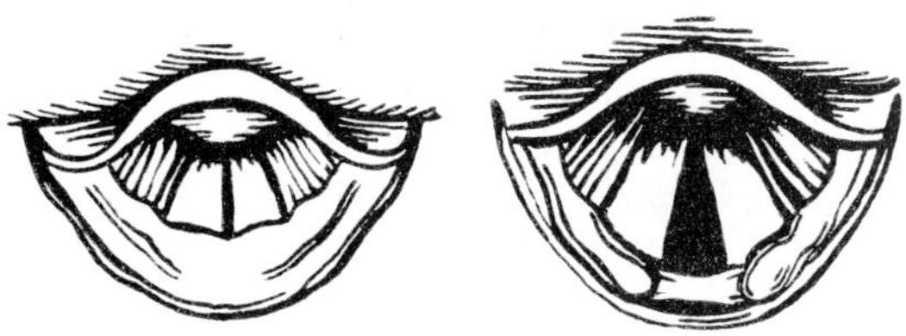

Abb. 6.73 a, b Aufsicht auf den Kehlkopf: oben im Bild der Kehldeckel (vorn), in der Mitte die Stimbänder, unten im Bild die Stellknorpel (hinten): **a** Stimmritze geschlossen, **b** Stimmritze geöffnet.

Der Kehlkopf dient nicht nur der **Stimmbildung** (dem Sprechen und Singen), sondern er ist außerdem **Atmungsweg** und **Schutzorgan.**

[21] Das Wort „Mutation" hat noch eine zweite Bedeutung, nämlich „sprunghaft auftretende Änderung des Erbgutes" (S. 99, 477).

Bei der Ein- und Ausatmung ist die Stimmritze geöffnet, beim *Schluckakt* und beim Eindringen (Aspirieren) von *Fremdkörpern* in den Kehlkopfeingang wird sie reflektorisch geschlossen.

Ein trotzdem in den Kehlkopf geratener Fremdkörper löst einen explosionsartigen Hustenstoß (Hustenreflex) aus; es öffnet sich dabei die Stimmritze, wobei versucht wird, den Fremdkörper hinauszubefördern. Fremdkörper im Kehlkopf verursachen außer Hustenattacken auch Erstickungsanfälle, oft besteht Heiserkeit. Dieses zuletzt genannte Symptom tritt auch bei Entzündungen und Geschwülsten im Kehlkopfbereich sowie bei Stimmbandlähmungen auf.

Luftröhre

Nach unten setzt sich der Kehlkopf in die *Luftröhre (Trachea)* fort. Es handelt sich um ein häutiges Rohr, in dessen Wandung zur Verstärkung in gewissen Abständen waagerecht verlaufende Knorpelspangen eingelagert sind (Abb. 6.72). Diese haben Hufeisenform, nehmen also nicht den ganzen Umfang der Luftröhre ein: die knorpelfreie Zone liegt an der Hinterwand. Die Knorpeleinlagerungen sollen ein Zusammenklappen der Luftröhre während des starken Sogs der Einatmung verhindern.

Bronchialbaum

In Höhe des 4.–5. Brustwirbels teilt sich die Luftröhre in die beiden *Hauptbronchien* (Luftröhrenäste, Abb. 6.72) für die rechte und linke Lunge. Diese Gabelung wird *Bifurkation* genannt. Der rechte Hauptbronchus liegt fast in direkter Verlängerung der Luftröhre, während der linke weniger steil abwärts verläuft. Ein in die Atmungswege gelangter (aspirierter) Fremdkörper findet sich deshalb häufiger im rechten Hauptbronchus bzw. in seinen Verzweigungen als links. Die Hauptbronchien sind ähnlich aufgebaut wie die Luftröhre. Nach dem Eintritt in die Lungen entstehen aus jedem Hauptbronchus durch Verzweigung (Bronchial-„baum") mehrere *Lappenbronchien* – in der rechten Lunge sind es 3 und links 2 –, aus denen eine größere Zahl von *Segmentbronchien* hervorgeht. Lappen- und Segmentbronchien enthalten noch kleine Knorpelplatten, in den sich anschließenden *Läppchenbronchien (Bronchiolen)* fehlt der Knorpel ganz. Auch das Epithel wird ständig flacher. Muskelfasern sind noch in den feinsten Verzweigungen nachweisbar und haben einen Einfluß auf die Weite der Lichtung. Die Bronchiolen verlieren kurz vor dem Übergang in die Alveolengänge ihre Flimmerhaare. Danach folgen kleine, sackartige Ausbuchtungen, die traubenartig angeordneten *Lungenbläschen (Lungenalveolen),* in denen der Gasaustausch vor sich geht.

Die Bronchien lassen sich nach Einführung eines Bronchoskops in einen Hauptbronchus direkt beobachten *(Bonchoskopie);* durch Einbringen eines Kontrastmittels in den Bronchialbaum kann dieser röntgenologisch sichtbar gemacht werden *(Bronchographie).*

Da die Lichtung der Bronchiolen besonders bei sehr jungen Kindern außerordentlich klein ist, führen entzündliche Veränderungen in diesem Bereich (Bronchiolitis) zu stärkeren Atembehinderungen als sie bei einer Entzündung der Bronchien (Bronchitis) beobachtet werden. Die Bronchitis hat im Säuglingsalter wegen der höhergradigen Enge der Lichtung stärkere Symptome zur Folge als die Bronchitis älterer Kinder. Spielen sich die Entzündungserscheinungen in den Alveolen oder deren unmittelbarer Umgebung ab, so liegt eine Lungenentzündung (Pneumonie) vor.

4.4.3 Lunge

Mit den sich innerhalb der beiden Lungen *(Lunge = Pulmo)* verzweigenden Bronchien haben wir bereits einen Teil des eigentlichen *Atmungsorgans* (der Lungen) erwähnt. Der andere, „atmende" Teil der Lungen ist für den Gasaustausch zuständig. Die Ein- bzw. Austrittsstelle der Bronchien, der Blut- und Lymphgefäße sowie der Nerven an der rechten oder linken Lunge (den beiden *Lungenflügeln*) wird *Lungenwurzel (Lungenhilus)* genannt (Abb. 6.74). Hier liegen

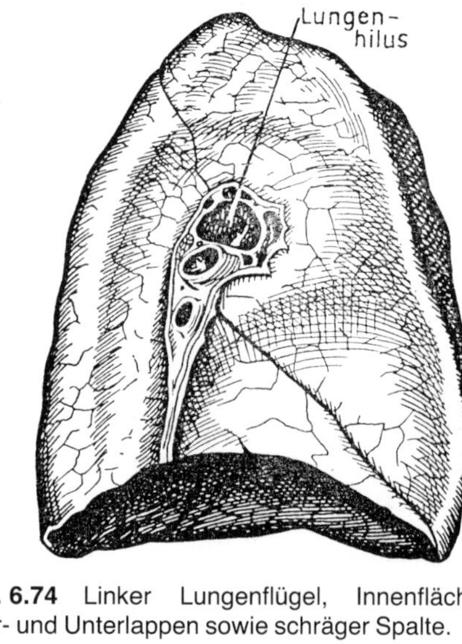

Abb. 6.74 Linker Lungenflügel, Innenfläche mit Ober- und Unterlappen sowie schräger Spalte.

zahlreiche Lymphknoten *(Hiluslymphknoten)*, die z. B. bei der Tuberkulose krankhaft verändert sein können (Hiluslymphknotentuberkulose).

Die Lunge ist ein an elastischem Gewebe reiches, schwammartiges Organ von grauroter Farbe. An jeder Lunge unterscheiden wir einen der Zwerchfellkuppe aufliegenden Teil (Lungenbasis) und die über die 1. Rippe hinausragende Lungenspitze. (Beim Herzen liegt umgekehrt die Spitze unten und die Basis oben.) Durch tiefe Einschnitte (Spalten, Fissuren) wird die rechte Lunge in 3 *Lungenlappen* (Ober-, Mittel- und Unterlappen) unterteilt, die linke Lunge, die wegen der Lage des Herzens einen etwas kleineren Raum einnimmt, besteht dagegen nur aus zwei Lappen (Ober- und Unterlappen, Abb. 6.75). Jeder Lappen ist aus zahlreichen Läppchen zusammengesetzt, die die feine Felderung der Lungenoberfläche bewirken. Die beiden Lungenflügel füllen die Brusthöhle fast völlig aus und passen sich ihrer Form an, zwischen dem rechten und dem linken Lungenflügel liegt, vom Brustbein bis zur Brustwirelsäule reichend, das sogenannte *Mittelfell (Mediastinum)*, in dem sich eine Reihe von Organen befindet (Herz, Gefäße, Nerven, Thymus, Lymphknoten, Speiseröhre und Luftröhre).

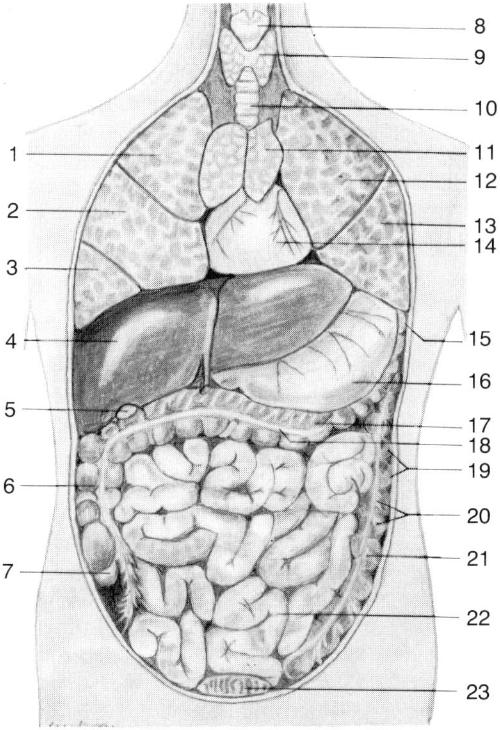

Abb. 6.75 Hals-, Brust- und Baucheingeweide von vorn: 1 rechter Lungenoberlappen, 2 rechter Lungenmittellappen, 3 rechter Lungenunterlappen, 4 Leber, 5 Gallenblase, 6 aufsteigender Ast des Kolons, 7 Blinddarm, 8 Kehlkopf, 9 Schilddrüse, 10 Luftröhre, 11 Thymus, 12 linker Lungenoberlappen, 13 linker Lungenunterlappen, 14 Herz, 15 linke Flexur des Kolons, 16 Magen, 17 Querkolon, 18 Tänie des Kolons, 19 Haustren des Kolons, 20 Fettanhänge des Kolons, 21 absteigender Ast des Kolons, 22 Dünndarmschlingen, 23 Harnblase.

▶ Nehmen wir einmal an, die Luftröhre sei der unterste Teil des Atmungssystems, die Lungen würden fehlen, und statt dessen läge zu beiden Seiten des Mittelfells je ein leerer, geschlossener Sack. Wenn nun von der Luftröhre aus der Bronchialbaum zusammen mit dem übrigen Lungengewebe auswächst, so muß er den rechts und links liegenden Sack vom Mittelfell her einstülpen – einem Finger vergleichbar, der einen Luftballon von außen eindrückt. Wir können uns vorstellen, daß die Lungen infolge ihres Wachstums schließlich so groß geworden sind, daß sie die beiden Säcke völlig an die Wand (Brustwand, Zwerchfellkuppe usw.) drängen; aus dem Hohlraum (Pleurahöhle, Pleuraraum) im Inneren eines jeden Sackes wird ein schmaler, von zwei Hüllen (als Teile des Sackes) umschlossener Spalt (Pleuraspalt). Dieses „Gedankenexperiment" kommt den tatsächlichen Verhältnissen recht nahe: die Entwicklung der Lungen geht in der Weise vor sich, daß von der Luftröhre 2 Knospen aussprießen, die sich immer weiter verzweigen und schließlich fast die ganze Brusthöhle einnehmen. ◀

Infolge der vom Mittelfell ausgehenden Einstülpung ist die Lunge von 2 (serösen) Häuten umgeben. Wir nennen die beiden Häute oder Blätter in ihrer Gesamtheit *Brustfell (Pleura)*. Jede Lunge hat ihr eigenes Brustfell. Die beiden Pleurablätter eines Lungenflügels gehen an der betreffenden Lungenwurzel ineinander über (Umschlagstelle). Dasjenige Blatt, das der Lunge direkt aufliegt, wird *Lungenfell* genannt, das 2., äußere Blatt ist die *wandständige Pleura*. Der Teil der wandständigen Pleura, der mit dem Brustbein, den Rippen und der Wirbelsäule verwachsen ist, heißt *Rippenfell;* weiterhin unterscheiden wir an der wandständigen Pleura einen *Zwerchfellteil* und einen mit dem Herzbeutel verbundenen *Mittelfellteil*. (Der Herzmuskel ist, ähnlich wie die Lunge, von zwei serösen Blättern umgeben, die durch eine dünne Flüssigkeitsschicht voneinander getrennt sind; das äußere Blatt ist der Herzbeutel, S. 167.) Auch zwischen den beiden Blättern der Pleura befindet sich eine geringe Menge Flüssigkeit, die dafür sorgt, daß das Lungenfell und mit ihm die Lunge stets der wandständigen Pleura direkt anliegen: wegen des zwischengeschalteten Flüssigkeitsfilms kann sich der Abstand zwischen den beiden Pleurablättern nicht vergrößern, die Lunge muß den Brustkorb- und Zwerchfellbewegungen folgen; dadurch wird die Atmung überhaupt ermöglicht. Außerdem hat die Flüssigkeit im Pleuraspalt die Aufgabe, die Reibung zwischen den beiden Pleurablättern bei der Atmung zu vermindern, ähnlich wie die Flüssigkeit im Herzbeutel die Reibung bei der Herzaktion herabsetzen soll.

Eine übermäßige Ansammlung von Flüssigkeit zwischen den Pleurablättern *(Pleuraerguß)* kommt z. B. bei manchen Lungenentzündungen vor. Aus dem Pleura-„spalt“ wird eine Pleura-„höhle“. Eine solche „feuchte Rippenfellentzündung“ (Pleuritis exsudativa) kann sich aus einer „trockenen“ entwickeln, kann aber auch ohne dieses Vorstadium entstehen. Durch Verletzungen und andere krankhafte Veränderungen im Bereich der Pleura kann Luft in den Pleuraraum eindringen *(Pneumothorax)*.

Die Lunge ist, wie erwähnt, aus 2 verschiedenen Teilen zusammengesetzt, dem *luftleitenden Bronchialbaum* und den *„atmenden“ Lungenalveolen* mit ihren Blutkapillaren.

Das einschichtige Epithel der Alveolen ist außerordentlich flach und dünn. Es steht in direktem Kontakt mit dem Kapillarsystem, das als dichtes Netz jede einzelne Alveole umspinnt (Abb. 6.76).

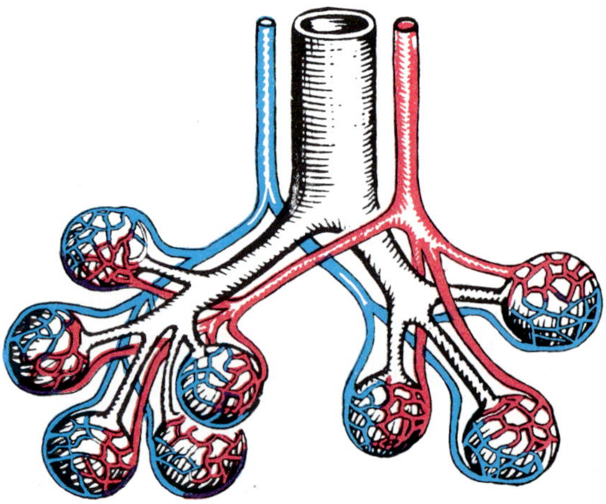

Abb. 6.76 Schema der Lungenbläschen mit dem sie umgebenden Kapillarnetz, blau: sauerstoffarmes Blut aus der Lungenarterie, rot: sauerstoffreiches Blut, das über die Lungenvenen zum linken Herzen strömt.

4.4.4 Die Atmung

Zwischen der Atemluft in den Alveolen (Alveolarluft) und dem Kapillarblut findet der Gasaustausch (*äußere Atmung,* Abb. 6.65) statt.

Auch Wasser wird aus dem Blut in die Alveolarluft abgegeben. (Über *innere Atmung* s. S. 171 u. Abb. 6.65). Die gesamte atmende Oberfläche in den Lungen, d. h. die innere Oberfläche aller Lungenalveolen, ist enorm groß und beträgt beim Erwachsenen rund 100 m^2. Davon zu unterscheiden ist der sog. *Totraum,* der Raum zwischen Mund und Bronchiolen, der für den Gasaustausch nicht in Betracht kommt. Hier wird die Luft gereinigt, erwärmt und angefeuchtet; eine weitere Funktion ist die Sprachbildung. Während die Frischluft *(Einatmungsluft)* 21% Sauerstoff und 0,034% Kohlendioxid enthält, sind in der *Alveolarluft* nach dem Gasaustausch nur noch etwa 15% Sauerstoff, dafür aber 5 bis 6% Kohlendioxid enthalten. Die eigentliche *Ausatmungsluft* besteht aus Mischluft (sauerstoffarme Alveolarluft + mehr oder weniger unveränderte Luft aus den Atmungswegen) und setzt sich ungefähr aus 17% Sauerstoff und 4% Kohlendioxid zusammen. Die übrigen Bestandteile der Luft (in erster Linie Stickstoff) erfahren praktisch keine Änderung (Tab. 6.9).

Bei schweren Lungenentzündungen, Herzfehlern u. a. soll durch Einatmung reinen Sauerstoffs oder eines Sauerstoff-Luft-Gemisches die Versorgung der Zellen mit Sauerstoff verbessert werden.

Jeweils eine Ein- und Ausatmung wird als *ein* Atemzug gezählt. Die Atemfrequenz (Anzahl der Atemzüge/Min.) nimmt mit steigendem Alter ab. Beim Neugeborenen beträgt sie durchschnittlich 35 bis 60/Min., beim Fünfjährigen rund 20 bis 25/Min. und beim Erwachsenen etwa 10 bis 16/ Min. (s. Tab. im Anhang). Bei Anstrengungen und Aufregungen kann die Atemfrequenz erheblich gesteigert sein.

Tabelle 6.9 Zusammensetzung der Atmungsluft.

	Sauerstoff	Kohlendioxid	Stickstoff und Edelgase
Einatmungsluft	21%	0,034%	rund 79%
Alveolarluft	15%	5–6%	rund 79%
Ausatmungsluft	17%	4%	rund 79%

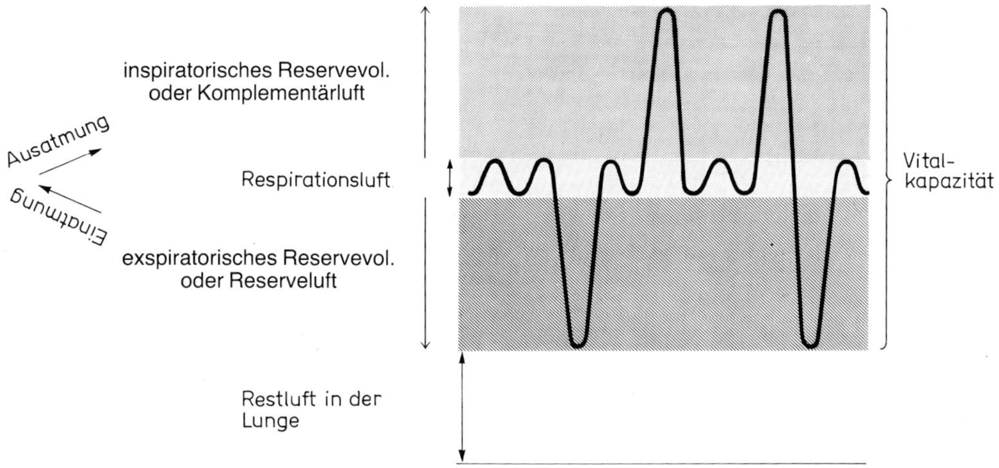

Abb. 6.77 Aufzeichnung der Luftmenge bei Ein- und Ausatmung. (Aus: Faller, A.: Der Körper des Menschen. 11. Auflage, Thieme, Stuttgart 1988.)

In der Ruhe werden bei jedem Atemzug von einem jungen Säugling rund 20 ml, einem älteren Kleinkind etwa 140 ml und einem Erwachsenen rund 500 ml ein- bzw. ausgeatmet *(Respirationsluft, Atemvolumen* oder *Atemzugvolumen,* s. Abb. 6.77 und Tab. im Anhang). Multiplizieren wir das Atemzugvolumen (z. B. 500 ml) mit der Atemfrequenz (z. B. 10 bis 16/Min.), so erhalten wir das *Atemminutenvolumen* (beim Erwachsenen 5 bis 8 Liter). Bei starken Belastungen kann es auf etwa 100 Liter ansteigen. Nach ruhiger Einatmung (500 ml Respirationsluft) ist der Mann imstande, noch etwa 2000 ml Luft zusätzlich einzuatmen *(Komplementärluft, inspiratorisches Reservevolumen),* andererseits kann er am Ende der normalen Ausatmung durch forciertes Auspressen weitere 1500 ml ausatmen *(Reserveluft, exspiratorisches Reservevolumen).* Auch danach enthalten die Atemwege und Lungenalveolen noch immer eine gewisse Luftmenge, nämlich etwa 1000 ml *(Restluft).* Die nach jeder normalen Ausatmung im Körper zurückbleibende Luft mischt sich beim folgenden Atemzug mit der Einatmungsluft. Die maximal ein- oder auszuatmende Luftmenge wird *Vitalkapazität* genannt. Sie setzt sich aus

1. Respirationsluft,
2. Komplementärluft und
3. Reserveluft

zusammen. Die (4.) Restluft wird dabei nicht erfaßt. die Vitalkapazität beträgt beim Mann rund 4 Liter (0,5 Liter Respirationsluft + 2 Liter Komplementärluft + 1,5 Liter Reserveluft), bei der Frau etwa 3 Liter und ist nicht nur vom Geschlecht, sondern auch vom Alter, vom körperlichen Training und von anderen Faktoren abhängig. Durch Einblasen der Ausatmungsluft in ein *„Spirometer"* kann die Vitalkapazität (maximale Ausatmung nach maximaler Einatmung) gemessen werden.

Bei der Ein- und Ausatmung entstehen in der Lunge charakteristische *Atemgeräusche.* Sie sind deutlich zu hören, wenn das Stethoskop oder das Ohr an die Brustwand gelegt wird *(Auskultation).* Der Geräuschcharakter ändert sich bei bestimmten Lungenerkrankungen und ist u. a. vom Luftgehalt der Lungen abhängig; das gleiche gilt für den *Klopfschall (Perkussion).*

Im allgemeinen sind die Brustmuskeln und das Zwerchfell an der Atmung beteiligt *(Brust- und Zwerchfellatmung).* Bei der Frau überwiegt die Brustatmung, beim Säugling die Zwerchfellatmung (Bauchatmung).

Bei schweren Atemstörungen (Bronchialasthma, Lungenentzündung u. a.), aber auch bei vermehrtem Sauerstoffbedarf infolge starker körperlicher Arbeit, beteiligen sich außer den Brustmuskeln und dem Zwerchfell weitere Muskelgruppen an der Atmung. Zu dieser *„Atemhilfsmuskulatur"* gehören hauptsächlich Hals- und Schultermuskeln, ferner die Muskeln der Nase. Das *„Nasenflügeln" (Nasenflügelatmung)* ist charakteristisch für die Lungenentzündung. Eine ausgesprochene Brustatmung beim Säugling deutet auf etwas Krankhaftes hin. Dabei muß nicht unbedingt eine Erkrankung der Atmungsorgane vorliegen, es kann sich auch um eine Stoffwechselstörung handeln, z. B. um eine Azidose (S. 82), bei der die sogenannte *Kußmaulsche Atmung* auftritt.

Normalerweise geht die Atmung nach einem bestimmten Rhythmus vor sich. Nach jeder Ein- und Ausatmung folgt eine kurze Atempause: *normale Atmung*. (Bei der gerade genannten – großen – *Azidoseatmung* oder *Kußmaulschen Atmung* ist dieser normale Rhythmus gestört: die Pausen fehlen. Die *Biotsche Atmung* und die *Cheyne-Stokessche Atmung* sind weitere Beispiele für eine gestörte Atemrhythmik, Abb. 6.78.)

Für die verschiedenen Atemtypen (einschließlich der normalen Atmung) ist das **Atemzentrum** in der Brücke und im verlängerten Mark (S. 218) verantwortlich. Über das *autonome Nervensystem* fließen dem Atemzentrum ständig Impulse zu, außerdem besteht eine Beeinflussung durch die *Psyche*. Vom Atemzentrum aus wird unsere Atmung gesteuert, andererseits handelt es sich bei der Atemmuskulatur um quergestreifte Muskeln, die unserem Willen unterliegen: wir können bewußt das Tempo und die Tiefe der Atmung variieren, ja wir können auch die Atmung willkürlich anhalten (z. B. beim Tauchen). Das gelingt jedoch nur eine kurze Zeit lang. Sehr bald steigt der Kohlendioxidgehalt im Blut so sehr an, daß das Atemzentrum die Atmung erzwingt. Der Anstieg des Kohlendioxidgehalts im Blut ist auch die Ursache für den *ersten Atemzug* nach der Geburt (nach Ausfall der Funktion des Mutterkuchens). Berührungs- und Kältereiz wirken dabei mit.

Erfolgt schon während oder vor der Geburt eine tiefe Einatmung (z. B. infolge Einklemmung der Nabelschnur), so wird bei diesem „ersten Atemzug" nicht Luft eingeatmet, sondern Fruchtwasser in die Lungen gesaugt: *Fruchtwasseraspiration*.

Eine Totgeburt stellt der Pathologe mit Hilfe der Lungenschwimmprobe fest: Die in eine Schale mit Wasser geworfenen Lungen oder Lungenstücke gehen unter, falls keine Luft in die Lungen gelangt ist. Schwimmen sie im Wasser, so ist daraus zu schließen, daß das Kind geatmet hat, d. h. nicht tot zur Welt gekommen ist, es sei denn, die Lungen sind infolge künstlicher Beatmung lufthaltig.

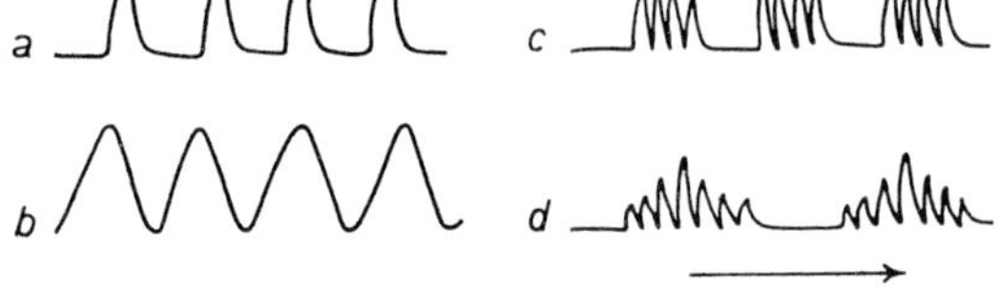

Abb. 6.78a–d Atemtypen (Ausschlag nach oben: Einatmung, nach unten: Ausatmung, waagerechter Kurvenverlauf: Atempause), **a** normale Atmung, **b** (große) KUSSMAULsche Atmung oder Azidoseatmung, **c** BIOTsche Atmung, **d** CHEYNE-STOKESsche Atmung.

Der *(1) Anstieg des Kohlendioxids* im Blut ist der wichtigste Reiz für das Atemzentrum. Daneben gibt es bestimmte Empfangsapparate in der Wand der Halsarterien und der Aorta, die auf *(2) Sauerstoffmangel* im Blut mit einer Ankurbelung der Atmung reagieren. Auch *(3) Haut- und Schleimhautreize* wirken sich atemfördernd aus.

Unmittelbar nach der Geburt ist es nicht selten notwendig, durch mechanische Reize die Atmung anzuregen. Auch Schmerzreize wirken auf die Atmung stimulierend. Kalte Luft regt ebenfalls die Atmung an, während im warmen Zimmer oberflächlicher geatmet wird. Darauf beruht ganz wesentlich der günstige Effekt des Kaltluftverneblers und der Frischluft bei Atemwegserkrankungen.

Morphium lähmt das Atemzentrum. Eine solche Atemlähmung oder auch nur eine Atemhemmung kann z. B. bei einem Neugeborenen beobachtet werden, dessen Mutter kurz vor der Entbindung ein morphiumartiges Präparat erhalten hat; denn ein Teil dieser Substanz gelangt über den Mutterkuchen in den kindlichen Kreislauf.

4.5 Die äußere Haut

Die äußere Haut, die Hülle des menschlichen Körpers, nimmt beim Erwachsenen eine Fläche von durchschnittlich $1{,}72\,m^2$ ein. Die *Körperoberfläche* eines 9jährigen Kindes beträgt rund $1\,m^2$, die eines 2jährigen etwa $0{,}5\,m^2$. (In manchen Fällen wird die Dosis von Medikamenten auf die Körperoberfläche und nicht auf das Körpergewicht bezogen.) Die Haut ist nicht überall gleich dick, sie hat im allgemeinen eine *Dicke* von ein paar Millimeter. Die Haut des Kindes – und besonders die des Säuglings – ist zarter und dünner als die des Erwachsenen und infolgedessen auch leichter verletzlich (die Säuglingshaut muß mit besonderer Sorgfalt gepflegt werden, um das Eindringen von Bakterien in die verletzte Haut und damit das Auftreten von Entzündungen zu verhindern). In den letzten Wochen der Schwangerschaft bis kurz nach der Geburt ist die Haut der Frucht bzw. des Neugeborenen mit einer grauweißen, fettigen, zähen Masse (der *Käseschmiere*, Vernix caseosa) mehr oder weniger stark bedeckt, die aus dem Sekret der Talgdrüsen, aus Hautschuppen und Wollhaaren be-

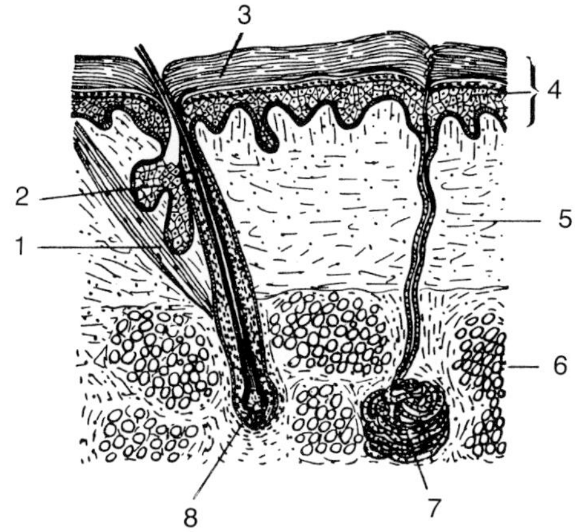

Abb. 6.79 Mikroskopischer Schnitt durch die Haut und das Unterhautgewebe: 1 Haarmuskel, 2 Talgdrüse, 3 Hornschicht, 4 Oberhaut, 5 Lederhaut, 6 Unterhautgewebe, 7 aufgeknäulter Schlauch der Schweißdrüse, 8 Haarzwiebel.

steht. Sie schützt die Haut vor der Einwirkung des Fruchtwassers, macht die Körperoberfläche während der Geburt schlüpfrig und vermindert die Verletzungsgefahr der empfindlichen Neugeborenenhaut. Auch die Wärmeabgabe wird durch die Käseschmiere verringert. Bei Übertragung fehlt die Käseschmiere weitgehend.

Die **Haut** *(Cutis)* besteht aus zwei Schichten, nämlich der *Oberhaut* und der darunter befindlichen *Lederhaut.* Die unter der Lederhaut liegende dritte Gewebsschicht, das *Unterhautgewebe (Subcutis),* wird allgemein mit zur Haut gerechnet (Abb. 6.79).

Wir sprechen von *intrakutaner (i.c.) Injektion,* falls, wie bei der Tuberkulintestung und der Tuberkuloseschutzimpfung, die Flüssigkeit (0,1 ml) *in* die Haut injiziert wird. Dabei bildet sich eine Quaddel, die allmählich verschwindet. Bei der *subkutanen (s.c.) Injektion* erfolgt die Einspritzung *unter* die Haut, d. h. in die Subcutis. Hier kommt es nicht zur Quaddelbildung.

Die Haut besitzt eine Reihe von *„Hautanhangsorganen",* nämlich Nägel, Haare und Hautdrüsen. Zu den Hautdrüsen gehören Talgdrüsen, Schweißdrüsen und Brustdrüsen.

4.5.1 Oberhaut

Die *Oberhaut (Epidermis)* ist ein mehrschichtiges, *verhornendes Plattenepithel.* In der untersten Schicht *(Keimschicht)* werden ständig neue Zellen produziert, die nach oben drängen, in Verhornung übergehen *(Hornschicht)* und schließlich abschilfern. Wo das Epithel besonders starken Belastungen ausgesetzt ist (Fußsohle, Handteller), kann es zur Bildung ausgedehnter Hornmassen in Form von *Schwielen* kommen (an den Druckstellen des Fußes bilden sich u. U. in die Tiefe reichende Hornzapfen, die sog. *Hühneraugen*). An der Fußsohle und an der Handinnenfläche befinden sich charakteristische *Hautleisten (Papillarlinien),* deren Anordnung bei jedem Menschen verschieden ist; bei eineiigen Zwillingen stimmen sie weitgehend, aber nicht völlig überein. Bei ein und demselben Individuum ändern sich die Linien nie, sie können allenfalls durch Verletzungen u. ä. zerstört werden. Das Papillarlinienmuster der Fingerbeeren (Bögen, Wirbel, Schleifen usw.) spielt in der Kriminalistik eine große Rolle (Fingerabdruck).

In den Epithelzellen der untersten Epidermisschicht (Keimschicht) liegen dunkle *Pigmentkörnchen,* die in der darunter befindlichen Lederhaut nur spärlich vorhanden sind. Die Zahl der Pigmentkörnchen ist individuell verschieden. Menschen mit dunkler Hautfarbe besitzen besonders viel Pigment. Es bestehen also lediglich quantitative Unterschiede, stets handelt es sich um das gleiche Pigment *(Melanin).*

Unter dem Einfluß der Sonnenstrahlen nehmen Pigmentgehalt und Verhornung der Haut zu *(„Lichtschwiele").* Die genannten Veränderungen sind ein Schutz gegen übermäßige Sonnenbestrahlung. Eine vermehrte Pigmentation (Farbstoffeinlagerung) an umschriebener Stelle findet sich bei den *Sommersprossen* und den *Leberflecken.* Auch ein Pigmentmangel kommt vor. Seine ausgeprägteste Form ist der *Albinismus (Weißsucht);* dabei besteht nicht nur extreme Hellhäutigkeit, sondern es findet sich außerdem ein Pigmentmangel der Haare (weißblonde Haare) und der Augen (hellblaue, rötlich durchscheinende Regenbogenhaut, rot aufleuchtende Pupille). Charakteristische Hautveränderungen sehen wir nicht nur bei speziellen *Hauterkrankungen,* sondern bei zahlreichen anderen Zuständen, z. B. bei manchen *Infektionskrankheiten* (Masern, Scharlach usw.). Bekannt sind ferner die *Gelbfärbung* der Haut bei der Gelbsucht und nach längerem und übermäßigem Mohrrübengenuß, die *Zyanose* (bläuliche Verfärbung z. B. bei vielen angeborenen Herzfehlern), die auf Durchblutungsstörungen beruhenden, bläulichroten Netze mit dazwischenliegenden blassen Bezirken *(marmorierte Haut, Cutis marmorata),* die *Hautblässe* bei Blutarmut und Engstellung der Gefäße sowie die *Hautröte* bei Fieber u. a.

Auch die Haut des Neugeborenen ist im allgemeinen stärker gerötet. Die Rötung der Haut ist von ihrer Durchblutung abhängig. Allerdings enthält die Oberhaut selbst weder Blut- noch Lymphgefäße, auch Nerven fehlen (nur feinste

Nervenausläufer sind im Epithel vorhanden). Die Hautröte beruht darauf, daß die gut durchblutete Lederhaut durchschimmert.

4.5.2 Lederhaut

Die *Lederhaut (Corium)* besteht aus *straffem Bindegewebe* und enthält neben kollagenen Fasern einen elastischen Anteil, der der Haut Spannung und Elastizität verleiht. (Unter bestimmten Umständen können infolge Überdehnung – Fettsucht, Schwangerschaft u. a. – Streifen in der Haut zurückbleiben, die sogenannten *Striae.*) Die Lederhaut ist durch zahlreiche Bindegewebszapfen (*Papillen* oder Hautwärzchen) mit der Oberhaut innig verzahnt. An dem Verlauf der Papillen, d. h. an den Erhabenheiten und Vertiefungen der Lederhaut, nimmt die Hautoberfläche in gewissem Umfang teil. So kann der Papillenverlauf an der feinen Felderung der äußeren Haut sowie (im Bereich von Hand- und Fußinnenfläche) an den Hautleisten annäherungsweise abgelesen werden – auf die Bedeutung von Hautleisten ist gerade hingewiesen worden (Fingerabdrücke).

In den bindegewebigen Papillen der Lederhaut liegen die *Blutkapillaren.* Größere Blutgefäße befinden sich in tieferen Schichten der Lederhaut.

Die Lederhaut ist die gefäß- und nervenführende Hautschicht, von der aus die darüberliegende, gefäßlose Oberhaut versorgt wird.

Wird die Oberhaut an einer bestimmten Stelle durch Verletzung abgeschürft, so tritt die blutende, rotgefärbte Lederhaut frei zutage.

4.5.3 Unterhautgewebe

Auch das *Unterhautgewebe (Subcutis)* ist eine gefäßreiche Schicht. Es besteht aus *lockerem Bindegewebe,* das gegen die Unterlage (Muskelfaszie oder Knochenhaut) verschieblich ist. In den Maschen des Bindegewebes kann reichlich Fett eingelagert sein *(Unterhautfettgewebe).* Menge und Verteilung des Fettpolsters beeinflussen wesentlich die Ausbildung der unterschiedlichen Körperformen. Ob ein Mensch mager oder dick ist, hängt zum großen Teil vom Ausmaß des Unterhautfettgewebes ab.

Andererseits darf man den *„pastösen Habitus“* (das Aufgedunsensein) nicht mit einem guten Ernährungszustand verwechseln: im Unterhautgewebe wird nicht nur Fett, sondern auch Wasser abgelagert. Wir nennen diese pastösen (aufgeschwemmten) Säuglinge und Kinder auch *Lymphatiker,* falls sie, wie das häufig der Fall ist, stärkere Lymphknotenschwellungen aufweisen und zu Infektionen neigen. Für diese und andere Formen der Infektanfälligkeit ist der Begriff der *„exsudativen Diathese“* geprägt worden.

4.5.4 Nägel

Die *Nägel,* die von den Zellen der Oberhaut gebildet werden, stellen feste, gewölbte Hornplatten *(Nagelplatten)* dar. Sie sitzen an der Streckseite der Finger- und Zehenendglieder („Nagelglieder“). Die Nagelplatte ruht auf dem *Nagelbett.* Das Nagelwachstum geht von der in der Tiefe sitzenden *Nagelwurzel* aus. Gelegentlich ist der vordere Rand der Nagelwurzel äußerlich als helle Stelle sichtbar (das *Möndchen*). Der Nagel schiebt sich allmählich (innerhalb von rund hundert Tagen bei einer Wachstumsgeschwindigkeit von etwa 0,1 mm/Tag) von der Nagelwurzel über die Finger- bzw. Zehenkuppen hinaus. Schon beim Neugeborenen soll der freie Nagelrand Finger- und Zehenkuppen etwas überragen (Reifezeichen). Die Hautfurche, in der der Nagel steckt, heißt *Nagelfalz;* die Hautfalte, die den Nagel seitlich und im Bereich der Nagelwurzel umgibt, wird *Nagelwall* genannt. Die in den Hautpapillen des Nagelwalls liegenden Blutkapillaren (ihre Haarnadelform) lassen sich durch einen einfachen Trick am eigenen Körper mikroskopisch sichtbar machen: Man gibt einen Tropfen Ölimmersion auf seinen Nagelwall und betrachtet die Stelle mit kleiner oder mittlerer Vergrößerung, ohne daß das Objektiv des Mikroskops in den Öltropfen eintaucht; dabei muß der Nagelwall von oben oder von oben, seitlich beleuchtet werden.

4.5.5 Haare

Die *Haare,* fadenförmige Horngebilde, entstehen, wie die Nägel, aus den Oberhautzellen. Die Haare sind über den ganzen Körper verteilt und fehlen nur am Handteller, an der Fußsohle, am Lippenrot und an einigen anderen Stellen. Wir unterscheiden

1. Wollhaare,
2. lange Haare,
3. kurze Haare.

In den letzten Monaten der Schwangerschaft besitzt die Frucht am ganzen Körper ein dichtes *Wollhaarkleid (Lanugo, Flaum)*, das beim Frühgeborenen noch sehr ausgeprägt ist. Kurz vor und nach der Geburt wird die Lanugo-Behaarung immer geringer. Doch auch beim Erwachsenen sind noch mehr oder weniger weite Strecken der Haut (z. B. die Arme) mit diesen kurzen, feinen, wenig gefärbten Wollhaaren bedeckt. Zu den kräftigeren und stärker gefärbten *langen Haaren* gehören die Kopfhaare, die teils schon vor der Geburt durch Ersatz der Lanugo entstehen. Lange Haare sind auch die in der Pubertät auftretenden Schamhaare, Achselhaare sowie (beim Mann) Bart- und Brusthaare. Die Augenbrauen, die Wimpern, die Haare im Naseneingang und im äußeren Gehörgang werden als *kurze Haare* oder *Borstenhaare* bezeichnet.

Die Haare (Abb. 6.79) wurzeln in bestimmten Einstülpungen der Oberhaut, den sog. *Haarbälgen* oder *Haarfollikeln*. Der Haarbalg mit dem Haar im Innern verläuft schräg durch die Haut hindurch und reicht bis ins Unterhautgewebe. Das Haar selbst besteht aus dem innen gelegenen *Haarmark*, der das Haarmark umgebenden *Rindenzone* und dem ganz außen gelegenen *Oberhäutchen*. Der äußerlich sichtbare Teil des Haares wird *Haarschaft* genannt, der mit der *Haarspitze* endet. Derjenige Teil des Haares, der innerhalb des Haarbalges verläuft, heißt *Haarwurzel*. Diese endet in der Tiefe mit einer Auftreibung, der *Haarzwiebel*. Von unten dringt in die Haarzwiebel die für die Ernährung des Haares wichtige bindegewebige *Haarpapille* ein. Hier in der Tiefe liegen auch die eingestülpten Oberhautzellen, von denen *Haarwachstum* und *Pigmentierung* des Haares ausgehen. Im Alter erlischt die pigmentbildende Funktion, das Haar *ergraut*, es kann schließlich eine weiße Farbe annehmen. Das Haar wächst ungefähr 0,3 mm pro Tag. Die Lebensdauer eines Haares ist begrenzt. Ein Kopfhaar fällt nach etwa 3–5 Jahren aus und wird, solange die Haarpapille funktionstüchtig ist, durch ein neues ersetzt. Ist das nicht der Fall, so kommt es (fast nur beim Mann) zur *Glatzenbildung*.

Unabhängig davon gibt es bei beiden Geschlechtern Erkrankungen mit umschriebenem oder völligem Kopfhaarschwund. In all diesen Fällen sprechen wir von Alopezie. Bei einer Reihe anderer Störungen findet sich an den verschiedensten Stellen des Körpers eine *Überbehaarung (Hypertrichose,* beim weiblichen Geschlecht wird von *Hirsutismus* gesprochen, falls die Überbehaarung mit Vermännlichung verbunden ist).

Fast jedes Haar besitzt einen glatten Muskel: *Haarmuskel* oder *Haaraufrichter*. Er setzt am Haarbalg an. Feinere Haare können durch die Kontraktion dieses Muskels aufgerichtet werden, sich *„sträuben"*. Das andere Ende des Muskels zieht in die Nähe der Oberhaut, die bei seiner Zusammenziehung etwas einsinkt *(Gänsehaut)*. Der glatte Muskel tritt bei seelischer Erregung in Funktion (z. B. beim Gruseln), ebenso in der Kälte. In den Haarbalg mündet der Ausführungsgang von etwa 2 bis 6 *Talgdrüsen (Haarbalgdrüsen)*, über die die glatten Muskeln hinwegziehen. Durch den Druck des sich kontrahierenden Muskels auf die Talgdrüse wird Hauttalg ausgepreßt (Abb. 6.79).

4.5.6 Talgdrüsen

Neben den gerade erwähnten *Haarbalgdrüsen* gibt es auch – selten – *Talgdrüsen*, die nicht an Haare gebunden sind, z. B. am Lippenrot.

Im allgemeinen aber fehlen Talgdrüsen an den unbehaarten Stellen des Körpers (Handteller, Fußsohle). Die Haarbalgdrüsen liegen in der Lederhaut und münden, wie gerade ausgeführt, in den Haarbalg. Der abgesonderte Talg, ein öliges Sekret, fettet Haare und Haut ein. Das Haar und der Talg treten also aus derselben Hautöffnung aus.

Sind die Öffnungen verlegt, so entstehen *Milien* (kleine, weiße, derbe Knötchen, besonders auf dem Nasenrücken). Beim Neugeborenen und in der Pubertät kommt es mitunter zu gesteigerter Talgabsonderung *(Seborrhoe)*. Wird mehr Talg produziert als ausgeschieden, kann sich eine *Akne* ausbilden.

4.5.7 Schweißdrüsen

Es gibt zwei Formen von Schweißdrüsen: die *kleinen Schweißdrüsen*, die über die ganze Körperoberfläche verbreitet sind, und die *großen Schweißdrüsen* (Duftdrüsen), die in der Achselhöhle, der Genitalregion und an einigen anderen Stellen vorkommen und meistens erst in der Pubertät mit der Sekretion beginnen.

Das Sekret der großen Schweißdrüsen reagiert alkalisch, so daß in ihrem Bereich der sonst vorhandene Säuremantel der Haut (hervorgerufen durch die Absonderungen der Talg- und kleinen Schweißdrüsen) fehlt.

Infolgedessen kann es – z. B. in der Achselhöhle – zu *Schweißdrüsenabszessen* kommen, die es jedoch beim Kind wegen des Fehlens funktionstüchtiger großer Schweißdrüsen nicht gibt. Abszesse kleiner Schweißdrüsen sind dagegen bei Kindern (besonders bei Säuglingen) nicht selten *(Pseudofurunkulose)* und werden fälschlicherweise für Furunkel gehalten.

Die Hauptmenge der Schweißdrüsen des Körpers sind *kleine Schweißdrüsen,* die mit ihrem Drüsenkörper, einem aufgeknäuelten Drüsenschlauch, meist im Unterhautgewebe liegen (Abb. 6.79). Die Innenauskleidung dieses Knäuels besteht aus Zellen, die den Schweiß absondern. Der Drüsenschlauch verläuft oberhalb des Knäuels spiralig durch Unterhaut, Lederhaut und Oberhaut hindurch. Die Mündung an der Hautoberfläche wird *Hautporus* genannt. Die kleinen Schweißdrüsen finden sich in besonders großer Menge an der Stirn, am Handballen, an der Fußsohle, am Hinterkopf und am Rücken. Die Schweißabsonderung wird vom Nervensystem aus geregelt.

Bei seelischer Erregung kann die Schweißsekretion zunehmen (*„Angstschweiß“* auf der Stirn, *feuchte Hände).* Vermehrte Schweißsekretion an der Fußsohle führt zum *Schweißfuß.* Wird die Abgabe des Schweißes durch Verschluß der Hautporen an bestimmten Hautbezirken verhindert, so bilden sich hier *Schweißfrieseln (Miliarien,* kleine Bläschen mit wasserklarem Inhalt), die gar nicht so selten bei zu warm angezogenen Säuglingen beobachtet werden.

Bei der *Mukoviszidose (zystische Fibrose),* einer erblichen Krankheit, bei der u. a. die Drüsen des Bronchialbaums und der Bauchspeicheldrüse ein zu zähes Sekret produzieren, ist außerdem die Rückresorption der im Schweiß gelösten Salze aus dem Gangsystem der Schweißdrüsen gestört (die sog. *Chloridkanäle* der Zellen können die Chlorionen nicht passieren, was die Rückresorption auch anderer Ionen beeinträchtigt, z. B. die des Natriumions, das durch eine energieverbrauchende sog. *Natriumpumpe* in den Organismus zurückgeholt werden muß). Die Folge ist ein erhöhter Chlorid- und Natriumgehalt im Schweiß. (Die gestörte Regulation des Chloridkanals ist übrigens der grundlegende Defekt bei der zystischen Fibrose; das dafür verantwortliche Gen auf dem Chromosom Nr. 7 ist 1989 identifiziert worden.)

4.5.8 Brustdrüsen (Milchdrüsen)

Die *Brustdrüse (Mamma)* ist die größte Hautdrüse des menschlichen Körpers (Abb. 6.80). Sie entwickelt sich aus der Oberhaut und ist paarig angelegt (*„Brüste“*). Zunächst sind die Brustdrüsen bei beiden Geschlechtern gleich. In den ersten Tagen nach der Geburt kann es bei Jungen wie Mädchen zu einer Vergrößerung dieser Drüsen und zur Absonderung einer milchartigen Flüssigkeit kommen *(Hexenmilch).* Beim Jungen verkümmern die Brustdrüsen normalerweise.

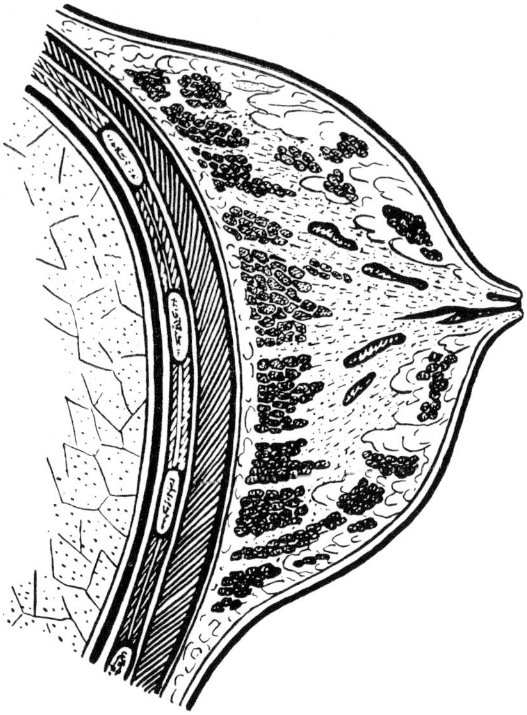

Abb. 6.80 Schnitt durch die weibliche Brustdrüse.

Gar nicht so selten sind vornehmlich in der Pubertät auftretende, einseitige oder doppelseitige Vergrößerungen der männlichen Brustdrüse; werden die leichten Schwellungen mitgezählt, so weist etwa jeder 2. Junge in der Pubertät diese vorübergehende Veränderung auf *(Pubertätsmakromastie).* Es gibt auch dauerhafte hormonell bedingte Schwellungen der männlichen Brustdrüse *(echte Gynäkomastie)* und eine *unechte Gynäkomastie* bei männlichen Adipösen.

Beim Mädchen setzt in der Pubertät unter hormonalem Einfluß ein Wachstum der Brustdrüsen ein. Ein solcher Wachstumsreiz macht sich teils auch kurz vor der Menstruationsblutung bemerkbar. Während der Schwangerschaft entwickeln sich die Brustdrüsen weiter. Etwa vom 3. Monat der Schwangerschaft ab kann eine Milchsekretion beobachtet werden *(Vormilch* oder *Kolostrum).* Auch in den ersten 3 (2–5) Tagen nach der Entbindung wird von den mütterlichen Brustdrüsen noch Kolostrum produziert, doch ist die Gesamtmenge gering. Danach kommt es zur Absonderung der eigentlichen Frauenmilch („Einschießen der Milch“). Während der *Stillzeit*

(Laktation) erreichen die Brustdrüsen ihre stärkste Ausbildung.

Die beiden Brustdrüsen der Frau liegen verschieblich auf dem rechten und linken großen Brustmuskel, und zwar in der Höhe der dritten bis sechsten oder siebten Rippe. Die Vertiefung zwischen der rechten und linken (weiblichen) Brust wird *Busen* genannt. Wir unterscheiden an jeder Brustdrüse

1. die etwa in der Mitte gelegene, dunkel pigmentierte *Brustwarze (Mamille, Papilla mammae),*
2. den die Brustwarze umgebenden, ebenfalls dunkel gefärbten *Warzenhof,*
3. den eigentlichen *Drüsenkörper,* der von einem unterschiedlich großen Fettpolster umgeben ist.

Die individuell verschiedene Fülle der Brüste ist durch die jeweilige Größe des Fettgewebsanteils bedingt, die Ausdehnung des Drüsenkörpers ist dagegen weniger variabel. Die Ergiebigkeit der Brust ist also nicht von ihrer Größe (der Stärke der Fetteinlagerung) abhängig, sondern von der Funktion des Drüsenkörpers. Dieser ist nicht einheitlich, er besteht vielmehr aus 15 bis 20 voneinander getrennten *Drüsenlappen,* die strahlenförmig um die Brustwarze angeordnet sind. Zwischen den einzelnen Lappen befindet sich straffes Bindegewebe und Fett. Jeder Drüsenlappen ist aus einer größeren Zahl von *Drüsenläppchen* aufgebaut, die mit zahlreichen *Bläschen* enden, in denen die Milch produziert wird. Von den Drüsenläppchen gehen die *Milchgänge* aus, die auf der Brustwarze münden. In der Brustwarze und im Warzenhof liegt *glatte Muskulatur,* die sich auf Berührung kontrahiert. Das hat eine Aufrichtung der Brustwarze zur Folge. Venenpolster sind an dem Zustandekommen dieser Erektion mit beteiligt. Sie erleichtert den Saugakt. Ist die Brustwarze flach *(Flachwarze)* oder gar eingezogen *(Hohlwarze),* so ist das Stillen erschwert.

4.5.9 Die Aufgaben der Haut

Das Hautorgan hat mehr Aufgaben zu erfüllen, als man auf den ersten Blick vermuten würde. Sie hat keineswegs nur bedeckende Funktionen (S. 109). Die verschiedenen Aufgaben sind für den Gesamtorganismus von großer Wichtigkeit und sollen im einzelnen besprochen werden.

Deck- und Schutzorgan

Man bedenke, daß ein kleiner Nadelstich Eintrittspforte für eine tödliche Infektion sein kann. Dieses Beispiel zeigt deutlich, wie groß normalerweise der Schutz der inneren Organe durch die Hautbedeckung ist: *Krankheitserreger* können durch die unverletzte äußere Haut praktisch nicht eindringen. An dem Schutzwall gegen Bakterien ist auch der *Säuremantel* der Haut beteiligt. Außerdem schützt die äußere Haut den Körper vor *mechanischen und chemischen Schädlichkeiten* sowie vor zu starker *Sonnenbestrahlung.*

Sind große Teile der Körperbedeckung durch Hitzeeinwirkung zerstört (entweder durch *Verbrennung* oder durch *Verbrühung*), so besteht Lebensgefahr. Allerdings kommen zu dem weitgehenden Funktionsausfall der Haut noch die Schädigung des Körpers durch Resorption giftiger Eiweißspaltprodukte aus dem Wundgebiet sowie ein erheblicher Eiweiß- und Flüssigkeitsverlust hinzu.

Speicherorgan

Im Unterhautgewebe werden in wechselndem Umfange Fett, Wasser, Salze und Kohlenhydrate gespeichert. Der *Fettgehalt* der Unterhaut ist zugleich Nahrungsspeicher *(Depotfett)* und Wärmehülle. An manchen Stellen, z. B. an Hand- und Fußballen, dient das Fett als Druckpolster *(Baufett).* Der *Wasserreichtum* des Unterhautgewebes hat einen Einfluß auf den Spannungszustand *(Turgor)* der Haut. Mit zunehmendem Alter wird die Wassereinlagerung im Unterhautgewebe geringer, der Turgor der Haut nimmt ab. Es entstehen *Runzeln.*

Auch bei übermäßig starkem Wasserverlust infolge von Erbrechen und Durchfall wird die Haut trocken *(„stehende Hautfalten“).* Gelangt umgekehrt eine zu große Flüssigkeitsmenge aus dem Blut in das Unterhautgewebe hinein, so kommt es zur Ausbildung von *Ödemen* (auf Fingerdruck bleibt in der Haut für kurze Zeit eine Delle zurück). Im Vergleich zum älteren Kind lagert der Säugling leichter Wasser ein, doch gibt er es auch schneller wieder ab *(Gewichtssturz).* Auf den Begriff des *„pastösen Habitus“* ist bereits hingewiesen worden (S. 192).

Stoffwechselorgan

Selbstverständlich wird das Wasser nicht nur in der Unterhaut gespeichert, sondern es beteiligt sich auch am Wasserhaushalt des Körpers, ähnlich wie das Depotfett im Bedarfsfalle aus dem Unterhautgewebe mobilisiert und dem Stoffwechsel zugeführt wird. Ebenso ist das Unterhautgewebe für den Mineralhaushalt (besonders als Umschlagsort für Kochsalz) und den Kohlenhydratstoffwechsel von Bedeutung. Eine besondere Stoffwechselleistung des Hautorgans besteht darin, daß es unter dem Einfluß des Sonnenlichtes bzw. der ultravioletten Strahlen aus einer in der Haut vorhandenen Vorstufe (dem 7-Dehydrocholesterin) das *Vitamin* D_3 (s. auch S. 94), den antirachitischen Schutzstoff, aufbauen kann. Sauerstoffaufnahme und Kohlendioxidabgabe durch die Haut sind im Vergleich zur Lungenatmung ganz minimal; nur rund 1% des Gesamtgasaustauschs erfolgt auf diese Weise. Die Haut-„atmung" ist in Wirklichkeit eine Verdampfung von Wasser. Davon soll jetzt die Rede sein.

Ausscheidungsorgan

Mit den Stoffwechselaufgaben der Haut ist die Ausscheidungsfunktion dieses Organs eng verknüpft. Eine nicht geringe Wassermenge wird in *Dampfform* stets von der Haut abgegeben, ohne daß wir etwas davon merken *(Perspiratio insensibilis)*. Eine noch größere Wassermenge kann der Körper mit dem *Schweiß* absondern. Außerdem können durch die Schweißsekretion kleine Mengen der verschiedensten Schlacken und körperfremden Stoffe ausgeschieden werden. Der Schweiß besteht zu fast 100% aus Wasser, daneben enthält er Salze (besonders Kochsalz), Harnstoff, Fettsäuren u. a., hat also eine gewisse Ähnlichkeit mit dem Harn. In sehr bescheidenem Umfange können die Nieren durch die Tätigkeit der Schweißdrüsen entlastet werden.

Resorptionsorgan

Die Aufnahme von Stoffen durch die äußere Haut ist von geringerer Bedeutung als die Ausscheidung. Als Beispiel seien die Pilocarpin-Iontophorese (S. 58) und die Resorption des Tuberkulins aus der Tuberkulinsalbe genannt. Wegen des Fettüberzugs der Haut kann Wasser nicht in die Haut eindringen, doch fettlösliche Stoffe sind dazu in der Lage.

Wärmeregler

Der Talgüberzug der Haut und das Unterhautfettgewebe schützen vor stärkeren Wärmeverlusten: Fett ist ein schlechter Wärmeleiter. Trotzdem wird ständig ein Teil der im Körperinnern gebildeten Wärme nach außen abgegeben. Wärmebildung und Wärmeabgabe müssen einander die Waage halten, damit die Körpertemperatur konstant bleibt. Zur *Temperaturregulierung* stehen dem Körper 2 grundverschiedene Regelmechanismen zur Verfügung: die *chemische Wärmeregulation* (einerseits vermehrte Wärmebildung infolge Ankurbelung des Stoffwechsels, andererseits Drosselung des Stoffwechsels und damit der Wärmeproduktion) und die *physikalische Wärmeregulation*. Bei der letzteren sind wieder zwei Formen zu unterscheiden: die physikalische Wärmeregulation durch Veränderung der Hautdurchblutung und durch verschieden starke Schweißsekretion.

Die Haut und das Unterhautgewebe besitzen weit mehr Blutgefäße als es zur Ernährung des Gewebes erforderlich wäre; denn das Blut hat hier noch eine 2. Aufgabe zu erfüllen: Infolge Weiter- und Engerstellung der Gefäße werden die *Hautdurchblutung* und damit auch die *Wärmeabgabe* beeinflußt (durch Wärmestrahlung, Wärmeströmung und Wärmeleitung). Die Hautgefäße müssen sich den jeweiligen Gegebenheiten schnellstens anpassen können. Das Reaktionsvermögen der Hautgefäße (ihre Fähigkeit, sich auf bestimmte Reize zu verengen) kann durch Traning verbessert werden. Hierzu dienen die kalten Güsse im Anschluß an das warme Bad, der durch den Wind ausgelöste Kältereiz beim Sport im Freien u. a. Die genannten Maßnahmen führen zur *Abhärtung* und bewahren den Organismus weitgehend vor Erkältungen. Ist die *Außentemperatur niedrig*, so werden zur Verminderung der Wärmeabgabe reflektorisch die *Hautgefäße eng* gestellt, und die Haut wird blaß (physikalische Wärmeregulation). Das *Muskelzittern* dient der vermehrten Wärmeproduktion (chemische Wärmeregulation). Bei *hohen Außentemperaturen erweitern* sich die *Hautgefäße*, um vermehrt Wärme abgeben zu können; die Haut ist dann gerötet. Bei großer Hitze reicht diese Form der physikalischen Wärmeregulation nicht aus. Erst die *Verdunstungskälte des abgesonderten Schweißes* bringt die notwendige Abkühlung.

Unter bestimmten Umständen kann sich auch einmal die Abkühlung ungünstig auswirken und zur Erkältung führen. Ist infolge hoher Luftfeuchtigkeit („Treibhausluft") die Verdunstung des Schweißes erschwert, so kann es zur Wärmestauung und zum Hitzschlag kommen. Ein starker Schweißausbruch wird auch beim plötzlichen („kritischen") *Fieberabfall* beobachtet bzw. ist eine der Voraussetzungen für die Entfieberung. Während des Fiebers ist übrigens die Wärmeregulation nicht völlig aufgehoben, sondern nur eingeschränkt; sie ist auf ein höheres Niveau eingestellt. Entsprechendes gilt für die Untertemperatur.

Die genannten Wärmeregulationen werden vom *Wärmezentrum* im Zentralnervensystem (Zwischenhirn) gesteuert. Diese Steuerung setzt bereits ein, bevor die Körpertemperatur abgefallen oder angestiegen ist; denn die in der Haut gelegenen *Temperaturempfänger* (Kälte- und Wärmeempfänger) melden dem Zentrum rechtzeitig, ob eine Abkühlung oder Erwärmung des Körpers bevorsteht. Die hormonale Beeinflussung der Körpertemperatur bei der Frau führt dazu, daß vom Zeitpunkt des Follikelsprungs (S. 244) in der zweiten Hälfte des Menstruationszyklus an die sog. Basaltemperatur (die morgens sofort nach dem Aufwachen gemessene Körpertemperatur) um 0,5 °C höher liegt.

Sinnesorgan

Mit diesen Ausführungen haben wir bereits Beispiele des *„Hautsinns"* erwähnt. Über die so wesentliche Aufgabe des Sinnesepithels der Haut, die verschiedenen Reize *(Kälte, Wärme, Berührung* und *Schmerz)* aufzunehmen, und über unsere anderen Sinnesorgane soll im nächsten Abschnitt näher berichtet werden.

4.6 Sinnesorgane

Unsere Sinnesorgane nehmen aus der Umwelt Reize auf und leiten die dabei entstehenden Erregungen über sensible Nerven und Leitungsbahnen (Bündel sensibler Nervenfasern) dem Zentralnervensystem zu. Die Erregungen verlaufen entweder zur *Großhirnrinde,* wo sie in „bewußte Empfindungen" umgesetzt werden, oder sie gehen unabhängig von unserem Bewußtsein über bestimmte sensible Bahnen zum Rückenmark. Im Gehirn oder im Rückenmark erfolgt eine Umschaltung auf motorische Nervenfasern, und unmittelbar darauf kommt es infolgedessen zur Muskelkontraktion. So wird z. B. reflektorisch die Hand bei der Berührung einer heißen Platte zurückgezogen, noch bevor das Signal „heiß" in der Großhirnrinde angekommen ist: für den über das Rückenmark verlaufenden *„Reflexbogen"* benötigt die Erregung eine kürzere Zeit als für den Weg zum Gehirn. (Es ist auch verständlich, daß bei Empfindungsstörungen, den sogenannten Sensibilitätsstörungen, schwere Schädigungen auftreten können, z. B. Verbrennungen der Haut u. a.)

Die *äußere Haut* ist ein wichtiges Sinnesorgan, ebenso das *Geschmacks-, Geruchs-, Seh-, Gehör- und Gleichgewichtsorgan.*

4.6.1 Die Haut als Sinnesorgan (Gefühlsorgan)

Für die verschiedenen Sinnesqualitäten besitzt die Haut in Form des Sinnesepithels ganz bestimmte Reizempfänger (entweder feinste sensible Nervenendigungen in den Epithelzellen oder besondere Nervenendapparate). Über die Temperaturempfänger ist schon berichtet worden. Der Kältereiz wird von anderen Emfpangsapparaten in der Haut aufgenommen *(Kälteempfänger)* als der Wärmereiz *(Wärmeempfänger).* Wieder ein anderer Nervenendapparat der Haut vermittelt die Berührungsempfindlichkeit. Es sind auf der Haut bestimmte „Druckpunkte" auffindbar, an denen die Berührung empfunden wird; die punktförmige Berührung unmittelbar daneben wird nicht wahrgenommen. Jedem Druckpunkt entspricht ein *„Tastkörperchen"* in der Haut. Je dichter die Druckpunkte bzw. die Tastkörperchen der Haut stehen, desto genauer können Größe, Form und Oberflächenbeschaffenheit von Gegenständen beurteilt werden (desto besser ist das „Auflösungsvermögen"). Am Rükken finden sich relativ wenige Tastkörperchen. Eine große Zahl von ihnen ist in den Fingerspitzen und in der Zunge lokalisiert und bewirkt das ausgezeichnete Tastgefühl dieser Haut- und Schleimhautbezirke (S. 253). Der *Kitzel* hat enge Beziehungen zum Berührungssinn, während beim *Juckreiz (Pruritus)* die Schmerzempfänger erregt werden. Diese sprechen auch bei der Berührung eines außerordentlich heißen oder kalten Gegenstandes – zusätzlich zu den Temperaturempfängern – an (brennend heiß und brennend kalt sind deshalb kaum zu unterscheiden und werden als Schmerz empfunden). Die feinen Nervenausläufer des *Schmerzsinnesorgans* liegen innerhalb der Epithelzellen der Oberhaut, während die anderen erwähnten Empfänger des Hautsinnes in tieferen Schichten (in der Lederhaut und im Unterhautgewebe) ihren Sitz haben.

Von dieser sogenannten **Oberflächensensibilität** ist die **Tiefensensibilität** zu unterscheiden. Hierher gehört die *Schmerzempfindlichkeit* z. B. von Knochenhaut (Periost), Brustfell (Pleura) und Bauchfell (Peritoneum). Die örtliche Betäubung vor einer Knochenmarks-, Pleura- oder Bauchwasserpunktion darf also nicht nur die äußere Haut erfassen. Übrigens sind auch die Hirnhäute sehr schmerzempfindlich, während das Gehirn selbst – wie viele andere innere Organe – völlig schmerzunempfindlich ist. Die Muskulatur enthält nervöse Empfänger (Muskelspindeln) einer ganz anderen Art von Tiefensensibilität *(Muskel-*

sinn). Sie sind für das Reflexgeschehen (z. B. Patellarsehnenreflex, S. 226) zuständig und orientieren uns über die bei jeder Muskeltätigkeit aufzuwendenden Kräfte. In der Umgebung des Muskels sind bestimmte Nervenendapparate vorhanden, die etwas über die Stellung der Gelenke aussagen, d. h. der *Stellwahrnehmung* dienen.

Aber auch die in der Haut gelegenen Druckempfänger sind für die Regulierung der Gliederbewegungen mit verantwortlich. Stellwahrnehmung und Muskelsinn sowie die Oberflächensensibilität (Kälte- und Wärmeempfindung, Berührungs- bzw. Druckempfindung und die oberflächliche Schmerzempfindung) treten beim Betasten unserer Umwelt, wenn auch meist nicht gleichzeitig, in Funktion. Die genannten Sinneswahrnehmungen werden vom Laien nicht als selbständige Sinnesqualitäten aufgefaßt, sondern in ihrer Gesamtheit als *Gefühl (Tastsinn)* bezeichnet.

Der Volksmund unterscheidet „fünf Sinne": *Gefühl, Geschmack, Geruch, Gesichtssinn* und *Gehör.*

4.6.2 Geschmacksorgan

In der Schleimhaut der Zunge und des weichen Gaumens befinden sich die sogenannten *Geschmacksknospen,* spezifische Endapparate des Geschmacksorgans. Jede Geschmacksknospe besteht aus zahlreichen Geschmackszellen (Sinnesepithelzellen), in die feinste Nervenendigungen eindringen.

Wir kennen 4 Grundformen der Geschmacksempfindung: *süß, sauer, salzig* und *bitter.*

Diese wenigen Charakteristika reichen aber nicht annähernd aus, um die Fülle der Geschmacksqualitäten zu beschreiben. An dem Zustandekommen der Geschmacksempfindung ist der Geruchssinn ganz wesentlich beteiligt. Besonders die feinen Nuancen des Geschmacks, wie die „Blume" eines Weines oder das Aroma einer Frucht, sind Angelegenheit des Geruchsorgans. (Während eines Schnupfens sind Geruch- *und* Geschmacksinn beeinträchtigt.)

4.6.3 Geruchsorgan

Unser *Riechepithel* befindet sich in einem kleinen Bezirk an der oberen Nasenmuschel und dem gegenüberliegenden Teil der Nasenscheidewand. Bei den bisher genannten Beispielen des Sinnesepithels (Hautsinn, Geschmacksinn) hat es sich stets um Epithelzellen gehandelt, von denen die Nervenendverzweigungen ausgehen.

Im Falle des Riechepithels haben wir es dagegen mit einer besonderen Art von Sinnes-„epithelzellen" zu tun, nämlich mit oberflächlich im Epithel der Nasenschleimhaut liegenden Nervenzellen *(Riechzellen).*

Jede Riechzelle sendet 2 Fortsätze aus („bipolare" Ganglienzelle, s. auch S. 221); der eine reicht an die freie Oberfläche der Riechschleimhaut und endet hier mit einer Reihe von *Riechhärchen,* der andere stellt eine Nervenfaser dar.

Die Nervenfasern aller *Riechzellen* vereinigen sich zum sogenannten *Riechnerv,* der durch das Siebbein hindurch zum Gehirn *(Riechhirn)* verläuft.

Die Riechstoffe können nur mit dem Luftstrom an das versteckt gelegene Riechepithel gelangen, und zwar entweder vom Naseneingang (Schnuppern) oder vom Rachen her. Im Vergleich zu den meisten Säugetieren (z. B. dem Hund) ist der Geruchsinn beim Menschen nur gering entwikkelt.

4.6.4 Sehorgan

Die beiden *Augen* (das *Sehorgan*) bestehen jeweils aus *Augapfel* und *Sehnerv* sowie einer Reihe von *Hilfseinrichtungen.* Am wichtigsten ist das lichtaufnehmende Sinnesepithel der Netzhaut.

Seinetwegen sind die übrigen Teile des Auges überhaupt da. Sie sorgen dafür, daß die lichtempfindliche Schicht von dem „adäquaten" Reiz (dem Licht) getroffen wird. Auch wenn ein „inadäquater" Reiz (z. B. ein Schlag aufs Auge) bis zur Netzhaut fortgeleitet wird, entsteht ein Lichteindruck („man sieht Sterne"). Was für das Auge zutrifft, gilt ebenso für jedes andere Sinnesorgan: es vermittelt auf die verschiedensten Reize hin immer nur eine einzige für dieses Organ typische Empfindung.

Augapfel und Sehnerv

Der *Augapfel* (Abb. 6.81) hat etwa die Form einer Kugel. Er sowie der Anfangsteil des *Sehnervs* liegen, gut geschützt, in der nach hinten

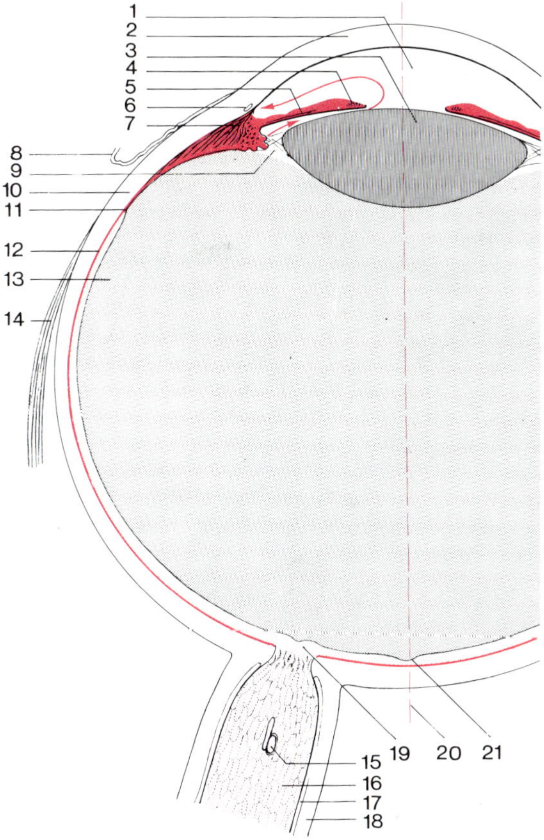

Abb. 6.81 Horizontalschnitt durch das re. Auge: 1 vordere Augenkammer mit Kammerwasser, 2 Hornhaut, 3 Linse, 4 Sphinkter der Regenbogenhaut, 5 Dilatator der Regenbogenhaut, 6 SCHLEMMscher Kanal, 7 glatte Muskulatur des Strahlenkörpers, 8 Übergang der Bindehaut vom Augapfel auf das Augenlid, 9 hintere Augenkammer mit Fasern des Aufhängeapparates der Linse, 10 Lederhaut, 11 Übergang des blinden Teils der Netzhaut in den lichtempfindlichen Teil der Netzhaut, 12 Aderhaut, 13 Glaskörper, 14 innerer gerader Augenmuskel, 15 Zentralarterie der Netzhaut, 16 Sehnerv, 17 Flüssigkeitsmantel des Sehnervs, 18 Durascheide des Sehnervs, 19 Sehnervenpapille (blinder Fleck), 20 Sehachse des Auges, 21 gelber Fleck mit zentraler Grube (Fovea centralis). (Aus: FALLER, A.: Anatomie in Stichworten. Enke, Stuttgart 1980.)

spitz zulaufenden knöchernen Augenhöhle. Der hintere Abschnitt der Augenhöhle und alle anderen toten Winkel sind von *Fettgewebe* ausgefüllt. Dieses dient nicht nur als Polster bei Erschütterungen des Augapfels, sondern stellt auch das Lager (die „Pfanne") für die Augapfelbewegungen dar. Es handelt sich um Baufett, um Fett also, das auch im Hungerzustand nicht schwindet.

Die tiefliegenden, eingesunkenen Augen, wie wir sie nicht selten bei Säuglingen mit schweren Ernährungsstörungen sehen, sind eine Folge des Wasserverlustes und haben nichts mit einem Schwund des Augenhöhlenfettpolsters zu tun. Das Zurücksinken des Augapfels in die Augenhöhle kann aber auch andere Gründe haben. Wir sprechen hier ganz allgemein von *Enophthalmus*. Das Gegenstück ist der *Exophthalmus* (das Glotzauge), das zum Beispiel bei manchen Patienten mit Schilddrüsenüberfunktion vorkommt.

Der Augapfel ist einer Kamera vergleichbar; er verfügt über eine Irisblende, eine Linse und eine „Mattscheibe" (die Netzhaut). Die Netzhaut gehört zur

> Kapsel des Augapfels, die aus insgesamt 3 Schichten besteht, nämlich der Netzhaut, der Gefäßhaut und der Lederhaut.

Lederhaut. Die Lederhaut *(Sklera)* liegt ganz außen. Es ist eine harte, weiße Haut – im sichtbaren Bereich bildet sie das „Weiße des Auges" –, die ähnlich wie die Lederhaut (Corium) der äußeren Haut hauptsächlich aus kollagenen Fasern aufgebaut ist. Im vorderen, mittleren Abschnitt des Augapfels fehlt die Sklera. Hier geht sie nämlich unmittelbar in die *Hornhaut (Kornea)* über. Die Hornhaut, deren Vorderfläche aus einem mehrschichtigen, *unverhornten* Plattenepithel besteht, ist stärker gewölbt als die Lederhaut, ist ihr also wie ein Uhrglas aufgesetzt. Im Unterschied zur Lederhaut ist die Hornhaut durchsichtig und gefäßlos. Überhaupt enthalten alle Gewebe, durch die das Licht auf seinem Weg zur Netzhaut hindurchgeht, praktisch keine Gefäße, andernfalls wäre das klare Sehen beeinträchtigt. Die Ernährung dieser Gewebsbezirke wird durch einen Saftstrom aus den Gefäßen der Nachbarschaft sichergestellt (bezüglich Hornhautreflex s. S. 203).

Gefäßhaut. An der Gefäßhaut, der mittleren, gefäßreichen Haut, sind drei Abteilungen zu unterscheiden, nämlich

> 1. Aderhaut,
> 2. Strahlenkörper,
> 3. Regenbogenhaut.

Der hintere, größere Abschnitt der Gefäßhaut wird *Aderhaut (Chorioidea)* genannt, während der vordere Teil der Gefäßhaut recht verwickelt gebaut ist und aus dem Strahlenkörper und der Regenbogenhaut besteht.

Die *Regenbogenhaut (Iris),* die den ganz vorn gelegenen Abschnitt der Gefäßhaut darstellt, ist pigmenthaltig und bewirkt die unterschiedliche „Farbe der Augen" – in den ersten Lebensmonaten ist die Regenbogenhaut bläulich oder graubraun. Sie weist eine zentral gelegene Öffnung auf, das Sehloch oder die *Pupille,* und wirkt ähnlich wie die Irisblende eines Fotoapparates. Die Weite der Pupille kann durch glatte Muskelfasern der Regenbogenhaut verändert werden. Der Dilatator erweitert die Pupille *(Mydriasis),* der Sphinkter verengert sie *(Miosis).* Eine Verengerung der Pupille tritt reflektorisch – *Pupillenreflex* – einerseits bei Belichtung ein *(Lichtreaktion der Pupille* zum Schutz der empfindlichen Netzhaut gegen zu starken Lichteinfall) und andererseits beim Nahsehen, etwa beim Blick auf den vorgehaltenen Finger *(Naheinstellungsreaktion der Pupille* zum Abblenden der die Tiefenschärfe beeinträchtigenden Randstrahlen). Auch in der Fotografie muß bei größerer Helligkeit und Naheinstellung die Öffnung der Blende klein sein (großer Blendenwert, z. B. 16). Umgekehrt ist die Pupille bei schlechter Beleuchtung und Blick in die Ferne weit. Die Blende der Kamera müßte in diesem Falle weit geöffnet sein (kleiner Blendenwert, z. B. 2,8). Die Pupillenweite ist vom autonomen Nervensystem abhängig (Tab. 6.13) und unterliegt zusätzlich dem Einfluß der Psyche (Freude oder Angst erweitert die Pupillen).

Bekannt sind ferner die Pupillenerweiterung bei Tollkirschenvergiftung (Atropin-Effekt) und die durch Morphium ausgelöste Engstellung der Pupillen.

Der *Strahlenkörper (Ziliarkörper),* der 3. Abschnitt der Gefäßhaut, liegt zwischen Iris und Aderhaut. Es handelt sich um einen Ringwulst, von dem aus Faserzüge zur *Augenlinse* ziehen *(Aufhängeapparat der Linse).* Im Ringwulst des Ziliarkörpers befindet sich ein glatter Muskel, der für die Akkommodation (stärkere Linsenkrümmung beim Blick in die Nähe) von Bedeutung ist: *Ziliarmuskel* oder *Akkommodationsmuskel.* Er muß sich zur Naheinstellung kontrahieren. Dabei erschlafft der Aufhängeapparat der Linse. Erst jetzt kann sich die Elastizität der Linse auswirken: ihre Krümmung nimmt zu. (Die Linse ist eine bikonvexe Sammellinse, d. h. Vorder- und Hinterfläche sind gewölbt.) Gleichzeitig kommt es beim Nahsehen, wie erwähnt, zur Pupillenverengerung. Neben der Akkommodation der Linse und der Naheinstellungsreaktion der Pupille tritt beim Blick in die Nähe eine Konvergenz der Sehachsen auf (s. u.). Beim Blick in die Ferne erweitert sich die Pupille; der Ziliarmuskel erschlafft, d. h. der Aufhängeapparat ist dann angespannt, und infolgedessen nimmt die Wölbung der Linse ab.

In dem von Linse, Strahlenkörper und Netzhaut umschlossenen Raum liegt, den größten Teil des Augeninnern einnehmend, der durchsichtige, gallertartige *Glaskörper.* Er besteht zu 98% aus Wasser. Der Raum *vor* dem Strahlenkörper und der Linse (Abb. 6.81) ist mit klarer Flüssigkeit *(Kammerwasser)* angefüllt und wird durch die Iris in eine *vordere* und eine *hintere Augenkammer* geteilt. Die erstere, die größere von beiden, liegt zwischen Hornhaut, Iris und Linse, während die letztere einen schmalen Spalt zwischen Irishinterfläche und Vorderfläche des Glaskörpers darstellt. Beide Kammerabschnitte sind durch die Pupille miteinander verbunden. Das Kammerwasser wird im Bereich des Ziliarkörpers sezerniert, auch der Abfluß findet hier statt, und zwar durch den sog. *Schlemmschen Kanal.*

Netzhaut. Die Netzhaut *(Retina)* ist die innere, dem Glaskörper zugewandte Schicht der Kapsel. In ihr liegt die lichtempfindliche Schicht (das *„Sinnesepithel"* mit Stäbchen und Zapfen), die nur durch die *Pigmentschicht* der Netzhaut von der Gefäßhaut getrennt ist. Vom Sinnesepithel verläuft die Erregung nicht, wie im Falle des Riechepithels, auf direktem Wege ins Gehirn, sondern wird innerhalb der Netzhaut – und zwar glaskörperwärts – auf andere Zellen umgeschaltet (in der überwiegend aus bipolaren Nervenzellen bestehenden inneren Körnerschicht und der Ganglienzellenschicht der Netzhaut, Abb. 6.82). Erst danach vereinigen sich die Neurite nach Durchlaufen der Nervenfaserschicht der Netzhaut zum *Sehnerv,* der die Verbindung des Auges mit dem Innern des Gehirns herstellt (auch die Netzhaut ist ein Teil des Gehirns). Das Licht muß also viele Netzhautschichten durchdringen, bevor es das dem Lichte abgewandte Sinnesepithel erreicht. Dieses fehlt lediglich im vordersten Abschnitt der Netzhaut (blinder Teil der Netzhaut), den die Lichtstrahlen ohnehin nicht direkt erreichen können, sowie hinten an der Austrittsstelle des Sehnervs. Sie wird *Sehnervenpapille* genannt und spielt bei der Augenspiegeluntersuchung eine wichtige Rolle (Abb. 6.83). Dabei werden nicht nur die Sehnervenfasern, sondern auch die hier ein- bzw. austretenden Blutgefäße beurteilt. (Erhöhter Hirndruck führt zum Ödem des Sehnervs und zu prallgefüllten Gefäßen, d. h. zur Stauungspapille.)

Da das Sinnesepithel an der Papille fehlt, nennt man sie auch *blinden Fleck.*

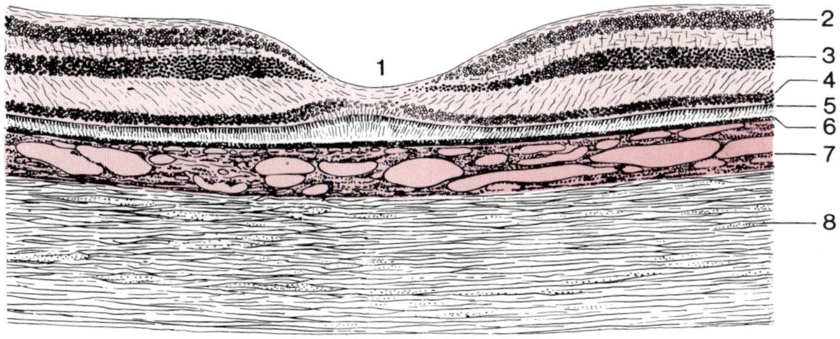

Abb. 6.82 Zentrale Grube (Fovea centralis) des gelben Flecks und Schichten der Netzhaut:
1 zentrale Grube (Fovea centralis), unmittelbar darüber der Glaskörper, 2 Ganglienzellenschicht der Netzhaut, unmittelbar darüber die Nervenfaserschicht, 3 innere Körnerschicht mit überwiegend bipolaren Nervenzellen, 4 äußere Körnerschicht (Kerne der Sehzellen, hier nur der Zapfensehzellen, nicht der Stäbchensehzellen), 5 Zapfen (keine Stäbchen), 6 Pigmentepithel der Netzhaut, 7 Aderhaut (Chorioidea), 8 Lederhaut (Sklera). (Aus: FALLER, A.: Der Körper des Menschen. 11. Auflage, Thieme, Stuttgart 1988.)

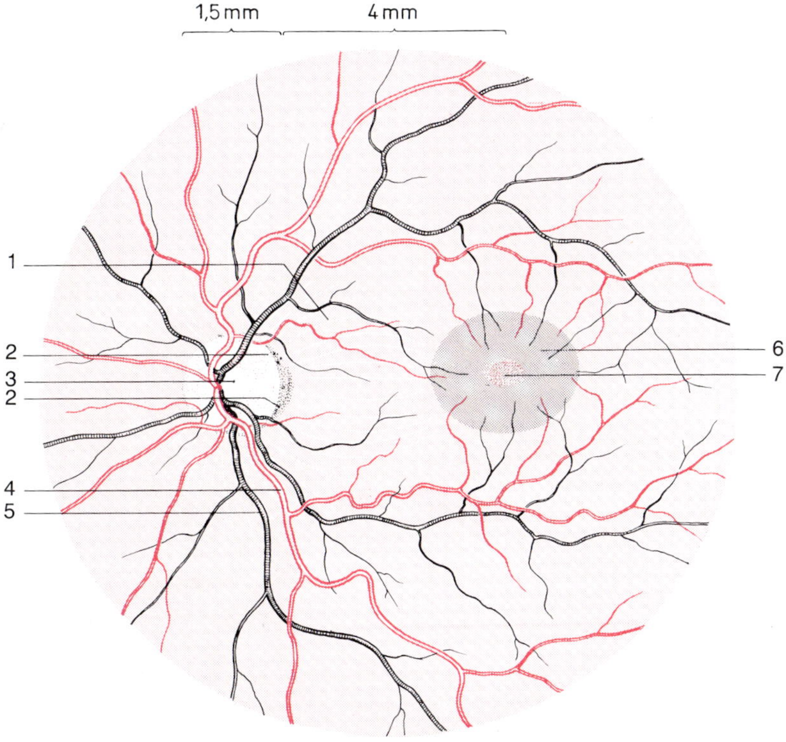

Abb. 6.83 Augenhintergrund: 1 Faserbündel zwischen gelbem Fleck und Sehnervenpapille, 2 Ring der Sehnervenpapille, 3 Sehnervenpapille, 4 Ast der Zentralarterie der Netzhaut mit Lichtreflex, 5 Ast der Zentralvene der Netzhaut, 6 gelber Fleck, 7 zentrale Grube (Fovea centralis). (Aus: FALLER, A.: Anatomie in Stichworten. Enke, Stuttgart 1980.)

Eine 2. Stelle der Netzhaut weist ebenfalls besondere Charakteristika auf. Es ist der *gelbe Fleck,* der nur wenige Millimeter weit vom blinden Fleck entfernt ist (der blinde Fleck liegt näher zur Nase).

Der gelbe Fleck ist die Stelle schärfsten Sehens; denn hier stehen die Sehzellen des Sinnesepithels am dichtesten (gutes Auflösungsvermögen). Außerdem ist die Schicht über dem Sinnesepithel hier dünner als in der Umgebung (sog. *zentrale Grube = Fovea centralis*), was für das einfallende Licht besonders günstig ist (Abb. 6.82).

Es gibt 2 verschiedene Arten von Sehzellen: Zapfen und Stäbchen, ihre Kerne liegen in der äußeren Körnerschicht der Netzhaut.

Die *Zapfen* sind nur im Hellen funktionstüchtig (Merkvers: Im Dunkeln sind die Zapfen „zappenduster"), sie vermitteln das Farbensehen. Die *Stäbchen* sind dagegen farbuntüchtig, dafür ermöglichen sie das Dämmerungssehen (Sprichwort: Bei Nacht sind alle Katzen grau).

Die Funktion des Stäbchenapparates der Netzhaut, also nicht das Farbensehen, ist an den *Sehpurpur* gebunden, der durch Belichtung zerstört wird. Nach etwa einer halben Stunde ist er wieder in großer Menge in den Stäbchen vorrätig *(Dunkelanpassung, Dunkeladaptation).* Nach 10- bis 20minütigem Adaptieren hat früher (bevor es die Bildverstärker-Fernsehkette gab) der Röntgenarzt mit der Durchleuchtung begonnen. (Kommt eine Dunkelanpassung nicht zustande, so sprechen wir von *Nachtblindheit.*) Die Erfahrung lehrt uns, daß wir einen Teil der von uns nicht fixierten Gegenstände im Halbdunkel – wenn auch unscharf – erkennen können, während sie beim Hinsehen womöglich unsichtbar werden: in den Seitenbezirken (in der Peripherie) der Netzhaut sind fast ausschließlich die für das Dämmerungssehen verantwortlichen Stäbchen vorhanden, während der gelbe Fleck, der beim Fixieren in Funktion tritt, lediglich Zapfen enthält. Er liefert ein besonders scharfes Bild, allerdings nur im Hellen.

Zum Fixieren muß das Auge in eine bestimmte Stellung gebracht werden. Dafür stehen dem Sehorgan eine Reihe von Muskeln zur Verfügung, die wir zu den Hilfseinrichtungen des Auges zählen. Hilfseinrichtungen sind ferner Augenlider, Augenbrauen und Tränenapparat.

Hilfseinrichtungen des Auges

Augenmuskeln

Jeder Augapfel hat 6 quergestreifte Augenmuskeln (Abb. 6.84), die von der Wand der Augenhöhle ausgehen und an der Lederhaut des Augapfels ansetzen: 4 gerade Augenmuskeln (ein oberer, unterer, innerer und äußerer) und 2 schräg verlaufende (ein oberer und ein unterer). Die 6 Augenmuskeln können das Auge in jede erforderliche Stellung bringen.

Wichtig ist das Zusammenspiel beider Augen (**Binokularsehen,** S. 47). Die Augäpfel müssen jeweils so eingestellt werden, daß die von dem zu betrachtenden Objekt ausgesandten (Lichtquelle) oder auch nur reflektierten (beleuchteter Gegenstand) Lichtstrahlen in *beide* Augen auf den gelben Fleck bzw. sonstige einander entsprechende Netzhautpartien treffen. Wollen wir z. B. einen links von uns liegenden Punkt fixieren, so müssen beide Augäpfel aus der Ruhelage heraus nach links gedreht werden. Zum Fixieren eines unmittelbar vor uns gelegenen Punktes müssen sich die beiden Augäpfel entgegengesetzt drehen: der linke nach rechts und der rechte nach links. Grundsätzlich ist beim Nahsehen in jeder Blickrichtung der Pupillenabstand beider Augen geringer *(Konvergenz)* als beim Blick ins „Unendliche". Im ersteren Falle treffen sich die Sehachsen von rechtem und linkem Auge im anvisierten Punkt, im letzteren verlaufen sie einander parallel. (Die Sehachse stellt eine Linie dar, die den gelben Fleck etwa mit der Mitte der Pupille verbindet.) Das Ziel der Augenbewegungen ist die Vermittlung eines einheitlichen Bildeindrucks. Es besteht geradezu ein Zwang, die *beiden Netzhautbilder* zu einem gemeinsamen Ganzen zu verschmelzen. Dieser *Fusionszwang*

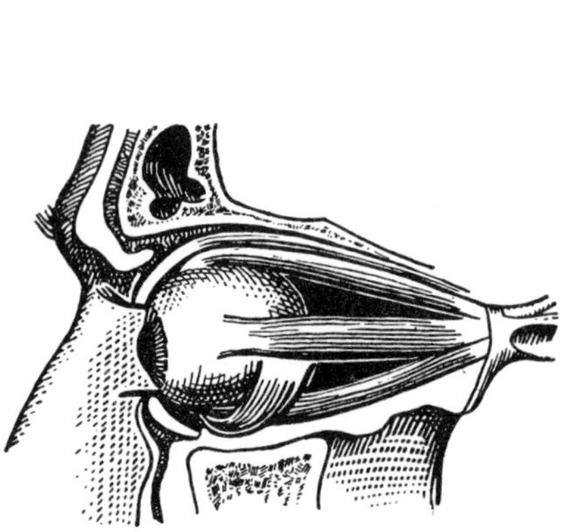

Abb. 6.84 Einige der Muskeln des linken Augapfels (auch der Heber des Oberlides ist eingezeichnet).

steuert die so komplizierten und aufeinander abgestimmten Augenmuskelbewegungen. Nur mit Gewalt können wir den Fusionszwang überwinden, indem wir etwa mit dem Finger gegen den einen Augapfel drücken. Es werden sofort *Doppelbilder* gesehen. Beim jungen Säugling ist normalerweise das Zusammenspiel beider Augen noch nicht genügend entwickelt, so daß sich die Augen zeitweise in Schielstellung befinden können (vom 2. Lebenshalbjahr an ist dagegen das *Schielen* – der *Strabismus* – d. h. die ständige Schielstellung, stets ein krankhafter Zustand).

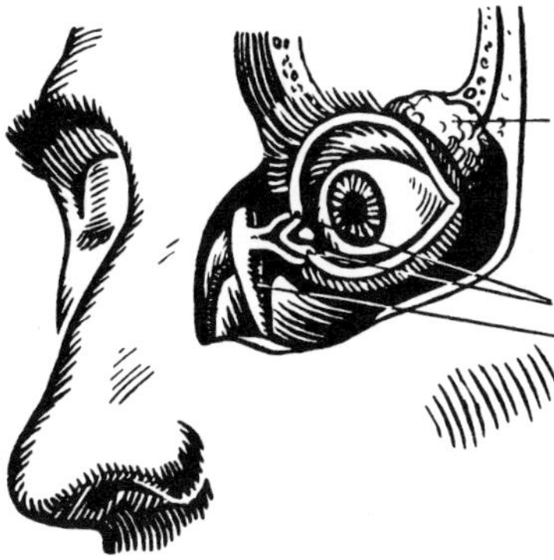

Abb. 6.85 Tränenapparat des linken Auges.

Augenlider und Augenbrauen

Die *Lider* (das *Ober- und Unterlid*) sind Hautfalten, die die *Lidspalte* begrenzen. Dort, wo sie ineinander übergehen, liegt der innere bzw. äußere *Augenwinkel.* Die äußere Haut der Augenlider endet am *Lidrand.* Die dem Augapfel zugewandte Fläche ist von Schleimhaut überzogen, die sich auf den Augapfel fortsetzt. Sie verbindet die Lider mit dem vorderen Abschnitt des Augapfels (nur im Bereich der Hornhaut fehlt sie fast völlig) und wird deshalb *Augenbindehaut* oder *Konjunktiva* genannt. Die Bindehaut ist reich an Blutgefäßen, die sich bei der Bindehautentzündung, der Konjunktivitis, erweitern („gerötete Augen"). Die Lider enthalten glatte und quergestreifte Muskulatur. Die letztere besteht aus dem *Heber des Oberlids* und dem *Lidschließer* (Abb. 6.84). Ein reflektorisch ausgelöster, sofortiger Lidschluß kommt bei Berührung der Bindehaut oder der Hornhaut zustande *(Lidschluß- oder Hornhautreflex, Kornealreflex).*

Der freie Rand der Lider ist mit *Wimpern* besetzt, die das Auge vor Verschmutzung schützen sollen. Eine ähnliche Aufgabe haben die *Augenbrauen,* die den von der Stirn herabfließenden Schweiß abhalten. In die Augenlider sind eine ganze Anzahl von *Drüsen* verschiedener Art eingelagert (Talgdrüsen usw.).

Tränenapparat

Jedes Auge besitzt eine *Tränendrüse,* die oberhalb des äußeren Augenwinkels liegt (Abb. 6.85). Die von der Tränendrüse produzierte Tränenflüssigkeit gelangt unter die Augenlider. Der Lidschlag sorgt für eine gleichmäßige Benetzung des in der Lidspalte sichtbaren Augapfelabschnitts. Die Entfernung von Staubteilchen und anderen Fremdkörpern ist so am schonendsten möglich. Besonders wichtig ist der Schutz der Hornhaut. Auch bei „Schläfern mit offenen Augen" ist die Hornhaut nicht gefährdet; denn in der Lidspalte ist nur das „Weiße des Auges" sichtbar: der Augapfel ist während des Schlafes nach oben gekippt *(Bellsches Phänomen).* In den ersten Lebenswochen werden noch keine (sichtbaren) Tränen produziert, auch nicht beim Weinen.

Ist die Funktion des Lidschließers beeinträchtigt, wie z. B. bei manchen Fazialislähmungen (s. Tab. 6.12), so droht die Hornhaut auszutrocknen, und es kann zur Bildung eines Hornhautgeschwürs kommen.

Die Tränen sammeln sich am inneren Augenwinkel. Hier befinden sich 2 äußerlich sichtbare Öffnungen *(Tränenpunkte),* von denen je ein *Tränenkanälchen* in den *Tränensack* führt. Der Tränensack liegt im Bereich des Tränenbeins und geht nach unten in den *Tränennasengang* über, der im unteren Nasengang mündet (S. 129).

Ist das Gangsystem verstopft, so können die Tränen nicht in die Nase abfließen. Eine solche Störung wird bei manchen jungen Säuglingen beobachtet. Mitunter ist dann aus therapeutischen Gründen eine entsprechende Manipulation, u. U. auch eine Sondierung der Tränenwege erforderlich. Die Lage des Tränennasengangs erklärt die Notwendigkeit zu vermehrtem Schnauben bei gesteigerter Tränenproduktion (Gemütsbewegung, Fremdkörperreiz, reizende Gase). Auch durch Reizung der Nasenschleimhaut kann die Tränensekretion gefördert werden.

4.6.5 Gehör- und Gleichgewichtsorgan (die Ohren)

Der „5. Sinn" ist das Gehör. Die Ohren beherbergen jedoch 2 Sinnesorgane, nämlich außer dem Gehörorgan noch das Gleichgewichtsorgan.

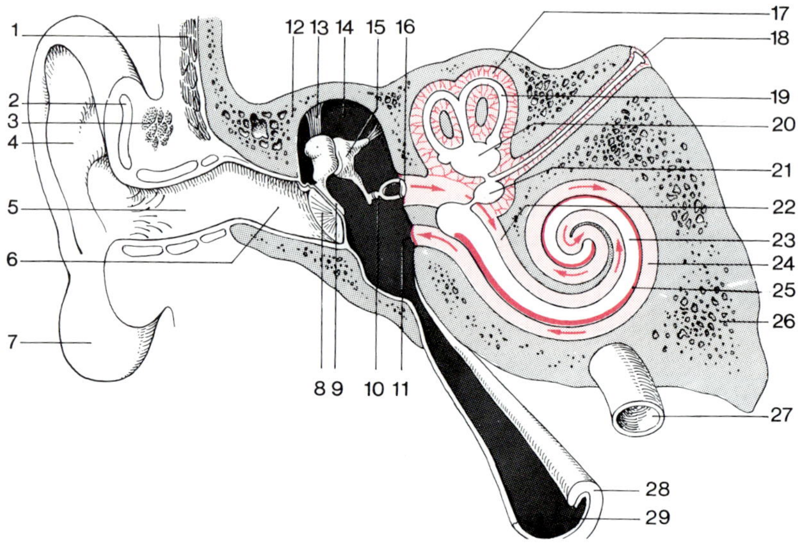

Abb. 6.86 Übersicht über äußeres Ohr (hell), Mittelohr (dunkel) und Innenohr (hell und rosa), teils angeschnitten: 1 Schläfenmuskel, 2 Ohrknorpel, 3 Ohrmuskel, 4 Ohrmuschel, 5 knorpeliger Teil des äußeren Gehörganges, 6 knöcherner Teil des äußeren Gehörganges, 7 Ohrläppchen, 8 Trommelfell, 9 Hammergriff, 10 Steigbügel, 11 rundes Fenster, 12 Schläfenbein, 13 oberes Band des Hammerkopfes, 14 Paukenhöhle, 15 Amboß, 16 Steigbügelplatte im ovalen Fenster, 17 perilymphatischer Raum, 18 endolymphatischer Gang, 19 häutiger Bogengang, 20 großes Vorhofsäckchen, 21 kleines Vorhofsäckchen, 22 Vorhoftreppe, 23 Schneckengang (Schneckenkanal), 24 Paukentreppe, 25 CORTIsches Organ, 26 Markräume im Knochen, 27 Gehirnarterie, 28 Knorpel der Ohrtrompete, 29 Schleimhaut der Ohrtrompete. (Aus: FALLER, A.: Der Körper des Menschen. 11. Auflage, Thieme, Stuttgart 1988.)

Diese Organe dienen grundverschiedenen Aufgaben, werden aber wegen ihrer engen nachbarlichen Beziehungen gemeinsam besprochen. Am Ohr (Abb. 6.86) sind 3 Abschnitte zu unterscheiden:

das **äußere Ohr,** das **Mittelohr** und das **Innenohr.** Im Innenohr befinden sich die *Sinneszellen des Gehör- und Gleichgewichtsorgans.* Das äußere und mittlere Ohr sind lediglich für die Schalleitung verantwortlich,

sind also der Hornhaut, der Linse und anderen Einrichtungen des Sehorgans vergleichbar, die dafür sorgen, daß das Licht auch tatsächlich die Sinneszellen der Netzhaut trifft.

Das äußere Ohr

Das äußere Ohr besteht aus:

1. *Ohrmuschel,*
2. *äußerem Gehörgang,*
3. *Trommelfell.*

Die von äußerer Haut überzogene *Ohrmuschel* wirkt wie ein Trichter, der die Schallwellen auffängt und in den äußeren Gehörgang leitet. Sie weist eine Reihe von Erhebungen und Vertiefungen auf. Die Erhebung vor dem äußeren Gehörgang trägt den Namen Ohrendeckel oder Ecke (Tragus). Der hinten, oben am äußeren Rand der Ohrmuschel gelegentlich vorhandene Höcker wird *Darwinscher Höcker* genannt. Mit Ausnahme des den untersten Teil der Ohrmuschel bildenden Ohrläppchens enthält die Ohrmuschel Knorpel. Der an die Ohrmuschel angrenzende Abschnitt des *äußeren Gehörgangs* ist ebenfalls knorpelig aufgebaut, es folgt der knöcherne Teil des äußeren Gehörgangs, der im Schläfenbein (S. 128) gelegen ist. Die äußere Haut des Gehörgangs besitzt Haare sowie Talg- und andere Drüsen, deren Sekret, mit den Oberhautschuppen vermischt, das *Ohrenschmalz (Zerumen)* ergibt. (Entzündungen der Haarbälge und Talgdrüsen des äußeren Gehörgangs sind sehr schmerzhaft: *Gehörgangsfurunkel;* ein Gehörgangsekzem mit Absonderung ist die *Otitis externa*). Der äußere Gehörgang zeigt einen schraubigen Verlauf. Durch Zug an der Ohrmuschel nach oben, hinten kann diese Biegung weitgehend ausgeglichen werden, was nicht nur für die Spülung des äußeren Gehörgangs, sondern auch für die Besichtigung des Trommelfells von Bedeutung ist.

Das *Trommelfell,* eine schräg gestellte, zarte Membran, bildet den Abschluß des äußeren Ohres gegen das Mittelohr. (Strenggenommen ist das Trommelfell nicht ein Teil des äußeren Ohres, sondern die Grenze zwischen diesem und dem Mittelohr.)

Bei Entzündungen des *Mittelohres (Mittelohrentzündung, Otitis media)* ist das Trommelfell mit beteiligt (gerötet). Eine Eiteransammlung im Mittelohr kann durch das Trommelfell durchschimmern, aber auch durchbrechen *(Trommelfellperforation).* Durch das Loch im Trommelfell fließt der Eiter ab *(„laufendes Ohr“).* Gelegentlich wird durch einen Trommelfellschnitt *(Parazentese)* der Eiter abgelassen. In den meisten Fällen kann darauf verzichtet und die Infektion, ohne daß der Eiter von selbst durchbricht, durch chemotherapeutische Mittel beherrscht werden. Ein Loch im Trommelfell ist nicht immer Folge von Entzündungen: bei unsachgemäßer Säuberung des äußeren Gehörgangs kann das empfindliche Trommelfell verletzt werden. Spitze Gegenstände sind deshalb zur Säuberung ungeeignet.

Das Trommelfell wird durch die in den äußeren Gehörgang eingedrungenen Schallwellen zum Schwingen gebracht. Diese Schwingungen werden auf das Mittelohr übertragen.

Das Mittelohr

Zum Mittelohr gehören:

1. *Paukenhöhle,*
2. *Ohrtrompete,*
3. *Warzenfortsatz.*

Es handelt sich dabei um lufthaltige, mit Schleimhaut ausgekleidete Hohlräume zwischen dem äußeren und inneren Ohr. Die *Paukenhöhle* liegt im Schläfenbein (in bzw. an der Felsenbeinpyramide) und enthält die 3 Gehörknöchelchen Hammer, Amboß und Steigbügel. Der *Hammer* setzt mit seinem Griff an der Innenfläche des Trommelfells – etwa in der Mitte – an, während sich der Hammerkopf gelenkig mit dem *Amboß* verbindet. Eine weitere Gelenkverbindung besteht zwischen Amboß und *Steigbügel.* Die Fußplatte des Steigbügels verschließt das *ovaleFenster,* hinter dem das Innenohr beginnt. Durch die Kette der Gehörknöchelchen werden die Schwingungen des Trommelfells auf das ovale Fenster übertragen. Das Bewegungsausmaß der Gehörknöchelchen ist äußerst gering, der *Steigbügelmuskel* sorgt darüber hinaus für eine Dämpfung zu starker Schwingungen, während ein anderer Muskel, der *Trommelfellspanner,* das Trommelfell in den günstigsten Spannungszustand bringt. Die Paukenhöhle steht durch die *Ohrtrompete (Eustachische Röhre)* in direkter Verbindung mit dem Nasen-Rachen-Raum (und damit der Außenluft). Hier ist die Mündung der von der Paukenhöhle nach vorn, innen und abwärts verlaufenden Ohrtrompete vom unteren Nasengang aus zu erreichen (auf der Abb. 6.26 die kleine Öffnung in der hinteren Verlängerung der unteren Nasenmuschel). Dieser Eingang in die Ohrtrompete wird bei jedem Schluckakt durch die Schlundmuskulatur automatisch geöffnet. Dadurch wird für den Druckausgleich zwischen Außenluft und Mittelohr gesorgt.

Falls innerhalb kürzester Zeit größere Höhendifferenzen zu überwinden sind – z. B. bei der Landung von Flugzeugen (besonders ohne Druckkabinen) –, ist häufiges Schlucken erforderlich. Teilweise kommt auch allein durch Mundöffnung ein Druckausgleich zustande, was bei bevorstehenden Explosionen ausgenützt wird: der Explosionsdruck kann von außen *und* vom Rachen her auf das Trommelfell einwirken, und eine Trommelfellperforation bleibt aus. Ist infolge einer Schleimhautschwellung die Ohrtrompete geschlossen, so treten Schmerzen im Mittelohr auf; denn dann bildet sich hier infolge Luftresorption ein immer stärkerer Unterdruck gegenüber der äußeren Atmosphäre aus (eingezogenes Trommelfell). Nicht nur Luft, sondern auch Bakterien können vom Nasen-Rachen-Raum über die Ohrtrompete ins Mittelohr gelangen (Mittelohrentzündung, s. o.). Bei chronischen Mittelohrentzündungen ist mitunter die Einlage eines aus Kunststoff gefertigten Paukenröhrchens in die Paukenhöhle über einen Parazenteseschnitt (s. o.) nötig. Das Paukenröhrchen bleibt einige Monate liegen und sorgt in dieser Zeit für eine Dauerdrainage der Paukenhöhle.

Der hintere Abschnitt der Paukenhöhle ist über einen größeren Hohlraum (das schon beim Neugeborenen vorhandene Antrum) mit den „Zellen“ (gekammerte, lufthaltige Räume) des *Warzenfortsatzes* verbunden, die sich erst nach der Geburt bilden. Die Warzenfortsatzzellen haben zur Paukenhöhle ähnliche Beziehungen wie die Nasennebenhöhlen zur Nasenhöhle.

Bevor chemotherapeutische Medikamente zur Verfügung standen, kam es häufiger zu einem Übergreifen der Mittelohrentzündung von der Paukenhöhle auf den Warzenteil des Schläfenbeins *(Mastoiditis).* Die Entzündung kann von der Schleimhaut auf den Knochen übergehen und so zu einer Vereiterung des ganzen Warzenfortsatzes führen, eine wegen der möglichen Mitbeteiligung der Hirnhäute oder des Gehirns gefährliche Erkrankung. Diese heilt zum Teil erst nach Aufmeißelung des Warzenfortsatzes (Antrotomie oder Mastoidektomie) aus. Heutzutage ist ein solcher Eingriff nur selten nötig.

Das Innenohr

Das Innenohr, in dem sich *Gehör- und Gleichgewichtsorgan* befinden (Abb. 6.86), besteht aus einem System von Gängen, das wegen seines komplizierten Baues *Labyrinth* heißt. Das in der Felsenbeinpyramide des Schläfenbeins gelegene *knöcherne Labyrinth* umschließt einen mit Schleimhaut ausgekleideten Hohlraum und besteht aus:

1. *Vorhof,*
2. *Schnecke,*
3. *Bogengängen.*

Von dem relativ einfach gebauten *Vorhof* aus sind Schnecke und Bogengänge zu erreichen. Während die *Schnecke* einen spiralig nach oben verlaufenden (schneckenförmigen) Gang mit zweieinhalb Windungen darstellt, handelt es sich bei den *Bogengängen* um 3 halbkreisförmige Kanäle, die in 3 aufeinander senkrecht stehenden Ebenen angeordnet sind. Ebenfalls in die Felsenbeinpyramide eingebettet ist der (knöcherne) *innere Gehörgang,* in dem die Gefäße und die vom Sinnesepithel des Innenohrs kommenden Nervenfasern verlaufen. Das Sinnesepithel liegt im *häutigen Labyrinth,* das vom knöchernen umgeben ist. Zwischen beiden befindet sich ein mit Flüssigkeit *(Perilymphe* oder *Außenlymphe)* angefüllter Spalt. Das knöcherne Labyrinth, eine extrem harte Knochenkapsel, gibt die Form des häutigen nicht in allen Einzelheiten wieder, ähnlich wie ein Geigenkasten die Gestalt der Geige nur andeutet. Nicht nur zwischen knöchernem und häutigem Labyrinth („zwischen Geigenkasten und Geige") befindet sich Flüssigkeit (Perilymphe), sondern auch innerhalb des letzteren *(Endolymphe).* Wir unterscheiden am *häutigen Labyrinth*

1. das *große und das kleine Vorhofsäckchen* (im Vorhof),
2. den *Schneckengang* oder *Schneckenkanal* (in der Schnecke),
3. die *häutigen Bogengänge* (in den eigentlichen, d. h. knöchernen Bogengängen).

Der Schneckengang hat Beziehungen zum Gehör, die Vorhofsäckchen und die häutigen Bogengänge gehören zum Gleichgewichtsorgan.

Das Gehör

Die vom äußeren Gehörgang zum Trommelfell fortgeleiteten Luftschwingungen (Schallwellen) führen zu Bewegungen der Gehörknöchelchen und damit auch des Steigbügels, dessen Fußplatte, wie oben erwähnt, das *ovale Fenster* verschließt. Dieses stellt die Grenze zwischen der lufthaltigen Paukenhöhle und dem mit Perilymphe angefüllten *Vorhof* dar. Die Bewegungen werden vom Steigbügel aus über das ovale Fenster auf die Perilymphe des Vorhofs und dann auf die der Schnecke übertragen; denn beide Räume stehen in direkter Verbindung miteinander. Die auf die Schnecke übertragene Druckwelle verläuft zunächst in der sog. *Vorhoftreppe* bis zur Schneckenspitze und dann in der *Paukentreppe* bis zum *runden Fenster.* Dieses 2. Fenster, das unter dem ovalen gelegen und membranös verschlossen ist, schließt die Perilymphe der *Schnekke* gegen die lufthaltige Paukenhöhle ab. Die durch die Steigbügelbewegungen erzeugten Druckwellen der Perilymphe buchten die Membran des runden Fensters etwas vor und setzen sich außerdem auf den in der Schnecke aufgehängten, mit Endolymphe angefüllten (häutigen) Schneckengang (Schneckenkanal) fort, und zwar auf

eine dem Schneckengang angehörende Membran *(Basilarmembran).* Diese trägt das *Gehörsinnesepithel,* also die Hörzellen mit den Sinneshärchen (das *Spiral- oder Cortische Organ,* Abb. 6.87), das durch die Schwingungen der Membran erregt wird (die Sinneshärchen sind mit der Deckplatte des *Cortischen Organs* verwachsen und verbiegen sich durch die Schwingungen).

Das Hörorgan, das die *Wahrnehmung von Schallerscheinungen* (Tönen, Geräuschen usw.) vermittelt, dient außerdem zum *Erkennen der Richtung,* aus der ein akustischer Reiz kommt. Dazu wird die zeitliche Differenz ausgenützt, die zwischen dem Eintreffen des Schalls im rechten und linken Ohr besteht. Allerdings ist die Lokalisierbarkeit von optischen Reizen durch das Auge viel exakter als die von akustischen durch das Ohr. Außer der oben beschriebenen *Luftleitung* gibt es noch eine *Knochenleitung,* bei der die Schallwellen von den zum Mitschwingen gebrachten Schädelknochen auf das Innenohr übertragen werden.

Hörstörungen (s. auch S. 39) können mit Gleichgewichtsstörungen kombiniert sein. Auch daran sind die engen Beziehungen beider gemeinsam im Innenohr

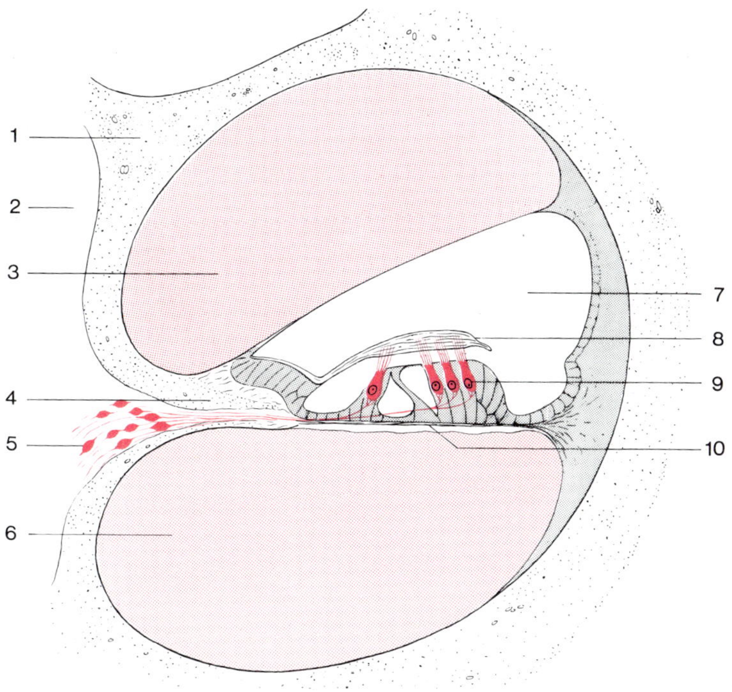

Abb. 6.87 Vergrößerter Schnitt durch eine Schneckenwindung: 1 Knochen des Felsenbeins, 2 (knöcherne) Schneckenspindel (die Achse der Schnecke), 3 Vorhoftreppe, mit Perilymphe gefüllt, 4 Spiralleiste der knöchernen Schnecke (von der Achse, also der Schneckenspindel ausgehend), 5 bipolare Nervenzellen des Schneckennervs, 6 Paukentreppe, mit Perilymphe gefüllt, 7 Schneckengang (Schneckenkanal), Endolymphe enthaltend, 8 Deckplatte, 9 Hörzellen mit Sinneshärchen (CORTIsches Organ), 10 Basilarmembran. (Aus: FALLER, A.: Der Körper des Menschen. 11. Auflage, Thieme, Stuttgart 1988.)

untergebrachten Sinnesorgane (Gehör- und Gleichgewichtsorgan) zu erkennen.

Das Gleichgewicht

Das Sinnesepithel des Gleichgewichtsorgans befindet sich in den beiden Vorhofsäckchen und den häutigen Bogengängen.

Die **Säckchen** sind für die **Wahrnehmung der Schwerkraft** zuständig *(Lage des Kopfes, Beschleunigung, Verlangsamung):* je nach der Kopfhaltung und in Abhängigkeit von Geschwindigkeitsänderungen wird durch bestimmte Einrichtungen (Sinneshaare und eine gallertige Deckplatte, *Statolithen-Membran* genannt, mit Kalksteinchen, den *Statolithen,* Abb. 6.88), ein Druck, ein Zug oder eine Schwerkraft auf das Sinnesepithel der Säckchen ausgeübt. Die Erkennung von **Drehungen** des Kopfes bzw. des Körpers geht dagegen von den **häutigen Bogengängen** aus; hier ergeben die Bewegungen der Endolymphe, die sich auf die in einer Gallertmasse eingelassenen Sinneshaare fortsetzen, den Reiz für das Sinnesepithel (Abb. 6.89).

Vom *Sinnesepithel des Gleichgewichtsorgans* (auch *statisches Organ* genannt) gehen Nervenfa-

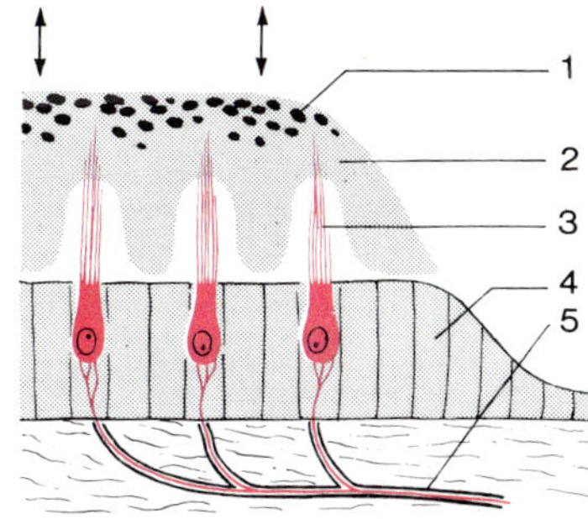

Abb. 6.88 Schnitt durch einen Teil eines Vorhofsäckchens mit Sinnesepithel: 1 Kalksteinchen (Statolith), 2 Deckmembran (Statolithenmembran), 3 Sinneshaare, daneben Endolymphe, 4 Stützzellen, sie tragen und umgeben die rot gezeichneten Sinneszellen, 5 Nervenfaser. (Aus: FALLER, A.: Der Körper des Menschen. 11. Auflage, Thieme, Stuttgart 1988.)

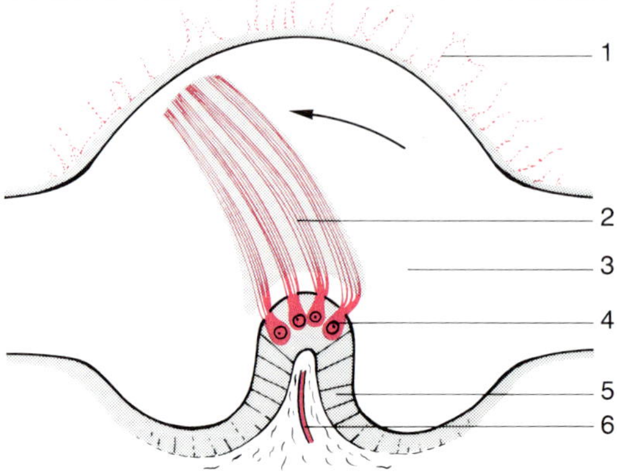

Abb. 6.89 Schnitt durch eine Erweiterung eines Bogenganges mit Sinnesleiste: 1 Perilymphatischer Raum, 2 Gallertmasse mit Sinneshaaren, 3 Endolymphe, 4 Sinneszelle, 5 Stützzelle, 6 Nervenfaser. (Aus: FALLER, A.: Der Körper des Menschen. 11. Auflage, Thieme, Stuttgart 1988.)

sern aus, ebenso vom Gehörorgan. Die zahlreichen Nervenfasern beider Organe vereinigen sich zu einem gemeinsamen Nerv *(Nervus vestibulocochlearis,* Tab. 6.12), der die Erregung dem Zentralnervensystem zuleitet.

4.7 Nervensystem

Die ungeheure Vielfalt der Lebensäußerungen wird von einem übergeordneten Prinzip gesteuert. Genauer gesagt, sind es 2 Organsysteme, unter deren Einfluß die verschiedenen Funktionen des Körpers exakt aufeinander abgestimmt werden, so daß die Zielstrebigkeit des lebendigen Organismus gewährleistet ist:

1. die *innersekretorischen Drüsen*, die mit ihren an das Blut abgegebenen Hormonen *regulierend* in den Ablauf des Organgeschehens eingreifen, und
2. das *Nervensystem*, das mit großer Präzision für die Einheitlichkeit und Harmonie aller Organfunktionen sorgt *(Steuerung* der Organfunktionen).

Blutgefäße und Nerven erreichen – oft in gemeinsamen Bahnen – praktisch alle Körperteile. Das Nervengewebe hat nicht nur die Aufgabe, die innerhalb und außerhalb des Organismus auftretenden Reize aufzunehmen *(Reizaufnahme)* und weiterzuleiten *(Erregungsleitung),* sondern die Impulse können hier auch im Sinne einer Förderung (Bahnung) oder Hemmung umgeformt werden *(Erregungsverarbeitung).* Dazu dienen die Synapsen (Schaltstellen). Es ist also neben der Überleitung der Erregung auch deren Hemmung bzw. Begrenzung (Auswahl) wichtig, sonst käme es zu einer Reizüberflutung.

Die *Synapse* (S. 119) ist der Ort der *Erregungsübertragung* von einer Nervenzelle auf eine andere (von Neuron zu Neuron). Während an der Erregungsleitung elektrische Prozesse beteiligt sind (über Aktionsströme oder Körperströme s. S. 55, 58), laufen bei der Erregungsübertragung rein chemische Vorgänge ab (s. auch S. 146). An den Synapsen kommt es bei der Weiterleitung des Impulses zu einer geringen Verzögerung. Ein *einziger* Neurit kann die Erregung auf *mehrere* Neuren übertragen. Umgekehrt können *einer* Nervenzelle Impulse von *mehr als einem* Neuron zufließen, doch leitet sie durch „Weichenstellung“ nur die in jedem Augenblick notwendigen Erregungen weiter, sie kann also aus einer Fülle von Reizen den wichtigsten auswählen. Um das alles zu bewerkstelligen und den Informationsfluß in die richtigen Bahnen zu lenken, stehen dem Menschen etwa 15–30 Milliarden Nervenzellen mit Nervenfaserleitungen von ca. 500000 km Länge zur Verfügung. Eine einzige Nervenzelle kann bis zu 60000 Verbindungen knüpfen bzw. eingehen, das entspricht größenordnungsmäßig 1 Billiarde (= 10^{15}) Synapsen.

Jedes Neuron ist zwar eine Nerveneinheit, aber erst durch das Zusammenspiel aller Neuren entsteht ein funktionstüchtiges Organsystem höchster Vollendung. Dieses Steuerorgan beeinflußt und überwacht die Tätigkeit aller übrigen Organe des Körpers.

Die Zentrale dieses Systems, das **Zentralnervensystem (ZNS),** sind *Gehirn* (Encephalon) und *Rückenmark* (Medulla spinalis). Die Peripherie des Körpers ist mit der großen Zentrale durch das **periphere Nervensystem** verbunden, in dessen Fasern ein Einbahnverkehr herrscht.

Die von den Sinnesorganen aufgenommenen Reize (Temperatur, Licht usw.), der Muskelsinn und die Stellwahrnehmung sowie die von den verschiedenen Organen des Körpers (z. B. vom Bauchfell) kommenden

Impulse verlaufen über *sensible* oder *Empfindungsnervenfasern* von der Peripherie zum Zentrum – diejenigen, die von den Sinnesorganen ausgehen, werden auch als *sensorische Fasern* bezeichnet. In anderen Fasern, den *motorischen* oder *Bewegungsnervenfasern,* fließt die Erregung in umgekehrter Richtung:

Tabelle 6.10 Einteilung des Nervensystems.

Zentralnervensystem		Peripheres Nervensystem		Autonomes Nervensystem	
Gehirn	Rückenmark	Hirnnerven	Rückenmarks-nerven	Sympathikus	Para-sympathikus

vom Zentralnervensystem gehen Bewegungsimpulse in die quergestreifte Muskulatur und bewirken eine Kontraktion. Werden die sensiblen Reize dem Gehirn gemeldet, so werden sie uns bewußt. Als Antwort darauf gelangen unsere Willensimpulse in die Muskulatur (bewußtes Wollen). Im Kapitel der Sinnesorgane ist einleitend darauf hingewiesen worden, daß das Gehirn nicht der einzige Ort ist, an dem die Sinnesreize gesichtet und auf motorische Bahnen umgeschaltet werden. Auch im Rückenmark gehen derartige Umschaltungen – dann natürlich ohne Mitwirkung unseres Bewußtseins – vor sich.

Bisher ist nur vom Zentralnervensystem (vom Gehirn und Rückenmark) und vom peripheren Nervensystem (den sensiblen und motorischen Fasern) die Rede gewesen;

die peripheren Nerven enden bzw. beginnen entweder im Gehirn *(Hirnnerven)* oder im Rükkenmark *(Rückenmarksnerven)*.

Zum Nervensystem gehört 3. (Tab. 6.10):

das **autonome**[22] **(vegetative** oder **Eingeweide-) Nervensystem,** das, relativ selbständig arbeitend, unserem Willen nicht unterworfen ist *(Sympathikus* und *Parasympathikus)*.

Für das gesamte Nervensystem gilt, daß Anhäufungen von Nervenzellkörpern eine schon mit bloßem Auge erkennbare graue Farbe zeigen **(graue Substanz),** während zusammengelagerte Nervenfasern, sofern sie markhaltig sind, weiß aussehen **(weiße Substanz).**

4.7.1 Zentralnervensystem (Gehirn und Rückenmark)

Hirn- und Rückenmarkshäute

Gehirn und Rückenmark sind durch ihre Lage besonders gut geschützt. Das erstere ist in der Schädelkapsel, das letztere im Wirbelkanal untergebracht. Das Zentralnervensystem ist von 3 Hüllen (Häuten) umgeben. Die Häute des Gehirns und Rückenmarks entsprechen einander und werden deshalb gemeinsam abgehandelt (Abb. 6.90).

Außen liegt die harte Hirn- bzw. Rückenmarkshaut, es folgen die Spinnenwebhaut sowie die ganz innen gelegene weiche Hirn- oder Rükkenmarkshaut.

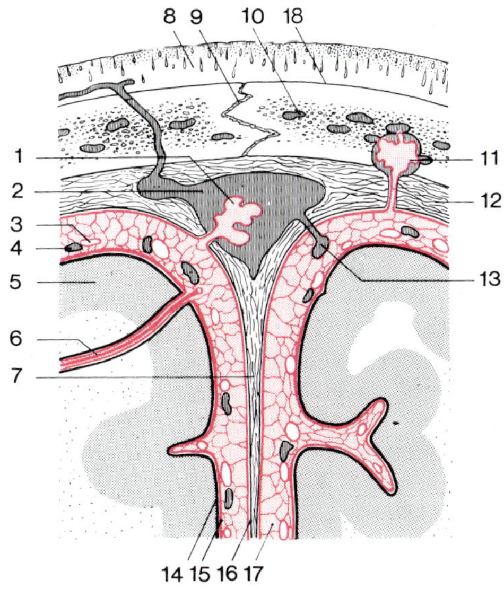

Abb. 6.90 Frontaler Schnitt durch Kopfschwarte, Schädeldach, Hirnhäute und Gehirn: 1 Arachnoidalzotten (Wucherungen der Spinnenwebhaut), 2 oberer Längsblutleiter, 3 oberflächliche Gehirnarterie, 4 oberflächfliche Gehirnvene, 5 Hirnrinde, 6 in die Hirnsubstanz eindringender Arterienast, 7 Hirnsichel, 8 Kopfschwarte, 9 Pfeilnaht, 10 Vene der Schädelspongiosa (Diploevene), 11 Arachnoidalzotten (Wucherungen der Spinnenwebhaut), 12 innere Knochenhaut (= harte Hirnhaut), 13 in den oberen Längsblutleiter mündende oberflächliche Hirnvene, 14 Grenzhaut (Gliamembran), 15 Pia mater, 16 Spinnenwebhaut (Arachnoidea), 17 Subarachnoidalraum, 18 äußere Knochenhaut. (Aus: FALLER, A.: Der Körper des Menschen. 11. Auflage, Thieme, Stuttgart 1988.)

---

[22] autonomos (griech.): nach eigenen Gesetzen lebend.

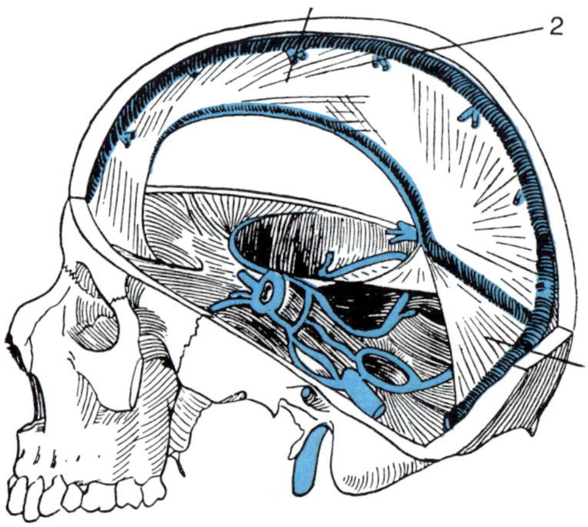

Abb. 6.91 Harte Hirnhaut und Blutleiter der harten Hirnhaut: 1 Hirnsichel, 2 oberer Längsblutleiter, 3 Kleinhirnzelt.

Die *harte Hirn- oder Rückenmarkshaut (Dura mater,* kurz *Dura* genannt, Abb. 6.90, 6.91) ist mehr oder weniger fest mit der Innenfläche der Schädelkapsel oder des Wirbelkanals verbunden. Im Bereich der Schädelkapsel stellt die harte Hirnhaut sowohl die innere Auskleidung des Knochens (innere Knochenhaut) als auch die äußere Hülle des ZNS dar. Eine Einstülpung der harten Hirnhaut gelangt als *Hirnsichel* in die tiefe Furche zwischen den beiden Großhirnhälften und verläuft von vorn nach hinten genau in der Mittellinie des Gehirns (s. auch Abb. 6.130). Eine zweite Einstülpung der harten Hirnhaut, das sogenannte *Kleinhirnzelt,* schiebt sich von hinten zwischen die beiden Großhirnhälften einerseits und das Kleinhirn andererseits; dieses wird von dem Zelt überdacht, während die hinteren Abschnitte der beiden Großhirnhälften auf dem Zelt ruhen. Die Dura besteht aus 2 Blättern. Das trifft auch für die Hirnsichel und das Kleinhirnzelt zu. Zwischen den beiden Blättern der harten Hirnhaut verlaufen, besonders im Bereich von Hirnsichel und Kleinhirnzelt, die großen *Blutleiter (Sinus),* die das Blut des Gehirns über die Halsvenen dem Herzen zuführen. Der mächtigste ist der *obere Längsblutleiter* (Abb. 6.91, 6.130), aus dem beim Säugling – selten – Blut entnommen wird (Einstichstelle bei dieser *„Sinuspunktion“* etwa in der Mitte der großen Fontanelle).

Die dünne, gefäßlose *Spinnenwebhaut (Arachnoidea)* zieht genau so wie die Dura über die Furchen von Gehirn und Rückenmark hinweg. Zwischen beiden Häuten liegt ein schmaler Spalt *(Subduralraum),* in dem normalerweise nur eine Spur Flüssigkeit enthalten ist.

Eine größere Flüssigkeitsansammlung mit mehr oder weniger starken Blutbeimengungen (ein *subduraler Erguß* bzw. ein *subdurales Hämatom*) muß durch *Fontanellenpunktion* (im Bereich der großen Fontanelle) oder operativ entfernt werden, da sonst die Flüssigkeit auf das Gehirn drückt und seine Entwicklung beeinträchtigt.

Im Gegensatz zu den bisher genannten Häuten (Dura und Arachnoidea) folgen die *weiche Hirn-* und *Rückenmarkshaut (Pia mater,* sie wird, weil sie Blutgefäße enthält, auch *Gefäßhaut* genannt), allen Furchen und Vertiefungen des Zentralnervensystems bis auf den Grund. Dadurch entsteht zwischen weicher Hirnhaut und Arachnoidea ein weiterer Raum *(Subarachnoidalraum),* der – vom Subduralraum völlig getrennt – mit Hirn- bzw. Rückenmarkswasser (Liquor) angefüllt ist. (Die beiden den Subarachnoidalraum einschließenden Häute, nämlich Arachnoidea und Pia, werden zusammen *Leptomeninx* genannt; dafür – also nicht nur für die Pia – ist die Bezeichnung „weiche Hirnhaut“ ebenfalls gebräuchlich, während die harte Hirnhaut auch *Pachymeninx* genannt wird.)

An einigen Stellen ist der Subarachnoidalraum verhältnismäßig weit *(Zisternen).* Aus der großen Zisterne (Abb. 6.130), die unmittelbar unterhalb des Kleinhirns hinter dem verlängerten Mark liegt, wird bei der sogenannten *Subokzipitalpunktion* (Subokzipitalstich) Liquor entnommen (Einstichstelle zwischen Hinterhauptsbein und erstem Halswirbel). Die übliche Punktionsstelle zur Gewinnung von Liquor befindet sich im Bereich der unteren Lendenwirbelsäule *(Lumbalpunktion,* Einstich zwischen dem 3. und 4. oder 4. und 5. Lendenwirbeldornfortsatz). Wichtig ist dieser Eingriff zur Diagnose einer Hirnhautentzündung (Meningitis); dabei besteht eine Nackensteifigkeit (Meningismus, beim Kopfbeugen tritt ein Dehnungsschmerz in den entzündlich veränderten Hirnhäuten auf), und die Liquoruntersuchung ergibt eine Zell- und Eiweißvermehrung, u. U. auch Bakterien (Liquornormalwerte s. Tab. im Anhang).

Die oben erwähnte *Fontanellenpunktion* dient nicht nur zur Entlastung eines subduralen Ergusses (Spitze der Punktionsnadel zwischen harter Hirnhaut und Spinnenwebhaut), sondern gelegentlich auch zur Liquorentnahme (dann allerdings liegt die Nadelspitze, wie bei der Subokzipital- und Lumbalpunktion zwischen Spinnenwebhaut und weicher Hirnhaut). Bei bestimmten Indikationen wird entweder von der großen Fontanelle aus oder nach Anlegung eines Bohrlochs durch *Ventrikelpunktion* Liquor entnommen, nachdem die Punktionsnadel durch die Hirnsubstanz hindurch bis in einen der beiden Seitenventrikel vorgeschoben worden ist.

Der Liquor umspült nämlich nicht nur im Subarachnoidalraum das Zentralnervensystem, sondern befindet sich auch im Innern des Gehirns und Rückenmarks, und zwar in den *Hirnkammern* (dem *Ventrikelsystem des Gehirns*) und – als direkte Fortsetzung – in dem *Zentralkanal des Rückenmarks*. Das Zentralnervensystem ist also von allen Seiten und von innen her durch ein „Wasserkissen" vor Erschütterungen geschützt. Der Liquor stammt aus den Blutkapillaren der Adergeflechte, die in die Hirnkammern hineinragen; er wird vom Subarachnoidalraum aus durch besondere pilzartige Ausstülpungen der Arachnoidea *(Arachnoidalzotten, Granulationen)* über die Blutleiter der harten Hirnhaut und andere Venen, teils auch auf dem Lymphwege abtransportiert. Die Liquorräume des Ventrikelsystems stehen mit dem liquorhaltigen Subarachnoidalraum direkt in Verbindung (s. u.).

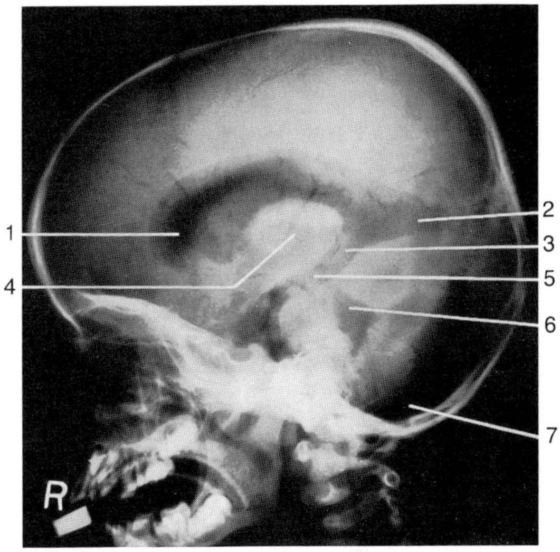

Abb. 6.92 Röntgenaufnahme des Schädels nach Luftfüllung des Ventrikelsystems (eine solche Pneumenzephalographie wird heute nicht mehr durchgeführt, geringer Hydrozephalus, 2½jähriger Junge): 1 Vorderhorn, 2 Hinterhorn, 3 Unterhorn (1, 2, 3 – I. bzw. II. Seitenventrikel), 4 III. Ventrikel, 5 Aquädukt (Verbindung zwischen 4 und 6), 6 IV. Ventrikel, 7 Luft im Subarachnoidalraum (in der großen Zisterne) = Seitenbild.

Das Gehirn

Den einzelnen Abteilungen der *Hirnkammern* (Abb. 6.92, 6.130) sind entsprechende *Hirnabschnitte* zuzuordnen (Tab. 6.11). Nur die Seitenventrikel sind paarig angelegt, das übrige Ventrikelsystem ist unpaar.

Die rechte bzw. linke *Großhirnhemisphäre* enthält den ersten bzw. zweiten *Seitenventrikel*. An jedem Seitenventrikel unterscheiden wir ein Vorderhorn, einen Mittelteil, ein Hinterhorn und ein Unterhorn. Beide Seitenventrikel sind durch je eine Öffnung mit dem in der Mitte gelegenen *3. Ventrikel*, dem Hohlraum des *Zwischenhirns*, verbunden. Aus der 3. Hirnkammer führt ein im *Mittelhirn* befindlicher schmaler Gang, der *Aquädukt* (Aquaeductus Sylvii), in den *4. Ventrikel* hinein. Dieser gehört dem *Rautenhirn* (Hinterhirn und Nachhirn) an, und zwar wird der Boden des vierten Ventrikels von der Brücke des Hinterhirns und dem verlängerten Mark (Nachhirn)

Tabelle 6.11 Ventrikelsystem und zugehörige Hirnabschnitte.

Ventrikelsystem	Hirnabschnitte		=	Großhirn	Hirnstamm	Kleinhirn
I. u. II. Ventrikel (die beiden Seitenventrikel)	Endhirn		=	Großhirnhemisphären und Balken		
					Riechhirn und Basalganglien	
III. Ventrikel	Zwischenhirn		=		Zwischenhirn	
Aquädukt	Mittelhirn		=		Mittelhirn	
IV. Ventrikel	Rautenhirn	Hinterhirn	=		Brücke	Kleinhirn
		Nachhirn	=		verlängertes Mark	

gebildet, während das Dach des 4. Ventrikels vom Kleinhirn dargestellt wird. Der vierte Ventrikel weist drei Öffnungen für den Übertritt des Liquors in den *Subarachnoidalraum* auf. Nach unten setzt sich der 4. Ventrikel in den *Zentralkanal des Rückenmarks* fort.

Ein mechanisches Hindernis im Ventrikelsystem, wie es z. B. bei entzündlichen Veränderungen im Bereich des Aquädukts vorkommt, aber auch eine Hirnwasserüberproduktion bzw. eine Störung der Liquorresorption führen zum Hydrozephalus (Wasserkopf). Solange die Schädelnähte noch offen sind, kann der Kopfumfang erheblich zunehmen. Setzt dagegen der Knochen dem steigenden Schädelinnendruck vermehrten Widerstand entgegen, so geht immer mehr Hirnsubstanz zugrunde.

Wie aus Tab. 6.11 zu ersehen ist, sind am Gehirn 5 Abschnitte zu unterscheiden:

Endhirn, Zwischenhirn, Mittelhirn, Hinterhirn und *Nachhirn*. Das Hinterhirn (bestehend aus *Brücke* und *Kleinhirn*) sowie das Nachhirn (das *verlängerte Mark*) werden zusammenfassend *Rautenhirn* genannt.

Aus entwicklungsgeschichtlichen, anatomischen und funktionellen Gründen ist eine

Gliederung des Gehirns in **Großhirn, Hirnstamm** und **Kleinhirn** zweckmäßig (2. Teil von Tab. 6.11).

Unter der Bezeichnung Hirnstamm wird alles das zusammengefaßt, was nach Abtrennung der beiden Großhirnhemisphären (einschließlich des sie verbindenden Balkens) und des Kleinhirns übrigbleibt. Hirnstamm und Kleinhirn sind die entwicklungsgeschichtlich älteren Hirnabschnitte, d. h. sie werden schon bei einfachen Lebewesen angetroffen, während sich das „Großhirn" relativ spät entwickelt hat: es tritt erst bei den Reptilien auf und ist hier noch recht klein. Bei den Säugetieren und besonders beim Menschen kommt es zu einer mächtigen Entfaltung des Großhirns, der es seinen Namen verdankt. Das Großhirn ist nur ein Teil des Endhirns, und zwar der bedeutendste Teil des gesamten Zentralnervensystems; denn ihm sind alle anderen Abschnitte funktionell untergeordnet.

Endhirn

Die beiden fast halbkugelig geformten *Großhirnhemisphären* (auch Großhirnhälften oder Hirnmantel genannt) füllen die Wölbung des Schädeldachs aus. An der Oberfläche des Hirnmantels sind *Hirnfurchen* (Vertiefungen) und *Hirnwindungen* (Erhabenheiten) zu unterscheiden, die die Hirnoberfläche erheblich vergrößern.

Durch etwas tiefere Einschnitte lassen sich an jeder Großhirnhemisphäre 4 Hinterlappen abgrenzen, nämlich *Stirnlappen, Scheitellappen, Schläfenlappen* und *Hinterhauptlappen* (Abb. 6.93, 6.94).

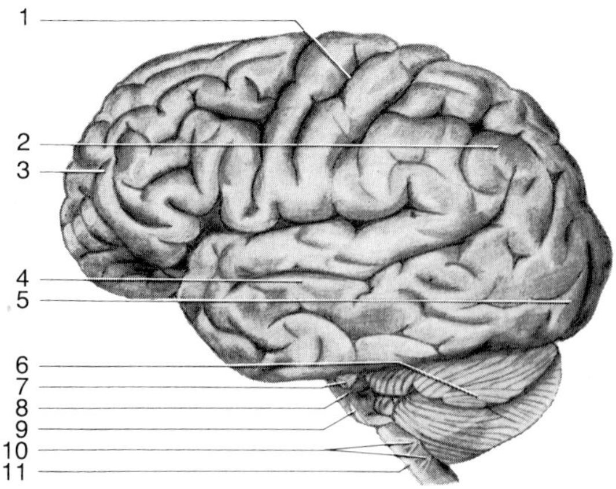

Abb. 6.93 Seitenansicht des Gehirns: 1 Zentralfurche, 2 Scheitellappen, 3 Stirnlappen, 4 Schläfenlappen, 5 Hinterhauptlappen, 6 Kleinhirn, 7 V. Hirnnerv, 8 Brücke, 9 VI. Hirnnerv, 10 XII. Hirnnerv, 11 verlängertes Mark, zwischen 2/3 und 4 *Sylvische Furche.*

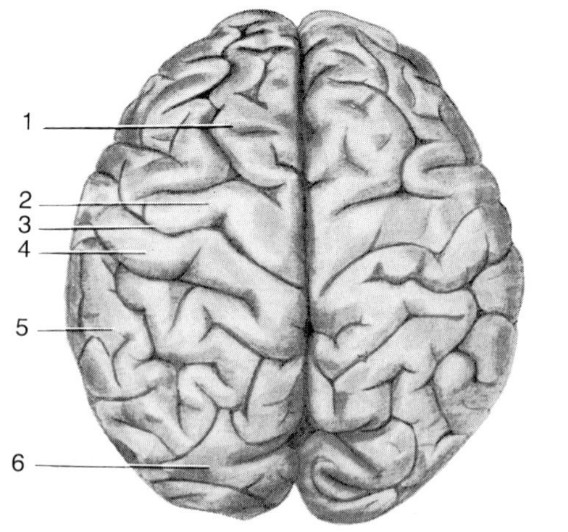

Abb. 6.94 Großhirnhemisphären, von oben gesehen: 1 Strinlappen, 2 vordere Zentralwindung, 3 Zentralfurche, 4 hintere Zentralwindung, 5 Scheitellappen, 6 Hinterhauptlappen.

Die abgeplattete Unterfläche des Großhirns ruht in der vorderen (Stirnlappen) und mittleren (Schläfenlappen) Schädelgrube der Schädelbasis sowie mit seinem hinteren Abschnitt auf dem Kleinhirnzelt (Hinterhauptlappen); der Hinterhauptlappen liegt also hoch über der hinteren Schädelgrube, die vom Kleinhirn ausgefüllt wird. Die rechte und linke Großhirnhälfte sind durch einen besonders tiefen, von vorn nach hinten verlaufenden Einschnitt voneinander getrennt, in den die bereits beschriebene *Hirnsichel* als Einstülpung der harten Hirnhaut hineinragt. Der am Grunde des Einschnitts gelegene *Balken* (Abb. 6.98, 6.101, 6.130) besteht aus weißer Substanz (Nervenfasern), stellt also Leitungsbahnen dar. Daraus ist zu folgern, daß er die beiden Großhirnhalbkugeln nicht nur zusammenhält, sondern auch funktionell verbindet. Auf einem Schnitt durch das gesamte Endhirn erkennen wir weitere weiße Hirnabschnitte, nämlich die *weiße Substanz* des aus Leitungsbahnen aufgebauten *Großhirnmarks,* während die nur wenige Millimeter dicke *Großhirnrinde* im wesentlichen dicht nebeneinander liegende Nervenzellen enthält und deshalb *grau* aussieht.

Die bisher beschriebenen Teile des Endhirns stellen das **Großhirn** (Zerebrum) dar: die beiden Großhirnhemisphären, bestehend aus der grauen Rindenzone und der darunterliegenden weißen Marksubstanz sowie der Balken. Das an der Unterfläche des Gehirns (der Hirnbasis) gelegene *Riechhirn* und die sogenannten *Basalganglien* (S. 216) sind dagegen Endhirnteile, die zum **Hirnstamm** gehören.

Die Basalganglien sind in der Tiefe des Endhirns gelegene Nervenzellanhäufungen (Kerne oder Ganglien) und deshalb, wie die Hirnrinde, von grauer Farbe.

Funktionen der Großhirnrinde

Es ist schon mehrfach erwähnt worden, daß die von den Sinnesorganen und von anderen Stellen des Körpers aufgenommenen Eindrücke dem Großhirn gemeldet und uns dadurch bewußt werden. Auch ist bereits erwähnt worden, daß als Antwort darauf vom Gehirn aus bewußt Befehle in die Muskulatur geschickt werden, die diese zur Kontraktion bringen (bewußtes Wollen). Diese wichtigen Umschaltungen liegen in der Großhirnrinde. *Fühlen* (oder ganz allgemein bewußtes Empfinden) und *Wollen* (Willkürmotorik) sind aber nicht unsere einzigen Bewußtseinsinhalte; hinzu kommen die sogenannten höheren Funktionen der Großhirnrinde, wie *Denken, Handeln, Erinnern, Verstehen* u. a., auch *Stimmungen, Triebe* usw. sind zu nennen. Dieses und vieles andere gehören in den *geistig-seelischen*[23] Bereich, der mit dem körperlichen Bereich des Menschen zu einer untrennbaren Einheit verflochten ist *(Leib-Seele-Einheit).* Unser gesamtes geistig-seelisches Erleben und Verhalten ist an die Großhirnrinde gebunden. Allerdings ist die Tätigkeit dieses Hirnabschnitts ohne Mitwirkung des darunter gelegenen Nervengewebes nicht vorstellbar. Überhaupt sollte das Bewußtsein mehr als etwas Funktionelles aufgefaßt werden. Mit dieser Einschränkung dürfen wir die *Großhirnrinde* als *„Sitz des Bewußtseins“* bezeichnen.

Es ist sogar gelungen, an der Großhirnrinde bestimmte Areale *(Rindenfelder)* ausfindig zumachen, die für diese oder jene Aufgabe zuständig sind. Wir sprechen hier von *Zentren* oder *Sphären* und verstehen darunter Ansammlungen von Nervenzellen mit gleicher Funktion (Abb. 6.95).

Einige dieser Zentren seien genannt. Zum Beispiel gibt es eine Reihe **sensorischer Rindenfelder.** Dabei handelt es sich um Großhirnregionen, die mit den Sinnesorganen in Verbindung stehen und der bewußten Empfindung dienen. Eines dieser sensorischen Rindenfelder liegt in der Rinde des Hinterhauptlappens, nämlich das *Sehzentrum (Rindenzentrum des Sehens, Sehrinde,* Abb. 6.95, 6.102). Fällt es auf beiden Seiten aus, so ist *Erblindung* bzw. *Blindheit* die Folge. Davon zu unterscheiden ist die *Seelenblindheit,* die bei Störungen in unmittelbarer Nachbarschaft des Sehzentrums auftritt, nämlich im *Feld der Seherinnerungen (Zentrum für die optischen Erinnerungsbilder).* Bei der Seelenblindheit ist das Sehen zwar möglich, aber das Gesehene wird nicht erkannt. Man kann sich nicht erinnern, wozu es dient. (Der Schlüssel wird gesehen, doch wird er nicht als solcher erkannt, man erinnert sich nicht mehr, daß er zum Schließen dient: das Zentrum für die optischen Erinnerungsbilder ist zerstört.) Entsprechend gibt es auch eine *Seelentaubheit* (ein Nichtverstehen des Gehörten bei Störungen im *Feld der Gehörerinnerungen).* Das *Hörzen-*

---

[23] Der Begriff des Seelischen bezieht sich auf alle Bewußtseinsvorgänge und Empfindungen, der Ausdruck Geist bedeutet denkender, urteilender Verstand oder Intelligenz.

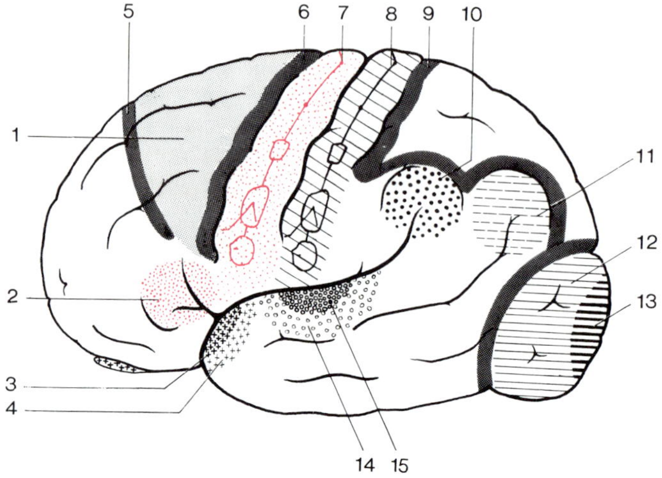

Abb. 6.95 Die wichtigsten Funktionsorte (Lokalisationen) der Hirnrinde: 1 Antriebsfeld des Stirnlappens, 2 motorisches Sprachzentrum, 3 Rindenzentrum des Riechens, 4 Feld der Riecherinnerungen, 5 frontale Hemmungszone, 6 Hemmungszone der motorischen Rinde, 7 motorische Rinde, 8 Körperfühlsphäre, 9 Hemmungszone der Körperfühlsphäre, 10 akustisches Sprachzentrum, 11 optisches Sprachzentrum oder Lesezentrum (10 u. 11 stellen das sensorische Sprachzentrum dar), 12 Feld der Seherinnerungen, 13 Rindenzentrum des Sehens, 14 Feld der Gehörerinnerungen, 15 Rindenzentrum des Hörens (die Lage der Männchen soll die Repräsentation der einzelnen Körperregionen andeuten, aus den Größenverhältnissen ist nicht auf die Bedeutung zu schließen, dazu dient Abb. 6.97). (Aus: Faller, A.: Anatomie in Stichworten. Enke, Stuttgart 1980.)

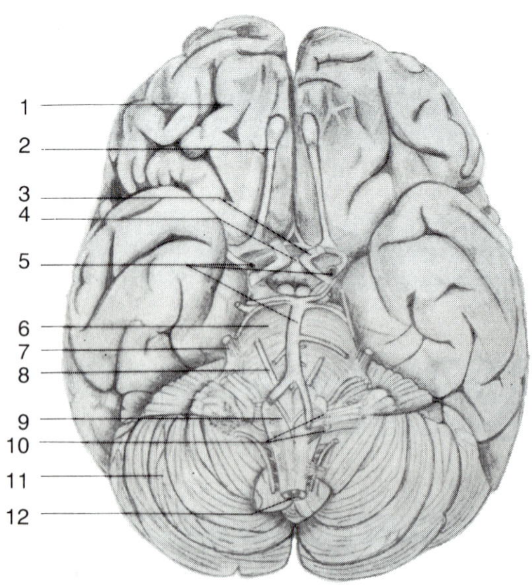

Abb. 6.96 Unterfläche des Gehirns: 1 Großhirn, 2 Teil des Riechhirns mit Riechkolben, 3 Sehnervenkreuzung, 4 Stiel der Hirnanhangsdrüse, 5 Hirnarterien, 6 Brücke, 7 V. Hirnnerv, 8 VI. Hirnnerv, 9 verlängertes Mark, 10 XII. Hirnnerv, 11 Kleinhirn, 12 Rückenmarksquerschnitt.

trum befindet sich im Schläfenlappen. Ebenso sind die *Zentren für Geschmack und Geruch* – das letztere ist das Riechhirn – im Schläfenlappen lokalisiert, und zwar an der Hirnbasis. Zum *Riechhirn* gehören außerdem die beiden schmalen Stiele, die an der Unterfläche des Stirnlappens zu beiden Seiten der Mittellinie gelegen sind und vorn mit je einer kolbenartigen Auftreibung, dem Riechkolben, enden (Abb. 6.96). Die beiden Riechkolben liegen auf dem Siebbein und nehmen die Fasern des von der Riechschleimhaut kommenden „Riechnervs"auf. (Das Riechhirn wird als entwicklungsgeschichtlich „alter" Hirnteil nicht zum Großhirn, sondern zum Hirnstamm gerechnet.)

Von besonderem Interesse ist die den Stirn- und Scheitellappen trennende *Zentralfurche* (Abb. 6.94). Die *hinter* der Zentralfurche gelegene Hirnwindung des Scheitellappens (hintere Zentralwindung) stellt die *Körperfühlsphäre* dar, sensorische Rindenfelder, die die Empfindung für Schmerz, Berührung und Temperatur sowie die Tiefensensibilität vermitteln. Dieses Zentrum wird zusammen mit anderen Hirnteilen durch die Narkose ausgeschaltet, während die örtliche Betäubung in der Peripherie (an den Nerven und

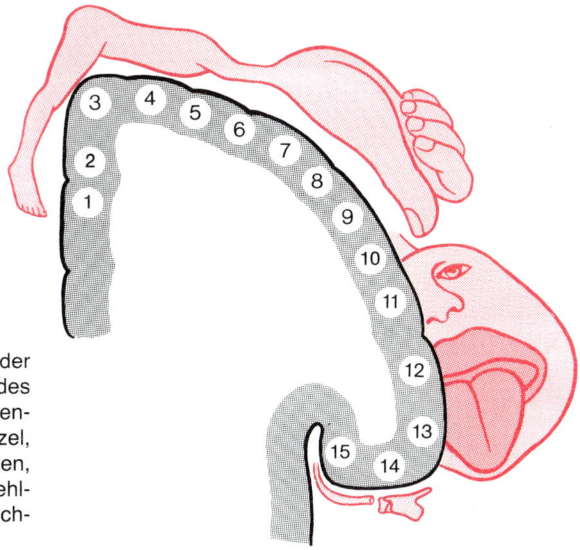

Abb. 6.97 Motorische Rinde mit Repräsentation der einzelnen Körpergebiete (auf dem Kopf stehendes Körperschema): 1 Fuß, 2 Unterschenkel, 3 Oberschenkel, 4 Rumpf, 5 Schulter, 6 Unterarm, 7 Handwurzel, 8 zweiter bis fünfter Finger, 9 Daumen, 10 Nacken, 11 Augen und Gesicht, 12 Lippen, 13 Zunge, 14 Kehlkopf, 15 Rachen. (Aus: Faller, A.: Anatomie in Stichworten. Enke, Stuttgart 1980.)

ihren Endigungen) angreift und Erregungsleitung bzw. Reizaufnahme blockiert.

Die dem Stirnlappen angehörende Hirnwindung *vor* der Zentralfurche (vordere Zentralwindung) ist für die *Willkürbewegungen* zuständig. Hier haben wir es nicht mit sensorischen, sondern mit **motorischen Rindenfeldern** zu tun. In beiden Rindenfeldern, in der Körperfühlsphäre wie in der motorischen Rinde, sind die einzelnen Körperregionen ähnlich repräsentiert, und zwar so, daß das Körperschema auf dem Kopf steht (Abb. 6.95). Was das motorische Rindenfeld betrifft, so informiert die Abb. 6.97 noch genauer über die Lokalisation der verschiedenen Körperregionen. Dabei ist interessant, daß insbesondere die Mundpartie und die Hand größere Rindenareale beanspruchen als z. B. der Fuß. Die von der motorischen Rinde ausgehenden Leitungsbahnen überkreuzen sich auf ihrem Weg in die quergestreifte Muskulatur und gelangen so auf die entgegengesetzte Seite (S. 220).

Dadurch kann eine Verletzung der *rechten* vorderen Zentralwindung eine *Halbseitenlähmung links* oder *Krämpfe* der *linken* Körperhälfte hervorrufen, während umgekehrt bei einer Verletzung der *linken* Hirnhälfte die *rechte Körperseite* mehr oder weniger deutliche Ausfälle zeigen.

Im Stirnlappen liegt, nicht weit von dem Zentrum der Willkürbewegungen entfernt, das *motorische Sprachzentrum,* und zwar befindet es sich merkwürdigerweise beim Rechtshänder in der linken und beim Linkshänder in der rechten Großhirnrinde.

Eine linksseitige Hirnblutung (Schlaganfall) kann bei entsprechender Lokalisation nur beim Rechtshänder Sprachstörungen hervorrufen und umgekehrt *(motorische Aphasie* = Unfähigkeit zu sprechen; es gibt auch andere Formen der Aphasie, z. B. die *sensorische Aphasie* = Verlust des Sprachverständnisses).

Enge Beziehungen zu den erwähnten motorischen Zentren hat das ebenfalls im Stirnlappen gelegene *Schreibzentrum.* Daneben gibt es sogenannte *stumme Zonen* der Großhirnrinde, deren Ausfall mit keinerlei erkennbaren Störungen verbunden ist.

Beim *Neugeborenen* und *jungen Säugling* ist die Großhirnrinde noch nicht voll funktionsfähig, viele ihrer Funktionen müssen sich erst allmählich entwickeln. Schmerzreize werden sehr wohl wahrgenommen, doch kann von einer „Willkürmotorik" zunächst noch keine Rede sein. In dieser Beziehung ist der Säugling in den ersten Lebenswochen viel mehr als das ältere Kind und der Erwachsene auf die tiefer liegenden Hirnabschnitte angewiesen: viele Bewegungsabläufe des Neugeborenen gehen vom Hirnstamm aus, sind also unbewußt.

Motorische Funktionen der Stammganglien

Die schon erwähnten Basalganglien des Endhirns und die Kerne des tiefer gelegenen Hirnstamms werden unter der Bezeichnung *Stammganglien* zusammengefaßt (Ansammlungen von Ganglienzellkernen, also graue Substanz, Abb. 6.98). Es handelt sich um motorische Zentren.

Die im Endhirn gelegenen Stammganglien sind *Schwanzkern (Nucleus caudatus)* und *Schale (Putamen)*. Beide Kerngebiete werden durch die *innere Kapsel* (aus Fasern bestehend, also weiße Substanz) getrennt und sind andererseits durch Brückenbildungen aus grauer Substanz (Nervenzellen) streifenförmig miteinander verbunden. Wegen der so entstehenden Streifung werden Nucleus caudatus und Putamen als *Streifenkörper (Striatum)* bezeichnet. Früher wurde auch die *Vormauer* (das *Claustrum*) zu den Stammganglien gezählt, über seine Funktion ist aber nichts bekannt. Ganz anders aufgebaut sind die Stammganglien des Zwischenhirns, nämlich der *bleiche Körper (Pallidum)* und der *Nucleus subthalamicus,* zwischen denen enge Faserverbindungen und Beziehungen bestehen. Auch das Mittelhirn enthält Stammganglien, von wo aus Leitungsbahnen zum Kleinhirn laufen, so daß Stammganglien und Kleinhirn funktionell auf das engste miteinander verbunden sind.

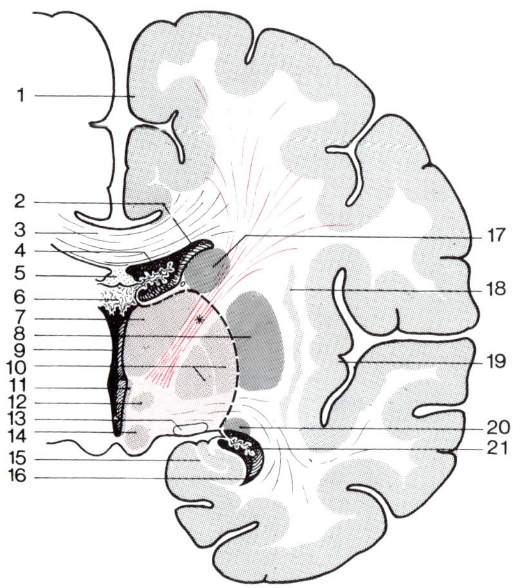

Abb. 6.98 Frontalschnitt durch End- und Zwischenhirn mit Stammganglien (Grenze zwischen End- und Zwischenhirn durch gestrichelte Linie angedeutet): 1 Großhirnrinde, 2 zentraler Teil des Seitenventrikels, 3 Balken, 4 Adergeflecht im Seitenventrikel, 5 Gewölbe, 6 Adergeflecht im dritten Ventrikel, 7 Thalamus, 8 Schale (Putamen), 9 dritter Ventrikel, 10 bleicher Körper (Pallidum), 11 zentrales Höhlengrau der Hypothalamusregion, 12 der nahe dem Thalamus gelegene Nucleus subthalamicus, 13 der sich zentralwärts an die Sehnervenkreuzung anschließende Teil der Sehbahn („Sehnerventrakt"), 14 Mamillarkörper (Teil des Hypothalamus), 15 Ammonshorn (so genannt wegen der eingerollten Form der Hirnrinde), 16 Unterhorn des Seitenventrikels, 17 Kopf des Schwanzkerns (Nucleus caudatus), 18 Vormauer (Claustrum), 19 Inselrinde, von benachbarten Rindengebieten überlagert, 20 Schwanz des Schwanzkerns (Nucleus caudatus), 21 Adergeflecht im Seitenventrikel, * innere Kapsel, die Nucleus caudatus und Thalamus von Putamen und Pallidum trennt. (Aus: Faller, A.: Der Körper des Menschen. 11. Auflage, Thieme, Stuttgart 1988.)

Die Stammganglien sind für die *extrapyramidalen (unwillkürlichen) Bewegungen* zuständig, d.h. für Bewegungen, die nicht von den unserem Willen unterliegenden, in der Großhirnrinde (der vorderen Zentralwindung) befindlichen Riesenpyramidenzellen (wegen ihrer Form so genannt) ausgehen. Es bestehen aber enge Verflechtungen zwischen Hirnrinde und der Pyramidenbahn einerseits und Stammganglien andererseits, denn das extrapyramidal-motorische System arbeitet nicht unabhängig von der Hirnrinde, und bei unseren Willkürbewegungen laufen immer auch gleichzeitig bestimmte Automatismen ab: die Stammganglien des älteren Kindes und der Erwachsenen überwachen die Willkürbewegungen, wandeln sie gegebenenfalls ab und regulieren die Muskelspannung, sie sorgen für die Koordination der Bewegungen (das Kleinhirn wirkt dabei mit). Außerdem werden die *unbewußt ablaufenden Körperbewegungen* von diesen Stammganglien gesteuert. Hierher gehören die unwillkürlichen Mitbewegungen (z. B. das Armschwingen beim Gehen) und die Mimik. Eine Unzahl von Bewegungsabläufen wird zunächst bewußt erlernt und läuft später nach entsprechender Übung als „eingefahrene Bewegungen" unter der Regie der Stammganglien automatisch ab. Hierfür sind subkortikal (unter der Großhirnrinde) gelegene Verbindungsbahnen zuständig, die die Sicherheit, Eleganz und Natürlichkeit der Bewegungen bewirken. (Unter der Großhirnrinde verlaufen noch viele andere „subkortikale Assoziationsbahnen", die die einzelnen Teile des Zentralnervensystems untereinander verbinden.) Solange man beim Tanzen, statt eine Unterhaltung zu führen, die Schritte zählen muß, d. h. die Bewegungen unter der Vorherrschaft der Großhirnrinde stehen, wirkt der Tanz stümperhaft und eckig. Die Schönheit der Bewegungen kommt erst zur Geltung, wenn die Großhirnrinde durch die unter ihr gelegenen Zellen voll unterstützt wird.

Beim Neugeborenen funktioniert das System noch nicht. Es kommt zu ausfahrenden Massenbewegungen, die beim gesunden Kind mit zunehmender Reife verschwinden.

Bei gewissen Erkrankungen dieser Kerne des Hirnstamms, z. B. beim *Kernikterus* nach schwerer Neugeborenengelbsucht (S. 266) bleiben derartige ungeschickte, ausfahrende Bewegungen zeitlebens bestehen (Choreo-Athetose).

Zwischenhirn (Abb. 6.98, 6.101, 6.130)

Das sich an das Endhirn nach unten anschließende Zwischenhirn wird durch die mächtig entwikkelten Großhirnhemisphären verdeckt. Einige Kerne des Zwischenhirns haben wir gerade kennengelernt, nämlich *Pallidum* und *Nucleus subthalamicus.*

Ein wichtiger Teil des Zwischenhirns, und zwar der *Thalamus* gilt als Hauptumschaltstelle für fast alle aus der Peripherie des Körpers kommenden und zur Großhirnrinde laufenden sensiblen Leitungsbahnen.

Unter Ausnutzung der sensiblen Impulse (Tastempfindung, Tiefensensibilität, Wärme-, Kälte-, Schmerzempfindung usw.) ist das Stammhirn befähigt, ordnend in die Motorik einzugreifen.

Daneben sind im Zwischenhirn, und zwar im *Hypothalamus* (im zentralen Höhlengrau), Zentren für die verschiedensten *„vegetativen"* Funktionen untergebracht, die zum „vegetativen" (autonomen) Nervensystem Verbindung haben:

Zentren für die *Temperaturregulierung* (Wärmezentrum), für den *Stoffwechsel, Wasserhaushalt, Durst, Hunger, Sättigung, Schlaf,* für die *Genitalfunktionen* u. a.

Es bestehen weiterhin enge nachbarliche und funktionelle Beziehungen zur *Hirnanhangsdrüse (Hypophyse,* S. 232).

Der Hinterlappen *(Neurohypophyse)* dieser wichtigsten aller innersekretorischen Drüsen ist durch einen Stiel mit dem Boden des Zwischenhirns verbunden. Auf die Weise ist eine enge Zusammenarbeit des hormonalen und des vegetativ-nervösen Apparates gewährleistet. Weder der eine noch der andere führt ein Eigenleben. Im hinteren Teil des Dachs des Zwischenhirns findet sich ein weiteres Anhangsgebilde, die *Zirbeldrüse (Epiphyse,* Abb. 6.130), deren Funktion unklar ist.

Ein anderer Teil des Zwischenhirns (noch zum Hypothalamus gehörend) sind die *Mamillarkörperchen.* Sie enthalten die wichtigsten Schaltstellen des *limbischen Systems*[24], während im sog. *Gewölbe,* das in einem Bogen die Mamillarkörperchen mit dem Ammonshorn verbindet, die wichtigsten Faserbahnen des limbischen Systems verlaufen. Die Aufgaben des limbischen Systems sind vielfältig. Es dient der Selbsterhaltung (Ernährung, Verteidigung) und Arterhaltung. Von ihm gehen emotionale Antriebe, Instinkthandlungen u. v. a. aus.

Im Zwischenhirn sind wichtige Schaltstellen der zum Hinterhauptlappen ziehenden Sehbahn vorhanden (Abb. 6.102).

Mittelhirn

Die Fortsetzung des Zwischenhirns nach unten ist das versteckt in der Mitte des Gehirns zwischen Zwischenhirn und Brücke liegende Mittelhirn.

Das Mittelhirn enthält, wie das Zwischenhirn, Schaltstationen der Sehbahn.

Die Pyramidenbahn verläuft durch die Hirnschenkel des Mittelhirns. Wichtige Aufgaben des Mittelhirns (die einiger Stammganglien) haben wir bei der Besprechung dieses für die Motorik mitverantwortlichen Systems gerade kennengelernt. Es ist in dem Zusammenhang angedeutet worden, daß das Kleinhirn enge Beziehungen zu den Stammganglien hat. Nervenzellanhäufungen des Mittelhirns stellen dabei die Verbindung zum Kleinhirn her.

Kleinhirn

Das in der hinteren Schädelgrube unterhalb des Kleinhirnzelts gelegene Kleinhirn (Zerebellum, Abb. 6.93, 6.96, 6.130) besteht, ähnlich wie das Großhirn, aus zwei Hemisphären *(Kleinhirnhemisphären),* die hier allerdings im Gegensatz

[24] limbus (lat.): Saum (gemeint ist das Grenzgebiet zwischen Großhirn und Hirnstamm).

zum Großhirn recht schmale Furchen und Windungen aufweisen. Die Windungen verlaufen parallel zueinander. Wie beim Großhirn liegt außen die graue Rinde, im Innern befinden sich Marksubstanz und Kerne. Die Mitte des Kleinhirns wird vom *Kleinhirnwurm* eingenommen, der die beiden Hemisphären verbindet. Ein senkrecht von vorn nach hinten durch die Mitte des Wurmes geführter Schnitt (Medianschnitt) wird *Lebensbaum (Arbor vitae,* Abb. 6.130) genannt, weil die Schnittfläche eine gewisse Ähnlichkeit mit den Verästelungen dieses Baumes hat. Die Verknüpfung des motorischen Apparates der Stammganglien mit dem Kleinhirn ermöglicht dessen regulierenden Einfluß auf die gesamte Motorik.

Das Kleinhirn ist für das harmonische Zusammenwirken (die *Koordination*) der Bewegungen zuständig, es löst diese aber nicht aus. Das ist vielmehr die Aufgabe des Großhirns. („Das Kleinhirn ist der Lotse, das Großhirn der Kapitän".) Weitere Aufgaben des Kleinhirns bestehen in der Überwachung der *Muskelspannung* und der Aufrechterhaltung des *Gleichgewichts.*

Störungen der Kleinhirnfunktion sind hauptsächlich an dem unsicheren, schwankenden Gang zu erkennen *(Ataxie).* Auch ein *Nystagmus* (Zittern der Augäpfel) kann u. a. bei Erkrankungen des Kleinhirns und des Gleichgewichtsorgans auftreten. Ein sich *allmählich* entwickelnder Totalausfall des Kleinhirns (durch eine langsam wachsende Geschwulst) oder ein angeborenes Fehlen des Kleinhirns geht im allgemeinen ohne merkliche Störungen einher. Andere Hirnteile übernehmen stellvertretend die entsprechenden Funktionen. Etwas Ähnliches gibt es auch sonst im Zentralnervensystem (Plastizität des Zentralnervensystems).

Brücke und verlängertes Mark

Der untere Hirnabschnitt, bestehend aus *Kleinhirn, Brücke* und *verlängertem Mark* (Abb. 6.93, 6.96, 6.130) ist das *Rautenhirn.*

In der Brücke und im verlängerten Mark befinden sich in der *Formatio reticularis* lebenswichtige Zentren, nämlich das *Atem- und das Kreislaufzentrum.*

Beide sind recht ausgedehnt. (Hier, wie auch an anderen Stellen des Gehirns, sind die „Zentren" nicht so eng begrenzt, wie diese Bezeichnung vermuten ließe.)

Der Anstieg des Kohlendioxidgehaltes im Blut – und damit auch im Gehirn – stellt den physiologischen Reiz für die Atmung dar. Ebenso spricht das kreislaufregulierende Zentrum auf Veränderungen des Blutkohlendioxidgehaltes an. Ein hoher Kohlendioxidgehalt des Blutes (und folglich auch des Kreislaufzentrums) bewirkt fast im gesamten Organismus eine Gefäßverengerung, während ein niedriger Kohlendioxidspiegel im allgemeinen mit einer Gefäßerweiterung einhergeht.

Verletzungen im Bereich dieser Zentren sind fast immer tödlich (z. B. Genickbruch). Eine Unreife des Atemzentrums spielt eine entscheidende Rolle bei dem stets im Schlaf auftretenden plötzlichen Kindstod des (überwiegend jungen) Säuglings: Der Anstieg des Kohlendioxids wird nicht mit einer Einatmung beantwortet.

Bekanntlich sind sowohl das Atem- wie auch das Kreislaufzentrum durch die Großhirnrinde beeinflußbar: eine psychische Erregung (z. B. Schreck) kann zu Änderungen der Atemfrequenz und der Gefäßweite führen. Auch das autonome Nervensystem hat enge Beziehungen zu diesen beiden Zentren. Das verlängerte Mark ist ferner Sitz des *„Schluckzentrums"*, des *„Brechzentrums"* und des *„Hustenzentrums"*.

Die Ein- oder Austrittsstellen der meisten *Hirnnerven* liegen im Bereich der Brücke und des verlängerten Marks. In der Brücke und im verlängerten Mark befinden sich weiterhin die zwischen Großhirn und Rückenmark verlaufenden, auf- bzw. absteigenden Leitungsbahnen, die mit den *Rückenmarksnerven* Beziehungen aufnehmen.

Das Rückenmark

Im Anschluß an das *verlängerte Mark (Medulla oblongata)* folgt nach unten – meist ohne scharfe Grenze – das *Rückenmark* (*Medulla spinalis,* ein langer, dünner Strang, Abb. 6.130). Der Übergang beider Teile des Zentralnervensystems liegt etwa in Höhe des großen Hinterhauptslochs (S. 128). Unmittelbar darunter gelangt das Rükkenmark in das Innere des Wirbelkanals und ist hier gegen äußere Einwirkungen weitgehend geschützt (Abb. 6.99). In einer bestimmten Entwicklungsphase im Mutterleib nimmt das Rükkenmark die ganze Länge des Wirbelkanals ein. Zur Zeit der Geburt reicht es nur noch bis zum dritten Lendenwirbel, während es beim Erwachsenen in Höhe des ersten bis zweiten Lendenwirbels endet. Das gleiche gilt für die dem Rückenmark unmittelbar anliegende weiche Rückenmarkshaut (Pia mater). Rückenmarksflüssigkeit (Liquor), Spinnenwebhaut (Arachnoidea) und

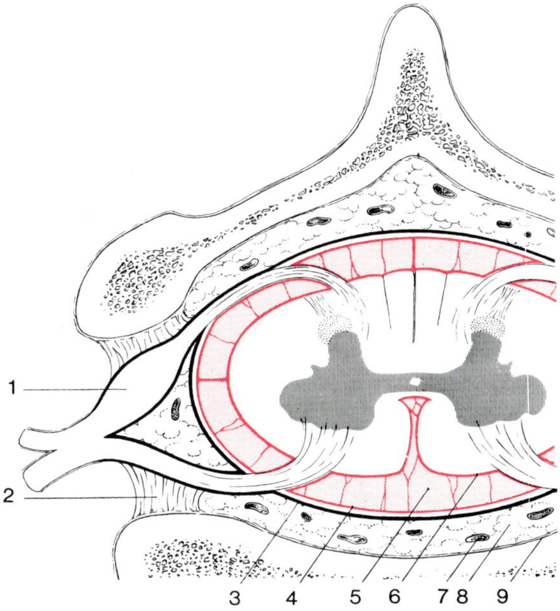

Abb. 6.99 Querschnitt durch den Wirbelkanal mit Rückenmark und Rückenmarkshüllen: 1 Spinalganglion, 2 Befestigung des Spinalnervs im Zwischenwirbelloch, 3 harte Hirnhaut (Dura mater), 4 Spinnenwebhaut (Arachnoidea), 5 Rückenmarksflüssigkeit im Subarachnoidalraum, 6 Pia mater, der Oberfläche des Rückenmarks folgend, 7 Vene im Epiduralraum, 8 Epiduralraum, 9 Knochenhaut des Wirbelkörpers. (Aus: Faller, A.: Der Körper des Menschen. 11. Auflage, Thieme, Stuttgart 1988.)

harte Rückenmarkshaut (Dura mater) reichen dagegen bis zum zweiten oder dritten Kreuzwirbel. (Zur Vermeidung von Rückenmarksverletzungen erfolgt die Liquorentnahme aus dem Subarachnoidalraum bei der *Lumbalpunktion* im Bereich der *unteren* Lendenwirbelsäule, also unterhalb des Rückenmarks.) Zwischen Dura mater und der Knochenhaut des Wirbelkanals liegt der Epiduralraum.

Auf einem Querschnitt durch das Rückenmark (Abb. 6.100) erkennen wir im Zentrum den schon erwähnten liquorhaltigen *Zentralkanal.* An der Vorderseite des Rückenmarks findet sich in der Mitte ein tiefer Einschnitt, der fast bis zum Zentralkanal reicht. Die entsprechende Stelle der Hinterseite weist nur eine kleine Furche auf. Das charakteristische Merkmal eines Rückenmarkquerschnitts ist die vornehmlich aus Ner-

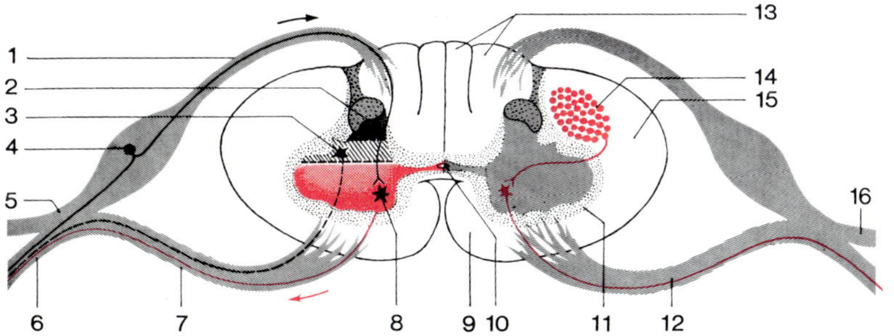

Abb. 6.100 Querschnitt durch das Rückenmark, die hinteren und vorderen Wurzeln und den Spinalnerv: 1 hintere *sensible* Wurzel, 2 Hinterhorn der grauen Substanz, 3 Seitenhorn der grauen Substanz mit *vegetativen Zentren,* 4 Spinalganglion mit eingezeichneter bipolarer Ganglienzelle, 5 Spinalnerv, 6 vorderer Ast des Spinalnervs mit sensiblen, motorischen und vegetativen Fasern, 7 vordere *motorische* Wurzel (enthält nicht nur motorische, sondern auch vegetative Fasern), 8 Vorderhorn der grauen Substanz, 9 Vorderstrang der weißen Substanz (Leitungsbahnen), 10 Zentralkanal, 11 Fasern des Eigenapparates des Rückenmarks, 12 herausführende motorische Faser, 13 Hinterstrang der weißen Substanz (Leitungsbahnen), 14 Pyramidenseitenstrangbahn (Leitungsbahnen der Willkürmotorik), 15 Seitenstrang der weißen Substanz (Leitungsbahnen), 16 hinterer Ast des Spinalnervs. (Aus: Faller, A.: Der Körper des Menschen. 11. Auflage, Thieme, Stuttgart 1988.)

venzellen bestehende *graue „Schmetterlingsfigur"*, die von weiß aussehenden Leitungsbahnen umgeben und zum Teil durchsetzt ist.

Im Gegensatz zu den Großhirn- und Kleinhirnhemisphären liegt also im Rückenmark die graue Substanz nur innen und die weiße vorwiegend außen.

Innerhalb der weißen Substanz des Rückenmarks unterscheiden wir, abgesehen von kurzen Verbindungsbahnen, die zum **„Eigenapparat"** des Rückenmarks gehören und der Reflexübermittlung dienen, zwei wichtige Fasersysteme: sensible und motorische. Die **sensiblen Leitungsbahnen** liegen in den seitlichen und hinteren Partien des Rückenmarks *(Seiten- und Hinterstränge)* und leiten die aus der Peripherie des Körpers kommenden Impulse dem Gehirn zu. Endstation sind die Nervenzellen der *hinteren Zentralwindung* des Großhirns. Auf dem umgekehrten Weg vom Gehirn zum Rückenmark (Abb. 6.100, 6.101) formieren sich die von den Nervenzellen (von den Riesenpyramidenzellen) der *vorderen Zentralwindung (motorische Hirnrinde)* kommenden Fasern zu **motorischen Leitungsbahnen,** ziehen durch die *innere Kapsel* und weiter im Hirnschenkel des Mittelhirns abwärts, bilden im verlängerten Mark rechts und links von der Mittellinie einen pyramidenartigen Wulst, nach dem die Faserzüge den Namen *Pyramidenbahn* erhalten haben. Die Mehrzahl der Fasern überquert noch im verlängerten Mark die Mittellinie (Pyramidenkreuzung), gelangt so auf die entgegengesetzte Seite und verläuft im Rückenmark als rechter bzw. linker *Pyramidenseitenstrang* abwärts. Diejenigen motorischen Fasern, die sich an der Pyramidenkreuzung nicht beteiligen, bilden im Rückenmark den rechten und linken *Pyramidenvorderstrang;* sie gelangen in verschiede-

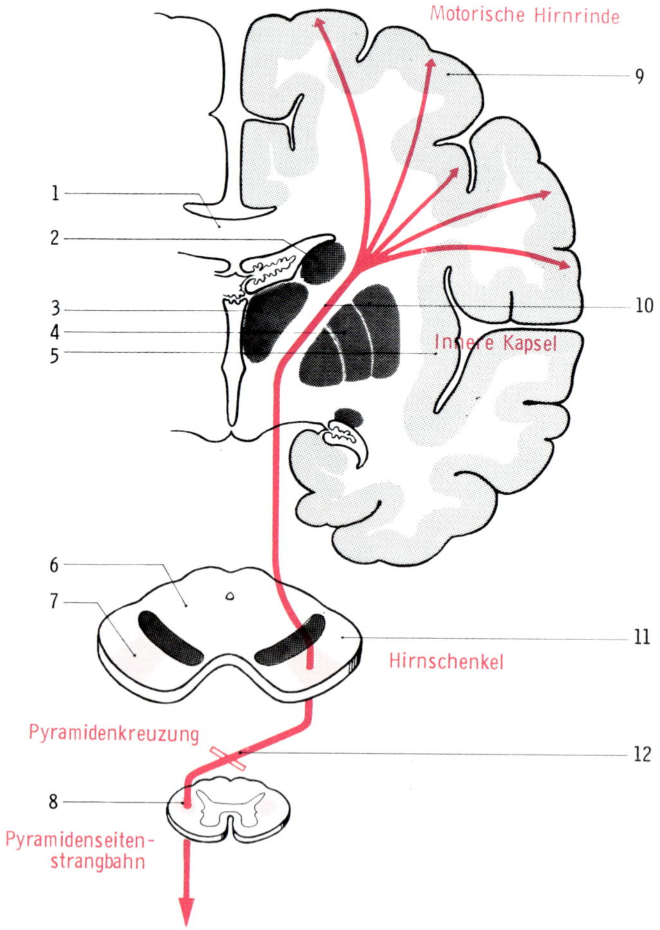

Abb. 6.101 Verlauf der Pyramidenbahn: 1 Balken, 2 Schwanzkern (Nucleus caudatus), 3 Thalamus, 4 Schale (Putamen) und – nach innen zu – der durch Fasern zweigeteilte bleiche Körper (Pallidum), früher wurden Putamen und Pallidum als „Linsenkern" zusammengefaßt, 5 Inselrinde, 6 Mittelhirnquerschnitt, 7 Bahnfeld der Pyramidenbahn im Hirnschenkel des Mittelhirns, 8 peripher der Pyramidenkreuzung Bahnfeld der Pyramidenseitenstrangbahn im Rückenmark, 9 motorische Rinde des Großhirns, 10 Pyramidenbahn in der inneren Kapsel, 11 Hirnschenkel des Mittelhirns, 12 Pyramidenkreuzung (im verlängerten Mark) – die von der motorischen Hirnrinde kommenden Fasern werden auf ihrem Weg durch die innere Kapsel auf engstem Raum zusammengedrängt, relativ kleine Blutungen oder Durchblutungsstörungen dieses Bereichs können deshalb große Auswirkungen haben. (Aus: Faller, A.: Der Körper des Menschen. 11. Auflage, Thieme, Stuttgart 1988.)

ner Höhe doch noch auf die andere Seite des Rückenmarks (letzten Endes sind also sämtliche Fasern der motorischen Leitungsbahnen auf die entgegengesetzte Seite gekommen, s. auch S. 215). Diese Nervenfasern enden, ebenso wie diejenigen der Pyramidenseitenstränge, überwiegend an den sog. Zwischenneuronen zwischen den vorderen und hinteren Abschnitten, zum Teil auch an den Nervenzellen im vorderen Abschnitt der Schmetterlingsfigur des Rückenmarks. Es handelt sich um Nervenzellen, die für die Weiterleitung der vom Zentrum ausgehenden Impulse in die quergestreifte Muskulatur bestimmt sind.

Die Zellen, die den beiden *Vordersäulen* des Rückenmarks angehören (entsprechend ihrer Form im Querschnitt werden diese grauen Bezirke auch *Vorderhörner* der Schmetterlingsfigur genannt), heißen motorische Vorderhornzellen. Im hinteren Anteil der Schmetterlingsfigur sind die beiden nervenzellhaltigen grauen *Hintersäulen* bzw. *Hinterhörner* abgrenzbar, in denen Umschaltstellen der sensiblen Bahnen liegen (Abb. 6.100, 6.104).

Die eigentlichen Nervenzellen der aus der Peripherie kommenden sensiblen Fasern liegen jedoch außerhalb des Rückenmarks, und zwar nicht weit von ihm entfernt in den sogenannten *Spinalganglien.*

Jedes Spinalganglion – wegen seiner Lage im Zwischenwirbelloch auch *Zwischenwirbelknoten* genannt – enthält eine große Zahl von Nervenzellen mit jeweils 2 Fortsätzen (sogenannte bipolare Ganglienzellen). Der eine ist die periphere sensible Faser (z. B. aus der Haut kommend), der andere gelangt über das Rückenmark ins Gehirn. Ein Spinalganglion stellt eine Auftreibung der sog. hinteren Wurzel dar.

Als *hintere Wurzel* (sensible Wurzel, Abb. 6.100, 6.104) werden die in Richtung auf die Hinterhörner einstrahlenden sensiblen Bahnen bezeichnet, während die aus den Vorderhörnern austretenden Nervenfasern die *vordere Wurzel* (motorische Wurzel) bilden.

Die vordere Wurzel enthält allerdings nicht nur motorische Fasern, sondern auch Ausläufer vegetativer Zentren (Nervenzellen des Sympathikus), die in den Seitenbezirken der Schmetterlingsfigur, in den sog. *Seitenhörnern* der grauen Substanz liegen (S. 228).

In der ganzen Länge des Rückenmarks finden sich in regelmäßigen Abständen sowohl rechts wie auch links je eine vordere und eine hintere Wurzel. Die aus der Vorderwurzel stammenden und in die Muskulatur gehenden *peripheren motorischen Nervenfasern* werden auch *Bewegungsnervenfasern* genannt, während die von der Haut ausgehenden *peripheren sensiblen Nervenfasern* auch *Empfindungsnervenfasern* heißen.

In dem *peripheren Nervenstamm,* der durch die Vereinigung von vorderer und hinterer Wurzel entsteht, befinden sich verständlicherweise motorische, sensible und vegetative Fasern (gemischte Fasern).

Die Verschmelzung beider Wurzeln erfolgt etwa im Bereich des Zwischenwirbellochs. Rechts und links an der Wirbelsäule tritt aus jedem Zwischenwirbelloch der Stamm eines peripheren Nervs aus. Die *„Rückenmarksegmente“,* von denen die einzelnen Nervenstämme abgehen, liegen höher als die entsprechenden Wirbelsäulenabschnitte, da während der Entwicklung das Wachstum des Rückenmarks gegenüber dem der Wirbelsäule relativ zurückgeblieben ist. So müssen die Nervenfasern auf dem Weg vom Rückenmark zu ihrem Zwischenwirbelloch innerhalb des Wirbelkanals einen um so steiler nach unten gerichteten Verlauf nehmen, je tiefer sie aus dem Rückenmark abgehen. Die für die untere Körperhälfte bestimmten und zu den letzten Rückenmarksegmenten gehörenden Nervenfasern ziehen besonders steil nach unten. Die dadurch zustande kommende Faseranordnung wird treffend als *Pferdeschwanz* bezeichnet.

Segmentale Gliederung des Rückenmarks

An dem Durchtritt der Nervenstämme durch die zugehörigen Zwischenwirbellöcher, an dem sich trotz des unterschiedlichen Wachstums von Rükkenmark und Wirbelsäule nichts ändern konnte, ist die Segmentbeziehung noch zu erkennen. Die Rückenmarksegmente werden also nach dem Zwischenwirbelloch benannt, durch das der entsprechende Nervenstamm austritt. Jedenfalls wäre es falsch, die Benennung nach dem Wirbel vorzunehmen, der mit dem Rückenmarksegment in gleicher Höhe liegt.

Diese Zusammenhänge sind für Diagnostik und operatives Vorgehen von großer praktischer Bedeutung. Ist das Rückenmark an bestimmter Stelle quer durchtrennt (Schußverletzung, Verkehrsunfall usw.) oder ist auf andere Weise der Rückenmarksquerschnitt in bestimmter Höhe defekt bzw. völlig zerstört (Myelomeningocele, Geschwulst usw.), so sprechen wir von *„Quer-*

schnitts"-lähmung. Besteht z. B. eine Querschnittslähmung in Höhe des ersten Lendensegments des Rückenmarks – erkennbar an den Ausfällen im Versorgungsgebiet der Nerven vom ersten Lendensegment an abwärts (Bein-, Blasen- und Mastdarmlähmung, Gefühllosigkeit und Ernährungsstörungen der unteren Körperpartien, u. U. verbunden mit schlecht heilenden Wunden in diesem Bereich) –, so ist die auslösende Ursache (Geschwulst, Blutung u. a.) nicht im Bereich des ersten Lenden*wirbels* zu suchen, sondern wegen der unterschiedlichen Wachstumsgeschwindigkeit von Rückenmark und Wirbelsäule natürlich oberhalb dieses Bezirks (im genannten Beispiel in Höhe des zehnten Brustwirbels). Damit ist schon angedeutet, daß sich die segmentale Gliederung nicht auf Wirbelsäule und Rükkenmark beschränkt, sondern auch die von den entsprechenden Nerven versorgten Hautbezirke sowie die Muskulatur einbezieht, ja sie erstreckt sich sogar auf die inneren Organe.

Die in der frühen Entwicklung des Keimlings vorhandenen engen nachbarlichen Beziehungen zwischen der Anlage der Muskulatur und der des Rückenmarks sind maßgebend dafür, welches Rückenmarksegment und welche Nervenfasern jeweils für den Muskel zuständig sind. Die Beziehung zwischen Nerv und Muskel bleibt bestehen, auch wenn der betreffende Muskel während der Entwicklung weitgehend verlagert wird. Eine besonders große „Wanderung" legen das Zwerchfell und mit ihm der Zwerchfellnerv zurück. Dieser Muskel wird im Halsbereich angelegt, stellt aber später die Grenze zwischen Brust- und Bauchraum dar. So erklärt sich die Nervenversorgung des Zwerchfells aus den Halssegmenten des Rückenmarks (S. 225).

4.7.2 Peripheres Nervensystem (Hirn- und Rückenmarksnerven)

Zum peripheren Nervensystem gehören:

1. 12 *Hirnnervenpaare,* die an der Basis des Hirnstamms aus dem Gehirn austreten, durch entsprechende Öffnungen in der Schädelbasis die Schädelhöhle verlassen und sich dann mehr oder weniger stark verzweigen;
2. 31 Rückenmarksnervenstämme (gelegentlich auch 32 oder 33), die paarweise an beiden Seiten der Wirbelsäule durch die Zwischenwirbellöcher den Wirbelkanal verlassen und sich im weiteren Verlauf durch Aufspaltung in eine große Zahl *„gemischter Rückenmarksnerven (Spinalnerven)"* aufteilen.

Bis zu ihrem Austritt aus dem Zentralnervensystem verlaufen die Nervenfasern – teils mehr, teils weniger stark gebündelt – in *Leitungsbahnen* (Pyramidenbahn, Sehbahn usw.); auch ein *Nerv* besteht aus Bündeln von Nervenfasern, nur liegt er außerhalb von Gehirn und Rückenmark.

Hirnnerven

Im Gegensatz zum Rückenmarksnerv geht der Hirnnerv nicht aus der Vereinigung von Fasern der vorderen und hinteren Wurzel hervor. Auch besteht er im Unterschied zum Rückenmarksnerv nicht in jedem Falle aus gemischten Nervenfasern: neben gemischten Hirnnerven gibt es rein motorische und rein sensible Hirnnerven. Die motorischen Hirnnervenfasern gehen von den motorischen Hirnnervenkernen des Hirnstammes aus, die den Vorderhörnern des Rückenmarks entsprechen, während die sensiblen Hirnnervenfasern der Peripherie Ausläufer von Nervenzellen darstellen, die, den Spinalganglien des Rückenmarks vergleichbar, außerhalb des Zentralnervensystems liegen. Erst die zentralen Fortsätze dieser Nervenzellen treten in den Hirnstamm ein.

Die ersten beiden „Hirnnerven" nehmen eine Sonderstellung ein. Der I. „Hirnnerv" (der *Riechnerv*) bildet keinen zusammenhängenden Nervenstrang, sondern besteht aus einer größeren Zahl einzeln nebeneinander liegender Nervenfäden, die aus der Riechschleimhaut herauskommen und zum Riechkolben gelangen, der bereits einen Teil des Riechhirns darstellt. Der II. „Hirnnerv", der sogenannte *Sehnerv,* ist kein Nerv, sondern ein Hirnteil. Er stellt eine Leitungsbahn dar, die die Nervenzellen der Netzhaut (ein „vorgeschobener Teil des Gehirns") mit dem Zwischenhirn verbindet.

▶ Zwischen Netzhaut und Zwischenhirn liegt die sogenannte *Sehnervenkreuzung* (Abb. 6.96, 6.102, 6.130), doch gelangt hier nur ein Teil der Fasern des „Sehnervs" auf die andere Seite: die von der *äußeren* Hälfte der Netzhaut kommenden Fasern liegen an der *Außenseite* des „Sehnervs" und ziehen *ungekreuzt* weiter, während die von der *inneren* (nasenwärts gelegenen) Hälfte der Netzhaut ausgehenden Fasern an der *Innenseite* des „Sehnervs" liegen und in der *Kreuzung* auf die entgegengesetzte Seite gelangen. Das hat zur Folge, daß ein und *dieselbe Hirnhälfte* für die einander entsprechenden Netzhautabschnitte *beider Augen* zuständig ist. Hierfür ein Beispiel. Beim Blick nach vorn wird ein *rechts*

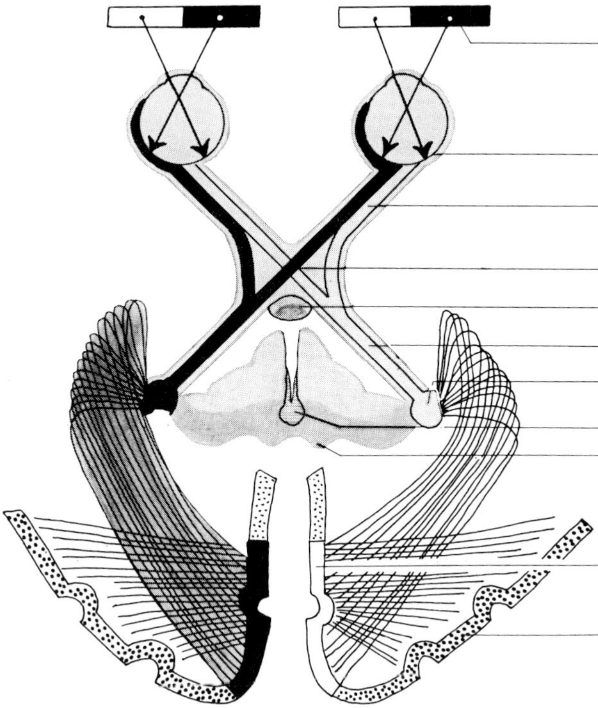

Abb. 6.102 Sehnervenkreuzung.

liegender Gegenstand *(rechte Hälfte des Gesichtsfeldes)* im linken Auge auf der äußeren *(linken)* Netzhauthälfte und im rechten Auge auf der inneren *(linken)* Netzhauthälfte abgebildet. Die von den genannten Netzhautarealen beider Augen ausgehenden Fasern treffen sich hinter der Sehnervenkreuzung im *linken* Schenkel der Sehbahn. Diese verläuft über wichtige Schaltstationen im Zwischen- und Mittelhirn zur Sehrinde des *linken* Hinterhauptlappens. Dagegen wird die linke Hälfte des Gesichtsfeldes vom Sehzentrum im rechten Hinterhauptlappen repräsentiert. ◀

Der III.–XII. Hirnnerv haben ihre Kerngebiete und Austrittsstellen im Mittelhirn, in der Brücke und im verlängerten Mark (Abb. 6.93, 6.96). Eine Übersicht über die Namen und Aufgaben der Hirnnerven gibt die Tabelle 6.12. (Diejenigen sensiblen Nerven, die von den Sinnesorganen kommen, werden auch sensorische oder Sinnesnerven genannt, so z. B. der vom Innenohr ausgehende Hör- und Gleichgewichtsnerv, s. auch S. 208.)

Rückenmarksnerven (Spinalnerven)

Die Rückenmarksnerven sind, darauf ist schon mehrfach hingewiesen worden, *gemischte Nerven,* d. h. sie bestehen aus sensiblen *und* motorischen Fasern. Außerdem beteiligt sich eine weitere Faserkomponente an der gemischten Zusammensetzung der Rückenmarksnerven: sie enthalten, wie einige Hirnnerven, Anteile des schon erwähnten vegetativen oder autonomen Nervensystems (s. auch S. 227).

Nach der Verschmelzung von *vorderer* und *hinterer Wurzel* bilden die Nervenfasern zunächst einen gemeinsamen *Nervenstamm.* Nach kurzem Verlauf zeigen jedoch alle 31, 32 bzw. 33 gemischten Nervenstammpaare beiderseits neben der Wirbelsäule eine Aufspaltung in jeweils einen *hinteren* und einen *vorderen Ast* (Abb. 6.100). Beide Äste führen wiederum gemischte Nervenfasern. Die kleineren, hinteren Äste sind für die Haut und Muskulatur des Rückengebietes zuständig und sollen hier nicht weiter interessieren. Die stärksten, vorderen Äste versorgen Haut und Muskeln der vorderen Körperregion sowie der Gliedmaßen und zeigen insofern eine

Tabelle 6.12 Übersicht über die Hirnnerven.

Bezeichnung	Art der Nervenfasern	Aufgaben
I. Hirnnerv = Riechnerv (Fila olfactoria)	sensibel	vermittelt Geruchsempfindung
II. Hirnnerv = Sehnerv (Fasciculus opticus)	sensibel	vermittelt Gesichtseindrücke
III. Hirnnerv = wichtigster Augenmuskelnerv (Oculomotorius)*	motorisch	versorgt fast alle Muskeln des Augapfels und den Lidheber
IV. Hirnnerv = Rollennerv (Trochlearis)	motorisch	versorgt den schrägen oberen Augenmuskel
V. Hirnnerv = dreigeteilter Nerv (Trigeminus, bestehend aus Augenast, Oberkieferast und Unterkieferast)	sensibel und motorisch	hauptsächlich sensibel, und zwar für die Gesichtshaut, den Kopf bis zum Scheitel, die Augen-, Nasen- und Mundhöhle einschließlich der Zähne; motorisch u. a. für die Kaumuskulatur
VI. Hirnnerv = äußerer Augenmuskelnerv (Abducens)	motorisch	versorgt den geraden äußeren Augenmuskel
VII. Hirnnerv = Gesichtsnerv (Facialis)	motorisch und sensibel	vorwiegend motorisch, und zwar besonders für die mimische Muskulatur: bewirkt z. B. den Lidschluß – bei bestimmten Formen der Fazialislähmungen kann das Lid nicht geschlossen und die Stirn nicht gerunzelt werden, der Mundwinkel der betreffenden Seite „hängt“ bzw. wird beim Schreien und Lachen nicht mitbewegt –, enthält außerdem von der Zunge kommende Geschmacksfasern
VIII. Hirnnerv = Hör- und Gleichgewichtsnerv (Vestibulocochlearis)	sensibel	für Gehörwahrnehmung und Gleichgewichtssinn
IX. Hirnnerv = Zungenschlundnerv (Glossopharyngeus)	sensibel und motorisch	Hauptnerv für Geschmacksempfindung (enthält Geschmacksfasern von der Zunge und vom Gaumen), sensibel und motorisch für den Schlund (wichtigster Nerv für den Schluckakt: bei Störungen kommt es zum Verschlucken, zur „Aspirationspneumonie“)
X. Hirnnerv = umherschweifender Nerv (Vagus)	motorisch und sensibel	motorisch z. B. für Schlundmuskeln und Gaumensegel (bei der Gaumensegellähmung kommt während des Trinkens die flüssige Speise aus der Nase), sensibel z. B. für die Haut des äußeren Gehörganges u. a., in erster Linie „Eingeweidenerv“**
XI. Hirnnerv = beigeordneter Nerv (Accessorius)	motorisch	versorgt Kopfwender und Kapuzenmuskel
XII. Hirnnerv = Zungenmuskelnerv (Hypoglossus)	motorisch	versorgt Zungenmuskulatur

* Genauer: Nervus (oder N.) oculomotorius. Entsprechendes gilt für den IV. bis XII. Hirnnerv (Mehrzahl: Nervi oder Nn.).

** Der Vagus ist der wichtigste Nerv des zum autonomen Nervensystem gehörenden Parasympathikus. Aber auch einige Hirnnerven führen parasympathische Fasern (S. 229).

Besonderheit, als sie sich zum Teil untereinander geflechtartig verbinden, bevor sie endgültig durch Aufspaltung in eine große Zahl von Rükkenmarksnerven übergehen.

So entstehen 3 große *Nervengeflechte (Plexus)*, nämlich das Halsgeflecht, das Armgeflecht und das Bein-(bzw. Lenden-Kreuzbein-)geflecht, während die Rückenmarksnerven des Brustabschnitts ausnahmsweise kein derartiges Geflecht bilden.

Zum *Halsgeflecht* gehören die vorderen, oberen Rückenmarksnerven der Halsregion, zum *Armgeflecht* die vorderen, unteren Halsnerven sowie der größte Teil der vorderen Nervenfasern des ersten Brustsegments. Von den zahlreichen aus dem Armgeflecht stammenden Nerven seien nur der *Speichennerv* (N. radialis, der Strecknerv des Armes) und der *Ellennerv* (N. ulnaris, einer der Beugenerven des Armes) genannt. Der Ellennerv ist im Zusammenhang mit dem „Musikantenknochen" schon kurz erwähnt worden (S. 139).

Unter der Geburt kann es zu einer Überdehnung, gelegentlich auch zur Zerreißung von Teilen des Armgeflechts kommen, wie bei manchen Steißgeburten. Die Folge einer solchen Geburtsverletzung ist die *„Plexuslähmung"*, bei der der Arm schlaff neben dem Rumpf liegt. Mitunter ist auch der aus dem Halsgeflecht stammende *Zwerchfellnerv* (N. phrenicus) mitbeteiligt. Dann ist auf der betreffenden Seite die Zwerchfellatmung aufgehoben, und Atemstörungen stellen sich ein. (Warum der Zwerchfellnerv aus den Halssegmenten des Rückenmarks hervorgeht, ist auf S. 222 erläutert worden.)

Die vorderen Äste der aus den Brustsegmenten des Rückenmarks kommenden Nerven verlaufen gemeinsam mit den entsprechenden Blutgefäßen zwischen den Rippen und werden deshalb *Zwischenrippennerven* (Nn. intercostales) genannt. Nur das letzte Paar bildet keine „Zwischenrippennerven", sondern liegt unterhalb der 12. Rippe. (Die Hauptmasse der Fasern des 1. Brustsegments gehört nicht hierher, sondern, wie erwähnt, zum Armgeflecht.) Die genannten Brustnerven versorgen mit ihren motorischen Fasern zahlreiche Brustmuskeln sowie die Bauchmuskulatur, mit den sensiblen Fasern den größten Teil von Brust- und Bauchhaut.

Am *Bein-(Lenden-Kreuzbein-)geflecht* beteiligen sich die vorderen Nervenfasern der Lenden- und Kreuzbeinsegmente des Rückenmarks. Der wichtigste Nerv des Lendenteils ist der *Schenkelnerv* (N. femoralis), dessen sensible Zweige die Vorderfläche des Oberschenkels versorgen, während die motorischen für die Oberschenkelstreckmuskulatur zuständig sind. Der aus dem Kreuzbeinanteil des Beingeflechts stammende *Ischiasnerv* (N. ischiadicus, Hüftnerv) ist der dickste Nerv des menschlichen Körpers; beim Erwachsenen ist er rund 1 cm breit und verläuft jeweils in der inneren Hälfte der Gesäßbacke zur Hinterfläche des Oberschenkels. Die Lage des Ischiasnervs ist bei intramuskulären Injektionen in die Gesäßmuskulatur zu beachten.

Um ihn nicht zu verletzten, muß diese Injektion in den oberen, äußeren Quadranten einer Gesäßhälfte erfolgen, und zwar soll dabei – um ganz sicher zu gehen – die Nadel stets nach oben, außen gerichtet sein. Vorzuziehen (weil gefahrloser) ist allerdings die ventroglutäale Injektion (s. S. 155).

Daß der Ischiasnerv mit seinen Verzweigungen nicht nur Muskeln versorgt (eine Reihe von Hüftmuskeln, alle Beugemuskeln des Oberschenkels sowie sämtliche Unterschenkel- und Fußmuskeln), sondern auch sensible Fasern enthält, wissen wir von den beim Ischias auftretenden Schmerzen, die vom Gesäß bis zum Fuß ausstrahlen können. Im oberen Bereich der Kniekehle teilt sich der Ischiasnerv in seine beiden Endäste, den *Schienbeinnerv* (N. tibialis) und den *Wadenbeinnerv* (N. peronaeus). (Eine Schädigung des letzteren führt zur Spitzfußstellung, S. 144.)

Den unteren Abschnitt des Beingeflechtes bildet das *Schamgeflecht*, das Haut und Muskeln der äußeren Geschlechtsteile und des Dammes, u. a. auch die Beckenbodenmuskulatur, versorgt. Ganz unten verbinden sich mit dem Beingeflecht noch Nervenfasern aus dem *Steißbeinbereich des Rückenmarks*.

Reflexe

Im vorhergehenden sind die sensiblen und motorischen Fasern der Rückenmarksnerven getrennt betrachtet worden. Beide gehen aber Verbindungen miteinander ein.

Die in der sensiblen Faser ankommende Erregung wird „reflektorisch" (automatisch) im Reflexzentrum des Rückenmarks bzw. Hirnstamms, also ohne Mitwirkung unseres Bewußtseins oder unseres Willens, auf die motorische Faser umgeschaltet. Die ganze Bahn des reflektorischen Erregungsablaufs wird *Reflexbogen* genannt.

Der Reflexbogen eines Rückenmarknervs besteht aus den sensiblen Empfängern (z. B. den Muskelspindeln oder den Endapparaten in Haut und Schleimhaut), den sensiblen Nervenfasern,

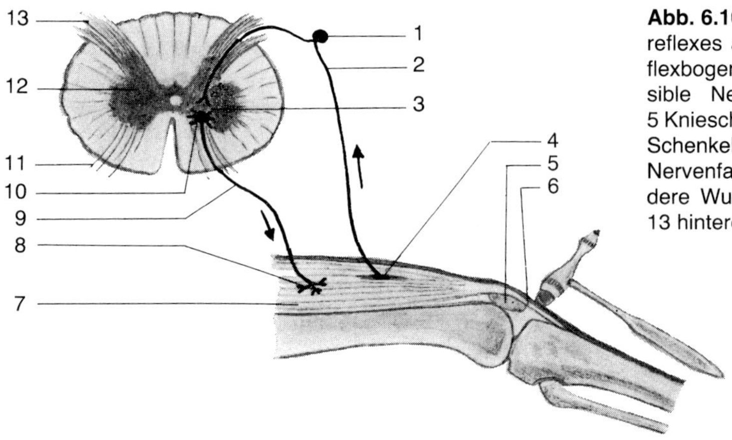

Abb. 6.103 Schematische Darstellung eines Eige reflexes am Beispiel des Patellarsehnenreflexes (F flexbogen): 1 Nervenzelle des Spinalganglions, 2 se sible Nervenfaser, 3 Synapse, 4 Muskelspind 5 Kniescheibe (Patella), 6 Patellarsehne, 7 vierköpfig Schenkelmuskel, 8 motorische Endplatte, 9 motorisc Nervenfaser, 10 motorische Vorderhornzelle, 11 v dere Wurzel, 12 graue Substanz des Rückenmar 13 hintere Wurzel.

dem Spinalganglion, der hinteren Wurzel, den Hinterhörnern, den Vorderhörnern (in denen die Umschaltung erfolgt, und zwar unter Umgehung der Großhirnrinde), der vorderen Wurzel, den motorischen Nervenfasern und den motorischen Endplatten im Muskel (im „Erfolgsorgan" oder „Endorgan", Abb. 6.103). Erfolgsorgan eines Reflexbogens kann auch eine Drüse sein. Teils ist an dem Reflexgeschehen der *„Eigenapparat"* des Rückenmarks (S. 220) mit mehr oder weniger zahlreichen Umschaltstellen beteiligt, der Nervenzellen und kurze Fasersysteme enthält.

Wir unterscheiden Eigen- und Fremdreflexe:

Bei einem *Eigenreflex* führt die Dehnung der Muskelspindeln zur Kontraktion der *eigenen* Muskelfasern.

Ein Eigenreflex ist z. B. der Patellarsehnenreflex, bei dem ein Schlag mit dem Reflexhammer auf die Patellarsehne die Muskelspindeln desjenigen Muskels dehnt, d. h. reizt (in diesem Falle des zur Patellarsehne gehörenden vierköpfigen Schenkelmuskels), der auf diesen Dehnungsreiz mit einer Kontraktion (Kniestreckung) antwortet. Das gleiche gilt für den Achillessehnenreflex.

Da die Eigenreflexe durch Beklopfen der Sehne des betreffenden Muskels ausgelöst werden, werden sie auch als *Sehnenreflexe* bezeichnet.

Entscheidend ist aber stets die Dehnung der Muskelfasern und damit ihrer Muskelspindeln.

Ist der Reflexbogen zwischen Muskulatur und Rückenmark an irgendeiner Stelle unterbrochen (z. b. Muskelerkrankung. Nervenentzündung oder – wie bei der Kinderlähmung – Ausfall von Vorderhornzellen), so fehlt natürlich der betreffende Reflex. Es liegt eine *„schlaffe" Lähmung* vor. Eine *„spastische" Lähmung*, bei der die Glieder eine krampfhafte Stellung einnehmen (bei Befall der Arme sind diese im Ellenbogengelenk gebeugt, während die betroffenen Beine gestreckt gehalten werden), kommt bei Störungen oberhalb der Vorderhornzellen vor, z. B. bei Hirnblutungen im Bereich der motorischen Leitungsbahn (Pyramidenbahn). Der Reflexbogen ist in diesen Fällen intakt, jedoch sind die Eigenreflexe gesteigert; denn der regulierende Einfluß höherer Zentren ist verlorengegangen.

Die Bedeutung der Eigenreflexe ist natürlich nicht darin zu sehen, daß sie mit dem Reflexhammer auslösbar sind. Reflexvorgänge spielen bei den unbewußt ablaufenden Bewegungen eine große Rolle. Beispielsweise werden bei der Kniestreckung während des Gehens reflektorisch die Beuger des Unterschenkels gehemmt und umgekehrt.

Neben den Eigenreflexen gibt es, wie erwähnt, *Fremdreflexe.*

Beim Fremdreflex bilden der sensible Empfänger und das Erfolgsorgan keine anatomische Einheit; sie sind also nicht beide – wie beim Eigenreflex – im Skelettmuskel lokalisiert.

Das trifft z. B. für den Bauchdeckenreflex („Hautreflex") zu (Abb. 6.104): gereizt werden die nervösen Endorgane in der Bauch*haut,* was zur Kontraktion der Bauch*muskeln* führt. Die Fremdreflexe können im Unterschied zu den Eigenreflexen auch durch Summation mehrerer, für sich allein wirkungsloser („unterschwelliger") Reize zustande kommen. Uns ist dieses Phänomen vom *Niesreflex* her bekannt. Der Niesreflex ist ein „Schleimhautreflex": durch Reizung der Nasenschleimhaut werden die Atemmuskulatur

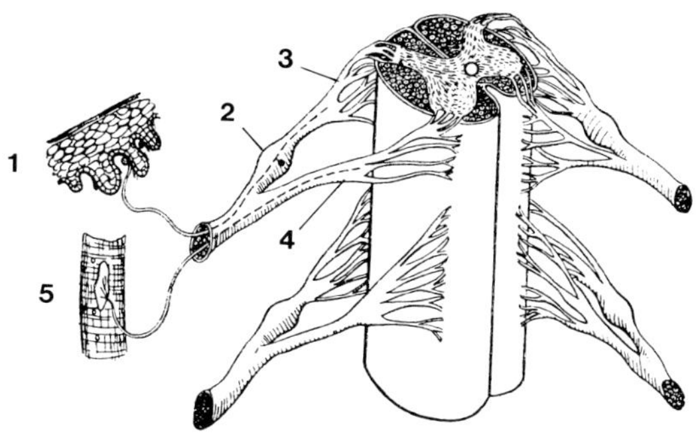

Abb. 6.104 Schematische Darstellung eines Fremdreflexes (Reflexbogen), Reizung der Bauchhaut führt zur Kontraktion der Bauchmuskeln: 1 Haut, 2 Spinalganglion, 3 hintere Wurzel, 4 vordere Wurzel, 5 Muskel.

und andere Muskelgruppen erregt. Das Reflexzentrum des Niesreflexes und einiger anderer wichtiger Fremdreflexe – *Hustenreflex, Hornhautreflex, Pupillenreflex, Saugreflex, Schluckreflex, Würgreflex, Speichelsekretionsreflex* – liegt allerdings nicht im Rückenmark, sondern im Hirnstamm. Es handelt sich hier entweder um *Schutzreflexe* oder um *Reflexe, die der Ernährung dienen.*

Alle bisher genannten Reflexe (Eigenreflexe und die verschiedenen Formen der Fremdreflexe) sind **„unbedingte" Reflexe;** sie sind von Anfang an mit „unbedingter" Sicherheit auslösbar (angeboren), d. h. sie brauchen nicht erlernt zu werden, und verlaufen über „angeborene Reflexbögen". (Allerdings kann bei lebensschwachen Frühgeborenen mit sehr unreifem Zentralnervensystem z. B. der Saugreflex zunächst fehlen.) Von diesen unbedingten Reflexen, deren Reflexzentren im Rückenmark oder im Hirnstamm liegen, sind die **„bedingten" Reflexe** zu unterscheiden, deren Reflexbogen auf nicht von vornherein vorbestimmten Bahnen über die Großhirnrinde verlaufen. Diese Reflexe werden erst unter der Mitwirkung des Großhirns im Laufe des Lebens durch Erfahrung erworben.

Ein Beispiel möge das erläutern. Der erwähnte Speichelsekretionsreflex wird durch den Geruch oder Geschmack von Speisen ausgelöst (unbedingter Reflex). Wird die Darreichung der Speise mit einem Gongschlag kombiniert, so wird schließlich die Speichelsekretion einsetzen, sobald der Gongschlag ertönt (bedingter Reflex), und zwar auch dann, wenn der Geruch- oder Geschmackreiz ausbleibt („Scheinfütterung", s. auch S. 267). Wiederholen sich derartige Scheinfütterungen, so geht der bedingte Reflex allmählich verloren.

Für den Einfluß des Großhirns auf das Reflexgeschehen spricht die bekannte Tatsache, daß Harn- und Stuhlentleerung beim Säugling unwillkürlich ablaufen, während diese Vorgänge bald danach unter die Kontrolle des Bewußtseins kommen: der reflektorisch unterhaltene Spannungszustand der Schließmuskeln wird im Säuglingsalter bei entsprechender Blasen- oder Mastdarmfüllung leicht überwunden, später verhindert er eine unwillkürliche Harn- oder Stuhlentleerung; die Schließmuskeln erschlaffen erst, wenn vom Großhirn der Befehl dazu erteilt wird.

Je nach den Umständen kann der bedingte Reflex jederzeit abgewandelt oder ausgelöscht werden. Dieses Charakteristikum ist mit ein Grund für die Elastizität des Lebendigen. Überhaupt beruht die Anpassungsfähigkeit des Organismus zu einem Teil auf der Erlernung von bedingten Reflexen. Wichtige Regulationsmöglichkeiten sind ferner dadurch gegeben, daß sich das autonome Nervensystem an der Reflexvermittlung beteiligt. Von dem Aufbau und den eigentlichen Aufgaben dieses so wichtigen Systems soll jetzt die Rede sein.

4.7.3 Autonomes Nervensystem (Sympathikus und Parasympathikus)

Dieser 3. und letzte Teil des Nervensystems wird *vegetatives* oder *autonomes* (d. h. selbständiges, unabhängiges) *Nervensystem* genannt, weil er eine gewisse funktionelle Selbständigkeit besitzt und unabhängig von unserem Willen arbeitet. Daneben ist auch die Bezeichnung *Eingeweidenervensystem* üblich. Dieser Begriff ist jedoch zu eng gefaßt, da die Fasern des autonomen Nervensystems keineswegs nur die Eingeweide (S. 182) versorgen. Es gibt praktisch kein Gewebe unseres Körpers, in das nicht autonome Nervenfasern eindringen. Wir begegnen ihnen insbesondere in Muskeln und Drüsen: Fasern des autonomen Nervensystems kommen in der gesamten glatten Muskulatur vor (im Magen-Darm-Trakt, im Harn- und Geschlechtssystem, in den Gefäßmuskeln, im Haaraufrichter, in der Pupille usw.) sowie im Herzmuskel und in den Skelett- und Hautmuskeln; außerdem sind autonome Fasern in sämtlichen Drüsen enthalten (in den innersekretorischen Drüsen sowie den Drüsen der äußeren Haut, des Atmungsapparates, in den Verdauungsdrüsen u. a.). Die autonomen Nervenfasern gelangen in Hirn- und Rückenmarksnerven – oder dem Verlauf der Blutgefäße folgend – an den Bestimmungsort, nur selten sind die Fasern unabhängig von den genannten Strukturen anzutreffen.

Auch am autonomen Nervensystem läßt sich ein *zentraler Teil* von einem *peripheren* abgrenzen. *Übergeordnete Zentren,* die mit dem vegetativen Nervensystem in Verbindung stehen, befinden sich im Hirnstamm: „vegetative" Zentren für Stoffwechselfunktionen und vieles andere liegen im Zwischenhirn, Zentren für Atem-und Kreislaufregulierung sind in der Brücke und vor allem im verlängerten Mark untergebracht (S. 218). Die eigentlichen Zentren des autonomen Nervensystems liegen z. T. im verlängerten Mark und im Rückenmark, jedoch ist die Hauptmasse der Zentren (der Nervenzellanhäufungen) in die Peripherie verlagert: autonome Nervenzellen und Nervenfasern sind, weit verstreut, überall im Körper zu finden.

Wichtiger ist die Unterscheidung von Sympathikus und Parasympathikus, 2 antagonistisch (entgegengesetzt) arbeitende Systeme. Diese Trennung ist in Wirklichkeit weniger scharf, denn beide Systeme bilden eine Einheit. Sie sind 2 Zügeln vergleichbar, die im Körper einen bestimmten, wenn auch wandelbaren Gleichgewichtszustand herstellen.

Ganz allgemein kann man sagen, daß der *Sympathikus* eine *Leistungssteigerung* herbeiführt, während der *Parasympathikus* für die *Erholungsphase* zuständig ist und deshalb auch im Schlaf die Oberhand besitzt (Tab. 6.13).

Sympathikus (sympathisches Nervensystem)

Die Nervenzellen des Sympathikus liegen im *Brust- und Lendenteil des Rückenmarks,* und zwar in den seitlichen Bezirken der „Schmetterlingsfigur" (in den *„Seitenhörnern")* (Abb. 6.100, 6.105). Die Ausläufer dieser Zellen ziehen gemeinsam mit den motorischen Nervenfasern der Vorderhörner beiderseits über die vordere Wurzel, trennen sich dann von ihr und gelangen in den sogenannten *„Grenzstrang des Sympathikus"*. Er liegt zu beiden Seiten der Wirbelsäule und zeigt in regelmäßigen Abständen knotenförmige Auftreibungen mit dünnen Querverbindungen, die von rechts nach links parallel zueinander vor der Wirbelsäule verlaufen. Dadurch entsteht das Bild einer Strickleiter.

Die Knoten des Grenzstranges stellen Ansammlungen von Nervenzellen dar, an denen ein Teil der autonomen Fasern endet und umgeschaltet wird. Andere Fasern treten ohne Unterbrechung aus dem Grenzstrang aus und verlaufen weiter bis zu netzartigen Geflechten innerhalb der Bauchhöhle. Das größte von ihnen wird wegen seiner strahlenförmigen Anordnung *Sonnengeflecht* genannt. Es liegt dicht unter dem Zwerchfell im Oberbauch. (Ein Schlag in die Magengrube kann durch Beeinträchtigung des Sonnengeflechts lebensgefährlich sein.) An den Nervenzellen dieser Geflechte erfährt wiederum nur ein Teil der autonomen Fasern eine Umschaltung, andere Fasern verlaufen ohne Unterbrechung weiter, gelangen direkt zu Nervenzellen in inneren Organen und werden erst hier umgeschaltet. Nervenzellen und Nervenfasern bilden in diesen inneren Organen häufig Geflechte, z. B. den so-

Tabelle 6.13 Einige Funktionen des autonomen Nervensystems.

Organe oder Organteile	Reizung des Sympathikus	Reizung des Parasympathikus
Pupillen (s. auch S. 200)	Erweiterung	Verengung
Herzschlag	Beschleunigung	Verlangsamung
Bronchien	Erweiterung	Verengung
Magen-Darm-Trakt	Hemmung der Peristaltik und der Drüsentätigkeit	Anregung der Peristaltik und der Drüsentätigkeit
Schließmuskel im Magen-Darm-Trakt	Kontraktion	Erschlaffung
Harnblase	Harnverhaltung	Harnentleerung
Schilddrüse	Anregung der Hormonsekretion	Hemmung der Hormonsekretion
Nebennierenmark	Anregung der Hormonsekretion	Hemmung der Hormonsekretion

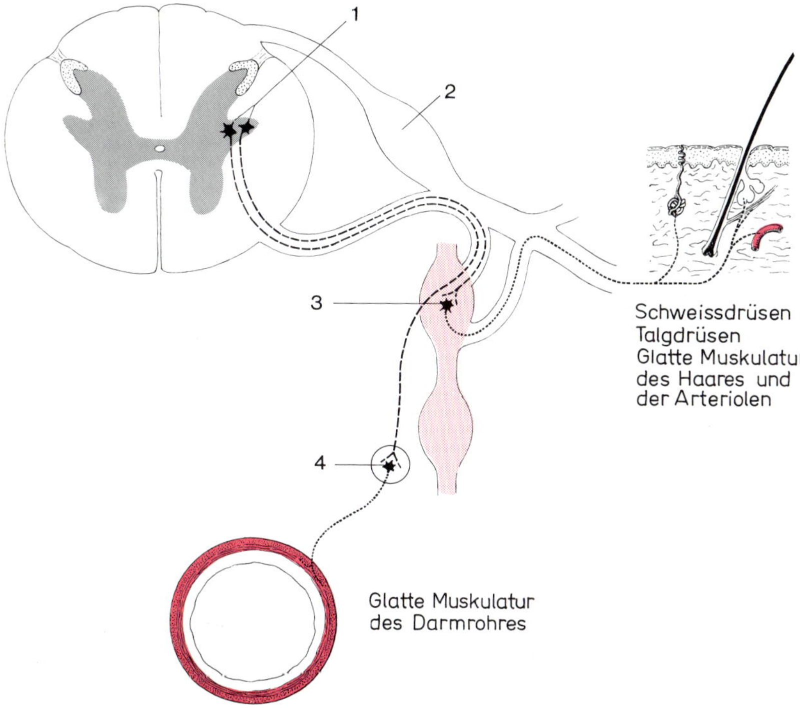

Abb. 6.105 Schaltung im Sympathikus (präganglionäre Fasern gestrichelt, postganglionäre Fasern punktiert): 1 sympathische Nervenzellen im Ursprungskern des Seitenhorns der grauen Substanz des Rückenmarks, 2 Spinalganglion, 3 Grenzstrangganglion, nach der Umschaltung laufen diese sympathischen Nervenfasern zum Rückenmarksnerv zurück und dann mit ihm weiter in die Peripherie, 4 Umschaltung außerhalb des Grenzstranges, den die sympathischen Fasern in diesem Falle ohne Umschaltung durchlaufen haben. (Aus: Faller, A.: Anatomie in Stichworten. Enke, Stuttgart 1980.)

genannten *Meißnerschen* und *Auerbachschen Plexus* in den Gewebsschichten von Speiseröhre und Magen-Darm-Kanal.

Bei gewissen Hirnerkrankungen zeigen die Nervenzellen des Zentralnervensystems *und* der Darmwand charakteristische Veränderungen; zur Beurteilung der Nervenzellen, d. h. für diagnostische Zwecke, wird gelegentlich eine Gewebsprobe aus dem Mastdarm (Rektum) entnommenn (Biopsie). Bei der mit chronischer Verstopfung einhergehenden *Hirschsprungschen Krankheit* fehlen die Nervenzellen in einem bestimmten Darmabschnitt. Ein ähnliches Krankheitsbild (ohne Fehlen der Ganglienzellen) wird bei der *neuronalen Kolondysplasie* gesehen. In beiden Fällen zeigt die Schleimhautbiopsie aus dem Rektum charakteristische Veränderungen.

Zwischen den Seitenhörnern des Rückenmarks und dem Erfolgsorgan (Drüse, glatte Muskulatur usw.) wird also die im Sympathikus weitergeleitete Erregung stets einmal umgeschaltet (die Fasern vor der Umschaltung werden *präganglionär,* die nach der Umschaltung *postganglionär* genannt), und zwar entweder im Grenzstrang oder in den Geflechten der Bauchhöhle (Sonnengeflecht u. a.) oder in denen der inneren Organe (Meißnerscher Plexus u. a.). Jenseits dieser Schaltstellen gelangen die sympathischen Fasern ohne nochmalige Unterbrechung direkt an ihren Bestimmungsort, wo ihre Endverzweigungen liegen.

Parasympathikus (parasympathisches Nervensystem)

Alle zum autonomen Nervensystem gehörenden Fasern, die nicht durch den Grenzstrang verlaufen, gehören dem Parasympathikus an.

Während die Ursprungszellen des Sympathikus in den Seitenhörnern des Rückenmarks liegen, gehen die parasympathischen Nervenfasern von einigen *Hirnnervenkernen im Hirnstamm* aus (Mittelhirn, Brücke und verlängertes Mark) sowie vom *Kreuzbeinanteil des Rückenmarks.* Außerdem bestehen enge Verbindungen zur Großhirnrinde, zum Thalamus, zum Hypothalamus (zentrales Höhlengrau) mit seinen vegetativen Zentren und zu den Mamillarkörpern des Hypothalamus, die wiederum Verbindungen zu parasympathischen Hirnnervenkernen haben (Abb. 6.106). Es sind der III., VII., IX., X. (und in geringerem Umfange auch der XI.) Hirnnerv, die Fasern des parasympathischen Nervensystem enthalten; die parasympathischen Fasern aus dem unteren Rückenmarksabschnitt verlaufen gemeinsam mit den Rückenmarksnerven zum Schamgeflecht. Zwischen Hirnstamm und Kreuzbeinbereich des Rückenmarks besteht nur eine scheinbare Lücke im parasympathischen Nervensystem; sie wird überbrückt durch die Fasern des *Vagus,* der daher auch seinen Namen hat. Dieser „umherschweifende" Nerv (der „Vagabund") versorgt weite Gebiete des Organismus zwischen Kopf und Dickdarm mit parasympathischen Fasern. Der Vagus ist der bedeutendste Nerv des Parasympathikus.

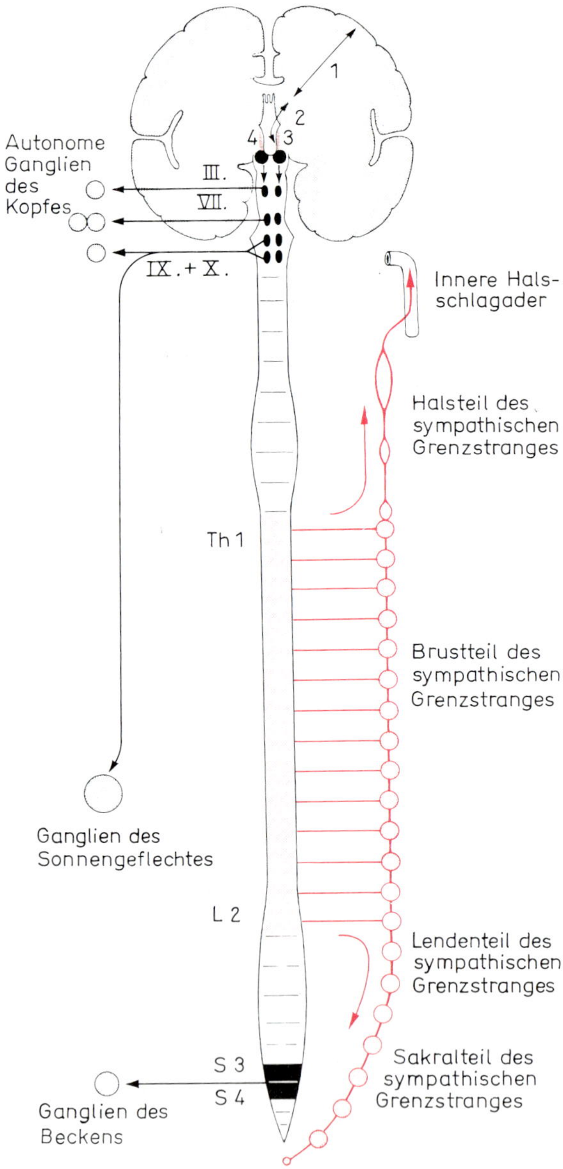

Abb. 6.106 Autonomes Nervensystem (rot: Sympathikus, schwarz: Parasympathikus): 1 Verbindung von Thalamus und Großhirnrinde, 2 Verbindung von Thalamus und Hypothalamus, 3 oberste vegetative Zentren im Hypothalamus (im zentralen Höhlengrau), 4 Mamillarkörper (Teil des Hypothalamus) mit Verbindung zu den parasympathischen Hirnnervenkernen III, VII, IX und X. (Aus: Faller, A.: Anatomie in Stichworten. Enke, Stuttgart 1980.)

Genauso wie die sympathischen Fasern erreichen auch die parasympathischen praktisch alle Gewebe und Organe (z. B. den Darm). Auch finden sich in der Peripherie des Körpers an den verschiedensten Stellen parasympathische Nervenzellen. Ein herausgeschnittener, vom übrigen Organismus völlig isolierter Tierdarm enthält Teile des sympathischen sowie des parasympathischen Nervensystems und zeigt typische peristaltische Darmbewegungen. Während die Rhythmik der Darmmotorik von dem innerhalb der Darmwand gelegenen autonomen Nervensystem gesteuert wird, kommt als Auslöser der Darmkontraktion ein bestimmter Stoff in Frage. Dieser „Vagusstoff" (das Azetylcholin) wird überall im parasympathischen Nervensystem gebildet und erregt den Parasympathikus. Einen ähnlichen Effekt hat das Ergotamin, nur ist der Wirkungsmechanismus ein anderer: Ergotamin lähmt den Sympathikus, so daß das parasympathische Nervensystem die Oberhand gewinnt. Dagegen ist ein Überwiegen des Sympathikus entweder durch Atropin zu erreichen, einen Stoff, der das parasympathische Nervensystem lähmt, oder durch die Hormone des Nebennierenmarks (Adrenalin bzw. Noradrenalin), die den Sympathikus erregen. Diese Hormone werden allerdings nicht nur vom Nebennierenmark, sondern auch vom sympathischen Nervensystem selbst gebildet.

Was der *Vagusstoff Azetylcholin* für den Parasympathikus bedeutet, ist das *Adrenalin* oder *Noradrenalin* für den Sympathikus. Die engen Beziehungen zwischen dem Sympathischen Nervensystem und den Hormonen des Nebennierenmarks ergeben sich auch daraus, daß ein Sympathikusreiz zur Adrenalin- und Noradrenalinausschüttung führt (Tab. 6.13). Die Wirkungen des Sympathikus können ebenso als Adrenalin- und Noradrenalineffekt gedeutet werden, ein weiteres Beispiel für die Verknüpfung von Nervensystem und innersekretorischen Drüsen, von denen jetzt die Rede sein soll.

4.8 Drüsen mit innerer Sekretion

Wir unterscheiden 2 Formen von Drüsen, diejenigen mit *äußerer* und die mit *innerer Sekretion.* Bei den ersteren werden die Drüsensekrete grundsätzlich nach „außen" abgegeben, und zwar entweder an die freie Oberfläche, wie im Falle der Hautdrüsen, oder in Körperhöhlen, wie z. B. bei den Verdauungsdrüsen. Im allgemeinen erfolgt die Ausscheidung bei den Drüsen mit äußerer Sekretion über entsprechende Ausführungsgänge. Drüsen mit innerer Sekretion haben dagegen keine Ausführungsgänge: die Sekrete werden nicht nach außen, sondern an das Blut abgegeben (Inkrete). Man spricht deshalb auch von *Blutdrüsen* oder *endokrinen Drüsen.* Die *Inkrete* dieser Drüsen werden *Wirkstoffe* oder *Hormone*[25] genannt. Diese vom Körper selbst gebildeten Hormone wirken schon in äußerst geringer Konzentration, und zwar beeinflussen sie entfernt von ihrem Entstehungsort bestimmte Organe.

Im letzten Kapitel ist mehrfach auf die regulierende Wirkung der innersekretorischen Drüsen hingewiesen worden (s. auch S. 208). Die Wirkstoffe der endokrinen Drüsen regeln nicht nur die Funktionen der übrigen Organe des menschlichen Körpers, sondern beeinflussen sich auch gegenseitig. (Die verminderte oder übermäßige Produktion eines oder mehrerer Hormone kann schwerste Krankheitserscheinungen nach sich ziehen und natürlich auch andere endokrine Drüsen in ihrer Tätigkeit beeinträchtigen.) Es bestehen innige Verflechtungen zwischen dem System der innersekretorischen Drüsen und dem *autonomen Nervensystem.* Das erstere hat z. B. über die Adrenalin- und Noradrenalinausschüttung (s. o.) Einfluß auf das autonome Nervensystem, dieses wiederum bewirkt die Bereitstellung und Abgabe der einzelnen Hormone. Die *vegetativen Zentren* im Zwischenhirn sind nicht nur funktionell, sondern auch anatomisch auf das engste mit der Hypophyse verbunden. Daran ist die Zusammenarbeit beider Systeme in eindrucksvoller Weise zu erkennen, zumal es sich bei der Hypophyse um die wichtigste endokrine Drüse handelt, die einer Reihe anderer Hormondrüsen übergeordnet ist. Von den endokrinen Drüsen arbeiten übrigens nur Nebenschilddrüse und Inselorgan der Bauchspeicheldrüse ohne Kontrolle des Zwischenhirn-Hypophysen-Systems.

Aber auch an anderen Stellen – d. h. außerhalb von Hormondrüsen – werden Hormone produziert. Davon soll zunächst die Rede sein. Die *Enterohormone* des Magen-Darm-Traktes (Gastrin, Sekretin, Cholezystokinin) werden auf S. 270 u. ff. erwähnt, die für die Lymphozytenreifung notwendigen *Thymushormone* auf S. 180.

Auch die Niere produziert ein Hormon, und zwar das *Renin.* Es wird bei Volumenmangel und Blutdruckabfall aus bestimmten Zellen der Niere ans Blut abgegeben und bewirkt die Bildung von *Angiotensin* (Renin-Angiotensin-System), was seinerseits die Freisetzung von *Aldosteron* aus der Nebennierenrinde (s. u.) zur Folge hat und damit einen Anstieg des Natriums im Blut (Natriumretention) mit vermehrter Wasserbindung. Dadurch wird dem Volumenmangel und dem Blutdruckabfall entgegengewirkt.

Eine weitere hormonartige Substanz wird von den Zellen des rechten Herzvorhofs gebildet, falls es zu einer Vorhofdehnung (Herzvergrößerung) kommt. Es handelt sich um den *atrialen natriuretischen Faktor (ANF).* Er wirkt im Gegensatz zum Aldosteron nicht natriumretinierend, sondern natriumausscheidend (natriuretisch) und außerdem gefäßerweiternd, ein bei vermehrter Vorhoffüllung sinnvoller Mechanismus.

Kennenlernen werden wir noch die *Prostaglandine* (S. 279), die in allen Organen vorkommen und zu den **Gewebshormonen** zählen. Auch die vorher genannten Hormone und viele andere könnten dazu gerechnet werden, da sie nicht in einer speziellen Hormondrüse, sondern im Gewebe (Magen- bzw. Darmwand etc.) gebildet werden. Doch ist der Übergang zu den eigentlichen endokrinen Drüsen fließend. Wir unterscheiden folgende **endokrine Drüsen** (Drüsen mit innerer Sekretion, Abb. 6.107):

---

[25] (h)ormao (griech.): ich treibe an, bewege (das Wort „Hormone" bedeutet: Sendboten, Botenstoffe).

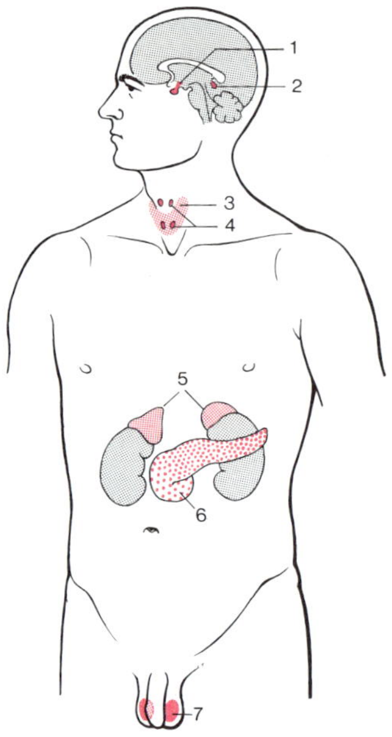

Abb. 6.107 Drüsen mit innerer Sekretion: 1 Hypophyse, 2 Zirbeldrüse (Epiphyse), 3 Schilddrüse, 4 Epithelkörperchen, 5 Nebennierenrinde und Nebennierenmark, 6 Inselorgan der Bauchspeicheldrüse, 7 Teile der Keimdrüsen (gilt sowohl für Hoden als auch für Eierstöcke). (Aus: KAHLE, W., LEONHARDT, H., PLATZER, W.: Taschenatlas der Anatomie. Band 2: H. LEONHARDT: Innere Organe. 5. Auflage, Thieme, Stuttgart 1986.)

Hypophyse (Hirnanhangsdrüse),
Zirbeldrüse (Epiphyse),
Schilddrüse,
Nebenschilddrüse,
Inselorgan der Bauchspeicheldrüse,
Nebennierenmark und Nebennierenrinde,
Keimdrüsen.

4.8.1 Hypophyse[26] (Hirnanhangsdrüse)

Diese im Türkensattel des Keilbeins gelegene Drüse besteht aus *Vorderlappen* (Adenohypophyse), *Mittellappen* (Zwischenzone – sie gehört entwicklungsgeschichtlich, vom Aufbau her und funktionell zum Vorderlappen –) und Hinterlappen (Neurohypophyse). Die Neurohypophyse ist durch einen Stiel mit dem Zwischenhirn verbunden (Abb. 6.96, 6.102, 6.107, 6.130). Die Hypophyse produziert bzw. enthält 2 verschiedene Typen von Hormonen:

1. solche, die die Tätigkeit einiger anderer Drüsen beeinflussen *(glandotrope Hormone),*
2. Hormone, die ohne Zwischenschaltung weiterer Drüsen wirksam werden (direkt wirkende, sog. *effektorische Hormone*) –

glandotrope Hormone (kurz trope Hormone genannt) werden nur im Hypophysenvorderlappen gebildet, die Produktion effektorischer Hormone findet auch andernorts statt, so werden generell Hormone bezeichnet, die unmittelbar auf das sog. „Erfolgsorgan" einwirken.

Zu den Hormonen des *Hypophysenvorderlappens* gehören als Vertreter der zuerst genannten Gruppe Gonadotropine, Thyreotropin und ACTH sowie – als Vertreter der unter Punkt 2 genannten Hormone – das Wachstumshormon Prolaktin und Melanotropin.

Die Ausschüttung aller dieser Hormone wird vom Zwischenhirn aus geregelt (vom Hypothalamus), das sog. *Steuerhormone (Neurohormone)* auf dem Blutweg zur Adenohypophyse sendet. Dabei handelt es sich einerseits um sog. *Releasing-Hormone (Releasing-Faktoren),* die die Abgabe der Hormone der Adenohypophyse bewirken, andererseits um sog. *Release-inhibiting-Hormone oder -Faktoren,* auch *Statine* genannt, die die Ausschüttung hemmen. („Das Zwischenhirn ist in dieser Hinsicht der Dirigent, die Hypophyse nur der Konzertmeister.") Ein sinnvoller Regelkreis sorgt für eine bedarfsgerechte Abgabe von Hormonen.

▸ Eine solche Rückkoppelung spielt auch in der Technik bei der „Automation" eine große Rolle; selbstregulierende und selbststabilisierende Systeme werden in steigendem Maße eingesetzt: im Computer werden Informationen gespeichert, verarbeitet und übertragen. Man spricht hier ganz allgemein von *Kybernetik*[27] („Steuerung"). Wir werden diesen Mechanismen im folgenden wieder begegnen. ◂

---

[26] (h)ypo (griech.): unter, darunter; phyo (griech.): ich wachse.

[27] kybernetes (griech.): Steuermann.

4.8.1.1 Glandotrope Hormone des Hypophysenvorderlappens

Gonadotropine

Die beiden die Keimdrüsen beeinflussenden Gonadotropine des Hypophysenvorderlappens, nämlich das *f*ollikel*s*timulierende *H*ormon *(FSH)* und das *l*uteinisierende *H*ormon *(LH)* werden auf Befehl der vom Zwischenhirn kommenden zuständigen Steuerhormone ausgeschüttet, nämlich durch die Gonadotropin-Releasing-Hormone (GnRH) FSHRH und LHRH. Diese Neurohormone werden aber erst produziert, wenn die Zeit für die Pubertät gekommen ist, oder anders formuliert, wenn sie an die Adenohypophyse abgegeben werden, beginnt die Pubertät. Dabei ist bemerkenswert, daß die FSH/LH-RH nicht ständig, sondern in Abständen von 1½ Stunden, also stoßweise abgegeben werden, anfangs nur nachts, später auch am Tage. Diese „pulsatile" Funktion hängt mit der Arbeitsweise des Gehirns zusammen. Die Adenohypophyse ist darauf programmiert, nur solche in gewissen Abständen eintreffenden Stimuli zu verwerten, d. h. mit der Ausschüttung von FSH und LH zu beantworten.

Bleibt bei intakter Gonaden- und Hypophysenfunktion die Pubertät wegen einer *Zwischenhirnstörung* aus, so kann bei beiden Geschlechtern die subkutane pulsatile Verabreichung der Releasing-Hormone über eine am Gürtel getragene, elektrisch betriebene Pumpe die Pubertätsentwicklung in Gang bringen und die Funktion aufrecht erhalten. Umgekehrt kann bei vorzeitiger Pubertät *(Pubertas praecox)* die „Dauerberieselung" mit dem Releasing-Hormon bewirken, daß die Hypophyse „abschaltet", denn dieser Dauerstimulus hat für die Hypophyse keinen Informationswert (man verwendet übrigens für die Bremsung der Hypophyse nicht das eigentliche Releasing-Hormon, sondern eine stärker wirkende ähnliche Substanz, ein sog. Analogon, das monatlich als „mikroverkapselte" Suspension injiziert wird und dann ständig eine gleichbleibende Substanzmenge abgibt – es gibt auch subkutan und intranasal zu verabreichende Zubereitungen).

Wie die Abb. 6.108 zeigt, unterliegt die Funktion des Hypothalamus einerseits dem Einfluß weiterer Zentren des Zentralnervensystems, andererseits auf dem Wege der Rückkopplung den von den Gonaden kommenden Informationen (ein hoher Gehalt an Gonadenhormonen bremst das ganze System). Beim weiblichen Geschlecht wirken FSH und LH auf die Eierstöcke, und zwar bringt das FSH eine der 400000 Follikel zur Reifung, wodurch im Eierstock die Bildung von *Östrogen (Follikelhormon)* hervorgerufen wird. Die Wirkung des LH liegt etwas später, es führt

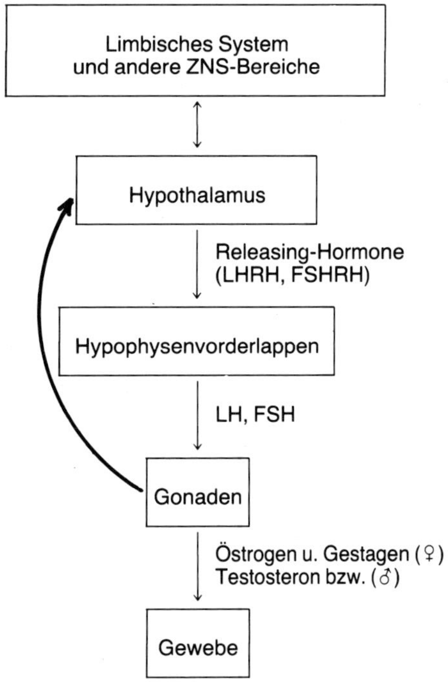

Abb. 6.108 Funktionskreis von Steuerung und Rückkopplung beim weiblichen und männlichen Geschlecht.

in der Mitte zwischen zwei Menstruationen den Follikelsprung herbei (etwa zwischen dem 10. und 15. Tag des Zyklus). Auf die Weise wird der jetzt leere Follikel in eine Hormondrüse umgewandelt, in den sog. *Gelbkörper (Corpus luteum)*. Hier wird das *Gelbkörperhormon*, das *Gestagen (Progesteron)*, produziert.

Ein LH-artiges Hormon wird während der Schwangerschaft auch vom Mutterkuchen gebildet, das sog. *Choriongonadotropin*. Die Plazenta hat also in der Schwangerschaft u. a. auch die Funktion einer Hormondrüse. FSH und LH sind bei Mann und Frau gleich. Die entsprechenden Hormone des Mannes wirken auf die Hoden. Dabei regt das FSH die Spermiogenese (Samenbildung) an, während das LH die *Androgen*sekretion und die *Testosteron*ausschüttung aus den *Leydigschen Zwischenzellen* des Hodens bewirkt.

Thyreotropin
(TSH: Thyreoidea stimulierendes Hormon)

Es regt die Tätigkeit der Schilddrüse an (bewirkt Bildung und Sekretion der Schilddrüsenhormone). Doch wird das Thyreotropin nur bei relativ niedrigem Schilddrüsenhormonspiegel an das Blut abgegeben, bei hohem Schilddrüsenhormonspiegel im Blut (ganz besonders bei der Schilddrüsenüberfunktion) kommt es zu einer Drosselung der Thyreotropinausschüttung. Für diese Rückkopplung wird wieder das Zwischenhirn eingeschaltet, es regelt durch sein Thyreotropin-Releasing-Hormon (TRH) die Thyreotropinsekretion.

ACTH
(adrenokortikotropes Hormon)

Dieses Hypophysenvorderlappenhormon fördert in Belastungssituationen des Körpers (Streß) die Produktion und Absonderung einiger Hormone der Nebennierenrinde (s. dort). Auch das ACTH unterliegt der Aufsicht des Zwischenhirns, und zwar über das Kortikotropin-Releasing-Hormon.

4.8.1.2 Effektorische Hormone des Hypophysenvorderlappens

Wachstumshormon
(STH = somatotropes Hormon)

Es handelt sich um einen direkt am Stoffwechsel angreifenden und das Wachstum des Organismus begünstigenden Wirkstoff.

Das Wachstumshormon wirkt zwar nicht, wie die bisher besprochenen Hypophysenhormone, durch Stimulierung anderer Drüsen, andererseits entfaltet es seine Wirkung auch nicht unmittelbar, sondern über die Bildung von Wuchsstoffen (*Somatomedine* = insulin-like growth factors = IGF), die vornehmlich in der Leber, aber auch andernorts gebildet werden. Auf dem Umweg über die Somatomedine begünstigt das Wachstumshormon (wie übrigens auch das Insulin) das Wachstum des Organismus. In den ersten Lebensmonaten wächst der Körper allerdings auch ohne Mitwirkung des Wachstumshormons.

Ein Mangel an Wachstumshormon kann sich also erst danach auswirken (und dann zu hypophysärem oder – häufiger – hypothalamischem Zwergwuchs führen, beim letzteren wird die Hypophyse vom Zwischenhirn nicht genügend stimuliert). Früher wurde therapeutisch bei diesen Kindern aus Leichenhypophysen gewonnenes menschliches Wachstumshormon eingesetzt, heute wird als Therapie biosynthetisch hergestelltes Wachstumshormon verwendet (es wird von Kolibakterien – also gentechnologisch – produziert). Die Überfunktion führt dagegen zu *hypophysärem Riesenwuchs* bzw. – nach Abschluß des Längenwachstums – zur *Akromegalie* (d.h. zur Vergrößerung der „Spitzen“, wie Kinn, Hände usw.).

Auch dieses Adenohypophysenhormon steht unter dem Kommando des Zwischenhirns, das stoßweise (pulsatil) ein entsprechendes Releasing-Hormon, nämlich das *GHRH (growth hormone releasing hormone, Somatotropin-Releasing-Hormon),* absondert, was die Wachstumshormonabgabe aus der Hypophyse stimuliert.

Es gibt auch einen Hemmfaktor, das *Somatostatin,* das die Wachstumshormonausschüttung hemmt. Somatostatin wird nicht nur im Zwischenhirn produziert, sondern auch im Pankreas (wo es die Insulinabgabe hemmt) und im Magen-Darm-Trakt, wo es ebenfalls lokale Wirkungen entfaltet.

Prolaktin

Ein weiteres Hypophysenhormon ist das *Prolaktin* der Frau. Es ist für die *Milchbildung* in der Brustdrüse notwendig. Auch Prolaktin unterliegt dem Zwischenhirn.

Früher wurde dem Prolaktin noch eine Wirkung auf die weiblichen Keimdrüsen zugeschrieben (*l*uteo*t*ropes *H*ormon, *LTH,* Gelbkörper-erhaltendes Hormon). Diese Wirkung hat das Prolaktin beim Menschen nicht.

Melanotropin (melanozytenstimulierendes Hormon = MSH). Es fördert die Hautpigmentierung und ist beim Menschen von untergeordneter Bedeutung.

4.8.1.3 Hormone des Hypophysenhinterlappens

Im Hypophysenhinterlappen finden sich 2 Hormone: *Oxytozin* und *Adiuretin.* Ihre Bildung erfolgt in (sog. neurosekretorischen) Nervenzellen des Zwischenhirns. Von hier werden diese Neurohormone (Zwischenhirnsekrete) auf dem Blutweg zum Hypophysenhinterlappen transportiert (sie verlassen die Enden der Nervenfrasern und gelangen in die Blutgefäße), wo sie gespeichert (nicht produziert!) und je nach Bedarf an das Blut abgegeben werden. Der Hypophysenhinterlappen besteht also nicht aus hormonproduzierenden Drüsenzellen. In ihm finden sich vor allem Glia (S. 118) und zahlreiche Kapillaren, Nervenzellen fehlen.

Oxytozin

Es regt vor allem die Gebärmutterkontraktionen an. Während der Stillperiode fördert es die Milch*abgabe* (das Auspressen der Milch) aus der Brustdrüse (im Gegensatz zum Prolaktin, das, wie erwähnt, für die Milch*bildung* zuständig ist).

Adiuretin
(antidiuretisches Hormon, Vasopressin)

Dieses Hormon löst ebenfalls eine Kontraktion der glatten Muskulatur (z. B. der Gallenblase) aus, hat aber hauptsächlich eine *blutdrucksteigernde* und die Harnausscheidung *(Diurese) hemmende Wirkung*. Die Diuresehemmung kommt durch Vermehrung der Wasserrückresorption in den Nierenkanälchen zustande.

Bei Hormonmangel wird nur wenig Wasser rückresorbiert, und es kommt infolgedessen zu stark vermehrter Wasserausscheidung sowie zu starkem Durst *(Wasserharnruhr, Diabetes insipidus neurohormonalis)*. Es gibt noch eine andere Form der Wasserharnruhr, bei der das Adiuretin zwar vorhanden ist, die Niere aber darauf vermindert anspricht *(Diabetes insipidus renalis)*. Es handelt sich hier um einen sog. **Rezeptordefekt** in den Nierentubuluszellen. Um wirken zu können, muß sich das Adiuretin nämlich an einen spezifischen Rezeptor anlagern. Bei einer Störung in diesem Bereich bleibt trotz vorhandenen Hormons die Hormonwirkung aus. Auch andere Hormonkrankheiten (Endokrinopathien) sind teils durch Hormonmangel und teils durch einen entsprechenden Rezeptordefekt bedingt. Natürlich ist nur bei Hormonmangel eine therapeutische Hormongabe sinnvoll. Das Adiuretin wird intranasal gegeben, es wird wie LHRH und andere Neurohormone von der Nasenschleimhaut resorbiert.

4.8.2 Zirbeldrüse (Epiphyse[28])

Die Zirbeldrüse befindet sich im Bereich des Zwischenhirns (Abb. 6.102, 6.130). Es bestehen Zusammenhänge zum Zwischenhirn-Hypophysen-System. Das Hormon in der Zirbeldrüse, das **Melatonin,** wird in Abhängigkeit vom Licht sezerniert und beeinflußt die Gonadotropine. Die genaueren Zusammenhänge sind noch unbekannt. Wir wissen aber, daß bei Tumoren der Zirbeldrüse eine vorzeitige Geschlechtsreife *(Pubertas praecox)* auftreten kann.

4.8.3 Schilddrüse

Die *Schilddrüse (Glandula thyreoidea)* befindet sich am Hals unterhalb des Kehlkopfes (Abb. 6.50, 6.75, 6.107). Der rechte und linke Lappen liegen zu beiden Seiten der Luftröhre, während das die beiden Lappen verbindende Mittelstück der Schilddrüse über die Luftröhre hinwegzieht.

Die Schilddrüsenhormone **(Thyroxin** und **Trijodthyronin)** sind jodhaltige Substanzen (Thyroxin oder T_4 enthält 4, Trijodthyronin oder T_3 3 Jodatome), die in der Schilddrüse hergestellt werden (dieses Organ hat die Fähigkeit, das dafür notwendige Jodid dem Blut zu entreißen und in der Schilddrüse anzureichern). Die gebildeten Schilddrüsenhormone werden in der Drüse als Kolloid eingedickt und gespeichert, bei Bedarf werden sie wieder verflüssigt und an das Blut abgegeben. Die eigentliche Wirkung geht wohl vom Trijodthyronin aus. Es entsteht auch im Gewebe aus dem Thyroxin, und zwar durch Jodabspaltung (Dejodierung). Die Hormone regeln den Stoffwechsel (und damit den Grundumsatz) und fördern die körperliche und geistige Entwicklung.

Bei übermäßiger Funktion der Schilddrüse wird der Stoffwechsel angekurbelt. Eine solche *Hyperthyreose* tritt entweder als *Basedowsche Krankheit* auf (antikörperbedingt) oder als *jodinduzierte Hyperthyreose*. Eine Schilddrüsenunterfunktion wird Hypothyreose genannt.

Überfunktionen der Schilddrüse, aber auch normale Hormontätigkeit und bestimmte Formen der Hypothyreose können mit einer Schilddrüsenvergrößerung *(Kropf, Struma)* einhergehen. So kann sich z. B. die Drüse unter Jodmangel vergrößern *(Jodmangelstruma, endemische Struma* – der Jodmangel ist in der Bundesrepublik „endemisch“, d. h. er ist hier ständig vorhanden). Bei uns (also im Jodmangelgebiet) haben 13jährige eine Schilddrüsengröße im Mittel von etwa 9 ml, in Schweden, wo der Jodmangel durch eine Jodsalzprophylaxe beseitigt wurde, weist die Schilddrüse bei Kindern derselben Altersgruppe nur eine mittlere Größe von rund 4 ml auf. Die Größenbestimmung der Schilddrüse wird am Lebenden mit Hilfe des Ultraschalls vorgenommen, und zwar nach der Formel Breite × Dicke × Länge (in cm) × 0,5 = Schilddrüsenvolumen (in ml).

Innerhalb der Schilddrüse liegen die sog. C-Zellen. Sie haben mit der eigentlichen Schilddrüse nichts zu tun und produzieren ein Hormon, das ganz andere Funktionen hat: das **Kalzitonin (Thyreokalzitonin).** Es bewirkt eine Senkung des Serumcalciumspiegels und eine vermehrte Phosphatausscheidung mit dem Harn. Es greift also wie das Hormon der Nebenschilddrüse (s. u.) in den *Calcium-* und *Phosphorstoffwechel* ein.

4.8.4 Nebenschilddrüsen

Die 4 *Nebenschilddrüsen (Epithelkörperchen, Glandulae parathyreoideae,* Abb. 6.107) – etwa linsengroße Gebilde – liegen an der Hinterfläche der Schilddrüse *(„neben der Schilddrüse“)*, mit

---

[28] Das Wort „Epiphyse“ bedeutet außerdem „Gelenkende eines Röhrenknochens“.

deren Hauptfunktion sie nichts zu tun haben. Sie regeln, wie gerade erwähnt, mit ihrem **Parathormon** den *Calcium-* und *Phosphorstoffwechsel.* Es wirkt einem Absinken des Calciumspiegels im Blut entgegen (das Thyreokalzitonin hat dagegen eine Senkung des Blutcalciumwertes zur Folge). Die durch Parathormon bedingte Erhöhung des Calciumspiegels im Blut ist z. T. an die *Anwesenheit von Vitamin D_3* (s. u.) gebunden und kommt hier durch Steigerung der *Calciumresorption* im Darm zustande; außerdem gibt es eine *Mobilisation von Calcium* (und Phosphor) aus den Calciumvorräten des Körpers, d. h. aus den Knochen (das Vitamin D selbst begünstigt dagegen die *Einlagerung von Calcium* in die Knochensubstanz). Phosphat wird unter der Wirkung von Parathormon mit dem Urin vermehrt ausgeschieden, der Serumphosphorspiegel sinkt ab. In dieser Beziehung wirkt es genauso wie das Thyreokalzitonin.

Vitamin D_3 (Cholecalciferol) wird in der Leber in 25-Hydroxi-Cholecalciferol und dieses in der Niere in 1,25-Dihydroxi-Cholecalciferol überführt, den eigentlichen Wirkstoff. Er stellt nicht ein Vitaminderivat dar, sondern auf Grund seiner Bildung, der Abgabe ans Blut und der Wirkung fernab vom Bildungsort ein Hormon.

4.8.5 Inselorgan der Bauchspeicheldrüse

Die *Bauchspeicheldrüse (Pankreas,* Abb. 6.107, 6.127) gibt als Verdauungsdrüse mit äußerer Sekretion eine Reihe von Fermenten (den Bauchspeichel) über einen Ausführungsgang an den Zwölffingerdarm ab (S. 262). Außerdem finden sich im Innern der Bauchspeicheldrüse verstreut Zellinseln, die sogenannten *Langerhansschen Inseln* (das Inselorgan, eine Drüse mit innerer Sekretion), deren Sekret (Inkret) an das Blut abgegeben wird. Bei dem Inkret handelt es sich im wesentlichen um 2 einander entgegengesetzt wirkende Hormone.

In den „A-Zellen" des Inselorgans wird das **Glukagon** produziert, das die Eigenschaft hat, den Blutzuckerspiegel zu erhöhen. In den „B-Zellen" wird das nach dem Inselorgan benannte **Insulin** gebildet, das den Blutzuckergehalt senkt;

denn unter der Wirkung des Insulins wird in der Leber und im Muskel Glukose vermehrt aus dem Blut aufgenommen und zu Glykogen aufgebaut. Auch die Verbrennung der Glukose in der Muskulatur und andernorts unterliegt dem Einfluß des Insulins. Es wird gerade so viel Insulin sezerniert, daß der Blutglukosespiegel zwischen 60 und 100 mg/100 ml konstant gehalten wird.

Frühgeborene und Neugeborene können vorübergehend sehr niedrige Blutzuckerwerte zeigen. Bei Insulinmangel kann der Blutzuckerspiegel so stark ansteigen, daß die „Nierenschwelle" für Zucker überschritten wird und Zucker im Harn erscheint *(Zuckerharnruhr, Zuckerkrankheit, Diabetes mellitus).* Die Erkrankung wird beim Kind immer mit Insulininjektionen behandelt. (Eine Insulinverabreichung durch den Mund ist unwirksam, da das Insulin, wie jeder Eiweißstoff, im Magen-Darm-Kanal in seine Bestandteile zerlegt wird.) Eine Glukosurie (Zuckerausscheidung im Urin) wird auch beim Gesunden gesehen, und zwar nach Aufnahme großer Zuckermengen. Seit 1921 wird das Insulin für die Zuckerkrankheit therapeutisch verwendet. Wir unterscheiden das rasch und relativ kurz wirkende Altinsulin, jetzt meist Normalinsulin genannt, und das länger wirkende Verzögerungsinsulin. Bis vor kurzem gab es nur Schweine- und Rinderinsulin. Inzwischen wird auch menschliches Insulin eingesetzt, das entweder aus Schweineinsulin *(semisynthetisch hergestelltes Humaninsulin)* oder *gentechnologisch* bereitet wird *(biosynthetisch hergestelltes Humaninsulin,* es wird von Kolibakterien produziert, die so programmiert sind, daß sie in ihrer Zelle menschliches Eiweiß, in diesem Falle Humaninsulin, bilden).

4.8.6 Nebennieren

Die *Nebennieren (Glandulae suprarenales,* Abb. 6.107, 6.109) sind paarige Organe, die dem oberen Pol beider Nieren kappenartig aufsitzen. An jeder Nebenniere unterscheiden wir Rinde und

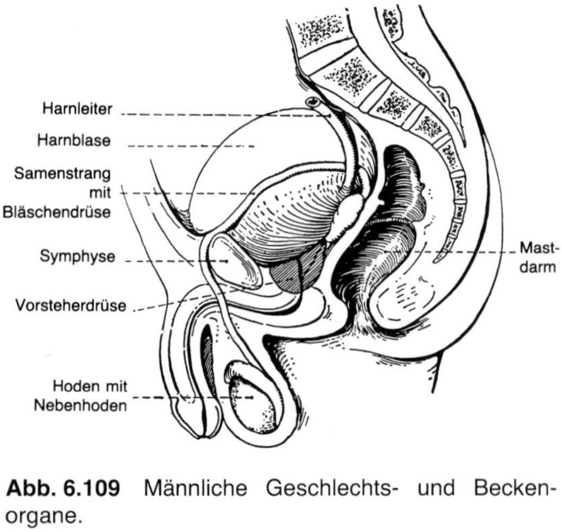

Abb. 6.109 Männliche Geschlechts- und Beckenorgane.

Mark. Im *Mark* der Nebenniere – und übrigens auch im sympathischen Nervensystem – werden 2 Hormone gebildet, das **Adrenalin** und das **Noradrenalin;** ihre Wirkung entspricht der des Sympathikus (S. 230) – solche der Erregungsleitung dienenden Stoffe werden Neurotransmitter genannt. Während das Noradrenalin hauptsächlich an den Blutgefäßen angreift (es führt zu einer Gefäßverengung und damit zu einer Blutdrucksteigerung), zeigt das Adrenalin neben seinem Einfluß auf das Herz (S. 170) eine Stoffwechselwirkung. Das Adrenalin ist ein Gegenspieler des Insulins und wirkt ähnlich wie das Glukagon blutzuckererhöhend.

Die *Nebennierenrinde* hat 3 Gewebsschichten. Hier werden 3 verschiedene Gruppen von Steroidhormonen gebildet. In der äußersten Gewebsschicht wird das (1) **Aldosteron** *(Mineralokortikoid)* produziert, das den Mineralhaushalt (den Gehalt an Elektrolyten) im Blut reguliert. Es bewirkt in der Niere eine vermehrte Natriumrückresorption und eine Zunahme der Kaliumausscheidung. Alle übrigen Nebennierenrindenhormone werden in den anderen beiden Gewebsschichten produziert. Die eine Gruppe von Hormonen *(Glukokortikoide),* zu denen vor allem das (2) **Cortisol,** ferner *Cortison* u. a. gehören, beeinflußt den Kohlenhydratstoffwechsel, und zwar kommt es unter ihrer Wirkung zur Blutzuckererhöhung. Die Glukokortikoide sind also in dieser Beziehung ebenfalls Antagonisten des Insulins, außerdem beeinflussen sie den Wasserhaushalt und wirken entzündungshemmend. Die bisher genannten Nebennierenrindenhormone werden unter der Bezeichnung *Kortikosteroide („Kortikoide“)* zusammengefaßt. Die 3. Gruppe von Nebennierenrindenhormonen, die (3) **Androgene,** beeinflußt die Geschlechtsentwicklung und wirkt vermännlichend. Die Ausschüttung der Androgene von der Vorpubertät an verursacht bei beiden Geschlechtern u. a. das Wachstum der Achsel- und Schamhaare.

Es ist bei der Besprechung der Hypophysenhormone schon erwähnt worden, daß bei Belastung (Streß) das ACTH des Hypophysenvorderlappens die Nebennierenrinde aktiviert. Das ACTH bewirkt eine vermehrte Bildung und Abgabe von Glukokortikoiden (besonders Cortisol) und von Androgenen. An der Androgenstimulierung sind außer dem ACTH offenbar auch die Gonadotropine des Hypophysenvorderlappens beteiligt. Auf die Aldosteronproduktion haben die Hypophysenhormone keinen Einfluß. Sie unterliegt vielmehr einer komplizierten Wechselwirkung zwischen Ansteigen und Abfallen des Blutdrucks, und zwar über das sog. Renin-Angiotensin-Aldosteron-System.

4.8.7 Keimdrüsen (Eierstöcke und Hoden)

In den beiden *Eierstöcken (Ovarien,* Abb. 6.112, 6.113, 6.114 und S. 243) werden die Eizellen, in den beiden Hoden (Abb. 6.109, 6.110 und S. 239) die Samenzellen produziert. Die Keimdrüsen sind jedoch nicht nur Entstehungsort für die Keimzellen, sondern hier werden auch – allerdings von anderen Gewebsteilen – wichtige Hormone **(Geschlechtshormone)** gebildet, und zwar von der Vorpubertät an in gesteigertem Maße. Sie bewirken die Geschlechtsunterschiede im psychischen Verhalten und die Entwicklung der sekundären Geschlechtsmerkmale (Wachstum der Scham- und Achselhaare, beim Knaben Bartwuchs und Stimmwechsel, beim Mädchen Ausbildung der Brüste). Die Eierstockhormone regulieren zusätzlich den weiblichen Zyklus und spielen in der Schwangerschaft eine wichtige Rolle. Es ist bemerkenswert, daß vom Mutterkuchen während der Schwangerschaft neben dem LH-artigen Gonadotropin auch die Geschlechtshormone – sogar in größerer Menge als vom Eierstock selbst – gebildet werden. Im Eierstock (bzw. im Mutterkuchen) entstehen 2 verschiedene Geschlechtshormone: das **Follikelhormon** oder **Östrogen** und das **Gelbkörperhormon** (Cor-

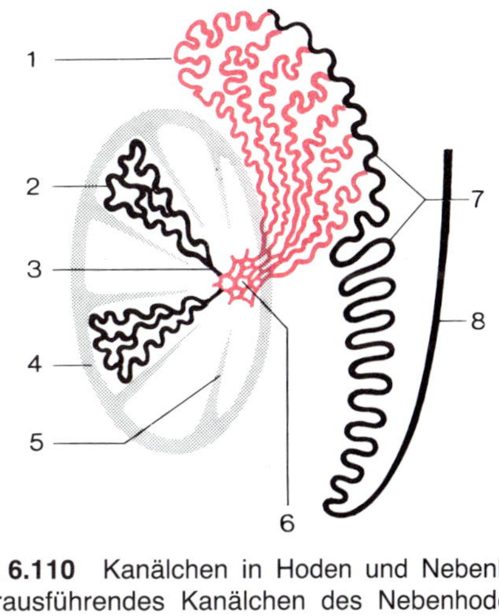

Abb. 6.110 Kanälchen in Hoden und Nebenhoden: 1 herausführendes Kanälchen des Nebenhodenkopfes, 2 gewundenes samenbildendes Kanälchen des Hodens, 3 gerades Hodenkanälchen, 4 Bindegewebshülle des Hodens, 5 bindegewebige Scheidewand des Hodens (trennt zwei Hodenläppchen voneinander), 6 Hodennetz, 7 Nebenhodengang, 8 Samenleiter (Ductus deferens). (Aus: Faller, A.: Der Körper des Menschen. 11. Auflage, Thieme, Stuttgart 1988.)

pus-luteum-Hormon, Progesteron) oder **Gestagen.** Sie bereiten die Schleimhaut der Gebärmutter für die Eieinnistung vor. Beide Hormone unterliegen dem Einfluß der entsprechenden Gonadotropine, ebenso wie das Geschlechtshormon des Mannes, das in den *Leydigschen Zwischenzellen* des *Hodens (Testis)* gebildete **Testosteron.** Im Hoden (also nicht nur in der Nebennierenrinde) werden auch **Androgene** gebildet. Ihre Produktion wird ebenfalls von der Hypophyse aus stimuliert. Im Harn finden sich als Abbauprodukte der Hoden-Androgene und – bei beiden Geschlechtern – der Androgene der Nebennierenrinde die sogenannten **17-Ketosteroide.** (Über die chemische Verwandtschaft der verschiedenen Steroide bzw. Steroidhormone s. S. 94).

4.9 Geschlechtsorgane

Bei beiden Geschlechtern unterscheiden wir *äußere* und *innere Geschlechts-* oder *Fortpflanzungsorgane (Geschlechtsteile, Genitalien).* Beim männlichen Geschlecht liegen selbst die inneren Geschlechtsorgane zum größten Teil außerhalb des Bauchraums, während sich die inneren weiblichen Geschlechtsorgane fast vollständig im Bauchinnern (im kleinen Becken) befinden. An den von außen sichtbaren (äußeren) Genitalien und an anderen Stellen des Körpers kommt es während der Pubertät bei beiden Geschlechtern zur Entwicklung der *sekundären Geschlechtsmerkmale.*

4.9.1 Männliche Geschlechtsorgane

Zu den *äußeren* männlichen Geschlechtsorganen gehören (Abb. 6.109):

1. das männliche Glied,
2. der Hodensack.

Zu den *inneren* männlichen Geschlechtsorganen zählen (Abb. 6.109):

1. die beiden Hoden mit ihren Hüllen,
2. die beiden Nebenhoden,
3. die beiden Samenleiter,
4. die beiden Bläschendrüsen,
5. die Vorsteherdrüse.

Äußere Geschlechtsorgane

Das männliche Glied

Am männlichen Glied (Penis) unterscheiden wir den *Schaft,* die vorn gelegene *Eichel* (Glans) und als Grenze zwischen diesen beiden Teilen eine ringförmige *Furche.* Im Bereich des Schaftes ist die Haut des Penis verschiebbar, an der Ringfurche ist sie dagegen mit der Unterlage verwachsen und bildet hier eine bewegliche Doppelfalte *(Vorhaut* oder *Präputium),* die einen mehr oder weniger großen Teil der ebenfalls von äußerer Haut überzogenen Eichel bedeckt oder rüsselförmig überragt. Beim Säugling und auch beim älteren Kind kann normalerweise das innere Vorhautblatt mit der Haut der Eichel verklebt sein. Die Vorhautöffnung ist beim Säugling und beim jungen Kleinkind teils eng, die Vorhaut läßt sich dann nicht über die Eichel zurückstreifen. Diese Enge verschwindet in den ersten Lebensjahren meist von selbst.

Eine echte, operationsbedürftige *Phimose* liegt hier nicht vor (sie geht mit einer höhergradigen Verengung der Vorhaut einher). Die gerade erwähnte *Vorhautverklebung (Präputialverklebung)* verhindert ebenfalls ein Zurückstreifen der Vorhaut über die Eichel, ohne daß eine Enge besteht, und darf nicht mit der Phimose verwechselt werden. Die Präputialverklebung löst sich ohne Behandlung in der Pubertät. Sollten vorher Beschwerden auftreten (Entzündungen), so muß die Präputialverklebung in Narkose gelöst werden. Das nichtoperative, gewaltsame Zurückstreifen der Vorhaut ist nicht nur äußerst schmerzhaft, sondern führt auch zur Narbenphimose, die, wie die primäre Phimose, eine *Umschneidung (Zirkumzision)* erfordert.

Der Hauptbestandteil des männlichen Gliedes sind die *Schwellkörper,* die aus großen, schwammartigen Bluträumen bestehen und sich prall mit Blut füllen können. Dadurch kommt es zur Versteifung des Gliedes (Erektion). Sie ist die Voraussetzung für das Einführen des Penis in die Scheide beim Geschlechtsverkehr. Ein Teil der Schwellkörper umschließt die *Harnröhre,* die durch das Glied verläuft. Ihr Anfangsteil ist von der Vorsteherdrüse (s. u.) umgeben, die äußere Öffnung der Harnröhre befindet sich vorn an der Eichel.

Der Hodensack

Der Hodensack (das Skrotum) ist eine Ausstülpung der Bauchwand. Die äußere Haut ist hier relativ dunkel pigmentiert. Innerhalb des Hodensacks liegen die männlichen Keimdrüsen (Hoden).

Innere Geschlechtsorgane

Hoden und Nebenhoden

Der *Hoden* (Testis), ein von mehreren Hüllen umgebenes, im Skrotum gelegenes, eiförmiges Gebilde, stellt die männliche Keimdrüse dar. In den letzten Wochen vor der Geburt kommt es zum *Deszensus,* d. h. die Hoden verlassen den Bauchraum und wandern allmählich oberhalb des rechten bzw. linken Leistenbandes durch den betreffenden Leistenkanal hindurch ins Skrotum (über Leistenbrüche s. S. 152). Der vollendete Deszensus ist eines der Merkmale des reifen Neugeborenen (Reifezeichen).

Ist der Deszensus ausgeblieben oder noch nicht abgeschlossen, so sprechen wir von *Hodenhochstand.*

Der Hoden ist im Säuglingsalter fast genauso groß wie beim älteren Kind vor Eintritt in die Vorpubertät (Länge etwa 1,7 cm, entsprechend einem Volumen von rund 1 cm^3). Danach vergrößert er sich deutlich und hat beim Mann eine Länge von etwa 4,5 cm und ein Volumen von rund 16 cm^3 (10–25 cm^3).

Eine beim jungen Säugling nicht selten zu beobachtende, harmlose Flüssigkeitsansammlung im Hodensack (in einer Hülle des Hodens) täuscht eine Hodenvergrößerung vor und wird *Wasserbruch* (Hydrozele) genannt.

Im Hoden werden das männliche Geschlechtshormon *Testosteron* (und zwar in den *Leydigschen Zwischenzellen)* und die männlichen *Keimzellen* gebildet.

Aus den Ursamenzellen entstehen in den gewundenen Samenkanälchen des Hodens (Abb. 6.110) nach mehreren Teilungen die reifen Keimzellen *(Samenzellen, Samenfäden oder Spermatozoen,* kurz *Spermien* genannt, Abb. 6.111). Sie werden im Gegensatz zu den Eizellen (S. 107) im Laufe des Lebens immer wieder neu gebildet. Ein Spermium ist ein einzelliges, rund 60 μm langes Gebilde, bestehend aus Kopf, Mittelstück und Schwanz. Der geißelförmige Schwanz führt lebhafte *Eigenbewegungen* aus.

Vom Hoden aus gelangen die Samenfäden in den *Nebenhoden* (Epididymis), wo sie mit einem bestimmten Sekret vermischt werden. Der Nebenhoden ist ein kleines, längliches Organ, das dem Hoden aufsitzt und aus zahlreichen Kanälchen besteht. Aus ihnen geht der Nebenhodengang hervor (Abb. 6.110), der sich nach oben in den Samenleiter fortsetzt. Die Samenfäden werden zunächst im Nebenhoden gespeichert – sein

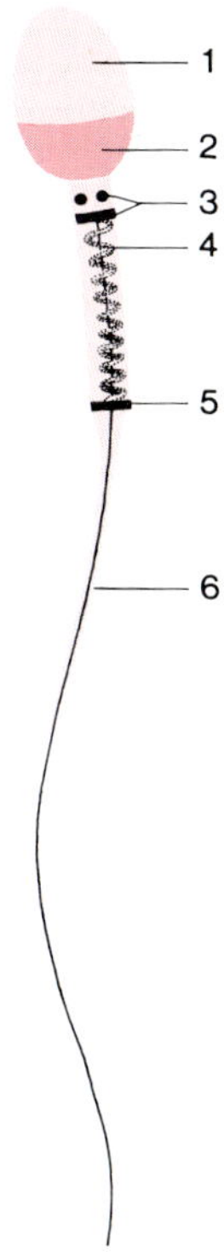

Abb. 6.111 Zeichnung einer stark vergrößerten Samenzelle: 1 Kopfkappe, 2 Becherhülse, 3 Kopfscheibe und Querscheibe, 4 Spiralfaden des Mittelstücks, 5 Schlußring, 6 Schwanz. (Aus: FALLER, A.: Der Körper des Menschen. 11. Auflage, Thieme, Stuttgart 1988.)

Gangsystem dient als *Samenspeicher* –, und beim Samenerguß (Ejakulation) werden sie (200 bis 500 Millionen pro Samenerguß) in den Samenleiter und weiter durch die Harnröhre befördert.

Samenleiter, Bläschendrüsen und Vorsteherdrüse

Der *Samenleiter* (Ductus deferens, Abb. 6.110) bildet gemeinsam mit anderen Strukturen, nämlich Blutgefäßen, Lymphgefäßen, Nerven, Muskeln und mehreren Hüllen, den *Samenstrang* (Abb. 6.50, 6.109), verläuft entgegen der Richtung des Deszensus innerhalb des Hodensacks nach oben und dann durch den Leistenkanal hindurch in den Bauchraum bzw. ins kleine Becken zur Seitenwand der Harnblase. Neben der Harnblase mündet jeweils der Ausführungsgang der beiden *Bläschendrüsen* (Samenblasen, Vesiculae seminales) in den rechten bzw. linken Samenleiter. Die zwischen Harnblase und Mastdarm gelegenen Bläschendrüsen stellen längliche Gebilde aus stark gewundenen Schläuchen dar. In ihrem weiteren Verlauf durchsetzen beide Samenleiter die *Vorsteherdrüse* (Prostata) und münden unmittelbar danach in den Anfangsteil der Harnröhre, wo sich außerdem die zahlreichen Mündungen der Prostataausführungsgänge befinden. Die Vorsteherdrüse ist ein kompliziert gebautes Organ – beim Erwachsenen etwa von der Größe einer Kastanie –, das den Anfangsteil der Harnröhre umgibt. Diese stellt nicht nur den unteren Harnweg dar, sondern ist gleichzeitig Ausführungsgang der männlichen Keimdrüsen.

Wie die Nebenhoden so bilden auch die Bläschendrüsen, die Vorsteherdrüse und kleine Drüsen der Harnröhre ein Sekret (Samenflüssigkeit), das sich mit den Samenfäden vermischt. Samenfäden und Samenflüssigkeit ergeben zusammen den *Samen* (das *Sperma*), eine weißlichtrübe Flüssigkeit, die beim Samenerguß in einer Menge von 3 bis 5 ml durch die Harnröhre abgegeben wird. 1 ml Sperma enthält rund 100 Millionen Samenfäden. Der Samenerguß wird ebenso wie die Erektion durch Reizung der Eichel oder durch psychische Faktoren verursacht. Er kann im Schlaf auftreten (Pollution), durch Onanie (Masturbation, Selbstbefriedigung) ausgelöst werden oder kommt während des Geschlechtsverkehrs zustande. Dringen die Spermien in die Scheide ein, so werden sie hier durch die alkalische Samenflüssigkeit vor dem sauren Scheidensekret geschützt. Sie erreichen auf Grund ihrer Eigenbewegungen und durch Saugwirkung am äußeren Muttermund (s. u.) ein paar Stunden nach dem Beischlaf von der Scheide aus über die Gebärmutter den Eileiter und bleiben in den weiblichen Geschlechtsorganen 24 bis 36 Stunden befruchtungsfähig. Meist im Eileiter erfolgt beim Zusammentreffen eines Samenfadens mit der nur 6 bis 12 Stunden befruchtungsfähigen Eizelle die Befruchtung.

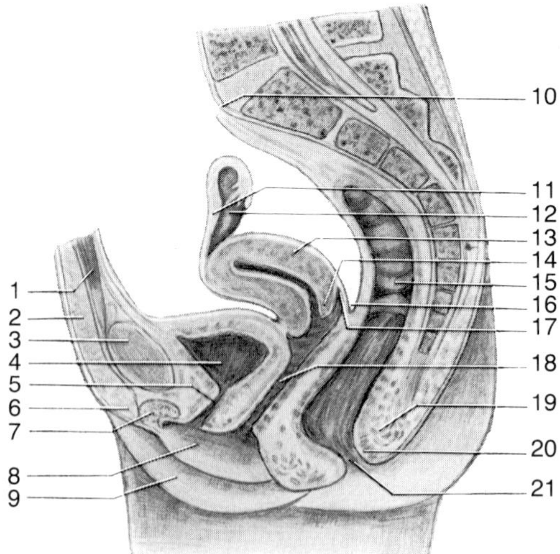

Abb. 6.112 Weibliche Beckenorgane: 1 Bauchmuskulatur, 2 Fettgewebe, 3 Schamfuge, 4 Harnblase, 5 Harnröhre, 6 Schamberg, 7 Schwellkörper des Kitzlers, 8 kleine Schamlippe, 9 große Schamlippe, 10 Promontorium, 11 Eileiter, 12 Eierstock, 13 Gebärmutterkörper, 14 Halsteil der Gebärmutter, 15 Mastdarm, 16 DOUGLASscher Raum, 17 hinteres Scheidengewölbe, 18 Scheide, 19 äußerer Schließmuskel des Afters, 20 innerer Schließmuskel des Afters, 21 After.

4.9.2 Weibliche Geschlechtsorgane

Wir unterscheiden *äußere* weibliche Geschlechtsorgane (Vulva, Abb. 6.112):

1. die beiden großen Schamlippen und der Schamberg,
2. die beiden kleinen Schamlippen und der Kitzler,
3. die Schamspalte und der Scheidenvorhof,

und *innere* Geschlechtsorgane (Abb. 112):

1. die Scheide,
2. die Gebärmutter,
3. die beiden Eileiter,
4. die beiden Eierstöcke.

Äußere Geschlechtsorgane

Die großen Schamlippen und der Schamberg

Die beiden großen Schamlippen entsprechen entwicklungsgeschichtlich dem Skrotum des Mannes. Sie stellen fettgepolsterte Hautfalten dar, die im hinteren Anteil durch eine Hautbrücke miteinander verbunden sind und nach oben im Bereich der Symphyse in den Schamberg (Mons pubis) übergehen. Die Vorwölbung des Schamberges ist durch das auch hier reichlich vorhandene subkutane Fettgewebe bedingt. Er trägt von der Pubertät an eine *Schambehaarung* (Pubes), die nach oben waagrecht begrenzt ist – beim Mann setzt sich die Behaarung dagegen in der Mittellinie bis zum Nabel fort – und die nach unten auf die Außenseite der großen Schamlippen übergreift. Die aneinanderliegenden Hautbezirke der großen Schamlippen sind ebenso wie die kleinen Schamlippen unbehaart (die Schamlippen werden auch Labien genannt).

Die kleinen Schamlippen und der Kitzler

Zwischen den großen Schamlippen liegt ein 2. Paar von Hautfalten, nämlich die zarteren kleinen Schamlippen, die von den ersteren normalerweise völlig oder fast völlig bedeckt und erst nach deren Spreizung sichtbar werden. Diese Verhältnisse bestehen schon beim Neugeborenen (eines der Reifezeichen, während beim Frühgeborenen die kleinen Labien noch nicht von den großen überragt werden). An den Seiten und nach hinten gehen die kleinen Schamlippen in die großen über, vorn treffen die beiden Falten der kleinen Schamlippen unter spitzem Winkel zusammen und umfassen ein kleines, gliedartiges Gebilde, den nerven- und gefäßreichen, mit Schwellkörpern versehenen, erektionsfähigen Kitzler (Klitoris, Abb. 6.52). Er entspricht entwicklungsgeschichtlich dem männlichen Glied und besitzt wie dieses eine Eichel (Glans) und eine Vorhaut (Präputium). Die Vorhaut umgibt den Kitzler nur symphysenwärts und läßt die Eichel frei.

Die Schamspalte und der Scheidenvorhof

Während der spaltförmige Raum zwischen den großen und kleinen Schamlippen beider Seiten als Schamspalte (Rima pudendi) bezeichnet wird, wird der erst nach der Entfaltung der Schamspalte sichtbare, zwischen den beiden kleinen Schamlippen liegende Raum Scheidenvorhof (Vestibulum vaginae) genannt. Er reicht nach vorn bis an die Klitoris und grenzt hinten an den *Damm*. Dieser stellt eine Gewebsbrücke zwischen Scheidenvorhof und After dar (Abb. 6.52). Im Scheidenvorhof finden sich eine Reihe von Öffnungen: Hier mündet in der Nähe mehrerer *Drüsenausführungsgänge* die *Harnröhre* (im vorderen Abschnitt des Scheidenvorhofs); unmittelbar dahinter liegt der *Scheideneingang*. Er wird beim Mädchen von einer meist sichelförmigen, dünnen Haut, dem *Jungfernhäutchen* (Hymen) eingeengt.

Innere Geschlechtsorgane

Scheide

Die Scheide (Vagina, Abb. 6.112, 6.113, 6.127) ist eine im Erwachsenenalter etwa 8 bis 9 cm lange Verbindung zwischen Scheidenvorhof und Gebärmutter, liegt hinter der Harnblase bzw. Harnröhre und vor dem Mastdarm und stellt einen in schräger Richtung nach hinten, oben durch den Beckenboden verlaufenden, äußerst dehnungsfähigen, bindegewebig-muskulösen Schlauch dar, der von Schleimhaut ausgekleidet ist. Die einzelnen Schichten sind folgendermaßen angeordnet: Außen befindet sich Bindegewebe, es folgt eine Schicht glatter Muskulatur, innen (zur Lichtung hin) liegt die Schleimhaut, die ein Plattenepithel besitzt und eine größere Zahl querverlaufender Falten aufweist. Sie ist beim Kind sehr zart und wenig widerstandsfähig; bei der Frau ist sie stärker entwickelt, und das Plattenepithel ist jetzt zum Teil verhornt. Entzündungserregende Keime können schwer eindringen. Außerdem wird die Ansiedlung von pathogenen (krankmachenden) Bakterien in der Scheide durch den hier von der Pubertät an vorhandenen Säuregehalt (pH = 4) erschwert. Der Säureschutz wird durch die *Döderleinschen Scheidenbakterien* (Laktobazillen) hervorgerufen. Sie gehören wie die Bifidusbakterien (S. 276) zu den Säurebildnern und verwandeln das unter hormonalem Einfluß vom Scheidenepithel gelieferte Glykogen in Milchsäure (Milchsäuregärung durch die Laktobazillen der Scheide).

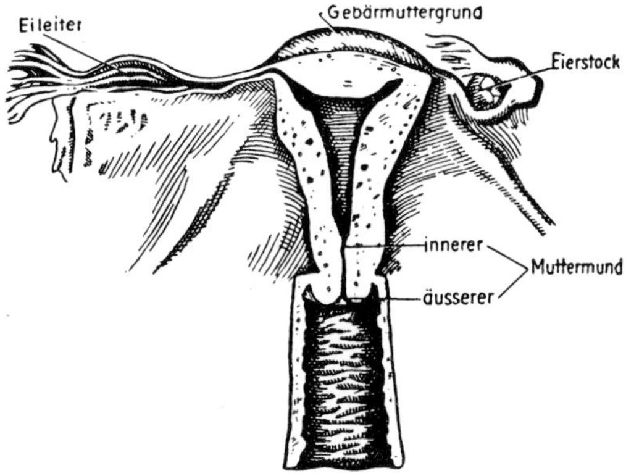

Abb. 6.113 Innere weibliche Geschlechtsorgane (rechter Eileiter eröffnet).

Der obere Teil der Vagina wird *Scheidengewölbe* genannt und umgreift das untere Ende der Gebärmutter. Dadurch entsteht ein vorderes und ein hinteres Scheidengewölbe.

Gebärmutter

Die Gebärmutter (Uterus, Abb. 6.112, 6.113, 6.127), ein birnenförmiger, dickwandiger Hohlmuskel, liegt im kleinen Becken und grenzt vorn an die Harnblase und hinten an den Mastdarm.

Bei der Frau ist die Gebärmutter durchschnittlich 8 cm lang. Wir unterscheiden an diesem Organ 3 Teile: den unten gelegenen *Halsteil* (Zervix), das *Zwischenstück* (Isthmus, Gebärmutterenge oder unteres Uterinsegment) und den *Körper* (Corpus). Der untere, in das Scheidengewölbe hineinragende, zapfenförmige Abschnitt des Halsteiles wird *Portio* genannt, der oberhalb der Einmündung der beiden Eileiter in den Uterus liegende Teil des Gebärmutterkörpers wird als *Grund* (Fundus) bezeichnet. Während der Halsteil und die Gebärmutterenge schräg nach vorn, oben gerichtet sind, ist der sich anschließende Körper gegen die beiden zuerst genannten Gebärmutterabschnitte leicht nach vorn stumpfwinklig abgeknickt *(Anteflexion)*. Infolgedessen ruht die Vorderwand des Gebärmutterkörpers auf der Harnblase.

Die Gebärmutter als Ganzes ist unten schmal und oben breit. Auch die von der Uteruswand umschlossene *Gebärmutterhöhle* ist unten eng und verbreitert sich nach oben zu. Im Bereich des Gebärmutterkörpers hat sie die Form eines Dreiecks mit abwärts gerichteter Spitze. Diese geht am sog. *inneren Muttermund* nach unten in den röhrenförmigen, engen Kanal der Gebärmutter-„enge" und weiter in den des Halsteils der Gebärmutter über. (Der Isthmuskanal, nicht aber der Kanal im Halsteil, entfaltet sich in der Frühschwangerschaft; der Isthmus bildet dann zusammen mit dem Gebärmutterkörper den *Fruchthalter*.) Die unten an der Portio gelegene Mündung des Halskanals in das Scheidengewölbe wird *äußerer Muttermund* genannt. Er ist grübchenförmig, nach der ersten (vaginalen) Entbindung verwandelt er sich in einen quergestellten Spalt. Insgesamt besitzt die Gebärmutter 3 Öffnungen: den äußeren Muttermund und die beiden Eingänge in die Eileiter.

Die Gebärmutterwand besteht aus 3 Schichten:

1. Die an die Gebärmutterhöhle angrenzende Schicht, eine drüsenreiche, zum Teil Flimmerzellen enthaltende Schleimhaut, heißt *Endometrium*.
2. Die mittlere Schicht ist sehr kräftig und besteht aus glatter Muskulatur *(Myometrium)*.
3. Nach außen folgt der Bauchfellüberzug *(Perimetrium)*, der allerdings an einigen Stellen der Gebärmutterenge und des Halsteils fehlt.

Rechts und links neben der Gebärmutter bildet das Bauchfell eine Doppelfalte, die sich in breiter Ausdehnung bis zur seitlichen Beckenwand fortsetzt und *breites Mutterband* genannt wird. Mit seinem oberen Rand (d. h. im Bereich der Umschlagstelle der Doppelfalte) umschließt es die Eileiter und etwas unterhalb davon auch die Eierstöcke. Zwischen den beiden Blättern der breiten Bauchfellfalte befinden sich u. a. Blutgefäße, Nerven, glatte Muskelfasern und Bindegewebe. Dieses in der Nachbarschaft der Gebärmutter zwischen den beiden Bauchfellblättern gelegene und praktisch bis zum Beckenboden reichende Gewebe wird als *Parametrium* bezeichnet. In ihm liegen Verstärkungsbänder, die zusammen mit dem Beckenboden den *Halteapparat* der Gebärmutter darstellen. Diese Bänder sind nicht starr, sondern sorgen für eine „bewegliche Befestigung"; sie sollen einerseits krankhafte Lageveränderungen der Gebärmutter verhindern, andererseits ermöglichen sie die Verlagerung und enorme Größenzunahme des Organs während der Schwangerschaft. 2 der Haltebänder ziehen beiderseits von der Gebärmutterhinterfläche in leichtem Bogen nach hinten und setzen am Mastdarm und vor allem am Kreuzbein an *(Kreuzbeingebärmutterbänder)*. Ein weiteres paarig angelegtes Band ist das *runde Mutterband*. Es beginnt an der rechten bzw. linken Seite der Gebärmuttervorderfläche unterhalb der Einmündungsstelle der Eileiter (Tubenwinkel), verläuft in der erwähnten Doppelfalte des Bauchfells zunächst bogenförmig nach vorn abwärts, zieht dann durch den Leistenkanal hindurch – in dieser Beziehung ähnelt es dem Samenleiter – und setzt am Schambein, am Schamberg und an den großen Schamlippen an. (Auf der Abb. 6.113 ist der zwischen Gebärmutterseitenfläche und Eileiter gelegene Teil des breiten Mutterbandes eingezeichnet; außerdem ist auf der Abbildung ein innerhalb dieser breiten Bauchfellfalte beiderseits vom Tubenwinkel aus schräg abwärts ziehender Strang zu erkennen, der dem runden Mutterband entspricht.)

Eileiter

Der Eileiter (Tube, Abb. 6.112, 6.113) ist ein im Erwachsenenalter etwa 9 bis 16 cm langer Schlauch von unterschiedlicher Weite und liegt im kleinen Becken. Die oben erwähnten *Tubenwinkel*, die Abgangsstellen der Eileiter von der Gebärmutter, befinden sich direkt unterhalb des Gebärmuttergrundes. Hier stehen die beiden Eileiter mit der rechten bzw. linken oberen Ecke der Gebärmutterhöhle durch eine feine Öffnung in Verbindung. Sie verlaufen dann in seitlicher Richtung in der gerade beschriebenen Bauchfellfalte (breites Mutterband) – und zwar an deren oberer Kante entlang – zum Eierstock, wo sie mit einer im Vergleich zum Tubenwinkel viel weiteren, trichterförmigen Mündung enden. Diese weist einen Kranz fransenartiger Fortsätze auf. Die Tube umgreift den Eierstock, und die Fransen suchen an seiner Oberfläche jeweils diejenigen Stellen auf, an der die Eiabgabe zu erwarten ist (Eiabnahmemechanismus). Das von den Fransen aufgefangene Ei wird durch den Eileiter hindurch in die Gebärmutterhöhle befördert. Der Eileiter stellt also die Verbindung zwischen Eierstock und Gebärmutter her. Zu bemerken ist noch, daß das fransentragende Ende des Eileiters nicht durch einen Bauchfellüberzug abgeschlossen ist, d. h. der Eileiter mündet in die freie Bauchhöhle. Diese ist demnach über Eileiter, Gebärmutter und Scheide direkt mit der Außenwelt verbunden. Eine von außen bis zur Bauchhöhle aufsteigende Infektion ist wegen des sauren Milieus in der Scheide und anderer Sicherungen selten. Beim männlichen Geschlecht ist die Bauchhöhle in sich geschlossen, an keiner Stelle besitzt das Bauchfell eine Öffnung nach außen.

Die Wand der Eileiter ist im Prinzip ähnlich aufgebaut wie die der Gebärmutter. Der Eileiter ist ebenso wie die Gebärmutter von einer Schleimhaut ausgekleidet, die Drüsenzellen und Flimmerepithelien besitzt. Der Flimmerschlag ist in den genannten Organen nach außen (scheidenwärts) gerichtet. Für den Eitransport innerhalb des Eileiters sind die Flimmerhaare von untergeordneter Bedeutung, weit wichtiger sind die peristaltischen Zusammenziehungen der glatten Muskulatur, die die mittlere Schicht des Eileiters darstellt. Außen befindet sich die schon mehrfach erwähnte Bauchfellfalte des breiten Mutterbandes.

Eierstock

Eierstöcke und Eileiter werden unter der Bezeichnung *„Anhangsgebilde der Gebärmutter“ (Adnexe)* zusammengefaßt. Alle diese Organe, also auch die Eierstöcke (Ovarien, Einzahl: Ovar, Abb. 6.112, 6.113, 6.114), liegen im kleinen Becken. Wie die Eileiter so sind auch die Eierstöcke von der Doppelfalte des breiten Mutterbandes umgeben und durch seine Vermittlung an der seitlichen Beckenwand befestigt. Die Eierstöcke, die weiblichen Keimdrüsen, sind bei der Frau etwa walnußgroß.

Sie bilden die weiblichen *Geschlechtshormone* und die weiblichen *Keimzellen.*

Beide Eierstöcke zusammen enthalten in jedem Alter, auch schon beim neugeborenen Mädchen

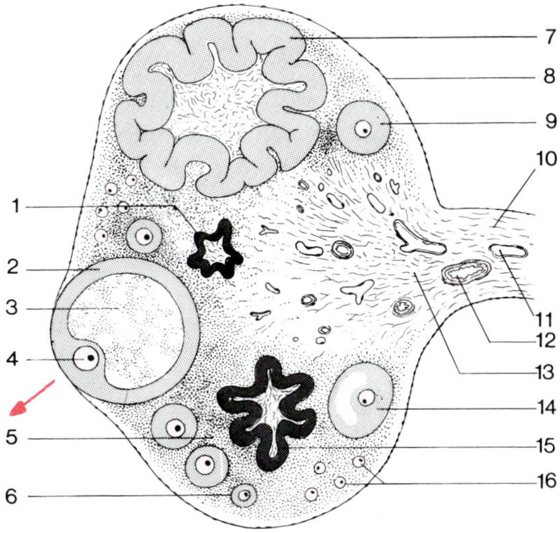

Abb. 6.114 Vergrößerter Schnitt durch einen Eierstock (er zeigt alle möglichen beobachtbaren Bildungen gleichzeitig): 1 rückgebildetes Eibläschen (atretischer Follikel), 2 reifes („sprungreifes“) Eibläschen (GRAAFscher Follikel), 3 Follikelflüssigkeit, 4 Eizelle im Ei-bergenden Hügel, 5 Gewebe der Rindenschicht, 6 erste Anlage eines Follikels (Primärfollikel), 7 Gelbkörper (Corpus luteum, nach dem Follikelsprung aus dem leeren Follikel entstanden), 8 Oberflächenepithel („Keimepithel“), 9 Sekundärfollikel, 10 Bauchfellfalte, 11 Vene, 12 Arterie, 13 Gewebe der Markschicht, 14 in Bildung begriffenes reifes Eibläschen (Tertiärfollikel), 15 Narbe eines rückgebildeten Gelbkörpers, 16 Ureizellen (Oogonien). (Aus: FALLER, A.: Der Körper des Menschen. 11. Auflage, Thieme, Stuttgart 1988.)

rund 400000 Keimzellen, zunächst in Form der *Ureizellen (Oogonien).* Eine Neubildung von Keimzellen findet nach der Geburt kaum noch statt. Im Laufe des Lebens, und zwar nur im gebärfähigen Alter (zwischen Menarche und Menopause) gelangt ein kleiner Teil der Ureizellen (etwa 400, d. h. alle 28 Tage eine Zelle) zur Reife. Während des Reifungsprozesses entsteht aus der Ureizelle ein Gebilde, das die heranreifende Eizelle enthält *(Follikel),* und zwar zunächst der Primärfollikel (dabei ist die Eizelle von einem einzelligen Kranz von Follikelepithel umgeben), dann der ein mehrschichtiges Follikelepithel enthaltende Sekundärfollikel und schließlich der Tertiärfollikel, der eine Höhlung aufweist (Bläschenfollikel, Eibläschen). Auf dem Durchschnitt eines Eierstocks erkennt man zahlreiche dieser verschieden großen Follikel (Abb. 6.114). Der größte („sprungreife“) Follikel *(Graafscher Follikel)* liegt dicht unter der Oberfläche des Eierstocks. Die nach dem Platzen des

Bläschens (nach dem „Follikelsprung") austretende, befruchtungsfähige Eizelle (Durchmesser 0,12 mm) wird, wie beschrieben, von den Fransen des Eileiters aufgefangen und zur Gebärmutterhöhle transportiert, während der nunmehr leere Follikel in eine Hormondrüse, den *Gelbkörper (Corpus luteum)* umgewandelt wird und das *Gelbkörperhormon (Corpus-luteum-Hormon, Progesteron* oder *Gestagen)* produziert. Hat sich die Eizelle mit einer männlichen Keimzelle vereinigt – das geschieht meist auf ihrem Weg durch den Eileiter –, so erfolgt etwa eine Woche später die *Einnistung* des Keimes in die Gebärmutterschleimhaut. Schon vorher hat sich die befruchtete Eizelle durch Teilungsvorgänge weiterentwikkelt, und ein neues Leben entsteht.

4.10 Harnsystem

Harn- und Geschlechtsapparat stehen nicht nur entwicklungsgeschichtlich, sondern auch anatomisch in enger Beziehung zueinander. Teile aus beiden Organsystemen werden von derselben Anlage gebildet und die Ausführungsgänge des Harn- und Geschlechtssystems sind beim männlichen Geschlecht in ihrem Endabschnitt identisch. Die Organe des Harn- und Geschlechtsapparates werden deshalb auch unter der Bezeichnung „Urogenitaltrakt" *(Harn- und Geschlechtssystem)* zusammengefaßt. In ihren Aufgaben unterscheiden sie sich aber ganz wesentlich voneinander. Während das Harnsystem, wie fast alle Organe des menschlichen Körpers, dazu dient, das Leben des betreffenden Individuums zu erhalten, sind die Organe des Geschlechtssystems für die Lebenserhaltung des Einzelwesens nicht notwendig; statt dessen sind sie für den Fortbestand des Menschengeschlechts zuständig.

Zum Harnsystem gehören (Abb. 6.115, 6.116):

1. die beiden Nieren mit den Nierenbecken,
2. die beiden Harnleiter,
3. die Harnblase,
4. die Harnröhre.

Der Harn *(Primärharn)* wird im harnausscheidenden Teil der Nieren gebildet und erfährt im harnableitenden Teil der Nieren noch wesentliche Veränderungen (S. 248). Auf diese Weise

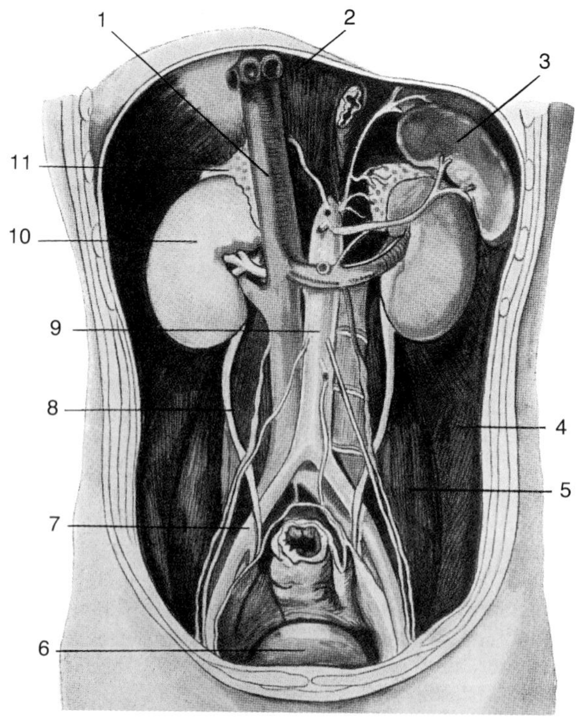

Abb. 6.115 Hinterwand des Bauchraumes mit Harnorganen: 1 untere Hohlvene, 2 Zwerchfell, 3 Milz, 4 Darmbeinmuskel, 5 Lendenmuskel, 6 Harnblase, 7 Hüftschlagader, 8 Harnleiter, 9 Bauchaorta, 10 Niere, 11 Nebenniere.

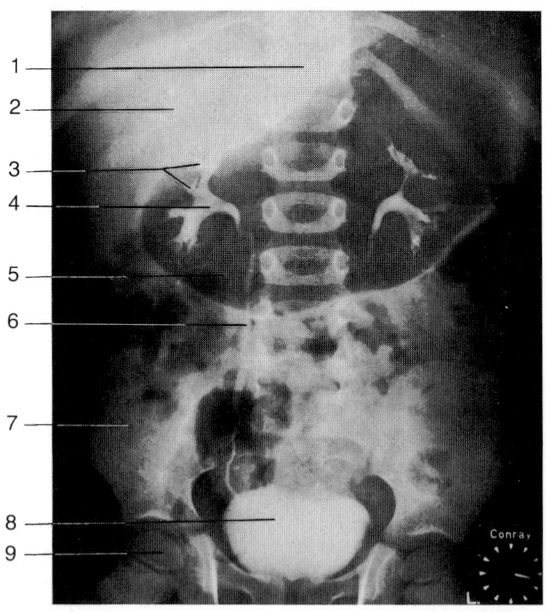

Abb. 6.116 Röntgenaufnahme (Ausscheidungsurogramm) nach Füllung des Magens mit Flüssigkeit (17 Minuten nach intravenöser Injektion des Kontrastmittels, 4½jähriger Junge): 1 12. Brustwirbel, 2 12. Rippe, 3 Nierenkelche, 4 Nierenbecken, 5 Magenfüllung, 6 Harnleiter, 7 Darmbeinschaufel, 8 Harnblase, 9 Oberschenkelkopf.

entsteht der *Endharn.* In den eigentlichen ableitenden Harnwegen, nämlich im Nierenbecken (mit seinen Kelchen), im Harnleiter, in der Blase und der Harnröhre ändert sich die Zusammensetzung des Harns nicht mehr; diese Abschnitte des Harnapparats stellen lediglich ein unterschiedlich weites Röhrensystem dar, das dem Weitertransport und der Entleerung des Endharns dient.

4.10.1 Bau und Lage der Harnorgane

Niere

Die beiden Nieren (Niere = Ren, Abb. 6.115, 6.116) liegen im Bereich der unteren Brust- und oberen Lendenwirbelsäule – die rechte Niere meist etwas tiefer als die linke – an der Hinterwand des Bauchraums. Da das Bauchfell (das Peritoneum) vorn über die Niere hinwegzieht und diese nicht umhüllt, liegt sie definitionsgemäß außerhalb der Bauchhöhle, d. h. extraperitoneal, s. S. 261. (Eine krankhafte Senkung der Niere wird als Wanderniere bezeichnet.)

Die Niere ist beim Erwachsenen etwa 11 cm lang. Beim Neugeborenen und jungen Säugling steht sie normalerweise tiefer als beim älteren Kind und Erwachsenen, ist relativ groß und kann oft – besonders beim Neugeborenen – durch die Bauchdecken hindurch getastet werden. Das Organ hat eine charakteristische, allgemein bekannte Form (bohnenförmig, „nierenförmig"): die seitliche (laterale) Fläche der Niere ist gewölbt (konvex), die zur Wirbelsäule zeigende Fläche ist dagegen ausgehöhlt (konkav). Hier befindet sich die Ein- bzw. Austrittsstelle für Blutgefäße, Lymphgefäße, Nerven und für den Harnleiter. Sie wird, wie die entsprechende Stelle der Leber und der Lungen, Hilus genannt *(Nierenpforte).* Außerdem unterscheiden wir an der Niere einen oberen und einen unteren Pol. Dem oberen Pol sitzt beiderseits kappenartig die *Nebenniere* auf.

Ganz außen ist die Niere von einer *Fettkapsel* umgeben, nach innen folgt die derbe bindegewebige *Nierenkapsel.* Beide halten zusammen mit einigen anderen Strukturen die Niere in ihrer normalen Lage. Das Nierengewebe selbst ist von braunroter Farbe. Ein Schnitt durch die Niere (Abb. 6.117) läßt zwei verschiedene Schichten erkennen, eine äußere, direkt unter der Nierenkapsel liegende, gekörnte Rindenschicht *(Nierenrinde)* sowie eine zwischen der Nierenrinde und dem Nierenbecken gelegene, gestreift erscheinende Markschicht *(Nierenmark).*

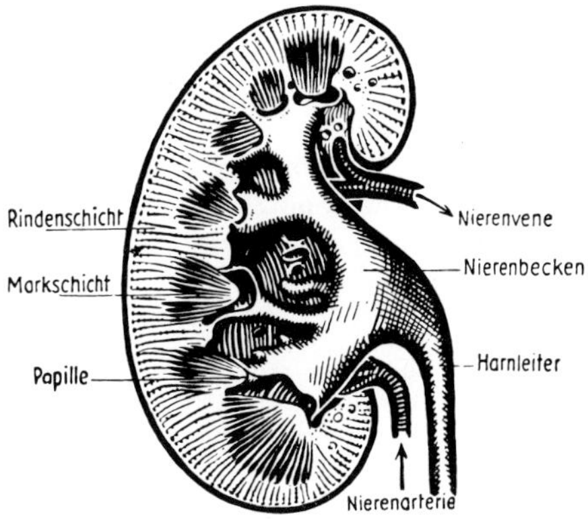

Abb. 6.117 Schnitt durch die Niere (s. auch Abb. 6.116).

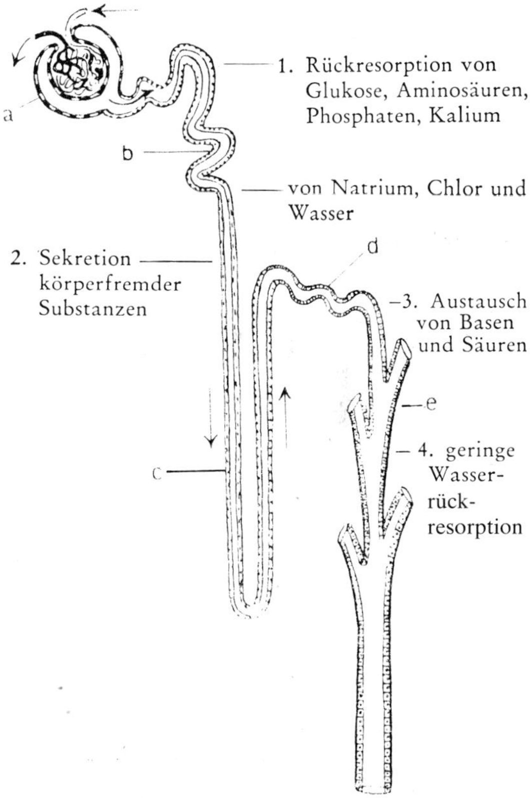

Abb. 6.118 Schematische Darstellung eines Nephrons (Nierenfeinbau, vergrößert): **a** Gefäßknäuel (Glomerulus) mit BOWMANscher Kapsel, **b** gewundenes Harnkanälchen, **c** absteigender (↓) und aufsteigender (↑) Schenkel der HENLEschen Schleife, **d** Schaltstück, **e** Sammelröhrchen.

Die mit bloßem Auge gerade erkennbaren roten Körnchen der Nierenrinde sind die für die Harnausscheidung so wichtigen **Nierenkörperchen** (Abb. 6.118). Jedes Nierenkörperchen besteht aus einem Gefäßknäuel (Glomerulus) und einer das Knäuel umgebenden Kapsel *(Bowmansche Kapsel)*. Jeder *Glomerulus* besitzt ein zuführendes und ein abführendes Gefäß, beides sind *Arterien*. Das zwischen ihnen liegende, aus Kapillarschlingen bestehende, netzförmige Gefäßknäuel – der Glomerulus also – kommt durch Verzweigung der zuführenden Arterie in immer feinere Äste zustande.

Die aus diesem ersten Kapillarnetz austretende Flüssigkeit stellt den Primärharn dar.

Die Kapillarschlingen des Glomerulus vereinigen sich zu größeren Ästen, bis schließlich eine einzige abführende Arterie den Glomerulus verläßt. Von hier aus fließt das Blut anderen Stellen des Nierengewebes zu (s. u.),

wo sich ein zweites Kapillarnetz ausbildet und der Stoffaustausch einschließlich des Gasaustauschs erfolgt.

Erst jenseits dieses 2. Kapillargebietes gehen aus den Haargefäßen allmählich immer größere Venen hervor, die ihr Blut über die Nierenvene der unteren Hohlvene zuleiten. Es existiert im großen Kreislauf noch ein anderer Gefäßabschnitt, in dem 2 Kapillargebiete hintereinandergeschaltet sind: bei der Besprechung des Pfortaderkreislaufs ist darauf hingewiesen worden. Allerdings handelt es sich im Falle des Pfortaderkreislaufs im Gegensatz zu den Glomeruli der Niere nicht um ein arterielles, sondern um ein dem 1. Kapillargebiet (den Kapillaren des Darmes usw.) *nachfolgendes, venöses* Kapillarnetz.

Der Glomerulus ist, ähnlich wie der Herzmuskel, die Lunge und viele Baucheingeweide, in einen dünnen „Sack" eingestülpt. Durch die Einstülpung wird aus dem „Sack" die doppelwandige *Bowmansche Kapsel.* Zwischen den beiden Kapselblättern liegt ein spaltförmiger Raum (Kapselraum). Das innere Blatt steht in direktem Kontakt mit der Wand der Glomeruluskapillaren. Durch die dünne Kapillarwand und das dünne innere Kapselblatt hindurch gelangen Teile der Blutflüssigkeit bei der Bildung des Primärharns in den Kapselraum. Das äußere Blatt der Kapsel ist als becherförmig erweiterter Anfang des harnableitenden und -umwandelnden Kanälchensystems (Tubulusapparat) aufzufassen. Dieses verbindet den Kapselraum mit dem Nierenbecken.

Der Primärharn wird auf seinem Weg vom Kapselraum über die Harnkanälchen (Nierentubuli) zum Nierenbecken in den endgültigen Harn (Endharn) umgewandelt.

An diesen Austauschvorgängen im Bereich der Harnkanälchen ist das 2. Kapillarsystem der Nierengefäße (s. o.) wesentlich beteiligt; es versorgt außerdem die Harnkanälchen mit Nährstoffen.

Der vom Kapselraum abgehende 1. Teil des **Tubulusapparats** (Abb. 6.118) bildet mehrere Windungen und wird als *„gewundenes Harnkanälchen"* bezeichnet. Es geht in ein gerades Harnkanälchen über, das in die Marksubstanz eindringt und teils bis in unmittelbare Nähe des Nierenbeckens absteigt *(absteigender Schenkel der Henleschen Schleife),* dann haarnadelförmig umbiegt und geradlinig zur Nierenrinde in die Nähe seines zugehörigen Nierenkörperchens zurückkehrt *(aufsteigender Schenkel der Henleschen Schleife).* Das sich anschließende Harnkanälchen zeigt wiederum einen gewundenen Verlauf. Dieses sog. *Schaltstück* verbindet sich mit einem *Sammelröhrchen,* in das noch weitere Schaltstükke, die zu anderen Nierenkörperchen gehören, einmünden.

Jedes Nierenkörperchen (Gefäßknäuel mit Kapsel) und das davon ausgehende Kanälchensystem bis zu seinem Schaltstück bildet eine funktionelle Einheit, die als *Nephron* bezeichnet wird.

Im weiteren Verlauf vereinigen sich mehrere Sammelröhrchen zu immer größeren Stämmen. Alle diese mehr oder weniger großen Sammelröhrchen ziehen in geradem Verlauf in Richtung zum Nierenbecken durch die Marksubstanz und verursachen gemeinsam mit den Schenkeln der HENLEschen Schleifen die eingangs erwähnte Streifenzeichnung des Nierenmarks. In der Rinde befinden sich dagegen außer den Nierenkörperchen im wesentlichen die *„gewundenen Harnkanälchen"* und die (ebenfalls gewundenen) Schaltstücke. Die genannten Rindenstrukturen liegen zum Teil auch zwischen den sogenannten Markkegeln, von denen im folgenden die Rede sein wird.

Eine Niere besitzt 15–20 *Markkegel (Pyramiden).* Etwa 10 der großen Sammelröhrchen münden getrennt voneinander auf der Spitze einer Pyramide, die zum Nierenbecken zeigt. Die Pyramidenspitze wird *Nierenpapille* (Abb. 6.117) genannt und ragt in das Nierenbecken hinein. Jede Nierenpapille wird von einem trichterförmigen Schlauch, dem *Nierenkelch,* umfaßt; alle Nierenkelche erweitern sich zu einem gemeinsamen

Raum, dem *Nierenbecken* (Pyelon). Die Nierenkelche fangen den aus den Poren (Sammelrohrmündungen) der Nierenpapillen abtropfenden (End)harn auf, von wo aus er zum Nierenbecken und weiter zum Harnleiter fließt.

Die Harnkanälchen einschließlich der Sammelröhrchen besitzen ein einschichtiges Epithel. Von den Kelchen an abwärts besteht die Wand der ableitenden Harnwege aus Übergangsepithel, glatter Muskulatur und Bindegewebe.

Harnleiter

Unter trichterförmiger Verengerung geht das Nierenbecken in den Harnleiter (Ureter, Abb. 6.115 bis 6.117), einen langen, muskulösen Schlauch, über, der hinter dem Bauchfell zur Blase zieht. Auf Grund seiner Muskulatur kann er *peristaltische Bewegungen* ausführen und sich dadurch aktiv an dem Weitertransport des Harns beteiligen. Dieser wird durch rhythmische Kontraktionen in kleinen Portionen in die Blase befördert, wo die beiden Harnleiter nach Durchbohrung der Blasenhinterwand münden. Durch die Blasenhinterwand verlaufen sie in schräger Richtung, so daß sie bei stärkerer Blasenfüllung abgeknickt werden; durch diesen Mechanismus wird ein Rückfluß (Reflux) des Harns aus der Blase in den Harnleiter und das Nierenbecken normalerweise verhindert.

Harnblase

Die Harnblase (Vesica urinaria, Abb. 6.75, 6.115, 6.116, 6.127) ist ein muskulöses Hohlorgan, dessen oberer Teil vom Bauchfell überzogen ist, während der untere Teil auf dem Beckenboden ruht. Sie liegt im kleinen Becken hinter der Symphyse, die sie beim älteren Kind und beim Erwachsenen nur in gefülltem Zustand überragt, beim jungen Kind dagegen befindet sich auch ein großer Teil der leeren Blase oberhalb der Symphyse, d. h. oberhalb des kleinen Beckens, und liegt der vorderen Bauchwand an. Bei stärkster Füllung kann die Blase in jedem Alter bis zum Nabel reichen. In extremen Fällen ist beim Erwachsenen nach längerer Retention (Harnverhaltung) ein Fassungsvermögen der Blase von rund 1500 ml beobachtet worden.

Unter normalen Umständen wird beim Erwachsenen bei einer Blasenfüllung von 300 bis 500 ml auf Grund der dann vorhandenen Wandspannung *Harndrang* ausgelöst. 2 *Schließmuskeln* (Sphinkteren) verhindern zunächst die *Harnentleerung* (Miktion – über die reflektorische Harnentleerung s. S. 250). Der eine besteht aus glatter Muskulatur und befindet sich am Übergang der Blase in die Harnröhre, der andere ist ein quergestreifter Muskel und umschließt die Harnröhre unterhalb dieser Stelle. Bei gleichzeitiger Zusammenziehung der Blasenmuskulatur (vom Kliniker *Detrusor* genannt) und Erschlaffung der Schließmuskeln – auch der Muskeln des Beckenbodens – wird der Harn durch die Harnröhre entleert.

Zur Beurteilung des Zusammenspiels all dieser Muskeln vor und während der Miktion dient die Urinflußmessung *(Uroflowmetrie)*, die Druckmessung in der Blase *(Zystomanometrie)* und die Messung der Aktionspotentiale in der Beckenbodenmuskulatur *(Beckenboden-EMG)*.

Harnröhre

Die Harnröhre (Urethra) mündet beim weiblichen Geschlecht vor dem Scheideneingang. Die männliche Harnröhre (s. auch S. 238) verläuft durch das Glied (den Penis), endet an seiner Spitze und besitzt 2 Krümmungen, was bei der Katheterisierung der Blase zu berücksichtigen ist. Die weibliche Harnröhre ist kürzer als die beim männlichen Geschlecht.

Dieser Längenunterschied ist für das häufigere Vorkommen von Harnwegsinfekten beim Mädchen jenseits des 6. Lebensmonats im Vergleich zum Jungen verantwortlich: die Bakterien können durch die kurze, weibliche Harnröhre relativ leicht in die Blase eindringen.

4.10.2 Aufgaben der Nieren

Die Niere ist ein lebensnotwendiges Organ,

sie ist das wichtigste *Ausscheidungsorgan* des menschlichen Körpers.

Zum Zeitpunkt der Geburt ist ihre Funktionsfähigkeit noch nicht voll entwickelt. Erst allmählich paßt sich die Niere des Neugeborenen den Aufgaben an, die vor der Geburt der Mutterkuchen übernommen hat. Das *Zentralnervensystem* und eine Reihe von *Hormonen* (das Adiuretin des Hypophysenhinterlappens, das Hormon der Nebenschilddrüsen sowie das Aldosteron der Nebennierenrinde) greifen regulierend in die Nierenfunktion ein.

Bei schweren Nierenmißbildungen oder -erkrankungen kann die Funktion so sehr beeinträchtigt sein, daß nach mehr oder weniger langer Krankheitsdauer der Tod eintritt. Andererseits vermag eine einzige Niere die sonst von beiden Nieren geleistete Arbeit zu bewältigen. Es ist allerdings nicht verwunderlich, daß eine gesunde Einzelniere größer ist, als es der Norm entspricht.

Die *Aufgaben* der Nieren bestehen darin,

1. das Blut von den sich ansammelnden Stoffwechselschlacken und anderen überflüssigen oder schädlichen Stoffen zu befreien,
2. für ein gleichbleibendes „inneres Milieu" des Körpers (eine konstante Zusammensetzung der Körperflüssigkeiten und in gewisser Beziehung auch der Zellen) zu sorgen (Konstanterhaltung von pH-Wert und osmotischem Druck).

Zu diesen Nierenfunktionen ist noch folgendes auszuführen.

Ausscheidung von Stoffwechselschlacken und Fremdstoffen

Hier sind besonders die Endprodukte des Eiweißstoffwechsels zu nennen (Harnstoff, Ammoniak, Harnsäure, Kreatinin u. a.), aber auch andere *Stoffwechselprodukte* und von außen zugeführte *Fremdstoffe,* z. B. die intravenös injizierten Nierenkontrastmittel, werden von der Niere ausgeschieden. Darauf beruht die röntgenologische Darstellung der Nieren und ableitenden Harnwege bei der Ausscheidungsurographie. Viele Substanzen (Phenolrot, Kreatinin usw.), von denen bekannt ist, daß sie in den Harn übertreten, werden auf Grund dieser Eigenschaft zu Nierenfunktionsprüfungen herangezogen.

Die Epithelzellen der Harnkanälchen können darüber hinaus – ähnlich wie die Leberzellen (allerdings in viel geringerem Maße) – gewisse Stoffe *„entgiften"* (z. B. durch Koppelung an Glukuronsäure wasserlöslich machen und mit dem Harn ausscheiden, s. auch S. 266).

Wahrung des „inneren Milieus"

Die Niere wacht darüber, daß im Innern des Körpers der pH-Wert und der osmotische Druck konstant bleiben; noch andere Organe und Faktoren sind an diesen wichtigen Aufgaben beteiligt (s. auch S. 95).

Je nach den Erfordernissen (Art der Ernährung, Menge der anfallenden sauren Stoffwechselprodukte usw.) wird von den Nieren ein schwach saurer, neutraler oder schwach alkalischer Harn gebildet, so daß im Körperinnern das Gleichgewicht zwischen sauren und basischen Substanzen nicht gestört wird und der *pH-Wert des Blutes* (die Blutreaktion) gleichbleibt.

Nicht nur die Art der im Harn vorhandenen Substanzen, sondern auch die Menge der darin gelösten Stoffe wird den Gegebenheiten genau angepaßt: durch die Produktion eines mehr oder weniger stark konzentrierten Harns ist die Konstanterhaltung des *osmotischen Drucks* der Körperflüssigkeiten gewährleistet. Die Niere spielt also eine wichtige Rolle im Mineral- und Wasserhaushalt.

Bei zu geringer Flüssigkeitszufuhr oder vermehrtem Wasserverlust (Schwitzen, Fieber usw.) sowie bei Blutverlusten wird nur wenig Harn mit einer hohen Salzkonzentration und einem entsprechend hohen spezifischen Gewicht abgesondert. Bei der Bildung dieses „hochgestellten" Harns müssen die Nieren eine erhebliche Konzentrationsarbeit leisten. Die *Konzentrationsfähigkeit* der Nieren kann im „Durstversuch" geprüft werden. Umgekehrt führt eine stärkere Flüssigkeitsaufnahme oder die Verabreichung harntreibender Mittel (z. B. Koffein) zur Ausscheidung einer größeren Menge verdünnten Harns mit geringer Salzkonzentration und einem geringen spezifischen Gewicht. Die *Verdünnungsfähigkeit* der Nieren kann nach Gabe einer größeren Portion Wasser oder Tee (Verdünnungsversuch) geprüft werden. Die absolute Menge der Salze und der übrigen Harnbestandteile kann im konzentrierten und im verdünnten Harn relativ gleich sein; im ersteren Falle sind die Substanzen natürlich in einer geringeren Wassermenge gelöst. Bei Störungen der Wasserausscheidung kommt es zu Ödemen (Wassersucht).

4.10.3 Mechanismus der Harnbereitung

Die Bildung des *Primärharns* und dessen Umwandlung in den endgültigen Harn *(Endharn)* ist ein komplizierter Mechanismus, der nur bei Kenntnis des Nierenfeinbaus zu verstehen ist. Die einzelnen Phasen der Harnbereitung sollen im folgenden getrennt dargestellt werden.

Bildung des Primärharns (glomeruläre Filtration)

Es ist dargelegt worden, daß Teile der Blutflüssigkeit aus den Kapillarschlingen der Glomeruli austreten und in den Kapselraum der Nierenkörperchen gelangen. Bei diesem Vorgang handelt es sich um eine Ultrafiltration, d. h. der im Glomerulus herrschende Blutdruck sorgt dafür, daß das Plasma mit allen echt gelösten Plasmabestandteilen die Kapillarwand durchdringt – die kolloidal gelösten Plasmaeiweißkörper werden von der Membran praktisch ganz zurückgehalten, und auch die Blutzellen bleiben fast vollständig im Gefäßsystem zurück.

Das *eiweißfreie Ultrafiltrat des Plasmas,* der *Primärharn* also, sammelt sich zunächst im Kapselraum der Nierenkörperchen an.

▶ Zur Bewältigung ihrer Aufgaben benötigt die Niere eine sehr große Blutmenge; etwa ein Fünftel der vom Herzen geförderten Blutmenge durchströmt die Nieren. Innerhalb eines Tages sind durch die rund 2 Millionen Glomeruli beider Nieren beim Erwachsenen etwa 1500 Liter Blut geflossen *(glomeruläre Durchblutung)* – es handelt sich hier natürlich nur um eine Rechengröße, einen Wert, den eine „eingebaute Wasseruhr" registrieren würde, sie würde immer wieder dasselbe zirkulierende Blut messen. Die Gesamtmenge des in der BOWMANschen Kapsel ankommenden Primärharns (das *glomeruläre Filtrat*) beträgt beim Erwachsenen pro Tag rund 150 Liter (bezüglich dieses Zahlenwertes gilt die gleiche Einschränkung wie bei der gerade gemachten Angabe über die glomeruläre Durchblutung), insgesamt scheidet der Erwachsene in 24 Stunden aber nur etwas weniger als $\frac{1}{100}$ dieser Menge als Endharn aus (annäherungsweise 1,5 l). Das bedeutet, daß täglich mehr als 99% des Wassers (im genannten Beispiel fast 149 l) auf dem Weg von den BOWMANschen Kapseln zum Nierenbeckenkelchsystem – übrigens zusammen mit manchen anderen Substanzen – von den Epithelien des Tubulusapparates rückresorbiert werden (s. u.). Die rückresorbierte Flüssigkeit erscheint immer und immer wieder als Plasma in den Glomeruli und folglich auch als Ultrafiltrat im Kapselraum. Diese Tatsache erklärt die riesige, im Laufe eines Tages abfiltrierte Primärharnmenge.

Diejenige Plasmamenge in ml, die beim Durchgang durch die Nieren innerhalb einer Min. nach Filtration und Rückresorption von einem bestimmten Stoff befreit wird, wird als *Clearance* (Reinigung, „Klärwert") bezeichnet. Es besteht folgende Beziehung:

$$\frac{\text{Clearance (d. h. Plasmamenge in ml/Min.)}}{\text{Harnmenge in ml/Min.}} = \frac{\text{Konzentration des betr. Stoffes im Harn}}{\text{Konzentration des betr. Stoffes im Plasma}}$$

Daraus ergibt sich zur Clearance-Berechnung die folgende Gleichung:

$$\text{Clearance} = \frac{\text{Harnmenge in ml/Min.} \times \text{Konzentration des betr. Stoffes im Harn}}{\text{Konzentration des betr. Stoffes im Plasma bzw. Serum}}$$

Zur Berechnung z. B. der *Kreatinin-Clearance* sind folgende Angaben erforderlich:

1. Die Menge des in einer bestimmten Zeit (z. B. 24 Stunden) gesammelten Urins in ml;
2. die Konzentration des Kreatinins im Harn;
3. die Konzentration des Kreatinins im Serum.

Bei bestimmten Clearance-Methoden muß die zu prüfende Substanz dem Patienten intravenös verabfolgt werden (z. B. Inulin bei der *Inulin-Clearance*). ◀

Der Primärharn wird während seiner Passage durch das Kanälchensystem durch 2 unterschiedliche Mechanismen verändert und so in den Endharn umgewandelt, nämlich durch Rückresorptions- und Sekretionsvorgänge. Darüber soll jetzt berichtet werden.

Tubuläre Rückresorption

Im Tubulusapparat findet die erwähnte *Rückresorption* von *Wasser* und *anderen Substanzen* statt (hauptsächlich Glukose, Aminosäuren, Phosphate, Kalium, Natrium und Chlor). Durch die tubuläre Rückresorption soll verhindert werden, daß dem Körper wichtige Stoffe verlorengehen. Um überhaupt die fast ausschließlich wasserlöslichen Stoffwechselprodukte und Fremdstoffe in den Nierenkörperchen abfiltrieren zu können, ist die riesige Wassermenge des Primärharns notwendig. Der Organismus ist immer wieder auf dieses Wasser angewiesen und muß es deshalb (ähnlich wie im Darm) rückresorbieren. Die Wasserrückresorption dient jedoch nicht ausschließlich dem Zweck, dem Körper das Wasser zu erhalten, sondern das Ausmaß dieser Rückresorption ist für die Regulierung des *osmotischen Drucks* von Bedeutung.

Da der Primärharn, abgesehen von den Eiweißkörpern, sämtliche Plasmabestandteile, also neben Schlacken und Fremdstoffen auch lebensnotwendige Substanzen enthält, ist eine gezielte Rückresorption erforderlich. (Diese muß zur Wahrung des „inneren Milieus" qualitativ und quantitativ genau abgestimmt sein.) Manche Stoffe werden überhaupt nicht rückresorbiert, die im Primärharn vorhandene Glukose wird dagegen praktisch 100%ig rückresorbiert und in den Blutstrom aufgenommen, so daß der Endharn normalerweise praktisch glukosefrei ist.

Wird jedoch ein bestimmter Schwellenwert im Blut (etwa 160–180 mg/100 ml Zucker) überschritten, so ist die Rückresorption der Glukose unvollständig, und die Zuckerprobe im Harn ist positiv (z. B. beim Diabetes mellitus und bei übermäßigem Genuß von Süßigkeiten).

Tubuläre Sekretion

Bestimmte Stoffe (z. B. Ammoniak und manche körperfremden Substanzen, wie das bei der Nierenfunktionsprüfung verwendete Phenolrot) werden von den Tubulusepithelien in die Lichtung der Harnkanälchen *sezerniert* (tubuläre Sekretion). Derartige Vorgänge spielen auch bei der Regulation des *Blut-pH-Wertes* eine Rolle (Sekretion bzw. Austausch von Säuren oder Basen).

Am Ende all dieser Austauschvorgänge (über die Lokalisation s. Abb. 6.118) ist aus dem Primärharn der eigentliche Harn (Endharn) geworden.

4.10.4 Harnentleerung

Der *1. Harn* wird beim Neugeborenen im allgemeinen kurz nach der Geburt, auf jeden Fall aber innerhalb der ersten 24 bis höchstens 48 Stunden entleert. In den ersten 2–3 Lebenstagen wird nur wenig Harn gebildet und auch nur selten Wasser gelassen. Danach kommt es beim jungen Säugling 10- bis 20mal pro Tag oder noch häufiger zum Harnabgang, während im 2. Lebensjahr täglich nur etwa 6–8 Harnentleerungen beobachtet werden. Später wird die Blase täglich rund 4- bis 6mal entleert. Das häufige Wasserlassen des Säuglings beruht zum Teil auf dem geringen *Fassungsvermögen* der Säuglingsblase (beim Einjährigen 40 ml gegenüber 200 ml beim Zehnjährigen, s. auch S. 247). Über die tägliche *Harnmenge* s. Tab. im Anhang.

Beim Säugling und jungen Kleinkind führt der Harndrang *reflektorisch* zur *Harnentleerung.* Normalerweise übernimmt das Großhirn im frühen Kleinkindesalter allmählich die Kontrolle über Harn- (und Stuhl)entleerung; von da ab ist der Entleerungmechanismus *unserem Willen unterstellt.*

Gelegentlich kommt es auch bei älteren Kindern – ja ausnahmsweise sogar bei Erwachsenen – nachts (Bettnässen, *Enuresis nocturna*) oder tagsüber (Einnässen am Tage, *Harninkontinenz,* bei größeren Urinmengen: *Enuresis diurna*) zu einem unwillkürlichen Harnabgang; Einkoten *(Enkopresis)* wird seltener beobachtet.

4.10.5 Der Harn

Der Harn ist eine *klare, gelbliche* Flüssigkeit von teils strengem *Geruch,* die im allgemeinen *schwach sauer,* gelegentlich auch neutral oder schwach alkalisch reagiert. Das *spezifische Gewicht* – bei + 15° Celsius gemessen – schwankt in weiten Grenzen zwischen 1,001 und 1,040. Es liegt gewöhnlich um 1,017, im Säuglingsalter ist es dagegen etwas niedriger (etwa 1,004).

Nach längerem Stehen (besonders in der Kälte) wird der Harn z. B. infolge der Abscheidung von Salzen *trübe.* Bestimmte Stoffe im Harn verursachen charakteristische *Farbänderungen:* durch Blutbeimengungen, aber auch durch einige Medikamente, verfärbt er sich rot, durch Hämoglobin oder Bilirubin dunkelbraun.

Normalerweise enthält der Harn außer Wasser folgende Bestandteile:

1. *Salze:* hauptsächlich Kochsalz, ferner Natrium-, Kalium-, Calcium- und Magnesiumsalze der Phosphorsäure sowie Salze der Schwefelsäure;
2. *organische Säuren:* die vornehmlich aus der pflanzlichen Nahrung stammende Oxalsäure, außerdem Milchsäure, Zitronensäure u. a.;
3. *stickstoffhaltige Abbauprodukte* des Eiweißstoffwechsels und andere stickstoffhaltige Substanzen: an 1. Stelle Harnstoff, außerdem Ammoniak, Harnsäure, Kreatinin u. a.; auch Aminosäuren sind in geringer Menge im Harn vorhanden. Ammoniak kann nicht nur innerhalb, sondern auch außerhalb des Körpers, und zwar durch bakterielle Zersetzung des Harnstoffs entstehen und dann einen Windelausschlag hervorrufen. (Stickstoffhaltige und andere Substanzen, z. B. Kalium, werden beim Nierenversagen nicht ausgeschieden, es kommt u. a. zum Rest-N-Anstieg im Blut: Urämie, urämisches Koma, Harnvergiftung.) Die Salze der Harnsäure werden Urate genannt. Sie verbinden sich teils mit einem bestimmten Harnfarbstoff und bilden das rötliche Ziegelmehlsediment. Dieses findet sich in großer

Menge im Neugeborenenharn und hinterläßt nicht selten rötliche Flecken in den Windeln.

4. *Farbstoffe:* z. B. derjenige, der dem gerade erwähnten Ziegelmehlsediment die rötliche Farbe verleiht, ferner das Urobilin. Zunächst ist allerdings nicht das braune Urobilin, sondern das farblose Urobilinogen vorhanden, das erst im stehenden Harn in Urobilin umgewandelt wird (zum Urobilinogennachweis muß deshalb frisch gelassener Harn untersucht werden).

Zu den *pathologischen* Harnbestandteilen werden die folgenden aufgeführten Stoffe gerechnet – allerdings kommen sie fast alle in geringerer Menge auch normalerweise im Harn vor (lediglich Hämoglobin und Bakterien sind absolut pathologische Harnbestandteile; das gilt auch für die Zylinder mit Ausnahme der hyalinen Zylinder, die vereinzelt auch unter normalen Umständen im Harn enthalten sein können):

1. *Zucker* (meist Glukose, gelegentlich auch andere Zucker),
2. *Eiweiß* (besonders hochgradig bei der Nephrose),
3. *Bilirubin,*
4. *Azetonkörper* (Ketonkörper),
5. *Indikan,*
6. *Phenylbrenztraubensäure* u. ä.,
7. *Hämoglobin,*
8. *Bakterien, Zellen* (Erythrozyten, Leukozyten, Epithelzellen) und *Zylinder* (mehr oder weniger lange, herausgespülte Ausgüsse von Harnkanälchen), wobei folgende Formen unterschieden werden: hyaline Zylinder, granulierte Zylinder, Erythrozytenzylinder, Leukozytenzylinder und Epithelzylinder.

4.11 Verdauungssystem

Das Verdauungssystem stellt einen vom Mund bis zum After reichenden Schlauch unterschiedlicher Weite dar und besteht aus:

1. dem *Mund*[29], d. h. aus den Lippen und der Mundhöhle mit ihren Organen (Zähne, Zunge, Speicheldrüsen und Gaumen),
2. dem *Rachen,*
3. der *Speiseröhre,*
4. den im Bauchraum gelegenen Organen, nämlich *Magen, Dünndarm, Dickdarm, Mastdarm, Bauchspeicheldrüse* und *Leber.*

Die Wand des Verdauungstraktes zeigt einen relativ einheitlichen Aufbau. Vom Mund bis zum Ende der Speiseröhre findet sich als Deckgewebe ein teils verhornendes, teils unverhorntes *mehrschichtiges Plattenepithel,* im Magen-Darm-Trakt (Gastrointestinaltrakt) dagegen ein *einschichtiges Zylinderepithel,* das natürlich nicht verhornt ist. Speiseröhre, Magen und Darm sind von innen nach außen aus folgenden Schichten aufgebaut (Abb. 6.124):

1. einer *Schleimhaut (Mucosa),* die aus Epithel (die innere Oberfläche bildend), Bindegewebe und Muskulatur (der sog. Muscularis mucosae) besteht;
2. einer unter der Schleimhaut gelegenen *Bindegewebsschicht (Submucosa);*
3. einer *Muskelschicht* aus innerer Ring- und äußerer Längsmuskulatur;
4. einer bindegewebigen *Außenhaut* (im Falle der Speiseröhre) bzw. einer *serösen Haut (Serosa),* dem Bauchfell (es bildet den Überzug über Magen und Darm).

Ferner enthält die Wand der Speiseröhre und des Magen-Darm-Kanals – abgesehen von *Blut- und Lymphgefäßen – Nervenfasern* und *Ganglienzellen* des autonomen Nervensystems (MEISSNERscher und AUERBACHscher Plexus, S. 229, 269). Außerdem findet sich in der Magen-Darm-Wand *lymphatisches Gewebe;* besonders im Endabschnitt des Dünndarms sind größere Anhäufungen von Lymphknötchen vorhanden (PEYERsche Haufen oder Plaques).

Über die Muskulatur von Speiseröhre, Magen und Darm sei noch folgendes berichtet. Berührt der Kopf einer verschluckten Nadel die Innenwand der genannten Abschnitte des Verdauungskanals, so erschlafft an dieser Stelle die oberflächlich gelegene Muskelschicht der Schleimhaut, und die Nadel gleitet weiter nach unten. Dringt dagegen die Nadelspitze in die Schleimhaut ein, so kontrahiert sich die Schleimhautmuskulatur, um die Nadel festzuhalten und ein tieferes Eindringen zu verhindern; durch den nachfolgenden Speisebrei wird die Nadel dann so gekippt, daß ihr stumpfes Ende beim Weitertransport vorangeht. Dieser Vorgang kann sich mehrfach wiederholen, bis schließlich die Nadel, ohne nennenswerte Verletzungen angerichtet zu haben, mit dem Stuhl ausgeschieden wird. Selbstverständlich kommt es auch vor, daß die Nadel auf ihrem Weg durch den Verdauungskanal die Wand durchbohrt. Eine das Leben bedrohende Infektion kann sich dann einstellen.

---

[29] os (lat.): Mund (mit einem langen „o“, z. B. per os oder oral = durch den Mund); das gleiche lat. Wort – mit kurzem „o“ gesprochen – heißt zu deutsch „Knochen“.

4.11.1 Lippen

Ober- und Unterlippe umsäumen die *Mundspalte* und gehen seitlich in den rechten und linken *Mundwinkel* über. Die Lippen bestehen zu einem großen Teil aus quergestreifter (mimischer) Muskulatur. Je nach der Beschaffenheit des Epithels werden 3 verschiedene Zonen unterschieden. Der behaarte *Hautteil* (äußere Haut mit Verhornung) geht am Lippenrot in den unbehaarten *Übergangsteil* über, dessen Epithel unverhornt ist. Dadurch kann das Blut der zahlreichen Kapillaren durch die Haut durchschimmern; es verleiht dem Übergangsteil seine rote Farbe. Dieser setzt sich in den *Schleimhautteil* fort, von dem beim älteren Kind und Erwachsenen bei geschlossenem Munde nur ein schmaler Saum sichtbar ist; der Hauptteil der Lippenschleimhaut liegt in der Mundhöhle. Beim Neugeborenen besteht ein viel breiterer Streifen des vor der Mundspalte liegenden Lippenrots aus Schleimhaut, die mit zahlreichen feinen Zotten besetzt ist. Sie wirken als *Saugpolster* und sollen dazu beitragen, beim Saugen die Mundhöhle luftdicht abzuschließen. Direkt unterhalb der Nasenscheidewand liegt in der Mitte der Oberlippe eine kleine Rinne, das *Philtrum*.

Zu beiden Seiten des späteren Philtrums findet sich während der frühen Entwicklung des Keimlings normalerweise eine „seitliche Lippenspalte". Bleibt sie bestehen, so liegt eine *Hasenscharte* vor. Sie kann mit einer *Kieferspalte* und einer *Gaumenspalte* kombiniert sein. Diese *Lippen-Kiefer-Gaumen-Spalte* wird als *Wolfsrachen* bezeichnet.

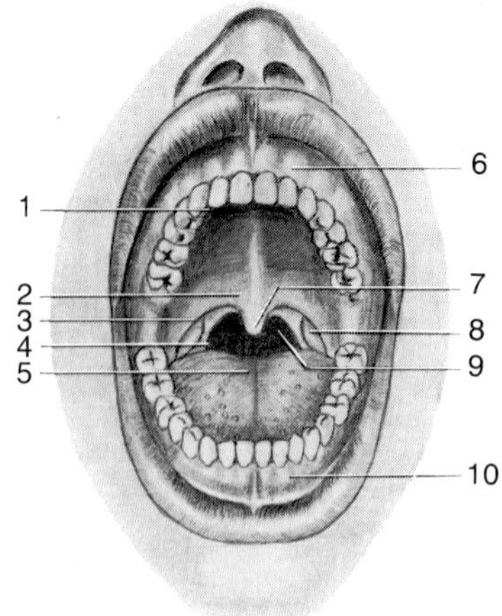

Abb. 6.119 Blick in die geöffnete Mundhöhle: 1 harter Gaumen, 2 weicher Gaumen, 3 vorderer Gaumenbogen, 4 hinterer Gaumenbogen, 5 Zungenrücken, 6 Zahnfleisch, 7 Zäpfchen, 8 Gaumenmandel, 9 Rachenenge, 10 Zahnfleisch.

Oberlippenfurunkel und Furunkel am Naseneingang sind keineswegs harmlos. Da die Venen von Oberlippe und Nase mit einem Hirnsinus verbunden sind, können Entzündungsprozesse der genannten Gesichtsregion zu Sinusthrombosen und Hirnerkrankungen führen.

4.11.2 Mundhöhle

Die Mundhöhle (Abb. 6.119, 6.130, s. auch S. 184) ist ein waagerechter Raum, der vorn in die Mundspalte übergeht und nach hinten mit dem Rachen in Verbindung steht. Die Lippen stellen die vordere Begrenzung der Mundhöhle dar. Seitlich ist sie von den Wangen, unten von der Zunge sowie dem darunterliegenden Mundboden und oben vom Gaumen begrenzt. Wir unterscheiden 2 Abteilungen der Mundhöhle: den zwischen Lippen und Wangen einerseits und den Zähnen andererseits gelegenen *Vorhof* sowie die *Mundhöhle im engeren Sinne.* Bei aufeinandergepreßten Zähnen – dabei liegen normalerweise die oberen Zähne etwas vor den unteren *(Überbiß)* – sind diese beiden Abteilungen nur durch je eine kleine Lücke zwischen rechtem bzw. linkem aufsteigendem Unterkieferast und den letzten Backenzähnen miteinander verbunden.

Diese Lücke ist von praktischer Bedeutung: Zur Überwindung der Kieferklemme (erschwerte Mundöffnung) kann hier ein entsprechendes Instrument eingeführt werden.

Zahnfleisch

Die Schleimhaut der Lippen geht im Vorhof der Mundhöhle auf die Zahnfortsätze der Kiefer über und gelangt von hier aus zu den Zahnhälsen. Im Bereich der Zahnfortsätze und der Zahnhälse wird die Schleimhaut der Mundhöhle als *Zahnfleisch (Gingiva)* bezeichnet.

Manche Medikamente, die bei Kindern mit Krampfleiden angewendet werden, bewirken eine Zahnfleischschwellung (Hypertrophie), die so hochgradig sein kann, daß selbst die Zahnkronen im Zahnfleisch verschwinden. Bei Vitamin-C-Mangel kann es zu Zahnfleischblutungen kommen.

Zunge

Die *Zunge (Lingua,* Abb.6.120) nimmt einen großen Teil der Mundhöhle ein. Der vordere Teil wird *Zungenspitze, der hintere Zungenwurzel* (Zungengrund) genannt; dazwischen liegt der *Zungenkörper,* dessen Oberfläche *Zungenrücken* heißt. An der Unterfläche der Zunge erkennt man das *Zungenbändchen,* eine Schleimhautfal-

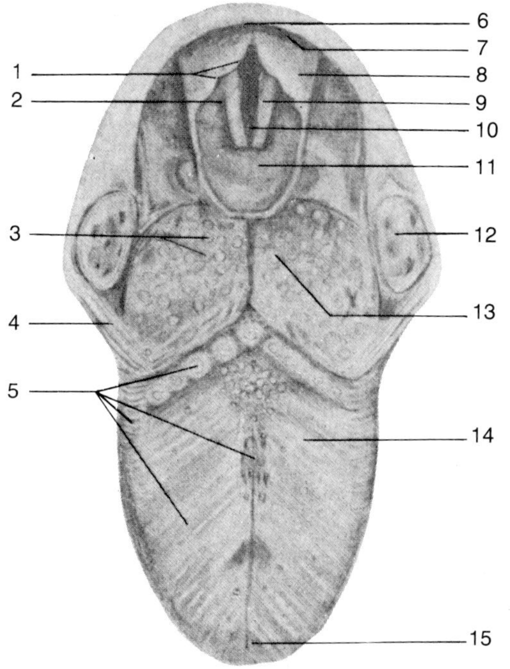

Abb. 6.120 Zunge und Kehlkopf, von oben gesehen: 1 Gießbeckenknorpel, 2 falsches Stimmband, 3 Zungenbälge, 4 vorderer Gaumenbogen, 5 Zungenpapillen, 6 hintere Rachenwand, 7 Eingang in die Speiseröhre, 8 Hinterwand des Kehlkopfes, 9 Stimmband, 10 Stimmritze, 11 Innenfläche des Kehldeckels, 12 Gaumenmandel, 13 Zungenwurzel, 14 Zungenrükken, 15 Zungenspitze.

te, die am Boden der Mundhöhle (Mundboden) zum Unterkiefer zieht. Beim Neugeborenen ist das Zungenbändchen normalerweise relativ kurz und straff.

Von „angewachsenem Zungenbändchen" spricht man dann, wenn es zu weit vorn an der Zunge ansetzt. Die Befürchtung, Trinkschwierigkeiten oder Sprachstörungen könnten dadurch entstehen, ist unbegründet. Die an sich harmlose Spaltung des angewachsenen Zungenbändchens erübrigt sich meist und ist nur bei starker Einschränkung der Zungenbeweglichkeit indiziert.

Die *Zungenschleimhaut* zeigt gegenüber der übrigen Mundschleimhaut eine Reihe von Besonderheiten. Sie läßt am Zungenrücken schon mit freiem Auge zahlreiche warzenförmige Erhebungen erkennen, die *Zungenpapillen.* Einige von ihnen sind verhornt.

Bei der *belegten Zunge* ist die Verhornung besonders stark ausgeprägt. Derartige Zungenveränderungen werden nicht nur bei Erkrankungen der Mundhöhle, sondern auch z. B. bei Magenstörungen beobachtet (die Zunge ist der „Spiegel des Magens"). Hiervon zu unterscheiden ist die *Landkarten-* oder *Girlandenzunge.* Dabei finden sich bei manchen Kindern auf der Zunge nebeneinander rote (belagfreie) und weißliche (belegte) Partien von teils girlandenförmiger Begrenzung. Das Bild wechselt täglich.

Im Bereich der Zungenpapillen liegen die *Geschmacksknospen* (Geschmacksorgan, s. S. 198). Außerdem enthält die Zungenschleimhaut zahlreiche *Gefühlsnerven,* die die Temperaturwahrnehmung, die feine Berührungsempfindung usw. vermitteln (ein Haar oder eine feine Gräte wird von der Zunge mit Leichtigkeit erkannt und erscheint sogar übermäßig groß, S. 197). An der Zungenwurzel finden sich mehrere, mit bloßem Auge sichtbare, flache Erhebungen der Schleimhaut, die durch Ansammlung lymphatischen Gewebes hervorgerufen werden. Die Gesamtheit dieser sogenannten *Zungenbälge* wird *Zungenmandel (Zungentonsille)* genannt.

Die Zunge ist reich an Blut- und Lymphgefäßen. Sie enthält eine kräftige, quergestreifte *Muskulatur.* Man unterscheidet innere und äußere Zungenmuskeln; die ersteren entspringen und endigen in der Zunge (Eigenmuskulatur der Zunge), während die letzteren von außen (von den umgebenden Knochen) in die Zunge einstrahlen (Skelettmuskeln der Zunge).

Die Zungenbeweglichkeit ist außerordentlich groß. Sie spielt beim Formen und Weiterbefördern des Bissens eine Rolle, erzeugt beim Saugvorgang den erforderlichen Unterdruck in der Mundhöhle und wirkt bei der Lautbildung mit.

Die engen Beziehungen zwischen Zunge und Sprache gehen aus vielen Redewendungen hervor („böse Zungen behaupten" – „sich lieber auf die Zunge beißen" usw.). Bei manchen Völkern ist das Wort für „Zunge" und „Sprache" identisch. Auch das lateinische Wort „lingua" hat beide Bedeutungen.

Speicheldrüsen

Es gibt *kleine* und *große Speicheldrüsen.* Die kleinen liegen in der Zunge, im Gaumen, in der Wange und an anderen Stellen der Mundhöhle. Daneben besitzt die Mundhöhle

3 Paar große Speicheldrüsen, nämlich die Ohrspeicheldrüsen, die Unterkieferdrüsen und die Unterzungendrüsen.

Die *Ohrspeicheldrüse* (Parotis oder Glandula parotis) ist die größte Speicheldrüse des Mundes (Abb. 6.49). Der Hauptanteil dieser Drüse liegt vor dem Ohr, *außen* auf dem aufsteigenden Unterkieferast. Mit einem Fortsatz reicht sie bis hinter das Ohrläppchen, das bei Schwellungen der Drüse angehoben werden kann, wie bei Mumps (Ziegenpeter, Parotitis epidemica). Der Drüsenausführungsgang mündet gegenüber dem 2. oberen Mahlzahn in den Vorhof der Mundhöhle. An dieser Stelle besitzt die Wangenschleimhaut eine deutlich erkennbare Vorwölbung (Papille). Die *Unterkieferdrüse* (Glandula submandibularis) befindet sich an der *Innenseite* des waagerechten Teils des Unterkiefers in der Gegend des Kieferwinkels (Abb. 6.49). Der Ausführungsgang dieser Drüse mündet unter der Zunge direkt neben dem Zungenbändchen. Die *Unterzungendrüse* (Glandula sublingualis) liegt am Boden der Mundhöhle unterhalb der Zunge und hat zahlreiche Ausführungsgänge, die im Bereich des Zungenbändchens münden. Das in die Mundhöhle abgesonderte Sekret *(Speichel)* der kleinen und großen Speicheldrüsen ist entweder zähflüssig und schleimig *(mukös)* oder dünnflüssig und *serös* (eiweißreich), einige Drüsen produzieren beide Arten von Sekret (Abb. 6.121). Der Speichel enthält unter anderem das Ferment Amylase, das die Verdauung der Kohlenhydrate einleitet.

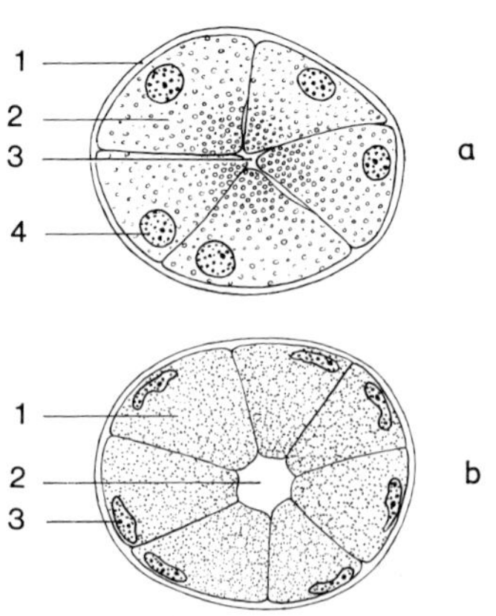

Abb. 6.121 a, b Speicheldrüsenzellen: **a** seröses Drüsenendstück: 1 Basalmembran, 2 Zytoplasma mit Granula (Sekretbildung), 3 enge Lichtung, 4 runde Kerne, **b** muköses Drüsenendstück: 1 wabiges Zytoplasma, 2 weite Lichtung, 3 abgeplattete Kerne. (Aus: Faller, A.: Der Körper des Menschen. 11. Auflage, Thieme, Stuttgart 1988.)

Gaumen

Der *Gaumen* (*Palatum*, Dach der Mundhöhle, Abb. 6.71) besteht aus 2 Teilen, dem vorn liegenden, von Schleimhaut überzogenen (knöchernen) *harten Gaumen* und dem sich nach hinten anschließenden *weichen Gaumen (Gaumensegel)*.

Der weiche Gaumen ist eine mehrere Muskeln enthaltende Schleimhautfalte; hinten geht sie in das in der Mitte gelegene, ebenfalls muskelhaltige *Zäpfchen (Uvula)* über. Beim Schlafen mit offenem Mund „flattert das Gaumensegel in der Atemluft", falls der Betreffende auf dem Rücken liegt. (So ist das Schnarchen z. B. bei Kindern mit vergrößerter Rachenmandel oder mit anderen Behinderungen der Nasenatmung zu erklären.) Bei der Kontraktion des weichen Gaumens legen sich Gaumensegel und Zäpfchen an die hintere Rachenwand an und verschließen auf diese Weise den Zugang vom Mund-Rachen-Raum zm Nasen-Rachen-Raum. Dieser Abschluß kommt bei jedem Schluckakt und beim Saugen zustande, ebenso beim Sprechen oder Singen hoher Töne und bei der Bildung bestimmter „Verschlußlaute" (Gaumenlaute, z. B. g und k).

Bei Gaumensegellähumgen kommt es zum „Verschlukken" (Nahrung gelangt in die Nase) und zur näselnden Sprache (wie normalerweise bei der Aussprache vieler französischer Wörter).

Vom Gaumensegel aus verlaufen an beiden Seiten je 2 bogenförmige Falten nach unten zum Mundboden *(vordere* und *hintere Gaumenbögen)*. Zwischen ihnen liegen die beiden *Gaumenmandeln (Gaumentonsillen)*. Sie sind beim Säugling noch recht klein, vergrößern sich jedoch in den nächsten Jahren. Beim älteren Kind werden die beiden Gaumenmandeln wieder kleiner, ebenso die unpaare Rachenmandel und die Zungenbälge (Zungenmandel). Die genannten Organe enthalten lymphatisches Gewebe, also retikuläres Bindegewebe, in dessen Maschen hauptsächlich Lymphozyten liegen. Der Eingang in den Rachen ist demnach ringsum von Gewebe umgeben, das der Abwehr von Krankheitserregern dient *(lymphatischer Rachenring)*.

Der von den Gaumenbögen, dem Zäpfchen und dem Zungenrücken umschlossene Raum wird *Rachenenge* genannt. Sie stellt die Verbindung zwischen Mundhöhle und *Mund-Rachen-Raum* dar. Über den *Rachen* (Schlund) ist bei der Besprechung der Atemwege schon berichtet worden (S. 184). Er enthält zahlreiche Muskeln

(Schlundmuskulatur) und geht nach unten in die *hinten* gelegene *Speiseröhre* sowie den *vorn* gelegenen *Kehlkopf* über (Abb. 6.71, 6.120). Eine Sonde muß also von der Nase oder der Mundhöhle aus an der *hinteren* Rachenwand entlanggleiten, um in die Speiseröhre und schließlich in den Magen zu gelangen. Für die Sondierung ist es wichtig, die Entfernung der Zahnreihe vom Magen zu kennen. Beim Erwachsenen sind die Schneidezähne vom Beginn der Speiseröhre in Höhe des Kehlkopfringknorpels rund 15 cm entfernt, während die Speiseröhre selbst bis zur Einmündung in den Magen etwa 25 cm lang ist. Die gesamte Strecke entspricht beim Erwachsenen also 40 cm, beim 14jährigen 32 cm, beim 5jährigen 25 cm und beim Neugeborenen 18 cm.

4.11.3 Speiseröhre

Die *Speiseröhre* (*Ösophagus,* Abb. 6.122) ist ein muskulöser, mit Schleimhaut ausgekleideter Schlauch, der im oberen Abschnitt quergestreifte, willkürliche, im unteren glatte, unwillkürliche Muskulatur enthält. Innerhalb des Mittelfells zieht die Speiseröhre zwischen Wirbelsäule und Luftröhre abwärts, gelangt durch einen *Schlitz (Hiatus)* des Zwerchfells in den Bauchraum und mündet unmittelbar unterhalb dieser Stelle in den Magen. Die Einmündung wird *Magenmund (Kardia)* genannt. An folgenden 3 Stellen finden sich konstant Einengungen der Speiseröhre:

1. in Höhe des Ringknorpels *(Kehlkopf- oder Ringknorpelenge),*
2. hinter der Bifurkation der Luftröhre, teils hervorgerufen durch den Aortenbogen *(Aortenenge)* sowie
3. kurz oberhalb und innerhalb der Durchtrittsstelle durch das Zwerchfell *(Zwerchfellenge).*

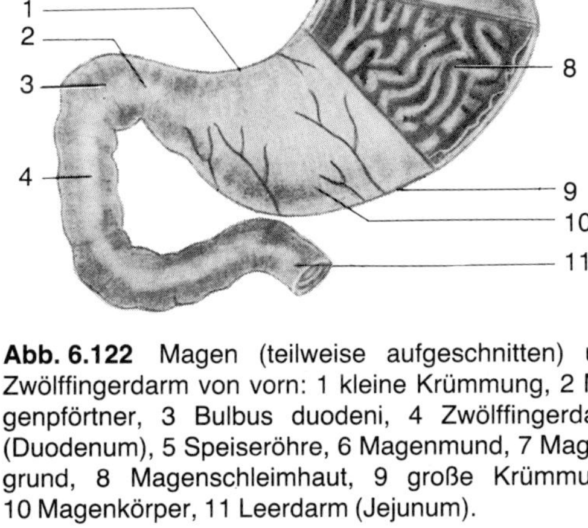

Abb. 6.122 Magen (teilweise aufgeschnitten) und Zwölffingerdarm von vorn: 1 kleine Krümmung, 2 Magenpförtner, 3 Bulbus duodeni, 4 Zwölffingerdarm (Duodenum), 5 Speiseröhre, 6 Magenmund, 7 Magengrund, 8 Magenschleimhaut, 9 große Krümmung, 10 Magenkörper, 11 Leerdarm (Jejunum).

Es gibt auch erworbene (Säuren- oder Laugenverätzungen, S. 81) und angeborene Engen der Speiseröhre (Ösophagusstenosen) sowie Speiseröhrenverschlüsse (z. B. angeborene Ösophagusatresien). Bei der zuletzt genannten Fehlbildung endet z. B. der obere Teil der Speiseröhre meist in Höhe der Bifurkation der Luftröhre blind, während die untere Hälfte des Ösophagus oft eine direkte Verbindung (Fistel) zwischen Mageneingang und Luftröhre darstellt (Ösophagusatresie mit Ösophagotrachealfistel). Gelegentlich gelangen Teile des Magens durch den oben erwähnten Zwerchfellschlitz in den Brustraum (Hiatushernie), oder mehr oder weniger große Teile der Baucheingeweide werden an anderen Stellen des Zwerchfells durch angeborene Zwerchfelldefekte in den Brustraum verlagert (Enterothorax infolge Zwerchfellhernie und Zwerchfellücke).

4.11.4 Magen

Genauso wie die Speiseröhre ist auch der *Magen* (Ventriculus, Gaster, Abb. 6.75, 6.122, 6.123) ein muskulöses, mit Schleimhaut ausgekleidetes

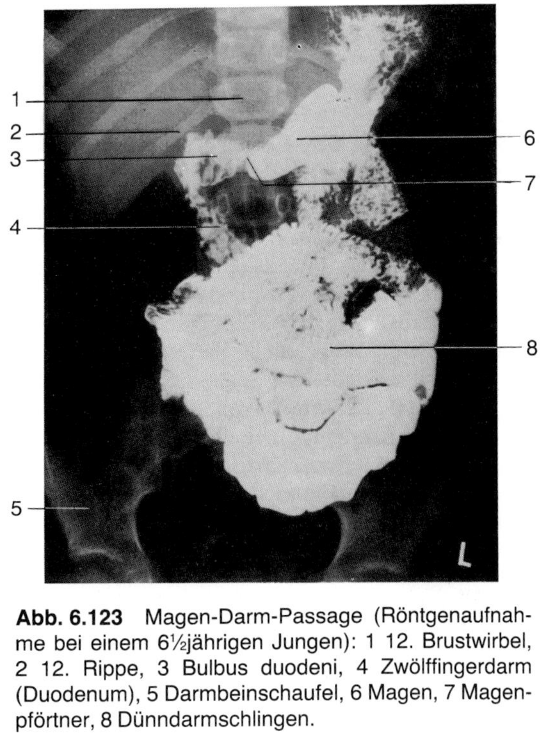

Abb. 6.123 Magen-Darm-Passage (Röntgenaufnahme bei einem 6½jährigen Jungen): 1 12. Brustwirbel, 2 12. Rippe, 3 Bulbus duodeni, 4 Zwölffingerdarm (Duodenum), 5 Darmbeinschaufel, 6 Magen, 7 Magenpförtner, 8 Dünndarmschlingen.

Hohlorgan. Er liegt dicht unter dem Zwerchfell, vornehmlich im linken, zu einem kleineren Teil im rechten Oberbauch. Die Form des Magens ist nicht so starr, wie man auf Grund der vom Röntgenologen verwendeten Bezeichnungen „Stierhornmagen“ oder „Angelhakenmagen“ vermuten könnte. Vielmehr ändert sich die Magenform ständig – die Röntgendurchleuchtung des Magens nach Füllung mit einem Kontrastmittel zeigt das sehr deutlich – und ist vom Füllungszustand, von der Muskelspannung, den peristaltischen Magenbewegungen, der Form und Größe der Nachbarorgane sowie von der Körperhaltung abhängig. Im Stehen sammelt sich die mitgeschluckte Luft in Form einer Luftblase in dem links neben dem *Magenmund (Kardia)* liegenden oberen Magenanteil, dem *Magengrund (Fundus),* wie die Perkussion und die Röntgenuntersuchung zeigen. Der vor dem *Magenausgang (Magenpförtner, Pylorus)* gelegene Magenabschnitt wird *Pylorusteil* genannt. Er weist eine Erweiterung auf, den sog. Vorraum *(Antrum),* s. auch Abb. 6.128. Zwischen Magengrund und Pylorusteil liegt der *Körper* des Magens.

Die linke Seite des Magens ist nach außen gewölbt (konvex) und stellt die *große Krümmung (große Kurvatur)* dar. Der am Magenmund beginnende rechte Magenrand ist dagegen nach außen konkav und wird *kleine Krümmung (kleine Kurvatur)* genannt. Sie endet wie die große Kurvatur am Magenausgang. Da der Magenmund und der Pförtner die einzigen befestigten Stellen des Magens sind, ist auch die kleine Kurvatur, die beide Fixpunkte verbindet, wenig beweglich. Die Lage der großen Kurvatur ist dagegen stärkeren Schwankungen unterworfen.

Entlang der kleinen Kurvatur finden sich im Mageninnern Längsfalten der *Schleimhaut,* die vom Magenmund zum Pförtner verlaufende sogenannte *Magenstraße.* Im übrigen zeigt die Magenschleimhaut stark geschlängelte Falten *(Faltenrelief).* Sie enthält, abgesehen von den in großer Zahl vorhandenen, schleimproduzierenden *Becherzellen,* 2 Arten von Drüsen (Drüsenschläuche), nämlich einerseits die Drüsen des Magengrundes *(Fundusdrüsen)* – sie sind denen des Magenkörpers ähnlich – und andererseits die der Pförtnergegend *(Pylorusdrüsen).* Das Sekret all dieser Drüsen (s. S. 270) ist der Magensaft. Am Magenmund endet das mehr oder weniger stark verhornte mehrschichtige Plattenepithel der Speiseröhre mit scharf gezacktem Rand. Die *Schleimhaut* des Magens besteht, wie die des Darms, aus einem einschichtigen Zylinderepithel.

Die *Muskelschicht* des Magens ist, wie eingangs erwähnt, im Prinzip ganz ähnlich aufgebaut wie die der Speiseröhre und des Darmes. Selbstverständlich handelt es sich bei der Muskulatur des Magens um glatte Muskelfasern. Einen eigentlichen Schließmuskel besitzt der Magenmund nicht: der Verschluß der Kardia, der durch ihre Wandmuskulatur und andere Faktoren bedingt ist, ist relativ leicht zu überwinden, z. B. beim Aufstoßen oder Erbrechen.

Gelangt beim Aufstoßen saurer Mageninhalt in die Speiseröhre, so tritt *Sodbrennen* auf; das *Erbrechen* kommt dadurch zustande, daß durch die Kontraktion von Zwerchfell, Bauch- und Magenmuskulatur der Mageninhalt unter erhöhten Druck gerät und zum Ort des geringsten Widerstandes, d. h. zu dem sich öffnenden Magenmund, ausweicht.

Im Gegensatz zum Magenmund verfügt der Magenpförtner über einen funktionstüchtigen *Schließmuskel (Sphinkter)* in Form einer kräftigen Ringmuskulatur. Er öffnet sich nur in gewissen Abständen, um eine kleine Portion sauren Mageninhalts (Chymus, nicht zu verwechseln mit Chylus, S. 182) in den Zwölffingerdarm übertreten zu lassen.

Bei manchen Säuglingen besteht in den ersten 3 Lebensmonaten eine so starke Spannung dieses Ringmuskels, daß die Weiterbeförderung des Mageninhalts auf Schwierigkeiten stößt *(Magenpförtnerkrampf, Pylorospasmus).* Es kommt dabei außerdem zu einer Hypertrophie der Muskulatur am Magenausgang mit entsprechender Passagebehinderung *(hypertrophische Pylorusstenose).* Säuglinge mit Magenpförtnerkrampf bzw. mit *spastisch-hypertrophischer Pylorusstenose* erbrechen im hohen Bogen („im Strahl“).

4.11.5 Darm

An den Magenausgang schließt sich der Darmkanal an *(Darm = Intestinum,* Abb. 6.75).

Der 1. Darmabschnitt wird *Dünndarm* genannt, der 2. *Dickdarm* und der letzte *Mastdarm.*

Der Dünndarm ist mit rund 5 m die längste dieser 3 Abteilungen, der Dickdarm hat eine Länge von etwa 1,50 m, und der Mastdarm ist nur 20 cm lang (die Werte gelten für das Erwachsenenalter).

Dünndarm

Am Dünndarm (Abb. 6.127) unterscheiden wir den unmittelbar auf den Magen folgenden *Zwölffingerdarm* (*Duodenum,* Abb. 6.122,

6.123), den sich daran anschließenden *Leerdarm (Jejunum)* und als 3. und letzten Abschnitt den *Krummdarm (Ileum)*.

Der Zwölffingerdarm ist beim Erwachsenen 30 cm lang, das entspricht ungefähr 12 Daumenbreiten. So erklärt sich der Name dieses Darmteils. Der Leerdarm (er ist bei der Sektion meist leer und hat daher seinen Namen) ist etwas kürzer als der Krummdarm; die Längen der beiden Darmabschnitte verhalten sich wie 2:3. Die Weite des Zwölffingerdarms beträgt beim Erwachsenen 4 bis 6 cm, die des übrigen Dünndarmrohrs durchschnittlich 2 bis 3 cm.

Der Zwölffingerdarm liegt zum größten Teil im rechten Oberbauch und beschreibt ein nach links offenes C (Hufeisen). Der an den Magenpförtner angrenzende Anfangsteil des Zwölffingerdarms ist in gefülltem Zustand relativ stark erweitert und wird von den Röntgenologen deshalb als *Bulbus*[30] *duodeni* bezeichnet. Es folgen absteigender und aufsteigender Teil des Zwölffingerdarms, der dann mit einem scharfen Knick in das Jejunum übergeht *(Flexura duodenojejunalis)*. Ohne deutliche Grenze setzt er sich in das Ileum fort (Abb. 6.128). Die Jejunumschlingen liegen mehr auf der linken Seite des Bauchraums und in der Nabelgegend, die zahlreichen Windungen des Ileums hauptsächlich im Unterbauch rechts neben der Wirbelsäule und im kleinen Becken.

Bezüglich der Lage der Darmschlingen werden mitunter erhebliche Abweichungen von der Norm beobachtet, die Ursache von Brechattacken sein können. Diese Lageanomalien können sowohl den Dünn- als auch den Dickdarm betreffen *(Malrotation)* und hängen mit den komplizierten Drehungen der Darmschlingen während der Entwicklung des Keimlings zusammen. – Während der frühen Keimentwicklung liegen einige Darmschlingen außerhalb der Bauchhöhle im Anfangsteil der Nabelschnur; bleibt die normalerweise eintretende Verlagerung in die Bauchhöhle aus, so kommen die Kinder mit einem u. U. lebensbedrohenden *Nabelschnurbruch* (Omphalozele, nicht zu verwechseln mit dem Nabelbruch, S. 152) zur Welt, der nicht nur Darmschlingen, sondern auch weitere Baucheingeweide enthalten kann. – An den verschiedensten Stellen des Darmkanals (besonders aber im Bereich des Zwölffingerdarms) kommen angeborene Verengungen (z. B. *Duodenalstenose*) und angeborene Verschlüsse (z. B. *Duodenalatresie*) vor.

Die *Dünndarmschleimhaut* weist mehrere Besonderheiten auf. Die Innenfläche besitzt eine ungeheuer große Zahl fingerförmiger Erhebungen. Diese gerade eben mit bloßem Auge erkennbaren *Darmzotten* (Abb. 6.124) verleihen der

[30] bulbus (lat.): Zwiebel, Anschwellung.

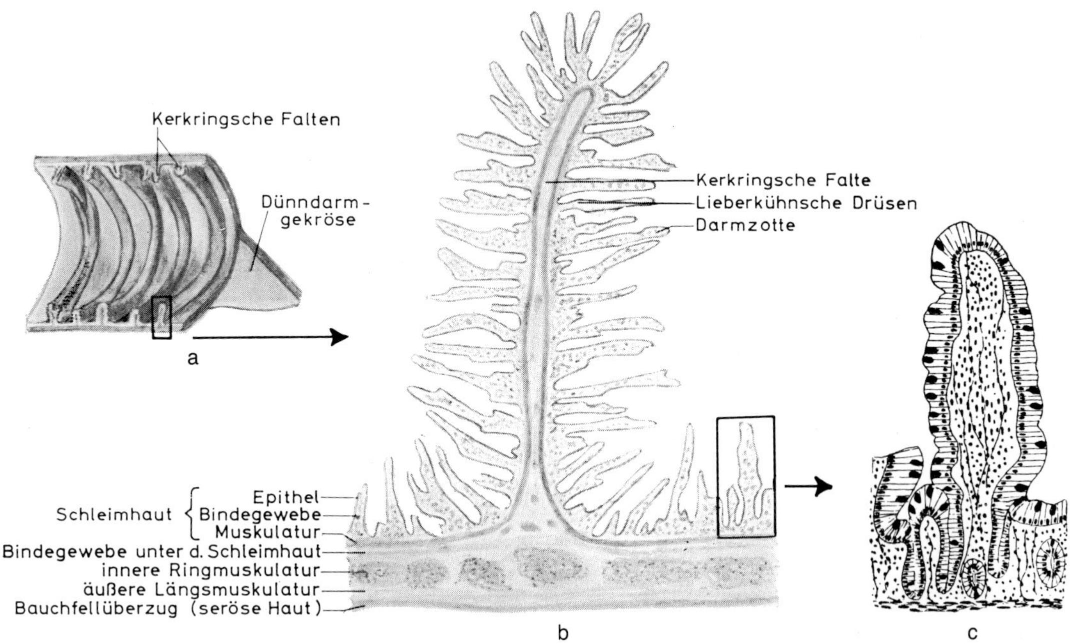

Abb. 6.124 a–c Dünndarm (Jejunum): **a** aufgeschnitten, **b** Querschnitt durch eine *Kerkringsche Falte* (kleine Vergrößerung), **c** Darmzotte (stark vergrößert).

Dünndarmschleimhaut eine samtartige Beschaffenheit und vergrößern die Oberfläche erheblich. Dadurch wird die Aufnahme (Resorption) der Nahrungsbestandteile begünstigt. Die Zotten sind in dieser Beziehung etwa den Wurzeln eines Baumes vergleichbar. Im Zwölffingerdarm stehen die Zotten am dichtesten, im Jejunum und besonders im Ileum nimmt ihre Zahl immer mehr ab.

Bei Verdacht auf *Zöliakie* (eine Unverträglichkeit des Glutens, also des Klebereiweißes im Getreide) wird eine Biopsie aus dem obersten Teil des Jejunums entnommen. Finden sich hier in der Dünndarmschleimhaut keine Zotten, so liegt mit großer Wahrscheinlichkeit eine Zöliakie vor.

Die Dünndarmschleimhaut zeigt außerdem große, fast zirkuläre Querfalten *(Kerkringsche Falten),* die im Zwölffingerdarm wenige Zentimeter jenseits des Magenpförtners beginnen, im unteren Jenunum spärlicher werden und im letzten Abschnitt des Ileums gänzlich fehlen. Diese Falten dienen – ähnlich wie die Zotten – der Oberflächenvergrößerung. Daneben besitzt die Dünndarmschleimhaut verschiedene Drüsen, die den Darmsaft sezernieren: *Becherzellen* (einzellige Drüsen), die überall verstreut zwischen den übrigen Epithelzellen liegen, *Lieberkühnsche Drüsen* (Drüsenschläuche), die in großer Zahl im ganzen Dünndarm vorkommen (und übrigens, wie die Becherzellen, auch im Dick- und Mastdarm anzutreffen sind), sowie die nur im Zwölffingerdarm vorhandenen, recht kompliziert gebauten *Brunnerschen Drüsen.* Während die Becherzellen Schleim produzieren, bilden die Lieberkühnschen und Brunnerschen Drüsen des Dünndarms u. a. Fermente (Verdauungssäfte).

Als letzte Besonderheit der Dünndarmschleimhaut seien 2 Schleimhautfalten am Übergang des Ileums in den Dickdarm genannt, an deren Entstehung beide Darmabschnitte beteiligt sind. Die beiden Falten kommen durch die Einstülpung des Ileums in den Dickdarm zustande und bilden eine ventilartige Klappe *(Ileozökalklappe, Bauhinsche Klappe),* die den Übertritt des Darminhalts aus dem Dünndarm in den Dickdarm ermöglicht, den umgekehrten Weg aber weitgehend blockiert.

Dickdarm

Die erwähnte Einmündungsstelle des Ileums in den Dickdarm liegt im rechten Unterbauch. Hier also beginnt der Dickdarm (s. auch Abb. 6.125, 6.126).

Der Dickdarm besteht aus 2 Teilen, dem *Blinddarm (Zäkum, Zökum)* und dem *Grimmdarm (Kolon).*

Der erstere stellt einen Blindsack unterhalb der Einmündung des Krummdarms dar und befindet sich normalerweise im rechten Unterbauch. Am unteren Ende des Blinddarms geht von diesem ein enger, beim Erwachsenen rund 9 cm langer, blind endigender Fortsatz aus, der berüchtigte *Wurmfortsatz (Appendix).* Er enthält eine besonders große Zahl von Lymphknötchen und kann sich verhältnismäßig leicht entzünden (Wurm-

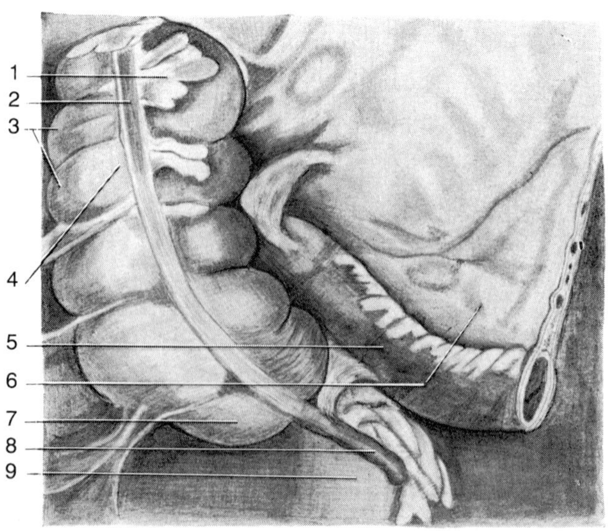

Abb. 6.125 Wurmfortsatz und Einmündung des Dünndarms in den Dickdarm: 1 Fettanhänge, 2 eine der 3 Tänien, 3 Haustren, 4 aufsteigender Ast des Kolons, 5 Krummdarm (Ileum), 6 Dünndarmgekröse, 7 Blinddarm, 8 Wurmfortsatz, 9 Lendenmuskel.

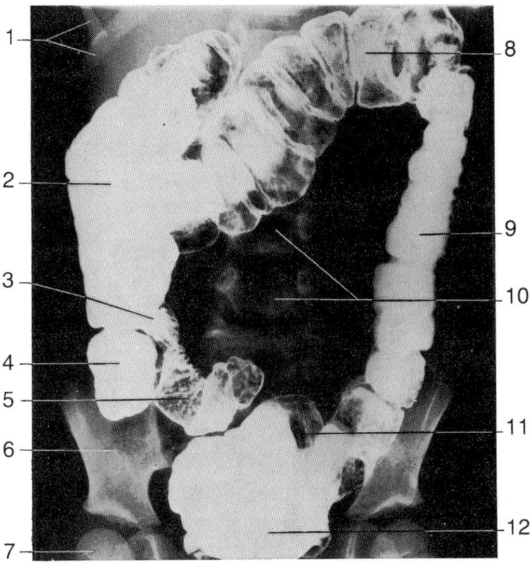

Abb. 6.126 Kontrasteinlauf, Darstellung des Dickdarms mit Übertritt von Kontrastmittel in den Dünndarm (Röntgenaufnahme bei einem 4jährigen Jungen): 1 Rippen, 2 aufsteigender Ast des Kolons, 3 Ileozökalbereich, 4 Blinddarm, 5 Krummdarm (Ileum), 6 Darmbeinschaufel, 7 Oberschenkelkopf, 8 Querkolon, 9 absteigender Ast des Kolons, 10 Lendenwirbelkörper, 11 Sigma, 12 Mastdarm.

fortsatzentzündung = Appendizitis, vom Laien unrichtigerweise als Blinddarmentzündung bezeichnet; eine Appendektomie, d. h. eine operative Entfernung des Wurmfortsatzes ist dann erforderlich).

Während der Blinddarm ganz unten verschlossen ist, geht er nach oben direkt in das Kolon über. (Derjenige Abschnitt des Dickdarms, in den der Dünndarm einmündet, gehört nicht dem Blinddarm an, sondern ist bereits ein Teil des Kolons.) Das Kolon zieht auf der rechten Seite des Bauchraums aufwärts zur Leberunterfläche *(aufsteigender Ast des Kolons,* Colon ascendens), macht hier eine scharfe Biegung *(rechte Flexur)* und verläuft nunmehr etwa in Querrichtung vor dem Magen zur Milz, d. h. zum linken Oberbauch *(querverlaufender Ast des Kolons, Querkolon,* Colon transversum), wendet sich dann unter spitzem Winkel *(linke Flexur)* auf der linken Bauchseite nach unten zur linken Darmbeinschaufel (*absteigender Ast des Kolons,* Colon descendens), wo der Übergang in die *S-förmige Schlinge des Kolons (Sigma* oder *Sigmoid)* erfolgt. Der geschilderte Dickdarmverlauf stellt einen Rahmen dar, der die im wesentlichen im mittleren und unteren Bauchraum liegenden, stark gewundenen Dünndarmschlingen allseitig umgibt.

Der Dickdarm hat einen Durchmesser von rund 5 cm und ist dicker (weiter) als der Dünndarm – den Zwölffingerdarm ausgenommen. Die Weitenunterschiede sind für die Bezeichnungen Dünn- und Dickdarm maßgebend gewesen. (Extreme Dickdarmerweiterungen kommen bei der HIRSCHSPRUNGschen Krankheit vor, s. S. 229.) Es gibt eine Reihe weiterer Unterscheidungsmerkmale zwischen beiden Darmabschnitten (Abb. 6.125). Die Längsmuskulatur stellt nicht, wie beim Dünndarm, eine gleichmäßige, den ganzen Darm umgebende Schicht dar, sondern bildet 3 schmale Längsstreifen *(Tänien),* die in gleichen Abständen voneinander ohne Unterbrechung über die ganze Länge des Dickdarms verlaufen. Während der Dünndarm eine glatte äußere Oberfläche besitzt, weist der Dickdarm zusätzlich zu den an seiner Außenfläche deutlich sichtbaren Tänien mehr oder weniger große, außen gelegene *Fettanhänge* auf und zeigt weiterhin, ebenfalls an der Außenfläche, zahlreiche Vorwölbungen *(Haustren),* die durch Einschnürungen voneinander getrennt sind. Diese querverlaufenden Einschnürungen entstehen durch die Kontraktion der Ringmuskulatur; sie werfen an der Innenwand des Dickdarms entsprechende *muskelhaltige Falten* auf, die mit den *Kerkringschen Schleimhautfalten* des Dünndarms nichts zu tun haben. Diese fehlen der Dickdarmschleimhaut ebenso wie die Zotten, wohl aber enthält die Dickdarmschleimhaut (und die Schleimhaut des Mastdarms), wie die des Dünndarms, zahlreiche *Becherzellen* und *Lieberkühnsche Drüsen.* Über das unterschiedliche Verhalten des Gekröses bei Dünn- und Dickdarm s. S. 260.

Mastdarm

Das letzte Dickdarmstück, die Sigmaschlinge, geht innerhalb des kleinen Beckens in den Endabschnitt des Darmtraktes über, nämlich in den *Mastdarm (Enddarm, Rektum,* Abb. 6.109, 6.112, 6.126, 6.127). Er liegt beim männlichen Geschlecht direkt hinter der Blase, beim weiblichen hinter Scheide und Gebärmutter. Der Mastdarm verläuft nicht etwa geradlinig, wie der lateinische Name „Rektum" (= gerade) vermuten lassen könnte. Beim Einführen des Darmrohres oder des zur Besichtigung der Darmschleimhaut bestimmten Rektoskops oder Endoskops ist das zu berücksichtigen. Die Schleimhaut des Mastdarms ist frei von Zotten, besitzt aber einige Querfalten, an denen sich das Darmrohr verfan-

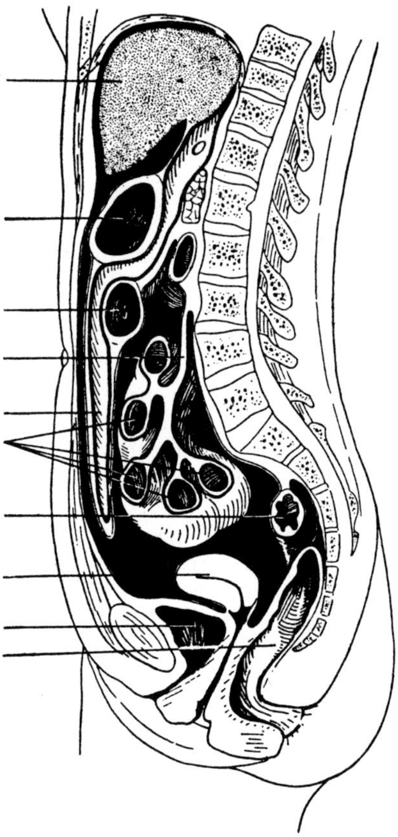

Abb. 6.127 Schematischer Längsschnitt durch den Bauchraum mit Darstellung des Bauchfells (zwischen Magen und Wirbelsäule ist die quergeschnittene Bauchspeicheldrüse zu sehen, direkt unterhalb davon der angeschnittene Zwölffingerdarm).

gen kann. Tänien oder Haustren hat der Mastdarm im Gegensatz zum Blinddarm und Kolon nicht.

Der obere Abschnitt des Mastdarms kann stark erweitert sein und stellt den eigentlichen *Kotbehälter (Ampulle)* dar. Die untere Mündung des Mastdarms heißt *After (Anus);* in seinem Bereich geht die Schleimhaut des Darmes in die äußere Haut über. Der After besitzt 2 *Schließmuskeln,* einen *inneren,* aus glatter, *unwillkürlicher* Muskulatur bestehenden *Sphinkter* und einen weiter außen liegenden, *äußeren Sphinkter,* der aus quergestreifter, *willkürlicher* Muskulatur aufgebaut ist (Abb. 6.52, 6.112).

Unter der Schleimhaut des Darmausgangs liegen größere Venengeflechte, die bei Blutstauungen anschwellen können (Hämorrhoiden). Bei vielen Erkrankungen ist aus diagnostischen Gründen eine Kontrastmitteluntersuchung des Darms notwendig. Das Kontrastmittel wird entweder per os (Magen-Darm-Passage) oder durch das Darmrohr (Kontrasteinlauf) verabreicht (Abb. 6.123, 6.126).

4.11.6 Bauchfell

Wie an allen serösen Häuten, z. B. am *Brustfell* (Pleura), so unterscheiden wir auch am *Bauchfell (Peritoneum,* Abb. 6.127) 2 Blätter: ein (äußeres) *wandständiges Blatt* und ein (inneres) *Eingeweideblatt.*

▶ Das wandständige Bauchfellblatt kleidet die Wände der Bauchhöhle aus (die Unterfläche des Zwerchfells sowie die Innenfläche der Bauch- und Beckenwand). Das Eingeweideblatt umhüllt die Baucheingeweide mehr oder weniger vollständig. Die Umhüllung kommt dadurch zustande, daß die Bauchorgane vom Zwerchfell und von der hinteren Bauchwand aus in die Bauchhöhle eingestülpt sind und dabei neben Blutgefäßen, Lymphgefäßen, Lymphknoten und Nerven einen Teil des Peritoneums als Überzug mitgenommen haben. Der Überzug, das Eingeweideblatt also, steht entweder durch eine teils recht lange Bauchfellfalte, in der die Gefäße und Nerven für die entsprechenden Organe verlaufen, mit dem wandständigen Peritoneum in Verbindung, oder das Eingeweideblatt geht ohne eine solche Falte direkt in die Hinterwand der Bauchhöhle über. Im letzteren Falle sind die betreffenden Baucheingeweide an der Hinterwand der Bauchhöhle fixiert und infolgedessen unbeweglich. Im ersteren Falle sind sie dagegen relativ gut beweglich an der erwähnten Bauchfellfalte aufgehängt; die z. T. mit schmaler Wurzel von der Hinterwand der Bauchhöhle ausgehende und sich im wesentlichen fächerförmig ausbreitende Aufhängung von Darmteilen wird *Gekröse* oder *Mesenterium* genannt. Zu den (beweglichen) Darmabschnitten, die ein Gekröse besitzen, gehören der Dünndarm (Abb. 6.125, 6.127) – mit Ausnahme des größten Teils des Zwölffingerdarms – sowie das Querkolon und das Sigma. Den übrigen Abschnitten des Dickdarms fehlt normalerweise ein eigentliches Gekröse. Es handelt sich um diejenigen Eingeweide, von denen oben gesagt worden ist, daß sie unbeweglich an der hinteren Bauchwand befestigt sind. (Ist auch hier ein Mesenterium vorhanden, so kann es zu Drehungen von Dickdarmteilen mit nachfolgendem Darmverschluß kommen.)

Der Magen besitzt eine eigene Bauchfellfalte: Er hängt an dem von seiner kleinen Kurvatur zur

Leberunterfläche verlaufenden *kleinen Netz*. Eine andere, noch mächtigere Bauchfellfalte, das *große Netz*, zieht von der großen Kurvatur des Magens (vorderes Blatt) sowie vom Querkolon aus (hinteres Blatt) abwärts und bedeckt zahlreiche Darmschlingen. Das vordere und hintere Blatt des großen Netzes gehen unten und seitlich ineinander über. Das große Netz enthält neben Gefäßen und Nerven teils recht große Fettablagerungen. (Bei lokalisierten Entzündungsprozessen im Bauchraum verklebt das große Netz mit dem Entzündungsherd und verhindert durch Abkapselung einen Durchbruch von Eiter in die freie Bauchhöhle, s. u.)

Strenggenommen befinden sich nur die ganz oder doch fast ganz vom Bauchfell umgebenen, teils beweglichen, teils unbeweglichen Baucheingeweide innerhalb der Bauchhöhle *(intraperitoneal)*. Zu diesen weitgehend vom Eingeweideblatt umschlossenen Bauchorganen gehören neben dem Magen und fast dem gesamten Darmtrakt noch Leber und Milz. Andererseits gibt es Organe, die nur an einer Seite vom Bauchfell überzogen sind und damit *extraperitoneal* (außerhalb der eigentlichen Bauchhöhle, aber innerhalb des Bauchraums oder im kleinen Becken) liegen: der größte Teil des Zwölffingerdarms, praktisch der gesamte Mastdarm, die Bauchspeicheldrüse, die Bauchaorta, das Harnsystem (Niere, Blase usw.), ein Teil der Geschlechtsorgane u. a. ◀

Beim männlichen Geschlecht befindet sich zwischen Mastdarm und Blase eine von Bauchfell ausgekleidete Nische. Eine entsprechend tiefe Nische liegt beim weiblichen Geschlecht zwischen Mastdarm und Gebärmutter *(Douglasscher Raum*, Abb. 6.112). Es handelt sich um die tiefste Stelle der Bauchhöhle, in der sich bei Entzündungen Eiter ansammeln kann *(Douglasabszeß)*.

Eine Entzündung des Bauchfells kann auch an anderen Stellen auftreten. Sie entsteht z. B. infolge einer Darmperforation, wobei kolibakterienhaltiger Darminhalt in die Bauchhöhle gelangt. Auf die Bedeutung des großen Netzes für die Abkapselung des Prozesses ist gerade hingewiesen worden (umschriebene Peritonitis oder Bauchfellentzündung). Bauchfellentzündungen können außerordentlich schmerzhaft sein und zur Bauchdekken- oder Abwehrspannung führen. Schmerzempfindlich ist übrigens nur das wandständige Bauchfellblatt, nicht dagegen das Eingeweideblatt. Hat die Erkrankung auf weite Teile des Bauchfells übergegriffen, so sprechen wir von diffuser Peritonitis oder Bauchfellentzündung. Zwischen den beiden Bauchfellblättern können sich größere Mengen Eiter ansammeln. Normalerweise befindet sich überall in dem schmalen Raum zwischen beiden Bauchfellblättern eine geringe Menge klarer Flüssigkeit, die für ein reibungsloses Gleiten bei den Bewegungen der Baucheingeweide sorgt. Derartige Bewegungen kommen durch die Atmung, durch eine unterschiedliche Füllung der Bauchorgane u. a. zustande. Unter krankhaften Bedingungen kann die klare Flüssigkeit in der Bauchhöhle erheblich zunehmen (Bauchwassersucht oder Aszites, z. B. bei manchen Patienten mit Leberzirrhose). Mitunter ist eine Bauchwasserpunktion zur Entlastung erforderlich. Eine Punktion des Bauchraums wird auch aus diagnostischen Gründen durchgeführt, um bei Unfallpatienten festzustellen, ob sich Blut in der freien Bauchhöhle befindet. Das Bauchfell kann nicht nur Flüssigkeit absondern, es kann auch beträchtliche Flüssigkeitsmengen resorbieren, was bei der Peritonealdialyse (S. 75) und bei der intrauterinen Transfusion ausgenützt wird. Der zuletzt genannte Eingriff stellt eine Bluttransfusion in die Bauchhöhle des ungeborenen Kindes in schwersten Fällen von Rh-Unverträglichkeit dar.

4.11.7 **Die großen Verdauungsdrüsen** (Bauchspeicheldrüse und Leber)

Die beiden größten und wichtigsten Verdauungsdrüsen des menschlichen Körpers sind die *Bauchspeicheldrüse* und die *Leber*. Ihre Ausführungsgänge münden in den Zwölffingerdarm, so daß die beiden Organe als Drüsen dieses Darmabschnitts aufzufassen sind. Bauchspeicheldrüse und Leber sind aber nicht nur Verdauungsdrüsen, sondern haben vielseitige Aufgaben. Das gilt in besonderem Maße für die Leber, die ein äußerst wichtiges Organ darstellt: wesentliche Funktionen des Organismus sind auf diese oder jene Weise an die Tätigkeit der Leber gebunden. Doch wenden wir uns zunächst der Bauchspeicheldrüse zu.

Bauchspeicheldrüse

Die **Bauchspeicheldrüse** *(Pankreas)* ist eine Drüse mit innerer und äußerer Sekretion; ihre Hormone (Insulin und Glukagon, s. S. 236) werden an das Blut abgegeben *(innere Sekretion)*, der Bauchspeichel oder Pankreassaft (Fermente, die der Verdauung von Fett, Kohlenhydrat und Eiweiß dienen, s. S. 271) gelangt dagegen über einen Ausführungsgang in den Zwölffingerdarm *(äußere Sekretion)*.

Das Pankreas ist ein schmales, längliches Organ von graurötlicher Farbe, das etwa in Höhe des ersten Lendenwirbels an der Hinterwand der Bauchhöhle hinter dem Magen liegt und nahezu

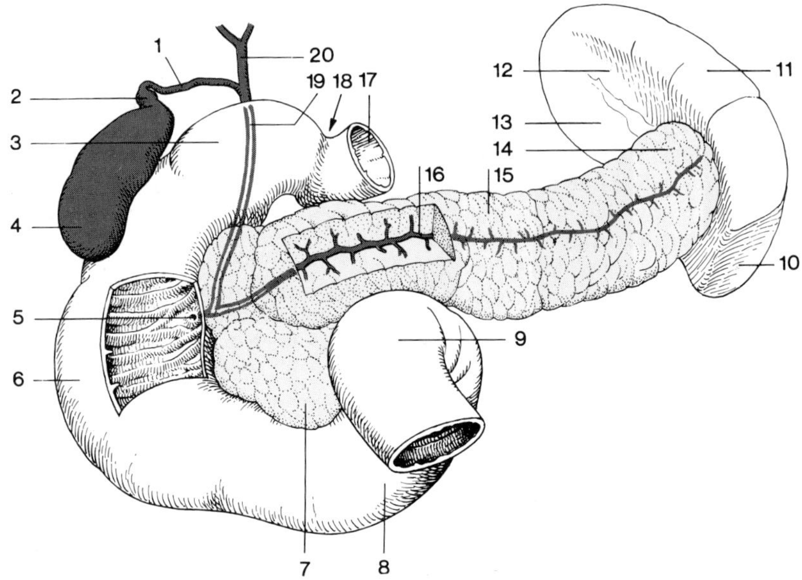

Abb. 6.128 Bauchspeicheldrüse, Gallenwege, Zwölffingerdarm und Milz: 1 Gallenblasengang, 2 Gallenblasenhals, 3 Bulbus des Zwölffingerdarms (Bulbus duodeni), 4 Grund der Gallenblase, 5 Papille des Zwölffingerdarms (VATERsche Papille), 6 absteigender Teil des Zwölffingerdarms, 7 Kopf der Bauchspeicheldrüse, 8 aufsteigender Teil des Zwölffingerdarms, 9 Übergang zum Jejunum (Flexura duodenojejunalis), 10 Dickdarmfläche der Milz, 11 oberer Milzrand, 12 Magenfläche der Milz, 13 Nierenfläche der Milz, 14 Schwanzteil der Bauchspeicheldrüse, 15 Körperteil der Bauchspeicheldrüse, 16 freigelegter Gang der Bauchspeicheldrüse, 17 Vorraum des Magenpförtners (Antrum), 18 Einschnürung des Pförtnerschließmuskels, 19 Hauptgallengang, 20 Lebergang. (Aus: FALLER, A.: Der Körper des Menschen. 11. Auflage, Thieme, Stuttgart 1988.)

in Querrichtung von der Milz bis zum Zwölffingerdarm verläuft (Abb. 6.107, 6.127, 6.128). Es werden am Pankreas 3 Abschnitte unterschieden, die nicht scharf voneinander abgrenzbar sind: Kopf, Körper und Schwanz. Der nach rechts zeigende Kopf befindet sich in der C-förmigen Rundung des Zwölffingerdarms, es schließt sich der Körper der Drüse (das Mittelstück) an, der in den links liegenden Schwanz übergeht. Der Ausführungsgang (Bauchspeicheldrüsengang), der durch die Vereinigung kleinerer, von den Drüsenläppchen des Pankreas kommender Gänge entsteht, zieht in ganzer Länge von links nach rechts durch die Drüse hindurch und mündet entweder gemeinsam mit dem von der Leber kommenden Gang oder selbständig auf einer kleinen, warzenförmigen Schleimhauterhebung (Papille) in den Zwölffingerdarm (Abb. 6.128).

Allgemeines über Leber, Gallenblase und Galle

Die **Leber** *(Hepar,* Abb. 6.75, 6.127, 6.129) ist das größte Organ des menschlichen Organismus. Beim Erwachsenen wiegt sie rund 1500 g; im Verhältnis zum Körpergewicht bzw. zur Körpergröße ist sie beim Neugeborenen bedeutend schwerer und größer als beim Erwachsenen. Die Leber liegt im rechten Oberbauch, vom Brustkorb geschützt, unterhalb der rechten Zwerchfellkuppe, ragt jedoch etwas über die Mittellinie nach links herüber. Der untere Leberrand ist gerade eben am rechten Rippenbogen tastbar. Dadurch, daß die Leber an den Atembewegungen des Zerchfells teilnimmt, ist sie bei der Einatmung unterhalb des rechten Rippenbogens deutlicher zu fühlen als am Ende der Ausatmung. Die dunkelbraunrote, blutreiche Lebersubstanz ist von Bindegewebe umgeben und durchzogen. Nach außen geht die Bindegewebsumhüllung in den Bauchfellüberzug der Leber über. Nur an einigen Stellen fehlt dieser Bauchfellüberzug, so z. B. im hinteren Anteil der rechten Zwerchfellkuppe. Hier ist die Leber fest mit dem Zwerchfell verwachsen.

An der Leber unterscheiden wir eine obere und eine untere Fläche. Die erstere, nach oben gewölbte (konvexe) Fläche der Leber (Zwerchfell-

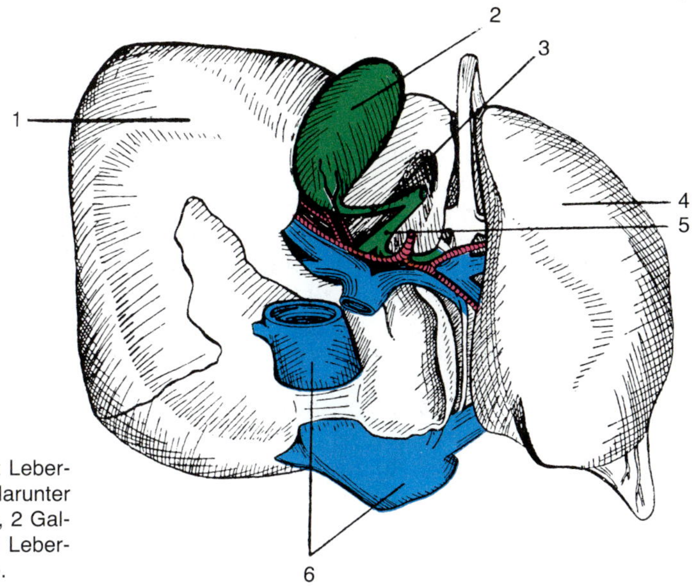

Abb. 6.129 Unterfläche der Leber mit Leberpforte (rot: Leberarterie, unmittelbar darunter blau: Pfortader): 1 rechter Leberlappen, 2 Gallenblase, 3 Gallenblasengang, 4 linker Leberlappen, 5 Lebergang, 6 untere Hohlvene.

fläche) füllt die rechte Zwerchfellkuppe aus; die untere Fläche der Leber (Eingeweidefläche) ist ausgehöhlt (konkav) und weist mehrere Unregelmäßigkeiten auf. Die Leber besteht aus 2 Lappen, einem größeren *rechten* und einem kleineren *linken Leberlappen.* Die Grenze zwischen beiden Lappen ist nicht sehr deutlich, sie wird auf der konvexen Leberfläche durch das „Aufhängeband" der Leber (eine Bauchfellfalte) dargestellt, auf der konkaven Unterfläche (Abb. 6.129) durch die verödete Nabelvene und den verödeten Arantiusschen Gang. An der Unterfläche der Leber sind als Teile des rechten Leberlappens 2 kleine Lappen abgrenzbar, und zwar der zwischen dem Nabelvenenstrang und der Gallenblase gelegene *Vierecklappen* sowie der zwischen dem Rest des Arantiusschen Ganges und der Gegend der unteren Hohlvene befindliche *Schweiflappen.* An der Leberunterfläche sind weitere Einzelheiten zu erkennen: In der Nähe der beiden zuletzt genannten kleinen Lappen liegt die *Leberpforte,* an der Leberarterien, Pfortaderäste, Lymphgefäße, Nerven und Gallengänge ein- bzw. austreten. Die Lebervenen, die den gemeinsamen Abflußweg des Leberarterien- und Pfortaderblutes darstellen, verlassen die Leber dagegen im hinteren Bereich der Zwerchfellfläche und münden nach kurzem Verlauf in die untere Hohlvene.

An der Leberunterfläche liegt nahe der Leberpforte in einer entsprechenden Vertiefung die **Gallenblase** *(Vesica fellea,* Abb. 6.127 bis 6.129), ein Hohlorgan etwa von der Form und Größe einer Birne und mit einem Fassungsvermögen von – beim Erwachsenen – ungefähr 40 ml Galle. Die Gallenblasenwand besteht von innen nach außen aus einer Schleimhaut, einer zweischichtigen, glatten Muskulatur und einem Bauchfellüberzug. Der Grund (Fundus) der Gallenblase überragt etwas den vorderen Leberrand. An ihrem anderen Ende befindet sich der Gallenblasenhals, aus dem der *Gallenblasengang* (Ductus cycticus) hervorgeht. Dieser vereinigt sich mit dem von der Leber kommenden *Lebergang* (Ductus hepaticus) zum *Hauptgallengang* (Ductus choledochus), der, wie beschrieben, neben oder mit dem *Bauchspeicheldrüsengang* auf der Papille in den Zwölffingerdarm mündet (Abb. 6.128).

Die **Galle,** das Sekret und Exkret der Leberzellen, ist eine zähe, fadenziehende, bittere Flüssigkeit. Sie besteht zum größten Teil aus Wasser, ferner aus Gallensäuren, Gallenfarbstoffen, Cholesterin, Lezithin, Eiweiß und anorganischen Salzen; die Galle der Gallenblase enthält außerdem Schleim. Die von den Leberzellen gebildete Galle gelangt zunächst in die *Gallenkapillaren.* Diese haben keine eigene Wandung, sondern stellen röhrenförmige Spalträume zwischen den Leberzellen dar. Die Wand dieser Haargefäße besteht also aus Leberzellen. Die Gallenkapillaren gehen allmählich in *Gallengänge* über, die eine eigene Wand besitzen. Aus der Verbindung immer größerer Gallengänge entsteht schließlich im rechten sowohl wie im linken Leberlappen je ein großer Gallengang; beide vereinigen sich zum Lebergang. Die Galle wird vom Lebergang aus entweder direkt, d. h. unter Umgehung der Gallenblase, in den Hauptgallengang und damit in den Zwölffingerdarm befördert (goldgelbe *Lebergalle, A-Galle*) oder über den Gallenblasengang in die Gallenblase geleitet, wo die Galle vorübergehend gespeichert wird. Hier wird sie durch Wasserresorption eingedickt (dunkelbraune oder braungrüne *Blasengalle, B-Galle*). Auf Grund ihrer Muskulatur kann sich die Gallenblase zusammenziehen und den Inhalt entleeren. Im Zwölffingerdarm ankommende, fetthaltige Speisen, wozu auch z. B. Eigelb gehört, benötigen zur Verdauung beträchtliche Mengen Galle und bewirken reflektorisch eine Kontraktion der Gallenblase. Die Galle durchströmt jetzt den Gallenblasengang in entgegengesetzter Richtung und fließt gemeinsam mit der fast ständig produzierten Lebergalle durch den Hauptgallengang in den Zwölffingerdarm. Die Tagesmenge der von den Leberzellen abgesonderten Galle (Lebergalle) beträgt beim Erwachsenen rund 1 Liter, wegen der Eindickung der vorübergehend in der Gallenblase gespeicherten Galle gelangen aber täglich nur etwa 500 ml Flüssigkeit (Lebergalle + Blasengalle) über den Hauptgallengang in das Duodenum.

Bei der *Duodenalsondierung* wird zunächst Lebergalle enthaltender, gelber Duodenalsaft gewonnen *(A-Saft)*. Erst nach Auslösung des *Gallenreflexes* (durch bestimmte Speisen oder Medikamente) gelangt Blasengalle in den Zwölffingerdarm; der dann aufgefangene Duodenalsaft ist durch seinen Gehalt an Blasengalle dunkelbraun gefärbt *(B-Saft)*. Nach Beendigung der Gallenblasenkontraktion erscheint wieder heller, gelbgefärbter Duodenalsaft, der Lebergalle enthält *(C-Saft)*.

Heutzutage wird die Gallenblase *sonografisch* (mit Hilfe des Ultraschalls), also ohne Strahlenbelastung dargestellt. Auch der *röntgenologische* Nachweis ist möglich. Dazu muß ein jodhaltiges Kontrastmittel kurze Zeit vor der Untersuchung intravenös injiziert oder am Vorabend oral gegeben werden. Die Anreicherung des Kontrastmittels in der Gallenblase beruht auf der Eigenschaft der Leber, gewisse Substanzen aus dem Blut aufzunehmen und mit der Galle auszuscheiden. Die Kontraktionsfähigkeit der Gallenblase wird bei der Ultraschall- oder Röntgenuntersuchung dieses Organs durch Verabreichung z. B. von Eigelb geprüft: die ursprüngliche Größe der Gallenblase wird mit der nach Auslösung des Gallenblasenreflexes verglichen.

Oft ist es schwer, die Gallenblase sonographisch oder röntgenologisch sichtbar zu machen. Ist z. B. der Gallenblasengang durch einen Stein verschlossen, so bleibt die Kontrastfüllung der Gallenblase aus. Gallensteine werden beim Kind seit dem Einsatz der Ultraschalluntersuchung häufiger diagnostiziert. Beim Erwachsenen sind sie oft Ursache heftigster Schmerzattacken *(Gallensteinkoliken)* – auch bei Kindern treten Beschwerden auf –, so daß u. U. die operative Entfernung der Gallenblase (Cholezystektomie) erforderlich wird. Die Gallenblase kann ohne Nachteile für den menschlichen Körper entfernt werden, da es sich hier nicht um ein lebenswichtiges Organ handelt. In seltenen Fällen kommt es sogar vor, daß die Gallenblase gar nicht angelegt ist. Mitunter fehlen dann auch die großen Gallengänge bzw. sie sind nicht durchgängig *(angeborene Gallengangsatresie,* Gallengangsverschluß). Diese Fehlbildung, bei der der Abfluß der Galle von der Leber in den Zwölffingerdarm unmöglich ist, ist mit einem längeren Leben nicht vereinbar; eine operative Besserung wird versucht. Bei Störungen des Gallenabflusses (angeborener Gallengangsverschluß, Gallensteine, Geschwülste u. a.) kommt es zum Übertritt von Gallenbestandteilen ins Blut und damit zur Gelbsucht (Ikterus). Diese Form der Gelbsucht wird mechanischer oder Verschlußikterus genannt. Über den

1. *mechanischen* oder *Verschlußikterus,* und die 3 anderen Formen der Gelbsucht, nämlich
2. den Ikterus bei *Hepatitis* u. ä.,
3. den Ikterus infolge *funktioneller Störungen* der Leber (z. B. Leberunreife) und
4. den *hämolytischen Ikterus* (genauer gesagt, Ikterus infolge vermehrten Hämoglobinabbaus)

wird im nächsten Abschnitt noch einiges ausgeführt.

Die Aufgaben der Leber und Galle

Aus der Vielseitigkeit der Leberfunktion, auf die einleitend schon hingewiesen worden ist, erklärt sich der *Fermentreichtum* dieses Organs; denn für die zahlreichen Stoffwechselleistungen der Leber sind auch entsprechend viele Fermente notwendig. Bei Lebererkrankungen gelangen diese Fermente (z. B. die Transaminasen GOT und GPT und viele andere Fermente, s. Tab. im Anhang) aus den Leberzellen vermehrt ins Blut. Die Höhe des Fermentgehaltes im Serum zeigt bei einigen Gelbsuchtsformen deutliche, für die Differentialdiagnose wichtige Unterschiede:

Die beiden Hauptzelltypen der Leber sind die (spezifischen) *Leberzellen* – in ihnen entsteht z. B. die Galle – und die *von Kupfferschen Sternzellen* (Endothelzellen der Blutkapillaren der Leber), in denen u. a. die Umwandlung von Hämoglobin in Bilirubin vor sich geht (s. u.).

Gallensekretion

Eine der vielen Aufgaben der Leberzelle ist die Produktion der Galle. Die Galle enthält u. a. Gallenfarbstoffe, und zwar hauptsächlich *„direktes" Bilirubin.*

▶ Das eigentliche Bilirubin *(„indirektes" Bilirubin)* entsteht beim Abbau des Hämoglobins (S. 160) in den von Kupfferschen Sternzellen der Leber und in entsprechenden, ebenfalls zum retikulohistiozytären System gehörenden Zellen anderer Organe sowie in Blutergüssen. Das (indirekte) Bilirubin kann in dieser Form nicht mit der Galle ausgeschieden werden (es ist nicht wasserlöslich). Es muß vorher in der Leber durch Koppelung mit einer bestimmten Substanz (Glukuronsäure) in „direktes" Bilirubin verwandelt (wasserlöslich gemacht) werden (es entsteht Bilirubindiglukuronid). Erst dieses gelangt mit der Galle in den Darm und wird hier unter der Einwirkung von Bakterien fast vollständig in *Urobilinogene* (z. B. *Sterkobilinogen*) überführt. In der Neugeburtsperiode, bei Durchfallserkrankungen mit schneller Passage des Darminhalts und unter einigen anderen Bedingungen ist diese Umwandlung mehr oder weniger stark vermindert, der Stuhl enthält dann größere Mengen Bilirubin (rotbrauner Farbstoff) und Biliverdin (grüner Farbstoff); so ist die goldgelbe (teils auch grünliche) Farbe des Muttermilchstuhls und die grüne Stuhlfarbe z. B. bei künstlich ernährten Säuglingen mit Durchfall zu erklären.

Die Hauptmenge der Urobilinogene des Darms wird – teils nach Umwandlung in das als Stuhlfarbstoff bezeichnete Sterkobilin – mit dem Stuhl ausgeschieden, nur ein kleiner Teil der Urobilinogene wird im Darm resorbiert und dann mit dem Blutstrom weitertransportiert. Diese in den Kreislauf gelangten Urobilinogene werden entweder von der Leber aufgenommen und in umgewandelter Form an die Galle abgegeben oder sie erscheinen im Harn. Hier können die Urobilinogene einschließlich des Sterkobilinogens z. B. mit Hilfe der Ehrlichschen Aldehydreaktion nachgewiesen werden, allerdings nur, wenn ihre Ausscheidung im Harn vermehrt ist. Das ist im Beginn der *Leberentzündung (Hepatitis)* der Fall. Durch die dabei bestehende Leberzellschädigung ist die Fähigkeit der Leber zur Ausscheidung der im Darm resorbierten Urobilinogene eingeschränkt, und infolgedessen treten im Harn größere Urobilinogenmengen als normalerweise auf. Im weiteren Verlauf der Hepatitis kommt es zu einer Störung der Gallensekretion und damit zur Ausscheidung von grauweißem („entfärbtem", acholischem) Stuhl, ein Befund, der verständlicherweise auch bei komplettem Verschluß (Gallensteine, Geschwülste u. a.) oder Fehlen der Gallenwege (Gallengangsatresie) beobachtet wird, d. h. bei *mechanischem Ikterus (Verschlußikterus).* Wegen der Behinderung des Gallenflusses führt sowohl die Gelbsucht bei Hepatitis als auch der mechanische Ikterus zu einer Erhöhung des **direkten** Serumbilirubins. Dieser Gallenfarbstoff wird mit dem Harn ausgeschieden *(Bilirubinurie)* und verursacht die dunkelbraune Harnfarbe der Patienten. Ist bei Patienten mit Bilirubinurie die Urobilinogenprobe – wie auch beim Gesunden – negativ, so spricht das für eine Abflußbehinderung der Galle bzw. einen Verschlußikterus.

Von den beiden gerade genannten Gelbsuchtsformen (Ikterus bei Hepatitis und mechanischer Ikterus) sind diejenigen zu unterscheiden, die mit einem Anstieg des **indirekten** Serumbilirubins einhergehen, während das direkte praktisch in normaler Menge vorhanden ist und nur einen kleinen Anteil des „Gesamtbilirubins" im Serum ausmacht. Da die Niere wohl direktes, nicht aber indirektes Bilirubin ausscheiden kann, ist der Harn bei den jetzt zu erörternden Erkrankungen normal gefärbt. Auch die Stuhlfarbe ist unauffällig; denn eine Behinderung des Gallenabflusses besteht im allgemeinen nicht. 2 Krankheitsgruppen sind hier zu nennen: funktionelle Störungen der Leber einerseits und hämolytische Ikterusformen (gesteigerter Blutabbau) andererseits. Ein Beispiel für die zuerst erwähnte Gelbsuchtsform ist die Neugeborenengelbsucht (Icterus neonatorum) infolge *Leberunreife;* der beim Neugeborenen etwas vermehrte Blutabbau ist in geringem Maße am Zustandekommen der Gelbsucht beteiligt. Der entscheidende Faktor ist aber die Funktionsuntüchtigkeit desjenigen Leberfermentes, das für die Umwandlung von indirektem in direktes Bilirubin verantwortlich ist. Eine deutliche Fermentschwäche besteht lediglich während der ersten Lebenstage. In dieser Zeit wird nur ein mehr oder weniger großer Teil des durch den (leicht gesteigerten) Erythrozytenabbau anfallenden indirekten Bilirubins in direktes Bilirubin überführt; der Rest des indirekten Bilirubins kreist im Blut bzw. wird im Gewebe abgelagert. Die 2. Gruppe von Krankheiten mit Erhöhung des indirekten Bilirubins, der *hämolytische Ikterus,* kann in jedem Alter auftreten: hämolytische Anämie sowie Rh-Unverträglichkeit zwischen Mutter und Kind sind einige der Ursachen.

Zu der zuletzt genannten Form, der sogenannten Rh-Erythroblastose des Neugeborenen, ist noch folgendes zu bemerken. Selbst eine gesunde Leber hat gewisse Schwierigkeiten, mit den großen Mengen an indirektem Bilirubin fertig zu werden, die bei einem stark gesteigerten Blutzerfall entstehen. Katastrophal muß sich eine solche massive Hämolyse auswirken, wenn sie mit einer Leberunreife kombiniert ist. Das ist z. B. bei der *Rh-Unverträglichkeit* zwischen Mutter und Kind (Erythroblastose) der Fall: die von der Mutter stammenden Rh-Antikörper zerstören einen großen Prozentsatz der kindlichen Erythrozyten, und die aus dem Hämoglobin dieser roten Blutkörperchen entstehenden Bilirubinmengen (indirektes Bilirubin) können von der unreifen Leber nicht annähernd bewältigt werden. Es kommt zum *Icterus gravis* (schwere Gelbsucht). Im späteren Leben gibt es nur ausnahmsweise einmal eine so starke Erhöhung des indirekten Bilirubins im Serum, wie sie in den ersten Lebenstagen gar nicht selten beobachtet wird. ◀

Die wichtigsten Bestandteile der Galle sind nicht die *Gallenfarbstoffe,* sondern die *Gallensäuren.* Während die Gallenfarbstoffe für den Körper ohne Nutzen sind und zu einem großen Teil nach entsprechenden Umwandlungen mit dem Stuhl ausgeschieden werden, handelt es sich bei den Gallensäuren um biologisch außerordentlich wertvolle Substanzen. Sie spielen im Darm bei der noch zu besprechenden *Fettverdauung und -resorption* eine entscheidende Rolle, und es ist deshalb verständlich, daß fettreiche Nahrung einen Reiz für die Entleerung der Gallenblase darstellt. Die biologisch so wichtigen Gallensäuren werden im Darm immer wieder rückresorbiert und erneut mit der Galle ausgeschieden, nur ein Bruchteil erscheint im Stuhl. Die Bedeutung der Leber für die Fettverdauung und -resorption im Darm liegt in der Bereitstellung der hierfür notwendigen Gallensäuren. Man könnte von einer Fernwirkung der Leber sprechen.

Darüber hinaus gibt es eine Unzahl von *Stoffwechselprozessen,* die in der Leber selbst ablaufen. Sie ist für einen großen Teil des Auf-, Ab- und Umbaus von Fetten, Kohlenhydraten und Eiweißkörpern verantwortlich; von den erwähnten Stoffen werden nur die Kohlenhydrate in nennenswerter Menge in der Leber gespeichert. Über diese Stoffwechselaufgaben wird später noch berichtet.

Entgiftung

Bei den bakteriellen Fäulnisvorgängen im Darm entstehen aus Eiweißkörpern bzw. Aminosäuren zum Teil giftige Substanzen, die resorbiert werden (Phenol, Kresol, Indol u. a.). Sie werden zur Entgiftung in der Leber mit *Glukuronsäure oder Schwefelsäure* verbunden und in dieser Form mit der Galle oder dem Harn (das Indol z. B. als Indikan) ausgeschieden. Auch die eingangs erwähnte Bildung des direkten Bilirubins durch Koppelung des (indirekten) Bilirubins mit Glukuronsäure dient der Entgiftung. Viele Stoffe – dazu gehört auch eine große Zahl von Medikamenten – können nur dadurch vom Körper ausgeschieden werden, daß sie mit Glukuronsäure oder Schwefelsäure eine chemische Verbindung eingehen, andernfalls würde es zu einer gefährlichen Konzentration der betreffenden Substanzen (Medikamente u. a.) im Körper kommen.

Daß die Leberfunktion beim Früh- und Reifgeborenen gerade in dieser Beziehung ungenügend entwickelt ist, muß bei der Dosierung von Medikamenten in dieser Altersgruppe berücksichtigt werden.

Blutspeicher und Blutbildung

Es sei darauf hingewiesen, daß in der Leber (und an manchen anderen Stellen des Organismus) Blut im geringen Umfang gespeichert werden kann. Vor der Geburt ist u. a. die Leber für die Blutbildung verantwortlich, teils werden hier auch noch kurz nach der Geburt Blutzellen produziert. (Unter pathologischen Bedingungen, z. B. bei der Leukämie, können zu jeder Zeit in der Leber Blutbildungsherde auftreten.)

Wärmeproduktion

Die unzähligen Stoffwechselprozesse in der Leber gehen mit einer entsprechenden Wärmeproduktion einher, selbstverständlich entsteht auch in anderen Organen (besonders in der Muskulatur) bei den chemischen Reaktionen Wärme. Sie ist für die *Aufrechterhaltung der Körpertemperatur* wichtig.

4.11.8 Stoffwechsel

Bei der Besprechung der Leberfunktion haben wir schon einige Stoffwechselleistungen des Körpers kennengelernt. Am Anfang des Stoffwechsels steht jedoch nicht die Leber, sondern der Verdauungskanal: die durch die umfangreichen Stoffwechselprozesse des Gesamtorganismus verbrauchten Energien müssen durch den Kaloriengehalt der Nahrung ersetzt werden.

Da unsere Nahrung im wesentlichen aus hochmolekularen Stoffen besteht, muß sie im Verdauungskanal entsprechend vorbereitet (verdaut) werden, bevor sie aufgesaugt (resorbiert) werden kann.

Während die *Verdauung* bereits im Mund beginnt und im ganzen Verdauungskanal abläuft, findet die *Resorption* ausschließlich oder fast ausschließlich im Darm statt. In der Mundhöhle und im Magen werden nur geringe Mengen einiger weniger Stoffe resorbiert. Bei der Verdauung handelt es sich zum Teil um *mechanische* Vorgänge (Zerkleinerung, Durchmischung und Fortbewegung der Nahrung bis zur Stuhlentleerung), zum Teil um *chemische* Prozesse, die der Aufspaltung der in unserer Nahrung enthaltenen größeren Moleküle in einfachere Bausteine dienen (Aufschließen der Nahrung). Erst jetzt nach der Zerlegung (Verdauung) des artfremden (pflanzlichen und tierischen) Materials ist die Resorption möglich. (Würde z. B. Rindereiweiß ungespalten die Darmwand passieren, so würde der menschliche Organismus darauf mit der Bildung von Antikörpern reagieren – in geringem Umfang wird dies tatsächlich beobachtet, besonders im Neugeborenenalter –, Unverträglichkeitserscheinungen können die Folge sein.)

Im Anschluß an die Resorption der Spaltprodukte werden diese zu körpereigenen Stoffen (Eiweiß, Fett und Kohlenhydrat) aufgebaut.

1. Die Aufnahme der Nahrung (Verdauung und Resorption),
2. die zahlreichen Umsetzungen im Organismus (Aufbau der Körpersubstanz, Speicherung, Energiegewinnung) sowie
3. die Ausscheidung von Abbauprodukten werden als *Stoffwechsel* bezeichnet (s. auch Tab. 6.15).

Zunächst sei von der Verdauung und Resorption die Rede und danach von dem weiteren Schicksal der Nahrungsbestandteile im Organismus.

Verdauung und Resorption

Mundverdauung

Im Mund wird die Nahrung zunächst mechanisch *zerkleinert*. Das Beißen und Kauen (Schneide- und Mahlbewegungen der Kiefer) sind von wesentlicher Bedeutung: ist die Nahrung ungenügend zerkleinert, so ist sie für die Verdauungssäfte weniger gut angreifbar und kann infolgedessen nur unvollständig resorbiert werden. Zu schnelles Essen oder ein schlechtes Gebiß sind also von Nachteil.

Während des Kauens wird die Nahrung mit *Speichel* vermischt und dadurch für den Weitertransport schlüpfrig gemacht. Menge und Zusammensetzung des Speichels sind von der Art der aufgenommenen Nahrung abhängig. Bei Trockenkost wird mehr Speichel abgesondert als bei flüssiger Nahrung. Der Erwachsene produziert durchschnittlich 1500 ml Speichel pro Tag.

Die Sekretion der Speicheldrüsen (und übrigens auch der anderen Verdauungsdrüsen) wird (1) *durch den Kontakt der Speise mit der Schleimhaut* reflektorisch, also ohne Mitwirkung unseres Willens, ausgelöst. Die Endigungen der Berührungs- und Geschmacksnerven in der Mundhöhle und das Riechepithel der Nase werden durch die aufgenommene Nahrung gereizt. Der *Speichelsekretionsreflex* verläuft über das verlängerte Mark; die zu den Drüsen ziehenden Sekretionsnerven gehören dem autonomen Nervensystem an, sie werden durch Pilocarpin erregt (starker Speichelfluß) und durch Atropin gelähmt (trockener Mund nach Atropinverabreichung). In Anbetracht der Verknüpfungen von autonomem Nervensystem und psychischen Faktoren ist es nicht verwunderlich, daß auch auf (2) *psychischem Wege* ein fördernder oder hemmender Einfluß auf die Sekretion der Verdauungsdrüsen ausgeübt werden kann. Geschmacks- und Geruchsvorstellungen können schon genügen, um die Sekretion in Gang zu bringen oder zu unterdrücken. Beim Anblick eines geschmackvoll gedeckten Tisches „läuft das Wasser im Munde zusammen". Umgekehrt führen Ekel, Ärger und andere Unannehmlichkeiten zur Sekretionshemmung („es vergeht der Appetit"). Bei diesen Reaktionen, an denen das Großhirn beteiligt ist, handelt es sich um bedingte Reflexe (S. 227). Ferner ist bemerkenswert, daß (3) auf dem *Nervenwege* von der Mundhöhle und vom Geruchsorgan aus (ebenso wie durch psychische Einflüsse) in *tiefer liegenden Abschnitten* des Verdauungskanals die Sekretion der Verdauungssäfte angeregt wird (Vorsekretion im Magen) oder auch gehemmt werden kann („die Aufregung schlug ihm auf den Magen"). Eine deutliche Magensaftsekretion vor bzw. ohne Eintreffen der Nahrung in den Magen ist beim Hund durch die „PAWLOWsche[31] Schein-

[31] IWAN PETROWITSCH PAWLOW, russischer Physiologe, 1849–1936.

fütterung“ erwiesen worden: Sobald das Versuchstier die Speise mit dem Maul ergreift (oder auch nur „den Braten riecht“), tritt vermehrt Magensaft aus der operativ angelegten Magenfistel aus, obwohl die Nahrung vor Erreichen des Magens über eine weitere, am Halse liegende Fistel abgeleitet wird (über Scheinfütterung s. auch S. 227).

Die Aufgabe des Speichels besteht einerseits darin, daß er durch Befeuchten der Speisen den *Weitertransport* erleichtert, andererseits enthält der Speichel ein Ferment (**Amylase = Diastase,** früher als *Ptyalin* bezeichnet), das die Verdauung der Kohlenhydrate einleitet. Es vermag Stärke und Glykogen über die Dextrine bis zu dem Disaccharid Maltose (Malzzucker) abzubauen: wenn Brot längere Zeit im Munde behalten wird, tritt wegen der sich bildenden Maltose ein süßlicher Geschmack auf. Fermente für die Eiweiß- und Fettverdauung fehlen im Speichel.

Schluckakt und Aufgabe der Speiseröhre

Die durch Zerkleinerung und Einspeichelung für die weitere Verdauung vorbereitete Speise wird im Mund durch die Zungen- und Kieferbewegungen zum Bissen geformt und zum Zungengrund befördert. Der *Schluckreflex* wird dann ausgelöst, wenn der Bissen (oder der Speichel) Zungengrund, Gaumenbögen und hintere Rachenwand berührt. „Leerschlucken“ ohne Bissen oder Speichel gibt es nicht, d. h. bleibt eine Reizung der genannten Mund- und Rachenbezirke aus, so kann eine reflektorische Schluckbewegung nicht erfolgen. Der Schluckakt, wozu auch der Abschluß der Atemwege (Nasen-Rachen-Raum, Kehlkopf) gehört, ist ein komplizierter Mechanismus, der vom Schluckzentrum aus (im verlängerten Mark) gesteuert wird. Die Überkreuzung von Atem- und Speiseweg verdeutlicht die Abb. 6.130. (Bei Störungen, also beim „Verschlukken“, kann Speise in die Nase und in die Lungen gelangen; im letzteren Fall droht eine „Aspirationspneumonie“.)

Nach Passieren der Rachenenge wird der Bissen ohne unser Zutun durch die Tätigkeit der Schlundmuskeln und der Muskulatur der *Speiseröhre* weiterbefördert. Es handelt sich hier um einen *aktiven Weitertransport,* die Speiseröhre stellt keineswegs nur ein dehnbares Gleitrohr oder gar einen starren Schlauch dar. Ist die Nah-

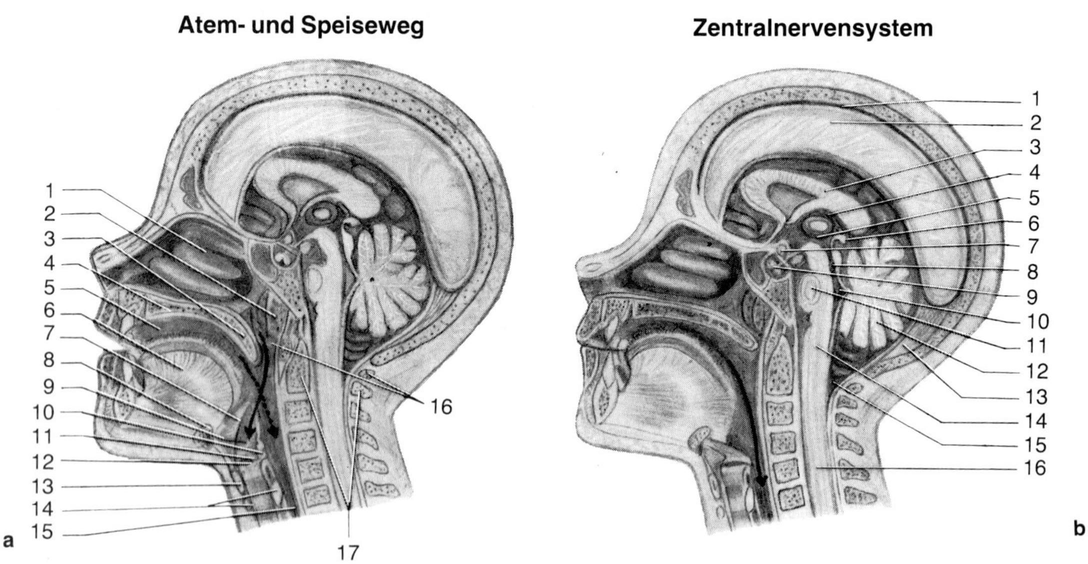

Abb. 6.130 a, b Überkreuzung von Atem- und Speiseweg: **a** Atmung: 1 Nasenhöhle mit den drei Nasenmuscheln, 2 Rachenmandel, 3 weicher Gaumen mit Zäpfchen, 4 harter Gaumen, 5 Mundhöhle, 6 Zungenmuskel, 7 Kehldeckel, 8 Zungenbein, 9 Kehlkopfeingang, 10 Gießbeckenknorpel, 11 falsches Stimmband, 12 Stimmband, 13 Schildknorpel, 14 Ringknorpel, 15 Speiseröhre, 16 erster Halswirbel, 17 zweiter Halswirbel; **b** Schluckakt (Nasenraum durch weichen Gaumen, Kehlkopfeingang durch Kehldeckel abgeschlossen): 1 oberer Längsblutleiter, 2 Hirnsichel, 3 Balken, 4 Thalamus (im Zwischenhirn), 5 dritter Ventrikel, 6 Zirbeldrüse (im Zwischenhirn), 7 Sehnervenkreuzung, 8 Aquädukt, 9 Hirnanhangsdrüse, 10 vierter Ventrikel, 11 Brücke (direkt darüber das Mittelhirn), 12 Kleinhirn, 13 Kleinhirnzelt, 14 verlängertes Mark, 15 große Zisterne, 16 Rückenmark.

rung im unteren Speiseröhrenabschnitt angekommen, so öffnet sich der Magenmund, und sie wird unter Kontraktion der Speiseröhrenmuskulatur in den Magen geleitet bzw. gespritzt.

Peristaltik und Erbrechen

Von der Speiseröhre bis zum Mastdarm laufen über das gesamte Verdauungsrohr Kontraktionswellen der Muskulatur *(peristaltische Wellen)*. Jeder Kontraktion geht eine Phase der Erschlaffung voraus. Dadurch, daß ständig die Erschlaffungsphase mit der von oben nach unten fortschreitenden Kontraktionswelle abwechselt, wird der Inhalt vorwärts geschoben. Im Magen wird der Speisebrei durch die peristaltischen Wellen nicht nur weiterbefördert, sondern außerdem mit Magensaft durchmischt. Abgesehen von dieser Peristaltik gibt es – besonders im Dünndarm – *Pendelbewegungen;* darunter verstehen wir Zusammenziehungen und Erschlaffungen der Wandmuskulatur, die der Durchmischung des Speisebreis, nicht aber dem Weitertransport dienen.

Die in der Wand des Verdauungsrohrs vorhandenen Geflechte des autonomen Nervensystems wirken steuernd auf Peristaltik und Pendelbewegungen, der Vagusstoff (das auf S. 146, S. 230 erwähnte Azetylcholin) löst die Muskelkontraktionen aus. Ebenso wie die Sekretion des Speichels und der anderen Verdauungssäfte so unterliegt die Tätigkeit dieser Wandmuskulatur psychischen Einflüssen. Die Muskelbewegungen sind auch im Hungerzustand vorhanden („Magenknurren“) und werden durch die Füllung des Verdauungskanals noch gesteigert: schlackenreiche Nahrung (zellulosehaltige Pflanzenkost und Pektine im Obst) fördert die Peristaltik, die Darmgase im Dickdarm regen die Dickdarmbewegungen an.

Das *Erbrechen* von Mageninhalt kommt bei geschlossenem Magenpförtner durch die Peristaltik des Magens und die Bauchpresse (Zusammenziehung von Bauchmuskeln und Zwerchfell) zustande; der Mageninhalt wird dabei durch den sich leicht öffnenden Magenmund nach außen befördert.

Erbrechen sehen wir z. B. bei *mechanischer Behinderung* des Weitertransports der Nahrung (Magenpförtnerkrampf u. a.). Das Erbrechen kann durch Reizung des Rachens oder der Magenschleimhaut bei der Aufnahme unverträglicher Speisen ausgelöst werden und ist dann als *Schutzreflex* aufzufassen, dessen Reflexbogen über das „Brechzentrum“ im verlängerten Mark verläuft. Erbrechen kann aber auch auf *psychischem Wege,* d. h. unter Einschaltung des Großhirns, zustande kommen, z. B. bei Widerwillen gegen bestimmte Speisen (bedingter Reflex). Schließlich ist noch eine direkte Beeinflussung des Brechzentrums bei Hirnerkrankungen (Meningitis, Hirndruck) möglich. Wir sprechen dann von *zerebralem Erbrechen.* Eine Wirkung auf das Brechzentrum ist auch auf *medikamentösem* Wege zu erreichen: Luminal z. B. dämpft das Brechzentrum und wird deshalb beim Erbrechen therapeutisch angewendet, während die Injektion von Apomorphin das Brechzentrum erregt und gelegentlich bei Vergiftungen zur Entleerung des Magens eingesetzt wird. Aus dem gleichen Grunde kann statt dessen „Ipecac-Sirup“ (Sirupus Ipecacuanhae) oral verabreicht werden, der allerdings nicht „zentral“ angreift, sondern durch Reizung der Magenschleimhaut Erbrechen hervorruft. Durch Berührung der Rachenhinterwand mit dem Finger kann auf einfache Weise bei Vergiftungen zur Entleerung des Magens Erbrechen erzeugt werden, allerdings muß vorher etwas zu trinken gegeben werden, da bei leerem Magen das Erbrechen meist ausbleibt. Deshalb sieht man kaum noch ein Erbrechen bei Kindern, die – wegen einer Erkrankung mit Erbrechen – einen Magen-Dauer-Tropf erhalten, der so langsam einläuft, daß er nicht zu einer Füllung des Magens führt.

Magenverdauung

Durch die Magenperistaltik wird die Speise im Magen mit dem *Magensaft* vermischt, der schon vor ihrem Eintritt in den Magen vermehrt sezerniert wird (Vorsekretion). Der Kontakt der Speise mit der Magenschleimhaut bewirkt eine weitere Steigerung der Magensaftsekretion. Das Ausmaß dieser Sekretion ist von der Art der Nahrungsbestandteile abhängig. Fleischextrakte, Koffein, Alkohol, Gewürze u. a. sind „Saftlocker“.

Dementsprechend kann bei der Magensaftuntersuchung (fraktionierte Magenausheberung, sie ist heute von untergeordneter Bedeutung) die Sekretionsleistung nach einem Koffeinprobetrunk untersucht werden. Gelegentlich bleibt dabei pathologischerweise die Salzsäureproduktion aus (Anazidität); in einem Teil dieser Fälle gelingt es, nach Histamininjektion – Histamin ist der stärkste Magensaftlocker – Salzsäure nachzuweisen, der Rest ist „histaminrefraktär“, d. h. selbst Histamin kann keine Salzsäuresekretion im Magen auslösen. Erniedrigte Säurewerte bedeuten Subazidität (oder u. U. Anazidität, s. o.), erhöhte Superazidität (Hyperazidität). Die Superazidität, d. h. die übermäßige Säuresekretion ist einer der Faktoren, die die Entstehung eines Magengeschwürs (Ulkus) begünstigen; es ist ebenso wie das Zwölffingerdarmgeschwür beim Erwachsenen häufiger als beim Kind.

Der Magensaft ist eine stark saure, farblose Flüssigkeit, die von den Fundusdrüsen, Pylorusdrüsen und Becherzellen sezerniert wird (Tagesmenge beim Erwachsenen fast 3 Liter).

Die *Fundusdrüsen* (im Magengrund gelegen) sind wie die Drüsen im Körper des Magens aus drei verschiedenen Drüsenzelltypen aufgebaut (Abb. 6.131):

1. den Hauptzellen, die eine Vorstufe (das *Pepsinogen*) des für die Eiweißverdauung wichtigen Fermentes *Pepsin* bilden,
2. den Belegzellen, die für die Produktion der *Magensalzsäure* verantwortlich sind,
3. den Nebenzellen, die Schleim absondern, der die Magenschleimhaut überzieht und vor der Andauung („Selbstverdauung") durch das eiweißspaltende Ferment Pepsin schützt (s. auch S. 272).

Durch die Salzsäure wird das Pepsinogen in das wirksame Pepsin verwandelt. Die Salzsäure hat

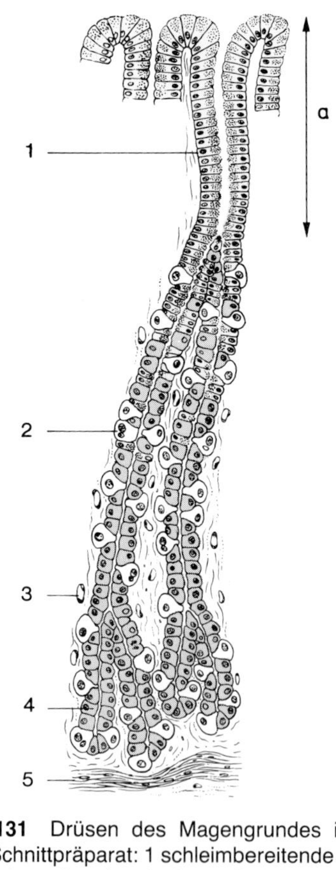

Abb. 6.131 Drüsen des Magengrundes im vergrößerten Schnittpräparat: 1 schleimbereitende Nebenzellen, 2 Belegzellen (produzieren die Magensalzsäure), 3 Kapillaren, 4 Hauptzellen (bilden Pepsinogen), 5 glatte Muskelzellen zwischen Schleimhaut und Submucosa, **a** Magengrübchen. (Aus: Faller, A.: Der Körper des Menschen. 11. Auflage, Thieme, Stuttgart 1988.)

noch weitere Aufgaben, z. B. unterdrückt sie im Magen das Wachstum von Bakterien. Die meisten Bakterien werden im Magen abgetötet.

Die *Pylorusdrüsen* (im Bereich des Magenausgangs gelegen) bilden

1. das *Gastrin,* ein sog. Enterohormon, das an das Blut abgegeben wird und die Fundusdrüsen zur Sekretion anregt.
2. Außerdem sondern die Pylorusdrüsen einen fermentartigen Stoff ab (den *„inneren Faktor", intrinsic factor*), der für die Vitamin-B_{12}-Resorption und damit für den Aufbau der roten Blutkörperchen notwendig ist.

Im „leeren" Magen ist stets eine geringe Menge schleimigen Sekrets enthalten (Nüchternsaft). Die überall in der Magenschleimhaut vorhandenen *Becherzellen* sezernieren wie die *Nebenzellen* von Magengrund und Magenkörper den schützenden Schleim.

Außer dem **Pepsin** enthält der Magensaft ein weiteres eiweißspaltendes Ferment, das **Kathepsin.** Jedes dieser beiden Fermente kann Eiweiß nur bis zur Stufe der Polypeptide, also nicht bis zu den Aminosäuren abbauen; die Abspaltung der Aminosäuren erfolgt erst im Darm. Während das Pepsin im stark sauren Milieu voll wirksam ist, kann das Kathepsin bei geringeren Säuregraden seine volle Wirkung entfalten (die Wirksamkeit aller Fermente ist vom pH-Wert abhängig). Deshalb spielt das Pepsin für die Eiweißverdauung beim jungen Kind mit seiner geringen Magensäuerung keine große Rolle. Das Milcheiweiß und andere Eiweißkörper werden im Magen des jungen Kindes im allgemeinen durch Kathepsin zerlegt, in dem stark sauren Magensaft des älteren Kindes und Erwachsenen dagegen durch Pepsin.

Darüber hinaus haben das Kathepsin und Pepsin *bei geringer Säuerung* (also bei Säuglingen bzw. jungen Kindern) eine *„Labwirkung"*, d. h. jedes dieser beiden Fermente bringt den charakteristischen Eiweißkörper der Milch, das Kasein, zur Gerinnung. Ein eigentliches Labferment fehlt im menschlichen Magen, es ist im Kälbermagen vorhanden. Das durch die Labgerinnung ausgefällte *Kasein* wird *Parakasein* genannt. Beide enthalten Calcium. Auf einem ganz anderen Mechanismus beruht die *Säuregerinnung* des Kaseins; das hierbei ausgefällte Kasein ist calciumfrei. Diese Form der Milchgerinnung vollzieht sich im *sauren* Magensaft des älteren Kindes und des Erwachsenen. Die Bedeutung des im Säuglingsmagen eintretenden Gerinnungsvorgangs liegt offenbar darin, daß einerseits die Milch infolge der Verklumpung länger im Magen festgehalten wird und folglich dem Verdauungsprozeß im Magen länger ausgesetzt werden kann, andererseits das Kaseingerinnsel wegen der größeren Oberfläche des denaturierten Eiweißes in dieser Form für die Darm- und Pankreasfermente besser angreifbar ist. Ähnliches gilt für das im Kaseingerinnsel in feiner Verteilung vorliegende Milchfett. Die leichtere Verdaulichkeit der Frauenmilch gegenüber der Kuhmilch beruht zum Teil darauf, daß im ersteren Fall im Magen viel feinere Milchgerinnsel entstehen als im letzteren. Im Magensaft befindet sich zwar das fettverdauende Ferment **Lipase,** doch ist diese Magenlipase für die Fettverdauung relativ bedeutungslos (auch die Muttermilch enthält eine Lipase, die aber erst im Magen wirksam wird). Die Fettverdauung läuft im wesentlichen im Dünndarm ab.

Kohlenhydratspaltende Fermente werden vom Magen nicht sezerniert. Trotzdem geht hier unter bestimmten Umständen die in der Mundhöhle durch **Amylase** eingeleitete *Kohlenhydratverdauung* weiter. Es muß nur verhindert werden, daß der in den Magen gelangte Bissen sofort mit der Magensäure in Berührung kommt – durch die Säure würde nämlich die Wirksamkeit der Amylase aufgehoben werden: während die zuerst in den Magen eintretende Speise die Magenwandung benetzt und sich mit der Magensalzsäure vermengt, wird die nachfolgende Nahrung mehr im Innern des gesamten Speisebreis abgelagert und ist auf die Weise längere Zeit vor der Einwirkung der Salzsäure „geschützt". Es ist deshalb zweckmäßig, Süßigkeiten zuletzt zu servieren (Nachspeise).

Die *Verweildauer* des Speisebreis (Chymus) im Magen ist von der Art der Nahrung abhängig. Am kürzesten ist die Verweildauer des Wassers (¼ bis ½ Stunde). Auch die Kohlenhydrate verlassen den Magen relativ schnell (etwa nach einer Stunde). Die Magenverdauung einer normal zusammengesetzten Mahlzeit ist nach etwa drei bis fünf Stunden beendet. Muttermilch oder verdünnte Kuhmilch wird schon nach zwei- bis dreistündigem Aufenthalt im Magen weitertransportiert, während die Verweildauer der Kuhvollmilch rund vier Stunden beträgt. Breimahlzeiten (mit Ausnahme der reinen Kohlenhydratbreie) verweilen noch längere Zeit im Magen, nämlich etwa fünf Stunden. Daraus ergibt sich, daß vierstündliche Nahrungspausen bei 5 (bis 6) Mahlzeiten pro Tag ausreichen. Bekommt der Säugling Breimahlzeiten, so ist es ratsam, die Nahrungspausen durch Übergang auf vier Mahlzeiten pro Tag zu vergrößern. Am längsten verbleiben Speisen mit hohem Fettgehalt im Magen (5 bis 6 Stunden), sie „liegen schwer im Magen". Als Ursache dafür werden der hemmende Einfluß der Fette auf die Magenperistaltik und auf die Entleerung des Speisebreis in den Zwölffingerdarm genannt.

Öffnung und Schließung des *Magenpförtners* werden ganz wesentlich vom Zwölffingerdarm aus reguliert. Sobald eine geringe Menge sauren Speisebreis durch den Magenpförtner in den Zwölffingerdarm gelangt, schließt sich der Magenpförtner reflektorisch. Auch die Öffnung geht reflektorisch vom Zwölffingerdarm aus: der Magenpförtner öffnet sich erst dann wieder, wenn der saure Speisebrei im Zwölffingerdarm durch die hier gebildeten Sekrete neutralisiert worden ist. Auf die Weise erfolgt der Weitertransport der Nahrung vom Magen in den Darm nur in kleinen Portionen.

Funktionen des Dünndarms

Im Zwölffingerdarm mischt sich der Speisebrei mit der *Galle* sowie den Sekreten von *Bauchspeicheldrüse* und *Dünndarm.* Die von den Dünndarmdrüsen (den schleimproduzierenden Becherzellen und den Fermente und andere Substanzen bildenden Drüsen) sezernierte Flüssigkeitsmenge ist schwer zu messen. Für den Erwachsenen wird eine tägliche Sekretion von etwa 3 Liter Dünndarmsaft angenommen. Der Übertritt von saurem Mageninhalt in den Zwölffingerdarm veranlaßt die Duodenalschleimhaut, einen Stoff abzusondern, der – ähnlich wie das Gastrin des Magens – an das Blut abgegeben wird. Es handelt sich um das sog. Enterohormon *Sekretin,* das in der Bauchspeicheldrüse eine Fermentsekretion auslöst.

Verdauung. Während in der Mundhöhle nur eine Kohlenhydratverdauung möglich ist und im Magen im wesentlichen Eiweiße verdaut werden, erfolgt im Dünndarm die Verdauung aller 3 Gruppen von Nahrungsstoffen: hier sind *Fermente für den Abbau von Kohlenhydraten, Eiweißkörpern und Fetten* vorhanden. Die wichtigsten Fermente sind in der Tabelle 6.14 aufgeführt. Danach enthält der Bauchspeichel, von dem beim Erwachsenen täglich rund 700 ml in den Darm gelangen, das fettverdauende Ferment **Lipase** – es zerlegt die Fette in Glyzerin und Fettsäuren –, das kohlenhydratverdauende Ferment **Amylase** oder **Diastase,** das mit dem gleichnamigen Speichelferment identisch ist und Stärke wie Glykogen über Zwischenstufen mit unterschied-

Tabelle 6.14 Die wichtigsten Fermente in den verschiedenen Abschnitten des Verdauungssystems.

	Fettverdauung			Kohlenhydratverdauung			Eiweißverdauung		
	Ferment	zerlegt werden	entstehende Spaltprodukte	Ferment	zerlegt werden	entstehende Spaltprodukte	Ferment	zerlegt werden	entstehende Spaltprodukte
Mundhöhle				Amylase (Diastase)	Stärke und Glykogen	Maltose			
Magen				↓	↓	↓	Pepsin Kathepsin	Eiweiß Eiweiß	Polypeptide Polypeptide
Bauchspeicheldrüse	Lipase	Fette	Glyzerin + Fettsäuren	Amylase (Diastase) Maltase	Stärke und Glykogen Maltose	Maltose Glukose + Glukose	Trypsin Chymotrypsin Carboxipeptidase Erepsin	Eiweiß Eiweiß Eiweiß u. Polypeptide Polypeptide Dipeptide	Polypeptide Polypeptide Aminosäuren Aminosäuren Aminosäuren
Dünndarm				Maltase Saccharase Laktase	Maltose Saccharose Laktose	Glukose + Glukose Glukose + Fruktose Glukose + Galaktose	Erepsin	Polypeptide Dipeptide	Aminosäuren Aminosäuren

lich langen Bruchstücken *(Dextrine)* bis zu dem Disaccharid Maltose (Malzzucker) aufspaltet, und schließlich die eiweißverdauenden Fermente (die sog. Peptidasen) **Trypsin** und **Chymotrypsin,** die, ähnlich dem Pepsin und dem Kathepsin, die Eiweißkörper bis zu den Polypeptiden abbauen. Genauer gesagt, werden vom Pankreas nicht Trypsin und Chymotrypsin, sondern unwirksame Vorstufen, das *Trypsinogen* und das *Chymotrypsinogen,* gebildet; die Umwandlung in das wirksame Trypsin und Chymotrypsin erfolgt erst im Darm, und zwar hauptsächlich durch die *Enterokinase* des Pankreas, die ihrerseits ebenfalls als inaktive Vorstufe in den Darm gelangt und hier in die aktive Form verwandelt wird (sobald etwas Trypsin gebildet ist, beteiligt es sich ebenfalls an der Umwandlung von Trypsinogen und Chymotrypsinogen in die aktiven Formen). Auf die Weise wird eine Andauung der Pankreaszellen verhindert; die Darmschleimhaut ist wie die Magenschleimhaut durch eine Schleimschicht vor der „Selbstverdauung" geschützt (s. auch S. 270). Ein anderes Pankreasferment für die Eiweißverdauung sei noch erwähnt, nämlich die **Carboxipeptidase.** Wieder produziert das Pankreas die Vorstufe (die sog. *Procarboxipeptidase),* und die

Aktivierung erfolgt im Darm. Die Wirkung der Carboxipeptidase besteht darin, daß sie einzelne Aminosäuren vom Kettenende abspaltet.

Für den *weiteren Abbau der Polypeptide und Oligopeptide* bzw. *Dipeptide* stehen andere Fermente zur Verfügung. Sie werden sowohl vom Pankreas als auch von der Dünndarmschleimhaut produziert, nämlich z. B. das **Erepsin,** das die Polypeptide und Dipeptide in Aminosäuren zerlegt. Interessant ist die Tatsache, daß im Zuge der Verdauung Aminosäuren nicht nur im Darmlumen entstehen und dann resorbiert werden, sondern daß es auch zu einer Resorption von Di- bzw. Oligopeptiden (solchen mit wenigen Aminosäuren) entweder in den Bürstensaum (das sind Fortsätze an der freien Oberfläche der Darmschleimhautzelle) oder in die Schleimhautzelle kommt; die hier entstehenden Aminosäuren gelangen dann ebenso wie die im Darmlumen entstandenen in den Pfortaderkreislauf.

Die **Maltase** der Bauchspeicheldrüse und der Dünndarmschleimhaut spaltet jedes Maltosemolekül in 2 Glukosemoleküle auf. Auch für die Zerlegung der übrigen Disaccharide (Saccharose und Laktose) ist jeweils ein ganz spezielles Ferment zuständig. Diese Fermente werden allerdings nicht von der Bauchspeicheldrüse, sondern nur vom Dünndarm gebildet: die Saccharase und die Laktase. Die **Saccharase** spaltet die Saccharose (den Rohrzucker), dabei entstehen aus jedem Molekül Rohrzucker ein Molekül Glukose und ein Molekül Fruktose; die **Laktase** zerlegt jedes Laktosemolekül (den Milchzucker) in ein Molekül Glukose und ein Molekül Galaktose.

Fehlt z. B. die Laktase, so kann das Disaccharid Laktose nicht gespalten werden. Die Resorption bleibt aus (Disaccharide werden nicht oder kaum resorbiert, sondern die Spaltprodukte). Die Laktose bleibt also länger im Darm liegen und zieht infolgedessen osmotisch Wasser an, wodurch eine chronische Durchfallerkrankung entsteht *(Laktosemalabsorption).*

Interessanterweise schwindet bei einem hohen Prozentsatz der Weltbevölkerung (bei Finnen, Eskimos, Thailändern, Afrikanern u. a., s. S. 291) zwischen dem 4. Lebensjahr und der Pubertät die Laktase weitgehend. Diese Menschen können dann also Milch und Milchprodukte – abgesehen von geringen Mengen – nicht ausreichend verwerten. Der Genuß von saurer Milch oder von Joghurt wird dagegen anstandslos vertragen, weil diese Produkte kaum noch Milchzucker enthalten, er ist in Milchsäure umgewandelt worden.

Werden Disaccharide (oder Monosaccharide, wie Glukose) verabreicht, so erfolgt die Resorption so rasant, daß der Blutzuckerspiegel rasch und hoch ansteigt – und übrigens auch schnell wieder abfällt. Das Inselorgan der Bauchspeicheldrüse wird vermehrt gefordert und muß Insulin ans Blut abgeben. Die Folge ist die Umwandlung von Glukose in Glykogen, aber auch in Fett, was vermehrt abgelagert wird. Eine Fettsucht wird dadurch begünstigt. Ganz anders ist die Situation bei der Aufnahme von Polysacchariden (stärkehaltigen Nahrungsmitteln), aus denen die Glukose nur langsam abgespalten wird, so daß der Blutzuckerspiegel weniger schnell und weniger hoch ansteigt, sich dafür aber auch länger auf einem etwas höheren Niveau hält. Das Sättigungsgefühl bleibt dadurch länger bestehen, das Inselorgan der Bauchspeicheldrüse wird weniger belastet, und die Gefahr der Fetteinlagerung ist viel geringer. Wird Fruchtzucker verabreicht, so ist keine entsprechende Insulinabgabe erforderlich, was ihn für Diabetiker interessant macht. Später wird allerdings der Fruchtzucker – wie auch die Galaktose – zum Teil in Glukose umgewandelt.

Zur *Fettverdauung* sei noch einiges ausgeführt. Die Lipase ist auch ohne Mitwirkung der Galle imstande, Fette in Glyzerin und Fettsäuren aufzuspalten. In Gegenwart der **Gallensäuren** verläuft jedoch diese Reaktion mit sehr viel größerer Geschwindigkeit. Die Gallensäuren haben nämlich die Eigenschaft, durch Herabsetzen der Oberflächenspannung eine feinere Verteilung der Fette (eine feinere Fettemulsion mit geringerer Tropfengröße) zu erzeugen, wodurch sich die Angriffsmöglichkeiten der Lipase verbessern. Ein weiteres Enterohormon (Gastrin und Sekretin wurden bereits genannt), nämlich das *Cholezystokinin,* wird, sobald fetthaltige Bestandteile in den oberen Dünndarmabschnitt gelangen, von der Darmschleimhaut aus ins Blut abgegeben, was ein Völlegefühl vermittelt.

Bei der Mukoviszidose (zystische Fibrose, S. 194) müssen die Fermente der Bauchspeicheldrüse medikamentös zugeführt werden. Die Lipase würde aber durch die Säure des Magens unwirksam gemacht. Deshalb besitzt das Medikament eine Schutzschicht (es handelt sich um mikroverkapselte Kügelchen), die von der Magensäure nicht angegriffen werden kann. Erst im (alkalischen) Dünndarm werden die Fermente freigesetzt.

Resorption. Nach diesen Ausführungen über die Verdauung sei nun von der Resorption die Rede.

Noch mehr als die *Verdauung* der Fette im Darm ist die *Resorption* der dabei entstehenden *Fettsäuren* an das Vorhandensein der *Gallensäuren* gebunden.

Unter ihrer Mitwirkung werden die Fettsäuren in wassermischbare Verbindungen (Emulsionen) überführt, die resorbiert werden können (größere Fettkugeln können vom Darm nicht aufgesaugt werden). Ein Teil der Fettsäuren verbindet sich im Darmtrakt mit Natrium u. ä. und bildet *Seifen;* gelegentlich entstehen auch größere Mengen *Kalkseife* (Calciumsalze der Fettsäuren). Im Gegensatz zu den Fettsäuren (und Fetten) ist der andere Bestandteil der Fette, das *Glyzerin,* von vornherein wasserlöslich, seine Resorption bereitet genau so wenig Schwierigkeiten wie die Resorption der ebenfalls wasserlöslichen *Aminosäuren* und *Monosaccharide.* Die Disaccharide sind zwar auch wasserlöslich, können aber unter normalen Umständen in ungespaltenem Zustand nicht resorbiert werden. Ein großer Teil der *Salze* und des *Wassers* wird bereits im Dünndarm resorbiert. Fermentative Spaltungen brauchen dieser Resorption natürlich nicht vorauszugehen (Salze werden zusammen mit Glukose im Dünndarm wie durch eine Drehtür hindurch resorbiert – was therapeutisch ausgenützt wird; über die Wasserresorption im Dickdarm s. u.).

Auf die Bedeutung der Oberflächenvergrößerung der Dünndarmschleimhaut (Zotten, Falten) für die Resorption ist bereits hingewiesen worden. Die Kontraktionen der Darmzotten begünstigen den Abtransport der vom Darm aufgesaugten Stoffe *(„Zottenpumpwerk“).*

Was nach der Resorption mit den Bestandteilen der Fette, mit den Kohlenhydraten und mit den Aminosäuren geschieht, ist auf S. 277 u. ff. ausgeführt.

Funktionen des Dickdarms

Nach etwa 3–9 Stunden hat der Speisebrei den gesamten Dünndarm passiert, die eigentlichen Verdauungsprozesse und die Resorption der entstandenen Spaltprodukte sind dann nahezu abgeschlossen. Im wesentlichen gelangen nur die schwer oder unverdaulichen Nahrungsbestandteile, mit den fermenthaltigen Verdauungssäften vermischt, in den Dickdarm. Die Dick- (und Mast)darmschleimhaut ist wegen ihrer ganz anderen Oberflächenbeschaffenheit (Zotten sind hier nicht vorhanden) für die Resorption der Nahrungsstoffe weniger geeignet als die Dünndarmschleimhaut. Trotzdem wäre in gewissem Umfange eine Nahrungszufuhr (einfache Zucker, Aminosäuren u. a.) durch den Darm in Form des „Nährklistiers“ möglich. Bei den normalerweise im Dickdarm ablaufenden Prozessen handelt es sich jedoch um

1. bakterielle Zersetzungen *(Gärung* und *Fäulnis),*
2. *Wasserresorption.*

Während der Magen und der obere Dünndarm praktisch keimfrei sind – die Magensalzsäure wirkt keimtötend –, sind in den unteren Dünndarmabschnitten Bakterien in relativ geringer Zahl vorhanden; im Dickdarm finden sich dagegen reichlich Keime. Bis kurz nach der Geburt ist der gesamte Magen-Darm-Kanal völlig keimfrei. In den ersten Lebenstagen dringen Bakterien von außen in den Darmtrakt ein. Es wird allgemein angenommen, daß die Besiedlung des Dickdarms mit Keimen von unten, d. h. vom Mastdarm her, erfolgt. Diese *„physiologische Darmflora“* besteht beim gesunden Brustkind fast ausschließlich aus *Bifidusbakterien,* deren Wachstum durch den in der Frauenmilch vorhandenen „Bifidusfaktor“ gefördert wird. Bei Kuhmilchernährung des Säuglings sowie bei älteren Kindern und Erwachsenen findet sich im Darm eine Mischflora, in der die *Kolibakterien* vorherrschen.

Es kann nicht behauptet werden, daß die Bakterienbesiedlung des Dickdarms für den Menschen lebensnotwendig ist. Es ist bekannt, daß sich steril aufgezogene Versuchstiere normal entwikkeln, falls für eine ausreichende, vitaminhaltige Nahrungszufuhr gesorgt wird. Doch es gibt viele Wirkungen der Darmbakterien. Die bakterielle Umwandlung von direktem Bilirubin in *Urobilinogene* ist bereits erwähnt worden (S. 265). Ebenso ist auf die Beziehungen der Kolibakterien zu den *Blutkörpercheneigenschaften* des Menschen hingewiesen worden (S. 165). Von Bedeutung ist die Fähigkeit der Koli- und Bifidusbakterien, das für die Blutgerinnung notwendige *Vitamin K* und andere Vitamine zu bilden. (Kurz nach der Geburt können infolge Fehlens der Darmbakterien und damit des Vitamins K schwere Neugeborenenblutungen auftreten, die sog. Melaena). Im Dickdarm kommt es unter der Wirkung der Bakterien zu Veränderungen an den Kohlenhydraten, Fetten und Eiweißkörpern bzw. deren Spaltprodukten. Von den Kohlenhydraten ist hier besonders die die Pflanzenzellmembran aufbauende *Zellulose* zu nennen, die von den Darmbakterien z. T. zerlegt wird. Auf die Weise entstehen – wenn auch nur in unbedeutender Menge – kalorienhaltige Spaltprodukte, die im Dickdarm resorbiert werden. Aus den Pflanzenzellen, deren Membranen nicht mechanisch (d. h. durch Beißen und Kauen), sondern erst bakteriell zerstört worden sind, werden außerdem geringe Nährstoffmengen frei, die nun verdaut und resorbiert werden können. Ein großer Teil der Zellulose (von Getreide, Gemüse und Hülsenfrüchten) und anderer Ballaststoffe (die Pektine im Obst) werden im Dickdarm nicht zerlegt, sie quellen durch Wasseraufnahme und begünstigen infolge dieser Volumenzunahme und der dadurch bedingten Darmwanddehnung die Darmbewegungen (die Peristaltik). Sie können auch Giftstoffe und Cholesterin (wichtig bei erhöhtem Cholesterinspiegel im Blut, s. S. 280) adsorbieren und mit dem Stuhl ausscheiden, auf die Weise also die Resorption dieser Stoffe verhindern. Dies sind einige der vielen Vorteile der Vollwerternährung, die ballaststoffreich ist. Die im Dickdarm vor sich gehenden bakteriellen Umwandlungen der Kohlenhydrate zu Milchsäure, Kohlendioxid und anderen Stoffen wird als *Gärung* bezeichnet. Weitere Säuren, nämlich Fettsäuren, entstehen im Dickdarm durch die bakterielle Aufspaltung der Fette. Durch *Fäulnis* werden im Dickdarm unter der Einwirkung der Bakterien Eiweißkörper bzw. Aminosäuren in z. T. giftige Substanzen überführt *(Phenol, Kresol, Indol* usw.*)*. Die bei den verschiedenen bakteriellen Abbauprozessen entstehenden Gase führen zu Blähungen, die als Winde abgehen. Auch der intensive Stuhlgeruch hängt mit den Gärungs- und noch mehr mit den Fäulnisprozessen zusammen.

Als Folge der bakteriellen Zersetzungen, besonders aber durch die Eindickung des Dickdarminhalts *(Wasserentzug)*, entsteht der *Stuhl (Kot, Fäzes)*. Der Organismus ist auf die Resorption des in der Nahrung und den Verdauungssäften enthaltenen Wassers angewiesen. Allein die im Laufe eines Tages mit den Verdauungssäften in den Darm gelangenden Wassermengen sind riesengroß und dürfen natürlich nicht verlorengehen. Sie betragen beim Erwachsenen rund 9 Liter (Speichel 1500 ml, Magensaft fast 3000 ml, Galle 500 ml, Pankreassaft 700 ml, Darmsaft 3000 ml).

Wie wichtig die Wasserresorption im Darm ist, wird bei Durchfallserkrankungen (Entzündungen des Darmes mit vermehrter und beschleunigter Peristaltik) ohne weiteres deutlich: der Wasserverlust des Körpers kann dann so hochgradig sein, daß sich innerhalb kürzester Zeit ein lebensbedrohender Zustand einstellt.

Funktionen des Mastdarms

Nach Verweilen im Dickdarm (8–24 Stunden) wird der inzwischen eingedickte Darminhalt durch relativ seltene Kontraktionen in großen Schüben in den Mastdarm befördert. Durch die Mastdarmfüllung wird der *Stuhldrang* ausgelöst.

Die *Stuhlentleerung (Defäkation)* erfolgt in der ersten Lebenszeit rein reflektorisch und unterliegt später der Kontrolle des Großhirns.

Im letzteren Falle verhindert die Spannung der Schließmuskeln eine unwillkürliche, reflektorische Stuhlentleerung; erst die bewußte Hemmung dieses Spannungszustandes und der willkürliche Einsatz der Bauchpresse führen zur Defäkation. Entsprechendes gilt für die Harnentleerung.

Lähmungen der Schließmuskeln, wie sie bei Spaltbildungen des Rückenmarks (Myelomeningozele) vorkommen, und andere Störungen sind Ursache eines unwillkürlichen Stuhl- (und Harn)abgangs (Stuhl- und Harninkontinenz).

Der 1. Stuhl wird manchmal schon vor der Geburt, im allgemeinen aber erst kurz danach entleert. Nach 48 Stunden haben die meisten Neugeborenen Stuhlgang gehabt (Mekonium, s. u.). Der gesunde Säugling hat in den ersten Lebenswochen 3–5 Stuhlentleerungen pro Tag, danach sind es pro Tag durchschnittlich nur 1–2 Stuhlentleerungen. Die Zahl der Stuhlentleerungen ist jedoch gerade im Säuglingsalter sehr unterschiedlich. Ein Brustkind kann – ohne daß ein Durchfall besteht – pro Tag sogar sechs verhältnismäßig dünne, teils auch schleimige Stühle entleeren, kann aber auch trotz ausreichender Milchmenge infolge guter Ausnützung der Nahrung u. U. sechs Tage lang ohne Stuhlgang sein und eine Verstopfung vortäuschen (Scheinverstopfung, Pseudoobstipation). Das ältere Kind und der Erwachsene sollten regelmäßig einmal täglich Stuhlgang haben.

Der Stuhl

Wichtiger als die *Zahl* der Stuhlgänge ist die *Beschaffenheit* (Konsistenz) des Stuhls. Außerdem sind *Geruch, Farbe, Reaktion, Menge* und *Beimengungen* des Stuhl von Interesse. Der Stuhl der ersten 2–4 Lebenstage wird *Kindspech* oder *Mekonium* genannt, da er an Pech oder eingedickten Mohnsaft erinnert (Mekonium ist die alte Bezeichnung für Mohnsaft bzw. Opium). Der allererste Stuhl enthält gelegentlich einen Schleimpfropf. Zur Zeit der Geburt ist das Mekonium noch steril. Es handelt sich beim Mekonium um eine zäh-klebrige, geruchlose, grünlichschwarze Masse, die aus Bestandteilen des verschluckten Fruchtwassers (Wollhaaren, abgestoßenen Epidermiszellen, Käseschmiere) und Sekreten des Verdauungskanals (Galle usw.) besteht. Die dunkle Farbe wird durch die Gallenfarbstoffe hervorgerufen.

Bei angeborenem Gallengangsverschluß oder tiefsitzenden Verschlüssen im Zwölffingerdarm ist das Mekonium fast immer „entfärbt" (acholisch). Blutbeimengungen, wie bei der Melaena (s. o.), bewirken eine schwarzrote Farbe des Mekoniums.

Bei Frauenmilchernährung (Muttermilchernährung) wird – teils nach einigen *Übergangsstühlen* – der typische *Frauenmilchstuhl* (Muttermilchstuhl) entleert, der von salbenartiger Beschaffenheit ist, aber auch zerhackt, schleimig oder dünnflüssig sein kann. Er riecht aromatisch und reagiert sauer (Überwiegen der Gärung wegen seines Gehaltes an Bifidusbakterien). Die goldgelbe Farbe des Frauenmilchstuhls wird durch das Bilirubin hervorgerufen, die teils beobachtete grünliche Farbe kommt durch Oxidation des Bilirubins zu Biliverdin zustande und ist beim Muttermilchstuhl u. U. schon bei der Entleerung vorhanden. Bei Kuhmilchernährung ist der Stuhl zunächst relativ hell (graugelb), bei älteren Säuglingen braun. Der *Kuhmilchstuhl* ist im Vergleich zum Frauenmilchstuhl infolge schlechter Ausnützung massiger, geformter, teils auch breiig, und reagiert alkalisch, neutral oder schwach sauer. Außerdem hat der Kuhmilchstuhl einen intensiven, fauligen Geruch (Überwiegen der Fäulnis wegen der jetzt vorherrschenden Koliflora). Durch Fäulnis entstehen vornehmlich alkalische Endprodukte.

Ganz allgemein gilt, daß bei eiweißreicher Kost die Fäulnisprozesse zunehmen *(Fäulnisstuhl)*, während eine kohlenhydratreiche Ernährung zu *Gärungsstühlen* führt.

Bei älteren Kindern und Erwachsenen – wie überhaupt bei *gemischter Kost* – ist der Stuhl braun gefärbt. Die braune Stuhlfarbe ist wahrscheinlich auf das Sterkobilin des Stuhls zurückzuführen, das durch Oxidation des Sterkobilinogens entsteht. Der normale Stuhl enthält bei gemischter Kost rund 75% Wasser, etwa die Hälfte (!) der verbleibenden Trockensubstanz besteht aus Bakterien (vornehmlich Kolibakterien), der Rest sind Nahrungsrückstände (mikroskopisch nachweisbare quergestreifte Muskelfasern, Fette, Zellulose, Stärke, Salze und u. U. Gemüsereste, die dem Stuhl eine charakteristische Farbe geben – durch Karotten rötlich, durch Spinat grün –), abgeschilferte Darmepithelien, Fermente, Schleim und Gallenfarbstoffe.

Außer größeren *Schleimmengen* kann der Stuhl auch *Blut* enthalten. Ist der rote Blutfarbstoff durch die Magensalzsäure oder den alkalischen Darmsaft in Hämatin umgewandelt worden, so hat der Stuhl eine dunkelbraune bis schwarze Farbe *(Teerstuhl)*. Auch *Eiter, Würmer* oder *Wurmeier* kommen im Stuhl vor.

Bei gestillten, jungen Säuglingen beträgt die tägliche *Stuhlmenge* normalerweise unter 30 g, sonst bei Kindern je nach Alter etwa 30 bis 150 g, beim Erwachsenen 100 bis 400 g. Aus diesen Zahlen geht die enorme Wasserresorptionsleistung des Dickdarms klar hervor.

Das Schicksal der Nahrungsbestandteile nach der Resorption

Allgemeines über die Umsetzungen im Organismus

Es sind recht komplizierte Vorgänge, die sich nach der Verdauung der Speisen und der sich daran anschließenden Resorption der Spaltprodukte von Eiweißen, Kohlenhydraten und Fetten (Neutralfetten) im Körper abspielen. Zunächst handelt es sich, wie eingangs erwähnt, um den Aufbau körpereigener Substanzen.

Die Gesamtheit dieser Vorgänge, d. h. Verdauung, Resorption und Aufbau körpereigener Stoffe wird *Assimilation* („Ähnlichmachung", anaboler Vorgang) genannt.

Damit sind schon einige der Stoffwechselprozesse eingeleitet, die dem Aufbau der Körperzellen *(Baustoffwechsel)* dienen. Andere durch die Assimilation entstandene Substanzen werden *gespeichert,* wieder andere zum Zwecke der Energiefreisetzung abgebaut *(Betriebsstoffwechsel)*. Wir sprechen dann von

Dissimilation = Abbau zur Energiegewinnung (Verbrennung, kataboler Vorgang).

Vor der *Verbrennung* müssen die vom Organismus aufgebauten *(assimilierten)* Stoffe in dieselben Bestandteile zerlegt werden, die vor der Resorption durch fermentative Spaltung im Darmtrakt entstanden sind. Die Kohlenhydrate werden vor der Verbrennung in Traubenzuckermoleküle (Glukose) gespalten bzw. umgewandelt – Traubenzucker ist das wichtigste, aber nicht das einzige Monosaccharid, das von den Zellen für den Betriebsstoffwechsel verwendet werden kann. Die Fette können erst nach der Zerlegung in Glyzerin und Fettsäuren verbrannt werden.

Tabelle 6.15 Übersicht über den Stoffwechsel.

Verdauung
↓
Resorption
↓
Aufbau körpereigener Stoffe } **Assimilation**

Baustoffwechsel

Speicherung

Zerlegung in die ursprünglichen Bestandteile
↓
Zwischen- oder Intermediärstoffwechsel
↓
Stoffwechselendprodukte } **Dissimilation (= Betriebsstoffwechsel)**

↓
Ausscheidung der Endprodukte

Sollen ausnahmsweise Eiweißkörper zur Energiegewinnung herangezogen werden, so müssen auch diese vor der Verbrennung in ihre Bausteine (die Aminosäuren) aufgespalten werden.

Der Teil des Stoffwechsels, der zwischen den energiereichen, assimilierten Ausgangsstoffen und den sich schließlich bildenden energiefreien oder energiearmen Endprodukten liegt, verläuft über eine große Zahl von Zwischenstufen und wird als *Zwischen- oder Intermediärstoffwechsel* bezeichnet. Es folgt die *Ausscheidung* von Stoffwechselschlacken bzw. Giften. Eine Übersicht über die verschiedenen Stoffwechselwege gibt die Tabelle 6.15.

Allgemeines zum Bau- und Betriebsstoffwechsel

Während das Eiweiß im wesentlichen als *Baumaterial* für den Aufbau der Körpersubstanz dient (Baustoffwechsel) – nur ein kleiner Teil der Kohlenhydrate und Fette wird als Baustoff verwendet –, wird die überwiegende Menge der Kohlenhydrate und Fette im Bedarfsfalle sofort, sonst nach vorübergehender Speicherung zu einem späteren Zeitpunkt verbrannt (oxidiert); die bei der Verbrennung von Kohlenhydraten, Fetten und – ausnahmsweise – Eiweißkörpern *(Brennmaterial* oder Betriebsstoffe) freiwerdenden Energien werden für die verschiedensten chemischen Umwandlungen benötigt (Betriebsstoffwechsel). Zusammenfassend ist zu sagen:

1. Der *Baustoffwechsel* stellt die Bausteine (in erster Linie Eiweißkörper) zur Verfügung sowohl für den *Ersatz* der ständig zugrunde gehenden Körperzellen als auch – beim wachsenden Organismus – für die *Vermehrung* der Körpersubstanz.
2. Der *Betriebsstoffwechsel* liefert die Energien, die einerseits bei völliger Körperruhe der Aufrechterhaltung der Lebensvorgänge dienen *(Grundumsatz* durch Herztätigkeit, Atmung usw.) und andererseits den *Leistungszuwachs* infolge körperlicher Betätigung, Nahrungsaufnahme, Fieber u. a. dekken. Die bei allen Stoffwechselprozessen als „Nebenprodukt" entstehende Wärme geht nur zum Teil verloren, der Rest ist für die Aufrechterhaltung der normalen Körpertemperatur wichtig.

Unterfunktionen der Schilddrüse gehen mit einem verminderten Grundumsatz einher, bei Schilddrüsenüberfunktionen ist der Grundumsatz erhöht. Er wird durch Untersuchungen der Atemluft (Messung des Sauerstoffverbrauchs, u. U. auch der Kohlendioxidbildung) bestimmt; bei der Berechnung spielt der sogenannte respiratorische Quotient $\left(\frac{CO_2\text{-Bildung}}{O_2\text{-Verbrauch}}\right)$ eine Rolle.

Der Grundumsatz, der heute nur noch selten bestimmt wird, ist u. a. vom Alter abhängig. Beim 9jährigen Kinde beträgt er etwa 1000 kcal/Tag, beim jugendlichen Erwachsenen rund 1600 kcal/Tag. Die *Grundumsatzbestimmung* muß bei absoluter körperlicher und geistiger Ruhe und viele Stunden nach der letzten Mahlzeit erfolgen. Jede Nahrungsaufnahme ist nämlich mit einer bis zu 12 Stunden andauernden Umsatzsteigerung verbunden. Interessanterweise ist dieser Effekt (die *„spezifisch-dynamische Wirkung")* beim Eiweiß der Nahrung größer als bei den zugeführten Kohlenhydraten und Fetten. (Es ist deshalb zweckmäßig, fiebernden Patienten, die ohnehin einen gesteigerten Stoffwechsel aufweisen, eine nicht zu eiweißreiche Nahrung anzubieten; und für die Grundumsatzbestimmung ist es nötig, daß vorher mehrere Tage eiweißarme Kost gegeben wird.) Die spezifisch-dynamische Wirkung der Nahrungsstoffe beruht nur zum Teil auf der gesteigerten Tätigkeit der Verdauungsdrüsen, hinzu kommen chemische Umbauprozesse der resorbierten Nahrungsbestandteile im Innern des Körpers (Aufbau, Speicherung u. a.). Über den täglichen Gesamtkalorienbedarf und über den Energiequotienten (= kcal pro kg Körpergewicht) s. S. 283, 304.

Die der Energiegewinnung dienenden Abbauprozesse des *Zwischen-* oder *Intermediärstoffwechsels* verlaufen über eine schier unübersehbare Zahl von Zwischenstufen. Dabei taucht immer wieder die Zitronensäure als Zwischenprodukt auf *(„Zitronensäurezyklus")*. Für jeden einzelnen Stoffwechselschritt beim Abbau von Kohlenhydraten, Fetten und Eiweißkörpern bzw. ihren Spaltprodukten ist jeweils ein ganz bestimmtes Ferment notwendig.

▶ Fehlt eines dieser Fermente, so macht der Abbau vor dem Stoffwechselschritt halt, für den das betreffende Ferment zuständig ist *(Stoffwechselblock)*. Es kommt zur Anhäufung des vor dem Block liegenden Stoffwechselproduktes. Dieses kreist dann in extrem hoher Konzentration im Blut und wird u. U. mit dem Harn ausgeschieden, was normalerweise nicht der Fall ist. Manche dieser Störungen verlaufen unbemerkt, andere verursachen mehr oder weniger deutliche Funktionsausfälle, auch hochgradiger Schwachsinn kann die Folge sein. Als Beispiel für die zuletzt genannte Möglichkeit sei die Störung beim Abbau der Aminosäure Phenylalanin genannt. Der Phenylalaningehalt im Serum steigt an („GUTHRIE-Test positiv"), Phenylalanin, Phenylbrenztraubensäure und ähnliche Substanzen erscheinen im Harn. Eine frühzeitige Diagnose dieser *„Phenylketonurie"* ist deshalb so wichtig, weil bei entsprechender Diät, die schon in der frühen Säuglingszeit einsetzen und arm an Phenylalanin sein muß, ein Schwachsinn *(„Phenylbrenztraubensäureschwachsinn")* verhindert werden kann. Die erwähnte Erkrankung ist eine von vielen *angeborenen (genetischen) Stoffwechselstörungen (Enzymdefekten):* auf Grund von Veränderungen an den Genen ist die Bildung oder Funktion gewisser Fermente (Enzyme) gestört. Derartige Enzymdefekte können nicht nur, wie hier beschrieben, bei Abbauvorgängen katastrophale Folgen haben, sondern auch Synthesestörungen verursachen, z. B. den Aufbau des Schilddrüsenhormons blockieren, was zur Schilddrüsenunterfunktion führt (die sog. *Jodfehlverwertungen)*. ◀

Kohlenhydratstoffwechsel

Nach der Resorption im Darm werden die Spaltprodukte der **Kohlenhydrate,** nämlich die Monosaccharide, dem Pfortaderkreislauf zugeleitet und kommen auf diese Weise in die Leber. Sehr wichtig ist auch die in der Leber ablaufende *Kohlenhydratneubildung aus Eiweißkörpern.* Diese in der Leber entstandenen Kohlenhydrate und die mit der Nahrung aufgenommenen liegen in der Leber zunächst als Monosaccharid, und zwar als *Traubenzucker (Glukose)* vor; auch die beiden Monosaccharide Fruktose und Galaktose werden in der Leber in Glukose überführt. Es kommt dann in der Leber – und übrigens auch in der Muskulatur – zur Bildung von *Glykogen,* dem aus zahlreichen Traubenzuckermolekülen bestehenden Polysaccharid des menschlichen und tierischen Organismus. In dieser Form wird das Kohlenhydrat in der Leber (und in der Muskulatur) gespeichert. Je nach den Erfordernissen werden die Traubenzuckermoleküle in der Leber entweder zu Glykogen aufgebaut oder durch Glykogenabbau zur Verteilung an die einzelnen Organe für die Verbrennung bereitgestellt. Die Leber hat die Aufgabe, den gesamten Organismus mit Traubenzucker zu versorgen und ist für die Aufrechterhaltung eines konstanten Traubenzuckerspiegels im Blut mitverantwortlich; über die entscheidende Rolle des Insulins im Kohlenhydratstoffwechsel ist an anderer Stelle berichtet.

Eiweißstoffwechsel

Auch die Spaltprodukte der **Eiweißkörper,** also die *Aminosäuren,* gelangen nach der Resorption über den Pfortaderkreislauf zunächst in die Leber. Nicht nur die Leberzellen, sondern auch die Zellen in allen anderen Organen besitzen die Fähigkeit, diese aus dem Nahrungseiweiß stammenden Aminosäuren zu *körpereigenem Eiweiß* aufzubauen. Auch kann die Leber eine ganze Reihe von Aminosäuren selbst herstellen. Daneben gibt es Aminosäuren, die in der Nahrung enthalten sein müssen, da sie der Organismus nicht synthetisieren kann (essentielle Aminosäuren, S. 95). Außerdem muß der Eiweißbedarf gedeckt sein, d. h. eine bestimmte Menge des Aminosäurenstickstoffs muß mit der Nahrung zugeführt werden, damit das ständig verbrauchte Körpereiweiß ersetzt werden kann. Zumindest beim Kind sollte neben pflanzlichem Eiweiß immer auch tierisches Eiweiß zugeführt werden. Nicht nur zum Baustoffwechsel wird das Nahrungseiweiß verwendet, sondern zu einem kleineren Teil auch zur Energielieferung – vorher ist aber nach Stickstoffabspaltung eine Umwandlung in Kohlenhydrate, teilweise auch in Fette, nötig (im schweren Hungerzustand und beim Fasten wird für den Energiestoffwechsel immer auch auf das Körpereiweiß zurückgegriffen, und zwar zunächst auf das am ehesten entbehrliche, einschließlich des Muskeleiweißes, und nur in Extremsituationen auf das lebenswichtigere Eiweiß).

Der Abbau von Eiweiß und Aminosäuren erfolgt in der Leber. Gewisse Bausteine der mit der Nahrung zugeführten oder aus den eigenen Körperzellen stammenden *Nukleoproteide* werden in der Leber bis zur *Harnsäure* abgebaut. Die eigentlichen Eiweißkörper (das *Protein*) werden vor dem endgültigen Abbau zunächst in ihre Bestandteile, die Aminosäuren, zerlegt, aus denen die Aminogruppe (NH_2) als Ammoniak (NH_3) abgespalten wird; auch andere Umwandlungen laufen ab. Die Reaktionen gehen an den verschiedensten Stellen des Körpers vor sich.

Fettstoffwechsel

Anders als bei den Kohlenhydraten und Eiweißkörpern werden die resorbierten Spaltprodukte der **Fette (Neutralfette),** d. h. Glyzerin und Fettsäuren, schon in der Darmwand zu arteigenen Fetten zusammengesetzt. Diese werden nur zu einem kleinen Teil direkt mit dem Blutstrom weitertransportiert, die Hauptmenge der Fette wird erst auf dem Umweg über das Lymphgefäßsystem mit dem Blut vermischt: sie gelangen zunächst in Form feinster Tropfen (die etwa 0,5 µm großen *Chylomikronen*) in die Lymphgefäße des Darmes (die Chylusgefäße) und werden über den Milchbrustgang – die milchige Beschaffenheit dieses großen Lymphgefäßes beruht auf dem hohen Fettgehalt der Lymphe – dem Venensystem an der linken Halsseite zugeführt.

▶ Fette mit **mittelkettigen** – nicht **langkettigen** – **Fettsäuren** (mittelkettige Triglyzeride) nehmen eine Sonderstellung ein:

1. Sie werden im Gegensatz zu den üblichen Fetten nicht in der Lichtung des Darms, sondern in der Darmwand durch ein dort vorhandenes Ferment gespalten. Diese Spaltung ist also auch möglich, wenn die Lipase des Pankreas fehlt. Gallensäuren werden für die Resorption nicht benötigt.

2. Ein weiterer Unterschied besteht darin, daß die mittelkettigen Fettsäuren vor dem Weitertransport nicht in der Darmwand wieder mit Glyzerin zu Fetten aufgebaut, sondern sofort weiterbefördert werden. Die Resorption erfolgt also leichter und schneller als bei den Fetten mit langkettigen Fettsäuren.

3. Der Weitertransport der mittelkettigen Fettsäuren – und das ist ein ganz entscheidender Unterschied – erfolgt wie bei der Glukose und bei Aminosäuren über die Pfortader direkt in die Leber und nicht etwa über die Lymphgefäße, wie das für die üblichen Fette wegen ihrer schlechten Löslichkeit notwendig ist (mittelkettige Fettsäuren sind dagegen wasserlöslich).

Wegen der genannten Besonderheiten werden diese Fette zu einem Teil gegen die üblichen ausgetauscht und bei einer Reihe von Erkrankungen mit gutem Erfolg angewendet. ◀

Kommen größere Fettmengen (und zwar Fette mit langkettigen Fettsäuren) plötzlich in den Blutkreislauf, ohne vorher durch die Lymphe verdünnt worden zu sein, so droht eine tödliche *Fettembolie* (der betreffende Gefäßabschnitt ist hier nicht durch einen Blutpfropf, sondern durch Fett verstopft; beim Eindringen größerer Mengen Luft in das Gefäßsystem kommt es dagegen zur Luftembolie). Fettembolien können bei Knochenbrüchen (Teile des Fettmarks gelangen in die Blutgefäße) oder nach der irrtümlichen intravenösen Injektion eines öligen Medikamentes auftreten. Fettlösungen dürfen nur in besonders präparierter Form und unter Beachtung gewisser Vorschriften intravenös verabreicht werden, z. B. das der Fettzufuhr dienende Lipofundin und das Intralipid.

Bei den Fetten (Neutralfetten) unterscheiden wir solche mit **gesättigten** (langkettigen oder mittelkettigen) Fettsäuren und solche mit **ungesättigten Fettsäuren.** Eine ungesättigte Fettsäure, nämlich die *Linolsäure,* muß besonders herausgestellt werden. Sie ist die einzige Fettsäure, die der Körper nicht selbst synthetisieren kann, auf deren Zufuhr mit der Nahrung er also angewiesen ist (sog. *essentielle oder unentbehrliche Fettsäure*). Die Linolsäure ist für das Neugeborene und den jungen Säugling zum Aufbau des *Myelins* im Nervensystem unverzichtbar. Außerdem benötigt der Organismus die Linolsäure zum Aufbau der *Prostaglandine.* Das sind Gewebshormone, die ursprünglich im Sekret der Prostata (daher der Name Prostaglandine) gefunden wurden, aber in allen Organen vorkommen. Die Wirkungen der verschiedenen Prostaglandine sind außerordentlich vielgestaltig, u. a. wirken sie auf die glatte Muskulatur der unterschiedlichsten Organe ein.

Aufbau. Es ist oben erwähnt worden, daß die Darmwand in der Lage ist, das Fett aus seinen Bestandteilen aufzubauen. Zum Teil erfolgt dieser Aufbau in der Leber. Das bisher Gesagte bezog sich auf die Neutralfette. Zur Gruppe der Lipide gehören aber neben den Neutralfetten auch die **Lipoide.** Diese „fettähnlichen Substanzen" (S. 92) werden besonders in der Leber, aber auch an anderen Stellen des Organismus gebildet und als Baustoffe des Körpers verwendet. Zu den Lipoiden gehört u. a. das Cholesterin, das sich in der tierischen Nahrung findet – besonders reich an Cholesterin ist das Ei – und im Organismus, vornehmlich in der Leber, synthetisiert werden kann. Es ist wichtiger Bestandteil aller tierischen Zellmembranen und Ausgangsprodukt der Gallensäuren, von Vitamin D_3 und einigen Hormonen, lagert sich aber auch in den Arterien bei der Arteriosklerose (Atherosklerose) ab.

Besonders gefährlich ist hier das *LDL (low density lipoprotein),* während das *HDL (high density lipoprotein)* als Gefäß-Schutzfaktor gilt, denn es holt das abgelagerte Cholesterin aus den Gefäßen heraus. Bei hohem Cholesterinspiegel im Blut (besonders bei hohem LDL) ist das Risiko einer Herzkranzgefäßerkrankung beachtlich. Schon Kinder und junge Erwachsene haben einen teils recht hohen Cholesterinspiegel, falls sie an einer bestimmten erblichen Stoffwechselstörung leiden, bei der es sich um einen sog. *Rezeptordefekt* (ein Gendefekt) handelt. In diesen Fällen haben die Zellen an der Oberfläche nicht genügend LDL-Rezeptoren, an denen sich das LDL anlagern könnte. Dadurch wird die Aufnahme in die Zelle verhindert, hohe Cholesterinwerte im Blutplasma sind die Folge, und es kommt zur Cholesterinablagerung in den Blutgefäßwänden. Es gibt auch eine erworbene Verminderung der Rezeptorenzahl, und zwar bei fettreicher Ernährung, was ähnliche Probleme zur Folge hat. Eine cholesterinarme Kost würde sich hier günstig auswirken und kompensatorisch zu einer Vermehrung der LDL-Rezeptoren führen; so könnte mehr LDL aus dem Blut in die Leberzelle zur Deckung des Cholesterinbedarfs aufgenommen werden, der Cholesterinspiegel im Blut sinkt ab und die Atherosklerosegefahr wird geringer.

Die Leber und das Fettgewebe haben die Fähigkeit, Kohlenhydrate in Fette umzuwandeln (der umgekehrte Weg wird aber wohl kaum beschritten). Eine solche Kohlenhydratmast ist in der Schweinezucht von Bedeutung und spielt bei der Entstehung der Fettsucht eine Rolle. In geringem Umfang kann in Leber und Fettgewebe auch Eiweiß in Fett umgewandelt werden.

Speicherung. Wie die Kohlenhydrate so werden auch die Fette – wahrscheinlich aber nicht die Eiweißkörper – zur Speicherung an bestimmten Stellen des Organismus abgelagert. Bevorzugte Fettdepots sind z. B. das Unterhautgewebe (Unterhautfettgewebe) und das große Netz. Außerdem ist der Ort der Fettablagerung vom Geschlecht abhängig. Von der Pubertät an finden sich beim weiblichen Geschlecht größere Fettlager in den Brüsten und an den Hüften.

Im Fettgewebe werden auch *Lipoide* gespeichert, so z. B. chlorierte Kohlenwasserstoffe. Dazu gehört das DDT (Dichlordiphenyl-trichlor-ethan), das auch heute noch zur Schädlingsbekämpfung (als Pestizid) und zur Insektenbekämpfung (als Insektizid) vornehmlich in den Tropen eingesetzt wird. Über das Futter kommen diese Gifte in die Fettdepots und so in die Milch, außerdem können die Schadstoffe durch die Nahrung in den menschlichen Organismus gelangen. Infolge des sehr langsamen Abbaues reichern sich diese fettlöslichen Stoffe überall im Fettgewebe an. In der nur einige Monate abgegebenen Muttermilch sind sie wegen der über viele Jahre gehenden Speicherung sogar in höherer Konzentration vorhanden als in der Kuhmilch, die das Tier viele Jahre lang ständig produziert (dies ist aber kein Argument gegen die insgesamt der Kuhmilch überlegene Muttermilch). Besonders gefährlich wäre es, wenn die Mutter während der Stillperiode stark abnimmt, die Schadstoffe aus den eingeschmolzenen Fettdepots würden dann in noch größerer Menge in der Milch erscheinen.

Verbrennung. Zur Verbrennung der Fette muß das Molekül in Glyzerin und Fettsäuren gespalten werden (etwas Derartiges geschieht z. B. auch im Hungerzustand). Während das Glyzerin zum Aufbau von Glukose verwendet wird, werden die Fettsäuren überall im Gewebe verbrannt, nur das Nervengewebe ist dazu nicht imstande, es ist zur Energiegewinnung auf Glukose angewiesen. Ausnahmen stellen das Neugeborenengehirn und das Gehirn von Menschen, die intensiv fasten, dar; durch Verbrennung von Fettsäuren und deren Zwischenprodukten kann hier Energie gewonnen werden. Solche Zwischenprodukte des Fettabbaus, die ausschließlich in der Leber gebildet werden, sind *Azeton-* oder *Ketonkörper* (Azeton, Azetessigsäure und β-Hydroxibuttersäure).

Dazu sei noch folgendes ausgeführt: Die Fettverbrennung in der Leber und anderenorts geht nur in Gegenwart von Glukose (oder Fruktose) vor sich („die Fette verbrennen im Feuer der Kohlenhydrate"). Bei Störungen des Zuckerstoffwechsels z. B. bei der Zuckerkrankheit (wenn die Glukoseaufnahme in die Zelle beeinträchtigt ist) und im Hungerzustand (wie beim „azetonämischen" Erbrechen) ist auch der Fettabbau gestört, und im Blut tritt vermehrt Azeton auf, das in teils beträchtlicher Menge mit dem Harn ausgeschieden wird und durch die Azetonprobe nachweisbar ist

(„Azeton positiv"). Auch über die Lungen wird bei diesen Patienten Azeton ausgeschieden; die Atemluft hat dann einen charakteristischen, an Obst oder Nagellack erinnernden Geruch (Azetongeruch).

Über die Ausscheidung der normalerweise entstehenden Stoffwechselprodukte soll jetzt berichtet werden.

Ausscheidung der Abbauprodukte des Kohlenhydrat-, Eiweiß- und Fettstoffwechsels

Die im Zwischenstoffwechsel aus den Ausgangsstoffen über viele Zwischenstufen entstehenden *Endprodukte* müssen ausgeschieden werden. Die Endprodukte des Fett- und Kohlenhydratabbaus sind *Kohlendioxid* und *Wasser,* d. h. die nur aus Kohlenstoff, Sauerstoff und Wasserstoff („COH") bestehenden Fette und Kohlenhydrate werden schließlich unter Mitwirkung des Sauerstoffs der Atmungsluft zu Substanzen verbrannt (oxidiert), die ebenfalls nur aus diesen Elementen aufgebaut sind (CO_2 und H_2O). Das Kohlendioxid wird über die Lungen abgeatmet, das Wasser verläßt den Organismus nur zu einem kleinen Teil mit der Atmungsluft, der Rest wird mit dem Harn, dem Stuhl und dem Schweiß ausgeschieden.

Bei der Verbrennung der Eiweißkörper entstehen ebenso wie bei der der Kohlenhydrate und Fette Kohlendioxid und Wasser. Da aber sämtliche Eiweißkörper außer Kohlenstoff, Sauerstoff und Wasserstoff auch Stickstoff („COHN") enthalten, müssen beim Abbau neben Kohlendioxid und Wasser noch *stickstoffhaltige Endprodukte* entstehen, nämlich Harnsäure, Kreatinin, Ammoniak u. a., in erster Linie aber Harnstoff. Ein Teil des Ammoniaks wird in Harnstoff überführt, wozu offenbar nur die Leber befähigt ist. Auch die anderen stickstoffhaltigen Abbauprodukte werden zumindest teilweise in der Leber gebildet. Sie werden alle mit dem Harn ausgeschieden. Dabei handelt es sich um *unvollständig* verbrannte Stoffe, die zwar für den Organismus nutzlos oder schädlich sind, die aber noch einen gewissen Kaloriengehalt besitzen (Kohlendioxid und Wasser entstehen dagegen bei *vollständiger* Verbrennung und sind frei von Kalorien). Außer den genannten Substanzen entstehen weitere Stoffwechselschlacken, die zusammen mit anderen Stoffen von der Niere – unserem wichtigsten Ausscheidungsorgan – und in geringem Umfange auch von den übrigen Ausscheidungsorganen (Darm, Lunge, Haut) aus dem Organismus entfernt werden müssen.

Weiterführende Literatur

Faller, A.: Der Körper des Menschen. 11. Auflage, Thieme, Stuttgart, New York 1988

Kahle, W., Leonhardt, H., Platzer, W.: Taschenatlas der Anatomie für Studium und Praxis. Band 1: Bewegungsapparat. Band 2: Innere Organe. Band 3: Nervensystem und Sinnesorgane. 5., überarb. Auflage, Thieme, Stuttgart, New York 1986

7. Teil: Allgemeine Ernährungslehre

HELMUT HESEKER

1 Aufgaben der Ernährung

Um leben zu können, muß der Mensch regelmäßig Nahrung zu sich nehmen, denn Leben ist mit einem ständigen Verbrauch von Energie verbunden. Die Nahrung liefert aber nicht nur Energie, sondern auch Baustoffe für den Aufbau körpereigener Strukturen. Dabei ist die Qualität und die Quantität der mit den Mahlzeiten aufgenommenen Nahrung entscheidend für das Wohlbefinden, die Leistungsfähigkeit und die Gesundheit. Verschiedenartigste Lebensmittel können dem Menschen als Nahrungsmittel dienen, da es in erster Linie nicht auf die Lebensmittel, sondern auf die Inhaltsstoffe ankommt. Bestimmte Inhaltsstoffe, die Nährstoffe, werden vom Menschen für wichtige Stoffwechselfunktionen benötigt. Dabei haben wir zum einen energieliefernde Nährstoffe, zu denen neben den Kohlenhydraten, Fetten und Proteinen (Eiweiße) auch mit Einschränkung der Alkohol und bestimmte organische Säuren (z. B. Essigsäure, Zitronensäure) gezählt werden. Zum anderen unterteilen wir in energiefreie Wirkstoffe. Dazu zählen die Vitamine, die Mineralstoffe und die Spurenelemente. Wichtige Funktionen erfüllen auch das Wasser, die Ballaststoffe sowie Geschmacks- und Aromastoffe.

Lebensmittel
- Nährstoffe
  - energiehaltig: *Kohlenhydrate*, *Fette*, *Proteine*, *Alkohol*, *Fruchtsäuren*
  - energiefrei: *Wasser*; *Vitamine*, *Mineralstoffe*, *Spurenelemente*
- Ballaststoffe: *Pektine*, *Zellulose*, *u. a.*
- Geschmacks- und Aromastoffe: *Röststoffe*, *Bitterstoffe*, *u. a.*

Bevor die Nährstoffe ihre Funktionen erfüllen können, durchlaufen sie einen langen Weg:

1. Sie werden im Magen-Darmtrakt chemisch in kleine Einzelbausteine gespalten: *Verdauung (Digestion)*.
2. Die Einzelbausteine der Nährstoffe gelangen durch die Darmwand in das Innere des Körpers: *Resorption*.
3. In den verschiedenen Geweben werden die Einzelbausteine chemisch umgebaut, damit sie in geeigneter Form als Energiequelle, Energiespeicher oder Körperbausteine zur Verfügung stehen: *innerer Stoffwechsel (Metabolismus)*.
4. Nicht mehr verwertbare Abbauprodukte dieser Umbauvorgänge werden aus den Geweben abtransportiert und über verschiedene Organe (Nieren, Lunge, Darm) aus dem Körper entfernt: *Ausscheidung (Elimination)*.

Die damit verbundenen vielfältigen chemischen (biochemischen) Umbauvorgänge, die diesem ständigen Zufluß und Abtransport von Substanzen zugrunde liegen, nennt man Stoffwechsel. Der Stoffwechsel wird durch Fermente (Enzyme) gesteuert. Tritt irgendwo in dieser Abbau- und Umbaukette eine Störung auf, so spricht man von einer Stoffwechselstörung. Kohlenhydrate, Fette und Eiweiße liefern dem Körper die Energie, die dieser für die Aufrechterhaltung der lebensnotwendigen Körperfunktionen (Atmung und Kreislauf, Aufrechterhaltung der Körpertemperatur = Grundumsatz), die körperlichen Leistungen sowie den Aufbau körpereigener Substanzen (Wachstum) benötigt. Die essentiellen Wirkstoffe benötigt der Organismus nur in relativ geringen Mengen, da sie nicht verstoffwechselt werden. Dabei hat jeder der Wirkstoffe im Körper ganz spezielle Aufgaben zu erfüllen.

Eine unzureichende Nahrungsenergie- und Nährstoffversorgung führt in vielen Entwicklungsländern, insbesondere bei Kindern, noch heute zu schweren Mangelerkrankungen. Die Industrieländer haben dagegen in erster Linie mit den Problemen einer überreichlichen oder falschen Ernährung zu tun. Wir essen heute vor allem zu viel, zu fett, zu cholesterinreich, zu süß, zu salzig und zu wenig Ballaststoffe. Die zu reichliche Ernährung vieler Zeitgenossen führt häufig zu Übergewicht. Übergewicht wiederum kann langfristig z. B. Bluthochdruck, Herz- und Kreislaufkrankheiten, Gicht und Altersdiabetes zur Folge haben oder zumindest den Krankheitsverlauf ungünstig beeinflussen.

Früher häufig verbreitete Lebensmittelvergiftungen sind dank moderner Konservierungsverfahren stark zurückgedrängt worden, aber immer noch existent. Dafür haben unerwünschte Verunreinigungen von Lebensmitteln in der Bevölkerung stark an Interesse gewonnen und nicht zuletzt auf Grund zahlreicher Lebensmittelskandale viele Menschen verunsichert.

Aus der Erfahrung heraus, daß einmal erlernte ungünstige Eßgewohnheiten im Alter nur schwer zu ändern sind, sollte eine Ernährungserziehung mit dem Ziel, eine gesunde Ernährungs- und Lebensweise zu erreichen, im Kindesalter frühzeitig beginnen und kontinuierlich fortgesetzt werden. Ein wesentlicher Gedanke dabei ist, daß bereits Kinder lernen, daß die eigene Gesundheit in vielen Bereichen durch das eigene Tun und Handeln beeinflußt wird.

2 Energiezufuhr, Energiebedarf

Die mit einzelnen Lebensmitteln dem Körper zugeführte Energie wird in Kalorien (kcal) oder Joule (kJ) gemessen. Beide Maßeinheiten können ineinander umgerechnet werden:

1 kcal = 4.18 kJ; 1 kJ = 0.24 kcal

Dabei liefern:

1 g Kohlenhydrate	4.1 kcal (17 kJ)
1 g Fett	9.3 kcal (39 kJ)
1 g Eiweiß	4.1 kcal (17 kJ)
1 g Alkohol	7.1 kcal (30 kJ)

Fette haben einen wesentlich höheren Energiegehalt (Brennwert) als beispielsweise Kohlenhydrate. Diese Hauptnährstoffe können sich in einem gewissen Ausmaß gegenseitig vertreten, ohne daß es zu Störungen des Allgemeinbefindens kommt. Unter Berücksichtigung von Grundumsatz und Leistungsumsatz sind von der Deutschen Gesellschaft für Ernährung (DGE) für verschiedene Altersgruppen beiderlei Geschlechts Richtwerte für die Energiezufuhr herausgegeben worden (Tab. 7.1). Die Richtwerte für Erwachsene gelten für Personen mit vorwiegend sitzender Tätigkeit. Für andere Berufsschweregruppen sind entsprechende Zuschläge erforderlich:

Tabelle 7.1 Richtwerte für die Energiezufuhr.

	kcal/Tag m	kcal/Tag w
Säuglinge		
0– 2 Mon.	550	
3– 5 Mon.	750	
6–11 Mon.	850	
Kinder		
1– 3 Jahre	1100	
4– 6 Jahre	1500	
7– 9 Jahre	1900	
10–12 Jahre	2300	2200
13–14 Jahre	2700	2500
Jugendliche		
15–18 Jahre	3000	2400
Erwachsene		
19–35 Jahre	2600	2200
36–50 Jahre	2400	2000
51–65 Jahre	2200	1800
über 65 Jahre	1900	1700
Schwangere		
ab 4. Monat		+300
Stillende	bis	+700

Mittelschwerarbeiter	+ 600 kcal
Schwerarbeiter	+ 1200 kcal
Schwerstarbeiter	+ 1600 kcal

Eine Energiezufuhr, die den Energiebedarf langfristig übersteigt, führt zu Übergewicht und möglicherweise Fettsucht mit schweren gesundheitlichen Folgeschäden. Für Kinder ist bei den Richtwerten neben dem gegenüber Erwachsenen relativ höheren Grundumsatz der Energiebedarf für das Wachstum berücksichtigt. Beim Säugling steigt die mittlere Energieaufnahme in den ersten 4 Wochen von ca. 55 kcal/kg Körpergewicht auf ca. 115 kcal und erreicht im 2. Lebensmonat mit ca. 120 kcal/kg Körpergewicht ein Maximum. Am Ende des 1. Lebensjahres beträgt die durchschnittliche tägliche Energieaufnahme noch in etwa 100 kcal/kg und fällt dann bis ins hohe Alter kontinuierlich ab. Den absolut höchsten Energiebedarf haben männliche Jugendliche mit 15–18 Jahren und Mädchen mit 14–15 Jahren.

Die angegebenen Bedarfszahlen können natürlich nur Richtwerte sein, da u. a. für die körperliche Aktivität große individuelle Unterschiede bestehen. So verbrauchen „ruhige“ Kinder im Vergleich zu „lebhaften“ Kindern ca. 10–15% weniger Energie. Daneben darf auch nicht übersehen werden, daß es „gute“ und „schlechte“ Futterverwerter gibt, d. h. es gibt Personen, die relativ mehr essen können, ohne daß sich dies offensichtlich auf das Körpergewicht auswirkt.

Auf Grund der fortschreitenden Technisierung und neuerdings Automatisierung ist der Personenkreis, der Schwer- oder gar Schwerstarbeit verrichtet, immer mehr zurückgegangen. Dadurch hat sich der durchschnittliche Energiebedarf ständig verringert, während die Energieaufnahme sogar kontinuierlich weiter gestiegen ist.

Übersteigt für längere Zeit die Energieaufnahme den Energieverbrauch, ist also die Energiebilanz positiv, legt der Körper Energiereserven überwiegend in Form von Depotfett an, die in Zeiten erhöhten Bedarfs wieder abgebaut werden können. Depotfett wird nicht nur aus überschüssigem Nahrungsfett angelegt, sondern auch durch Umwandlung von überschüssigen Kohlenhydraten in Fett. Umgekehrt führt eine negative Energiebilanz, d. h., der Energieverbrauch ist größer als die Energieaufnahme, zunächst zu einem Abbau des Fettgewebes und in extremen Fällen auch zum Abbau von Muskeleiweiß. Die vielen zur Gewichtsreduktion angebotenen Diäten beruhen alle auf diesem einfachen Prinzip, daß mit Hilfe der Diät versucht wird, die Energiebilanz in „die roten Zahlen“ zu bringen. Es ist genauso möglich, unter Beibehaltung der bisherigen Nahrungsaufnahme durch vermehrte körperliche Bewegung (z. B. Sport) eine gegebenenfalls gewünschte Gewichtsreduktion zu erzielen (Tab. 7.2).

Tabelle 7.2 Durchschnittlicher Energieverbrauch bei verschiedenen körperlichen Tätigkeiten.

Art der Tätigkeit	kcal/h
Spazierengehen	200
Radfahren (20 km/h)	400
Laborarbeit	150–420
Laufen (10 km/h)	600
Tanzen (Wiener Walzer)	360
Tennis	600
Schwimmen (20 m/min)	300

Für Erwachsene kann das als erstrebenswert angesehene Körpergewicht nach Broca berechnet werden.

$$\text{Broca-Index} = \frac{\text{Körpergewicht (kg)}}{\text{Körperlänge (cm)} - 100}$$

Dabei wird ein Bereich von ± 10% um einen Broca-Index von 1.0 als normalgewichtig angesehen. Der Broca-Index ist allerdings nur bei mittleren Körpergrößen (170 bis 190 cm) sinnvoll anzuwenden. Zunehmend häufig wird das Körpergewicht bei Erwachsenen anhand des Körpermassen-Index (Body Mass Index: BMI) beurteilt:

$$\text{BMI} = \frac{\text{Körpergewicht (kg)}}{(\text{Körperlänge [m]})^2}$$

Beim BMI gelten Werte unter 20 als untergewichtig, Werte von 20–25 als normalgewichtig, 25–30 als übergewichtig und Werte über 30 als fettsüchtig. Es ist darauf zu achten, daß auch dieser Index bei stark muskulösen Personen (Gewichtheber, Bodybuilder) keine Gültigkeit hat und außerdem vom Alter abhängig ist.

3 Lebensmitteltabellen

Zur Berechnung der Nährstoffzufuhr ist es notwendig, Lebensmitteltabellen zu benutzen. Diese geben Auskunft darüber, welche Nährstoffmengen im Durchschnitt in 100 g eines Lebensmittels vorhanden sind. Es ist darauf zu achten, ob sich die in der Nährwerttabelle angegebenen Nährstoffmengen auf die eingekaufte Lebensmittelrohware oder auf den eßbaren Anteil des Lebensmittels beziehen. Der Unterschied zwischen beiden Angaben entsteht durch die üblichen Küchenabfälle. Nicht berücksichtigt sind in der Regel die Nährstoffverluste bei der Speisenzubereitung, die vor allem die empfindlichen Vitamine betreffen.

4 Regulation der Nahrungsaufnahme

Die Nahrungsaufnahme wird beim gesunden Menschen durch ein Hunger- und Sättigungszentrum im Hypothalamus des Gehirns gesteuert. Blutzucker- und Insulinspiegel, Füllungszustand des Magens, um nur einige der wichtigsten zu nennen, bilden dabei Signale für den Hypothalamus. Viele Menschen sind in der Lage, über lange Zeit ohne laufende Gewichtskontrolle ihr Körpergewicht konstant zu halten. Dies zeigt, daß die Hunger- und Sättigungsmechanismen sehr fein reguliert sind. Dieser biologische Regelmechanismus kann aber durch äußere psychosoziale Einflüsse überlagert werden, z. B. durch besonders schmackhaftes Essen oder erlernte Eßgewohnheiten („der Teller wird leer gegessen"). Dies kann dazu führen, daß sich das Sättigungsgefühl dann erst relativ spät bemerkbar macht. Bei der ständigen Verfügbarkeit von Lebensmitteln – vom reichlichen Frühstück über Snacks als Zwischenmahlzeiten bis zu den abendlichen Knabbereien – ist Übergewicht dann häufig die direkte Folge.

Mütter klagen oft darüber, daß Kinder mittags häufig keinen Appetit haben. Dies ist in den seltensten Fällen auf eine gestörte Regulation von Hunger und Sättigung zurückzuführen. Häufig meldet sich bei Kindern auf Grund geringerer Glykogenvorräte bzw. niedriger Blutglukosespiegel bereits um ca. 11 Uhr das Hungergefühl. Die dann oft übliche Süßigkeit führt unweigerlich dazu, daß zur Mittagszeit Blut- und Insulinspiegel des Kindes noch „Sättigung" signalisierende Konzentrationen aufweisen. Folglich wird das Mittagessen, wenn es nicht den besonderen Appetit des Kindes getroffen hat, verschmäht. Dafür meldet sich dann am frühen Nachmittag der Hunger wieder. Abhilfe kann hier geschaffen werden, indem dem Kind bereits gegen 10 Uhr eine weniger blutzuckerwirksame Zwischenmahlzeit angeboten wird (z. B. Milchprodukte oder Obst).

5 Fette

Fett ist ein wichtiger Energielieferant, besonders bei dem hohen relativen Energiebedarf der Kinder und dem hohen absoluten Energiebedarf der Schwerstarbeiter und bestimmter Hochleistungssportler. Gleichzeitig sind die Nahrungsfette die Träger fettlöslicher Vitamine und essentieller Fettsäuren, die nur zusammen mit diesen resorbiert werden können. Da auch ein großer Teil der Geschmacksstoffe im Fett gelöst ist, haben fettreiche Lebensmittel einen hohen Geschmackswert. Auf grund ihrer relativ längeren Verweildauer im Magen haben Fette einen hohen Sättigungswert. Magenempfindliche Personen empfinden diese Eigenschaft einer fettreichen Mahlzeit allerdings eher als Belastung („liegt schwer im Magen").

Die Richtwerte für die Fettzufuhr eines Erwachsenen sind mit 25–30% der Gesamtenergiezufuhr deutlich geringer als die bei uns übliche hohe

Tabelle 7.3 Richtwerte für die Fettzufuhr (DGE).

	% der Energie
Säuglinge	
0– 6 Mon.	45–50
7–12 Mon.	35–45
Kinder	
1–12 Jahre	35–40
13–14 Jahre	30–40
Jugendliche und Erwachsene	
15–18 Jahre	30–35
19–65 Jahre	25–30
> 65 Jahre	25–30
Schwangere	25–35
Stillende	25–35

Fettaufnahme. Der durchschnittliche Erwachsene nimmt ca. 100 g Fett pro Tag auf. Das sind fast 40% der Energiezufuhr in Form von Nahrungsfett (s. auch Tab. 7.3).

Ein überhöhter Fettkonsum ist eine der Hauptursachen für Übergewicht und überhöhte Blutlipidkonzentrationen. Über viele Jahre erhöhte Blutlipidspiegel wiederum begünstigen die Entstehung von Herz- und Kreislauf-Krankheiten. In Ländern mit hohem Fettkonsum stellen Herz-Kreislauf-Krankheiten die häufigsten Todesursachen dar. Mit Fetten aus Lebensmitteln tierischen Ursprungs (Butter, Fleisch und Fleischprodukte, Eigelb) wird dem Organismus gleichzeitig Cholesterin zugeführt. Cholesterin kommt in Verbindung mit gesättigten Fettsäuren nur in tierischen Lebensmitteln vor. Pflanzliche Fette und Öle (Margarine, Speiseöl) enthalten kein Cholesterin. Cholesterin, Grundbaustein der Sexual- und Nebennierenhormone sowie der Gallensäuren, kann auch vom Organismus gebildet werden. Bei cholesterinfreier Ernährung wird der Bedarf an Cholesterin durch Eigensynthese gedeckt. Cholesterinaufnahme mit der Nahrung führt zu einer verminderten Eigensynthese. Ein hoher Cholesterinspiegel im Blut ist ebenfalls ein Risikofaktor für die Entstehung von Herz-Kreislauf-Krankheiten wie z. B. Herzinfarkt. Der Cholesterinspiegel wird durch einen hohen Verzehr gesättigter Fettsäuren ebenfalls ungünstig beeinflußt, während ein hoher Gehalt an mehrfach ungesättigten Fettsäuren in der Nahrung sich cholesterinsenkend auswirkt. Daher sollte insgesamt ein geringerer Fettverzehr angestrebt werden, um die Energieaufnahme insgesamt zu reduzieren und um gleichzeitig die Cholesterinzufuhr zu senken.

Das Verhältnis von ungesättigten zu gesättigten Fettsäuren ist in unserer Durchschnittsnahrung in der Regel kleiner als 1:2. Als gesundheitsvorbeugende Maßnahme wird von bedeutenden internationalen Expertengremien empfohlen, Nahrungsfette mit gesättigten Fettsäuren durch Nahrungsfette mit ungesättigten Fettsäuren zu ersetzen, so daß das Verhältnis 1:1 beträgt. Eine Energiezufuhr von 30% in Form von Fett entspricht z. B. bei einer Gesamtenergiezufuhr von 2400 kcal einem täglichen Fettverzehr von 80 g. Davon werden in etwa 40 g als Speisefett und 40 g als unsichtbares oder verborgenes Fett aufgenommen. Unsichtbare Fette, die dazu noch überwiegend aus den weniger erwünschten gesättigten Fettsäuren bestehen, findet man vor allem in Fleischwaren, Fleisch, Käse und Gebäck. Sogenannte magere Fleischarten (Steak, Kotelett, Filet) enthalten mit 5–20% noch beachtliche Fettmengen. Auch Nüsse, Schokolade und zahlreiche Knabbereien enthalten beträchtliche Mengen versteckten Fettes. Um den Fettverzehr wirksam einzuschränken, ist also nicht nur eine Reduzierung der Streichfette, sondern auch ein vemehrter Verzehr fettarmer Produkte, wie Magerjoghurt, fettärmere Quark-, Käse- und Wurstsorten (Halbfettsorten), erforderlich. Wo immer es küchentechnisch möglich ist, sollten Öle mit hochungesättigten Fettsäuren, wie z. B. Maisöl, Sonnenblumenöl, Sojaöl oder Safloröl, verwendet werden. Der Gebrauch von Butter, Margarine, Kokosfett und Schmalz sollte dagegen eingeschränkt werden. Fettarme Garmethoden, wie Dünsten, Dämpfen, Grillen, Garen in beschichteten Gefäßen oder in Folie, sollten vermehrt angewendet werden. Der Verzehr von Fleisch sollte eingeschränkt werden. Zumindest sollten offensichtliche Fettanteile am Fleisch während der Zubereitung oder vor dem unmittelbaren Verzehr entfernt und nicht mitverzehrt werden. Der Anspruch „der Teller wird leer gegessen" ist aus gesundheitsprophylaktischer Sicht als nicht mehr zeitgemäß zu beurteilen. Die alte Streitfrage, ob Butter oder Margarine bevorzugt werden sollte, ist bisher wissenschaftlich nicht befriedigend gelöst worden. Da der Verzehr an Fett insgesamt zu hoch ist, sollte sowohl der Verbrauch an Margarine als auch an Butter eingeschränkt werden. Da ein Mangel an essentiellen Fettsäuren beim gesunden Menschen, der evtl. für eine Bevorzugung bestimmter Margarinesorten sprechen würde, bei uns nicht auftritt, bleibt es unserer geschmacklichen Vorliebe überlassen, auf welches Streichfett die Wahl fällt. Bei Fettstoffwechselstörungen, wie den Hyperlipidämien, sind besondere diätetische Maßnahmen erforderlich. Dazu zählen der weitgehende Verzicht auf Eigelb, Butter und Innereien. Insgesamt sollte die tägliche Nahrungscholesterinaufnahme 300 mg nicht überschreiten. Fetthaltige Lebensmittel sind nur begrenzt haltbar. Insbesondere Lebensmittel, die ungesättigte Fettsäuren enthalten, sind sehr empfindlich und werden leicht vom Luftsauerstoff angegriffen. Fettverderb äußert sich am ranzigen Geruch und Geschmack. Viele Öle enthalten von Natur aus Vitamin E als natürlichen Schutz vor der Oxidation und damit dem Ranzigwerden (Antioxidans). Teilweise wird fetthaltigen Lebensmitteln (Margarine) Vitamin E aus diesem Grund zugesetzt. Das Vitamin E kann den Verderb aber nur eine begrenzte Zeit verzögern. Fetthaltige Lebensmittel sollten daher in geschlossener, licht- und luftdichter Verpakkung möglichst im Kühlschrank gelagert werden. In tiefgefrorenem Fleisch finden ebenfalls noch sehr langsam Oxidationsprozesse der Fettsäuren statt. Daher ist Frischfleisch unter Tiefkühlbedingungen nicht unbegrenzt lagerfähig. Aus den vielfach im Haushalt verwendeten niedrig ausgemahlenen Mehlen (Weißmehle der Type 405 oder 550) wurde der fetthaltige Getreidekeim während des Mahlprozesses entfernt. Daher sind Weißmehle wesentlich länger haltbar als Vollkornmehle.

6 Protein

Nahrungsproteine sind im Vergleich zu den Fetten oder Kohlenhydraten sehr komplexe, hochmolekulare Stoffe. Proteine werden zwar im Energiemangel und bei überreichlicher Proteinzufuhr ebenfalls zur Energiegewinnung herangezogen. Die Hauptaufgabe ist jedoch der Aufbau und die Erneuerung körpereigener Proteine. Jede Zelle des Körpers enthält Protein, und zwar im Durchschnitt 50% der zellulären Trockenmasse. Alle Zellen unterliegen einem ständigen Auf-und Abbau. Selbst nach Abschluß der Wachstumsphase muß ständig Protein mit der Nahrung zugeführt werden, auch wenn der wesentliche Teil der beim Abbau freigesetzten Proteine zur Neusynthese anderer Proteine verwendet wird.

Es sind mehr als 1000 verschiedene Proteine bekannt, die sich in der Zusammensetzung ihrer Grundbausteine, der Aminosäuren, unterscheiden. Hierzu zählen die zahlreichen **Enzyme,** die dafür verantwortlich sind, daß in unserem Organismus überhaupt ein gesteuerter Auf- und Abbau ebenso vieler chemischer Reaktionen stattfinden kann. Enzyme ermöglichen, daß chemische Reaktionen, die sonst nur sehr langsam ablaufen würden, sehr schnell in eine bestimmte Richtung ablaufen können. Enzyme werden auch biologische Katalysatoren genannt, da sie bei den Reaktionen selbst unverändert bleiben. Um wirksam sein zu können, enthalten die Enzymmoleküle außer dem Proteinmakromolekül noch niedrigmolekulare Komponenten, wie Vitamine und Spurenelemente. Enzyme sind als hochspezialisierte Werkzeuge der Organismen (von Bakterien bis zu den Walfischen) anzusehen, die jeweils für einen Auf- oder Abbauschritt im Stoffwechsel verantwortlich sind.

Die 20 im menschlichen Organismus vorkommenden Aminosäuren, von denen 8 essentiell sind (bei jungen Kindern 9 essentielle Aminosäuren), unterscheiden sich in vielen Fällen nur geringfügig in ihrer Zusammensetzung. Aminosäuren, die der Organismus durch Umbau aus anderen Aminosäuren selber herstellen kann, werden als nicht essentielle Aminosäuren bezeichnet. Die Zusammenlagerung verschiedener Aminosäuren in einer bestimmten Kombination zu einer Kette wird als die Primärstruktur bezeichnet. Die Vielzahl von Aminosäuren erlaubt nahezu unbegrenzte Kombinationsmöglichkeiten. Dies führt zu einer genetisch festgelegten Vielfalt arteigener Proteine, die von Tierart zu Tierart und teilweise auch von Mensch zu Mensch unterschiedlich ist. Eiweiße liegen jedoch nie nur in der Primärstruktur als lange Ketten vor. Die Ketten sind spiralig aufgerollt (Sekundär- und Tertiärstruktur), und diese sind wiederum in Knäuelform angeordnet (Quartärstruktur). Diese Knäuel können ihrerseits wiederum Ketten bilden.

Für die Qualität eines Nahrungsproteins ist der Gehalt an essentiellen Aminosäuren von großer Bedeutung, da diese vom Organismus nicht hergestellt werden können und somit regelmäßig von außen zugeführt werden müssen. Die Qualität eines Nahrungseiweißes wird durch die biologische Wertigkeit ausgedrückt. Nahrungsproteine haben eine mehr oder weniger andere Aminosäurenzusammensetzung als daraus zu bildende körpereigene Proteine. Daher kann aus einer vorgegebenen Menge Nahrungsprotein nicht die gleiche Menge körpereigenes Protein aufgebaut werden. Die Aminosäure im Nahrungsprotein, die im Vergleich zum momentanen Bedarf den geringsten Gehalt aufweist (= limitierende Aminosäure), entscheidet darüber, wieviel körpereigenes Protein neu aufgebaut werden kann.

Je ähnlicher ein Nahrungseiweiß in seiner Aminosäurenzusammensetzung dem menschlichen Körpereiweiß ist, desto günstiger ist die Qualität und desto hochwertiger ist es. Ei- und Fleischprotein sind reich an essentiellen Aminosäuren. Beide haben deshalb eine hohe biologische Wertigkeit. Pflanzliche Proteine in Getreide oder Hülsenfrüchten haben eine geringere biologische Wertigkeit. Das Fehlen nur einer essentiellen Aminosäure führt zu einer schwerwiegenden Einschränkung der Proteinbiosynthese beim Menschen. Die Qualität eines Proteins läßt sich aus Aminosäureanalysen (chemische Methode) berechnen oder im genau kontrollierten Versuch ermitteln (biologische Methoden). Eine vegetarische Kostform ist trotz geringerer Proteinqualität genauso in der Lage, den Aminosäurenbedarf zu decken, da mit der Nahrung nicht nur Proteine aus einem Lebensmittel aufgenommen werden, sondern stets ein Gemisch verschiedener Proteine. Dem Organismus ist es relativ gleichgültig, welche Aminosäure er aus welchem Lebensmittel zur Verfügung gestellt bekommt. Die den biologischen Wert einschränkenden Aminosäuren sind in den verschiedenen Nahrungsproteinen oft unterschiedlich: in Getreideeiweiß sind dies Lysin oder Tryptophan, in Hülsenfrüchten ist das die Aminosäure Methionin. Durch Kombination verschiedener, für sich genommen eher minderwertiger Proteine läßt sich aber eine hohe biologische Wertigkeit erreichen. In Entwicklungsländern, in denen Proteinmangel relativ häufig anzutreffen ist, haben sich beispielsweise Kombinationen aus Mais und Bohnen sehr bewährt. Genauso ist es möglich, durch eine Anreicherung mit einer synthetisch hergestellten Aminosäure, welche die Qualität des Lebensmittels begrenzt, die Proteinqualität eines Lebensmittels zu verbessern. In Thailand wird beispielsweise Reis im Sprühverfahren teilweise mit Lysin angereichert. Aminosäuren, die nicht zur Proteinbiosynthese benötigt werden, können nur in ganz begrenztem Umfang gespeichert werden.

Beim Abbau von Aminosäuren dient dabei das Kohlenstoffgerüst der Energiegewinnung, während der Stickstoffanteil, die Aminogruppe, in der Leber zu Harnstoff umgewandelt wird. Harnstoff ist ein harnpflichtiger Stoff und muß als solcher von der Niere ausgeschieden werden. Eine schlechte Proteinqualität führt zu einer relativ hohen Harnstoffbildung und -ausscheidung. Bei bestimmten Nierenerkrankungen muß durch diätetische Maßnahmen versucht werden, die Harnstoffausscheidung möglichst gering zu halten. Dazu ist neben einer reduzierten Proteinzufuhr eine möglichst hohe biologische Wertigkeit der Nahrungsproteine anzustreben. Es hat sich gezeigt, daß eine Mischung aus 35% Eiprotein und 65% Kartoffelprotein auf Grund der Ergänzungswirkung einen höheren biologischen Wert besitzt als Eiprotein allein, aber auch als Fleischprotein. Die Kartoffel-Ei-Diät hat daher neben anderen Eingang in die diätetische Behandlung bei Nierenerkrankungen gefunden.

Die Qualität eines Proteins ist neben dem Gehalt an essentiellen Aminosäuren auch noch von der Verdaulichkeit des Proteins abhängig. In Lebensmitteln vorkommende Strukturproteine (Kollagen etc.) werden im Verdauungstrakt weniger gut aufgeschlossen als Proteine aus Muskelfleisch. Dies gilt auch für viele pflanzliche Proteine, die oft von einer nicht aufspaltbaren, zellulosehaltigen Zellwand eingeschlossen sind. Die technische Verarbeitung der Proteine führt teilweise zu Veränderungen in der Struktur der Proteine (Denaturierungen) und damit auch in der Verdaulichkeit. Das Einwirken von Hitze (Garen) oder Säure führt zu einer nicht rückgängig zu machenden Denaturierung, bei der die biologischen Eigenschaften der Proteine verloren gehen. Denaturierte Proteine sind leichter verdaulich.

Mit der täglichen Nahrung sollte ein Erwachsener pro kg Körpergewicht 0,8 g Protein am Tag verzehren (Tab. 7.4). Das sind für einen Mann von 70 kg 55 g und für eine Frau von 55 kg 45 g Protein am Tag. Dabei ist zugrunde gelegt worden, daß ca. die Hälfte des Proteins aus tierischen Lebensmitteln stammt. Die durchschnittliche Proteinaufnahme der bei uns üblichen Mischkost beträgt derzeit etwa 105 g bei Männern und 83 g bei Frauen. Damit liegt die Zufuhr weit über den empfohlenen Zufuhrmengen. Im Durchschnitt stammen 65% des Proteins aus tierischen Lebensmitteln. Mit diesen Lebensmitteln werden zugleich verschiedene Begleitsubstanzen aufgenommen, deren Aufnahmemengen aus gesund-

Tabelle 7.4 Empfohlene tägliche Eiweißzufuhr.

Alter	Eiweiß in g/kg Körpergewicht/Tag	
	m	w
0– 2 Monate	2,3	2,3
3– 5 Monate	2,1	2,1
4–11 Monate	2,0	2,0
1– 3 Jahre	1,7	1,7
4– 6 Jahre	1,6	1,6
7– 9 Jahre	1,4	1,4
10–14 Jahre	1,1	1,1
15–18 Jahre	0,9	0,9
19–65 Jahre	0,8	0,8
über 65 Jahre	0,8	0,8
Schwangere ab 4. Monat		1,4
Stillende[1]		0,8

[1] zusätzlich 2,4 g Eiweiß pro 100 g Stilleistung

heitsprophylaktischen Erwägungen reduziert werden sollten, wie das Cholesterin, die gesättigten Fettsäuren und die Purine. Letztere führen zu erhöhter Harnsäurebildung. Die daraus resultierende Hyperurikämie kann zu Gichtanfällen führen. Daher sollte der Anteil pflanzlicher Proteine erhöht und der Anteil an tierischen Proteinen entsprechend gesenkt werden, so daß das Verhältnis Fleisch- zu Pflanzenproteine nicht über 50:50 liegt. Auch ist eine ausreichende Proteinversorgung mit Proteinen pflanzlicher Herkunft (vegetarische Ernährung) möglich, wenn entsprechende Lebensmittelkenntnisse vorhanden sind.

Bei besonderen Stoffwechselbedingungen, wie Wachstum, Schwangerschaft, Stillzeit und schweren körperlichen Belastungen, ist zwar der Proteinbedarf deutlich erhöht. Unsere übliche, proteinreiche Kost dürfte aber in den meisten Fällen selbst unter diesen Umständen eine ausreichende Proteinversorgung gewährleisten.

Proteinmangel ist in Entwicklungsländern eine der Hauptursachen für Fehlernährung. Proteinmangelkrankheiten (Kwashiorkor) treten besonders bei Kleinkindern nach dem Abstillen auf, wenn auf kohlenhydratreiche aber proteinarme Kost umgestellt wird. Häufig treten Protein- und Energiemangel gleichzeitig auf (Marasmus). Dauer und Zeitpunkt der Erkrankung entscheiden über mögliche Dauerschäden, wie vermindertes Körperlängenwachstum und beeinträchtigte geistige Entwicklung. Organveränderungen und verminderte Resistenz gegenüber Infektionen und verminderte Leistungsfähigkeit zählen ebenfalls zu den Symptomen.

Für die Proteinversorgung wichtige Lebensmittel sind fettarmes Fleisch, Fisch, Ei, Milch- und Milchprodukte, Käse und Hülsenfrüchte. Bei den pflanzlichen Produkten nehmen Getreideprodukte zwar nicht wegen ihres durchschnittlichen Proteingehaltes, sondern wegen der Verzehrsmenge eine wichtige Stellung ein. Der Verzehr an ernährungsphysiologisch als günstig einzustufenden Hülsenfrüchten (Erbsen, Bohnen, Linsen) ist leider in den letzten Jahren ständig zurückgegangen, in den Entwicklungsländern aber nach wie vor eine wichtige Proteinquelle.

7 Kohlenhydrate

Mengenmäßig sind die Kohlenhydrate die wichtigsten Energielieferanten unserer Nahrung. Ganz überwiegend stammen sie aus Lebensmitteln pflanzlichen Ursprungs. Kohlenhydratreiche Pflanzen, wie Getreide, Obst, Kartoffeln und andere Knollenfrüchte sind relativ einfach und noch dazu preiswert anzubauen. Kohlenhydratreiche Lebensmittel lassen sich zudem im getrockneten Zustand sehr gut lagern. Daher wird in den Entwicklungsländern noch heute durchschnittlich 70% der benötigten Nahrungsenergie in Form von Kohlenhydraten aufgenommen. In den Industrieländern ist mit fortschreitender Industrialisierung und wachsendem Wohlstand der Kohlenhydratanteil der Nahrung inzwischen auf im Durchschnitt 45% der Gesamtenergiezufuhr abgesunken. Dies betrifft vor allem den Verzehr von Polysacchariden (Getreide, Kartoffeln), während der Verzehr von Mono- und Disacchariden (Zucker, Süßigkeiten, Limonaden, Früchte) ständig gestiegen ist (Abb. 7.1).

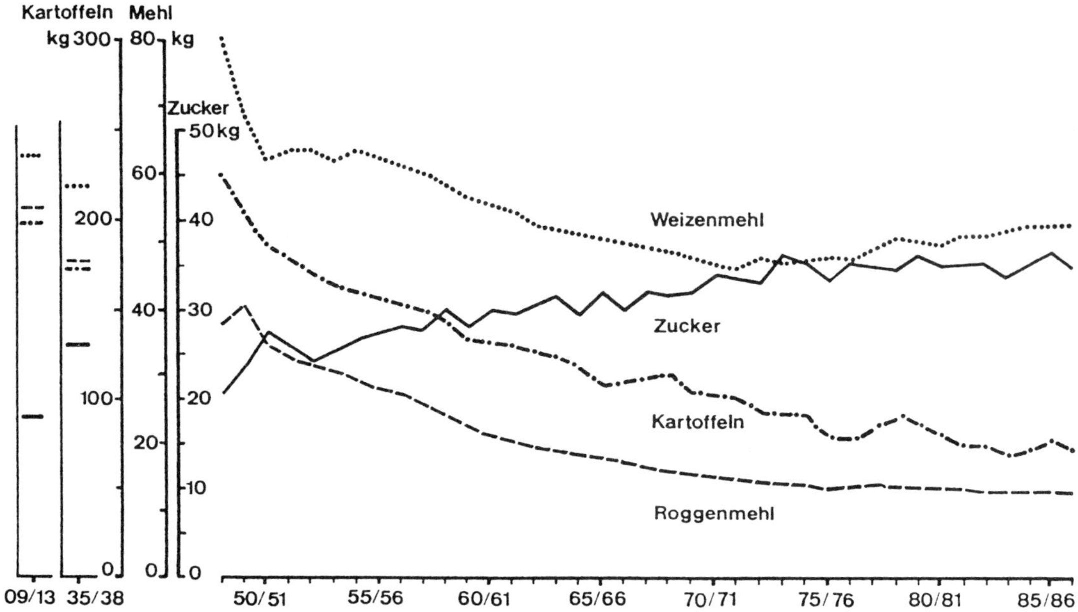

Abb. 7.1 Veränderungen in der Aufnahme kohlenhydrathaltiger Lebensmittel.

Nach epidemiologischen Befunden sind beide Extreme unerwünscht. Bei einer überwiegend aus kohlenhydratreichen Lebensmitteln bestehenden Ernährung werden in der Regel zu wenig Proteine aufgenommen. Bei einer kohlenhydratarmen und noch dazu mono- und disaccharidreichen Ernährung werden zahlreiche Erkrankungen zumindest begünstigt, wenn nicht sogar verursacht (Karies, Obstipation etc.). Zudem enthalten stärkereiche Lebensmittel im allgemeinen mehr Vitamine und Mineralstoffe, aber auch Ballaststoffe, als stark zuckerhaltige Lebensmittel (reine Kalorienträger).

Glukose kommt in der Natur nur in wenigen dem Menschen als Nahrungsmittel dienenden Pflanzen vor. Die meisten Di- und Polysaccharide enthalten aber Glukose, aus der diese während des Verdauungsprozesses freigesetzt wird. Als Blutzucker steht Glukose im Mittelpunkt des Energiestoffwechsels der höheren Lebewesen. Organe wie das Gehirn, das Nierenmark oder die Erythrozyten sind auf regelmäßige Zufuhr von Kohlenhydraten angewiesen. Die anderen Organe können wahlweise Glukose oder Fettsäuren energetisch verwerten.

Fruktose findet sich dagegen in freier Form reichlich in süßen Früchten. Außerdem ist Fruktose ja bekanntlich ein Bestandteil des Disaccharids Saccharose, das oft auch als Kochzucker, Rohrzukker, Rübenzucker oder Haushaltszucker bezeichnet wird. Fruktose wird ebenso leicht verwertet wie Glukose, beeinflußt aber den Blutzuckerspiegel weniger stark. Da es außerdem unabhängig vom Insulin verstoffwechselt wird, setzt man Fruktose häufig in der Diabetesdiät ein. Die Kapazität, Fruktose abzubauen, ist zwar groß. Die Einnahme größerer Fruktosemengen wird aber von unerwünschten Nebenwirkungen, wie Übelkeit und Schmerzen im Oberbauch, begleitet. Ein weiteres Monosaccharid, die **Galaktose,** ist Bestandteil des Milchzuckers (Laktose) und kommt in freier Form nicht vor.

In der Natur wesentlich weiter verbreitet als Monosaccharide sind die **Disaccharide:** Saccharose, Laktose und Maltose. **Saccharose** wird bei uns heute in großen Mengen aus Zuckerrüben gewonnen. In vielen anderen Ländern ist Zuckerrohr nach wie vor die Ausgangspflanze für die Zuckergewinnung. Weltweit steigt der Verbrauch an Zucker immer noch an. Inzwischen ist aber eine enge Korrelation zwischen hohem Zukkerkonsum und Übergewicht, Zahnkaries und möglicherweise Arteriosklerose und Herzinfarkt bekannt geworden. Der durchschnittliche Pro-Kopf-Verbrauch beträgt bei uns inzwischen 100 g/

Tag. Das bedeutet, daß ca. 15 bis 20% des Gesamtenergiebedarfs des nicht schwer arbeitenden Menschen durch Zucker gedeckt wird. Die gängigen Limonaden beispielsweise enthalten 10 bis 12% Zucker. Mit einem Liter Limonade nimmt der Konsument in etwa eine Tasse Zucker (!) auf.

Laktose ist das Kohlenhydrat der Milch und stellt für den Säugling bei ausschließlicher Muttermilchernährung in den ersten Lebensmonaten das einzige Nahrungskohlenhydrat dar. Mit der Muttermilch erhält der Säugling bei einer durchschnittlichen Trinkmenge von 800 ml etwa 60 g Laktose am Tag. Damit deckt die Laktose beim Brustkind etwa 40% des Energiebedarfs. Nach der Stillzeit nimmt die Fähigkeit des Darms, Laktose in seine beiden Grundbausteine, Glukose und Galaktose aufzuspalten, ab. Deshalb kann ein Erwachsener größere Mengen Laktose nicht mehr vertragen. Die teilweise unverdaute Laktose würde in den Dickdarm gelangen und dort von den zahlreichen vorhandenen Dickdarmbakterien unter Wassereinstrom in den Darm und Gasbildung rasch abgebaut werden. Durchfälle und starke Blähungen wären die Folge. Von der laxierenden Wirkung wird häufig diätetischer Gebrauch gemacht. Durch regelmäßigen Milchkonsum kann man sich aber die Fähigkeit bewahren, den Milchzucker abzubauen. Viele ältere Menschen vertragen keine Milch mehr. Da Milch aber für die Versorgung mit Calcium und einigen Vitaminen von großer Bedeutung ist, sollten bei Vorliegen einer erworbenen Laktoseunverträglichkeit laktosearme Milchprodukte, wie Käse oder Sauermilchprodukte (Joghurt, Quark, Kefir, Dickmilch), verzehrt werden. In Afrika und Asien ist bei bis zu 100% der einheimischen Bevölkerung ein Fehlen des für die Laktoseverdauung notwendigen Enzyms nach der Stillzeit anzutreffen. In Katastrophenfällen werden daher Milchpulverspenden von der erwachsenen Bevölkerung nicht vertragen und stellen somit eine derartige Maßnahme in Frage. Beim Säugling liegt die besondere Bedeutung der Laktose darin, daß es die Darmflora günstig beeinflußt und die Resorption von Calcium fördert.

Maltose kommt in der Nahrung praktisch nicht vor. Es entsteht bei der Stärkeaufspaltung im Darm und bei der Malzherstellung während des Keimprozesses, beim Bierbrauen. Maltose wird von der Darmflora nur schwer angegriffen. Aufgrund seiner positiven Eigenschaften ist in einigen Kindernahrungen daher eine Mischung aus Maltose und Dextrinen enthalten.

Tabelle 7.5 Süßkraft von Kohlenhydraten.

	Süßkraft
Saccharose	100
Fruktose	170
Glukose	74
Galaktose	32
Maltose	32
Laktose	16
Honig	97
Stärke	0

Die gemeinsame Eigenschaft der Zucker, ihr süßer Geschmack, ist verschieden stark ausgeprägt. Wird die Süßkraft von Saccharose gleich 100 gesetzt, so ist Fruktose noch wesentlich süßer, während Glukose und erst recht Laktose eine geringere Süßkraft haben (Tab. 7.5).

Süß wird von fast allen Menschen als ein sehr angenehmes Geschmackserlebnis betrachtet, was sich in der ständig gewachsenen Beliebtheit süßer Lebensmittel ausdrückt. Die hohe kariogene Wirkung der Zucker hat denn auch dazu geführt, daß die **Zahnkaries** die häufigste Erkrankung bei uns überhaupt ist. Insbesondere Mono- und Disaccharide werden innerhalb der Zahnbeläge (Plaques) von dort angesiedelten Bakterien und auch Pilzen (Candida) zu Säuren oder langkettigen Polysacchariden verstoffwechselt. Dabei fördert die kariogenste aller Kohlenhydrate, die Saccharose, auch die Bildung der Zahnbeläge, indem sie durch die Bakterien zu im Mund unlöslichen Glukanen, dem Grundgerüst der Zahnbeläge, umgewandelt wird. Die Zahnbeläge sind der Ort weiterer Säurebildung und somit der Demineralisation des Zahnschmelzes. Als wichtigstes Ziel der Zahnhygiene wird daher die regelmäßige Entfernung der sich ständig neu bildenden Plaques angesehen. Die für die Behandlung der Zahnkaries entstehenden Kosten betragen bei uns jährlich über 18 Mrd. DM. Da ein völliger Verzicht auf Zucker illusorisch ist, müssen andere Wege gegangen werden, um das Kariesproblem anzugehen (regelmäßige Zahnhygiene, keine Süßigkeiten nach dem Zähneputzen, Fluoridgabe etc.). Honig ist auf Grund seiner klebrigen Eigenschaften ähnlich kariogen wie industriell verarbeiteter Zucker und daher aus dieser Sichtweise kein „gesundes Lebensmittel“.

Polysaccharide haben keine Süßkraft. Die wichtigsten sind aus Glukosemolekülen zusammengesetzt: Glykogen, Stärke und Zellulose. Kohlenhydrate werden vom Organismus nach der Nahrungsaufnahme in relativ geringem Umfang in Form von Glykogen in Leber und Muskulatur gespeichert. Glykogen besteht aus langen verzweigten Glukoseketten. Die so gespeicherte Glukose steht dem Organismus jederzeit als sofort verfügbare Energiereserve zur Verfügung. Auf diese Weise wird durch den Abbau von Leberglykogen ein konstanter Blutzucker aufrecht erhalten. Überschüssige Kohlenhydrate werden nach der Aufnahme rasch in Fett umgebaut und als solches abgelagert. Eine durchschnittliche 70 kg Person hat eine Glykogenreserve von ca. 350 bis 400 g. Im Hungerzustand ist das Glykogen rasch erschöpft, so daß dann vermehrt Fettsäuren aus dem Fettgewebe freigesetzt werden (Lipolyse). Die Muskulatur und das Herz verbrennen praktisch dann nur Fettsäuren und ferner einen Teil der dann in der Leber anfallenden Ketonkörper. Die unter allen Umständen z. B. vom Gehirn benötigten Glukosemengen (ca. 120 g/Tag) werden aus dem Abbau bestimmter Aminosäuren gewonnen. Dabei kann durch Zusammenlagerung des Kohlenstoffgerüstes einiger Aminosäuren (glukostatische Aminosäuren) in begrenztem Umfang Glukose aufgebaut werden. Bei länger andauerndem Hunger (totales Fasten) gewöhnt sich das Gehirn an, auch Ketonkörper zu verwerten, so daß nur noch 40–50 g Glukose benötigt werden. Durch diesen Anpassungsmechanismus werden in erheblichem Umfang Proteine eingespart. Insgesamt hat die Natur den Stoffwechsel auf ein möglichst langes Überleben, auch unter Hungerbedingungen, eingerichtet. Ausreichende Zufuhr von Wasser bleibt allerdings obligat.

Bei körperlich oder sportlich aktiven Menschen kann durch körperliches Training, kurzzeitiges Fasten und anschließende kohlenhydratreiche Ernährung eine deutliche Erhöhung der Glykogenreserven auf ca. 600 g erreicht werden. Dies ist für bestimmte Sportler, wie Schnellkraftsportler (Sprinter, Ballspieler, Kurzstreckenschwimmer u. a.) von wesentlicher Bedeutung zur Erzielung von Höchstleistungen.

Stärke hat für die Pflanze eine ähnliche Funktion wie das Glykogen für den Menschen und andere höhere Lebewesen. Sie wird in Blättern, Samen, Knollen und Wurzelgemüsen in Form von mikroskopisch kleinen Körnchen, die verschiedene Formen und Größen einnehmen können, gespeichert. Die Stärke steht dem Keimling oder uns Menschen als Energiequelle zur Verfügung. Besonders stärkehaltig sind Getreidekörner, Kartoffeln, Hülsenfrüchte und bestimmte Gemüsearten. Rohe Stärke ist nur schwer verdaulich. Voll ausgenutzt wird die Stärke erst durch Erhitzen in Wasser. Dabei quellen die Stärkekörnchen auf, ihr Inhalt wird somit verfügbar und dann praktisch vollständig ausgenutzt. Durch entsprechende küchentechnische Behandlung werden von altersher die stärkehaltigen Pflanzenteile für den Menschen verfügbar gemacht: Kartoffeln und Hülsenfrüchte werden gekocht, Mehl wird mit Wasser verknetet und anschließend gebacken. Da die Stärke im Darm zuerst in die Glukosemoleküle aufgespalten werden muß, vergeht eine gewisse Zeit, bis die Glukose aus der Stärke ins Blut eintritt. Dadurch steigt der Blutzuckerspiegel langsamer und dabei nicht so extrem hoch an. Dies führt dazu, daß das Sättigungsgefühl im Vergleich zu einer zuckerhaltigen Mahlzeit relativ lange anhält. Eine gleichkalorische zuckerhaltige Mahlzeit würde zu einem schnellen Anstieg des Blutzuckers mit extrem hohen Werten führen. Der darauf folgende rasche Abfall läßt das Hungergefühl bald wieder aufkommen. Daher ist Stärke in jeder Beziehung gut verträglich.

Dextrine sind kurze Glukosekettenstücke der langen Stärkeketten und entstehen während der Stärkeaufspaltung. Mischungen aus Dextrinen und Maltose und häufig Glukose finden in der Diätetik Anwendung. Dextrine werden leichter verdaut als Stärke und haben eine geringere osmotische Wirkung als Glukosemoleküle.

Eine **kohlenhydratfreie Ernährungsweise,** wie sie beispielsweise mit der Atkins-Diät verfolgt wird, führt zu eingreifenden Stoffwechselveränderungen. Die energetische Verwertung von Proteinen und Fetten erfolgt im Kohlenhydratmangel nicht optimal, so daß trotz ausreichender Energiezufuhr Gewichtsabnahmen erzielt werden. Da die für einen ausgeglichenen Stoffwechsel notwendige Glukose fehlt, kommt es zu einem starken Anstieg von freien Fettsäuren im Blut (antiketogene Wirkung der Glukose). Das Überangebot von freien Fettsäuren kann die Leber nur bewerkstelligen, in dem ein Teil der Fettsäuren zu Ketonkörpern abgebaut wird (Ketose). Die notwendige vermehrte Ausscheidung dieser Ketonkörper durch die Nieren ist mit einer vermehrten Ausscheidung von Wasser verbunden. Es kommt folglich zu einer starken Belastung der Nieren sowie einer Hypoglykämie (Unterzuckerung) und Hyperlipidämie. Die Atkins-Diät führt in den ersten Tagen durch die erhöhten Wasserverluste zu der gewünschten Körpergewichtsabnahme, ist aber als gefährlich zu beurteilen.

Die Empfehlungen für die Höhe der täglichen Kohlenhydratzufuhr ergeben sich aus den Empfehlungen für Eiweiß und Fett und dem individuellen Energiebedarf. Die Mindestmenge an Kohlenhydraten, die vom Erwachsenen und Jugendlichen nicht unterschritten werden sollte, wird mit 100 g pro Tag angegeben. Beim Kleinkind und Säugling können Kohlenhydrate nicht durch Protein und Fette ersetzt werden, da sie spezifische Aufgaben im Stoffwechsel haben.

8 Ballaststoffe

Zu den vom Menschen nicht verwertbaren Kohlenhydraten zählt die in Pflanzen als Gerüstbestandteil vorkommende Zellulose sowie Hemizellulose und Pektin. Der Name Ballaststoffe stammt daher, weil man vor wenigen Jahren noch der Meinung war, diese Nahrungsinhaltsstoffe seien in der menschlichen Ernährung überflüssig und somit als Ballast anzusehen. Zellulose besteht zwar auch aus Glukosemolekülen, ist aber durch die andersartige Verknüpfung der einzelnen Glukosemoleküle von unseren Verdauungsenzymen nicht aufzuspalten. Deshalb ist Zellulose für den Menschen nicht verdaulich. Wiederkäuer beherbergen im Pansen Bakterien, die die Zellulose spalten können. Deshalb sind Ziegen, Schafe, Rinder und andere Wiederkäuer in der Lage, zellulosereiche Gräser als Futterquelle auszunutzen. Andere grasfressende Tiere (Pferde, Kaninchen) haben einen besonders ausgeprägten Blinddarm, der entsprechend mit zellulosespaltenden Bakterien besiedelt ist. **Pektine** kommen z. B. in Früchten vor. Wegen ihrer starken Quelleigenschaften werden sie für Gelees, Marmeladen und Sirupe geschätzt. Da sie für den Menschen weitgehend unverdaulich sind, werden sie zu den Ballaststoffen gerechnet. Ballaststoffe kommen in pflanzlichen Lebensmitteln vor. Besonders ballaststoffreich sind Getreidevollkornprodukte, Wurzel- und Knollengemüse, Hülsenfrüchte, Salatpflanzen, Obst und Nüsse. Ballaststoffe sorgen für eine stärkere Füllung des Dickdarms und bewirken somit eine verstärkte Darmbewegung (Peristaltik) und damit verkürzte Darmpassagezeit. Eine ballaststoffarme Kost kann zur Verstopfung (Obstipation) führen. Ballaststoffe sind in der Lage, neben größeren Mengen Wasser auch Giftstoffe zu binden, die dadurch rascher ausgeschieden werden können.

Durch einige Prozesse während der Lebensmittelverarbeitung werden aus den zum Verzehr bestimmten Pflanzenteilen die Ballaststoffe entfernt, so daß konzentrierte Lebensmittel mit weniger begleitenden Ballaststoffen, Vitaminen und Mineralstoffen entstehen. Während des Mahlprozesses beispielsweise wird die ballaststoffreiche Kleie des Getreidekorns entfernt. Der Verzehr von Auszugsmehlen (Type 405) hat immer stärker zu ungunsten der ballaststoffreichen Vollkornmehle zugenommen. Da auch der Verzehr von Eiern, Fleisch, Zucker und Alkohol bei uns deutlich zugenommen hat, ist die Ballaststoffaufnahme im Vergleich zu früher stark zurückgegangen. Dies hat zu der Verbreitung sogenannter Zivilisationskrankheiten wie Obstipation, Divertikulose und Übergewicht geführt. Diskutiert wird auch, inwieweit eine ballaststoffarme Kost mit an der Entstehung von Krebserkrankungen des Verdauungstrakts, Diabetes, Herz- und Kreislauferkrankungen und Gallensteinbildung beteiligt ist. Ballaststoffe haben die Eigenschaft, im Darm vermehrt Gallensäuren fest zu binden, so daß diese teilweise nicht wieder vom Organismus resorbiert werden können. Dies führt dazu, daß vermehrt neue Gallensäuren aus Cholesterin im Körper gebildet werden müssen. Auf diesem Wege führt eine erhöhte Ballaststoffaufnahme zu einem erwünschten Absinken der Blutcholesterinspiegel. Ballaststoffe regulieren die Darmtätigkeit nicht nur bei Verstopfung, sondern auch bei Durchfallerkrankungen.

Als Richtwert für die tägliche Aufnahme wird eine Ballaststoffmenge von mindestens 30 g empfohlen. Es ist zwar auch möglich, die Ballaststoffzufuhr durch Kleiepräparate und ähnliches oder durch mit Ballaststoffen angereicherte Lebensmittel zu erhöhen. Sinnvoller ist aber, die tägliche Nahrung so zusammenzustellen, daß diese ausreichend Ballaststoffe enthält. Täglicher Verzehr von Vollkornprodukten, Kartoffeln, Gemüse und Obst ist sehr zu empfehlen.

9 Wasser

Wasser ist mengenmäßig der wichtigste Bestandteil des menschlichen Körpers. Beim Erwachsenen sind ca. 60% des Körpergewichts Wasser, beim Neugeborenen ca. 75%. Es werden dabei verschiedene, voneinander getrennte Körperräume unterschieden. Das Zwischenzellwasser (Extrazellularraum) verdient im Zusammenhang mit dem Stoffwechsel deshalb eine besondere Beachtung, weil es die gesamten Austauschvorgänge zwischen den Zellen und dem Blut zu vermitteln hat. Alle Stoffe können nur in gelöster Form die Zellmembranen passieren. Besondere Transportmechanismen regeln die Ein- und Ausschleusung von Substanzen mit dem Zellinnern.

Mit Schweiß, Atemluft, Urin und Faeces wird täglich Wasser ausgeschieden, welches ersetzt werden muß, damit eine ausgeglichene Wasserbilanz erreicht wird. Der Wasserbedarf schwankt in weiten Grenzen, da er z. B. von der Schweißproduktion und vom Salz- und Eiweißgehalt der Nahrung abhängt. Überhaupt benötigen Substanzen, welche in Form osmotisch aktiver Teilchen im Urin ausgeschieden werden (NaCl, Harnstoff aus Proteinabbau etc.) für die Ausscheidung eine erhöhte Wasserzufuhr. Dies hängt damit zusammen, daß die Konzentrierungsfähigkeit der Niere beschränkt ist. So würde beispielsweise Trinken von 500 ml Meerwasser, das eine höhere Osmolalität hat als dies der maximalen Konzentrierungsmöglichkeit der Nieren entspricht, zu einer Bildung von ca. 800 ml Urin führen. Trinken von Meerwasser würde also einen Wasserverlust bedeuten. Die durchschnittliche Wasseraufnahme pro Tag beträgt 1,75 l, die in etwa zur Hälfte aus getrunkener Flüssigkeit und zur anderen Hälfte aus dem Wassergehalt fester Speisen und dem bei der biologischen Oxidation entstehenden Wasser stammt (Tab. 7.6, Tab. 7.7).

Tabelle 7.6 Wasserbilanz.

Aufnahme		Ausscheidung	
1400	Getränke / feste Speisen	400	Lunge
		150	Faeces
		700	Urin
350	Oxidationswasser	500	Haut (Schweiß, Verdunstung)
1750	insgesamt	1750	insgesamt

Das aufgenommene Wasser wird zu ⅔ im Dünndarm und zu ⅓ im Dickdarm resorbiert. Der minimale tägliche Flüssigkeitsverlust über die Nieren beträgt beim Erwachsenen ca. 700 ml, kann sich aber bei sehr salzhaltiger Kost bedeutend erhöhen. Unter besonderen Bedingungen, wie Durchfall oder Erbrechen steigen die Wasserverluste stark an und können besonders für den Säugling lebensbedrohend werden. Starkes Schwitzen kann zu einem Wasserverlust von 4 l am Tag führen. Eine Abnahme des Gesamtkörperwassers um 5% führt bereits zu einem Anstieg der Körpertemperatur und Kreislaufstörungen. Bei einer Abnahme um 10% kommt es zu Verwirrungszuständen. Unter klimatisch günstigen Bedingungen kann der Mensch nur ca. 10 bis 20 Tage ohne Wasseraufnahme überleben. Unphysiologisch hohe Wasser- und damit einhergehende Mineralstoffverluste müssen unbedingt ersetzt werden.

Trinkwasser gilt rechtlich als Lebensmittel. Es muß daher bestimmten analytischen Ansprüchen genügen und darf z. B. keine pathologischen Keime enthalten. Für Nitrat und viele unerwünschte Substanzen werden vom Gesetzgeber Höchstmengen angegeben, so daß eine Gefährdung der Gesundheit auszuschließen ist. Ein hoher Nitratgehalt in dem zur Zubereitung von Säuglingsnahrungen verwendeten Wasser kann beim Säugling zu einer Methämoglobinämie führen. Voraussetzung für eine Methämoglobinämie im frühen Säuglingsalter ist die Bildung von Nitrit aus den

Tabelle 7.7 Richtwerte der Wasserzufuhr.

	ml/kg KG/Tag
Säuglinge	
0– 5 Mon.	130–180
5–12 Mon.	120–145
Kinder	
1– 3 Jahre	115–125
4– 6 Jahre	100–110
7– 9 Jahre	90–100
10–12 Jahre	70– 85
Jugendliche	
15–18 Jahre	40– 50
Erwachsene	20– 45

aufgenommenen Nitraten. Beim Säugling kann dies noch im Magen durch bakterielle Reduktion geschehen, solange noch nicht ausreichend Magensalzsäure gebildet wird – dies ist im allgemeinen bis Ende des 3. Lebensmonats der Fall. Das resorbierte Nitrit kann sich mit dem Hämoglobin verbinden, so daß der Sauerstofftransport beeinträchtigt wird. Mit zunehmendem Alter erwirbt der Säugling die Fähigkeit, aus gebildetem Methämoglobin rasch wieder das Hämoglobin freizusetzen, so daß die Gefahr einer Zyanose nicht mehr gegeben ist.

10 Mineralstoffe

Im Körper kommt Wasser nur zusammen mit darin gelösten Mineralstoffen (Elektrolyte) vor. Man unterteilt dabei die meist in ionisierter Form vorliegenden Elemente in Kationen (Na^+, K^+, Ca^{2+}, Mg^{2+}) und Anionen (Cl^-, HPO_4^{2-}, SO_4^{2-}). Genau wie Wasser sind auch Mineralstoffe einem ständigen Umsatz unterworfen, so daß die obligatorischen Verluste mit der Nahrung täglich ersetzt werden müssen. Die einzelnen Elektrolyte sind ungleich auf die verschiedenen Körperkompartimente verteilt.

Na^+ und Cl^- kommen überwiegend im Zwischenzellwasser vor, während K^+, SO_4^{2-} und PO_4^{3-} überwiegend innerhalb der Zellen vorkommen. Zur Aufrechterhaltung der Elektroneutralität ist es notwendig, daß die Summe von Kationen in einem Kompartiment gleich der Summe von Anionen ist. Für die Aufrechterhaltung des Ungleichgewichts der Anionen- und Kationenverteilung stehen den Zellen Ionenpumpen zur Verfügung, die unter Energieverbrauch ständig Na^+ aus den Zellen herauspumpen und gleichzeitig K^+ in die Zellen hineinpumpen. Der Proteingehalt der Zellen ist dafür verantwortlich, daß die Summe der Kationen und Anionen innerhalb der Zellen größer ist als außerhalb (Tab. 7.8). Die Aufrechterhaltung dieses Gleichgewichts ist fein reguliert und notwendige Voraussetzung für die nervöse und muskuläre Reizbarkeit, die Aufrechterhaltung des Puffersystems im Blut, die Regulation von Stoffwechselprozessen durch Förderung oder Hemmung von Enzymen sowie die Aufrechterhaltung bestimmter osmotischer Druckverhältnisse.

Daneben haben einige Mineralstoffe noch eine besondere Bedeutung als Bausteine. **Calcium** ist zu mehr als 99% seines Gesamtkörperbestands im Skelett abgelagert, wo es eine wichtige Stützfunktion hat. Im Blutplasma kommt Calcium in 3 Formen vor: in ionisierter Form sowie in nichtionisierter Form, wo es teilweise an Protein und teilweise an organische Säuren gebunden ist. Etwa 1% des Knochencalciums sind austauschbar und stehen mit dem Calcium des Blutes in einem Gleichgewicht, so daß auch in einem längerfristigen Calciummangel zumindest der Blutcalciumspiegel durch Calciumfreisetzung aus dem Skelett in engen Grenzen konstant gehalten werden kann. Ein Absinken der Calciumkonzentration im Blut hätte ähnlich wie ein Magnesiummangel eine Tetanie zur Folge. Die Calciumkonzentration wird deshalb durch die Aktivität der Nebenschilddrüse und die Synthese von Vitamin-D-Metaboliten durch die Nieren sehr genau geregelt. Calcium ist neben seinen bereits genannten Funktionen auch für die Gerinnung des Blutes sehr wichtig. Voraussetzung für eine wirkungsvolle Calciumresorption ist eine ausreichende Vitamin-D-Versorgung. Die Calciumresorption wird durch gleichzeitige Anwesenheit von bestimmten weiteren Nahrungsinhaltsstoffen, wie

Tabelle 7.8 Elektrolytkonzentrationen in Zellen und Zwischenzellwasser (mval/l).

	Zellwasser	Zwischenzellwasser
Kationen		
Na^+	10	145
K^+	160	4
Ca^{++}	2	5
Mg^{++}	26	2
Summe	198	156
Anionen		
Cl^-	3	114
HCO_3^-	10	31
PO_4^{3-}	100	2
SO_4^{2-}	20	1
andere Anionen	65	8
Summe	198	156

z. B. Phytate im Vollkorn, Oxalate in Rhabarber und Spinat oder Ballaststoffe, gehemmt. Die Laktose der Milch dagegen fördert die Resorption. Eine langandauernde Unterversorgung mit Calcium kann im Wachstumsalter eine geringere Knochendichte und besonders bei älteren Frauen eine Verminderung des Knochengewebes (Osteoporose) zur Folge haben. Daher müssen ältere Menschen besonders auf eine sicher ausreichende Calciumzufuhr achten. Die Calciumaufnahme erfolgt bei uns hauptsächlich durch Milch und Milchprodukte. Da Calcium wie andere wasserlösliche Nährstoffe auch mit dem Kochwasser verloren gehen kann, sollte mit möglichst wenig Wasser gegart werden (z. B. Dämpfen).

Der **Phosphat**stoffwechsel ist mit dem Calciumstoffwechsel eng verknüpft. Mehr als 85% des Phosphates befinden sich in Form organischer Verbindungen zusammen mit Calcium im Skelett. Energiereiche Phosphatverbindungen nehmen eine zentrale Rolle im Energiestoffwechsel (ATP) ein. Die Resorption von Phosphat aus verschiedenen Bindungsformen erfolgt sehr unterschiedlich, je nachdem, ob es sich dabei um Ortho- oder Polyphosphate handelt. Der Bedarf an Phosphat steht in Beziehung zum Calciumbedarf. Die Phosphataufnahme sollte daher mengenmäßig in etwa der Calciumaufnahme entsprechen (Ca:P-Verhältnis 1:1, s. Tab. 7.9). Ein Phosphatmangel infolge unzureichender Zufuhr mit der Nahrung ist nicht bekannt, da praktisch in allen Lebensmitteln Phosphate enthalten sind. Besonders viel Phosphate werden über Milchprodukte und Fleisch aufgenommen. Aus Getreide wird Phosphat schlecht resorbiert. Die Zubereitungsverluste, z. B. beim Kochen, können auf Grund der hohen Zufuhr vernachlässigt werden. Bei den bei uns üblichen Ernährungsgewohnheiten ist das Ca:P-Verhältnis häufig über 1:1,2. Ähnlich wie beim Calcium ist auch der Phosphatstoffwechsel hormonell reguliert. Dadurch ist der Organismus in der Lage, auch stark schwankende Phosphataufnahmen zu tolerieren. Bei einer erhöhten Phosphatkonzentration im Plasma werden vermehrt Nebenschilddrüsenhormone ausgeschüttet, die dann zu einer erhöhten Phosphatausscheidung durch die Nieren führen. Bestimmten Lebensmitteln (Schmelzkäse, Brühwürste, Fleischwurstarten) aus verarbeitungstechnischen Gründen zugesetzte Ortho- oder Polyphosphate sind in dem vom Gesetzgeber zugelassenen Umfang gesundheitlich unbedenklich. Eine toxische Wirkung erhöhter Phosphataufnahmen ist beim Menschen nicht beobachtet worden.

Magnesium ist in etwa zur Hälfte im Skelett gebunden, kommt aber gleichzeitig in fast allen Zellen vor. Als Ion (Mg^{2+}) ist es für die Wirk-

Tabelle 7.9 Empfohlene Zufuhr an Calcium, Phosphor, Magnesium.

	Calcium (mg/Tag)		Phosphor (mg/Tag)		Magnesium (mg/Tag)	
	m	w	m	w	m	w
Säuglinge						
0– 2 Monate	500		280		50	
3– 5 Monate	500		280		70	
6–11 Monate	500		500		120	
Kinder						
1– 3 Jahre	600		600		140	
4– 6 Jahre	700		700		200	
7– 9 Jahre	800		800		220	
10–12 Jahre	1000	900	1000	900	280	250
13–14 Jahre	1000	900	1000	900	330	300
Jugendliche						
15–18 Jahre	900	800	900	800	400	350
Erwachsene	800		800		350	300
Schwangere		1200		1000		400
Stillende		1200		1000		450

samkeit (Aktivierung) zahlreicher Enzyme notwendig. Es ist von wesentlicher Bedeutung für die Muskelkontraktion und die Erregungsübertragung vom Nerven auf den Muskel. Aus Gemüsen und Getreideprodukten stammen gewöhnlich ⅔ des aufgenommenen Magnesiums. Magnesium geht bei ungünstiger Zubereitung (langes Wässern, Kochen mit viel Wasser) mit dem Kochwasser leicht verloren. Bei Verdauungsstörungen sowie chronisch hoher Alkoholaufnahme können Magnesium-Mangelerscheinungen auftreten, die sich in Kribbeln und Gefühllosigkeit in den Extremitäten, Muskelschwäche und manchmal auch Krampfanfällen äußern können.

Der Tagesbedarf an **Natrium, Kalium** und **Chlorid** kann nur grob abgeschätzt werden. Mangelerscheinungen treten nur infolge übermäßiger Elektrolytverluste (starkes Schwitzen, häufiges Erbrechen, starke Durchfälle, therapeutische Diurese) auf. Der Natriumbestand des Körpers wird durch die Nieren reguliert. Unter normalen Bedingungen sind 5 g Kochsalz ($\approx$ 2 g Na^+) für den Erwachsenen ausreichend. Eine höhere Zufuhr ist unnötig und unter Umständen schädlich. Eine tägliche Kochsalzaufnahme von über 10 g sollte in jedem Fall vermieden werden. Untersuchungen belegen, daß in verschiedenen Ländern ein Zusammenhang zwischen der Kochsalzaufnahme und der Häufigkeit von Bluthochdruckerkrankungen in der Bevölkerung besteht. Individuell dazu veranlagte Menschen reagieren auf die bei uns übliche hohe Kochsalzzufuhr mit einer Hypertonie. Beim Erwachsenen kann eine einmalige Einnahme von 150 g NaCl bereits tödlich wirken.

Chlorid wird überwiegend als Natrium- oder Kaliumchlorid aufgenommen. Chloridmangel kann bei anhaltendem Erbrechen auftreten, so daß es zu einer Alkalose kommen kann.

Kalium wird anders als Natrium auch im Mangel noch im Urin ausgeschieden, so daß bei ungenügender Zufuhr mit der Nahrung z. B. bei schweren Durchfällen (Diarrhoen) oder Erbrechen Kaliummangelzustände auftreten. Ein Kaliummangel führt zu neuromuskulären Symptomen wie Muskelschwäche, Darmlähmung und in schweren Fällen auch zu Funktionsstörungen des Herzens. Kalium ist besonders in pflanzlichen Lebensmitteln in ausreichenden Mengen enthalten.

11 Spurenelemente

Spurenelemente sind Nährstoffe, die vom Organismus nur in sehr geringen Mengen benötigt werden. Einige Spurenelemente haben für den Organismus eine Bedeutung als Bausteine wichtiger Substanzen: Jod als Bestandteil der Schilddrüsenhormone, Kobalt als Baustein des Vitamin B_{12}, Eisen, Zink, Kupfer, Mangan, Molybdän als Bausteine von Enzymen oder anderer wichtiger Wirkgruppen. Diese Spurenelemente sind ebenfalls essentielle Nahrungsbestandteile. Unzureichende Zufuhr führt zu charakteristischen Mangelsymptomen. Eine chronisch zu geringe **Eisen**aufnahme führt zu einer Eisenmangelanämie (hypochrome Anämie), die weltweit eine der häufigsten Mangelerscheinungen darstellt. Dabei ist nicht nur die absolut aufgenommene Eisenmenge für den Versorgungsstatus von Bedeutung, sondern die Form, in der das Eisen aufgenommen wird. Die Resorption des Eisens aus Nahrungsmitteln pflanzlichen Ursprungs ist wesentlich schlechter als aus Nahrungsmitteln tierischen Ursprungs. Im Durchschnitt werden nur 5–10% des aufgenommenen Nahrungseisens resorbiert. Die Aufnahme aus dem Darm ist um so intensiver, je geringer die Eisenreserven sind. Umgekehrt ist bei sehr guter Eisenversorgung die Eisenresorption reduziert, um eine Eisenüberladung des Organismus mit möglicherweise fatalen Folgen zu begrenzen. Vitamin C verbessert die Resorption von Eisen. Der gleichzeitige Verzehr von Fleisch fördert auch die Resorption von Eisen aus Gemüsen und anderen pflanzlichen Nahrungsmitteln. Tannine (schwarzer Tee), Phosphatsalze und Phytate (Vollkornprodukte) können die Eisenresorption um bis zu 50% hemmen. Ein erhöhter Eisenbedarf entsteht durch Blutungen (z. B. Blutverluste während der Menstruation) und durch Schwangerschaften. Milch, auch Frauenmilch, kann die Eisenversorgung über den 4. Lebensmonat hinaus nicht sicherstellen. Der Säugling verwertet jedoch Eisen aus Frauenmilch wesentlich besser als aus Kuhmilch. Spätestens im 2. Lebenshalbjahr sind eisenreichere Lebensmittel in Form von Gemüsen oder Fleisch notwendig (Beikost). Besonders gute Eisenquellen sind Fleisch und Leber. Leber von jungen Schlachttieren (Kalb und Schwein) sollte regelmäßig auf dem Speiseplan stehen, da es neben Eisen auch zahlreiche Vitamine in größeren Mengen enthält. Leber älterer Schlachttiere, die unter Umständen mit unerwünschten Rückständen stärker belastet sein können, werden, da sie zäh und fest sind, in der Regel nicht im Handel angeboten.

Auch **Kupfer** ist für die Blutbildung erforderlich. Frauenmilch enthält mehr Kupfer als Kuhmilch. Die Kupferversorgung von mit Fertigpräparaten ernährten Säuglingen ist ähnlich wie beim Eisen durch die Beikost in Form von Obst, Gemüse, Fleisch und Leber zu sichern. Beim Erwachsenen werden Kupfer, Zink, Selen, Mangan, Chrom, Nickel und Molybdän mit einer abwechslungsreichen Kostform in ausreichenden Mengen aufgenommen. Spurenelementmangel werden weltweit vor allem dort beobachtet, wo die Böden relativ arm an einem Spurenelement und die dort gewonnenen Lebensmittel folglich ebenfalls arm an dem Spurenelement sind (z. B. Selen in China und Neuseeland). **Zink**mängel werden vor allem dort angetroffen, wo Brot in Form von Fladen verzehrt wird (Vorderer Orient), da das Nahrungszink hier fest an getreideeigene Phytate gebunden ist. Während der bei uns üblichen Sauerteig- oder Hefegärung des Brotteiges werden die Phytat-Zink-Komplexe aufgespalten und somit das Zink resorbierbar gemacht. Außerdem hat der weltweite Handel mit Lebensmitteln die Gefahr eines lokal auftretenden Spurenelementmangels verringert. Dies trifft auch auf das **Jod** zu. Die Jodversorgung hängt ebenfalls von dem Jodgehalt des Bodens ab. In manchen Gegenden, besonders häufig im Gebirge, entsteht daher ein Jodmangel, der sich durch eine verminderte Bildung der Schilddrüsenhormone und einer Vergrößerung der Schilddrüse (Kropf) bemerkbar macht. In schweren Fällen führte ein Jodmangel in der Schwangerschaft früher zu einem angeborenen Schwachsinn mit Minderwuchs (Kretinismus). Durch generellen Zusatz von Jod zum Speisesalz konnten beispielsweise in der Schweiz, einem klassischen Jodmangelland, diese Störungen zum Verschwinden gebracht werden.

Andere Spurenelemente kommen zwar im Körper auch vor, haben aber keine besonderen Funktionen. Mit zunehmender Industrialisierung sind aber auch unerwünschte toxisch wirkende Schwermetalle, wie Blei, Cadmium oder Quecksilber, über die Nahrungskette in den Organismus gelangt. Der Gesetzgeber hat hierzu für Lebensmittel gesundheitlich unbedenkliche Höchstmengen festgelegt, deren Einhaltung überwacht wird.

12 Vitamine

Während es sich bei den für den Menschen essentiellen Mineralstoffen um anorganische Stoffe handelt, sind Vitamine organische Stoffe, die der Körper benötigt, aber nicht bilden kann. Die verschiedenen Vitamine haben im Stoffwechsel sehr unterschiedliche Funktionen zu erfüllen, sind chemisch nicht miteinander verwandt, können sich folglich auch nicht gegenseitig vertreten und müssen in sehr unterschiedlichen Mengen mit der Nahrung aufgenommen werden (Tab. 7.10). Anstelle der historischen Bezeichnung der Vitamine mit Buchstaben (A, B, C, D, E, K) werden daher immer mehr die chemischen Bezeichnungen benutzt. Bewährt hat sich die Einteilung in fettlösliche und wasserlösliche Vitamine, weil dadurch kenntlich gemacht wird, in welchen Lebensmitteln bestimmte Vitamine zu erwarten sind, und weil fettlösliche Vitamine Überdosierungserscheinungen hervorrufen können. Als Provitamine bezeichnet man Stoffe, aus denen die eigentlichen Vitamine gebildet werden können. Bei längeranhaltendem Vitaminmangel kommt es bei einigen Vitaminen zu charakteristischen Mangelerkrankungen. Viele der wasserlöslichen Vitamine sind Bestandteile von Enzymen, die aus einem Proteinanteil (Apoenzym) und einem Nicht-Proteinanteil (Coenzym) bestehen. Vitamine sind teilweise sehr hitze-, licht- und sauerstoffempfindliche Substanzen, so daß bei nicht sachgemäßer Verarbeitung hohe Lagerungs- und Zubereitungsverluste auftreten können.

Vitamin A (Retinol) wird in 2 Formen aufgenommen: als bereits gebildetes Vitamin A, das nur in Lebensmitteln tierischen Ursprungs vorkommt,

Tabelle 7.10 Empfohlene Tageszufuhr für Vitamine.

	Vit. A		Vit. D	Vit. E	Thiamin		Riboflavin		Niacin		Vit. B_6		Folsäure		Panto-thensäure	Vit. B_{12}	Vit. C
	mg RÄ[1]		µg	mg TÄ[2]	mg		mg		mg NÄ[3]		mg		µg		mg	µg	mg
	m	w			m	w	m	w	m	w	m	w	[4]	[5]			
Säuglinge																	
0– 2 Monate	0,5		10	3	0,3		0,4		5		0,3			40	4	0,5	40
3– 5 Monate	0,6		10	4	0,4		0,5		7		0,4			40	4	1,0	45
6–11 Monate	0,6		10	4	0,5		0,6		8		0,5			40	4	1,5	50
Kinder																	
1– 3 Jahre	0,6		10	5	0,6		0,7		8		0,7		200	80	5	2,5	55
4– 6 Jahre	0,7		10	7	0,8		1,0		11		1,3		300	120	5	3,0	60
7– 9 Jahre	0,8		10	8	1,0		1,3		13		1,4		300	120	6	5,0	65
10–12 Jahre	0,9	0,9	10	10	1,2	1,1	1,5	1,4	15	14	1,6	1,4	400	160	6	5,0	70
13–14 Jahre	1,1	1,0	10	12	1,4	1,3	1,6	1,5	19	17	2,0	1,6	400	160	8	5,0	75
Jugendliche und Erwachsene																	
15–18 Jahre	1,1	0,9	10	12	1,5	1,3	1,8	1,7	20	16	2,1	1,8	400	160	8	5,0	75
19–35 Jahre	1,0	0,8	5	12	1,4	1,2	1,7	1,5	18	15	1,8	1,6	400	160	8	5,0	75
36–50 Jahre	1,0	0,8	5	12	1,3	1,1	1,7	1,5	18	15	1,8	1,6	400	160	8	5,0	75
51–65 Jahre	1,0	0,8	5	12	1,3	1,1	1,7	1,5	18	15	1,8	1,6	400	160	8	5,0	75
über 65 Jahre	1,0	0,8	5	12	1,3	1,1	1,7	1,5	18	15	1,8	1,6	400	160	8	5,0	75
Schwangere	+0,3		+5	+2	+0,3		+0,3		+2		+1,0		+400	+160	+2	+1,0	+25
Stillende	+1,0		+5	+5	+0,5		+0,8		+5		+0,6		+200	+ 80	+3	+1,0	+50

[1] 1 mg Retinol-Äquivalent = 6 mg all-trans-β-Carotin = 12 mg andere Provitamin A-Carotinoide

[2] 1 mg D-α-Tocopherol-Äquivalent = 1,1 mg D-α-Tocopherylacetat = 2 mg D-β-Tocopherol = 4 mg D-γ-Tocopherol = 100 mg D-δ-Tocopherol = 3,3 mg D-α-Tocotrienol = 1,49 mg D,L-α-Tocopherylacetat.

[3] 1 mg Niacin-Äquivalent = 60 mg Tryptophan

[4] berechnet auf „Gesamtfolat" (Summe folatwirksamer Verbindungen)

[5] Folat-Äquivalente bzw. freie Folsäure (Pteroyl-monoglutamat)

und als Provitamin, das in Pflanzen gebildet wird. Die Vitamin-A-Zufuhr wird heute in Retinol-Äquivalenten berechnet. Durchschnittlich werden aus 6 mg β-Carotin oder 12 mg anderer Carotinoide (Provitamine) 1 mg Retinol gebildet. Carotinoide sind im Pflanzenbereich weit verbreitete gelbe Farbstoffe. Diese sind nur schwer resorbierbar und werden daher nur zum Teil ausgenutzt. Da Fett in der Nahrung die Resorption verbessert, sollten beispielsweise Möhren mit etwas Öl oder Butter verzehrt werden. Die Provitamine werden in der Darmwand in Vitamin A umgewandelt. Von da an wird es wie vorgebildetes Retinol behandelt und in größeren Mengen in der Leber gespeichert. Bei gefüllten Vitamin-A-Speichern kann der Mensch ca. 2 Jahre ohne Vitamin-A-Zufuhr frei von Mangelsymptomen bleiben. Ein geringer Teil der Carotinoide gelangt unverändert ins Blut und bewirkt im Depotfett und Blutplasma die charakteristische gelbe Farbe. Mit der Nahrung aufgenommenes vorgebildetes Vitamin A ist leicht resorbierbar. Vitamin-A-reiche Nahrungsmittel sind Leber und Lebertran, Butter und Milch. Margarine wird im allgemeinen mit Vitamin A angereichert. Hohe Provitamingehalte finden sich in Möhren und grünen Blattgemüsen. Ein Vitamin-A-Mangel ist in Industrieländern selten, in Entwicklungsländern aber sehr weit verbreitet und dort die Hauptursache für eine Erblindung im Kindesalter. Vitamin A spielt beim Sehvorgang in der Netzhaut eine wesentliche Rolle. Zu den frühesten Mangelsymptomen gehört eine verlangsamte Hell-Dunkel-Adaptation (Nachtblindheit). Die ausgeprägte Vitamin-Mangelkrankheit ist eine Keratomalazie, die zur Erblindung führen kann. Die gleichzeitige Abwehrschwäche gegen Infektionen (wie bei Vitamin-C- und -D-Mangel) führt häufig zum Tod. In einmalig hohen Dosen (300 mg beim Erwachsenen und 25 mg beim Kind) oder chronisch erhöhter Gabe (5–10 mg über mehrere Jahre) gegeben, wirkt Vitamin A toxisch. Diese Gefahr besteht aber nur bei unsachgemäßer Anwendung hochkonzentrierter Vitamin-A-Präparate *(Hypervitaminose)*.

Durch Lebensmittel (Ausnahme: Polarbärleber) kann keine Vitamin-A-Vergiftung erzeugt werden, ebenso nicht durch Provitamine.

Vitamin D kann nur bedingt als Vitamin betrachtet werden, da es vom Körper aus Cholesterin vollständig aufgebaut werden kann. Die Vorstufe des Vitamins, das 7-Dehydrocholesterin, wird in beträchtlichem Umfang in der Haut gespeichert. Das eigentliche Vitamin D entsteht, wenn ultraviolette Strahlen auf die Haut treffen. Durch die Dunstglocken über größeren Städten und durch Fensterglas werden die UV-Strahlen der Sonne aber zurückgehalten. Dadurch wird es notwendig, daß Vitamin D mit der Nahrung zusätzlich aufgenommen wird. Dies gilt vor allem in den Wintermonaten, wenn der Aufenthalt im Freien eingeschränkt ist. Nahrungsmittel, die ausreichend Vitamin D enthalten, gibt es praktisch nicht. Eine Ausnahme ist der Lebertran, von dem ein Teelöffel im Durchschnitt den Tagesbedarf eines Erwachsenen deckt. Die synthetisch hergestellten Vitamin-D-Präparate enthalten überwiegend Vitamin D_3 (Cholecalciferol), das im Lebertran vorkommt. Vitamin D wird manchmal noch in internationalen Einheiten (IE) angegeben: 1 µg Vitamin D_3 = 40 IE. In der Leber und danach in den Nieren wird bei Bedarf aus Vitamin D die eigentlich aktive Wirkform gebildet, die als Hormon zu betrachten ist und ihre wichtigsten biologischen Wirkungen auf den Calciumstoffwechsel ausübt. Besonders die Calciumresorption aus dem Darm ist von einer ausreichenden Vitamin-D-Versorgung abhängig. Während der Wachstumsphase ist daher neben dem Calciumbedarf auch der Vitamin-D-Bedarf besonders hoch. Durch Vitamin-D-Mangel entsteht eine Rachitis. Überhöhte Vitamin-D-Gaben (500 µg/Tag) führen zu einer Vitamin-D-Intoxikation. Durch intensive Sonnenbestrahlung der Haut kann aber keine Vitamin-D-Vergiftung ausgelöst werden.

Vitamin E ist ein fettlösliches Oxidationsschutzmittel und schützt Fette vor dem Ranzigwerden (Verderb durch Sauerstoffeinfluß). Pflanzenölen werden daher regelmäßig höhere Vitamin-E-Mengen zugesetzt. Diese Wirkung wird auch in lebenden Organismen benötigt. Deshalb steigt der Bedarf an Vitamin E mit dem Verzehr der hochungesättigten Fettsäuren, die besonders sauerstoffempfindlich sind. Frauenmilch enthält mehr Vitamin E als Kuhmilch. Weitere wichtige Vitamin-E-haltige Lebensmittel sind Vollkornprodukte. Vitamin E wird nur zu 40% aus der Nahrung resorbiert. Vitamin-E-Mangelerscheinungen sind beim gesunden Menschen äußerst selten. Beim Frühgeborenen wird gelegentlich unter Vitamin-E-Mangelbedingungen eine erhöhte Hämolyseneigung beobachtet. Auch normale Neugeborene verfügen nur über relativ kleine Vitamin-E-Reserven. Daher ist besonders bei der Verwendung selbsthergestellter Kuhmilchmischungen auf eine ausreichende Vitamin-E-Versorgung des Säuglings zu achten. Neuerdings häufig propagierte hochdosierte Vitamin-E-Zulagen sind als sehr fragwürdig zu beurteilen, bei Patienten mit Mukoviszidose sind sie aber wichtig.

Vitamin K hat eine große Bedeutung bei der Blutgerinnung, damit die Leber Prothrombin und andere Gerinnungsfaktoren bilden kann. Zwei chemisch ähnliche Verbindungen mit Vitamin-K-Wirksamkeit kommen in der Natur vor: in Pflanzen wird Phyllochinon (= Vitamin K_1) gebildet. Es kommt besonders reichlich in grünem Gemüse vor. Bakterien bilden Menachinon (= Vitamin K_2). Im Dickdarm angesiedelte Bakterien bilden beträchtliche Mengen Vitamin K_2. Ob im Dickdarm gebildete Vitamine in nennenswertem Umfang zur Bedarfsdeckung mit Vitaminen beitragen können, ist mehr als fraglich. Auch synthetisch gewonnene Verbindungen (z. B. Menadion = Vitamin K_3) sind als Vitamin K wirksam. Ein Vitamin-K-Mangel wird beim Menschen gelegentlich in der Neugeborenenperiode, bei chronischen Lebererkrankungen und bei schweren Störungen der Fettresorption beobachtet. Bei Neugeborenen innerhalb der ersten 6 Lebenstage, aber auch in der 3.–7. Lebenswoche kann eine erhöhte, in schweren Fällen lebensbedrohliche, Blutungsneigung auftreten, die u. a. durch hochdosierte Vitamin-K-Injektionen therapiert werden muß. Als Ursachen kommen Leberunreife sowie – bei der Spätform – unvollständige Fettresorption und geringer Vitamin-K-Gehalt der Frauenmilch in Frage. Fettlösliche Vitamine sind relativ hitzestabil, und die Zubereitungsverluste sind als relativ gering einzustufen.

Zu den wasserlöslichen Vitaminen zählen das Vitamin C und acht verschiedene B-Vitamine. Als wasserlösliche Stoffe werden sie im Dünndarm resorbiert, über die Pfortader zur Leber transportiert und, außer Vitamin B_{12}, nur in relativ geringem Umfang im Organismus gespeichert. Die Verarbeitungsverluste durch Lagerung, Waschen und Kochen sind teilweise sehr erheblich.

Thiamin (Vitamin B_1) ist eng mit dem Kohlenhydratstoffwechsel verknüpft. Gespeichertes Thiamin kann den Thiaminbedarf nur für wenige Wochen decken. Mit steigender Kohlenhydrataufnahme steigt auch der Thiaminbedarf. Thiaminreiche Lebensmittel sind Vollkornprodukte, Fleisch, Leber, Hülsenfrüchte, Kartoffeln und Nüsse. Weißbrot enthält wesentlich weniger Thiamin als Vollkornbrot. Die klassische Thiaminmangelkrankheit *Beriberi* kommt in westlichen Ländern, außer bei schweren Alkoholikern, nicht vor.

Riboflavin (Vitamin B_2) kommt besonders in Milch und Milchprodukten vor. Weitere Riboflavinquellen sind Eier, Leber, Fleisch und Vollkornmehl. Bei Meidung von Milch und Milchprodukten ist eine ausreichende Riboflavin-Bedarfsdeckung durch andere Lebensmittel oft nur schwer möglich. Riboflavinmangel äußert sich in entzündlichen Hautveränderungen, Mundwinkel-Rhagaden und Wachstumsstörungen.

Pyridoxin (Vitamin B_6) kommt in allen wichtigen Lebensmittelgruppen in größeren Mengen vor. Daher wird auch bei einseitiger Ernährungsweise ein Vitamin-B_6-Mangel beim Erwachsenen kaum beobachtet. Sterilisierte Säuglingsfertignahrungen müssen wegen des hohen Vitamin-B_6-Verlustes während des Erhitzungsprozesses mit Vitamin B_6 angereichert werden. Sonst kann es beim Säugling durch den Vitamin-B_6-Mangel zu generalisierten Krampfanfällen und Anämien kommen. Der Vitamin-B_6-Bedarf ist wegen der Schlüsselrolle dieses Vitamins im Eiweißstoffwechsel von der Höhe der Eiweißaufnahme abhängig.

Niacin wird bei den herkömmlichen Eßgewohnheiten in Mitteleuropa in ausreichenden Mengen mit der Nahrung aufgenommen. Aus der Aminosäure Tryptophan kann ebenfalls Niacin gebildet werden. Tryptophan hat damit für den Menschen auch den Charakter eines Provitamins. Wegen der Bedeutung im Energieumsatz wird der Niacinbedarf vom Energiebedarf der jeweiligen Zielgruppe abgeleitet. Fleisch, Fisch, Eier und Milch sind gute Niacinquellen. In Ländern, in denen Mais als Grundnahrungsmittel in größeren Mengen verzehrt wird, kommen durch einen Niacinmangel bedingte Haut- und Nervenerkrankungen (Pellagra) vor. Im Mais liegt Niacin gebunden und damit in einer nicht resorbierbaren Form vor. Außerdem enthält Mais wenig Tryptophan. Erst eine besondere Zubereitung (z. B. Alkalibehandlung bei der Tortillaherstellung) macht das Niacin im Mais für den Menschen verfügbar.

Folsäure und Vitamin B_{12} werden zur Blutbildung benötigt. Ihre Wirkungen ergänzen sich dabei, ohne sich aber gegenseitig ersetzen zu können. Im Mangel werden daher sehr ähnliche Symptome beobachtet (makrozytäre, hyperchrome Anämie), so daß es einer Differentialdiagnose bedarf. Folsäure kommt reichlich in Leber, Fleisch und Grüngemüsen vor. Die Resorbierbarkeit aus pflanzlichen Lebensmitteln beträgt oft nur 20%. Außerdem können die Zubereitungsverluste sehr hoch sein. Längerfristige Einnahme von Zytostatika oder Antiepileptika führt zu einer Folsäureverarmung des Organismus.

Vitamin B_{12} kommt nur in Lebensmitteln tierischen Ursprungs und Bakterien vor, welche allein in der Lage sind, Vitamin B_{12} zu synthetisieren. Die Resorption ist ein komplizierter Vorgang: von der Magenschleimhaut wird ein bestimmter Stoff gebildet (Intrinsic Factor) der sich mit dem aufgenommenen Vitamin B_{12} verbindet, so daß dieses im Ileum überhaupt resorbiert werden kann. Fehlt der Intrinsic Factor, z. B. nach einer Magenresektion oder bei chronischen Magenschleimhautentzündungen, so entsteht eine perniziöse Anämie. Eine strenge vegetarische Kost enthält Vitamin B_{12} in nicht ausreichenden Mengen, so daß ein schwerer Vitamin-B_{12}-Mangel entstehen kann. Die einzigen Vitamin-B_{12}-Quellen für den Vegetarier sind bakterielle Verunreinigungen in Lebensmitteln oder milchsaure Produkte wie Sauerkraut, Gurken etc. Wegen der hohen Speicherkapazität entwickeln sich Mangelsymptome erst nach mehreren Jahren. Eine ovo-lakto-vegetabile Kostform enthält dagegen Vitamin B_{12} in ausreichenden Mengen. Leber ist das wichtigste Vitamin B_{12} liefernde Lebensmittel.

Vitamin C (Askorbinsäure) ist ein wasserlösliches Antioxidationsmittel. So wie Vitamin E fettlösliche Substanzen vor einer Oxidation schützt, werden wasserlösliche Substanzen durch Vitamin C vor einem oxidationsbedingten Funktionsverlust bewahrt. In nennenswertem Umfang kommt Vitamin C nur in Obst, Gemüsen, Salaten und Kartoffeln vor. Fast alle Tierarten können Vitamin C aus Glukose synthetisieren, so daß sie nicht auf eine Zufuhr mit der Nahrung angewiesen sind. Vitamin-C-Verluste sind ebenfalls während der Lagerung und Zubereitung der Lebensmittel sehr hoch. Eine vitaminschonende Zubereitung erfordert möglichst kurze, dunkle und kühle Lagerung nach der Ernte, sowie ein Garen in wenig Wasser. Wenn möglich, sollte das Kochwasser, in dem viele Vitamine und Mineralstoffe gelöst sind, nicht verworfen werden, sondern beispielsweise zur Soßenherstellung verwendet werden. Nach 2 Tagen Lagerung ist im ehemals frischen Gemüse bereits ein wesentlicher Teil des Vitamins C zerstört. Der Vitamin-C-Gehalt der Kuhmilch ist wesentlich geringer als der von Frauenmilch. Eine Ernährung des Säuglings mit selbst zubereiteter Kuhmilchnahrung erfordert daher eine frühzeitige Gabe von Obst oder Gemüsepreßsäften, spätestens von der 6. Lebenswoche an, sonst besteht die Gefahr eines Säuglingsskorbuts (MÖLLER-BARLOWsche Krankheit).

13 Richtlinien einer gesunden Ernährung

Eine abwechslungsreiche und vollwertige Kostform sollte täglich frisches Obst und Gemüse, Milch und Milchprodukte, Vollkornprodukte, Kartoffeln und fettarmes Fleisch oder Leber enthalten. Reine Kalorienträger ohne essentielle Nährstoffe *(„leere Kalorien")*, wie Süßigkeiten, aus weißen Mehlen bereitete Backwaren, süße Erfrischungsgetränke, sollten, da sie wesentlich mit zur energetischen Überernährung beitragen, möglichst wenig verzehrt werden. Es sollten möglichst nährstoffschonende Lagerungs- und Zubereitungsmethoden angewendet werden (Tiefgefrieren, Dünsten, Rohkost). Eine derartige Kostform enthält alle für das Wohlbefinden notwendigen Nährstoffe in sicher ausreichenden Mengen (Vollwertnahrung).

Alternative Kostformen, wie makrobiotische oder streng vegetarische Kost, sind besonders für Kleinkinder, Kinder und Jugendliche riskant und führen nicht selten zu einer unzureichenden Versorgung mit essentiellen Nährstoffen (Protein, Riboflavin, Vitamin B_{12}, Vitamin D, Eisen und Calcium). Wachstumsverzögerung, Muskelschwund, gehäuftes Auftreten von Rachitis und Blutbildveränderungen werden gehäuft beobachtet.

Lebensmittel sind meist leicht verderblich. Besonderes Augenmerk ist auf die richtige Konservierung (Einhaltung der Kühlkette, ausreichende thermische Behandlung, Verwendung von gesundheitlich unbedenklichen Konservierungsmitteln) und Einhaltung lebensmittelhygienischer Vorschriften zu richten. Durch Lebensmittel übertragene Infektionen und Vergiftungen (Salmonellen, Botulismus, Staphylokokken, Colibakterien u. a.) verursachen bei uns jährlich nicht nur Zehntausende von Krankheitsfällen, sondern immer noch auch Todesfälle. Die überwiegende

Mehrzahl der Fälle wird durch Nichtbeachtung erforderlicher Hygienemaßnahmen, meist im Haushalt, aber auch in der Großküchenverpflegung, verursacht. Besonders häufig treten Lebensmittelvergiftungen nach dem Verzehr von Fleischerzeugnissen und Fleischmischgerichten, besonders auch in Form von Salaten (Kartoffelsalat, Geflügelsalat, Hühnerfrikassee) und Eintöpfen, auf.

Weiterführende Literatur

Bässler, K. H., Fekl, W., Lang, K.: Grundbegriffe der Ernährungslehre. 4. Auflage, Springer, Berlin 1988

Deutsche Gesellschaft für Ernährung: Empfehlungen für die Nährstoffzufuhr. Umschau, Frankfurt 1985

Deutsche Gesellschaft für Ernährung: Ernährungsbericht 1988. Material zum Ernährungsbericht 1988. Henrich, Frankfurt 1988

Elmadfa, I., Aign, W., Muskat, E., Fritzsche, D., Cremer, H. D.: Die große GU Nährwerttabelle. Gräfe und Unzer, München 1987

Elmadfa, I., Leitzmann, C.: Ernährung des Menschen. Ulmer, Stuttgart 1988

Kasper, H.: Ernährungsmedizin und Diätetik. 6. Auflage, Urban & Schwarzenberg, München 1987

Senser, F., Scherz, H.: Der kleine Souci-Fachmann-Kraut. Lebensmitteltabellen für die Praxis. Wiss. Verlagsgesellschaft, Stuttgart 1987

8. Teil: Säuglings- und Kinderernährung

EBERHARD SCHMIDT

1 Einführung

1.1 Grundsätzliches

Mit dem Zeitpunkt der Geburt, genauer gesagt, der Durchtrennung der Nabelschnur, beginnt die Abhängigkeit des Menschen von der **oralen Nahrungsaufnahme.** Bis dahin erfolgte die Versorgung mit Energie und Nährstoffen im wesentlichen durch die Nabelschnur. Der Antransport von Nährstoffen war abhängig von der Durchlässigkeit und Syntheseleistung der Plazenta, die den Zustrom zum Feten kontrolliert. Der fetale **Stoffwechsel** selbst ist bereits weitgehend eingespielt. Auch wichtige Funktionen des Magen-Darm-Traktes und der Nieren werden bereits in der Schwangerschaft „eingeübt".

Der Saugakt wird vom ausgetragenen Feten beherrscht, wie die gelegentlich bei Neugeborenen zu beobachtenden Saugblasen am Handgelenk erkennen lassen. So vermag der Fetus täglich große Flüssigkeitsmengen zu schlucken und über die Nieren wieder auszuscheiden.

Im Dickdarm entstehen Stuhlmassen, bestehend aus epithelialen Abschilferungen und Gallebestandteilen, die in der Regel natürlich erst nach der Geburt als Mekonium abgesetzt werden, die aber unter perinatalen Streßbedingungen vor der Geburt bereits ins Fruchtwasser entleert werden können und dann die Gefahr einer Aspiration von Mekonium aus dem Fruchtwasser mit daraus entstehender Pneumonie heraufbeschwören.

Tabelle 8.1 Täglicher Kalorienbedarf pro Kilogramm Körpergewicht in Abhängigkeit vom Lebensalter.

Alter	Kalorien pro kg KG
3 Tage–6 Monate	100–130
6 Monate–3 Jahre	90–100
4– 6 Jahre	80– 90
7– 9 Jahre	70– 80
10–12 Jahre	60– 70
13–15 Jahre	50– 60

Die Prinzipien der Säuglingsernährung beruhen auf dem **Modell der Muttermilch.** Kenntnisse über den Bedarf an Wasser, Energie, Nähr- und Wirkstoffen sind fast ausschließlich aus der Zusammensetzung der Muttermilch und aus der Beobachtung der Trinkmengen, die junge Säuglinge für ein normales Gedeihen beanspruchen, abgeleitet.

1.2 Nahrungs- und Energiebedarf im Säuglingsalter

Nahrungs- und Energiebedarf von Neugeborenen und Säuglingen unterliegen zahlreichen Einflußgrößen wie Geburtsgewicht-, Wachstumsgeschwindigkeit, körperliche Aktivität und Umgebungstemperatur. Die in der Folge angegebenen Zahlen sind auf dem Nahrungsbedarf reifer, gestillter Säuglinge mit normalem Wachstumsverlauf gegründet.

1.2.1 Wasser

Der Wasserbedarf ist an die Nahrungs- und Energiezufuhr gebunden, die Umgebungstemperatur und das spezifische Gewicht des Urins gekoppelt. Er wird am nachhaltigsten durch die Perspiratio insensibilis und evtl. durch Flüssigkeitsverluste, durch Urin und Stuhl beeinflußt. Starke Wasserverluste stellen sich klinisch beim Säugling durch das Einsinken der großen Fontanelle, tiefliegende Augen und Stehenbleiben abgehobener Hautfalten auf Grund des Turgorverlustes dar.

Tabelle 7.7 (s. S. 294) gibt die Wasserzufuhr im Säuglings- und Kindesalter wieder.

1.2.2 Energie

Der Energiebedarf variiert mit dem Alter. Er beträgt etwa

40–90 kcal/kg/Tag in den ersten 3 Tagen,
125 kcal/kg/Tag vom 10. Lebenstag bis zum 4. Monat,
115 kcal/kg/Tag ab 4. Monat und geht auf
100 kcal/kg/Tag am Ende des 1. Jahres zurück.

Danach reduziert er sich etwa alle 3 Jahre um 10 kcal/kg/Tag, so daß bis zum Erwachsenenalter 50 kcal/kg/Tag erreicht werden (Tab. 8.1).

Tabelle 8.2 zeigt den Anteil verschiedener Einflußfaktoren auf den Energiebedarf des jungen Säuglings.

Tabelle 8.2 Energiebedarf und seine Einflußfaktoren beim jungen Säugling.

Anteil	0–2 Monate kcal/kg/KG	in %
Grundumsatz	48	40
körperliche Aktivität	15	10
Verluste (Exkremente) / Wärmeproduktion	30	25
Wachstum	32	25
	125	100

Schon geringe Schwankungen der Umgebungstemperatur, forcierte Atmung oder häufiges Schreien können den Energiebedarf im Säuglingsalter bis zu 50% anheben.

1.2.3 Die Relation der Nährstoffe im Säuglingsalter

Die Relation des Nährstoffangebotes für den Säugling durch die Muttermilch zeigt ein charakteristisches Verteilungsmuster, welches bis in das 2. Lebenshalbjahr hinein aufrecht erhalten werden sollte. Der junge Säugling erhält 50% seiner Energiezufuhr aus Fett (Tab. 8.3). Erst im 2. Lebenshalbjahr wird dieser Anteil langsam auf 40–35% abgesenkt.

Tabelle 8.3 Energieverteilung auf die Nährstoffe der reifen Frauenmilch.

Protein	Fett	Kohlenhydrate
7%	50%	43%

1.2.4 Einzelne Nährstoffe

Protein

Etwa 7% des Kalorienangebotes der reifen Muttermilch entfallen auf Protein. Ein vollgestillter Säugling erhält etwa

1,6 g/kg/Tag Protein.

Empfehlungen, welche auch den Einsatz anderer biologisch hochwertiger Proteinquellen, wie Kuhmilch- oder Sojaprotein zugrunde legen, benennen

2 g/kg/Tag Protein.

Protein kann nicht gespeichert werden. Deshalb führt die Unterschreitung des Bedarfs zum Proteinabbau aus Muskel, Leber und Darm.

Der gestillte Säugling erhält für seinen Stoffwechsel in Wirklichkeit weniger Protein, da ein Teil der mit Muttermilch aufgenommenen Proteine biologische Aufgaben im Lumen des Darmes erfüllt (lokale Abwehrfunktion der Immunglobuline und der sog. Glykoproteine) und deshalb nicht für die Resorption zur Verfügung steht.

Fett

Fett ist mit 50% des Kalorienangebotes der wichtigste Energieträger für den Säugling. Etwa 30% dienen der Energiegewinnung, weitere Anteile erfüllen biologische Aufgaben, wie die Unterstützung der Absorption von fettlöslichen Vitaminen (Vitamin A, D, K) und Calcium. Mehrfach ungesättigte Fettsäuren sind in den Aufbau von Membranstrukturen und die Aktivität der humoralen und zellulären Immunität eingebunden. Dabei sind Linol- und Arachidonsäure für den Säugling essentiell, d. h. sie können nicht von ihm synthetisiert, sondern müssen von außen zugeführt werden. In Säuglingsmilchnahrungen sollten 50% der Fettzufuhr aus ungesättigten Fettsäuren und 3–6% der Gesamtkalorien aus Linolsäure (300–800 mg/100 kcal) bestehen. Unter diesen Voraussetzungen ist ein Fettangebot von 4–6 g/100 kcal angemessen.

Kohlenhydrate

Das vorherrschende Kohlenhydrat der Milch ist Laktose. Sie besteht aus Glukose und Galaktose. Diese wird im Darm langsamer gespalten als andere Zweifachzucker (z. B. Kochzucker oder Malzzucker). Laktose aus Muttermilch wird besonders langsam enzymatisch gespalten. Deshalb gelangen Teilmengen sogar noch in den Dickdarm und lösen dort Gärungsprozesse aus, die ein saures Milieu verursachen, welches dem Gedeihen der Kolikeime abträglich ist.

Laktose sollte auch in Flaschennahrungen den überwiegenden Teil der Kohlenhydratfraktion ausmachen. Zusätzlich sollten Malto-Dextrine mit ihrem relativ geringen Süßungsgrad den Vorzug vor Kochzucker erhalten.

Die Kohlenhydratzufuhr sollte 8–12 g/100 kcal betragen (über die Oligosaccharide als Teil der Kohlenhydratfraktion der Muttermilch s. S. 308).

Vitamine

Der Vitaminbedarf des Säuglings wird mit dem Angebot aus reifer Frauenmilch weitgehend gedeckt. Ausnahmen bilden die fettlöslichen Vitamine D und K. Der Vitamin-D-Gehalt der Muttermilch reicht zumindest in sonnenarmen Klimazonen wie in Mitteleuropa nicht aus, um der Rachitis sicher vorzubeugen. Bei gestillten Kindern kommt es gelegentlich zu teils schweren Vitamin-K-abhängigen Gerinnungsstörungen, die dazu geführt haben, eine generelle Prophylaxe mit Vitamin K nach der Geburt zu empfehlen.

Mineralien und Spurenelemente

Auch die Kenntnisse über den Bedarf an Mineralien und Spurenelementen sind vom niedrigen Mineralgehalt der reifen Frauenmilch abgeleitet.

Viele junge Säuglinge haben eine begrenzte Kapazität zur Ausscheidung von Kochsalz. Auch besteht möglicherweise eine Beziehung zwischen früher Kochsalzzufuhr und späterem Bluthochdruck. Bis zum 4.–6. Monat sollte deshalb die Zufuhr von Natrium (auf maximal 1,76 mval/100 kcal) und von Kalium plus Chlorid (zusammen auf maximal 50 mval/l) beschränkt sein.

Das Wissen über Spurenelemente und ihre Wechselwirkungen ist begrenzt. Überhöhte Zinkzufuhr führt zu Kupfermangel, zuviel Mangan beeinträchtigt die Eisenresorption. Chrom, Molybdän und Selen gelten als essentiell. Technologische Eingriffe bei der Herstellung von Milchnahrungen können zu gefährlichen Verschiebungen des Spurenelementspektrums führen. Eisen und Fluor wird im allgemeinen supplementiert.

1.3 Muttermilchernährung

1.3.1 Die Einmaligkeit der Muttermilch

In vielen hunderttausenden von Jahren, in denen sich der Mensch entwickelt hat, ist auch die Muttermilch als spezifische Nahrung für seinen Nachwuchs herangereift, die auf die Besonderheiten seines Stoffwechsels, die Reife seiner Organsysteme und seinen spezifischen Wachstumsbedarf zugeschnitten ist. Gestillte Säuglinge sind durch spezifische und unspezifische Abwehrfaktoren der Muttermilch in hohem Maße gegen Infektionen aus der Umwelt der eigenen Mutter geschützt. Muttermilch enthält eine Vielfalt biologisch und biochemisch noch unerforschter Wachstumsfaktoren sowie spezifische resorptionsfördernde Vermittlersubstanzen (Liganden), die wegen ihrer Spezifität für den menschlichen Säugling in anderen Milcharten nicht vorkommen.

Stillen fördert die seelische Bindung zwischen Mutter und Kind. Jedoch ist die Überlegenheit dieser Bindungsprozesse gegenüber jenen bei flaschenernährten Säuglingen wissenschaftlich nicht beweisbar.

1.3.2 Die Zusammensetzung der Muttermilch

Kolostrum, Übergangsmilch, reife Milch

Obwohl Muttermilch sich kontinuierlich zur reifen Muttermilch verändert, werden 3 Phasen der Sekretion unterschieden, die jeweils durch unterschiedliche Energie- und Nährstoffzusammensetzungen voneinander abweichen (s. Tab. 8.4).

Tabelle 8.4 Energie- und Nährstoffverteilung in den verschiedenen Phasen der Muttermilchsekretion.

Laktationsphase	Alter in Tagen	Fett %	Protein %	Kohlenhydrat %	Energie kcal/100 ml
Kolostrum	0– 4	44	17	39	56
Übergangsmilch	5–10	48	9	43	60
Reife Milch	ab 11	50	7	43	~ 65–68

Tabelle 8.5 Durchschnittlicher Gehalt an Nährstoffen und Energie in reifer Frauenmilch und Kuhvollmilch. (g/100 ml).

	Protein	Fett	Kohlenhydrat	Mineralien	Energie
Frauenmilch	0,9	3,5	7,8	0,2	~ 70
Kuhmilch	3,5	3,5	4,8	0,7	~ 68

Kolostrum enthält einen hohen Proteinanteil, der im wesentlichen aus Immunglobulinen besteht, welche lokale immunologische Schutzfunktionen im Darm versehen. Energie-, Fett- und Kohlenhydratgehalt des Kolostrums sind vergleichsweise niedrig. Ein hoher Gehalt an weißen Blutzellen – 0,5 bis 10 Mill./ml – unterstreicht die Bedeutung dieser Frühmilch für die immunologischen Abwehraufgaben.

Reife Muttermilch ist in ihrem Nährstoffgehalt im Vergleich zu Kuhvollmilch in Tabelle 8.5 wiedergegeben.

Nährstoffe der Frauenmilch

Es ist bemerkenswert, daß alle 3 Nährstofffraktionen der Frauenmilch neben ihren Aufgaben für die Nährstoffversorgung jeweils auch Funktionen in der Immunantwort erfüllen (s. S. 308).

Protein

Der Proteingehalt reifer Frauenmilch liegt bei 0,9 g/100 ml. Er ist im Vergleich zu anderen Tiermilchen extrem niedrig und trägt damit dem vergleichsweise langsamen Wachstum des menschlichen Säuglings im Vergleich zu den meisten Tierarten Rechnung (s. den Vergleich Kuhmilch, Tab. 8.5). (Kälber verdoppeln ihr Geburtsgewicht etwa 3mal schneller als der menschliche Säugling). Protein in Muttermilch enthält vorwiegend Molkenproteine und wenig Kasein (Molkenprotein : Kasein wie 65 : 35) und unterscheidet sich schon dadurch wesentlich vom Kuhmilchprotein mit einem Verhältnis der beiden Fraktionen von Molkenprotein : Kasein wie 19 : 81. Der hohe Kaseingehalt des Kuhmilchproteins ist verantwortlich für dessen grobflockige Gerinnung und lange Verweildauer im Säuglingsmagen. Frauenmilchprotein, welches durch den hohen Gehalt an Molkenprotein charakterisiert ist, gerinnt hingegen feinflockig und verläßt den Säuglingsmagen rasch. Es enthält spezifische und unspezifische Faktoren der Immunabwehr in Form spezifischer Immunglobuline, Laktoferrin, Lysozym u. a. (s. u.), die wahrscheinlich für die Resorption aus dem Darm in den Organismus nicht nutzbar sind, sondern lokale Schutzfaktoren im Darm erfüllen.

Bei niedrigem Proteinangebot ist die Aminosäurezusammensetzung des Muttermilchproteins in besonderer Weise auf die Enzymausstattung des jungen Säuglings zugeschnitten. Dies spiegelt sich in einem hohen Zystinangebot, welches der niedrigen Aktivität des Enzyms Zystathionase in der Leber entspricht. So beträgt der Quotient Zystein : Methionin in Muttermilch 1 : 1, in Kuhmilch dagegen 1 : 5. Die stickstoffhaltige Fraktion der Frauenmilch (= Proteine, Peptide, Aminosäuren) besteht in Muttermilch zu 25% aus Nicht-Proteinen. In diesen ist ein hoher Anteil der essentiellen Aminosäure Taurin, deren Aufgaben als Neurotransmitter noch nicht aufgeklärt sind und die in dieser Form in Kuhmilchprotein kaum vorkommt, enthalten.

Fett

Fettgehalt- und -zusammensetzung der Muttermilch werden von den Eßgewohnheiten der Mutter mitbeeinflußt. Der Fettgehalt einer Brustmahlzeit nimmt zum Ende hin deutlich zu. Muttermilchfett enthält 50% ungesättigte Fettsäuren sowie 3–6% der Gesamtkalorien in Form von Linol- und Arachidonsäure, welche sowohl für die Myelinisation als auch für die Prostaglandinsynthese bedeutsam sind und in die Aktivierung der spezifischen Immunabwehr eingreifen. Muttermilch enthält ferner eine gallensalzabhängige Lipase, welche allein für 30–40% der Fettverdauung verantwortlich ist. Diese Lipase kommt in Kuhmilch nicht vor. Muttermilchfett wird bereits wenige Tage nach der Geburt zu etwa 95% resorbiert. Diese Resorptionsrate ist der aus Säuglingsflaschennahrungen überlegen. Sie wird mitbestimmt durch eine der Resorption besonders günstige Strukturanordnung der Triglyzeride, die Fettfraktionen aus Säuglingsflaschennahrungen nicht eigen ist.

Kohlenhydrate

Unter den Säugetiermilchen weist Muttermilch den höchsten Laktosegehalt auf. Neben der Nährfunktion greift sie auch in den immunologischen Schutz des Säuglings ein, indem sie langsam gespalten wird und damit Gärungsprozesse im Dickdarm auslöst, die das Wachstum von Kolikeimen hemmen und gleichzeitig die Besiedlung mit dem für Brustkinder typischen Laktobazillus bifidus fördert. Darüber hinaus besteht die Kohlenhydratfraktion der Muttermilch zu 20% aus Oligosacchariden (Mehrfachzuckern), die in Kuhmilch kaum vorkommen und die – soweit bisher bekannt – ebenfalls das Wachstum von Kolikeimen hemmen und Wuchsstoffe für den Laktobacillus bifidus darstellen.

Vitamine und Mineralien

Bei der nur mäßigen Sonneneinstrahlung in unserer Klimazone reicht der Vitamin-D-Gehalt der Milch nicht aus. **Gestillte Kinder bedürfen einer zusätzlichen Vitamin-D-Prophylaxe** (s. dort). Auch Vitamin K muß nach der Geburt supplementiert werden, da die Versorgung aus Muttermilch vor allem, wenn das Stillen nur langsam in Gang kommt, eher niedrig ist und zur Verhütung von Blutungszwischenfällen nicht sicher ausreicht.

Der niedrige Mineralgehalt der Muttermilch (s. Tab. 8.5) ermöglicht ein niedriges Mineralangebot an die Niere (sog. niedrige Molenlast) und beläßt dem gestillten Säugling hohe Wasserreserven, falls zusätzliche Wasserverluste durch Fieber und/oder Durchfall eintreten. Die Calciumresorption gestillter Kinder ist der flaschenernährter Kinder überlegen. Trotz niedrigen Zinkangebots in Frauenmilch werden hohe Zinkspiegel im Blut erreicht. Verantwortlich ist ein spezifischer Ligand (Resorptionsvermittler) für die Resorption von Zink. Auch die Bioverfügbarkeit von Eisen aus Muttermilch ist der aus Kuhmilch überlegen. Ein spezifischer Ligand wird auch hier vermutet.

Immunologie der Muttermilch

Der durch Muttermilch vermittelte Infektschutz ist eine herausragende Bedingung für das Überleben von Säuglingen in Ländern der 3. Welt. Angesichts des hohen hygienischen Standards der Industrieländer sind hier die immunologischen Vorteile des Stillens kaum noch nachweisbar.

Zelluläre Faktoren

Muttermilch enthält große Mengen weißer Blutzellen, vorwiegend Makrophagen, aber auch Lymphozyten, Granulozyten und Epithelien. Ihr hoher Gehalt in Kolostrum sinkt ab, wird aber durch steigende Muttermilchmengen weitgehend kompensiert.

Humorale Immunfaktoren

Humorale Immunfaktoren sind vor allem spezifisches sekretorisches IgA sowie IgM und IgG, Lysozym und Laktoferrin. Die Antikörper vom Typ des sekretorischen IgA (sIgA) werden nicht durch Magensaft zerstört und können deshalb ihre Wirkung im Darm entfalten, dessen Schleimhaut sie mit einer filmartigen Schutzschicht überziehen. Sie vermittelt passiven Schutz gegen fast alle Erreger, mit denen sich der mütterliche Organismus je auseinandergesetzt hat. Dies geht auf die Tatsache zurück, daß immunkompetente Zellen aus dem mütterlichen Darm und Tracheobronchialsystem im Verlauf der Schwangerschaft in die Brustdrüse einwandern *(„Homing")* und dort die jeweiligen Antikörper in die Milch abgeben. Durch Kreuzimmunität kann Schutz auch gegen Erreger entstehen, mit denen die Mutter keinen Kontakt hatte (z. B.

Tabelle 8.6 Die Verteilung wichtiger spezifischer und unspezifisch wirksamer Faktoren der immunologischen Abwehr auf die einzelnen Nährstoff-Fraktionen.

Protein	Fett	Kohlenhydrat	Zelluläre Elemente
Spezifische Ig Laktoferrin Lysozym Complement etc.	mehrfach ungesättigte Fettsäuren Anti-Staph.-Faktor	Laktose der Frauenmilch Neuraminsäurehaltige Oligosaccharide	Makrophagen Lymphozyten

Cholera). Etwa 90% der sIgA-Antikörper werden mit dem Stuhl wieder ausgeschieden.

Laktoferrin (ein eisenbindendes Glykoprotein), welches in Kuhmilch kaum vorkommt, hemmt das Wachstum eisenabhängiger Mikroorganismen. Lysozym, in Muttermilch 5000fach konzentrierter als in Kuhmilch, ist ein bakteriolytisches Enzym. Muttermilch enthält darüber hinaus eine Reihe immunologisch wirksamer Enzyme, Komplementfaktoren sowie einen Anti-Staphylokokkenfaktor, der ein Lipid ist. Anti-Adhärenzfaktoren verhindern das Haften von bakteriellen Erregern an den Schleimhäuten, insbesondere der oberen Luftwege und erklären die verminderte Inzidenz der Otitis media bei brustmilchernährten Kindern (Übersicht s. Tab. 8.6).

1.3.3 Die Physiologie der Muttermilchernährung

Entwicklung der Brustdrüse und hormonelle Steuerung der Laktation

Die Brustdrüsenentwicklung beginnt schon vor der Geburt in der 7. Gestationswoche. Im letzten Trimester der Schwangerschaft können plazentare Hormone über die fetale Zirkulation das Drüsengewebe stimulieren und bei Säuglingen beiderlei Geschlechts postpartal die Sekretion von *Hexenmilch* provozieren.

Mit Beginn der weiblichen Pubertät setzt die Entwicklung der Milchgänge und der Drüsenläppchen ein. Die reife Brust enthält 15–25 Segmente, die aus je einem sich baumartig verzweigenden Milchgangssystem und den dazugehörigen Drüsenläppchen bestehen. Diese werden von muskelartigen *Korbzellen* umgeben, die sich später, wenn eine Laktation besteht, immer dann zusammenziehen und den Inhalt des Drüsenläppchens auspressen, wenn durch den Saugakt des Säuglings das Hormon Oxytozin bei der Mutter ausgeschüttet wird, welches Muskelkontraktionen auslöst (s. u.).

Mit Beginn einer Schwangerschaft verursachen die von der Plazenta gebildeten Hormone ein starkes Aussprossen der Drüsenläppchen mit starker Volumenvermehrung der Brust. Bereits jetzt steigt der Spiegel des mütterlichen Milchbildungshormons **Prolaktin** und löst nicht selten die vorzeitige Bildung von *Kolostrum* aus. Bis zur Geburt und Ausstoßung der Plazenta wird jedoch die eigentliche Milchbildung durch die Anwesenheit plazentarer Hormone, vor allem des Östrogens und Progesterons, blockiert.

Nach Ausstoßung der Plazenta unter der Geburt sinken die Spiegel der plazentaren Geschlechtshormone im mütterlichen Blut vom 2.–5. Tag postpartum ab. Nun kann Prolaktin aus dem Hypophysenvorderlappen die Steuerung der Milchproduktion übernehmen. Aus dem Hypophysenhinterlappen wird **Oxytozin** sezerniert, durch welches die Milch durch Erregung der myoepithelialen Korbzellen aus den Drüsenläppchen herausgepreßt und in die Milchgänge vorgetrieben wird, wo der Säugling sie abtrinken kann.

Beide Hormone werden als **Antwort auf die Saugaktivität des Säuglings** über den Hypothalamus aktiviert. Der Säugling ist damit in der Lage, sowohl die Produktion als auch die Ausschüttung der Milch selbst zu steuern.

Der Oxytozin-Reflex, die Auslösung des Milchflusses durch den Saugakt, ist in hohem Maße von psychischen Faktoren abhängig. Angst und Unsicherheit, Reglementierungen und mangelnder Zuspruch können ihn blockieren; Ermutigung, Selbstvertrauen, die Nähe des Säuglings oder nur die Gedanken an ihn, sind in der Lage, einen kräftigen Milchfluß auszulösen.

Stillphysiologie und Stilltechnik

Stillen können ist kein instinkthaftes Geschehen, sondern in erster Linie ein Lernprozeß für Mutter und Kind. Stillfreundliche Umweltbedingungen müssen nach den Gesetzen der Stillphysiologie gestaltet werden. Bereits die Schwangere sollte auf den *„Lernprozeß Stillen"* spätestens in der Schwangerschaftsvorsorge vorbereitet werden.

Frühanlegen

Reife gesunde Neugeborene sind in der Lage, bereits wenige Minuten nach der Geburt intensiv zu saugen. Sie *programmieren* damit die Laktation. Statistisch gesehen, ist *„Frühanlegen"* mit einer ausgiebigen Laktation korreliert. Zwar wird zu diesem Zeitpunkt noch keine Milch sezerniert, jedoch verursacht der Saugreiz eine hohe Oxytozinausscheidung, die der postpartalen Kontraktion des Uterus dient. Das starke Saugbedürfnis des Säuglings kurz nach der Geburt verliert sich binnen weniger Stunden und kehrt am Ende des 1. Lebenstages wieder zurück.

Mahlzeitenrhythmus

Der Mahlzeitenrhythmus sollte sich am Schlaf-Wachrhythmus des Kindes orientieren, da es nur dann die Brust kräftig entleert, wenn es Hunger hat. Diese *„Fütterung nach Bedarf"* kann von manchen Säuglingen zu 10–12 Mahlzeiten in 24 Std. genutzt werden. Ein annähernder 4-Stunden-Rhythmus stellt sich selten sofort, im allgemeinen nach 6–8 Wochen, aber auch später ein. Zwischen der 6.–12. Woche wird meist auch die 1. Nachtmahlzeit verschlafen.

Stilltechnik

In den ersten Lebenstagen wird meist jeweils nur eine Brust für 2–4 min angeboten, um die Warzen allmählich an die Beanspruchung zu gewöhnen. Ab 5.–6. Tag müssen dann beide Brüste geboten werden. Ein kräftig saugendes Kind entleert eine Brust in 7–9 min. Nach etwa 10–12 min sollte die 2. Seite gereicht, nach 20–30 min die Stillmahlzeit mit dem *„Bäuerchen"* beendet werden: Gesättigte Kinder schlafen an der Brust ein. Bei der folgenden Mahlzeit soll mit der zuletzt gereichten Brust begonnen werden.

Wenn es der Gesundheitszustand von Mutter und Kind erlaubt, sollten beide Tag und Nacht zusammenbleiben dürfen („Rooming-in-System"). Tabelle 8.7 faßt die wichtigsten Maßnahmen für erfolgreiches Stillen zusammen.

Tabelle 8.7 Wichtige Grundsätze für erfolgreiches Stillen.

Zeitpunkt	Wichtig:
Schwangeren-vorsorge	Stillaufklärung und -vorbereitung Kurse, Broschüren, Warzen-pflege
Im Kreißsaal	Frühanlegen – binnen 30 min post partum
In der Klinik	Rooming-in Fütterung nach Bedarf sillfreundliches Personal
Zu Hause	Keine Überlastung durch Haushalt Angemessene Ruhepausen Sinnvolle Ernährung Ausschöpfung des Erziehungs-urlaubs

Hunger an der Brust

Im Verlauf der Stillzeit kommt es häufiger vor, daß der sonst zufriedene Säugling häufiger schreit, nachts öfter wach wird und meist dabei hungrig zu sein scheint. Häufig handelt es sich dabei um den Wunsch nach mehr Muttermilch, der durch erhöhten Nahrungsbedarf bei fortschreitendem Wachstum zu erklären ist. Durch häufigeres Anlegen an die Brust, welches über vermehrte Aktivierung von Prolaktin die Milchproduktion binnen 1–3 Tagen hinreichend stimuliert, ist das Problem rasch gelöst.

Bisweilen ist echter **Hunger an der Brust** aber schwer zu erkennen, vor allem, wenn Kinder bei unzureichenden Milchmengen bereits lange Zeit nicht mehr hinreichend gedeihen und bereits so geschwächt sind, daß sie während der Mahlzeit vorzeitig erschöpft sind und nicht mehr schreien, obwohl sie noch Hunger haben. Ist das Gewicht der Kinder schon stehen geblieben oder nimmt es sogar ab, so muß eine *Wiegeprobe* (Stillprobe) vor und nach jeder Brustmahlzeit über 2 Tage zur Beurteilung der Milchmenge herangezogen werden. Zur Sicherheit sollen deshalb gestillte Kinder von stillunerfahrenen Müttern allmorgendlich gewogen werden.

Nach Entlassung aus der Klinik sollte die Mutter im Haushalt für **angemessene Ruhepausen** entlastet werden. Berufstätige Mütter stillen meist bei Wiederaufnahme der Arbeit ab.

Die **Ernährung der Stillenden** muß dem täglichen Energie-, Nährstoff- und Flüssigkeitsverlust Rechnung tragen. Jeder ml Muttermilch sollte durch 1 kcal einer normalen Gemischtkost ersetzt werden. Die zusätzliche Flüssigkeitsaufnahme sollte bei etwa 1–1,5 l/Tag liegen. Stillende Mütter sollen bemüht sein, ihr Körpergewicht konstant zu halten, um die zusätzliche Einschwemmung von Schadstoffen aus dem mütterlichen Fettgewebe in die Muttermilch zu vermeiden.

Zur *Brustpflege* empfiehlt sich, die Brust vor dem Stillen mit abgekochtem Wasser zu reinigen und nach Beendigung der Mahlzeit die Milch unter Ausnutzung ihrer antibakteriellen Eigenschaften auf der Warze eintrocknen zu lassen.

Stillhindernisse

(s. Tabelle 8.8).

Echte Hypogalaktien sind außerordentlich selten. Stillhindernisse von Seiten der Mutter können in mütterlichen Erkrankungen oder Warzenfehlbildungen zu suchen sein. Säuglinge, die kei-

Tabelle 8.8 Stillhindernisse.

von Seiten der Mutter:	von Seiten des Kindes:
Langfristig: Abstillen unumgänglich **Schwere Allgemeinerkrankungen** Malignome evtl. Psychosen Anfallsleiden	**Unverträglichkeit gegenüber Muttermilch** Angeborene Stoffwechselstörungen z. B. Galaktosämie Familiärer Laktasemangel
Chronische Infektionen Tbc, AIDS	**Beeinträchtigung des Saugens** Kinder sollen Muttermilch erhalten (Sonde oder Flasche)
Dauertherapie mit: Zytostatika Thyreostatika Hormonen	**Fehlbildungen** Lippen-Kiefer-Gaumen-Spalten **Andere pathologische Zustände** Unreife Trinkschwäche bei verschiedenen Erkrankungen
Langfristig: **Milch kann abgepumpt verfüttert werden** z. B. Warzenfehlbildung	
Kurzfristig: z. B. beidseitige Mastitis, besondere medikamentöse Therapie, Anästhesie etc.	

ne Muttermilch vertragen, sind eine Rarität (z. B. angeborene Stoffwechselerkrankungen). Fast immer handelt es sich jedoch um **Trink**probleme, die durch Abpumpen der Milch und Fütterung mit Sonde oder Flasche umgangen werden können.

Medikamente und Genußmittel in der Stillzeit

Ob ein von der stillenden Mutter aufgenommenes Medikament zu Nebenwirkungen beim Säugling führt, hängt von zahlreichen Faktoren ab: Besondere physiko-chemische Eigenschaften der chemischen Verbindung, aus der das Medikament besteht, wie Fettlöslichkeit und Proteinbindung im Blut, Konzentrationsgefälle und pH-Differenz zwischen Blut und Milch sowie Ausmaß der Resorption aus der Milch in den Säugling. Nach Aufnahme durch den Säugling kann dann die physiologische Unreife des Stoffwechsels in der Leber oder der Ausscheidungsfunktion der Nieren zu einer Wirkungsverstärkung im Kind beitragen. Erfolgt die Medikamenteneinnahme **im Anschluß** an eine Brustmahlzeit, wird die Konzentration bis zur folgenden Mahlzeit wesentlich abgefallen sein. Ist eine medikamentöse Therapie der Stillenden nicht zu umgehen, wird es mit nur wenigen Ausnahmen möglich sein, aus einer Medikamentengruppe einige Präparate auszuwählen, durch die das Kind nicht gefährdet wird. Gegebenenfalls sind Spiegelkontrollen ratsam. Stillen ist jedoch **nicht** vereinbar mit der Verabfolgung von Immunsuppressiva, Antikonvulsiva, Thyreostatika, einiger Antibiotika, bestimmter Laxantien und von Ergotaminpräparaten.

Nikotin geht zwar in hohem Maße in die Milch über, wird aber vom Säugling kaum resorbiert. Nikotinabusus verkürzt die Laktation. Passives Rauchen des Säuglings schädigt seine Atemwege. Durch mäßigen **Alkohol**genuß der Mutter wird der Säugling kaum gefährdet. Größere Mengen blockieren den Oxytozinreflex. **Koffein** tritt in beträchtlichen Mengen in die Milch über und hat dort eine lange Halbwertszeit. Mäßiger Kaffeegenuß der Mutter wird jedoch im allgemeinen vom Säugling gut toleriert.

Schadstoffe in der Muttermilch

Als Pestizide bezeichnete Schadstoffe der Muttermilch sind sehr stabile fettlösliche Verbindungen (Organchlorverbindungen), die sich im mütterlichen Fettgewebe während der gesamten vorangegangenen Lebenszeit der Mutter angesammelt haben. Da diese Lebenszeit vergleichsweise lang ist, bis diese chemischen Substanzen aus dem Fettgewebe in die Muttermilch eingeschwemmt werden, enthält Frauenmilch mehr

Schadstoffe als Kuhmilch. Bestimmte Schadstoffe gehen jedoch schon während der Schwangerschaft auf den Feten über. Die postpartale Zufuhr durch die Muttermilch ist größer als durch Flaschennahrung. Die Konzentration der aufgenommenen Schadstoffmenge im Fettgewebe des Säuglings wird durch die rasche Zunahme des kindlichen Fettgewebes teilweise ausgeglichen. Obwohl bisher keinerlei Erkrankungen beobachtet wurden, die auf die toxische Belastung der Frauenmilch zurückzuführen sind, wird von Seiten der Toxikologen darauf verwiesen, daß die für Säuglingsmilchnahrungen geforderte Sicherheitszone zwischen der täglich aufgenommenen Menge und einem möglichen toxischen Schaden bei Muttermilch eingeengt sei. Das Verbot einiger chlororganischer Verbindungen hat zwar zu einem geringfügigen Rückgang der Konzentrationen in Frauenmilch geführt, jedoch sind auf Grund der langen Halbwertszeit (DDT ca. 20 Jahre) wesentliche Besserungen erst allmählich zu erwarten. Trotzdem wird unter Berücksichtigung der ernährungsphysiologischen und immunologischen Vorteile der Muttermilch und in Übereinstimmung mit den Kinderärzten Vollstillen bis zum 4.–6. Monat empfohlen und danach die allmähliche Reduktion der Muttermilchmenge durch allmähliche Einführung von Beikost-Mahlzeiten (S. 315) befürwortet.

Erst in jüngster Zeit kann auch die Kontamination durch Dibenzodioxine und Dibenzofurane gemessen werden. Eine toxikologische Bewertung steht noch aus.

Stillen und mütterliche Gesundheit

Über den Oxytozinreflex trägt das Stillen zur raschen postpartalen **Involution des Uterus** bei. Stillen dient statistisch gesehen unter bestimmten Bedingungen der **Prävention des Mammakarzinoms.** Der globale Effekt des Stillens, die **Konzeptionsverhütung,** ist in weiten Teilen der Welt auch ein wesentlicher Faktor für die Gesundheit der Mutter und die Grundlage zur Erfüllung ihrer sozialen Aufgaben. Ohne diesen Effekt wäre die Bevölkerungsexplosion auf der Erde noch drastischer verlaufen. Unter den Stillgewohnheiten der Industrieländer ist der konzeptionsverhütende Effekt des Stillens nicht verläßlich.

Stilldauer und Abstillen

Gesunde Säuglinge stillen sich zwischen dem 10. und 12. Monat von selbst ab. Als physiologische Abstilltermine können gelten:

4.–6. Monat: von der Brust zum Löffel
10.–12. Monat: von der Brust zur Tasse.

Nur ein geringer Prozentsatz aller stillenden Mütter erreichen derart ausgiebige Stillperioden. Für Mütter, die eine kürzere Stillperiode vorsehen, können folgende Gesichtspunkte angeboten werden.

Stillen vermittelt:

ernährungsphysiologische Vorteile bis etwa 5. Lebensmonat,
immunologische Vorteile, möglicherweise bis 5.–6. Monat.

Müttern, die auch diese Stilldauer nicht erreichen, sollte versichert werden, daß jeder Tag Muttermilchernährung für ihr Kind gut ist.

Wird Abstillen **abrupt** erforderlich, ist medikamentöse Unterstützung der Mutter nötig. **Langsames Abstillen** beginnt jeweils mit der am wenigsten ergiebigen Mahlzeit, meist nachmittags, und zieht sich bis zum vollständigen Abstillen meist über 2–4 Wochen hin. Stillerfahrene Säuglinge lehnen häufig den Gummisauger kategorisch ab.

1.4 Ernährung des Säuglings mit Flaschennahrung

Grundsätzliches: Kann der Säugling nicht gestillt werden oder erweist sich die Muttermilchernährung als quantitativ unzureichend, so muß auf Muttermilchersatznahrungen ausgewichen werden. Diese werden in der Nährstoffzusammensetzung nach dem Prinzip der Muttermilch aufgebaut. Hierdurch kann eine recht gute quantitative Angleichung an die Muttermilch erreicht werden. Die qualitative Angleichung, d. h. die Auswirkung einer Flaschennahrung auf Resorption und Stoffwechsel beim Säugling wird wegen der fehlenden biologischen und biochemischen Spezifität hinter der Muttermilch zurückstehen.

1.4.1 Eiweißquellen

Für die Ernährung des Säuglings mit Flaschennahrung stehen verschiedene Eiweißquellen zur Verfügung: Kuhmilch, Soja oder Fleisch. Die eingesetzten Proteine müssen eine bestimmte

Qualität aufweisen, die nach dem chemischen Index für Proteine mindestens 80% des Frauenmilcheiweißes oder 85% des Kaseins betragen sollen. Wegen guter Verfügbarkeit bei biologischer Hochwertigkeit bildet Kuhmilch die Basis für fast alle Flaschennahrungen.

1.4.2 Anpassung der Kuhmilch an die Bedürfnisse des Säuglings

Um Kuhmilch quantitativ an die Verhältnisse der reifen Frauenmilch anzunähern, sind folgende Schritte notwendig (s. Tab. 8.5).

Proteingehalt

Die Herabsetzung des **Proteingehaltes** um ca. 50% (3,5 g/100 ml → 1,7 g/100 ml), also eine Milch-Wasser-Verdünnung von 1:1 (Halbmilch) als Ausgangsprodukt. Der Proteingehalt liegt damit immer noch weit über dem der reifen Frauenmilch. Veränderung des Kasein-Molkenprotein-Quotienten von 80:20 auf ca. 40:60, entsprechend den Verhältnissen der Frauenmilch. Durch diese Maßnahme wird feinflockige Gerinnung und kurze Magenverweildauer erreicht.

Fettfraktion

Die Anpassung der **Fettfraktion** durch Austausch eines wesentlichen Teiles des schlecht resorbierbaren Butterfettes der Kuhmilch durch ein Gemisch aus vorwiegend pflanzlichen Ölen mit hohem Gehalt an vielfach ungesättigten Fettsäuren. Hierdurch wird die Fettresorption auf ca. 90% erhöht und das Angebot an essentiellen und hoch ungesättigten Fettsäuren auf 3–6% der Gesamtkalorien eingestellt. Diese Anpassung der Fettfraktion ist charakteristisch für alle Typen industriell hergestellter, sog. adaptierter und teiladaptierter Säuglingsmilchnahrungen.

Kohlenhydrate

Ausgehend von einer Verdünnung der Kuhmilch zum Zwecke der Herabsetzung des Proteinangebotes war es früher üblich, die Energieeinbuße mit Polysacchariden und Kochzucker aufzustokken. Polysaccharide erzeugen eine willkommene Sämigkeit und fördern gleichzeitig die feinflockige Eiweißgerinnung, welche heute aber durch Anpassung der Kasein-Molkenprotein-Ratio sowie durch Homogenisieren der Fettfraktion erreicht wird. Trotzdem enthält der überwiegende Teil der industriell hergestellten Säuglingsmilchnahrungen ein Kohlenhydrat**gemisch,** bestehend aus Polysacchariden, welche die Sämigkeit fördern, und Kochzucker oder Maltodextrinen **(sog. teiladaptierte Säuglingsmilchnahrungen).** Eine Weiterentwicklung stellen jene Säuglingsmilchnahrungen dar, bei denen die Kohlenhydratfraktion nach Verdünnung des Ausgangsproduktes **nur** mit **Laktose** aufgestockt wird **(sog. adaptierte Säuglingsmilchnahrungen).**

Vitamine

Der Gehalt an wasserlöslichen und fettlöslichen Vitaminen wurde dem der Muttermilch angeglichen. Vitamin D findet sich auf 400 E/l angereichert, um eine angemessene Grundversorgung mit diesem Vitamin sicherzustellen.

Mineralien

Der Mineralgehalt auf der Basis einer 1:1 Verdünnung von Kuhmilch gewährleistet eine sichere Grundversorgung bei angemessener Reduktion der renalen Molenlast. Eine weitere Absenkung des Mineralgehaltes auf die Werte der Muttermilch wäre nur über erhebliche technologische Eingriffe bei der Herstellung zu erreichen.

1.4.3 Derzeit gebräuchliche Säuglingsflaschennahrungen

Tabelle 8.9 gibt die derzeit verfügbaren 3 Typen von Säuglingsflaschennahrungen wieder.

Tabelle 8.9 Säuglingsmilchnahrungstypen, derzeit am deutschen Markt.

Nahrungstyp	Merkmal	Indikationsalter
1. Adaptiert	Laktose als einziges Kohlenhydrat	0–12 Monate
2. Teiladaptiert	Verschiedene Kohlenhydrate	0–12 Monate
3. Folgemilch	auf Basis einer 2 : 1 Milch-Wasser-Mischung	ab 4. Monat

Industriell hergestellte versus selbstzubereitete Säuglingsmilchnahrungen

Industriell hergestellte Nahrungen beherrschen in großer Zahl den Markt (s. Tab. 8.10). Ihr Vorteil liegt in der Sicherheit ihrer Anwendung bei regelrechter Zubereitung. Eine wachsende Zahl von Müttern bevorzugt aber die **Selbstzubereitung im Haushalt.** Sie ist durchaus möglich, macht Arbeit, ist risikoreicher, aber spart Geld. Durch den Kochprozeß gehen Vitamine verloren, so daß das Beikostschema (S. 317) geändert werden muß. Wichtig ist die Verwendung pasteurisierter Trink**voll**milch (3,5% Fettgehalt) und der **Zusatz von hochwertigen Pflanzenölen.** Tabelle 8.11 gibt die Anleitung zur Herstellung einer teiladaptierten Säuglingsmilchnahrung im Haushalt wieder.

Hierzu wird pasteurisierte Vollmilch (3,5% Fett) 1:1 mit Wasser verdünnt zum Kochen gebracht. Sodann werden 2,5% Stärke und 4% Zucker eingerührt und nochmals kurz aufgekocht. Schließlich müssen 1,5% Keimöl mit einem Starmix (niedrigste Stufe) oder Schneebesen in die heiße Milch eingerührt werden, was eine gute Emulgierung gewährleistet. An Stelle der Stärke ist auch die Verwendung eines gliadinfreien Schleims (Reis) möglich. Ab dem 5. Monat sind zuckerfreier Weizengrieß oder zuckerfreie Vollkornpräparate, z. B. Haferflocken, vorzuziehen, da sie neben Kohlenhydraten wichtige Begleitstoffe enthalten. Als **Fettzusätze** eignen sich wegen ihres Reichtums an Linolsäure besonders Maiskeim- und Sonnenblumenöl. Nur bei Ernährung mit selbtzubereiteter Milchnahrung müssen ab der 6. Lebenswoche Vitamin-A- und -C-haltige Säfte oder reiner Karottenbrei zugeführt werden. Man beginnt mit ½ Teelöffel und steigert auf 2 Teelöffel pro Mahlzeit.

Halbmilch ohne Fettzusatz, Zweidrittelmilch und Rohmilch sind für Säuglinge ungeeignet.

Tabelle 8.10 Derzeit auf dem deutschen Markt befindliche Säuglingsmilchnahrungen.

Adaptiert	Teiladaptiert	Folgemilch
Aponti Pre	Aletemil	Aponti 2
Hippon A	Aponti 1	
Lactana A	Aptamil	Beba 2
Pre Aletemil	Beba 1	
Pre Aptamil	Hippon 1	Hippon 2
Pre Beba	Humana baby-fit	
Pre Humana 1	Humana 2	Humana Folgemilch
Pre Milumil	Milumil	
	Lactana B	

Technik der Flaschenzubereitung

Aus hygienischen Gründen sollte die Nahrung erst jeweils unmittelbar **vor** der Mahlzeit zubereitet und eingefüllt werden. Bei selbst zubereiteter Nahrung, die in Tagesrationen zubereitet wird, ist streng darauf zu achten, daß die Kühlschranktemperatur bei +4°C steht. Flaschen und Sauger sollten bis zum 6. Monat ausgekocht, später nur noch gespült und getrocknet werden.

Indikation für die einzelnen Milchnahrungen

Adaptierte Säuglingsmilchnahrungen

können dem Säugling, ähnlich wie Muttermilch, nach Bedarf angeboten werden, da er für diesen Nahrungstyp offensichtlich eine Appetitkontrolle

Tabelle 8.11 Zur Selbstherstellung einer teiladaptierten Säuglingsmilchnahrung.

Halbmilch mit Zusatz von Kohlenhydraten und Keimöl nach DROESE und STOLLEY

Gesamtmenge	Milch[1]	Wasser	Stärke[2] (2,5%)	Kochzucker (4%)	Keimöl[3] (1,5%)
400 g	200 g	200 g	10 g (4 Teel.)	16 g (4 Teel.)	6 g (1½ Teel.)
600 g	300 g	250 g	15 g (2 Eßl.)	24 g (6 Teel.)	9 g (2¼ Teel.)
800 g	400 g	380 g	20 g (3 Eßl.)	32 g (8 Teel.)	12 g (2¾ Teel.)

1 Vollmilch, 3,5% Fett, pasteurisiert
2 z. B. Gustin, Mondamin; ab dem 5. Lebensmonat Vollkornflocken oder Grieß
3 Maiskeimöl oder Sonnenblumenöl
Eßlöffel (Eßl.) bzw. Teelöffel (Teel.) *gestrichen* (nicht gehäuft) vollmachen!

Tabelle 8.12 Säuglingsmilchnahrungen auf alternativer Proteinbasis zur diätetischen Behandlung häufiger Erkrankungen oder Symptome (ohne angeborene Stoffwechselerkrankungen).

Erkrankung oder Symptom	Prinzip	Proteinbasis	Präparate
Primäre und sekundäre Laktose-Malabsorption	Laktosefrei	Soja	Humana SL¹) Multival plus²) Milupa SOM³)
		Fleisch	zur Zeit nicht verfügbar
Kuhmilchprotein-Intoleranz postenteritisches Syndrom	Kuhmilch-proteinfrei	Soja Fleisch	¹), ²), ³) zur Zeit nicht verfügbar
Kurzdarmsyndrom „Intractable[1] Diarrhoea"		Hydrolysat-nahrung	Alfaré Pregomin

[1] schwer behandelbar

besitzt. Adaptierte Säuglingsmilchnahrungen eignen sich deshalb vor allem für die Zwiemilchernährung, bei der nach Beendigung einer unzureichenden Brustmahlzeit die Flaschennahrung nachgefüttert werden muß. Darüber hinaus haben sich die adaptierten Säuglingsmilchnahrungen nicht im gewünschten Maße durchgesetzt. Viele Mütter klagen über häufiges Schreien ihrer Säuglinge, unzureichende Sättigung und nächtliches Aufwachen. Häufig setzen sie bereits im Alter von wenigen Wochen auf teiladaptierte Säuglingsmilchnahrungen um. Bei Angebot nach Bedarf, ähnlich wie bei Muttermilch, haben sich adaptierte Säuglingsmilchnahrungen aber trotzdem durchaus für das ganze 1. Lebensjahr bewährt.

Teiladaptierte Säuglingsmilchnahrungen

Teiladaptierte Säuglingsmilchnahrungen werden gerne eingeführt, wenn Säuglinge nach einigen Wochen noch nicht durchschlafen. Ob die Nahrungen diesen Zweck erfüllen, ist nicht vorherzusehen. Sie können aber ab Geburt gefüttert werden.

Folgemilchen

Folgemilchen sollten nicht vor dem 4.–6. Monat gefüttert werden. Sie sind kaum erforderlich, da Säuglinge ab 6. Lebensmonat **Vollmilch** vertragen.

Flaschennahrungen für besondere gesundheitliche Zwecke

Für die diätetische Behandlung einiger gastroenterologischer Symptome und Erkrankungen stehen besondere Nahrungen zur Verfügung, deren Prinzip und Indikation in Tabelle 8.12 aufgelistet ist. Sie dienen der Therapie all jener Störungen, bei denen entweder Laktose oder Kuhmilch-Protein oder beide eliminiert werden müssen.

2 Beikost

2.1 Definition

Beikost bezeichnet alle Kostformen, die dem Säugling neben Muttermilch oder Säuglingsflaschennahrung im 1. Lebensjahr angeboten werden: also Säfte und alle Formen der Löffelkost.

2.2 Begründung für die Einführung

Muttermilch sowie industriell hergestellte Säuglingsmilchnahrungen decken den Nahrungsbedarf nur etwa bis zum 6. Lebensmonat. Darüber hinaus werden unphysiologische Volumina von Milch erforderlich, um den Energie- und Nährstoffbedarf zu decken. Insbesondere wird die Eisenversorgung aus Milch zu diesem Zeitpunkt marginal. Auch entwicklungspsychologische Gründe sprechen für die Einführung von Löffelkost in diesem Alter.

2.3 Zeitpunkt der Einführung

In der älteren europäischen Pädiatrie wurde der Einsatz von Beikost ziemlich einheitlich zwischen dem 4. und 6. Lebensmonat empfohlen. In den 40er Jahren entwickelte sich jedoch die Tendenz zu immer weiter vorverlegten Terminen für den Beginn der Löffelfütterung. Inzwischen hat die Abwägung verschiedener Argumente wieder zu einer Vereinheitlichung des **Einführungsalters um den 4.–6. Monat** beigetragen (s. Tab. 8.13).

Tabelle 8.13 Gesichtspunkte zur Einführung von Beikost nicht vor dem Alter von 4–6 Monaten.

1. **Entwicklungspsychologisch:**
   Zeitpunkt der Bereitschaft, Nahrung vom Löffel zu nehmen und zu schlucken.
2. **Ernährungsphysiologisch:**
   Evtl. Schaden durch frühe Einführung von
   - NaCl
   - Kochzucker
   - Hyperosmolarität
   - Gluten
3. **Allergologisch:**
   Zunahme von Allergien durch
   - frühe Einführung von Beikost
   - zu viele Beikostarten
4. **Deckung von Energie- und Nährstoffbedarf**

2.3.1 Entwicklungspsychologische Begründung

Vor dem Alter von etwa 5 Monaten ist der Säugling kaum in der Lage, Löffelkost spontan mit der Zunge in den Rachen zu schieben, um sie dann zu verschlucken. Versucht man, ihn zu früh darauf zu *„dressieren“*, besteht die Gefahr der späteren Entwicklung von Eßstörungen.

2.3.2 Ernährungsphysiologische Begründung

Vorsicht mit Kochsalz

Beikost erhöht das Angebot an NaCl. Die Ausscheidungskapazität des jüngeren Säuglings für Kochsalz ist bis zum 4.–6. Monat noch begrenzt. Bestimmte Versuchstierstämme zeigen eine Neigung zum Bluthochdruck nach postpartaler Salzbelastung. Es ist möglich, daß solche genetischen Faktoren auch beim Menschen existieren.

Vorsicht mit Kochzucker

Zwar ist nicht bewiesen, daß frühe Gewöhnung an Kochzucker später die Entwicklung von Karies fördert, jedoch erscheint Zurückhaltung geboten.

Hyperosmolare Ernährung

Die frühe Einführung von Beikost steigert ganz allgemein durch die gegenüber Milch erhöhte Nährstoffdichte die renale Molenlast, der dann die unreife Nierenfunktion nicht gewachsen ist. So ernährte Säuglinge können in ihrem Wohlbefinden gestört sein. Sie werden unruhig, schreien viel. Anstatt Flüssigkeit werden ihnen eher erneut Kalorien angeboten. Dieses Vorgehen als Ursache einer Fettsucht ist jedoch wahrscheinlich überschätzt worden.

Gluten

Zur Vermeidung schwerster Verlaufsformen der Zöliakie (S. 96) sollte der Einsatz von Gluten vor dem 4.–6. Monat vermieden werden.

Allergien gegen Nahrungsmittel

Allergien gegen Nahrungsmittel können die Manifestation atopischer Erkrankungen wie Ekzem, Asthma und Pollinosen auslösen oder verstärken. Dies gilt besonders für Säuglinge aus atopiebelasteten Familien, die ein erhöhtes Risiko für diese Erkrankungen tragen. Nach bisherigen Erkenntnissen über mögliche diätetische **Prophylaxe** gegenüber Atopien, sind die Ernährung mit Muttermilch und der **späte** Einsatz einer **begrenzten** Zahl von **möglichst einfach zusammengesetzten Beikostpräparaten** die bislang wirksamste Methode.

2.3.3 Reihenfolge des Einsatzes von Beikost

Reihenfolge und Art der Beikostmahlzeit sind von Land zu Land unterschiedlich und unterliegen regionaler Tradition und Verfügbarkeit. Im deutschsprachigen Raum bestehen folgende Empfehlungen (s. Tab. 8.14):

1. Breimahlzeit: Einführung mit **Beginn des 5. Lebensmonats:** Gemüse-Fleisch-Kartoffelbrei mit Butterzusatz zur Ergänzung des Eisen-, Protein-, Vitamin- und Energiebedarfs sowie der Einführung von Ballaststoffen. Der Einsatz von fleischhaltigen Menüs als erste Breimahlzeit gründet sich auf die Erkenntnis, daß Eisen aus Fleisch im wesentlich besserem Maße resorbiert wird als aus anderen Nahrungsmitteln, z. B. Zerealien.

Alternativ: ist der Beginn mit einem Zerealien-Obst-Milchbrei auf der Basis einer adaptierten Säuglingsmilchnahrung mit Eisenanreicherung möglich. Die Eisenresorption aus Zerealien beträgt knapp 10% des angebotenen Eisens.

2. Breimahlzeit: Einführung zu **Beginn des 6. Lebensmonats** eines Zerealien-Vollmilch-Obstbreis mit Eisenanreicherung zur Ergänzung des Angebotes an Protein und Calcium sowie an ungesättigten Fettsäuren aus Zerealien sowie Ballaststoffen.

Alternativ: sollte hier die Fütterung von Gemüse-Fleisch-Kartoffel-Brei einsetzen, wenn der 1. Brei ein Zerealienbrei war.

3. Breimahlzeit: Beginn im 8.–9. Lebensmonat mit einem milchfreien Vollkorn-Obstbrei zur weiteren Versorgung mit Ballaststoffen und Vitaminen.

Ab 10. Monat soll der Säugling unter Ausnutzung seiner Neugier am Eßtisch der Eltern allmählich an Tischkost herangeführt werden.

Tabelle 8.14 Beikost bei gestillten oder mit industriell hergestellter Beikost ernährten Säuglingen.

Alter	1. Wahl	2. Wahl
Beginnender 5. Mon. bis beginnender 7. Monat	Fleisch-Gemüse-Kartoffel-Fett-Brei + Eisen	„Adaptierter" Zerealienbrei mit Obst + Eisen
1 Monat später	Zerealien-Obst-Vollmilch-Brei + Eisen	Fleisch-Gemüse-Kartoffel-Fett-Brei + Eisen
1 Monat später	Vollkorn-Obst-Brei (milchfrei)	

2.3.4 Besonderheiten bei Säuglingen, die mit selbst zubereiteter Säuglingsmilchnahrung ernährt werden

Bei der Selbstzubereitung der Säuglingsmilchnahrung im Haushalt werden durch den Kochprozeß Vitamine zerstört. Vitamin A und C müssen dann ab 4.–6. Woche durch löffelweises Zufüttern geeigneter Obst- und Gemüsezusätze, vorzugsweise Karottenmus mit Vitamin C, substituiert werden. Ab 5. Monat gilt das o. a. Schema der Beikostfütterung auch für diese Säuglinge.

3 Das Ernährungsschema im 1. Lebensjahr

3.1 Zahl der Mahlzeiten und Mahlzeitenfolge

Bis zum nächtlichen Durchschlafen erhält ein Säugling **mindestens** 6 Mahlzeiten, sofern er einen 4-Stunden-Rhythmus akzeptiert. Danach geht die Zahl der Mahlzeiten bis etwa zum 4.–5. Monat auf 5 Mahlzeiten zurück. Ab 5. Monat genügen im allgemeinen 4 Mahlzeiten bis fast zum Ende des 1. Lebensjahres, wenn sich die Mahlzeitenfolge in 3 Haupt- und 2 kleine Nebenmahlzeiten gliedert. Wie aus Abb. 8.1 hervorgeht, werden die ersten beiden Breie im Abstand von je 1 Monat eingeführt und ersetzen je eine Milchmahlzeit. Danach erhält der Säugling 2 Brei- und 2 Milchmahlzeiten bis etwa zum 7. oder gar 9. Monat, wenn der 3. Brei als 2. milchfreie Mahlzeit eingeführt wird. Die Gesamtmilchmenge pro Tag einschließlich der mit Breimahlzeit verabfolgten vermindert sich also bis zum Ende des 1. Lebensjahres auf ca. 400 ml/Tag. Gestillte Kinder weichen meist durch häufige Brustmahlzeiten von diesem Schema ab.

3.2 Supplemente zur Ernährung des Säuglings im 1. Lebensjahr

Vitamin D: Der Vitamin-D-Gehalt der Muttermilch reicht in den gemäßigten Klimazonen nicht aus, um das Auftreten von Rachitis sicher zu verhüten. Industriell hergestellte Säuglingsmilchnahrungen sind mit einer Basismenge von 400 IE/l angereichert. Um den täglichen Bedarf von 800–1000 IE/Tag zu decken, erhalten gestillte Säuglinge sowie mit industriellen Milchnahrungen ernährte täglich zusätzlich 500 IE Vitamin D bis mindestens zum Ende des 1. Lebensjahres. Säuglinge, die mit selbst zubereiteten Säuglingsmilchnahrungen ernährt werden, sollten täglich 1000 IE Vitamin D erhalten.

Fluorid: Der Fluoridgehalt des Trinkwassers in der Bundesrepublik reicht nicht aus, um eine geeignete Kariesprophylaxe zu beinhalten. Aus diesem Grund wird bereits ab der Neugeborenenzeit die Fluoridprophylaxe mit 0,25 mg/Tag mit der Rachitisprophylaxe kombiniert. Die Fluoridprophylaxe, in stufenweise steigender Dosierung, wird während des Kindes- und Jugendalters fortgesetzt (s. S. 439).

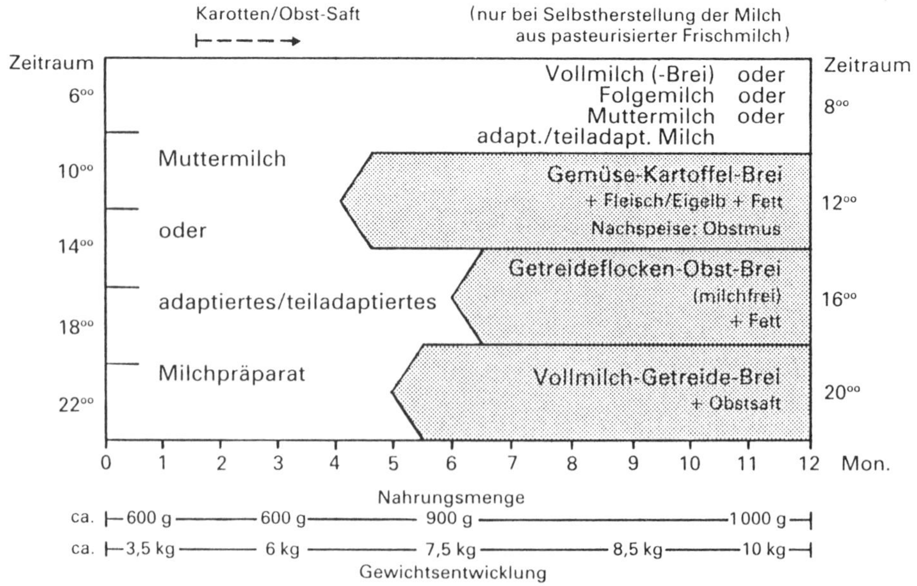

Abb. 8.1 Das Ernährungsschema im 1. Lebensjahr (Forschungsinstitut für Kinderernährung, Dortmund).

4 Ernährung von Kindern und Jugendlichen

4.1 Ernährung des Kleinkindes

4.1.1 Veränderte Voraussetzungen

Gegen Ende des 1. Lebensjahres wandeln sich die Eßgewohnheiten. Das Kleinkind trinkt aus der Tasse, sollte lernen, seine Mahlzeiten mit dem Löffel selbst zu essen und ist durch seine Zähne in der Lage, abzubeißen und gröbere, konzentrierte Kost durchzukauen. Die Teilnahme am Familientisch weckt das Interesse des Kleinkindes an vielseitiger Kost. Das Mahlzeitenschema sollte sich nun endgültig in Richtung auf 3 Hauptmahlzeiten und 2 Zwischenmahlzeiten verändern.

4.1.2 Verträglichkeit

Die **Verträglichkeit** für normale Gemischtkost ist inzwischen weitgehend ausgereift. Die Konzentrationsfähigkeit der Niere schützt weit stärker als in der Säuglingszeit vor bedrohlichen Krisen des Wasser- und Elektrolythaushaltes bei Durchfallstörungen. Im Kleinkindesalter treten hingegen, wenn auch seltener, azetonämische Krisen im Rahmen von Nahrungsunverträglichkeiten oder Infektionen des Gastrointestinaltraktes auf.

4.1.3 Nahrungsangebot

Das **Nahrungsangebot** sollte vielseitiger werden; denn der Sinn für neue Geschmacksrichtungen erwacht, wenn diese auch nicht selten individuelle Züge tragen, welche die Eltern beunruhigen.

4.1.4 Eßstörungen

Im Übergang von der Säuglings- zur Kleinkindphase treten häufig **„Eßstörungen"** auf. Eltern sind beunruhigt, weil sie glauben, ihr Kind esse nicht genug. Dabei berücksichtigen sie nicht den langsam rückläufigen Energiebedarf durch verlangsamtes Gewicht- und Längenwachstum in dieser Altersgruppe. Kleinkinder haben typischerweise ein ungeregeltes Appetitverhalten. Sie essen tagelang subnormale Mengen und schießen plötzlich einen Tag lang weit über den Normbedarf hinaus. Die beunruhigten Eltern greifen – oft vergeblich – zu mehr oder weniger skurrilen Tricks, um das Kind mit Speisen zu überlisten. Die Atmosphäre bei Mahlzeiten ist dann rasch vergiftet. Meist sind diese Kinder jedoch altersgerecht gediehen. Der Nachweis einer normalen Gewichtszunahme – ergänzt mit Hinweisen zum altersgerechten Eßverhalten – helfen den Eltern zu Überwindung der Probleme. Zu späte Umgewöhnung von Babykost auf Tischkost erst nach dem 1. Lebensjahr führt häufig zur Ablehnung jeder Abwechslung. Geduldiges Wählenlassen durch das Kind baut die Schwierigkeiten im allgemeinen langsam ab. Zwang ist kontraindiziert. Trotzdem haben Kleinkinder ihre bevorzugten Speisen wie Nudeln, Reis, Fleischwurst, Hackfleisch, Eier, Joghurt, Bananen, Karotten und anderes mehr. Kleinkinder **dürfen** essen, sie **müssen** nicht. Die Mahlzeiten sollten regelmäßig und in Ruhe eingenommen werden. Will das Kind nicht essen oder aufessen, so sollte es nicht gezwungen, aber auch nicht durch das Auffahren von Lieblingsspeisen verwöhnt werden. Kleinkinder spüren rasch, wie sie ihre Eltern unter Druck setzen können.

4.1.5 Speiseplan für ein Kleinkind

Die nachfolgenden Speisepläne (nach Grüttner) betonen das Angebot einer kindgerechten abwechslungsreichen Gemischtkost mit regelmäßigen Rohkostanteilen zur Prophylaxe gegenüber Obstipation, die gerade in diesem Alter zur chronischen Störung werden kann.

Beispiel eines Speiseplanes für ein 1- bis 2jähriges Kind:

Die industriell hergestellten Fertignahrungen für den Säugling werden durch Speisen ersetzt, die für die ganze Familie bestimmt sind. Dabei ist allerdings darauf zu achten, daß Kochsalz- und Gewürzgehalt nicht zu hoch sind.

1. Frühstück: 1–2 Tassen Vollmilch, Milchmalzkaffee, Kakao, Tee oder Milch mit Getreideflokken und wenig Zucker abgeschmeckt, evtl. mit Zusatz von Obst. Evtl. 1 Scheibe Graubrot (je nach Alter möglichst mit Rinde) mit Butter oder Margarine. Als Aufstrich Marmelade, Wurst, Käse, Quark, 1- bis 2mal wöchentlich ein gekochtes Ei.

2. Frühstück: (= 1. Zwischenmahlzeit): Obst je nach Jahreszeit oder Karotten bzw. 1–2 Tomaten. Je nach Alter und Appetit 1 Scheibe Graubrot oder Vollkornbrot.

Mittagsmahlzeit: 200–250 g Gemüse-Kartoffelbrei mit 10 g Butter oder einem Pflanzenöl (Maiskeimöl, Sonnenblumenkernöl). Täglich ca. 30–40 g Fleisch, Geflügel, Leber oder Rührei. Evtl. 40 g Fisch mit Kartoffeln und Gemüsesalaten. Kohl und Hülsenfrüchte sind im 2. Lebensjahr noch zu vermeiden. Als Nachspeise Kompott, Obstmus, Pudding mit Saft oder Quark-Obst-Speise.

2. Zwischenmahlzeit: Obst, evtl. Milch oder Tee, auch ½ Scheibe Brot, Zwieback, Kekse oder Gebäck.

Abendmahlzeit: 1–2 Tassen Milch, Joghurt, Kakao, Graubrot mit Butter, Margarine, Wurst, Käse, Quark, evtl. 200 g Milchbrei mit Grieß, Reis oder Vollkornflocken mit Zucker und Saft oder Kompott.

Beispiel eines Speiseplanes für 3- bis 5jährige Kinder:

1. Frühstück: 1–2 Tassen Milch, Kakao, Tee, 1–1½ Scheiben Graubrot mit Butter, Marmelade, Honig oder Wurst, Käse, Quark, Tomaten. 1–2mal wöchentlich ein weichgekochtes Ei, evtl. Milch mit Getreideflocken und Zucker, Obst oder Kompott.

2. Frühstück: Obst, Karotten (roh), Tomaten mit 1 Scheibe Graubrot und Butter.

Mittagsmahlzeit: Kartoffel-Gemüse-Mahlzeit mit etwas Fett in Form von Butter, Margarine oder Keimöl. Mageres Fleisch oder Ei. Hülsenfrüchte, evtl. Koch- oder Bratfisch mit Salaten (Tomaten- oder Kopfsalat).

Zwischenmahlzeit: Butterbrot mit Honig oder Marmelade, Gebäck, Tee oder Kakao.

Abendmahlzeit: Milch, auch als Milchmixgetränk oder Trinkjoghurt, Kakao, Grau- oder Vollkornbrot mit Butter oder Margarine und Aufschnitt bzw. Käse, wie Quark, Streichkäse, 1–2mal wöchentlich ein gekochtes Ei oder Rührei. Zusätzlich noch Obst oder Tomaten, Radieschen, Gurke.

4.2 Ernährung von Schulkindern und Jugendlichen

4.2.1 Verträglichkeit

Mit Eintritt in das Schulalter ist die Verträglichkeit gegenüber Erwachsenenkost annähernd erreicht, wenn auch Erbrechen und Azetonämie als Antwort auf unverträgliche Speisen noch auftreten können.

4.2.2 Bedarf

Der **Bedarf** pro kg/Körpergewicht ist weiter langsam rückläufig (s. 1.2.2), jedoch kann durch plötzliche körperliche Mehrbelastungen beim Sport oder durch lange Wege erheblicher Mehrbedarf entstehen. In der Pubertät schreitet das Längenwachstum rascher fort als das Gewichtswachstum, was aber als physiologisch anzusehen ist.

4.2.3 Nahrungszusammensetzung

Auch der Bedarf während des Schulalters, besonders auch während der Pubertät, wird am nachhaltigsten mit einer guten, qualitativ hochwertigen Gemischtkost gedeckt. Hier ist auf Zufuhr hochwertiger Proteine und Fette zu achten. Der Bedarf an Kohlenhydraten als raschen Energiespendern sollte nur begrenzt durch süße Speisen, überwiegend aber durch Vollkornbrot, Kartoffeln und Gemüse gedeckt werden. Täglich sollten 200–250 g Gemüse und 100–150 g Obst verzehrt werden. Etwa ½ l Milch, auch in Form von Milchspeisen, dient der Versorgung mit hochwertigen Proteinen und Calcium, aber auch Vitaminen, vor allem der B-Gruppe. Ballaststoffe sollten auch in Form von Rohkost der Stuhlregulierung dienen. Außergewöhnlichen Anforderungen an den Energiebedarf kann ebenfalls, zumindest zum Teil, durch zusätzliche Milchgaben begegnet werden.

4.2.4 Mahlzeitenfolge

So schwierig es oft sein mag, Eltern sollten erreichen, daß ihr Schulkind ohne Hetze frühstücken kann. Die Mahlzeit könnte aus Getreideflocken mit Zucker und Milch oder Brot mit Butter und etwas Marmelade bestehen, dazu als Getränk Kakao, Milch, Tee oder Fruchtsaft. Als Pausenmahlzeit genügt dann Obst, wenn nicht dann ein besonders langer Morgen mit starken körperlichen Leistungen auch ein belegtes Brot und womöglich ein Milchgetränk erforderlich macht. Schulkinder sollten wenigstens zu einer der beiden Hauptmahlzeiten warmes Essen erhalten, vorzugsweise mittags. Dafür kann abends eine abwechslungsreiche Kaltmahlzeit, unter Umständen mit einem kleinen leichten warmen „Gang“ – Rührei, Pfannkuchen etc. – angeboten werden. Schulkinder gewinnen durchaus Geschmack an pikanten und gewürzten Speisen und vertragen sie auch. Lediglich vor freigiebigem Nachsalzen muß gewarnt werden.

4.2.5 Getränke

Schulkinder möchten häufig zwischen den Mahlzeiten ihren Durst löschen. Hier können Wasser, Mineralwasser, an heißen Tagen ein nur gering oder gar nicht gesüßter Zitronentee, **nicht** aber gesüßte Limonaden oder anregende Kaltgetränke gute Dienste leisten. Auch im Schulalter sollten Milch, Kakao, Tee und natürliche Fruchtsäfte die üblichen Getränke sein.

4.2.6 Besondere Eßprobleme

Unter Belastung haben Schulkinder oft keinen Appetit. Auch sie verfügen über ein sehr schwankendes Appetitverhalten, sogar unabhängig von psychischen Belastungen und nicht selten uneinfühlbar. Auch Infektionskrankheiten können tagelang vorher den Appetit vermindern. Erst bei deutlichem Gewichtsverlust ist Besorgnis angezeigt. Ein langweiliger Speisezettel als Ursache für Appetitlosigkeit sollte revidiert werden.

Weiterführende Literatur

Deutsche Forschungsgemeinschaft: Rückstände und Verunreinigungen in Frauenmilch. (Bearbeitet von L. Acker, E. Barke, H.-J. Hapke.) Miteilung XII, Verlag Chemie, 1984.

Grüttner, R.: Praxis der Ernährung im Säuglings- und Kindesalter. In: K. D. Bachmann, H. Ewerbeck, G. Joppich, E. Kleihauer, E. Rossi, G. R. Stalder (Hrsg.). Pädiatrie in Praxis und Klinik. 2. Aufl. Fischer, Stuttgart – New York, Thieme, Stuttgart 1989/90

Schmidt, E.: Empfehlungen für die Ernährung des Säuglings einschließlich Beikost. Pädiatr. Prax. 25 (1981) 567–579

Droese, W., Stolley, H.: Fahrplan für die Ernährung des Säuglings. Kinderarzt 9 (1978) 1687–1698

9. Teil: **Die körperliche Entwicklung des Kindes**

Dieter Lüders

1 Allgemeine Gesichtspunkte

Die Entwicklung eines Menschen beginnt im Mutterleib, sie ist erst mit Beginn der Reife, also etwa im Alter von 18(–20) Jahren, abgeschlossen. Gewaltige Wachstums- und Differenzierungsvorgänge liegen zwischen Befruchtung und Geburt. Wenn im folgenden die körperliche und die seelisch-geistige Entwicklung getrennt dargestellt werden, so geschieht das der besseren Übersicht halber; doch wollen wir uns stets der innigen Verflechtung des leib-seelischen Geschehens bewußt sein.

Zum besseren Verständnis wird immer wieder das allgemein Gültige, das „Normale" der einzelnen Altersgruppen, herausgestellt. So können nicht nur die Besonderheiten und Probleme jeder Altersstufe aufgezeigt werden, sondern auch Abweichungen von der Norm und Krankheiten sind auf die Weise leichter zu erkennen. Dabei ist zu bedenken, daß schon normalerweise gewisse Abweichungen von den für das betreffende Alter typischen Merkmalen vorkommen. Bei der Schematisierung, die mit dem Normbegriff (Standard) verbunden ist, darf nicht übersehen werden, daß jedes einzelne Kind ein Individuum ist. Auch wenn es sich „wie die anderen" entwickelt, hat es seine eigenen Probleme und Nöte, seinen bestimmten Platz innerhalb der Familie und Gemeinschaft. Alle diese Besonderheiten müssen wir im Umgang mit dem Kind berücksichtigen. Das gilt für das kranke Kind natürlich in noch größerem Maße als für das gesunde.

2 Die Entwicklung in den einzelnen Altersstufen

2.1 Einteilung in Abschnitte

Die Entwicklung des Kindes im Mutterleib verläuft in verschiedenen Stadien. So unterscheiden wir eine Embryonalzeit und eine Fetalzeit.

In der *Embryonalzeit* bilden sich die einzelnen Organe des Keimlings. Sie umfaßt die ersten 3 Monate der Schwangerschaft. Am Ende dieser Periode ist aus dem Embryo ein Fet (Fetus, Föt, Fötus, Frucht) geworden.

Es sind jetzt (ab 4. Schwangerschaftsmonat, *Fetalzeit*) nicht nur alle inneren Organe ausgebildet, sondern auch die äußere Gestalt entspricht schon weitgehend der des menschlichen Körpers. Deutliche Unterschiede bestehen jedoch noch hinsichtlich der Körperproportionen (relativ großer Kopf, Abb. 9.1).

Die letzte Phase der Schwangerschaft vom Beginn der 28. Schwangerschaftswoche, die Zeit der Geburt selbst und die ersten 7 Tage nach der Geburt werden unter der Bezeichnung *Perinatalperiode* zusammengefaßt. Sie stellt einen besonders kritischen Zeitraum im Leben eines Menschen dar.

Die ersten 4 Lebenswochen werden als *Neugeborenenzeit* bezeichnet, sie gehen also der übrigen *Säuglingszeit* (1. Lebensjahr) voraus. Sodann folgen die *frühe Kindheit* oder das *Kleinkindalter* (2. bis 6. Lebensjahr), die *späte Kindheit* oder das *Schulkindalter* (6. bis 11. Lebensjahr) und das *Jugendalter*.

Es beginnt beim Jungen etwa mit 12 Jahren – beim Mädchen meist schon eher – und reicht bis zum 18. Lebensjahr (beim männlichen Jugendlichen kann man es bis zum 20. Lebensjahr rechnen).

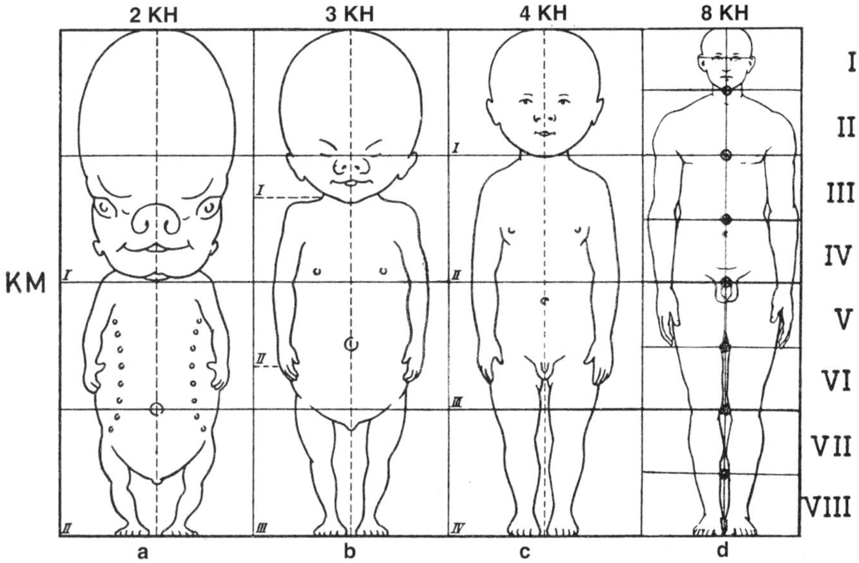

Abb. 9.1 a–d Körperproportionen (KM = Körpermitte, KH = Kopfhöhen): **a** beim 2 Monate alten Embryo, **b** beim 5 Monate alten Feten, **c** beim Neugeborenen, **d** beim Erwachsenen. (In Anlehnung an: STRATZ, C. H.: Der Körper des Kindes und seine Pflege. Enke, Stuttgart.)

Der erste Abschnitt des Jugendalters ist die *Reifungszeit (Vorpubertät* und *Pubertät)*, der letzte Abschnitt des Jugendalters (nach Beendigung der Pubertät) wird *Adoleszenz* genannt (16.–18. bzw. 20. Lebensjahr). Meist wird jedoch das gesamte Jugendalter zur Adoleszenz gerechnet. Sie umfaßt dann nicht nur die körperliche und sexuelle Reifung (Pubertät), sondern auch die psychische Entwicklung.

Das *Erwachsenenalter* beginnt mit dem Abschluß des Längenwachstums, d. h. nach dem 18. (bzw. 20.) Lebensjahr. Es werden hier 2 Abschnitte unterschieden, nämlich die *Reife* und das *Alter (Senium)*.

Nach den gesetzlichen Bestimmungen zählen Knaben und Mädchen bis zum 14. Lebensjahr zu den Kindern, danach werden die jungen Menschen, bis sie ausgewachsen sind, Jugendliche bzw. Adoleszenten oder Heranwachsende genannt – die Geschlechtsunterschiede bleiben bei dieser vereinfachten Einteilung unberücksichtigt. Mit der Vollendung des 18. Lebensjahres ist der Betreffende *volljährig*. Damit parallel gehen bestimmte Rechte und Pflichten (z. B. Wahlrecht, Wehrpflicht).

2.2 Die Entwicklungsabschnitte im einzelnen

2.2.1 Neugeborenenzeit

Definition

Strenggenommen umfaßt die Neugeborenenperiode nur die Zeit bis zum Abfall des Nabelschnurrestes und Abheilen der Nabelwunde, d. h. ungefähr die ersten 14 Lebenstage. Definitionsgemäß versteht man allerdings unter Neugeborenenzeit die ersten 4 Lebenswochen – solange etwa dauert es, bis sich die Organe den veränderten Lebensbedingungen angepaßt haben.

Die Neugeborenenzeit beginnt nach einer **Schwangerschaftsdauer** (Tragzeit) von durchschnittlich *280 (–282) Tagen* (= 40 Wochen oder 10 Mondmonate oder 9 Kalendermonate). Diese Angaben beziehen sich auf die Zeit vom 1. Tag der letzten regelmäßigen Menstruation bis zur Geburt – bis zum „errechneten Termin". (Nicht berücksichtigt wird, daß die Befruchtung erst etwa 2 Wochen nach Beginn der sich über 4–6 Tage erstreckenden Menstruation erfolgt, daß also die wahre Schwangerschaftsdauer um rund 14 Tage kürzer ist.) Das ausgetragene (reife)

Kind hat demnach ein **Gestationsalter** von durchschnittlich *280 (–282) Tagen (Reifgeborenes).* Tritt die Geburt mehr als 14 Tage später ein, so sprechen wir von *Übertragung* oder *Spätgeburt,* erfolgt die Geburt dagegen mehr als 21 Tage vor dem errechneten Termin, so handelt es sich um eine *Frühgeburt* (Gestationsalter weniger als 259 Tage). Das Geburtsgewicht bleibt dabei unberücksichtigt. Nach der amtlichen (nicht medizinischen) Definition spricht man von einer Frühgeburt (genauer gesagt, einem Frühgeborenen), wenn das lebendgeborene Kind 2500 g oder weniger wog. Es sei aber ausdrücklich betont, daß nur ein Teil dieser Kinder mit *niedrigem Geburtsgewicht* in der Tat zu früh zur Welt kommt. Die übrigen weisen ein normales Gestationsalter auf oder sind sogar übertragen; Zwillingsgeburten, Erkrankungen der Mutter (z. B. Nierenkrankheiten) und starkes Rauchen während der Schwangerschaft sind einige der Ursachen. Bei diesen für ihr Gestationsalter untergewichtigen Kindern *(Mangelgeburt, hypotrophe Kinder)* können viele der vom normalen Neugeborenen her bekannten Reifezeichen vorhanden sein. Es gibt auch hypotrophe Frühgeborene – sie haben für ihr Gestationsalter ein zu geringes Gewicht. Das Längenwachstum ist bei den hypotrophen Kindern oft weniger beeinträchtigt, doch sind Bezeichnungen wie *„small for date"* oder *„small for gestational age"* üblich (für das Geburtsdatum bzw. das Gestationsalter zu klein). Über Einzelheiten – auch bezüglich der Reifezeichen – informiert Band II.

Maße und Gestalt

Das männliche Neugeborene wiegt bei der Geburt durchschnittlich 3480 g, während das *Geburtsgewicht* des weiblichen Neugeborenen etwas niedriger liegt und im Mittel 3300 g beträgt. Die meisten Neugeborenen weisen Geburtsgewichte zwischen 2800 g und 4000 g (Mittel 3400 g) auf.

Über die hypotrophen Kinder wurde gerade berichtet. Übergewichtige Kinder werden *hypertroph* genannt. Wiegen die Neugeborenen bei der Geburt mehr als 4500 g, so handelt es sich um Riesenkinder. Derartig schwere Kinder werden besonders von zuckerkranken Müttern geboren oder von solchen mit Schwangerschaftsdiabetes, bei denen u. U. erst nach vielen Jahren eine dauerhafte Zuckerkrankheit auftritt.

In den ersten 7 Lebenstagen nehmen die Neugeborenen etwas an Gewicht ab, und zwar verlieren sie rund 6%, höchstens 10% ihres Geburtsgewichtes. Diese „physiologische Gewichtsabnahme" liegt also praktisch immer unter 400 g. Sie ist wegen des frühen Anlegens an die Brust und überhaupt der frühen Fütterung heutzutage nicht mehr so stark wie in der Vergangenheit. Der Gewichtsverlust ist eine Folge der zunächst nur geringen Flüssigkeitsaufnahme und des Wasserverlustes durch die Haut (in Form von Wasserdampf), mit dem Stuhl, dem Harn und der Ausatmungsluft. Vom Ende der ersten Lebenswoche ab nehmen die Kinder wieder an Gewicht zu: am 9.–12. Lebenstag sollte das Geburtsgewicht erneut erreicht sein.

Das Neugeborene hat eine *Körperlänge* (gemessen vom Scheitel bis zur Sohle) von etwa 51 cm; es sind aber auch Körperlängen zwischen 47 und 55 cm gar nicht selten. Das männliche Neugeborene ist durchschnittlich etwas größer als das weibliche. Das erstgeborene Kind ist meist kleiner als das nachfolgende; ganz allgemein gilt, daß Geburtsgewicht und -länge mit der Geburtenzahl zunehmen. Die Größe der Eltern ist von geringem Einfluß auf Größe und Gewicht des Neugeborenen. Bei erheblicher Unterernährung der Mutter ist jedoch mit der Geburt eines relativ kleinen, untergewichtigen Kindes zu rechnen.

Aus Gewicht und Länge ergibt sich die Körperoberfläche. Ein Blick auf die Tabelle 9.1 zeigt, daß Neugeborene eine relativ große Körperoberfläche aufweisen. So haben sie ⅙ der Körperoberfläche eines 11jährigen, aber nur 1/12 seines Gewichts. Bei der Dosierung von Medikamenten und bei der intravenösen Flüssigkeitszufuhr richtet man sich teils nach der Körperoberfläche und teils nach dem Gewicht.

Der *Kopfumfang* des Neugeborenen („Hutmaß") beträgt im Mittel 35 cm (32,5–38 cm). Die Schädelnähte sind bei der Geburt noch nicht verknöchert, die große Fontanelle ist noch offen und schließt sich meist erst im 2. Lebensjahr: mit 15

Tabelle 9.1 Körperoberfläche in Abhängigkeit vom Alter.

Körperoberfläche (m^2)	Alter	Gewicht (kg)	Größe (cm)
0,2	Neugeborenes	3,0	50
0,4	8 Monate	8,5	72
0,6	2½ Jahre	13,5	92
0,8	6 Jahre	21,5	118
1,0	8½ Jahre	28,0	132
1,2	11 Jahre	36,0	145
1,73	Erwachsene	65,0	165

Monaten ist sie bei rund ¾ der Kinder geschlossen, mit 21 Monaten haben nur noch ganz wenige Kinder eine offene große Fontanelle. Die kleine Fontanelle ist beim Neugeborenen im allgemeinen nur als kleine Vertiefung tastbar. Einige Nasennebenhöhlen sind schon bei der Geburt vorhanden, andere bilden sich erst im Laufe der nächsten Jahre aus. Die Augenfarbe (Farbe der Regenbogenhaut) ist beim Neugeborenen und in den folgenden (etwa 3 bis 5) Lebensmonaten bläulich oder graubraun. Die Tränenproduktion setzt erst einige Wochen nach der Geburt ein, beim weinenden Neugeborenen fließen noch keine Tränen. Gegenüber dem kleinen Gesichtsschädel mit seinem zunächst noch unterentwickelten Unterkiefer hat der Hirnschädel bei der Geburt eine beachtliche Größe. Überhaupt ist der *Kopf* des Neugeborenen im Vergleich zur Körperlänge relativ groß; noch auffälliger ist die relative Größe des Kopfes beim Embryo und Feten: der Kopf eines 2 Monate alten Keimlings macht die Hälfte der Körperlänge des Keimes aus, beim Neugeborenen beträgt die Kopfhöhe ein Viertel, im Erwachsenenalter nur noch ein Achtel der Gesamtkörperlänge (Abb. 9.1). In der künstlerischen Darstellung des Kindes sind diese Unterschiede erst spät beachtet worden.

Die *Gliedmaßen* des Neugeborenen – besonders seine Beine – sind verhältnismäßig kurz: die quer durch den Körper verlaufende Mittellinie befindet sich beim Neugeborenen etwas oberhalb des Nabels, beim Erwachsenen dagegen in Höhe der Schamfuge. Diese Besonderheiten erklären den unterschiedlichen *Ober-/Unterlängen-Quotienten* (O/U-Quotient, er ist ein Maß für das Verhältnis von Rumpf zu Extremitäten; dabei wird die Oberlänge vom Scheitel bis zum Oberrand der Symphyse gemessen, die Unterlänge vom Symphysenoberrand bis zur Fußsohle). Auch der Hals des Neugeborenen ist sehr kurz. Die *Wirbelsäule* ist zunächst gerade, die charakteristischen Biegungen entwickeln sich erst mit dem Sitzenlernen und dem aufrechten Gang. Die *Rippen* verlaufen beim Neugeborenen noch senkrecht zur Wirbelsäule und senken sich allmählich beim Übergang in die aufrechte Körperhaltung (S. 134). Der Brustkorb des Neugeborenen ist stark gewölbt und hat einen Umfang von rund 33 cm, ist also kleiner als der Kopfumfang. Schon gegen Ende des 1. Lebensjahres ist umgekehrt der *Brustumfang* etwas größer als der Kopfumfang: dieser Unterschied wird im Laufe der nächsten Jahre immer deutlicher. Der Bauch des Neugeborenen ist etwas vorgewölbt, der *Bauchumfang* ist jedoch kleiner als der Brustumfang.

Typisch für das Neugeborene sind die *rundlichen Formen,* die auf dem hohen Wasser- und Fettgehalt des Unterhautgewebes beruhen. Es fehlt die Reliefzeichnung, die wir beim älteren Kind und Erwachsenen kennen. Besonders in den Wangen ist das Fettgewebe stark entwickelt, dadurch wird die fürs Saugen erforderliche Gewebsfestigkeit erreicht. An anderen Körperstellen, z. B. am Hals, sind Falten vorhanden. Diese Hautbezirke müssen sehr sorgfältig gepflegt werden, da es gerade hier leicht zu Entzündungen kommen kann. Charakteristisch für die ersten Lebensmonate sind die quer verlaufenden Falten an der Innenseite der Oberschenkel (bei ausgetrockneten Säuglingen verlaufen diese Falten schräg).

Muskelspannung und Spontanbewegungen

Beim Schlaf in Rückenlage sind die Arme im Ellenbogengelenk gebeugt, die Hände sind zur Faust geschlossen und liegen zu beiden Seiten des Kopfes. Auch die Beine sind gebeugt. Diese überwiegende Beugehaltung ähnelt der innerhalb der Gebärmutter eingenommenen Haltung. Im wachen Zustand treten die für die erste Lebenszeit typischen ungeordneten, ausfahrenden und plumpen Massenbewegungen auf. Besonders während des Schreiens kommen zittrige Bewegungen hinzu. Erregte, schreiende Neugeborene zeigen auffallend zittrige Unterkieferbewegungen. Die Muskulatur ist beim Neugeborenen nur gering entwickelt und in den ersten beiden Lebenstagen schlaff (bei bestimmten Erkrankungen und beim Frühgeborenen besteht über längere Zeit eine verminderte Muskelspannung). Erst danach bildet sich der für das junge Säuglingsalter charakteristische erhöhte Spannungszustand der Muskulatur aus; dieser straffe Muskeltonus wird *physiologischer Hypertonus* genannt. (Eine übermäßig starke Anspannung der Muskulatur findet sich – auch bei älteren Säuglingen und jenseits der Säuglingszeit – bei der zerebralen Bewegungsstörung.) In Rückenlage kann das Neugeborene den Kopf noch nicht anheben; er muß deshalb beim Hochnehmen des Kindes gestützt werden. Dagegen kann das Neugeborene schon am 1. Lebenstag in Bauchlage den Kopf wenigstens so weit heben und drehen, daß die Nasenatmung nicht behindert wird (Abb. 9.4).

Reflexe

Viele wichtige Reflexe sind schon bei der Geburt vorhanden, bei manchen Frühgeborenen oder kranken Neugeborenen können sie allerdings fehlen. Besonders hervorzuheben sind solche Reflexe, die nur beim Neugeborenen und jungen Säugling (etwa bis zum 3. Monat) auszulösen sind. Hierher gehören u. a.:

1. der *Greifreflex* (kräftiger Faustschluß bei Berührung der Handinnenfläche, eine entsprechende Greifbewegung mit den Zehen kommt bei Berührung der Fußsohle in der Nähe der Zehengrundgelenke zustande);
2. der *Mororeflex* (eine Reizung des Gleichgewichtsorgans, wie sie durch Beugung oder Streckung des Kopfes zustande kommt, führt zu ruckartigem Spreizen der Arme – 1. Komponente –, die sich sofort danach unter zuckenden Bewegungen einander nähern – 2. Komponente –; ein ähnlicher Bewegungsablauf wird an den Beinen beobachtet);
3. der *Suchreflex* („Brustsuchen"; bei Berührung der Mund- und Wangengegend wird der Kopf so gedreht, daß der berührte Gegenstand von den Lippen erfaßt werden kann).

Wichtige Reflexe sind ferner:

1. der durch Berührung der Lippen ausgelöste *Saugreflex*,
2. der sich an das Saugen von Flüssigkeit anschließende *Schluckreflex*,
3. der beim „Verschlucken" auftretende *Würgreflex*,
4. der der Reinigung der Atemwege dienende *Husten- und Niesreflex*,
5. der *Lidschluß-* oder *Blinzelreflex*, der nicht nur durch Berührung des Auges, sondern auch durch Licht- und akustische Reize ausgelöst werden kann.

Schlafbedürfnis

Das Neugeborene schläft etwa 16–18 Stunden am Tag (teils auch länger). Es wird zu den Mahlzeiten wach und dann, wenn Stuhl und Urin die Haut reizen. Während der ersten Lebenswochen schreit es oftmals in der 2. Nachthälfte. Erst allmählich gewöhnt es sich an eine etwa 8stündige Nachtpause.

Die Abb. 9.2 zeigt die Unterteilung in REM-Schlaf (Schlaf mit „*r*apid *e*ye *m*ovements", gemeint sind Salven schneller Augenbewegungen – in diesem Stadium des aktiven Schlafs ist die

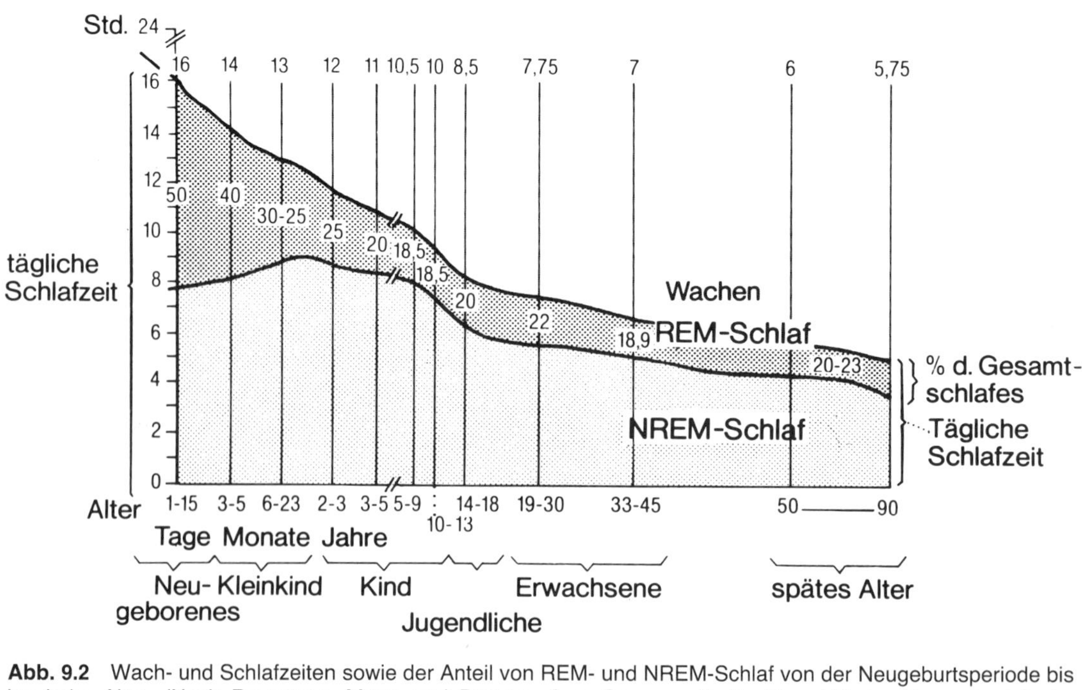

Abb. 9.2 Wach- und Schlafzeiten sowie der Anteil von REM- und NREM-Schlaf von der Neugeburtsperiode bis ins hohe Alter. (Nach ROFFWARG, MUZIO und DEMENT. Aus: SCHMIDT, R. F.: Grundriß der Neurophysiologie, Springer, Berlin 1979.)

Atmung unregelmäßig, und es treten Träume auf) und non-REM-Schlaf (= NREM-Schlaf), so werden alle übrigen Schlafstadien zusammengefaßt, in denen die schnellen Augenbewegungen fehlen – im EEG sind charakteristische Veränderungen sichtbar, die eine genaue Differenzierung der einzelnen Schlafstadien erlauben. Die verschiedenen Schlafphasen werden in der Nacht mehrfach durchlaufen, und zwar durchschnittlich 3- bis 5mal. Aus der Abb. 9.2 ist auch abzulesen, daß der Anteil des REM-Schlafs und die gesamte tägliche Schlafzeit mit dem Alter abnehmen.

2.2.2 Säuglingszeit jenseits der Neugeborenenperiode

Wachstum

Unter Wachstum verstehen wir eine Zunahme von Körpergewicht und Körperlänge sowie Veränderungen der Körperproportionen und Reifungsvorgänge. Wenn auch der Wachstumsprozeß vor der Geburt stürmischer verläuft als danach, so zeigt doch das 1. Lebensjahr im Vergleich zu späteren Phasen der Entwicklung ein verhältnismäßig schnelles Wachstumstempo.

Nach der bereits erwähnten physiologischen Gewichtsabnahme der 1. Lebenstage nimmt das *Körpergewicht* des Säuglings zunächst regelmäßig zu.

Im 4.–5. Lebensmonat wiegt der Säugling im allgemeinen bereits doppelt so viel wie zur Zeit der Geburt.

Danach verläuft die Gewichtskurve etwas flacher; kurzfristig kann sich auch einmal ein Gewichtsstillstand oder gar eine geringfügige Abnahme des Körpergewichts einstellen, im großen und ganzen aber ist ein stetiger Anstieg des Körpergewichts zu verzeichnen,

und am Ende des 1. Lebensjahres hat der Säugling sein Geburtsgewicht verdreifacht.

Als grobe Faustregel gilt, daß

die tägliche Gewichtszunahme im 1. Vierteljahr 25–30 g, im 2. Vierteljahr 20 g, im 3. Vierteljahr 15 g und im 4. Vierteljahr etwas über 10 g beträgt (s. auch Tab. 9.2).

Bei stärkeren Abweichungen ist eine gründliche ärztliche Untersuchung erforderlich, und zwar sowohl bei schlechtem Gedeihen (chronische Ernährungsstörung u. a.) als auch bei Übergewicht (z. B. Überfütterung).

Das *Längenwachstum* ist geringeren Schwankungen unterworfen als die Gewichtszunahme und wird im allgemeinen auch durch Krankheiten und die Art der Ernährung nur wenig beeinflußt. (Besonders schwere Erkrankungen, wirklicher Hunger und die Einnahme bestimmter Medikamente, z. B. Cortison, können allerdings einen vorübergehenden Stillstand des Längenwachstums bewirken.) Normalerweise wächst der Säugling im 1. halben Jahr 2–3 cm monatlich und hat im Alter von 6 Monaten eine Körperlänge von durchschnittlich 67 cm. Im 2. Lebenshalbjahr beträgt das Längenwachstum insgesamt rund 8 cm, so daß ein Einjähriger eine Körperlänge von etwa 75 cm hat.

Als Mittelwerte für den Kopfumfang im Säuglingsalter gelten folgende Zahlen (s. auch Abb. 9.3): bei der Geburt 35 cm, mit 3 Monaten 39–40 cm, mit 6 Monaten 43 cm und mit 12 Monaten 46–47 cm. Die Mittelwerte entsprechen der 50. Perzentile der Abb. 9.3 (über den Perzen-

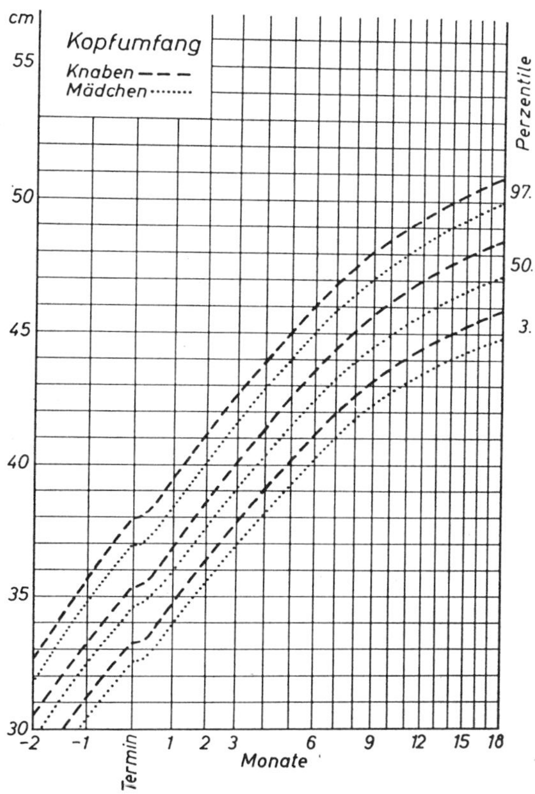

Abb. 9.3 Zunahme des Kopfumfangs innerhalb der ersten 18 Monate bei Knaben und Mädchen mit Angabe von Perzentilwerten. (Von Prof. Dr. G.-A. v. Harnack.)

Tabelle 9.2 Durchschnittliche monatliche Gewichtszunahme im 1. Lebenshalbjahr.

Lebensmonat	Gewichtszunahme
1. Lebensmonat	600 g
2. Lebensmonat	800–900 g
3. Lebensmonat	700 g
4. Lebensmonat	600 g
5. Lebensmonat	500 g
6. Lebensmonat	500 g

Tabelle 9.3 Normalwerte (Mittelwerte) von Gewicht, Länge und Kopfumfang im Säuglingsalter.

Alter	Körpergewicht in g	Körperlänge in cm	Kopfumfang in cm
Geburt	3300 (♀) 3480 (♂)	53	35
3 Monate	5700	61	39–40
4–5 Monate	Geburtsgewicht verdoppelt		
6 Monate	7500	67	43
12 Monate	Geburtsgewicht verdreifacht (rund 10 000)	74 (♀) 75 (♂)	46 (♀) 47 (♂)

tilbegriff s. S. 336). Der Kopfumfang ist beim Mädchen etwas kleiner als beim Jungen. (Über den Durchbruch der Milchzähne s. S. 131 u. ff.)

Selbstverständlich kommen auch normalerweise geringe Abweichungen nach beiden Seiten vor. Die genannten Werte über Gewicht, Länge und Kopfumfang sollen eine schnelle Orientierung über das normale Wachstum im Säuglingsalter vermitteln. Sie leisten beim Erkennen von Wachstumsstörungen gute Dienste (Tab. 9.3).

Entwicklung

Entwicklung des Bewegungsapparats (statomotorische Entwicklung)

Entsprechend dem schnellen Körperwachstum im 1. Lebensjahr macht die Entwicklung des Bewegungsapparates, des Zentralnervensystems sowie anderer Organsysteme rasche Fortschritte. Während z. B. das Zusammenspiel beider Augen in den ersten Lebensmonaten noch ungenügend ist, wird am Ende des 1. Jahres kaum noch eine Schielstellung beobachtet.

Der Säugling hat im wachen Zustand einen ausgesprochenen *Bewegungsdrang* und strampelt mit großem Wohlbehagen; in Rücken- oder Bauchlage gelingt es ihm schon in den ersten Lebensmonaten, sich durch Stoßbewegungen der Beine vorwärts zu schieben. Die Bedeutung dieses Bewegungstriebs für die Entwicklung der Muskulatur ist offenkundig. Die Pflegerin des Kindes muß deshalb seinem Bedürfnis zu körperlicher Bewegung gerecht werden. Es muß dafür gesorgt werden, daß der Säugling Gelegenheit zum Strampeln hat; er darf nicht so fest eingepackt sein, daß die Beine keine Bewegungsfreiheit mehr haben. Auch Spreizbewegungen im Hüftgelenk müssen trotz des Wickelns noch möglich sein. Für eine normale Entwicklung der Hüftgelenke ist das von Bedeutung. An warmen Tagen sollte der Säugling nur mit einem Strampelhöschen bekleidet sein, um seinem Bewegungsdrang frönen zu können.

Im folgenden wird gezeigt werden, daß die Beherrschung des Bewegungsapparates vom Kopf über den Rumpf zu den Armen und Beinen fortschreitet: am Ende des 1. Vierteljahres kann das Kind den Kopf schon gut heben und halten, am Ende des 2. Vierteljahres lernt es zu sitzen, am Ende des 3. Vierteljahres kann es kriechen und stehen, mit etwa 12 Monaten werden die ersten Schritte getan (Abb. 9.4–Abb. 9.13, Tab. 9.4).

Während das Neugeborene in *Bauchlage* den *Kopf* nur ganz wenig anheben kann (Abb. 9.4), gelingt es im Alter von etwa 7 Wochen schon weit besser. Ein 3 Monate alter, auf dem Bauch liegender Säugling kann, den Körper mit den Unterarmen abstützend, den Kopf für einige Zeit so hoch halten, daß ein Hohlkreuz entsteht. Von nun an (4. Monat) muß man damit rechnen, daß der Säugling plötzlich vom Bauch auf den Rükken rollt (die Abb. 9.5 zeigt ihn, kurz bevor er über die rechte Schulter auf den Rücken fällt). Es ist größte Wachsamkeit geboten, da die Gefahr besteht, daß der Säugling bei diesen oder anderen ruckartigen Bewegungen beispielsweise vom Wickeltisch fällt. Es bedarf keiner Erwähnung, daß das nicht vorkommen darf.

Trägt man einen sehr jungen Säugling auf dem Arm, so muß mit einer Hand der Kopf gestützt werden. Ende des 2. Monats hält das Baby, auf dem Arm der Mutter sitzend, den Kopf nur einige Sekunden lang allein hoch. Erst mit 3–4 Monaten kann der Säugling in dieser Stellung (senkrechter Oberkörper) den Kopf ohne Unterstützung sicher halten. Auch bei Seitwärtsneigun-

Abb. 9.4–9.13 Die einzelnen Phasen der körperlichen Entwicklung:

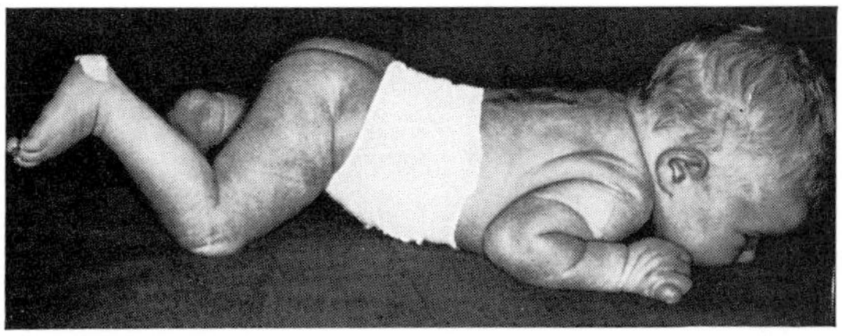

Abb. 9.4 Ganz geringes Anheben des Kopfes in Bauchlage (5 Tage).

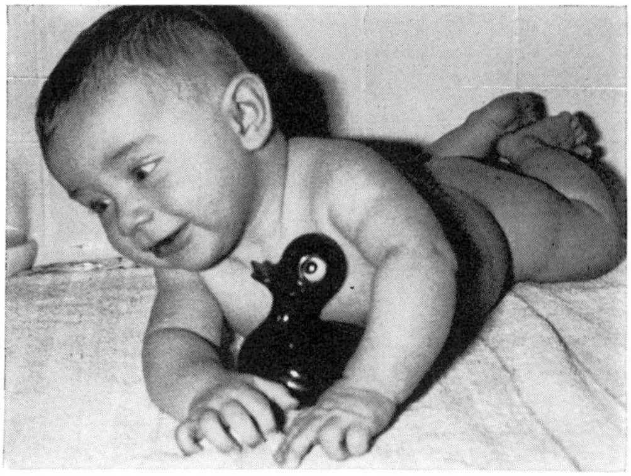

Abb. 9.5 Anheben des Oberkörpers und Halten des Kopfes in Bauchlage (3½ Monate).

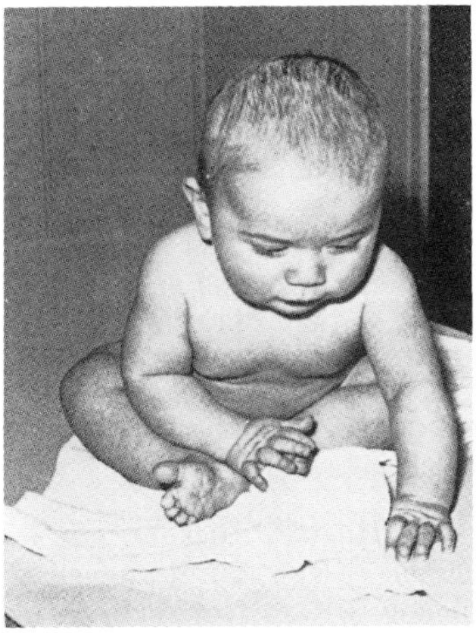

Abb. 9.6 Sitzen mit nach vorn gebeugtem Oberkörper (6 Monate).

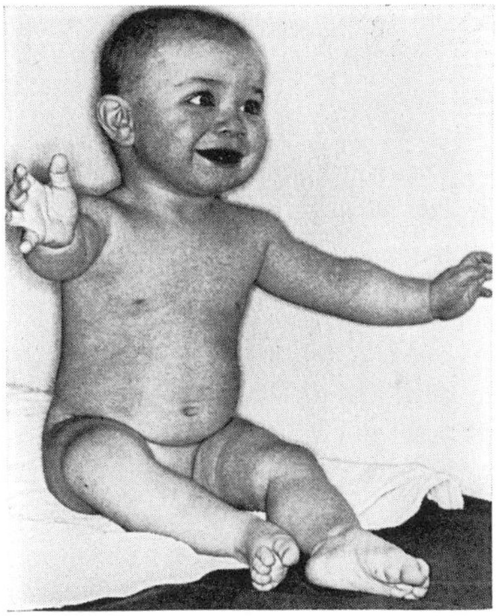

Abb. 9.7 Aufrechtes Sitzen (7 Monate).

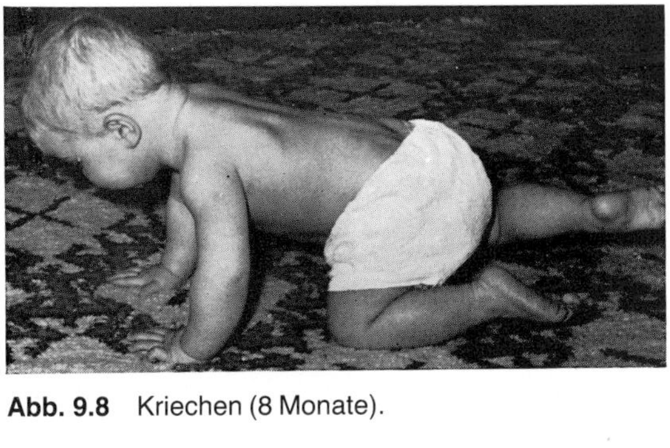

Abb. 9.8 Kriechen (8 Monate).

Abb. 9.9 Stehen mit Unterstützung (9 Monate).

Abb. 9.10 Freies Stehen (11 Monate).

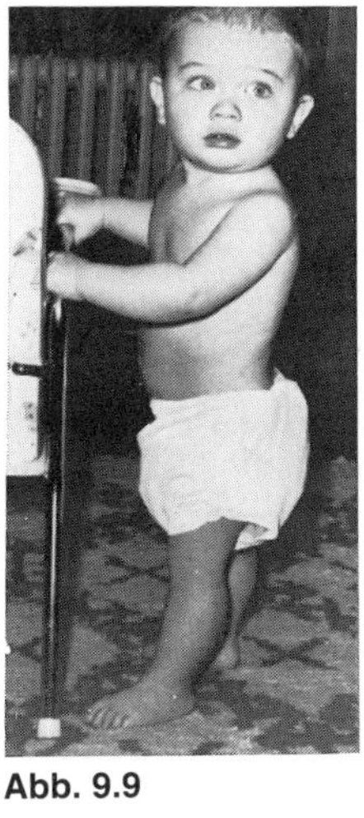

Abb. 9.9

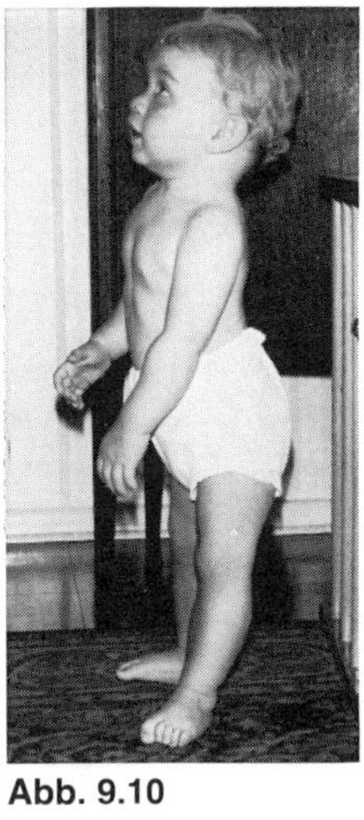

Abb. 9.10

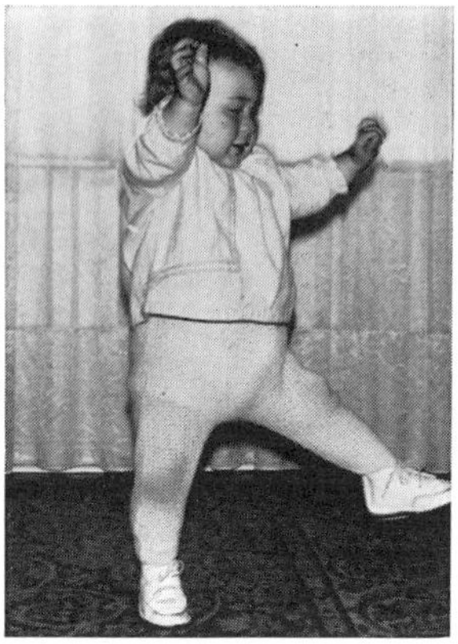

Abb. 9.11

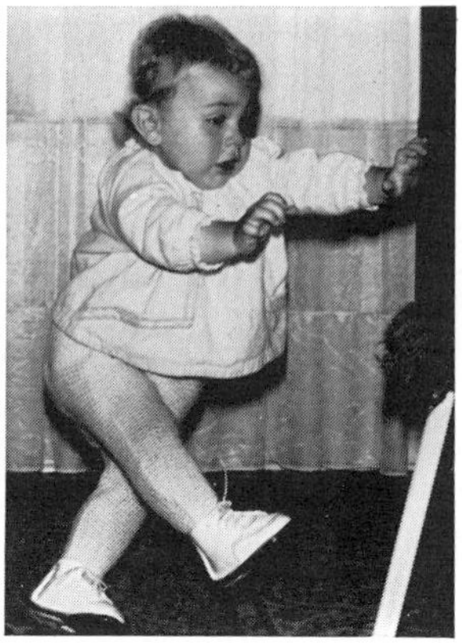

Abb. 9.12

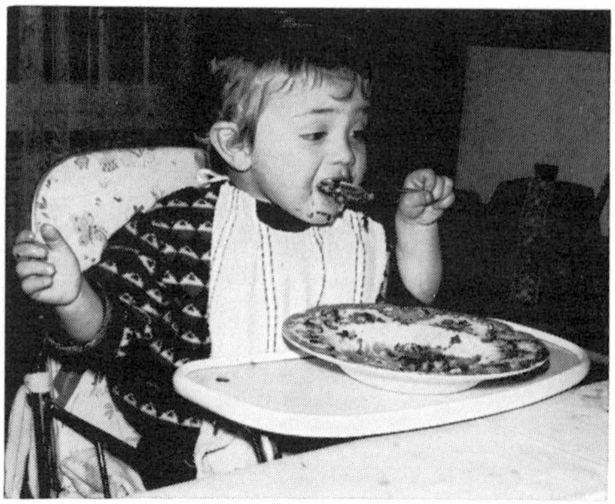

Abb. 9.13

Abb. 9.11 und **9.12** Freies Laufen: „die ersten Schritte" (12 Monate).
Abb. 9.13 Die ersten Versuche, allein zu essen (16 Monate).

gen und beim Vor- und Rückwärtsbeugen des Körpers sinkt der Kopf jetzt nicht mehr, der Schwere folgend, nach unten, sondern wird frei gehalten. Diese *Kopfkontrolle* ist die Voraussetzung für das Sitzen-, Stehen- und Laufenlernen. Zieht man einen 4 Monate alten Säugling aus der Rückenlage an den Armen zum Sitzen hoch, so sollte der Kopf nicht nach hinten fallen, sondern vom Säugling gehalten werden. Im 6. Monat kann der Säugling auf dem *Rücken* liegend, *Kopf* und *Schultern* etwas anheben.

Mit 6 Monaten kann der Säugling ohne Unterstützung *sitzen.* Zunächst ist der Körper dabei nach vorn geneigt (Abb. 9.6), und die Wirbelsäule ist entsprechend stark gekrümmt, da die Muskeln des Kindes noch nicht kräftig genug sind. Der Säugling liebt die Sitzhaltung; dabei ist sein Blickfeld erheblich erweitert. Auch die Eltern freuen sich über den Fortschritt ihres Kindes. Doch sollte es zur Vermeidung von Wirbelsäulenverbiegungen in diesem Stadium tunlichst vermieden werden, den Säugling hinzusetzen.

Man soll ihm nicht die Sitzhaltung aufzwingen. Erst wenn das Kind sich allein hinsetzen oder längere Zeit ohne Unterstützung frei sitzen kann, ist diese Körperhaltung erlaubt. Das ist ungefähr mit 7 Monaten der Fall.

Zu der Zeit wird der Rücken gerade gehalten (Abb. 9.7). Sich aus der Rückenlage aufzusetzen, ist etwas schwierig und wird erst mit etwa 8 Monaten erlernt.

Es ist für die Entwicklung des Bewegungsapparates günstiger, wenn das Aufrichten zum Stand und das freie Stehen nicht über die Rückenlage und das Sitzen, sondern über die *Bauchlage* und das *Kriechen* erlernt werden, doch überspringen manche Säuglinge diese Kriechphase.

Der junge Säugling sollte viel – aber nicht ausschließlich – auf dem Bauch liegen.

Natürlich muß auch daneben Rücken- und Seitenlage eingenommen werden. Verbiegungen der Wirbelsäule (Säuglingsskoliose) sind häufiger bei Säuglingen, die nur wenig auf dem Bauch liegen. Die Bauchlage und auch das sich daraus entwikkelnde Kriechen bewirken eine Stärkung der Rückenmuskulatur und sind gute Vorübungen für das Stehenlernen; denn zum Stehen sind kräftige Rückenmuskeln nötig. Schon das Neugeborene kann sich in Bauchlage durch Streckung der Beine etwas vorwärts schieben. Erst mit etwa 8 bis 10 Monaten werden *Kriechbewegungen* ausgeführt: beim Kriechen auf Händen und Knien sind die *Beine gebeugt,* und die Wirbelsäule bewegt sich hin und her. Es ist verständlich, daß dabei die Rückenmuskulatur weiter trainiert und gekräftigt wird (Abb. 9.8). Der Säugling erforscht mit sichtlichem Vergnügen, auf allen vieren kriechend, seine nähere Umgebung. Mit 9 bis 10 Monaten ist er im allgemeinen imstande, sich mit Hilfe der Hände zum *Stehen* aufzurichten und mit Unterstützung zu stehen (Abb. 9.9). Etwa 2 Monate später kann er bereits frei stehen (Abb. 9.10).

Tabelle 9.4 Psychomotorische Entwicklung im Säuglingsalter.

Alter	Entwicklung des Bewegungsapparates (statomotorische Entwicklung)	Seelisch-geistige Entwicklung		
		Sprachentwicklung	Hör- und Sehfunktion	Soziales Verhalten
1. Monat	Anheben und Drehen des Kopfes in Bauchlage	äußert Unlust durch Schreien	reagiert auf starke akustische Reize	
2. Monat	auf dem Arm der Mutter sitzend, hält das Baby den Kopf nur wenige sec hoch; Hände zur Faust geschlossen, aber auch schon häufig offen	Lustzustände werden durch Lallen ausgedrückt („errä")	Kopfwenden in Schallrichtung (Horchen), Augen folgen sich bewegenden Objekten, flüchtiges Fixieren	erkennt die Form eines Gesichtes, beantwortet Zuwendung mit Lächeln („soziales Begrüßungslächeln")
3. Monat	In Bauchlage stützt sich das Baby auf die Unterarme und hebt den Kopf um 50–90° an	„antwortet" mit Lauten, wenn angesprochen, und beginnt spontan zu plappern	beobachtet eigene Hand- und Fußbewegungen	schaut lächelnd in die Augen, ist durch Zureden zu beruhigen, erkennt die Mutter oder Pflegerin
4. Monat	Der Kopf fällt nicht zurück, wenn das Baby an den Händen aus der Rückenlage hochgezogen wird, Sitzen mit Unterstützung bei guter Kopfkontrolle	quietscht vor Freude („juchzen")	Ein 20 cm entfernter baumelnder Gegenstand wird verfolgt; es beginnt danach zu greifen	lautes, herzhaftes Lachen
5. Monat	rollt vom Bauch auf den Rücken, dreht sich von einer Seite auf die andere	bildet rhythmische Lautsilben	wendet sich sprechenden Personen zu	länger anhaltende Aufmerksamkeit
6. Monat	hebt Kopf und Schulter in Rückenlage für wenige Sek., stützt sich in Bauchlage auf die gestreckten Arme und hebt Kopf und Brust um etwa 90° an, kann kurzfristig mit nach vorn geneigtem Oberkörper sitzen, greift gezielt nach Gegenständen und steckt sie in den Mund	beginnt eine Unterhaltung mit Spielsachen und Personen		
7. Monat	freies Sitzen mit aufrechtem Oberkörper, dreht sich vom Rücken auf den Bauch	macht sich durch Laute und Silben bemerkbar, spricht mehrere Selbstlaute (a, o, u)	reagiert deutlich auf Zuruf	
8. Monat	aus Rückenlage selbständiges Aufrichten zum Sitzen; gibt einen Gegenstand von einer Hand in die andere	spricht einzelne Mitlaute und bedeutungslose Silben (da, ka)	interessiert sich für die Unterhaltung	kann bekannte und fremde Gesichter unterscheiden; ist gegenüber Fremden scheu und abwehrend (es „fremdelt": 8-Monats-Angst)
9. Monat	kann längere Zeit allein und aufrecht sitzen; faßt mit Daumen und Zeigefinger kleinste Gegenstände („Pinzettengriff")	verwendet immer wieder dasselbe „Wort", das Plappern wird im Tonfall abwechslungsreicher	sucht herabgefallenes Spielzeug mit den Augen	versteht einfache Anweisungen

Tabelle 9.4 (Fortsetzung)

Alter	Entwicklung des Bewegungsapparates (statomotorische Entwicklung)	Seelisch-geistige Entwicklung		
		Sprachentwicklung	Hör- und Sehfunktion	Soziales Verhalten
10. Monat	zieht sich zum Stand hoch und bleibt stehen, wenn es sich festhalten kann; kriecht auf Händen und Knien (krabbelt mit gebeugten Beinen)	bildet Worte und Doppelsilben („da-da"), spricht einfache Worte nach (Aufforderung dazu stößt auf Widerstand)		reagiert auf Schimpfen; macht nach Aufforderung „Winke-Winke" oder „Backe-Backe-Kuchen"
11. Monat	Laufen mit Unterstützung (an Gegenständen, „Küstenschiffahrt")	plappert laufend vor sich hin		
12. Monat	freies Stehen, läuft wenige Schritte allein	sagt „mama", „papa" und ein paar andere einfache Worte	reagiert auf seinen Namen	

Im 4. Lebensvierteljahr, und zwar ungefähr mit 10 bis 11 Monaten, macht der Säugling an der Hand der Mutter, oder sich an Möbeln bzw. am Gitter des Laufstalles festhaltend, die ersten *Schritte*.

Das Seitwärtsgehen mit Festhalten an Gegenständen wird als *Küstenschiffahrt* bezeichnet. Das Laufen ohne Hilfe ist etwa mit 12 Monaten möglich.

Natürlich werden zunächst nur wenige Schritte gewagt (Abb. 9.11, 9.12). Der Gang ist dann noch wacklig und breitbeinig, er wird in den nächsten Monaten immer sicherer.

Es sei noch einmal betont, daß die genannten Daten Mittelwerte darstellen und daß erhebliche Schwankungen vorkommen. So lernen manche Säuglinge das freie Laufen schon mit 10 Monaten, während andere Kinder erst mit 14 Monaten oder noch später ohne Hilfe laufen können. Man muß die Entwicklung abwarten und soll nichts erzwingen.

Unternimmt allerdings das Kind selbst mit 1½ Jahren noch keine Gehversuche, so ist es einem Arzt vorzustellen. Meist erreicht ein solches Kind auch andere Entwicklungsstufen spät oder gar nicht und wird deshalb schon eher auffallen. Man sollte aber stets das ganze Kind sehen und es nicht auf Grund eines einzigen, vielleicht verspätet eingetretenen Entwicklungsschrittes beurteilen.

Psychomotorische Entwicklung

Langsame Fortschritte bei der Erlernung einiger Funktionen brauchen nicht zu beunruhigen, falls sich der Säugling sonst normal entwickelt, wobei auch das psychische Verhalten mit berücksichtigt werden muß. Die allmähliche Beherrschung des Bewegungsapparates und seelisch-geistige Fortschritte gehen meist Hand in Hand, da beides von einer ungestörten Entwicklung des Zentralnervensystems abhängt. (Andererseits wirken sich nicht selten Erkrankungen des Zentralnervensystems auf beide Bereiche nachteilig aus.) Um diese gegenseitigen Beziehungen hervorzuheben, wird auch von psychomotorischer Entwicklung gesprochen. In der Tabelle 9.4 werden deshalb neben der Entwicklung des Bewegungsapparates (statomotorische Entwicklung) einige Fortschritte auf seelisch-geistigem Gebiet zusammenfassend dargestellt, eine ausführliche Besprechung der psychischen Entwicklung folgt später.

Belastung der unteren Gliedmaßen durch die aufrechte Körperhaltung

Die *Beine* des Säuglings – besonders seine Unterschenkel – sind häufig im Sinne einer „physiologischen" O-Beinstellung gekrümmt, die meist im 2. Lebensjahr verschwindet. Mit dem Beginn des Laufenlernens kann es allerdings zu einer entgegengesetzten Biegung der Beine kommen (X-Beinstellung), was sich im allgemeinen ebenfalls ohne Therapie später wieder ausgleicht. (Stärkere Grade von O- oder X-Beinen sollten jedoch dem Arzt vorgestellt werden, der entscheiden muß, ob eine Behandlung erforderlich ist.)

Mit dem Stehenlernen und dem aufrechten Gang können sich allerlei Formfehler des *Fußes* einstellen: die Last des ganzen Körpers muß beim Stehen und Laufen von den kleinen Füßen getragen werden, und die Fußmuskeln sind dieser Belastung teils noch nicht gewachsen. Wegen des im Säuglingsalter stark ausgebildeten Fettpolsters an der Fußsohle ist ein Fußgewölbe u. U. gar nicht erkennbar, es ist aber vorhanden.

Bildet sich später unter Belastung ein Senk-, Spreiz-, Knick- oder Plattfuß aus, so sind Fußgymnastik und Einlagenbehandlung angezeigt.

Eine normale Entwicklung des Fußes wird durch die intensive Bewegung und – jenseits der Säuglingszeit – durch das Umherspringen der Kinder im Spiel gefördert. Dabei sollten die Kinder zum besseren Training des Fußgewölbes – wenn irgend möglich – barfuß laufen, besonders auf unebenem Boden, z. B. auf dem Rasen. Das Tragen ungeeigneter Schuhe wirkt sich zweifellos auf die normale Fußentwicklung ungünstig aus. Die Auswahl des richtigen Schuhwerks ist von großer Bedeutung. Vor dem Anpassen der Schuhe wird der beim Stehen belastete und nicht der locker aufgesetzte Kinderfuß gemessen. Hierfür stehen einfache Apparate zur Verfügung, an denen die erforderliche Schuhgröße (Länge und Breite) abgelesen werden kann. Es sollte auf jeden Fall darauf geachtet werden, daß die Schuhe schon des 1jährigen Kindes entsprechend der Fußform auch vorn sehr breit sein müssen; nur dann haben die Zehen nach beiden Seiten genügend Bewegungsfreiheit. Ebenso wenig dürfen sie von vorn eingeengt werden. Spitze oder zu kurze Schuhe sind unbrauchbar. Es stehen Kinderschuhe mit verschiedenen Weiten zur Verfügung, was die Eltern beim Schuheinkauf bedenken sollten. Sitzt der Schuh bei richtiger Länge zu locker, so ist ein schmalerer, nicht ein kürzerer zu wählen.

2.2.3 Kleinkind- und Schulkindalter (2. Lebensjahr bis zum Beginn der Reifungszeit)

Wachstum

Wie schon erwähnt worden ist, verlangsamt sich die *Wachstumsgeschwindigkeit* gegen Ende des 1. Lebensjahres. Einen noch stärkeren Rückgang des Wachstumstempos beobachten wir im 2. Jahr und besonders in den dann folgenden Lebensjahren. Andererseits gibt es ein stärkeres Größenwachstum vor und zur Zeit der Einschulung (Periode der 1. Streckung) und noch ausgeprägter in der Pubertät (Periode der 2. Fülle, Pubertätswachstumsschub); beides ist auf der Abb. 9.14 deutlich erkennbar. Ähnliches gilt auch für die Gewichtszunahme. Während der Fülleperioden verläuft die Gewichtskurve mit einem nach oben leicht konvexen Bogen (dies ist auf den Abb. 9.15 und 9.16 zwischen dem 1. und 4. Jahr sowie jenseits des 16. Jahres klar zu sehen und zwischen

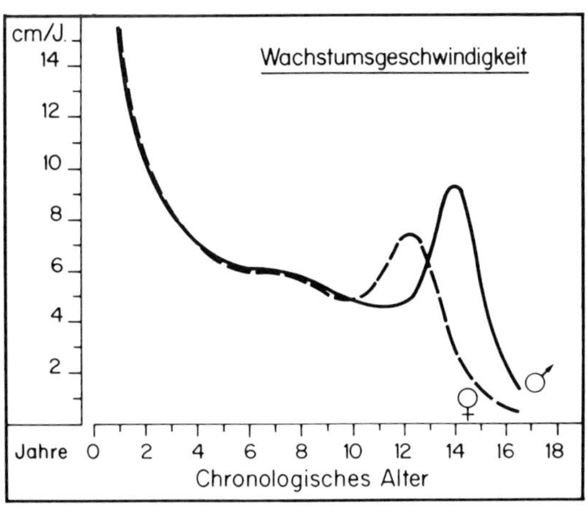

Abb. 9.14 Mittlere Wachstumsgeschwindigkeit bei Knaben und Mädchen. (Züricher Longitudinalwachstumsstudie: PRADER: Pediatric Endocrinology. Hrsg. von M. B. RANKE, J. R. BIERICH. MD-Verlag, München 1986.)

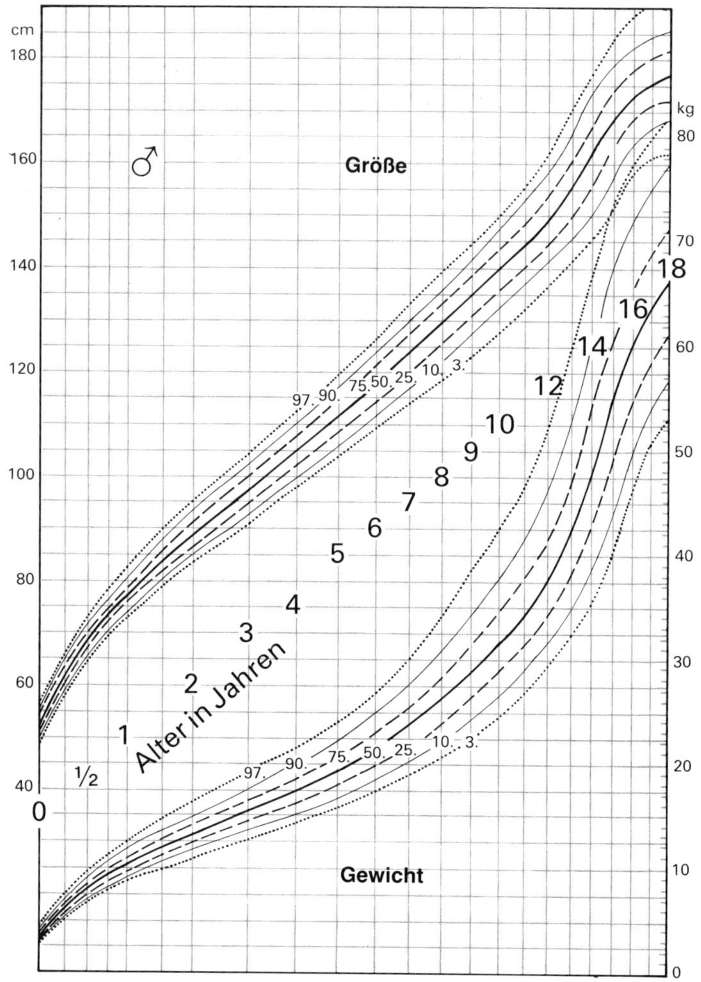

Abb. 9.15 Größen- und Gewichtsentwicklung bei Knaben mit Perzentilangaben. (Nach: J. C. VAN WIERINGEN, Groningen 1971 bzw. G.-A. VON HARNACK [Hrsg.]: Kinderheilkunde. Springer, Berlin 1977.)

dem 8. und 10. Jahr nur angedeutet). Gewichtszunahme und Größenwachstum des Kindes verlaufen also nicht gleichmäßig, sondern in Schüben, und zwar überwiegt einmal die Zunahme des Gewichts (Fettansatz), ein andermal die der Größe. (Auch am Fuß können wir ein abwechselndes Breiten- und Längenwachstum beobachten.) Dieser periodische Wechsel von Gewichts- und Größenzunahme hat zu folgender Einteilung geführt:

Periode der 1. Fülle:	1.– 4. Jahr,
Periode der 1. Streckung:	5.– 7. Jahr,
Periode der 2. Fülle:	8.–10. Jahr,
Periode der 2. Streckung:	11.–15. Jahr,
Periode der 3. Fülle:	16.–20. Jahr.

So ist es auch zu erklären, daß die Kinder in einem bestimmten Lebensabschnitt (besonders in den ersten Lebensjahren) mehr rundliche Formen haben, während sie in einer anderen Altersstufe (z. B. zur Zeit der Einschulung) „in die Höhe schießen“ und schlank oder sogar ausgesprochen mager wirken; man kann dann womöglich „alle Rippen zählen“, ohne daß hier unbedingt ein krankhafter Zustand vorliegen muß. Es ist verständlich, daß die Eltern diese Entwicklung mit einiger Sorge verfolgen, und gar nicht so selten werden uns Kinder wegen „Unterernährung“ und „Abmagerung“ vorgestellt, die in Wirklichkeit normal entwickelt sind. Selbst wenn das Kind etwas weniger wiegt, als es dem Altersdurchschnitt entspricht, sonst aber keine Störungen zeigt und vergnügt ist, kann man die Eltern beruhigen.

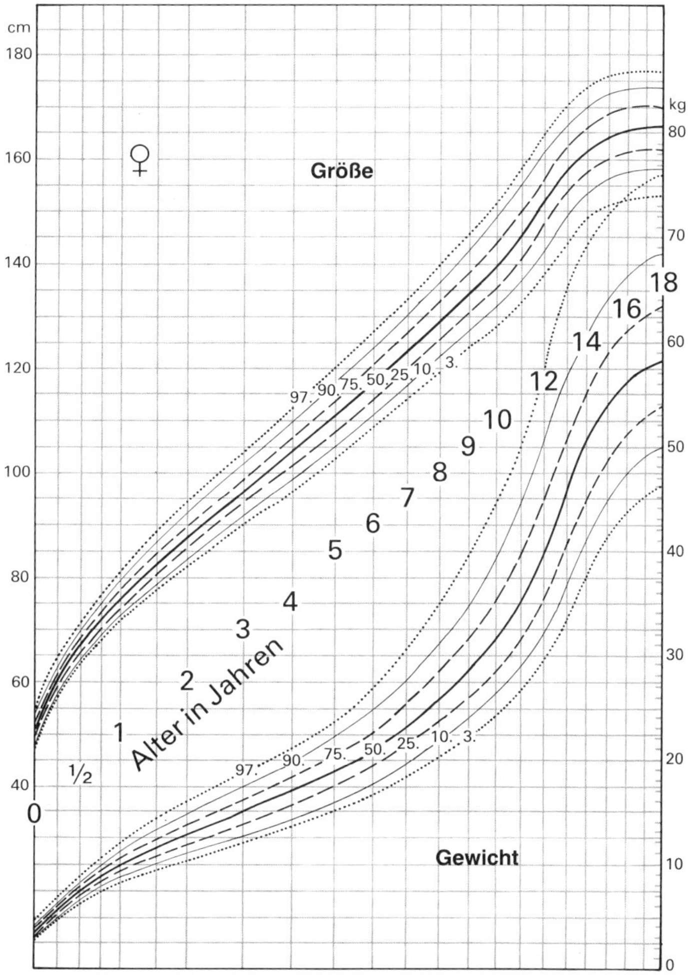

Abb. 9.16 Größen- und Gewichtsentwicklung beim Mädchen mit Perzentilangaben. (Nach: J. C. van Wieringen, Groningen 1971 bzw. G.-A. von Harnack [Hrsg.]: Kinderheilkunde. Springer, Berlin 1977.)

Diese geschilderten Veränderungen tragen mit dazu bei, daß sich aus den rundlichen Formen des Säuglings und Kleinkindes mit den kurzen Gliedmaßen, dem relativ langen Rumpf und großen Schädel die typischen Körperformen des Schulkindes entwickeln. Dieser sogenannte *1. Gestaltwandel* beginnt am Ende des Kleinkindalters

(schlanke Gestalt, Zunahme von Arm- und Beinlänge, deutliches Hervortreten der Muskulatur und der Gelenke, kleiner Kopfumfang im Verhältnis zur Gesamtkörpergröße, Beginn des Zahnwechsels).

Der *2. Gestaltwandel* setzt etwa mit dem Ende des Schulkindalters ein. Er beginnt mit dem *Pubertätswachstumsschub* und vollzieht sich während der körperlichen Reifung des Jugendlichen.

Einen Überblick über die *Gewichtszunahme* und das *Größenwachstum* in den einzelnen Altersgruppen beim Jungen und beim Mädchen vermitteln Abb. 9.15 und 9.16. Die an den Größen- und Gewichtskurven stehenden Zahlen (3, 10, 25, 50 usw.) stellen *Perzentilwerte (Perzentile)* dar. Sie sagen Genaueres über die Streubreite oder Variationsbreite aus. Diese Kurven *(Perzentilkurvensomatogramme)* sind durch Aufzeichnung von Größe und Gewicht einer umfassenden, repräsentativen Gruppe von Kindern und Jugendlichen aller Altersgruppen (Stichprobe) entstanden. In jedem Alter gibt es einige abnorm kleine und zierliche Kinder (niedrigste Perzentilwerte), während andere Kinder der Stichprobe durch besondere Größe und Korpulenz auffallen (höchste Perzentilwerte); genau in der Mitte zwischen diesen beiden Extremen befindet sich die 50. Perzentile (Mediane).

Die Maße eines einzelnen Kindes werden nun mit der Stichprobe verglichen. Liegt z. B. das von uns festgestellte Gewicht eines bestimmten Patienten auf der mit 50 markierten Gewichtskurve („50. Perzentile“ = 50er Perzentile), so ist daraus abzulesen, daß 50% der Stichprobe weniger wiegen und die restlichen 50% der Stichprobe schwerer sind als unser Patient: der 50-Perzentilwert entspricht also dem Gewicht eines mittelschweren Kindes.

Der Perzentilbegriff ist eng mit dem Begriff der Standardabweichung (Standarddeviation SD) verbunden. In der Abb. 9.17, die die GAUSSsche Glockenkurve zeigt (also die Normalverteilung z. B. der Gewichte einer bestimmten Altersgruppe), entspricht das arithmetische Mittel ($\bar{x}$) aller Werte genau der 50er Perzentile. Der Bereich $\bar{x} \pm 2$ SD ist der Normalbereich, er liegt zwischen „minus 2 Standardabweichungen“ und „plus 2 Standardabweichungen“ und ist annäherungsweise mit dem Bereich zwischen der 3er und der 97er Perzentile identisch (an beiden Seiten der Glockenkurve fallen insgesamt 6% aller Messungen aus dem Normbereich heraus). Man ist zu folgender Übereinkunft gekommen:

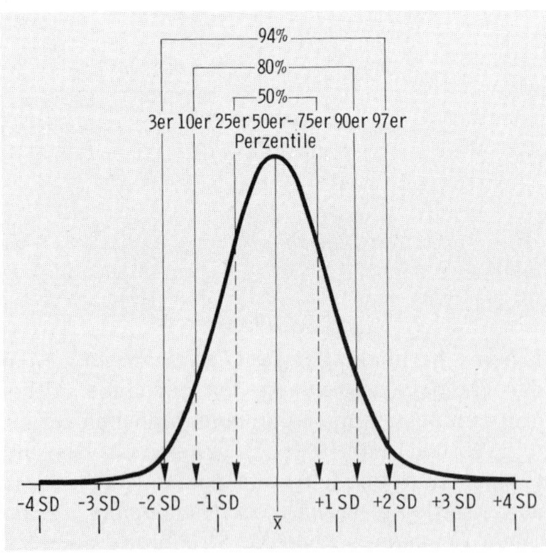

Abb. 9.17 Schema einer Normalverteilung, GAUSSsche Glockenkurve (nach BLUNCK bzw. SIPPELL, W. G., KNORR, D.: Körperliche Entwicklung des gesunden Kindes. In: CATEL, W.: Das gesunde und das kranke Kind. Hrsg. von E. GLADKE, J. OEHME, J. SCHAUB. 12. Auflage, Thieme, Stuttgart 1983.)

Alle zwischen der 3. Perzentile (nur 3% der Vergleichsgruppe haben ein geringeres Gewicht) und der 97. Perzentile (97% der Vergleichsgruppe wiegen weniger und nur 3% sind schwerer) liegenden Gewichte fallen noch in den *normalen Streubereich.*

Entsprechendes gilt für die Körpergröße (und den Kopfumfang, s. auch Abb. 9.3). Die übrigen Werte liegen *außerhalb des Normalbereichs.* Sie finden sich bei abnorm kleinen und abnorm schlanken Kindern (unterhalb der 3. Perzentile) bzw. bei abnorm großen und abnorm dicken (oberhalb der 97. Perzentile).

Die Bezeichnung „schlank“ oder „dick“ ist allerdings erst dann anwendbar, wenn die Perzentilwerte von Größe und Gewicht bei ein und demselben Kind deutlich voneinander abweichen. Entspricht z. B. die Körpergröße eines Kindes der 60., das Gewicht dagegen nur der 20. Perzentile, so handelt es sich um ein schlankes Kind; läge aber auch der Perzentilwert der Körpergröße nur bei 20, so würde das Kind nicht schlank wirken, sondern hätte eine harmonische Körperform, es wäre lediglich kleiner und von geringerem Körpergewicht, als es dem Mittelwert (der 50. Perzentile) der betreffenden Altersgruppe entspricht. Die Perzentilwerte der Größe und des Gewichts erlauben also mit einem Blick eine exakte Aussage sowohl über die *Körpermaße* als auch – beim Vergleich der Perzentile von Größe und Gewicht – über die *Körperfülle;* darin liegt der Vorteil dieser Ausdrucksweise:

Hinter das festgestellte Gewicht und die ermittelte Körpergröße wird jeweils der aus der Kurve (Abb. 9.15 und 9.16) abgelesene Perzentilwert gesetzt.

Hat z. B. ein 11jähriges Mädchen eine Größe von 150 cm, so ist es etwas größer als der Durchschnitt (75. Perzentile). Beträgt nun das Gewicht dieses Kindes 50 kg, so liegt es gewichtsmäßig an der 97. Perzentile, also weit über dem Durchschnitt. Um das Übergewicht ausrechnen zu können, muß in der Gewichtskurve der der Größe entsprechende Perzentilwert der gleichen Altersgruppe aufgesucht werden. So ergibt sich, daß bei einem 11jährigen Mädchen die 75. Perzentile des Gewichtes 40 kg entspricht. Das einer bestimmten Größe entsprechende Gewicht wird als *Längensollgewicht* bezeichnet; es dient als 100%-Wert zur Berechnung von Über- und Untergewicht. Im genannten Beispiel hat dieses relativ große Mädchen doch noch ein Übergewicht von 10 kg, also von 25% (50 kg entspricht 125%). Es liegt eine Fettsucht vor (von Fettsucht sprechen wir definitionsgemäß dann, wenn das Übergewicht größer ist als 20%).

Die Kurven dienen auch dazu, Größe und Gewicht ein und desselben Patienten über Jahre zu verfolgen: Im Idealfalle sollten Größen- und Gewichtsentwicklung jeweils einer der Linien der Abb. 9.15 folgen oder ihnen – innerhalb des Normalbereichs – parallel laufen, wobei die Perzentilzahlen von Größe und Gewicht identisch sein oder zumindest nahe beieinander liegen sollten.

Die Kurven, die die Entwicklung des Kopfumfangs wiedergeben (Abb. 9.3), spielen u. a. für Verlaufskontrollen bei Patienten mit (operiertem oder nicht operiertem) Hydrozephalus eine große Rolle. Das Schneiden von Perzentillinien (Übergang auf eine Kurve mit höherem Perzentilwert) innerhalb eines bestimmten Zeitraums bedeutet übermäßig starkes Kopfwachstum.

Es sind vor allem die *Erbanlagen,* die die Körpergestalt eines Menschen bestimmen. Meist haben große Eltern große Kinder und kleine Eltern kleine. Die *Gewichtskurve* läßt sich durch Art und Menge der *Nahrung* relativ stark beeinflussen, ebenso wirken sich bestimmte *Krankheiten* mehr oder weniger deutlich auf die Gewichtszunahme aus. Ernährung und Krankheit haben nur ganz ausnahmsweise auch einen Einfluß auf das *Größenwachstum.* Im allgemeinen werten die Eltern einen guten und regelmäßigen Gewichtsanstieg als Zeichen der Gesundheit. Es ist jedoch zu bedenken, daß es schwere Krankheiten gibt, die mit einer starken Gewichtszunahme einhergehen, und daß ein Kind, das über einen gewissen Zeitraum einen Gewichtsstillstand zeigt, vollkommen gesund sein kann. (Eine stärkere Gewichtsabnahme gilt aber stets als Krankheitszeichen.) Neben der Ernährung und bestimmten Krankheiten gibt es weitere, die Körpergestalt beeinflussende äußere Faktoren. Zu den äußeren Faktoren, die einen Effekt auf das Längen- und vor allem auf das Breitenwachstum haben (Wachstumsreiz), gehören *körperliche Betätigungen,* wie z. B. der Sport.

Entwicklung und Sport

Die große Bedeutung des Sports für das Wachstum und die Entwicklung des Menschen ist offenkundig. Die Muskulatur wird trainiert und gekräftigt, der Zug, der dabei auf die einzelnen Teile des Skelettsystems ausgeübt wird, festigt Knochen und Bänder. Es wird aber nicht nur die Entwicklung des *Bewegungsapparates* gefördert, sondern auch die vieler anderer Organsysteme (z. B. Stärkung des *Herzens* und Anregung des *Blutkreislaufs* während der Muskelarbeit). Der günstige Einfluß auf die *seelisch-geistige Entwicklung* ist unverkennbar. Eine gesunde Entwicklung des Gesamtorganismus ist ohne körperliche Übungen schwer denkbar.

Für die *Persönlichkeitsentwicklung* des Kindes ist es wichtig, dafür zu sorgen, daß die sportliche Betätigung in fröhlicher, spielerischer Atmosphäre erfolgt. Bewegungsspiele im Freien haben den Vorzug, daß die Kinder dabei an die frische Luft kommen und häufig der *Sonne* ausgesetzt sind. Die Kinder sollen im Sommer beim Herumtollen im Freien wenig bekleidet sein, nur so kann der *Wind* als Hautreiz wirksam werden, indem er die Reaktionsfähigkeit der Hautkapillaren erhöht (Luftbäder). Ballspiele haben viele Vorteile, z. B. erziehen sie zu Fairneß und Disziplin. Jedes Schulkind soll schwimmen lernen, und zwar einerseits aus Sicherheitsgründen, andererseits auch deshalb, weil es sich hier um eine Sportart handelt, die besonders geeignet ist, den gesamten Organismus zu kräftigen.

Ganz allgemein gilt, daß die Leibesübungen dem Auftreten von *Haltungsschäden* vorbeugen und bei *Haltungsschwächen* ausgezeichnete Dienste leisten. Kinder mit *Haltungsfehlern* sollten dagegen besser dem Sonderturnen zugeführt werden.

Bei ausgeprägten *Deformitäten* (z. B. Skoliose) reicht auch das nicht aus, und krankengymnastische Übungsbehandlungen oder ärztliche Maßnahmen sind angezeigt. Körperliche Aktivitäten, die geeignet sind, die Rückenmuskulatur zu stärken, bewähren sich bei der Skoliose. Eine Befreiung von jeglicher sportlicher Betätigung ist nur in Ausnahmefällen gerechtfertigt. Schwächliche, schonungsbedürftige Kinder sollten nicht generell vom Turnunterricht zurückgestellt werden; u. U. wird man ihnen raten, eine ihnen gemäße Sportart (z. B. Gymnastik) zu betreiben („Turnschonung“).

Wegen des angeborenen Bewegungstriebes der Kinder ist es gar nicht erforderlich, sie zu körperlicher Betätigung anzuhalten. Auch ohne Aufforderung hüpft und springt das Kleinkind fast den ganzen Tag. Die damit verbundene körperliche Leistung ist zwar beachtlich, man sollte aber keine falschen Vorstellungen von dem Ausmaß dieser *körperlichen Leistungsfähigkeit* haben. Die Zahl der Schritte, die das Kind im Spiel zurücklegt, könnte für kilometerlange Wege ausreichen. Würde man dagegen das Kind an die Hand nehmen, um mit ihm eine solche Strecke zu gehen, so würde es kaum die Hälfte des Weges schaffen. Der Grund hierfür liegt in dem großen *Pausenbedürfnis* der Kinder. Ihre körperlichen

Leistungen setzen sich aus vielen kleinen Einzelleistungen zusammen. Dieser sinnvolle Wechsel von Bewegung und Ruhe ist am ehesten im Spiel gewährleistet, auf das kein Kind verzichten kann. Im Schulalter können bereits länger dauernde Anstrengungen durchgehalten werden. Schon sehr früh, insbesondere jenseits des 10. Lebensjahres, trachten die Kinder nach einem Leistungsvergleich, der einen wichtigen Faktor für den Erwerb von Kraft, Ausdauer und Geschicklichkeit darstellt, andererseits auch eine Unterordnung verlangt. Sie möchten sich im *Wettkampf* mit Gleichaltrigen messen und durch ihre Leistung glänzen. Die Leistungsfähigkeit nimmt zwar bei beiden Geschlechtern zur Zeit der Pubertät rasch zu, das Kreislaufsystem und andere Organsysteme sind jedoch einer stärkeren Belastung zunächst noch nicht gewachsen. Zu wirklichen Dauerleistungen sind erst die älteren Jugendlichen und die Erwachsenen fähig. Höchstleistungen sind häufig dann beobachtet worden, wenn sehr früh mit dem intensiven Training begonnen worden ist. Die Teilnahme von etwa 12- bis 14jährigen am eigentlichen *Leistungssport* sollte aber erst nach genauer Prüfung erlaubt werden, denn dafür ist der Einsatz der ganzen Persönlichkeit notwendig, zu der der junge Mensch erst heranreifen muß.

2.2.4 Reifungszeit (Vorpubertät = Präpubertät; Pubertät)

Einschneidende, hormonal bedingte Änderungen des Wachstums und der Entwicklung werden während der Zeit der Vorpubertät und Pubertät[1] beobachtet, d.h. während der 1. Periode des *Jugendalters*.

[1] pubertas (lat.): Geschlechtsreife.

Der Ausdruck Pubertät bedeutet Zeit der eintretenden Geschlechtsreife, die Vorpubertät ist der dieser Phase unmittelbar vorausgehende Lebensabschnitt. Im allgemeinen wird auch die Vorpubertät der Einfachheit halber mit zur Pubertät gerechnet: man kann folglich bezüglich der gesamten Reifungszeit eine 1. Phase *(Vorpubertät)* und eine 2. Phase der Pubertät unterscheiden.

Die 1. Phase der Pubertät fällt etwa in die Zeit der 2. Streckung (2. Gestaltswandel, s. S. 334): *schnelles Größenwachstum* (sog. *Pubertätswachstumsschub* – er beginnt beim Mädchen mit 10½ Jahren, beim Jungen mit 12 Jahren –, s. auch Abb. 9.14). Dies ist die Zeit des Auftretens der 1. sekundären Geschlechtsmerkmale. Über Einzelheiten informieren Tabelle 9.5 und Tabelle 9.6. Zum Teil kommen allerdings recht erhebliche Abweichungen nach beiden Seiten vor (frühnormale und spätnormale Pubertät). So haben einige 13jährige Kinder einer Schulklasse noch keinerlei Pubertätszeichen, während andere gleichaltrige Kinder schon voll entwickelt sind. Diese Differenzen führen nicht selten zu seelischen Problemen. Treten die ersten Pubertätszeichen beim Mädchen vor dem vollendeten 8. bzw. beim Jungen 9. Lebensjahr auf, so sprechen wir von vorzeitiger Pubertät *(Pubertas praecox),* treten sie mehr als 3 Jahre nach den angegebenen Mittelwerten auf, so liegt eine verzögerte Pubertät *(Pubertas tarda)* vor. Neben diesen pathologischen Pubertätsformen gibt es eine familiäre Störung, bei der nicht nur die Pubertät, sondern auch das Wachstum langsamer verlaufen, die sog. konstitutionelle Entwicklungsverzögerung.

Für die Stadien der Pubertätsentwicklung – es hat sich international die Einteilung nach Tanner durchgesetzt – sind folgende Symbole üblich: P oder PH (pubic hair,

Tabelle 9.5 Pubertätsentwicklung beim Mädchen (Streuung etwa ± 2 Jahre).

beginnende Brustentwicklung (B2)	10½ Jahre
beginnende Schambehaarung (PH2)	10½ Jahre
stärkste Wachstumsgeschwindigkeit	12 Jahre
Menarche	12½ Jahre
regelmäßige ovulatorische Zyklen	14 Jahre
Erwachsenenform der Schambehaarung (PH5 bzw. PH6)	14½ Jahre
voll entwickelte Brust (B5)	14½–15 Jahre

Tabelle 9.6 Pubertätsentwicklung beim Knaben (Streuung etwa ± 2 Jahre).

beginnende Hodenvergrößerung (G2)	11 Jahre
beginnende Schambehaarung (PH2)	12 Jahre
beginnende Penisvergrößerung (G2)	12½ Jahre
stärkste Wachstumsgeschwindigkeit	14 Jahre
Axillarbehaarung	14 Jahre
Bartwuchs, teils auch Brustbehaarung	14–15 Jahre
1. Samenerguß	13½ (–15) Jahre
reife Spermien	15 Jahre
Stimmbruch	15 Jahre
Erwachsenenform der Schambehaarung (PH5 bzw. PH6)	15 Jahre

also Pubes = Schambehaarung), G (männliche Genitalentwicklung, den Hoden und den Penis betreffend), B (weibliche Brustentwicklung). Die Indexzahl 1 (PH1 etc.) bedeutet fehlende Entwicklung, die Zahl 2 zeigt den Beginn der Entwicklung an, z. B. PH2 = *Pubarche* = beginnende Schambehaarung, G2 = beginnende Hodenvergrößerung (Hodenvolumen > 3 ml) – in den vielen Jahren vor der Reifungszeit hat sich an der Größe des Hodens kaum etwas geändert –, B2 bedeutet Brustknospe *(Thelarche* = beginnende Brustentwicklung), das Stadium B3 entspricht der Knospenbrust, G5, B5 und PH5 stellen das Endstadium der Entwicklung dar (reife Form, Erwachsenentyp). Bei der Schambehaarung wird jedoch noch das Stadium PH6 abgegrenzt; diese stärkere Ausbildung der Behaarung nach oben wird bei etwa 80% der Männer und rund 10% der Frauen beobachtet.

Mit der ersten Menstruationsblutung *(Menarche)* ist beim Mädchen die 1. Phase der Pubertät beendet und die 2. Phase hat begonnen; beim männlichen Geschlecht ist dieser Übergang weniger deutlich erkennbar, er ist eingetreten, wenn Spermien produziert werden *(Pollution,* S. 240), reife Spermien werden erst etwa 1 Jahr später gebildet. Die ersten Menstruationsblutungen während der Pubertät zeigen meist noch nicht den 28-Tage-Rhythmus, sondern treten unregelmäßig auf. Dabei kann es sich um „anovulatorische Blutungen" handeln, d. h. die Ovulation (der Follikelsprung) bleibt aus, und folglich fehlt eine befruchtungsfähige Eizelle. Bis zur eigentlichen Reife vergeht also bei beiden Geschlechtern noch einige Zeit, eben die Zeit der 2. Phase der Pubertät.

Erst danach (etwa mit 16 Jahren) beginnt die letzte Phase des Jugendalters, die *Adoleszenz*[2]. Die sekundären Geschlechtsmerkmale sind jetzt voll ausgeprägt. Die Zeugungsfähigkeit ist vorhanden, doch nicht alle Organsysteme haben bereits ihre endgültige Reife erlangt.

Zum Schluß noch ein Wort zur Größen- und Gewichtsentwicklung. Bis zum Beginn der Reifungszeit sind die Jungen größer und schwerer als die Mädchen. Da bei Mädchen die Pubertät früher eintritt als beim Jungen, braucht es nicht zu überraschen, daß in diesem Zeitabschnitt (11- bis 13jährige) die Mädchen durchschnittlich größer und schwerer sind als gleichaltrige Knaben. Nach der Menarche wächst ein Mädchen bei großer Streubreite im Durchschnitt nur noch knapp 8 cm – bei frühem Menarchenbeginn etwas mehr, bei spätem Beginn weniger. Mit 14 Jahren haben die Jungen den Größenvorsprung aufgeholt (dies ist die Zeit ihres stärksten Längenwachstums, es beträgt dann etwa 9–10 cm in einem einzigen Jahr, während der maximale Wachstumsschub beim Mädchen schon mit 12 Jahren erfolgt und nur rund 8 cm in dem betreffenden Jahr ausmacht). Mit 15 Jahren sind die Jungen wieder schwerer als ihre weiblichen Altersgenossen. Das Größenwachstum ist beim weiblichen Geschlecht mit rund 16–17 Jahren abgeschlossen. Etwa mit 18–19 Jahren hört beim männlichen Geschlecht das Größenwachstum auf. Die Männer sind jetzt durchschnittlich 12–13 cm größer als die Frauen. Das *Erwachsenenalter* hat begonnen.

Diese Größendifferenz zwischen Mann und Frau liegt der Berechnung der genetisch zu erwartenden Erwachsenengröße (die sog. Zielgröße Z) aus der Größe des Vaters (V) und der der Mutter (M) zugrunde. Die entsprechenden Formeln lauten

$$\text{für Jungen}\quad Z = \frac{V + M + 13}{2}\,\text{cm},$$

$$\text{für Mädchen}\quad Z = \frac{V + M - 13}{2}\,\text{cm} \; –$$

dabei ist nicht berücksichtigt, daß die Kinder heute im allgemeinen größer werden als ihre Eltern (Akzeleration, s. u.). Die Streubreite der Ergebnisse ist beachtlich und beträgt rund ± 8,5 cm. Es gibt noch eine andere grobe Faustregel, wonach ein Mädchen mit 1,5 Jahren und ein Junge mit 2,2 Jahren ungefähr die Hälfte der Endgröße erreicht hat.

2.2.5 Akzeleration

Die 20jährigen sind heutzutage etwa 10 cm größer als noch vor einem Jahrhundert (ihre Größe hat jedes Jahrzehnt um 1 cm zugenommen), während sich ihre Körpergröße in den davorliegenden Jahrtausenden nur wenig geändert hat. Rekrutenmessungen und andere Beobachtungen haben das ergeben. Alle Rassen und Altersstufen sind von diesem Größenzuwachs mehr oder weniger stark betroffen. Nicht nur die Erwachsenen, sondern ganz besonders die Klein- und Schulkinder – weniger die Neugeborenen – sind heute größer und schwerer als vor 50 oder 100 Jahren. Diese Erscheinung wird als *Akzeleration*[3] (Entwicklungsbeschleunigung, säkularer Trend) bezeichnet und erstreckt sich auf viele Bereiche. Neben Körpergröße und Körpergewicht haben auch Kopfumfang und Fußlänge zugenommen – die Kinder sind den Eltern über den

[2] adolescens (lat.): heranwachsend.
[3] acceleratio (lat.): Beschleunigung.

Kopf gewachsen –, der Durchbruch der Milchzähne und der Zahnwechsel sind vorverlegt, die Knochenkerne erscheinen eher. Aber nicht nur Wachstum und Skelettreife, sondern auch die sexuelle Entwicklung sind beschleunigt. So tritt die Pubertät bei Knaben und Mädchen jetzt rund 2–3 Jahre früher auf als vor 100 Jahren. Mitte des vorigen Jahrhunderts lag das Menarchenalter sogar bei 17 Jahren (jetzt beträgt es – wie erwähnt – 12½ Jahre). Diesen Phänomenen parallel geht eine vermehrte Reizbarkeit des vegetativen Nervensystems. Die Akzeleration ist aber nicht einfach das Ergebnis einer Reizüberflutung, sondern es scheint, daß jetzt infolge einer im ganzen verbesserten Volksgesundheit – sie ist auch am Rückgang der Säuglingssterblichkeit und an der Verlängerung der Lebenserwartung erkennbar – die vorgegebenen genetischen Möglichkeiten ausgeschöpft werden können. Bei den Großstadtkindern ist die Akzeleration deutlicher als bei den Kindern auf dem Lande. Es hat den Anschein, als käme die Akzeleration allmählich zu einem Stillstand.

Weiterführende Literatur

Schulte, F. J., Spranger, J.: Lehrbuch der Kinderheilkunde. 26. Auflage, Fischer, Stuttgart, New York 1988

10. Teil: Seelisch-geistige Entwicklung, Erziehung und Spiel

ULRIKE PUYN

1 Seelisch-geistige Entwicklung des gesunden Kindes

Der Baseler Biologe Prof. A. PORTMANN (1856), der sich u. a. intensiv mit dem Ursprung des Menschen und der vergleichenden Entwicklungsgeschichte befaßte, prägte für das menschliche Neugeborene den Begriff *physiologische Frühgeburt* und zählte die Menschen zu der Gruppe der „Nesthocker". Im Vergleich zu den hochentwickelten Säugetieren (Affen, Wale, Rinder u. a.) besitzt das Menschenkind bei seiner Geburt nur ganz wenige angeborene Verhaltensmuster. Es läuft nicht zur Mutter, um zu saugen, klammert sich nicht an sie wie das Äffchen, kann bei Gefahr nicht fliehen, versteht die Sprache der Mutter nicht. Es verfügt nicht über einen auch nur annähernd ausgereiften Bewegungs- und Sinnesapparat und kaum über Instinkte (ererbte Tätigkeitsbereitschaften), es ist völlig hilflos ganz auf die Mutter angewiesen, kann lediglich saugen, schlucken und schreien.

Die bei den höher entwickelten Säugetieren schon bei der Geburt vorhandenen Fähigkeiten und den entsprechenden körperlichen Reifungszustand erwirbt der Mensch erst im Laufe des 1. Lebensjahres, das auch als *extrauterine Frühzeit* bezeichnet wird. Das bedeutet, das Neugeborene, der „Nesthocker", ist im ersten Lebensjahr noch ganz abhängig von seiner Umwelt, normalerweise von seiner Mutter. Ähnlich wie in seiner vorgeburtlichen Zeit macht der Säugling im ersten Lebensjahr eine stürmische Entwicklung seiner körperlichen, aber auch seelisch-geistigen Fähigkeiten durch.

L. SCHENK-DANZINGEN (1971) beschreibt dies wie folgt: „Der Mensch kommt nicht, wie alle höheren Säuger, als Nestflüchter zur Welt, der alle arteigenen Eigenschaften mitbringt und in wenigen Stunden zum selbständigen Lebewesen wird. Der Mensch ist ein Nesthocker eigener Art, der erst mit Ende des 1. Lebensjahres die arteigenen Merkmale erwirbt, nämlich die Sprache, den aufrechten Gang und die spezifisch menschliche Bindungsfähigkeit."

Von Geburt an ist die Neugier, d. h. der Trieb, aktiv die Umwelt zu erkunden und sich mit ihr auseinanderzusetzen, die wesentliche Triebfeder seiner Entwicklung. Voraussetzung für eine ungestörte Entwicklung ist immer eine ungestörte Reifung der körperlichen Organsysteme, besonders des Zentralnervensystems. Etwa 80% der nachgeburtlichen Hirnreifung erfolgt in den ersten 3–4 Lebensjahren. Ein durch Geburtstrauma, Infektionen oder Mißbildungen geschädigtes Kind wird auch in seiner geistigen Entwicklung geschädigt sein. Gerade weil das Gehirn und überhaupt das Zentralnervensystem in den ersten beiden Lebensjahren schneller wächst als in den späteren Jahren der Kindheit und Jugend, ist die Vulnerabilität, d. h. die Verletzbarkeit dieses Systems in den ersten 2 Lebensjahren besonders groß. Zudem haben moderne Studien an Tieren gezeigt, daß die Hirnreifung auch durch psychische Faktoren gehemmt oder beschleunigt werden kann, z. B. würde ein völlig vernachlässigtes Kind später laufen und sprechen lernen, als es dies in einer behüteten Umgebung erlernen würde.

Die Entwicklung des Kindes ist also einmal abhängig von den Einflüssen der Umwelt (Erziehungshaltung der Eltern, Kulturkreis, soziales Milieu u. a.), zum anderen von den genetisch festgelegten Erbanlagen (Körpergestalt, Temperament, Charaktermerkmale). Das Beziehungsnetz zwischen Erbanlage und Umwelt beschreibt R. OERTER wie folgt: „Die Anlagen sind dem Acker, seiner Bodenbeschaffung und Nahrhaltigkeit vergleichbar. Auf dem Acker kann recht Verschiedenartiges angebaut werden, es wächst nicht nur eine einzige Frucht. Auf einem besseren Boden wachsen allerdings bessere und mehr Früchte. Die Ernte hängt somit wesentlich von der Qualität des Bodens ab. Zugleich aber spielen auch „Umweltbedingungen" (Wetter, Pflege des Ackers) eine wichtige Rolle. Letztere Bedingungen entsprechen ungefähr dem Erziehungs-

„Klima" während der Entwicklung. Die Feldfrüchte können als Analogon zu den Bildungsgütern, Fertigkeiten in Leistungsbereichen gelten, die während der menschlichen Entwicklung vermittelt werden und den intellektuellen Leistungsstand mit definieren."

Gerade in unserem Jahrhundert befaßt sich die Forschung in zunehmendem Maße mit der Natur des Menschen, seiner Stellung in der Welt, seiner Entwicklung. Er ist das einzige Lebewesen, das – wie L. SCHENK-DANZINGER schreibt – ein Lernwesen ist, das vom ersten Tag seines Lebens an lernen muß, sich in seiner Umwelt zu behaupten, das Selbstbewußtsein hat, die Fähigkeit hat, zu seinen Trieben und Instinkten Stellung zu nehmen und auf Bedürfnisse zu verzichten, planen und handeln kann, wertet, eine Wertordnung aufbauen kann, über eine Wortsprache verfügt und ein Gewissen entwickelt. Die Frage, wie seine Entwicklung verläuft, war Anlaß zu verschiedensten Theorien und Konzepten.

S. FREUD, Begründer der Psychoanalyse, konzipierte in seinem psychoanalytischen Konzept der *infantilen Libidoentwicklung* das wohl bekannteste Modell. Das Neugeborene verfügt zunächst nur über instinkthafte Verhaltensweisen, die er als „Es" bezeichnet. Dieses Es fordert Triebbefriedigung, die fast ausschließlich durch den Mund (oral) erfüllt wird. FREUD spricht von der ersten Phase der Entwicklung als *orale Phase.* Mit zunehmendem Alter beginnt sich das *Ich* zu entwickeln, der eigene freie Wille. In dieser Phase erlebt das Kind seine Umwelt bewußter und versucht, sie zu begreifen, sich mit ihr auseinanderzusetzen. In diese Phase fällt auch die Auseinandersetzung des Kindes mit seinen eigenen Körperfunktionen, vor allem den eigenen Ausscheidungen. FREUD nennt diese zweite Phase die *anale Phase.* Durch die zunehmende Notwendigkeit, sich mit den Eltern und der Umwelt auseinanderzusetzen, formt sich die dritte Persönlichkeitsstruktur des Kindes aus, die FREUD das *Über-Ich* nennt; gemeint ist das Gewissen, jene Instanz des Menschen, die verinnerlichte Normen und Ordnungen darstellt und das Handeln des Menschen ganz wesentlich beeinflußt. Da in dieser Phase der *Über-Ich*-Entwicklung im Vordergrund auch die Auseinandersetzung mit der eigenen Persönlichkeit und dem eigenen Geschlecht steht, sprach FREUD von der frühen *genitalen Phase.* Es schließt sich daran die *Latenzphase,* die geprägt ist durch die Kontakte mit vorwiegend gleichgeschlechtlichen Spielkameraden und die übergeht in die *Pubertät.*

Nicht ganz so bekannt wurde die *Phasenlehre* nach BÜHLER. Auch BÜHLER vertritt die Lehre, daß die kindliche Entwicklung in verschiedenen Stufen abläuft, in 5 Phasen, in denen über längere Zeit hin ein umschriebener Entwicklungszustand vorherrscht und durch Üben und Erproben verfestigt wird. Diese Phasen werden dann abgelöst durch sogenannte *Krisenzeiten* (KROH), in denen neue, wesentliche Veränderungen und Entwicklungen vor sich gehen. Die Einteilung von BÜHLER beinhaltet 5 Phasen (nach HORN):

1. Phase: Personale Zentralisation der Antriebe, Erfassung der Dingeinheit (1. Lebensjahr).
2. Phase: Realisation von Sinn und Wert in persönlicher Stellungnahme (2.–4. Lebensjahr).
3. Phase: Einordnung in die Gemeinschaft. Pflicht, Leistung und Arbeit werden wichtig (5.–8. Lebensjahr).
4. Phase: Wißbegier, Einstellung auf Realität, Streben nach persönlicher Autonomie, Abhebung des *Ich* (9.–13. Lebensjahr).
5. Phase: Erkenntnis der Wahrheit, Hingabe an das *Du* (14.–19. Lebensjahr).

Heute wissen wir, daß die psychische und seelische Entwicklung ein kontinuierlicherer Vorgang ist, geprägt im wesentlichen durch die organische Reifung und den Prozeß der Sozialisation, d. h. das Hineinwachsen in die menschliche Gemeinschaft, in die das Kind geboren wurde, in der es „lernt" und so seine Persönlichkeit entfaltet. Durch die Forschung bei eineiigen Zwillingen, deren genetische Veranlagungen absolut identisch sind, kristallisiert sich immer stärker heraus, daß den Einflüssen der Umwelt eine zumindest ebenso große Bedeutung zukommt wie dem Erbgut. Eineiige gesunde Zwillinge, die in unterschiedlicher Umgebung aufwachsen, zeigen deutliche Persönlichkeitsunterschiede, die allein durch die Umwelteinflüsse bedingt sind. Es ist allgemein bekannt, daß Geschwisterkinder, die unter gleichen Familienbedingungen leben, meist gänzlich verschieden sind. Das bedeutet, daß jedes Kind je nach seinen Anlagen ganz unterschiedlich auf die gleiche familiäre Umwelt reagieren wird. So gilt, daß jedes Kind seine ganz individuelle Entwicklung durchläuft, geprägt durch seine genetischen Anlagen und durch seine persönliche Art, auf die Umwelt zu reagieren, seine persönliche *Lerngeschichte.*

1.1 Das 1. Lebensjahr (Säuglingsalter)

Das ungeborene Kind reagiert, so wissen wir heute, schon auf Reize der Umwelt. Schon der 5 Monate alte Foetus wird unruhig, wenn die Mutter Brahms, Beethoven oder Rock-Musik hört, während Kompositionen von Vivaldi und Mozart ihn beruhigen. Er reagiert auf Streß der Mutter mit Beschleunigung seines Herzschlages, nimmt seine Lieblingsstellung ein, lutscht am Daumen, reagiert auf Licht z. B., wenn die Mutter sich sonnt. Er soll sogar schmecken können, wie nach Einführung der Fruchtwasserpunktion bekannt wurde. Fügt man dem Fruchtwasser etwas Saccharin bei, verdoppelt der Foet seine Schluckbewegungen. Gibt man dagegen Kontrastmittel ins Fruchtwasser (übel schmeckend), sieht man im Ultraschall, daß die Schluckbewegungen deutlich abnehmen und der Foet das Gesicht verzieht.

Das Neugeborene hat sicherlich andere Empfindungen als der Erwachsene, denn es verfügt über keinerlei Erfahrung, das, was es erlebt, einzuordnen. Seine ersten Empfindungen sind Lust und Unlust. Hat das Kind Hunger, ist es naß oder erlebt es Schmerzen, so schreit es und ist unlustig. Ist es satt, trocken und warm, wirkt es zufrieden. Obwohl die *oralen* Bedürfnisse (Saugen, Essen, Erfahrungen mit dem Mund) im Vordergrund der ersten Lebenswochen stehen, hat der Säugling durchaus auch andere Bedürfnisse. So bezeichnen RUTTER (1975) und OLLRICH die orale Phase als *Phase der Bindung*. Das Kind will nicht nur Nahrung, es sucht auch Geborgenheit, die Nähe der Mutter, reagiert auf Zärtlichkeit, Hautkontakt. Aus dem ersten Lächeln Ende des 2. Monats wird rasch ein freudiges Erkennen der Mutter. Schon im 3.–4. Monat erkennt das Baby die Menschen seiner vertrauten Umgebung, wenn sie sich in „gewohnter", d. h. schon vom Kind erfahrenen Art nähern. Etwa im 8. Monat reagiert das Baby auf fremde Menschen. R. SPITZ deutet diese *Achtmonatsangst* als Enttäuschung des Kindes, das seine Mutter erwartet und statt dessen einen Fremden sieht. Der Säugling hat in diesem Lebensalter eine individuelle Bindung an die Mutter, an die Eltern aufgenommen. Über diese Mutter-Kind-Beziehung wird nun die weitere seelisch-geistige Entwicklung des Kindes wesentlich beeinflußt.

Schon der junge Säugling beschäftigt sich mit sich selbst, entdeckt sich selbst. Zunächst lernt er seine Finger, die Hand kennen. Mit zunehmender Reifung des Bewegungsapparates und der Sinnesorgane erkundet er seinen Körper, erlernt die neuromuskuläre Koordination, das Sitzen, Krabbeln, Aufrichten und Stehen. Am Ende des 12. Lebensmonats beginnt das Gehen. Mit diesen motorischen Fähigkeiten erweitert sich sein Betätigungs- und Gesichtsfeld. Viele Gegenstände sind nun erreichbar, werden ertastet, kennengelernt und wiedererkannt, der Umgang mit ihnen wird also erlernt.

Auch die Sinnesfunktionen (Sehen und Hören) verändern sich rasch. Schon mit 6 Wochen kann der Säugling einen Gegenstand für kurze Zeit fixieren, ab 4. Lebensmonat tastet er ihn interessiert ab und verfolgt sich bewegende Gegenstände mit den Augen. Im 7. Lebensmonat wendet das Kind seinen Kopf zu Geräuschen hin, sucht die Geräuschquelle mit seinem Blick. Nachdem zunächst das Lernen mit Hilfe der *Nahsinne* (Tasten, Schmecken, Riechen) geschieht, gewinnen schon im 2. Halbjahr die „Fernsinne" (Sehen, Hören) immer mehr an Bedeutung, um schließlich zur *sensomotorischen Koordination* zu führen, dem Zusammenspiel zwischen Motorik und Wahrnehmung durch die Sinnesorgane.

Mit dieser Fähigkeit, die das Kind durch unermüdliches Üben und Lernen erwirbt, eröffnen sich ihm neue Räume und Möglichkeiten. Beim ersten Umgang mit den Dingen liegt das Schwergewicht auf dem Entdecken der Funktion und dem Ausprobieren der möglichen Tätigkeiten. Psychologen sprechen vom *Funktions-* oder *Tätigkeitsspiel,* die Art des Denkens wird *Werkzeugdenken* genannt. Das Kind lernt, daß es seine Fähigkeiten einsetzen kann, um sein Ziel zu erreichen, es erlernt erste Zusammenhänge zwischen Wahrnehmung und aktivem Handeln.

Aus dem fast monotonen Schreien des ersten Lebensmonates entwickelt sich zunächst ein Schreien unterschiedlichster Intensität, das die Mutter sehr gut zu unterscheiden weiß als Schreien aus Angst, Hunger oder Schmerz. Schon im 2. Monat beginnen erste Lautäußerungen, wobei meist das „R" benutzt wird. Im 3. Monat beginnt schon ein spontanes Plappern. Die Eltern erleben dies als *Erzählen, Plaudern.* Ab 5. Monat versteht das Kind schon recht gut, die bis dahin eher gleichbleibende Tonhöhe und den Tonfall zu variieren, kann rasch neue Laute und auch neue Rhythmen hinzulernen. Ebenso wie es aus Freude an der Bewegung strampelt, zeigt sich diese *Funktionslust* auch beim Sprechen, vor allem ab dem 8. Monat. Es macht dem Kind sichtbar Freude, seine eigenen Laute zu hören und oft zu wiederholen. Allmählich bildet es auch Doppelsilben („Mama“, „Papa“, „dada“), die jedoch zunächst noch keine feste Bedeutung haben. In den letzten 2 Monaten des 1. Jahres beginnt der Säugling, die Sprache des Erwachsenen nachzuahmen und erwirbt erste feste Bedeutungsinhalte wie Mama für Mutter, dada für alles, was es haben möchte.

Wichtig ist zu wissen, daß der Säugling schon ganz früh auf die Stimmen seiner Umwelt reagiert, vor allem auf den Ton der Stimme. Er reagiert auf einen barschen, sehr lauten Ton mit Angst und Abwehr, fühlt sich durch eine sanfte, zärtliche Stimme getröstet, angenommen und geborgen. Auch ist die Fähigkeit, Worte zu verstehen, viel früher vorhanden als die Möglichkeit, Worte zu sprechen. Besonders beim Spracherwerb ist die Abhängigkeit des Kindes von seiner Umwelt deutlich nachweisbar. Wird mit einem Säugling nie gesprochen z. B. bei taubstummen Eltern, bleibt die Sprachentwicklung aus, und das Kind verharrt auf der Stufe des Lallens und des Ausstoßens gutturaler Laute.

1.2 Das 2. Lebensjahr

In diesem Alter macht die motorische Entwicklung weiterhin rasche Fortschritte. Das Kind erlernt das freie Gehen, das Aufstehen ohne Hilfe. Mit etwa 17 Monaten kann es schon Treppen am Geländer heraufgehen, auf Stühle klettern, schnell oder langsam oder sogar rückwärts gehen. Als letzte wesentliche Entwicklung der Körperbeherrschung in dieser Zeitspanne erlernt das Kind sich zu bücken, Gegenstände im Stehen vom Boden aufzunehmen, einen Ball mit dem Fuß weiterzustoßen. Trotz häufiger Mißerfolge und Mißgeschicke (Hinfallen, Stoßen) übt es unermüdlich seine Fähigkeiten und zeigt je nach Temperament einen erstaunlichen Bewegungsdrang. Das Gleichgewicht wird relativ sicher gehalten.

Ebenso wie die Motorik zeigt die Sprachentwicklung enorme Fortschritte. Das Zweijährige versteht nun kurze, klare Aufforderungen sehr gut, kennt die Bedeutung „nein“, formt seine *Babysprache,* die Eingeweihte schon gut verstehen. Es kann bestimmte Gegenstände benennen und im Bilderbuch zeigen. Mit 16 Monaten benutzt es „Ein-Wort-Sätze“: „Heia“ – ich will schlafen gehen, „Teita“ – ich will spazieren gehen. Die engen Mitglieder der Familie nennt es mit Namen. Mit 1½ Jahren verfügt es über Worte für Essen und Trinken sowie über Worte und Gesten, die eine erste, beschränkte Kommunikation ermöglichen. Gegen Ende des 2. Lebensjahres hat das Kind einen Wortschatz von mindestens 50 Worten, bildet *Zwei-Wort-Sätze* („Mamma lieb“, „teita gehen“), beginnt immer intensiver nach dem Namen der Dinge zu fragen und nach dem „Warum“ *(Fragealter).*

Mit den erweiterten Möglichkeiten der Körperbeherrschung wächst das Selbstverständnis und Selbstvertrauen des Kindes. Es beginnt zunehmend selbständig zu handeln, alles „alleine“ zu tun, seinen Willen durchzusetzen auch gegen Gebote und Verbote. Hier liegt der Beginn der Trotzphase. Das Zweijährige neigt zu heftigen Affektausbrüchen wie Wut, Ärger, steigert sich in schwer zu beendende Dominanzkämpfe, ist aber auf der anderen Seite leicht abzulenken, vergißt seinen Zorn und ist wieder fröhlich. Die Bindung zur Mutter und zu dem engeren Familienkreis ist nun schon sehr intensiv. Das Kind sucht die Nähe der Mutter und die Anwesenheit vertrauter Personen, da es sich nur dann sicher fühlt. Gerade in diesem Alter können Trennungsängste manifest werden.

In diese Zeit des Strebens nach Autonomie fällt die Sauberkeitserziehung (s. u.) und die Erfahrung, mit den Wünschen der Mutter zu kollidieren. Das Kind versteht den Sinn der mütterlichen Verbote noch nicht, erlebt vielmehr, daß die Mutter sich gegen seine Wünsche stellt und empfindet Abneigung, wo es bisher nur Zuneigung kannte. Diese *Ambivalenz* der Gefühle irritiert das Kind.

Das Zweijährige kann durch seine sprachlichen Fortschritte nun auch mit anderen besser umgehen. Es kann sich mit Gleichaltrigen beschäftigen, sich z. B. in einer Kinderkrippe etwas einfügen. Es ist fähig, bei Durst, Hunger, Angst und Schmerz die Mutter aufzusuchen. Es kennt sich in der Wohnung und nächsten Umgebung schon ganz gut aus. Vor allem übt es sich immer im nachahmenden Spiel.

Im 2. Lebensjahr beginnt das *„Warum“-Fragealter,* verbunden mit immer neuem Probieren und Entdecken. Die Aufmerksamkeitsspanne ist noch sehr kurz, zudem leicht störbar. Plötzliche Einfälle oder neue Eindrücke lenken ab. Das 2jährige Kind kann sich Dinge oder Personen „vorstellen“, sie in Bildern erkennen, den abwesenden Vater nach der Arbeit erwarten; es versteht, wenn die Mutter erzählt, daß man nun die Oma besuchen gehen werde. Wahrnehmung und Handeln beginnen sich zu verinnerlichen, können sich vorgestellt werden, der Zusammenhang zwischen Ursache und Wirkung wird in einfachen Situationen erkannt oder erfragt – Warum?

1.3 Das 3. Lebensjahr

In diesem Alter verfeinert sich die Motorik. Steigt das Kind zu Beginn des 3. Lebensjahres die Treppe noch hinauf, indem es jede Stufe mit beiden Füßen betritt, so geht es zu Ende des Jahres schon im Wechselschritt hinauf und hinunter. Aus dem Gehen wird das Rennen, wobei Ecken und Kurven mit fast atemberaubendem Tempo genommen werden. Das Klettern wird zum Hobby, ebenso das Balancieren auf niedrigen Mauern, das Herunterspringen aus niedriger Höhe. Hüpfen, Springen, Zehengang, Dreiradfahren werden unermüdlich geübt und verfeinert. Gleichzeitig entwickelt sich die Feinmotorik. Die Koordination zwischen Augen und Händen gelingt leichter, das Kind kann seine Hände bewegen und gleichzeitig den Körper ruhig halten. In nachahmendem Spiel übt es das Bauen von Holzklotztürmen, das Öffnen und Schließen von Schachteln und Dosen, das Umblättern von Buchseiten, das Perlenaufziehen, das Halten eines Werkzeuges (Schere, Nadel, Zeichenstift).

Mit wachsender Konzentration gelingt jetzt schon das selbständige An- und Ausziehen, der Umgang mit Knöpfen, das Auf- und Einräumen, das Helfen beim Abtrocknen. Selbstverständlich ist all dies ein spielerisches Tun, abhängig von der Stimmung und seelischen Verfassung des Kindes. Es darf nicht zur Pflicht gemacht oder dem Kinde abverlangt werden.

Der Wortschatz vergrößert sich rasch, die zunehmende Sprachfähigkeit drückt sich nun in Mehr-Wort-Sätzen aus. Im Nachahmen der Sprache der Eltern wird das Kind mit der Grammatik vertraut und mit Worten, die Erleben und Gefühle ausdrücken. Im Rollenspiel, das von nun an im Leben des Kindes einen großen Platz einnimmt, wird die Sprache geübt.

Das äußere Zeichen des in dieser Zeit sich stark entwickelnden *Ich-Bewußtseins* ist das Wörtlein „ich". Bisher sprach das Kind von sich selbst meist in der 3. Person: „Peter will". Jetzt heißt es „ich will". Das Kind erlebt sich als Mittelpunkt seiner Welt, plant seine Handlungen, erfährt, daß diese Auswirkungen auf die Umgebung haben und auch oft Widerstand auslösen. Es will seine Wünsche erfüllt sehen und zwar nicht morgen oder später (da es nur einen sehr verschwommenen Zeitbegriff hat), sondern jetzt und sofort. Bekommt es seinen Willen nicht, wird es beim Spiel gestört, gerät es in äußerste Wut, wehrt sich schreiend, läuft weg, reagiert nicht mehr auf Zureden oder Ermahnung, bekommt je nach Temperament *Tobsuchtsanfälle.* Das alles gehört zum *Trotzalter* und ist trotz des oft *negativistischen Verhaltens* ein notwendiger und normaler Entwicklungsschritt. Das Dreijährige muß seinen Willen üben und lernen, sich durchzusetzen. Es will herausfinden, was es alles kann und wo ihm Grenzen gesetzt werden. Dies ist wichtig für die weitere Persönlichkeitsentwicklung. Die Eltern müssen versuchen, in dieser Phase besonders verständnisvoll mit dem Kind umzugehen (s. auch *Erziehung),* einzulenken oder abzulenken und dem Kind die notwendigen Grenzen zu setzen. Die Trotzphase dauert monatelang, klingt aber meist im 4. Lebensjahr ab.

Gegen Ende des 3. Lebensjahres beginnt sich das *phantastisch-magische Denken* des Kindes auszuprägen. Bisher fielen Denken und Tun weitgehend zusammen. Jetzt vermag das Kind beides zeitlich zu trennen, es plant, denkt nach, überlegt, kann sich Dinge oder kleine Ereignisse gedanklich vorstellen. Es hinterfragt Dinge, z. B. warum der Bruder weint; aber es kann die Welt nur aus seiner Sicht beurteilen – *Egozentrisches Denken.* In seiner Phantasie wird das Holzstück zum Flugzeug, eine imaginäre Gestalt zum realen Spielpartner. NISSEN schreibt: „Die zunehmende Beherrschung der Motorik und das neu gewonnene Gefühl der Macht, Objekte im freien Zugriff in Besitz zu bringen und zu beherrschen, geben ebenso wie die Erfahrung, daß durch das Sphinkterspiel die Umgebung zufriedengestellt und beschenkt oder gereizt und gekränkt werden kann, dem Kind das Gefühl einer magischen Hybris, die das natürliche Selbstbewußtsein zum naiven Allmachtsgefühl ausweiten kann."

1.4 Das 4. und 5. Lebensjahr

Die Trotzphase klingt nun allmählich ab, und es beginnt die Zeit der *kleinen Pubertät.* Die motorische Entwicklung ist nahezu abgeschlossen, die Körperbeherrschung wird zunehmend besser. Die Bewegungen werden harmonischer. Der zunehmende Taten- und Bewegungsdrang dieser Jahre führt durch Toben und Spiel zu einer souveränen körperlichen Geschicklichkeit. Das Kind klettert nun auf Bäume und Spielgeräte, kann mit dem Ball spielen, ihn auch fangen, fährt Dreirad oder Catcar, springt aus größerer Höhe, kann tanzen, balancieren und auf einem Bein stehen und hüpfen. Auch die Feinmotorik wird, da Aufmerksamkeit und Konzentration zunehmen, intensiv geschult. Das Kleinkind malt und bastelt gern, baut kompliziertere Dinge, erlernt rasch das Ausschneiden und Nachzeichnen ebenso wie das völlig selbständige An- und Ausziehen, das Binden einer Schleife, den Umgang mit dem Reißverschluß. Es ißt selbständig, kann mit dem Messer umgehen, kann Tee eingießen und sich selbst ein Brot schmieren. Es kleckert kaum noch und ißt relativ geschickt mit Messer und Gabel. Es drängt nach draußen und spielt bei Sonne, Regen und Schnee gleich gern im Freien, buddelt, tobt, ist immer beschäftigt.

Die wohl größte Entwicklungsphase der Sprachfähigkeit liegt in dieser Zeitperiode. Der Wortschatz nimmt rasch zu, die grammatischen Strukturen werden korrekter, die Aussprache wird deutlich, und Redewendungen werden aufgegriffen. Das Kind spricht gern, viel und intensiv, hat Freude an Reimen und Erzählungen, schmückt die eigenen Erzählungen gern aus, wobei sich Phantasie und Wirklichkeit vermischen. Es kann etwa ab dem 5. Lebensjahr schon ein wenig seine Worte kontrollieren, wenngleich bei dem Gebrauch von Schimpfworten die noch fehlende Kritikfähigkeit deutlich wird. Die Stimme gewinnt an Modulation, Klang und Rhythmus.

Ende des 4. Lebensjahres und in der ersten Hälfte des 5. Lebensjahres beobachtet man sehr häufig ein Stammeln (Verwechseln von Konsonanten z. B. K, T) oder Stottern („Da-Da-Da ist der Ball"). Dies mag daher kommen, daß der Mitteilungsdrang so groß ist, daß das Kind nicht rasch genug ausdrücken kann, was es denkt. Wird es nicht aufmerksam gemacht auf seinen *Sprachfehler,* nicht korrigiert, dann hört dieses Stottern bald auf. Man spricht vom *physiologischen Stammeln und Stottern.*

Obwohl das phantastisch-magische Denken auch in dieser Altersstufe weiterhin besteht, vor allem beim Spiel, beginnt nun doch eine neue Phase: das Kind betrachtet sich selbst und seine Umwelt erstmals kritisch, beinahe sachlich. Es identifiziert sich zunehmend mit den Eltern und Geschwistern, vor allem mit dem gleichgeschlechtlichen Elternteil, dessen Namen, Verhaltensweisen und Reaktionen es am leichtesten übernimmt. Es entwickelt deutlich positive soziale Eigenschaften wie Hilfsbereitschaft, Mitleid, Verständnis.

Eine weitere, sehr wesentliche Entwicklung dieser Altersstufe ist das Sich-Öffnen des Kindes für die weitere Umwelt. Es nimmt Beziehung auf zu Gleichaltrigen, kann sich in einer Gruppe (z. B. im Kindergarten) anpassen, selbst Gruppen und „Banden" bilden, erste, oft recht intensive Freundschaften anknüpfen. Sein Interesse an der sozialen Umwelt, auch der Nachbarschaft, nimmt zu. Beinahe alles, was um das Kind herum geschieht, interessiert, wird erfragt, beschäftigt sein Denken. Streitereien, Machtkämpfe, Aggressivität, rechthaberisches Gehabe, Geschwisterrivalität sind Mittel, sich seine Stellung in der Gruppe zu erkämpfen.

Nach wie vor lernt das Kind vorwiegend durch Erfahrung und Ausprobieren; theoretische Erklärungen versteht es nur schwer. Es ist neugieriger denn je, alles weckt sein Interesse, wird untersucht, erfragt. Das Gedächtnis ist gut ausgebildet, mühelos lernt das Kind Zahlen, Farben, neue Wörter, Gedichte, Geschichten, Lieder, neue Straßen oder Länder. Es nimmt Details wahr, erlernt die Bedeutung der Begriffe rechts und links, oben und unten, jetzt und morgen. Handlungen und Empfindungen werden immer mehr vom Denken geleitet und auch kontrolliert. Bestimmte Regeln können eingehalten und eingesehen werden. Gerade bei den Regeln fällt auf, wie sehr das Kind in diesem Alter noch abhängig ist von seiner Befindlichkeit. Auch wenn es die Regel theoretisch kennt und akzeptiert, vermag es sie im intensiven Spiel, in Wut oder freudiger Erregung noch nicht immer einzuhalten, z. B. wenn dem spielenden Kind ein Ball auf die Straße rollt oder wenn es auf der andern Straßenseite unerwartet den Freund sieht.

In dieser Zeit, da das Kind vorwiegend aus *Neugier* besteht, wird auch das Erkennen, das Erfassen der eigenen Geschlechtsrolle wichtig – *kindliche Sexualforschung* (NISSEN). Kastrationsängste und der Oedipus-Komplex (s. auch *Sexualerziehung)* haben in diesem Alter ihren Platz *(genitale Phase).* Jungen und Mädchen suchen nun mehr Spielgefährten des eigenen Geschlechtes und entwickeln oft ein deutlich geschlechtstypisches Verhalten.

Der ausgeprägte Wissensdurst dieses Alters, die Offenheit allem Neuen gegenüber, die Freude am Forschen führen zu ganz neuen Interessensgebieten. Die Sammelleidenschaft bricht aus (Steine, Aufkleber, Briefmarken), aber auch das Interesse an sportlicher Aktivität (Ballett, Schwimmen, Fußball), an der Musik (Flöten, ORFFsche Instrumente), an Tieren und Pflanzen.

Eine entscheidende Veränderung im Denken des Kindes ist auch die Entdeckung, daß es eine belebte und eine unbelebte Welt gibt, wobei meist die Bewegung als Zeichen des Lebendigen gilt, also durchaus auch das Auto noch als lebend angesehen wird. Zweifel werden wach an den Erfahrungen des magischen Denkens, an Geistern, Märchengestalten, Nikolaus, Osterhase, obwohl dieses magische Denken, zumindest im emotionalen Bereich, noch viele Jahre, oft bis ins Erwachsenenalter, bestehen bleibt. Das Kind erfaßt nun durchaus logische Erklärungen für die Erscheinungen in der Natur, z. B. warum es schneit oder regnet, wie Blumen wachsen und Tiere leben.

Im Rahmen der Identifikation mit den Eltern, deren Wortvorliebe das Kind weitgehend übernimmt, ist es nun in der Lage, sein eigenes Verhalten und das anderer zu bewerten nach „gut und böse“, „erwünscht und unerwünscht“, „erlaubt und verboten“. Mit dieser Erfahrung beginnt die Entwicklung des kindlichen Gewissens, das später zu einer autonomen Instanz wird, die nicht mehr nur geprägt ist von der Stimme der Eltern.

1.5 Die späte Kindheit (6.–11. Lebensjahr)

In dieser Altersstufe erweitert sich das soziale Umfeld ganz wesentlich. Im letzten Kindergartenjahr beginnt schon die Vorbereitung auf die Schule. Motorische und sprachliche Fähigkeiten sind weitgehend ausgereift, das Leben und Sichbehaupten in der Gruppe erlernt, Konzentration und Ausdauer beim intensiven Spiel der letzten Jahre geübt. Die körperliche Entwicklung ist zur *Schulreife* gekommen. Die erste Ablösung vom Elternhaus ist durch den Besuch des Kindergartens ganz allmählich vollzogen. Wenn das Kind alle Lernmöglichkeiten des Kindergartens ausgeschöpft hat und sich im Kreis Gleichaltriger wohlfühlt, ist in ihm eine echte *Schulbereitschaft* vorhanden; es freut sich auf die Schule, ist *aufgabenwillig,* möchte sich anstrengen und ist belastbar. Neben dem erreichten Intelligenzniveau ist die Fähigkeit zur Selbststeuerung und sozialen Einordnung ein wichtiges Kriterium der Schulreife. Im Grundschulalter lernt das Kind nicht mehr intuitiv oder durch *Versuch und Irrtum,* sondern überwiegend nach allgemeinen Regeln. Die Fähigkeit zum Erkennen des Details – *Gliederungsfähigkeit* – ermöglicht das Erlernen der Kulturtechniken (Lesen, Schreiben, Rechnen). Die Schule wird zu einem ganz wesentlichen Bestandteil des Lebens.

Mit dem Eintritt in die Schule wird der Lehrer zu einer sehr wichtigen Bezugsperson. Er vermittelt nicht nur schulisches Wissen, er beeinflußt auch die Persönlichkeitsentwicklung des Kindes, indem er u. a. das Selbstvertrauen, die Selbsteinschätzung, die sozialen Fähigkeiten, das Verantwortungsbewußtsein, die Ordnung und Zuverlässigkeit lobt oder kritisiert. Das, was der Lehrer sagt, hat in diesem Alter oft mehr Gewicht als die Meinung der Eltern. Die Leistungsfähigkeit des Kindes hängt allerdings ganz wesentlich ab von der Einstellung der Eltern zur Schule und zur Leistung (soziale Benachteiligung).

Neben dem Lehrer hat der Umgang mit den Gleichaltrigen in der Gruppe oder mit Freunden nun einen sehr großen Einfluß auf die Persönlichkeitsentwicklung. Hier werden neue soziale Fähigkeiten erworben oder verfestigt, z. B. der Umgang mit Konflikten, Erfahrungen der eigenen Stellung in der Gruppe. Gerade die Anerkennung durch die Gruppe wird mehr gesucht als die der Erwachsenen. Geschlechtstypische Interessen und Fähigkeiten entwickeln sich nun stärker.

In diesem Alter ist die Persönlichkeitsentwicklung besonders gekennzeichnet durch die Ausbildung des Gewissens. Der unmittelbaren erzieherischen Obhut der Eltern über viele Stunden des Tages entzogen, wird eine zunehmend eigene, innere Steuerung des Verhaltens ermöglicht. Die Achtung vor dem anderen, die Beurteilung der eigenen Leistung, des eigenen Verhaltens sowie der Leistung und des Verhaltens anderer, die Orientierung an weiteren Bezugspersonen und nicht zuletzt die wachsende Kritikfähigkeit erweitern und verfeinern das Gewissen. Es wird autonom und nicht mehr nur als *Stimme der Eltern* erlebt.

Die psychosexuelle Entwicklung befindet sich nach FREUD in der *Latenzphase.* Heute muß jedoch festgestellt werden, daß die sexuellen Interessen in diesem Alter sehr zunehmen und auch sexuelle Aktivitäten und Vorstellungen durchaus bei den meisten Grundschulkindern vorhanden sind.

Wichtig erscheint, daß es gerade in diesem Alter nicht selten zu Schulängsten, gestörtem Selbstbewußtsein und sozialem Rückzug kommen kann, was zu psychosomatischen Erkrankungen (Bauchschmerzen, Erbrechen, Kopfschmerzen) führen kann bis hin zu depressiven Verstimmungen und zu Suizidtendenzen. Dies erklärt sich daraus, daß der Schulanfänger zum ersten Mal in seinem Leben aus der Sicherheit des behüteten Lebens im Elternhaus herausgeht, einem großen

Leistungsdruck und Leistungsvergleich ausgesetzt ist in einer Gruppe, die nicht primär zuneigungsorientiert ist, sondern Schwächen, Fehler, Behinderungen schonungslos offenlegt und lieblos ächtet. Die „Hackordnung des Hühnerhofes" haben gerade die schwachen, fremdartigen, in irgend einer Weise behinderten, die auffälligen Kinder zu fürchten und jene, die noch zu wenig Erfahrung im sozialen Bereich sammeln konnten, wie Zugezogene, Ausländer oder Einzelkinder, die keinen Kindergarten besucht haben. Abgelehnt werden häufig auch aggressive, leistungsschwache, störende, hyperaktive Kinder oder jene, die im schulischen, wettbewerbsorientierten Alltag durch den Lehrer Kritik und Ablehnung erfahren.

1.6 Das Jugendalter (12.–18. Lebensjahr)

Das Jugendalter beginnt mit der Pubertät, die in den letzten Jahrzehnten deutlich früher einsetzt. Gekennzeichnet ist sie körperlich durch die sexuelle Reifung mit Ausbildung der sekundären Geschlechtsmerkmale, Veränderung des Hormonhaushaltes und des letzten Wachstumsschubes. In der Regel kommen Mädchen 1–2 Jahre früher in die Pubertät als Jungen. Zwischen den rein körperlichen und den seelischen Vorgängen bestehen wahrscheinlich Zusammenhänge, die bisher jedoch noch nicht hinreichend erforscht werden konnten.

Etwa vom 12. Lebensjahr an ist die Fähigkeit zu abstraktem, logischen Denken entwickelt. Der Jugendliche kann mit Hypothesen arbeiten, sie aufstellen und sie hinsichtlich ihrer Anwendbarkeit beim Lösen von Problemem überprüfen. Er kann von sich selbst absehen, Erfahrungen und Wissen sachlich reflektieren und hat ein relativ großes Wissen angesammelt, das er auch einsetzen kann. Er kann fast selbständig arbeiten, sich in Teamarbeit einfügen, kennt seine Stärken und Schwächen und beginnt intensiver als zuvor über seine eigene Person nachzudenken. Er ist durchaus fähig, größere Zusammenhänge zu erfassen, systematisch zu denken, zu ordnen und zu abstrahieren. Seine Vorstellungsfähigkeit erweitert sich.

Als *„Nicht-Kind"* und *„Noch-Nicht-Erwachsener"* erlebt der junge Mensch eine schwierige Zeit. Die Erwachsenen verlangen mehr Selbständigkeit und Einsicht, mehr „vernünftiges" Handeln von ihm, stehen ihm aber nicht die von ihm gewünschte Selbstbestimmung zu. Zu den Kindern will er nicht mehr gehören. Angenommen ist er praktisch nur von den Gleichaltrigen. Mit ihnen zusammen hofft er, die Lösung seiner Probleme zu finden, von ihnen fühlt er sich eher verstanden in seinem inneren Aufruhr und dem Durcheinander der Gefühle. Bisherige Normen und Regeln reichen nicht aus, die unterschiedlichsten Wertsysteme zu beurteilen, die gleichberechtigt nebeneinander angeboten werden.

Religiöse und weltanschauliche Probleme wollen erörtert werden und bewegen den jungen Menschen stark, der nach dem Sinn des Lebens und seines Handelns sucht. Die Geborgenheit im Elternhaus verändert und vermindert sich durch die zahlreichen Konflikte dieser Jahre und dem starken Wunsch nach Unabhängigkeit.

Problemlos gestaltet sich nur selten das sexuelle Verhalten. Die Sexualität ist abhängig von Erziehung, sozialer Erfahrung aus der Kindheit, Erfahrungen mit dem sexuellen Verhalten der Eltern. Neugier, Suche nach Anerkennung und Liebe, Konformität mit der Gruppe u. a. mehr beeinflussen die Auswahl des Partners, bestimmen den Zeitpunkt engerer Kontakte. Dabei unterliegt das sexuelle Verhalten vielfältigen familiären und kulturellen Restriktionen.

Stimmungslabilität ist in diesen Jahren fast normal. Gefühle der Selbstentwertung finden sich besonders häufig dann, wenn der Jugendliche keine realen Zukunftschancen sieht, keine Lehrstelle findet, sich Schulunlust und Interessenlosigkeit in der Umgebung breit machen.

2 Erziehung des Kindes

Erziehung bedeutet, das Kind mit Liebe und Verständnis in seiner Entwicklung zu begleiten, seine kleine Persönlichkeit anzuerkennen und behutsam Hilfen zu geben, wo diese notwendig sind.

Erziehungsvorstellungen und Erziehungsmethoden sind abhängig von der Kultur, den politischen und soziologischen Strömungen der jeweiligen Zeit, von der Persönlichkeit der Erziehenden, von den Norm- und Wertvorstellungen der Gesellschaft und nicht zuletzt von dem Erziehungsstil, den der Erziehende selbst erfahren hat. Zwischen den extremen Erziehungszielen der liberalen *antiautoritären* Erziehung und der diktatorischen *autoritären* Erziehung gibt es die unterschiedlichsten Übergänge. Den einzig richtigen Weg gibt es nicht, da jedes Kind einmalig ist und seine individuelle Erziehung braucht. Jede Fehlerziehung kann die Persönlichkeitsentwicklung des Kindes nachhaltig gefährden. Gestörte Selbstachtung, mangelnde Selbständigkeit sind z. B. Folge einer einseitig autoritären Erziehung. Verantwortungsscheu, Bindungsschwäche, Schwierigkeiten in die soziale Einordnung sind häufig Folge einer zu antiautoritären Erziehung (Laissez-faire-Stil). Eine ängstliche Mutter wird ihr Kind oft überbehütend erziehen, ein energischer Vater vielleicht zu streng und einengend. Zwanghafte Eltern werden ihre Zwänge und Ängste leicht auf ihr Kind übertragen; oberflächliche können das Kind kaum führen; hektische, gestreßte werden inkonsequent reagieren können. Auch das gesamte Familiengefüge (Eltern, Geschwister, Großeltern, Verwandte) sind mehr oder weniger direkt an der Erziehung beteiligt durch ihre Kritik und die unterschiedlichen Moralvorstellungen. Negative Auswirkungen hat Erziehung immer dann, wenn sie verbunden ist mit Unterdrückung des Kindes. Erfolgreich wird Erziehung dann sein, wenn sie partnerschaftlich und verständnisvoll ist.

2.1 Erziehung im Säuglingsalter

Erziehung beginnt eigentlich schon vor der Geburt des Kindes, in der Vorbereitung der Eltern auf dieses Kind. Es ist z. B. nicht gleichgültig, ob sie dieses Kind wünschen, sich darauf freuen, oder ob sie es innerlich ablehnen, als Last empfinden, ein Kind aufzuziehen, ob das Kind in einer intakten Familie heranwachsen wird, oder ob es, da die Mutter es nicht allein versorgen kann, durch die verschiedensten Bezugspersonen oder durch ein Heim versorgt wird und so vielleicht von vornherein orientierungslos und unbehütet heranwachsen muß. Erziehung heißt also auch, daß die Eltern sich selbst erziehen.

Sobald der Säugling geboren ist, braucht er die unmittelbare Nähe seiner Mutter. Das sogenannte *„Rooming-in"*, bei dem das Kind auch nach seiner Geburt im Krankenhaus im Zimmer der Mutter bleibt, ist eine gute Hilfe, daß sich die erste, so wichtige Beziehung zwischen Mutter und Kind einstellen und festigen kann. Die Mutter lernt ihr Kind kennen, die Erstgebärende erlernt darüber hinaus ohne Angst die Pflege und das Stillen, sie erlebt, wie sehr das Kind ihr bisheriges Leben verändert. Durch den ständigen Kontakt erfährt das Kind die notwendige Nestwärme. Schon nach 3–4 Wochen nimmt der Säugling von sich aus Kontakt zur Mutter auf, am intensivsten beim Stillen oder Füttern. Er sieht das Gesicht der Mutter, erlebt Befriedigung, Wärme, Nähe durch das Saugen an der Brust, hört ihre Stimme und reagiert auf das Streicheln, Hochheben, Anschmiegen. K. Lorenz hat ähnliches im Tierreich nachgewiesen. Wird ein gerade geschlüpftes Gänschen von einem Menschen betreut, ist es bereits nach 24 Stunden auf den Betreuenden geprägt und folgt ihm, als sei er seine Mutter.

Diese Prägung auf die Tier-Ersatzmutter bleibt bestehen, bis die Gans erwachsen ist. Ähnliches gilt für das Neugeborene: eine stabile Bindung gelingt nur über die Betreuung durch die gleiche Person bzw. die Hauptpflegeperson.

Der Säugling erspürt sehr früh, ob die Eltern ihn lieben oder ob er abgelehnt wird und reagiert darauf. Wenn er schreit, so signalisiert er, daß er Durst, Hunger oder Schmerzen hat, aber auch, daß er beschäftigt, gestreichelt, geliebt werden möchte. Ohne Grund schreit er nie. Bekommt er nun keine Antwort durch die Eltern, erlebt er Angst, Verlassenheit. Gehen die Eltern auf seine Signale ein, fühlt er Geborgenheit und Sicherheit und erwirbt so das Gefühl des *Urvertrauens,* das für sein späteres Leben die Grundlage sein wird, offen und positiv der Welt und den Menschen zu begegnen. Der oft gehörte Rat, einen Säugling einmal eine Nacht „durchschreien zu lassen" oder ihn sehr rasch an festgelegte Mahlzeiten zu gewöhnen, ist aus diesem Grund abzulehnen. Ein gesunder, geborgener Säugling wird sich in den ersten 6 Wochen von allein auf „vernünftige" Mahlzeiten und Zeiten des Schlafens einstellen, wird seine festen Zeiten haben, in denen er Familienanschluß sucht und in der Nacht durchschlafen. Schon in dieser Entwicklungsphase erfährt der Säugling, daß die Mutter für kurze Zeit weggeht, aber immer wieder kommt, z. B. wenn sie die Flasche holt, und erlernt so Trennungssituationen angstfrei zu ertragen.

2.2 Erziehung des Kleinkindes

Beherrscht das Kind in etwa seine Sinnesorgane und seinen Bewegungsablauf und beginnt, sich aus der ganz engen Abhängigkeit von der Mutter zu lösen, die Umwelt zu entdecken, beginnt eine sehr schöne, aber auch aufregende Zeit für die Eltern. Das Kleinkind versteht den Sinn von *Regeln* noch nicht, es handelt nach dem Prinzip der Lust oder Unlust, möchte seine Bedürfnisse sofort erfüllt haben. Dadurch gerät es automatisch in Konflikte mit seiner Umwelt, mit den Eltern, die das Kind vor Verletzungen und jeglichem Schaden schützen wollen und auch eine gewisse Anpassung des Kindes erreichen müssen. Diese 1. Einordnung geschieht ausnahmslos im Rahmen der Liebesbeziehung zwischen Kind und Eltern. Hat das Kind Liebe erfahren und ein Vertrauensverhältnis zu den Eltern aufbauen können, ist es bereit, sich ihren Forderungen anzupassen (soweit diese nicht im Übermaß gestellt werden) und die Einstellungen, Wertungen und Normen der Eltern zu übernehmen. Erfährt das Kind zu wenig Liebe, wird es sich nur schwer anpassen.

„Grenzen müssen sein." Es gibt Regeln, die das Kleinkind lernen muß, um nicht in ernste Gefahr zu geraten, z. B. der Umgang mit Strom, Wasser, Feuer, Treppen u. a. Hier müssen die Eltern ein energisches „Nein" aussprechen und auf der Einhaltung des Neins konsequent bestehen. Allerdings sollten sie dem Kind nicht zu enge und unnötige Grenzen setzen. Ängstliche Eltern „behüten" ihr Kind zu sehr, hemmen dadurch den Forschungsdrang und ängstigen auch das Kind, das so kaum eigene Erfahrungen sammeln kann. Inkonsequente und unsichere Eltern erfüllen dem Kind jeden Willen und erziehen sich so häufig einen „Tyrannen", der nicht glücklich ist. Andere Eltern tragen heftige Machtkämpfe mit dem Kind aus, z. B. bei den häufigen Essenproblemen, und erreichen im Grunde nichts, weil man ein Kind nicht zum Essen zwingen kann; sie fixieren sogar hartnäckige Eßstörungen.

Ganz wesentlich ist, daß die Eltern den jeweiligen Entwicklungsstand des Kindes kennen. Ein Kind kann noch nicht sauber und ordentlich essen, wenn die dazu notwendige Koordination der Motorik noch nicht ausgereift ist, kann nicht still sitzen in einer Zeit, da entwicklungsmäßig die Bewegung einzelner Muskelgruppen, z. B. der Hand, noch von der Bewegung des ganzen Körpers begleitet wird. Die meisten Fehler werden in der *Sauberkeitserziehung* gemacht. So lange die Großhirnfunktion, die die Darm- und Blasenentleerung steuert, nicht ausgereift ist, ist Sauberkeitstraining unsinnig. Erfolg ist in dieser Phase nur durch „Dressur" zu erreichen. Diese aber führt in der Regel zu erheblichen Störungen der Persönlichkeitsentwicklung. Noch immer ist es, zumindest in den Städten, Ziel und Stolz vieler Mütter, ihr Kind frühzeitig sauber zu haben, obwohl im Zeitalter der Wegwerfwindeln der früher oft angegebene Grund der zu großen Arbeitsbelastung durch das Waschen der Windeln entfällt.

Die Sauberkeitserziehung ist die erste Forderung, die an das Kind gestellt wird. Es soll etwas „leisten" oder „abgeben". – FREUD wies nach, daß eine strenge Sauberkeitserziehung zu einer fast zwanghaften Haltung im Erwachsenenalter führen kann, die sich in übermäßiger Bravheit, extremer Ordentlichkeit und kleinlicher Genauigkeit äußert, vor allem aber auch zu einem anomalen Interesse an Besitz. Spätere Forschungsergebnisse zeigen, daß nicht *dressierte* Kinder fast angstfrei heranwachsen. Heute wissen wir, daß Kinder, nachdem sie etwa im 3. Lebensjahr ihren Körper bewußt steuern können, ohne jedes Training im 3. oder 4. Lebensjahr sauber werden. Will man nicht so lange warten, so sollte man zumindest nicht vor dem 2. Geburtstag mit dem Training beginnen. Beobachtet die Mutter erste Anzeichen der Stuhlentleerung, zumeist morgens nach dem Aufwachen und nach den Mahlzeiten, wird das Kind auf ein bequemes, standsicheres, nicht kaltes (!) Töpfchen gesetzt. Bleibt die Sitzung ohne „Erfolg", sollte das Kind nach 2–3 Minuten wieder hochgenommen werden, wobei die Mutter keinerlei Enttäuschung signalisieren sollte. Stellt sich, zu Beginn mehr zufällig, Erfolg ein, dürfen Mutter und Kind das Ergebnis begutachten und sich darüber freuen. Zusammen wird das Töpfchen entleert. Mit 2½ Jahren etwa ist das Kind dann meist sauber, ¼ Jahr später auch trocken. Lob und Freude über das „Gelingen" macht es dem Kind leichter, seinen Stuhl, den es in dieser analen Phase als wichtigen Bestandteil seines Selbst ansieht, herzuschenken. Übt die Mutter Druck aus, spürt das Kind Zwang oder erlebt es sogar Strafe, wird es seinen Stuhl behalten oder nur aus Angst hergeben. Bricht man den Willen des Kindes durch strenge Dressur und Strafe, reagiert es oft mit tagelanger Verstopfung oder später verstärktem Trotz, mit Kotschmieren oder mit Angstzuständen.

ZULLIGER schreibt: „Verinnerlicht wird aber nicht, was erzieherisch aufgezwungen wird, sondern nur das, was sich dem Kind liebevoll anbietet und nur da, wo es die innere Reife und Bereitschaft besitzt."

Wie überall in der Erziehung kann das Vorbild eine gute Hilfe sein. Das Kind möchte ja alles so machen wie die Eltern. Darf es anwesend sein, wenn die Eltern auf die Toilette gehen, möchte es auch so „groß" sein und das gleiche tun; tragen andere Kinder keine Windeln mehr, will es auch keine mehr tragen. Oft hilft ein *Kindersitz,* ein Einsatz in die Toilette, daß es sauber wird.

Rückfälle können in den ersten Jahren nach erfolgtem Sauberwerden relativ häufig sein, in belastenden oder ungewohnten Situationen, z. B. Ankunft eines Geschwisterkindes, Umzug in eine neue Wohnung, Krankheit, Eingliederung in den Kindergarten. Können die Eltern diesen Rückfall ohne Erregung tolerieren, ist das Kind nach wenigen Wochen ohne besondere Maßnahmen wieder sauber.

Eine zweite, recht wesentliche Frage in der Erziehung des Kleinkindes ist die, wie ich mein Kind zur *Selbständigkeit* erziehe. Diese Frage wird akut, wenn das Kind alles „allein" machen möchte, z. B. auch allein essen will. Neben dem Bereich der Sauberkeitserziehung finden im Bereich des Essens die meisten Machtkämpfe statt. Das Kind greift energisch selbst zum Löffel, die Mutter findet den Brei auf der Tischdecke, im Haar des Kindes, auf dem Boden wieder. Kann die Mutter diese Schmiererei nicht ertragen und geduldig und gelassen bleiben, begegnet sie dem Drang des Kindes nach Selbständigkeit autoritär oder erbost, wird sie damit den Widerstand erst recht herausfordern. Besorgte Eltern erschrekken, wenn ihr Kind einmal nicht essen will, diskutieren und bieten ihm schließlich andere Speisen an, zusätzlich Vitaminsäfte und Eisenpräparate. Es ist erschreckend, wie viele normal entwickelte, gesunde Kinder dem Arzt vorgestellt werden, weil sie „gar nichts essen" und wie in manchen Familien die Mahlzeiten, die eigentlich ein wichtiger Mittelpunkt des Familienlebens sein sollten, durch Strafmaßnahmen, endloses Zureden, Druck, Bestechungsversuche, falsche Ablenkungsmanöver zu qualvollem Theater werden. Ein gesundes Kind lernt in kurzer Zeit ohne Klecksen und Schmieren zu essen, es darf durchaus über eine bestimmte Zeit, auch mehrere Tage lang, wenig Appetit haben. Auch ein Kleinkind hat zeitweise Abneigung gegen bestimmte Nahrungsmittel. Bestechungen – „Wenn Du jetzt ißt, gehen wir in den Zoo" –, Druck – „Wenn Du den Teller nicht aufißt, darfst Du nicht spielen" –, ängstliche Sorge – „Soll ich Dir lieber ein Eis holen? – geben dem Kind viele Machtmittel in die Hand, die es sehr bald einzusetzen lernt. Wechselnder Appetit ist normal, ein Kind sollte nicht gezwungen werden, den Teller leer zu essen. Kleine Portionen, Mithelfen und Mitentscheiden beim Kochen, Verzicht auf Schokolade oder süße Getränke vor den Mahlzeiten, ohne Nervosität die Selbstbehauptung des Kindes beobachten sind sichere Hilfen, um Machtkämpfe zu vermeiden.

Ähnliches gilt für das Schlafen. Das 3jährige Kind will mittags nicht mehr schlafen, wird dann am Spätnachmittag quengelig oder überdreht. Zwingt man es zum Schlafen, erreicht man meist eine anhaltende Schreierei und eine zunehmende Aversion gegen das Schlafengehen überhaupt. Geschickte Mütter legen eine Besinnungsstunde nach dem Mittagessen ein, schmusen mit dem Kind, sehen Bilderbücher an, singen oder erzählen Geschichten. Häufig schläft das Kind auf dem Schoß der Mutter ein, die es dann nicht in sein Bettchen legen sollte, sondern in eine „Kuschelecke", die man in der Spielecke des Kindes einrichten kann. Schläft es dabei nicht ein, wird es meist beim Spiel irgendwann ein Nickerchen machen oder aber wirklich den Mittagsschlaf nicht brauchen. Das kindliche Schlafbedürfnis ist sehr unterschiedlich.

Zwischen dem 3. und 4. Lebensjahr, wenn das Kind seiner selbst mehr bewußt wird, kann es auch abends zu Einschlafstörungen kommen. Die aufregenden Erlebnisse des Tages, die in diesem Alter enorme Aktivität, Ängste vor Hexen, Dunkelheit, Konflikte – vieles kann die Ursache dafür sein, daß ein Kind nicht einschläft, nicht zuletzt auch die Angst, von den Eltern verlassen zu sein. Ein brennendes Notlicht, das Offenbleiben der Tür, die beruhigende Abendgeschichte, das Schlaflied, das konsequente Festhalten an einer bestimmten, nicht zu frühen *Schlafenszeit,* das Lieblingskuscheltier wirken meist Wunder.

Oft hilft auch das Einschlafen im Bett der Eltern, wobei das Kind anschließend in sein eigenes Bett zurückgetragen werden sollte. Auch *Alpträume,* das nächtliche Schreien oder das weinende Aufwachen aus dem Tiefschlaf sind vor allem im Vorschulalter häufig. Ursache kann sein, daß das Kind sich tagsüber mit der Ablösung von den Eltern beschäftigt hat und mit dem Selbständigwerden, Eifersucht auf Geschwister, mit Ängsten, Schuldgefühlen und Rache u. a. mehr. Etwa ab dem 2. Lebensjahr spielen auch Träume eine Rolle, und gerade negative unverarbeitete Tageserlebnisse können ängstigende Trauminhalte auslösen. Das Kind aber vermag Traum und Wirklichkeit bis weit in das Schulalter hinein nicht zu unterscheiden. Je ruhiger und entspannter die letzte Stunde vor dem Einschlafen verläuft, in der die Eltern sich bemühen sollten, die konfliktreichen Erlebnisse des Tages noch einmal in Ruhe und behutsam mit dem Kind durchzusprechen, je intensiver sie ihrem Kind vermitteln, daß sie es sehr lieb haben und ihm nicht böse sind, um so weniger wird es zu Alpträumen kommen. Bei regelmäßigen Schlafstörungen sollte der Kinderarzt konsultiert werden.

In der Zeit des Selbständigwerdens ist die Gefahr, zu Schaden zu kommen, recht groß. Hier gilt es einerseits, das Kind vor Unfällen zu schützen, andererseits ihm nicht das Vertrauen zu sich selbst und den Mut, eigene Erfahrungen zu machen, zu nehmen. Da das Kind die Gefahr seines Tuns nicht einschätzen kann, erklärende Worte der Eltern oft nicht versteht, müssen Verbote ausgesprochen und konsequent eingehalten werden: nicht allein auf die Straße gehen, nicht auf der Fensterbank spielen, elektrische Geräte nicht ohne Wissen der Eltern einschalten, nicht mit Fremden mitgehen.

Viele Gefahrenquellen können die Eltern vorsorglich ausräumen: sicheres Aufbewahren von Medikamenten, Alkohol, Wasch- und Spülmittel, Absicherung der Steckdosen, Wegstellen kostbarer und zerbrechlicher Gegenstände wie Gläser, Vasen, Schallplatten, Verzicht auf Tauchsieder, ungeeignete Leitern, ungesicherte Kippfenster.

Vorbeugende Maßnahmen helfen ebenfalls, Gefahren vom Kind abzuwehren, z. B. das sehr frühe Schwimmenlernen, das Erlernen des Umgangs mit Streichhölzern, Feuerzeug, Kerzen, das Einüben des Verhaltens im Straßenverkehr (vor allem durch absolut korrektes eigenes Verhalten), das vernünftige Umgehen mit Tieren. Das Kind muß lernen, daß nicht jeder Hund kinderlieb und nicht jedes Raubtier zahm wie in Fernsehsendungen ist. Klare Richtlinien und wenige, aber konsequent einzuhaltende Regeln helfen dem Kind, diese aufregende Zeit des Selbständigwerdens ohne körperlichen und seelischen Schaden zu überstehen. Kinder von ängstlichen oder überbehütenden Eltern, die bis zum 2. oder 3. Schuljahr Tag für Tag von der Mutter zur Schule begleitet wurden, erleiden z. B. überhäufig auf dem Weg zur Schule Verkehrsunfälle. Oder es verunglücken Stadtkinder in den Ferien auf dem Land, wenn sie es den einheimischen Kindern gleich tun wollen beim Klettern, Reiten, Schwimmen oder Traktorfahren, also bei Tätigkeiten, die zuvor nicht genügend geübt wurden.

Erziehende Hilfe braucht das Kind auch hinsichtlich seiner sozialen Anpassung. Ein gesundes, selbstsicheres Kind begegnet seiner Umwelt freundlich, unbekümmert, offen, sehr interessiert. Von seinen Eltern geliebt, über eigenen *Besitz* verfügend, ist es ab dem 3. Lebensjahr durchaus bereit, anderen etwas zu geben oder ihnen zu helfen. Dieses Verhalten ist jedoch stark abhängig von der eigenen Befindlichkeit und vom Vorbild.

Das Kleinkind kann noch schwer einen anderen neben sich dulden, kann seine eigenen Gefühle noch nicht kontrollieren, lebt seine Wut, seinen Ärger aus und kratzt, beißt, tritt, wenn es sich angegriffen fühlt. Wird das Kind älter, strebt es nach draußen, so muß es sich in gewissem Maße anpassen. Werden Geschwister geboren oder kommt das Kind in den Kindergarten, so muß es lernen, daß auch andere Wünsche und Bedürfnisse haben, es muß lernen Rücksicht zu nehmen, zurückzustehen, kleinere Kinder nicht anzugreifen.

Die Gefühlsäußerungen können anfangs sehr heftig sein. Eifersucht auf das nachgeborene Kind kann dazu führen, daß das Kind dem Baby Schmerzen zufügt, ihm Böses wünscht, sogar versucht, es zu ersticken oder hinzuwerfen. Andere Kinder reagieren ihre Eifersucht ab, indem sie das Verhalten des Babys annehmen, wieder einnässen, einkoten, nach der Babyflasche verlangen und die Babysprache sprechen. Weil das Kind sich entthront, aus der Liebe der Eltern verdrängt fühlt, kann es zu solchen aggressiven Ausbrüchen kommen.

Wie das Kind mit dieser notwendigen sozialen Anpassung zurechtkommt, hängt in hohem Maße von dem Verhalten der Eltern ab. Sie sollten dem Kind Rücksicht, Toleranz, Achtung der anderen Persönlichkeit, gegenseitiges Helfen vorleben, aber auch wie man sich durchsetzt, Konflikte löst. Zunächst ist es wichtig, daß die Eltern die Gefühle des Kindes zulassen und nicht zu früh erwarten, daß es Gefühle unterdrückt bzw. kontrolliert. Allerdings sollte es andere Kinder nicht schlagen, aber es darf wütend sein, seinen Teddy schlagen, mit den Füßen aufstampfen. Es darf weinen. Zwingt man das Kind, seine Gefühle zu unterdrücken durch Strenge oder Spott, so kommt es mit großer Wahrscheinlichkeit zu einer gestörten lustlos-depressiven oder jähzornig aggressiven Persönlichkeitsentwicklung und zu Schwierigkeiten, menschliche Bindungen einzugehen.

Wird ein Geschwisterkind geboren, sollte das Kind gut darauf vorbereitet sein. Es darf schon während der Schwangerschaft mit der Mutter zur Ultraschalluntersuchung, darf das Strampeln des Ungeborenen fühlen. Dabei sollte die Mutter erzählen, wie es war, als das Kind selbst noch im Bauch war. Nach der Geburt sollte es in die Betreuung und Pflege des Babys einbezogen werden, es darf beim Baden helfen, das Fläschchen holen, das Baby eincremen. Während des Stillens darf es zuschauen und, wenn ihm so zumute ist, sich auch an die Mutter schmiegen. Die Eltern dürfen ruhig betonen, wie hilflos und dumm doch das Baby noch ist und wie stolz sie auf die große Tochter, den großen Sohn sind und daß das Baby zu einem guten Spielkameraden heranwachsen wird. Sie sollten auch betonen, daß es ja „sein" Geschwister(chen?) ist. Besonders ist darauf zu achten, daß das ältere Kind nicht zur Zeit der Geburt in den Kindergarten kommt, sondern Wochen vor- oder nachher, daß sein Zimmer nicht verändert oder sein Lieblingstier dem Baby gegeben wird. Ein Kind muß das Baby nicht lieben, aber es darf ihm nicht schaden. Die Eltern müssen deutlich machen, daß sie solch ein Verhalten nicht dulden werden. Ist es gelungen, ein gutes Miteinander zwischen Kind und Baby zu erreichen, so kann sich das Klima wieder verschärfen, wenn aus dem Baby ein Kleinkind geworden ist, das Spielzeug wegnimmt, seine Ansprüche geltend macht, Bauwerke zerstört, überall im Wege steht und doch immer von den Eltern „in Schutz" genommen wird. Hier müssen Eltern sehr darauf achten, daß sie das ältere Kind nicht überfordern, ständig an seine Toleranz oder sein Gewissen appellieren. „Du bist schon so groß, konntest Du nicht aufpassen ..., gib es ihm doch ..., Du hast ihn wieder geschlagen ...". Das erste Kind wird ohnehin meist strenger erzogen, da die Eltern es mehr beachten, es „nach Vorschrift" pflegen und füttern und natürlich auch mehr Zeit für das erste Kind haben, aber auch meist überhöhte Erwartungen. Das zweite Kind muß sich gegen das ältere wehren, erlebt nie die Rolle des „Kronprinzen", kennt eine Familie ohne Geschwister nicht. Bei ihm besteht deshalb eher die Gefahr, daß es seine Stelle als „Nesthokker" ausbaut und so die Mutter verstärkt an sich bindet. So kann auch die Stellung des Kindes in der Geschwisterreihe prägend für seine Charakterentwicklung sein.

Der Umgang mit fremden oder Nachbarkindern wird meist im Kindergarten eingeübt. Kann ein gesundes Kind sich schon für kurze Zeit von der Mutter lösen, ist sauber, kann sich allein an- und ausziehen und mit anderen Kindern für kurze Zeit spielen, ist es *kindergartenreif,* meist zwischen dem 3. und 4. Lebensjahr. Man sollte es nicht zu früh dort eingliedern, denn sensible oder isoliert aufgewachsene, auch überbehütete und leicht kränkelnde Kinder sind mit 3 Jahren oft noch nicht dem Lärm, der relativ großen Kindergartengruppe gewachsen. Ein Kindergartenkind ist schon ein großes Stück weit allein auf sich gestellt, steht vielen neuen, unbekannten Anforderungen gegenüber: das Zurechtfinden in einer großen Gruppe, das Ausgeliefertsein an Sympathie und Antipathie anderer, das Sichauseinandersetzen damit, daß es stärkere, klügere, hübschere, beliebtere Kinder gibt, die Erfahrung, daß Erzieherinnen sich anders verhalten als die Eltern, das Leben in einer völlig fremden Umgebung, die längere Trennung von der Mutter, die ihr Kind freigeben, es Fremden anvertrauen muß. Manche Eltern zeigen durch lang sich hinziehende Abschiedsszenen, daß sie sich nicht lösen können, ihrem Kind nicht zutrauen, daß es sich zurecht findet, vielleicht auch nicht ertragen, daß nun eine neue Bezugsperson in das Leben des Kindes tritt. Der Kindergartenbesuch ist aber, zumindest 1 Jahr vor der Einschulung, wichtig für die Entwicklung des Kindes im sozialen Bereich, aber auch durch die Vielzahl der Anregungen (Basteln, Singen, Tanzen, Musizieren, Gymnastik, Umgang mit verschiedenem Material, Kochen u. a.). Kommt das Kind in den Kindergarten, sollte es zunächst nur 1–2 Stunden dort bleiben, dann vielleicht halbtags, zunächst nachmittags, da dann weniger Kinder in einer Gruppe sind. Mit 4 Jahren etwa kann es ganztags die Gruppe besuchen.

Zwischen Eltern und Erziehern sollte ein möglichst gutes, offenes Vertrauensverhältnis bestehen. Kann sich ein Kind nicht in die Gruppe eingewöhnen, macht nicht mit, weint es oder erstarrt, ist es vielleicht noch nicht reif für den

Kindergarten und sollte für 1–6 Monate zunächst wieder zu Hause bleiben. Dies sollte aber mit den Erziehern abgesprochen werden.

Im Alter von 6 Jahren hat das gesunde Kind die *Schulreife* erreicht. Bemühungen, Kinder schon mit 5 Jahren einzuschulen, werden bei der Mehrzahl der Kinder der geistig-seelischen Entwicklung nicht gerecht. Die Konzentrationsfähigkeit, die Fähigkeit, einfache Zusammenhänge zu erkennen, realistisch zu denken sowie die Beobachtungsfähigkeit entsprechen noch nicht den Anforderungen der Schule. Die Entwicklungsphase des magischen Denkens, oder, wie Ch. Meves schreibt, des *phantastischen Realismus* ist noch nicht abgeschlossen, das Kind nicht reif genug, um stabile Leistungen zu erbringen, das „Arbeiten" zu lernen. Das schulreife Kind freut sich normalerweise auf die Schule. Es gilt, seine Arbeitslust, vor allem aber die Freude am Lernen zu fördern. Es ist wichtig, daß der Schüler Erfolg hat, denn Erfolg steigert die Leistungsfähigkeit, während ständige Mißerfolge und Versagen erheblich die Bereitschaft zu lernen stören und dazu führen, daß der Schüler sich selbst als dumm und unfähig erlebt. Auch die häuslichen Verhältnisse haben einen großen Einfluß auf die Lernfähigkeit des Kindes: zu spätes Wecken, kein Platz zum Erledigen der Schulaufgaben, mangelnde Hilfe der Eltern bei Überwindung erster Lernschwierigkeiten, mangelndes Interesse an Erfolg oder Mißerfolg, fehlende Unterstützung und Ermutigung beeinträchtigen die Lernfähigkeit und die Leistung.

Die positive Einstellung zu den Hausaufgaben muß der Schulanfänger erst erwerben, Ordnung, Zuverlässigkeit und Vorplanen lernen. Ein Schulanfänger, der durch die Eltern keine Hilfe erfährt, ist überfordert. Gerade die ersten beiden Schuljahre aber sind entscheidend wichtig für seine weitere geistige Entwicklung. Die Gegenwart der Mutter während der Erledigung der Schulaufgaben und ihre lobende, geduldige und liebevolle Hilfe ist der beste Garant dafür, daß Lernen gelingt und sich Erfolge einstellen.

Die Einstellung zu sich selbst und den Klassenkameraden wird in diesen Schuljahren besonders wichtig. Das Kind möchte in seiner Altersgruppe „wer sein", möchte dazugehören, anerkannt sein, etwas leisten. Es entwickelt ein Gefühl für Gerechtigkeit und Gemeinschaft. Es übernimmt Verantwortung bei kleinen Diensten (Blumen pflegen, Tafel säubern), aber auch für die anderen. Sein Gewissen wird jetzt erstmals nicht nur durch die Erwachsenen, sondern durch die Gruppe der Gleichaltrigen geprägt und gebildet. Die Eltern, die Familie geben dem Kind die notwendige Sicherheit und Geborgenheit, um sich mit den Forderungen der Gruppe auseinanderzusetzen. Hier wird besonders wichtig, daß die Eltern ihrem Kinde beistehen, wenn es seine Erfahrungen machen muß mit Ablehnung, Außenseiterposition, negativem Verhalten, wie Aufschneiden, Prahlen, Neid, Mißgunst, Lügen, Stehlen, Konkurrenz u. a. Hilfe ist auch notwendig, wenn das Kind ganz anderen moralischen oder sittlichen Normen begegnet, Reichtum und Armut, Behinderungen, abnormes Verhalten, Grausamkeit, Verwahrlosung, Erpressung kennenlernt. Kümmern sich die Eltern nicht um die Erlebnisse des Schulalltages, um die Freunde und Feinde ihres Kindes, wird es sich nicht zu einer eigenständigen Persönlichkeit entwickeln können und orientierungslos bleiben. Gleiches gilt auch, wenn das Kind durch psychische Streßsituationen überfordert wird, z. B. durch Zerrüttung der Familie, Geschwisterkonflikte, Tod eines Elternteils, schwere Krankheit beim Kinde oder einem Familienangehörigen, Arbeitslosigkeit der Eltern.

Ein Kind, das unter großen seelischen Spannungen leidet, in die soziale Isolierung gerät oder in einen übertriebenen Konkurrenzkampf durch zu großen Ehrgeiz der Eltern, entwickelt meist Schulunlust, Angst vor dem Versagen, es kann keine Leistungen mehr erbringen.

Neben der Klassengemeinschaft hat der Lehrer einen prägenden Einfluß auf den Schüler. Reagiert er mit zu strenger, negativer Kritik, mit Drohen und Strafen, erzeugt er Angst beim Kind, und Angst blockiert das Denken und die Leistungsfreude. Ermutigt er und geht auf den einzelnen Schüler ein, steigert es die Lernfreude und Leistungsfähigkeit des Kindes ganz wesentlich und fördert sein Selbstbewußtsein. Der Schulanfänger identifiziert sich mit dem Lehrer, übernimmt seine Wertvorstellungen und Normen. Lehnt der Lehrer ein Kind ab, wird es auch von der Klasse abgelehnt. Auch hier gilt wie in der Kindergartenzeit, daß Eltern einen guten Kontakt zum Lehrer herstellen und mit ihm zusammen arbeiten sollen.

Zwei Fähigkeiten der Eltern werden im Jugendalter besonders gebraucht, die Fähigkeiten des *Zuhörens* und die Übermittlung von *Ich-Botschaften.* Th. Gordon beschreibt in seinem Buch *Familienkonferenz* diese grundlegenden Methoden der Erziehung. Das Zuhören bedeutet wirklich hinhören, nicht sofort eigene Antworten parat halten und darauf hinzielen, selbst etwas sagen zu können! Zuhören heißt zunächst, von sich selbst abzusehen, den anderen zu verstehen suchen, ihn aussprechen zu lassen, ihn zu ermutigen sich auszusprechen, ihn in seinen Äußerungen ganz ernst zu nehmen. Kinder und Jugendliche, die um das Zuhören ihrer Eltern wissen, erzählen auch in Krisenzeiten von ihren Erlebnissen, Vorstellungen und Problemen. Sie lernen selbst auch den Eltern zuzuhören. So wird eine Basis gegenseitigen Verstehens und Vertrauens geschaffen, eine gute Grundlage zur fruchtbaren Diskussion, zum Aushandeln neuer Regeln (Ausgehzeit, Taschengeld, neue Freundin u. a.) und zur Toleranz gegenteiliger Ansichten.

Nach Gordon stoßen *Du-Botschaften* meist auf Widerstand: „Du sollst ..., Du mußt eben ..., Du wirst nie lernen ...“. Wird die Botschaft in der Ichform übermittelt, werden dem Kind gleichzeitig die Gefühle und Bedürfnisse des anderen mitgeteilt: „Ich muß pünktlich zur Arbeit, deshalb möchte ich, daß Du nicht trödelst.“ Oder: „Ich weiß, daß Du jetzt zornig bist darüber, daß ich mit Dir nicht ins Fußballstadion gehen will, aber ich muß heute die Koffer packen für unsere Reise.“ Das Kind, der junge Mensch erfährt durch die *Ich-Botschaft,* daß die Eltern auch eigene Bedürfnisse haben, daß sie enttäuscht, verletzt, froh oder traurig sind, ein Anrecht darauf haben, daß diese Bedürfnisse respektiert werden. So entwickelt sich eine eher partnerschaftliche Erziehung, die den anderen ernst nimmt und nach Lösungen sucht, die für beide Seiten annehmbar sind. Gerade der junge Mensch, der nach seiner eigenen Identität, der sich mit seiner eigenen Geschlechtsreife, der komplizierten heutigen Gesellschaft und der fordernden Arbeitswelt auseinandersetzen muß, nicht zuletzt auch mit seiner Loslösung vom Elternhaus, braucht diese Partnerschaft und das Ernstgenommenwerden. Auch für Jugendliche ist die Gruppenzugehörigkeit sehr wichtig. In der Gruppe entwickeln sie ihren eigenen Stil, mit dem sie sich von der bisherigen Umgebung abgrenzen wollen, häufig recht provokativ als Rokker oder Punk. In der Gruppe finden sie die Gemeinschaft und Solidarität, vor allem die Anerkennung, die sie dringend brauchen in diesem krisenreichen Alter. Sie geben sich oft sehr aggressiv, lärmend, großspurig, da sie sich in der Gruppe „stark“ fühlen, während der einzelne sich eher hilflos, verzagend, unsicher fühlt. Ruhiges, verständnisvolles und dem Jugendlichen eine positive Entwicklung zutrauendes Verhalten der Eltern hilft Jugendlichen bei ihrer Identitätsfindung.

2.3 Sexualerziehung

Neben den angeborenen Unterschieden zwischen den Geschlechtern trägt die Erziehung sehr dazu bei, wie die geschlechtsspezifische Rolle vom Kind angenommen und erlebt wird. Viele Eltern erhoffen sich vor der Geburt des Kindes ein bestimmtes Geschlecht. Sie werden schon beim ersten Kontakt mit dem Neugeborenen anders reagieren, je nachdem, ob sich ihr Wunsch erfüllt hat oder nicht. Im Laufe der Kindheit werden Eltern bewußt oder unbewußt die Eigenschaften des Kindes, die sie für das Geschlecht wichtig erachten, fördern und verstärken. Heute haben sich die typischen Verhaltensweisen der Geschlechterrollen vermischt, abgemildert. Auch ein Junge darf weinen und ein Mädchen Fußball spielen.

Das heranwachsende Kind orientiert sich in der Übernahme seiner Rolle an dem gleichgeschlechtlichen Elternteil. Ebenso ist auch das Selbstverständnis der eigenen Sexualität abhängig von dem Verhalten der Eltern. Gehen diese positiv und unbefangen mit ihrer eigenen Sexualität um, wird das Kind ihr Verhalten übernehmen. Sind die Eltern sexuell unfrei, wird Sexualität tabuisiert oder als negativ hingestellt, wird ihr Kind kaum in der Lage sein, Sexualität als wertvollen, wichtigen Bereich des Lebens anzuerkennen.

Sexualerziehung oder *Sexualaufklärung* beginnt dann, wenn das Kind fragt. Fragt ein Kind nicht, läßt sich das Gespräch leicht auf diese Fragen lenken (möglichst vor Eintritt in die Schule). Die Eltern sollten jede Frage, auch wenn sie oft unpassend erscheint, offen und altersgemäß beantworten – ohne den das Kind überfordernden ausführlichen *Aufklärungsunterricht.*

Zu dieser Beantwortung der kindlichen Fragen gehört auch die richtige Benennung der Geschlechtsorgane ohne verniedlichende Bezeichnung. Spiel mit den Geschlechtsteilen und das später aufkommende Interesse für die Geschlechtsteile des anderen Geschlechtes sind ganz normal und sollten von den Eltern nicht negativ beurteilt oder mit Angst beobachtet werden. Erst ab dem 5. Lebensjahr entwickelt das Kind eine gewisse Scham, will sich vor Eltern und Spielkameraden nicht mehr ausziehen, geniert sich beim Anblick seiner nackten Eltern. Andererseits nimmt in diesem Alter das sexuelle Interesse deutlich zu, und die Identifikation mit der eigenen Geschlechtsrolle ist ab dem 4. Lebensjahr etabliert.

Während der Schulzeit erwirbt das Kind sein Wissen um sexuelle Praktiken, Geschlechtsakt, Geburt, aber auch über anomales Sexualverhalten. Männer- und Frauenfiguren in Geschichten und Schulbüchern sowie das Verhalten der Menschen ihrer engeren Umgebung prägen ihr Rollenverhalten oder auch die Abwehr dieser Rolle. Es kommt im Schulalter zu erstem Zärtlichkeitsaustausch zwischen den Geschlechtern, aber auch zwischen gleichgeschlechtlichen Freunden. Das hat nichts mit Homosexualität zu tun, sondern ist in dieser Phase normal.

Mit dem 12. Lebensjahr etwa, beim Mädchen früher als beim Jungen, mit Beginn der Reifung der sekundären Geschlechtsmerkmale (Penis, Behaarung, Brustentwicklung) und mit Eintreten der ersten Menstruation, des ersten Samenergusses, nimmt die Sexualität einen großen Raum im Denken und in der Phantasie des Kindes ein. Jetzt ist es besonders wichtig, daß Eltern ihren Kindern nicht nur die körperlichen Vorgänge erklären, sondern mit ihnen vor allem darüber sprechen, was Liebe, Treue, Hingabe, Partnerschaft und Freundschaft bedeuten. Geschlechtserziehung ist immer ein Teil der Gesamterziehung und muß notwendigerweise eine Hinführung zur Liebes- und Ehefähigkeit sein, damit sie dem Kind ermöglicht, verantwortungsbewußt mit seiner Sexualität umzugehen. Vor allem Jugendliche erwarten Gesprächspartner, die offen Stellung nehmen zu Problemen der Sexualität, wie frühzeitige geschlechtliche Beziehung, Empfängnisverhütung, die Folgen zu früher Intimerlebnisse, pornographischen Schriften oder Filmen.

Die Angst vor Sittlichkeitsdelikten an ihren Kindern ist bei sehr vielen Eltern sehr groß und führt häufig dazu, dem Kinde Angst zu machen vor „fremden Männern". Erwiesen ist dagegen, daß der größte Teil der Täter zum Verwandten- und Bekanntenkreis des Kindes gehört. Der wirksamste Schutz des Kindes ist, sich um den Aufenthalt, den Umgang und die Erlebnisse der Kinder zu kümmern, sie über sexuelle Vorgänge gut zu unterrichten, damit nicht die Neugier die Kinder veranlaßt mitzugehen. Das Kind muß wissen, daß die Geschlechtsorgane wichtig und empfindlich sind und außer den Eltern, Ärzten und Pflegepersonen niemand vom Kinde verlangen darf, daß es sich auszieht oder sich an den Geschlechtsorganen berühren läßt.

In der Vorpubertät wird auch das Thema der Selbstbefriedigung aktuell. Früher wurde sie verurteilt und als Ursache schwerer Erkrankungen einschließlich der Zeugungsunfähigkeit angeprangert. Heute wird vermittelt, daß jeder, der sich nicht selbst befriedigt, unnormal sei und nie zur Orgasmusfähigkeit käme. Hier ist es häufig für die Eltern schwer, die richtige Einstellung zu vermitteln. Selbstbefriedigung löst keine organischen Krankheiten aus, sollte aber auch nicht als selbstverständliche Betätigung der Sexualität angepriesen werden. Sie kann sehr wohl psychische Störungen auslösen, nämlich dann, wenn sie exzessiv betrieben wird oder wenn der Heranwachsende sie benutzt, um Probleme wie Enttäuschungen, Leistungsdruck, Mangel an Anerkennung und Geborgenheit, Ablehnung oder Unverstandensein durch körperliche Lustgefühle zu kompensieren. Auch der Verzicht auf eigene Triebwünsche sollte erlernt werden. Während der Pubertät ist die Selbstbefriedigung eine Ersatzbefriedigung und sollte weder verboten oder bestraft noch angeraten werden.

2.4 Spiel

Das Spielen ist für das Kind, für seine Entwicklung, von elementarer Bedeutung, ist aktives Lernen, ist seine Art, sich mit der Umwelt aktiv auseinanderzusetzen, Neues zu erfahren. Sobald der Säugling sich etwas gezielt bewegen kann, beginnt er zu spielen, zunächst mit den eigenen Fingern und Füßchen, sobald er greifen kann mit den Fingern der Mutter, mit der Rassel, mit allem, was er erreichen kann. Das Spiel fördert die kognitiven Leistungen des Kindes, fördert seine Intelligenz und seine geistige Entwicklung. Außerdem ist das Spiel auch ein sehr wesentlicher Faktor für die Entwicklung des sozialen Verhaltens. Spielen heißt lernen ohne Leistungsdruck, nicht zweckgebunden, geschieht ohne Absicht. Das Kind spielt „aus sich heraus", ohne Anleitung, spielt intensiv, reagiert Spannungen und Konflikte im Spiel ab, äußert spielend seine Wünsche und seine Neugier, übt die Funktionen seines Körpers, gibt seiner Freude, seinem Zorn Ausdruck.

2.5 Formen des Spiels

Abhängig vom Alter des Kindes ändern sich die Form und die Inhalte seines Spiels. Der Kinderarzt oder Psychologe kann nur durch die Beobachtung des Spiels die ungefähre Entwicklung des Kindes ablesen. Wird das Kind am Spiel gehindert, z. B. durch falsche Einstellung der Erwachsenen zum *sinnlosen Spiel* oder durch eine das Spielen einschränkende längere Erkrankung, bleibt das Kind in seiner Entwicklung zurück.

Das Spiel des Säuglings nennen wir *soziales Interaktionsspiel.* Der Säugling reagiert auf zärtliches Streicheln und Liebkosen, versucht durch sein Lächeln die Mutter herbeizurufen, sucht immer neu den Kontakt. Dann folgt das *Spiel mit den Sinneseindrücken.* Farben, Licht, Bewegung, Berührungsreize, Geräusche, alles versucht er in sich aufzunehmen, zu erkennen, zu erforschen. Dann erforscht er seinen Körper, übt die Bewegung seiner Hände und Füße, betastet alle Dinge, deren er habhaft werden kann, schmeckt, tastet, riecht. Er versucht auch, Dinge zu benutzen, mit ihnen zu klopfen, sie wegzuwerfen. Im Spiel mit den Eltern (Hinter einem Tuch verstekken – „Wo bist Du?" „Da bin ich!") übt er ganz behutsam die Fähigkeit ein, Alleinsein zu ertragen, die Angst vor dem Verlust der Mutter zu entschärfen.

Am Ende des 1. Lebensjahres beginnt das *Tätigkeits- und Funktionsspiel.* Die verschiedensten Funktionen des Körpers werden geübt, das Greifen, Laufen, Springen, Werfen, Türenöffnen, das Tragen und Aufheben. Gelingt dies relativ gut, werden die Dinge der Umwelt erkundet, mit Wasser, Sand gespielt, Dinge werden zerschlagen, zerrissen, ausgeschüttet, gesammelt. Erste Materialerfahrung wird gemacht, ob Dinge heiß oder kalt, naß oder trocken, weich oder hart, glatt oder rauh, leicht oder schwer sind. Mit den Eltern wird Zärtlichkeit, Schmusen, Lachen und Sprechen geübt. Schenk-Danzinger erklärt das Funktionsspiel als ein angeborenes Lernspiel, das auch bei den höheren Säugetieren beobachtet wird, wenn die Katze mit dem Ball spielt, der Hund apportiert. „Sie experimentieren mit den Umweltbedingungen und lernen so deren Eigenschaften kennen."

Das Zweijährige entdeckt das *Konstruktionsspiel.* Es baut Berge aus Sand, Türme aus Bausteinen, ein Haus aus einem Stuhl. Mit 4 Jahren kann das Kind mit Ton kneten, mit 5 Jahren phantasievolle Dinge aus Lego bauen, mit 7 Jahren liebt es technisches Spielzeug. Konstruktionsspiele sind nicht mehr nur zufällig, sie können geplant werden und werden meist so lange gespielt, bis das Geplante erreicht ist. Hierdurch erlernt das Kind Ausdauer, Geduld, Konzentration und entwickelt durchaus schon Ehrgeiz und Wetteifer.

Schon das Zweijährige beginnt noch eine andere Art des Spiels, das *Rollenspiel* (auch Fiktions- Illusionsspiel genannt). In diesem Spiel ahmt das Kind seine Umwelt nach, identifiziert sich mit den Dingen und Menschen, deutet sie um: z. B. wird aus einem Klotz ein Auto. Vom 3. Lebensjahr an spielt es Erlebnisse, Erfahrungen realistisch nach. Es verwandelt sich selbst in die Mutter, den Feuerwehrmann, den Hund, das Auto. Durch dieses Spiel, das weit ins Schulalter hinein immer wieder gespielt wird, werden die Beobachtungsgabe, das Fühlen und Denken, später auch das Sprechen geübt, aber auch Erlebnisse und Konflikte gespielt und verarbeitet, Wünsche werden dargestellt, z. B. das Baby, das „alles" tun darf. Eltern hören oft ihre eigenen Worte, wenn das Kind im Mutter-Kind-Spiel gelobt oder gestraft wird. Das Rollenspiel ist auch ein Ventil für zu große Angst, für Ereignisse, die das Kind noch nicht wirklich ertragen und verstehen kann, z. B. ein Verkehrsunfall, ein Krankenhausaufenthalt, der Tod der Großmutter. Im Spiel äußern sich Gefühle, die dem Kind nicht bewußt sind. Durch häufiges Wiederholen der angsteinflößenden Begebenheit unter den Spielbedingungen, die das Kind selbst kontrollieren kann, wird die Angst gemildert oder sogar besiegt. Diese Möglichkeit wird auch in der *Spieltherapie* genutzt.

Beim älteren Kind verstärkt sich im Rollenspiel vor allem das Rede- und Mitteilungsbedürfnis. Das Kind spricht mit seiner Puppe, einem unsichtbaren Partner und erzählt ihm, was es erlebt hat oder was ihm Kummer macht. Eltern erfahren durch das Rollenspiel nicht selten die „kleinen Sünden und Verfehlungen" des Kindes.

Dem Rollenspiel im Prinzip gleich ist das Puppenspiel und Kasperletheater.

Erst im letzten Jahr des Kindergartenalters beginnt das Interesse am *Regelspiel,* das Gemeinschaftsspiel nach festen Regeln. Das bisher die Regeln seines Spiels selbst festlegende Kind stellen die Regelspiele zunächst vor Probleme. Es kann nicht verlieren, versteht den Sinn der Regel nicht, gerät in Wut. Und doch lernt es gerade durch dieses Spiel, sein Verhalten zu kontrollieren, seine Wünsche unterzuordnen und letztlich etwas sehr Wichtiges: Regeln sind notwendig, um in einer Gemeinschaft gut miteinander umzugehen. Hält man die Regel nicht ein, spielen die anderen nicht mehr mit. Bisher hat das Kind allein gespielt, mit Erwachsenen oder mit einem Freund, wobei Kleinkinder eher nebeneinander als miteinander spielen. Nun, etwa ab dem 5. Lebensjahr, beginnt das „Gruppenspiel". Mit seiner Hilfe lernt das Kind, auf andere zuzugehen, auch das weniger sympathische Kind anzusprechen, sich selbst zu behaupten, seine Kräfte zu messen. Die Kinder spielen nun miteinander. Auch diese Spielform übt das Hineinwachsen in die soziale Umwelt.

2.6 Testpsychologie

Seit Beginn des 20. Jhs. werden Testverfahren entwickelt, mit deren Hilfe festgestellt werden soll, ob ein Mensch die intellektuellen Voraussetzungen für eine bestimmte Ausbildung (Schulform, Beruf, Studium) besitzt. Es gibt die unterschiedlichsten Testverfahren, die verschiedenste geistige Fähigkeiten des Menschen prüfen, je nach der angenommenen Definition, was Intelligenz eigentlich ist und wie sie zu erfassen und zu prüfen wäre. Die bekannteste Definition der Intelligenz stammt von D. Wechsler (1939), der unter anderem schreibt: „Intelligenz ist die ... Fähigkeit des Individuums, zweckvoll zu handeln, vernünftig zu denken und sich mit seiner Umwelt wirkungsvoll auseinanderzusetzen."

Der Intelligenztest mißt Begabungseigenschaften, die zu einem Lernerfolg beitragen, unabhängig von Fleiß, Ausdauer, Interesse. Diese Eigenschaften, die von A. O. Jäger „Dimensionen der Intelligenz" genannt werden, sind: Sprachgebundenes Denken, zahlengebundenes Denken, formallogisches Denken, Konzentration und Tempomotivation, Einfallsreichtum und Produktivität, anschauungsgebundenes Denken. Obgleich jede dieser Fähigkeiten unabhängig von den anderen ist, ergibt die Gesamtheit dieser 6 Dimensionen nach heutigem Wissen die Intelligenz.

Das Testergebnis wird in einer Zahl als Intelligenzquotient (IQ) angegeben. (Normal IQ = 80–100)

Bei Kleinkindern werden die Entwicklungsstufen einzelner Fähigkeiten geprüft, die das Kind in einem bestimmten Alter erlernt haben muß. Diese Teste heißen *Entwicklungstests,* und ihr Ergebnis wird als Entwicklungsquotient, als *EQ,* angegeben.

Bei Kindern ist die Durchführung dieser Teste relativ leicht, da sie die Aufgaben gern lösen. Die Teste werden durchgeführt, wenn es z. B. um die Frage nach der geeigneten Schulform (Sonderschule/Gymnasium) geht oder um Behinderungen z. B. nach Hirntraumen, nach langem Heimaufenthalt, um Teilleistungsstörungen. Häufig angewandt wird z. B. der HAWIK (Hamburg-Wechsler-Intelligenztest für Kinder), die Testbatterie für geistig behinderte Kinder (TBGB), der Raven-Matrizen-Test. Für ausländische oder stumme Kinder gibt es auch sogenannte sprachfreie Tests, z. B. der Snyders-Oomen-Test.

Spezielle Teste gibt es als *Schulreife-Test.* Sie prüfen mehr oder weniger spielerisch mehrere Einzelfähigkeiten, die für ein Schulkind wichtig sind: Sprach- und Situationsverständnis, Begriffbildung, Rechenbereitschaft, Feinmotorik, Beobachtungsfähigkeit u. a.

Eine völlig andere Art der Testuntersuchung wird mit Hilfe der *Persönlichkeitstests* durchgeführt. Während beim Intelligenztest fest umrissene Aufgaben vorgelegt werden, die richtig oder falsch beantwortet werden können, geht es bei den Persönlichkeitstests z. B. um Bildmaterial, Farbkleckse oder Zeichnungen, zu denen die Testperson Geschichten erfinden soll, aus denen dann Rückschlüsse auf die Persönlichkeit gezogen werden. Man nimmt an, daß im Inhalt der frei erzählten Geschichten Bedürfnisse, Erwartungen oder Ängste sich widerspiegeln, die der Erzähler in sich trägt oder erlebt hat. Hierzu zählt z. B. der TAT nach Murray (Thematischer Aperzeptionstest). Für Kinder gibt es den CAT (Kinderaperzeptionstest nach Bellak), auf dessen Tafeln Tiere dargestellt werden, die schlafen, essen, bei den Eltern sind oder einen Kampf zu bestehen haben. In die Geschichten, die das Kind dazu erfindet, können die Gefühle, Konflikte und Erlebnissituationen des Kindes selbst mit einfließen.

Zu den Tests, die Aufschluß über die Persönlichkeit des Kindes geben können, gehört auch der Scenotest, der Zugang zu der Erlebniswelt des Kindes ermöglicht. Er ist ein *Spieltest,* in dem das Kind mit Hilfe eines Baukastens, der Puppen, Tiere, Bausteine, Autos, Bäume u. a. enthält, eine Szene darstellen darf und dadurch selbst die Deutung des Gebauten gibt. Immer dann, wenn ein Mensch sich frei entfalten kann, bleibt er mit seinen eigenen Erfahrungen, Wünschen, Ängsten und Bedürfnissen eng verbunden. Das Rollenspiel des Scenotests ermöglicht dem Untersucher, Rückschlüsse auf familiäre Bindungen, Kreativität, Selbstvertrauen zu ziehen.

Schließlich gibt es noch Fragebögen (psychometrische Tests), die Auskunft geben können über die soziale Reife, Introversion, Neurotizismus, Aggressivität, Angst und den Stand der Entwicklung z. B. Angstfragebogen für Schüler FPI (Freiburger Persönlichkeits-Inventar). Die Feststellungen des Fragebogens beziehen sich auf Verhalten, Einstellungen, Gewohnheiten und körperliche Beschwerden.

Wichtig ist zu wissen, daß die Testdiagnostik in einer entspannten Atmosphäre erfolgen sollte, einem ruhigen Raum, in dem sich das Kind zunächst eingewöhnen kann, und von einem erfahrenen Psychologen, der die Wertigkeit und Aussagefähigkeit der unterschiedlichsten Tests gut kennt und auch die geeignete Auswahl trifft. Ein sich weigerndes oder schreiendes Kind ist zwar in seinem Verhalten zu beurteilen, aber sicher in dieser Phase nicht zu testen.

Tests geben wichtige Auskünfte über die Entwicklung, Intelligenzveranlagung, über besondere oder zu gering entwickelte Fähigkeiten, über Störungen der Persönlichkeit und die Probleme, die das Kind mit seiner Umwelt hat. Wichtig ist aber auch eine genaue Verhaltensbeobachtung des Kindes beim Spiel, im Umgang mit den Eltern, in der Begegnung mit dem fremden Untersucher. Zur Beurteilung des Kindes gehört auch ein ausführliches Gespräch mit den Eltern oder Erziehern über die bisherige Entwicklung des Kindes, etwaige Besonderheiten oder Strömungen.

2.7 Das Kind im Krankenhaus

Kindsein bedeutet Vertrauen zu haben in die Eltern, die Umwelt zu erobern, die eigenen Kräfte zu erproben, immer Neues zu erkennen und bei Kummer, Angst und Schmerz von der Mutter getröstet zu werden. Krankheit und Krankenhaus ist ein ganz neues und ängstigendes Erleben für das Kind. Sein Körper reagiert fremd, Schmerzen, Fieber, Übelkeit verändern sein Lebensgefühl, die Sorge der Mutter überträgt sich auf seine Befindlichkeit, es erlebt sich angegriffen und sucht mehr als sonst die Geborgenheit und den Schutz der Eltern. Muß das Kind ins Krankenhaus, verändert sich damit seine ganze bisherige Umgebung. Es kommt in einen fremden Raum zu fremden Kindern, wird „auf den Kopf gestellt“ durch die medizinischen Untersuchungen eines ihm fremden Arztes und erschreckt vor unbekannten und unheimlichen Apparaten. Viele neue Gesichter, Schwestern, Laborantinnen, die etwas von ihm wollen, stürmen auf das Kind ein. Ein neuer Tagesrhythmus stellt zudem Anforderungen an seine Anpassungsfähigkeit, selbst das Essen, das Geschirr, die Toilette sind anders und fremd. Spritzen, Fiebermessen, Verbandswechsel, Punktionen, Operationen stellen für das Kind eine permanente Bedrohung dar. Durch den Schichtdienst bedingt, ist keine feste Bezugsperson erkennbar. Hinzu kommt, daß selbst die vertrauten Eltern verändert sind. Das Kind erlebt sie, die bisher „allmächtig“ waren, hilflos und ohnmächtig. Sie befolgen die Anweisung des Arztes, lassen zu, daß all das „Böse“ mit dem Kind geschieht, lassen es schließlich sogar allein. Die Sprache der Ärzte und Schwestern versteht das Kind zumeist nicht. Die Arbeitsroutine in einem Krankenhaus (frühes Wecken, weitgehende Autorität der Schwestern, fehlende Zärtlichkeit, fehlende Intimität beim Einschlafen u. a.) kann zumindest das Kleinkind nicht übersehen und begreifen, es gerät in ein Stadium des Verlassenseins, des ohnmächtig Ausgeliefertseins. ROBERTSON (1972) u. a. beschreiben die verschiedenen Phasen, die das Kind im Krankenhaus nach der Trennung von den Eltern erlebt. Zunächst äußert es „Protest“, schreit, tobt, ruft nach der Mutter, wehrt jeden Kontaktversuch der Schwestern ab. Dann folgt die Phase der „Verzweiflung“. Das Kind wird still, apathisch, duldet pflegerische Maßnahmen, ohne aber wirklich Kontakt aufzunehmen; es trauert. Manche Kinder reagieren auch autoaggressiv. Schließlich beginnt das Kind sich umzugewöhnen, zu essen, zu spielen, zu erzählen, scheint sich wohl zu fühlen, zeigt Interesse an der Umgebung, läuft hinter den Schwestern her oder ruft sie. In Wirklichkeit ist dieses *Normalverhalten* häufig ein Zeichen der 3. Phase, der *Verleugnung*. Das Kind, enttäuscht und resigniert, schützt sich vor seinen Gefühlen, indem es diese unterdrückt.

Die Diskrepanz zwischen äußerem Verhalten und seelischer Verfassung ist häufig durch kleine Anzeichen zu erkennen, z. B. wie wichtig ein Geschenk ist, das die Eltern mitbringen, wie übersteigert die Angst vor der erneuten Trennung von den Eltern ist, wenn das Kind wieder daheim ist. Die Reaktion des Kindes auf die traumatische Trennung von der Mutter beim Krankenhausaufenthalt nennt man *Hospitalismus*. Je jünger ein Kind ist und je länger der Krankenhausaufenthalt nötig ist, um so eher tritt der Hospitalismus auf. Man spricht auch von einem *Deprivationssyndrom*. Deprivation beobachtet man auch bei chronisch mißhandelten Kindern und solchen, die in Heimen aufwachsen müssen.

In dem Maße, in dem das Kind seine Bewegungsfreiheit einbüßt, z. B. durch die Nachbehandlung orthopädischer Eingriffe oder durch chronische Krankheiten wie Krebs, Hirntumoren, erleidet es häufig in seiner Entwicklung einen Rückschritt. Es verliert Fähigkeiten, die es schon erworben hatte und zieht sich auf eine frühere Entwicklungsstufe zurück *(Regression)*.

Die Einengung des kindlichen Lebensraums, die fehlenden positiven Reize durch die Umwelt führen dazu, daß auch das Interesse des Kindes sich verringert. Dadurch verlangsamt sich häufig bei Kindern, die lange oder chronisch krank sind, die körperliche und geistige Entwicklung. Zudem reagieren diese kleinen Patienten nicht selten nervös, gereizt, sind stimmungslabil, aggressiv, ja unerträglich; sie haben ja keine andere Möglichkeit, die inneren Ängste, Spannungen und Nöte abzureagieren.

Erschwerend für die Kinder bis zum Schulalter ist auch, daß sie noch nicht über ein Zeitgefühl verfügen. Sie leben noch ganz im Augenblick. Wenn sie auch vom 3. Lebensjahr an Zeitbegriffe wie morgen, später, gestern oder nächste Woche verwenden, so fehlt ihnen doch die rechte Vorstellung dieser Worte. Ausagen wie „Bald bist Du gesund", „Die Mutter kommt morgen" bedeuten für das Kind keinen wirklichen Trost. Selbst das Schulkind, dem man erklärt, daß der Gips 4 Wochen getragen werden muß, erlebt diese Zeit als „endlos", oder sagt man ihm, daß es 3 Wochen im Krankenhaus bleiben muß, bedeutet das „nie mehr heimkommen". Vor allem das Kleinkind, das noch weitgehend dem magischen Denken verhaftet ist, hat noch keinen realen Bezug zum Krankheitsgeschehen. Es kann den Unterschied zwischen einem gebrochenen Bein und einem Nierenversagen noch nicht begreifen. Für das Kind ist alles schlimm, es kann sich die Folgen der Krankheit, den Verlauf nicht vorstellen, es ist „für immer krank" und erlebt eine oft grundlose Hoffnungslosigkeit.

Auch die uralte Vorstellung der Menschen, Krankheit als „Strafe" anzusehen, ist beim Kind und oft auch noch beim Jugendlichen sehr ausgeprägt – Strafe für Ungehorsam, für Neid, Streit, schlechte Schulleistungen, Lügen, ungern geleistete Hilfe oder einfach für „Bösesein". So leidet es neben der Krankheit oft noch unter sehr belastenden Schuldgefühlen.

Nach der Entlassung aus dem Krankenhaus zeigt das Kind häufig neben regressivem Verhalten, z. B. Einnässen, Babysprache, auch Aggressionen. Es wendet sich von den Eltern ab, will auf der Station bleiben, reagiert mit Schreien, Schlagen, terrorisiert die Eltern. Dies bedeutet nichts anderes, als daß das Kind sich innerlich gegen die Angst wehrt, es könnte zu einer erneuten Trennung von den Eltern kommen oder fürchtet, die Eltern seien böse mit ihm, weil sie es ja ins Krankenhaus „weggegeben" hatten.

Natürlich hängt das Erleben von Krankheit und Krankenhaus auch ab von der Schwere der Erkrankung (viele Schmerzen, lange Dauer, Art der Therapie), vom Alter des Kindes (besonders kritische Zeit: Geburt bis 4. Lebensjahr) und vom Verhalten der Eltern. Im Idealfall haben sie das Kind schon in gesunden Zeiten auf Krankheit und Krankenhaus vorbereitet, z. B. durch Bilderbücher, einen Arztkoffer zum Spielen, Besuch eines Kranken im Krankenhaus, durch Vorstellung des Kindes beim Kinderarzt. Ein Impftermin kann genutzt werden, dem Kind zu erklären, daß der Arzt bei Krankheit besser helfen kann als die Eltern. Außerdem kann das Kind erfahren, daß es Schmerzen ertragen kann, z. B. bei der Impfung. Auch hier können Bilderbücher das Erlebte zu verarbeiten helfen ebenso das beliebte „Arztspielen" daheim (der Teddy bekommt eine Spritze, die Puppe wird untersucht). Muß das Kind ins Krankenhaus, ist es ganz wichtig, ihm zu erklären, was mit ihm geschehen wird, wie die Behandlung und Operation vor sich geht, welche Ängste sich einstellen werden und vor allem, daß die Eltern ihr Kind immer lieb haben werden. Falls die Mutter nicht mit aufgenommen werden kann, was jedoch vor allem bei Kindern bis zum 3. Lebensjahr angestrebt werden sollte, ist es wichtig, daß sie das Kind täglich besucht, auch wenn es jedes Mal beim Abschied bitterlich weinen sollte, und daß sie vor allem am 1. Tag lange beim Kind bleibt. Wenn die Mutter ruhig und freundlich mit den Ärzten, Schwestern und Mitpatienten spricht, kann auch das Kind seine Angst vor den Fremden eher abbauen. Wichtig ist das Schmusetier, das Lieblingsbuch, der eigene Schlafanzug, das vertraute Spielzeug mitzunehmen. Vor allem beim Kleinkind sollte die Mutter die Pflege des Kindes auch im Krankenhaus weitgehend selbst übernehmen, das Füttern, Zubettbringen, Umziehen, Waschen, Saubermachen, und dem Kind soweit wie möglich erklären, was an diesem Tag geschehen wird. Wenn die Mutter nach Hause geht, ist es tröstlich, dem Kind ein kleines Geschenk da zu lassen, das es auspacken kann und das es an die Mutter erinnert. Hilfreich ist es auch, wenn bei der ärztlichen Visite das Kind ins Gespräch einbezogen wird und die Mutter anschließend dem Kind das Gesagte noch einmal in Ruhe erklärt.

Ganz besonders wichtig ist der tägliche Besuch der Eltern bei Ausländerkindern, weil sie wegen der Sprachbarriere noch hilfloser allem Geschehen ausgeliefert sind.

Leider sind nicht alle Eltern in der Lage, ihr Kind so zu begleiten. Weite Entfernung zur Klinik, kleine Kinder daheim, Berufstätigkeit beider Eltern, eigene Ängste vor Krankheit und Krankenhaus, Hilflosigkeit im Umgang mit dem kranken Kind, seinen Aggressionen und Ängsten, Mißtrauen gegen Ärzte und Schwestern, Uneinsichtigkeit, fehlende Kooperationsfähigkeit, zu forderndes Verhalten und andere Umstände mehr führen zu Spannungen und zu Belastungen sowohl des Kindes als auch der Schwestern und Ärzte. Je enger und kooperativer Ärzte, Schwestern und Eltern zusammenarbeiten, desto erträglicher wird der Krankenhausaufenthalt für das Kind.

Hier haben auch die Schwestern eine wichtige Aufgabe. Auch schwierige Kinder und Mütter müssen „verkraftet" werden, und das fällt leichter, wenn man sich klar macht, daß beide – Eltern und Kind – im Krankenhaus fremd sind, die Probleme, Hektik und Routine des Hauses nicht kennen und übersehen, vor allem aber beide unter „Schock" stehen. Hinzu kommt, daß Eltern und Schwestern unterschiedliche, oft sehr konträre Auffassungen von der Erziehung haben, Eltern sich oft schämen, wenn sich negative Verhaltensweisen beim Kind zeigen. Geduld, Verständnis, Freundlichkeit und vermittelndes Verhalten der Schwester kann viele unnötige Belastungen abbauen. Es ist ja auch nicht nötig, Kinder im Krankenhaus zu erziehen, es sei denn um der anderen Patienten willen. Wichtig für die Schwester ist auch, ihre eigene Befindlichkeit, ihre Gefühle zu erkennen, z. B. Antipathie gegen bestimmte Eltern oder die eigene Erschöpfung oder Unpäßlichkeit. Gespräche mit den Eltern und dem Stationsteam können helfen, besser mit etwaigen eigenen Schwierigkeiten umzugehen. Manchmal kann ein „Fachmann", ein Psychologe oder Sozialarbeiter, der gelernt hat, die besondere psychische oder soziale Situation schwieriger Eltern und Kinder zu erkennen, den Schwestern (und Ärzten) helfen, Spannungen abzubauen, Konflikte zu lösen.

2.8 Sterben und Tod

Durch die großen Fortschritte der modernen medizinischen Diagnostik und Therapie ist es gelungen, die Säuglings- und Kindersterblichkeit enorm zu senken, so daß der Tod eines Kindes, verglichen mit früheren Zeiten, selten geworden ist. Dennoch erleben wir heute das Sterben der Kinder in der Klinik eher häufiger, weil die Kleinfamilie unserer Zeit vor allem bei einem länger dauernden Sterbeprozeß mit der Pflege überfordert ist, andererseits aber auch, da man wesentlich mehr Möglichkeiten hat, Schwer- und Schwersterkrankte zu behandeln. Noch vor wenigen Jahren starb ein an Leukämie erkranktes Kind in wenigen Wochen, heute können fast 70% dieser Kinder geheilt werden, allerdings durch eine sehr aggressive und monatelang durchzuführende Therapie, von der man zunächst nicht weiß, ob sie erfolgreich sein wird. Den Kindern, bei denen die Therapie versagt, steht oft ein langes Leiden und Sterben bevor. Nahm man früher an, daß ein Kind nicht um sein Sterben weiß, haben inzwischen Untersuchungen gezeigt, daß das sterbende Kind zumindest vom Schulalter an um seine lebensbedrohende Krankheit und sein Sterbenmüssen weiß. Gesunde Kinder entwickeln nur sehr langsam eine Vorstellung vom Tod. Etwa ab dem 3. Lebensjahr hat in unserem Kulturkreis das Kind eine vage Vorstellung vom Tod, den es meist mit Schlaf, Bewegungslosigkeit gleichsetzt, aber nicht als unwiderrufliches Ereignis, eher als Weggehen. Ein Kind, das in diesem Alter die Mutter verliert, weint sehr bei der Nachricht, fragt aber bald „Morgen bringt mich die Mutti aber wieder ins Bett"? Ein wütendes Kind kann zur Mutter sagen „Ich wollte, Du wärst tot" und meint damit nichts anderes, als daß die Mutter im Augenblick besser nicht da wäre.

Ab dem 5. Lebensjahr begreifen die Kinder die Endgültigkeit des Todes, können sich aber eine Bedrohung ihrer Selbst durch den Tod nicht vorstellen. Sie zeigen Interessse am Vorgang des Sterbens, fragen was da kommt, was aus dem Toten wird, glauben aber, daß nur alte Menschen sterben, vielleicht sogar die Eltern. Durch solche Überlegungen kann Angst vor dem Verlassenwerden auftreten.

Erst etwa ab dem 7. Lebensjahr begreift das Kind, daß alle Menschen und Tiere sterben können, auch junge und gesunde Menschen, z. B. durch einen Verkehrsunfall. Mit 9 Jahren etwa erfaßt das Kind, daß es auch selbst sterben kann, fürchtet aber Schmerzen und Leiden mehr als den Tod. Erst der Jugendliche begreift den Tod ähnlich wie der Erwachsene als unvermeidlich, dem Lebewesen zugehörig.

Schwerkranke Kinder spüren frühzeitiger, was Sterben und Tod bedeutet. Nur die Jugendlichen können gelegentlich mit ihren Eltern über ihre Todesangst sprechen. Jüngere Kinder sprechen mehr durch Träume, erfundene Geschichten, indirekte Fragen, nonverbal. Sie spüren häufig, daß Erwachsene nicht über das Sterben mit ihnen sprechen wollen und schonen sie. Erwachsene glauben immer noch, daß ein Kind die Wahrheit nicht verkraften könne oder daß es „nichts weiß". So umgeben sie das Kind mit einer Mauer des Schweigens, können sich nicht vorstellen, daß das Kind etwas ahnt oder weiß. Dabei spürt sogar das schwerkranke Kleinkind schon das veränderte Verhalten der Mutter. Eltern und Kind klammern in dieser Situation das wichtigste Thema aus. Das Kind wird gerade dann allein gelassen, wenn es am meisten der Hilfe bedarf. Dieses Schweigen den sterbenden Kindern gegenüber wird oft monatelang durchgehalten, zumal die Eltern oft Schwestern und Ärzte verpflichten, „nichts" zu sagen. Selbst wenn das Kind versucht, das Nahen des Todes mitzuteilen, wird sein Signal abgetan als nicht begründet. Das Kind bleibt mit seinen Ängsten allein, die meist weniger den Tod betreffen als die Furcht vor Schmerzen, vor dem Alleingelassenwerden, allein mit der Sorge, die Eltern könnten es bald vergessen, mit der Frage, wie das Sterben sein wird, was danach kommt. Das Schweigen belastet auch das Vertrauen des Kindes in seine Eltern. Es erlebt sich als nicht akzeptiert, nicht ernst genommen.

Häufig ist neben dem Schweigen sterbender Kinder auch aggressives Verhalten. Eltern und Ärzte sprechen dann von Verhaltensstörungen. In Wirklichkeit ist es ein Signal: „Ich kann nicht mehr" und die Bitte um mehr Zuwendung und Nähe.

Eltern, die offen und ehrlich mit ihrem Kind sprechen, erleben immer wieder, wie tapfer das Kind mit seinem Sterben umgeht und wieviel Nähe, Wärme und Liebe gerade auch diese Zeit beiden Seiten schenken kann.

Eltern und Schwestern können oft schwer mit einem sterbenden Kind umgehen. Sie haben Angst, etwas Falsches zu sagen oder zu tun, mit Gefühlsausbrüchen des Kindes nicht fertig zu werden, Angst auch davor, den Tod nicht ertragen zu können. Häufig sind es auch die eigenen unbewußten oder verdrängten Ängste vor dem Tod, die sprachlos, hilflos oder starr werden lassen. Nicht nur das Kind, sondern auch Eltern und Schwestern bedürfen also der Hilfe, die sie bei einem Seelsorger, Psychologen oder auch in einer Selbsthilfegruppe finden können.

Die Erziehung des schwerkranken Kindes wird häufig ersetzt durch Verwöhnen. Gerade dadurch entstehen oft Ängste beim Kind, das in der gewohnten Erziehung Sicherheit und Geborgenheit erlebt. Es möchte sein Leben in der Krankheit so weit wie eben möglich „normal" leben, nicht überbehütet werden, auch nicht abgeschirmt werden von Geschwistern und Freunden, da dies vielleicht „zu anstrengend" sei.

Der Tod eines Kindes im Krankenhaus belastet die Schwestern neben der Trauer noch auf eine ganz andere Weise: Wie werden die anderen Kinder darauf reagieren? Meist wird der Tod verschwiegen in der Hoffnung, die anderen wüßten nicht darum. Auf Fragen wird geantwortet, das Kind habe verlegt werden müssen oder sei entlassen. Die Erfahrung lehrt, daß vor allem auf onkologischen Stationen die übrigen Kinder doch um den Tod wissen, ihn zumindest an der veränderten Atmosphäre der Station erahnen (Hasten, Rennen, weinende Angehörige, ernste Schwestern, die weniger Zeit für sie haben u. a.). Auch hier sollte zumindest darüber nachgedacht werden, ob man nicht weniger Angst erzeugt, wenn man den Kindern auf ihre Fragen wahrheitsgemäß antwortet.

2.9 Spiel und Beschäftigung im Krankenhaus

Das Spielen hat eine wesentliche und wichtige Funktion im Leben des Kindes, fördert seine körperliche und seelisch-geistige Entwicklung. Das Kind spielt „aus sich heraus" und unermüdlich, erlernt und übt praktisch alle Fähigkeiten durch das Spiel.

Dies wird von der Spiel- und Beschäftigungstherapie ausgenutzt. Da man die altersspezifischen Spielformen kennt, die das Kind nutzt, um neue Fähigkeiten zu erlernen, andererseits weiß, daß es im Spiel, vor allem im Rollenspiel, und auch beim Malen seine Gefühle und Probleme ausdrücken kann, erkennt der Therapeut Störungen des Verhaltens, der Entwicklung, der Sprache und Motorik. Durch gezielte Spiel- und Beschäftigungsangebote gibt der Therapeut dem Kind die Möglichkeit, durch Krankheit bedingte motorische Behinderungen durch spielerisches Üben auszugleichen und psychische Konflikte zu verarbeiten. Die Beschäftigungstherapie verfolgt das gleiche Ziel, wird bei den älteren Kindern und Erwachsenen angewandt. Beide Therapieformen leisten auch einen wesentlichen Beitrag zur Wiedereingliederung des Kranken in die häusliche Umgebung und stärken sein Selbstbewußtsein und Selbstvertrauen.

Spielen hilft aber auch außerhalb der Spieltherapie dem Kind gerade im Krankenhaus. Durch das Spiel nimmt es neue Kontakte auf, wird abgelenkt, erlebt vertrautes Tun und Freude. So ist es sinnvoll, daß heute in Kinderkliniken Erzieher und Beschäftigungstherapeuten zusätzlich zu den Schwestern beschäftigt werden und die ans Bett gefesselten Kinder einzeln betreuen, ähnlich wie es ja auch der Krankenhauslehrer im sogenannten „bed-side-Unterricht" tut.

Das schwerkranke oder frisch operierte Kind und das Kind auf der Intensivstation braucht alle Kraft für das Überstehen der augenblicklichen Krankheitsphase. Ihm fehlt die Kraft zum Spiel, es braucht mehr die Anwesenheit der Mutter und sein Kuscheltier.

Sobald der Heilungsprozeß oder auch nur eine Besserung eintritt, möchte das Kind wieder spielen. Da die räumlichen und auch körperlichen Möglichkeiten beschränkt sind, müssen Spiel und Beschäftigung den Verhältnissen angepaßt sein. Andererseits sollten dem Kind möglichst vielseitige Anregungen gegeben werden, damit es das aussucht, was im Augenblick seinem Interesse am meisten entspricht.

Solange das Kind im Bett liegen muß, bietet sich zunächst das Erzählen, Lesen und Bilderbuchansehen an. Für kleine Kinder sind Bilderbücher mit einzelnen klar gemalten Gegenständen geeignet, die auf festem Karton aufgemalt sind. Vom 3. Lebensjahr an können Bücher mit kleinen Szenen angeboten werden, z. B. „Was geschieht auf der Straße?", „Was befindet sich im Haus?", „Wie schlafen die Tierkinder?". Für Vierjährige sind Sach-Bilderbücher gut geeignet und alle Bücher, die viele Bilder haben. Das Schulkind „liest" gern kleine Texte allein, die viele Bilder haben. Das ältere Kind möchte sich gern selbst seine Bücher aussuchen. Es freut sich besonders, wenn aus der Bibliothek der Bücherwagen kommt, der schon in vielen Kliniken eingerichtet ist.

Für den Therapeuten, aber auch für erfahrene Eltern und Großeltern, bietet sich die Gelegenheit an, Märchen oder moderne phantastische Geschichten wie „Pipi Langstrumpf" zu erzählen. Märchen eignen sich für Kinder ab dem 3.–4. Lebensjahr. In diesem Lebensalter entwickeln die Kinder ein ganz großes Interesse an der Vergangenheit, wie es selbst noch ein Baby war, wie die Eltern Kinder waren, wie der Vater krank war. Sie hören gern solche Erzählungen, in denen sie ihre eigenen Erfahrungen wiederfinden. Gerade dies geschieht auch im Märchen. So erzählt das Märchen vom „Rotkäppchen" oder vom „Wolf und den 7 Geißlein", wie Kinder von der Mutter getrennt werden, Gefahren erleben und wieder zur Mutter zurückkommen – eine vertraute Situation aus dem Kindergarten, dem Krankenhaus. Andere Märchen erzählen von der Loslösung des Kindes von seiner Mutter wie „Brüderchen und Schwesterchen", „Rapunzel". Das Märchen in seiner einfachen Sprache vermittelt Weisheit und Lebenserfahrung, hilft Aggressionen abzubauen, mit Ängsten umzugehen und zeigt, daß es viel Böses in der Welt gibt, das aber mit Mut, Tapferkeit und mit der Hilfe guter Mächte auch überwunden werden kann. Märchen sollten erzählt werden. Dagegen können Märchenplatten, die das Kind allein hört, Ängste auslösen. „Moderne Märchen" sind die Bücher von A. Lindgren, J. Krüss, E. Kästner u. a. In ihnen geschieht Lustiges, Phantasievolles, werden Kinderträume Wirklichkeit, und die Spannung läßt den gegenwärtigen Kummer vergessen.

Heute bringen die älteren Kinder häufig auch Fernsehapparate und Kassetten mit ins Krankenhaus. Mehr noch als beim gesunden Kind müssen Erwachsene bemüht sein, das, was die Kinder sehen und hören, zu kontrollieren und eine gute Programmauswahl zu treffen. Unausgesuchte Sendungen und Kassetten helfen dem Kind nicht, können eher Nervosität, Angst, Erschöpfungsreaktionen und Aggressionen auslösen.

Immer wieder gern malen Kinder, unbekümmert und oft mit großem Eifer. Sie malen alles, was sie gerade beschäftigt, was ihnen wichtig ist. Malend können sie aber auch ihre Probleme ausdrücken und ihre Erlebnisse verarbeiten. Aus den Bildern schwerkranker Kinder kann der Geübte sehr viel erfahren von ihrer Angst, ihrer Befindlichkeit und dem Umgehen mit der Lebensbedrohung.

Kleine Bastelarbeiten (Falten, Kleben, Modellieren u. a.) können gut im Bett ausgeführt werden, fördern die Kreativität und die manuellen Fertigkeiten. Man muß nur darauf achten, daß das Material nicht färbt, zu leicht wegrollt, der Klebstoff ausläuft.

Besonders schön ist es, wenn Kinder schon aufstehen und das für sie eingerichtete Spielzimmer benutzen dürfen. Durch das gemeinsame Spielen und Basteln verliert sich die Isolation, in die viele Kinder durch die Krankheit geraten sind, und es wird auch ein kleines Stücken Vertrautheit erlebt in Erinnerung an die Schule, den Kindergarten. Das gemeinsame Spielen bringt wieder den gewohnten Alltag zurück, ähnlich wie das gemeinsame Vorbereiten eines Festes wie Weihnachten,

Ostern, Karneval. Indem jedes Kind einen Stern, eine Maske, einen Hasen für die Station bastelt oder malt, wird die Station vertrauter: „Unsere Station“ und Schwestern und Kinder haben ein gemeinsames Ziel. Ähnlich positiv wirkt sich die Gestaltung gemeinsamer Feiern auf der Station aus, zu der alle Kinder und Eltern eingeladen sind und z. B. Kaffee trinken und selbstgebackenen Kuchen essen, singen und spielen. Solche Erlebnisse tragen dazu bei, daß das Kind das Krankenhaus auch in guter Erinnerung behält trotz des Leids, das es dort durchstehen mußte.

Weiterführende Literatur

Harbauer, Lempp, Nissen, Strunk: Lehrbuch der speziellen Kinder- und Jugendpsychiatrie. Springer, Berlin/Heidelberg/New York 1980

Nissen, Gerhardt: Psychiatrie des Säuglings- und frühen Kleinkindalters. Hans Huber, Bern/Stuttgart/Wien 1982

Steinhausen, Hans-Christoph: Psychische Störungen bei Kindern und Jugendlichen. Urban & Schwarzenberg, München/Wien/Baltimore 1988

Schenk-Danzinger, Lotte: Entwicklungspsychologie. Österreichischer Bundesverlag für Unterricht, Wissenschaft und Kunst, Wien 1971

Schenk-Danzinger, Lotte: Pädagogische Psychologie. Österreichischer Bundesverlag für Unterricht, Wissenschaft und Kunst, Wien 1972

Zulliger, Hans: Heilende Kräfte im kindlichen Spiel. S. Fischer, Frankfurt 1970

11. Teil: **Pädagogik im Krankenhaus**

GÜNTER GUTEZEIT

Pädagogik und Kinderkrankenpflege haben mehr miteinander gemeinsam als allgemein angenommen wird. Dies zeigte eine genaue Analyse des Umgangs zwischen der Kinderkrankenschwester und den kranken Kindern. Das Anhalten zur Bettruhe, das Einnehmen notwendiger Medikamente, die Einhaltung von Diäten oder die Anleitung zur Annahme bestimmter Positionen bei der Pflege von Wunden oder beim Verbandswechsel sind immer als Maßnahmen der Verhaltenssteuerung oder -änderung anzusehen.

Vielen dieser Maßnahmen wird vor allem bei älteren Kindern eine Aufklärung und Wissensvermittlung vorauszugehen haben, um die Mithilfe und Mitarbeit des Kindes zu sichern. Kinder können demzufolge im Krankenhaus und im Umgang mit ihrer Krankheit lernen und somit am Gesundungsprozeß teilhaben. *Die Mitteilungen für das Kind müssen seinem Entwicklungsstand, seiner Motivationslage und seiner Gefühlsverfassung angemessen sein.* Dies erfordert von der Kinderkrankenschwester bzw. vom Kinderkrankenpfleger ein hohes Maß an fachlichem Können und an Einfühlungsvermögen. Zwar hat jeder ganz persönliche Erfahrungen mit der Pädagogik durch seine Erziehung im Elternhaus, in der Schule, in Jugendgruppen, in Interessengemeinschaften, in der Ausbildung und im Versuch der Selbsterziehung gemacht, jedoch dürfte dies nicht in jedem Fall für den Umgang mit kranken Kindern ausreichen. Über diese individuelle Erfahrung hinaus gibt es einige Grundregeln für pädagogisches Handeln im allgemeinen und ganz speziell für das kranke Kind. Ihre Aneignung kann das eigene Handeln optimalisieren.

In dem folgenden Kapitel werden die anthropologischen und kulturellen Voraussetzungen der Erziehung, Zielvorstellungen und Stilformen der Erziehung sowie Stufen des Lernens als allgemeine Grundregeln beschrieben. Im Anschluß wird auf das Wissen des Kindes um Krankheit, auf präventive Maßnahmen in der Gesundheitserziehung, auf die Bedeutung des Krankenhausaufenthaltes für das kranke Kind, die Mitbeteiligung des Kindes und der Eltern am Gesundungsprozeß und auf erzieherische Aspekte bei der Pflege des kranken Kindes eingegangen.

1 Grundlagen der Erziehung

1.1 Anthropologische Voraussetzungen

Die Anthropologie als Wissenschaft vom Menschen beschreibt die biologischen Besonderheiten des Menschen und seine Einzigartigkeit in der Natur. Sie hat in der Paläoanthropologie wesentliche Befunde zur Phylogenese (stammesgeschichtliche Evolution des Menschen) und in der Kulturanthropologie zur Zivilisation beigetragen. In vergleichenden Untersuchungen mit dem Tier wurde die besondere genetisch-biologische Veranlagung des Menschen herausgearbeitet.

Im Vergleich zum Tier ist der Mensch nach LORENZ *(1965) ein instinktarmes Wesen.* Er ist daher nach der Geburt vielen Gefahren ausgesetzt und kann auf viele Reize nicht angemessen reagieren. *Das Fehlen angeborener auslösender und hemmender Mechanismen, die die Instinkthandlung durch Beantwortung von Schlüsselreizen regulieren, macht den Menschen in der Phase des Neugeborenenalters hilflos.* Der Mensch weist noch viele Unfertigkeiten auf, wie wir sie bei einigen Tierarten finden, die eine *Nesthockerphase* haben (z. B. Kaninchen). Allerdings findet sich im Tierreich keine vergleichsweise ähnlich lange Phase der Unreife wie beim Menschen. PORT-

MANN (1956) umschreibt diese einzigartige Erscheinung als *physiologische Frühgeburt.* Nach seiner Auffassung müßte die Schwangerschaft ein Jahr länger dauern, um ähnlich günstige Lebensvoraussetzungen zu schaffen, wie sie bei der Mehrzahl der Säuger bei der Geburt existieren. Die Instinktarmut des Menschen ist jedoch seine Chance, da er nicht auf spezifische Schlüsselreize eingeengt und von vornherein spezialisiert ist. So gesehen, kann er der Umwelt mit größerer Offenheit gegenüberstehen.

Die Instinktarmut des Menschen, *seine geringe Spezialisiertheit* und *sein Angewiesensein auf intensive Zuwendung* im 1. Lebensjahr sind letztlich als Stärken zu beurteilen. Seine Unabhängigkeit von Schlüsselreizen als angeborene auslösende Mechanismen (AAM) und angeborene hemmende Mechanismen (AHM) (als Ausnahme löst das Kindchen-Schema schützende Zuwendung aus und hemmt aggressive Impulse) ist die Voraussetzung für Weltoffenheit. Dadurch ist eine weitgehende Anpassung an sehr verschiedene Umweltbedingungen gegeben, die seine Verbreitung über die gesamte Erde ermöglichte.

Die außerordentliche Entwicklung der Großhirnrinde in ihrem Verhältnis zum Stammhirn wird bei keinem anderen Lebewesen gefunden. *Desgleichen findet sich lediglich beim Menschen eine so deutlich ausgeprägte Asymmetrie in der Struktur der Großhirnrinde.* Diese wird als eine der wesentlichen Vorbedingungen für die Entwicklung der Sprache betrachtet. Somit verfügt der Mensch über jene Grundlagen für Denkprozesse höherer Ordnung, die ohne Sprache und räumlich-zeitliche Dimensionierung nicht möglich sind.

Mit der Asymmetrie des Großhirns sind Voraussetzungen für unterschiedliche Präferenzen in der Aufnahme, Bearbeitung und Weitergabe von Informationen geschaffen worden (linke Hemisphäre: Sprache, rechte Hemisphäre: Raumauffassung und Musik). Aus dem Informationsaustausch zwischen beiden Hemisphären resultiert schließlich kreatives Lösungsverhalten.

Weltoffenheit und Denkfähigkeit ermöglichen es dem Menschen, sich die Welt mit all ihren Quellen (Nahrung, Rohstoffe usw.) verfügbar zu machen. Hierin liegen nicht nur Chancen, sondern ebenso Gefahren, da häufig bedenkenlos Eingriffe in die Umwelt – Raubbau und Verschmutzung – zur Unwirtlichkeit der Lebensräume beitragen.

1.2 Kulturelle Voraussetzungen

Die Arbeitsteiligkeit unserer Welt hat im letzten Jahrhundert mehr und mehr zugenommen. Die damit verbundene Spezialisierung und Neugestaltung innerhalb der Lebens- und Arbeitswelt hat nicht nur zu vielen neuen Berufsbildern geführt, sondern ebenso die Ausbildungszeiten für eine Vielzahl junger Menschen bis in das 3. Lebensjahrzehnt hinein verlängert. *Das einfache Tradieren von Wissen und Fertigkeiten ist längst abgelöst worden von einem differenzierten Schul- und Ausbildungssystem.* Die Erziehung umfaßt heute viele Bereiche, die früher eher der privaten Sphäre zugerechnet wurden. Hierzu gehört z. B. die *Ernährungserziehung* oder die *Vorbereitung auf die Elternschaft.* Hinzu kommen neue, offiziell akzeptierte Gebiete wie z. B. die *Verkehrserziehung, die Umwelterziehung und die Gesundheitserziehung.* Obwohl oder gerade weil auf so vielen Gebieten Erziehung als notwendig erachtet wird, besteht wenig Konsens in Hinblick auf eine normative, an gesellschaftlichen Normen orientierte Erziehung. *Individualität hat innerhalb unserer Kultur den Vorzug gegenüber dem Kollektivismus sozialistischer Systeme.* Der geringe Konsens in der Erziehung führt letztlich dazu, daß wir in einer Institution, wie sie ein Krankenhaus darstellt, sehr unterschiedlich erzogene Kinder vorfinden. Dies erschwert die Arbeit im Pflegebereich.

Schule und Elternhaus sind heute bei dem stetigen Wissenszuwachs und dem schnellen technischen Wandel in vieler Hinsicht überfordert, zumal Standesorganisationen aus Industrie, Handel und Handwerk mit Kritik am Ausbildungsstand der Auszubildenden nicht zurückhalten. So treten heute viele weitere Organisationen und Institutionen auf, die ihrerseits Ansprüche auf Weiterbildungs- und Erziehungsaufträge anmelden. Zudem nehmen Massenmedien und Werbung ihre oft potente Rolle als Miterzieher wahr, wobei der recht handfesten Verhaltensbeeinflussung häufig ein pädagogisches Image als *Ratgeber* oder *Aufklärer* übergestülpt wird.

Bei der allgemein zu beobachtenden Verschulung des Menschen in unserer Kulturgesellschaft kommt die Erziehung zu Tugenden und charakterlichen Haltungen zu kurz. *Andererseits stellt sich die Frage, wieviel Erziehung überhaupt wünschenswert und vor allem effektiv ist.* Dies ist bei der Berücksichtigung des Verhältnisses von Anlage und Umwelt in der Entwicklung sowie Aneignung von Fähigkeiten und Fertigkeiten von Bedeutung. Bei der Umschreibung der Begriffe *Reifung* und *sensible Phase* wird dies deutlich.

Mit dem Begriff der Reifung werden z. B. Veränderungen erfaßt, die durch ein internes (genetisches) Programm gesteuert werden. Es ist jedoch zu bedenken, ob Reifung ausschließlich durch ein internes Programm erfolgt oder nicht ebenso des äußeren Anstoßes, der Stimulation durch Umweltreize bedarf.

Bekannt ist, daß in bestimmten Phasen der Eingriff von außen höhere Effekte erzielt als zu jedem anderen Zeitpunkt. In der Verhaltensbiologie werden solche Zeitabschnitte in der Entwicklung als **„sensible Phasen"** umschrieben.

In solchen Phasen finden Verhaltensprägungen statt, die sich als besonders stabil erwiesen haben (Beispiel: Prägung der jungen Graugans auf den betreuenden Menschen als Mutter). Es ist fraglich, inwieweit dies auf den Menschen übertragbar ist. In der Literatur begegnet uns jedoch immer wieder die Auffassung, daß **die Kleinkindzeit für das Lernen und das Herausbilden stabiler Verhaltenstendenzen besonders wichtig ist.** Dies findet in der Volksweisheit ihren Niederschlag: *„Was Hänschen nicht lernt, lernt Hans nimmermehr"*. Gegenwärtig wird dies in Frage gestellt, da es Hinweise für Lernfähigkeit bis ins höhere Alter gibt.

Es ist jedoch festzuhalten, daß der Erziehung und dem Lernen Grenzen gesetzt sind. Sie werden in ihrer Effektivität durch genetisch bedingte Varianzanteile unterstützt oder beeinträchtigt. *Wir beobachten jeweils bestimmte Fähigkeiten oder Merkmale bei einem Menschen (phänotypische Varianz), die auf Unterschiedlichkeit der Erbanlagen (genetisch bedingte Varianz) und Unterschiede in den Umwelteinflüssen (umweltbedingte Varianz) zurückzuführen sind.* Dieses einfache additive Varianzmodell läßt sich durch weitere Varianzanteile (Dominanzeffekt) ausdifferenzieren und weist auf die vielseitige Abhängigkeit des beobachtbaren Verhaltens hin. Bei allem erzieherischen Bemühen müssen daher die Grenzen bedacht werden, die diesem durch Anlagen und Umwelteinflüsse gesetzt werden. Dies bestätigt die oben gestellte Frage nach dem *Wieviel* an Erziehung. Die Begrenzung auf ein wünschenswertes Maß respektiert einerseits Anforderungen unserer Kulturgesellschaft und wahrt andererseits die Erhaltung der Individualität des Menschen.

1.3 Zielvorstellungen in der Erziehung

Die Zielvorstellungen in der Erziehung unterliegen gesellschaftlichen Bedürfnissen. Galten noch vor wenigen Jahrzehnten z. B. Gehorsam, Abhärtung und weitestgehende Geschlechtsrollendifferenzierung als wesentliche Ziele der Erziehung, so wurden diese in den letzten Jahrzehnten durch die Fähigkeit zum selbständigen Handeln und Entscheiden sowie durch die mit der Koeduktion verbundene Geschlechtsrollenangleichung abgelöst. Dies schlägt sich in Befragungen von Müttern 6jähriger Jungen und Mädchen nieder. Das Alter, in dem Mütter ihren Kindern das Meistern bestimmter Aufgaben bzw. die Selbstbestimmung in spezifischen Bereichen zutrauen (z. B. die Entscheidung über den Zeitpunkt der Schulaufgaben, über die Art der Kleidung, Auswahl von Freunden bzw. Freundinnen), lag in der Befragung während der 70er Jahre deutlich niedriger als in einer Untersuchung Ende der 50er Jahre.

Es ist sinnvoll, zwischen Erziehungszielen, instrumentellen Überzeugungen und erzieherischem Wissen zu unterscheiden. Bei Eltern ist es im Vergleich zu professionellen Erziehern (Lehrern, Sozialpädagogen) schwierig zu erfassen, woher ihre jeweiligen Ziele und instrumentellen Überzeugungen kommen.

Untersuchungen weisen darauf hin, daß Erziehungsziele je nach Situation wechseln können (Hoff und Grüneisen 1978). Unter dem Gesichtspunkt allgemeiner Wichtigkeit nannten Eltern Ehrlichkeit, Glück, Selbständigkeit, Selbstbewußtsein, Aufgeschlossenheit, Zuverlässigkeit, Kritikfähigkeit, Durchsetzungsfähigkeit, Aufgewecktheit und Zufriedenheit in der vorgegebenen Rangfolge als die 10 wichtigsten Erziehungsziele. Diese Rangfolge änderte sich unter der Vorstellung, sich in einer Konfliktsituation zu befinden, erheblich. Jetzt wurden Ordentlichkeit, Gehorsam, Selbstbeherrschung, Verträglichkeit, Durchsetzungsfähigkeit, Rücksichtnahme, Ruhe, Selbstbewußtsein, Sauberkeit und Selbständigkeit in der hier genannten Reihenfolge zu den 10 wichtigsten Erziehungszielen erklärt. Es ist denkbar, daß dieser letzten Rangreihe unter der Vorstellung, eine gute Mitarbeit und Mithilfe (Compliance) seitens der Patienten zu erzielen, in einer Klinik größere Bedeutung beigemessen wird als der davor genannten. *Wesentlich ist, daß Erziehungsziele von Bedeutung sind, da sie auf das Erziehungskonzept langfristig Ein-*

fluß ausüben. Andererseits können besondere situative Bedingungen vorübergehende oder fortdauernde Änderungen in den Erziehungszielen bewirken.

Instrumentelle Überzeugungen sind alltagstheoretische Sätze über die kurz- und langfristigen Effekte von Erziehungsmaßnahmen. Typische Beispiele hierfür sind: Gelobt sei, was hart macht; Lügen haben kurze Beine; Vertrauen ist gut, Kontrolle ist besser. Derartige Sätze sollten selbstverständlich nicht handlungsleitend sein. Sie treten eher kind- und situationsspezifisch auf.

Das Erziehungswissen der Eltern hängt von ihrem Informationsbedürfnis ab. Erziehungswissen macht allerdings noch keine guten Erzieher aus. 3 Bereiche werden heute von den Eltern in der Regel gut übersehen:

- **Anlage/Umwelt:** *Eltern erkennen die Bedeutung von Anlage und Umweltfaktoren und beginnen in den letzten Jahren ebenso deren Wechselwirkung zu erfassen.*
- **Altersabhängigkeit der Entwicklung:** *Eltern setzen bestimmte Leistungen und Verhaltensweisen zu verschiedenen Altersstufen* in Beziehung. Die Erziehungsvorstellung variiert mit dem Alter. Viele Eltern glauben an Phasen, in denen ihr Einfluß relativ gering ist *(Trotzalter, Warum-Frage-Phase, sexuelle Neugier).* Sie nehmen an, daß diese Phasen von allein wieder verschwinden.
- **Verhaltensbeeinflussung:** *Die Funktionen von Belohnung und Bestrafung sind den Eltern geläufig. Daß negatives Verhalten durch Ignorieren gelöscht werden kann, ist eher unbekannt.* Dieses Konzept spielt in ihrer Erziehung nur eine geringe Rolle.

Erziehungswissen und Erziehungsverhalten wird durch unterschiedliche Lernerfahrungen angeeignet:

1. *Lernen am Erfolg,*
2. *Lernen am Modell (andere Eltern, Erzieherinnen, Lehrer),*
3. *Lernen durch Instruktion (Babypflegekurse, Elternseminare, Zeitschriften, Bücher, Fernsehen),*
4. *Selbsterfahrungen als Kind.*

Verhaltenstendenzen in der Erziehung sind nicht unabhängig von gesellschaftlichen Einflüssen und politischen Überzeugungen. Als jüngstes Beispiel sei hier das neu erwachte Umweltbewußtsein genannt, das vor allem in der Ernährungserziehung (Eltern für unbelastete Nahrung) seinen Niederschlag fand.

Die Bedeutung von Emotionen (Gefühlen) in der Erziehung ist noch nicht hinreichend erforscht. **Das Bindungskonzept spielt zwar eine wesentliche Rolle, wird jedoch zu sehr aus der Warte des Kindes allein diskutiert.** Maßnahmen wie die *natürliche Geburt* und das *Rooming in* sollten die Bindung zwischen Mutter bzw. Eltern und Kind fördern. Eindeutige Beweise fehlen jedoch. Zärtlichkeit wird in unserer Kultur zwischen Müttern und Töchtern am stärksten und zwischen Vätern und Söhnen am wenigsten gebilligt.

Schneewind und Mitarbeiter (1983) schuldigen auf der Basis umfangreicher Untersuchungen für elterliche Aggressionen folgende Faktoren an:

1. *Temperament des Kindes,*
2. *Ohnmacht, Ärgerneigung und rigide Machtbehauptung seitens der Eltern* und
3. *innerfamiliäre Probleme und Konflikte.*

Das Auftreten nachträglicher Schuld- und Schamgefühle erschwert in der Regel das Aufsuchen einer Beratung.

Ängste und Unsicherheiten treten bei Eltern auf, sobald sich Schwierigkeiten in der Erziehung einstellen. *Die Unsicherheiten werden durch hohe Normsetzungen verstärkt,* die häufig in die Informationen und Ratschläge von Pädagogen, Psychologen und Ärzten einfließen. Hinzu kommt, daß von verschiedenen pädagogisch-psychologischen Ratgebern unterschiedliche Handlungsweisen als richtig und gut propagiert werden. Legt man strenge, wissenschaftliche Maßstäbe an, so muß festgestellt werden, daß die Wirksamkeit der meisten dieser Maßnahmen experimentell nicht oder nicht befriedigend erwiesen ist. *Es spricht einiges dafür, daß diejenigen Eltern am ehesten in ihrer Erziehung erfolgreich sind, die selber eine gewisse Reife erreicht haben, ihr Handeln bedenken und den Kindern Raum für deren Entwicklung geben.*

1.4 Stilformen der Erziehung

Die Art und Weise, wie Erziehung ausgeübt wird, wird mit dem Begriff Erziehungsstil umschrieben.

Es wird heute zwischen demokratischem, autoritärem und „laissez-faire“ Stil unterschieden. Der demokratische Erziehungsstil ist durch die Bereitschaft, Ideen aufzugreifen, Freundlichkeit, Akzeptanz und Kooperationsbereitschaft gekennzeichnet. Der autoritäre Erziehungsstil zeichnet sich durch ein hohes Maß an Kontrolle und Lenkung, Machtbehauptung, Mißtrauen und emotionaler Kälte aus. Der „laissez-faire“-Stil wird durch das Fehlen von Lenkung und Kontrolle, Nachlässigkeit und emotionaler Gleichgültigkeit charakterisiert. Der demokratische Erziehungsstil ist der langfristig effektivste, weil er den einzelnen Mitgliedern ein höheres Maß an Kompetenz zubilligt. Die demokratisch erzogene Gruppe war daher bei Ausfall des Gruppenleiters weiterhin leistungsfähig, die autoritär erzogene Gruppe nicht.

Es existieren weitere Stilkonzepte, auf die hier nicht weiter eingegangen wird. Sie weisen wie alle Typisierungsversuche Nachteile auf, da sich die Mehrzahl der Erzieher selten den Stilformen eindeutig zuordnen läßt und die Erziehungsstile ähnlich wie die Erziehungsziele Situationsabhängigkeiten erkennen lassen.

In Untersuchungen hat man in neuerer Zeit *2 Erziehungseinstellungsdimensionen* herausgearbeitet. Es handelt sich um *Wertschätzung versus Geringschätzung* und um *Lenkung versus Kontrolle.* Wichtig ist gleichfalls eine von Tausch und Tausch (1970) beschriebene Dimension *stimulierende Aktivität,* mit der die Anregungen erfaßt werden, die eine Erziehung beinhaltet.

Seitens der Pädagogik und Psychologie wird gegenwärtig ein Erziehungsstil für günstig erachtet, der hohe Wertschätzung und eine niedrige bis mittelstarke Lenkung praktiziert. Auf diese Weise etabliert sich am ehesten eine positive emotionale Beziehung zwischen Eltern und Kind. Es wurde empirisch nachgewiesen, daß in einem derartigen Erziehungsklima Kinder Einfühlungsfähigkeit (Empathie), Kooperationsfähigkeit und Selbständigkeit erwerben. Intelligenz und Kreativität steht in keinem eindeutigen Bezug zum praktizierten Erziehungsstil.

1.5 Stufen des Lernens

Erziehung hat in vielfacher Weise die Vermittlung von Wissen und Techniken, also Werkzeugumgang, zum Ziel. Hierdurch wird das heranwachsende Kind in zunehmendem Maße befähigt, neue Situationen selbständig zu bewältigen. Erkennt man das Kranksein als eine neue Situation an, so wird deutlich, daß Kinder im Laufe der Entwicklung lernen können, mit diesem Zustand besser umzugehen und Eigeninitiative im Heilungsprozeß einzubringen.

Lernen vollzieht sich auf verschiedenen Niveaustufen:

1. *Zur Habituation*[1] *als erste Niveaustufe ist zu bemerken, daß eine anfängliche feste Bindung zwischen einer situationsspezifischen Reizeinwirkung und einer entsprechenden Reaktion sich bei Wiederholung und Ausbleiben der Verhaltenssequenz unter gleichen Situationsbedingungen auflöst.* Auf diese Weise verschwinden im 1. Lebensjahr eine Reihe anfänglich vorhandener Reflexe beim gesunden Säugling (z. B. Mororeflex). Ein Beibehalten der Reflexreaktionen weist auf eine Entwicklungsverzögerung (Retardierung) hin. Habituationsprozesse sind im Alltag bekannt; das anfangs noch wahrgenommene Geräusch des Regens wird nach einer gewissen Zeit nicht mehr bemerkt. *Der Lernprozeß besteht im Ausklinken einer Verhaltensantwort auf eine Reizeinwirkung.*

2. Die bedingte Reaktion oder *klassische Konditionierung* ist durch das Pawlowsche Experiment mit dem Speichelfluß des Hundes auf den als bedingten Reiz mit der Futtergabe gekoppelten und später allein dargebotenen Glockenton eindeutig beschrieben. Dies hat für den Menschen insofern große Bedeutung, als ursprünglich neutrale Reize in der Kopplung mit unangenehmen Reizen gleichfalls Angstreaktionen im Sinne einer Generalisierung auslösen können (z. B. Angst vor dem weißen Kittel, der selbst keinen Schmerz erzeugt = Weiße-Kittel-Phobie). Andererseits ist die vorsichtige Kopplung unangenehmer Reize an starke angenehme Reizsituationen eine Möglichkeit, Angst abzubauen.

3. *Die bedingte Aktion oder instrumentelle Konditionierung hat die biologische oder soziale Bekräftigung eines Verhaltens oder einer ganzen Verhaltenssequenz zur Voraussetzung.* Diese Bekräftigungen können erwünschtes bzw. unerwünschtes Verhalten provozieren.

Beispiel 1: Eine Mutter, die ihr Kind regelmäßig lobt (soziale Verstärkung), wenn das Kind sagt, daß es seine Notdurft verrichten möchte und die weitere Verhaltenssequenz unverzüglich einleitet, wird in der Sauberkeitserziehung schnell das erwünschte Ziel erreichen. Wir sprechen in diesem Fall von positiver Bekräftigung.

Beispiel 2: Eine Mutter, die ihrem Kind jedesmal im Kaufhaus an der Kasse noch einen Riegel Schokolade kauft, weil es sich trotzig gebärdet und schreit, hat zwar danach ein ruhiges Kind und hat sich dieses Problems kurzfristig entledigt. Das Kind lernt jedoch daraus, daß unerwünschtes Verhalten belohnt wird, und die gleiche Szene wird sich beim nächsten Kaufhausbesuch wieder-

[1] Allmähliches Verschwinden einer Reaktion durch Gewöhnung.

holen. In diesem Fall sprechen wir von negativer Bekräftigung.

Die Wahrscheinlichkeit des Auftretens bedingter Aktionen wird stets vom merkmalsbezogenen (kontingenten) und beständigen (konsistenten) Verhalten der Erzieher abhängen.

4. *Modellernen.* Vor allem Kleinkinder lernen durch Nachahmung (Imitation). Der Erwerb der Muttersprache ist hierfür das deutlichste Beispiel. In vielem wollen Kinder das tun, was Erwachsene tun. Dies weist auf die Verantwortung hin, die den Eltern und Erziehern damit aufgebürdet ist. Dabei schauen Kinder nicht nur von den Erziehern, sondern ebenso von Gleichaltrigen und manchmal in regressiver Weise, zum Schrecken der Eltern, von jüngeren Kindern ab. *Das Nachahmungsverhalten des Kindes kann in der Erziehung genutzt, sollte jedoch nicht ausgenutzt werden, da es sonst eine deutliche Reduzierung erfährt.*

5. Das Lernen nach *Versuch und Irrtum* hängt davon ab, in welchem Umfang die beim probierenden Vorgehen auftretenden Lösungen überhaupt erkannt und als Erfolg vermerkt werden können. Kleinkinder zeigen beim explorativen Spiel mit Gegenständen häufig ein solches Versuchs-Irrtums-Lernen. Die Erfolge, die bei diesem Handeln erzielt werden, führen zum Aufbau von Handlungssequenzen und reduzieren den Irrtumsanteil. THORNDIKE *formulierte aus diesen Beobachtungen das Erfolgsgesetz des Lernens.*

6. *Das Lernen nach Einsicht ist an die Entwicklung der kindlichen Intelligenz und an die Verfügbarkeit über Gedächtnisstrukturen geknüpft.* Kleinkinder werden daher immer nur auf der phänomenologischen Ebene (Erscheinungsebene) das Geschehen um sie herum interpretieren können. Kausale Verknüpfungen fehlen noch weitgehend. Ab dem 6. Lebensjahr gelingt es dem Kind, das Lernen auf einer konkret-anschaulichen Ebene zu organisieren und hierbei einfache Kausalbeziehungen herzustellen. Dabei kommt es bereits zu angemessener Regelbildung. Nach dem 10. Lebensjahr werden mehr und mehr abstrakte Lernvorgänge und Einsichten möglich. In jeder dieser 3 an PIAGET orientierten Verarbeitungsmöglichkeiten lösen Reizsituationen die Aktivierung bestimmter Gedächtnisstrukturen aus. Das Kind greift dabei auf Erfahrenes zurück. Kenntnisse und bestimmte, bereits vorhandene Verhaltensprogramme mit entsprechenden Bevorzugungen (Präferenzen) werden mit der aus der Reizsituation gewonnenen Information in einer Merkmalsauswertung in Beziehung gesetzt. Daraus wird die Entscheidungsstruktur abgeleitet, die letztlich zur Entscheidung und Handlung führt. *Nach* KLIX *(1971) ist Einsichtsbildung = Ordnungsbildung über aktivierten Gedächtnisbesitz.*

Beispiel: Ein Kind, das über Versuchs-Irrtums-Lernen zum Erfolg gekommen ist, z. B. Öffnen einer Tür, wird beim 2. oder 3. Mal nicht mehr probieren, sondern seine eingespeicherte, positive Erfahrung nutzen.

Eine Schwester, die herausfindet, daß ein ruhiges, freundliches, aber bestimmtes Auftreten eher überzeugt, ein verordnetes Medikament einzunehmen, wird dieses Verhalten immer wieder einsetzen, um diese Prozedur auch dem Kind zu erleichtern.

Die beschriebenen 6 Niveaustufen des Lernens lösen einander nicht ab. Vielmehr tritt im Laufe der Entwicklung die eine zur anderen Lernmöglichkeit hinzu. Das Modellernen spielt z. B. in der Ausbildung zur Schwester eine große Rolle, denn viele der notwendigen Pflegetätigkeiten müssen gezeigt werden. Die erfahrene Schwester ist hier das Modell.

Mit dem Fortschreiten der Entwicklung wird jedoch das Lernen nach Einsicht immer mehr in den Vordergrund treten, da es die Aneignung neuer Erfahrungen ökonomischer gestaltet.

2 Kind und Krankheit

Im Kindesalter treten körperliche Erkrankungen häufig und unvermeidbar auf. In der Familie kommt es dabei oft zu einer *Veränderung der affektiven Atmosphäre.* Der Status des Krankseins verbindet sich für viele Kinder mit dem Privileg besonderer Fürsorge und liebevoll pflegender Beachtung.

Mit der Krankheit ändert sich die Welt des Kindes sowohl in seinen inneren Bedingungen als auch hinsichtlich seiner äußeren psychosozialen Gegebenheiten. Dem jungen Kind vor allem mangelt es an realen Vorstellungen von seinem Körper, und es wird daher durch das Krankheitserlebnis zusätzlich verunsichert. Seine veränderten Körperempfindungen regen die Phantasien an und lassen Organe in anderen Dimensionen und Qualitäten erscheinen, was bisweilen der Realität durchaus nahe kommt. So zeichnet z. B. das an Kopfschmerzen leidende Kind einen riesengroß entstellten Kopf (Biermann 1980). *Die Verunsicherung des Kindes führt zur Ich-Schwäche und hat eine Intensivierung innerer Konflikte zur Folge.* So kommt es häufig zu Rückgriffen auf regressive Denk- und Verhaltensweisen (z. B. Rückfall in Baby-Sprache oder erneutes Einnässen). Andererseits sind Kinder, die ihre Passivität mit besonderer Stärke abwehren und sich von außen aufgezwungenen Regressionen (Autonomieverlust) aufs heftigste widersetzen, schwierige Patienten. *Dem üblichen Bewegungsdrang des Kindes steht vor allem die Einschränkung seiner Bewegungsfreiheit entgegen. Immobilisierung über längere Zeit erfordert daher heilpädagogische Hilfen, um dem Aggressionsstau und Abwehrverhalten entgegenzuwirken.* Malen, Kneten, Basteln und Puppenspiel sind bei längerer Bettruhe daher erforderlich.

Mit der Krankheit ist für das Kind häufig die Erfahrung von Schmerzen verbunden. Ihre Stärke entspricht nicht in jedem Fall der Schwere und Ausdehnung des Krankheitsprozesses. Was von dem einen Kind als heftiger Schmerz erlebt wird, wird von dem anderen Kind nicht zur Kenntnis genommen. *Derartige Unterschiede in der Schmerzverarbeitung weisen auf eine psychische Bedeutungsüberlagerung des Schmerzes hin.* Kleine Kinder vor allem neigen zur Annahme einer äußeren Urheberschaft der Schmerzen und fühlen sich im Schmerz schlecht behandelt, bedroht, bestraft, verfolgt und gefährdet. Soweit das Schmerzerleben des Kindes psychische Valenzen hat, kann das Kind nicht nur mit Angst, sondern ebenso mit Ärger, Wut und Rachegefühlen, mit Schuldgefühlen oder depressiven Haltungen reagieren. Ein ruhiges, freundliches Verhalten ist in solchen Fällen von Eltern und Schwestern besonders gefordert.

2.1 Was wissen Kinder über ihren Körper?

Die Einstellung des Kindes zu seiner Krankheit ist nicht unabhängig vom Wissen über seinen Körper. Kleinkinder vor allem können sich nur an dem orientieren, was sie sehen. Die Schmerzen werden daher z. B. dem Körperteil zugeordnet, der ihrer Wahrnehmung verfügbar ist. So wird ein Kleinkind nicht von Magen-, sondern von Bauchschmerzen reden. Ohnehin fällt es dem Kind bei der häufig diffusen Verteilung des Schmerzes mit unterschiedlicher Ausstrahlung schwer, eine genaue Lokalisierung anzugeben.

Über das Innere des Körpers besteht jedoch häufig selbst bei Erwachsenen große Unsicherheit. So wurde von 57% der untersuchten Stichprobe die Leber falsch placiert und von 11% das Herz. Ein 16jähriger Junge antwortete z. B. auf die Frage, was das Herz mache: „Es atmet". Sehr junge Kinder können nicht wissen, was sich in ihrem Körper befindet. Sie gehen oft von dem aus, was sie dem Körper zuführen und zeichnen daher in einem als Kreis dargestellten Magen die Nahrung, die sie zu sich genommen haben (Äpfel, Pommes frites, Chips u. ä.). W. Busch hat dies im *Maler Klecksel...* mit der Hafergrütze, die in den Bauch hineinrieselt, ähnlich zum Ausdruck gebracht.

Kinder zwischen 4 und 7 Jahren erfassen *in der (1) prälogischen Phase ihres Denkens die Körperfunktionen in sehr globaler Weise, ohne Unterscheidung zwischen inneren und äußeren Faktoren.* Dies kam in der Einzeichnung unverdauter Nahrung in den Körper zum Ausdruck. Der finale Schluß, daß die Lunge zum Atmen da sei, konnte jedoch schon ermittelt werden.

Während der *(2) konkret operationalen Phase (8–11 Jahre) sind die Kinder bereits in der Lage, differenzierte Strukturen und deren Funktion zu erkennen.* Dies hängt mit der neu erworbenen Fähigkeit zur Zeit- und Raumwahrnehmung zusammen. Dadurch wird es möglich, verschiedene Zustände im Zusammenhang zu erfassen und aufeinander zu beziehen. So wird z. B. erkannt, daß die Muskeln zum Bewegen der Beine dienen.

In der (3) formal operationalen Phase – abstrakte Denkfähigkeit – wird das Kind fähig, Körperfunktionen, wie z. B. einfache Stoffwechselvorgänge, sich vorzustellen und eigene Hypothesen über Körperfunktionen aufzustellen. Auf dieser Stufe wird es ebenso in der Lage sein, die Zusammenarbeit verschiedener Organe und ihre gegenseitige Abhängigkeit zu erfassen. (Statt operational ist auch der Ausdruck operatorisch üblich.)

Die gerade erörterte theoretisch vorgegebene Dreigliederung in der kognitiven Organisation des Wissens über den Körper wird sich nicht immer in eindeutiger Weise ermitteln lassen. Es fehlt hier an ausgedehnteren systematischen Untersuchungen, jedoch ist es durchaus zweckmäßig, von einer solchen Dreigliederung, die sich an Piaget anlehnt, auszugehen. Das Wissen wird insgesamt eher niedriger anzusetzen sein, als es o. g. Untersuchung zum Ausdruck bringt. Dies geht aus anderen Untersuchungen hervor, in denen Kinder befragt wurden, welche Teile des Körpers beim Essen und Trinken mitbeteiligt seien. Während 6jährige beim Essen nur Mund und Zähne als beteiligt ansahen, nannten 9jährige bereits den Magen und 11–12jährige auch Ausscheidungsorgane. In analoger Weise waren bei 6jährigen nur Arme und Beine beim Schwimmen beteiligt, während 9jährige die Lunge miterwähnten und nur 54% der 12jährigen das Schwimmen auch im Zusammenhang mit zentralnervösen Kontrollvorgängen erfaßten.

Es ist noch nicht geklärt, warum Kinder zunächst das Herz als wichtigstes Organ erfassen und danach erst das Gehirn, den Magen und sehr viel später die Lunge in ihr Wissen einbeziehen. *Im Einzelfall wird es für die Schwester und den Pfleger gut sein, sich ein Bild vom Wissen des Kindes über seinen Körper und die Funktionen der Organe zu machen, um es mit den Erklärungen in der Betreuung weder zu unter- noch zu überfordern.*

2.2 Was wissen Kinder über Krankheit

Nach ersten Untersuchungen nehmen Kinder Krankheit häufig zum Anlaß der Selbstbeschuldigung oder sehen in der Krankheit eine Strafe. Dies ist jedoch ebenso bei Eltern anzutreffen, wenn sie mit der Diagnose einer chronischen oder fatal verlaufenden Krankheit konfrontiert werden. In empirischen Untersuchungen glaubten 25% der Kinder, daß Jungen und Mädchen mit schlechtem Verhalten eher erkranken als solche mit gutem Benehmen. *Daneben wurde an 2. Stelle häufig die Ansicht vertreten, daß Krankheiten durch Keime verursacht werden.*

Die Veränderungen, die mit der Krankheit einhergehen, werden von jüngeren Kindern ebenso weniger präzise wahrgenommen als von älteren Kindern. Erstere geben mehr allgemeine Zustandsbeschreibungen, die weder eine Lokalisierung (Kopf, Bauch, Rücken usw.) noch eine genaue Angabe des Gefühlszustandes oder der Körperempfindungen beinhalten (Schmerz, Kummer, Schwindel, Übelkeit). Genauere Zustandsbeschreibungen in Hinblick auf Lokalisierung und Empfindung sind erst bei älteren Kindern (ab 9 Jahre) anzutreffen. Letzteres gilt auch in sozialer Hinsicht für die Übernahme der Patientenrolle (Wunsch, im Bett zu bleiben) und Einschränkung des üblichen Rollenverhaltens („bleibe zu Hause", „mag nicht spielen", „kann nicht zur Schule oder zur Arbeit").

Diese Zustandsbeschreibungen stehen in engem Zusammenhang mit den kognitiven Möglichkeiten, die Verursachungsmomente der Erkrankung zu erfassen und darzulegen. Dabei ist davon auszugehen, daß Kinder in der Regel mehr verstehen, als sie selbst sprachlich ausdrücken können.

Bibace und Walsh (1980, 1981) fanden in 3 Altersgruppen (4, 7, 11 Jahre alt) ebenfalls, daß die Begründungen für die Erkrankung in Anlehnung an Piagets Stufen der kognitiven Entwicklung orientiert waren. *In der prälogischen Stufe (Altersstufe 2–6 Jahre) werden überwiegend phänomenologische Beschreibungskriterien verwandt,* wobei auf konkrete äußere Anlässe zurückgegriffen wird, die in keinem räumlichen oder zeitlichen Zusammenhang zur Krankheit stehen. Zwar wird Ansteckung als allgemeine Erklärung angegeben, jedoch werden hierfür Objekte und Menschen angegeben, die zwar in der Nähe des Kindes waren, es jedoch nicht berührt hatten. Beispiele für Erklärungen: „Wie können sich Menschen erkälten?" „Von Bäumen"; oder: „Durch irgend jemand, der in ihrer Nähe war." „Wie bekommen Menschen Masern?" „Von Gott."

In der konkret-logischen Stufe (anschaulicher Realismus, Alter 7–10 Jahre) werden ebenfalls die Begriffe Ansteckung oder Ausbreitung häufiger benutzt, wobei das Kind jetzt zwischen Ursache und Wirkung unterscheiden kann. Beispiel: „Was ist eine Erkältung?" „Man bekommt sie im Winter." „Wie bekommt man eine Erkältung?".

„Wenn man ohne Mütze herausgeht und zu niesen beginnt. Der Kopf bekommt dann die Erkältung, und sie geht dann durch den ganzen Körper." (Bibace und Walsh 1981, S. 36). Die reifere Erklärungsform wird als Internalisation beschrieben. Die Krankheit wird als etwas im Körper Wahrgenommenes beschrieben, während für die Ursachen überwiegend äußere Ereignisse herangezogen werden.

Auf der formal-logischen Stufe (ab 11 Jahre) sind 2 Arten formal-logischer Ursachenverarbeitung der Krankheit zu unterscheiden: die physiologische und die psychophysiologische. Beide sind durch eine klare Differenzierung zwischen dem Selbst und dem anderen charakterisiert. In den physiologischen Erklärungen werden als Ursachen häufig der Funktionsausfall oder die Funktionsschwäche eines Organs oder eines Prozesses (Verdauung, Kreislauf) angeführt.

Das reifste Konzept ist das psychophysiologische Konzept, bei dem ebenfalls die Krankheit in Begriffen intern ablaufender physiologischer Prozesse beschrieben wird, aber ebenso die Wahrscheinlichkeit anderer Alternativen, wie z. B. psychische Ursachen, mit in Erwägung gezogen wird. Dem Kind wird bewußt, daß das Denken und Fühlen eines Individuums nicht ohne Einfluß auf die Körperfunktionen bleibt.

Konsequenzen dieser Erhebungen sind für den Umgang mit kranken Kindern insofern von Bedeutung, als Erklärungs- und Erläuterungsversuche des eigenen Handelns im Pflegebereich sich an den Vorstellungen und geistigen Fähigkeiten des Kindes orientieren müssen. Dabei spielt neben dem Alter die intellektuelle Entwicklung eine nicht unerhebliche Rolle. Letztere ist in den vorgenannten Untersuchungen nicht mit kontrolliert worden, wodurch deren allgemeine Gültigkeit begrenzt wird.

Die Annahme, daß Kinder mit langwierigen oder chronischen Erkrankungen mehr über Krankheit im allgemeinen und ihre spezifische Krankheit wissen müßten als gesunde Kinder, wird nach Untersuchungen nicht durchgehend bestätigt. Dafür werden affektive Komponenten – vor allem Angst – verantwortlich gemacht. Sie provozieren eine Abwehrhaltung im Sinne von Verleugnung und Verneinung des Geschehens und blockieren damit die kognitive Auseinandersetzung mit der Krankheit – das Kind oder der Jugendliche will nicht wissen, was geschieht. Hier bedarf es eines besonderen erzieherischen Eingehens, um die Krankheit und die damit erforderlichen Maßnahmen zu akzeptieren.

2.3 Präventive Erziehung für Kinder und Eltern

Maßnahmen der Gesundheitsvorsorge und Gesundheitserziehung sind bei Kindern und Eltern mit Erfolg durchführbar. Dies beweisen vor allem die vorbeugenden Maßnahmen zur Zahnerhaltung, die bereits im Kindergarten eingeführt und in der Grundschule sowie den weiterführenden Schulen fortgesetzt werden.

In den Konzepten der Kinder kommt bereits zum Ausdruck, daß eine gute Ernährungserziehung und physische Erziehung im Sinne von körperlicher Leistungssteigerung durchaus einen Beitrag zur Gesunderhaltung leisten können. Andererseits ist bekannt, daß das Wissen um vorbeugende Maßnahmen häufig nicht in die tägliche Erziehungspraxis einfließt. Vielen Müttern fällt es schwer, ihr Kind einzuschränken oder ihm etwas abzufordern aus Angst, es bekäme nicht genug (Nahrung) oder es könnte ihm etwas zustoßen („übernimm dich nicht, sei vorsichtig"). Ebenso verhalten sich Kinder und Jugendliche oft wider bessere Einsicht. Dies hängt häufig mit den zu restriktiven Methoden vorbeugender Gesundheitserziehung zusammen, deren überhöhte Normsetzungen ein Überschreiten geradezu provozieren. Hier wird lediglich gesagt, was man nicht tun sollte bzw. werden Verbote ausgesprochen. *Klüger wäre es, anzugeben, was man alles tun darf bzw. was alles erlaubt ist.* Eine vernünftige Vorbeugung sollte daher einerseits zwischen den Bedürfnissen der Kinder und Jugendlichen und andererseits den Forderungen, die in einer Gesundheitserziehung aufgestellt werden, vermittelnd eingreifen. Dazu gehört gleichfalls, auf die oft weiter gefaßten Konzepte der Kinder einzugehen. Es hat sich gezeigt, daß Kinder weit mehr an der Einhaltung der Gesundheitsregeln Interesse haben und motivierter sind, wenn sie eigene Wege definieren und beachten können.

Eltern müssen hier lernen, übermäßige Vorsicht zu reduzieren, Überbehütung abzubauen, nicht zu restriktiv vorzugehen und auf der anderen Seite Gleichgültigkeit mit Vernachlässigungserscheinung zu überwinden. Schwestern im Gesundheitsdienst kommt hierbei eine wesentliche Aufgabe in der Führung der jungen und unerfahrenen Eltern zu.

3 Das Kind im Krankenhaus

3.1 Die Krankenhauseinweisung

Die Krankenhauseinweisung ist zwangsläufig mit einer Unterbrechung enger Beziehungen zu vertrauten Personen, einer Konfrontation mit einer neuen und fremdartigen Umwelt sowie der Auseinandersetzung mit fremden Personen verbunden. Dies kann vor allem bei Kindern zu einem potentiell traumatischen Erlebnis werden. Weitgehend ist die sich darauf beziehende Hospitalismusforschung noch von den langen Krankenhausaufenthalten und restriktiven Besuchsregelungen beeinflußt. Der Münchner Kinderarzt M. v. Pfaundler hat 1899 als erster auf Schäden hingewiesen, die durch mangelnde psychische Betreuung der Kinder entstehen. Erst Jahrzehnte später haben besonders A. Freud und R. Spitz diese Fragen wieder aufgegriffen. Ihre Befunde sind auf die heutige Zeit zwar nicht mehr übertragbar, haben dafür aber eine Revolution in der pädagogischen und psychosozialen Betreuung der Kinder im Krankenhaus hervorgerufen.

Insofern hat die Krankenhauseinweisung etwas von der ursprünglich negativen Sichtweise verloren; die 4 wesentlichsten Störvariablen sind allerdings immer noch zu berücksichtigen. Zu ihnen zählen:

1. *das unfamiliäre Klima in der Klinik*
2. *die Trennung von den Eltern*
3. *das Alter des Kindes*
4. *die Persönlichkeit des Kindes.*

3.1.1 Die Krankenhauseinweisung im Erleben des Kindes

Die oben erwähnte Trennung von den Eltern gefährdet die Bindung an sie, je jünger das Kind ist, je länger der Krankenhausaufenthalt dauert, je mehr negative Trennungserfahrungen vorliegen (Heimweherleben) und je weniger stabil die bestehenden Bindungen sind.

Wesentlich ist gleichfalls, ob das Kind die Krankenhauseinweisung als eine dringlich notwendige Maßnahme erfährt, die ihm Hilfe verspricht oder ob sie als Strafe erlebt wird, weil es sich für seine Erkrankung selbst anschuldigt oder von anderen deswegen angeschuldigt wird. Vor allem für die Mitarbeit beim diagnostischen und therapeutischen Prozedere sind Konsequenzen zu erwarten. *Es ist deshalb wichtig zu ermitteln, wie das Kind seine Einweisung erlebt.* Gleichfalls ist von Bedeutung, ob das Kind einen sehr langen Aufenthalt erwartet oder gar fürchtet, nie wieder aus dem Krankenhaus herauszukommen oder sogar dort zu sterben. Dies kann der Fall sein, wenn gerade aus dem Umkreis des Kindes eine Person im Krankenhaus verstorben ist oder von ängstlichen oder unbedachten Eltern Äußerungen gefallen sind wie: „Da kommt man nicht wieder raus," oder ähnliches.

3.1.2 Reaktionen des Kindes auf die Krankenhauseinweisung

Die Reaktionen des Kindes können vom lauten verbalen Protest über Weinen, Klammern an die Eltern, aggressiven Handlungen gegen Personen und Objekte (Treten gegen die Tür) hin bis zur Resignation und stillen Ergebenheit reichen, die letztlich nicht mit Anpassung verwechselt werden darf. Diese Reaktionen stehen im Zusammenhang mit der Bedeutung, die dem Krankenhausaufenthalt im Erleben des Kindes verliehen wird. Sie hängen ebenso davon ab, ob das Kind vorbereitet oder nicht vorbereitet wurde, die Aufnahme akut oder lange erwartet erfolgt, wie die Eltern sich auf die Einweisung einstellen und ob für das neu aufgenommene Kind gleich jemand verfügbar ist, der ihm hilft, die ersten Schwierigkeiten zu überwinden.

Kinder, die bei der Aufnahme ein Neugierverhalten zeigen, gleich die Situation erkunden, viele Fragen stellen, Kontakt zu bereits aufgenommenen Kindern finden und bald zur spielerischen Beschäftigung übergehen, werden am ehesten mit dem Krankenhausaufenthalt fertig.

Ein solches Verhalten wird jedoch erst ab dem 5. Lebensjahr zunehmend anzutreffen sein und hängt ebenso davon ab, wie krank sich das Kind bei der Aufnahme fühlt. Je jünger und hilfsbedürftiger das Kind ist, um so mehr wird es der elterlichen Zuwendung oder der Zuwendung durch Pflegepersonen bedürfen.

3.1.3 Reaktionen der Eltern auf die Krankenhaus-einweisung

Die Reaktion der Eltern auf die Krankenhauseinweisung ihres Kindes wird von den gleichen Faktoren mitbestimmt, die für Kinder gelten. So spielt das Alter des Kindes, die Art der Erkrankung, die Chance zur Vorbereitung bei geplanter Aufnahme, die Tatsache der unerwarteten Aufnahme, die Enge der Bindung und die Persönlichkeit der Eltern gleichfalls eine wichtige Rolle. *Hinzu kommen der Grad des Vertrauens oder Mißtrauens, den man der Institution Krankenhaus und seinen Mitarbeitern entgegenbringt, die Verantwortlichkeit oder Schuldzuweisung für die Erkrankung des Kindes* (unabänderliches Geschehen oder vermeidbares Geschehen, z. B. Verbrühung bei vernachlässigter Aufsicht) *und der in der Familie bisher übliche Erziehungsstil,* der unter Umständen im Krankenhaus eine demonstrative Wandlung aus Schuldgefühl seitens der Eltern erfährt (z. B. die sonst strenge Mutter gibt sich plötzlich überfürsorglich). Die Elternreaktionen sind deshalb von Bedeutung, weil das Kind sie mit zu verarbeiten hat und die Beziehungen des Kindes zu den Mitarbeitern der Station wesentlich davon abhängen (Gutezeit 1986).

Verändertes Elternverhalten trägt eher zur Beunruhigung des Kindes bei und steigert ängstliche Erwartungen. Dabei ist zu beobachten, daß Angstreaktionen bei Eltern sehr häufig auftreten. Diese beziehen sich nicht nur auf die Frage, kann man meinem Kind hier helfen oder nicht, sondern ebenso auf den Umgang des Personals mit dem Kind, auf eigene Versäumnisse in der Selbständigkeitserziehung des Kindes, auf die längere Aufrechterhaltung einer dualen Bindung (symbiotische Mutter-Kind-Beziehung). Letzteres löst nicht selten Rivalitätsgefühle gegenüber den Schwestern aus.

Eltern, die ein geringes Angstniveau haben, sich sachlicher zur Krankheit des Kindes einstellen können und bedenken, daß vor allem das Kind mit der Klinikeinweisung fertig werden muß, und die bereits vor dem Klinikaufenthalt eine auf Selbständigkeit ausgerichtete Erziehungspraxis anwandten, wirken am ehesten beruhigend und unterstützend auf das Kind bei der Klinikeinweisung. Im anderen Fall hoher Ängstlichkeit ist es wichtig, die Mutter an den ersten Maßnahmen beim Kind teilhaben zu lassen, sie spüren zu lassen, daß man es gut mit dem Kind meint, sie aufklären, warum gerade die eine oder andere Maßnahme notwendig ist. Dies wirkt entlastend für Mutter und Kind und verhindert den oft fatalen ersten und schwer zu korrigierenden negativen Eindruck.

3.1.4 Vorbereitung auf die Krankenhauseinweisung

Vor dem Hintergrund der Reaktionen bei Kindern und Eltern auf eine Krankenhauseinweisung wird die Notwendigkeit einer Vorbereitung auf eine solche Einweisung offensichtlich. *Die Vorbereitung kann mündlich geschehen, indem Eltern sich beim Arzt oder in der Klinik vorher informieren und dem Kind über die Klinik, die Station, den Tagesablauf und einige Routinemaßnahmen berichten.* Dies kann nicht alles auf einmal erfolgen.

Holen die Eltern vorher bei den Schwestern Erkundigungen ein, so ist auf das Mitbringen eines Kissens, auf dem das Kind schläft, eines Stofftieres oder Spielzeugs hinzuweisen, ebenso darauf, daß das Kind nicht immer liegen muß, sondern auch aufstehen und spielen kann, daß das Zimmer etwas anderes als sein Zimmer zu Hause ist, warum die Betten so hoch und nicht aus Holz sind und daß der Tagesablauf anders geordnet ist. Es ist wichtig, Eltern bei der Aufklärung darauf hinzuweisen, daß sie ihre Berichte über die Klinikaufnahme weder verharmlosen noch dramatisieren sollten. Einfacher wäre es, den Kindern auf einem Videoband die Aufnahme in einem Krankenhaus im Modellfall zu zeigen. Hier könnte dies im Rahmen eines Krankenhausbesuches vor dem Klinikaufenthalt geschehen, und eine erfahrene Schwester könnte die sicher vielen Fragen des Kindes im Beisein der Mutter beantworten.

Bei geplanter Einweisung könnte ebenso ein Vorbesuch auf der Station stattfinden, um den Fremdheitsschock abzubauen. Hier könnte das Kind mit den Schwestern schon ersten Kontakt aufnehmen.

Ebenso ist es für Kinder allgemein wichtig, daß sie durch Klinikführungen, wie sie mit Kindergartenkindern bereits durchgeführt werden, etwas von den Ängsten vor dem Krankenhaus verlieren.

Es eignen sich auch Bücher für die Vorbereitung, einige sind im Anhang aufgeführt. Jedoch ist in den Bilderbüchern oft vieles verharmlost. Sie können eher ergänzend vor einem abgesprochenen Besuch der Klinik eingesetzt werden. *Bei der*

Aufklärung des Kindes sind Sachlichkeit, aber ebenso Verständnis für die Ängste des Kindes notwendig, damit die Aufklärung ihren Zweck erfüllt. Die Schwester als Informantin sollte nie „über die Köpfe" von Mutter und Kind hinwegreden und sich rückversichern, daß Mutter und Kind die Erläuterungen verstanden haben. Dazu bedarf es Zeit; eine Schwester, die indirekt oder direkt zu verstehen gibt, daß sie eigentlich etwas anderes Wichtigeres vorhat, begeht einen großen Fehler, denn eine gute Vorbereitung auf die Klinikaufnahme kann im nachhinein viele Nachfragen ersparen und unnötige Bemühungen vermeiden helfen.

3.2 Der Aufenthalt im Krankenhaus

Das Hineinfinden in die fremde Umgebung, in den ungewohnten Tagesablauf mit veränderter Routine (z. B. andere Eßzeiten, anderes Essen), das Herstellen notwendiger Beziehungen zu der Pflegeschwester und Mitarbeitern/innen auf der Station, die Auseinandersetzung mit den täglichen Prozeduren und deren Erdulden in Verbindung mit dem Ertragen von Schmerzen und körperlichen Mißempfindungen sowie dem häufigen Vermissen geliebter Bezugspersonen sind überwältigende Aufgaben für das Kind. Eine derartige Situation kann durchaus Streßcharakter haben. Andererseits mangelt es an Forschungsbefunden, die eindeutige Aussagen gestatten.

3.2.1 Der Krankenhausaufenthalt im Erleben des Kindes

In einer der wenigen empirischen Untersuchungen ist der Frage nach entwicklungsbedingten Veränderungen in den kindlichen Konzepten vom „Krankenhaus" nachgegangen worden. An dieser Untersuchung waren 5- bis 6-, 7- bis 8- und 9- bis 10jährige Kinder zu ihrem Wissen über Abläufe im Krankenhaus befragt worden. Die Antworten konnten 3 Kategorien zugeordnet werden:

1. **Beschreibung körperlicher Vorgänge** (einschließlich medizinischer Maßnahmen),
2. **Beschreibung sozialer Vorgänge** (Rolle der behandelnden Schwestern und Ärzte, der Mitpatienten und Besucher),
3. **Beschreibung von negativen Erlebnissen** (Langeweile, Einsamkeit, Gefahr von Schmerzen oder Tod).

Während jüngere Kinder von 5–6 Jahren zu den beiden ersten Kategorien viele Antworten gaben, zentrierten sich die der 9- bis 10jährigen auf die Kategorie 2. Für Jugendliche haben die sozialen Vorgänge ebenfalls größere Bedeutung (Reaktion von Freunden, Einschränkung sozialer Aktivitäten) als Angst vor Schmerzen oder medizinischen Prozeduren im Krankenhaus. Auf die Frage, was man im Krankenhaus den Tag über tun kann, gaben jüngere Kinder überwiegend an, im Bett liegen zu müssen. Die beiden älteren Gruppen (7–8 und 9–10 Jahre) dachten darüber hinaus an: spielen mit anderen Kindern, lesen und fernsehen, jedoch ebenso an Langeweile. Zum Zeitaspekt des Aufenthaltes gaben ältere Kinder präzisere Grenzen an, während jüngere Kinder hier unfähig waren, realistische Angaben zu machen (1 Tag – 1000 Jahre). *Befürchten jüngere Kinder im Krankenhaus die Schmerzzufügung am stärksten, so sprechen ältere Kinder eher das Vermissen von Familienangehörigen und Freunden sowie das Gelangweiltsein an.*

Medizinische Maßnahmen werden dem Kind zwar nahegebracht, aber es werden darüber häufig kleinere Routinemaßnahmen vergessen (Puls und Temperatur messen). Ebenso ist es aus lerntheoretischer Sicht schwierig, dem Kind die Eingriffe zu begründen; *da Kinder Schmerz und Krankheit gleichsetzen, kann die Schmerzzufügung im Rahmen einer Behandlung vom Kind nicht als Heilmaßnahme verarbeitet werden.* So ist es nicht verwunderlich, wenn vor allem Kleinkinder, die noch keine Zeitperspektive haben, die mit Schmerzen verbundene Blutentnahme oder Spritze als Strafmaßnahme beurteilen. Erst 7–10 Jahre alte Kinder werden sich der wahren Gründe medizinischer Behandlung bewußt, während sie diese vorher überwiegend als Strafe für schlechtes Verhalten ansehen. Dies ist wohl auch im Zusammenhang damit zu sehen, daß elterlicherseits im Rahmen der Erziehung vor allem Erkältungskrankheiten bzw. Bauchschmerzen als Strafe für z. B. zu langes Baden bzw. für zuviel Naschen deklariert werden. *Kinder unter 10 Jahren trauen Ärzten und Schwestern oft nicht zu, daß sie die schmerzhaften Aspekte von Behandlungen wahrnehmen und sehen daher im Weinen und Schreien die einzigen Möglichkeiten der Schmerzkundgabe. Erst von der Altersstufe 10 an wird Ärzten und Schwestern zugebilligt, sich in das Schmerzerleben des Kindes einfühlen zu können.*

Insgesamt zeigt sich, daß das Erleben des Krankenhausaufenthaltes bei Kindern an das Alter und an die kognitiven Einsichtsmöglichkeiten gebunden ist. Die Vorerziehung spielt ebenfalls eine Rolle. Am hilflosesten sind Säuglinge und Kleinkinder, und diese Hilflosigkeit hält vor dem Hintergrund geringer Einflußmöglichkeiten auf das Geschehen bis in das 7. Lebensjahr hinein an. Erst mit 7 Jahren wächst allgemein die Einsicht des Kindes, und es kann von nun an die Einweisung in das Krankenhaus und den Aufenthalt dort wenigstens auf der kognitiven Ebene verarbeiten. Dies ist für die Besprechung pädagogischer Maßnahmen im Pflegebereich von Bedeutung.

3.2.2 Wie reagieren Kinder auf den Krankenhausaufenthalt?

Für Säuglinge und Kleinkinder ist davon auszugehen, daß sie

mit den bekannten *3 Phasen: Protest, Resignation und scheinbare Anpassung reagieren.*

Durch den Protest – Schreien, Weinen, Trotzanfall – glaubt das Kind, die Eltern herbeirufen zu können und seinen Willen durchzusetzen. Es reagiert auf jedes Geräusch, weil es annimmt, die Mutter kommt zurück und schaut fortwährend zur Tür. Kleinkinder halten sich daher häufig an der Stationstür auf, weil sie meinen, die Mutter müsse jeden Augenblick kommen. Oft klammern sich die Kinder an die Pflegeperson oder sie wehren sich gegen sie.

Führt alles nicht zum Erfolg, fällt das Kleinkind in tiefe Resignation bis hin zur Apathie. Es ist dann wenig ansprechbar, ist scheinbar teilnahmslos und schluchzt still vor sich hin. Bei kurzem Aufenthalt werden Kinder in diesem Stadium entlassen und die unvorbereitete Mutter ist oft entsetzt über den seelischen Zustand ihres Kindes.

Bei längerem Krankenhausaufenthalt tritt das Verhalten der scheinbaren Anpassung auf. Das Kind schickt sich in sein Los. Es nimmt wieder Kontakt zu Kindern und zum Pflegepersonal auf, fügt sich den Anordnungen und erscheint plötzlich ganz „vernünftig“. Man geht davon aus, daß das Kind sich eingelebt hat. Dies geht jedoch oft mit einer Verschlechterung des Mutter-Kind-Verhältnisses einher. *Wenn Kinder vor der Entlassung äußern, daß sie lieber hier bleiben würden als nach Hause zu gehen, kommt hierin eher die Enttäuschung über das Verlassenwordensein zum Ausdruck.*

Untersuchungen haben gezeigt, daß nicht alle Kinder diesem Schema folgen. Reifere, selbstbewußtere und selbständige Kinder werden besser mit dem Krankenhausaufenthalt fertig, und bei einigen wirkt der Krankenhausaufenthalt wie eine Bewährungsprobe, die zu Reifefortschritten führt statt zu den oft aus Einzelfällen abgeleiteten regressiven Reaktionen des Kindes (wieder Einnässen, Kleinkindsprache, Anziehenlassen, Klammern). *Insofern ist es wichtig, die Reaktionen des Kindes auf den Krankenhausaufenthalt differenzierter zu sehen.* Heute spielt dabei die Möglichkeit des Rooming-in und die regelmäßige Nutzung der *deutlich ausgeweiteten Besuchszeiten* ebenfalls eine große Rolle für positivere Reaktionen bei Kindern als zu Zeiten, in denen hinsichtlich der Besuchszeiten sehr restriktive Verhältnisse herrschten.

3.2.3 Die Mitaufnahme von Eltern

Die Mitaufnahme von Eltern, das „Rooming-in“, ist eine der Maßnahmen, die aus den Erkenntnissen über die Beeinträchtigung des Kindes durch den Krankenhausaufenthalt resultieren. Die Mitaufnahme der Mutter, vor allem bei Säuglingen und Kleinkindern, wird den Möglichkeiten der einzelnen Kliniken und der familiären Gegebenheiten angemessen praktiziert. Der Trennungsschock bei Kleinkindern kann dadurch überwunden werden, das Kind findet in seiner durch die Krankheit bedingten Bedürftigkeit Trost, und die Routine bleibt durch den erhaltenen Umgang mit der Mutter weitgehend erhalten. In Einzelfällen wird bei langwierigen und schweren Erkrankungen auch bei älteren Kindern die Mutter mit aufgenommen. Dies ist gleichfalls empfehlenswert, wenn bei einem Kind eine chronische Erkrankung ausbricht und die Eltern in die notwendigen Maßnahmen eingewiesen werden müssen (z. B. Diabetes mellitus). Es wird darauf hingewiesen, daß eine Mitaufnahme der Mutter schon für ein paar Tage genügt, um dem Kind den Übergang von der häuslichen Umgebung in die Klinik zu ermöglichen. Denkbar ist es ebenso, daß die Mutter nicht im Zimmer des Kindes mit schläft, sondern in anderen Räumen untergebracht ist. Dies ist für die Mutter selbst wichtig, da sie im Zimmer des Kindes oft nicht die Nachtruhe findet, die sie braucht. *Mitaufge-*

nommenen Müttern sollte klargemacht werden, daß sie nicht jede Minute bei dem Kind verbringen müssen. Dies könnten sie zu Hause auch nicht, weil dort noch andere Pflichten, Hausarbeit und Zuwendung zu den Geschwistern auf sie zukommen. *Deshalb ist ein natürliches Verhalten ebenso in der Klinik am zweckmäßigsten. Das heißt, die Mutter kann hier durchaus Pflegepausen einlegen. Dies kann Mutter und Kind gut tun. Bei der Mitaufnahme von Müttern oder Vätern ist es ebenso von Bedeutung, sie gleich von Anbeginn mit dem Krankenhausalltag und den notwendigen Maßnahmen vertraut zu machen.* Dies beugt Mißverständnissen vor und schützt vor falschen und überzogenen Erwartungen. Natürlich sollten die Maßnahmen erläutert und die Bedingungen dabei geklärt werden. Durch eine rechtzeitige und umfangreiche, das Verständnis ansprechende Aussprache gleich bei der Aufnahme kann viel Ungemach vermieden werden. Mit der Mitaufnahme der Eltern kommt auf die Schwester eine neue Aufgabe zu – die Anleitung der Eltern in ihnen zumutbare Pflegeverrichtungen und die Aufklärung darüber, warum bestimmte Maßnahmen nur von der Schwester durchgeführt werden können. Dies erfordert Sicherheit in der Pflege, Taktgefühl und Einfühlungsvermögen sowie pädagogisch-didaktisches Geschick bei der Anleitung. Lernschwestern sollten hierfür nicht eingesetzt werden. Auf die Anleitung der Eltern wird noch später eingegangen.

3.2.4 Vorbereitung des Kindes auf einzelne Maßnahmen

In der Klinik sind eine Vielzahl von medizinischen Untersuchungen und Maßnahmen zur Diagnosestellung und Behandlung des Kindes notwendig.

Der Schwester fällt neben dem Arzt häufig die Aufgabe zu, Routinemaßnahmen dem Kind zu erläutern und es zu den verschiedenen Untersuchungen zu begleiten.

Kinder können auf verschiedene Weise auf die Maßnahmen vorbereitet werden. Neben der *anschaulichen, sprachlichen Beschreibung* kann *anhand von Bilderbüchern, durch Puppenspiel, Videofilm* und *Zuschauen* dem Kind die jeweilige Maßnahme erläutert werden. Die Wahl der Methode sollte dem Kind angemessen erfolgen, wobei vor allem dem Auffassungsvermögen des Kindes Rechnung zu tragen ist. Zudem sollten Ängstlichkeit und Erregbarkeit des Kindes berücksichtigt werden (Melamed 1986).

Bis zu 3 Jahren sollten Kinder nicht im zeitlichen Abstand zur Durchführung der Maßnahmen aufgeklärt werden. Hier ist die Begleitung und Betreuung während der Maßnahme, möglichst durch dieselbe Schwester, am wesentlichsten. Im 1. und 2. Lebensjahr ist von einer sprachlichen Vorbereitung des Kindes abzuraten. *Hier ist die Begleitung und Beruhigung durch die vertraute Schwester und deren Fähigkeit zur Ablenkung und zum Trost des Kindes von großer Wichtigkeit.* Mit dem Kind kann dabei ruhig gesprochen werden und sogar auf das, was getan wird, Bezug genommen werden. Das Kind achtet hierbei jedoch mehr auf den Tonfall und die Vertrautheit der Stimme. Hierbei sollte sich die Schwester durch das Schreien des Kindes und verständliches Abwehrverhalten nicht irritieren lassen. Das ruhige und wohlwollend freundliche Sprechen mit dem Kind ist nach überstandener Behandlung besonders wichtig. Sobald die Angst und Erregung des Kindes abklingt, ist es aufnahmefähiger und wird die Beruhigung akzeptieren. Dabei sollte auch Lob für das Kind einfließen. Durch ein Lied oder Spiel kann das Unangenehme überbrückt werden.

Aufgenommene Mütter sind in der beschriebenen Weise anzuleiten. Für das Kind ist es wichtig, daß die Reaktionen auf sein verständliches Abwehrverhalten bei schmerzauslösenden Maßnahmen oder vorübergehend schmerzintensivierenden Maßnahmen in ruhiger und freundlicher Weise akzeptiert werden. Schließlich sind Schreien, Weinen oder Strampeln die einzigen Möglichkeiten des Kindes, auf den Schmerz aufmerksam zu machen, der auf dieser Altersstufe nicht vorweggedacht werden kann, sondern nur auf der Erscheinungsebene und nicht auf der Vorstellungsebene für das Kind bedeutsam ist. Insofern werden Kinder immer wieder von Schmerz überrascht und reagieren mit genereller Alarmierung. Es ist trotz allem gut, vorher zu äußern, daß es gleich etwas weh tun wird.

Mit dem Älterwerden kann das Kind auf Maßnahmen vorbereitet werden. *Den Schwestern wächst die Aufgabe zu, dem Kind während der Pflege zu erläutern, was sie gerade tut und warum sie es etwas anders macht, als das Kind es von zu Hause gewöhnt ist.* Das Tun, Sehen und Reden beruhigt das Kind, reduziert Ängste und klärt auf. Im Kind bildet sich auf diese Weise Vertrauen, weil es sich angenommen fühlt und die Kontrolle über das Geschehen behält. Sind Kinder über 3 Jahre alt, so kann am Abend zuvor schon mitgeteilt werden, daß am nächsten Tag wieder eine alltägliche Maßnahme durchgeführt werden muß. *Außergewöhnliche Maßnahmen sollten erst am Morgen mit dem Kind besprochen werden.* Dies sollte, soweit es die äußeren Bedingungen betrifft, von der Schwester übernommen werden, die das Kind zu der Maßnahme begleitet. Schwestern sollten die Fragen der Kinder dabei beantworten. Die Frage, wie weh es tut oder wie unangenehm es ist, sollte zunächst allgemein beantwortet werden. So soll dem Kind der Hinweis auf den Schmerz (z. B. Blutentnahme) oder auf die Unannehmlichkeit (z. B. Brei schlucken vor dem Röntgen des Magens) gegeben werden; es ist jedoch hinzuzufügen, was das Kind tun kann, um dem Schmerz bzw. der Unannehmlichkeit zu begegnen, und daß die Schwester ihm beistehen und helfen wird, diese zu überstehen. Sachlichkeit in der Darstellung, freundliche und ruhige Begleitung, wohlwollendes und unterstützendes Sprechen mit dem Kind – „Ich bin sicher, daß du es ganz gut schaffst." „Wenn du weinen mußt, weine ruhig, da brauchst du dich nicht zu schämen." „Du machst es besser, als ich dachte." – sind Bemerkungen, die dem Kind zweifellos helfen und es in seinem Selbstwertgefühl bestätigen. Man kann Vorschulkinder auch einmal bei anderen Kindern zusehen lassen. Im Krankenzimmer ist das ohnehin der Fall. Wichtig ist es hier, keine Vergleiche zu ziehen, wie z. B.: „Du stellst dich mehr an als Peter" oder „Hast du nicht gesehen, wie ruhig sich Beate verhalten hat?" **Jedes Kind muß hier persönlich angesprochen werden und aus dieser Ansprache für sich Nutzen ziehen können.** Selbst wenn ein Kind geweint hat, kann man z. B. sich positiv äußern, indem man sagt: „Dafür, daß es dir so weh getan hat, hast du gar nicht mal laut geweint und dir viel Mühe gegeben. Beim nächsten Mal wirst du es sicher noch besser schaffen."

Die Erklärungen und Erläuterungen für das Kind sind insofern wichtig, als es ihm dadurch möglich wird, den Sinn der Routinemaßnahmen (z. B. Puls- und Fiebermessen) zu verstehen. Es lernt, sein Verhalten besser darauf auszurichten. **Je älter das Kind ist, um so detaillierter kann es vorbereitet werden und um so zweckmäßiger ist eine rechtzeitige Vorbereitung.** Diese Kinder können im Gespräch auf eigene Bewältigungsmöglichkeiten aufmerksam gemacht werden, oder man kann ihnen sehr einfache Techniken vermitteln; dazu kann das Pressen der Hand der begleitenden Schwester, das Achten auf das Nachlassen des Schmerzes nach dem Einstich, das Sichvorstellen einer ablenkenden Situation usw. gehören. Modellfilme, Bücher, Zuschauen bei der Behandlung anderer Kinder sind möglich. Man kann auch ein Gespräch im Krankenzimmer, z. B. über die Blutentnahme anregen und die Kinder Vorschläge machen lassen, wie man das am besten bewältigt. Dies gilt oft ebenso für das Schlucken von Tabletten, wo jedes Kind eine eigene Technik entwickelt hat. Der gelenkte Erfahrungsaustausch darüber kann Erleichterung verschaffen bzw. dem einen Kind, das sich darin schwertut, eine Möglichkeit der Bewältigung dieses Problems eröffnen. Kinder gewinnen bei einer derartigen Führung in der Vorbereitung auch ein Gefühl für die Eigenbeteiligung und können so positive Kontrollüberzeugungen entwickeln, die den Heilungsprozeß fördern. *Es hat sich gezeigt, daß interne Kontrollüberzeugungen („Ich bin am Geschehen aktiv beteiligt.") externen Kontrollüberzeugungen („Ich kann sowieso nichts dagegen machen, ich bin denen ausgeliefert.") überlegen sind, soweit es sich um die Mitarbeit bei der Behandlung handelt.* Hinsichtlich des Verursachungsprinzips einer Erkrankung ist es hingegen von Vorteil, dem Patienten klarzumachen, daß er nicht schuldig an der Erkrankung ist. *Bei sehr ängstlichen Patienten mit negativen Krankenhauserfahrungen führen vorbereitende Gespräche eher zu negativen Effekten. Hier ist es besser, durchgehend ablenkend zu verfahren, aber nach der Behandlung ihm beizustehen und ihn zu stützen, wobei es hier darauf ankommt, ihm deutlich zu machen, daß er ganz gut damit fertig geworden ist.* Es geht hierbei immer wieder um die Stabilisierung des Patienten, da dies eine wesentliche Voraussetzung für seine Gesundung ist.

3.2.5 Pädagogische Aspekte bei der Kinderkrankenpflege

Der meist kurze Krankenhausaufenthalt macht es unmöglich, in das Erziehungskonzept und den Erziehungsstil der Eltern und der Schule einzugreifen. Die Schwester hat jedoch alles an Erziehung zu tun, was dazu beiträgt, den Gesundungsprozeß des Kindes zu fördern. Das erfordert von der Kinderkrankenschwester eine pädagogische Haltung, die für den stationären Aufenthalt wirksam werden muß und, da der Heilungsprozeß oft bei der Entlassung noch nicht gänzlich abgeschlossen ist, darüber hinaus wirken sollte. Kinder und Eltern müssen sich bis zur Gesundung ein Verhalten auferlegen, das der Verwirklichung dieses Zieles dient. *Insofern ist eine konsequente, auf Regelmäßigkeit ausgerichtete, klar bestimmte und doch wohlwollend freundliche und verständnisvolle Grundhaltung wesentlich.*

1. *Wohlwollend und freundlich heißt:* Ich bin Kind und Eltern wohlgesinnt, will helfen

und dem Kind durch meine Freundlichkeit helfen, alles Ungemach in dieser fremden Umgebung bei seinem jetzigen Zustand zu ertragen oder zu überwinden.

2. *Verständnisvoll heißt:* Ich kann zwar verstehen, daß das Kind und die Eltern hier manches nicht so gut finden, die eine oder andere Maßnahme nicht gleich einsehen wollen (Puls- und Fiebermessen zu bestimmten Zeiten), ich kann die Einwände anhören, mein Mitgefühl zum Ausdruck bringen, aber ich kann auch meine Argumente darlegen und Kind und Eltern bitten, diese zu berücksichtigen.
3. *Konsequent und auf Regelmäßigkeit ausgerichtet heißt:* Ich bin von den Maßnahmen überzeugt und kann sie vertreten, ich weiß, daß dem Kind so am ehesten geholfen wird und daß die Behandlungs- und Verhaltensregeln in der Klinik im Interesse der Gesundung des Kindes und der Mitpatienten befolgt werden müssen.

Dies steht ebenso in meinem Interesse, denn ich habe mehrere Kinder zu betreuen und will diese Betreuung allen in gleicher Weise zugute kommen lassen.

4. *Klar und bestimmt heißt:* Ich kann das, was ich für richtig halte, deutlich machen und mein Handeln dem Kind und den Eltern gegenüber vertreten.

Indem sich die Schwester so verhält, handelt sie erziehend im Dienste der Gesundung des Kindes. Sie wird dem Säugling und Kleinkind dabei am ehesten durch ihr Wohlwollen, ihre Freundlichkeit, Güte und Regelmäßikgkeit sowie ihre Konsequenz im Handeln helfen, weil dies am ehesten vom Kind als beruhigend wahrgenommen wird und quasi als „mütterliche Tugenden“ umschrieben werden kann. Sie wird dem Vorschulkind und Schulkind über Gespräche, Anleitung, Spiele und verständnisvoll freundliche Zuwendung über die Erkrankung hinweghelfen und ihm zeigen, was das Kind selbst tun kann, um gesund zu werden, und die Eigenbeteiligung des Kindes lobend hervorheben. Sie wird letztlich dem Jugendlichen zur Seite stehen, wenn er ein Gespräch wünscht, wenn er Hilfe benötigt, wird ihm Hinweise geben, wie er am besten seine Krankheit mit überwinden helfen kann, auf seine Bemühungen positiv eingehen, sein Aufbegehren verstehen und ihn auf neue Wege hinweisen müssen und so ein helfender Partner bei der Gesundwerdung sein.

Neben den auf die Krankheit bezogenen Anleitungen und Tätigkeiten sollte die Schwester Gelegenheiten zum Spiel mit dem Kind suchen und wahrnehmen. Sie findet auf diese Weise den besten Zugang zu dem Kind, lenkt es von Schmerzen oder Heimweh ab und gibt ihm gleichzeitig Chancen, Ängste im Hinblick auf erwartete Prozeduren auszuagieren (letzteres zeigt sich insbesondere bei kreativer Beschäftigungsanleitung wie Zeichnen, Modellieren sowie beim Rollenspiel mit Puppen und medizinischen Spielgeräten). *In letzterem Fall hat das Spiel über die Befriedigung der reinen Funktionslust hinaus gleichfalls einen Katharsiseffekt*[2]. Das Spiel sollte dem jeweiligen Entwicklungsstand und dem körperlichen Zustand des Kindes angemessen sein. Durch Einbeziehung anderer, ebenfalls im Zimmer liegender Kinder in das Spiel werden gleichzeitig soziale Lernprozesse angebahnt und eine auf Gemeinschaft ausgerichtete Atmosphäre hergestellt, in der die Kinder den Nutzen gegenseitiger Unterstützung und Hilfe erfahren. Dies trägt zur sozialen Reifung des Kindes bei. Hierzu eignet sich ebenso die Organisation kleiner Feste und Feiern auf der Station (z. B. Geburtstag eines Kindes oder „Peter kann wieder aufstehen“).

Der spielerischen Beschäftigung der Kinder kommt in einer Klinik eine nicht immer erkannte Bedeutung zu. Sie ist notwendig, weil sie 1. *dem natürlichen Bedürfnis nach Aktivität entgegenkommt,* 2. *Vertrautheit im Umgang schafft,* 3. *der Ablenkung dient* und 4. *das Ausagieren von Befürchtungen ermöglicht.*

3.2.6 Die Anleitung von Eltern

In der Literatur besteht weitgehend Konsens, daß das Verhalten von Eltern in der Vorbereitung auf den Krankenhausaufenthalt und ihr Verhalten bei der Begleitung des Kindes in die Klinik sowie bei den Besuchen nicht ohne Einfluß auf die Anpassung des Kindes an die neue Umgebung, auf seine Einstellung zu therapeuti-

---

[2] kathairo (griech.) = ich reinige, ich läutere (gemeint ist hier die Läuterung durch Bewußtmachen und Abreagieren).

schen Maßnahmen und auf die Bewältigung seiner Krankheit bleibt (Schmidt 1984).

Unsicherheit, Hilflosigkeit, Warten auf medizinische Eingriffe (besonders vor Operationen), Überwindung und Bewältigung eigener Ängste werden dabei von den Eltern und hier vor allem von den häufiger anwesenden Müttern als Belastungen genannt, die es ihnen erschweren, sich dem kranken Kind gegenüber hilfreich und seinen Genesungsprozeß fördernd zu verhalten. Kinder spüren es, wenn Eltern in der Klinik plötzlich in ein anderes Erziehungsverhalten – z. B. Überbesorgtheit (over-protecting), Nachgiebigkeit, Versöhnung, Zurückhaltung oder Schweigsamkeit – überwechseln. Gelegentlich ist Feindseligkeit als Reaktion anzutreffen – z. B. wenn durch eine plötzliche Erkrankung oder Verletzung des Kindes viele Pläne aufgegeben werden müssen. Neben dem Wechsel im Erziehungsverhalten spielt die Gefühlsverfassung der Eltern eine große Rolle, die vor allem bei jüngeren Kindern kontagiös wirken kann. *Hohe Ängstlichkeit auf seiten der Eltern behindert deren Helferfunktion.* Dabei wird der Effekt der Vorbereitung des Kindes auf medizinische Maßnahmen mehr durch die Einstellungen und Gefühle der Eltern beschränkt als durch die Art der Information für das Kind.

Das Elterngespräch

Dem Gespräch mit den Eltern bei der Aufnahme ist große Bedeutung beizumessen. Es kommt hierbei darauf an, die Eltern erst einmal aussprechen zu lassen und ihre Befürchtungen anzuhören, wenn Mutter oder Vater sehr um ihr Kind besorgt sind.

Zuhören können ist dabei die wichtigste Eigenschaft. Die Eltern fühlen sich hierdurch mit ihren Sorgen angenommen. Auf diese Weise erfährt man vieles schon im voraus.

Gleichzeitig ist es aber notwendig, ein strukturiertes oder halbstrukturiertes Gespräch mit den Eltern zu führen, um die Gewohnheiten und Eigenarten der Kinder zu erkunden. Deren Kenntnis befähigt die Schwester, sich besser auf den Umgang mit dem Kind einzustellen.

Aus der Bedeutung, die man dem Elterngespräch beimißt, können auch die Eltern das Bemühen um eine individuelle, dem Kind gerecht werdende Betreuung ablesen. Dies schafft Vertrauen. Insofern sollte gerade für ein Erstgespräch immer *Zeit* vorhanden sein.

Folgende Bereiche sind anzusprechen:

1. Wie wird das Kind gerufen, wie benennt es Vater und Mutter?
   Wie heißt seine Puppe, sein Lieblingstier?

2. Welche Speisen bevorzugt das Kind, welche lehnt es ab?
   Wie ißt es – selbständig, nicht selbständig?
   Mit welchem Besteck kann es umgehen?
   Welche Schlafgewohnheiten hat das Kind?
   Hört es Geschichten, liest es vor dem Einschlafen, singt es?
   Schläft es durch?
   Was spielt es am liebsten?
   Welche Interessen hat es?
   Welches sind seine Lieblingsbücher (Bilderbücher)?
   Wie kommt das Kind mit den Ausscheidungsvorgängen zurecht?

3. Liegen Vorerfahrungen mit medizinischen Prozeduren oder Krankenhaus vor?
   Waren diese negativ/positiv?
   Hat es Angst vor Ärzten (weißer Kittel)?
   Hat es Angst vor Nadeln (Blutentnahme, Injektionen)?
   Kann es Tabletten schlucken?
   Wurde das Kind von den Eltern aufgeklärt und vorbereitet auf den Krankenhausaufenthalt?
   Hat es schon Krankheiten in der Familie erlebt?
   War vor kurzem ein Todesfall in der Familie oder in der näheren Umgebung?
   Hat das Kind andere Ängste (Trennungsangst, Dunkelangst)?
   Ist es die erste Trennungserfahrung des Kindes überhaupt?
   Hatte es vorher negative oder positive Trennungserfahrungen?

4. Hilfestellungen der Eltern:
   Kann und will die Mutter bei dem Kind bleiben (Säuglinge und Kleinkinder)?
   Können Mutter und Vater das Kind regelmäßig besuchen?
   An welchen Tagen und zu welchen Zeiten ist Besuch möglich?
   Können andere Familienangehörige kommen (Geschwister über 14 J., Großeltern)?
   Wie sind die Eltern außerhalb der Besuchszeit telefonisch zu erreichen?
   Wann ist es für Eltern zeitlich günstig, sich nach dem Befinden des Kindes zu erkundigen?
   Wie sind die Sprechzeiten des Arztes?

5. Sonstiges:
   Hat das Kind besondere Eigenschaften (hilfsbereit, Selbständigkeit, Kleinkindhaftigkeit, Wortkargheit)?
   Gibt es Verhaltensauffälligkeiten (Trotzphase, bohrendes Fragen, aggressives Verhalten, Isolationstendenzen)?

Das Gespräch sollte in ruhiger Atmosphäre und mit wohlwollender Empathie geführt werden. Durch das Erzählen vom Kind gewinnen die Eltern Vertrauen zum Pflegepersonal, vor allem wenn sie merken, daß man sich ein möglichst umfassendes Bild von dem Kind verschaffen will.

Einbeziehung der Eltern in pflegerische Maßnahmen

Eltern, die die Besuchszeit sehr ausgiebig wahrnehmen oder mit aufgenommen wurden, können in pflegerische Maßnahmen mit einbezogen werden. Dies ist für das Kind von Vorteil, weil in einigen Fällen – Stillen, Füttern und gemeinsames Essen, Gutenachtgeschichten, An- und Auskleiden oder Baden – das Eingespieltsein zwischen Mutter und Kind weitgehend erhalten bleibt, auch wenn die fremde Umgebung sowohl von der Mutter als auch von dem Kind im Detail Veränderungen erfordern. Andererseits kann aber je nach Erkrankung des Kindes ein gänzlich anderes Verhalten beim Essen, Baden oder Betten des Kindes notwendig sein, das die Eltern – Vater bzw. Mutter – nicht so ohne weiteres übernehmen können. Hier ist es gut, die Mutter zunächst zuschauen zu lassen und ihr so zu erläutern, warum z. B. Nahrung nur sehr langsam und in kleinsten Mengen zugeführt werden kann. Wie man das Kind am schonendsten behandelt, wie man dem Kind die Arznei verabreicht, warum man das Kind auf besondere Weise bettet und die Lage wechselt. Soweit dies ruhig und mit sachlicher Begründung geschieht, werden Eltern leicht anzulernen sein. *Andererseits werden sie auch einsehen müssen, daß sie nicht alles übernehmen können. Dann ist es gut, der Mutter zu sagen, daß sie bei schmerzhaften Prozeduren das Kind stützen sollte.* Zeigt eine Mutter bei solchen Maßnahmen viele Ängste, was schnell in Erfahrung zu bringen ist, kann man ihr mitteilen, daß es in solchen Fällen für das Kind besser ist, wenn die Mutter hier zurücksteht. Das Kind könnte bei derartigen Prozeduren eher beruhigenden Zuspruch durch die vertraute Schwester erfahren. *Gleichzeitig ist es notwendig, die Eltern über die Routinemaßnahmen wie Fiebermessen, Pulszählen u. a. mehr aufzuklären.* Dabei wird von den Eltern nicht in jedem Fall der Zeitpunkt der Maßnahmen eingesehen. Hier muß man auf die Größe der Institution verweisen, in der ein geregelter Tagesablauf nur unter Einhaltung der einzelnen Zeitpunkte gewährleistet ist, zumal die Schwestern und auch die anderen Mitarbeiter ihre Aufgaben in einer bestimmten vorgegebenen Arbeitszeit zu erfüllen haben. Bei rechtzeitiger Aufklärung und Vorgabe der für den Klinikalltag wichtigen Voraussetzungen ist dieses Problem in der Regel zu lösen. *Eine kleine schriftliche Hausordnung sollte für die Eltern bereitliegen.*

Für den Umgang mit den Eltern braucht die Schwester sichere Sachkenntnisse, die Fähigkeit zur verbalen Mitteilung und anschaulichen Unterweisung, gutes Einfühlungsvermögen und Verständnis für die Unsicherheiten, die bei Eltern in fremder Umgebung mit einem in Not geratenen Kind allenthalben auftauchen. Sind diese Voraussetzungen gegeben, so ist eine gute Kontaktherstellung zwischen Eltern, Kind und dem Pflegepersonal auf der Station weitgehend möglich. Wie bei den Kindern ist es auch für die Eltern wichtig, gelegentlich für sie ein offenes Ohr zu haben, wobei es mehr auf das Zuhören ankommt. Eltern, die Gelegenheit zur Entlastung haben, finden darin bereits Beruhigung und Vertrauen und sind bessere Partner und Helfer für das Kind bei seiner Krankheitsbewältigung.

Weiterführende Literatur

1 Grundlagen der Erziehung

EYFERTH, K.: Methoden zur Erfassung von Erziehungsstilen. In: T. HERRMANN: (Hrsg.): Psychologie der Erziehungsstile. Hogrefe, Göttingen 1966

HOFF, E. H., GRÜNEISEN, V.: Arbeitserfahrungen, Erziehungseinstellungen und Erziehungsverhalten von Eltern. In: K. A. SCHNEEWIND, H. LUKESCH (Hrsg.): Familiäre Sozialisation. Klett, Stuttgart 1978

KLIX, F.: Information und Verhalten. Volk u. Wissen Verlag, Berlin 1971

LORENZ, K.: Über tierisches und menschliches Verhalten. Piper & Co., München 1965

PORTMANN, A.: Zoologie und das neue Bild vom Menschen. Rowohlt, Hamburg 1965

SCHNEEWIND, K. A., BECKMANN, M., ENGFER, A.: Eltern und Kinder. Kohlhammer, Stuttgart 1983

TAUSCH, E., TAUSCH, A.: Erziehungspsychologie. 8. Auflage, Hogrefe, Göttingen 1981

WEIDEMANN, B., KRAPP, A.: Pädagogische Psychologie. Beltz, Weinheim 1986

2 Kind und Krankheit

BIBACE, R., WALSH, M. E.: Development of childrens concept of illness. Pediatrics 66 (1980) 913–917

BIBACE, R., WALSH, M. E.: Childrens conceptions of illness. In: R. BIBACE, M. E. WALSH (Eds.): New directions for child development, Jossey-Bass, San Francisco 1981, vol. 14, p. 31–48,

BIERMANN, G.: Die Psychologie des kranken Kindes und seiner Behandlung. In: Psychologie des 20. Jahrhunderts, Bd. XII, Kindler, München 1980, S. 672–694

EISER, C.: The Psychology of Childhood Illness. Springer, New York–Berlin, Heidelberg 1985

3 Das Kind im Krankenhaus

GUTEZEIT, G.: Psychogene Störungen in der Entwicklung des Kindes. In: C. SIMON: Klinische Pädiatrie – Ein Lehrbuch für Kinderheilkunde. 5. Auflage, Schattauer, Stuttgart 1986

LAVIGNE, J. V., BURNS, W. J.: Pediatric Psychology. Grune & Stratton, New York–London 1981

MELAMED, B. G.: Current Approaches to hospital preparation. In: B. MELAMED, K. A. METTHEWS, D. K. ROUTH, B. STABLER, K. SCHNEIDERMANN (Eds.): Child Health Psychology, Lawrence Erlbaum Associates Publishers, Hillsdale–New Yersey 1988

SCHMIDT, L. R.: Psychologie in der Medizin. Anwendungsmöglichkeiten in der Praxis. Thieme, Stuttgart 1984

Buchauswahl zum Thema „Kind im Krankenhaus“

Bilderbücher, Bücher zum Vor- und Selberlesen für jüngere Kinder (T = Text, B = Bilder)

ARNOLD, K. (T), SEELIG, R. (B): Anna macht mit. 2. Auflage. Ellermann, München 1982 (ca. 5jährige Mädchen mit C. F.)

ARNOLD, K. (T), HOHLSAAT, F. (B): David und das Krankenhaus. 5. Auflage. Ellermann, München 1988

BAUMEISTER, A., PIAROLO, D.: Wenn Thomas zur Bestrahlung geht ... Eine Fibel zur Vorbereitung auf die Strahlentherapie. (Zu beziehen über Tumorzentrum Freiburg, Hugstetter Str. 55, 7800 Freiburg i. Br.)

BECKER, A. (T), NIGGEMEIER, E. (B): Ich bin jetzt im Krankenhaus. 13. Auflage, Otto Maier Verlag, Ravensburg 1972

Florian im Krankenhaus. (Zu beziehen über: Dr. W. KOPP, Städt. Krankenhaus München-Harlaching, Kinderabt., München 1978)

FRANK, G.: Leben mit einem Tumor. Ein Buch für Kinder, Jugendliche und ihre Eltern. 2. Auflage 1986. (Zu beziehen über: Prof. Schellong, Univ.-Kinderklinik, Abt. f. Hämatologie u. Onkologie, Albert-Schweitzer-Str. 33, 4400 Münster)

JANOSCH: Ich mach dich gesund, sagte der Bär. Diogenes, Zürich 1985

KOLLOCH, E. (T), CÜPPERS, J., WICHMANN, H. J. (B): Annabel und Fabian sind krank. Ein Bilder-, Geschichten-, Spiel- und Bastelbuch für kranke Kinder. Pädagog. Verlag Schwann, Düsseldorf 1984

RAUSCHENBACH, E.: Der kleine Patient. (Hrsg.: Bundesvereinigung Deutscher Ärzteverbände) Verlagsges. Schulfernsehen, Köln 1979

SCHMIDT, W.: Peter kommt ins Krankenhaus. Pädagog. Verlag Schwann, Düsseldorf 1988

Bücher für das mittlere Lesealter

ANGEHRN, W., PERRIN, L. E., KRAEMER, R.: Wir haben ein Asthma-Kind. Hilfe und Information. Köln, Stuttgart 1987

GRÖGER, U.: Bastian und das bunte Haus. Thienemann, Stuttgart 1983 (Bastian, 10 Jahre alt, erzählt, wie er den Beginn seines Diabetes erlebt im Krankenhaus.)

HAZELHOFF, V.: Au verdammt! Krankenhaus-Geschichten. Weismann-Frauenbuchverlag, München 1985

HÜRTER, P., TRAVIS, L. B.: Einführungskurs für Kinder und Jugendliche mit Diabetes mellitus, 3. Auflage 1984. Hrsg. u. Vertrieb: Bund diabetischer Kinder u. Jugendlicher e. V., 6750 Kaiserslautern, Hahnbrunnerstr. 46

NEBS, G.: Birgit. Eine Geschichte vom Sterben. dtv junior 70085, 2. Auflage 1987, München 1986. (Ich-Erzählung eines Mädchens über Krankheit und Sterben der älteren Schwester.)

WELSH, R.: Bald geht's dir wieder gut! Mit Begleitheft. Verlag Jugend und Volk, Wien–München 1982

ZUPPINGER, K., GAMBON, R., GÖTZ, C.: Du und ich sind zuckerkrank. Hans Huber Verlag, Bern 1980

Jugendbücher

HAAR, J.: Behalt das Leben lieb. dtv pocket 7805, 11. Auflage, München 1988 (Berend erblindet durch einen Unfall.)

HUGHES, M.: Jäger in der Nacht. dtv pocket 7879, München 1988 (Mike, 16jährig, erkrankt an Leukämie, setzt sich während eines einsamen Jagdabenteuers mit seiner Krankheit und seinen Kräften auseinander.)

WELSH, R.: Drittes Bett links. dtv pocket 7849, München 1985

ZICKGRAF, C.: Mit einem Bein im Leben. Georg Bitter Verlag, Recklinghausen 1987 (Die 17jährige, sehr sportliche Andrea verliert ein Bein durch einen Verkehrsunfall und muß ganz neu leben lernen.)

AKTIONSKOMITEE KIND IM KRANKENHAUS (Hrsg.:) Katrin kommt ins Krankenhaus, Oberursel 1984. Zu beziehen über: AKiK, Vogelsbergstr. 4, 6370 Oberursel

MURKEN, A. H. (Hrsg.): Kind, Krankheit und Krankenhaus im Kinder- und Jugendbuch seit 1800. In Zusammenarbeit mit CH. KRETSCHMAR u. CH. MERKEN-ALTROGGE. Verlag Murken-Altrogge, Herzogenrath 1983 (Bd. 5 der Studien zur Medizin-, Kunst- und Literaturgeschichte – eine sehr umfassende grundlegende Darstellung, im bibliographischen Teil nicht mehr aktuell.)

ROBERTSON, J.: Kinder im Krankenhaus. Beiträge zur Psychologie und Soziologie des kranken Menschen, Band 1, 2., erw. Auflage, Reinhardt Verlag, München, Basel 1982

VEENEKLAAS, G. M. H., GOBÉE, J. I. A. VAN DER KLOT, MEIJBURG, W. J.: Kind im Krankenhaus. Psychosoziale Betreuung am Krankenbett. Thieme, Stuttgart 1975

12. Teil: **Soziologie**

SIEGFRIED TASSEIT

1 Gegenstand und Fragestellung der Soziologie

Das Fach Soziologie gibt es an unseren allgemeinbildenden Schulen nicht. Möglicherweise ist man im Sozialkunde-Unterricht einigen ausgesuchten, indes nicht immer belangvollen und frei von Ideologien abgehandelten Themen der Soziologie begegnet. So ist es nichts Ungewöhnliches, wenn angehende Krankenpflegekräfte auf die Frage, was sie sich von diesem Fach in ihrer Ausbildung und für ihren Beruf erwarten, antworten mit: „Das Wort ‚Soziologie' sagt mir nichts", „ich weiß nicht, was Soziologie ist" oder „Unter Soziologie kann ich mir nicht so viel vorstellen".

Was ist nun Soziologie?

Man könnte es sich leicht machen, vor allem angesichts der selbst von prominenten Fachvertretern mittlerweile schon konstatierten Weitläufigkeit und Unübersichtlichkeit dieser Wissenschafts-Disziplin, und könnte sagen: Soziologie ist das, was Leute, die sich Soziologen nennen, tun, wenn sie von sich sagen, daß sie Soziologie betreiben.

Aber das würde den auf das Fach neugierig gemachten Anfänger nur verwirren, wenn er sich nicht gar durch solch eine Auskunft veralbert vorkommt. Deswegen nochmals gefragt: Womit beschäftigt sich die Soziologie?

Häufig wird gesagt, Soziologie sei die Wissenschaft von der Gesellschaft. Doch auch andere Wissenschaften haben es mit der Gesellschaft zu tun: etwa die Geschichtswissenschaft, die Politikwissenschaft oder die Wirtschaftswissenschaften. Gesellschaftswissenschaften sind sie demnach alle. Das heißt, daß es wenig Sinn macht, die Soziologie von ihrem Gegenstand oder einigen abgrenzbaren Erfahrungsobjekten her bestimmen zu wollen. So führt ebenfalls die häufig gehörte Formel, die Soziologie sei eine Wissenschaft vom Menschen, nicht viel weiter. Gewiß drehen sich Untersuchungen zur sozialen Stellung des Pflegepersonals im Krankenhaus oder Theorien über Arbeitsgruppen auf Stationen um menschliche Dinge. Aber dies ist auch bei den theoretischen Ansätzen der Medizin, der Psychologie oder der Pädagogik der Fall.

Nicht die Wahl bestimmter Untersuchungsgegenstände grenzt die Wissenschaften voneinander ab. Vielmehr ist es die Art ihrer Fragestellung, mit der sie an die Erfahrungsobjekte (z. B. Krankenhäuser, Teams von Kinderkrankenschwestern oder das Gesundheitswesen der Bundesrepublik) herangehen. Die Soziologie beschäftigt sich demnach mit menschlichen Dingen unter einer ganz bestimmten Fragestellung:

Die *Soziologie* untersucht nämlich das Dasein des Menschen unter dem Aspekt, daß dieses Dasein in all seinen Ausprägungen sehr nachhaltig durch Faktoren und Kräfte beeinflußt wird, die sich aus dem *Zusammenleben von Menschen in einer Gesellschaft* ergeben.

Das Kunstwort „Soziologie" hebt ein wenig auf diese Sichtweise ab. Denn es setzt sich zusammen aus dem lateinischen Wort „socius" – was so viel heißt wie Mitmensch – und dem griechischen Wort „logos" (Wissenschaft). Der französische Philosoph A. COMTE (1798–1857) prägte den Begriff Ende der dreißiger Jahre des vorigen Jahrhunderts. Bis zur Jahrhundertwende hatte sich der Begriff vollends durchgesetzt, in erster Linie durch die Schriften der Gründerväter und Klassiker G. SIMMEL (1858–1918), E. DURKHEIM (1858–1917), M. WEBER (1864–1920) und F. TÖNNIES (1855–1936).

Der Nutzen der Soziologie für die Kinderkrankenpflege besteht mithin zu einem großen Teil darin, daß sie einem helfen kann, viele Situationen und Sachverhalte in der Klinik und auf den Stationen zu verstehen, die beispielsweise unter alleiniger Berücksichtigung der Persönlichkeitsmerkmale oder Charaktereigenschaften von

Menschen – also bei Rückgriff auf ausschließlich psychologisches Wissen – gar nicht oder nur unzureichend erklärt werden können.

So bliebe etwa ohne die Soziologie nahezu unverständlich, wieso eine neu berufene, kooperativ gesinnte Oberschwester, die einen an den Mitarbeitern und an Mitbestimmung orientierten Führungsstil praktiziert, auf heftigen Widerstand bei der Schwesternschaft stößt. Denn die Soziologie würde darauf hinweisen können, daß an dieser Klinik bislang (Gruppen-)**Normen** des Zusammenarbeitens herrschten, die stark von einem autoritär-bürokratischen Denken, von Unselbständigkeit und Abhängigkeit geprägt sind. Nicht die einzelnen Charaktere der Schwestern wären hierfür ausschlaggebend, sondern das „Betriebsklima“ der Klinik selbst beziehungsweise die „Gruppentraditionen“ auf den Stationen.

So bliebe ohne die Soziologie schwer zu verstehen, weshalb eine vom Hausarzt eingewiesene 11 Jahre alte türkische Schülerin weiterhin über Bauchbeschwerden klagt, obwohl die Ärzte auch nach mehreren Untersuchungen nichts finden konnten, es folglich sich um eine sogenannte funktionelle Störung handelt. Die Soziologie würde zeigen können, daß für diese ausländische Schülerin der Prozeß der **Akkulturation:** die Anpassung an die für sie fremde Kultur der Bundesrepublik mit anderen Werten und religiösen Vorstellungen nicht reibungslos verlaufen ist. Das türkische Mädchen würde etwa im Rahmen eines Interviews berichten, daß ihr Vater 5 Jahre Schule als genug empfunden habe und sie von der Hauptschule nehmen wolle. Außerdem habe er ihr als Mädchen das Lesen von Büchern – mit Ausnahme von Kochbüchern – verboten.

Die spezifische Fragestellung der Soziologie soll an einem weiteren kurzen Beispiel erläutert werden: Bei Besuchen der Angehörigen auf einer Station und Gesprächen mit ihnen fällt auf, daß es eine beträchtliche Ungleichheit zwischen den Eltern der Patienten gibt. Der hier beobachtete Sachverhalt des unterschiedlichen sozialen Ranges von Menschen ist jedem vertraut. Allerdings gibt es höchst verschiedene Antworten auf die Frage, warum das so ist bzw. wie diese Ungleichheit zu erklären ist. Denn diese Antworten sind abhängig von der je besonderen Blickrichtung der einzelnen Wissenschaften.

So führt etwa die Psychologie die Ungleichheit auf psychische Unterschiede zwischen den Menschen (z. B. Persönlichkeitseigenschaften) zurück oder die Humanbiologie auf biologische Unterschiede (z. B. des Geschlechts oder Rassenmerkmale).

Die Soziologie hingegen untersucht diesen Sachverhalt unter der Fragestellung, inwieweit diese Ungleichheit ein Resultat **sozialen Handelns** der Menschen untereinander und eines über die Zeit sich herauskristallisierenden Ordnungsgefüges des menschlichen Zusammenlebens **(Sozialstruktur)** ist.

Was dies nun im einzelnen für das Beispiel der Ungleichheit unter den Patienten-Eltern heißt, soll in einem der nächsten Kapitel, das von *Sozialer Schichtung* handelt, näher ausgeführt werden.

Zunächst sollen die Begriffe *soziales Handeln* und *Sozialstruktur* noch etwas genauer unter die Lupe genommen und gegenüber dem Alltagsverständnis abgegrenzt werden. Denn die beiden Fachausdrücke gehören mit zu den zentralen Begriffen der Soziologie.

2 Wichtige Begriffe der Soziologie

2.1 Soziales Handeln

Im Alltag redet man von sozialem Handeln, wenn jemand anderen gegenüber sehr fürsorglich und hilfsbereit, rücksichtsvoll und karitativ eingestellt ist und Gutes tun will. Um das geht es hier jedoch nicht. Wiewohl die Soziologie sich auch damit beschäftigen kann, wenn sie etwa Maßnahmen der Sozial- und Gesundheitspolitik oder der Sozialarbeit im Krankenhaus untersucht.

Nach der Definition von M. Weber ist **soziales Handeln** ein Handeln von Menschen, das seinem (von den Handelnden gemeinten) Sinn nach auf das Verhalten anderer Menschen bezogen wird und daran in seinem Ablauf orientiert ist.

D. h., daß auch solche Verhaltensweisen unter sozialem Handeln gefaßt werden können, bei denen diejenigen Personen, auf die sie gerichtet sind, kein Antwortverhalten zeigen oder auch gar nicht wissen, daß sie durch bestimmte Verhaltensweisen gemeint sind. So etwa, wenn eine

Kinderkrankenschwester 50–60° warmes Wasser aufbereitet, um ein junges Kind mit einer Wärmflasche zu versorgen.

Das bedeutet aber auch, daß nicht jedes Verhalten, das einen Menschen mit einem anderen zusammenbringt und sich auf diesen auswirkt, bereits soziales Handeln ist. Prallt etwa eine Kinderkrankenschwester, die es eilig hat, aus Versehen auf dem Stationsflur mit einer Kollegin zusammen, so ist dies **kein** soziales Handeln. Es geschah unabsichtlich, die eilige Kollegin hatte es nicht darauf angelegt.

2.2 Interaktion

Entwickelt sich daraus aber eine heftige, lautstarke Auseinadersetzung, wird dies als soziales Handeln begriffen.

Mehr noch: Die Soziologie spricht hier von **Interaktion** als einem wechselseitigen sozialen Handeln von mindestens 2 Personen. Denn hier geht es darum, daß das Handeln der einen Pflegekraft sich auf das tatsächliche oder für wahrscheinlich gehaltene Verhalten der anderen bezieht, sie also auf die andere reagiert.

Hier wird noch einmal der **Unterschied zur** Betrachtungsweise der **Psychologie** deutlich. Die Soziologie begreift menschliches Verhalten nicht nur, wie die Psychologie, von seinen inneren Beweggründen oder Motiven her; sie sieht menschliches Handeln nicht nur als ein Ergebnis individueller Bedürfnisse und Wünsche, Interessen und Absichten. Vielmehr weist sie darauf hin, daß das Handeln einer Person als ein sinnhaftes und zielgerichtetes Verhalten zudem durch die wirklichen wie auch vermuteten Reaktionen und Absichten anderer Personen oder Gruppen von Personen bestimmt wird. Diese anderen Personen, von denen man mehr oder weniger beeinflußt wird, können gegenwärtige Interaktionspartner sein, aber auch solche, die man sich in Gedanken vorstellt, etwa Vorbilder und Idole (z. B. F. NIGHTINGALE oder eine Krankenschwester aus der eigenen Kindheit oder ein Filmstar in einem Arzt-Film).

2.3 Sozialisation

Bislang wurde der Begriff „soziales Handeln" mehr unter dem Aspekt der Orientierung erörtert, nämlich der Orientierung am Dasein und Verhalten anderer Menschen und der Beeinflussung durch sie.

Das Wort „sozial" im Zusammenhang mit „Handeln" verweist daneben auf den Umstand, daß Verhalten als etwas sozial Geprägtes und Geformtes verstanden werden kann.

Die **soziale Prägung,** in der Soziologie **Sozialisation** genannt, geschieht im Laufe eines lebenslangen Lernprozesses eines Menschen in Form einer Anpassung an die vorgefundenen, von anderen Menschen repräsentierten, damit gesellschaftlichen Erwartungen, Ansprüche und Vorstellungen; aber auch in Form einer *aktiven Auseinandersetzung* mit diesen gesellschaftlichen Gegebenheiten (Aspekt der **Personalisation**).

Sozialisation bezeichnet demnach den Prozeß der Einordnung des Menschen (nicht nur des heranwachsenden) in die Gesellschaft. Sie ist gewissermaßen die Vergesellschaftung des Individuums im Sinne der Übernahme und Verinnerlichung **(Internalisierung)** von gesellschaftlichen Werten, Verhaltenserwartungen und sozialen Rollen:

> Der Mensch wird zum Mitglied einer Gesellschaft und Kultur.

Unter den Begriff Sozialisation fallen daher nicht nur die fürsorglichen Aktivitäten einer Mutter gegenüber dem neugeborenen Kind oder die Erziehungsanstrengungen eines Vaters gegenüber seinem 5jährigen Sohn oder die Unterrichtsbemühungen des Realschullehrers gegenüber seinen Schülern, sondern auch die Ausbildung zur Kinderkrankenschwester oder spezielle Fernsehsendungen für Senioren.

2.4 Sozialstruktur

Was heißt nun *soziale Struktur?* Dieser Begriff bringt zum Ausdruck, daß es im Zusammenleben der Menschen **nicht nur prozeßhaftes Geschehen** – wie beispielsweise die vorhin beschriebene Auseinandersetzung zwischen den beiden Kolleginnen –, sondern auch **feste** und **überdauernde Formen** gibt, die sich gelegentlich sogar Änderungen und einem Wandel widersetzen. So wird etwa seit vielen Jahren darauf aufmerksam gemacht, daß die überkommenen Leitungs- und Hierarchieformen im Krankenhaus einen Hemmschuh darstellen bei der Verwirklichung kooperativer und rationeller Arbeitsbeziehungen.

Indem der **Struktur**-Begriff auf die Dauerhaftigkeit eines gesellschaftlichen Ordnunggsgefüges verweist, bezieht er sich zum einen auf relativ **stabile Geflechte** und **Muster** von Beziehungen zwischen Personen.

So sind z. B. die Interaktionen im Rahmen einer Chefarztvisite auf der Station in ihrer Form weitgehend festgelegt und auf Dauer gestellt.

Zum anderen bezieht sich der Begriff *soziale Struktur* auf die Herausbildung und Existenz von **sozialen Gebilden.** Das sind gesellschaftliche Einheiten, die sich aus mehreren Individuen zusammensetzen.

Zu den sozialen Gebilden zählen Betriebe und Organisationen (wie z. B. das Krankenhaus), aber auch deren Untergliederungen (etwa Abteilungen und Stationen); ferner: Gruppen und Familien, Verbände und Vereine, Städte und Gemeinden.

Mit allen diesen Gebilden, mit dem in ihnen ablaufenden Geschehen wie mit deren (strukturellen) Eigenschaften beschäftigt sich die Soziologie. So gibt es spezielle Soziologien wie etwa die Gemeindesoziologie, die Familiensoziologie, die Gruppensoziologie, die Betriebssoziologie und auch die Krankenhaussoziologie.

2.5 Institution

In der Alltagssprache wird häufig, wenn es um *soziale Gebilde* – besonders wenn es um Organisationen – geht, der Begriff *Institution* benutzt. In der Soziologie hingegen stellen die Institutionen einen spezifischen Aspekt des gesellschaftlichen Ordnungsgefüges dar. Es werden mit diesem Begriff die für die Aktivitäten sozialer Gebilde charakteristischen und fest geregelten Formen des Verfahrens in verschiedenen Situationen bezeichnet. Anders gesagt: Die Institution ist die Art und Weise, wie die Dinge gemacht werden müssen. Damit beziehen sich die Institutionen auf die in einer Gesellschaft verbindlichen **Werte, Normen** und **Verfahrensweisen.**

> Der Unterschied von Institution und Gebilde besteht in folgendem: Den Gebilden kann man angehören als Mitglied, z. B. als Kinderkrankenschwester dem Universitätsklinikum in X. Den Institutionen kann man nicht angehören, man ist ihnen in vielerlei Hinsicht gewissermaßen unterworfen.

Andererseits entlasten sie einen. So braucht man angesichts eines feststehenden Gefüges von **Normen** als **Richtlinien des Verhaltens** in gleichen oder ähnlichen Situationen das eigene Handeln nicht immer wieder von neuem zu entwerfen. Normen legen demnach fest, was in bestimmten Situationen, die immer wieder auftreten, verboten oder geboten ist. Die Normen wiederum lassen sich aus den in einer Gesellschaft geltenden **Werten** ableiten. Somit sind es letztlich die gesellschaftlich anerkannten Werte, die – gewissermaßen als Instinkt-Ersatz beim Menschen – das Verhalten auf eine ganz zentrale Art steuern und bestimmen.

2.6 Krankenhaus als Organisation und Institution

Institutionen haben für die betreffende Gesellschaft meist eine strategische Bedeutung, indem sie auf gesellschaftlich wichtige Ziele und Bedürfnisse ausgerichtet sind.

Ein solches Ziel ist z. B. der Wert „Wiederherstellung der **Gesundheit**“; ein Wert übrigens, der als allgemein anerkannter Mittelpunkt einer alle Lebensbereiche überspannenden Ordnung so gut wie keinem Wandel unterliegt. So formulierte etwa bereits Mitte des vorigen Jahrhunderts der Philosoph Arthur Schopenhauer: „Ohne die Gesundheit ist alles nichts“.

Diesem Ziel „Wiederherstellung der Gesundheit“ ist jedes konkrete Krankenhaus in unserer Gesellschaft als Betrieb und Organisation verpflichtet. Da Krankenhäuser diesem Bedürfnis nach einer Wiederherstellung von Gesundheit ausdrücklich Rechnung tragen, können sie dabei auch unter dem Aspekt von Institutionen untersucht werden. Dabei geraten dann auch die dem Wert „Gesundheit“ zuzuordnenden Normen und Verfahrensweisen ins Blickfeld, die für alle Mitglieder der Organisation Krankenhaus auf einer bestimmten Position, ob Krankenschwester, Arzt oder Schreibkraft, gelten – unabhängig davon, welche konkrete Person diese Position gerade innehat.

So gilt etwa für die Position der Kinderkrankenschwester im Rahmen der pflegerischen Betreuung des kranken Kindes (Orientierung am Wert „Wiederherstellung der Gesundheit“) die **Norm:** „die seelisch-geistigen Bedürfnisse des Kindes und seine Entwicklung sollen berücksichtigt werden“. Diese Norm mündet auf der Ebene des täglichen Handelns auf der Station in die Verfahrensweise: „Beschäftige dich des öfteren mit dem Kind, unterstütze es beim Spiel und spielerischer Tätigkeit, helfe ihm auch bei schulischen Dingen“.

2.7 Soziale Rolle

Mit anderen Worten: An die jeweilige Position – das ist die Stellung, die eine Person in einem Beziehungsgefüge oder einem sozialen Gebilde einnimmt – sind spezifische Verfahrens- und Verhaltensweisen geknüpft, die man von dem Träger dieser Position erwartet. So wird z. B. für angemessen gehalten, also erwartet, daß die Inhaber der Position *Kinderkrankenschwester* mit den Kindern spielen und lernen.

Die Summe der Erwartungen und Ansprüche an das Verhalten, aber auch an das äußere Erscheinungsbild eines Inhabers einer Position nennt man **soziale Rolle.**

Das bedeutet, daß eine soziale Rolle, wie z. B. auch die des kindlichen Patienten im Krankenhaus, eine vom einzelnen grundsätzlich unabhängige Schar von Verhaltensvorschriften umfaßt. Nicht das Individuum bestimmt deren Inhalt und Umfang, sondern die Gesellschaft.

Die Verhaltenserwartungen, zusammengefaßt in einer sozialen Rolle, sind für das Individuum im großen und ganzen verbindlich, so daß es diese nicht, ohne mehr oder minder große Nachteile zu verspüren, unbeachtet lassen kann.

Als Patient hat man sich in sozial erwarteter Weise zu verhalten. Zudem haben Rollen auf Grund ihrer Standardisierung – die Erwartungen gelten ohne Ansehen der Person – soziale Distanz zur Folge, da sie soziale Beziehungen überlagern, formen und ordnen. Sie schränken damit die Direktheit von Interaktionen ein.

In den sozialen Rollen sind gewissermaßen die Rechte und Pflichten gebündelt, welche die Gesellschaft den Inhabern sozialer Positionen für ihr Handeln zubilligt und zumutet.

Diese Art Normierung des Verhaltens über Erwartungen, die von den meisten Gesellschaftsmitgliedern geteilt werden, macht überhaupt erst Regelmäßigkeit und damit Vorhersehbarkeit der sozialen Handlungsbeiträge der Individuen möglich. Auf das obige Beispiel bezogen heißt das: Eltern kranker Kinder können von vornherein damit rechnen, daß ihr Kind im Krankenhaus nicht nur pflegerisch betreut wird, sondern daß die Kinderkrankenschwestern auch mit ihm spielen und dafür sorgen – sofern es Schulkind ist –, daß schulische Anforderungen nicht außer acht gelassen werden.

Auch die jeweilige Inhaberin der sozialen Position *Kinderkrankenschwester* fühlt sich dadurch weniger unsicher darin, was sie in ihrer Position alles tun muß, tun soll und tun kann. Denn im Rahmen ihrer beruflichen Ausbildung (sekundäre Sozialisation) hat sie erfahren und verinnerlicht, welche **Muß-Erwartungen, Soll-Erwartungen** und **Kann-Erwartungen** an sie herangetragen werden. Die Soziologie spricht hier von **Internalisierung** institutionalisierter Verhaltenserwartungen. So hat sie etwa erfahren und verinnerlicht, daß mit den Kindern spielen und eventuell auch lernen zu ihren Pflichten gehört.

Das Befolgen von Verhaltenserwartungen wird durch sogenannte Sanktionen kontrolliert.

Mit dem Begriff **„Sanktion“** bezeichnet die Soziologie positive (Belohnung) und negative (Bestrafung) Reaktionen der Gesellschaft auf ein gezeigtes Verhalten.

Kommt etwa die Kinderkrankenschwester im obigen Beispiel dieser Soll-Erwartung nicht nach, hat sie mit **negativen Sanktionen** zu rechnen. Sie kann beispielsweise getadelt werden. Hält sie z. B. eine Muß-Erwartung, etwa das korrekte Verabreichen des verordneten Medikamentes nicht ein, kann das strafrechtliche Konsequenzen haben und sogar den Verlust des Arbeitsplatzes nach sich ziehen. Das sind ebenfalls negative Sanktionen.

Das Abweichen bzw. Nichteinhalten der an eine Rolle gebundenen Handlungsregeln wird mit negativen Sanktionen geahndet. Sanktionen fördern und verstärken demnach erwünschtes normengemäßes als **normenkonformes Verhalten** und wirken bremsend auf Tendenzen **abweichenden Verhaltens.** Abweichendes Verhalten wird in der Soziologie auch mit dem Begriff **Devianz** bezeichnet.

So wird die Erfüllung von Soll- und Kann-Erwartungen positive Sanktionen nach sich ziehen. Die Eltern eines kranken Kindes loben die Kinderkrankenschwester für ihren Einsatz und bringen ihr eine hübsch aufgemachte Pralinenpackung mit. Da diese Krankenschwester auch häufig als Vertretung für kranke Kolleginnen einspringt (Erfüllung einer Kann-Erwartung), ist sie zudem im Kollegenkreis sehr geschätzt und es wird ihr viel Sympathie entgegengebracht (positive Sanktion).

So würde die Soziologie auf die Frage, warum bestimmte Personen oder Personengruppen besondere Wertschätzung und soziales Ansehen, also **Prestige,** genießen – und es damit auch soziale Rangunterschiede und Ungleichheit zwischen den Menschen gibt – antworten mit dem

Hinweis auf deren rollenerwartungsgemäßes und normenkonformes Verhalten, das positiv sanktioniert, d. h. belohnt wird. Sie liefert eine Erklärung.

2.8 Soziologie und Pädagogik

Die Soziologie ist demnach daran interessiert, soziales Verhalten zu **erklären.** Sie will Verhalten weder beeinflussen noch verändern. Denn sie begreift sich als analytische Wissenschaft, wie etwa die Physiologie.

Diese Aufgabe der Erklärung menschlichen Verhaltens teilt sie sich unter anderem mit der Psychologie.

Im Gegensatz dazu versucht die **Pädagogik** soziologische und psychologische Erklärungsansätze für menschliches Verhalten praktisch anzuwenden. Sie ist auf Veränderung aus und will Verhalten gezielt beeinflussen und Menschen erziehen,

z. B. durch Unterweisung am Krankenbett oder Schulung und Unterricht in extra dafür eingerichteten Kursen und Klassen. Auch Gespräche mit den Eltern und Angehörigen der kindlichen Patienten fallen in den Bereich der Pädagogik.

So könnte etwa mit Blick auf eines der Eingangsbeispiele der türkische Vater zu einer Unterredung mit einem Pfleger gebeten werden, in der, unter Beachtung des spezifisch türkischen Bezugsrahmens – also „von Mann zu Mann" – die sozialen Hintergründe der Gesundheitsstörung seiner Tochter angesprochen und zugleich Informationen über das bundesdeutsche Bildungssystem und Schulwesen gegeben werden. Soziologischer Ansatzpunkt für das pädagogische Handeln des Kinderkrankenpflegers ist dabei das festgestellte Akkulturations-Defizit.

3 Forschungsmethoden in der Soziologie

3.1 Empirische Sozialforschung

Für die Umsetzung in die Praxis ist es notwendig, daß die angewendeten Erklärungsansätze, die Theorien über einen bestimmten Verhaltensbereich, auch „stimmen", d. h. an der Realität, also **empirisch,** überprüft worden sind und bestätigt werden konnten. Es stellen sich demgemäß Fragen der Art: Läßt sich der behauptete Zusammenhang, die **Hypothese,** von normkonformem Verhalten und sozialem Prestige auch in der sozialen Wirklichkeit beobachten?

Die Hypothesen als theoretische Aussagen sind in der Regel als „Wenn ..., dann ..."-Sätze oder „Je ..., desto ..."-Sätze (Je stärker normorientiert das Verhalten einer Person ist, desto mehr Prestige besitzt sie) formuliert. Die Hypothesen werden dann unter Anwendung bestimmter Regeln und Verfahren an der beobachtbaren, d. h. mit unseren Sinnen erfahrbaren Realität, also in konkreten Situationen und an Einzelfällen, geprüft.

Allerdings genügt für die Überprüfung einer solch allgemeinen Behauptung nicht nur die Beobachtung eines einzigen Falles (wie der der Kinderkrankenschwester in unserem Beispiel). Auf der anderen Seite ist es schwierig, an allen Menschen in der Bundesrepublik, aber auch allein schon an allen bundesdeutschen Kinderkrankenschwestern diese Hypothese zu überprüfen, – um zu sehen, ob sie in dieser Form gilt.

In der **empirischen Sozialforschung,** eine Phase im Erkenntnisprozeß der Soziologie wie der Gesellschaftswissenschaften überhaupt, behilft man sich damit, daß man eine Auswahl von zu Untersuchenden aus der Gesamtheit aller Fälle trifft. An einer **Stichprobe** wird die Geltung des behaupteten Zusammenhangs überprüft: es werden sogenannte repräsentative Untersuchungen durchgeführt. Zu diesen gehören beispielsweise die bekannten Umfragen vor politischen Wahlen an einer repräsentativen Stichprobe von ca. 2000 Personen, wo es darum geht, herauszufinden, welche Partei die meisten Chancen besitzt, die nächste Wahl zu gewinnen.

3.2 Befragung

Mit dem Stichwort *„Umfragen“* (und vorher schon *„Beobachtung“*) sind bereits die Techniken der Datenerhebung im Bereich der empirischen Sozialforschung angesprochen.

Die dem Laien bekannteste und auch in der empirischen Forschung der Soziologie am meisten verbreitete Methode ist die **Befragung.** Sie kann **schriftlich** oder **mündlich,** als **Interview,** durchgeführt werden.

Bei der schriftlichen Befragung wird den Befragten der Fragebogen entweder direkt vorgelegt oder per Post zugeschickt. So kann z. B. bei einer empirischen Untersuchung der Arbeitszufriedenheit von gewerkschaftlich organisierten Pflegekräften einer per Zufall aus der Gewerkschaftskartei ausgewählten Zahl von Kinderkrankenschwestern ein Fragebogen zugeschickt werden. Er enthält neben den Fragen, gleichsam als Meßinstrument des interessierenden Merkmals *Arbeitszufriedenheit,* eine genaue Anleitung und die Bitte, ihn bis zu einem bestimmten Zeitpunkt vollständig ausgefüllt dem von der Gewerkschaft beauftragten Sozialforschungs-Institut zurückzusenden.

Bei schriftlicher wie mündlicher Befragung kommt dem dabei eingesetzten Fragebogen eine wichtige Bedeutung zu. Denn Fragebogen-Aufbau, Anordnung und Formulierung der Fragen bestimmen letztendlich die Qualität der erhobenen Daten als individuelle Antworten der Befragten. Häufig wird das Vorgehen **standardisiert,** indem die Fragen Wort für Wort für alle Befragten gleich und alle Einzelheiten der Befragungssituation genau festgelegt sind. Das gilt vor allem für das Interview, bei dem zwischen Forscher und Befragten die Person des Interviewers tritt. Das Verhalten des Interviewers kann, wenn auch unbeabsichtigt, sich auf die Befragten auswirken und ihre Antworten verfälschen. Deshalb werden alle Interviewer vorher geschult und auch der Fragebogen zunächst ausprobiert.

3.3 Beobachtung

Ausgiebige Schulung des Forschungspersonals wie auch Probemessungen vor der geplanten Untersuchung kennzeichnen generell das Vorgehen in der empirischen Sozialforschung, – so auch bei der Forschungsmethode der Beobachtung. Einmal geht es darum, die Verständlichkeit eines Untersuchungsinstrumentes, z. B. eines dem Beobachter vorliegenden Beobachtungs-Schemas, zu überprüfen. Zum andern gilt es, sich davon zu überzeugen, daß das Meßinstrument auch wirklich das mißt, was es messen soll (Problem der **Gültigkeit** von Daten) und ob es genau mißt und jedesmal die gleichen Befunde liefert (Problem der **Zuverlässigkeit**).

Im Gegensatz zur Befragung können mit den Beobachtungsverfahren auch nichtsprachliche Tatbestände sowie Handlungen und Situationen erfaßt werden. So etwa das Verhalten der kleinen Patienten im Krankenzimmer. Anders auch als bei der Befragung wird nicht auf die zu untersuchenden Personen von außen, etwa durch ungewohnte Fragen, eingewirkt.

In der zumeist angewandten standardisierten Form liegt dem Beobachter ein Kategorien-Schema oder eine Schätz-Skala, sozusagen als Protokollformular, vor, mit dessen Hilfe er den Ablauf der Geschehnisse notiert. Ist er selbst zudem mehr oder weniger aktiv in das Geschehen eingebunden, z. B. als Helfer auf der Station, und protokolliert dabei das von ihm Beobachtete, spricht man von **teilnehmender Beobachtung.** Wissen die Beobachteten nichts von des Helfers zusätzlicher Aufgabe, handelt es sich um eine **verdeckte Beobachtung.** Es ist deshalb verständlich, daß es unter den Sozialforschern, welche die **offene, nichtteilnehmende Beobachtung** einsetzen, eine noch heute anhaltende Debatte darüber gibt, inwieweit die erklärte Anwesenheit von Beobachtern das Verhalten der beobachteten Personen beeinflusse und damit die gewonnenen Daten verfälsche.

3.4 Inhaltsanalyse

Eine in der soziologischen Forschung häufiger eingesetzte Erhebungsmethode, bei der der mögliche Störfaktor „soziale Interaktion zwischen Untersucher und Untersuchten“ in der Erhebungssituation keine Rolle spielt, ist die **Inhaltsanalyse.** Man ordnet sie deshalb den **nonreaktiven Verfahren** zu, bei denen die Daten nicht durch die Erhebungssituation verfälscht oder verzerrt werden können im Sinne einer Reaktion des Untersuchungsobjektes auf den Beobachter oder Interviewer als Mensch.

Als Daten werden Merkmale und Eigenschaften von Text-, Bild- oder Ton-Material gesammelt und ausgewertet. Interessiert etwa das Bild der Krankenschwester in der Öffentlichkeit, so können Spielfilme wie die Fernsehserie „Schwarzwald-Klinik“ oder die Berichterstattung in den Tageszeitungen über die Arbeitsplatzsituation im Krankenhaus untersucht werden hinsichtlich der äußeren **Form** der Mitteilungen (z. B. Länge der gesprochenen Sätze, Anzahl der darin enthaltenen Fremdwörter) und ihres **Inhaltes** (z. B. angesprochene Themenbereiche, abgegebene Werturteile). Zudem können auch Vergleiche angestellt werden mit Material aus früheren Zeiten (z. B. Romane aus dem 19. Jh., die Krankenhaus-Szenen enthalten). Mit dem Verfahren der Inhaltsanalyse kann das „Verstehen“ von Texten oder Filmen objektiviert und systematisiert werden.

3.5 Soziometrie

Ein eigenständiges Verfahren, das der Befragung nahesteht, jedoch nur mit einer oder ganz wenigen Fragen arbeitet (z. B.: „Mit wem möchtest Du am liebsten Deine Freizeit verbringen?“), ist die **Soziometrie.** Sie dient der Feststellung und Untersuchung der sozialen Beziehungsmuster und Netzwerke von Kontakten in kleinen sozialen Gebilden. Mit ihrer Hilfe läßt sich die Distanz zwischen den Mitgliedern dieser Gebilde messen. Insbesondere können damit die beliebtesten wie auch die am stärksten isolierten Mitglieder etwa von Arbeits- oder Patientengruppen herausgefunden werden.

3.6 Gruppendiskussion

Eine weitere Methode der soziologischen Forschung, die sich ebenfalls von der (mündlichen) Befragung herleitet, ist die **Gruppendiskussion.** Dabei diskutieren im Anschluß an einen kurzen Gesprächsanreiz durch den Interviewer entweder natürliche Gruppen (wie z. B. Ausbildungs- und Arbeitsgruppen) oder eigens für die empirische Untersuchung zusammengestellte Kleingruppen über das interessierende Forschungsthema. Das Miteinander-Reden und spontane Aufeinander-Eingehen lockt sonst nicht geäußerte Meinungen hervor und legt tiefer verborgene Einstellungen frei. Zudem kann im Zuge der Auswertung der Ton- oder Videobandprotokolle untersucht werden, wie sich bei Individuen und in Gruppen Meinungen bilden.

3.7 Experiment

Häufig wird auch das Experiment den Techniken der empirischen Sozialforschung zugerechnet. Allerdings ist das Experiment kein eigenes Erhebungsverfahren, sondern bezeichnet eine bestimmte Vorgehensweise und Anordnung bei der Datenerhebung, die mit einer der zuvor genannten Techniken, gewöhnlich der Beobachtung, zusammen angewandt wird.

Das Experiment hilft, Hypothesen über Kausalzusammenhänge zwischen sogenannten **unabhängigen Variablen,** den Wirkfaktoren, und **abhängigen Variablen** empirisch zu überprüfen. Man versucht dabei unter kontrollierten Bedingungen zu arbeiten. D. h. störende Umwelteinflüsse, die in den zu untersuchenden Merkmalszusammenhang hineinspielen könnten, sollen ausgeschaltet bleiben. Man will erfahren, ob und wie sich der Wirkfaktor, die unabhängige Variable, auf das interessierende Merkmal, die abhängige Variable, auswirkt. Dazu wird das eine Merkmal, die unabhängige Variable, planmäßig verändert. Anschließend untersucht man, ob und wie sich die Werte auf seiten der abhängigen Variable verändert haben. Um die in der Hypothese behauptete Veränderung bei der abhängigen Variablen deutlich machen zu können, werden die Teilnehmer am Experiment, die sogenannten **Versuchspersonen,** verschiedenen Arten der experimentellen Bedingungen unterworfen. Man bildet eine **Versuchsgruppe,** die dem Wirkfaktor ausgesetzt wird, und eine **Kontrollgruppe,** deren Teilnehmer nicht mit dem Wirkfaktor konfrontiert werden. Die Versuchspersonen beider Gruppen sollten sich in möglichst vielen Eigenschaften gleichen – man versucht dies häufig mit einer Aufteilung per Zufall –, damit personenbezogene Störfaktoren ausgeschaltet bleiben und die aufgetretenen Wirkungsunterschiede dem eingeführten Wirkfaktor zugeschrieben werden können.

Hierzu ein Beispiel aus der Organisations-Soziologie für ein **Feldexperiment,** das im Gegensatz zum **Laborexperiment** im natürlichen Umfeld durchgeführt wurde: Es ging um die empirische Überprüfung der Hypothese, daß eine vermehrte Beteiligung an betrieblichen Entscheidungen im Sinne von mehr Mitbestimmung (unabhängige Variable) sowohl eine Steigerung der Arbeitsleistung (abhängige Variable I) als auch der Arbeitszufriedenheit (abhängige Variable II) zur Folge hat. In einem Betrieb begannen 9 Vier-Mann-Gruppen mit der Herstellung eines neuen Produktes. Vier Kontrollgruppen arbeiteten nach dem herkömmlichen Schema; den 5 Versuchsgruppen wurde mehr Beteiligung eingeräumt, indem sie mit ihrem Vorgesetzten zusammenkamen, um die Arbeitseinteilung sowie die notwendigen Schulungsmaßnahmen gemeinsam zu planen. Fragebogen-Antworten zeigten, daß die Zusammenkünfte von den Mitgliedern der Versuchsgruppen als Mitbestimmung eingestuft worden waren (Messung der unabhängigen Variable). Maße für die abhängigen Variablen wurden aus den Produktionsberichten und einem nach dem Experiment verteilten weiteren Fragebogen gewonnen.

3.8 Soziologie und empirische Sozialforschung

Aus alldem bislang Gesagten wird deutlich, daß die Soziologie eine empirisch ausgerichtete Wissenschaft ist, auf deren Boden praxisferne Spekulationen und missionarischer Eifer oder revolutionäre Schwärmereien schlecht gedeihen. Denn es geht ihr um die **kontrollierte Erkenntnis der Wirklichkeit.** Sie will soziale Sachverhalte systematisch ermitteln mit Forschungsmethoden,

welche die Resultate solcher empirischer Sozialforschung für alle Interessierten zugänglich, also intersubjektiv kommunizierbar und überprüfbar und damit von der Subjektivität des einzelnen Forschers unabhängig machen.

Auch die bei der Darstellung benutzten theoretischen Begriffe (wie z. B. Arbeitszufriedenheit) müssen dermaßen eindeutig festgelegt und durch eine genaue Angabe von dazu notwendigen Forschungsoperationen in der Realität bestimmbar, d. h. **operational definiert** sein, damit andere Forscher den Zusammenhang von theoretischer Fragestellung, Forschungshypothese und angewendeten Verfahren nachvollziehen und überprüfen, eventuell selbst eine eigene Wiederholungs-Untersuchung durchführen können.

Dieses Kapitel abschließend soll der Forschungsprozeß der empirischen Soziologie nochmals in einer Stufenfolge nachgezeichnet werden: In einer 1. Stufe wird vom Forscher ein bestimmtes soziales Problem ausgewählt. Von dieser Problemstellung ausgehend werden in der 2. Stufe Hypothesen über den zu untersuchenden Gegenstandsbereich formuliert. In der 3. Stufe wird festgelegt, mit welchen Verfahren und Instrumenten die Hypothese überprüft werden soll. In der 4. Stufe wird die Untersuchung durchgeführt und das empirische Material gesammelt. In einer 5. Stufe wird das Datenmaterial aufbereitet und mit Hilfe statistischer Verfahren ausgewertet; die Befunde werden zur Entscheidung über die Annahme oder Ablehnung der aufgestellten Hypothese herangezogen. Die 6. und letzte Stufe umfaßt die Interpretation und Verallgemeinerung der erhaltenen Resultate im Hinblick auf die ausgewählte Problemstellung.

4 Soziologie der Gruppe

4.1 Gruppe und Gesellschaft

Die Soziologie war jedoch nicht von Anfang an empirisch ausgerichtet. Am Beispiel der Geschichte der **Soziologie der Gruppe** – sie kann in den nächsten Abschnitten dieses Kapitels nur gestreift werden – läßt sich das einigermaßen plausibel machen.

Wenn sich auch heute diese Wissenschaft ihrer spezifischen Fragestellung nach mit der sozialen Bedingtheit des menschlichen Daseins, der **Vergesellschaftung** des Menschen, weitaus mehr beschäftigt als mit sozialen Gruppen, so stellt doch die **Gruppe** ein mustergültiges soziales Phänomen dar für die Untersuchung von Strukturen und Prozessen des In-Gesellschaft-Seins des Menschen.

Zum einen ist die Gruppe in unserer Gesellschaft das am häufigsten vorkommende soziale Gebilde. Beinahe jeder von uns gehört gleichzeitig mindestens 3 verschiedenen Gruppen an: einer Familie, einer Arbeitsgruppe und einem Freundeskreis, darüber hinaus recht oft auch Sport-, Ausbildungs- und politischen Gruppen.

Zum anderen können bereits an Gruppen die unterschiedlichsten Ausprägungen sozialer

Strukturen und Prozesse studiert werden. Das reicht von kurzen geselligen Treffen von Kinderkrankenschwestern verschiedener Abteilungen, die jeden Mittag im Kasino zusammenkommen und über die Geschehnisse auf ihren Stationen plaudern, bis hin zum hochspezialisierten Operationsteam bei Organtransplantationen.

Dadurch, daß soziale Gruppen ob ihrer Allgegenwart unserer Erfahrung näher stehen und leichter zugänglich, wohl auch überschaubarer sind als andere soziale Gebilde wie beispielsweise politische Parteien oder Interessenverbände oder gar nicht-beobachtbare Kategorien (d. h. Konstrukte) wie z. B. Sozialschichten, werden sie in der Soziologie häufig als Modellfall genommen für die Erörterung der Frage der Vergesellschaftung des Menschen. Dies ging in der Vergangenheit so weit, daß der Gruppenbegriff manchmal so stark ausgedehnt und vereinfacht wurde, daß unter ihm auch umfangreichere und komplexere Gebilde, gelegentlich sogar ganze Gesellschaften gefaßt wurden.

4.2 Soziale Gruppen

Mittlerweile ist man sich in der Soziologie weitgehend einig, welcher Bedeutungsinhalt dem Begriff *soziale Gruppe* zukommt. Folgende Merkmale und Kriterien werden dabei genannt:

- eine Anzahl von Personen als Mitglieder, bei **Kleingruppen** zwischen 2 und etwa 25, bei **Großgruppen** zwischen 25 und ungefähr 500 bis 1000;
- ein Gefühl der Zusammengehörigkeit und seelischen Verbundenheit („Wir-Gefühl"), vom einzelnen Mitglied her ein Gefühl der Zugehörigkeit;
- ein längerfristiges, kontinuierliches Interaktions- und Kommunikationsgeschehen (Prozeß-Aspekt);
- mindestens ein gemeinsames Ziel sowie gemeinsame Werte und Normen, die auch die Interaktion und Kommunikation regeln helfen;
- ein internes Muster miteinander verknüpfter sozialer Rollen (Struktur-Aspekt), das z. T. aus dem Gruppenziel hergeleitet werden kann bzw. zu dessen Erreichung dient sowie die Lösung von Konflikten gewährleistet;
- eine Status-Differenzierung mit höher und niedriger bewerteten sozialen Positionen (Hierarchie).

4.3 Soziale Kategorien

Das bedeutet auch, daß Wendungen und Formulierungen aus der Alltagssprache, wie etwa „Über die Arbeitsbelastung der Gruppe der Pflegeberufe in der Bundesrepublik ist in den Massenmedien in der letzten Zeit häufig berichtet worden", in denen auch von *Gruppe* die Rede ist, in der Soziologie aus Gründen einer präzisen Terminologie keinen Platz haben. Denn hierfür hat sie den Begriff der **Sozialkategorie** geprägt.

So handelt es sich beispielsweise bei Ärzten, Hausfrauen, Langzeitarbeitslosen, Realschülerinnen oder ausländischen Arbeitnehmern aus den EG-Staaten jeweils um eine Menge von Personen mit einem oder mehreren gemeinsamen, gesellschaftlich relevanten demographischen Merkmalen.

Anders als Gruppen weisen sie keine sozialen Beziehungen auf, bilden auch keine Struktur und auch das Charakteristikum der räumlichen Nähe entfällt.

Wie könnte man nun *soziale Gruppe* mit wenigen Worten definieren?

4.4 Soziale Gruppen, soziale Aggregate und Organisationen

Eine neuere Definition des Begriffes, die gleichzeitig die Abgrenzung gegen andere soziale Gebilde und Handlungszusammenhänge wie etwa Organisationen oder elementare soziale Interaktionen im Auge behält, lautet demnach folgendermaßen:

Unter einer **sozialen Gruppe** wird ein soziales Gebilde verstanden, dessen Sinnzusammenhang durch relative Dauerhaftigkeit und unmittelbare und diffuse Mitgliederbeziehungen gegeben ist.

In dieser Begriffsbestimmung, die auf *natürliche* Kleingruppen im sozialen Feld – im Gegensatz zu Gruppen im Labor mit sog. Versuchspersonen – gemünzt ist, verweist der Ausdruck **Sinnzusammenhang** auf eine gewissermaßen symbolische Grenze zwischen dem *Innen* der Gruppe und dem *Außen* der sie umgebenden Umwelt. Das *Innen* wird meist mit einer gemeinsamen Bezeichnung (Symbol), wie z. B. „Station 5", markiert.

Der Aspekt der **Dauerhaftigkeit** grenzt die Gruppe gegen die einfachen sozialen Interaktionen als

Begegnungen ab, die mit der Trennung der Interaktionspartner zu bestehen aufhören. Ist die äußere Situation – z. B. ein Kinobesuch, eine Eisenbahnfahrt oder die Warteschlange vor der Essensausgabe – zu Ende, geht man auseinander und sieht sich vermutlich nie wieder. Die Soziologie spricht hier von **sozialen Aggregaten** oder **situativen Gruppierungen.** Dagegen bestehen Gruppen weiter, auch wenn ihre Mitglieder einmal für längere Zeit, etwa wegen des Sommerurlaubs, nicht zusammenkommen können.

Mit dem Hinweis auf die **Unmittelbarkeit** der Beziehungen kommt eine weitere Besonderheit der Gruppe ins Spiel. Im Gegensatz zu größeren Organisationen (wie etwa Universitäts-Kliniken), Verbänden (z. B. Gewerkschaften) oder Gesellschaften (wie etwa die bundesdeutsche) kennen sich die Mitglieder von Gruppen von Angesicht zu Angesicht, und jeder kann auf Grund der überschaubaren Gebildegröße mit jedem unmittelbar Kontakt aufnehmen.

Nun gibt es aber auch kleine Organisationen – man denke beispielsweise an Erziehungsberatungsstellen –, die auf Dauer angelegt sind und die eine unmittelbare Kommunikation ihrer Mitglieder erlauben. Sie weisen zentrale Merkmale von Gruppen auf, unterscheiden sich dennoch von ihnen. Denn hier ist das dritte Merkmal: die **Diffusität** der Mitgliederbeziehungen wichtig. Bei **Organisationen,** so wenig Mitglieder sie auch haben mögen, steht ganz und gar die Erreichung **spezifischer Ziele** und **Zwecke** (z. B. Diagnose, Therapie, Pflege oder Beratung) im Vordergrund. Darauf sind Organisationen unter Rationalitäts-Gesichtspunkten ausgerichtet. Bei Gruppen hingegen werden die Beziehungen der Mitglieder untereinander nicht **formell** auf spezifische Ziele und Aufgaben hin begrenzt und sind nicht nur zweckgebunden. Vielmehr sind sie **diffus,** d. h.: die Beziehungen bewegen sich auf einer Vielzahl von Ebenen; die Kommunikation ist nicht auf bestimmte Sach-Themen festgelegt; positive wie negative Gefühle spielen eine große Rolle; die Mitglieder bringen sich mehr mit ihren persönlichen Eigenheiten ein, denen dabei auch stärker Rechnung getragen wird. Spontaneität wie auch der Ausbruch von Emotionen sind erlaubt, wohingegen im Gebildetypus „Organisation“ rationale Regeln, Verträge und Arbeitsanweisungen das Verhalten der Menschen nun als Träger von Mitgliedsrollen mit spezifischen Rechten und Pflichten steuern. Vor allem ist dies der Fall, wo es um routinemäßige Arbeitsabläufe geht.

Deutlich ist angegeben, wie die einzelne Kinderkrankenschwester z. B. auf einer Position im Kardiologischen Arbeitsteam mit den sterilen Gerätschaften, vor allem den Herzkathetern, und den eventuell notwendigen Medikamenten umzugehen hat. Dabei sind die Individuen gewissermaßen auswechselbare Teile, da sie soziale Positionen, also Handlungsstellen, in der Organisation einnehmen. Im Grunde ist es für die Qualität der Arbeit wenig von Belang, ob nun Schwester Anne oder Schwester Birgit im Untersuchungsteam Dienst tut. Manche dieser Positionen in der Klinik wurden im Verlauf der medizinisch-technischen Entwicklung sogar mit Apparaten besetzt, etwa im Rahmen der Intensivpflege.

Diese Unterscheidung zwischen Gruppe und Organisation, wie daneben die zwischen Gruppe und sozialem Aggregat, ist rein analytisch, denn in Wirklichkeit können sie stark ineinander verwoben sein. So ist erst auf Grund einer empirischen Untersuchung entscheidbar, ob z. B. der Teil der Organisation Krankenhaus, der als „Station“ bezeichnet wird, auch eine „echte“ (Klein-) Gruppe ist.

Das gleiche gilt übrigens für die situative Gruppierung von Kindern, die zusammen in einem Krankenzimmer liegen. Sie können erst dann als soziale Gruppe aufgefaßt werden, wenn die oben genannten Kriterien, insbesondere jenes der Dauerhaftigkeit, auch in der Realität erfüllt sind. Und dies dürfte wohl erst bei einem längeren Klinikaufenthalt der Patienten der Fall sein.

4.5 Formelle und informelle Gruppen

Die analytische Trennung von Organisation und Gruppe als Unterscheidung zwischen **formell** und **informell** geht zurück auf Ergebnisse empirischer Untersuchungen in einer US-amerikanischen Elektrogerätefirma in den zwanziger Jahren unter der Leitung des Industrieforschers E. MAYO (1880–1949). Diese Studien begründeten gleichzeitig die **empirische** als **experimentelle Kleingruppenforschung** in der Soziologie.

Es stellte sich heraus, daß neben den vom Organisationsplan her vorgesehenen formellen Arbeitsgruppen sich über die Zeit bestimmte Muster gruppenhafter informeller und persönlicher Beziehungen bilden. Diese **informellen Gruppen** steuern zu einem großen Teil die Arbeitsleistung der einzelnen Mitarbeiter über gruppeninterne Normen, die manchmal sogar deutlich im Gegensatz zu den offiziellen Vorgaben stehen und von der Leitung für notwendig erachtete Änderungen blockieren können. Zugleich vermitteln informelle Gruppen dem Individuum soziale Anerkennung und Verhaltenssicherheit, befriedigen also seine sozialen Bedürfnisse und helfen, es in den Betrieb einzubinden. Sie erfüllen somit eine **Integrations-Funktion.**

Solche informellen Gruppen als **freiwillige** Vereinigungen, die häufig gar nicht alle Mitglieder der (formellen) Arbeitsgruppe umfassen, existieren durchaus auch auf den Stationen, – manchmal sehr zum Leidwesen der in der Klinik-Hierarchie weiter oben plazierten Personen, deren Anordnungen im Sande verlaufen; mehr aber zum Nutzen der Pflegekräfte, die z. B., ob der starken Arbeitsbelastung, nur deshalb noch nicht gekündigt haben, weil sie sich vom *Klima* der informellen Gruppe angezogen fühlen. Sie bringt psychische Entlastung.

Die Soziologie spricht hier von **Kohäsion** und meint den inneren Zusammenhalt und die Festigkeit der Gruppe gegenüber störenden Einflüssen von außen und von innen sowie die Bindung der Mitglieder an die Gruppe. Zugleich wächst mit der Kohäsion die Interaktion in der Gruppe. Und es gilt auch umgekehrt: Die Zunahme an Interaktion führt zu einer noch stärkeren Kohäsion. Solche soziologisch-empirischen Sätze über die Wechselwirkung von Interaktion und Kohäsion können dann sowohl zur Diagnose als auch zur Therapie pathologischer Gruppenphänomene herangezogen werden. Aus der **Gruppenpädagogik** heraus würden etwa Vorschläge unterbreitet, wie mit Hilfe von Interaktions- und Kommunikationsübungen die Kohäsion eines vom Zerfall bedrohten Arbeitsteams gefördert werden könnte.

4.6 Primärgruppen und Sekundärgruppen

Bereits viel früher und vor Beginn der Phase der empirischen Erforschung von Kleingruppen wurde im Zuge der Begründung der Soziologie als Wissenschaft mit einem stabilen Gerüst einheitlich gebrauchter Grundbegriffe eine weitere Gruppenkategorie eingeführt: der amerikanische Soziologie CH. H. COOLEY (1864–1929) prägte den Begriff der **Primärgruppe** und stellte sie den **Sekundärgruppen** gegenüber.

Primär sind diese Gruppen insofern, als sie grundlegend und zeitlich als erste an der Schaffung der Sozialnatur des Menschen, an seiner Vergesellschaftung und Identitätsbildung, im Rahmen der Sozialisation in den ersten und auch späteren Lebensjahren beteiligt sind. Primärgruppen sind ein Sonderfall von Kleingruppen. Ein Musterbeispiel für die Primärgruppe ist die Familie. Sie umfaßt nur wenige Personen mit stabilen „face-to-face"-Beziehungen ohne Aufgaben-Spezialisierung; starke emotionale Bindungen sowie Intimität spielen eine wesentliche Rolle, und sie ist von relativ langer Dauer. Das sind zugleich die 6 Hauptmerkmale von Primärgruppen. Als weitere Beispiele können genannt werden: Gleichaltrigen- und Spielgruppen von Kindern und Jugendlichen, Nachbarschaften oder Therapiegruppen. Nicht selten gewinnen informelle Gruppen über die Zeit primärgruppenhafte Züge, z. B. wenn Schwesternschülerinnen nicht nur zusammen lernen und arbeiten, sondern auch zusammen wohnen.

„Sekundärgruppen" sind all jene (Groß-) Gruppen, in denen rational gehandelt wird, deren Mitglieder unter einer speziellen Zielsetzung zusammenkommen, geringe emotionale Bindungen aufweisen und nur sehr begrenzt „face-to-face"-Kontakte erlauben. Ein paar Beispiele hierfür sind: Krankenhaus-Abteilungen, Bürgerinitiativen, Ortsvereine von politischen Parteien oder der Personalrat an einem größeren Klinikum.

Im Laufe der Entwicklung von Gesellschaften, insbesondere im Rahmen von **Industrialisierung** und **Verstädterung,** sind nach und nach mehr Sekundärgruppen entstanden. Die damit verbundene **Mobilität** und ein allmählicher Wandel der Familienstrukturen schränkten die Geltung und Verbreitung von Primärgruppen ein. Für den einzelnen brachte dies einen Verlust an Stabilität sozialer Beziehungen mit sich. Jedoch trug die Vervielfachung von Sekundärgruppen bei zu einer erhöhten Effizienz des Handelns (z. B. in der Behandlung von Krankheiten in Kinderkliniken anstatt in der Primärgruppe Familie), zu einer breiteren Entwicklung individueller Fähigkeiten durch eine geforderte Spezialisierung und Verberuflichung (z. B. in der Krankenpflege) sowie zu einer Verschiebung in den Wertorientierungen und Haltungen der Menschen von einem Primärgruppen-Provinzialismus zu eher weltoffenen Anschauungen.

Manchmal gar als traumatisierende Erfahrung spürbar wird diese Differenz zwischen Primär-

und Sekundärgruppe für das kranke Kind bei Hospitalisierung, wenn es überraschend von seinen Eltern getrennt wird und in die für ihn unbekannte und unvertraute Umgebung einer Kinderstation kommt, auf der z. B. im Rahmen des Schichtdienstes zudem das Pflegepersonal wechselt. Auf diese Trennung von den Eltern wird noch ausführlich eingegangen.

4.7 Eigengruppen und Fremdgruppen

Eine weitere Unterscheidung aus der Frühphase der Gruppensoziologie stammt von W. G. Sumner (1840–1910). Er betont die Grenzlinie zwischen Binnengruppe („Wir") und außen („die anderen") und verweist auf die ständige Konkurrenz und Auseinandersetzung zwischen **Eigengruppen** (in-groups), denen man selber als Mitglied angehört, und **Fremdgruppen** (out-groups), gegenüber denen man häufig Vorurteile hegt und sie negativ stereotypisiert, etwa in der Form: „Die Klinikverwaltung denkt bei der Stellenplanung nur noch an sich" oder „die Schwestern auf Station C haben nur ihre Freizeit im Kopf".

4.8 Bezugsgruppen

Fremdgruppen können indessen auch eine unwiderstehliche Anziehungskraft ausüben. Beispielsweise, wenn eine Kinderkrankenschwester von ihrer Freundin, die als gelernte Verkäuferin in einem großen Modehaus arbeitet, vorgeschwärmt bekommt, wieviel Freizeit sie habe, was für ein tolles Betriebsklima herrsche, und was sie sich alles von ihrem Gehalt leisten könne, nicht zu reden von der allerneuesten Mode, die sie selbstverständlich wesentlich billiger kriege.

In einem solchen Fall spricht die Soziologie von der Orientierung an einer **Bezugsgruppe,** und zwar an einer **komparativen Bezugsgruppe,** da hier der einzelne seine gegenwärtige Lage mit dieser vergleicht und entweder zufrieden oder enttäuscht ist und sich damit in einer Situation der **relativen Deprivation** befindet.

Mit Hilfe des Bezugsgruppen-Konzeptes, das in erster Linie von R. K. Merton (*1910) und H. H. Hyman (*1918) ausgearbeitet wurde und in zahlreiche empirische Untersuchungen Eingang fand, kann auch teilweise erklärt werden, wieso bei examinierten Pflegekräften die durchschnittliche Verweildauer im Beruf nur 5–7 Jahre beträgt: Denn über die Zeit geraten sie in eine Situation relativer Deprivation, da sie fortwährend verschiedene Bezugsgruppen vor Augen geführt bekommen, die mit Blick auf die Arbeitszeitregelung, das Einkommen und die Berufsbelastung Günstigeres verheißen.

Es dürfte aufgefallen sein, daß der Begriff der Bezugsgruppe über den weiter oben definierten Begriff der Gruppe deutlich hinausgeht und daneben Sozialkategorien (etwa Berufe), Subkulturen (z. B. regelmäßige Disco-Besucher) und auch Individuen, sogenannte **Bezugspersonen,** umfassen kann.

Von komparativen Bezugsgruppen unterscheiden sich **normative Bezugsgruppen** insoweit, als hierbei die Menschen sich bereits mit den Werten und Normen sozialer Gruppierungen auseinandersetzen und identifizieren, denen sie erst zu einem späteren Zeitpunkt angehören werden. Die Vorab-Aneignung solcher Standards auf dem Weg einer **antizipatorischen Sozialisation** erleichtert den Aufstieg in höher bewertete soziale Positionen und mindert den sogenannten Praxis-Schock während der ersten Monate im neuen Beruf. So kann z. B. eine Friseuse, die immer schon gern Kindern helfen wollte, sich neben ihrer eigenen Berufstätigkeit im angestammten Beruf mit den Aufgaben einer Kinderkrankenschwester beschäftigen, indem sie berufskundliche Schriften liest, sich mit Pflegekräften unterhält und häufiger Krankenbesuche auf der Kinderstation macht.

Allerdings löst sie sich dabei immer mehr von der Eigengruppe, und ihre sozialen Verankerungen und emotionalen Bindungen lockern sich. Möglicherweise erfährt sie **Entfremdung** als einen Zustand zunehmender Isolation in ihrer Arbeitsgruppe und wird zu einer marginalen Person, zu einer **Randpersönlichkeit,** die unter erheblichen psychischen Konflikten zu leiden hat und sich einer größeren Anfälligkeit für Krankheiten ausgesetzt sieht. Erst wenn sie den gewünschten Beruf der Kinderkrankenschwester (Bezugsgruppe) ausüben kann, wird sich ihr psychosoziales Befinden wieder bessern.

Hieran zeigt sich noch einmal die große Bedeutung der Gruppe für den einzelnen Menschen. Zum einen und in positiver Hinsicht gibt sie ihm Sicherheit, Schutz und Entlastung und bindet ihn in die Gesellschaft ein. Sie hilft ihm, den gesellschaftlichen Zwängen einer zunehmenden Bürokratisierung, Rationalisierung und Technisierung und den damit einhergehenden Gefahren der Vereinzelung und Entfremdung zu widerstehen.

Zum anderen und in negativer Hinsicht kann sie durch den in ihr ausgeübten Anpassungszwang und Konformitätsdruck zu dramatischen persönlichen und sozialen Krisen führen, die deutliche Spuren im Individuum hinterlassen. Provokant formuliert: Alles, was wir als soziale Person sind, sind wir in und durch Gruppen geworden.

5 Soziologie des Krankenhauses

5.1 Führung in Gruppen und Organisationen

Angesichts solch weitreichender Konsequenzen des Phänomens Gruppe stellt sich die Frage nach einer gezielten Beeinflussung, Steuerung, Kontrolle und Koordinierung der Gruppenaktivitäten, – also nach dem, was sowohl in der Alltagssprache als auch in der Soziologie **Führung** heißt.

Bei formellen Arbeitsgruppen in Organisationen ist das Vorhandensein von Führungs-Positionen jedem vertraut, da sie deutlich zu Tage treten: es gibt z. B. im Krankenhaus, bezogen auf die einzelnen hierarchischen Ebenen, eine Pflegedienstleitung, Abteilungsschwestern und Stationsschwestern.

Wie sieht es nun aber bei informellen Gruppen, z. B. bei einer Gruppe von Schwesternschülerinnen im Wohnheim, aus? Gibt es auch dort, wo eigentlich alle gleich sind, Führung und Gefolgschaft, mächtige und weniger mächtige Gruppenmitglieder?

Im bislang Dargestellten standen mehr die **horizontalen** Struktur-Aspekte im Vordergrund. Doch alle Gruppen, ob große oder kleine, formelle oder informelle, Primär- oder Sekundärgruppen haben auch eine **vertikale** Struktur, die sich über die Zeit im Gefolge der Interaktionen innerhalb der Gruppe herauskristallisiert oder gleich zu Beginn von außen festgelegt wird.

Eine ganze Reihe empirischer Untersuchungen zum Entwicklungsprozeß von Kleingruppen unter Laborbedingungen, bei der das Beobachtungsinstrument der Interaktionsanalyse von R. F. Bales (*1916) eingesetzt wurde, konnte belegen, daß sich relativ rasch 2 typische Führungs-Positionen mehr oder minder prägnant in jeder Gruppe herausbilden: der sachliche oder **instrumentelle „Führer“** und der emotionale oder **expressive „Führer“.**

Der **instrumentelle Leiter** organisiert und steuert die Gruppe, er verliert ihre Ziele nicht aus den Augen und formuliert die Mittel, die zur Zielerreichung notwendig sind, d. h. konkret, daß er sehr viel mehr als andere Mitglieder erklärt und informiert, Vorschläge macht und anleitet, analysiert und bewertet. Im Gegensatz dazu ist der **expressive Gruppenleiter** hauptsächlich darum bemüht, ein Gefühl der Harmonie und Entspannung aufkommen zu lassen und innere Störungen so gering wie möglich zu halten. Häufiger als andere Gruppenmitglieder lacht und scherzt er, bestärkt andere in ihren Äußerungen und hilft ihnen; er geht auch stärker auf deren Gefühle ein und tritt ihnen verständnisvoller gegenüber.

Wie unter einem Brennglas zeigt sich übrigens diese Struktur, wenn man die Familien der kindlichen Patienten als Primärgruppen soziologisch analysiert: parallel zur Trennung der Alters-Rollen in Erwachsene und Kinder findet sich eine Aufteilung in übergeordnete und untergeordnete Positionen und entlang der Trennungslinie des Geschlechts bilden sich die beiden Führungs-Typen aus, wobei die männlichen Familienmitglieder mehr den instrumentellen Teil, die weiblichen mehr den expressiven Teil repräsentieren. Der amerikanische Soziologe T. Parsons (1902–1979) entwarf, ausgehend von solchen Überlegungen, ein ganzes Theoriengebäude: den sogenannten Struktur-Funktionalismus.

Prinzipiell kann man sagen, daß diejenigen eine gute Chance haben, die Führerschaft in Gruppen zu übernehmen, die die Ziele und Normen der betreffenden Gruppen am besten repräsentieren und kohäsive Prozesse fördern können. Vorteilhaft ist zudem eine gewisse Zentralität der sozialen Position, da dort viel mehr Informationen zusammenlaufen und sich die Beziehungen der Gruppenmitglieder untereinander kreuzen. Häufig wird dieser Effekt durch eine räumliche Zentralitätslage noch gesteigert.

5.2 Hierarchie im Krankenhaus

Indessen bleibt es für die Führung formeller Arbeitsgruppen in Organisationen einigermaßen belanglos, ob jemand z. B. im Schwesternwohnheim in einem für alle Schülerinnen gut erreichbaren Zimmer wohnt oder nebenbei weiteren Gruppen angehört, etwa der Freizeit-Sportgruppe der Klinik, einem Musik- und Singkreis, dem Roten Kreuz und einer Gewerkschaft, und somit in ein dichtes Kommunikationsnetz eingewoben ist, damit über wesentlich mehr Informationen verfügen kann.

Im Hinblick auf die Erreichung organisationsspezifischer Ziele (wie etwa Pflege oder Diagnose von Krankheiten, Leiden und Körperschäden) will man in formellen Arbeitsgruppen die Gruppenentwicklung und Herausbildung von Führungsrollen nicht gewissermaßen naturwüchsig sich selbst überlassen. Vielmehr sieht man im Organisationsplan bestimmte Positionen mit Leitungsaufgaben vor. D. h. es existiert eine vertikale Organisationsstruktur als **Hierarchie.** Macht und Autorität sind nicht gleichmäßig verteilt.

Idealtypisch betrachtet ist die Hierarchie ein festes, pyramidenförmiges Schema von Über- und Unterordnungen mit genau festgelegten Kommunikationskanälen („Dienstweg"), Kompetenzen („Wer ist für was zuständig?") und Entscheidungs- und Weisungsbefugnissen („Wer darf wem eine Anweisung geben?"). In der Organisation Krankenhaus gibt es 3 voneinander getrennte Führungs- und Machtzentren mit je eigenem hierarchischem Aufbau: im Pflegebereich die **Pflegedienstleiterin,** im Bereich der Medizin der **Ärztliche Direktor** und die **Chefärzte** und im Bereich von Verwaltung, Wirtschaft, Versorgung und Technik der **Verwaltungsdirektor.** Bis auf die oberste Ebene und die Berufsrollen auf den untersten Positionen sind alle anderen Handlungsstellen zugleich Vorgesetzte und Untergebene. Arbeitsergebnisse, Vorschläge und Bitten werden von unten nach oben mitgeteilt, Verantwortung und Macht werden von oben nach unten delegiert.

Demnach kann man Krankenhäuser, abgesehen von den Ausnahmen einiger Reform- und Modellkliniken mit mehr kooperativen Führungsstrukturen (z. B. in Herdecke), als Beispiele für **hierarchisch-vertikal gegliederte Organisationen** ansehen.

5.3 Wechselwirkung zwischen Gruppenführer und Geführten

An die Organisationssoziologie wird immer wieder die Frage gerichtet, ob es denn **die** allen Situationen gerecht werdenden Führungseigenschaften und **den** Führungsstil gibt. Denn wesentlich stärker als in den informellen Gruppen im Krankenhaus ist die Führung von formellen Arbeitsgruppen, etwa durch die Stationsschwester, zum einen auf die möglichst effiziente Erfüllung verschiedenster Sachaufgaben hin ausgerichtet. Zum andern hat Führung ständig sich auseinanderzusetzen mit dem diffizilen Problem der Harmonisierung von relativ rasch wechselnden persönlichen Bedürfnislagen (z. B. wenn eine Pflegekraft sagt: „Heute habe ich zu nichts Lust!") und individuellen Berufsmotiven (z. B. „anderen helfen zu wollen" als ausgiebiges Spielen und Sprechen mit dem kindlichen Patienten) mit den „härteren" Organisationszielen, die auf Grund der nicht geringen Bedeutung ökonomischer Kriterien für den Krankenhausbetrieb weitaus mehr umfassen als nur die Zuwendung gegenüber dem kranken Kind.

Empirische Untersuchungen haben jedoch ergeben, daß auch **Führung ein interaktives Geschehen** ist. Sie hängt von mindestens 4 Merkmalen ab, die sich zudem gegenseitig beeinflussen:

1. von der **Person des Leiters** mit ihren Bedürfnissen, Kenntnissen, Fähigkeiten und Fertigkeiten, die auch auf den bisherigen Führungserfahrungen beruhen;
2. von der **Person der Geführten** mit ihren Bedürfnissen, Werten und Normen, auch bezüglich der Notwendigkeit des Geführtwerdens in bestimmten Situationen, sowie ihren Erwartungen an den Gruppenführer;
3. von der **Struktur der Gruppe,** den persönlichen Beziehungen zwischen Führer und Geführten, den informellen Gruppennormen und der Rollenverteilung (eventuell mit einem „geheimen" informellen Führer, der das expressive Führungsrollensegment wahrnimmt);
4. von der **Art der Aufgaben,** die in einer spezifischen **Situation** zu bewältigen sind (d. h., ob es sich um Routinetätigkeiten handelt oder um die rasche Aufnahme eines schwierigen Notfalles).

Organisationssoziologisches Fazit: Auf dem Holzweg befindet sich, wer für die Besetzung einer Leitungsposition im Krankenhaus weiterhin nach der „geborenen Führungspersönlichkeit“ Ausschau hält.

5.4 Krankenhaus als Dienstleistungs-Organisation

Eher beiläufig, bei der Einführung einiger Grundbegriffe und dann bei der definitorischen Abgrenzung von „Gruppe“ wurde das Krankenhaus bereits einem Gebilde-Typus zugewiesen: den Organisationen. Soziologisch betrachtet sind dies soziale Gebilde, deren Haupteigenschaften darin bestehen, ganz spezifische Ziele und Zwekke zu verfolgen und eine besonders ausgeprägte Struktur aufzuweisen. Das eine Merkmal wurde für das Krankenhaus unter dem Aspekt von Hierarchie und Führung vorgestellt, das andere mit „Wiederherstellung von Gesundheit“ im Rahmen von Diagnose, Therapie und Pflege beschrieben.

Von diesen Zielen her gesehen ist das Krankenhaus auf den ersten Blick eine **Dienstleistungs-Organisation,** bei der der Patient der Hauptnutznießer ist. Denn auf ihn bezieht sich das soziale Handeln der Rolleninhaber im Pflege- wie im ärztlichen Bereich.

Charakteristisch für die horizontale Organisationsstruktur des Krankenhauses ist jedoch, daß es noch einen 3. Bereich gibt: die Verwaltung. Sie wird benötigt zur Aufrechterhaltung der organisationstypisch hoch komplexen Struktur und zu deren Stabilisierung gegenüber störenden Umwelteinflüssen, die etwa von der (Lokal-)Politik, den Krankenkassen als Kostenträgern oder den Massenmedien ausgehen können. Konkret heißt das beispielsweise: der Klinik-Etat muß geplant und gesichert, mit den Kostenträgern muß abgerechnet, Gehälter müssen bezahlt, die meisten Vorgänge müssen schriftlich fixiert und die Akten aufbewahrt, Personal muß eingestellt und neues Material vorbestellt werden.

Auch das sind Ziele, welche die Organisation verfolgt. Es sind interne Ziele, die häufig wirtschaftlicher Natur sind. Sie können allerdings **Konflikte** heraufbeschwören, die auf der Station akut werden und vom Pflegepersonal ausgetragen werden müssen. So können die Interessen der Kinderkrankenschwestern und des Verwaltungspersonals kollidieren und einen Zielkonflikt entstehen lassen, z. B. wenn die Materialverwaltung aus Sparsamkeitsgründen weniger Windeln den Stationen zuteilt, als die Kinderkrankenschwestern zum Wickeln der Kinder benötigen.

5.5 Die Person inmitten von Widersprüchen in der Organisation

Man stößt hier wiederum auf einen soziologischen Tatbestand, welcher unabhängig von den Persönlichkeitseigenschaften der interagierenden Individuen existiert. Vielmehr handelt es sich um ein kollektives Phänomen, das auf einer Ebene gewissermaßen oberhalb der Personen angesiedelt ist und damit zu tun hat, daß Organisationen Ziele aufweisen können, die gelegentlich zueinander im Widerspruch stehen. Im Falle des Krankenhauses sind es das Wohlergehen des Patienten auf der einen Seite und die Wirtschaftlichkeit des Betriebes auf der anderen Seite.

Zugleich stehen diese Zielorientierungen für 2 recht unterschiedliche, konfliktgeladene Organisationsmodelle und Handlungsstile, die im Krankenhaus, im Grunde sogar in der Position der Kinderkrankenschwester zusammenkommen: einem mehr primärgruppenhaften und einem mehr bürokratisch-rationalen mit einem hohen Ausmaß formaler Verhaltensregeln.

Die Pflege des kranken Kindes ist, oberflächlich betrachtet, kaum von der Hausarbeit einer Mutter in einer Familie zu unterscheiden (häufig ist das ein Grund, eben diesen Beruf zu wählen). Denn Kinderkrankenschwestern begreifen es mit als ihre Aufgabe, dem Kind über die Trennung von den Eltern und der vertrauten familiären Umgebung hinwegzuhelfen. Durch diese Hausarbeitsnähe nimmt die Berufsarbeit primärgruppenhafte Züge an mit einem hohen Ausmaß an Diffusität und Unberechenbarkeit hinsichtlich eintretender Ereignisse (z. B. Notfälle).

Die bürokratisch-rationalen, formalen Züge haben zum großen Teil mit Berechenbarkeit und standardisierten Situationen und Ereignissen zu tun. Eine Interview-Aussage einer Kinderkrankenschwester mag dies verdeutlichen: „Die Stationsschwester sieht man fast den ganzen Tag nicht, weil die nur für die Visiten da ist, für die Aufträge der Ärzte sowie für die Unterschriftensammlungen und dieses ganze Zeug, was am Tag anfällt, Laboruntersuchungen, Röntgenuntersuchungen oder irgendsolche Sachen ..., also wirklich nur für Verwaltungssachen. Vielleicht kommt sie mal ab und zu dazu, draußen ein bißchen bei den Kindern mitzuhelfen, aber das ist sehr, sehr selten der Fall."

Das heißt auch, daß die Pflegekräfte nach ihren Fähigkeiten in der Verwaltung, z. B. dem Führen von Listen und Krankenblättern, beurteilt werden. Das bürokratisch-rationale Organisationsmodell lädt ihnen Pflichten auf, die sie vom Bett des Patienten abziehen. Gerade darin liegt eine grundlegende Schwierigkeit der Pflege im Krankenhaus. Während man meinen sollte, die Schwester werde ermuntert, den Kontakt mit den Patienten zu suchen, wird sie in ihrer Leistung nicht selten beurteilt nach Fähigkeiten und Handlungen, die mit den Patienten wenig zu tun haben.

Mit ein Zeichen dafür ist, daß sie häufig das Gefühl hat, ihre Kolleginnen und Vorgesetzten glaubten, sie trödele nur herum, wenn sie sich intensiver mit den Patienten beschäftigt. Zudem hört man Krankenschwestern in diesem Zusammenhang klagen, daß sie häufig offen kritisiert würden, weil sie nicht auf alle Patienten in gleicher Weise eingingen, was andererseits die Effizienz ihrer Routinearbeit beeinträchtigen würde.

Einerseits soll unter den *primärgruppenhaften Verhaltensprinzipien* den Beschwerden der kindlichen Patienten besondere Beachtung geschenkt werden. Auf der anderen Seite verlangt der *Zwang der bürokratischen Verhältnisse,* mit der täglichen Routinearbeit überhaupt fertig zu werden, sozusagen *„Fließband"*-Arbeit auf den Stationen.

Mit anderen Worten: Die Sorge um das Wohl des kindlichen Patienten ist nicht in jedem Fall mit dem reibungslosen Funktionieren des klinischen Betriebes vereinbar; bürokratisch-rationale und primärgruppenhafte Prinzipien der Berufsarbeit geraten miteinander in Konflikt.

Im obigen Interview-Beispiel deutet sich jedoch bereits ein organisationsspezifisches Lösungsmuster an, um die für die Pflegekräfte möglicherweise recht hohen psychischen Belastungen gering zu halten, die aus diesem **strukturimmanenten Konflikt** resultieren. In Begriffen der Soziologie heißt die Lösung: Mechanismen der **Segregation** werden notwendig, beispielsweise wie hier eine sogenannte Rollen-Trennung. Das primärgruppenhafte Verhalten wird nur auf einen Teil des Pflegepersonals beschränkt und die formalen, bürokratisch-rationalen Beziehungen auf einen anderen. Denn beide sozialen Formen sind im Krankenhaus notwendig, da es sowohl mit gleichförmigen als auch mit diffusen und unberechenbaren Ereignissen ständig zu tun hat. Dies verlangt zudem Berufspositionen, die zum einen ein großes psychosoziales Geschick im Umgang mit den Patienten entfalten, zum anderen das bürokratisch-rationale Handeln beherrschen.

Wer als Kinderkrankenschwester in solcherart Konfliktsituationen hineingerät, erlebt sich vielfach als beruflichen Versager und neigt dazu, rasch bei sich oder anderen nach persönlichen Schwachstellen Ausschau zu halten. Strukturelle Widersprüche sind ein guter Nährboden für seelische Belastungen. Soziologisches Denken kann nun Gefühle von Enttäuschung und Versagen deutlich verringern und zur Erhaltung der Psychohygiene beitragen helfen, indem es für einen kritisch-nüchternen Blick „hinter die Kulissen" sorgt, bei dem dann klar wird, was alles bereits in den Strukturen sozialer Gebilde – und damit jenseits persönlicher Eigenschaften – konflikthaft angelegt ist. Das gilt auch für Rollenkonflikte.

5.6 Rollenkonflikte

Eine soziologische Betrachtung des Krankenhauses als Organisation hat nicht nur auf dessen Ziele und Mitglieder als Personen, sondern auch auf die für die betreffende Organisation typischen Rollen und die mit ihnen verbundenen Konflikte einzugehen. Rollen, verstanden als die Summe von Verhaltens-Erwartungen an den Inhaber einer Position, sind demnach ein wesentlicher Bestandteil von Organisationen. Diese wiederum können als ein Gefüge von horizontal (bezüglich der Aufgaben) und vertikal (bezüglich der Hierarchie) differenzierten und aufeinander bezogenen Verhaltens-Erwartungen angesehen werden.

Eine Besonderheit der Organisation Krankenhaus, was ihre Rollenstruktur verkompliziert, ist, daß in ihr, bildlich gesprochen, die Hierarchie-Pyramide der Rollen des ärztlichen Bereiches sich nicht nur mit der des Pflegebereiches überschneidet, sondern diese überlagert und den Erwartungen der Ärzte an das Verhalten von Kinderkrankenschwestern besonderes Gewicht verleiht. Die Soziologie spricht von einem **Status-Gefälle.** Denn es wird eine Abstufung der Wertigkeit von ärztlichen und pflegerischen Positionen von den Betroffenen selbst als auch von der Gesellschaft insgesamt vorgenommen.

Eine Kinderkrankenschwester gerät nun in einen Rollenkonflikt, wenn etwa der Stationsarzt von ihr verlangt, sie solle bei einem Kind mit Gaumenspalte eine Sonde legen, eine Mutter allerdings, die auf Grund von Rooming-in mit in der Klinik ist, die Schwester nachdrücklich auffordert, dies den Arzt machen zu lassen. Es handelt sich hier um einen **Intra-Rollenkonflikt,** da die Verhaltenserwartungen der beiden **Rollen-Sender,** Eltern und Arzt, an die Positionsinhaberin der Rolle „Kinderkrankenschwester" nicht miteinander vereinbar sind bzw. im Widerspruch zueinander stehen. Unter dem Aspekt eines Intra-Rollenkonfliktes läßt sich auch das frühere Beispiel betrachten, in dem der Mitarbeiter aus der Materialverwaltung meint, 2 Windeln wären pro Kind genug, dagegen die Stationsschwester darüber lacht und von der Kinderkrankenschwester erwartet, daß sie bei den Windeln für die Säuglinge so verfährt, wie sie es in der Ausbildung gelernt hat.

Zerlegt man den **Rollen-Set,** d. h. die Kombination von Rollenbeziehungen, in die eine einzelne Krankenschwester in der Klinik verwickelt ist, in **Rollen-Segmente** – z. B. in die Erwartungen des Stationsarztes, des Oberarztes, der kindlichen Patienten, der Angehörigen der Patienten, der Verwaltung, des medizinisch-technischen Personals, der Oberin, der Kollegen auf der Station –, dann wird deutlich, daß es eine Unzahl möglicher Intra-Rollenkonflikte als konfligierende Erwartungen gibt. So können Rollenkonflikte zu **Rollen-Streß** führen, bei dem die Erfüllung der Rollenpflichten zur Belastung wird. Manchmal ermöglicht dann **Rollendistanz** in Form von Humor, Frotzeleien oder Selbstironie, einen gewissen Spielraum zwischen sich und die gegensätzlichen Verhaltenserwartungen zu bringen. Zwar wird die Kinderkrankenschwester ihre „Rolle spielen", gemäß den Erwartungen **der** Rollen-Sender, die über ihre Position im hierarchischen Gefüge über die stärkeren Sanktionen verfügen, zeigt jedoch gleichzeitig an, daß sie von ihrem Rollenverhalten innerlich abrückt. Diese Form der Reduktion von Rollen-Streß durch die Ausgestaltung eines **Rollen-Selbstbildes** fällt der Kinderkrankenschwester um so leichter, je mehr (für sie bedeutsame) Rollen sie **außerhalb** der Organisation Krankenhaus übernommen hat.

Jeder Mensch ist nur mit einem Teil seiner Person Mitglied einer Organisation, andere Teile bleiben außen vor, sind gewissermaßen **Umwelt** für die Organisation. Der rollentheoretische Ansatz in der Soziologie bezeichnet diesen Sachverhalt mit dem Begriff der **Rollen-Ausstattung** und bezieht ihn auf die Rollen, die mit den verschiedenen sozialen Positionen verknüpft sind, die eine Person – oft in verschiedenen Organisationen – einnehmen kann, etwa als Ehefrau, Mutter, Sängerin im Kirchenchor, Gemeinderätin und aktives Mitglied im Sportverein.

An dieser Nahtstelle zwischen der Organisation Krankenhaus und anderen sozialen Gebilden läßt sich ein weiterer Typ von Rollenkonflikten ansiedeln: der **Inter-Rollenkonflikt.** Er liegt vor, wenn ein Individuum sich einander widersprechenden bzw. gegensätzlichen Verhaltens-Erwartungen aus zwei oder mehreren Rollen ausgesetzt sieht.

Eine Kinderkrankenschwester, die als Stellvertreterin die Stationsleitung in deren Abwesenheit vertritt, befindet sich in einem Inter-Rollenkonflikt, wenn z. B. der Visitenbeginn sich um einiges verzögert und in eine Zeit fällt, zu der sie schon längst die Station verlassen haben und zu Hause bei ihren eigenen Kindern sein wollte. Hier konkurrieren die Erwartungen an die Berufsrolle der Kinderkrankenschwester (Anwesenheit bei der Visite) mit den Erwartungen an die Rolle, die mit der Position der Mutter innerhalb der Primärgruppe „Familie" (Sorge für die Kinder, Mutterrolle) verwoben ist.

5.7 Soziologie der Organisation

Das bislang Gesagte zum Krankenhaus als bürokratischer (Dienstleistung-)Organisation kann in folgenden, sehr allgemeinen Punkten zum soziologischen Organisationsbegriff abschließend zusammengefaßt werden:

1. Organisationen sind soziale Gebilde, die spezifische Zwecke und Aufgaben (Ziele) erfüllen, zu deren Erledigung eine längere Zeitspanne vonnöten ist.

2. Organisationen haben als arbeitsteilige Gebilde eine Rollenstruktur. Die verschiedenen Aktivitäten und Aufgaben, die in ihnen auftreten, sind geregelt. Den Personen als Mitglieder sind einerseits bestimmte Pflichten und Verantwortungen zugeordnet, andererseits bestimmte Rechte und Befugnisse.

3. Organisationen üben eine Kontrolle darüber aus, ob die zuständigen Mitglieder jene Tätigkeiten, Rechte und Pflichten, die sich aus den Organisations-Zielen ableiten lassen, in Wirklichkeit auch ausführen. Sie sehen bestimmte Einschränkungen und Strafen (Sanktionen) für diejenigen vor, die ihre Aufgaben nicht erfüllen oder ihre Befugnisse überschreiten.

4. Organisationen stellen bestimmte Bedingungen auf, unter denen Personen in sie eintreten und eine Mitgliedschaft begründen können oder von ihr ausgeschlossen und gekündigt werden.

5. Die verschiedenen Personen, die in einer Organisation arbeiten oder ihre Leistungen in Anspruch nehmen, haben unterschiedliche Interessen an dieser Organisation. Sie betrachten sie aus je verschiedenen Blickwinkeln und sind in vielfältiger, zum Teil höchst konträrer Weise an ihrer Erhaltung wie auch an ihrer Veränderung interessiert. An solchen Interessengegensätzen können sich heftige Konflikte und Streit entzünden.

6. Organisationen sind in die sie umgebende Gesellschaft (Umwelt) über eine Vielzahl von sozialen Beziehungen eingebunden; desgleichen über ein dichtes Geflecht von sozialen Normen, insbesondere von gesetzlichen Regelungen. Das Netz von Rechtsnormen fällt um so engmaschiger aus, je bedeutsamer eine Organisation für die Gesellschaft insgesamt und die darin agierenden Interessenverbände ist. (Ein Beispiel dafür liefern die Auseinandersetzungen um das *Gesundheitsreform-Gesetz* von 1989.) Da jedoch Rechtsnormen stets in politischen Entscheidungen ihren Ursprung haben, sind Organisationen, selbst wenn sie nicht ausdrücklich „Politik machen", politisch doch gewichtige Gebilde.

Das Krankenhaus wurde unter organisationssoziologischem Aspekt ausführlicher betrachtet,

um den Neuling im Beruf für einige Widersprüche der Kinderkrankenschwestern-Rolle und jene dabei notgedrungen auftauchenden Konflikte zwischen einem idealisierten Berufsbild des „Anderen-Helfen-Wollens" und der harten Realität des Berufsalltages in der Klinik zu sensibilisieren. Dies auch in der Absicht, den Berufsanfänger ein wenig immun zu machen gegen die sozial-strukturellen Bedingungen der Berufsarbeit, die immer wieder Streß, Unzufriedenheit und Selbstzweifel hervorrufen

– des öfteren auch den Abbruch der Ausbildung oder den frühen Ausstieg aus dem einmal gewählten Beruf nach sich ziehen.

6 Soziale Schichtung und soziale Ungleichheit

6.1 Soziale Ungleichheit

Spätestens in der täglichen Begegnung mit den Eltern, wenn diese ihre Kinder auf den Stationen besuchen, erlebt jede Kinderkrankenschwester, daß sich Menschen nicht nur hinsichtlich biologischer Charakteristika wie Körpergröße und -gewicht oder Augen- und Haarfarbe merklich voneinander unterscheiden. Vielmehr fällt ihr auf, daß es daneben weitere deutliche **Ungleichheiten** und **Unterschiede** gibt z. B. in den Freizeitbedingungen der Eltern, ihren Möglichkeiten zu Krankenbesuchen, in den mitgebrachten Geschenken und Spielsachen, in den anklingenden Erziehungs- und Sprachstilen oder dem besonderen Wissen über Krankheiten. Häufig versucht sie dann auch, die Eltern danach zu taxieren, wo diese gesellschaftlich stehen: ob sie eine höhere oder tiefere Stellung in der Gesellschaft einnehmen.

Für die Soziologie ist mit der Frage nach dem „Oben" und „Unten" in einer Gesellschaft eine zentrale Problemstellung ihrer Forschung und ihrer Gesellschaftsanalyse angesprochen. Sie beschäftigt sich, solange es sie überhaupt als eigenständige Wissenschaft gibt, mit diesem Problem unter dem Thema der **sozialen Ungleichheit** und **sozialen Schichtung** und liefert dabei eine im höchsten Maße differenzierende Betrachtung des menschlichen Zusammenlebens. Schlagworte und Begriffspaare auch unserer Umgangssprache wie etwa Armut und Reichtum, Aufstieg und Abstieg, berufliche Über- und Unterordnung oder Chancengleichheit und Chancengerechtigkeit verweisen auf diese Thematik.

Die Soziologie geht davon aus, daß im Zuge des gesellschaftlichen Mit- und Gegeneinanders von Menschen – im Rahmen von sozialem Handeln und den Interaktionen der Gesellschaftsmitglieder – diese in mannigfaltige Beziehungen und Verhältnisse zueinander treten. Sie sind dann etwa Kollegen oder Vorgesetzte und Untergebene, Gleichaltrige oder Erwachsene und Heranwachsende.

Demgemäß haben die Menschen bestimmte Eigenschaften, Merkmale und Faktoren gemeinsam, unterscheiden sich jedoch wiederum in anderen. Darunter befinden sich **sozial relevante Merkmale,** die in unserer Gesellschaft für das Leben und Zusammenleben der Menschen für außerordentlich wichtig gehalten werden. Dazu zählen beispielsweise gesellschaftlich begründete wie Einkommen, Vermögen, Bildung, Beruf oder Einfluß, aber auch biologisch begründete wie Hautfarbe, Geschlecht oder Alter.

In der Regel gehen gleichzeitig mit den wahrgenommenen Unterschieden hierarchisierende Urteile und **Bewertungen** in der Form von schlechter-, gleich- oder bessergestellt, tiefer- oder höhergestellt, benachteiligt, gleichberechtigt oder privilegiert einher.

Mit dem Begriff **soziale Ungleichheit** bezeichnet man daher einen Zustand der Differenzierung der Mitglieder einer Gesellschaft nach sozial relevanten Merkmalen, wobei zugleich eine hierarchisierende Bewertung ins Spiel kommt.

Ungleichheit kann sich beziehen zum einen auf **erworbene** Merkmale – etwa auf Grund von Leistung: Bildung oder Berufsposition –, zum anderen auf **zugeschriebene** Merkmale, die man ohne eigenes Zutun besitzt – etwa Geschlecht oder Alter. Auf diese Art Ungleichheit soll noch besonders eingegangen werden, wenn die Situation des kindlichen Patienten im Krankenhaus im nächsten Kapitel erörtert wird.

6.2 Status und Status-Inkonsistenz

Die jeweils höher- oder tieferliegende Position, die ein Individuum bezüglich eines sozial relevanten Merkmals und im Vergleich zu anderen Mitgliedern der jeweils analysierten Gesellschaft (oder Teile von ihr wie z. B. Organisationen oder Städte) einnimmt, wird im Rahmen der Untersuchung von Phänomen sozialer Ungleichheit als **Status** bezeichnet. So kann dann auch die Soziologie, entsprechend der Unterscheidung bei den Merkmalen, von **zugeschriebenem** und **erworbenem Status** sprechen. Um ein Beispiel zu geben: Ein Angehöriger des Adels in der Gesellschaft des Deutschen Reiches vor dem 1. Weltkrieg hat normalerweise einen hohen zugeschriebenen Status gehabt.

Das Merkmal wird dabei als eine vertikal verlaufende Skala, als eine Stufenleiter gedacht. Interessiert z. B. die Ungleichheit des Einkommens, wird von Einkommensstatus, steht die Ungleichheit der Ausbildung im Vordergrund, wird von Bildungsstatus gesprochen. Demnach kann beispielsweise eine Kinderkrankenschwester – wie jedes andere Gesellschaftsmitglied auch – in eine Mehrzahl von Statusverteilungen eingeordnet werden. Diese Statusverteilungen umfassen jeweils alle Mitglieder einer Gesellschaft (oder ihrer den Forscher interessierenden Teile) und werden graphisch meist in Form einer Raute oder einer Zwiebel dargestellt. Man spricht dabei vom **Status-Aufbau** einer Gesellschaft (so wie man auch vom Altersaufbau spricht).

Häufig richten Soziologen ihr Augenmerk auf Situationen der **Status-Inkonsistenz** (oder Status-Diskrepanz). Denn unter Rückgriff auf den Sachverhalt von Status-Inkonsistenz können eine Reihe (auch abweichender) Verhaltensweisen und Einstellungen – z. B. Depressionen oder das Wählen rechtsradikaler Parteien – erklärt werden. Status-Inkonsistenz liegt vor, wenn Personen in den einzelnen Statusverteilungen auf unterschiedlicher Höhe rangieren, wenn also der Status in mindestens 2 Statusbereichen ungleich ist. Dabei ist die Status-Inkonsistenz eines Individuums umso stärker, je unterschiedlicher die Position seiner Merkmale ist. Zusätzlich wird angenommen, daß Menschen danach streben, ihren Status möglichst auf das gleiche Niveau, und zwar auf die Ebene des höchsten Status anzuheben. Ein Beispiel für Status-Inkonsistenz ist der oft zitierte Taxifahrer mit Doktortitel. Bei ihm trifft ein hoher Bildungsstatus mit einem niedrigen Berufs- und Einkommensstatus zusammen. Er wird danach trachten, eine ausbildungsadäquate Stelle zu bekommen und mindestens, so er in den öffentlichen Dienst will, bei seinem Gehalt nach BAT III eingestuft zu werden.

6.3 Status-Konsistenz und soziale Schichten

Sozusagen „Normalfall“ beim Gesamtstatus einer Person ist jedoch die **Status-Konsistenz:** Die Statusfaktoren liegen dabei alle ungefähr auf der gleichen Ranghöhe. So befinden sich etwa bei niedergelassenen Ärzten die Merkmale Bildung, Einkommen und Berufsposition jeweils auf einem relativ hohen Niveau und begründen eine spezifische Lebenslage, die der von Zahnärzten oder Geschäftsführern kleinerer Firmen gleicht. Bei Kinderkrankenschwestern dürften diese Statusfaktoren ebenfalls einigermaßen auf gleicher Ebene liegen, allerdings etliche Stufen tiefer auf einem Niveau der unteren Mitte und eine Lebenslage eröffnen, die ähnlich der von Verwaltungsangestellten ist.

Treten solcherart Sachverhalte in einer Gesellschaft bei einer großen Zahl von Mitgliedern deutlich in Erscheinung, spricht die Soziologie von Schicht-Kristallisation und meint damit die Herausbildung von relativ einheitlichen und gut voneinander unterscheidbaren **sozialen Schichten** mit je spezifischen gesellschaftlichen Lebenslagen von Menschen.

Andersherum gesagt: Trifft man in einer Gesellschaft auf eine Vielzahl von Personen, bei denen Status-Inkonsistenz vorliegt, wird diese Gesellschaft wahrscheinlich keine homogenen Sozialschichten auskristallisiert haben. Diese Situationen findet man immer mehr in modernen Industriegesellschaften.

Ihre Mitglieder versuchen häufig, nicht zuletzt, um ihr Selbstwertgefühl zu stabilisieren, mit Hilfe von bestimmten, in der Gesellschaft besonders hoch bewerteten Verhaltensformen und Gegenständen, Zeichen und Titeln – gewissermaßen Symbole – sichtbar zu machen oder auch nur vorzuspiegeln, welchen Rang sie auf der Stufenleiter etwa des Einkommens einnehmen.

Als solche **Statussymbole** vor allem im Rahmen des Geltungskonsums fallen dann auf z. B. kostspielige Reisen zu Opernfestspielen, das Fahren einer exklusiven Automarke, die Ausstattung des Büros mit ultramodernen Möbeln und Teppichen mit hohem Flor, der Besitz mehrerer Kreditkarten oder eines Stethoskops in Luxusausführung.

6.4 Stände- und Klassengesellschaften

Dagegen weisen **Ständegesellschaften** ein hohes Maß an Schicht-Kristallisation auf, so etwa jene Frankreichs vor der Revolution von 1789. Zudem basierte Schichtung und soziale Ungleichheit damals auf nur dem einen, dominanten (und heute nicht mehr ganz so bedeutsamen) zugeschriebenen Merkmal der sozialen Herkunft. Geistlichkeit und Adel bildeten den Ersten und Zweiten Stand und waren über dem Dritten Stand plaziert, der 98% der Bevölkerung umfaßte und sich aus Bauern, Bürgern und (Land-)Arbeitern zusammensetzte.

Auch die **Klassengesellschaften** nach der 1. industriellen Revolution zeigen ein beträchtliches Ausmaß an Schicht-Kristallisation. Zugleich gerät mit dem Hinweis auf **Klassen** ein Ansatz zur Analyse sozialer Ungleichheit in den Blick, mit dem vor allem in der Soziologie im anderen Teil Deutschlands bis vor kurzem noch gearbeitet wurde.

Er stammt von K. Marx (1818–1883) und sieht die kapitalistisch verfaßte, bürgerliche Gesellschaft unterteilt in nur 2 **Klassen:** die Bourgeoisie und das Proletariat bzw. die Kapitalisten und die Lohnarbeiter. Dieser Ansatz versucht auch, auf die Gründe von Ungleichheit unter den Menschen einzugehen und sie zu erklären. Denn er sieht das sozial relevante Merkmal des Besitzes und der Verfügung von Produktionsmitteln als Ursache für die Herausbildung von Klassengegensätzen. Das Proletariat, das nicht über Produktionsmittel (Bodenschätze, Energiequellen, Werkzeuge, Maschinen usw.) verfügt, kann bloß seine Arbeitskraft als Ware den Kapitalisten als den alleinigen Besitzern von Produktionsmitteln anbieten. Somit können diese wiederum über die Lohnarbeiter verfügen: ein Abhängigkeitsverhältnis entsteht; Ausbeutung und Beherrschung der Nichtbesitzenden durch die Besitzenden wird möglich; gleichzeitig aber auch die Überwindung von sozialer Ungleichheit. Denn wenn es gelinge, daß sich über Schulung und Lehrgänge ein kollektives Klassenbewußtsein beim Proletariat herausbilde und es somit von einer **Klasse an sich** zu einer **Klasse an und für sich** werde, obsiege es auch letztlich im Klassenkampf und überwinde die kapitalistische Zwei-Klassen-Gesellschaft mit ihrem „Grundübel" des *Privateigentums* an den Produktionsmitteln zugunsten der klassenlosen Gesellschaft des *Kommunismus*.

6.5 Soziale Schichtung in der Bundesrepublik Deutschland

Wenn auch vorhin – angesichts der zunehmenden Quote von Personen mit Status-Diskrepanzen in hochentwickelten Industriegesellschaften – bereits angemerkt wurde, daß es der Soziologie nicht mehr leicht fällt, für solche Gesellschaften (dazu gehört auch die bundesdeutsche) scharf voneinander abgegrenzte Sozialschichten in einer vertikalen Anordnung herauszuarbeiten, wird im Rahmen empirischer Forschung gleichwohl versucht, ein grobes Bild von der Schichtung der bundesrepublikanischen Bevölkerung zu entwerfen.

Häufig wird dabei der sogenannte **sozio-ökonomische Status-Index** gebildet, in den die Faktoren Beruf, Einkommen und Schulbildung eingehen. Jedes Mitglied unserer Gesellschaft wird anhand seines Index-Wertes auf einem durch Schichtgrenzen unterteilten Statuskontinuum plaziert.

Ein anderes, ebenfalls oft eingesetztes Verfahren ermittelt die subjektiven Vorstellungen der Bevölkerung über die Schichtung der betreffenden Gesellschaft und die Selbstzurechnung zu Sozialschichten.

In den Ergebnissen stimmen beide Forschungseinrichtungen darin überein, daß es in der Bundesrepublik Deutschland mit ca. 1% der Bevölkerung nur eine recht dünn besetzte **Oberschicht** gibt mit Berufspositionen, die eine außerordentlich hohe Wertschätzung genießen wie etwa die eines Universitätsprofessors, eines Staatssekretärs oder eines Generaldirektors eines großen Konzerns.

Am unteren Ende der Statuslinien finden sich 2% der Bevölkerung in Berufspositionen wie Toilettenfrau, Gelegenheitsarbeiter in öffentlichen Grünanlagen oder Hausierer, die als **sozial Verachtete** eine äußerst geringe Wertschätzung, d. h. **Prestige,** genießen.

Über ihnen sind ca. 11% der Bevölkerung plaziert, die man der **unteren Unterschicht** zurechnet mit Berufen wie etwa Straßen- und Bauarbeiter, Pförtner oder Lastwagenfahrer. Die **obere Unterschicht** umfaßt ungefähr 27,5% und Berufe wie Eisengießer, Dreher oder Heizungsmonteur (im industriellen Bereich) und Postbote, Kneipenwirt oder Bäckergeselle (im nicht-industriellen Bereich).

Darüber findet man die zahlenmäßig am stärksten besetzte Kategorie mit ungefähr 40% als **untere Mittelschicht,** der im industriellen Bereich Berufe wie Werkmeister, Feinmechaniker oder Polier, im nicht-industriellen Bereich Verwaltungsangestellte, technische Zeichner oder Kindergärtnerinnen zugerechnet werden können.

Ungefähr 11% der Bundesdeutschen ordnen sich selbst oder lassen sich von den Sozialforschern der **mittleren Mittelschicht** zuordnen mit Berufen wie Studienrat, Apotheker, Großbauer oder Stationsarzt.

Schließlich darüber wird die Soziallage der **oberen Mittelschicht** gesehen mit 7,5% der Bevölkerung, in der viele der sogenannten freien Berufe mit einer gutgehenden Praxis wie Rechtsanwalt oder Arzt, aber auch Schulleiter von Gymnasien oder Besitzer und Geschäftsführer von Betrieben sich befinden.

6.6 Soziale Mobilität

Indessen sind die Schichtgrenzen überhaupt nicht so scharf zu ziehen, wie es diese Einteilung vorgibt. Vielmehr sind sie – zumindest dem Prinzip nach – höchst durchlässig. Etwa auf Grund von Weiterbildung oder Umschulung (wie im weiter oben dargestellten Beispiel der Kinderkrankenschwester, die zuvor im Friseursalon gearbeitet hatte) können die Gesellschaftsmitglieder ihre Schichtzugehörigkeit wechseln, d. h. **soziale Mobilität** entfalten. Man kann dabei zwischen **intragenerativer** (Veränderungen des Gesamtstatus im Laufe des eigenen Lebens) und **intergenerativer Mobilität** unterscheiden (Statusveränderungen im Vergleich zur Lebenslage der eigenen Eltern). Soziale Mobilität kann neben dem **sozialen Aufstieg** auch **sozialer Abstieg** bedeuten; z. B. bei einem Arztsohn, der sein Jurastudium nicht schafft, zum Alkoholiker wird und als Hilfsarbeiter jobbt.

6.7 Schichtspezifisches Verhalten

Eine große Zahl soziologisch-empirischer Untersuchungen beschäftigt sich mit der Frage, ob und inwieweit die durch Schichtzugehörigkeit bestimmten Lebenslagen der Menschen sich auch auf ihr Verhalten auswirken und sich im Alltag in konkreten Verhaltensmustern, in spezifischem sozialem Handeln und Interaktionen niederschlagen. Es stellt sich die Frage nach dem **schichtspezifischen Verhalten.**

Auch wenn es sich hierbei nicht um besonders drastische Unterschiede handelt, so konnte doch bei der meistens vorgenommenen Gegenüberstellung von Mittelschichten und Unterschichten eine im statistischen Sinne bedeutsame Ungleichheit z. B. in den Sozialisations- und Erziehungszielen und -methoden, in der Leistungsmotivation oder etwa in den Freizeit-, Konsum- oder Sprachstilen festgestellt werden. So ist es wahrscheinlicher, daß Unterschichten-Eltern im Gespräch mit der Kinderkrankenschwester einen sogenannten **restringierten Sprachcode** einsetzen, der wenig erlebnisneutrale, verallgemeinernde Teile aufweist, dafür um so mehr nonverbale Kommunikation (Gesten, Hindeuten anstatt Beschreiben) enthält. Sie unterscheiden sich damit von Mittelschicht-Eltern, die durch eine differenzierte verbale Darlegung z. B. der Symptome und Lebensumstände des kranken Kindes das Anamnesegespräch leichter machen. Denn die

Krankenschwester und noch viel mehr der Arzt bewegen sich sprachlich ebenfalls auf der Ebene des **elaborierten Codes.**

Auch im Hinblick auf das Krankheitsverhalten unterscheiden sich Unter- und Mittelschichten. So darf man angesichts amerikanischer Forschungsergebnisse auch für das Verhalten von Eltern annehmen, daß diese, sofern sie den Unterschichten zugerechnet werden können, viele Symptome bei ihren Kindern als noch nicht behandlungsbedürftig einstufen und die Notwendigkeit eines Arztbesuches eher verneinen.

Ebenso ist die Wahrscheinlichkeit, gesund das Licht der Welt zu erblicken, je nach Schichtzugehörigkeit der Mutter recht verschieden. Denn nach einer bundesdeutschen Studie von 1983 gibt es einen deutlichen Zusammenhang von perinataler Mortalität (s. auch 13. Teil: *Sozialpädiatrie)* und Stellung im Beruf bei ganztags beschäftigten Frauen. Allerdings verblüfft dabei, daß nicht nur Arbeiterinnen einem erhöhten Risiko, ihre Kinder frühzeitig zu verlieren, ausgesetzt sind, sondern auch die Frauen, die als Selbständige tätig waren. Dieselbe Studie legt zudem offen, daß die Zahl der im ärztlichen Gespräch ermittelten Risikofaktoren, die wiederum deutlich im Zusammenhang steht mit dem Anteil perinatal Verstorbener, bei Zugehörigkeit zu den Unterschichten größer wird. Weiter konnte nachgewiesen werden, daß mit abnehmender Schulbildung der Mutter (ein wichtiger Indikator für Schichtzugehörigkeit) das perinatale Mortalitätsrisiko steigt.

Diese empirisch-medizinsoziologischen Befunde lassen sich bereits der Wissenschaftsdisziplin der **Sozialmedizin** zuordnen. Im übernächsten und gleichzeitig letzten Kapitel soll auf die Sozialmedizin noch ein besonderes Augenmerk gerichtet werden.

7 Patienten im Krankenhaus

7.1 Zur Rolle des Patienten

Zunächst ist allerdings noch darauf einzugehen, daß in der neueren Soziologie die wissenschaftliche Diskussion über soziale Ungleichheit um einiges über die Thematisierung von vertikalen Ungleichheiten hinausgeht, die als Klassenstrukturen oder Sozialschichten einer Gesellschaft zum Ausdruck kommen. Nachdem sich die traditionelle Ungleichheitsforschung mehr auf die „Normal"- oder Kernbevölkerung der voll im Arbeitsleben stehenden Personen und ihren Familien bezogen hatte, geraten in den letzten Jahren, auch auf Grund des raschen **sozialen Wandels** in unserer Gesellschaft und ihrer Öffnung als Einwanderungsland, immer häufiger nicht-vertikale Ungleichheiten und **Disparitäten** ins Blickfeld.

So werden unter dem Begriff **Nicht-Vertikale Disparitäten** ebenfalls Diskriminierungen auf ethnischer und rassischer Basis (z. B. von Ausländern als Gastarbeiter oder Asylanten) sowie Ungleichheiten auf internationaler und nationaler Ebene (etwa zwischen dem Zonenrandgebiet und den Ballungsräumen von z. B. München oder Stuttgart) gefaßt, aber auch Zurücksetzungen auf der Grundlage des Geschlechts oder des Lebensalters.

So ist die Situation des kranken **Kindes** als Patient im Krankenhaus noch um einiges prekärer als die des erwachsenen Patienten.

Nebenbei bemerkt: Die Kranken-Rolle wird für die Soziologie zur **Patienten-Rolle,** wenn ein sich krank fühlendes oder von Laien für krank erachtetes Individuum mit der Institution Medizin in Berührung kommt. Wenn also das **Kranksein** als subjektiv erlebte Befindlichkeitsstörung von Ärzten als den in unserer Gesellschaft legitimierten Experten anhand definierter Symptome und Befunde als behandlungsbedürftige gesundheitliche Störung und damit als **Krankheit** anerkannt wird, verwandelt sich gleichsam der Kranke in einen Patienten.

Heikel ist die Lage der **Patienten** generell insofern, als sich mit der Aufnahme im Krankenhaus wichtige Aspekte ihres sozialen Daseins – wie etwa Wohnen, Schlafen, Essen oder Freizeit – schlagartig und tiefgreifend verändern. Alles konzentriert sich an einem Ort und in einer einzigen Einrichtung. Häufig wird für sie der Begriff **totale Institution** gebraucht, um deutlich zu machen, daß solcherart Organisationen sehr stark dazu neigen, den **ganzen Menschen** ihren Reglementierungen und Maßregelungen zu unterwerfen. Krankenhäuser werden damit von der Soziologie ein Stück in die Nähe von Internaten, Kasernen und Gefängnissen gerückt. Auch dort scheidet man für eine Weile aus den „normalen" gesellschaftlichen Bezügen aus. Man wird von den normalen Rollenverpflichtungen befreit und gerät dabei in eine Situation physischer Isolierung.

In der Organisation Krankenhaus wird der kranke Mensch in der Rolle des Patienten mit einer Vielzahl von spezifischen, seine Handlungsspielräume merklich einengenden Rollen-Erwartungen konfrontiert. So wird etwa von ihm erwartet – was zugleich seine körperliche Bewegungsfreiheit spürbar einschränkt –, daß er für eine gewisse, nicht von ihm bestimmbare Zeit im Bett bleibt oder sich zumindest nicht von der Station entfernt. D. h. er begegnet Muß-Erwartungen in Form von Anordnungen der Ärzte und des Pflegepersonals oder schriftlich fixierten in Form von Haus- und Klinikordnungen. Auch sein Kontakt nach „draußen", den er über Krankenbesuche hält, unterliegt einer rigiden organisationalen Normierung durch vorgeschriebene „Besuchszeiten".

Vom Patienten wird Unterordnung und widerspruchslose Unterwerfung erwartet. Zudem gelten im Krankenhaus nicht die im Alltag – einmal abgesehen vom sozial abweichenden Verhalten psychopathologisch auffälliger Personen – strikt eingehaltenen **Tabus** moderner Industriegesellschaften hinsichtlich des körperlichen Berührtwerdens, des Sich-Nackt-Zeigens oder des Defäkierens, Urinierens oder Erbrechens vor Fremden und in der Öffentlichkeit, – also außerhalb intimer, privater Situationen. Die Tabu-Verletzungen von seiten des Pflegepersonals und der Ärzte bleiben ohne negative Sanktionen, solange sie sinnhaft auf Diagnose, Therapie oder Pflege bezogen sind.

Darüber hinaus wird die diagnostische, therapeutische und pflegerische Arbeit, obwohl sie unmittelbar am Leib des Patienten verrichtet wird und von ihm das Aushalten von Schmerzen, mindestens aber Stillhalten verlangt, für ihn als Laien weitgehend unverständlich gelassen und bleibt auch mit Hilfe von Deutungen anderer nur schwer nachvollziehbar. Zweifel an der Angemessenheit medizinischer Entscheidungen bleiben nahezu ausgeschlossen, zumal obendrein eine große **soziale Distanz** zwischen Patient und medizinischem Personal besteht, die dem Patienten das Nachfragen schwermacht. Er begegnet einem gesonderten Expertenwissen über ihn als Person, das sein Inneres wie Äußeres versachlicht und objektiviert.

Zur Patienten-„Karriere", dem Abwärtsgleiten auf der Leiter der zur Verfügung stehenden Handlungsmöglichkeiten, gehört auch der Status-Verlust. Der (Kassen-)Patient befindet sich am unteren Ende der Krankenhaus-Statuslinien. Er wird zum Objekt und gleichsam reduziert auf eine Zimmernummer und auf einen Vorgang in einem Krankenblatt unter dem Prinzip der Aktenmäßigkeit. Nicht mehr die Berufsposition, z. B. die eines Oberstudienrates, ist für die Gestaltung sozialer Interaktionen von Belang, sondern die gesundheitliche Störung dieses Patienten.

Damit einher geht ein Prozeß der De-Sozialisierung und Entpersönlichung, der in der Regel begleitet ist von starken emotionalen Reaktionen wie Angst, Unsicherheit und Anspannung, die sich auch in aggressivem, trotzigem oder hinterlistigem Verhalten äußern können.

7.2 Kinder als Patienten im Krankenhaus

Weiter oben und mit Blick auf das Problem sozialer Ungleichheit in modernen Gesellschaften wurde vermerkt, daß es eine Rolle spielt, ob man als Erwachsener oder als Kind ins Krankenhaus kommt; daß es demnach auch in diesem Bereich spezifische Benachteiligungen auf der Basis des Lebensalters gibt.

Inwiefern kann man nun von einer besonderen Situation des kranken Kindes im Krankenhaus sprechen?

Im allgemeinen wachsen Kinder heute in sogenannten **Kleinfamilien** auf, die nur noch 2 Generationen umfassen. Großeltern und Verwandte leben außerhalb der familialen Kleingruppe, größtenteils auch an anderen Wohnorten.

Von Geburt an entwickelt das Kind eine sehr enge und für einen unbeeinträchtigten Verlauf der Sozialisation günstige Bindung an eine primäre Beziehungs- als Dauerpflegeperson. In den meisten Fällen ist dies die Mutter. Das Kind erfährt dabei, daß diese Person ihm immer nahe ist, es beschützt und beruhigt und ihm auch hilft, wenn es sich nicht gut fühlt oder Schmerzen hat. Diese Beziehungsperson stellt eine Quelle der Sicherheit dar, die wiederum notwendig ist, um sich in die komplexe Welt der Gesellschaft weiter hinauszuwagen. Das Kind erwirbt dabei das **Ur-Vertrauen.**

Eine dramatische und folgenschwere Störung dieses Entwicklungsprozesses kann eintreten, wenn es in den ersten vier Lebensjahren wegen eines Krankenhausaufenthaltes zu einer **Trennung** der engen Mutter-Kind-Beziehung kommt. Hospitalisierung heißt für das Kind unmittelbare Trennung vom Gewohnten, bei dem es immer weiß, was es zu erwarten hat. Durch eine Trennung von seiner primären Beziehungsperson kann das Kind **traumatisiert** werden.

Idealtypisch betrachtet wird es aus der überschaubaren Ordnung der Familie und häuslichen Umgebung mit dem ihm vertrauten Interaktionsgefüge, das Sicherheit und Orientierung verlieh, abrupt herausgerissen und in ein auch für den Erwachsenen fremdartiges, verwirrendes und schwer durchschaubares Gebilde gebracht.

Als furchterregend fremdartig erlebt es die Räume mit ihren häufig kahlen Wänden, mit den grell strahlenden Lampen sowie den blitzenden Instrumenten und blinkenden Apparaten; es nimmt eigenartige Gerüche auf und ißt anders schmeckende Gerichte; es blickt in unzählig viele fremde Gesichter und sieht eigenartig gekleidete Gestalten in weißen Kitteln. Seine Deutungen und Interpretationen verleihen den wahrgenommenen Personen und Geräten gefährliche und beängstigende Qualitäten. Vielfach kann das Kind auch gar nicht einsehen, warum ein Klinikaufenthalt notwendig ist. Es erlebt sich abgeschoben, ausgesetzt und – vor allem im Fall von Operationen – bestraft, wobei den negativen Sanktionen keine erkennbaren Regelverletzungen vorausgegangen sind.

In der Erlebniswelt der Kinder ranken sich um Ereignisse wie Narkose oder Operation häufig angsterregende Phantasien von Kastration, Verstümmelung oder Geschlechtsumwandlung (das Krankenhaus ist im Verständnis vieler Kinder der Ort, an dem Babys auf die Welt kommen) bis hin zum Sterbenmüssen, – Phantasien, denen sie gelegentlich lange überlassen sind, da sie auf der Station für eine längere Zeit ohne Ansprache eines Erwachsenen liegen müssen. Hier spielt auch mit hinein, daß in modernen Gesellschaften Kinder kaum daran gewöhnt sind, für einen gewissen Zeitraum allein zu sein.

Aber selbst wenn Kinderkrankenschwestern Zeit für emotional getönte Interaktionen mit dem kranken Kind finden, reicht diese **„Ersatzbemutterung“** nicht aus. Denn empirische Untersuchungen weisen nach, daß für den Hauptteil der Kinder unter fünf Jahren dem Fehlen der Dauerpflegeperson nicht durch noch so ein tiefes Verständnis von seiten der Krankenschwestern entgegengewirkt werden kann. Selbst eine optimale Pflege durch die mütterlichste Kinderkrankenschwester ist dafür noch keine hinreichende Bedingung;

jedoch stellt sie eine notwendige Bedingung dar, vor allem, um für das kranke Kind den scharfen sozialstrukturellen Gegensatz leichter überbrükken zu helfen von Primärgruppe Familie zu Organisation Krankenhaus, von Affektivität zu emotionaler Neutralität, von partikularen, persönlichen Beziehungen zu universalen Berufs-Rollenerwartungen, von diffusen zu funktional spezifischen Handlungsorientierungen (etwa in der Expertenrolle des Krankenhausarztes) sowie von traditionellen Zuschreibungen (Mutterrolle) zu der Orientierung an Leistung.

Zugleich hilft die Ausrichtung an einer expressiv zugewandten Beschäftigung mit dem kindlichen Patienten der Krankenschwester ein Stück aus dem von ihr erfahrenen Widerspruch und Dilemma von angestrebter Berufsarbeit mit engem Kontakt zu Kindern, Fürsorglichkeit und Bemühungen um die Schwachen und Kranken auf der eine Seite und wirklicher Arbeit in der Klinik mit einem hohen Anteil von administrativen, medizinisch-technischen und ärztlichen Assistenz-Tätigkeiten auf der anderen Seite.

Auch angesichts der Gefahr, für Kinderkrankenschwestern einen weiteren strukturellen Konflikt durch die Konkurrenz von Dauerpflegeperson (Mutter) und Klinikpflegekraft (Kinderkrankenschwester) zu schaffen, scheint es vor dem Hintergrund eines **bio-psycho-sozialen Modells von Krankheit und Gesundheit** – emotionales Wohlbefinden des Patienten ist unlösbar mit dessen körperlichem Wohlbefinden verbunden – gleichwohl sinnvoll, einer möglichst wenig unterbrochenen Beziehung zwischen Mutter und Kind das Wort zu reden. Dabei ist auch zu berücksichtigen, daß sich das Zeitgefühl von Kindern und Erwachsenen deutlich unterscheidet: bei kleinen Kindern ist es erst schwach entwickelt. Zeitbegriffe wie „nächste Woche“ versteht es noch nicht. Was für die erwachsenen Patienten nur eine relativ kurze Zeit darstellt, bedeutet für die Kinder eine Ewigkeit.

Sei es, daß die Besuchszeiten flexibler gehandhabt werden (bis hin zur *unbegrenzten Besuchszeit*), sei es, daß die Mütter bei ihren Kindern bleiben können *(Mitaufnahme eines Elternteils)*, durch beide organisationalen Vorkehrungen kann die Wahrscheinlichkeit des Auftretens von **psychischem Hospitalismus** reduziert werden. In empirischen Untersuchungen konnte nämlich aufgezeigt werden, daß es bei einem großen Teil der Kinder unter 5 Jahren während oder nach der Hospitalisierung zu Verhaltensänderungen kam, die als Verhaltensstörungen und -auffälligkeiten einzustufen sind.

Das Gesamt der Verhaltensstörungen und -auffälligkeiten wird psychischer Hospitalismus genannt.

Er umfaßt eine Reihe von Beschwerdebildern. So lassen sich empirisch bereits nach kurzfristigem Krankenhausaufenthalt bei einigen Kindern Spätschäden feststellen wie etwa Ängste, Depressionen, aggressives Verhalten, Eß- oder Schlafstörungen oder eine Enuresis, die teilweise über viele Jahre persistieren.

8 Sozialmedizin

8.1 Grundlegende Annahmen der Sozialmedizin

Mit dem Hinweis auf den Faktor *Krankenhausaufenthalt* und damit auf die soziale Bedingtheit von Krankheiten – hier z. B. das Einnässen jenseits des 4. Lebensjahres – bewegt man sich bereits auf dem wissenschaftlich interdisziplinären Terrain der

Sozialmedizin. Denn sie beschäftigt sich mit dem Zusammenhang von Gesellschaft und Krankheit (bzw. Gesundheit).

Die Sozialmedizin betreibt ihre empirischen Forschungen unter der theoretischen Voraussetzung, daß die gesellschaftlichen Umstände als soziale Bedingungen sowohl auf das Auftreten als auf den Verlauf gesundheitlicher Störungen und Beeinträchtigungen einen Einfluß haben, und zwar insoweit, als sie Krankheiten verursachen, mitbewirken oder zumindest deren Symptomatik prägen, aber auch bei deren Bewältigung helfen.

Zugleich haben Krankheiten in vielerlei Hinsicht und in höchst unterschiedlichem Maß gesellschaftliche Folgen.

Diesen Wechselwirkungsprozeß zwischen Gesellschaft und Krankheit kann man sich ganz gut am Beispiel der bislang unheilbaren Infektionskrankheit AIDS klarmachen, wenn man sich vergegenwärtigt, welche Lebensumstände als begünstigende soziale Faktoren für eine Infizierung mit dem HI-Virus („ AIDS-Virus") diskutiert werden (z. B. Homosexualität oder Rauschgiftabhängigkeit) und welche gesellschaftlichen Auswirkungen diese Krankheit hat, z. B. im Bereich der Sexualnormen oder der Gesundheitspolitik.

Kennzeichnend für den sozialmedizinischen Ansatz ist es, daß seine Aussagen, Befunde und Daten sich immer auf eine Mehrzahl von Personen, auf ein Kollektiv beziehen. Häufig handelt es sich dabei um soziale Kategorien. Der Einzelfall gerät dabei kaum in den Mittelpunkt der Analyse,

obwohl an ihm die Ausprägungen der interessierenden Merkmale (wie etwa Lebensalter, Geschlecht, Schichtzugehörigkeit, Diagnose, Länge des Krankenhausaufenthaltes usw.) erhoben werden. Die Sozialmedizin steht damit im Gegensatz zu den klinischen und überkommenen medizinisch-theoretischen Fächern, mit Ausnahme beispielsweise der Hygiene.

8.2 Medizinsoziologie

Dem weiten Feld der Sozialmedizin werden mittlerweile einige Gebiete fest zugerechnet. Diese überschneiden sich allerdings untereinander teilweise.

Ein Gebiet ist die **Medizinsoziologie.** In ihr gibt es 2 Stränge: man unterscheidet eine Soziologie **der** Medizin und eine Soziologie **in der** Medizin.

Die erstere untersucht das Gesundheitswesen, wie es sich in einer Gesellschaft in sozialen Gebilden und Institutionen entwickelt und auskristallisiert hat. Dazu gehört die Analyse des Krankenhauses als Organisation, der vorfindbaren Arbeitsgruppen, der Rollen und Rollenkonflikte oder der Kinderkrankenschwester-Patient-Beziehung. Die Strukturen und Prozesse im Dreieck von medizinischen Einrichtungen, Personal und Patientenschaft werden gewissermaßen von außen betrachtet.

Die Soziologie in der Medizin, interdisziplinär betrieben von Soziologen und Medizinern, richtet ihr Augenmerk auf die sozialen Bedingungen der Entstehung, des Verlaufs und der Bewältigung von Krankheiten. Sie befaßt sich mit speziellen Krankheitsbildern und fragt nach dem Zusammenhang von je spezifischer Lebenslage (und auch Lebensweise) von Menschen und ihrer gesundheitlichen Störung. So stellt sie etwa anhand einer Untersuchung an ungefähr 10000 Patienten einer Medizinischen Poliklinik und einer gleich großen Kontrollgruppe fest, daß das Ulkus häufiger bei Personen vorkommt, die aus einer sozialen Gruppe ausgeschieden sind; bei Heimatvertriebenen, die aus ihrem bisherigen Gemeindeverband ausscheiden mußten oder bei Geschiedenen, die die eheliche Beziehung aufgegeben hatten.

Zudem arbeitet die Medizinsoziologie als Soziologie in der Medizin auch kulturvergleichend und historisch, indem sie etwa auf das Fehlen oder gehäufte Auftreten von Krankheiten bei bestimmten Völkern oder zu gewissen Zeiten hinweist. So ist z. B. das Ulkus auf Grönland, in Äthiopien oder in Zaire sehr häufig anzutreffen; oder es überwog hinsichtlich der Häufigkeit bis zur Mitte des 19. Jh.s das Ulcus ventriculi das Ulcus duodeni, wobei davon sehr viel stärker die Frauen als die Männer betroffen waren; erst gegen Ende des vergangenen Jahrhunderts kam es gehäuft zu Ulcus-duodeni-Erkrankungen, an denen nun wesentlich mehr Männer als Frauen litten.

Eine solch medizinsoziologische Betrachtungsweise versucht zudem, frühere Ansätze der Zusammenarbeit von Medizin und anderen Humanwissenschaften zu überwinden, für die charakteristisch war, daß sie auf der einen Seite Gesundheit und Krankheit – definiert nach rein somatischen Kriterien – gesehen hatten und auf der anderen Seite isoliert die sozialen Faktoren. Ihr geht es nunmehr darum, unter selbstverständlicher Beachtung rein somatischer Prozesse, die inhärenten – und nicht bloß als Appendix betrachteten – psychischen und sozialen Zusammenhänge deutlich zu machen, die Krankheit gleichermaßen in ihrer konkreten Symptomatik wie in Diagnose und Therapie zu bestimmen. Kurz gesagt: Ihr geht es um die Etablierung des **bio-psycho-sozialen Modells von Krankheit** in Kontrast zum hergebrachten **bio-medizinischen Modell.**

8.3 Epidemiologie

Indem vorhin auf Häufigkeiten des Auftretens von Krankheiten hingewiesen wurde, ist bereits die fließende Grenze zwischen der Medizinsoziologie und der Epidemiologie als einem weiteren Gebiet der Sozialmedizin überschritten worden.

Die **Epidemiologie** ist die Lehre von der Häufigkeit des Auftretens von übertragbaren und nicht übertragbaren Krankheiten und den Formen ihrer Ausbreitung und Verteilung in menschlichen Gesellschaften.

Epidemiologische Untersuchungen beziehen sich demnach nicht nur auf die Erkennung eines Krankheitsbildes, sondern vor allem auf die Beschreibung der Merkmale solcher Individuen, die eine bestimmte Krankheit haben (z. B. im Hinblick auf Geschlecht, Beruf, Schulbildung, Wohnort, Empfänglichkeit gegenüber Noxen u. ä.).

Zugleich geht es der Epidemiologie sowohl um die zeitliche Verbreitung als auch um zeitliche Veränderungen als Zu- und Abnahmen von Krankheiten. Schließlich interessiert auch die Länge der Phase zwischen Einwirken einer Noxe oder eines Risikofaktors und dem Ausbruch der Krankheit. Bei übertragbaren Krankheiten spricht man dabei von der sogenannten Inkubationszeit, bei chronischen Krankheiten von der Latenzzeit.

Zwei andere Begriffe tauchen häufig im Zusammenhang mit epidemiologischen Daten auf: Prävalenz und Inzidenz.

Unter **Prävalenz** versteht man das Auftreten eines Merkmals, etwa des Ulcus duodeni, dividiert durch die Anzahl der Individuen, die man untersucht. Die Zahl wird auf 100 Personen bezogen

(es sind demnach Prozent-Angaben). Sie findet sich in Verbindung mit einem Stichtag oder bezieht sich auf eine kurze Zeitperiode, jeweils innerhalb einer Gesellschaft.

Unter **Inzidenz** wird der Anteil der Personen erfaßt, die in einem bestimmten Zeitraum (meist ein Kalenderjahr) das Merkmal neu erworben haben, d. h. an einer bestimmten Krankheit erkrankten.

Beide Maße erlauben es dann auch, verschiedene Gesellschaften oder Teile von ihnen (z. B. Stadt und Land oder Norden und Süden) miteinander zu vergleichen.

8.4 Präventivmedizin, gesundheitliche Aufklärung und Gesundheitserziehung

Mit Hilfe epidemiologischer Untersuchungen gelingt es zunehmend, **Risikogruppen** von Personen herauszuarbeiten, die ein besonders gesundheitsriskantes oder gar gesundheitsschädigendes Verhalten (etwa Rauchen oder täglich Alkohol trinken) zeigen. So kann die **Präventivmedizin** – mittlerweile ebenfalls ein fest etabliertes Gebiet der Sozialmedizin – gewissermaßen als eine angewandte Epidemiologie aufgefaßt werden.

Zuweilen werden noch bei den präventiven Handlungsansätzen

gemäß des Zeitpunktes des Einsetzens von Interventionen drei Typen unterschieden: **primäre Prävention** als Maßnahmen, die **vor** dem Auftreten einer gesundheitlichen Störung einsetzen; **sekundäre Prävention** als Interventionen zur Früherkennung und frühzeitiger Behandlung; **tertiäre Prävention** als Verhinderung von Spätfolgen einer irreversiblen Störung

(s. dazu und zu den folgenden Ausführungen die Darlegungen in Teil 13: *Sozialpädiatrie).*

Bei diesen Klassifikationsversuchen wird, was die Bezeichnungen *sekundäre* und *tertiäre* Prävention anbelangt, bereits das Vorhandensein einer gesundheitlichen Störung vorausgesetzt. Sie gestatten daher keine klare Unterscheidung von solchen Interventionen, für die die Begriffe *Therapie* und *Rehabilitation* gebräuchlich sind. Es erscheint darum als nicht besonders zweckmäßig, an dieser Typologie festzuhalten.

Im übrigen stellt die **Rehabilitation** selbst, soweit unter diesem Begriff verschiedene Formen, Verfahren und auch Träger von Maßnahmen diskutiert werden, ein eigenes Gebiet innerhalb der Sozialmedizin dar.

Ebenfalls als separate Teilgebiete der Sozialmedizin können die pädagogischen Handlungszusammenhänge der **gesundheitlichen Aufklärung** und der **Gesundheitserziehung** aufgefaßt werden.

8.5 Versicherungsmedizin

Noch weiter von der Soziologie entfernt und schon im Grenzgebiet von Sozialmedizin und Sozialpolitik liegt die **Versicherungsmedizin.** Auch sie setzt sich mit dem Begriffspaar *Gesundheit/Krankheit* auseinander, nun aber unter dem Aspekt des Sozialversicherungsrechtes. Dabei rücken Fragen der Begutachtung und der Bewertung von Krankheit in den Mittelpunkt des Interesses, auch als Prüfung der Leistungsfähigkeit. Es geht um die Erwerbs- und Berufsunfähigkeit, um die (eventuell vorzeitige) Berentung, um die Leistungsträger bei spezifischen Maßnahmen (Krankenversicherung, Rentenversicherung, Unfallversicherung), in der Hauptsache um das Problem der sozialen Sicherung von Individuen im Falle des nicht (mehr) Arbeiten-Könnens.

8.6 Gesundheitsökonomie

Schließlich stellt sich die Frage nach den Kosten und auch der Effizienz medizinischer Leistungen. Im Rahmen der **Gesundheitsökonomie,** einem weiteren wesentlichen Teilgebiet der Sozialmedizin, wird versucht, darauf eine Antwort zu geben. Allerdings tun sich, in erster Linie bei den Effizienzberechnungen im Rahmen von Kosten-Nutzen-Analysen, enorme Schwierigkeiten bei der Quantifizierung des volkswirtschaftlichen Nutzens auf. So ist es beinahe unmöglich, verläßliche Daten für jene gesundheitlichen Maßnahmen zu sammeln, die über klar abgegrenzte Rehabilitationsprogramme hinausgehen. Im Rahmen der Forschung über soziale Indikatoren wird daran gegenwärtig intensiv gearbeitet.

Wesentlich leichter fällt eine Berechnung der Kosten des Gesundheitswesens. Abschließend soll am Beispiel einiger ausgewählter neuer Daten angeleuchtet werden, welche Informationen die gesundheitsökonomische Forschung zu geben imstande ist.

So lagen die gesamten Ausgaben für die Behandlung von Krankheiten und deren Folgen in der Bundesrepublik im Jahre 1987 bei 261 Mrd. DM. Das sind je Einwohner 4271 DM. Mit einem Anteil von 9,6% des Bruttosozialproduktes lag die Bundesrepublik deutlich über dem Durchschnitt der OECD-Länder (Zusammenschluß von 24 marktwirtschaftlich orientierten Industriestaaten) von 7,3%.

Rund 60% der Ausgaben in der Bundesrepublik entfielen auf medizinische Behandlungen. Präventive Maßnahmen machten 1987 nur einen Anteil von 6,3% aus. Über ein Drittel der Ausgaben mußten aufgewandt werden für Krankheitsfolgekosten als Lohnfort- und Rentenzahlungen bei Erwerbsunfähigkeit. Dieser recht hohe Anteil im Vergleich zu den Vorsorgeaufwendungen macht deutlich, wie wichtig sozialmedizinische Ansätze gerade für die Zukunft des Gesundheitswesens sind.

Weiterführende Literatur

Atteslander, P.: Methoden der empirischen Sozialforschung. 5. Auflage, de Gruyter, Berlin 1985

Bolte, K. M., Hradil, S.: Soziale Ungleichheit in der Bundesrepublik Deutschland. Leske und Budrich, Opladen 1984

Endruweit, G., Trommsdorff, G. (Hrsg.): Wörterbuch der Soziologie. Enke, Stuttgart, 1989

Rohde, J. J.: Soziologie des Krankenhauses. 2. Auflage, Enke, Stuttgart 1974

Schäfers, B. (Hrsg.): Einführung in die Gruppensoziologie. Quelle und Meyer, Heidelberg 1980

Schaefer, H., M. Blohmke: Sozialmedizin. Thieme, Stuttgart 1972

Troschke, J. v.: Das Kind als Patient im Krankenhaus. Ernst Reinhardt, München, Basel 1974

Wiswede, G.: Soziologie. Verlag Moderne Industrie, Landsberg a. Lech 1985

13. Teil: Sozialpädiatrie, einschließlich Prävention und Rehabilitation

DIETER LÜDERS

1 Geschichtlicher Rückblick

Die große Armut und Not früherer Jahrhunderte bekamen auch die Kinder zu spüren (ich erinnere nur an die gewerbliche Kinderarbeit). Dies führte schließlich dazu, daß man sich der Kinder und insbesondere der kranken Kinder widmete. Schon in der 2. Hälfte des 18. Jh.s wurden die uns bekannten Probleme der neuzeitlichen Kinderheilkunde angepackt, nämlich

1. Versorgung der unteren Sozialschichten,
2. Kampf gegen die hohe Kindersterblichkeit,
3. gesonderte Unterbringung von kranken Kindern und kranken Erwachsenen.

Lösungsmöglichkeiten sah man in der Errichtung von Polikliniken (nicht von Krankenhäusern) für Kinder. Solche Einrichtungen, die mit Fug und Recht den Zusatz „sozialpädiatrisch" verdienen, entstanden z. B. 1769 in London, 1787 in Wien – hier wurden Kinder bis zum vollendeten 10. Lebensjahr gegen Vorlage eines vom Hausbesitzer ausgestellten und vom Pfarrer unterschriebenen „Armutscheines" behandelt (eine Art Krankenschein) – und 1793 in Breslau. Die anfängliche Abneigung gegen die stationäre Aufnahme der Kinder war verständlich, denn in Anstalten, in denen die Säuglinge ohne ihre Mütter untergebracht waren (in Waisenhäusern, Findelanstalten, Kinderhospitälern), betrug die Säuglingssterblichkeit noch um 1900 annähernd 100%. Zu Beginn des 19. Jh.s wurden nur ganz vereinzelt Kinderkrankenhäuser errichtet (das 1. in Paris, s. S. 11). In den ersten 40 Jahren des 19. Jh.s gab es erst 7 solcher Kliniken, und in Deutschland hatten wir im Jahre 1900 gerade 12 Kinderkrankenhäuser.

Es ist interessant zu sehen, daß die im 19. und teils noch zu Beginn des 20. Jh.s entstandenen Kinderhospitäler auf Bürgerinitiativen zurückgingen und daß vornehmlich kirchliche Institutionen als Träger und Sponsoren solcher Einrichtungen in Erscheinung traten. Dabei wurden oft bereits vorhandene Heime, in denen arme Kinder untergebracht waren, in Kinderkrankenhäuser umgewandelt, d. h. man nahm sich zunächst gesunder, aber in größter Not lebender Kinder an, die einer Pflege am dringendsten bedurften, während später auch Patienten aufgenommen wurden. So war z. B. der Vorläufer meiner eigenen Arbeitsstätte, das 1909 gegründete Kinderkrankenhaus Park Schönfeld in Kassel, ein Kinderheim, das vom Deutschen Evangelischen Frauenbund unter dem Motto eröffnet wurde: „Nehmt Euch der unehelichen Säuglinge an, sie sterben und verderben ohne Hilfe!"

2 Definitionen

Aus dem bisher Dargelegten sind die Bemühungen früherer Jahrhunderte erkennbar, die Lebenschancen der Kinder und ihre soziale Lage zu verbessern. Wir können darin die Anfänge der sozialen Pädiatrie erblicken. Heute stellt die Sozialpädiatrie ein großes Aufgabengebiet der Kinderheilkunde dar, nämlich die Lehre von den Wechselwirkungen zwischen Kind und Gesellschaft (Elternhaus, Schule usw.) bzw. der von ihr geprägten Umwelt, wobei Maßnahmen der *Gesundheitsvorsorge* und der *Gesundheitsfürsorge* (s. u.) für das Kind ganz im Vordergrund stehen. Es gibt eine „Deutsche Gesellschaft für Sozialpädiatrie", die sich nicht nur speziell der Vorsorge und Fürsorge des Kindes, sondern auch u. a. der Ausbildung der Kinderkrankenschwestern widmet.

Die Kinderheilkunde – wie überhaupt die Medizin – beschäftigt sich mit dem kranken wie mit dem gesunden Menschen. Vorbeugende Maßnahmen sind ebenso wichtig wie Krankenpflege und Krankenbehandlung.

Die **Sozialpädiatrie** ist das eine Standbein der Kinderheilkunde, das andere ist die **klinische Pädiatrie.** Die letztere kann man auch als *kurative* (d.h. heilende) Pädiatrie der *präventiven* (d.h. prophylaktischen oder vorbeugenden) Pädiatrie gegenüberstellen.

Die Sozialpädiatrie unterscheidet eine primäre, sekundäre und tertiäre Prävention:

1. Der **primären Prävention** dienen Maßnahmen zur Erhaltung der Gesundheit,

gesundheitsgefährdende Faktoren (Risikofaktoren) müssen ausgeschaltet werden, bevor sie Schaden angerichtet haben. Die Anstrengungen der primären Prävention erstrecken sich aber nicht nur auf die Verhütung von *speziellen Krankheiten und vermeidbaren Todesfällen* (Vitamingabe, Impfungen, Unfallverhütung etc.), sondern schließen alle Maßnahmen ein, die einer optimalen Entwicklung der vorhandenen Anlagen des Kindes und dem Erreichen einer hohen Lebensqualität dienen (hierher gehören auch *Gesundheitspflege* und *Gesundheitserziehung,* S. 4, S. 412) – entsprechend der von der Weltgesundheitsorganisation (WHO) gegebenen Definition, wonach Gesundheit der Zustand völligen körperlichen, geistigen, seelischen und sozialen Wohlbefindens ist. Gesundheit ist also nicht einfach das Freisein von Krankheit.

2. Die **sekundäre Prävention** hat das Ziel, Krankheiten früh zu erkennen,

sie müssen in einem so frühen Stadium diagnostiziert werden, daß eine frühe Behandlung möglich ist und sich dadurch die Prognose bessert. Es wird angestrebt, durch *Vorsorgeuntersuchungen* und *Screening-Verfahren* (Suchtests) die Diagnose noch vor dem Auftreten von Symptomen zu stellen bzw. so früh, daß einer Verschlimmerung entgegengewirkt werden kann (Untersuchungen auf Stoffwechselstörungen wie Schilddrüsenunterfunktion und Phenylketonurie, Tuberkulintestungen von Personen, die mit Tuberkulosekranken Kontakt hatten oder Tuberkulinreihentests usw.).

3. Die **tertiäre Prävention** soll bei chronisch Kranken – auch bei solchen mit Krankheiten psychischer Genese – und (anderen) Behinderten sowie bei den nur vorübergehend Erkrankten einer Verschlechterung des Befindens vorbeugen,

ist also im engeren Sinne etwa gleichbedeutend mit *Rehabilitation,* d.h. Eingliederung Behinderter – oder überhaupt Kranker – bzw. von Behinderung Bedrohter in die Gemeinschaft. Bei der Rehabilitation geht es ganz allgemein darum, dem Kranken zu helfen, die Gesundheit wiederzuerlangen oder die Krankheitsfolgen zu begrenzen bzw. drohende Störungen zu vermeiden; die zahlreichen Angebote sollen dem Kranken helfen, ein weitgehend oder relativ normales Leben wiederzuerreichen, andererseits werden dem behinderten (chronisch kranken) Kind in Abhängigkeit von Art und Schwere der Behinderung entsprechende Hilfen zur Eingliederung an die Hand gegeben. Alle diese Kinder bedürfen der verschiedensten Hilfeleistungen, und zwar ärztlicher, pflegerischer, psychologischer, erzieherischer Hilfen und u.U. flankierender Maßnahmen aus dem Bereich der Sozialhilfe (finanzielle Hilfe – einschließlich steuerlicher Entlastungen der Eltern), Berufsfindung und Berufsvorbereitung.

Angesprochen werden hier Personen, die nicht nur vorübergehend, sondern mehr als 6 Monate körperlich, geistig oder seelisch behindert (oder von Behinderung bedroht) sind. Die früher übliche Bezeichnung „Minderung der Erwerbsfähigkeit (MdE)" ist durch den (im Kindesalter logischeren) Begriff *„Grad der Behinderung (GdB)"* weitgehend abgelöst worden. Eine Behinderung[1] liegt vor bei einem GdB von mindestens 10 (früher MdE 10%). Beträgt der Grad der Behinderung 50 oder mehr, so wird der Betreffende als „Schwerbehinderter" eingestuft, und es gelten die Bestimmungen des *Schwerbehindertengesetzes.* Es ist die Pflegebedürftigkeit und die sog. „Hilflosigkeit" des Kranken bzw. Behinderten zu berücksichtigen. Hilflosigkeit („H") im Sinne des Sozialrechts kann bei Kindern und Jugendlichen bis zur Vollendung des 16. Lebensjahres (ausnahmsweise bis zur Vollendung des 18. Lebensjahres) schon bescheinigt werden, wo sie bei entsprechend behinderten älteren Jugendlichen und Erwachsenen nicht vorliegt (z.B. Down-Syndrom, Taubheit oder an Taubheit grenzende Schwerhörigkeit, Diabetes mellitus, Mukoviszidose, Bluterkrankheit etc.). Kranke und Behinderte müssen versuchen und motiviert werden,

[1] Behinderte sind chronisch krank. Viele von ihnen empfinden sich als gesund, und ihre Aussage: „Behinderte sind nicht Kranke" soll besagen, daß sie – wo immer möglich – wie Gesunde behandelt werden möchten.

sich den Realitäten des Lebens zu stellen und sich an den verschiedensten Aktivitäten zu beteiligen. Hier leisten Selbsthilfegruppen Hervorragendes (Informationen sind einzuholen von der Bundesarbeitsgemeinschaft „Hilfe für Behinderte" e. V., Düsseldorf, mit ihren zahlreichen Mitgliedsverbänden). Der Sozialdienst (Sozialarbeiter, Sozialpädagogen etc.) berät Patienten und ihre Angehörigen und vermittelt wirtschaftliche und soziale Hilfen.

Für alle diese Maßnahmen der tertiären Prävention (medizinische und berufliche Rehabilitation) ist der Begriff der **Gesundheitsfürsorge** üblich (z. B. Tuberkulosefürsorge, Körperbehindertenfürsorge), während die **Gesundheitsvorsorge** der Krankheitsverhütung (primäre Prävention) und der Krankheitsfrüherkennung und -frühbehandlung (sekundäre Prävention) dient.

Gesundheitshilfe

Unter dem Begriff Gesundheitshilfe werden heute immer häufiger die Bezeichnungen *Gesundheitsfürsorge, Gesundheitsvorsorge* und – dies könnte man noch hinzufügen – *Gesundheitspflege* zusammengefaßt.

Gesundheitspflege

Zur Gesundheitspflege gehören alle Maßnahmen zur Förderung der Gesundheit, also das richtige *Gesundheitsverhalten,* nämlich gesunde Ernährung, vernünftige Kleidung, Körperpflege, einschließlich Zahnpflege, Stärkung der Widerstandskraft durch Abhärtung, Sport, ausreichende Erholung, sinnvolle Gestaltung der Freizeit, Vermittlung von Geborgenheit, seelische Führung usw.

Dem Ziel, das Kind bzw. alle Bürger vor gesundheitlichen Schäden zu bewahren und gegebenenfalls entsprechende Maßnahmen der Prävention zu ergreifen, haben sich viele verschrieben. Hier sind zu nennen der Staat mit seinen sozialen Einrichtungen *(Sozialhilfe,* früher öffentliche Fürsorge genannt – sie dient der Abwendung einer individuellen sozialen Notlage), kommunale Institutionen und private Körperschaften, insbesondere solche, die sich zur Arbeitsgemeinschaft der *Freien Wohlfahrtsverbände* zusammengeschlossen haben. Zu dieser gehören die 11 Spitzenverbände der Deutschen Krankenhausgesellschaft, u. a.

1. Arbeiterwohlfahrt, Bundesverband e. V., Bonn,
2. Diakonisches Werk – Innere Mission und Hilfswerk – der Evangelischen Kirche in Deutschland e. V., Stuttgart,
3. Deutscher Caritasverband e. V., Freiburg,
4. Deutsches Rotes Kreuz, Bonn,
5. Deutscher Paritätischer Wohlfahrtsverband e. V., Frankfurt,
6. Zentralwohlfahrtsstelle der Juden in Deutschland e. V., Frankfurt.

Nicht nur die genannten Einrichtungen, sondern alle Menschen, die mit Prophylaxe, Prävention und/oder Rehabilitation zu tun haben, müssen diese Aufgaben wahrnehmen. Sinnvoll ist eine interdisziplinäre Zusammenarbeit von Kinderärzten, Kinderkrankenschwestern, Psychologen, Heilpädagogen, Sozialpädagogen, Ergotherapeuten (Beschäftigungstherapeuten), Krankengymnastinnen, Logopäden (Sprachtherapeuten), Sozialarbeitern und – last not least – Seelsorgern.

Gefordert sind auch *Kinderschutzbund, öffentlicher Gesundheitsdienst* usw. Dem öffentlichen Gesundheitsdienst obliegen noch andere Pflichten (Seuchenbekämpfung, Umwelthygiene, Aufsicht über die Berufe und Einrichtungen des Gesundheitswesens etc., s. auch S. 604). Die Aufgaben werden vor Ort („in der unteren Verwaltungsebene") vom *Gesundheitsamt* wahrgenommen.

Gesundheitserziehung

Auch die Gesundheitserziehung *(gesundheitliche Aufklärung)* ist ein Anliegen des Gesundheitsamts und des Kinderarztes. Der Aufklärung dienen ferner entsprechende Einrichtungen der Gesundheitserziehung, wie es sie in mehreren Bundesländern gibt, die Bundesvereinigung für Gesundheitserziehung, Bonn, und die Bundeszentrale für gesundheitliche Aufklärung, Köln-Mehrheim. Hier sind aber nicht nur alle im Heilberuf stehenden Personen angesprochen, sondern auch Eltern und Erzieher, ja, selbst die Kinder müssen einbezogen werden; sie müssen nach dem Leitsatz handeln: *„Vorbeugen ist besser als Heilen"*. Man hat längst erkannt, daß entsprechende Belehrungen des medizinischen Laien eine unbedingte Notwendigkeit sind. Um so mehr müssen im Rahmen der medizinischen Ausbildung und folglich auch im Schwesternunterricht die Möglichkeiten der Prophylaxe – der Verhütung von Schäden bzw. von zusätzlichen Schäden – eingehend erörtert werden. Nur so kann die Schwester bei der Gesundheitserziehung sinnvoll mitwirken.

Weitere Aufgaben der Sozialpädiatrie, auf die zum Teil noch näher eingegangen wird, seien hier nur stichwortartig erwähnt: Bekämpfung der Kindesmißhandlung und Vernachlässigung, des sexuellen Mißbrauchs von Kindern, der Jugendkriminalität, des Drogenmißbrauchs und der Alkoholsucht Jugendlicher; wichtig sind ferner die Hilfe für Suizidgefährdete (Selbstmordgefährdete), die Beseitigung schädlicher Umweltfaktoren, die Prophylaxe von Vergiftungen und die Unfallverhütung – als Beispiel einer präventiven Maßnahme der Erwachsenenmedizin sei die Verbesserung des Unfallschutzes am Arbeitsplatz genannt (Arbeitshygiene). Hierfür ist die **Sozialmedizin** zuständig. Sie kümmert sich (wie ja auch die Sozialpädiatrie) um den sozialen Aspekt der umweltbedingten Gesundheitsstörungen und das Zusammenleben innerhalb einer Gemeinschaft (Näheres s. S. 410) – die bisher genannten Schwerpunkte sind auch die Belange der **Sozialhygiene.** Darüber hinaus hat die Sozialmedizin Aufgaben auf dem Gebiet der Sozialgesetzgebung und befaßt sich mit den die Medizin betreffenden Fragen der Versicherung, also der Invalidität u. a. Ein weiteres Aufgabengebiet von Sozialmedizin und Sozialpädiatrie ist die Beobachtung der Bevölkerungsstruktur bzw. -entwicklung *(Demographie, Biostatistik).*

3 Demographie und Biostatistik

Im folgenden sollen die *natürliche Bevölkerungsbewegung* (d. h. Geburten und Sterbefälle), Eheschließungen, Ehescheidungen, Bevölkerungswanderungen (Zuzug, Wegzug) beschrieben (Demographie) und statistisch beleuchtet werden (Biostatistik). Grundlage der Erhebungen sind Volkszählungen, Mikrozensus (diese Stichproben erfassen 1% der Bevölkerung und sind so angelegt, daß sie als „repräsentativ" gelten), Meldungen der Standesämter, Einwohnermeldeämter, Landgerichte und gesetzliche Meldungen der Ärzte (übertragbare Krankheiten, Schwangerschaftsabbrüche – die letzteren ohne Namensnennung –, Todesbescheinigungen). Diese Zahlen und Trends sind alles andere als eine trockene Materie, sondern von großem Interesse. Sie sind für eine vernünftige Planung unerläßlich (Zahl der Kindergärten, Schulen, Kinderkrankenhäuser, der Einrichtungen für die Altershilfe, Chancen für Berufe des Gesundheitswesens, Bedarf auf dem Wohnungsmarkt usw.).

Die Weltbevölkerung hat sich in immer kürzeren Abständen verdoppelt. Um Christi Geburt wurde sie etwa auf 0,3 Milliarden geschätzt, um 1700 waren es etwa 0,6 Milliarden, um 1850 schon 1,2 Milliarden, um 1950 etwa 2,5 Milliarden, und 1985 lebten rund 5 Milliarden Menschen auf der Erde. Wegen dieser raschen Zunahme in den letzten Jahrzehnten wird von einer *Bevölkerungsexplosion* gesprochen.

1,1 Milliarden Menschen gibt es z. Z. allein in China, es wurden zuletzt pro Jahr 15 Millionen mehr. Zur Sicherstellung einer befriedigenden Versorgung der Gesamtbevölkerung in China sind Maßnahmen ergriffen worden, die geeignet sind, die Bevölkerungszahl zu begrenzen (langfristig wird eine Zahl von 850 Millionen angestrebt).

So darf ein chinesisches Mädchen frühestens im 25. Lebensjahr, der chinesische Mann erst ab 28. Lebensjahr heiraten. Nur 1 Kind ist pro Familie erlaubt. Im Falle einer 2. Schwangerschaft wird zum Abbruch geraten. Für ein 2. Kind gibt es im Gegensatz zum 1. Kind keine finanziellen Vergünstigungen, und die steuerliche Belastung steigt erheblich. Ein 3. Kind wird es in einer chinesischen Familie kaum geben, denn es würde die Trennung der Ehepartner zur Folge haben. Es ist bewundernswert, wie diszipliniert viele chinesische Paare, die sehr kinderlieb sind, die bevölkerungspolitischen Maßnahmen akzeptieren, doch kommt es auch vor, daß Kinder versteckt bzw. nicht gemeldet werden.

3.1 Rückgang der Geburtenzahl in der Bundesrepublik

Eine ähnliche Entwicklung der Kinderzahl, wenn auch aus ganz anderen Motiven, beobachten wir in der Bundesrepublik: Während vor rund 100 Jahren jede 2. Frau 4 und mehr Kinder hatte, war Ende der 80er Jahre jede 2. Frau „im gebärfähigen Alter" entweder kinderlos (30%) oder hatte nur 1 Kind (20%), die andere Hälfte bekam 2 (34%) bzw. 3 oder mehr Kinder (16%); d. h. 1000 deutsche Frauen bekamen im Laufe ihres Lebens 1435 Kinder (Tab. 13.1), im Jahre 1985

Tabelle 13.1 Kinderzahl, bezogen auf 1000 Frauen.

	1979	1985
0 Kinder	30% (298 Frauen)	etwa 30% (etwa 300 Frauen)
1 Kind	20% (208 Frauen mit 208 Kindern)	etwa 30% (etwa 300 Frauen mit etwa 300 Kindern)
2 Kinder	34% (335 Frauen mit 670 Kindern)	etwa 30% (etwa 300 Frauen mit etwa 600 Kindern)
3 u. mehr Kinder	16% (159 Frauen mit 557 Kindern)	etwa 10% (etwa 100 Frauen mit etwa 381 Kindern)
insgesamt	100% (1000 Frauen mit 1435 Kindern)	100% (1000 Frauen mit 1281 Kindern)

waren es sogar nur 1281, im Jahr 1964 dagegen 2500. Bei etwa 2200 Kindern, bezogen auf 1000 Frauen (rund 2,2 Kinder pro Familie), bleibt die Bevölkerungszahl bei der jetzigen Sterberate konstant („Nullwachstum"). Seit 1972 liegt in der Bundesrepublik die Geburtenzahl unter der Sterberate.

Die **Geburtenzahl** ist die absolute Zahl der Lebendgeborenen innerhalb eines Jahres.

Sie betrug zwischen 1961 und 1967 mehr als 1 Million jährlich (Tab. 13.2). Das Maximum war 1964 erreicht mit insgesamt 1065437 Lebendgeborenen (1034580 Deutsche und 2,9% Ausländer). In den 70er und 80er Jahren lag die Geburtenzahl nur um 600000 pro Jahr (der sog. Pillenknick – die Ovulationshemmer gibt es allerdings schon seit Anfang der 60er Jahre). Der tiefste Stand wurde 1978 mit insgesamt 576468 Lebendgeborenen beobachtet (501475 Deutsche bei einem Ausländeranteil von 13,0%). Der Anstieg der Geburtenrate 1986 und 1987 ist ein scheinbarer; er hängt mit dem Heranwachsen der geburtenstarken Jahrgänge der 60er Jahre zusammen. Hätte sich der damalige Babyboom später voll ausgewirkt, so wäre die Geburtenzahl Ende der 80er Jahre weit höher ausgefallen (1987 waren es insgesamt 642010 Lebendgeborene, und der Ausländeranteil lag Ende der 80er Jahre um 10%), 1988 war aber doch mit 677300 Geburten eine deutlichere Zunahme der Geburtenzahl zu verzeichnen.

Tabelle 13.2 Lebendgeborene in der Bundesrepublik Deutschland.

Jahr	insgesamt	Anteil der nichtdeutschen Lebendgeborenen	Lebendgeborene je 1000 Einwohner	Knaben je 1000 lebendgeborene Mädchen
1946	732 998		16,1	1079
1960	968 629	1,2%	17,4	1059
1961	1 012 687	1,4%	18,0	1059
1964	1 065 437	2,9%	18,2	1059
1967	1 019 459	4,7%	17,0	1056
1968	969 825	4,6%	16,1	1056
1971	778 526	10,4%	12,7	1059
1974	626 373	17,3%	10,1	1054
1978	576 468	13,0%	9,4	1058
1983	594 177	10,3%	9,7	1057
1985	586 155	9,2%	9,6	1049
1986	625 963	9,4%	10,3	1054
1987	642 010	10,5%	10,5	1062

Neben der Geburtenzahl ist die **Geburtenziffer** von Interesse, sie gibt die Zahl der Lebendgeborenen auf 1000 Einwohner an.

Seit vielen Jahren ist die Bundesrepublik Deutschland mit 9,4 bis 10,5 Lebendgeborenen auf 1000 Einwohner Schlußlicht aller Nationen der Welt, d. h. wir sind seit den 70er Jahren das kinderärmste Land, etwa 15 Geburten pro 1000 Einwohner sind zur Erhaltung der jetzigen Bevölkerungszahl in der Bundesrepublik notwendig. Die Tabelle 13.3 zeigt einige Vergleichszahlen.

In diesem Zusammenhang sei der Begriff der **Nettoreproduktionsziffer** erwähnt. Sie gibt an, wieviel Mädchen von 1 Frau geboren werden und mindestens wieder das Alter ihrer Mutter (am Tage der Geburt dieses Mädchens) erreichen, und zwar unter den zu der Zeit herrschenden „Fruchtbarkeits- und Sterblichkeitsverhältnissen". Für ein Nullwachstum muß diese Zahl 1,0 betragen (d. h. 1 Mädchen ersetzt die Generation der Mutter), sie lag in der Bundesrepublik z. B. 1966 bei 1,18 und ist inzwischen auf etwas unter 0,7 abgesunken.

In den armen Ländern ist die Geburtenzahl recht hoch, und zwar einmal wegen der sehr viel höheren Säuglingssterblichkeit, aber auch deshalb, weil die Kinder als Arbeitskraft in der eigenen

Tabelle 13.3 Geburten auf je 1000 Einwohner (1979).

Bundesrepublik Deutschland	9,5
Österreich	11,4
Dänemark	11,6
Schweiz	11,6
Italien	11,8
Niederlande	12,5
Großbritannien	13,1
DDR	14,0
Frankreich	14,1
USA	14,7
Griechenland	15,9
Spanien	16,1
Japan	16,3
UdSSR	18,2
Polen	19,0
Irland	21,1
Australien	21,4
China	25,2
Mexiko	34,6
Brasilien	37,1
Indien	39,9
Türkei	40,0
Afrikanische Staaten (am höchsten in Niger, Malawi, Kenia, Äthiopien und Nigeria)	um 50

Familie gebraucht werden. Später verdienen sie auch den Lebensunterhalt der nicht mehr arbeitenden Eltern.

In der Bundesrepublik mit ihren sozialen Einrichtungen, einschließlich der Rentengesetzgebung (*Generationenvertrag*, d. h. Zusammenspiel von 1. nachwachsender Kindergeneration, 2. arbeitender Bevölkerung, 3. Rentnern) ist die Situation dagegen eine ganz andere. Außerdem ist die Säuglingssterblichkeit in der Bundesrepublik immer mehr zurückgegangen, und die Lebenserwartung ist enorm gestiegen: Während noch Anfang des 20. Jh.s nur knapp die Hälfte unserer Kinder die Chance hatte, über 50 Jahre alt zu werden, schaffen dies heute 94% aller Kinder. Der Grund für den Rückgang der Geburtenrate ist jedoch sehr viel komplexer und vorwiegend im sozioökonomischen Bereich zu suchen. So ist eine Familie mit mehreren Kindern in finanzieller Hinsicht gegenüber einem kinderlosen Ehepaar oder einer Ein-Kind-Familie deutlich benachteiligt. Bei Ehepaaren ohne Kinder sind in der Regel Mann und Frau erwerbstätig und haben folglich mehr Geld zur Verfügung (können außerdem 2 volle Rentenansprüche aufbauen) als eine Familie mit Kindern, in der z. B. nur der Vater einem Beruf nachgeht, während die Mutter zu Hause für die mehrköpfige Familie sorgt. Selbst bei gleichem Nettoeinkommen sinkt der Lebensstandard in der Familie mit steigender Kinderzahl beachtlich (Tab. 13.4). Bei einem Nettoeinkommen von etwa 2500,-- DM pro Monat (z. B. Facharbeiter als Alleinverdiener) liegt eine Familie mit 3 Kindern bereits unter dem Sozialhilfeniveau (sog. sekundäre Armut). Eine fünfköpfige Familie müßte, um den gleichen Lebensstandard zu haben wie ein kinderloses Ehepaar, das Doppelte an Lebenshaltungskosten zur Verfügung haben (bzw. sogar rund das Vierfache im Vergleich mit einem Alleinstehenden, s. letzte Spalte der Tab. 13.4). Muß die Familie 1 oder mehrere behinderte Kinder betreuen, so steigen die Lebenshaltungskosten weiter an. Derartige wirtschaftliche Überlegungen dürften die Familienplanung in erheblichem Maße beeinflussen. Vor diesem Hintergrund ist das Schlagwort von der „kinderfeindlichen Steuergesetzgebung" ver-

Tabelle 13.4 Kinderzahl und Lebensstandard in den 80er Jahren.

	Lebensstandard bei gleichem Nettoeinkommen	Lebenshaltungskosten bei gleichem Lebensstandard
Ehepaar ohne Kinder	100[1] (53)	100[1] (190)
Ehepaar mit 1 Kind	80 (38)	≈ 135 (260)
Ehepaar mit 1 behinderten Kind	60 (30)	≈ 170 (330)
Ehepaar mit 2 Kindern	60 (30)	≈ 170 (330)
Ehepaar mit 3 Kindern	50 (25)	≈ 200 (395)
Ehepaar mit 4 Kindern	40 (22)	≈ 250 (460)
Ehepaar mit 6 Kindern	30 (17)	≈ 330 (580)

[1] willkürliche Bezugszahl
(die in Klammern stehenden Zahlen gelten dann, wenn sich die willkürliche Bezugszahl 100 nicht auf ein Ehepaar ohne Kinder, sondern auf einen Alleinstehenden bezieht)

ständlich, und viele junge Menschen werden davon abgehalten, eine Familie zu gründen. Es ist ganz offensichtlich, daß ein wirksamer *Familienlastenausgleich* neben anderen Hilfen dringend geboten ist: Verlängerung des Erziehungsurlaubs der Mutter bzw. des Vaters, Verbesserung der Wohnverhältnisse für Familien mit mehreren Kindern – solche Familien haben obendrein große Probleme auf dem Wohnungsmarkt –, ausreichende Plätze in Kindertagesstätten, Schaffung weiterer Spielplätze, Ausbau von Familiengründungsdarlehen, steuerliche Erleichterungen (mehr Steuerfreibeträge für Kinder), Erhöhung von Kindergeld, Erziehungsgeld und Wohngeld sowie Kindergartenfinanzierung, Schulgeld- und Lernmittelfreiheit, großzügigere Handhabung des Bundesausbildungsförderungsgesetzes (BAföG), Verbesserung der Anerkennung der Kinderaufzucht bei der Rentenberechnung usw. In der DDR wird z. B. die Aufzucht von 5 Kindern bei der Berechnung der Rente für die Mutter so bewertet, als hätte diese Frau ein Leben lang ein durchschnittliches Einkommen durch eine Berufstätigkeit erzielt. Finanzielle Hilfen haben die Geburtenzahl in der DDR Mitte der 70er Jahre ansteigen lassen (Abb. 13.1).

Schon im Altertum gab es Perioden, wo wegen des Rückgangs der Kinderzahl dirigistische Maßnahmen ergriffen wurden. So setzte Kaiser AUGUSTUS etwa zur Zeit CHRISTI Geburt Prämien für die Eheschließung aus und verordnete die Abgabe von Kindergeld; andererseits ließ er Ehelosigkeit und gewollte Kinderlosigkeit bestrafen. Nach Erreichen ihres Zieles wurden diese Gesetze außer Kraft gesetzt.

Es zeigt sich, daß „die Gesellschaft von morgen nur so gut sein wird wie die Kinder, die sie heute aufzieht" (CONRAD).

Finanzielle Anreize sind allein nicht geeignet, auf Dauer die Kinderfeindlichkeit zu beseitigen. Hier muß sich die Einstellung zum Kind und hier müssen sich die sozialen Rahmenbedingungen grundlegend ändern. Das konsumorientierte Denken muß anderen Wertvorstellungen Platz machen, wenn die Krise (das Feindbild von der Familie bzw. der Baby-Schock) überwunden werden soll.

Zu Unrecht wurden jahrzehntelang die „Nur-Hausfrauen" abgewertet – sie wurden als „Heimchen am Herd" diffamiert – und die „Nur-Mütter" wurden als „Gebärmaschinen" disqualifiziert und verächtlich gemacht. In vielen Ehen müssen bei uns die Frauen den Lebensunterhalt (mit) verdienen, in anderen Fällen wollen sie arbeiten, um sich besser entfalten zu können (Selbstverwirklichung, Emanzipation, „wer sich nicht wehrt, kommt an den Herd"). Frauen, die nicht nur einer Erwerbstätigkeit nachgehen, sondern außerdem eine Familie haben, sind oft auf eine Fremdbetreuung ihrer Kinder angewiesen. Andererseits ist die Doppelbelastung der „Frau zwischen Familie und Beruf" erheblich. Eine Lösung ist nicht dadurch zu erzielen, der Frau nur die Mutterrolle zuzubilligen und sie von der Berufsarbeit auszuschließen. Durch den Beruf erlangt die Frau mehr Selbständigkeit und mehr Selbstbewußtsein, er bringt nicht nur materielle Vorteile. Eine auf den Beruf verzichtende Frau, die

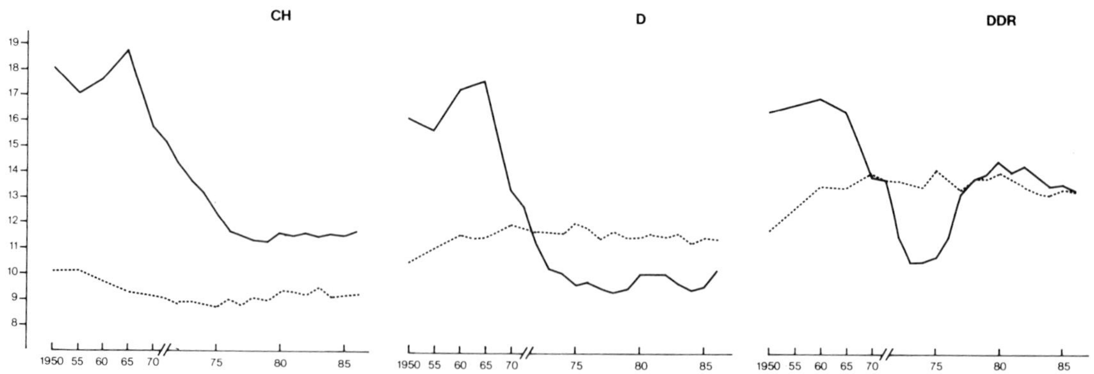

Abb. 13.1 Verlauf von Geburtenziffer und Sterbeziffer in der Schweiz, der Bundesrepublik Deutschland und der DDR: Geburtenziffer ——, Sterbeziffer ······. (Aus: SCHULTE, F. J., SPRANGER, J.: Lehrbuch der Kinderheilkunde. 26. Auflage, Fischer, Stuttgart, New York 1988.)

auch keine Zeit für andere (z. B. ehrenamtliche) Aktivitäten findet, wird unzufrieden sein und ist wahrscheinlich keine gute Mutter. Unerwünschte („ungeliebte“) Kinder haben oft schlechtere Chancen.

Die Unterwürfigkeit der Frau z. B. zur Zeit LUTHERS spricht Bände, und in SCHILLERS „Das Lied von der Glocke“ heißt es:

„Der Mann muß hinaus
ins feindliche Leben,
muß wirken und streben, ...
und drinnen waltet
die züchtige Hausfrau,
die Mutter der Kinder,
und herrschet weise
im häuslichen Kreise
und lehret die Mädchen
und wehret den Knaben
und reget ohn' Ende
die fleißigen Hände. ...“

Während zu Beginn des 20. Jh.s eine Muter nur noch etwa 10 Lebensjahre vor sich hatte, nachdem das letzte ihrer vielen Kinder aus dem Hause war, ist inzwischen bei einer Lebenserwartung von über 75 Jahren und der üblichen Kleinfamilie nach dem Weggang des einzigen oder letzten Kindes die Mutter noch „in den besten Jahren“, rund 30 Lebensjahre liegen in der Regel noch vor ihr, in denen sie aktiv sein möchte. Hier ist inzwischen viel in Bewegung geraten, aber auch noch viel verbesserungsfähig. Wenn beide Eltern im Beruf stehen, sollte auch der Mann im Haus mit zupacken und die Kindererziehung nicht allein der Frau überlassen. Eine Partnerschaft von Mann und Frau muß angestrebt werden („einer trage des anderen Last“).

Wenn aus der vaterlosen Gesellschaft (MITSCHERLICH), in der der Vater als Alleinverdiener keine Zeit für seine Kinder hat, nicht eine kinderlose Gesellschaft werden soll, so muß sich noch viel ändern.

Zur Zeit haben wir folgende Situation: Arbeiten beide Eltern, so haben sie nicht genug Zeit für ihre Kinder und entwickeln Schuldgefühle; arbeitet nur 1 Elternteil – meist ist es der Vater –, dann können die Eltern ihren Kindern unter den augenblicklichen Bedingungen nicht genug Wohlstand schenken und müssen sich selbst sehr einschränken. Teilweise ist der „Kindersegen“ sogar die Ursache zum sozialen Abstieg. Ein gewisser Konsumverzicht ist vertretbar und wird durch die Freude an den Kindern mehr als aufgewogen. Das Ziel muß aber sein, es der Frau zu ermöglichen, sowohl im Beruf Erfüllung zu finden als auch ihrer Mutterrolle gerecht zu werden. Dazu ist z. B. folgendes **Drei-Phasen-Modell** vorgeschlagen worden.

1. *Phase der Berufstätigkeit,*
2. *Familienphase:* die Mutter unterbricht ihre Berufstätigkeit für mehrere Jahre, um sich ihren Kindern in der Säuglings- und Kleinstkinderzeit (bis zum 3. Lebensjahr) voll zuwenden zu können – Voraussetzung ist ein verlängerter Erziehungsurlaub (Familienpause),
3. *Wiederaufnahme der Berufstätigkeit.*

Dies ist allerdings nur realisierbar, wenn entsprechende Berufsförderungsprogramme angeboten werden, denn ohne eine solche Schulung wird man in anspruchsvolleren Berufen nach mehrjährigem Pausieren Schwierigkeiten haben, eine entsprechende Qualifikation vorzuweisen und den Anschluß zu finden. Außerdem muß während des Tages eine Betreuung der älteren Kleinkinder und (jungen) Schulkinder gewährleistet sein; hier sind zu nennen Kindertagesstätten (Kindergärten, Horte für Schulkinder), Ganztagsschulen, Tagesmütter, Mutter-Kind-Gruppen und Nachbarschaftshilfe. Besonders in den ersten 3 Lebensjahren braucht das Kind eine ständige Bezugsperson, in der Regel Mutter und/oder Vater; Kinder dieser Altersgruppe werden in aller Regel innerhalb der Familie am besten betreut. Ersatzlösungen wie Krippen für Säuglinge, Krabbelstuben für Kleinstkinder oder entsprechende Einrichtungen in „altersgemischter“ Form, Babysitter, Tagesmütter und andere Formen der Fremdbetreuung sind weniger geeignet und bei dem erwähnten angestrebten Drei-Phasen-Modell auch entbehrlich. Das Geld für die gerade genannten Dienste sollte man den Familien zugute kommen lassen, dann könnten die Mütter bei ihren Säuglingen und Kleinstkindern bleiben.

Neben der *finanziellen Belastung* der Familien und der Vorstellung vieler Frauen, sich nur *im Beruf verwirklichen* zu können, hat die Möglichkeit der Familienplanung durch *orale Ovulationshemmer* (Planung der Kinderlosigkeit, der Kleinstfamilie) die Geburtenrate verringert, jedoch ist die Kontrazeption mehr als Randphänomen und nicht als eine der Hauptursachen anzusehen. Noch eine Reihe weiterer Gründe werden für die Kinderarmut unserer Gesellschaft angeführt, nämlich atomare Bedrohung, Umweltbelastung, Übervölkerung mit der Gefahr von Hungersnöten und andere *Zukunftsängste.* Diesen Erklärungsversuchen kommt eher eine Alibifunktion zu; Kinder bedeuten nämlich auch *Verzicht:* Konsumeinschränkung, Angebundensein, Beschneidung der Freizeitinteressen (z. B. Aufgabe von Urlaubsplänen) etc.

Drohende Zivilsationskatastrophen sollten eine Herausforderung sein, alles daranzusetzen, ihnen mit geeigneten Maßnahmen zu begegnen und zu versuchen, die Probleme zu meistern. Kinderarmut ist keine Antwort. Unsere Kinder sind die Garanten der Zukunft – und zwar unabhängig von der „Rentenfinanzierung".

Eheschließungen und Ehescheidungen

Die zukunftspessimistische Lebensauffassung („no future") ist es auch, die neben der Ablehnung von Verantwortung und dem Wunsch nach mehr Freiheit und mehr Entfaltungsmöglichkeiten („kinderfeindliche Konsumgesellschaft", Wohlstandsdenken) viele Paare dazu bringt, nicht zu heiraten, sondern die „Ehe ohne Trauschein" (eheähnliche Lebensgemeinschaft, wilde Ehe) vorzuziehen. Das neue Scheidungsgesetz des Jahres 1977 hat ein übriges getan (es bringt mit seinen folgenschweren Vorschriften zum Unterhalts- und Versorgungsrecht finanzielle Belastungen erheblichen Ausmaßes, die im Falle einer Scheidung besonders den Mann treffen). Trotzdem ist parallel zu dem Rückgang der Eheschließungen eine Zunahme der Scheidungen zu beobachten (Tab. 13.5, hier ist auch auf die Begriffe Ehelösung, Aufhebung der Ehe und Nichtigerklärung hingewiesen). Anfang der 60er Jahre wurde jede 10. Ehe geschieden, in den 80er Jahren jede 3., entsprechend einem Anstieg der jährlichen Scheidungen von rund 50000 auf rund 130000. In den frühen 60er Jahren wurden jährlich etwas über 500000 Ehen geschlossen (rund 9 auf 1000 Einwohner). In den folgenden Jahren nahm die Zahl der Hochzeiten ständig ab und erreichte 1978 mit 328215 einen Tiefpunkt (5,4 Eheschließungen auf 1000 Einwohner). Seitdem hat die Zahl der Hochzeiten wieder etwas zugenommen (Erwachsenwerden der geburtenstarken Jahrgänge der 60er Jahre), 1987 waren es 382564, was allerdings auch nur einem Verhältnis von 6,3 Hochzeiten auf 1000 Einwohner entspricht.

Tabelle 13.5 Eheschließungen und Ehescheidungen.

Jahr	Eheschließungen insgesamt	Eheschließungen je 1000 Einwohner	Ehelösungen[1]	Eheschließungen zu Ehescheidungen
1950	535 708	10,7	86 341	6,2 : 1
1960	521 445	9,4	49 325	10,6 : 1
1963	507 644	8,8	51 152	9,9 : 1
1967	483 101	8,1	63 116	7,7 : 1
1973	394 603	6,4	90 291	4,4 : 1
1975	386 681	6,3	106 932	3,6 : 1
1978	328 215	5,4	32 578[2]	10,1 : 1
1983	369 963	6,0	121 475	3,0 : 1
1986	372 112	6,1	122 581	3,0 : 1
1987	382 564	6,3	130 010	2,9 : 1

[1] Bei der Ehelösung unterscheiden wir Ehescheidung (meist weit über 99% der Gesamtzahl), Aufhebung der Ehe und Nichtigerklärung.
[2] 1978 ist das Jahr nach Inkrafttreten des neuen Scheidungsgesetzes.

Schwangerschaftsabbrüche

Die im vorhergehenden genannten Gründe des Rückgangs von Eheschließungen und Geburtenrate sind auch für die hohe Zahl von künstlichen Schwangerschaftsabbrüchen mit verantwortlich. 1988 waren es 83784 (bei einer wahrscheinlich ähnlich großen Dunkelziffer), wobei fast 50% der Frauen kinderlos waren und je 20% bereits 1 bzw. 2 Kinder hatten. Ledige und Verheiratete waren etwa zu gleichen Teilen betroffen. Als Indikationen für den Schwangerschaftsabbruch werden angegeben:

1. Gesundheitsgefährdung der Schwangeren (allgemeinmedizinische oder psychische Gründe),
2. Erbschädigung (eugenische Gründe) und andere Schäden des Kindes,
3. Vergewaltigung (ethische Gründe),
4. – überwiegend (1988 in 86,8%) – „sonstige schwere Notlage".

Ein Schwerpunkt von *„Pro Familia"* (Deutsche Gesellschaft für Sexualberatung und Familienplanung e. V. mit Sitz des Bundesverbandes in Frankfurt) ist die Schwangerschaftskonfliktberatung. Ein Teil der Probleme wird durch materielle Unterstützung angegangen. Hierfür wird seit 1984 ein Fond bereitgestellt *(„Stiftung Mutter und Kind – Schutz des ungeborenen Lebens")*.

Es ist unübersehbar, daß die Anzahl der Schwangerschaftsabbrüche in den einzelnen Bundesländern recht unterschiedlich ist. Am geringsten ist die Rate in Rheinland-Pfalz, Bayern, Niedersachsen und Baden-Württemberg (jeweils etwa 5 Abtreibungen auf 100 Lebendgeborene), eine sehr viel höhere Abtreibungszahl weisen Hamburg und Hessen auf (jeweils rund 40 Abtreibungen auf 100 Lebendgeborene – beim Vergleich der bundesdeutschen Großstädte wird Kassel nur noch von Hamburg und Bremen, also Städten mit ganz besonders hoher Arbeitslosigkeit übertroffen).

3.2 Sterblichkeit

Säuglingssterblichkeit

Es sei zunächst von der Säuglingssterblichkeit die Rede.

Definitionsgemäß gibt die Säuglingssterbeziffer die Zahl der im Laufe des 1. Lebensjahres Gestorbenen wieder, bezogen auf 1000 der in dem betreffenden Zeitraum Lebendgeborenen.

Ein Blick auf die Tabelle 13.6 zeigt, daß die Säuglingssterblichkeit in den letzten 100 Jahren sehr stark zurückgegangen ist. Um 1900 gab es noch zu wenig Hebammen, und viele Geburten wurden von „Pfuscherinnen" geleitet; die Sterblichkeit der künstlich ernährten gegenüber den gestillten Säuglingen war siebenmal höher. Fortschritte auf dem Gebiet der Schwangerenvorsorge und Geburtshilfe sowie der Hygiene und Ernährung (dadurch Vermeidung des „Sommergipfels der Säuglingssterblichkeit" bei den Flaschenkindern), Vitamingabe, Impfungen, bessere diagnostische und therapeutische Möglichkeiten (Infektionsprophylaxe und -bekämpfung, Behandlung von Ernährungsstörungen u. a.) haben dazu beigetragen. Hier ist auch die Perinatalmedizin zu nennen (die Befürchtungen, daß durch die intensivmedizinische Betreuung der Neugeborenen zwar die Sterblichkeit gesenkt wird, daß aber mehr Kinder mit Schädigungen überleben, haben sich nicht bewahrheitet; obwohl jetzt viele, sehr unreife und damit sehr gefährdete Frühgeborene gerettet werden, ist die Zahl der behinderten Kinder um die Hälfte verringert worden). Im Jahr 1875 starb etwa jedes 4. und um die Jahrhundertwende jedes 5. Kind innerhalb der ersten 12 Lebensmonate. Danach war die Säuglingssterblichkeit stark rückläufig, während des 1. Weltkriegs war allerdings eine Abflachung dieses Trends erkennbar (Säuglingssterblichkeit um 130‰), und nach weiterem Rückgang kam es im 2. Weltkrieg dann sogar wieder zu einem deutlichen Anstieg dieser Sterbeziffer (Säuglingssterblichkeit fast 100‰). Im Jahre 1987 starben nur 8,3‰ der Säuglinge im 1. Lebensjahr. Beim Vergleich mit anderen Nationen ist festzustellen, daß Deutschland bzw. die Bundesrepublik zwischen 1901 und 1980 einen beschämenden 15. Platz unter 20 europäischen Nationen einnahm (Tab. 13.7). Auch Japan und Kanada hatten Anfang der 80er Jahre eine niedrigere Säuglingssterblichkeit als die Bundesrepublik (11,6‰), die mit den USA (11,7‰) im Jahre 1981 etwa auf gleicher Höhe lag (Tab. 13.8). 1985 ist dann die Bundesrepublik mit einer Säuglingssterbeziffer von

Tabelle 13.6 Säuglingssterblichkeit, Totgeburtenrate und Müttersterblichkeit.

Jahr	Säuglingssterblichkeit je 1000 Lebendgeborene	Totgeburtenrate je 1000 Lebend- und Totgeborene	Perinatale Sterblichkeit[1]	Müttersterblichkeit je 100000 Lebendgeborene
1875	243			
1901	207			
1938	60			420
1946	97,1	23,0		
1950	55,3	21,8		
1955	41,9	19,8		140
1966	23,6	11,5		65,1
1972	22,4	9,3	23,9	45,9
1976	17,4	7,3	17,1	36,3
1978	14,7	6,3	13,7	25,5
1980	12,7	5,3	11,6	20,6
1982	10,9	4,8	9,6	17,5
1985	8,9	4,1	7,9	
1986	8,7	4,0	7,6	
1987	8,3	3,9	7,3	8,7

[1] Totgeborene und in den ersten 7 Lebenstagen Gestorbene je 1000 Lebend- und Totgeborene

Tabelle 13.7 Säuglingssterblichkeit in ‰ in europäischen Ländern von 1901–1985 (angeordnet nach der Rangfolge der Säuglingssterblichkeit 1985)[1].

	1901	1970	1980	1985
Island	101 (2)	13,2	7,7 (3)	6,1 (1)
Finnland	144	13,2	7,6 (2)	6,5 (2)
Schweden	103 (3)	11,0 (1)	6,7 (1)	6,8 (3)
Schweiz	137	15,1	9,1	6,9
Dänemark	134	14,2	8,8	7,9
Niederlande	158	12,7 (2)	8,6	7,9
Frankreich	151	18,2	9,8	8,1
Norwegen	93 (1)	12,7 (3)	8,1	8,4
Bundesrepublik Deutschland	**207** (15)	**23,4** (15)	**12,7** (15)	**8,9** (9)
Luxemburg	140	24,6	11,5	9,0
England	151	18,4	11,8	9,4
Belgien	151	21,1	11,0	9,4
DDR	207	18,5	12,1	9,6
Irland	–	19,5	11,2	10,1
Spanien	186	20,8	11,1	10,5
Italien	166	29,5	14,3	10,9
Österreich	209	25,9	14,3	11,2
Griechenland	–	29,6	18,0	14,0
CSSR	–	22,1	16,6	15,3
Bulgarien	143	27,3	20,2	15,4

[1] Die ersten 3 Rangplätze und die Rangplätze der Bundesrepublik Deutschland (bzw. des Deutschen Reichs) stehen in Klammern.

Tabelle 13.8 Säuglingssterblichkeit in einigen außereuropäischen Ländern (1981).

Japan	7,1‰
Kanada	9,6‰
USA	11,7‰
Israel	15,6‰

8,9‰ auf den 9. Platz vorgerückt. Ein Vergleich mit anderen Nationen (nordische Länder, Holland u. a.) zeigt, daß weitere Verbesserungen möglich sind. Länder wie Island und Schweden gehören schon seit über 80 Jahren zu den Nationen mit der geringsten Säuglingssterblichkeit. Auch in Deutschland hat es schon immer erhebliche regionale Unterschiede gegeben. Im Jahre 1909 schnitt Hessen-Nassau mit 103‰ am besten ab, Bayern war damals Schlußlicht mit 228‰ (bei einem Durchschnittswert der Säuglingssterblichkeit von 170‰). Auch im Jahre 1987 wies Hessen mit 6,8‰ die niedrigste Säuglingssterblichkeit auf, gefolgt von Baden-Württemberg (7,1‰). Saarland (10,8‰) und West-Berlin (11,5‰) hatten 1987 die schlechtesten Resultate (Durchschnittswert 8,3‰).

Es muß auch erwähnt werden, daß mehr Knaben als Mädchen im 1. Jahr sterben (Tab. 13.9). Dies wird z. T. dadurch ausgeglichen, daß mehr Kna-

Tabelle 13.9 Säuglingssterblichkeit (in ‰) in Abhängigkeit von Geschlecht und Legitimität.

Jahr	männlich	weiblich	insgesamt	ehelich			nichtehelich		
				männlich	weiblich	insgesamt	männlich	weiblich	insgesamt
1960	37,7	29,7	33,8	35,8	27,9	32,0	66,4	57,0	61,9
1965	26,6	20,9	23,8	25,4	19,9	22,8	49,4	41,4	45,7
1970	26,7	20,0	23,4	25,5	19,0	22,3	46,9	36,4	41,7
1975	22,2	17,1	19,7	21,2	16,4	18,9	37,0	26,7	32,0
1980	14,2	11,3	12,7	13,6	10,9	12,2	21,1	16,1	18,6
1985	10,0	7,8	8,9	9,5	7,5	8,5	15,1	10,7	13,0
1987	9,3	7,2	8,3	8,7	6,8	7,8	15,5	11,0	13,3

ben als Mädchen geboren werden: Auf 100 lebendgeborene Mädchen kommen etwa 106 lebendgeborene Knaben, in Kriegs- und Nachkriegszeiten sogar 108 (Tab. 13.2). In diesem Zusammenhang sei auf das interessante Phänomen hingewiesen, daß das zahlenmäßige Überwiegen des männlichen Geschlechts zum Zeitpunkt der Zeugung noch ausgeprägter ist (das Verhältnis Knaben : Mädchen beträgt dann 120 bis 150:100), die Abortrate der männlichen Früchte ist also höher als die der weiblichen.

Wie vor 100 Jahren so gilt auch heute noch, daß nichteheliche Säuglinge eine etwa doppelt so hohe Säuglingssterblichkeit aufweisen wie eheliche (in der DDR, der Schweiz, in Schweden und Holland sind diese Unterschiede praktisch überwunden). Die vermehrten Belastungen der alleinstehenden und alleinerziehenden Mutter vor und nach der Geburt des Kindes sind trotz zahlreicher Hilfen noch immer existent; entscheidend ist die Tatsache, daß nichteheliche doppelt so häufig wie eheliche Kinder untergewichtig zur Welt kommen, was natürlich ein erhebliches Risiko darstellt (Tab. 13.9). In den 60er Jahren waren bei uns etwa 5% eines Geburtsjahrgangs nichtehelich, bis Ende der 80er Jahre stieg der Anteil an nichtehelichen Kindern allmählich auf fast 10% an. In einigen Städten liegt diese Rate noch höher (in Bremen und West-Berlin bei rund 20%). Viele nichteheliche Kinder werden erfahrungsgemäß durch nachträgliche Eheschließung zu ehelichen Kindern (d. h. „legitimiert").

Bei der Säuglingssterblichkeit unterscheiden wir eine

Frühsterblichkeit (Sterblichkeit in der 1. Lebenswoche, hauptsächlich durch Unreife, also infolge Frühgeburt, aber auch durch Fehlbildungen bedingt),
Spätsterblichkeit – „spät" im Hinblick darauf, daß lebensschwache Kinder erwartungsgemäß oft schon in der 1. Lebenswoche sterben – (Sterblichkeit in der 2. bis 4. Lebenswoche),
Nachsterblichkeit (Sterblichkeit nach der 4. Lebenswoche bis zur Vollendung des 1. Lebensjahres – hier ist von großer Bedeutung der plötzliche Kindstod), die Erfolge bei der Bekämpfung der Nachsterblichkeit waren besonders groß.

Weniger gebräuchlich sind die Begriffe *Neugeborenensterblichkeit* (Todesfälle in den ersten 24 Lebensstunden) und *Neonatalsterblichkeit* (Sterblichkeit in den ersten 28 Lebenstagen).

Während dann von *Lebendgeburt* gesprochen wird, wenn das Kind nach der Geburt Herzschlag, Nabelschnurpulsation oder natürliche Lungenatmung zeigt – und zwar unabhängig von der Körperlänge und dem Geburtsgewicht –, handelt es sich beim Fehlen aller 3 dieser Merkmale um eine *Totgeburt*, bzw. – bei Früchten mit weniger als 1000 g – um eine *Fehlgeburt* (Abort), sie wird nicht ins Personenstandsbuch eingetragen.

Definitionsgemäß wird die **Totgeburtenrate** auf 1000 Lebend- und Totgeborene pro Kalenderjahr bezogen.

Sie konnte ebenfalls in den letzten Jahrzehnten beachtlich reduziert werden (von 23‰ im Jahre 1946 auf 3,9‰ im Jahre 1987, Tab. 13.6). Eine weitere Definition betrifft die

perinatale Sterblichkeit: Sie umfaßt sowohl die Totgeburten (Todesfälle etwa von der 28. Schwangerschaftswoche an bis zum Zeitpunkt der Geburt, einschließlich der unter der Geburt Verstorbenen) als auch die Frühsterblichkeit (Todesfälle in den ersten 7 Lebenstagen), und zwar bezogen auf 1000 Lebend- und Totgeborene pro Kalenderjahr

(über den deutlichen Rückgang der perinatalen Sterblichkeit s. Tab. 13.6). Es ist sinnvoll, zusätzlich die

fetoinfantile Sterblichkeit abzugrenzen, sie umfaßt Totgeborene und im 1. Lebensjahr gestorbene Säuglinge, wiederum auf 1000 Tot- und Lebendgeborene bezogen.

Müttersterblichkeit. Die großen Erfolge bei der Verminderung der Zahl der Todesfälle betreffen auch die Müttersterblichkeit (Tab. 13.6).

Unter Müttersterblichkeit verstehen wir Todesfälle infolge Komplikationen in der Schwangerschaft, bei der Entbindung und im Wochenbett, bezogen auf 100000 Lebendgeborene.

Im europäischen Vergleich schneiden die skandinavischen Länder auch hier am besten ab. Der 1987 bei uns erreichte Standard (Müttersterblichkeit 8,7 pro 100000 Lebendgeborene) fand sich in Schweden schon Anfang der 70er Jahre (Müttersterblichkeit dort 1972/73 nur 7,1 – in der Bundesrepublik damals noch 45,9). Verbesserungen sollten also bei uns weiterhin möglich sein.

Sterblichkeit jenseits des 1. Lebensjahres

Wie die Säuglingssterblichkeit so ist auch die *Kindersterblichkeit* deutlich zurückgegangen, und zwar in den Altersklassen bis 10 Jahre. Sowohl die Fortschritte der Kinderheilkunde als auch ganz allgemein die Verbesserung des Lebensstandards sind dafür verantwortlich. Bei älteren Schulkindern, Jugendlichen und Erwachsenen wurden diese Fortschritte durch die steigende Zahl tödlicher Unfälle im Straßenverkehr zunichte gemacht (S. 417). Die Übersterblichkeit des männlichen gegenüber dem weiblichen Geschlecht ist in allen Altersklassen ausgeprägt.

Doch zunächst zur *Todesursachenstatistik.* In der Altersgruppe 1–25 Jahre stehen die Unfälle als Todesursache an 1. Stelle – besonders häufig sind Gastarbeiterkinder Opfer von Verkehrsunfällen –, bei den Kleinkindern gefolgt von angeborenen Fehlbildungen und bösartigen Neubildungen, einschließlich Leukämie. Die bösartigen Neubildungen rangieren in der Altersgruppe der 5- bis 15jährigen schon an 2. Stelle nach den Unfällen (überwiegend Verkehrsunfälle). Bei Jugendlichen und jungen Erwachsenen macht die Selbsttötung, also der Suizid, einen hohen Anteil aus und liegt zahlenmäßig zwischen Unfällen einerseits und bösartigen Neubildungen andererseits. Beim Erwachsenen waren früher die Infektionskrankheiten (Tuberkulose etc.) Haupttodesursache, heute stehen die Herz-Kreislauf-Erkrankungen an 1. Stelle, und auf dem 2. Platz folgen die bösartigen Tumoren.

Neben der Todesursachenstatistik gibt es *statistische Erhebungen über Krankheiten.* Dabei stützt man sich auf die sog. „amtliche Statistik", d. h. auf die Angaben des Statistischen Bundesamtes in Wiesbaden, des Bundesgesundheitsamtes in West-Berlin, der Krankenkassen etc.

Noch einige Bemerkungen zur Definition.

Morbidität gibt die Häufigkeit der Krankheitsfälle an, bezogen auf die Bevölkerungszahl, entsprechend ist die
Mortalität die Häufigkeit der Sterbefälle (z. B. bezüglich einer bestimmten Krankheit) im Verhältnis zur *Gesamtbevölkerungszahl,* während die
Letalität die Häufigkeit der Sterbefälle einer bestimmten Krankheit angibt, und zwar im Verhältnis zur Zahl der *insgesamt daran Erkrankten.*

Zwei weitere Definitionen sind von Bedeutung, nämlich einmal die

Sterbezahl, d. h. die absolute Zahl der während eines Jahres Gestorbenen.

Von der Sterbezahl zu unterscheiden ist die

Sterbeziffer, d. h. die Zahl der Gestorbenen, bezogen auf 1000 Einwohner pro Jahr.

Die Sterbeziffer liegt seit Jahrzehnten in der Bundesrepublik zwischen 10,5 und 12,2, in den letzten Jahren für die deutsche Bevölkerung knapp über 12, bei Einbeziehung der im Altersaufbau sehr viel jüngeren Ausländer knapp unterhalb 12.

Seit 1972 ist in der Bundesrepublik die Sterbeziffer bzw. die Sterbezahl stets größer als die Geburtenziffer bzw. die Zahl der Lebendgeborenen. Die Abb. 13.1 veranschaulicht diese Entwicklung. Der Situation in der Bundesrepublik sind die Verhältnisse in der Schweiz gegenübergestellt, wo die Sterbeziffer zu keiner Zeit größer war als die Geburtenziffer, während die graphische Darstellung der Bevölkerungsentwicklung in der DDR zeigt, daß einerseits die Sterbeziffer relativ hoch liegt (wegen des stärkeren Anteils älterer Menschen an der Gesamtbevölkerung), andererseits das Absinken der Geburtenrate rückläufig gemacht werden konnte (durch finanzielle Anreize und andere Maßnahmen). Wir haben also im Bundesgebiet nicht mehr einen *Geburtenüberschuß* von über 300 000 jährlich wie in den 60er Jahren, sondern ein *Geburtendefizit* von teilweise über 100 000 pro Jahr.

3.3 Bevölkerungsprognose und Wanderung

Unter Zugrundelegung dieses Trends wurde prognostiziert, daß im Jahre 2030 auf dem Gebiet der Bundesrepublik nur noch 38 Millionen Menschen wohnen werden – bei der Berechnung wurden die z. Z. hier lebenden Ausländer und deren Nachkommen mit berücksichtigt. Die Prognose läßt aber außer acht, daß es genügend Beispiele in der Geschichte gegeben hat, wonach in ähnlichen Fällen kein „Vakuum" entsteht, sondern wo das Schrumpfen der Bevölkerung eine Sogwirkung auf andere ausübt. Es gibt viele expandierende („Bevölkerungsexplosion") Völker der Dritten Welt, die in solche Freiräume drängen.

In der Türkei ist die Einwohnerzahl von 20,8 (1950) auf 35,3 Millionen (1970) angestiegen. Im Jahre 2000 werden es wahrscheinlich ca. 67 Millionen sein (diese Modellrechnung ist relativ realistisch, weil die zukünftigen Eltern jetzt schon leben). Irans Bevölkerung wächst z. Z. um jährlich etwa 4%. In den 70er und 80er Jahren ist innerhalb eines Jahrzehnts die Zahl der Iraner von 36 auf 52 Millionen angestiegen. Die Zahl der Ägypter nimmt alle 10 Monate um 1 Million zu.

Auf dem Gebiet der Bundesrepublik wohnten um 1800 rund 20 Millionen Menschen (etwa ⅓ der jetzigen Bevölkerungszahl), und nach dem 2. Weltkrieg (1946) waren es 45 Millionen. Im Jahre 1961 war die Zahl auf 56 Millionen angestiegen (der Ausländeranteil betrug damals 686000). Zu dieser Zeit (also 1961) wurden in der Bundesrepublik 9 Millionen Heimatvertriebene bzw. Flüchtlinge und 3 Millionen Übersiedler aus der DDR gezählt. Im Jahre 1971 lebten im Bundesgebiet 61 Millionen Menschen (57,6 Millionen Deutsche und 3,4 Millionen Ausländer, hauptsächlich Gastarbeiter), 1987 waren es 61,24 Millionen (57 Millionen Deutsche und 4,24 Millionen Ausländer, also fast 7%), d. h. die deutsche Bevölkerung nimmt seit 1971 leicht ab. Ende der 80er Jahre bis 1990 hat eine erneute Zuwanderungswelle eingesetzt (hohe Übersiedlerzahlen aus der DDR, Aussiedler vor allem aus Ost- und Südosteuropa, Asylanten). Diese Wanderungsbewegungen haben wie Sterblichkeit und Geburtenhäufigkeit einen Einfluß auf die Bevölkerungszahl und den Altersaufbau.

3.4 Altersaufbau der Bevölkerung

Würde sich das generative Verhalten (Fortpflanzungsverhalten) der Bevölkerung nicht ändern und würde auch die Sterblichkeitsrate konstant bleiben, dann geht (bei Außerachtlassen der Einwanderungsströme) nicht nur die Zahl der Gesamtbevölkerung zurück, sondern es kommt zu einer erheblichen Verschiebung des Altersaufbaus: Die Zahl der Kinder nimmt sowohl absolut als auch relativ zur Bevölkerungszahl ab, und der Anteil der Alten wird immer größer *(„Altern" der Bevölkerung)*. Diese Entwicklung findet sich heute in fast allen hochzivilisierten Staaten der Erde, besonders deutlich auch in der Bundesrepublik. Der Anteil der Kinder (hier definiert als die Altersgruppen bis unter 15 Jahre) betrug im Jahre 1880 im Deutschen Reich 35%, 100 Jahre später waren es bei uns nur rund 17,5% (also die Hälfte). Der Anteil der 65jährigen und Älteren machte 1880 in Deutschland 4,7% aus, etwas mehr als 100 Jahre später lag er bei uns viermal so hoch.

Wir haben also jetzt weniger Kinder als Großeltern.

Aus der **Bevölkerungspyramide** (Abb. 13.2) wird eine Glockenform, schließlich eine Zwiebelform („die Pyramide steht auf dem Kopf").

Schon 1979 war deutlich, daß der Altersaufbau eine viel schmalere Basis hat als die Pyramide des Jahres 1910 (Abb. 13.2, Mitte und links oben). Die schmale Basis spiegelt den Geburtenrückgang wieder (sog. Pillenknick), der „Bauch" bei den 10- bis 20jährigen ist Folge des Babybooms. Gut zu erkennen sind ferner 3 Einschnitte, bedingt durch die Opfer des 1. und 2. Weltkriegs sowie durch den Geburtenrückgang während der Wirtschaftskrise Anfang der 30er Jahre. Bis zum 50. Lebensjahr findet sich ein leichter Überschuß der männlichen Bevölkerung. Er beruht darauf, daß mehr Jungen als Mädchen geboren werden. Der Frauenüberschuß der älteren Jahrgänge ist hauptsächlich durch die Gefallenen der beiden Weltkriege zu erklären, aber auch dadurch, daß die Frauen eine längere Lebenserwartung haben.

3.5 Lebenserwartung

Sie ist immer mehr gestiegen, und zwar insbesondere durch den Rückgang der Säuglingssterblichkeit. Die um 1800 Geborenen hatten (unter den bei ihrer Geburt herrschenden Sterblichkeitsverhältnissen) eine *mittlere oder durchschnittliche Lebenserwartung* von 35 Jahren, um die Jahrhundertwende lauteten die entsprechenden Zahlen rund 45 Jahre (Männer) bzw. rund 48 Jahre (Frauen) und für die Anfang der 80er Jahre Geborenen 69,9 Jahre (Männer) bzw. 76,7 Jahre (Frauen). Insgesamt gesehen, hat sich das menschliche Leben (die *biologische Lebenserwartung)* nicht nennenswert verlängert, aber es erreichen immer mehr Menschen ein hohes Alter. Nicht nur für Neugeborene, sondern für jedes Alter läßt sich die Lebenserwartung berechnen, wir sprechen hier von *spezifischer Lebenserwartung*. Für einen 80jährigen Mann betrug sie vor 100 Jahren rund 4 und heute fast 6 Jahre, eine 80jährige Frau konnte vor 100 Jahren damit rechnen, noch 4–5 Jahre zu leben, heute beträgt ihre Lebenserwartung fast 7 Jahre. Bei den Hochbetagten sind also die Unterschiede gegenüber früher gering.

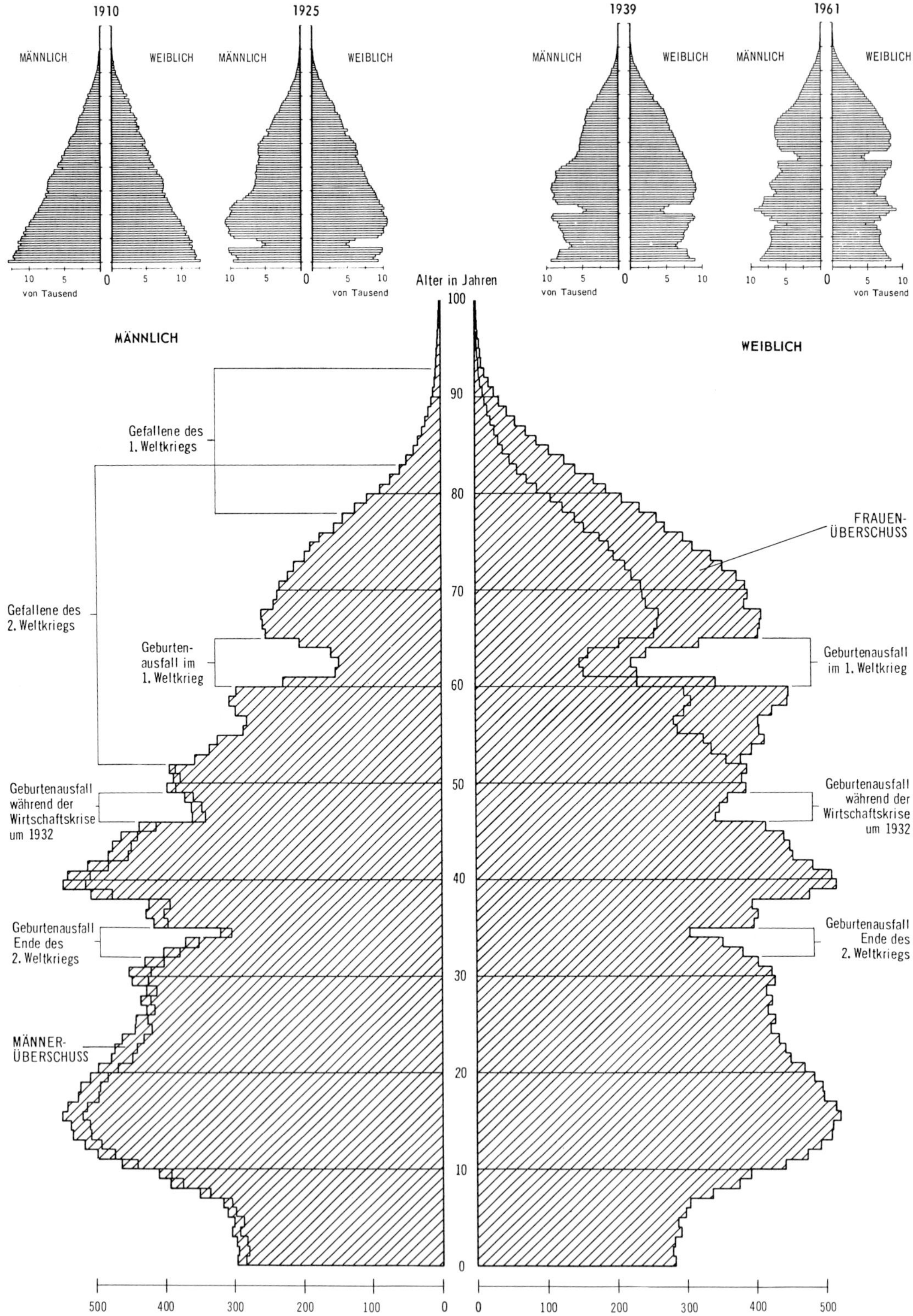
1910
MÄNNLICH
WEIBLICH
1925
MÄNNLICH
WEIBLICH
1939
MÄNNLICH
WEIBLICH
1961
MÄNNLICH
WEIBLICH
10 5 0 5 10
von Tausend
Alter in Jahren
MÄNNLICH
WEIBLICH
Gefallene des 1. Weltkriegs
Gefallene des 2. Weltkriegs
Geburtenausfall im 1. Weltkrieg
Geburtenausfall während der Wirtschaftskrise um 1932
Geburtenausfall Ende des 2. Weltkriegs
MÄNNER-ÜBERSCHUSS
FRAUEN-ÜBERSCHUSS
Geburtenausfall im 1. Weltkrieg
Geburtenausfall während der Wirtschaftskrise um 1932
Geburtenausfall Ende des 2. Weltkriegs
0
10
20
30
40
50
60
70
80
90
100
500 400 300 200 100 0
0 100 200 300 400 500
Tausend je Altersjahr

4 Schwerpunkte der Sozialpädiatrie

4.1 Einleitung

Wir unterscheiden ambulante, teilstationäre und stationäre Hilfen (früher wurde unterteilt in offene, halbgeschlossene und geschlossene oder Anstaltsfürsorge).

Ambulante Hilfen für Familien, Kinder und Jugendliche

Angeboten werden Familien- und Erziehungsberatung sowie Familienhelfer und -helferinnen, die in die Familie gehen und gezielt bei der Bewältigung von Alltagsproblemen helfen. Ferner sind zu nennen Elterngruppen, Mutter-Kind-Gruppen sowie Jugendhelfer, die Jugendliche bei ihrer Verselbständigung unterstützen.

Teilstationäre Hilfen für Kinder und Jugendliche

Sie verbringen einen Teil des Tages in einer Tagesstätte, sonst befinden sie sich innerhalb der Familie (Krippen für Säuglinge, Krabbelstuben für 1–3jährige – es gibt auch altersgemischte Einrichtungen für Säuglinge und Kleinstkinder –, Kindergärten für ältere Kleinkinder, Horte für Kleinkinder und Schulkinder). Hier müssen auch die Erziehungskurse für solche Jugendliche genannt werden, die Probleme in Familie und Schule haben.

Stationäre Hilfen für Kinder und Jugendliche

Diese Form der Hilfen ist bei Säuglingen und Kleinkindern wegen der Gefahr des psychischen Hospitalismus (Deprivation) ungünstig. Außerdem ist von Nachteil, daß die Kinder für lange Zeit, teils sogar für immer, vom Elternhaus getrennt sind. Kinderkrankenschwester/-pfleger, Erzieher(innen) und Sozialpädagogen bzw. Sozialpädagoginnen werden sich bemühen, die seelische Not dieser Heimkinder zu lindern, und werden mit dazu beitragen, daß sich die Kinder weitgehend wie die unter normalen Verhältnissen heranwachsenden entwickeln. Die Verwirklichung dieser schönen Aufgabe ist angesichts des Personal- und Zeitmangels zugegebenermaßen nicht immer ganz einfach, doch sind die enormen Fortschritte gegenüber früheren Zeiten nicht mehr zu übersehen. In vielen Heimen und in den Kliniken ist der Hospitalismus selten geworden; ja wir erleben immer wieder, daß sich manche Kinder unter der Obhut von geschultem Personal wohler fühlen als im Elternhaus.

Trotzdem sollte den ambulanten und teilstationären Hilfsangeboten auf jeden Fall der Vorzug vor der stationären Unterbringung (Fremdunterbringung) gegeben werden. Die Formen der teilstationären und ambulanten Hilfen wurden in den letzten Jahren zunehmend ausgebaut. Allerdings gibt es Situationen, in denen auf eine Herausnahme aus der Familie und die Unterbringung in einem Heim oder einer Pflegefamilie nicht verzichtet werden kann. Oft werden die angebotenen Hilfen nicht in Anspruch genommen. Hier tritt die *„nachgehende Hilfe"* (früher nachgehende Fürsorge genannt) in Funktion. Sie sichert und verstärkt die Hilfsangebote, unterstützt die Kranken und Behinderten bei der Rehabilitation und motiviert zur Selbsthilfe. Eine besondere Form dieser Arbeit ist die *Nachsorge,* die das Ziel verfolgt, die Nachbehandlung von Kranken zu überwachen und Spätfolgen der Therapie zu verhindern.

4.2 Entwicklungsrehabilitation

Ein typisches Beispiel für eine ambulante Betreuung ist die Entwicklungsrehabilitation, die in sog. **Sozialpädiatrischen Zentren** durchgeführt wird: Kinderärzte, Krankengymnastinnen, Beschäftigungstherapeuten, Sprachtherapeuten, Psychologen, Heilpädagogen, Sozialpädagogen und Sozialarbeiter versuchen hier, krankhafte Entwicklungsstörungen zu behandeln bzw. drohende Störungen zu verhindern. Eine enge Zusammenarbeit mit *pädagogischen Frühförderstellen* und anderen Einrichtungen (Kindergärten, Schule, berufsbildende Organisationen u. a.) ist wichtig.

◀ **Abb. 13.2** Altersaufbau der Bevölkerung der Bundesrepublik Deutschland am 31. 12. 1979 (im Vergleich Altersaufbau der Bevölkerung im Deutschen Reich 1910, 1925 und 1939 sowie im Bundesgebiet 1961). (Aus: Maier, E.: Sozialpädiatrie. In: Catel, W.: Das gesunde und das kranke Kind. Hrsg. von E. Gladtke, J. Oehme, J. Schaub. 12. Auflage, Thieme, Stuttgart 1983.)

4.3 Vormundschaft und Erziehungsfragen

Im Zuge der Reform des Familienrechtes, die ab 1.1.1980 Gesetzeskraft erlangt hat, werden die aus dem Jahre 1900 stammenden Vorschriften abgelöst: An die Stelle der **„elterlichen Gewalt“** ist die **„elterliche Sorge“** getreten, woraus folgert, daß das Kind nicht als Eigentum der Eltern betrachtet wird, sondern ihrer Sorge anvertraut ist. Es gilt, die Kinder vor Gewalt, Mißbrauch und Vernachlässigung zu schützen. In diesem *„Gesetz zur Neuregelung der elterlichen Sorge“* heißt es u. a.: „Entwürdigende Erziehungsmaßnahmen sind unzulässig“. In dem Gesetz steht übrigens auch der Satz: „Eltern und Kinder sind einander Beistand und Rücksicht schuldig.“

Die *Familie,* die Urform menschlichen Zusammenlebens, ist leider nicht in jedem Falle eine ideale Lebensgemeinschaft zwischen Eltern und Kindern. Es ist erschütternd zu sehen, in welchem Ausmaße zum Teil die elterliche „Sorge“ mißbraucht wird (Mißhandlungen, Vernachlässigung, ja selbst geschlechtlicher Mißbrauch und Tötungen, S. 442 u. ff.). Bei gröblicher Verletzung der elterlichen Pflichten und bei unsittlichem Verhalten der Eltern kann ihnen die elterliche Sorge (das Sorgerecht) über die Kinder entzogen werden. Die Kinder erhalten zu ihrem eigenen Schutz einen *Vormund.* Auch elternlose Kinder, die in *Waisenhäusern* oder bei *Pflegeeltern* aufwachsen, bekommen einen Vormund. Die Betreuung all dieser Kinder (Mündel), für die vom Vormundschaftsgericht ein Vormund bestellt ist, übernimmt das *Jugendamt* – es ist ein Organ zur Durchführung der gesetzlichen Aufgaben der Jugendhilfe („Jugendwohlfahrt“). Die Mütter von nichtehelichen Kindern (früher als uneheliche Kinder bezeichnet) hatten früher „nur“ die Personensorge, nicht aber die gesetzliche Vertretung. Das entsprechende Gesetz ist geändert worden. Gegenüber dem nichtehelichen Kind hat jetzt die Mutter, solange es minderjährig ist, die elterliche Sorge.

Es ist eine Tatsache, daß sich Kinder aus *„unvollständigen Familien“* (nichteheliche Kinder, Kinder aus geschiedenen Ehen u. a. – Halbwaisen, Scheidungswaisen bzw. Sozialwaisen) in vieler Hinsicht größeren Schwierigkeiten gegenübersehen als Kinder aus intakten Familien. Verhaltensauffälligkeiten, Sprachstörungen, geistige Leistungsschwäche etc. sind in der ersteren Gruppe häufiger. Die Zahl der „broken home“-Kinder nimmt ständig zu.

In der Bundesrepublik wachsen z. Z. mehr als 1 Million Kinder (das sind über 7%) entweder nur mit der Mutter oder nur mit dem Vater auf.

Die Erziehungsmaßnahmen der Familie und Schule erweisen sich bei manchen Kindern auf Grund ihrer *Veranlagung* oder infolge ungünstiger Umweltbedingungen *(Milieuschäden)* als wirkungslos. Für verhaltensauffällige oder in ihrer Entwicklung gefährdete Kinder und Jugendliche gibt es mittlerweile im Rahmen der Jugendhilfe eine breite Palette von Hilfsangeboten, wobei heute das Schwergewicht auf familienunterstützende Maßnahmen gelegt wird. Zum Teil werden solche Kinder und Jugendlichen allerdings in *Heilpädagogischen Heimen* (Kinder- und Jugendheime) untergebracht. Dies geschieht entweder auf Wunsch der Eltern im Rahmen der *„Freiwilligen Erziehungshilfe“* oder auf Anordnung des *Vormundschafts- oder Jugendgerichts* (im Rahmen der „Fürsorgeerziehung“), was heute allerdings nur einen geringen Prozentsatz der Heimunterbringung ausmacht. Die *Jugendkriminalität,* die *Drogenszene* und der zunehmende *Alkoholkonsum* bei Jugendlichen sind weitere Schwerpunkte, wo Hilfen angeboten werden müssen; auch die *AIDS-Hilfe* ist hier zu nennen. Ganz besondere Aufgaben haben die *Erziehungsberatungsstellen,* in denen mit den Eltern die verschiedensten Erziehungsprobleme besprochen werden (Schwierigkeiten des Kleinkindalters, der Pubertätszeit, der Eltern untereinander u. a.).

Die genannten Beispiele lassen schon erkennen, daß die Hilfsangebote vielseitig und anpassungsfähig sein müssen. Innerhalb und außerhalb der Klinik berät der *Sozialarbeiter* bzw. die *Sozialarbeiterin* (die Bezeichnung ist aus dem Englischen übernommen und hat die alten Ausdrücke „Fürsorgerin“ oder „Wohlfahrtspflegerin“ abgelöst). Weiterhin sind u. a. zuständig das schon erwähnte Jugendamt und das Sozialamt (das letztere hat die gesetzlichen Maßnahmen der Sozialhilfe durchzuführen). Einige wichtige Institutionen seien im folgenden noch näher besprochen.

4.4 Schwangerenvorsorge und Hilfen für die Mütter

Die *Schwangerenberatung* dient dazu, die Gesundheit der Mutter zu überwachen. Dadurch ist gleichzeitig eine weitgehend störungsfreie Entwicklung der Frucht garantiert. Die regelmäßige ärztliche Kontrolle der Schwangeren und die rechtzeitige Behandlung von Krankheiten während der Schwangerschaft haben wesentlich zur Senkung der Frühgeborenenrate und der Säuglingssterblichkeit beigetragen. Die Feststellung eines Mißverhältnisses zwischen Größe des Kindes und Größe der Geburtswege, die Untersuchung des Blutes auf Syphilis, Blutbildkontrollen, Urinkontrollen, Untersuchungen auf Diabetes mellitus, Blutdruckmessungen, Gewichtsüberwachung u. a. sind von Wichtigkeit. Die Untersuchungen auf Rh- oder AB0-Unverträglichkeit gehören ebenfalls zur Schwangerenberatung. Außerdem werden Ultraschalluntersuchungen durchgeführt.

Für erwerbstätige Mütter regelt das *Mutterschutzgesetz* den Umfang der in der Schwangerschaft erlaubten Tätigkeiten. Hierher gehört auch die *Mutterschutzfrist,* sie beginnt 6 Wochen vor der zu erwartenden Entbindung und endet 8 Wochen nach der Entbindung – bei Früh- bzw. Mehrlingsgeburten verlängert sich die Frist auf 12 Wochen nach der Entbindung (Näheres s. S. 616). Zu nennen sind noch die Mutterschaftshilfe (sie wird von den Krankenkassen gewährt), das *Mutterschaftsgeld* und das *Erziehungsgeld.* Erziehungsgeld steht der Mutter (evtl. auch dem Vater) z. Z. für 18 Monate zur Verfügung (im 1. Halbjahr 600.– DM/Monat, in den folgenden 12 Monaten in Abhängigkeit vom Einkommen). Erziehungsgeld steht auch denen zu, die nicht im Beruf standen. Bis das Kind 18 Monate alt ist, wird außerdem ein *Erziehungsurlaub* gewährt, der nach Ablauf der Mutterschutzfrist beginnt und an die Stelle des bisherigen Mutterschaftsurlaubs tritt. Im Gegensatz zu diesem kann der Erziehungsurlaub entweder von der Mutter oder vom Vater in Anspruch genommen werden. Es ist geplant, Erziehungsgeld und Erziehungsurlaub generell zu gewähren, bis das Kind 2 Jahre alt ist. Es gibt auch jetzt schon teilweise die Möglichkeit, den Urlaub auf 3 und mehr Jahre auszudehnen (allerdings während des verlängerten Urlaubs ohne Bezahlung) und danach wieder in demselben Betrieb weiterzuarbeiten. Gegebenenfalls führen die Sozialarbeiter *Hausbesuche* durch (nachgehende Hilfe); sie beraten die Mutter, vermitteln – wenn notwendig – materielle Hilfe und geben Auskunft über gesetzliche Regelungen.

Wichtige Informationen erteilt auch die *Mütterschule,* die zur *Elternschule (Familienbildungsstätte)* geworden ist und Elternbildung praktiziert.

4.5 Säuglingsfürsorge

Falls die Mutter ihr nichteheliches Kind nicht behalten will, sollten unbedingt schon im Säuglingsalter (meist nach vorübergehender Unterbringung des Kindes in einem Heim) Pflegeeltern für das Kind gefunden werden – am besten mit dem Ziel der Adoption (der „Annahme an Kindesstatt"). Die leiblichen Eltern können allerdings in die Adoption ihres Kindes erst einwilligen, wenn es drei Monate alt ist. Dadurch sollen überstürzte Adoptionen verhindert werden. Durch die Adoption erlangt das angenommene Kind die rechtliche Stellung eines ehelichen Kindes.

Die Säuglinge berufstätiger Eltern können tagsüber in *Krippen* versorgt werden, sofern solche zur Verfügung stehen. Die Nachfrage nach Krippenplätzen steigt, seitdem die Zahl von Doppelverdienern und Alleinstehenden zugenommen hat. In diesem Zusammenhang seien die *Tagesmütter* erwähnt, die die Kinder tagsüber betreuen, während die Eltern ihrer Beschäftigung nachgehen (s. auch S. 421). Nur ausnahmsweise, falls keine andere Regelung – auch keine Betreuung durch Großeltern und keine Nachbarschaftshilfe – möglich ist, werden Säuglinge und Kleinstkinder von meist alleinstehenden, berufstätigen Müttern in *Säuglingsheimen* bzw. *Kleinstkinderheimen* untergebracht, was heute aber sehr selten der Fall ist. Während der Arbeit werden den Müttern in unmittelbarer Nähe ihres Arbeitsplatzes für die Zeit des Stillens geeignete Räume bereitgestellt *(Stillräume).*

Eine alte Tradition haben die *Mütterberatungsstellen,* oft in Verbindung mit einer *Milchküche.* Sie hatten großen Anteil an der Senkung der Säuglingssterblichkeit. Mit zu den ältesten Einrichtungen dieser Art in Deutschland gehört die 1904 in Kassel von Dr. Blumenfeld, dem 1. Chefarzt des Kinderkrankenhauses Park Schönfeld, gegründete Institution. In den Mütterberatungsstellen erschienen die Mütter mit ihren Säuglingen und jungen Kleinkindern in regelmäßigen Abständen (z. B. alle 4 Wochen) zur Beratung und kinderärztlichen Untersuchung. Die Mütter erfuhren hier Einzelheiten über Ernährung, Pflege und Erziehung ihrer Kinder, über Krankheitsverhütung usw. Es wurde ferner die Größen- und Gewichtszunahme der Kinder überwacht, auf Rachitis, Hüftgelenksluxationen bzw. -dysplasien, Wirbelsäulenverkrümmungen u. a. geachtet, und außerdem wurden Eintragungen in das „Untersuchungsheft" vorgenommen (z. B. über Vitamingaben und die Impfungen).

Die gemeindenahen und im Bewußtsein der Bevölkerung fest verankerten Dienste der Mütterberatung werden heute seltener in Anspruch genommen. An ihre Stelle sind die *Vorsorgeuntersuchungen* bei Vorstellungen der Säuglinge und Kleinkinder in der Arztpraxis getreten. Diese gesetzlich vorgeschriebenen und durch die Krankenkassen finanzierten Vorsorgeuntersuchungen sind im Kindesalter für verschiedene Altersgruppen vorgesehen, nämlich

1. beim Neugeborenen unmittelbar nach der Geburt (U1),
2. am 3.–10. Lebenstag (U2, die sog. *Basisuntersuchung),*
3. in der 4.–6. Woche (U3),
4. im 3.–4. Monat (U4),
5. im 6.–7. Monat (U5),
6. im 10.–12. Monat (U6),
7. im 21.–24. Monat (U7),
8. mit 3½–4 Jahren (U8),
9. mit 5 Jahren bzw. im 60.–64. Monat (U9).

Vorsorgeuntersuchungen sollen einerseits feststellen, ob das betreffende Kind gesund ist – eine Beratung bezüglich der Ernährung und anderer Fragen der gesunden Lebensführung soll sich anschließen (primäre Prävention) –, andererseits ist es das Ziel solcher Untersuchungen, Krankheiten oder Krankheitsanlagen früh zu erkennen und, wenn möglich, zu behandeln (sekundäre Prävention).

4.6 Kleinkinderfürsorge

Das Betreuungsangebot durch die Vorsorge-Untersuchungen wurde gerade erwähnt. Spätestens in diesem Alter sollten Störungen der Sinnesfunktion (Sehschwäche, Schwerhörigkeit) aufgedeckt werden. Kinder von 3–6 Jahren sollten halbtags oder – bei Berufstätigkeit der Eltern – ganztags einen *Kindergarten* besuchen. Hier besteht für die Kinder ein soziales Lernfeld, in dem sie wichtige Erfahrungen im Umgang mit anderen machen (besonders wichtig bei ständiger Zunahme von Einzelkindern) und erste ihrem Alter entsprechende Kenntnisse und Fähigkeiten erwerben. In dieser Hinsicht stellt der Kindergarten eine notwendige Vorbereitung auf den späteren Schulbesuch dar. In vielen Kindergärten werden die Kinder z. B. auch augenärztlich untersucht.

4.7 Schulkinderfürsorge und Sonderschulen

Kinder, die das schulpflichtige Alter erreicht haben, aber in ihrer körperlichen, geistigen, seelischen und/oder sozialen Entwicklung den gestellten Anforderungen nicht entsprechen (amtsärztliche Untersuchung und pädagogisch-psychologische Prüfung), werden für 1 Jahr vom Schulbesuch zurückgestellt und in eine *Vorklasse* oder einen *Schulkindergarten* überwiesen (bei Sonderschulen Überweisung in *Sonderschulvorklassen* oder *Sonderschulkindergärten).* Gleiches gilt, wenn sich Kinder bereits in der Schule befinden (bis zum 1. Schulhalbjahr). Eine Ausschulung erfolgt nur in begründeten Ausnahmefällen nach eingehender amtsärztlicher und fachärztlicher Untersuchung.

Schulpflichtige Kinder berufstätiger Eltern werden nach dem Unterricht in *Kinderhorten* betreut oder besuchen *Ganztagsschulen,* sofern dieses Angebot besteht. Für behinderte Kinder gibt es die Möglichkeit der Betreuung durch eine Familienpflege oder der Unterbringung in einem Internat (nach Absprache mit dem Jugend- oder Sozialamt).

Die Untersuchung der Schulkinder dient ganz verschiedenen Aufgaben. So wird bei der *Einschulungsuntersuchung* die *Schulreife* (die pädagogisch-psychologische Prüfung erfaßt die Wahrnehmungsfähigkeit und das soziale Verhalten des Kindes) oder *Schulfähigkeit* (der Arzt beurteilt die körperliche und psychomotorische Entwicklung) ermittelt. Im Rahmen der Schulgesundheitspflege (jetzt allgemein als *Jugendgesundheitspflege* bezeichnet) soll von dem im öffentlichen Gesundheitsdienst stehenden Schularzt bzw. *jugendärztlichen Dienst*[2] gesundheitlichen Störungen vorgebeugt, sollen Krankheiten frühzeitig erkannt und Wege zur Behandlung aufgezeigt werden. Es geht hier also um Gesundheitsvorsorge und Gesundheitsfürsorge (Untersuchung auf Haltungsfehler, Sprachfehler, Erkrankungen des Herzens, der Sinnesorgane, Tuberkulose u. a.). Auch die *Schulzahnpflege* ist hier zu nennen.

Während eines längeren Krankenhausaufenthalts sollten schulpflichtige Kinder, falls es ihr Zustand erlaubt, in der Klinik am Schulunterricht teilnehmen. Diese *Schule für Kranke,* in der Lehrer

---

[2] Die Aufgaben des Schularztes werden jetzt auch vom Jugendarzt wahrgenommen, der aber nicht nur Schulkinder betreut (Einschulungs-, Schulentlassungs-, Sporttauglichkeitsuntersuchungen etc.), sondern Kinder aller Altersgruppen, u. a. bei der Berufsberatung mitwirkt und Jugendarbeitsschutzuntersuchungen durchführt.

Einzelunterricht am Krankenbett und auch Gruppenunterricht in einem dafür bereitgestellten Raum erteilen, ist wie der *„Hausunterricht“* (er kommt bei Kindern in Frage, die zu schwer behindert sind, als daß sie eine Schule aufsuchen könnten) eine spezielle Form der **Sonderschule.** Es gibt auch *Schulen in Jugendstrafanstalten.* Zur Schulkinderfürsorge gehört ferner die Umschulung oder Einschulung behinderter Kinder in eine ihrer Behinderung entsprechende Sonderschule, die in allen größeren Städten zu finden ist (entsprechend gibt es auch Sonderkindergärten). Sonderschulen existieren für

1. verhaltensgestörte,
2. lernbehinderte,
3. geistigbehinderte,
4. körperbehinderte,
5. sprachbehinderte,
6. gehörlose und schwerhörige,
7. blinde und sehbehinderte,
8. taub-blinde Kinder.

Länderübergreifende Sonderschulen gibt es in Marburg/Hessen (Blinden-Studienanstalt für Blinde und hochgradig Sehbehinderte, die die Hochschulreife erwerben wollen), in Hannover-Kirchrode (private Schule für Taub-Blinde), in Kennbütte/Schleswig-Holstein (JOBST- und ANNA-WICHERN-Stiftung für Taub-Blinde und zusätzlich Geistigbehinderte).

Lernbehinderte und Geistigbehinderte unterscheiden sich durch den Schweregrad der Intelligenzminderung. Bei normaler Intelligenz liegt der Intelligenzquotient (IQ) laut Testung bei 100. Lernbehinderte haben einen IQ von 65–80. Dieser Bereich liegt z. T. etwas höher als der des leichten Schwachsinns (Debilität: IQ ungefähr 50–69). Von geistiger Behinderung – und nicht mehr von Lernbehinderung – wird definitionsgemäß dann gesprochen, wenn der IQ unter 65 liegt, mit Übergang in den mäßigen Schwachsinn (Imbezillität: IQ etwa 20–49). Hiervon werden die Schwerst-Geistigbehinderten abgegrenzt, deren IQ ungefähr bei 0–19 liegt (schwerer Schwachsinn, Idiotie). Lernbehinderte Kinder werden in der Regel in einer *(Sonder-)Schule für Lernbehinderte* betreut, Kinder mit mäßiger geistiger Behinderung können nur in gezielten *(Sonder-)Schulen für Geistigbehinderte* adäquat beschult werden. Der Schwerpunkt der Förderung ist hier auf praktische Tätigkeiten hin ausgerichtet (daher die alte, jetzt nur noch wenig verwendete Bezeichnung *“Praktisch Bildbare“* für diese Gruppe von Geistigbehinderten) – die „Bundesvereinigung Lebenshilfe für geistig Behinderte“ e. V., Marburg, ein außerschulisches Angebot, hilft bei der Eingliederung. Schwerst-Geistigbehinderte sind meist völlig bildungsunfähig und brauchen ständige Beaufsichtigung und Pflege in speziellen Heimen.

Kinder mit einer ausgeprägten Lese-Rechtschreibeschwäche *(Legasthenie)* bedürfen spezieller schulischer und außerschulischer Hilfen, eine Überweisung in eine Sonderschule für Lernbehinderte ist in der Regel nicht angezeigt (über Einzelheiten informiert der Bundesverband Legasthenie e. V. in Hannover).

Den Transport zur Schule übernimmt, wenn keine öffentlichen Verkehrsmittel benutzt werden können, eine karitative Hilfsorganisation (Rotes Kreuz oder ASB = Arbeitersamariterbund), oder es ist für Internatsunterbringung gesorgt. Behinderte Kinder können bei guter Begabung die Schule/das Internat bis zum Abitur besuchen, am besten eine Schule mit „unterrichtsbegleitender Heilbehandlung“. Es besteht z. B. in Hessisch-Lichtenau die Möglichkeit, daß körperbehinderte Schüler, für deren Unterbringung und ärztliche Betreuung gesorgt ist (Orthopädische Klinik und Rehabilitationszentrum der Inneren Mission e. V.), im Rollstuhl das öffentliche Gymnasium besuchen (die Behinderung beruht entweder auf einer angeborenen Erkrankung – z. B. Lähmungen infolge Spaltbildung der Wirbelsäule – oder ist Folge einer erst nach der Geburt aufgetretenen Erkrankung – z. B. Verkehrsunfall).

Wo gesunde und kranke Kinder zusammen unterrichtet werden, ist es wichtig, daß die Gesunden ihren kranken Mitschülern helfen. Eine ausgesprochen integrierte Erziehung von Gesunden und Behinderten beruht auf der sog. *Montessori-Heilpädagogik*[3] – und zwar nicht nur in der Schule, sondern auch in den MONTESSORI-Kindergärten.

Die Lehrer müssen wissen, daß ein diabetisches Kind am Ende des Unterrichts u. U. wegen einer Unterzuckerung eine Leistungsminderung zeigt; sie müssen auch über die Sofortmaßnahmen beim Auftreten eines Krampfanfalls Bescheid wissen; der Sportlehrer muß über das Belastungsasthma von Asthmatikern informiert sein – um nur einige Beispiele zu nennen.

---

[3] M. MONTESSSORI, 1870–1952, italienische Ärztin (sie nannte sich Anwalt des Kindes und das Kind „den vergessenen Bürger“).

4.8 Weitere Einrichtungen für behinderte Kinder (Behindertenhilfe)

Nicht nur für Schulkinder, sondern für jede Altersgruppe existieren Einrichtungen, in denen behinderte Kinder betreut werden, seien es körperliche, geistige, psychische oder die Sinnesfunktion betreffende Behinderungen. Es ist wichtig, schon im Vorschulalter mit der Förderung der vorhandenen Anlagen und verbliebenen Fertigkeiten zu beginnen. Für diesen Zweck gibt es Einrichtungen der **Pädagogischen Frühförderung** (oft angegliedert an eine Erziehungsberatungsstelle, teils auch an ein Sozialpädiatrisches Zentrum), deren Aufgabe es ist, Behinderte oder sich verzögert entwickelnde Kinder zu betreuen und die Eltern zu beraten. Auch die Frühförderung von z. B. Sehbehinderten ist hier zu nennen. Kontakte zu medizinischen und therapeutischen Fachkräften, zu Behörden und anderen geeigneten Einrichtungen werden dort ebenfalls vermittelt.

Etwa vom Kindergartenalter an werden die Geistigbehinderten in Tagesstätten und Heimen unter Aufsicht beschäftigt. Einer Sonderbetreuung bedürfen die „autistischen Kinder" (über Einzelheiten informiert der Bundesverband „Hilfe für das autistische Kind" e. V. in Hamburg).

In den *Landeskrankenhäusern (Heil- und Pflegeanstalten)* werden Kinder und Erwachsene mit hochgradigem Schwachsinn, Psychosen und schweren Krampfleiden aufgenommen. Vorwiegend Geistigbehinderte, die auf dem allgemeinen Arbeitsmarkt nicht vermittelt werden können, werden in sog. *beschützenden Werkstätten (Werkstätten für Behinderte)* beschäftigt. Die Betreffenden wohnen dann weiterhin in ihrer Familie, werden u. U. von einem Fahrdienst zur Werkstatt gebracht und von dort wieder abgeholt. Weltberühmte Anstalten für schwer hirngeschädigte Kranke aller Altersgruppen, besonders für Patienten mit Anfallsleiden, gibt es in Bethel bei Bielefeld (aber nicht nur Kranke werden hier betreut, sondern auch z. B. die Nichtseßhaften).

Die oft recht schwierige Entscheidung, ob ein behindertes Kind innerhalb der Familie bleiben kann, ist von vielen Faktoren abhängig, nicht nur von der Schwere der Erkrankung. Gerade von diesen hilfsbedürftigen Kindern trennt sich eine Mutter nur schweren Herzens. Vor der Unterbringung in einem Heim ist zu prüfen, ob nicht ambulante, die Familie unterstützende Betreuungsmöglichkeiten bestehen. Es ist aber auch auf die gesunden Geschwisterkinder Rücksicht zu nehmen und zu verhindern, daß die Familie unter der Belastung zerbricht.

Vorbildlich ist die Betreuung durch die Blindenvereine. Die Versorgung der schwerhörigen Kinder mit Hörgeräten muß sehr früh erfolgen, da die Sprachentwicklung sonst auf unüberwindliche Schwierigkeiten stößt. Für hörgeschädigte Kinder gibt es auch pädoaudiologische Beratungsstellen, die in Zusammenarbeit mit Fachärzten Behandlungspläne für die Kinder aufstellen. Entscheidend für den Erfolg der Behandlung ist natürlich die Früherkennung der Behinderung (Vorsorgeuntersuchungen!). Die Sprachheilbehandlung durch Logopäden spielt nicht nur bei Hörbehinderten, sondern auch z. B. bei Kleinkindern nach Wolfsrachenoperationen eine wichtige Rolle.

Die Betreuung der Patienten mit *zerebralen Bewegungsstörungen* u. ä. darf nicht vernachlässigt werden. Vielerorts sind in Deutschland Tagesstätten und Heime für körperbehinderte Kinder eingerichtet worden. Ambulant und stationär arbeiten Krankengymnastinnen, Sprachtherapeuten und Beschäftigungstherapeuten zusammen. Im Christophorushaus in Göttingen z. B. werden den Kindern mit zerebraler Bewegungsstörung mit viel Mühe und Liebe kleine Fertigkeiten beigebracht, und die psychische Entwicklung wird durch intensive Beschäftigung mit den Kranken gefördert. Es gibt in vielen Städten Vereine, in denen Kinder besondere Fürsorge erfahren; die zuständige Bundesstelle befindet sich in Düsseldorf, nämlich der „Bundesverband für spastisch Gelähmte und andere Körperbehinderte" e. V. In einigen Bezirken der Bundesrepublik besteht eine „mobile Krankenpflege" für zerebral bewegungsgestörte Kinder; hier sind die Krankengymnastinnen und Beschäftigungstherapeutinnen täglich mit dem Auto unterwegs, um selbst an entlegenen Orten mit den Kindern arbeiten zu können. Besondere Probleme ergeben sich dadurch, daß die Patienten mit zerebraler Kinderlähmung teilweise auch sprach- und geistigbehindert sind *(Mehrfachbehinderung)*.

Auch andere körperbehinderte Kinder jeden Alters, z. B. solche mit *Spina bifida* (Rückenmarksbruch) und *Hydrozephalus* (Wasserkopf) brauchen dringende Hilfe. Die „Arbeitsgemeinschaft Spina bifida und Hydrocephalus" e. V. (ASbH) mit Sitz in Menden nimmt sich dieser Kinder an. Es sei auch an die Fehlbildungen der Gliedmaßen, z. B. an die vielen „Contergankinder" (Dysmeliekinder) erinnert, die übrigens oft zusätzlich Hörstörungen aufweisen (Mehrfachbehinderung, s. o.); der zuständige Interessenverband ist hier das „Contergan-Kinderhilfswerk", Köln. Viele Institutionen helfen den geistig- und körperbehinderten Kindern.

Kinder mit neurotischen Reaktionen und ähnlichen Störungen (Verhaltensauffälligkeiten) werden in *psychagogischen* (sie arbeiten psychotherapeutisch) und *heilpädagogischen Heimen* (dies sind sonderpädagogische Einrichtungen) betreut. Für Patienten mit Organneurosen stehen *psychosomatische Abteilungen* zur Verfügung.

Es gibt eine große Zahl diabetischer Kinder (1 von etwa 1000 Kindern unter 17 Jahren ist zukkerkrank). Für sie ist in Kaiserslautern der „Bund diabetischer Kinder und Jugendlicher" eingerichtet. Von den verschiedensten Diabeteszentren aus werden mehrwöchige Aufenthalte in *Diabetiker-Lagern* (von Ärzten betreute Ferienlager während der Ferien) vermittelt. In den Lagern kommen die Kinder mit Leidensgenossen zusammen und lernen dadurch, ihr Schicksal leichter zu tragen. Das gilt selbstverständlich auch für andere Leiden. In Garmisch-Partenkirchen z. B. werden *rheumakranke Kinder* betreut. Die Behandlung dieser Kinder ist langwierig und kostspielig und wird dadurch erleichtert, daß die Bestimmungen über die „Eingliederungshilfe für Behinderte" auch für den kindlichen Rheumatismus gelten (die „Deutsche Rheuma-Liga" e. V. hat ihren Sitz in Seefeld bei München). Ebenso ist für Kinder mit *Asthma* und chronischer *Bronchitis* gesorgt; klimatisch günstig gelegene Krankenhäuser und Heime in pollen- und staubarmer Gegend stehen ihnen offen, z. B. an der Nordsee auf Norderney, im Schwarzwald in Bad Dürrheim und in Davos (Schweiz); zuständiger Verband ist die Arbeitsgemeinschaft „allergiekrankes Kind, Hilfen für Kinder mit Asthma, Ekzem und Heuschnupfen" e. V., Herborn. Eine gute Betreuung finden Patienten mit cystischer Fibrose z. B. auf Amrum (die „Deutsche Gesellschaft zur Bekämpfung der Mukoviszidose" e. V. hat ihren Sitz in Bonn).

Die Tuberkulose ist noch immer „unbesiegt", die *Tuberkulosefürsorge (Tuberkulosehilfe)* hat deshalb weiterhin wichtige Aufgaben zu erfüllen. Die Fahndung nach weiteren Tuberkulosekranken innerhalb der Wohngemeinschaft und der näheren Umgebung der Patienten ist ebenso eine der Aufgaben des Gesundheitsamtes wie Tuberkulintestungen in Schulklassen und u. U. Röntgenreihenuntersuchungen. Diese Maßnahmen dienen der Aufdeckung Frischinfizierter.

Schließlich gibt es Interessengemeinschaften für die verschiedensten Behinderungen, z. B. für die Hämophilie (Deutsche Hämophiliegesellschaft zur Bekämpfung von Blutungskrankheiten e. V., Hamburg), Zöliakie (Deutsche Zöliakiegesellschaft e. V., Stuttgart), Phenylketonurie (Deutsche Interessengemeinschaft für Kinder mit Phenylketonurie und verwandten angeborenen Stoffwechselstörungen e. V., Heidelberg), Epilepsie (Deutsche Sektion der Internationalen Liga gegen Epilepsie e. V., Kehl-Kork) usw. Hier arbeiten Experten und Laien zusammen. Es gibt ferner zahlreiche Selbsthilfegruppen, wo Laienberatungen stattfinden („Hilfe zur Selbsthilfe"), in den Gesprächsgruppen sind teils auch Experten zugegen (Nakos, Nationale Kontaktstelle für Selbsthilfegruppen, Berlin).

5 Prophylaktische Maßnahmen

In diesem Kapitel soll von den krankheitsverhütenden Maßnahmen die Rede sein, die die Geburt eines kranken Kindes verhindern und die das Kind während der Schwangerschaft und nach der Geburt schützen sollen.

5.1 Vorgeburtliche Prophylaxe

Da *Erbleiden* bei Kindern blutsverwandter Elternpaare häufiger vorkommen als normalerweise, sollte vor dem Eingehen einer Verwandtenehe auf diese Gefahren aufmerksam gemacht und zumindest dann von der Verbindung abgeraten werden, wenn bereits Erbkrankheiten in diesen Familien aufgetreten sind. Auch nicht blutsverwandte Eltern, die selbst oder deren Kinder bzw. Verwandte an einer häufig wiederkehrenden, schweren Erbkrankheit leiden, sollten über die Erbprognose aufgeklärt werden. Der freiwillige Verzicht auf (weitere) Nachkommenschaft, zu dem sich die Ehepartner in schweren Fällen entschließen, gehört in das Gebiet der Prophylaxe.

Bestimmte schwere erbliche Stoffwechselerkrankungen und Chromosomenaberrationen können in der Frühschwangerschaft durch die Untersuchung des Fruchtwassers bzw. kindlicher Zellen festgestellt werden (durch Eihautpunktion = Amniozentese oder durch Zottenbiopsie). Die Eltern haben bei vorhandenem schwerem Risiko Mut zu einem (weiteren) Kind, weil diese Möglichkeiten der *pränatalen Diagnose* zur Verfügung stehen – falls die befürchtete Störung nachgewiesen wird (z. B. Down-Syndrom bei einer Frau über 35 Jahre), besteht eine medizinische Indikation zum Schwangerschaftsabbruch. Auch die Ultraschalluntersuchung in der Frühschwangerschaft deckt mitunter Mißbildungen auf; bei der Feststellung einer Myelomeningozele z. B. wird ein Schwangerschaftsabbruch empfohlen.

Die *radioaktiven* und *Röntgenstrahlen* können in jedem Alter eine Schädigung der Erbanlagen (der Gene) bewirken und Leukämien, bösartige Geschwülste u. a. hervorrufen; treffen die Strahlen den Embryo im Mutterleib, so kann es zu *Fehlbildungen (Embryopathien)* kommen. Die Strahlenschutzverordnung von 1976 (Verordnung über den Schutz vor Schäden durch ionisierende Strahlen) trägt dieser Tatsache Rechnung und erlaubt nur bei Vorliegen schwerwiegender Gründe („vitale Indikation") die *therapeutische* Anwendung radioaktiver Stoffe während der Schwangerschaft. Die *diagnostische* Verwendung radioaktiver Isotope ist weniger gefährlich, trotzdem kommt die Verabreichung solcher Substanzen an Schwangere für diagnostische Zweck nur selten in Betracht. Der berufliche Umgang mit radioaktiven Isotopen hat während der Schwangerschaft zu unterbleiben. Röntgenuntersuchungen und Behandlungen mit Röntgenstrahlen sind besonders in der Frühschwangerschaft auf dringende Ausnahmefälle zu beschränken. Schwangere (Röntgenassistentinnen, Krankenschwestern) dürfen in bestimmten Bereichen der Röntgenabteilung nicht beschäftigt werden. Entsprechende gesetzliche Bestimmungen über den Umgang mit Röntgenstrahlen existieren seit 1973 (die neue Röntgenverordnung stammt von 1987).

Auch andere Faktoren können bei Einwirkung in den ersten Monaten der Schwangerschaft den Embryo schädigen, u. U. zu Fehlbildungen führen. Das *Conterganunglück,* die sogenannte Thalidomid-Embryopathie („Dysmelie-Kinder"), mahnt zu sparsamster Verabfolgung von Medikamenten in der Frühschwangerschaft. Auch mit Flugreisen sollte man in dieser Zeit zurückhaltend sein (Sauerstoffmangel).

Wichtig ist die *Rötelnimpfung* zur Prophylaxe des *konnatalen Rötelnsyndroms,* einer mit Fehlbildungen einhergehenden Erkrankung, die bei Rötelninfektion der Mutter in der Frühschwangerschaft auftritt. Alle Frauen mit Kinderwunsch sollten vor Eintritt der Schwangerschaft eine Blutuntersuchung auf Rötelnantikörper durchführen lassen, auch wenn sie rötelngeimpft waren oder die Röteln durchgemacht hatten (der Antikörpertiter könnte in der Zwischenzeit zu stark abgefallen sein) – die Kosten für diese Untersuchung wird von den Kassen übernommen; fehlen Rötelnantikörper, ist bei einer nicht schwangeren Frau die (erneute) Rötelnimpfung angezeigt. Bei bewiesener Rötelninfektion in der Frühschwangerschaft einer nicht rötelnimmunen Frau ist ein Schwangerschaftsabbruch medizinisch indiziert. Es ist wichtig zu wissen, daß Kinder mit einem konnatalen Rötelnsyndrom u. U. noch viele Monate (selten bis 2 Jahre) nach der Geburt Rötelnviren ausscheiden können und dann ebenso eine Infektionsquelle darstellen wie Rötelnkranke. Nichtrötelnimmune Schwangere sind in den ersten Monaten der Gravidität von der Pflege sowohl der Rötelnpatienten als auch der Säuglinge mit konnatalem Rötelnsyndrom auszuschließen.

Die Unterbindung des Alkoholmißbrauchs insbesondere während der Schwangerschaft ist eine wichtige prophylaktische Maßnahme. Der Alkoholabusus in der Schwangerschaft führt zu Fehlbildungen, körperlicher Mangelentwicklung und geistiger Retardierung *(embryo-fetales Alkoholsyndrom).*

Das *Zigarettenrauchen* in der Schwangerschaft (und nicht nur dann) ist ebenfalls gefährlich. Es führt zu erhöhter Abort- und Totgeburtenrate sowie Neugeborenensterblichkeit. Die Zahl der Frühgeburten nimmt zu, und Neugeborene von Raucherinnen haben ein niedrigeres Geburtsgewicht (schlechtere Versorgung der Frucht mit Nährstoffen durch Schädigung – Thrombosen, Gewebsuntergänge – des Mutterkuchens, Sauerstoffmangel durch Bildung von CO-Hämoglobin). Die vorgeburtliche Entwicklung der Lungen wird gehemmt mit späterer Beeinträchtigung der Lungenfunktion. Es wird auch eine Zunahme der Allergisierung gesehen (schon im Nabelschnurblut ist dann teils das mit Allergien vergesellschaftete Immunglobulin IgE erhöht).

Die Behandlung von Schwangeren, bei denen eine Syphilis, Toxoplasmose, Harnwegsinfektion, ein Bluthochdruck u. ä. festgestellt worden ist, ist eine wichtige Maßnahme zur Verhütung einer *Fetopathie* (Erkrankung der Frucht in der 2.

Hälfte der Schwangerschaft) bzw. *Frühgeburt* und damit zur Senkung der Säuglingssterblichkeit; denn die Frühgeburt ist, wie erwähnt, die Hauptursache der Todesfälle in den ersten 7 Lebenstagen („Frühsterblichkeit").

5.2 Prophylaxe in der Neugeborenenzeit

Jede innerhalb der ersten 24 Stunden auftretende oder eine am 2. Lebenstag deutlich sichtbare Gelbsucht ist ein ernstes Zeichen und muß dem Arzt gemeldet werden. Besonders sorgfältig sind Rh-positive Kinder von Rh-negativen Müttern zu beobachten, aber auch auf *Unverträglichkeiten im AB0-System* ist zu achten. Deshalb ist die Kenntnis des Rh-Faktors und der Blutgruppe von Mutter und Kind wichtig. Die Prophylaxe von kindlichen Hirnschäden bei *Rh-Unverträglichkeit* kann schon vor der Geburt beginnen, doch sind hier die Möglichkeiten begrenzt (evtl. intrauterine Transfusion). Entscheidend ist die *Anti-D-Prophylaxe* (S. 166). Sie ist sehr wirksam, so daß die früher üblichen Austauschtransfusionen heutzutage nur selten notwendig werden.

Eine wesentliche Vorsorgemaßnahme ist die *Untersuchung des Neugeborenen unmittelbar nach der Geburt.* Dabei geht es einerseits um die Ermittlung des *Apgar-Index* (ein Punkteschema zur Beurteilung des Kindes sofort nach der Geburt) – Neugeborene mit niedrigem Apgar-Index sind Risikokinder und bedürfen besonderer Überwachung und Behandlung –, andererseits soll die Untersuchung äußere und innere Fehlbildungen aufdecken, die z. T. eine sofortige Operation erfordern. Bei entsprechender Vorgeschichte (Infektion der Mutter vor der Entbindung, vorzeitiger Blasensprung der mehr als 24 Stunden vor der Geburt auftritt, u. a.) werden dem Neugeborenen zur Verhinderung einer Infektion Antibiotika verabreicht.

Zur Vorbeugung schwerer Blutungen in den ersten Lebenstagen *(Melaena,* S. 274) hat sich das *Vitamin K* (Konakion) bewährt, ebenso zur Vermeidung der seltenen *Spätmanifestation von Vitamin-K-Mangelblutungen,* die meist zwischen der 3. und 7. Lebenswoche auftritt (S. 301).

Bewährt hat sich die *Credésche Augenprophylaxe* mit 1%iger Silbernitratlösung sofort nach der Geburt zur Verhütung der gonorrhoischen Augenentzündung (Gonoblenorrhoe), die zur Erblindung führen kann. Teilweise werden statt dessen antibiotikumhaltige Augentropfen verwendet.

Eine zunehmende Bedeutung erlangt die Frühdiagnose solcher angeborener Stoffwechselerkrankungen, die therapeutisch zu beeinflussen sind und unbehandelt sehr bald zu schwerer geistiger Rückständigkeit und anderen Störungen führen würden. Hierzu gehören die Schilddrüsenunterfunktion (Hypothyreose), die Phenylketonurie, die Galaktosämie und die Fruktoseintoleranz. Von Vorteil ist, daß bei allen Neugeborenen bei der „U2" etwa am 5. Lebenstag (nicht vorher) aus einigen Blutstropfen vom Hacken eine TSH- oder T_4-Bestimmung zur Beurteilung der Schilddrüsenfunktion und der GUTHRIE-Test zur Erkennung einer Phenylketonurie etc. veranlaßt werden. Ist die Diagnose *Hypothyreose* gesichert, werden Schilddrüsenpräparate oral verabreicht, teils genügt eine Jodgabe. Bei *Phenylketonurie* ist eine Spezialdiät erforderlich. Spezielle Diäten müssen auch bei den beiden Zuckerstoffwechselstörungen *Galaktosämie* und *Fruktoseintoleranz* früh eingesetzt werden.

5.3 Prophylaxe jenseits der Neugeborenenzeit

5.3.1 Vitamine

Dem Auftreten von Vitaminmangelkrankheiten muß durch eine vitaminreiche Kost vorgebeugt werden. Wenn sich die Mutter normal ernährt, erhält der gestillte Säugling genügend Vitamine, und die Milchpräparate für künstlich ernährte Säuglinge sind mit Vitaminen angereichert. Sonst wird der *Vitamin-A- und -C-Bedarf* durch Kuhmilchernährung nicht gedeckt, und es müssen Obstsäfte bzw. Gemüsepreßsäfte etwa von der 6. Lebenswoche an verabreicht werden.

Eine Sonderstellung nimmt das *Vitamin D* ein, das nicht zu den eigentlichen Vitaminen gehört. Vitamine sind bekanntlich Substanzen, die der Organismus nicht selbst aufbauen kann und auf deren Zufuhr er angewiesen ist (vitaminreiche Speisen). Das „Vitamin D" ist aber so gut wie gar nicht in der Nahrung (Milch, Obst, Gemüse usw.) enthalten – auch in der Muttermilch ist der Vitamin-D-Gehalt zu gering – und kann sehr wohl vom Körper gebildet werden, allerdings nur unter dem Einfluß *ultravioletter Strahlen* (Sonne, künstliche Höhensonne). Die UV-Bestrahlung reicht in unseren Breiten nicht immer aus, einen Vitamin-D-Mangel und damit eine Rachitis sicher zu verhindern, und zwar wegen der Schadstoffanreicherung in der Atmosphäre, die einen Teil der UV-Strahlung zurückhält (wir wollen hoffen, daß das sich auftuende Ozon-Loch uns nicht das andere Extrem, eine zu hohe UV-Bestrahlung, beschert). Deshalb muß jeder Säugling, auch der gestillte, Vitamin D zusätzlich erhalten. Diese Prophylaxe beginnt meist im Alter von wenigen Wochen (bei sehr unreifen Frühgeborenen schon kurz nach der Geburt); auch im 2. Lebensjahr ist die Vitamin-D-Gabe sinnvoll. Es werden täglich 500 bis 1000 I. E. in Form von Tabletten verabreicht, meist in Kombination mit 0,25 mg *Fluorid* pro Tablette (als D-Fluoretten oder Fluor-Vigantoletten mit jeweils 500 bzw. 1000 I. E. Vitamin D). Den Milchpräparaten für Säuglinge ist Vitamin D zugegeben worden, allerdings meist in einer nicht ganz ausreichenden Menge. Bei der zusätzlichen täglichen Gabe von 500 I. E. als Tablette wird die korrekte, ungefährliche Dosis aufgenommen (eine Überdosierung von Vitamin D kann, ebenso wie eine Vitamin-A-Überdosierung, zu schweren Erkrankungen führen; die übrigen Vitamine sind in der Regel auch in hoher Dosis ungefährlich). Es sei mit Nachdruck darauf hingewiesen, daß Vitamin D in der empfohlenen Dosis physiologisch, gefahrlos und wirksam ist. Einer Vitamin-D-Mangelrachitis kann so sicher vorgebeugt werden – sie würde nicht nur zu Knochenverbiegungen, sondern auch zu bedrohlicher Infektanfälligkeit führen: Es können z. B. nicht beherrschbare Lungenentzündungen entstehen.

Es ist angesichts der Gefährlichkeit der Rachitis und der absoluten Harmlosigkeit der empfohlenen Vitamin-D-Dosis völlig unverständlich, daß manche noch das Vitamin D ablehnen, wo doch nur die regelmäßige orale Einnahme eines entsprechenden Präparates verläßlich vor der Vitamin-D-Mangelrachitis schützen kann, nicht aber Sonne oder Muttermilch.

5.3.2 Kariesprophylaxe

Wie die Vitamine, so sind auch viele Spurenelemente für den normalen Aufbau des Körpers und eine ungestörte Funktion der Organe notwendig. Eine wichtige Rolle beim Aufbau des Zahnes z. B. spielt das *Fluor*. Es wirkt der Entstehung der Karies (Zahnfäule) entgegen. Einen günstigen Einfluß haben ferner das *Kauen* von Vollkornbrot, Äpfeln, rohen Mohrrüben u. a. und die *Einschränkung der Süßigkeiten,* besonders der klebrigen Bonbons und der Süßigkeiten zwischen den Mahlzeiten (auf keinen Fall den Kindern vor dem Schlafengehen als Betthupferl Schokolade oder Bonbons geben!). Obst „zwischendurch" ist süßen Zwischenmahlzeiten und süßen Getränken vorzuziehen. Kariesfördernd ist die Unsitte, Kinder über lange Zeit „zur Beruhigung" an einer mit zuckerhaltigem Tee gefüllten Flasche nukkeln zu lassen; dies ist unbedingt zu vermeiden (gefährdet sind hier übrigens besonders die oberen Frontzähne). Wichtig ist eine vom 3. Lebensjahr an regelmäßig durchzuführende *Zahnpflege.* Im allgemeinen werden täglich 2mal die Zähne geputzt, und zwar morgens nach dem Aufstehen und abends vor dem Schlafengehen. Sinnvoller wäre allerdings die Zahnpflege *nach* den Mahlzeiten, also nicht vor, sondern nach dem Frühstück, nach dem Mittagessen und nach der Abendmahlzeit. Es sind mit der Zahnbürste senkrechte Bewegungen („von rot nach weiß") auszuführen, und zwar sowohl an der Außen- als auch an der Innenseite der Zahnreihen. Auch kreisende Bewegungen werden mit der Zahnbürste ausgeführt. Die Kauflächen müssen ebenfalls gereinigt werden. Unzureichend ist das horizontale (waagerechte) „Schrubben". Strenggenommen sollte der Schaum der Zahncreme (Zahnpasta) mindestens 3 min lang einwirken, doch wird es schwer sein, (kleine) Kinder zu einer so ausgedehnten Zahnpflege anzuhalten. Nicht zu vergessen sind regelmäßige *zahnärztliche Untersuchungen,* die etwa vom 3. Lebensjahr an alle 6 Monate erfolgen sollten.

Während der Fluormangel neben anderen Faktoren das Auftreten der Zahnfäule begünstigt, kann ein überreiches Angebot an Fluorid eine häßliche Braunfärbung des allerdings dann sehr widerstandsfähigen Zahnschmelzes hervorrufen. Derartige Veränderungen sind in Gegenden beobachtet worden, in denen das Trinkwasser normalerweise einen extrem hohen Gehalt an Fluorid aufweist. In über 35 Ländern der Welt wird eine *Trinkwasserfluoridierung* durchgeführt, d. h. es ist dem Trinkwasser zur Kariesprophylaxe eine bestimmte Fluoridmenge zugesetzt worden, so daß es insgesamt 1 mg Fluorid/l enthält. In den USA z. B. trinken 120 Millionen Menschen seit vielen Jahren ein solches fluoridangereichertes Trinkwasser. In der Bundesrepublik hat sich eine derartige äußerst sinnvolle Maßnahme auf Grund der Proteste einer Minderheit leider (noch) nicht durchsetzen können. Kassel-Wahlershausen besaß etwa 20 Jahre lang (im Winter) eine Trinkwasserfluoridierung (die einzige Anlage in der Bundesrepublik), die sich sehr bewährt hatte.

Diese Form der Kariesprophylaxe muß als die beste und sicherste bezeichnet werden. Neben der Weltgesundheitsorganisation (WHO) haben insgesamt über 100 wissenschaftliche Gremien und wissenschaftliche Organisationen aus aller Welt, einschließlich der Bundesrepublik Deutschland, nach sehr eingehender Prüfung die Fluoridprophylaxe empfohlen. Wo die Trinkwasserfluoridierung nicht zur Verfügung steht, bietet die Gabe von *Fluoridpräparaten* in Form von Tabletten, anfangs mit Vitamin D (s.o.), den gleichen Schutz, vorausgesetzt, daß sie regelmäßig jeden Tag eingenommen werden, und zwar auch dann noch, wenn Vitamin D nicht mehr appliziert wird. Die orale Fluoridverabreichung muß während der Zeit der Mineralisation der Zähne (Kalkeinlagerung) durchgeführt werden. Diese nimmt beim Milchgebiß schon vor der Geburt ihren Anfang, und zwar im 5. Schwangerschaftsmonat. Dagegen beginnt die Mineralisation des bleibenden Gebisses erst etwa zum Zeitpunkt der Geburt und ist beim älteren Schulkind fast abgeschlossen; eine Ausnahme machen die Weisheitszähne, bei denen der Einbau von Calciumsalzen mit etwa 20 Jahren beendet ist. Beginnend wenige Wochen nach der Geburt, ist während des ganzen Kindes- und Jugendalters eine tägliche orale Fluoridgabe zur Kräftigung des Gebisses ratsam. Die Prophylaxe muß konsequent durchgeführt werden. Bei vorzeitigem Absetzen geht der Kariesschutz schnell verloren.

Durch die gewissenhafte Einnahme der Fluoridtabletten bzw. durch Trinkwasserfluoridierung konnte ein Rückgang der Karies von 50(–80)% erzielt werden, wie übereinstimmend in vielen Ländern bewiesen wurde – bei uns ist die Karies dagegen eine Volksseuche: 6- bis 15jährige Schulkinder haben im Durchschnitt bereits 9 kariöse Zähne, und in der Altersgruppe von 15 bis 24 Jahren weisen nur noch 45% ein vollbezahntes Gebiß auf.

Die Fluoriddosis richtet sich nach dem Alter des Kindes und dem natürlichen Fluoridgehalt des Trinkwassers. In über 90% der Trinkwasserbereiche der Bundesrepublik liegt der Fluoridgehalt unter 0,3 mg/l (oft nur bei 0,1 mg/l).

Hier gelten folgende Dosierungen der Fluoridtabletten:

1.–2. Lebensjahr:	täglich 0,25 mg Fluorid (in Kombination mit 500 I.E. Vitamin D),
3. Lebensjahr:	täglich 0,5 mg Fluorid,
4.–6. Lebensjahr:	täglich 0,75 mg Fluorid,
7.–12. (–16.) Lebensjahr:	täglich 1,0 mg Fluorid.

In einigen wenigen Gegenden der Bundesrepublik liegt der Trinkwasserfluoridgehalt etwa zwischen 0,3–0,7 mg/l, dann wird folgende Dosierung empfohlen:

1. Lebensjahr:	keine zusätzliche Fluoridgabe,
2.–3. Lebensjahr:	täglich 0,25 mg Fluorid,
ab. 4. Lebensjahr:	täglich 0,5 mg Fluorid.

Ganz selten (in nur rund 0,4% der Wasserversorgungsanlagen) finden sich bei uns natürlicherweise ausreichende (in einigen Eifeldörfern, im Glottertal etc.) oder sogar überhöhte Fluoridmengen im Trinkwasser, z.B. in einigen Orten südlich von Nürnberg (Wasserläufe, die aus vulkanischen Böden sprudeln, enthalten stets viel Fluorid). Hier ist eine zusätzliche Fluoridgabe natürlich nicht angezeigt. Auskunft erteilt jeweils das zuständige Wasserwerk.

Wirksam sind auch *Fluoridpinselungen* der Zähne, ein Verfahren, das in gewissen Abständen vom Zahnarzt vorgenommen werden muß. Beliebt ist die Zahnpflege mit *fluoridhaltiger Zahncreme*, allerdings sollten sie erst vom 4. Lebensjahr an eingesetzt werden; bei jüngeren Kleinkindern sind Zahncreme ohne Fluorid oder mit einem verminderten Fluoridgehalt vorzuziehen, und zwar wegen der unkontrollierten Zahncrememenge, die in dieser Altersgruppe beim Zähneputzen geschluckt wird.

Bei Beachtung der angegebenen Fluoriddosierung darf diese Prophylaxe als völlig ungefährlich bezeichnet werden; trotz umfangreichster Untersuchungen sind keinerlei Nebenwirkungen aufgedeckt worden. Alle anders lautenden Behauptungen sind längst widerlegt und stellen eine Verdrehung von Tatsachen dar. Wir sollten uns durch die nicht ernst zu nehmenden Fluoridgegner nicht verunsichern lassen. Durch kein Ernährungsregime läßt sich genügend Fluorid zuführen; es gibt zwar fluoridreiche Nahrungsbestandteile, nur ist die Resorption dieses Elements (die „Bioverfügbarkeit") nicht ausreichend.

Folgende Maßnahmen dienen also, kurz zusammengefaßt, der Kariesvorbeuge:

1. Fluoridgabe (in Form von Tabletten, Jodsalz oder Trinkwasserfluoridierung),
2. richtige Ernährung (Obst, Vollkornnahrung etc.),
3. Einschränkung von Süßigkeiten,
4. Zähneputzen nach jeder Mahlzeit,
5. regelmäßige zahnärztliche Untersuchungen.

5.3.3 Kropfvorbeugung durch Jodid

Auch Jod ist ein wichtiges Spurenelement; es wird zum Aufbau der Schildrüsenhormone gebraucht. Die gesamte Bundesrepublik Deutschland ist ein Jodmangelgebiet. Wir nehmen nur etwa ⅓ der erforderlichen Menge auf (Säuglinge benötigen 50–80 µg, Kleinkinder und junge Schulkinder 100–140 µg, Kinder ab 14. Jahr sowie Jugendliche und Erwachsene etwa 150–200 µg, Schwangere und stillende Mütter 230–260 µg Jodid täglich). So stellt sich bei vielen Menschen eine Schilddrüsenvergrößerung (Jodmangelkropf) ein, besonders bei Mädchen in der Pubertät, wo ein solcher Kropf in über 30% beobachtet wird. Aus dieser zunächst kompensatorischen Vergrößerung können sich später schwere Folgezustände entwickeln (Schilddrüsenunter- oder -überfunktion, mechanischer Druck auf Nachbarstrukturen etc.). Logisch wäre eine Vorbeugung durch Jodidzusatz zur Nahrung (ein Erwachsener kann mit 100 µg Jodid zusätzlich – z. B. im Salz – den Tagesbedarf gerade decken). So wird auch in vielen Ländern seit Jahrzehnten verfahren. In der Bundesrepublik gibt es seit 1981 Salz mit erhöhtem Jodidgehalt (rund 100 µg Jodid pro 5 g Salz), das zunächst nur im eigenen Haushalt verwendet werden konnte, leider eine unzureichende Prophylaxe. Seit Juni 1989 unterliegt der Einsatz von Jodsalz nicht mehr der Diätverordnung, sondern der sogenannten Zusatzstoffzulassungsverordnung, d. h. Jodsalz kann jetzt auch den industriell hergestellten Lebensmitteln zugegeben werden, so z. B. dem Brot, der Wurst und den Säuglingsnahrungen, die Verwendung von Jodsalz in der Gemeinschaftsverpflegung sowie in Gaststätten ist ebenfalls erlaubt und wünschenswert – nur muß in all diesen Fällen erkennbar sein, daß Jodsalz zugesetzt worden ist. Viel Jodid enthalten die Seefische und andere Meeresfrüchte. Als Alternative kommt zur Prophylaxe die Zufuhr in Form von Tabletten in Frage (täglich 1 Jodidtablette zu 100 µg Jodid), z. B. für Kinder aus Familien mit Jodmangelkropf – auch eine schon vorhandene Struma spricht oft auf die Jodidgabe an. Schwangere und stillende Mütter – ganz besonders solche mit Jodmangelstruma – sollten zur ausreichenden Jodidversorgung der Frucht und des Säuglings jodidangereicherte Nahrungsmittel verwenden oder täglich 1½–2 Jodidtabletten (zu 100 µg) einnehmen, auch wenn sie selbst Thyroxin benötigen (nicht das Schilddrüsenhormon, wohl aber das Jodid erreicht ausreichend die Frucht). Andernfalls besteht die Gefahr, daß schon der Fetus und der Säugling an Jodmangel leiden (Jod ist für die Gehirnentwicklung wichtig) und einen Kropf entwickeln: Z. Z. kommt in der Bundesrepublik noch etwa 1% der Neugeborenen mit einem Jodmangelkropf zur Welt.

Übrigens – eine ausreichende tägliche Jodidaufnahme stellt bei kleineren radioaktiven Strahlenbelastungen einen gewissen Schutz der Schilddrüse dar, indem die mit Jod gesättigte Drüse weniger radioaktives Jod aufnehmen kann.

Wir müssen uns von der Vorstellung frei machen, Jod sei etwas Unnatürliches. Unnatürlich ist der Jodmangel. Zusätze in Form von Jodsalz bzw. Jodidtabletten in der angegebenen Dosis sind vielmehr physiologisch und wirken dem bei uns leider immer noch vorhandenen Jodmangel entgegen.

5.3.4 Infektionsprophylaxe

Die Verhütung von Infektionen spielt namentlich in Kliniken und Heimen eine große Rolle. Hier gilt es, den gefürchteten Hospitalinfektionen (hervorgerufen durch Staphylokokken, Pseudomonas, Kolibakterien etc.) vorzubeugen. Das stößt oft auf erhebliche Schwierigkeiten. Für derartige „nosokomiale"[4] Infektionen ist der Begriff *infektiöser Hospitalismus* gebräuchlich im Unterschied zum psychischen Hospitalismus (Deprivationssyndrom) der Heimkinder.

Wenden wir uns nunmehr den verschiedenen, auch außerhalb der Klinik üblichen Formen der Infektionsprophylaxe zu. Ein Beispiel haben wir bereits bei der Besprechung der vorgeburtlichen Prophylaxe kennengelernt (Schutz vor dem Kontakt mit Rötelninfizierten); die Verhinderung des Kontakts mit ansteckenden Krankheiten wird als *Expositionsprophylaxe* bezeichnet (Isolierung des Kranken, regelmäßige Scheuerdesinfektion u. a.). Hiervon zu unterscheiden ist die *Disposi-*

[4] nosokomeion (griech.): Krankenhaus.

tionsprophylaxe. Darunter verstehen wir Maßnahmen, die geeignet sind, das Zusammentreffen mehrerer ungünstiger Faktoren (z. B. Doppelinfektion) zu verhindern und die Widerstandskraft zu erhöhen. In dieser Beziehung dient auch eine ausreichende Vitaminzufuhr der Infektionsprophylaxe. Ferner ist die *Chemoprophylaxe* zu nennen, d. h. die prophylaktische Gabe chemotherapeutischer Mittel an *gesunde* Personen, die mit bestimmten Krankheiten Kontakt oder fraglichen Kontakt hatten. Hierher gehören die Keuchhustenprophylaxe, die Prophylaxe der Streptokokkenerkrankungen (auch nach überstandenem rheumatischem Fieber, dann über viele Jahre), die Endokarditisprophylaxe von Patienten mit angeborenen Herzfehlern, z. B. bei operativen Eingriffen im Zahnbereich, die kurzfristige Antibiotikagabe bei bestimmten Operationen im Bauchraum etc., die jahrelange Chemoprophylaxe nach Milzentfernung, die Lues- sowie Gonorrhoe-Prophylaxe (z. B. beim Neugeborenen), die Prophylaxe der Tuberkulose, die Antibiotikaverabreichung an gesunde Kinder, die mit Meningitis-Patienten (Meningokokken-Meningitis bzw. Haemophilus-influenzae-Meningitis) engen Kontakt hatten, die Prophylaxe bei manchen Kindern mit Neigung zu Harnwegsinfekten, die Chemoprophylaxe zur Verhütung der Reisediarrhoe in Fällen von kurzzeitigem Tropenaufenthalt, ferner die Malariaprophylaxe. Die 4. und letzte Form der Infektionsprophylaxe ist die *passive und aktive Immunisierung,* worüber im 2. Band ausführlich berichtet wird.

5.3.5 Prophylaxe körperlicher und seelischer Schäden

Haltungsschäden wird u. a. durch Sport, passendes Mobiliar (der Körpergröße angepaßte Stühle und Tische), Vermeidung einseitiger Belastung (Ranzen statt Tasche) und geeignetes Schuhwerk vorgebeugt. So ist es wichtig, beim Schuheinkauf die Besonderheiten des kindlichen Fußes zu berücksichtigen und dadurch sowie durch Anspornen zum Barfußlaufen z. B. auf Rasenflächen eine *Fehlentwicklung des Fußes* zu verhindern.

Gestillte Kinder haben einen besseren Start als künstlich ernährte Säuglinge, Muttermilch schützt z. B. weitgehend vor Darminfektionen. Fehler bei der *Ernährung* müssen vermieden werden – es gibt viele ernährungsbedingte Erkrankungen. Der raffinierte Zucker und das weiße Mehl sollten nur in geringer Menge in der Nahrung enthalten sein. Vorrang sollten ballaststoffhaltige Nahrungsmittel haben (Getreide und Getreideprodukte aus Vollkorn wie Vollkornbrot und Frischkornmüsli, Gemüse, Obst, Salate), sie gehören ebenso zur Vollwerternährung wie Milch, Milchprodukte, neben Butter auch Margarine und Öl, Eier, Fisch und Fleisch. Fleisch wird oft in zu großer Menge konsumiert. Eine rein vegetarische Ernährung ohne Fisch, Milch, Eier etc., wie sie die zum Glück nicht sehr zahlreichen Veganer propagieren, ist für Kinder von Nachteil. Es gibt genug Beispiele dafür, daß unter solchen Umständen Mangelerscheinungen auftreten (Eisenmangel durch Verzicht auf Fleisch, Calciummangel bei milchfreier Ernährung, ausgeprägter Jodmangel durch bestimmte Kohlsorten, Vitamin-B_{12}-Mangel, wenn weder Fleisch noch Sauerkraut etc., s. S. 302, verzehrt wird); selbst schwere, teils bleibende neurologische Schädigungen sind vorgekommen. Gefährdet sind auch vollgestillte Kinder von Veganer-Müttern. Die Speisen sollten nicht zuviel Salz enthalten und nicht zu süß sein. Zu reichliche Kalorienzufuhr ist zu vermeiden! Die Kinder müssen nicht nur über die Verhütung von AIDS aufgeklärt werden, sondern sie müssen auch die Gefahren des Rauchens, des Alkohols und des Drogenmißbrauchs kennen.

Besonders für ältere Kleinkinder und junge Schulkinder gilt, daß sie viel zu ausgiebig vorm Fernsehschirm sitzen, statt ihre eigene Phantasie anzuregen. Es sollte generell bei allen Kindern darauf geachtet werden, daß das Programm ihrem Alter angepaßt ist. Mit großer Sorge wird beobachtet, wie Verrohung und Verherrlichung von Gewalt im Fernsehen das Denken und Handeln der Kinder beeinflußt. Die Massenmedien üben einen abstumpfenden Effekt aus, der Kriminalität wird Vorschub geleistet.

Überhaupt darf die präventive Pädiatrie sich nicht darauf beschränken, körperlichen Mängeln vorzubeugen, auch geistige oder psychische Schäden gilt es zu verhüten. Hierher gehört die Betreuung und Überwachung der sog. *Risikokinder* (Kinder, die eine schwere Geburt durchgemacht haben, Frühgeborene u. a.); auch jenseits der Neugeburtsperiode sind häufige Untersuchungen erforderlich, um entsprechende Störungen rechtzeitig aufdecken und behandeln zu können.

Erschütternde Beispiele dafür, daß Kinder gleichzeitig Schaden an Leib und Seele nehmen, sind Mißhandlungen, Vernachlässigung und sexueller Mißbrauch. Darauf soll wegen der – auch zahlenmäßig – großen Bedeutung noch näher eingegangen werden.

6 Kindesmißhandlung und Vernachlässigung

Von *Kindesmißhandlung* spricht man dann, wenn Gewalttätigkeiten von Eltern oder anderen Bezugspersonen im Rahmen der Erziehung zu Verletzungen des Kindes geführt haben – diese können auch durch Unterlassen der Hilfe auftreten. Etwas Derartiges wird in allen Gesellschaftsschichten beobachtet, nicht nur bei Unterprivilegierten. Beim Kind sehen wir an der Haut Hämatome, Striemen, Narben (z. B. von ausgedrückten Zigaretten herrührend), halbmondförmige Bißspuren etc., ferner kommen Knochenbrüche, auch Schädelbrüche und – z. B. durch wildes Hinundherschütteln des Kindes – subdurale Hämatome vor. Die Züchtigungen sind teils so heftig, daß sie zum Tode führen.

Eine seltene Form der Kindesmißhandlung ist das *Münchhausen-Stellvertreter-Syndrom*[5]. Dabei erfinden die Eltern bei ihren Kindern Symptome (z. B. Blut im Stuhl des „Patienten", das aber in Wirklichkeit z. B. von der Mutter stammt und von ihr künstlich dem Stuhl zugesetzt worden ist), die stationäre Aufenthalte, teils schmerzhafte Untersuchungen, ja sogar unnötige Operationen nach sich ziehen.

Von den Erziehungspraktiken der Mißhandlung ist eine andere Form erzieherischen Fehlverhaltens abzugrenzen, nämlich die *Vernachlässigung*. Dabei werden 2 Gruppen unterschieden: eine körperliche Vernachlässigung (mangelhafte Ernährung, unzulängliche Bekleidung und andere Defizite bei der Versorgung des Kindes) und eine emotionale Vernachlässigung (Liebesentzug als Element der Erziehung, fehlende Zuwendung, Wärme und Geborgenheit). Beide Arten der Vernachlässigung führen zu Gedeihstörungen sowie Entwicklungshemmungen und schließlich zu psychosozialem Minderwuchs („maternale" – also mütterliche – Deprivation), wie er auch in Form des psychischen Hospitalismus bei Heimkindern (Deprivationssyndrom) vorkommt.

Es ist festgestellt worden, daß Mißhandlungen und Vernachlässigungen bei Problemkindern häufiger sind (ungewollte Kinder, Frühgeborene, die lange von ihren Eltern getrennt waren, Kinder mit Behinderungen etc.). Die polizeiliche Kriminalstatistik des Jahres 1978 (Tab. 13.10) gibt nur eine gewisse Vorstellung über die Häufigkeit; das ganze Ausmaß der Kindesmißhandlung und Vernachlässigung kann wegen der großen Dunkelziffer nur erahnt werden: Angaben von 1 auf 1000 Einwohner oder 1 von 100 Kindern sind grobe Schätzungen. Eine niederländische Untersuchung ergab, daß bei 0,5% der mißhandelten Kinder die Körperverletzung zum Tode führte. Auf keinen Fall handelt es sich um eine Randerscheinung. Berücksichtigt man die vielen unentdeckten Straftaten, so wird klar, daß eine große Zahl von Kindern in ihrem Elend allein gelassen wird und keine Hilfe erfährt.

Bei der Behandlung steht natürlich das Kind im Vordergrund, doch muß die ganze Familie, einschließlich des Täters einbezogen werden. Nicht die Bestrafung hat Vorrang, sondern eine umfassende Hilfe. Beratungsgespräche werden geführt mit Sozialarbeitern vom Jugendamt o. ä. Institutionen. Eine wichtige Rolle fällt dabei dem psychotherapeutisch weitergebildeten Kinderarzt oder dem Kinder- und Jugendpsychiater zu sowie Psychologen und Psychotherapeuten. Es werden Einzeltherapien angeboten (z. B. Spieltherapie) und Gruppentherapie (z. B. Familientherapie). Familienhelfer und Laienhelfer haben hier wich-

Tabelle 13.10 Gewalt an Kindern und Jugendlichen bis unter 18 Jahren (Mißhandlungen, Vernachlässigung, Sexualdelikte), Polizeiliche Kriminalstatistik 1978, Bundesrepublik Deutschland.

	Straftaten vollendet	versucht	insgesamt
Mord	97	50	147
Körperverletzung mit tödlichem Ausgang	23		23
Vergewaltigung	1 003	835	1 838
Sexuelle Nötigung	796	256	1 052
Sexueller Mißbrauch von Kindern	13 913	1 480	15 393
Gefährliche und schwere Körperverletzung	8 372	353	8 725
Mißhandlung von Schutzbefohlenen	1 533		1 553
Vernachlässigung	1 203		1 203
Geiselnahme	10	2	12
insgesamt	26 950	2 976	29 926

[5] Beim eigentlichen *Münchhausen-Syndrom* simuliert der Patient selbst nicht existente Krankheitszeichen und erreicht so eine stationäre Aufnahme.

tige Aufgaben. Viele Kinder möchten trotz ihrer leidvollen Erfahrungen in der Familie bleiben und haben enge Bindungen an die Eltern („lieber schlechte Eltern als gar keine“). Teils ist aber im Interesse des Kindes eine Herausnahme aus der Familie unvermeidlich, wie es auch Situationen gibt, wo die Mutter mit ihren Kindern Zuflucht in einem *Frauenhaus* sucht – denn oft genug werden nicht nur die Kinder, sondern auch deren Mütter vom Ehemann bzw. Partner mißhandelt.

An dieser Stelle sei darauf hingewiesen, daß eine völlige Gewaltlosigkeit in der Erziehung zwar als ideales Ziel anzustreben ist, praktisch jedoch kaum verwirklicht werden kann. Die Ablehnung von Prügel und Repressalien, die das Selbstwertgefühl eines jungen Menschen verletzen können, ist nicht gleichbedeutend mit dem Verzicht auf jedwede Erziehung.

Abschließend sei eine ganz andere Art der Vernachlässigung erwähnt, deren Folgen einer Kindesmißhandlung sehr nahe kommen. Dies trifft z. B. zu, wenn Eltern wissentlich dadurch, daß sie das Rauchen nicht aufgeben, ihre asthmatischen Kinder in Gefahr bringen (in Raucherfamilien ist das kindliche Asthma doppelt so häufig wie in Familien, in denen nicht geraucht wird; Bronchitiden finden sich bei 12% der Kinder von Rauchern gegenüber 1% bei Kindern von Nichtrauchern). Ähnliches gilt, wenn bei dem Kind eines nicht zu belehrenden Impfgegners eine Masernenzephalitis, also eine schwere Masernkomplikation, eintritt, die durch eine rechtzeitige Masernimpfung hätte vermieden werden können. Wenn die Eltern – aus nicht nachvollziehbaren Gründen – zu den Fluoridgegnern gehören, sind die Kinder die Leidtragenden, indem sie eine ausgeprägtere Karies bekommen werden als unter regelmäßiger Fluorideinnahme. Ebenso unverzeihlich ist es, wenn die Eltern die übliche Vitamin-D-Prophylaxe ablehnen und dadurch riskieren, daß ihre Kinder an Rachitis erkranken. Die Entwicklung der Kinder wird erheblich beeinträchtigt, wenn ihnen ihre Eltern, die Veganer (S. 441) sind, diese insbesondere für Kinder ungeeignete Ernährung aufzwingen.

7 Sexueller Mißbrauch

Schon das Kleinkind wird dazu erzogen, nicht mit einem Fremden mitzugehen, auch dann nicht, wenn er Süßigkeiten verschenkt. Nützt die Weigerung des Kindes nichts, dann – das wird ihm mit Nachdruck eingeschärft – soll es wie am Spieße schreien.

So richtig diese Warnung vor dem „bösen fremden Mann“ auch ist, sie berücksichtigt nicht, daß die überwiegende Zahl sexueller Mißhandlungen von Kindern sich innerhalb der Familie abspielt, d. h. meist sind die Täter – in der Regel Männer – mit dem Kind verwandt oder ihm vertraut: Eltern oder andere Erzieher, Geschwister und weitere Familienmitglieder (Großvater, Stiefvater, Onkel etc.) sowie Bekannte (z. B. der Freund der Mutter). Die Palette reicht von sexuellen Berührungen bis zur Vergewaltigung, die unter Zwang und Erpressung stattfindet.

Kinder – und zwar überwiegend Mädchen – aller Altersgruppen sind betroffen, selbst Säuglinge. Besonders häufig handelt es sich um 7- bis 13jährige.

Wird das Kind akut nach einem sexuellen Mißbrauch einem Arzt vorgestellt, so sollte umgehend (innerhalb von 48 Stunden) versucht werden, Material für den Spermanachweis sicherzustellen und eine entsprechende Untersuchung auf lokale Verletzungen und Infektionen durchgeführt werden. Die einzuleitende Therapie hat insbesondere der psychischen Belastung des Kindes Rechnung zu tragen.

Relativ uncharakteristische Symptome wie plötzlich auftretende Lernstörung, psychosomatische Krankheitsbilder, Entwicklungsstörungen u. a. können durch derartige sexuelle Beziehungen ausgelöst werden, werden aber in Unkenntnis der Vorgeschichte falsch gedeutet. In aller Regel wird das Kind den sexuellen Mißbrauch nicht erwähnen. Es ist entweder unter Drohungen zum Schweigen verurteilt oder selbst daran interessiert, diesen Makel der Familie vor Fremden zu verheimlichen.

So ist es nicht verwunderlich, daß über die Häufigkeit nur spekuliert werden kann. Die Zahlen der Tabelle 13.10 sind erschreckend hoch: Sexueller Mißbrauch von Kindern macht in jener Statistik des Jahres 1978 über die Hälfte der rund 30000 Gewaltanwendungen aus. Die Dunkelziffer ist natürlich noch weit größer. Nach einer schwedischen Studie hatten 9% der jungen Frauen (und 3% der Männer) berichtet, als Kind sexuell mißbraucht worden zu sein. Noch höhere Zahlen wurden im Rahmen einer niederländischen Studie ermittelt: Fast jede 6. Frau gab an, vor ihrem 16. Geburtstag von einem Familienmitglied sexuell mißbraucht worden zu sein.

Wann immer der sexuelle Mißbrauch bekannt wird – es ist oft schwer, entsprechende Andeutungen und Signale der Opfer als solche zu erkennen – muß Hilfe angeboten werden. Einrichtungen, die Erfahrungen im Zusammenhang mit Kindesmißhandlungen gesammelt haben, kommen hierfür vorrangig in Frage.

8 Vergiftungen

Die Zahl derjenigen Stoffe, die zu Hause von Kindern im unbewachten Augenblick aufgenommen werden und zu Vergiftungserscheinungen, ja zum Tode führen können, ist riesengroß – sogar Gasvergiftungen kommen vor. Erstaunlicherweise werden von den Kindern selbst scheußlich schmeckende Substanzen von übelstem Geruch geschluckt. Am häufigsten sind es *Medikamente, Reinigungs-, Desinfektions-* und *Schädlingsbekämpfungsmittel, kosmetische Artikel, Tabakwaren, giftige Beeren und Blüten*. Gelangen *Säuren, Laugen* u. ä. in die Speiseröhre, so kann es zu gefährlichen Verätzungen kommen; die durch Essigessenz hervorgerufene Speiseröhrenverätzung war im norddeutschen Raum früher häufig, ihre Verhütung ist einfach: Hochprozentige Essigessenz sollte für Haushaltszwekke nicht mehr abgegeben werden, sie ist durch Obstessig oder Weinessig zu ersetzen. Sogar durch *Brunnenwasser* oder durch wieder aufgewärmten *Spinat,* der vorher viele Stunden außerhalb des Kühlschranks aufbewahrt worden ist, sind Vergiftungen (Nitritvergiftungen) ausgelöst worden.

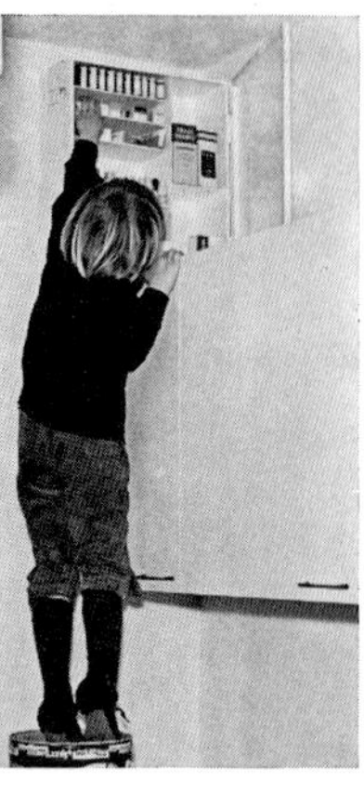

Abb. 13.3 Die Kletterkünste des Kleinkindes dürfen nicht unterschätzt werden; auch „ganz oben auf dem Schrank" deponierte Medikamente werden erreicht.

Es ist eine immer noch verbreitete Unsitte, giftige Stoffe in Apfelsaftflaschen u. a. aufzubewahren. Befinden sich die Gifte nicht in den Originalbehältern (mit Gefahrenzeichen, z. B. mit abgebildetem Totenkopf) und nicht an dem üblichen Platz, so besteht auch für ältere Kinder und Erwachsene größte Gefahr. Erhöhte Wachsamkeit ist dann geboten, wenn vorübergehend die gewohnte Ordnung aufgehoben ist, wie z. B. während eines Umzugs. Wird im Haushalt gerade mit Reinigungsmitteln oder sonstigen Chemikalien gearbeitet, so sind die Kinder in dieser Zeit ständig zu beaufsichtigen oder – noch besser – in einem anderen Raum unterzubringen. Unter normalen Umständen sind alle gefährlichen Stoffe so *unter festem Verschluß* zu halten, daß sie vor dem Zugriff der Kinder sicher sind. Als zusätzliche Vorsichtsmaßnahme seien *„kindergesicherte Verschlüsse"* genannt; sie haben sich z. B. bei der Vermeidung der sehr bedrohlichen Puderaspiration in die Lunge bewährt – übrigens, Puder hat jenseits des Neugeborenenalters in der Säuglings- und Kinderpflege nichts zu suchen.

Man sei sich darüber im klaren, daß ein noch so hoch gelegener Aufbewahrungsort, z. B. für Medikamente, von vielen Kindern mit Leichtigkeit erreicht wird (Abb. 13.3). Unverzeihlich ist es, nicht mehr benutzte Medikamente in den Abfalleimer zu werfen, sie müssen zum Apotheker gebracht werden. Ebenso gibt es auch Sammelstellen für gefährliche Chemikalien wie Farben, Lacke etc. und für alte Batterien (Sondermüll bzw. Sonderabfall) – übrigens, nicht selten werden kleine Knopfbatterien verschluckt, die teilweise aus Speiseröhre oder Magen endoskopisch entfernt werden müssen.

Die Mutter, die bei ihrem Kind eine Vergiftung feststellt oder vermutet, muß *sofort* den Arzt anrufen oder, falls eine Kinderklinik oder ein Krankenhaus mit einer Kinderabteilung in unmittelbarer Nähe ist – das Kind schleunigst dorthin bringen, wenn möglich, nach telefonischer Anmeldung. Falsch wäre es abzuwarten, bis Symptome auftreten. Bei Vergiftungen werden nicht selten im Haushalt auf eigene Faust von den Eltern die ungeeignetsten Maßnahmen ergriffen. Von den meisten Eltern ist auch gar nicht zu erwarten, daß sie über die entsprechenden Kenntnisse verfügen, wohl aber von den Ärzten und Helfern. Ist eine Krankenschwester am Unfallort zugegen, so kann sie durch ruhiges Auftreten, schnelles Handeln und klare Anweisungen viel Unheil verhüten. Folgende Regeln sind zu beachten.

1. *Weitere Gefahren* vom Kind abwenden (spezielle Maßnahmen bei krampfenden oder bewußtlosen Kindern; Entfernung der Kleider, falls diese mit gefährlichen, evtl. durch die Haut resorbierbaren Chemikalien verunreinigt sind; Gasvergiftete an die frische Luft bringen; Vorsicht vor weiteren Gasvergiftungen)!

2. Der Arzt oder die Klinik wird über die bevorstehende Einlieferung des Kindes unterrichtet, es werden *Anweisungen* entgegengenommen, und der Transport zur Klinik wird vorbereitet.

3. Es wird alles darangesetzt, das mutmaßliche *Gift* zu ermitteln; für die einzuleitende Behandlung ist dieser Punkt von entscheidender Bedeutung. Eventuell aufgefundene Tablettenreste und Arzneiflaschen sind mitzubringen.

4. Fehlt jeglicher Hinweis auf die Art der Vergiftung (keine Tablettenreste, keine Arzneiflaschen usw.), so sollte – falls vorhanden – Erbrochenes, Stuhl und Harn sichergestellt werden (als sog. „Asservate“). Die spätere Untersuchung der *Ausscheidungen* kann wichtige Aufschlüsse geben.

5. Viele Mütter meinen, *Milch* sei ein wirksames Mittel gegen Vergiftungen jeglicher Art. Es wäre aber völlig falsch, jedem Vergifteten Milch zu geben. Sie ist zwar bei Säure- und Laugenvergiftungen nützlich, bei fettlöslichen Giften verbessert sie jedoch die Löslichkeit und folglich auch die Resorption des Giftes beträchtlich.

6. Desgleichen muß davor gewarnt werden, bei jeder Vergiftung sofort ohne Überlegung *Erbrechen* auszulösen (oder den Magen zu spülen). Bei Vergiftungen durch Säuren, Laugen oder durch eine nicht zu große Menge Petroleum, ferner bei krampfenden oder krampfbereiten Strychninvergifteten Kindern sowie bei Bewußtlosigkeit und in einigen anderen Situationen ist es verboten, Erbrechen hervorzurufen.

Handelt es sich um Vergiftungen durch Medikamente, so sollte – von wenigen Ausnahmen abgesehen – das Erbrechen erzwungen werden, und zwar nach Möglichkeit schon vor Überführung zum Arzt.

Das Erbrechen ist teils auch dann noch sinnvoll, wenn die Vergiftung relativ spät erkannt wird und seit der Einnahme des Giftes einige Stunden vergangen sind. Meist genügt es, zum Auslösen des Brechreizes mit dem Finger oder Löffelstiel die Rachenhinterwand zu kitzeln, etwas größeren Kindern wird viel Wasser oder Saft zu trinken gegeben und auf die Weise versucht, Erbrechen herbeizuführen (evtl. ist gleichzeitig die Rachenhinterwand zu reizen). Ein wirksames Brechmittel ist Ipecac-Sirup (Radix Ipecacuanhae), von dem die Kinder in den ersten 2 Lebensjahren 10 ml und danach 20 ml erhalten. Anschließend muß das Kind sofort 100–200 ml Tee oder Saft trinken, da das Brechmittel nur bei vollem Magen wirkt.

Die früher empfohlene hochprozentige Kochsalzlösung darf als Brechmittel nicht mehr verwendet werden; es sind beim Ausbleiben des Erbrechens Todesfälle durch Salzvergiftung vorgekommen.

7. Der Transport hat zumindest bei benommenen und bewußtlosen Patienten wegen der Aspirationsgefahr in *stabiler Seitenlage* zu erfolgen.

In vielen Ländern existieren Giftinformationszentren, sog. *Giftnotrufzentralen,* die zu jeder Zeit (auch nachts) telefonisch genaue Auskunft über die Behandlung der Vergiftung erteilen. So gibt es z. B. in Berlin die Beratungsstelle für Vergiftungserscheinungen an der Universitäts-Kinderklinik, Kaiserin Auguste Victoria Haus, Tel. 030/3023022). Jede dieser Zentralen soll über eine möglichst vollständige, alphabetisch geordnete Kartei der im Haushalt vorhandenen Gifte verfügen. Die Karteikarten enthalten Angaben über die giftigen Bestandteile der einzelnen Chemikalien, geben eine Beschreibung des zu erwartenden Vergiftungsbildes, vor allem aber sind aus den Karten die Behandlungsrichtlinien abzulesen.

9 Unfälle

Unfälle – auch solche mit tödlichem Ausgang oder zurückbleibenden Dauerschäden (Lähmungen, entstellende Narben usw.) – sind im Kindesalter erschreckend häufig. Bedauerlicherweise hat ihre Zahl in der letzten Zeit noch zugenommen. Es sterben jetzt mehr Kinder an den Folgen eines Unfalls als an allen Infektionskrankheiten zusammen. Es ist wichtig, sich zu vergegenwärtigen, daß der weitaus größte Teil der Unglücksfälle hätte vermieden werden können. Häufig müssen sich die Eltern den Vorwurf machen, daß sie die Hauptschuld an dem Unfall ihres eigenen Kindes tragen. Nicht nur die Vernachlässigung der Aufsichtspflicht, Unachtsamkeit und Unwissenheit der Erwachsenen sind für eine große Zahl von Unfällen verantwortlich, sondern teils sind auch die ungenügende Erziehung und mangelnde Aufklärung der etwas älteren Kleinkinder schuld daran. Viele Unfälle ereignen sich jedoch bei Kindern, die noch zu jung sind, als daß sie die drohende Gefahr erkennen oder abwenden könnten. Am meisten sind Kinder von 1–4 Jahren betroffen, die Knaben häufiger als die Mädchen.

In manchen Situationen ist zum Abwenden einer akuten Gefahr ein energisches Wort notwendig, falls zum eigenen Handeln keine Zeit mehr bleibt; man bedenke aber, daß beruhigende, ablenkende Worte mitunter mehr vermögen als eine Kommandostimme und laute Verbote.

Um eine wirkliche Prophylaxe betreiben zu können, müssen wir die Gefahren kennen, vor denen wir die Kinder zu bewahren haben. Von den mannigfaltigen Unfallursachen und von der Unfallverhütung – sie wird ausführlicher im nächsten Kapitel besprochen – wird jetzt die Rede sein.

9.1 Verbrühungen und Verbrennungen

Verbrühungen durch Hineinfallen in eine Wanne voll heißen Wassers, durch Herunterreißen einer Kanne heißen Kaffees u. a. gehören mit zu den übelsten und gefährlichsten Unfällen im Kindesalter. Auch Verbrühungen der Mundschleimhaut beim Versuch, aus der Tülle einer mit heißer Flüssigkeit gefüllten Kanne zu trinken, sind nicht selten. Man mache es sich zur Regel, Gefäße mit heißer Flüssigkeit auf die hinteren Platten des Herdes bzw. in die Mitte des Tisches zu stellen. Am Tisch befestigte Wachstuchdecken sind günstiger als lang herunterhängende Tischtücher, an denen das Kleinkind nur allzugern zieht. Flaschennahrungen sollten nicht im Mikrowellenherd erwärmt werden, denn Teile der Flüssigkeit können extrem heiß sein, und es kann folglich zu Verbrühungen der Mundschleimhaut kommen; auch kann die Flasche beim Schütteln bersten, wenn das Lösungsmittel heißer ist als der Rest. Aus naheliegenden Gründen ist die Küche ein ungeeigneter Aufenthaltsort für Kleinkinder; durch kochende Flüssigkeiten, heiße Herdplatten, durch das Herdfeuer usw. drohen dem Kinde vielfache Gefahren. Streichhölzer gehören nicht in die Hand von Kleinkindern. Schwere *Verbrennungen* sind durch zu nahes Herantreten an den geöffneten Ofen oder an offenes Feuer (z. B. Grill) entstanden. Kleidung, die synthetische Fasern enthält, ist besonders gefährlich, wenn sie Feuer fängt; die synthetischen Fasern brennen sich nämlich in die Haut ein und verursachen schwere Wunden (s. auch S. 458). Mit brennender Kleidung darf der Verunglückte nicht laufen. Er muß sich statt dessen auf der Erde wälzen, um zu versuchen, die Flammen zu ersticken. Es genügt aber nicht, die Flammen zu löschen. Darüber hinaus ist eine aktive Kühlung der befallenen Körperregionen vonnöten. Sie kann die Schädigung tieferer Gewebsbezirke noch verhindern. Dabei muß schnell gehandelt werden. Man kann z. B. die verbrannte oder verbrühte Extremität, ohne die Kleider zu entfernen, in kaltes Wasser eintauchen, unter den geöffneten Kaltwasserhahn halten oder notfalls auch kalt abbrausen (die kalte Brause kann statt dessen zwischen Kleider und befallene Haut gesteckt werden). Erst jetzt hat man Zeit, die Kleider abzulegen, ebenso Schuhe und Armreifen – nach Einsetzen der Schwellung macht die Entfernung der Schuhe und des Schmucks Schwierigkeiten. Nur dann, wenn kaltes Wasser nicht sofort zur Verfügung steht, müssen die Kleider unverzüglich entfernt werden, sonst würden sie die Abkühlung vereiteln. Die Kühlung durch das Wasser ist auch bei 5- bis 10minütiger Verzögerung noch sinnvoll. Folgendes ist zu beachten.

Das Kind wird 10–15 Min. lang dem kalten Wasser ausgesetzt bzw. so lange, bis die Schmerzen nachlassen. Eine zu starke Auskühlung muß aber vermieden werden. Man kann die Kaltwasserbehandlung durch Auflegen naßkalter Kompressen fortsetzen.

Lebensgefährliche Unfälle ereignen sich durch Berührung mit dem elektrischen Strom *(elektrische Unfälle,* S. 55). Die elektrischen Einrichtungen müssen sich in einwandfreiem Zustand befinden. Leere Lampenfassungen sind eine große Gefahr, sie müssen durch Glühbirnen abgesichert werden. Für nicht benutzte Steckdosen gibt es kindersichere Spezialverschlüsse („Steckdosenschutz", über Schukosteckdosen s. S. 55). Die Stecker sollten nach Möglichkeit durch schwere Möbel verdeckt sein und auf die Weise aus dem Blickfeld und der Reichweite der Kinder verschwinden. Die Verletzungen durch den *Blitz* haben Ähnlichkeit mit denen durch elektrische Unfälle. Während eines Gewitters ist der Aufenthalt im Freien, besonders im Wasser und unter Bäumen gefährlich. In dieser Zeit sollte man in Häusern Schutz suchen, um einem Blitzschlag (d. h. einer Verletzung durch den Blitz) vorzubeugen.

9.2 Ersticken und Ertrinken

Die Erstickungsgefahr darf nicht unterschätzt werden. So sind z. B. Bänder, an denen Spielzeug befestigt ist, nicht ungefährlich; falls sich der Säugling bereits aufsetzen kann, dürfen diese Bänder nur an einer Seite des Bettchens oder Kinderwagens befestigt sein, niemals aber waagerecht gespannt werden, andernfalls könnte es zur *Strangulation* kommen, sobald das Kind nach vorn überkippt. Auch an falsch befestigten Gurten von Strampeldecken kann sich das Kind erhängen. Über den Kopf gestülpte *Plastiktüten* können schon nach wenigen Minuten zum Tode führen. Manche Kinder sind beim Versteckspielen in leeren, ausrangierten *Kühlschränken* erstickt. Die Kühlschränke besitzen deshalb jetzt Türen mit Magnetverschluß, der das Öffnen von innen wie von außen ermöglicht. Aus dem gleichen Grunde werden die Türen von *Tiefkühltruhen* lediglich durch Federdruck verschlossen, der auch von innen zu überwinden ist. Auch der *Ertrinkungstod* ist ein Tod durch Ersticken. Es bedarf wohl keiner besonderen Erwähnung, daß Säuglinge und Kleinkinder beim Baden in der Wanne niemals unbeaufsichtigt sein dürfen. Zu leicht könenn sie ausrutschen und innerhalb kürzester Zeit ertrinken. Ohne Aufsicht in unmittelbarer Nähe eines Gewässers zu spielen, darf nur den Kindern erlaubt werden, die schwimmen können. Um dem Tod durch Ertrinken vorzubeugen, müssen alle Kinder möglichst früh *schwimmen* lernen. Erfreulicherweise sind schon manche Kleinkinder Freischwimmer.

9.3 Verkehrsunfälle

Die häufigsten Unfälle sind die Verkehrsunfälle. Es sollte eine Selbstverständlichkeit sein, daß kleine Kinder nur unter Aufsicht die Straße überqueren dürfen. Im Auto mitfahrende Kleinkinder und junge Schulkinder müssen auf dem Rücksitz Platz nehmen. Bei viertürigen Personenwagen sind die Hintertüren zu verriegeln. Die Fenster dürfen nur einen Spalt weit geöffnet sein. Sicherheitsgurte sind natürlich der Größe des Kindes anzupassen. Entsprechende Halteeinrichtungen gibt es auch für Säuglinge. Scharfe und sperrige Gegenstände gehören in den abgetrennten Kofferraum.

Eine ausreichende Zahl von Kinderspielplätzen würde die Verkehrsunfallrate bei Kindern verringern.

9.4 Verletzungen außerhalb des Straßenverkehrs

Auch fernab vom Verkehr ereignen sich Unfälle, die teils schwere Verletzungen zur Folge haben, so z. B. der *Sturz aus dem Bett.*

Bevor man sich vom Säugling abwendet, überzeuge man sich davon, daß die Seitenwände des Bettes hochgestellt sind.

Eines sei besonders betont:

Es darf einfach nicht vorkommen, daß Säuglinge *vom Wickeltisch* fallen. Dieser Unfall kann leicht vermieden werden, wenn man jederzeit auf ruckartige Bewegungen des Kindes gefaßt ist und sich mindestens eine Hand der Pflegerin in unmittelbarer Nähe des Kindes befindet.

Unverzeihlich wäre es, beim Läuten des Telefons u. ä. fortzulaufen und den Säugling ohne Aufsicht auf dem Wickeltisch liegenzulassen. Es gibt nicht wenige Mütter, die auf diese Weise ihre Kinder leichtsinnig unnötigen Gefahren aussetzen. Und dabei ist es so einfach, derartige Stürze zu verhüten: Man läßt das Telefon klingeln oder nimmt das Kind mit zum Apparat, man legt es zurück ins Bettchen oder zur Not auch auf den Fußboden.

Schon früh müssen die Kinder dazu erzogen werden, die Fensterbank nicht als Spielzeug zu benutzen. Es empfiehlt sich, das Kinderzimmerfenster zu verriegeln oder – noch besser – durch ein Gitter zu schützen. Viele Unfälle ereignen sich beim *Klettern,* doch wäre es falsch, den natürlichen Bewegungsdrang der Kinder zu sehr einzuschränken. Er vermittelt ihnen Geschicklichkeit und Muskelkraft. Die ersten gefährlicheren Kletterversuche dürfen nur unter Aufsicht Erwachsener erlaubt werden. Die Kinderstühle sollten so konstruiert sein, daß sie möglichst sicher stehen und nicht gleich bei jeder Kletterei umkippen. Gefährliche Treppenstürze werden bei Säuglingen im *„Gehfrei"* gesehen, ein auch unabhängig davon ungeeignetes Utensil, das weder eine physiologische Verlagerung des Körpergewichts auf die Beine erlaubt noch den Gleichgewichtssinn trainiert und auch deshalb zum Laufenlernen unbrauchbar ist.

Werden die Ferien in ungewohnter Umgebung verbracht, so drohen weitere Gefahren. Nicht selten verunglücken Stadtkinder auf dem Lande durch ihre große Vertrauensseligkeit zu Hunden, Pferden, Kühen usw. Die Kinder müssen in respektvoller Entfernung von laufenden landwirtschaftlichen Maschinen gehalten werden.

„Messer, Gabel, Schere, Licht dürfen kleine Kinder nicht!" Wir alle haben diesen Spruch als Kinder gehört, spätestens im Anschluß an die erste Verletzung. Die Liste derjenigen Gegenstände, an denen sich Kinder verletzten können, ist beliebig zu erweitern. Eine große Gefahr bedeutet z. B. das Herumlaufen mit spitzen Gegenständen im Mund (Bleistift, Lollipop u. a.); beim Hinfallen kann es zu tödlichen Verletzungen kommen.

Es gibt recht gefährliches *Spielzeug;* die Auswahl der Spielsachen hat mit Sorgfalt und Überlegung zu erfolgen. Das Kinderspielzeug darf keine scharfen Kanten aufweisen und muß möglichst unzerbrechlich sein; dann ist die Verletzungsgefahr am geringsten. Leicht brennbares Material ist ebenso ungeeignet wie ein Anstrich mit Bleifarben (Zinnfiguren enthalten übrigens bis zu 60% Blei!). Brauchbar sind dagegen Spielwaren mit dem Hinweis „unter Verwendung von Lebensmittel-/Kosmetikfarbstoffen hergestellt". Fingerfarben mit dem Vermerk „entspricht der freiwilligen Vereinbarung über Fingermalfarben von 1987" sind unbedenklich. Abwaschbare Spielsachen sind zu bevorzugen.

Weiterhin ist zu beachten, daß die Spielsachen oder einzelne Teile davon nicht so klein sein dürfen, daß sie verschluckt oder eingeatmet werden können: Gefährliche Verletzungen des Darmtraktes können nach dem Verschlucken von Plastikmaterial auftreten, das unter der Einwirkung des Dünndarmsaftes gehärtet wird und scharfe Kanten bekommt; bedrohliche Erstikkungsanfälle können nach dem Eindringen von Fremdkörpern wie Teddybäraugen u. a. in die Luftwege eintreten. (Am häufigsten ist allerdings die Aspiration, also das Einatmen von Erdnüssen, die Säuglingen und jungen Kleinkindern nicht gegeben werden dürfen; die Ermahnung „mit vollem Munde spricht man nicht" kommt oft zu spät!)

9.5 Unfälle in der Klinik

Auch der Klinikbetrieb kann Gefahren mit sich bringen, über die man unterrichtet sein muß, um sie abwenden zu können. Als Beispiele seien genannt: Verbrennungen durch zu heiße *Wärmflaschen,* Erblindung durch zu hohe *Sauerstoffkonzentration* im Inkubator, Geschwürsbildungen durch zu langes Liegenbleiben der *Magen- oder Duodenalsonde,* Schäden durch Verwechslung von *Medikamenten* und Lähmungen des Ischiasnervs durch *falsche Injektionstechnik.* Bei stark ausgetrockneten Säuglingen können bariumhaltige *Kontrastmittel* im Darm durch Wasserentzug so sehr eingedickt werden, daß sich ein Darmverschluß einstellt. Bei Kindern mit chronischer Verstopfung ist die Verwendung größerer Mengen Leitungswasser für *Einläufe* besonders gefährlich; die erweiterten Darmschlingen können riesige Wassermengen aufnehmen, und mitunter wird dann so viel Wasser – in dem kaum Salze enthalten sind – resorbiert, daß es zur Wasservergiftung des Organismus kommt. Bei Verwendung einer 0,9%igen Kochsalzlösung bzw. durch entsprechenden Salzzusatz zum Leitungswasser ist dies zu vermeiden.

Auch das Personal ist vielfältigen Gefahren ausgesetzt, diese reichen von Infektionen z. B. mit Hepatitis-B-Virus über Schädigungen durch falschen Umgang mit Zytostatika und anderen gefährlichen Medikamenten bis zu Beeinträchtigungen durch ionisierende Strahlen. Über Arbeitsschutzmaßnahmen s. S. 449.

Es sollte gezeigt werden, daß die Sozialpädiatrie eine wichtige und dankbare Aufgabe der Pädiatrie ist. Auf dem Feld der Prävention hat die Kinderheilkunde hervorragende Erfolge erzielt.

Weiterführende Literatur

Eyferth, H., Otto, H.-U., Thiersch, H. (Hrsg.): Handbuch zur Sozialarbeit/Sozialpädagogik. Luchterhand, Neuwied und Darmstadt 1987

Gedicke, K.: Sozialhygiene (4 Taschenbücher). Luchterhand, Neuwied 1972–1975

Maneke, M.: Sozialpädiatrie. Urban & Schwarzenberg, München 1979

14. Teil: **Unfallverhütung**

Roland Gädeke

Die Unfallverhütung spielt im Beruf der Kinderkrankenschwester in mehrfacher Hinsicht eine wichtige Rolle. Die Schwester muß:

1. die Unfallsicherheit ihres Arbeitsbereiches im Krankenhaus oder im Wohnbereich des zu pflegenden Kindes sowohl
- zum Schutz des Kindes als auch
- zum Schutz des im Arbeitsbereich tätigen Personales und der Besucher und
- zu ihrem eigenen Schutz

unter Kontrolle halten.

Sie muß überdies zur Sicherung des unerfahrenen Kindes sowie zu seiner Erziehung zur Unfallverhütung beitragen.

Darüber hinaus sollte sie unter besonderen Voraussetzungen (nach Ausbildung zur „Rettungsassistentin", gem. Rettungsassistentengesetz v. 10.7.89, BGBl. Teil I, S. 1384 u. ff.) in Notfällen Mängel bei Vorkehrungen zur Unfallverhütung erkennen können; hierdurch können lebensrettende Maßnahmen gestützt werden.

Zu unterscheiden sind somit:

- die Gesichtspunkte des Arbeitsschutzes im Sinne einer Vermeidung oder Beseitigung von Unfallgefahren am Arbeitsplatz und
- der Schutz des zur Pflege anvertrauten Kindes vor Unfallgefährdung sowie
- die Erziehung des Kindes, Unfallgefahren zu erkennen und zu bewältigen.

1 Unfallverhütung als Arbeitsschutz

Sicherheit am Arbeitsplatz und Sicherung des Kindes sind im Beruf der Kinderkrankenschwester häufig miteinander eng verbunden. Ein Gefahrenrisiko in dem Ablauf der Arbeit gilt nicht nur für die Schwester selbst, sondern erstreckt sich häufig auch auf das Kind.

Durch neuerdings vermehrte Einbeziehung der Eltern in Pflegebereiche des Kinderkrankenhauses weiten sich die Unfallrisiken für das Kind aus, z. B.:

- bei Mitaufnahme eines Elternteiles in das Krankenhaus bzw. im sog. „Rooming in" der Wöchnerinnenpflege
- sowie im Falle der Mithilfe eines Elternteiles in der Tagespflege.

Auch in solchen Fällen ist das Krankenhaus bzw. dessen Personal auf Grund des abgeschlossenen Pflegevertrages für eventuelle Unfallschäden infolge Fehlverhaltens der Eltern haftpflichtig.

Eine Entlassung aus dieser Haftpflicht ist dann möglich, wenn die „Erfüllungsgehilfen" des Pflegevertrages (z. B. die Schwester) ihre Sorgfaltspflicht durch Unterweisung der Eltern nachweislich erfüllt haben. Hierzu gehören gründliche und verständliche Erläuterungen über Maßnahmen zur Unfallverhütung (z. B.: Wie wird ein Gitterbett ordnungsgemäß gesichert? Warum droht beim Füttern nach Gabe von Beruhigungsmitteln oder bei Verminderungen des Bewußtseins Aspirationsgefahr? Wie hoch ist die Heißwassertemperatur des Waschbeckens im Pflegeraum? u. ä.).

Die Erfüllung dieser Sorgfaltspflicht des Pflegepersonales muß in jedem Schadensfall bewiesen werden; eine grundsätzliche Entlastung von dieser Pflicht ist nach geltendem Recht nicht möglich. Gesetzliche Grundlagen für den Arbeitsschutz im Sinne einer Unfallverhütung beziehen aber auch mit ein, daß Kinder und Jugendliche durch ihre eigenen Tätigkeiten geschädigt werden können. Dies ist sogar besonders zu befürchten, da Unfallgefahren, welche vielen Vorgängen in der Arbeitswelt innewohnen, von Kindern und

Jugendlichen nicht oder nur unzulänglich erkannt oder abgewehrt werden.

Aus diesen Einsichten wurde bereits 1839 das „Preußische Regulativ über die Beschäftigung jugendlicher Arbeiter in Fabriken" verordnet. Es verbot die Beschäftigung von Kindern unter 9 Jahren und setzte die Höchstarbeitszeit für Jugendliche bis zum 16. Lebensjahr von täglich 10 Stunden fest.

Das derzeit gültige „Gesetz zum Schutze der arbeitenden Jugend" (Jugendarbeitsschutzgesetz) vom 9. 8. 1960 grenzt die Arbeitszeiten und vor allem auch die Beschäftigungsbereiche für Kinder und Jugendliche sehr viel enger ein. Insbesondere sind Arbeiten, „die mit Gefahren für Leben, Gesundheit oder Sittlichkeit verbunden sind", ferner Akkord- oder Fließbandarbeiten u. a. m. für Kinder und Jugendliche (Personen unter 18 Jahren) verboten.

Für die Berufstätigkeit der Kinderkrankenschwester sind folgende Gesetzwerke des Arbeitsschutzes im Hinblick auf eine Unfallverhütung von historischer oder aktueller Bedeutung:

1867 wurde mit der 1. Gewerbeverordnung eine spätere reichsrechtliche Regelung angestrebt.

1871 wurde das „Reichshaftpflichtgesetz" erlassen, welches die Unternehmer verpflichtete, den Arbeitnehmer zu entschädigen, wenn der Unternehmer oder sein Beauftragter vorsätzlich oder fahrlässig durch Einrichtungen seines Unternehmens einen Unfall verursacht hatte.

1884 wurde das Unfallversicherungsgesetz und

1889 das Gesetz „betreffend die Invaliditäts- und Altersversicherung der Arbeiter" erlassen.

Verbunden mit dem bereits seit 1883 gültigen Gesetz „betreffend die Krankenversicherung der Arbeiter" war eine Basis für die soziale Sicherung von Arbeitnehmern geschaffen worden. Diese 3 Gesetze wurden 1911 in der *Reichsversicherungsordnung* (RVO) zusammengefaßt.

Weitere gesetzliche Grundlagen des Arbeitsschutzes im Sinne eines Unfallschutzes sind sowohl im bürgerlichen Recht als auch in der Gewerbeordnung niedergelegt.

Die Anweisungen für Berufs-Unfallverhütung sind für die einzelnen Bundesländer in der Unfallverhütungsvorschrift der gesetzlichen Unfallversicherung („GUV") kodifiziert (derzeit gültige Fassungen von 1984/85).

Die §§ 618 und 619 des Bürgerlichen Gesetzbuches (BGB) verpflichten Arbeitgeber zu geeigneten Schutzmaßnahmen vor möglichen Betriebsunfällen. Solche Verpflichtungen können nicht im voraus durch Vertrag aufgehoben und beschränkt werden.

Die Gewerbeordnung (GewO) umreißt Maßnahmen zum Schutze von Leben und Gesundheit für Berufstätige in gewerblichen und nichtgewerblichen Berufseinrichtungen: hierin sind auch Einrichtungen des Gesundheitsdienstes der Gemeinden und des Staates einbezogen. Besonders sind hierbei jene Anlagen ins Auge gefaßt, bei denen mit Rücksicht auf ihre Gefährlichkeit eine besondere Überwachung angebracht ist. Nach § 24 GewO sind in Klinik- und Krankenhausbereichen unter anderem die elektrischen Anlagen in besonders gefährdeten Bereichen (z. B. Operationsräume mit Explosionsgefahren bei Ausströmen von brennbaren Narkosegasen und Sauerstoff, Druckbehälter, wie z. B. Hochdrucksterilisatoren und Dampfkesselanlagen; Personen- und Lastenaufzugsanlagen) besonderen ständigen bzw. periodisch wiederholten Überwachungsmaßnahmen unterworfen. Für Raumbereiche und Einrichtungen zur Lagerung, Abfüllung und Beförderung von brennbaren Substanzen (z. B. Apotheken und Laboratorien) gelten ebenfalls besondere Schutzkontrollen. Nach § 120a GewO verpflichtet sich der Unternehmer, Betriebseinrichtungen und Arbeitsverfahren durch Einsatz neuzeitlicher, sinnvoller und praktikabler technischer Hilfen möglichst gefahrensicher für Leben und Gesundheit des Arbeitnehmers zu gestalten.

Die Unfallverhütung in Großbetrieben – also auch in Krankenhäusern – muß sich überdies mit dem *Katastrophenschutz* befassen und die dann fälligen Maßnahmen vorausschauend einüben. Hierzu gehört die Erstellung einer den Verhältnissen angepaßten Brandschutzordnung. Sie soll einerseits sowohl Vorkehrungen zur Verhütung eines Brandes nennen und muß andererseits notwendige und leicht durchführbare Anweisungen für das Verhalten bei einem Brandausbruch geben.

Besondere Bedeutung kommt bei der Tätigkeit im Krankenhaus auch der „Rö-verordnung (8. 1. 1987) und der *Strahlenschutzverordnung* (13. 10. 1976) sowie einer ergänzenden Verordnung über Strahlenstoff-Beseitigung (Güterverkehrsverordnung, 1979)" zu. Hier sind die Maßnahmen beim Umgang mit radioaktiven Stoffen einschließlich der Festlegung höchstzulässiger Strahlenbelastungen für alle beruflich strahlenexponierten Personen festgelegt.

Das derzeit gültige *Unfallversicherungsgesetz* (3. Buch der Reichsversicherungsordnung in der Fassung von 1963) sieht als wesentliche Aufgaben

1. die Verhütung von Arbeitsunfällen und Berufskrankheiten;

2. Vorkehrungen für die Heilung, Wiederherstellung der Arbeitsfähigkeit und Hilfestellungen bei Verletzungsfolgen nach einem Arbeitsunfall oder einer Berufskrankheit;
3. Hilfestellung durch Berufshilfe bzw. durch Arbeits- und Berufsförderung, um einem durch seinen Beruf Gesundheitsgeschädigten einen neuen Arbeitsplatz zugänglich zu machen.
4. Finanzielle Unterstützung des Geschädigten, seiner Angehörigen oder Hinterbliebenen zum Ausgleich einer bleibenden Minderung der Erwerbsfähgikeit, jetzt Grad der Behinderung genannt, oder des berufsbedingten Todes.

Ausführungsorgane des Unfallversicherungsgesetzes sind die als öffentliche Körperschaften in Selbstverwaltung unter staatlicher Aufsicht tätigen „gesetzlichen Unfallversicherungsträger". Hierzu rechnen die Berufsgenossenschaften und Unfallversicherungsverbände (z. B. Gemeindeunfallversicherungsverband).

Versichert sind alle auf Grund eines Arbeits-, Dienst- oder Lehrverhältnisses Beschäftigten oder diejenigen, die vorübergehend wie ein solcher Beschäftigter tätig werden (z. B. freiwillige Helfer im Krankenhaus).

Durch die gesetzliche Unfallversicherung werden die Versicherungsnehmer gegen alle Unfallschäden im Zusammenhang mit ihrer beruflichen Tätigkeit – einschließlich der auf dem Weg zwischen Wohnung und beruflicher Tätigkeit erlittenen Schäden („Wegeunfall") – versichert. Als Arbeitsunfälle haben hierbei auch solche Erkrankungen zu gelten, die wahrscheinlich durch eine Gefährdung am Arbeitsplatz bedingt sind.

Infektionskrankheiten werden in diesem Zusammenhang nur bei Beschäftigten im Gesundheitsdienst und der Wohlfahrtspflege als Berufskrankheiten bewertet. Für die spezielle Anerkennung einer Infektionskrankheit als Berufskrankheit muß der Nachweis einer Ansteckung durch eine berufliche Gefährdung zumindest wahrscheinlich gemacht werden können (allgemeine Forderung hierzu: Nachgewiesene Infektionsquelle am Arbeitsplatz).

Ein vordringlicher Aufgabenbereich gesetzlicher Unfallversicherungsträger ist die Bereitstellung aller geeigneten Mittel zur Verhütung von Unfällen. Hierfür haben die Berufsgenossenschaften und andere Unfallversicherungs-Verbände geeignete Vorschriften erlassen, z. B. die „Unfallverhütungsvorschriften der Berufsgenossenschaften für Gesundheitsdienst und Wohlfahrtspflege (VBG)" bzw. der gesetzlichen Unfallversicherungen (GUV), u. a. über:

1. Einrichtungen, Anordnungen und Maßnahmen, welche die Unternehmer zur Verhütung von Arbeitsunfällen zu treffen verpflichtet sind;
2. Verhaltensanweisungen an die Versicherten zur Verhütung von Arbeitsunfällen;
3. ärztliche Erst- und Nachuntersuchungen, Führung einer *Gesundheitskartei,* vorsorgende Kontrollen bei Tätigkeiten, die mit überdurchschnittlich hoher Unfall- oder Gesundheitsgefahr für sie (z. B. Arbeit mit Tumorerzeugenden Arbeitsstoffen) oder für Dritte verbunden sind.

Die *Unfallverhütungsvorschriften* werden von Beschlußgruppen des gesetzlichen Versicherungsträgers erlassen. Die beschließende Versammlung (Vertreterversammlung und Vorstand) wird paritätisch aus Arbeitnehmern und Arbeitgebern der Mitgliedsbetriebe gebildet. Die Genehmigung muß durch den Bundesminister für Arbeits- und Sozialordnung erfolgen. Nach erfolgter Genehmigung sind die Unfallverhütungsvorschriften sowohl für den Arbeitgeber als auch für den Arbeitnehmer rechtsverbindlich.

Die Durchführungsanweisungen für die wichtigsten Unfallverhütungs-Vorschriften der gesetzlichen Unfallversicherung sind in den

a) „Allgemeinen Vorschriften (GUV 0.1)",
b) Vorschriften „Betriebsärzte, Sicherheitsingenieure u. a. Fachkräfte für Arbeitssicherheit (GUV 0.5)" und
c) Vorschriften der arbeitsmedizinischen Vorsorge (GUV 0.6)

zusammengefaßt.

Zur Überwachung der Sicherheitsvorschriften setzen die gesetzlichen Versicherungsträger „technische Aufsichtsbeamte" ein; sie haben in diesem Bereich außerdem eine beratende Funktion und ergänzen die Sicherheitsvorschriften auf den aktuellen Stand.

Unternehmer bzw. Arbeitgeber *(Mitglieder)* und auch Arbeitnehmer *(Versicherte)* müssen bei vorsätzlichen oder grob-fahrlässigen Verstößen gegen diese Vorschriften mit einer angemessenen Ordnungsstrafe belegt werden. In besonderen Fällen kann der Vorstand der Berufsgenossenschaft bei fahrlässigen Verstößen von der Festsetzung einer Ordnungsstrafe absehen.

Für die Durchführung vorgeschriebener Sicherheits- und Unfallverhütungsmaßnahmen hat der Unternehmer *Sicherheitsingenieure* und *Brand-*

schutzbeauftragte einzusetzen. Sie überwachen die Einhaltung der Unfallverhütungsvorschriften. Die Sicherheitsingenieure können in einzelnen Unterbereichen durch *Sicherheitsbeauftragte* unterstützt werden. Die Tätigkeit der Sicherheitsingenieure hebt die Verantwortlichkeit des Unternehmers jedoch nicht auf. Im Bereiche der klinischen Krankenversorgung ist es ratsam, Sicherheitsbeauftragte sowohl aus dem Personenkreis der Ärzte als auch aus dem Pflegepersonal heranzuziehen. Für die Instruktion der Fachkräfte für Arbeitssicherheit sind die gesetzlichen Unfallversicherungsträger, aber auch lokale berufliche Unterrichts- und Fortbildungsinstitutionen zuständig. Das Sachwissen soll auf Lehrgängen über Unfallverhütung bzw. auf Fortbildungsveranstaltungen mit gleicher Thematik vermittelt werden. Hierzu erforderliches Informationsmaterial ist in Unfallverhütungsvorschriften dokumentiert; diese werden von den Berufsgenossenschaften erlassen. Allgemeine Richtlinien sind hierbei durch Sondervorschriften (Richtlinien und Merkblätter) für spezielle unfallträchtige Funktionsbereiche ergänzt. Für die Arbeit im Krankenhaus gelten Sondervorschriften:

1. für die Behandlung, Pflege und sonstige Betreuung der Patienten,
2. für die Anwendung von Röntgenstrahlen in medizinischen Betrieben,
3. für die medizinische Anwendung radioaktiver Stoffe,
4. für die Arbeitssicherheit in Operationseinrichtungen,
5. für Desinfektions- und Sterilisationsarbeiten,
6. für medizinische Laboratoriumsarbeiten und
7. für Brandschutz.

Die gesetzlichen Unfallversicherungsträger stellen einschlägige Druckschriften kostenlos zur Verfügung.

Aus Erfahrungen der Arbeitspraxis ergeben sich einige **Schwerpunkte der Unfallgefährdung im Krankenhaus;** hieraus lassen sich oft schon einfache Schutzvorkehrungen treffen. Besondere Beachtung verdienen:

1. Bauelemente:
   a) ausreichende Breite und Höhe der Verkehrswege zum Transport behinderter bzw. bettlägeriger Patienten einschließlich der Türen und Aufzüge;
   b) lückenlose, blendfreie Raumausleuchtung aller Bereiche sowohl während der Tages- als auch während der Nachtzeit;
   c) Markierung und Stoßsicherung von Glasflächen in Verkehrsbereichen;
   d) rutschfeste Bodenbeläge, insbesondere auf Treppen. Während und unmittelbar nach Bodenpflege müssen in solchen Bereichen hinweisende Warnschilder aufgestellt werden;
   e) Sicherung von Elektroinstallationen vor Kinderhand einschließlich zugriffgesicherter Beleuchtungskörper in Kinderkrankenpflegeräumen;
   f) Sturzsicherung von Fenstern und Veranden in Kinderkrankenpflegebereichen;
   g) Einrichtung und Markierung von Fluchtwegen für Patienten und Personal bei Brand-, Explosions- oder Vergiftungsgefahr;
   h) Installation und Kennzeichnung von automatischen Brandmeldern;
   i) griffbereite Montierung von ausreichend vielen „Brandschutzhauben" (= Kopfgrößeunabhängige Brandgasmasken) auf Fluchtwegen (s. 7b).

2. Möblierung:
   a) Kinderbetten mit ausreichenden Aussteig- und Sturzsicherungen;
   b) Kanten- und Eckenabrundungen an Pflegemöbeln, insbesondere keine Aufstellung von scharfkantigen/-eckigen Möbelstücken und Pflegegeräten in unmittelbarer Nähe von Kinderbetten;
   c) Verschlußsicherung der Arzneimittel- und Chemikaliendepots, insbesondere starkwirkender, giftiger und suchterregender Substanzen, vor dem Zugriff Unbefugter.

3. Kleidung:
   a) Waschbare und desinfizierbare, glattflächig verarbeitete Oberbekleidung. Kurze oder halblange Ärmel vermindern ebenso wie enges Anliegen der übrigen Oberbekleidungsteile die Gefahr einer Verschleppung von Schmutz und infektiösem Material. Wo in medizinischen Arbeitsbereichen mit offener Flamme gearbeitet wird (z. B. Bunsenbrenner in Laboratorien), sind schwer entflammbare Oberbekleidungstextilien (z. B. PVC-haltige Mischfasertextilien) angebracht. Ausreichende Reservekleidungsstücke müssen jederzeit zum Wechsel verfügbar sein.
   b) Bereitsstellung von Kopfschutzhauben, Mund-/Nasenschutzmasken, evtl. Schuhüberzügen in Pflegebereichen mit erhöhter Gefahr einer Infektionsübertragung (z. B. Frühgeborenenstationen, Intensivpflegeeinheiten, Infektionsstationen, Operationsbereiche);
   c) bequeme Schuhe mit flachen Absätzen, griffigen rutschfesten Sohlen und Fersenkappen oder -riemen (keine Pantoletten!).

4. Desinfektionshilfen:
a) Trennung der Schmutzwäschedepots von den übrigen Funktions- bzw. Pflegeräumen und Transporteinrichtungen;
b) großzügige Installation von Waschbatterien; diese müssen stets mit Desinfektionsmittelspendern versehen sein. Der Verschmierung von Infektionen beim Händetrocknen muß durch geeignete Maßnahmen oder Einrichtungen entgegengewirkt werden (z. B. Einmalhandtücher).
c) Desinfektionseinrichtungen für medizinische Arbeitsgeräte (z. B. Sonden, Instrumente, Spritzen) und für Pflegegeräte (einschließlich Geschirr und Bestecke) in allen Arbeits- und Pflegebereichen mit erhöhter Gefahr einer Infektionsübertragung.
5. Umgang mit gasförmigen Substanzen in Pflegebereichen:
a) Strikte Vermeidung des Kontaktes von Ölen und Fetten mit Sauerstoff (z. B. an Gewinden von Sauerstoff-Druckflaschen oder Wandventilen) wegen hoher Gefahr explosionsartiger Selbstentzündung.

Merke: Nie ein Gewinde an O_2-Druckflasche oder Wandventil ölen!

b) Keine Flamme oder Glut (auch Elektroglühspirale) im Einströmbereich von Sauerstoff (z. B. Inkubator, O_2-Zelt u. ä.) dulden. Es besteht dann höchste Gefahr einer Textilienselbstentzündung.
c) Sorgfältige Fernhaltung von offener Flamme, Glut (z. B. Zigarette) oder Funken (z. B. elektrischer Funken an Unterbrecher-Kontakten oder defekten Elektrokabeln) aus dem Umfeld von Narkosegas-Sauerstoff-Gemischen wegen höchster Explosionsgefahr.
6. Laboreinrichtungen:
a) Verwendung „gestopfter" Pipetten oder „Pipettierballons" beim Absaugen von Untersuchungsmaterial zur Vermeidung der Übertragung infektiösen Materials oder Direkteinwirkung von giftigen, ätzenden oder sonstwie gesundheitsschädigenden Substanzen auf den Arbeitenden;
b) Verwendung von Digestorien und anderen Luftabsaugeinrichtungen sowie Gebrauch von Schutzbrillen und anderen Schutzgeräten (z. B. Handschuhen) bei der Arbeit mit giftigem, ätzendem oder hocherhitztem Material.
7. Brandschutz:
a) Freihaltung der Fluchtwege für Patienten und Personal bei Brand-, Explosions- oder Vergiftungsgefahr;
b) Bereitstellung von Brandgasmasken *(Brandschutzhauben)* mit Filtern für Blausäure, Salzsäuregas, Kohlenmonoxid für Personal und – in Pflegebereichen – auch für die Patienten;
c) sichtbare Anbringung von „Verhaltens-Anweisungen bei Bränden" in besonderen Gefahrenbereichen.

2 Unfallverhütung durch Sicherung und durch „Gefahrenerziehung" des Kindes

Maßnahmen zur Sicherung des Kindes vor Unfällen müssen von zwei Erkenntnissen ausgehen:

1. In der frühesten Lebenszeit ist das Kind nicht dazu fähig, Gefahren aus dem eigenen Handeln und aus Einwirkungen der Umwelt zu erkennen oder sie abzuwehren.

2. Sorgeberechtigte Erwachsene haben häufig sehr dürftige Kenntnisse über Eigenarten frühkindlicher Selbstgefährdungen, über Gefahrenquellen aus Pflegemaßnahmen am Kinde und über besonders zu beachtende, alterscharakteristische Verletzbarkeiten der Körpergewebe und -strukturen in der frühen Lebensperiode.

In der Vorbereitung auf den alltäglichen Umgang mit Säuglingen und Kleinkindern werden diese Erkenntnisse oft unzulänglich berücksichtigt.

In der Bundesrepublik Deutschland sind ca. 40% aller Todesfälle von Kindern unfallbedingt. Unfälle sind die häufigsten Todesursachen der Kinder.

Von den 100000 Kindern des 1. Lebensjahres sterben 15–20 an einem Unfall (der hier noch häufigere „plötzliche Kindstod" ausgeschlossen);

von 100000 Kindern des 2.–5. Lebensjahres sterben ca. 15,

von 100000 Kindern des 6.–10. Lebensjahres sterben ca. 10 und

von 100000 Kindern des 11.–15. Lebensjahres sterben ca. 8 an einem Unfall.

Die Lebensgefährdung durch Unfälle ist demnach bei dem Bevölkerungsanteil „Säuglinge" am höchsten. Sie wird lediglich in dieser Lebensperiode durch die zahlreichen zusätzlichen Todesursachen der frühesten Lebenszeit verschleiert. Mit fortschreitendem Kindesalter sinkt die absolute Unfallsterblichkeit zwar ab, tritt jedoch immer deutlicher in den Vordergrund, weil andersartige Todesursachen viel stärker abnehmen. Letzteres ist im wesentlichen auf Fortschritte medizinischer Vorsorgemaßnahmen und Behandlungsmöglichkeiten zurückzuführen; dies gilt vor allem für die großen Erfolge in der Beherrschung von Infektionskrankheiten. Im Gegensatz hierzu ist die Bedrohung des Kindes durch Unfälle nicht bewältigt worden. Daß sie in den ersten Lebensjahren – und damit in der Altersspanne einer überwiegenden Beschränkung des Lebensraumes auf „Haus und Heim" – sogar am größten ist, macht die Schuld und Verantwortung der Erwachsenen am Zustandekommen von Kinderunfällen besonders deutlich erkennbar.

Wenn falsche Verhaltensweisen oder Unterlassungen von Erwachsenen zu Kinderunfällen führen, dann liegen in der Mehrzahl der Fälle keine bewußten Fahrlässigkeiten oder Vernachlässigungen, sondern Unwissen bzw. mangelnde Schulung zugrunde. Bemühungen um eine Verhütung von Kinderunfällen müssen deshalb in erster Linie von einer Instruktion der Erwachsenen ausgehen. Von der Kinderkrankenschwester ist jedoch auf Grund ihrer Berufsausbildung und Tätigkeit zu erwarten, daß sie mit den unfallgefährdenden Verhaltenseigenarten des Kleinkindes vertraut ist und daß sie sich in den besonderen Gefahrenbereichen auskennt. Sie gilt daher für den Laien von vornherein als Sachkennerin und Beraterin. Zum Wohle des Kindes und ihres Berufsbildes muß sie diese Erwartungen erfüllen können. Unter den Bedingungen unserer Zivilisationsgesellschaft gelten für die Unfallgefährdung der Kinder und bei Berücksichtigung der Altersverteilung, der Schadensarten bzw. der Schadensentstehungsweisen und -orte sowie der Schweregrade der Körperschäden folgende **Leitsätze:**

1. Vom Säuglingsalter an bis in das frühe Schulalter sind Kinder besonders unfallgefährdet; das gilt sowohl für die tödlichen als auch für überlebte Unfälle. Ca. ⅔ aller Kinderunfälle werden in diesem Altersbereich erlitten. Der Häufigkeitsgipfel liegt in den ersten 3 Lebensjahren.

2. Säuglinge und Kleinkinder sind durch eine Vielfalt von Unfallursachen bedroht. Sie reichen von Sturz- und anderen Verletzungen über Vergiftungen, Hitzeschäden, Fremdkörperaspirationen, Ersticken und Ertrinken bis hin zu verkehrsbedingten Verletzungen. Etwa 85% aller Vergiftungen von Kindern ereignen sich bei 2- bis 5jährigen. Vom frühen Schulalter an engt sich das Ursachenspektrum immer mehr ein auf ein Überwiegen der inner- und außerhalb des Straßenverkehrs erlittenen Verletzungen durch Gewalteinwirkung.

3. Gemessen an dem Schweregrad bzw. an dem Anteil tödlicher Schäden einerseits und an der Häufigkeit andererseits stehen Hausunfälle und Verkehrsunfälle an der Spitze jeglicher Lebensbedrohungen der Kinder und Jugendlichen überhaupt.

4. Innerhalb des Hauses sind die Küche und die sanitären Räume (z. B. Bad) – einschließlich des Pflegeplatzes des Säuglings – die Orte häufigster und schwerster Kinderunfälle.

5. Die Nachmittagsstunden (16–19 Uhr) weisen in den tageszeitlichen Verteilungen bei allen Kinderunfällen hohe Häufigkeitsspitzen auf; hier weist sich ein Ermüdungseffekt sowohl der Kinder als auch ihrer Betreuer aus.

Pflegeverrichtungen bei Säuglingen und Kleinkindern sind durch einige charakteristische Unfälle belastet; deren Entstehungsweisen sind in der Tabelle 14.1 zusammengestellt.

Eine sorgfältige Beachtung und Ausschaltung dieser immer wieder bestätigten Gefährdungsschwerpunkte ist ein einfacher und verläßlicher Unfallschutz für die Pfleglinge. Dies ist besonders in der häuslichen Betreuung erforderlich, da Vorschriften im Sinne eines „Betriebsschutzes" für den Familienhaushalt unverbindlich bleiben.

Tabelle 14.1 Alterscharakteristische Ursachen, Entstehungsweisen, Verletzungen und mögliche Folgeschäden bei Kinderunfällen.

Altersstufe und Gesundheitsschaden	Ursachen	Typische Entstehungsweisen	Verletzungen und Folgeschäden	Verhütungsmaßnahmen
Säuglinge:				
a) Ersticken und Erdrosseln	Verlegung der Lufteingangswege durch Fremdmaterial oder sonstige mechanische Behinderung der Atmung im Kopf-/Rumpfbereich	Kind gerät unter zu schweres Bettzeug	Tod durch Sauerstoffmangel	Leichtes, warmes, gegen Verschiebung gesichertes Bettzeug (kein zu großes Bett!)
		Kind verstrickt sich in unzulänglich konstruierte oder falsch angebrachte Fixierungsbandagen	Bei Überleben sind bleibende O_2-Mangelbedingte Hirnschäden zu fürchten	Bei Fixierung des Kindes keine schmalen Gurte und Bänder, sondern breites Bandmaterial verwenden. Fixierbänder unterhalb der Matratzenhöhe festknüpfen
		Kind wird durch falsch dimensionierte Stabgitter der Bettseitenwand stranguliert		Zuverlässige, vom Kind nicht beeinflußbare Fixierung der Seitenwände des Bettes; Gitterstababstände nicht größer als der Kopfdurchmesser des Kindes (höchstens 7 cm Abstand!)
		Kind erbricht und aspiriert Erbrochenes		Sorgfältiges Luftabklopfen („Bäuerchen“) nach jeder Mahlzeit
		Kind aspiriert sonstige (Spielzeug-) Fremdkörper, welche die Luftwege weitgehend verstopfen		Fernhalten von Gegenständen, die *kleiner als die Mundöffnung* sind. Vorsicht vor Pflegepuderaspiration! Säuglinge und Kleinkinder nie mit der Puderdose spielen lassen. Es droht Erstickungstod bei Puderaspiration
		Kind wird im Bett von Erwachsenen „totgelegen“		Säuglinge nicht mit schlafenden Erwachsenen im gleichen Bett dulden
		Kind stülpt sich Plastiktüte über den Kopf	Tod durch Sauerstoffmangel	Säuglinge nicht mit Plastiktüten spielen lassen
b) Hitzeschäden	Direkter Kontakt der Körperdecken mit Hitze abstrahlenden Gegenständen	Lagerung des Kindes auf/unter/neben zu heißen Wärmeflaschen, Heizkissen u. ä.	Oft tödlich verlaufende Verbrühungs-/Verbrennungskrankheiten Bei Überleben sind Entstellungen oder Körperbehinderungen durch Narbenschrumpfungen zu fürchten	Wärmezufuhr *nur* durch seitlich gelagerte, durch Isolierschichten vom Kind getrennte Wärmespender vornehmen. Wenn diese Flüssigkeit enthalten, zuverlässige Verschlußdichtung mittels Schraubverschluß (nie Korken/Stopfen!). Nie elektrische Heizkissen verwenden. Beim Säugling kann längerer Wärmekontakt über 45 °C bereits zu Hitzeschäden führen

(Fortsetzung S. 456)

Tabelle 14.1 (Fortsetzung).

Altersstufe und Gesundheitsschaden	Ursachen	Typische Entstehungsweisen	Verletzungen und Folgeschäden	Verhütungsmaßnahmen
	Direkter Kontakt von Haut und Schleimhäuten mit erhitzten Flüssigkeiten	Verbrühung aus zu nahe auf das Kind gerichtetem – ohnehin wenig effektiven – Bronchitiskessel (Düse gegen das Kinderbett!)		
		Fütterung von zu heißer Nahrung oder Baden in zu heißem Wasser		Badewasser und Säuglingsnahrung dürfen 37 °C nicht überschreiten
	Textilienbrand	Selbstentzündung von Textilien im O_2-Zelt		Keine Glühspirale, Infrarotstrahler, offene Flamme im Bereich von O_2-Zelt oder ähnlichen Pflegegeräten
	Einwirkung von Strahlungswärme	Intensive Einwirkung von Infrarotstrahler	Wärmestau mit Hitzschlagsymptomatik bei intensiver Infrarotstrahlung möglich	Nur kurzfristige Lagerung unter Infrarotstrahlern
c) Verletzungen	Stürze	Ungesicherte erhöhte Lagerung des Kindes (Wickeltisch, offenes Bett, sonstige Möbelstücke, Unterschiede im Bodenniveau/Stufen)	Häufig stark blutende Verletzungen, oft im Schädelbereich. Besonders bei Stürzen häufig subdurale Blutungen und Schädelbrüche mit Kopfschwartenblutungen. Hierbei sind bleibende Hirnfunktionsstörungen zu fürchten	Neugeborene können in Bauchlage ohne fremde Hilfe davonkriechen; im 3. Lebensmonat ist manchem Säugling der selbständige Lagewechsel von Bauchlage in Rückenlage möglich. Daher Säuglinge niemals außerhalb griffbereiter Nähe in erhöhter Lagerung belassen (Wickeltisch, offenes Bett u. a. m.)
	Unzulängliche Haltung und Fixierung bei Pflegemaßnahmen	Falsches Halten der Gliedmaßen des unruhigen Kindes bei Pflegeverrichtungen (typisch: Oberarmbruch durch Zugriff der Pflegeperson beim Festhalten des Kindes im Badewasser)	Bei Knochenbrüchen sind körperliche Entwicklungsverzögerungen infolge längerer Ruhigstellung möglich	Korrektes Festhalten von Säuglingen an Extremitäten ohne „Torsions- oder Schereffekt“

(Fortsetzung S. 457)

Tabelle 14.1 (Fortsetzung).

Altersstufe und Gesundheitsschaden	Ursachen	Typische Entstehungsweisen	Verletzungen und Folgeschäden	Verhütungsmaßnahmen
	Hantieren mit stechenden, reißenden, schneidenden oder quetschenden Gegenständen	Zugang zu scharfkantigen bzw. spitzen Gegenständen; ungesicherte Scharniere an Pflegemöbeln (z. B. Klappscharniere an „Ställchen")	Behandlungsbedürftig, teils infizierte Wunden	Ungefährlichkeitskontrolle aller Spielobjekte
		Schnittverletzungen durch zerbrechendes Fieberthermometer		Zuverlässige Fixierung beim Fiebermessen
Kleinkinder:				
a) Ertrinken	Wasseraspiration beim Untergehen im Wasser, bzw. Ersticken im Wasser	Am häufigsten werden Kinder von der Strömung (oft uferflacher) Gewässer mitgerissen, wenn die Stromgeschwindigkeit die Körperkraft des Kindes übersteigt oder Sturz in Gewässer mit hohen Borden, welche das Kind nicht erfassen kann (z. B. teilgefüllte Schwimmbecken, glattwandige Kanäle, Viehtränke u. ä.)	Ertrinken ist meist ein tödliches „Alles-oder-Nichts"-Ereignis. In Fällen erfolgreicher Wiederbelebung treten häufig sekundäre Lungenentzündungen ein	Sorgfältige Beaufsichtigung der Kinder an fließenden und hochbordigen Gewässern, auch wenn diese nicht tief sind (z. B. Ufer von Meeresküsten). Frühes Schwimmtraining der Kinder (bereits im 2. Lebensjahr) möglich. *Merke:* Auch „Frühschwimmer" sind im kräftigen Wasserstrom lebensgefährdet; sie beherrschen jedoch die Gefahr, wenn sie unvermutet in ein ruhiges, nicht zu kaltes Wasser fallen
b) Vergiftungen	Hautkontakt oder Verschlucken bzw. Einatmen von Substanzen mit Gift- oder Ätzwirkung	Neugier, Naschhaftigkeit, Nachahmungstrieb hindern das Kind, die Gefährlichkeit unzulänglich verwahrter oder herumliegender Arzneimittel oder Haushaltschemikalien richtig einzuschätzen. Bildhafte Etikettierung oder Konfektionierung, die Verwechslung mit Genuß- oder Lebensmittel ermöglichen, erhöhen diese Gefahr	Unterschiedlich schwere, bis tödliche Gesundheitsstörungen verschiedenartiger Schadensschwerpunkte (hauptsächlich: Bewußtseinsstörungen, Atemstörungen, Krämpfe, Stoffwechselentgleisungen, Blutungen, Ätzschäden). Gesundheitliche Dauerschäden in ca. 2% aller Vergiftungen/Verätzungen der Kinder	Sichere Verwahrung von Arzneimitteln und Chemikalien im Haushalt. Verwendung von kindergesicherten Gefäßverschlüssen. Keine zu Neugier reizende oder zu Verwechslung führende Verpackung und Etikettierung. Frühe Aufklärung der Kinder über Giftgefahren und Erwachsenenschulung über mögliche Giftwirkung von Haushaltschemikalien (Etikettwarnvermerke!)

(Fortsetzung S. 458)

Tabelle 14.1 (Fortsetzung).

Altersstufe und Gesundheitsschaden	Ursachen	Typische Entstehungsweisen	Verletzungen und Folgeschäden	Verhütungsmaßnahmen
c) Hitzeschäden	Durch direkten Kontakt der Körperoberfläche mit erhitzten Flüssigkeiten oder erhitzten Gegenständen; Explosivschäden; Textilienbrand	Kind zieht Gefäß mit heißer Flüssigkeit von erhöhtem Standort zu sich herab und wird verbrüht; Kind fällt in heiße Flüssigkeit (typisch: Sturz in Waschlauge). Kind fällt an offenem Feuer in Brandbereich (z. B. Kaminfeuer) oder wird durch Flammenverpuffung an „Gartengrill" verletzt. Verletzung durch Kleiderentzündung infolge Funkenflug oder Hantieren mit Streichhölzern u. ä.	Oft schwere, nicht selten tödlich verlaufende Verbrühungs-/Verbrennungskrankheiten. Bei Überleben sind Entstellungen oder Körperbehinderungen durch Narbenschrumpfung zu fürchten	Gefäße mit heißen Flüssigkeiten außerhalb des Zugriffs- und Aktionsbereiches der Kinder abstellen. Kinder von offenen Feuern fernhalten. Spiel mit feuergefährlichen Objekten unterbinden. Keine leicht entflammbare Kinderkleidung (Polyamid = Nylon, Polyester und Wolle am wenigsten gefährlich; Baumwolle und Polyacrylfaser hochentflammbar). Frühe Aufklärung der Kinder über Hitzegefahren (mit praktischer Demonstration!)
d) Elektrische Stromschäden	Kontakt des Körpers mit einem elektrischen Stromleiter. *Merke:* Der Stromdurchgang und damit die Schwere des Stromschadens hängt vom Stromdurchfluß (Feuchtigkeit, Erdkontakt) ab. Stromkontakt in Naßräumen oder im Wasser ist besonders gefährlich	Kind sondiert elektrische Steckdose. Kind hat Zugriff zu angeschlossenen Elektrogeräten, zu defekten Kabeln oder zu technischen Starkstromleitern	Bei Einwirkung von Haushaltsstromspannung (bis 330 V) sind funktionelle und strukturelle Schäden an Herz- u. Skelettmuskeln und ZNS, Herzfunktions-/Rhythmusstörungen, Skelettmuskel-/Sehnenverletzungen, evtl. Krämpfe möglich; bei Einwirkung hochgespannter Ströme (technischer Strom über 330 V) zusätzlich „Stromverbrennungen" an Ein-/Austrittsbereichen am Körper	Steckdosen außerhalb Zugriffsbereich von Kindern installieren; wenn dies nicht der Fall, Steckdosen durch Verschlußkappen sichern. Keine Starkstromgeräte in Kinderhand! Keine defekten Kabel und defekten Geräte im Haushalt dulden. In Naßräumen nur hierfür zugelassene Geräte anschließen

(Fortsetzung S. 459)

Tabelle 14.1 (Fortsetzung).

Altersstufe und Gesundheitsschaden	Ursachen	Typische Entstehungsweisen	Verletzungen und Folgeschäden	Verhütungsmaßnahmen
e) Verletzungen	Stürze; Fremdgewalteinwirkungen; Hantieren mit stechenden, reißenden, schneidenden oder quetschenden Gegenständen	Verwendung von falsch dimensionierten Möbelstükken (z. B. Erwachsenenstühlen);	Weichteil- und Skelettverletzungen; häufig Schädelverletzungen	Verwendung von Kindermöbeln; wenn nicht vorhanden, Tätigkeitsbereich des Kindes auf Fußbodenebene verlagern
		unzulängliche Berücksichtigung funktioneller Normen des Kindes in der Wohnungsarchitektur (z. B. Sturz über niedrige, ungesicherte Fensterbrüstungen oder Treppenstufen); unzureichende Überwachung in – nur für Erwachsene verständlich markierten – öffentlichen Gefahrenbereichen;		Fensterbrüstungen vor Aufstieg und Sturz sichern. Treppen einschließlich Geländer kindergängig bauen (Stufenhöhe/-breite, Geländerstababstände, gesonderter Kinderhandlauf am Geländer)
		„Mitfahrer“-Unfälle und Fußgängerunfälle der Kinder im Verkehr		Kinder im Auto nur auf gesicherten Rücksitzen unterbringen. Frühestmögliche Verkehrserziehung mit Übung der Praxis
Schulkinder:				
Verletzungen	Stürze; Fremdgewalteinwirkungen	Spiel- und Verkehrsunfälle als Fußgänger, Radfahrer und Mitfahrer bei Schulweg und in Freizeit	Weichteil-, Skelett- und Organverletzungen; überdurchschnittlich häufig Schädel-/Hirnverletzungen im Straßenverkehr	Verkehrserziehung und Verkehrsübung

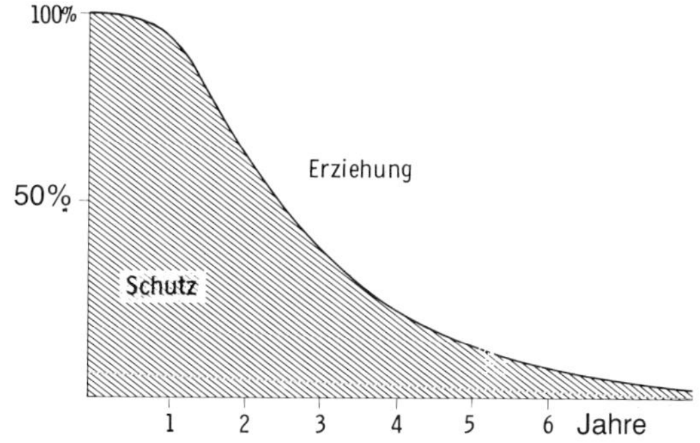

Abb. 14.1 Altersbereiche von Schutz und Erziehung ▶ als Kinderunfall-Verhütungsmaßnahmen. (Nach DIETRICH 1950.)

Bereits im Laufe des 2. Lebensjahres sollen Erziehung und Belehrung den Unfallschutz des Kindes ergänzen. Bei einem normalen Entwicklungsverlauf erhält dann schon im Laufe des 3. Lebensjahres das **„Gefahrentraining"** den Vorrang vor dem Schutz (Abb. 14.1). Zunächst sollen die Kinder hierbei über die im technisierten Haushalt oder auch im freien Spiel lauernden Gefahren am konkreten Gegenstand belehrt werden.

Dies ist ohne Gebote und Verbote nicht erfolgversprechend durchführbar. Eine Erziehung ohne Einsatz dieser Mittel ist im Sinne eines Unfallschutzes wenig tauglich. Das Verständnis für solche Anweisungen – und damit für die Notwendigkeit ihrer Einhaltung – kann aber dort nicht erwartet werden, wo sich der Erwachsene nicht selbst daran hält. Kinder sind gute Beobachter; versagt das „Vorbild" als Orientierungshilfe, dann wird die Fähigkeit des Kindes, Richtiges von Falschem zu unterscheiden, überfordert.

Aber auch in der Altersphase eines erfolgreichen Gefahrentrainings (Abb. 14.1) darf nicht außer acht gelassen werden, daß zwischen dem Empfinden, Denken und Handeln des Kindes und des Erwachsenen Unterschiede bestehen können. Besondere Beachtung verdient:

1. daß Kinder sich durch Spiel, Gespräch und andere Faktoren außerordentlich intensiv ablenken lassen. Unfallgefährdende Situationen können dadurch leichter aus dem Gesichtsfeld verdrängt werden;

2. daß auch dort, wo eine Gefahr als solche gesehen wird, aus Mangel an eigenem Erfahrungsgut die abwehrende Schreck-/Angstreaktion und ein hierdurch ausgelöster aktiver Schutzmechanismus ausbleibt;

3. daß Kinder in Gefahrensituationen falsche abstrakte Schlüsse ziehen können (z. B.: „Wenn ich das Auto sehe, sieht mich das Auto auch");

4. daß Kinder in der Mehrzahl vor dem 7. bis 8. Lebensjahr weder Geräuschlokalisationen noch räumliche Distanzen und deren Änderungsgeschwindigkeiten (z. B. Höhenunterschiede; Abstände zwischen sich selbst und herankommenden Fahrzeugen sowie deren Geschwindigkeit) ausreichend schnell und verläßlich ermitteln können.

Der Unfallschutz und die Gefahrenerziehung des Kindes müssen demnach aus verschiedensten Richtungen ansetzen. Sowohl das Kind als auch der Erwachsene müssen auf dieses Ziel eingestellt werden. Die Kinderkrankenschwester sollte sich hierbei ihrer Funktion als wichtiges Verbindungsglied zwischen den Generationen bewußt sein.

Weiterführende Literatur

Gädeke, R.: Verkehrsunfälle im Kindesalter. Med. Klinik 65 (1970) 53–55

Gädecke, R.: Ursachen, Ökologie, Prophylaxe, Statistik. In J. Rehn: Kinderunfälle. Springer, Berlin 1974

Gädeke, R.: Zivilisationsbedingte Unfälle vom klinischen Standpunkt. Mschr. Kinderheilk. 122 (1974) 516

Gädeke, R.: Kindergesicherte Verpackung von Arzneimitteln. Sozialpädiatrie 2 (1980) 480–486

Gädeke, R.: Kinderunfälle: Leitlinie für Erkennung, Verhütung und Soforthilfe. Mschr. Kinderheilk. 131 (1983) 607–609

Statistisches Bundesamt: Jahresberichte 1978–1986.

15. Teil: **Hygiene und Mikrobiologie**

KNUT-OLAF GUNDERMANN

1 Hygiene

1.1 Einführung

Der heute vielfach gebrauchte Begriff der Hygiene, von dem die meisten Menschen nur eine sehr unvollkommene Vorstellung haben, wird abgeleitet vom Namen der griechischen Göttin der Gesundheit, der HYGIEIA. Sie war die Tochter des ASKLEPIUS, des Gottes der Heilkunde und der EPIONE, der Lindernden. Hygiene kann somit verstanden werden als die Lehre von der Gesundheit. Schon GALEN (129–199 n. Chr.) hat die Hygiene als Lehre von der Erhaltung und Förderung der Gesundheit der Iatrik als Lehre von der Beseitigung krankhafter Zustände gegenübergestellt. Beides sind Aufgaben des Arztes und der Berufe, die mit ihm gemeinsam zum Wohle der Patienten arbeiten.

Die *Deutsche Gesellschaft für Hygiene und Mikrobiologie (DGHM)* hat vor einiger Zeit eine moderne Definition des Sachgebietes gegeben:

„Hygiene ist die Lehre von der Verhütung der Krankheiten und der Erhaltung und Festigung der Gesundheit. Sie befaßt sich mit den belebten und unbelebten Faktoren, die auf die Gesundheit in fördernder oder schädigender Weise einwirken. Sie untersucht diese Faktoren vor Ort und im Laboratorium, klärt ihre Wirkungsweise auf und bewertet sie aus ärztlicher Sicht. Sie entwickelt Grundsätze für den Gesundheitsschutz und erarbeitet vorbeugende Maßnahmen für die Allgemeinheit und den einzelnen. Hierzu bedient sie sich einer Vielzahl wissenschaftlicher Methoden aus den Gebieten der Medizin, der Naturwissenschaften und der Technik.“

1.1.1 Aufgaben der Hygiene

Die Gesundheit des Menschen wird einerseits beeinflußt von Faktoren, die aus der natürlichen, der technischen oder der sozialen Umwelt auf ihn einwirken. Es werden aber andererseits auch Einflüsse wirksam, die in seinem Verhalten selbst ihre Wurzel haben, wobei vielfache Wechselwirkungen zu beobachten sind. Als Teilbereiche der Hygiene lassen sich daher abgrenzen die **Umwelthygiene,** die sich mit den aus der natürlichen und technischen Umwelt kommenden Wirkungen befaßt, die **Sozialhygiene,** deren Aufgabe die Untersuchung der sozialen Einflüsse ist und die **Individualhygiene,** die die im einzelnen Menschen liegenden Faktoren untersucht, wobei ein besonderes Teilgebiet der Individualhygiene die Psychohygiene ist, die sich mit den seelischen Einflüssen auf die Gesundheit des Menschen auseinandersetzt.

Einflüsse aus der natürlichen Umwelt des Menschen zwingen ihn zur steten Auseinandersetzung und Anpassung seines Organismus. Viele dieser Faktoren sind in ihren Auswirkungen auch heute noch nicht sicher bekannt oder meßbar. So sind Menschen stets Wetter und Klima ausgesetzt und damit Einflüssen, die einerseits der Gesundheit förderlich oder zumindestens für sie erträglich sein können, in sehr vielen Fällen aber auch schädlich sind. Die körperliche Anpassungsfähigkeit und ihre gesundheitlichen Folgen gilt es zu untersuchen.

Zur natürlichen Umwelt, die auf die menschliche Gesundheit einwirkt, gehören auch alle tierischen und pflanzlichen Lebewesen bis hin zu den Mikroorganismen. Mit vielen lebt der Mensch zusammen, ohne daß seine Gesundheit gefährdet wird. Mit anderen muß er sich jedoch auseinandersetzen, muß Abwehrkräfte bilden, damit seine Gesundheit nicht Schaden leidet. Hierbei ist es gleichgültig, ob es sich um Bakterien, Pilze, Viren oder Parasiten handelt.

Zur Umwelthygiene gehört auch die Hygiene der Nahrungsmittel. Wie alle höher entwickelten Lebewesen ist der Mensch auf organische Nahrung angewiesen, d. h. auf Nahrungsmittel pflanzlichen und tierischen Ursprungs. Sie muß den Bedürfnissen seines Körpers genügen, aber auch so beschaffen sein, daß seine Gesundheit nicht gefährdet wird. Die Faktoren im einzelnen zu erfassen, ist ebenfalls eine Aufgabe der Umwelthygiene.

Auch die von Menschen gestaltete Umwelt einschließlich der modernen Techniken und vom Menschen produzierten Stoffe beeinflussen seine Gesundheit. Die negativen Einflüsse gewinnen dabei zunehmend größere Aufmerksamkeit als die positiv wirkenden Faktoren. Zu den letzteren gehören z. B. die technischen Möglichkeiten, mit denen der Mensch sich vor schädlichen Einwirkungen aus der natürlichen Umwelt schützen kann, wie die Wohnbauten oder die Geräte, durch die ihm eine ausreichende Nahrungsproduktion möglich wird. Auch die Errungenschaften der medizinischen Technik wären hier zu nennen. Ohne sie wäre unsere Lebenserwartung nicht so stark angestiegen, wie es in den letzten Jahrzehnten der Fall war.

Im Bewußtsein der Menschen stehen aber die negativen Einwirkungen aus der Umwelt auf die Gesundheit im Vordergrund, insbesondere durch die chemischen Stoffe und energiereichen Strahlen. Oft wird jedoch vergessen, daß schädigende Einflüsse von Stoffen aus der natürlichen Umwelt mindestens genauso häufig vorkommen wie von Stoffen aus der vom Menschen bestimmten Umwelt, auch ist die natürliche Strahlen-„belastung" häufig ungleich größer als die aus künstlichen Quellen. Auch wird oft übersehen, daß viele Belastungen, die dem Menschen heute zu schaffen machen, bedingt sind durch die große Zahl von Menschen, die inzwischen die Erde bevölkern. Auf der anderen Seite muß jedoch festgestellt werden, daß chemische Schadstoffe aus menschlichen Quellen zumindest in den Ballungsgebieten heute die Gesundheit gefährden können. Auch ist die natürliche Vielfalt der Lebewesen an etlichen Stellen bereits in Gefahr. Es ist eine Aufgabe der Umwelthygiene, Wege zur Vermeidung der negativen Einflüsse zu finden.

Mit den Wechselwirkungen zwischen dem einzelnen und der Gesellschaft befaßt sich die Sozialhygiene. Ihre Aufgabe ist es, negative Einwirkungen, die sich aus den gesellschaftlichen Bedingungen ergeben, zu vermeiden und positive zu fördern. Darüber hinaus sind beginnende Krankheiten zu erkennen, und wenn körperliche oder geistige Schädigungen eingetreten sind, deren Negativauswirkungen aufzufangen und damit Schlimmeres zu verhindern. Man spricht in diesem Zusammenhang auch von **primärer Prävention** als Verhütung von Krankheiten überhaupt – dies wäre Hygiene im engeren Sinne, von **sekundärer Prävention,** unter der die Früherkennung von Krankheiten verstanden wird, um deren Ausbruch zu verhindern, und von einer **tertiären Prävention,** bei der es um die Verhütung weiterer Schädigungen oder einer Verschlimmerung von Krankheiten geht.

Befassen sich die Umwelthygiene und die Sozialhygiene mit Einwirkungen aus den verschiedenen Bereichen der Umwelt auf den Menschen, so sind für die Individualhygiene vor allem die Faktoren, die auf den einzelnen einwirken und für die Erhaltung seiner Gesundheit von Bedeutung sind, wichtig. Dabei sind auch die Wechselwirkungen zu beachten, die sich zwischen den von außen kommenden Einwirkungen und den selbständigen Handlungen und Verhaltensweisen des einzelnen sowie den Reaktionen seines Körpers hierauf ergeben. Eine besondere Bedeutung hat dabei die psychische Situation des einzelnen und die Erhaltung seiner seelischen Gesundheit. Zwar ist der Begriff der Psychohygiene noch relativ neu, doch ist die Aufgabenstellung bereits im klassischen Altertum beschrieben worden.

Ein Bereich, der in weiten Teilen sicher zur Umwelthygiene gehört, in dem jedoch auch Einflüsse aus den beiden anderen Teilgebieten sichtbar werden, ist die Krankenhaushygiene. Man spricht hier auch von Arbeitsbereichen der Hygiene. Etwas Ähnliches gilt auch für die Arbeitshygiene und die Kommunal- oder Stadthygiene.

Gleichgültig, wie man die Teilgebiete der Hygiene im einzelnen voneinander abgrenzt, gemeinsam ist ihnen die Aufgabe Krankheiten und Gesundheitsstörungen zu verhüten und die Gesundheit soweit zu festigen, daß der einzelne Mensch, aber auch die menschliche Gesellschaft in ihrer gesundheitlichen Leistungsfähigkeit gestärkt werden. Gesundheit selbst zu definieren, bereitet jedoch Schwierigkeiten. Die Weltgesundheitsorganisation (WHO) hatte 1946 eine Definition gegeben, die einen Idealzustand beschrieb, der praktisch nicht erreichbar war, als sie sagte

> „Gesundheit ist ein Zustand vollkommenen körperlichen, geistigen und sozialen Wohlbefindens und nicht nur die Abwesenheit von Krankheit und Schwäche".

Sie selbst ist inzwischen von dieser Definition abgerückt. Sie berücksichtigte auch nicht das Paradoxon, daß Krankheit und Gesundheit sich nicht völlig ausschließen. Gesund ist oder fühlt sich der Mensch nämlich nicht nur bei völliger

Abwesenheit von Krankheit oder Gebrechen, sondern in einem viel weiter gefaßten Sinne auch dann, wenn er trotz einer Erkrankung, einer krankheitsbedingten Behinderung oder Altersbeschwerden in Lebensbejahung am Gemeinschaftsleben teilnehmen kann. So könnte man besser sagen

„Gesundheit ist ein Zustand, der den Menschen in die Lage versetzt, körperlich und seelisch ohne wesentliche Einschränkungen privat, beruflich und gesellschaftlich am Leben in der Gemeinschaft teilzuhaben und teilzunehmen".

Dies schließt auch ein Gefühl der Geborgenheit in der Gemeinschaft ein, das durchaus im Sinne des sozialen Wohlbefindens aus der früheren Definition der WHO verstanden werden kann. Die Lebensbejahung läßt sich gleichsetzen mit Freude am Leben, die ebenfalls ein Bestandteil der Gesundheit ist. Gesundheit ist eine Voraussetzung für das tägliche Leben, nicht jedoch Ziel des Daseins. Sie ist aber ein so hohes Gut, daß sie möglichst lange bewahrt zu werden verdient und dies ist wiederum die Aufgabe der Hygiene.

1.2 Krankenhaushygiene

1.2.1 Definition – Aufgaben der Krankenhaushygiene

Spricht man von Hygiene im Krankenhaus, so wird meistens die Gedankenverbindung zum infektiösen Hospitalismus – oder wie man heute besser sagt – zu den Krankenhausinfektionen (gelegentlich auch als nosokomiale Infektionen bezeichnet) hergestellt. Das heißt, die Hygiene wird in dieser Beziehung verstanden als die Verhütung von Infektionen im Krankenhaus. Da Hygiene jedoch mehr ist als Infektionsprophylaxe, auch wenn das am Anfang ihrer Entstehung als wissenschaftliches Arbeitsgebiet eine ihrer Hauptaufgaben gewesen ist, muß man auch im Krankenhaus den Begriff weiter fassen. Nach der Definition der DGHM befaßt sich die Krankenhaushygiene mit der Feststellung und Untersuchung aller im Krankenhaus auftretenden Ursachen für eine Gesundheitsschädigung bei Patienten und Personal. Für den Patienten bedeutet dies insbesondere die Aufdeckung und Verhütung aller Einwirkungen, die sich nachteilig auf seinen körperlich-seelischen Zustand auswirken oder eine zusätzliche Gesundheitsschädigung herbeiführen können.

Zwar steht somit für die Krankenhaushygiene die Verhütung und Bekämpfung von Krankenhausinfektionen im Vordergrund, doch spielen auch umwelthygienische, sozialhygienische und psychohygienische Probleme im Krankenhaus eine Rolle. In Tabelle 15.1 sind stichpunktartig die verschiedenen Probleme der Krankenhaushygiene dargestellt.

Bereits bei der Planung eines Krankenhauses ist zu prüfen, welche Einflüsse aus der Umgebung sich u. U. nachteilig auf das Krankenhaus auswirken können. Fragen des örtlichen Klimas ebenso wie Belastungen durch Luftverunreinigungen

Tabelle 15.1 Aufgaben der Krankenhaushygiene.

1. Verhütung von Infektionen im Krankenhaus = Krankenhaushygiene im engeren Sinne:
   - Erkennung und Erfassung krankenhausbedingter Infektionen einschließlich des Erregerspektrums,
   - Erkennung von tatsächlichen und möglichen Erregerquellen und den entsprechenden Übertragungswegen,
   - Ausschaltung der Erregerquellen mit Unterbrechung der tatsächlichen und möglichen Übertragungswege.
2. Umwelthygienische Aufgaben:
   - Ausschaltung ungünstiger klimatischer Bedingungen bei Standortwahl und Bau von Krankenhäusern,
   - Lärm – Verhinderung oder Verminderung von Lärmbelastungen,
   - Wasser – Versorgung mit einwandfreiem Wasser,
     - Verminderung von Belastungen bei weiterer Aufbereitung,
     - besondere Probleme bei speziellen Gebrauchsformen, einschließlich medizinischer Bäder,
   - Abfall- und Abwasserbeseitigung,
   - Strahlenhygiene.
3. Arbeitshygienische Aufgaben:
   - Arbeitsplatzgestaltung,
   - Verhinderung toxischer und mikrobieller Belastungen des Personals,
   - Anforderungen an Personal.
4. Sozialhygienische Aufgaben:
   - Soziale Faktoren bei bestimmten Krankheiten,
   - Soziale Faktoren bei der Behandlung,
   - Krankenhausfürsorge,
   - Sozialhygienische Probleme beim Personal.
5. Psychohygienische Aufgaben:
   - Psychohygienische Probleme beim Patienten,
   - Psychohygienische Probleme beim Personal.

und Lärm gehören hierzu. Hinzu kommen allgemeine bauhygienische Fragen, wie etwa das Raumklima, wenn die Wärmedämmung nicht einwandfrei ist oder die Sonneneinstrahlung eine zu hohe Raumerwärmung für den Patienten bringt. Lärmbelastung kann für den Patienten schädlich sein, wobei es sich sowohl um Lärm, der von außen in das Krankenhaus eindringt, wie auch um im Krankenhaus selbst erzeugten Lärm handeln kann. Besonders hervorzuheben ist dabei die Übertragung von Geräuschen, die auf eine falsche bauliche Gestaltung des Hauses zurückzuführen ist oder der durch Gedankenlosigkeit erzeugte Lärm, wie z. B. das laute Zuschlagen von Türen und die Benutzung geräuscherzeugenden Schuhwerks. Das ständige Klappern von Holzsandalen auf den Fluren und in den Zimmern kann für den schwerkranken Patienten ein erheblicher Störfaktor sein, der letztlich auch seine Heilung erschwert.

Weiterhin zu nennen sind als umwelthygienische Probleme Fragen aus dem Bereich der Wasserversorgung und der Abwässerbeseitigung, wie auch Luftbelastungen durch im Krankenhaus freigesetzte Stoffe, die, soweit es geht, vermieden werden müssen. Wo dies nicht möglich ist, müssen die Stoffe schnell und gefahrlos abgeführt werden. Zu erwähnen ist auch das gesamte Gebiet der Strahlenhygiene.

Zum Gebiet der Krankenhaushygiene gehören auch die arbeitshygienischen Probleme, wobei auf die besonderen Schädigungsmöglichkeiten für das Personal im Krankenhaus hingewiesen werden soll. Nicht nur der Patient wird im Krankenhaus durch Infektionen gefährdet, auch das Personal ist einem Infektionsrisiko ausgesetzt, und zwar in erheblich höherem Maße als die übrige Bevölkerung. In diesem Zusammenhang sei besonders erwähnt, daß die Rate an Hepatitisinfektionen beim Personal im medizinischen Bereich immer noch über der in der übrigen Bevölkerung liegt. Hinzu kommt heute auch die Gefahr einer möglichen Infektion mit HIV (Human Immune Deficiency Virus), auch wenn bisher die Übertragungsrate insgesamt noch relativ gering ist. Zu nennen sind schließlich die besonderen Probleme der Arbeitsplatzgestaltung mit den Schwierigkeiten, die sich aus einer häufig erforderlichen unphysiologischen Arbeitshaltung ergeben, wie etwa beim Betten von schweren Patienten, beim Heben, aber auch bei operativen Eingriffen und dergleichen.

Aus dem Bereich der Sozialhygiene sind sowohl sozialhygienische Probleme beim Patienten wie beim Personal zu nennen. Besonders zu erwähnen sind die Fragen der Abhängigkeit bestimmter Krankheiten von sozialen Faktoren und die sozialen Folgen der Erkrankung für den Patienten, wobei im allgemeinen an der Kinderklinik nur der erste Problemkreis eine Rolle spielt. Immerhin ist er jedoch so bedeutend, daß sich hier ein eigenes Arbeitsgebiet, die Sozialpädiatrie, entwickelt hat.

Auf die Probleme der Psychohygiene im Krankenhaus sei noch besonders eingegangen. Auch hier finden sich psychohygienische Fragestellungen nicht nur in bezug auf den Patienten, sondern in gleicher Weise in bezug auf das Personal.

Der Patient, der ins Krankenhaus kommt, befindet sich in einer Ausnahmesituation. Er ist möglicherweise zum 1. Mal schwer erkrankt und muß sich vielleicht mit der Frage nach dem bevorstehenden Tod auseinandersetzen. Häufig wird dabei vergessen, daß diese Frage ihn u. U. stärker beschäftigt als eine exakte Diagnose. Diagnose und Behandlung betreffen nur eine Seite seiner Persönlichkeit. Die psychische Führung des Patienten gerade unter der erheblichen Belastung des Krankenhausaufenthaltes ist daher von großer Wichtigkeit. Das gilt ganz besonders im Bereich der Kinderklinik, da das Kind in noch stärkerem Maße als der Erwachsene seiner gewohnten Umwelt verhaftet ist. Wird es wegen der Erkrankung aus ihr herausgerissen, so muß es nicht nur mit der eigentlichen Krankheit fertig werden, sondern auch häufig die Trennung von den nächsten Angehörigen verarbeiten. Hinzu kommt, daß sich das Kind dem Pflegepersonal und den Ärzten ausgeliefert fühlt, da es ihre Handlungsweise nicht verstehen kann. Hier muß dem Kind das Gefühl gegeben werden, daß man ihm helfen will und daß man für es da ist. Die persönliche Zuwendung ist ein entscheidender Punkt für die Gesundung des Kindes.

Neben den psychohygienischen Problemen beim Patienten ergeben sich jedoch ebenso und sehr häufig psychohygienische Probleme beim Personal. Jeder, der im Krankenhaus praktisch tätig ist, weiß nach einiger Berufserfahrung über eine Vielzahl von durchaus erfreulichen Erlebnissen zu berichten, nämlich dann, wenn man Patienten in geheiltem oder doch erheblich gebessertem Zustand entlassen kann, wenn es gelungen ist, einen womöglich scheinbar aussichtslosen Fall doch noch zum Guten zu wenden. Aber jeder im Krankenhaus Tätige erlebt auch eine Vielzahl von traurigen oder tragischen Fällen. Man sollte daher die emotionale Belastung des pflegerischen und ärztlichen Personals im Krankenhaus nicht unterschätzen. Sicher kann die Anteilnahme am Schicksal des einzelnen Patienten immer nur begrenzt sein, und trotzdem bleibt derjenige, der mit diesen Patienten umgeht, nicht unberührt davon. Im schlimmsten Fall muß er damit fertig werden, daß seine Bemühungen, den Patienten zu heilen, umsonst waren. Die Schwester oder der Arzt muß u. U. die Angehörigen über die Schwere der Erkrankung, womöglich gar den Tod eines nahen Angehörigen unterrichten. Und wer in einem solchen Gespräch einmal die Angst vor einer schlimmen Mitteilung in den Augen eines Angehörigen gesehen hat, wird verstehen, daß das Personal im Krankenhaus unter einer besonderen emotionalen Belastung steht. Unter diesen Gesichtspunkten erscheint es auch nicht zufällig zu sein, daß auf Intensivstationen ein häufiger Personalwechsel zu beobachten ist. Der emotionale Streß ist für die hier Tätigen einfach zu groß, als daß er über eine längere Zeit auszuhalten wäre.

1.2.2 Entwicklung der Krankenhaushygiene im engeren Sinn

Betrachtet man die Entwicklung der Krankenhaushygiene in den letzten 100–150 Jahren, so lassen sich 4 Entwicklungsphasen voneinander abgrenzen.

1. Phase – Entwicklung der Antisepsis und Asepsis

Diese Phase setzt ein mit der Entwicklung der Asepsis durch I. P. Semmelweis. Semmelweis hat zwar noch keine Kenntnis von der mikrobiellen Ursache des Kindbettfiebers gehabt, doch sein Gedanke, schädigende Stoffe von vornherein von einer Wunde fernzuhalten, wies den richtigen Weg. Er glaubte noch an die Übertragung von Leichengift mit den Händen, es waren – wie wir heute wissen – Bakterien. Sie zu beseitigen, verwendete er zur Händewaschung Chlorwasser. Er hatte das Glück des Tüchtigen, so daß dadurch aus der Reinigung eine Desinfektion wurde. Während sich die Erkenntnisse von Semmelweis nur langsam durchsetzten, errang Lister mit seiner Idee, eindringende Keime sofort wieder mit Karbolsäure abzutöten, sehr schnell zahlreiche Anhänger. In der Folge wurden dann in der Klinik, insbesondere nach den grundlegenden Arbeiten von Pasteur und R. Koch die Prinzipien der Asepsis und Antisepsis entwickelt. Diese Zeit endete ungefähr mit dem Beginn des 1. Weltkrieges.

2. Phase – Anwendung aseptischer Prinzipien in der Klinik

In den Jahren zwischen den beiden Kriegen wurden die Erkenntnisse über Antisepsis und Asepsis konsequent in den Kliniken angewendet, da jeder die Folgen von Verstößen gegen die strikte Beachtung dieser von Hygienikern, Mikrobiologen und Klinikern gemeinsam entwickelten Prinzipien sah.

3. Phase – Einführung der Chemotherapeutika und Antibiotika

Diese Phase begann mit der Entdeckung der antibiotischen Wirkung des **Penicillins** durch Fleming und der Entwicklung der ersten **Sulfonamide** durch Domagk. Durch diese Medikamentengruppen wurde es möglich, Infektionen nicht mehr nur symptomatisch, sondern nunmehr kausal zu behandeln. Damit erschienen hygienische Maßnahmen nicht mehr so zwingend, wie in der vorangegangenen Zeit, da mögliche Infektionen durch Antibiotika behandelbar geworden waren. Sie verloren z. T. ihren Schrecken. Gleichzeitig traten jedoch immer öfter antibiotikaresistente Mikroorganismen auf, so daß es erforderlich war, stets neue Antibiotika und Chemotherapeutika zu entwickeln.

Die letzten Jahre und Jahrzehnte haben weiter eine sprunghafte Entwicklung der Medizin mit der Einführung neuer Therapiemöglichkeiten und der Ausdehnung der Behandlung einerseits in das früheste Lebensalter, andererseits aber auch in das hohe Alter hinein gebracht. Neue Therapiemöglichkeiten, wie die Einführung der Immunsuppression, d. h. die gezielte Herabsetzung der körpereigenen Abwehr, und die Entwicklung neuer chirurgischer Techniken, wie etwa der Herz- und Gefäßchirurgie, aber auch in der Knochenchirurgie mit der Möglichkeit der Implantation von Kunststoffgelenken u. ä., haben das Risiko durch im Krankenhaus gesetzte Infektionen deutlich erhöht. Menschen in den niedrigsten und höchsten Lebensaltersstufen haben eine herabgesetzte Abwehr, sie sind also einem größeren Risiko ausgesetzt als der Mensch im mittleren Lebensalter.

Hinzu kommt die Einführung neuer technischer Einrichtungen und Apparate, die primär vor allem gesehen worden ist unter dem Gesichtspunkt der Erfüllung besonderer Aufgaben. Als Beispiel sei nur auf die Kaltvernebeler zur Inhalation hingewiesen, die es ermöglichen, mit dem fein versprühten Wasser Medikamente direkt in die tiefen Atemwege des Patienten zu bringen. Leider wurde zuerst nicht beachtet, daß damit auch das Risiko anstieg, Bakterien zu vernebeln, so daß es heute noch Geräte gibt, die nur außerordentlich schwer zu desinfizieren und zu reinigen sind. Außerdem wurde das Pflegepersonal häufig nicht darüber aufgeklärt, daß die Geräte mit sterilem Wasser bzw. steriler Kochsalzlösung beschickt sein müssen. Enthält die Flüssigkeit bereits bei der Einfüllung Keime oder sind im Inneren des Gerätes Bakteriennester vorhanden, so kommt es im Gerät zu einer Keimvermehrung, und dem Patienten wird ein Spray von Keimen, insbesondere **Pseudomonas,** in die Lunge geblasen. Die Folge sind dann schwerste Atemwegsinfektionen.

4. Phase – Anpassung der Krankenhaushygiene an die neuen Erfordernisse

Nur langsam setzte sich die Erkenntnis durch, daß die modernen Behandlungsverfahren nicht nur dieselben hygienischen Voraussetzungen benötigten, wie sie vor Einführung der Antibiotika und Sulfonamide üblich waren, sondern daß nunmehr noch wesentlich strengere hygienische Maßnahmen zu beachten waren. Die Anpassung der Krankenhaushygiene an die modernen Notwendigkeiten ist in den letzten 10 bis 20 Jahren im wesentlichen erfolgt. Heute geht es vor allen Dingen um ihre strikte Beachtung. Die grundlegenden Prinzipien sind in der Bundesrepublik Deutschland festgelegt in einer Richtlinie des Bundesgesundheitsamtes *„Zur Erkennung, Verhütung und Bekämpfung von Krankenhausinfektionen“* und deren Anlagen über die hygienischen Anforderungen an baulich-funktionelle Maßnahmen sowie an pflegerische und organisatorische Maßnahmen. Diese Richtlinien und ihre Anlagen sind von einer Vielzahl von Krankenhaushygienikern gemeinsam mit Vertretern der verschiedenen medizinischen Fachrichtungen erarbeitet worden.

1.2.3 Infektionen im Krankenhaus

Unter Krankenhausinfektionen werden alle in einem ursächlichen Zusammenhang mit einem Krankenhausaufenthalt stehenden Infektionen verstanden. Von einer epidemischen Krankenhausinfektion spricht man, wenn derartige Infektionen nicht nur vereinzelt, sondern gehäuft vorkommen. Dabei ist es im Prinzip gleichgültig, ob es sich um typische Infektionskrankheiten oder um Infektionen mit sogenannten nosokomialen oder fakultativ pathogenen Erregern handelt. Im Vordergrund stehen ohne Zweifel heute die Infektionen mit den an vielen Stellen vorkommenden fakultativ pathogenen Keimarten.

Ein Zusammenhang mit einem Aufenthalt im Krankenhaus ist stets dann gegeben, wenn mit großer Wahrscheinlichkeit angenommen werden kann, daß die Infektionserreger während eines Krankenhausaufenthaltes aufgenommen wurden. Kommt ein Patient zum Beispiel mit einer Maserninfektion während der Inkubationszeit zur Aufnahme, so daß die eigentliche Krankheit erst während des Krankenhausaufenthaltes ausbricht, so handelt es sich nicht um eine Krankenhausinfektion. Tritt jedoch eine Infektion erst auf, nachdem seit der stationären Einweisung des Patienten die Inkubationszeit abgelaufen ist, so müssen die Erreger im Krankenhaus aufgenommen worden sein, es handelt sich somit, gleichgültig um welche Erregerart es im Einzelfall geht, um eine Krankenhausinfektion. Auch wenn die klinischen Erscheinungen der Infektionskrankheit erst nach der Entlassung aus dem Krankenhaus auftreten, jedoch eindeutig klar ist, daß die Infektion im Krankenhaus erfolgte, spricht man von einer Krankenhausinfektion. Beispiele sind etwa die Aufnahme von Durchfallserregern, z. B. Rotaviren auf einer Neugeborenenstation. Die ersten Symptome werden jedoch möglicherweise erst sichtbar, wenn das Kind bereits nach Hause entlassen ist (Tab. 15.2).

Tabelle 15.2 Ursachen vermehrter Krankenhausinfektionen.

1. Erhöhte Zahl resistenzgeschwächter Patienten:
   - Patienten mit schweren Grundkrankheiten,
   - Patienten mit schweren Eingriffen oder resistenzmindernder Therapie,
   - sehr junge und sehr alte Patienten mit noch nicht ausgereifter oder nicht mehr voll funktionsfähiger Abwehr.
2. Erhöhte Erregerexposition durch medizinisch-technische Maßnahmen mit Durchbrechung des äußeren Körperschutzes wie z. B. Kathetern.
3. Vernachlässigung hygienischer Maßnahmen.
4. Zunahme antibiotikaresistenter Erreger, z. T. als Folge unkritischer Anwendung von Antibiotika.

Lokalisation von Infektionen

Infektionen im Krankenhaus lassen sich nach dem Ort ihrer Entstehung einteilen (Tab. 5.3). Am häufigsten sind in allen Kliniken die Harnwegsinfektionen, wobei naturgemäß ihre Häufigkeit bei Patienten, die resistenzgeschwächt sind, besonders groß ist. Voraussetzung ist in der Regel auch eine **Katheterisierung der Harnblase,** wobei deutliche Unterschiede zwischen der Art der Katheterisierung und den verschiedenen Harndrainagesystemen festzustellen sind. An 2. Stelle werden die Wundinfektionen genannt. Hierunter fallen alle Infektionen, die im Zusammenhang mit einer Verletzung der Haut stehen, gleichgültig, ob es sich um Operationswunden oder Injektionen oder dergleichen gehandelt hat. An 3. Stelle stehen die Atemwegsinfektionen, die ebenfalls vor allem bei schwerstkranken Patienten auftreten. Hierbei sind besonders **dauerbeatmete Patienten** gefährdet. An 4. Stelle werden die Infektionen über Katheter zum Infundieren, Transfundieren u. ä. genannt. Diese Infektionen führen in der Regel zu septischen Krankheitsbildern. In den Neugeborenenstationen sowie in Kinderkliniken kommen vor allem Infektionen des Magen-Darm-Traktes hinzu. Sie können in diesen Klinikbereichen die häufigsten Infektionsarten sein.

Tabelle 15.3 Häufigste im Krankenhaus erworbene Infektionen (in % aller krankenhauserworbenen Infektionen).

	1976 (USA)	1976–79 (Freiburg)
Harnwegsinfektionen	40,0%	30,0%
Wundinfektionen	25,0%	15,5%
Atemweginfektionen	16,0%	16,0%
Sepsis	3,5%	13,8%
Infektionen der Haut[1]	4,6%	18,3%
Infektionen des weibl. Genitales	2,8%	2,0%
Magen-, Darminfektionen	2,2%	3,3%

[1] speziell an Injektions- und Kathetereintrittspforten

Erreger von Krankenhausinfektionen

Das Erregerspektrum der im Krankenhaus erworbenen Infektionen schwankt naturgemäß deutlich in Abhängigkeit von der Lokalisation der jeweiligen Infektion. Darüber hinaus aber hat es in den letzten Jahrzehnten erhebliche Veränderungen gegeben, die nicht zuletzt bedingt waren durch Verschiebungen in der Antibiotikaresistenz der Keime. Z. T. lösten die am häufigsten verabreichten Antibiotika einen Selektionsdruck in einer bestimmten Richtung aus, so daß bestimmte Keimarten als Erreger zurückgingen, andere, die von Natur aus gegen das spezielle Präparat resistent waren, verstärkt auftraten. So sind seit der Einführung der Antibiotika die Infektionen mit Streptococcus pyogenes der Gruppe A deutlich zurückgegangen, sie kommen als Krankenhausinfektionen nur noch sehr selten vor, da dieser Keim gegenüber Penicillin unverändert empfindlich ist. Eine Zeit lang war Staph. aureus der mit weitem Abstand häufigste Erreger von Wundinfektionen, da er schon frühzeitig Resistenzen gegen Penicillin entwickelt hat. Durch die ständige Neuentwicklung von Antibiotika konnten die Staph.-aureus-Infektionen zurückgedrängt werden, doch traten an ihre Stelle nunmehr **Infektionen mit gramnegativen Stäbchenbakterien,** insbesondere mit E. coli, aber auch Proteus mirabilis, Klebsiella pneumoniae und anderen Keimarten. Als Ampicillin besonders häufig angewendet wurde, traten sowohl bei Wundinfektionen wie auch insbesondere bei Atemwegsinfektionen vermehrt Klebsiella-pneumoniae-Infektionen auf, weil dieser Keim durch das Mittel nicht bekämpft werden konnte. Erst seitdem andere Präparate zur Verfügung stehen, ist ein Rückgang der Klebsiella-Infektionen zu beobachten. Umgekehrt sind die Staphylokokken-Infektionen wieder angestiegen, nachdem Cephalosporine in die Therapie eingeführt wurden, die durch ein von den Staphylokokken gebildetes Enzym, die Betalaktamase, unwirksam gemacht werden konnten. Es besteht somit eine enge Abhängigkeit zwischen Wirkungsspektrum der Antibiotika, Resistenzen der Keimarten und der Häufigkeit des Vorkommens bei Krankenhausinfektionen.

Daneben gibt es erhebliche Unterschiede je nach dem Ort der Infektion. Bei Harnwegsinfektionen stehen naturgemäß die Keimarten im Vordergrund, die aus der Analregion stammen und daher besonders leicht in die Harnblase eingeschleppt werden können. Bei Wundinfektionen und insbesondere bei Infektionen an der Haut, wie z. B. an Einstichstellen, sind es Keimarten wie Staph. aureus und Staph. epidermidis, die eine besondere Häufigkeit aufweisen. Atemwegsinfektionen werden oft durch Pseudomonas aeruginosa hervorgerufen.

Bei Neugeborenen spielen die **Infektionen des Nabels,** aber auch anderer Hautregionen durch Staph. aureus eine besondere Rolle. Hierbei handelt es sich in der Regel um Infektionen, die bei der Abnabelung oder bei der ersten Versorgung des Kindes gesetzt worden sind. Auch bei späteren Pflegemaßnahmen kann eine derartige Infektion stattfinden. Während des Geburtsvorganges kommt das Neugeborene bereits in Kontakt mit der mütterlichen Flora aus Vagina und Rektum. Die normale bakterielle Besiedelung bei Kindern erfolgt zu nicht geringem Teil durch diese Keimarten, hinzu kommen insbesondere auf der Haut auch die durch den Kontakt mit der mütterlichen Haut sowie mit den Händen der Kinderschwestern übertragenen Keime wie Staph. epidermidis. Müssen Neugeborene beatmet oder aus anderen Gründen auf Intensivstationen behandelt werden, so kommen weitere Erreger hinzu. Häufig finden sich in den Atemwegen Pseudomonas aeruginosa, insbesondere dann, wenn die Atemluft befeuchtet werden muß und nicht auf strengste Keimfreiheit geachtet wurde. Auf Grund der **Resistenzschwäche des Neugeborenen** sind dann Sepsisfälle und Meningitiden durch Pseudomonas aeruginosa, aber auch durch Staph. epidermidis nicht selten zu beobachten. Gelegentlich kommt es auch zu schweren Infektionen durch Keime aus der Vagina der Mutter. Die heute häufig zu beobachtende Besiedelung der mütterlichen Vagina mit Streptokokken der serologischen Gruppe B kann bei den Neugeborenen zu einer unter Umständen tödlichen Sepsis und Meningitis, aber auch einer schweren Atemwegsinfektion führen.

Tabelle 15.4 Häufigste Erreger von Krankenhausinfektionen.

Keimart	häufigster Infektionsort
Staph. aureus	Wunden, einschl. Hautläsionen, Sepsis
P. aeruginosa	Atemwege, Sepsis, Harnwege
E. coli	Harnwege, Wunden, Sepsis
Proteus mirabilis	Harnwege, Atemwege, Sepsis, Wunden
Klebs. pneumoniae	Atemwege, Harnwege, Sepsis
Enterokokken	Harnwege
Staph. epidermidis	Haut, Sepsis, Wunden
Candida albicans	Haut, Atemwege
Hepatitis-B-Viren	Leber
Rotaviren	Darmtrakt

Bei Säuglingen spielen darüber hinaus die **Infektionen des Magen-Darm-Traktes** eine besondere Rolle. Infektiöse Gastroenteritiden durch enteropathogene E. coli, Salmonellen, vor allem aber durch Rotaviren treten auf diesen Stationen öfter auf. Früher standen dabei die enteropathogenen Coli-Infektionen im Vordergrund, heute dürften Rotaviren die häufigsten Erreger sein (Tab. 15.4).

Erfassung von Krankenhausinfektionen

Wichtigste Voraussetzung für eine Bekämpfung von Krankenhausinfektionen und insbesondere ihre Verhütung ist die sorgfältige Erfassung aller vorkommenden Infektionen, gleichgültig, ob es sich um typische Krankenhausinfektionen mit fakultativ pathogenen Erregern handelt oder um klassische Infektionskrankheiten. Bei den üblichen Krankenhausinfektionen ist stets eine **Erregerbestimmung** erforderlich. Eine genaue Analyse des Erregerspektrum kann häufig schon Hinweise auf die möglichen Infektionsquellen geben. Die Häufigkeit von Infektionen auf einer Station oder in einer bestimmten Klinik und insbesondere ihre Veränderungen zeigen an, ob Fehler in der Hygiene gemacht werden. Liegt die Infektionsrate hoch bei gleichzeitig buntem Erregerspektrum, werden mit großer Wahrscheinlichkeit allgemeine Grundregeln der Hygiene verletzt. Sind es sehr einheitliche Erreger, die auftreten, so ist oft eine einzelne Quelle die Ursache der Infektionen. Treten gehäuft Infektionen auf, so ist gegebenenfalls eine **Hygienefachschwester** oder der Hygieniker hinzuzuziehen, um bei der Aufklärung des Infektionsgeschehens zu helfen und Wege zur Vermeidung der Krankenhausinfektionen zu weisen.

Übertragungswege

Will man das Risiko für den Patienten so klein wie möglich halten, so muß man genaue Kenntnisse über die Übertragungswege der Erreger haben. Im Grundsatz lassen sich zwei Wege unterscheiden: die Übertragung von Keimen durch die Luft und die Übertragung von Keimen durch Kontakte (Tab. 15.5).

Bei der **Luftübertragung** können die Keime einerseits in Form der sog. **Tröpfcheninfektion** beim Atmen, Sprechen, Husten usw. von einem Keimträger in die Luft gebracht werden oder aber aus kontaminiertem Staub stammen. Dabei

Tabelle 15.5 Herkunft der Erreger von Krankenhausinfektionen.

1. Exogen: Keime von außen auf den Patienten übertragen:
   - direkter Kontakt: von Keimträger (infiziert oder kolonisiert) auf Patient übertragen,
   - indirekter Kontakt: von Streuherd über Hände des Personals, Gegenstände, Instrumente zum Patienten,
   - über Vermehrungsmedien: einzelne Keime vermehren sich in Wasser, Medikamenten etc., bis bei Patientenkontakt infektiöse Keimzahl erreicht.
2. Endogen: Keime der patienteneigenen Flora führen bei Verschleppung an andere Körperstellen zur Infektion.

ist zu beachten, daß einmal kontaminierter Staub erst nach einer sehr langen Zeit durch ein natürliches Absterben der Keime wieder nichtinfektiös wird. Zwar stirbt ein Teil der Bakterien beim Trocknen ab, doch haben Untersuchungen, die wir durchgeführt haben, gezeigt, daß mit den wichtigsten Hospitalismuskeimen **kontaminierter Staub** auch nach mehr als 2 Jahren noch infektiös war, gleichgültig unter welchen Bedingungen die Aufbewahrung erfolgte. Besonders hoch war die Rate überlebender Keime bei Aufbewahrung im Dunkeln. Die Rolle der Luftübertragung wurde früher sicher überschätzt, doch dürften je nach Infektionsort 10–30% der Infektionen hierdurch bedingt sein.

Die Übertragung von Erregern durch **Kontakt- oder Schmierinfektion** kann direkt oder indirekt erfolgen. Bei der direkten Kontaktinfektion werden die Erreger direkt vom Keimträger zu einem Empfänger weitergegeben, der sich infiziert und daran erkrankt. Bei indirekter Kontakt- oder Schmierinfektion erfolgt die Weitergabe über Zwischenträger; es kann sich dabei sowohl um Personen wie um Sachen handeln. Eine besonders große Rolle spielt im Krankenhaus die Weitergabe von Keimen über die Hände sowie über die Kleidung des Personals. An der Kleidung sind insbesondere die Brust- und Bauchpartie als gefährdete Bereiche anzusehen, weil alle Gegenstände, die hochgehoben werden, mit diesem Bereich in Berührung kommen. Bei allen pflegerischen Maßnahmen am Patienten, in der Kinderklinik z. B. beim Wickeln oder auch nur beim Hochheben, kommt der Patient oder seine Bettwäsche usw. mit diesem Bereich in Berührung und kann, sofern der Patient infektiöse Keime auf sich trägt, diesen Bereich kontaminieren. Die Keime können dann, sofern keine Abwehrmaßnahmen erfolgen, ohne weiteres an den nächsten Patienten weitergegeben werden. Andere Bereiche der Kleidung, an denen sich besonders häufig Hospitalismuserreger nachweisen lassen, sind die langen Kittelärmel sowie die Krankenhausschuhe. In Bereichen, in denen Patienten liegen, die in besonderem Maße vor Infektionen geschützt werden müssen, ist durch einen hinreichend häufigen Wechsel der Kleidung dafür zu sorgen, daß über Kittel keine Erreger weitergetragen werden. Dies bedingt zwangsläufig den steten Kittelwechsel bei Betreten der Station. Auch die Schuhe sind beim Betreten derartiger Bereiche grundsätzlich zu wechseln, um die Belastungen mit Keimen in diesen Bereichen so gering wie möglich zu halten.

Eine Untergruppe der Kontaktinfektion ist die **Übertragung von Erregern über die Medien,** in denen sich die Keime vermehren können. Mikroorganismen brauchen für ihre Vermehrung Feuchtigkeit, so daß insbesondere alle flüssigen Medien und alle feuchten Gegenstände zur Keimansiedlung führen können. Insbesondere **Wasser,** gleichgültig ob es sich um Leitungswasser oder um destilliertes oder enthärtetes Wasser handelt, kann bestimmten Mikroorganismen als Nährboden dienen. Aus destilliertem Wasser sind schon Keimkonzentrationen von mehr als 10000 Keimen/ml isoliert worden. Im Krankenhaus sind daher insbesondere alle Stellen zu überwachen, in denen Wasser z. B. zur Luftanfeuchtung verwendet wird. Auch Stechampullen mit **Kochsalzlösung** oder **Aqua dest.** zur Verdünnung oder Auflösung bestimmter Medikamente können als Nährboden dienen und sind, wenn sie längere Zeit benutzt wurden, gar nicht selten kontaminiert. Selbst **Infusionslösungen** können, falls die Behältnisse nicht absolut dicht waren, stark bewachsen sein. Ähnliches gilt für nicht konservierte **Salben** u. a. **Medikamente.** Naturgemäß stellen auch **Lebensmittel** ein Vermehrungsmedium für Mikroorganismen dar. In Kinderkliniken gilt es insbesondere dafür Sorge zu tragen, daß zubereitete Säuglingsnahrung nicht zur Übertragung erheblicher Keimzahlen führt. Es ist über zahlreiche Infektionen z. B. mit P. aeruginosa berichtet worden, weil Fertignahrung mit kontaminiertem Wasser angesetzt worden ist. Wird eine derartige Milch dann warm aufbewahrt, kommt es zur explosionsartigen Keimvermehrung. Auch andere Nahrungsmittel können bewachsen werden.

1.2.4 Prinzipien der Infektionsverhütung

Allgemeine Maßnahmen der Verhütung und Bekämpfung von Krankenhausinfektionen

Ausschaltung von Erregerquellen und Streuherden

Alles, was die Verbreitung von Infektionserregern von der Keimquelle bis zum Empfänger verhindert, dient der Verhütung von Infektionen. Der beste Weg zur Verhütung einer Weiterverbreitung von Erregern ist aber ohne Zweifel die Ausschaltung einer Streuquelle. Das kann geschehen z. B. durch Sanierung von infizierten Personen, d. h. durch die Behandlung von infizierten Patienten und Keimträgern unter dem Personal. Andererseits sind naturgemäß auch die Erregerreservoire außerhalb des Organismus möglichst zu beseitigen. Ein solches Erregerreservoir kann z. B. stehendes Wasser sein, in dem sich besonders leicht Pseudomonas aeruginosa ansiedelt. Dabei ist zu beachten, daß sowohl diese wie auch andere Keime auch in destilliertem Wasser wachsen können. Stehendes Wasser findet sich an vielen Stellen im Krankenhaus. So sind z. B. die Wassergefäße zur Befeuchtung der Atemluft in Inkubatoren, aber auch an Inhalations- und Beatmungsgeräten besonders leicht der Kontamination mit Mikroorganismen ausgesetzt, wenn sie nicht stets gereinigt und desinfiziert werden und im übrigen nur steriles Wasser zur Luftbefeuchtung verwendet wird. Aus einem einzigen Sprudler zur Befeuchtung der Atemluft an Beatmungsgeräten haben wir bis zu 10 verschiedene Keimarten, darunter Pseudomonas aeruginosa und Klebsiellen, isolieren können.

Auch kontaminierte Verbände, Spritzen, Kanülen und dergleichen stellen ein Erregerreservoir dar und müssen so beseitigt werden, daß von ihnen keine Gefahr ausgeht, d. h. sie müssen so schnell wie möglich in ein zu verschließendes Behältnis eingebracht werden. Bei stechenden und schneidenden Instrumenten müssen diese Behältnisse fest sein, so daß ein Durchstechen der Wand nicht möglich ist.

Unterbrechung möglicher Übertragungswege

Ist die Sanierung einer Keimquelle nicht oder nicht sofort möglich, so müssen die möglichen Wege der Ausbreitung unterbrochen werden. Dies ist besonders wichtig in Bereichen, in denen Patienten behandelt und gepflegt werden, die in besonders hohem Maße infektionsgefährdet sind, die also besonders zu schützen sind, und andererseits in Bereichen, in denen Patienten liegen, die selber infiziert sind und damit als Streuquelle eine Gefahr für andere Patienten darstellen können. In der Richtlinie des Bundesgesundheitsamtes „Erkennung, Verhütung und Bekämpfung von Krankenhausinfektionen“ ist daher auch eine Einteilung des Krankenhauses in Reinheitszonen empfohlen worden, und zwar werden mindestens 3 unterschiedliche Bereiche im Krankenhaus unterschieden.

1. Bereiche, für die ein besonderer Schutz vor Infektionen erforderlich ist, in denen also Patienten liegen oder behandelt werden, die in besonderem Maße geschützt werden müssen. Hierzu gehören sowohl die Operationseinheiten wie die Einheiten der Intensivbehandlung, Entbindungseinheiten, Frühgeborenen- und Neugeboreneneinheiten und vergleichbare Einrichtungen.
2. Bereiche, von denen bevorzugt Infektionsgefährdungen ausgehen können. Hierzu gehören die Infektionseinheiten, die septischen Operationseinheiten, Dialyseeinrichtungen und vergleichbare Einrichtungen.
3. Bereiche mit mittlerem Infektionsrisiko. Hierzu gehören alle übrigen Patientenbereiche im Krankenhaus.

Darüber hinaus gibt es im Krankenhaus Bereiche, in denen keine besonderen Maßnahmen zur Infektionsverhütung erforderlich sind. Hierzu zählen die allgemeinen Verkehrsbereiche, die Verwaltung, die Wirtschaftseinrichtungen und ähnliches.

Auch innerhalb jeder Einheit (Station usw.) sollte nach diesen Grundsätzen eine Einteilung der Patienten vorgenommen werden. Patienten, die in unterschiedlicher Weise gefährdet sind, können z. B. in getrennten Zimmern untergebracht werden.

Die Einrichtungen, in denen Patienten behandelt oder gepflegt werden, die besonders vor Infektionen zu schützen sind, sowie Bereiche, von denen bevorzugt Infektionen ausgehen können, sind in der Regel durch Schleusen gegenüber dem übrigen Krankenhaus abzutrennen (s. auch: *Bauliche Maßnahmen zum Schutz vor Infektionen)*. Darüber hinaus ist in diesen Bereichen eine besondere Schutzkleidung zu tragen.

Grundsätzlich wird unterschieden zwischen **Berufskleidung** und **Schutzkleidung.** Die Berufskleidung erfüllt im allgemeinen nicht die Anforderungen, die an eine Schutzkleidung zu stellen sind. Man rechnet hierzu Schwesterntrachten, offen getragene Arztkittel sowie Hauskleidung und Uniformen. Sie muß zwar auch regelmäßig gewechselt, desinfiziert und gewaschen werden, jedoch schützt sie nur im begrenzten Maße vor einer Weiterverbreitung von Erregern.

Aufgabe der Schutzkleidung ist es, die Kleidung (auch Berufskleidung) der Beschäftigten vor einer Kontamination zu schützen und damit die Weiterverbreitung von Krankheitserregern möglichst zu verhindern. Sie muß daher stets getragen werden, wenn die Gefahr einer Weiterverbreitung von Keimen besteht. Dabei ist es erforderlich, daß die Bereiche unterschiedlichen Risikos bzw. unterschiedlicher Gefährdung verschiedenfarbige Schutzkleidung erhalten. So ist es möglich jederzeit zu erkennen, wenn jemand unbefugt einen anderen Bereich betritt. Voraussetzung ist naturgemäß, daß die Schutzkleidung einer bestimmten Farbe stets nur für einen bestimmten Verwendungszweck ausgegeben wird. Sie muß am Eingang in einen besonderen Bereich, z. B. in eine intensivmedizinische Einheit oder eine OP-Abteilung, angelegt werden und beim Verlassen wieder gegen die übliche Klinik- bzw. Berufskleidung ausgewechselt werden. Die Schutzkleidung muß täglich gewechselt werden. Auch Besucher von Patienten, bei denen eine besondere Infektionsgefährdung besteht oder die selber Keime streuen, müssen mit Schutzkleidung ausgestattet werden.

Ist die Gefahr einer Weiterverbreitung von Keimen nicht sehr hoch, so reichen als Schutzkleidung in der Regel Kittel aus. In bestimmten Bereichen, insbesondere in Operationseinheiten sowie in intensivmedizinischen Einheiten, ist jedoch das Tragen von Hosenanzügen (auch für weibliche Mitarbeiter) erforderlich. Bei besonderen Arbeiten wird darüber zusätzlich ein entsprechender Kittel angelegt (z. B. OP-Kittel). Selbstverständlich gehören zur Schutzkleidung auch Schuhe, die nur in dem betreffenden Bereich getragen werden. Die im allgemeinen blauen Überziehschuhe aus Kunststoffolie reichen nicht aus. Die sogenannten Bereichsschuhe müssen desinfizierbar sein. In diesen Bereichen sind ebenfalls Schutzhauben über den Haaren zu tragen, da in den Haaren häufig eine Vielzahl von fakultativ pathogenen Keimen nachgewiesen werden kann. Die Haare (sowohl Bart- wie Kopfhaare) müssen hierdurch vollständig bedeckt werden. Langes Haar muß in allen klinischen Bereichen eng am Kopf anliegend festgesteckt sein. Darüber hinaus sind bei entsprechendem Infektionsrisiko, z. B. auf der Intensivstation, stets Atemschutzmasken zu tragen, sie dürfen auch nicht vorübergehend heruntergezogen werden. Der Atemschutz ist nach jeder längerdauernden Operation und nach Durchfeuchtung zu wechseln, dabei ist der gebrauchte Atemschutz sofort in einen Abfallbehälter zu werfen, anschließend sind die Hände zu desinfizieren. Für viele Verrichtungen ist darüber hinaus das Tragen von Schutzhandschuhen erforderlich. Schutzhandschuhe sind auch nach den Unfallverhütungsvorschriften der Berufsgenossenschaft stets dann anzulegen, wenn die Gefahr einer Kontamination mit Krankheitserregern besteht. Dies gilt insbesondere in Bereichen wie Operationseinheiten, Intensivmedizin und vergleichbaren Tätigkeiten, aber auch an allen anderen Stellen, wo ein Kontakt mit Blut, Ausscheidungen, Sekreten, Eiter und dergleichen möglich ist. Hierbei geht es insbesondere auch um den Schutz des Personals vor Infektionen mit Hepatitisviren und HIV.

Auch die Berufskleidung sollte 2mal wöchentlich gewechselt werden. Der heute übliche Schwesternkittel stellt gegenüber der früher sowohl inner- wie außerhalb des Krankenhauses getragenen Schwesterntracht eine deutliche Verbesserung dar, weil er beim Betreten des Krankenhauses an- bzw. beim Verlassen wieder abgelegt werden kann. Auch in den normalen Stationsbereichen sollten stets nur glattlederne Schuhe getragen werden, da sie notfalls auch desinfiziert werden können (Abwischen mit einer Desinfektionslösung), falls sie mit infektiösem Material in Kontakt gekommen sind. Nicht getragen werden dürfen Strickjacken, Pullover u. ä., die über die Berufs- oder Schutzkleidung gezogen werden. Auch in diesen Bereichen sind die Haare stets so zu tragen, daß sie nicht ins Gesicht fallen können und mit den Händen u. U. bei der Arbeit wieder hochgesteckt werden müssen.

Grundsätzlich gilt, daß bei Arbeiten, bei denen eine starke Verschmutzung zu erwarten ist, Einmal- oder Plastikschürzen getragen werden. Diese sind sofort nach Gebrauch zu entsorgen bzw. gründlich zu desinfizieren und zu reinigen. Insbesondere auch bei pflegerischen Maßnahmen besteht häufig die Gefahr einer Kontamination des Kittels mit Keimen. Ist ein solches Risiko gegeben, sollte grundsätzlich auch hier von einer Schürze Gebrauch gemacht werden.

Zur Unterbrechung der Übertragungswege und damit zur Verhinderung der Keimverbreitung gehören naturgemäß alle Verfahren der Desinfektion und Sterilisation. Dabei ist stets alles, was die äußere Schutzhülle des Körpers durchbricht, also die Haut oder Schleimhaut, zu sterilisieren und steril zu halten, alles, was nur mit dem unverletzten Patienten in Berührung kommt, zu desinfizieren.

Ergänzt werden müssen die Maßnahmen zur Keimabtötung durch eine gründliche und sorgfältige Reinigung der Patientenräume sowie aller mit den Patienten in Kontakt kommender Gegenstände im Krankenhaus.

Besonders wichtig sind Maßnahmen der Desinfektion im persönlichen Bereich. Die Übertragung von Keimen geschieht in einem sehr hohen Prozentsatz über die Hände, vor allem die des Personals. Somit steht die **Händedesinfektion** auch im Vordergrund aller Maßnahmen zur Keimabtötung. Sie ist grundsätzlich nach jedem Patientenkontakt, insbesondere auf Intensiveinheiten, erforderlich, ganz besonders naturgemäß dann, wenn ein erhöhtes Risiko an Kontamination gegeben war. Eine gleichzeitige Reinigung der Hände ist nur dann erforderlich, wenn gleichzeitig sichtbare Verschmutzungen der Hände vorliegen (s. Anlage zur Richtlinie des BGA *Händewaschen und Händedesinfektion,* sowie Abschnitt *Desinfektion.* Eine *hygienische Händedesinfektion* ist stets notwendig vor invasiven Eingriffen, z. B. Legen eines Katheters, vor und nach Kontakt mit den Eintrittsstellen von Kathetern, Drainagen u. ä., vor Kontakt mit Patienten, die besonders vor Infektionen geschützt werden müssen, z. B. Leukämiepatienten, schwerverletzte Patienten, intensivmedizinisch behandelte Patienten u. a., nach Kontakt mit Patienten, von denen Infektionen ausgehen könnten sowie nach Kontakt mit kontaminierten Flächen oder Gegenständen, mit Blut, Sekreten oder Exkreten. Eine *chirurgische Händedesinfektion* ist erforderlich vor allen Eingriffen. Grundsätzlich ist der Desinfektion stets der Vorzug vor der Händereinigung zu geben. Eine Desinfektion mit alkoholischen Präparaten wird von der Haut in der Regel problemlos vertragen, insbesondere dann, wenn diese Präparate auch noch rückfettende Substanzen enthalten. Hautschädigungen kommen wesentlich häufiger durch Waschpräparate und Seifen zustande.

Neben den Maßnahmen der persönlichen Hygiene spielt ebenfalls die Unterbrechung der Infektionswege durch **Flächendesinfektion** und Hausreinigung eine wichtige Rolle (s. Anlage zur BGA-Richtlinie *Hausreinigung und Flächendesinfektion*). Die Auswahl der Methode hat sich nach den Anforderungen an die Keimarmut für den einzelnen Bereich zu richten. Dabei sind die Gefährdung oder Belästigung der Patienten und des Personals, das zu behandelnde Material und die Wirtschaftlichkeit zu berücksichtigen. Häufig kann Reinigung und Desinfektion in einem Arbeitsgang durchgeführt werden, allerdings dürfen den Desinfektionsmittellösungen keine Reinigungsmittel sekundär zugesetzt werden. Ihr Wirkungsnachweis, der in der Regel von unabhängigen Gutachtern geprüft wird, bezieht sich stets nur auf die reine Desinfektionsmittellösung. Es gibt jedoch Präparate, die bereits einen Reinigerzusatz enthalten. Sie können u. U. auch für schwierigere Reinigungsaufgaben Verwendung finden. Grundsätzlich ist zu unterscheiden, zwischen einer routinemäßigen Reinigung und Desinfektion sowie besonderen Desinfektionsmaßnahmen, wenn sichtbare Kontamination durch Eiter, Blut, Speichel, Urin oder Faeces vorliegen. Eine Sprühdesinfektion ist nur dort vertretbar, wo eine Scheuerdesinfektion nicht möglich ist. Bei alkoholischen Desinfektionsmitteln sind die Sicherheitsregeln zur Vermeidung von Brand- und Explosionsgefahren zu beachten. Eine Raumdesinfektion durch Vernebeln oder Verdampfen von Desinfektionsmitteln ist lediglich bei wenigen Infektionskrankheiten wie z. B. offene Lungentuberkulose, Lassafieber (Viruskrankheit in Westafrika) u. ä. erforderlich.

Spezielle hygienische Maßnahmen bei der Pflege und Behandlung

Eine Reihe von Maßnahmen am Patienten führen besonders leicht zu Infektionen. Mängel in der Hygiene sind häufig die Ursachen. Aus diesem Grunde sind bei derartigen Techniken die hygienischen Erfordernisse besonders zu beachten.

Injektionen und Punktionen

Bei Patienten, die besonders vor Infektionen geschützt werden müssen, von denen aber auch bevorzugt Infektionen ausgehen können, ist vor und nach Injektionen eine hygienische Händedesinfektion vorzunehmen. Bei der Punktion des Liquorraumes und der Körperhöhlen sind grundsätzlich Händedesinfektionen und sterile Handschuhe erforderlich. In besonderen Fällen sollte zusätzlich sterilisierte Kleidung getragen und eine chirurgische Händedesinfektion durchgeführt werden.

Vor dem Eingriff ist die Haut im Bereich der Einstichstelle sorgfältig mit einem Desinfektionsmittel zu behandeln. Nennenswerte Unterschiede zwischen Abreiben mit Desinfektionslösung und Aufsprühen eines alkoholischen Präparates bestehen nicht. Als Einwirkzeit sind an den meisten Körperregionen 15–30 s ausreichend. Handelt es sich allerdings um Eingriffe bei resistenzgeschwächten Patienten sowie um die Punktion von Körperhöhlen, sollte die Einwirkzeit verlängert werden. An talgdrüsenreicher Haut sind mindestens 10 min erforderlich. Verwendet werden sollten insbesondere alkoholische Präparate oder Jodtinktur. Die Instrumente für die Injektion dürfen erst unmittelbar vor der Benutzung aus den bis dahin geschlossenen, keimdichten Verpackungen entnommen werden. Nicht gebrauchte Instrumente in einer geöffneten Verpackung dürfen erst nach erneuter Verpackung und Sterilisation verwendet werden. Bei Einmal-Instrumenten bzw. -Spritzen ist vorher zu prüfen, ob sie für eine Resterilisation überhaupt geeignet sind. Materialien aus PVC z. B. dürfen nicht mit Ethylenoxid gassterilisiert werden. Die Injektionslösungen sollten möglichst in Einzeldosisampullen verwendet werden, die erst direkt vor der Injektion geöffnet werden. Behältnisse für größere Mengen, die kein Konservierungsmittel enthalten, z. B. Aqua dest. oder Kochsalzlösung, dürfen nur maximal einen Tag verwendet werden, dies auch nur dann, wenn die Behältnisse im übrigen verschlossen bleiben, d. h. nur, wenn sich die Lösungen in Stechampullen befinden. Bei offenen Behältnissen sind sie bereits nach 4–6 Stunden zu verwerfen. Ein längerer Gebrauch ist bei Mehrdosisbehältnissen möglich, wenn sie konserviert sind und gekühlt aufbewahrt werden (z. B. Insulin und Heparin). Der Zeitpunkt der ersten Entnahme ist jedoch zu vermerken. Fehler in der Hygiene können zu Spritzenabszessen, u. U. auch zu Thrombophlebitiden oder Sepsis führen.

Infusionen und Katheterisierungen von Gefäßen

Infusionslösungen sind vor der Verwendung zu prüfen, dabei ist besonders auf Haarrisse bei Glasgefäßen sowie auf Trübungen und Fremdstoffe in der Lösung zu achten. Das **Verfallsdatum** ist zu prüfen. Sind Mischungen erforderlich, so dürfen diese erst unmittelbar vor Gebrauch angesetzt werden, die Einstichstelle am Gummistopfen muß desinfiziert werden. Beginn und Dauer von Infusionen sind zu notieren.

Vor dem Legen des Venenkatheters sind die Hände zu desinfizieren. Das gleiche gilt für Verweilkanülen. Bei venae sectio sind sterile Handschuhe, Abdeckungen, Kittel und Mund- und Nasenschutz erforderlich. Das gleiche gilt für peripher-zentrale und zentrale Katheter. Die Desinfektion der Einstichstelle erfolgt in gleicher Weise wie bei der Injektion oder Punktion. Katheter sind nach dem Legen sorgfältig zu fixieren. Die Einstichstelle ist antiseptisch zu behandeln und steril abzudecken.

Die Infusionsflasche darf erst direkt vor der Injektion mit dem Infusionssystem verbunden werden. Infusionssysteme sollten in der Regel längstens nach 48 Stunden, bei gefährdeten Patienten nach 24 Stunden gewechselt werden. Auch sollte grundsätzlich die Zahl der intravasalen Zugänge so gering wie möglich gehalten werden. Handelt es sich um gemischte Infusionslösungen oder Infusionen zur parenteralen Ernährung sowie Seruminfusion, so sollte die Einzelinfusion nicht länger als 12 Stunden laufen. Die Punktionsstelle ist täglich durch sanfte Palpation durch den Verband zu untersuchen. Bei Fieber unklarer Genese oder Schmerzen muß der Verband entfernt werden, um die Einstichstelle inspizieren zu können. Sind keine Beschwerden vorhanden, so kann der Verbandswechsel nach 72 Stunden vorgenommen werden. Bestehen Anzeichen einer möglichen Thrombophlebitis oder anderer Entzündungen an der Eintrittsstelle, so ist das gesamte System, einschließlich der Kanüle, zu entfernen. Katheterspitzen sollten stets, wenn sie mehr als 2 Tage gelegen haben, mikrobiologisch untersucht werden. Verstöße gegen die hygienischen Vorschriften können zu Thrombophlebitiden und Sepsis führen.

Harnwegskatheterisierungen

Da Harnwegskatheterisierungen häufig zu **Harnwegsinfektionen** führen, dürfen sie nur nach strenger Indikation durchgeführt werden. Das äußere Genitale ist vorher sorgfältig zu reinigen und zu desinfizieren. Aseptische Bedingungen sind beim Legen einzuhalten, d. h. es ist eine Händedesinfektion durchzuführen, und es sind sterile Handschuhe zu tragen, das Katheterset muß steril sein, auch dürfen Gleit- und Anästhesiemittel nur in Einmal-Portionen verwendet werden.

Dauerkatheter sind besonders infektionsgefährdet. Sie sind mit genügend Spielraum zu fixieren, nur geschlossene Urin-Drainagesysteme mit Rückflußventil sind zu verwenden. Die Verbindung zwischen Katheter und Drainagesystem darf nur unter aseptischen Bedingungen getrennt werden, z. B. bei Wechsel des Systems. Auffangbeutel dürfen nie über Blasenniveau angehoben werden. Bei der Entsorgung sind stets Schutzhandschuhe zu tragen. Sind trotz aller Vorsichtsmaßnahmen Infektionen aufgetreten, so sind die entsprechenden Patienten zu isolieren.

Verbandswechsel – Wundverband

Zu unterscheiden ist grundsätzlich zwischen aseptischen Wunden und kontaminierten bzw. potentiell-kontaminierten Wunden sowie infizierten Wunden. Gleichgültig jedoch, um welche Art von Wunde es sich handelt, in keinem Fall dürfen Keime zusätzlich auf eine Wunde gebracht werden, d. h. es müssen alle Maßnahmen zur Verhinderung einer neuen oder zusätzlichen Kontamination ergriffen werden. Für Verbände ist das Set-System zu bevorzugen, hierbei sind alle für einen Verbandswechsel oder einen neuen Verband benötigten Materialien und Instrumente gemeinsam verpackt. Die Transportmittel, z. B. Verbandswagen, müssen über eine ausreichende und leicht zu desinfizierende und zu reinigende Oberfläche verfügen. Auch müssen entsprechende Behältnisse für die Entsorgung benutzter Materialien und Instrumente vorhanden sein.

Der Verbandswechsel sollte in der Regel von 2 Personen vorgenommen werden, wobei eine direkte Berührung mit dem Verband nach Möglichkeit vermieden werden soll, d. h. es sollten stets Instrumente benutzt werden. Das Personal hat beim Verbandswechsel Handschuhe, u. U. auch sterile Handschuhe, zu tragen. Auch die Instrumente und das Verbandsmaterial müssen steril sein. Nach dem Verbandswechsel ist eine hygienische Händedesinfektion durchzuführen. Die benutzten Instrumente sind in geschlossenen Behältnissen zu entsorgen und zur Wiederaufbereitung zu bringen.

Benutztes Verbandsmaterial und Einmalinstrumente sind sicher zu verpacken und in den Müll zu geben. Sie stellen keinen Sondermüll dar. Um die Gefahr der Übertragung von Keimen auf andere Patienten zu verringern, sollten größere Verbandswechsel nicht im Mehrbettkrankenzimmer durchgeführt werden. Das Personal hat frische Schutzkleidung, Mund- und Nasenschutz sowie Haarschutz zu tragen. Vor dem Auflegen des neuen Verbandes sind die Handschuhe zu wechseln. Patienten mit infizierten Wunden und solche mit aseptischen Wunden sollten in getrennten Zimmern untergebracht werden.

Beatmung, Inhalation, Tracheotomie

Alle für eine Intubation verwendeten Geräte müssen sicher desinfiziert sein. Alle für eine Tracheotomie verwendeten Gerätschaften müssen steril sein. Beatmungsgeräte und Beatmungssysteme müssen bei Beginn desinfiziert sein, gebrauchte Schlauchsysteme, Befeuchter, Verneblertöpfe usw. sollten täglich durch desinfizierte bzw. sterilisierte Gerätschaften ersetzt werden. Das Sekretsammelgefäß ist ebenfalls täglich zu wechseln. Für die Befeuchtung verwendetes Wasser muß steril sein, im allgemeinen auch destilliert (destilliertes Wasser kann erhebliche Keimzahlen enthalten, wenn es nicht zusätzlich sterilisiert worden ist). Zur Verflüssigung zähen Sekrets dürfen nur sterile Flüssigkeiten verwendet werden. Der Schlauch zur Sekretauffangflasche muß mit steriler Flüssigkeit durchgespült werden. Dabei sollten die Schläuche nach Möglichkeit durchsichtig sein, um Verschmutzungen zu erkennen.

Bei allen Maßnahmen sind Handschuhe zu tragen. Bei der Pflege von tracheotomierten und intubierten bzw. beatmeten Patienten ist Schutzkleidung anzulegen. Eine Mundpflege und die Pflege des Nasen- und Rachenraums des Patienten sind erforderlich. Werden die Maßnahmen nicht sorgfältigst beachtet, kann es zu schweren Atemwegsinfektionen kommen.

1.2.5 Antimikrobielle Verfahren

Begriffe

Zu den antimikrobiellen Verfahren gehören in erster Linie **Sterilisation** und **Desinfektion,** bei denen es um die Abtötung von Mikroorganismen geht. Hinzuzurechnen sind jedoch auch Verfahren der **Konservierung,** bei denen lediglich eine Keimhemmung erforderlich ist und der **Pasteurisierung,** bei denen nur ein Teil der Keime abgetötet wird. Im weitesten Sinne können hier auch noch die Verfahren der **Desinsektion** (Entwesung) hinzugerechnet werden. Hier geht es um die Vernichtung von kleinen Lebewesen, die genaugenommen nicht mehr in den Bereich der Mikrobiologie hineingehören (Tab. 15.6).

Tabelle 15.6 Begriffe zu antimikrobiellen Verfahren.

Reinigung:	Mechanische Beseitigung von Keimen,
Desinfektion:	bedeutet einen Gegenstand in einen Zustand zu versetzen, daß er nicht mehr infizieren kann. Hierzu ist erforderlich: Abtötung der vegetativen Bakterien, Pilze, Pilzsporen und Viren,
Sterilisation:	Abtötung aller Bakterien, Pilze und Viren sowie der Bakteriensporen der Resistenzstufe 3,
Bakterizidie, bakterizid:	Abtötung von Bakterien,
Bakteriostase:	Vermehrungshemmung der Bakterien,
Viruzidie, viruzid:	Abtötung von Viren,
Fungizidie, fungizid:	Abtötung von Pilzen,
Sporozidie, sporozid:	Abtötung von Sporen,
Mikrobizidie, mikrobizid:	Abtötung von Mikroorganismen,
Laufende Desinfektion:	Desinfektionsmaßnahmen werden regelmäßig vorgenommen, solange sie nötig sind, z. B. während einer ansteckenden Erkrankung, im Krankenhaus oder ähnlichem, auch zur Hospitalismusprophylaxe (Verhinderung von Krankenhausinfektionen),
Schlußdesinfektion:	Desinfektion nach Gesundung, Verlegung oder Tod des Kranken (nötig bei meldepflichtigen Infektionskrankheiten nach BSeuchG nur mit vom BGA anerkannten Desinfektionsverfahren).

Der Begriff der Sterilisation läßt sich definieren als die vollständige Abtötung bzw. Beseitigung aller Mikroorganismen einschließlich der Viren.

Genaugenommen stammt diese Definition jedoch noch aus der Zeit, als nur die medizinischwichtigen Keimarten untersucht bzw. bekannt waren. Inzwischen weiß man, daß es Mikroorganismen gibt, die unter Extrembedingungen leben können. Sie werden mit den üblichen Sterilisationsverfahren nicht erfaßt, spielen jedoch im medizinischen Bereich keine Rolle bzw. kommen unter Normalbedingungen etwa eines Krankenhauses nicht vor. Insoweit läßt sich die Definition für die Medizin unverändert anwenden.

Schwieriger ist die Definition des Begriffes Desinfektion. Lange Zeit wurde er folgendermaßen definiert: Desinfizieren bedeutet, einen Gegenstand in einen Zustand zu versetzen, daß er nicht mehr infizieren kann.

Man trug mit dieser Definition der Tatsache Rechnung, daß u. U. Einzelkeime übrig bleiben können, ohne daß eine Infektionsgefährdung besteht. Auch dann würde man bereits von einer Desinfektion sprechen können. In bezug auf die Infektionskrankheiten im allgemeinen ist diese Definition auch sicher brauchbar, wenn sie auch für die Händedesinfektion nicht mehr unbedingt anwendbar ist. Sie bereitet jedoch in jedem Fall Schwierigkeiten, wenn es um die Frage geht, welche Erreger zur Verhütung von Krankenhausinfektionen abgetötet werden sollen. Im allgemeinen kann man deshalb die Trennung zwischen Sterilisation und Desinfektion besser durch eine Beschreibung der jeweils zu beseitigenden oder zu inaktivierenden Erregergruppen umschreiben.

Bei der Desinfektion sollen alle vegetativen Bakterienarten sowie die Viren und die Pilze beseitigt werden, bei der Sterilisation darüber hinaus auch die Sporen. Beides kann sowohl mit physikalischen wie, wenn auch bei der Sterilisation nur in eingeschränktem Maße, chemischen Methoden geschehen.

Hinsichtlich ihrer Resistenz gegenüber Dampf lassen sich die Mikroorganismen in vier Gruppen einteilen (Tab. 15.7). Die Keime der Resistenzstufe 1 werden bei der Desinfektion abgetötet, bei einer Desinfektion beim Milzbrand mit erhöhter Temperatur auch die Resistenzstufe 2.

Tabelle 15.7 Dampfresistenzstufen von Mikroorganismen.

Resistenzstufe 1	Inaktivierungstemperatur:	75°	100°
	Zeit	20 min.	5 min.
	vegetative Bakterien Pilze, Pilzsporen Viren		
Resistenzstufe 2	Inaktivierungstemperatur:	100°–105°C	
	Zeit	20 min.	
	thermolabile Sporen – z. B. von bestimmten Bazillen, B. anthracis (Milzbrand) B. subtilis (sog. HOFFMANN-Sporen)		
Resistenzstufe 3	Inaktivierungstemperatur:	120° oder	134°
	Druck	2 bar	3 bar
	Zeit	20 min.	5 min.
	mesophile Sporen, z. B. von Clostridien Cl. tetani (Wundstarrkrampf) Cl. perfringens (Gasbrand)		
Resistenzstufe 4	Inaktivierungstemperatur:	140°	
	thermophile Sporen		

Die Abtötung bzw. Inaktivierung der Keime der Resistenzstufe 1–3 ist die Sterilisation. Voraussetzung für die Wirksamkeit bei den genannten Temperaturen ist jedoch die weitestgehende Entfernung der Luft aus dem Gerät, so daß sich in dem jeweiligen Sterilisationsapparat nur gesättigter Wasserdampf der jeweiligen Temperatur befindet. Bei Temperaturen unter 100° ist dies nur im Vakuum möglich, bei Temperaturen über 100° bei entsprechendem Überdruck von 1 bzw. 2 bar (insgesamt mit einem Druck von somit 2 bzw. 3 bar).

Sterilisationsverfahren

Bei der Sterilisation kann unterschieden werden zwischen physikalischen und physikalisch-chemischen Verfahren. Eine rein chemische Sterilisation ist zwar theoretisch auch möglich, findet aber aus vielfältigen Gründen praktisch keine Anwendung. Hierfür sind nur wenige chemische Stoffe geeignet, die meistens so materialschädigend sind, daß sie in der Praxis nicht angewendet werden können. Unter den physikalischen Verfahren steht die Anwendung von feuchter und trockner Hitze im Vordergrund. Daneben gibt es noch die Strahlensterilisation mit Gamma- und Betastrahlen, die jedoch aus Gründen des Strahlenschutzes sowie der Schwierigkeit der Dosierung nur bei industriellen Sterilisationsverfahren anwendbar ist (Tab. 15.8).

Heißluftsterilisation

Da trockene Heißluft eine geringere spezifische Energie aufweist, sind bei der Sterilisation mit Heißluft höhere Temperaturen erforderlich als bei der Anwendung von Dampf. Im allgemeinen wird eine Temperatur von 180°C und eine Einwirkzeit von mindestens 30 min angewendet. Diese Zeit zählt jedoch erst von dem Augenblick an, wo das gesamte Sterilisiergut im Gerät die Temperatur von 180°C erreicht hat. Für die Durchlaufzeit einer Charge müssen die Anheizzeit und die Ausgleichszeit zugerechnet werden (Abb. 15.1). Unter Anheizzeit versteht man die Erwärmung des Gerätes sowie der im Gerät befindlichen Luft, unter Ausgleichszeit die Zeit, in der das Sterilisiergut auf 180°C erwärmt wird. Die Dauer dieser Zeiten ist in sehr starkem Maße abhängig von der Füllung des Sterilisators. Sie muß experimentell für jedes Gerät ermittelt werden. Nach Ablauf der Einwirkungszeit oder auch Sterilisierzeit ist schließlich noch eine Abkühlungszeit erforderlich, bis das Sterilisiergut wieder aus dem Gerät entnommen werden kann.

Im Heißluftsterilisator lassen sich **Glas-** und **Metallgegenstände** sowie **Keramikmaterialien** sterilisieren. Allerdings kann durch die hohen Temperaturen die Güte des Stahls nachteilig beeinflußt werden, z. B. bei Skalpellen und Bohrern. Die Materialien müssen vor der Sterilisation sorgfältig gereinigt werden, da die angegebenen Zeiten nur für saubere Geräte gelten. Zum

Tabelle 15.8 Anwendbarkeit der Sterilisierverfahren[1].

Material	Sterilisationsverfahren: Dampfsterilis., Verdrängungs-verfahren	Vakuum-verfahren	Heißluft-steri-lisation	Gassteri-lisation EO[2]	Form-aldehyd
Instrumente, Spritzen u. Geräte aus Glas, Metall u. Keramik	×	×	×		
Gummi (z. B. Handschuhe)	×	×			
Kunststoffe (z. B. Schläuche)					
hitzebeständig,	×	×			
hitzeempfindlich				×	×
Textilien u. Verbandstoffe	(×)	×			
wäßrige Lösungen (soweit hitzebeständig)	×				

[1] In Anlehnung an Anlage zu Ziffer 7.1. der BGA-Richtlinie
[2] EO = Ethylenoxid

Schutz des Personals sind sie davor zu desinfizieren. Wichtig ist weiterhin, daß die außen am Gerät angebrachten Kontrollthermometer keine Auskunft über die Temperatur im Inneren des Sterilgutes geben. Sie kann genau nur mit thermoelektrischen Messungen ermittelt werden. Um eine möglichst schnelle Erhitzung des Sterilgutes zu erreichen, ist es wichtig, möglichst kleine Verpackungseinheiten zu wählen und diese nicht aufeinander zu legen, ggf. sind perforierte Zwischenböden zu verwenden. Auch eine **Luftumwälzung** in der Kammer verkürzt die Ausgleichszeit. Sie ist bei neuen Geräten bei voller Beladung experimentell festzulegen. Als Verpackung kommen nur Materialien in Frage, die gegen Heißluft beständig sind.

Dampfsterilisation

Die Dampfsterilisation wird bei Temperaturen von 120 °C bei einer Einwirkzeit von mindestens 20 min oder 134 °C und einer Einwirkzeit von

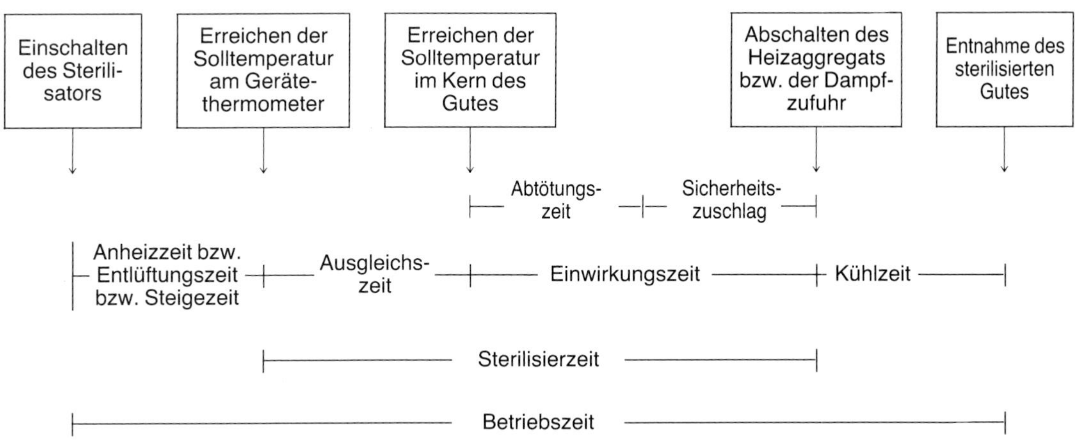

Abb. 15.1 Ablauf der Sterilisationsverfahren. (Nach Anlage 7.1 der BGA-Richtlinie.)

Art der Verpackung		Dampfsterilisationsverfahren nach DIN 58946 Teil 1 (Mai 76)		
Beschreibung	Symbolische Darstellung	Gravitationsverfahren	Vorvakuumverfahren	Fraktioniertes Vakuumverfahren
Sterilisierbehälter mit Ventilen an Deckel und Boden nach DIN 58 952, Teil 1	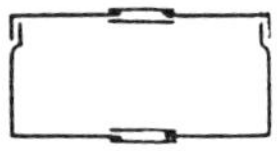	–	O	+
Sterilisierbehälter mit Ventil im Deckel nach DIN 58 952, Teil 1	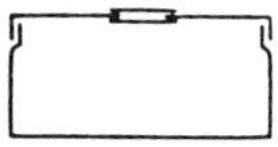	–	–	+
Sterilisierbehälter mit Filter nach DIN 58 952, Teil 1 Deckel u. Boden perforiert	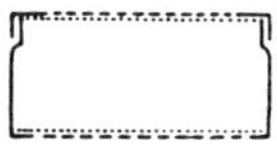	+	+	+
Sterilisierbehälter mit Filter nach DIN 58 952, Teil 1 Deckel perforiert	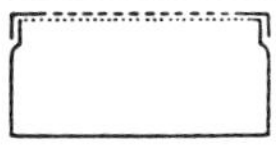	–	–	+
Sterilisierbehälter mit Filter nach DIN 58 952, Teil 1 Boden perforiert	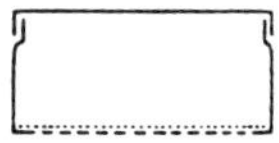	O	+	+
Behältnisse nicht perforiert	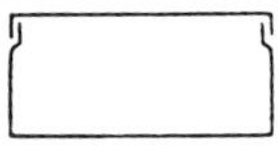	–	–	O
Sterilisationspapier nach DIN 58 953, Teil 2 einfach verpackt		+	+	+
Sterilisationspapier nach DIN 58 953, Teil 2 zweifach verpackt	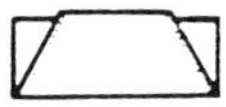	O	+	+
Tuch einfach verpackt	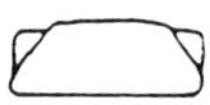	O	+	+
Tuch zweifach verpackt	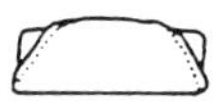	O	+	+
Klarsicht-Sterilisierverpackung[1] einfach	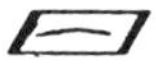	O	+	+
Klarsicht-Sterilisierverpackung[1] zweifach	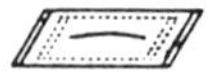	–	O	+
Kunststoff-Folie einfach verschlossen	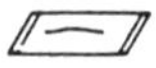	–	–	O[2]
Kunststoff-Folie zweifach verschlossen	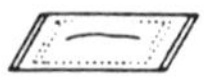	–	–	–

Zeichenerklärung:

+ anwendbar
– nicht anwendbar
O bedingt anwendbar
1 Kombinationsverpackung, bei der eine Seite aus Sterilisationspapier und die andere Seite aus durchsichtiger Folie besteht
2 Geeignet ist nur Polyamid-Folie ausreichender Festigkeit, ausreichender Wasserdampf- und Luftdurchlässigkeit

Abb. 15.2 Verpackungsarten für Dampfsterilisation. (Nach Anlage 7.1 der BGA-Richtlinie in Anlehnung an DIN 58946, Teil 5, Tab. 3.)

5 min bei 1 bzw. 2 bar Überdruck durchgeführt. Dabei muß das Sterilisiergut dem gesättigten und gespannten Wasserdampf vollständig ausgesetzt werden. Dazu ist es notwendig, die vorher im Gerät bzw. im Sterilisiergut enthaltene Luft entweder durch Verdrängen oder durch Evakuieren (Absaugen) zu entfernen. Auch bei der Dampfsterilisation werden die Anheizzeit und Ausgleichszeit unterschieden. Hierbei wird unter Anheizzeit die Auffüllung des Gerätes mit Dampf verstanden, die Ausgleichszeit ist die Zeit für die Erwärmung des Sterilisiergutes auf die Sterilisationstemperatur. Gleichzeitig muß während dieser Zeit der Dampf alle Keime des Sterilisiergutes erreichen. Erst wenn das geschehen ist, beginnt die Sterilisierzeit. Nach der Beendigung der Sterilisation folgt auch hier eine Abkühlungszeit (s. Abb. 15.1).

Für die Verpackung des zu sterilisierenden Gutes bestehen verschiedene Möglichkeiten. Das Sterilisiergut kann sowohl in feste Behälter gelegt werden, sofern diese Behälter mit Ventilen oder Filtern versehen sind, so daß der Dampf eindringen kann, als auch 1fach oder 2fach in Sterilisationspapier oder Tücher bzw. Klarsichtsterilisierverpackungen eingewickelt werden. Je nachdem, welches Verfahren zur Entfernung der Luft während der Ausgleichszeit bei dem einzelnen Dampfsterilisator oder **Autoklaven** zur Anwendung kommt, sind bestimmte Verpackungen anwendbar. Während für das sogenannte Gravitationsverfahren, bei dem die Luft durch Verdrängung entfernt wird, nur wenige Verpackungen geeignet sind, sind bei der Entfernung der Luft durch ein einfaches Vorvakuum schon wesentlich mehr Möglichkeiten gegeben. Bei sogenanntem fraktionierten Vorvakuum, bei dem die Luft durch wechselweises Evakuieren und Auffüllen mit Dampf entfernt wird, sind fast alle genannten Verpackungsarten brauchbar (Abb. 15.2).

Im Dampf lassen sich alle Instrumente aus **Metall, Glas** oder **Keramik** sowie **Textilien** aus natürlichen Fasern mit Ausnahme von Wolle oder Seide sterilisieren. Auch **Gummihandschuhe** und **wäßrige Lösungen,** soweit ihre Inhaltsstoffe hitzebeständig sind, können im Dampf sterilisiert werden. Bei Schläuchen, Kathetern und Sonden aus Kunststoffen hängt die Sterilisierbarkeit sehr stark von der Zusammensetzung ab. Es lassen sich keine allgemeinen Hinweise geben. Im Einzelfall muß der Hersteller die Sterilisierbarkeit im Dampf bestätigen. Bei Gummihandschuhen ist darauf hinzuweisen, daß die Mehrzahl der Handschuhe beim Tragen undicht wird, so daß durch Sterilisation zwar eine Keimfreiheit, nicht jedoch eine Wiederverwendbarkeit erreicht wird.

Physikalisch-chemische Sterilisationsverfahren

Für hitzeempfindliche Materialien sind physikalisch-chemische Verfahren erforderlich, da die Strahlensterilisation nicht im Krankenhaus durchführbar ist. Die Strahlenhärte muß bei der Strahlensterilisation sehr exakt auf den jeweiligen Kunststoff eingestellt werden, da sonst eine Zerstörung bestimmter Strukturen in den Kunststoffen möglich ist, die ihre spätere Gebrauchsfähigkeit beeinträchtigen können. Da die Einwirkung der chemischen Stoffe auf Sporen stets problematisch ist, sollte eine physikalisch-chemische Sterilisation nur bei Materialien durchgeführt werden können, die nicht hitzebeständig sind. Weiterhin ist bei den physikalisch-chemischen Verfahren eine außerordentlich sorgfältige Reinigung des Sterilisiergutes Voraussetzung der Wirksamkeit der Verfahren.

Ethylenoxidsterilisation (EO)

Bei diesem Verfahren wird das zu sterilisierende Gut nach Anfeuchten bei erhöhter Temperatur für eine bestimmte Zeit gasförmigem Äthylenoxid ausgesetzt. Die Zeiten und Temperaturen sind für verschiedene Verfahren unterschiedlich, so daß keine allgemeinen Angaben gemacht werden können. Die Temperaturen betragen in der Regel 45–65°. Die Ethylenoxidkonzentration in der Sterilisationskammer soll in der Regel nicht weniger als 1 g/l betragen. Das Sterilisiergut muß so verpackt sein, daß der Zutritt von Wasserdampf und Ethylenoxid nicht behindert wird, weshalb gas- und wasserdampfdurchlässige Sterilisationspapiere im allgemeinen erforderlich sind. Nach der Sterilisation muß das absorbierte Ethylenoxid aus dem Gut entfernt werden, ein Vorgang, der im allgemeinen sehr lange Zeit dauert, da Kunststoffe zumeist große Mengen Ethylenoxid absorbieren. Bei unzureichender Entfernung (Desorption) kann das sterilisierte Gut Nekrosen und Hämolysen verursachen, auch steht Ethylenoxid im Verdacht, kanzerogen zu sein. Die Dauer der Desorption ist abhängig von der Art des Gutes, der Temperatur und dem Luftwechsel. In einfach belüfteten Räumen kann sie mehr als eine Woche betragen. In entsprechenden Auslüftschränken läßt sie sich auf einen Tag verkürzen. Eine Auslüftung darf nicht in schlecht durchlüfteten Räumen stattfinden, da sonst das

Personal stark gefährdet wird. Gegenstände aus Polyvinylchlorid dürfen nicht mit Ethylenoxid sterilisiert werden, da sich hierbei toxische Reaktionsprodukte (Ethylenchlorhydrin) bilden können.

Formaldehydgassterilisation

Da Formaldehyd in entsprechend hoher Konzentration in der Lage ist, auch Sporen abzutöten, insbesondere bei erhöhter Temperatur, sind in den letzten Jahren Gassterilisationsgeräte entwickelt worden, in denen eine Gassterilisation mit Formaldehyd möglich ist. Voraussetzung für die Wirkung ist ein entsprechender Wassergehalt der Luft innerhalb des Gerätes sowie eine Temperatur von mindestens 60°. Die Sterilisationswirkung hängt von der speziellen Funktion des Gerätes ab, durch die eine entsprechend hohe Konzentration von Formaldehyd auf der Sterilisiergutoberfläche erreicht wird. Die bisherigen Erfahrungen zeigen, daß diese Geräte offensichtlich der Ethylenoxidsterilisation gleichwertig sind. Ihr Vorteil liegt einmal in der fehlenden Rückstandsproblematik, d. h. Formaldehyd wird von Kunststoffen nicht absorbiert, so daß also auch eine Desorption nicht erforderlich ist, zum anderen ist die Toxizität des Formaldehyds geringer einzuschätzen als die des Ethylenoxids. Darüber hinaus warnt Formaldehyd durch seinen starken Geruch und seine Reizwirkung bei einer Fehlfunktion durch sich selber, so daß Gefährdungen für Patient und Personal in der Regel nicht auftreten können.

Neuerdings ist ein Verfahren beschrieben worden, dessen Wirkung auf der Plasmabindung von Wasserstoffperoxid beruht, und das bereits bei Zimmertemperatur einsetzbar ist. Sofern die z. Z. noch laufenden Versuche die Wirksamkeit bestätigen, könnten diese Geräte in absehbarer Zeit die Gassterilisation mit Ethylenoxid oder Formaldehyd überflüssig machen.

Kontrolle der Sterilisationsverfahren

Die Kontrolle der verschiedenen Sterilisationsverfahren ist abhängig von der jeweiligen Art der Sterilisation. Grundsätzlich kann bei der Anwendung von Hitze unterschieden werden zwischen **physikalischen und biologischen Prüfverfahren.** Hinzu kommt noch die Überprüfung mit **chemischen Indikatoren.** Physikalische Überprüfungen werden vorgenommen mit Thermoelementen, die den Temperaturverlauf aufzeichnen, auch kann bei den mit Überdruck arbeitenden Dampfdesinfektionsverfahren zusätzlich die Dampfdruckkurve mitgeschrieben werden. Diese Aufzeichnung sagt jedoch allenfalls etwas aus über die grundsätzliche Funktionsfähigkeit des Gerätes.

Zur Überprüfung, ob jeweils auch im Inneren des Sterilisationsgutes eine Sterilisation stattgefunden hat, werden in erster Linie **Bioindikatoren** eingesetzt. Hierunter versteht man Testkeime der Resistenzstufe 3. Man verwendet entweder Sporenerde oder bestimmte Kultursporen. Je nachdem, welches Verfahren überprüft wird, sind beide oder nur Kultursporen geeignet (Gas). Sie müssen bestimmte Bedingungen erfüllen, mit denen die ausreichende Resistenz der Sporen nachgewiesen wird. Weiterhin lassen sich die verschiedenen Verfahren mit geeigneten **chemischen Indikatoren** überprüfen. Bei diesen Indikatoren kommt es durch die Einwirkung der Hitze oder kombiniert des Dampfes und der Temperatur bzw. bei den chemothermischen Sterilisationsverfahren durch die Einwirkung des entsprechenden Gases zu Farbumschlägen. Hinsichtlich der Zuverlässigkeit und Genauigkeit der chemischen Indikatoren muß man unterscheiden zwischen sehr einfachen Indikatoren, die nur anzeigen sollen, daß ein bestimmtes Gut überhaupt einem Sterilisationsprozeß ausgesetzt gewesen ist – hierfür werden meist Klebestreifen verwendet, die außen auf das Sterilgut aufgeklebt werden – und segmentweise anzeigende Indikatorkarten oder Testampullen, die in das Sterilgut eingelegt werden können. Die letzteren sind meist recht zuverlässig. Sie sind insbesondere geeignet zur regelmäßigen Kontrolle der einzelnen Chargen, während die Überprüfung mit Bioindikatoren in größeren Abständen (3–6 Monate) durchgeführt werden soll. Dabei muß stets unter ungünstigen Bedingungen, d. h. bei vollgefüllter Sterilisierkammer geprüft werden. Die Indikatoren sind jeweils in das Innere des Sterilisiergutes einzulegen.

Desinfektionsverfahren

Physikalische Desinfektionsverfahren

Für die Desinfektion durch Hitze sind geringere Temperaturen als bei der Sterilisation erforderlich. Da nur die vegetativen Keime abgetötet werden müssen, reichen für die Dampfdesinfektion Temperaturen von 75° (bei Unterdruck) bzw. 100° aus. Die Einwirkzeit beträgt 15–20 min. Auch hier muß vor der Desinfektion die Luft aus dem Gerät entfernt werden. Auch durch Auskochen ist eine ausreichende Desinfektionswirkung zu erzielen (30 min unter Zusatz von Sodalösung).

Eine Desinfektion durch Heißluft wird in der Praxis kaum angewandt, sie ist möglich bei Temperaturen von 120 °C und einer Einwirkzeit von 20–30 min.

Eine Desinfektion durch UV-Strahlen bei einer Wellenlänge unterhalb von 300 nm ist im Prinzip ebenfalls möglich, doch werden die UV-Strahlen durch Staub und Feuchtigkeit absorbiert, so daß häufig keine ausreichende Dosis die Keime erreicht. Da es sich im übrigen bei den UV-Strahlen um Lichtstrahlen handelt, sind sie auch nur in direkter Strahlungsrichtung wirksam. Im Schattenbereich wird die Dosis stark herabgesetzt. Hier sind allenfalls Reflexionsstrahlungen wirksam. Man hat früher versucht, UV-Strahlen zur Raumluftdesinfektion zu verwenden. Da die UV-Strahlen jedoch Augenschädigungen auslösen können, werden sie heute hierzu nicht mehr verwendet. Eine bessere Keimfreimachung von Raumluft ist durch geeignete Lüftungssysteme möglich.

Chemische Desinfektion

Da sehr häufig Desinfektionen erforderlich sind, bei denen die Anwendung von Hitze nicht möglich ist, z. B. weil die Gegenstände nicht in ein geeignetes Gerät hineingebracht werden können oder die entsprechenden Temperaturen nicht aushalten, nimmt die chemische Desinfektion einen breiten Raum in der Praxis ein. Angewendet werden Aldehyde, Phenole, Alkohole, Halogene wie Chlor, Brom und Jod, oxidierende Mittel und oberflächenaktive Stoffe wie die quartären Ammoniumbasen, die Biguanide und die Amphotenside (Tab. 15.9). In den Handelspräparaten sind sehr häufig Kombinationen der verschiedenen Stoffe enthalten. Die Präparate können je nach Vorschrift unverdünnt oder in Gebrauchsverdünnungen verwendet werden. Spezielle Hinweise enthält die Tab. 15.10.

Tabelle 15.9 Wirkstoffe chemischer Desinfektionsmittel.

Wirkstoff	Anwendungsgebiet	
Aldehyde	Flächendesinfektion Instrumentendesinfektion Wäschedesinfektion	
Phenole	Flächendesinfektion Instrumentendesinfektion Wäschedesinfektion	(i. allgem. nicht viruswirksam)
Alkohole (Ethanol 80%, Isopropanol 70%, n-Propanol 60%)	Händedesinfektion Hautdesinfektion (Flächendesinfektion)	
Halogene (Chlor, Brom, Jod)	Wasserdesinfektion (Chlor) Flächendesinfektion (Chloramine) Hautdesinfektion (Jodtinktur, PVP-Jod, Bromtinktur) Händedesinfektion (PVP-Jod) Schleimhäute (PVP-Jod)	
Oberflächenaktive Stoffe (quartäre Ammoniumbasen – QUATS) Biguanide, Amphotenside	Flächendesinfektion Instrumentendesinfektion	(meist nur als Zusatz)
Oxidantien	Flächendesinfektion Wäschedesinfektion (Haut-, Schleimhautdesinfektion)	
bestimmte Metallverbindungen (organische Quecksilberverbindungen, org. Zinnverbindungen, Silber)	Hautdesinfektion (Quecksilber, umweltschädlich, toxisch) Flächendesinfektion (Zinn) Wasser (Silber), Schleimhaut (Silbernitrat, Credésche Prophylaxe)	

Tabelle 15.10 Anwendungsgebiet für die chemische Desinfektion.

Händedesinfektion	– hygienische – chirurgische
Hautdesinfektion	– vor Punktionen, Injektionen – vor invasiven Eingriffen
Flächendesinfektion	– Wisch-, Scheuerdesinfektion, Sprühdesinfektion
Raumdesinfektion	– Desinfektion eines ganzen Raumes, einschließlich der Luft. Anwendung nur als Schlußdesinfektion nach besonderen Infektionen (z. B. offene Lungentuberkulose)
Instrumenten- und Gerätedesinfektion	– Einlegen in Desinfektionsmittel – Desinfektionswaschmaschinen, Steckbeckendesinfektion (thermisch, chemothermisch)
Wäschedesinfektion	– chemische durch Einlegen – chemothermische durch maschinelle Waschverfahren
Wasserdesinfektion	– physikalische Therapie, Abwasser

Hände- und Hautdesinfektion

Bei der Händedesinfektion muß unterschieden werden zwischen der **hygienischen Händedesinfektion** und der **chirurgischen Händedesinfektion.** Bei der hygienischen Händedesinfektion sollen die sogenannten Anflugkeime, d. h. die vorübergehende Flora, die durch Kontakt auf die Haut gelangt ist, entfernt werden. Da die Händedesinfektion immer von unsicherem Erfolg ist, sollten eventuell mit Krankheitserregern behaftete Gegenstände möglichst nicht mit bloßen Händen berührt werden. Das gleiche gilt bei der Gefahr einer Kontamination mit Blut, Eiweiß, Sekret und Ausscheidungen. Bei einer **Kontamination** sind die Hände zuerst zu desinfizieren und anschließend zu reinigen, damit beim Waschen die Keime nicht unkontrolliert verstreut werden. Im allgemeinen werden Mittel auf der Wirkstoffbasis von Alkohol verwendet. Gelegentlich auch von Jod oder Chlor. Dabei ist das Präparat zuerst in die hohle Hand zu geben und auf den Händen zu verteilen. Die Einwirkzeiten betragen im allgemeinen 30 s, bei bestimmten Präparaten z. B. auf Basis von Polyvinylpyrrolidon ist 1 min erforderlich. Bei starker Verschmutzung der Hände muß die Einwirkzeit ebenfalls verlängert werden u. U. bis auf 5 min.

Bei der chirurgischen Händedesinfektion müssen nicht nur die an der Oberfläche befindlichen Keime unschädlich gemacht werden, sondern auch die Keime, die natürlicherweise auf der Haut und in den Poren der Haut angesiedelt sind. Deshalb ist erst die Hand durch Waschen während 2–3 min mit Wasser und Seife (Bürsten sollten nur für den Nagelfalz verwendet werden, sie reizen die Haut und zerstören die Hornschicht) zu reinigen. Anschließend werden die Hände mit Desinfektionsmitteln, vorwiegend auf der Basis von Alkoholen desinfiziert. Auch Jodpräparate auf der Basis von Polyvinylpyrrolidon-Jod können angewendet werden. Die Einwirkzeit beträgt 5 min, während dieser Zeit muß die Hand voll mit dem Desinfektionsmittel benetzt sein. Eine vollständige Keimfreiheit der Haut ist jedoch nicht erreichbar.

Die prä- und postoperative Desinfektion der Haut wird im allgemeinen mit den gleichen Präparaten durchgeführt wie die Händedesinfektion, d. h. im allgemeinen mit Präparaten auf der Basis von Alkohol, gelegentlich auch von Jod (PVP-Jod). Die Einwirkzeiten betragen bei einfachen Injektionen 15–30 s, bei größeren Punktionen sowie vor Operationen 5–10 s. Bei Eingriffen am Kopf, insbesondere an der Stirn wie am behaarten Schädel sind die Einwirkzeiten auf mindestens 10 min zu verlängern, da durch den erhöhten Fettgehalt in diesem Bereich ohnehin nur eine geringe Keimreduktion zu erzielen ist.

Flächendesinfektion

Die Wirksamkeit der Flächendesinfektion ist sehr stark von der Oberfläche, die desinfiziert werden soll, abhängig. Grundsätzlich können sowohl **Scheuerdesinfektionsverfahren** wie **Sprühdesinfektionsverfahren** angewendet werden. Die Verfahren zur Scheuerdesinfektion haben jedoch den Vorteil, daß die abzutötenden Keime und das Desinfektionsmittel besser und leichter in Kontakt kommen, die Präparate somit bessere Wirkungsbedingungen haben. Auch kann es beim Einatmen der Sprühnebel zu Reizungen kommen. Insbesondere muß aber beachtet werden, daß die Sprühpräparate Alkohole enthalten, die anschließend verdunsten. Bei der Anwendung an größeren Flächen können dadurch **explosive Alkohol-Luft-Gemische** entstehen. Die Sprühdesinfektion darf daher nur an kleinen Flächen angewendet werden. Dabei ist darauf zu achten, daß grundsätzlich die Fläche vollständig benetzt ist, da andernfalls keine Desinfektion der gesamten Fläche erfolgt. Die Scheuerdesinfektion kann mit konzentrierten oder verdünnten Lösungen durchgeführt werden. Die erforderlichen Einwirkzeiten können zwischen 15 min und 4 Stunden betragen, dies hängt einmal von der Zusammensetzung des Präparates ab, zum anderen von der Konzentration. Je kürzer die Einwirkzeit gewünscht wird, um so höher muß die notwendige Konzentration sein. Im allgemeinen werden niedrige Konzentrationen und lange Einwirkzeiten dann angewandt, wenn hinreichend Zeit besteht. Muß jedoch ein Raum oder Gegenstand sehr schnell wieder verwendet werden, so werden die kurzen Einwirkzeiten bevorzugt. Dies ist unabhängig davon, ob es sich um die laufende Desinfektion am Krankenbett oder um die sogenannte Schlußdesinfektion handelt. Bei der praktischen Durchführung der Scheuerdesinfektion sollte so vorgegangen werden, daß eine Verunreinigung der Desinfektionsmittel möglichst gering bleibt, d. h. Scheuertuch oder Wischlappen sollten jeweils in frischem Wasser ausgedrückt werden, bevor sie erneut mit Desinfektionslösung getränkt werden (Zwei-Eimer-Methode). Es gibt hierfür entsprechende Fahrwagen, wo ein Ausdrücken der Lappen ohne Berührung mit der Hand möglich ist. Grundsätzlich sollte ein Kontakt der Hand mit dem Flächendesinfektionsmittel vermieden werden, da die Mehrzahl aller Flächendesinfektionsmittel hautschädigende Eigenschaften hat. Notfalls sind Handschuhe zu tragen.

Instrumentendesinfektion

Beim Einlegen in eine Desinfektionsmittellösung, die – je nach Konzentration – 15 min bis 1 Stunde einwirken muß, ist auf die vollständige Benetzung aller Oberflächen zu achten, da z. B. Luftblasen den Zutritt des Desinfektionsmittels behindern können. Schläuche und Hohlkörper sind mit dem Desinfektionsmittel durchzuspülen, dabei muß aber gesagt werden, daß dünne Schläuche kaum sicher zu desinfizieren sind. Instrumenten- und Gerätedesinfektionen können auch chemothermisch in geeigneten Desinfektions- und Reinigungsmaschinen durchgeführt werden.

Wäschedesinfektion

Wäsche kann beim Waschvorgang desinfiziert werden, entweder durch Anwendung entsprechend hoher Temperaturen (Kochen) oder durch Zusatz chemischer Desinfektionsmittel. Eine **thermochemische Desinfektion** wird heute im allgemeinen in geeigneten **Waschmaschinen** in der Wäscherei durchgeführt. Ist dies nicht möglich, so ist infizierte Wäsche für 4–12 Stunden (je nach Konzentration der Lösung) bei Zimmertemperatur in eine geeignete Desinfektionsmittellösung einzulegen.

Nicht waschbare Kleidung kann durch eine desinfizierende chemische Reinigung oder durch ein Formaldehyd-Wasserdampf-Gemisch desinfiziert werden. Dabei muß pro m^3 Rauminhalt 5 g Formaldehyd vorhanden sein. Die Einwirkzeit beträgt für die Formaldehyd-Wasserdampf-Desinfektion mindestens 6 Stunden, bei einer desinfizierenden chemischen Reinigung ist sie abhängig vom jeweiligen Präparat. Im allgemeinen sind 15 min Bewegen des Gutes in der Desinfektionsflotte ausreichend.

Raumdesinfektion

Unter Raumdesinfektion wird die Verdampfung oder das Vernebeln von Formaldehyd-Wasserdampf in einem Raum verstanden. Dadurch können sowohl alle in der Luft befindlichen Mikroorganismen sowie die auf Oberflächen befindlichen Keime abgetötet werden, allerdings dürfen die Keime dabei nicht in Eiweiß eingehüllt sein. Pro m^3 Rauminhalt sind mindestens 5 g Formaldehyd nötig, um 20 ml Wasser zu verdampfen oder zu vernebeln. Die Einwirkzeit beträgt 6 Stunden. Nach Ablauf der Zeit muß der Formaldehyd entweder durch Lüften oder Neutralisation mit Ammoniak entfernt werden.

Weitere Verfahren

Konservierung

Bei der Konservierung geht es lediglich um die Verhinderung der Keimvermehrung. Dies kann geschehen durch Absenken der Temperatur unter die für die Vermehrung mindestens erforderliche Temperatur, z. B. Kühlen im Kühlschrank bei Temperaturen von 4 bis 10 °C oder Einfrieren bei Temperaturen unter 0 °C, zum anderen durch chemische Stoffe. Auch der Entzug von Feuchtigkeit verhindert eine Keimvermehrung.

Pasteurisierung

Die Pasteurisierung bedeutet die Abtötung bestimmter Mikroorganismen bei nur kurzzeitiger Anwendung von Temperaturen zwischen 60 und 90°. Hierbei können wegen der Kürze der Einwirkungszeiten auch vegetative Bakterien zum Teil überleben.

Tyndallisierung

Hierunter wird ein mehrfaches Erhitzen auf Temperaturen zwischen 60 und 100 °C an mehreren aufeinanderfolgenden Tagen verstanden. Dabei werden die vegetativen Keime jeweils abgetötet. In der Zwischenzeit sollen die Sporen zum Auskeimen gebracht werden, um bei der nächsten Erhitzung dann als nun vegetative Keime abgetötet zu werden.

Desinsektion – Entwesung

Unter Entwesung wird die Vernichtung von **schädlichen Kleintieren** verstanden, die sowohl aus seuchenhygienischen Gründen, gelegentlich auch aus volkswirtschaftlichen Gründen bedeutsam ist. Die Desinsektion bezieht sich nur auf die Vernichtung von Insekten. Als Verfahren kommen wiederum die Einwirkungen von Hitze sowie insbesondere chemische Stoffe in Frage. Die hierbei anzuwendenden Präparate sind für den Menschen in der Regel giftig, da bereits höher entwickelte Lebewesen abgetötet werden müssen. Die Desinsektion sollte daher im wesentlichen dem Fachmann überlassen bleiben.

1.2.6 Prinzipien des Krankenhausbaus

Grundlage für einen Krankenhausbau unter Berücksichtigung hygienischer Belange sind heute die Anlagen zur Richtlinie des Bundesgesundheitsamtes. Die hier geforderte **Einteilung in Reinheitszonen** bzw. Bereiche unterschiedlicher Infektionsgefährdung soll sich auch beim Krankenhausbau niederschlagen, d. h. Bereiche, in denen Patienten gepflegt oder behandelt werden, die besonders vor Infektionen geschützt werden müssen, wie andererseits Bereiche, in denen Patienten liegen, von denen besonders leicht Infektionen ausgehen können, müssen gegenüber dem übrigen Krankenhaus abgegrenzt werden. In der Regel wird dies durch eine **Abschleusung** erfolgen. Dabei kann man unterschiedliche Grade von Schleusensystemen unterscheiden. Die hochwertigsten Schleusen sind für Operationseinrichtungen vorgesehen. Hier sind als Personalschleusen sogenannte 2- oder 3-Kammer-Schleusen erforderlich, d. h. ein Außenbereich, in dem die Klinikkleidung bis auf die Unterwäsche abgelegt wird, ein reiner Innenbereich, in dem sterilisierte Kleidung angelegt wird und ggf. ein unreiner Innenbereich, in dem die getragene Kleidung beim Verlassen der Abteilung wieder ausgezogen wird. Im äußeren Bereich befinden sich auch die Sanitäreinrichtungen, die Toiletten und Duschen. Wenn die Anforderungen an die Keimarmut nicht ganz so hoch sind, reichen auch Einkammer-Schleusen aus, z. B. bei Intensiveinheiten. Sie müssen jedoch in jedem Fall groß genug sein, um das Anlegen der farbig gekennzeichneten Bereichskleidung zu ermöglichen.

Insbesondere in den genannten Bereichen, aber grundsätzlich auch im gesamten Krankenhaus sind nur Baumaterialien vorzusehen, die desinfizierbar sind. Sie müssen auch für die Seuchendesinfektion geeignet sein, darüber hinaus dürfen sie keine Möglichkeiten für eine Vermehrung von Krankheitserregern bieten.

Sind die Anforderungen an die Infektionsverhütung besonders hoch, so werden **lüftungstechnische Anlagen** vorzusehen sein, durch die im Raum freigesetzte Keime schnellstens entfernt werden und insbesondere kritische Bereiche, z. B. Operationswunden, durch die Luftströmung von Keimen überhaupt freigehalten werden. Die Zuluft muß dabei weitestgehend keimfrei sein. Dies läßt sich durch eine geeignete Filterung erreichen. Die Kontrolle der Filter sollte dabei auch dem Pflegepersonal möglich sein. Da die technischen Anlagen jedoch stets ihre Besonderheiten haben, muß im Einzelfall eine Einweisung erfolgen.

Besondere Anforderungen an bestimmte Bereiche

In der **Intensivmedizin** ist stets **Einbettzimmern** der Vorzug vor Mehrbettzimmern zu geben, wenn Patienten intensiv behandelt werden müssen. Diese Patienten sind in der Regel besonders infektionsgefährdet, auch können u. U. bereits nach kurzer Zeit bei langzeitbeatmeten Patienten Infektionen auftreten, die wiederum andere Patienten gefährden können. Aus diesem Grunde sollte ein Teil der Räume der Intensivmedizin noch eine Vorzone haben, die als Schleuse dienen kann, ähnlich wie es bei den Krankenzimmern auf **Infektionseinheiten** ist. Dort muß jedes Zimmer eine derartige **Vorzone** haben, damit keine Erreger aus einem Zimmer in ein anderes verschleppt werden. Diese Vorzonen dienen gleichzeitig als Luftschleuse. Auch können hier Desinfektionsmaßnahmen vorgenommen werden. Im übrigen müssen für eine einwandfreie Hygiene Räume als Lager für benötigtes Material sowie für die Aufbereitung von Geräten zur Verfügung stehen.

1.2.7 Besondere hygienisch-technische Hinweise

Eine besondere Problematik im Krankenhaus wird häufig in der **Abfallbeseitigung** gesehen. Bei den in der Regel vorkommenden Erregern handelt es sich jedoch um Keimarten, die in der Bevölkerung oder in der Natur an vielen Stellen zu finden sind. Aus diesem Grunde ist es das Ziel, bei der Beseitigung eventuell kontaminierter Abfälle lediglich im Krankenhaus selbst eine Gefährdung anderer Patienten durch die Keime zu verhindern. Das bedeutet, alle möglicherweise kontaminierten Abfälle sind bereits dort, wo sie anfallen, sicher zu verpacken. In der Regel werden hierzu entsprechende Abfallsäcke ausreichend sein, bei stechenden oder schneidenden Materialien kommen nur feste Behältnisse in Frage. Weiterhin sollten diese Behältnisse am besten in geeigneten Wagen aus dem Krankenhaus heraus transportiert werden. Außerhalb des Krankenhausgebäudes können sie dann der **normalen Hausmüllentsorgung** zugeführt werden. Dies gilt nicht zuletzt deshalb, weil sich auch im normalen Hausmüll eine Vielzahl blutiger Verbände, Stuhlwindeln, Ausscheidungen von Haustieren und dergleichen befinden, so daß grundsätzlich jeder Müll eine gewisse Infektionsgefährdung aufweist, wenn man direkt mit diesem Müll in Kontakt kommt und möglicherweise sogar die Keime direkt in Wunden eingebracht werden. Ein Verbrennen von Krankenhausabfällen oder eine Desinfektion ist nur in besonderen Ausnahmefällen erforderlich, wie z. B. bei mit Tuberkelerregern kontaminierten Abfällen. Auch Organabfälle sind zu verbrennen.

Der heute z. T. übliche Transport von – an sich für die Umwelt unschädlichen – Krankenhausabfällen zu weit entfernt liegenden Verbrennungsanlagen ist überflüssig und verteuert nur unnötig die Krankenhauskosten.

Ähnliches gilt bei der **Abwasserbeseitigung.** Sofern die Krankenhäuser an größere Abwasseranlagen angeschlossen sind, wie es in kleineren und mittleren Städten bereits üblich ist, braucht keine Desinfektion von Ausscheidungen zu erfolgen, wenn es sich nur um die heute üblichen Infektionskrankheiten handelt. Lediglich in besonderen Fällen, wie z. B. bei tuberkulösem Sputum oder bei Choleraausscheidungen ist eine Desinfektion notwendig.

1.2.8 Medizinisch-technische Geräte

Seit 1985 besteht eine Verordnung über die Sicherheit medizinisch-technischer Geräte **(Medizingeräteverordnung – MedGV).** Sie gibt sehr weitgehende Vorschriften über die Sicherheit medizinisch-technischer Geräte. Hierzu gehört auch die Vorschrift, daß der Hersteller für jedes medizinisch-technische Gerät eine **Gebrauchsanweisung** mitzuliefern hat, in der auch Angaben über die Möglichkeiten der Reinigung, Desinfektion und Sterilisation gemacht werden müssen. Dies ist insbesondere wichtig bei einer Vielzahl spezieller medizintechnischer Geräte, die in der Vergangenheit ohne Rücksicht auf ihre Desinfizierbarkeit oder Sterilisierbarkeit in die Kliniken eingeführt worden sind. Insbesondere durch Narkose- und Beatmungsgeräte hat es eine Vielzahl von Infektionen bei Patienten gegeben, weil die Benutzer nicht hinreichend informiert waren über die hygienischen Gefahren, die von den Geräten ausgehen könnten. Dies gilt insbesondere im Hinblick auf die Verwendung von Wasser, etwa bei der Befeuchtung der Atemluft, wo nur gefordert wurde, destilliertes Wasser zu verwenden, damit es nicht zur Verstopfung der Düsen käme, doch keine Hinweise gegeben wurden, wie die Geräte selbst desinfiziert werden könnten. Auch bei den Inkubatoren bereitet die Desinfizierbarkeit bis heute z. T. nicht unerhebliche Probleme. Einerseits sollten die wirksamsten Präparate auf der Basis von Aldehyden wegen der Bildung von Rückständen im Inneren der Inkubatoren nicht angewendet werden. Andererseits führen ähnlich wirksame Präparate wie die Per-Verbindungen zu starker Korrosion an den Geräten. Neuerdings gibt es Inkubatoren, die Hitzedesinfiziert werden können, so daß in Zukunft die Risiken hier weitestgehend ausgeschaltet werden können.

1.2.9 Vorschriften, Richtlinien, Hinweise

Fragen der Krankenhaushygiene sind in einer Reihe von Ländergesetzen zum Krankenhauswesen insgesamt angesprochen. Hier jedoch wird in der Regel nur auf die Verantwortlichkeiten hingewiesen, bzw. die Einhaltung der hygienischen Richtlinien und Normen gefordert. Das Bundesgesundheitsamt hat hierzu bereits 1976 eine *Richtlinie für die Erkennung, Verhütung und Bekämpfung von Krankenhausinfektionen* herausgegeben. Zu dieser Richtlinie sind in der Zwischenzeit eine Vielzahl von Anlagen erschienen, die sich insbesondere mit der Verhütung und Bekämpfung von Krankenhausinfektion durch funktionell-bauliche Maßnahmen sowie den Anforderungen der Hygiene in Pflege, Diagnostik und Therapie befassen. In den Richtlinien sind sowohl betrieblich organisatorische Maßnahmen angesprochen wie auch die Hygiene in einer Vielzahl von Krankenhausbereichen. Dabei werden einmal grundsätzliche Feststellungen zur Frage der innerbetrieblichen Erfordernisse unter Einordnung der Krankenhausbereiche getroffen, wie auf der anderen Seite die Aufgaben von Ärzten und Pflegepersonal sowie anderer im Krankenhaus tätiger Personen im Rahmen der Krankenhaushygiene beschrieben. Insbesondere die **Verantwortung** in den einzelnen Bereichen ist angesprochen. Jedes Krankenhaus sollte zur Beratung und Unterstützung des ärztlichen Leiters des Krankenhauses eine **Hygienekommission** bilden, in der neben dem ärztlichen Leiter der Verwaltungsleiter, der Krankenhaushygieniker, soweit vorhanden, der Infektiologe, der oder die ärztlichen Hygienebeauftragten, die leitende Pflegekraft, Hygienefachschwestern oder Hygienefachpfleger sowie der technische Leiter tätig sein sollen. Ihre Aufgabe ist es, die hygienischen Verhältnisse zu analysieren und Maßnahmen zur Verbesserung zu empfehlen. Hierzu gehört auch eine Mitwirkung bei allen Maßnahmen, die eine Auswirkung auf die Hygiene haben können. Für größere Krankenhäuser wird ein **hauptamtlicher Krankenhaushygieniker** gefordert, im übrigen aber für jedes Haus oder jede Abteilung eine Hygienefachkraft. Beide sollen gemeinsam die Richtlinien für die Verhütung und Bekämpfung von Krankenhausinfektionen festlegen, Funktionsabläufe analysieren und vor allen Dingen auch das Personal in krankenhaushygienischen Fragen aus- und fortbilden. Hinzu kommen hygienebeauftragte Ärzte, die in ihrer jeweiligen Abteilung die Einhaltung der hygienischen Richtlinien überwachen. Neben dem bereits in der ursprünglichen Richtlinie aufgestellten Anforderungen an verschiedene Funktionsbereiche sind in den Anlagen eine Vielzahl von Einzelheiten festgelegt, einerseits in baulicher Hinsicht, andererseits im Hinblick auf Pflege, Diagnostik und Therapie, aber auch im Hinblick auf die Durchführung von Desinfektion und Sterilisation.

Hinsichtlich der Desinfektion gibt es neben dieser Richtlinie keine allgemeingültigen Vorschriften. Im Bundesseuchengesetz ist festgelegt, daß bei den meldepflichtigen Krankheiten der Amtsarzt eine Desinfektion anordnen kann. Wird eine solche Desinfektion angeordnet, dann dürfen nur Mittel und Verfahren verwendet werden, die vom Bundesgesundheitsamt geprüft und in einer Liste veröffentlicht worden sind. Bei allen übrigen Desinfektionen bestehen derartige Vorschriften nicht. Hier ist es eine Frage der Sorgfaltspflicht, nur wirksame Präparate zu verwenden. Dafür besteht eine Liste der Deutschen Gesellschaft für Hygiene und Mikrobiologie, in die Präparate aufgenommen werden, die von unabhängigen Gutachtern nach den Richtlinien der DGHM geprüft worden sind. Wenn man sich bei der Anwendung von Desinfektionsmitteln an diese Liste hält, kann man davon ausgehen, daß die Sorgfaltspflicht hinreichend erfüllt ist. Nicht in der Liste enthaltene Präparate sollten nicht angewendet werden, da hierbei oft nicht sicher ist, ob sie unter den im Krankenhaus herrschenden Bedingungen auch wirklich ausreichende Wirksamkeit aufweisen.

1.3 Umwelthygiene

1.3.1 Wasserhygiene

Natürliches Vorkommen und Wasserkreislauf

Wasser stellt eine Grundvoraussetzung für alle Lebensvorgänge dar. Alle tierischen und pflanzlichen Lebewesen bestehen zu einem großen Teil aus Wasser. Es befindet sich in der Natur in einem ständigen Kreislauf. Von der Erdoberfläche verdunstet Wasser, kondensiert zu Wolken und fällt in Form von Niederschlägen auf die

Erde zurück. 10–15% der Niederschläge versikkern im Boden und werden damit zu Grundwasser, von den übrigen Niederschlagswässern verdunsten ca. 60%, während der Rest über die Flüsse in die Meere abfließt. Dabei nimmt das Wasser eine Vielzahl von Stoffen auf, teils durch Abschwemmen von den Oberflächen, teils durch Auswaschung aus den oberen Bodenschichten. Hierbei handelt es sich sowohl um natürlicherweise auf und im Boden vorkommende Stoffe, wie eine Vielzahl von Mineralien und organischen Abbauprodukten, darüber hinaus jedoch auch um zahlreiche Stoffe anthropogenen Ursprungs. Hinzu kommen Abwasserleitungen aus der Landwirtschaft, die tierische Exkremente und deren Abbauprodukte, Düngemittelreste und Schädlingsbekämpfungsmittel enthalten, Abwässer aus Haushaltungen, die neben menschlichen Ausscheidungen und deren Abbauprodukten Reinigungsmittel u. a. Stoffe aus menschlichen Lebensäußerungen enthalten sowie eine Vielzahl außerordentlich unterschiedlich zusammengesetzter industrieller Abwässer. Die Belastungen mit Fremdstoffen haben inzwischen bei fast allen Flüssen ein derartiges Ausmaß erreicht, daß die natürlichen Abbau- und Ablagerungsvorgänge nicht mehr in einer Form ablaufen, die für das normale Leben im Wasser verträglich wäre.

Bei den Fremdstoffen handelt es sich einmal um primär ungiftige Stoffe wie Nitrat und andere Stickstoffverbindungen sowie Phosphate, die jedoch, da sie düngen, zu einem übermäßigen Pflanzenwachstum in Seen, Flüssen und im Meer führen. Man spricht hierbei von Eutrophierung. Wenn diese Pflanzen dann absterben, wird bei ihrem Abbau soviel Sauerstoff verbraucht, daß es zu einer Verarmung der tieferen Gewässerschichten an Sauerstoff kommt. Bakterielle Abbauvorgänge unter Sauerstoffabschluß führen dann zu giftigen Abbauprodukten wie Schwefelwasserstoff. Die Folge ist, daß das tierische und pflanzliche Leben im Wasser entweder an Sauerstoffmangel oder an der Vergiftung durch diese Stoffe zugrundegeht. Im Vergleich zu diesen inzwischen akuten Gefahren für Seen, Flüsse und die Randmeere sind die Gefahren durch andere Fremdstoffe vergleichsweise noch gering, so problematisch sie im Einzelfall auch sind. Gefährlich werden können insbesondere Schwermetalle, wenn sie nicht, was allerdings meist der Fall ist, in den Sedimenten dauerhaft abgelagert werden, sowie viele der Schädlingsbekämpfungsmittel und der übrigen aus menschlichen Produktionsvorgängen stammenden biologisch schädlichen Stoffe. Ihr Gehalt liegt, von Ausnahmen abgesehen, in den Meeren allerdings bisher noch in einer Größenordnung, die zwar mittelfristig Gefahren erwarten läßt, im Augenblick jedoch noch im allgemeinen verträglich ist. Die gelegentlich bei Fischen und Robben beobachteten Schadstoffgehalte, insbesondere in bestimmten Gewässern, zeigen jedoch, daß weitere Belastungen auch zur Vergiftung von Meerestieren und Pflanzen führen werden. Auch wenn das 1988 beobachtete Robbensterben eine Virusepidemie gewesen ist, so wird doch der Einfluß toxischer Stoffe diskutiert. Die Gefahren für die Randmeere liegen bisher in erster Linie in der Überdüngung durch Abwässer.

Nutzung des Wassers

Das Wasser wird in verschiedener Form vom Menschen genutzt. Die wichtigste Nutzungsform stellt der Gebrauch des Wassers als **Trinkwasser** dar. Daneben benutzt der Mensch es jedoch auch als Badewasser sowohl in künstlichen wie in natürlichen Bädern, für Reinigungszwecke und in sehr großem Maße für die industrielle Produktion. Hinzu kommt die Bewässerung von Garten- und Ackerland in regenarmen Zeiten.

Anforderungen an Trinkwasser

Trinkwasser muß

1. frei sein von belebten und unbelebten Stoffen, die geeignet sind, die Gesundheit zu schädigen, d. h. frei von Krankheitserregern und giftigen Stoffen,
2. geschmacklich und geruchlich einwandfrei sein, d. h. frei von fremdartigen Stoffen, die Geschmack und Geruch beeinträchtigen. Es soll appetitlich, kühl, klar und farblos sein.
3. In ausreichender Menge zur Verfügung stehen, billig sein und keine Stoffe enthalten, die die Verwendung im Haushalt einschränken.

Die Anforderungen sind im einzelnen festgelegt in der **Trinkwasserverordnung,** die in wesentlichen Teilen auf einer EG-Richtlinie basiert. Vorgeschrieben sind hiernach mikrobiologische und chemische Untersuchungen.

Bakteriologisch darf Trinkwasser nicht mehr als 100 Keime, bei Einzelversorgungen nicht mehr als 1000 Keime im Milliliter enthalten. Kolibakterien und sogenannte koliforme Keime dürfen in 100 ml nicht vorhanden sein. Kolibakterien gelten als Beweis für einen Kontakt des Wassers mit Fäkalien. Sind sie vorhanden, so könnte das Wasser auch mit Krankheitserregern belastet sein, wie z. B. Salmonellen, Hepatitisviren, Poliomyelitisviren u. ä.

Die chemische Untersuchung umfaßt sowohl die Suche nach sogenannten Verunreinigungsindikatoren, d. h. chemischen Stoffen, die auf eine Abwasserbelastung hindeuten, wie z. B. Stickstoffverbindungen – Ammoniak, Nitrit und Nitrat –, Phosphate und Chloride. Darüber hinaus wird der Gehalt an etlichen Schwermetallen und anderen Elementen bestimmt, die zumindest in höherer Konzentration toxisch wirken können, wie z. B. Kadmium, Quecksilber, Blei u. a. Weiter wird, insbesondere wenn der Verdacht besteht, daß diese Stoffe vorhanden sein könnten, nach einer Vielzahl weiterer Stoffe gesucht, wie z. B. polychlorierten Biphenylen, organischen Chlorverbindungen, Pestiziden und Herbiziden.

Auch wird die **Härte des Wassers** bestimmt. Sie beruht auf dem Gehalt des Wassers an Karbonaten, Sulfaten und anderen Salzen, die durch die im Wasser vorhandene Kohlensäure in Lösung gehalten werden. Da beim Kochen die Kohlensäure ausgetrieben wird, fallen die Karbonate als Kesselstein aus. Man unterscheidet 4 Härtebereiche (1–7° deutscher Härte, 8–14° d. H., 15–21° d. H., über 21° d. H.).

Neben den schon in geringerer Menge toxischen Stoffen können auch Stickstoffverbindungen, wie das **Nitrat** und insbesondere das Nitrit, das allerdings unter normalen Bedingungen meist zu Nitrat aufoxidiert wird, Probleme bieten. Die Trinkwasser-Verordnung legt heute für Nitrat einen Grenzwert von 50 mg/l fest. Deutlich höhere Nitratgehalte können bei jungen Säuglingen zur Methämoglobinämie führen. Häufig wird auch schon bei deutlich niedrigeren Gehalten ein Hinweis gegeben, da Nitrat auch aus anderen Quellen etwa mit dem Gemüse zugeführt werden kann. Hier sollte ggf. der Arzt um Rat gefragt werden. Darüber hinaus hat man den Wert so niedrig angesetzt, weil unter bestimmten Bedingungen aus Nitrat im Magen-Darm-Trakt Nitrosamine gebildet werden können, die kanzerogen sind. Sichere Hinweise, daß dies beim Menschen eine Rolle spielt, liegen bisher nicht vor. Nach dem Minimierungsgebot sollte der Nitratgehalt aber sicherheitshalber so gering wie möglich sein.

Badewasser

Bei der Nutzung des Wassers als Badewasser können wir unterscheiden zwischen natürlichen Gewässern, die zum Baden benutzt werden und künstlichen Badebecken.

Natürliche Badegewässer

Während es früher möglich war, nahezu alle natürlichen Gewässer zum Baden zu nutzen, sofern nicht Strömung und ähnliches zu einer Gefährdung der Badenden führten, ist heute eine Vielzahl von Gewässern so stark verunreinigt, daß sie auch zum Baden nicht mehr genutzt werden können. Dabei ist zu unterscheiden zwischen den Belastungen durch Mikroorganismen, die in erster Linie über häusliche und eventuell landwirtschaftliche Abwässer in die Badegewässer gelangen und chemischen Abwässern, die z. T. aus häuslicher, vor allen Dingen jedoch auch aus industrieller und landwirtschaftlicher Nutzung die Gewässer verunreinigen.

In der Vergangenheit und überwiegend auch heute noch stellen mikrobielle Belastungen die größte Gefährdung für Badende dar. Überall da, wo eine stärkere Belastung mit Fäkalkeimen nachweisbar ist, muß auch damit gerechnet werden, daß Krankheitserreger im Wasser in einer solchen Konzentration vorkommen, daß schon die beim Baden geringe Wasseraufnahme zu einer Infektion führen kann. Die Anforderungen, die an die mikrobiologische Beschaffenheit des Badewassers zu stellen sind, befinden sich in einer EG-Richtlinie über die Qualität der Badegewässer sowie in einigen bundesdeutschen Ländern, wie z. B. in Schleswig-Holstein in einer **Badestellen-Verordnung.**

Bei den chemischen Belastungen handelt es sich einmal in der Umgebung von Einleitungsstellen giftiger Abwässer um spezielle Stoffe, die auch schon in geringer Konzentration die menschliche Gesundheit schädigen können. Im allgemeinen jedoch, insbesondere auch in den Küstengewässern sind derartige Stoffe nur in so geringen Konzentrationen enthalten, daß für den Menschen hierdurch keinerlei Gefährdung gegeben ist. Dies gilt sowohl für Schwermetalle wie auch für polychlorierte Biphenyle (PCB), organische Kohlenwasserstoffe wie auch Pestizide und Herbizide. Die Problematik liegt mehr in der Belastung mit Nährstoffen, die jedoch in den vorkommenden Konzentrationen für den Menschen völlig ungiftig sind.

Künstliche Badewässer

Im Gegensatz zu natürlichen Gewässern müssen die Füllwässer für künstliche Badebecken aufbereitet werden. Das Wasser in einem solchen Bekken soll nach Möglichkeit Trinkwasserqualität besitzen, d. h. es muß frei von Krankheitserregern und schädlichen Stoffen sein. Da eine ständige Erneuerung mit Frischwasser nicht zu bezahlen wäre, wird das Wasser ständig umgewälzt und über entsprechende Reinigungsanlagen von allen Stoffen, die durch die Badenden in das Wasser eingetragen werden, wie Hautschuppen, Speichel und Haare, gesäubert. Da auch Mikroorganismen von den Badenden abgegeben werden, muß das Wasser, um Infektionsgefährdungen zu vermeiden, eine desinfizierende Wirkung aufweisen. Dadurch sollen die Keime möglichst innerhalb von 30 s abgetötet werden. Für diese Desinfektionswirkung kommen naturgemäß nur Stoffe in Frage, die für den Badenden ungefährlich sind. Ein geeignetes Mittel ist Chlor, so daß für alle Badebecken eine **Chlorung des Wassers** vorgeschrieben ist. Wirksam ist übrigens auch Ozon.

Abwasser

Die Zusammensetzung der Abwasser hängt sehr stark davon ab, welche Einrichtungen an die jeweilige Kanalisation angeschlossen sind. In kleinen Gemeinden werden dies in erster Linie nur Haushaltungen sein, allenfalls noch landwirtschaftliche Betriebe, in größeren Gemeinden und Städten kommen eine Vielzahl industrieller Betriebe hinzu. Die Zusammensetzung des Abwassers schwankt dementsprechend je nach dem, welche Stoffe mit dem Abwasser in die Kanalisation abgeführt werden. Aus Haushaltungen und Landwirtschaft kommen in erster Linie die natürlichen Ausscheidungen von Mensch und Tier. Sie enthalten Nährstoffe, durch die Pflanzen gedüngt werden. Weiter stammen aus den Haushalten eine Reihe von Reinigungsmitteln und anderen z. T. giftigen Stoffen. Bei industriellen Abwässern ist die Zahl möglicher Verbindungen naturgemäß groß. Neben harmlosen Stoffen werden auch zahlreiche biologisch schädliche oder unerwünschte Stoffe in derartigen Abwässern gefunden.

Abwasser muß, bevor es in ein natürliches Gewässer, den sogenannten **Vorfluter** eingeleitet wird, geklärt werden. Dies geschieht zum einen durch das mechanische Absetzen der größeren Partikel. Dieser Schlamm wird dann in sogenannten Faultürmen mikrobiell zersetzt. Als Endprodukt entsteht ein humusartiger **Klärschlamm.** Er enthält in der Regel noch Krankheitserreger, die von den an die Kanalisation angeschlossenen Einwohnern stammen, sowie chemische Verbindungen einschließlich Schwermetalle, so daß seine Verwendung in der Landwirtschaft nur begrenzt möglich ist. Vor einer Verwendung sind in jedem Fall entsprechende Analysen durchzuführen, ob hierbei Gefährdungen auftreten können oder nicht. Nach der mechanischen Klärung wird das Abwasser über eine biologische Stufe geleitet, in der durch mikrobielle Aktivität die organischen Substanzen abgebaut, d. h. mineralisiert werden. Als Endprodukte bleiben einfache Stickstoffverbindungen, wie Ammoniak, Nitrit und Nitrat, sowie Phosphate und einfache Kohlenstoffverbindungen übrig. Bei vollständigem Abbau entsteht aus den Kohlenstoffverbindungen Kohlendioxid, das in die Luft abgegeben wird. Bei einer gut funktionierenden Kläranlage lassen sich auf diese Weise bis zu 90% der organischen Stoffe aus dem Abwasser entfernen. Übrig bleiben jedoch düngende Substanzen, die ebenfalls entfernt werden müssen.

Die Technologien für eine **Phosphatfällung** und eine **Stickstoffeliminierung** stehen heute zur Verfügung. Phosphat könnte sogar nach der Ausfällung wiedergewonnen werden, um einer Verwendung in der Landwirtschaft oder z. B. in Waschmitteln wieder zugeführt zu werden. Bedauerlicherweise ist in der Vergangenheit versäumt worden, rechtzeitig derartige Anlagen in Kläranlagen zu installieren. Die Verwendung phosphatfreier Waschmittel führt nicht zu einer nennenswerten Entlastung der Vorfluter, da die überwiegende Phosphatmenge in den Abwässern aus den Ausscheidungen von Mensch und Tier stammt. Hinzu kommt, daß die Phosphatersatzstoffe ökologisch zum Teil außerordentlich problematisch sind, soweit ihre Wirkungen bisher überhaupt bekannt wurden. Es ist daher sinnvoller, eine Phosphateliminierung bei allen Kläranlagen einzubauen, zumindest ist es erheblich wirkungsvoller, als Gelder für Phosphatersatzstoffe in Waschmitteln auszugeben.

Auch eine Vielzahl von Fremdstoffen, wie Schwermetalle und auch u. U. giftige organisch-chemische Substanzen, können in Kläranlagen beseitigt werden, z. T. durch Fällungsreaktionen, z. T. durch mikrobiellen Abbau.

1.3.2 Bodenhygiene

Zusammensetzung

Die Erdoberfläche wird zu mehr als 70% von Wasser bedeckt, nur weniger als 30% sind Land. Der Erdboden entsteht durch fortlaufende Verwitterungsprozesse, bei dem die Gesteine der Erdkruste unter Mitwirkung von Lebewesen durch Wasser und Luft zerstört werden. Die Erdkruste baut sich zum überwiegenden Teil aus Silizium und Aluminium, Oxiden u. a. Verbindungen dieser beiden Elemente sowie aus Metallen, wie Eisen, Magnesium, Alkali und Erdalkali auf. Hinzu kommt der sogenannte Humus, der aus pflanzlichen Überresten und anderen organischen Bestandteilen einschließlich Bakterien besteht. Neben den Hauptbestandteilen gibt es eine Vielzahl von Spurenstoffen im Erdboden, je nachdem, aus welchen Urgesteinen der Boden entstanden ist. Unter diesen Spurenstoffen sind eine Vielzahl radioaktiver Elemente. So enthält z. B. Granit in relativ hoher Dosis Radium, das beim weiteren Zerfall das radioaktive Edelgas Radon freisetzt. Auch die aus Granit entstandenen Verwitterungsböden enthalten diese Stoffe in relativ großer Menge, so daß aus dem Erdboden eine regional unterschiedliche, aber nicht unerhebliche Strahlenbelastung, insbesondere bei direktem Kontakt besteht. Sie wird über Baustoffe, die letztlich alle aus natürlichen Materialien bestehen, auch in die Wohnungen eingebracht. Bei zu geringer Lüftung können in geschlossenen Räumen auf diese Weise die Belastungen durch radioaktives Radon relativ hoch liegen. Bei hinreichender Lüftung wird dieses Edelgas an die Außenluft abgegeben und dabei außerordentlich stark verdünnt.

Belastungen des Bodens

Der Boden wird in zunehmendem Maße durch menschliche Einflüsse belastet. Hier sind einmal die direkten Ablagerungen von Abfallstoffen zu nennen, einerseits von landwirtschaftlich nicht verwendbaren Klärschlämmen wie auch von festen Abfallstoffen in Form des **Mülls.** Darüber hinaus aber werden durch Sedimentation aus der Luft sowie mit den Niederschlägen eine Vielzahl von Stäuben und im Regenwasser gelösten, primär gasförmigen Luftbelastungsstoffen auf den Boden aufgebracht. Häufig handelt es sich hierbei um Stoffe, die bei Verbrennungsvorgängen freigesetzt werden, wie Schwefeldioxid und nitrose Gase. Sie lösen sich im Wasser zu den entsprechenden Säuren, so daß ihr Aufbringen auf den Boden die Pufferungskapazität stark beeinflußt. Wird die Pufferungskapazität, insbesondere bei leichten Böden, überfordert, kann es zu einem Absinken des pH-Wertes im Boden kommen. Dies wird auch beobachtet bei weitestgehend kalkfreien Seen, wo die Pufferkapazität aus natürlichen Gründen gering ist und daher die Belastung mit den genannten Stoffen zu einem Absinken des pHs und damit zu einer negativen Beeinflussung von Flora und Fauna führt.

Feste Abfallstoffe

Der Anfall an Müll ist in den letzten Jahrzehnten erheblich gestiegen, auch hat sich die Zusammensetzung stark geändert. Da die meisten Haushalte nicht mehr über Öfen verfügen, enthält der Müll heute eine Vielzahl brennbarer Stoffe. Auf der anderen Seite sind Gemüseabfälle in ihrer Menge zurückgegangen, da Gemüse häufig entweder als Konserve oder teilzubereitet gekauft wird. Besonders hoch ist der Anteil an **Verpackungsmaterialien.** Der Müll kann entweder insgesamt gesammelt und abtransportiert werden, oder, wie es sich in zunehmendem Maße durchsetzt, getrennt nach Bestandteilen. So werden wiederverwertbare Stoffe getrennt gesammelt und einer *Wiederaufbereitung* zugeführt. Insbesondere gilt dies für Glas, Metall und Papier *(Recycling).*

Für die **Müllbeseitigung** kommen im wesentlichen nur 2 Verfahren in Frage, die **Ablagerung auf Deponien** oder die **Verbrennung.** Bei der Ablagerung auf Deponien muß sichergestellt sein, daß durch die Zersetzung des Mülls freiwerdende gefährliche Stoffe nicht ins Grundwasser gelangen können. Außerdem muß der Müll so gelagert werden, daß es nicht zur Ansiedlung von Schadtieren, wie z. B. Ratten, kommen kann. Man spricht von einer geordneten Deponie, wobei der Müll verdichtet und mit Sand oder Erde abgedeckt wird. Die organischen Bestandteile des Mülls werden im Laufe von Jahren und Jahrzehnten mikrobiell abgebaut. Da ein Sauerstoffzutritt in der Tiefe der Deponie nicht möglich ist, geschieht dies unter anaeroben Bedingungen. Dabei entstehen, wie bei jedem Abbau organischer Verbindungen, Gase, insbesondere **Methan.** Es sind dieselben Prozesse, die zur Erdgasbildung führen. Dieses Methan diffundiert dann langsam an die Oberfläche und wird an die Luft abgegeben. Eine Bebauung alter Deponien ist daher u. U. gefährlich, da es in die Häuser eindringen und dort explosive Gemische bilden kann. Da auch die Methanfreisetzung an die Luft (s. dort) unerwünscht ist, geht man in zunehmendem Maße dazu über, die Deponien gezielt zu entgasen und, soweit genügend Methan anfällt, dieses als Brenngas zu nutzen.

Bei der Müllverbrennung werden die organischen Bestandteile des Mülls verbrannt. Ein Problem stellt u. U. der Gehalt an Kunststoffen dar. Soweit sie Chlor enthalten, kann bei der Verbrennung Salzsäure freigesetzt werden. Sie muß ebenso wie Schwermetalle und andere u. U. schädliche Stoffe in komplizierten Reinigungsverfahren aus dem Abgas wieder entfernt werden.

In Sonderfällen kommt auch eine Müllkompostierung in Frage, doch ist hierbei darauf zu achten, daß der fertige Kompost keine unerwünschten Stoffe, wie z. B. Schwermetalle, enthält.

1.3.3 Luft

Natürliche Zusammensetzung – chemische und physikalische Eigenschaften

Die Luft setzt sich am Erdboden aus ca. 78% Stickstoff, knapp 21% Sauerstoff, 0,03% Kohlendioxid sowie Edelgasen und Wasserstoff zusammen. In geringer Menge kann auch Ozon vorhanden sein. Hinzu kommen u. U. Stickstoffverbindungen, die durch elektrische Entladungen bei Gewittern gebildet worden sind. Wichtigster Bestandteil der Luft ist der **Sauerstoff,** der für menschliches, tierisches und pflanzliches Leben Voraussetzung ist. Für den Menschen ist bei dem in Meereshöhe üblichen Luftdruck ein Sauerstoffgehalt von über 12% erforderlich. Unterhalb dieses Gehaltes kann es zu Atembeschwerden, später zu Bewußtlosigkeit und lebensgefährlichem Sauerstoffmangel kommen. Auch oberhalb von 3000 m nimmt die Sauerstoffmenge durch Verdünnung so stark ab, daß untrainierte Menschen bereits kurzatmig werden, oberhalb von 5000 m beginnt der Gefahrenbereich.

Ozon (O_3) findet sich in Bodennähe nur in sehr geringer Konzentration. Es gelangt durch vertikale Luftbewegungen in die erdnahen Schichten, wo normalerweise nur einige Milligramm in 100 m^3 Luft zu finden sind. **Ozon** ist ein stark giftiges, unangenehm stechend riechendes Gas. In großen Höhen findet sich ein relativ hoher Ozongehalt, der einen erheblichen Teil der kurzwelligen ultravioletten Strahlung von der Sonne zurückhält. Diese Ozonschicht wird in zunehmendem Maße durch auf der Erde freigesetzte, aus menschlicher Produktion stammende Stoffe, insbesondere durch **Fluorchlorkohlenwasserstoffe** (FCKW), geschädigt. Sie werden einmal als Kühlmittel, z. B. in Kühlschränken, zum anderen als Treibgase in Spraydosen verwendet, da sie chemisch nur sehr träge reagieren. Diese FCKW steigen langsam bis in die obersten Schichten der Lufthülle der Erde auf und reagieren dort mit dem Ozon. In den letzten Jahren wird beobachtet, daß insbesondere über der Antarktis zu bestimmten Jahreszeiten ein sich zunehmend vergrößerndes Ozonloch entsteht. Es wird heute als ziemlich sicher angenommen, daß dies in erster Linie durch die FCKW bedingt ist. Aus diesem Grunde sollen diese Stoffe in Zukunft z. B. als Treibgase nicht mehr verwendet oder, wie bei Kühlschränken, aufgefangen und wiederverwendet werden.

Das **Kohlendioxid** spielt trotz seiner relativ geringen Konzentration von 0,03 Volumenprozent eine besondere Rolle. Es stammt aus Verbrennungsvorgängen, insbesondere aus der Atmung von Tieren, Menschen und Pflanzen sowie aus Zersetzungen durch Mikroorganismen. Bei der Assimilation wird es von Pflanzen mittels Chlorophyll und Licht zu Kohlehydraten umgewandelt und damit wieder aus der Luft entfernt. Ein Teil wird im Wasser gelöst und ist somit vor allem in den Meeren enthalten. Durch die zunehmende Abholzung der Wälder, insbesondere auch der tropischen Regenwälder, und die starke Zunahme der Verbrennung fossiler Brennstoffe steigt der Kohlensäuregehalt der Luft an. Obwohl hierbei noch längst nicht alle Probleme geklärt sind, gilt doch heute als sehr wahrscheinlich, daß diese Zunahme des CO_2-Gehaltes der Erdatmosphäre zu einem sogenannten **Treibhauseffekt** führt, d. h. daß die Erde weniger Wärme an das Weltall abgibt. Hierdurch wird es bereits mittelfristig zu einer Temperaturzunahme auf der Erde kommen mit erheblichen klimatischen Veränderungen, einem zumindest teilweisem Schmelzen der Eisflächen an den Polen und im Hochgebirge und damit einem Anstieg der Weltmeere. Es ist heute noch nicht zu übersehen, welche Konsequenzen im einzelnen zu befürchten sind. Eine Verringerung der CO_2-Produktion erscheint jedoch dringend erforderlich. Dies bedeutet jedoch vor allen Dingen eine Einschränkung der Verwendung fossiler Brennstoffe. Gleichzeitig müßte aber auch die Abholzung der Regenwälder gestoppt werden, was jedoch in Anbetracht der wirtschaftlichen Situation und der starken Zunahme der Bevölkerung in den Entwicklungsländern unmöglich scheint. Nur eine zunehmende Wiederfestlegung des CO_2, zum Beispiel durch Anpflanzung neuer Wälder und deren Nichtverwendung als Brennstoff könnte diese Entwicklung aufhalten. Theoretisch kann man sich auch überlegen, Kunststoffe in Zukunft nicht mehr zu verbrennen, sondern den hier gebundenen Kohlenstoff durch Ablagerung langfristig aus der Atmosphäre fernzuhalten.

Die physikalischen Eigenschaften der Luft, wie Feuchtegehalt, Lufttemperatur, Luftdruck und Luftionisation, sowie das elektrische Feld der Erde sind sowohl für das Wohlbefinden der Menschen von erheblicher Bedeutung wie auch für **Wetter und Klima.** Unter Klima werden die für eine bestimmte Gegend charakteristischen durchschnittlichen Witterungserscheinungen, wie Temperatur, Feuchte, Niederschläge, Jahreszeitenwechsel und dergleichen verstanden. Wetter hingegen ist die kurzzeitig auftretende Witterungssituation.

Auf der Erde werden 3 Klimazonen unterschieden: die arktischen Klimazonen, die gemäßigten Klimazonen sowie die tropische Klimazone, wobei es fließende Übergänge zwischen den 3 Bereichen gibt. Der Mensch hat sich in allen 3 Klimazonen angesiedelt und an die jeweiligen Verhältnisse adaptiert. Bei Witterungsschwankungen zwischen den Jahreszeiten lassen sich jahreszeitliche Veränderungen der Krankheitshäufigkeit in vielfältiger Form beobachten.

Zu den physikalischen Eigenschaften der Luft gehört die **Strahlung.** Neben der von der Erde ausgehenden radioaktiven Strahlung ist die Erdatmosphäre einer ständigen Strahlung aus dem Weltraum ausgesetzt. Hierzu gehören auch nicht unerhebliche radioaktive Strahlungen wie etwa Gamma- und Röntgenstrahlen. Weiterhin finden sich mit mittleren Wellenlängen die UV-Strahlung, das sichtbare Licht und die Infrarotstrahlung. Künstlich erzeugt werden insbesondere langwellige Strahlen, wie Radar, Radiowellen und Hochfrequenzstrahlungen.

Am wichtigsten sind für den Menschen neben dem sichtbaren Licht die Ultraviolett- und die Infrarotstrahlung. Die **UV-Strahlung** wird eingeteilt in 3 Bereiche UVA (Wellenlänge 400–310 nm), UVB (Wellenlänge 310–290 nm) und UVC (Wellenlänge 290–180 nm). Darüber hinaus gibt es auch UV-Strahlen mit einer Wellenlänge zwischen 10 und 180 nm. Sie führen in 20 bis 50 km Höhe zur Ozonbildung und werden dabei absorbiert. Das Ozon wiederum absorbiert die UVC-Strahlen, so daß diese auf der Erdoberfläche nicht mehr in nennenswerter Menge ankommen. UVC-Strahlung führt zur Erythembildung an der Haut sowie zur Keratokonjunktivitis am Auge. UVB-Strahlung kann ebenfalls bei nicht angepaßter Haut zum Erythem führen, darüber hinaus löst sie eine Pigmentierung aus. Besonders stark ist die Pigmentierung bei UVA-Licht, sie hat jedoch keine gesundheitliche Bedeutung. Wichtig ist die UV-Strahlung für die Umwandlung der Provitamine D 2 und D 3. Auch werden Redox-Systeme aktiviert und auch das vegetative Nervensystem beeinflußt. Von biologischer Bedeutung ist die Strahlung des sichtbaren Lichts zwischen 400 und 760 nm. Besonders der langwellige Anteil wird von den Pflanzen zur Photosynthese benötigt. Bei Menschen und Tieren hat man noch keine Folgen von Lichtmangel feststellen können. Zum Wohlbefinden ist jedoch eine gute Beleuchtung Voraussetzung. Die Infrarotstrahlung ist als Wärmestrahlung wichtig.

Luftbelastungen

Unter Luftverunreinigung versteht man die Belastung der Luft mit Substanzen, die normalerweise nicht in der Luft vorkommen. Dies können sowohl gasförmige wie staubförmige Stoffe sein. Die Freisetzung der Verunreinigungsstoffe wird als **Emission** bezeichnet. Immission hingegen ist der Gehalt der Luft an derartigen Stoffen, die dann eingeatmet werden können. Zu unterscheiden sind belästigende Substanzen ohne Gesundheitsschädlichkeit, gesundheitsschädliche Substanzen ohne Belästigung und Substanzen, die sowohl belästigend wie gesundheitsschädlich sind. Hauptquelle der Luftverunreinigungen sind Verbrennungsvorgänge durch Hausbrand, Kraftverkehr und Industrie einschließlich der Verbrennungskraftwerke zur Stromerzeugung.

Die wichtigsten und häufigsten Bestandteile der **Abgase** sind Schwefeldioxid (SO_2), Stickoxide (NO, NO_2, N_2O_5), Kohlendioxid (CO_2), Kohlenmonoxid (CO), Schwebeteilchen, Aldehyde, aromatische Kohlenwasserstoffe u. a. unverbrannte Kohlenwasserstoffe sowie – bisher noch – aus dem Kraftverkehr Blei. Bei den wichtigsten Stoffen steht, bezogen auf die gesamte Erdoberfläche, allerdings die natürliche Produktion im Vordergrund. Nach einer Abschätzung des Botanikers FELLENBERG stammen 80–96% von SO_2, NO_X und Kohlenwasserstoffen aus vulkanischen Ausbrüchen, Verwesungsvorgängen und tierischer Produktion, wobei die Methanfreisetzung durch Großtiere, wie Rinder, erheblich ist. Sie ist einerseits als natürlicher Vorgang anzusehen. Da die massenhafte Tierhaltung jedoch durch den Menschen bedingt ist, ist sie andererseits auch anthropogenen Ursprungs.

SO_2

SO_2 entsteht aus dem in Kohle und Heizöl bis zu 10% enthaltenen Schwefel. Es führt zu einer Reizung der Atemwege durch die Bildung von schwefliger Säure oder Schwefelsäure, außerdem ist es schädlich für den Pflanzenwuchs, fördert die Korrosion von Metall insbesondere Eisen und zerfrißt Steine. Nach heutigen Kenntnissen ist es offensichtlich auch an dem Waldsterben beteiligt.

NO_X

Die Stickoxide entstehen ebenfalls bei Verbrennungsvorgängen entweder aus den in fossilen Brennstoffen enthaltenen Stickstoffverbindungen oder aus der Oxidation des Luftstickstoffs in der Verbrennungskammer. Es führt beim Menschen ebenfalls zu einer Reizung der Atemwege, darüber hinaus wird die Aktivität des Flimmerepithels der Atemwege beeinflußt. Da Stickstoffoxide in der Luft u. U. weiter umgesetzt werden, z. B. mit Kohlenwasserstoffen zu Olefinozoniden, wird ihnen eine besonders große direkte oder indirekte Bedeutung für Pflanzenschäden zugesprochen, insbesondere für das Waldsterben.

CO_2

CO_2 entsteht bei allen Verbrennungsvorgängen organischer Substanzen sowie durch die natürliche Atmung, Fäulnis u. ä. Anreicherungen gibt es vor allen Dingen in geschlossenen Räumen bei fehlender Ventilation sowie, da es schwerer ist als Luft, in tiefen Schächten. Hier können akut tödliche Konzentrationen (über 10%) auftreten.

CO

CO entsteht bei Verbrennungsvorgängen ohne ausreichende Sauerstoffzufuhr. Seine Gefährlichkeit beruht auf der höheren Affinität zu Hämoglobin, das dadurch für den Sauerstofftransport ausfällt. Schädliche Wirkungen treten ab 300 ppm (Teile pro Million Teile Luft) auf. Ab 2000 ppm kann es tödlich wirken. Auch beim Zigarettenrauchen entsteht CO und bindet einen Teil des Hämoglobins bei Rauchern ab. Bei chronischer Vergiftung können Kopfschmerzen, Müdigkeit, Konzentrationsschwäche u. ä. Symptome auftreten.

Schwebeteilchen

Hier ist zu unterscheiden zwischen Asche, d. h. anorganischen Substanzen und Ruß, d. h. organischen Substanzen. Hinzu kommt der Abrieb von Autoreifen auf Straßendecken sowie Stäube aus industriellen Anlagen und von natürlichen Flächen, etwa bei Bodenerosionen. Gesundheitsschäden sind möglich durch Ruß, insbesondere, wenn an den Ruß noch andere Schadstoffe, etwa Kanzerogene absorbiert sind sowie durch den Abrieb von Teerbelägen und Autoreifen. Die Wirkungen sind bisher nur teilweise bekannt. Bestimmte Stoffe können kanzerogen sein. Darüber hinaus spielen Staubteilchen als Kondensationskerne eine Rolle und können zu Wolken- und Nebelbildung führen. Die durch Staub bedingte Dunstglocke über den Städten schluckt bis zu 50% Licht, insbesondere im kurzwelligen und UV-Bereich.

Kohlenwasserstoffe, Aldehyde, Aromate u. ä.

Viele dieser Stoffe wirken mutagen oder kanzerogen. Eine sichere Erhöhung der Lungenkrebsrate durch Luftverunreinigung ist bisher nur in wenigen Fällen eindeutig nachweisbar gewesen, doch sprechen viele Anzeichen dafür, daß hier Zusammenhänge bestehen.

Blei

Blei wurde in organischer Bindung als Anti-Klopfmittel dem Kfz-Treibstoff zugesetzt und ist dadurch sehr weit verbreitet worden. In Großstadtstraßen ließen sich früher chronische Bleivergiftungen nicht immer mit Sicherheit ausschließen. Bleistäube treten vor allen Dingen in der Umgebung von Bleihütten und bleiverarbeitenden Betrieben auf. Blei wird im Körper hauptsächlich im Knochen abgelagert. Es führt zu Störungen des hämatopoetischen Systems sowie zu Schäden des Gehirns wie Enzephalopathie und Intelligenzminderungen.

Grenzwerte

Mehrere Grenzwerte können unterschieden werden. **MAK** ist die maximale Arbeitsplatzkonzentration, d. h. diejenige Konzentration, die einem gesunden Arbeiter während einer Arbeitsschicht ohne Gefahr für seine Gesundheit zugemutet werden kann. **MIK** ist die maximale Immissionskonzentration. Hier handelt es sich um diejenige Konzentration, bei der für die Gesamtbevölkerung keine gesundheitlichen Gefahren zu befürchten sind, auch wenn die Konzentration über 24 Stunden besteht. Die MIK liegt deutlich niedriger als die MAK, da es sich um eine Dauerbelastung handelt und auch Kranke, alte Menschen und Säuglinge den Stoffen ausgesetzt sind. Darüber hinaus unterscheidet man noch eine Reihe weiterer Werte. So werden z. B. für kanzerogene Stoffe, bei denen man keine Grenzwerte festlegen kann, da ein Schwellenwert nicht bekannt ist, technische Richtkonzentrationen **(TRK)** genannt, um die Belastung so gering wie möglich zu halten. Die Einstufung der verschiedenen Verunreinigungsstoffe und die entsprechenden Grenzwerte werden regelmäßig auf Grund des jeweiligen Erkenntnisstandes neu festgelegt.

Folgen der Luftverunreinigung

Bei einem starken Anstieg von Luftverunreinigungsstoffen ist es in der Vergangenheit mehrfach zu katastrophalen Situationen gekommen. Bereits in den 30er Jahren, aber auch nach dem Kriege wurden wiederholt in verschiedenen Gegenden der Erde bei ungünstigen Witterungslagen Schadstoffanstiege gemessen, die für den Menschen schädlich waren, z. T. gab es als Folge derartiger Ereignisse eine Vielzahl von Erkrankungen und Todesfällen. In Großbritannien hat man für derartige Wetterlagen den Begriff *Smog* geprägt (aus *smoke* = Rauch und *Fog* = Nebel). Smog entsteht insbesondere dann, wenn austauscharme Wetterlagen herrschen, wie dies bei sogenannten **Inversionen** der Fall ist. Normalerweise ist die Bodenluft warm, die Höhenluft kalt, so daß die warme Luft nach oben aufsteigt und die kalte Luft absinkt, so daß die Schadstoffgehalte in Bodennähe verdünnt werden. Bei Inversionen liegt eine Kaltluftschicht am Boden und wird von einer Warmluftschicht überlagert, so daß der vertikale Luftaustausch nicht stattfindet. Hinzu kommt in der Regel eine weitestgehende Windstille, so daß auch der horizontale Austausch nicht stattfindet.

Neben dem Waldsterben als Folge der Luftverunreinigungen werden auch bei Menschen gesundheitliche Einflüsse zumindest vermutet, in einer Reihe von Fällen auch eindeutig nachgewiesen. So ist bekannt, daß in Gegenden mit hohen Luftbelastungswerten die Zahl chronischer Erkrankungen der Atemwege erheblich höher liegt als in Reinluftgebieten. Auch hat man festgestellt, daß Kinder aus Belastungsgebieten kleiner bleiben und in ihrer Entwicklung nicht so schnell voranschreiten wie Kinder aus Reinluftbereichen. Ein Zusammenhang mit den Erkrankungen an Pseudokrupp ist allerdings bisher nicht nachgewiesen worden. Im Gegenteil, es spricht vieles dafür, daß hier kein direkter Zusammenhang besteht, allerdings kann eine Mitwirkung nicht ausgeschlossen werden. Im wesentlichen dürfte es sich jedoch um Virusinfektionen handeln.

Maßnahmen gegen die Luftverunreinigung

Durch geeignete technische Maßnahmen muß die Emission von Schadstoffen soweit wie möglich herabgesetzt werden. Hierzu gehören z. B. eine Herabsetzung des Schwefeldioxidgehaltes und des Stickoxidgehaltes in Rauchgasen. Dies ist allerdings nur bei Großfeuerunganlagen möglich, da der Aufwand für derartige Anlagen außerordentlich hoch ist. Darüber hinaus sind **umweltfreundliche Energiearten** zu verwenden, wie z. B. Erdgas. Dabei ist jedoch darauf zu achten, daß durch die Art der Brennkammer nicht mehr Stickoxide als unbedingt notwendig entstehen. Im Kraftverkehr ist durch **Katalysatoren** eine deutliche Besserung möglich. Die sehr zögerliche Einführung jedoch läßt die Emissionen aus dem Kraftverkehr bisher nicht sinken, da gleichzeitig die Zahl der Kraftfahrzeuge und die Zahl der gefahrenen Kilometer zugenommen haben.

Im Hinblick auf die Gesamtbelastungen sind alle Möglichkeiten zur Energiegewinnung zu bevorzugen, bei denen keine Schadwirkungen eintreten. Bisher allerdings sind natürliche Energiequellen wie **Wind- und Wasserenergie** nur in begrenztem Maße nutzbar. Auch die direkte oder indirekte Umwandlung von Sonnenlicht in andere Energieformen ist nach dem heutigen Stand nur in begrenztem Ausmaße zum Ersatz der anderen Energieformen heranzuziehen.

1.3.4 Wohnungs- und Siedlungshygiene

Die Siedlungs- und Wohnungshygiene befaßt sich mit der Untersuchung und Bewertung der Auswirkungen von Siedlung und Wohnung auf die Gesundheit des Menschen. Sie untersucht insbesondere die Auswirkungen der verschiedenen Siedlungs- und Wohnformen auf die **Gesundheit und das Wohlbefinden der Bewohner.** Dabei sind insbesondere die positiven und negativen Gesichtspunkte von städtischen Verdichtungszonen, Ballungsgebieten, Randgebieten, Wohnhochhäusern und Einzelhäusern festzustellen und die Planung von Freizeiteinrichtungen, Naherholungsgebieten und Verkehrsnetzen zu beachten.

In den Wohnungen gilt besondere Aufmerksamkeit dem Wohnklima. Der Begriff *Behaglichkeit* wird dabei bezogen auf das thermische Wohlbefinden des Menschen, das abhängig ist von Lufttemperatur und Luftfeuchte. Inwieweit die günstigsten Werte eingehalten werden können, hängt sehr stark von den Bauformen und den bauphysikalischen Gegebenheiten ab, die häufig beim Wohnungsbau vernachlässigt worden sind. So spielt die **Wärmedämmung** der Außenwände z. B. eine große Rolle. Sie muß jedoch richtig angebracht sein, d. h. die stärkste Dämmzone muß sich auf der Außenseite der Wand befinden, weil es sonst zu Feuchtigkeitsniederschlägen in der Wand kommen kann. Eine besondere Problematik stellt die **Belüftung** dar. Je nach Dichtigkeit der Fenster und der übrigen Umschließungsflächen gibt es einen stummen Luftwechsel, der früher zwischen 0,5 und 2 lag, d. h. innerhalb einer Stunde wurde der Luftinhalt eines Raumes zwischen 0,5- und 2mal ausgetauscht. Wärmeschutzfenster moderner Bauart haben häufig erheblich geringere Durchlaßraten, so daß der stumme Luftwechsel u. U. so gering wird, daß kaum noch eine Lufterneuerung stattfindet. Hierdurch kann es dann zur Anreicherung von Geruchsstoffen im Raum, insbesondere jedoch zur Anreicherung von CO_2 und vor allen Dingen von Feuchtigkeit kommen. Befinden sich dann baubedingt in Decken, Fenstern, Frontflächen und dergleichen Kältebrücken nach draußen, kommt es hier zum Niederschlag der Feuchtigkeit mit Stockflecken- und Schimmelbildung. Dies kann dann sekundär wiederum Auswirkungen auf die Gesundheit der Bewohner haben. Es ist somit stets für eine hinreichende Belüftung von Wohnräumen zu sorgen.

Ein wichtiger Punkt beim Wohnungsbau ist der **Schallschutz,** wobei sowohl die Übertragung des Schalls durch die Luft, z. B. durch geöffnete Türen und Fenster, aber auch als Körperschall über Wände und Decken zu beachten sind. Wohnungen, aber auch Arbeitsräume sollten, insbesondere gegen eine Lärmbelastung von außen, deutlich geschützt werden.

Innenraumluftverunreinigung
(indoor-pollution)

In neuerer Zeit wurde festgestellt, daß nicht nur Luftverunreinigungen in der Außenluft den Menschen gefährden können, sondern in mindestens gleicher Weise Luftbelastungen in Innenräumen. Quelle von Luftverunreinigungen in Räumen sind einmal Ausdünstungen von Baustoffen und Einrichtungsgegenständen. Hierbei können insbesondere **Lösungsmittel** freigesetzt werden, die durchaus gesundheitsgefährliche Konzentrationen erreichen können, aber auch **Formaldehyd** etwa aus Kunststoffen, Spanplatten und Holzleimen sowie **Radon** aus anorganischen Baumaterialien. Daneben muß aber insbesondere auch die Luftbelastung durch das **Rauchen** berücksichtigt werden. Rauchen stellt unverändert die gefährlichste Form der Luftbelastung dar. Nicht nur für den Raucher selber ist die Schadstoffaufnahme durch das Rauchen außerordentlich groß, und die gesundheitlichen Folgen sind außerordentlich schwer – die Mehrzahl aller Lungenkrebserkrankungen bei Männern und zunehmend bei Frauen sowie ein hoher Teil der Gefäßschädigungen einschließlich der peripheren Durchblutungsstörungen sind auf das Rauchen zurückzuführen – auch der passive Raucher wird gefährdet. Der Zusammenhang zwischen Passivrauchen und Lungenkrebshäufigkeit gilt inzwischen als weitgehend gesichert. Darüber hinaus hat das Rauchen einen hohen Belästigungsgrad für Nichtraucher. Die gesundheitlich nachteiligen Folgen des Rauchens sind naturgemäß für Kinder besonders problematisch. Ihre Gefährdung muß erheblich höher eingeschätzt werden als die der Erwachsenen.

Luftverunreinigungen in Innenräumen können auch freigesetzt werden aus im Haushalt verwendeten Stoffen, wie z. B. Reinigungsmitteln. Darüber hinaus werden beim Kochen auf offener Flamme, z. B. bei Gasherden erhebliche Mengen von schädlichen Stoffen gebildet. Belastungen durch Pilze entstehen, z. B. durch die modernen selbstabtauenden Kühlschränke. In den Rinnen, in denen das Tauwasser abgeführt wird, siedeln sich Pilze an, die dann mit dem Tropfwasser nach außen geführt und durch die Thermik auf der Rückseite des Kühlschrankes im Raum verteilt werden.

1.3.5 Lärm

Unter Lärm versteht man auf den Menschen einwirkende Schallereignisse. Sie werden charakterisiert durch ihre Schwingung, gemessen in Hertz (Schwingungen/s), und die Schallintensität, gemessen in Dezibel (dB), definiert als Logarithmus des Verhältnisses zwischen vorhandenem Schalldruck und Schalldruck der Hörschwelle bei 1000 Hertz.

Das menschliche Ohr nimmt Schwingungen zwischen 30 und 16000 Hertz wahr. Mit zunehmendem Lebensalter sinkt die Hörfähigkeit. Schall nur einer Frequenz wird als reiner Ton bezeichnet, Schall verschiedener Frequenzen nicht harmonischer Art als Geräusch.

Die Messung der Schallintensität ist eine physikalische Messung. Die subjektive Wahrnehmung der Lautstärke weicht hiervon ab. Um die Messung der Hörfähigkeit anzupassen, wird die Schallintensität bei der Messung gefiltert. Die Werte werden dann mit dB(A) bezeichnet.

Die Wirkung von Lärm auf den Menschen läßt sich in vier Stufen einteilen (Tab. 15.11). Lärmschwerhörigkeit tritt insbesondere bei Belastung in den Lärmstufen 3 und 4 auf, wenn das einzelne Schallereignis zu groß ist und andererseits das Ohr keine ausreichende Erholungszeit hat. Auch in der Lärmstufe 2 sind bereits Schädigungen unspezifischer Art durch vegetative Überreizung möglich. Primär ist die vegetative Reaktion jedoch nur die normale Reizbeantwortung durch den Organismus.

Für viele Schallquellen sind Grenzwerte festgelegt, z. B. für Kraftfahrzeuge, Flugzeuge, Baumaschinen u. ä. Ist eine Verminderung der Lärmentstehung nicht möglich, so müssen zusätzliche **Schallschutzmaßnahmen** durchgeführt werden, entweder durch Isolierung der Schallquelle oder durch individuellen oder allgemeinen Schutz der in der Nähe der Schallquelle sich aufhaltenden Personen.

Tabelle 15.11 Stufen der Lärmwirkung.

Lärmstufe	Schallintensität	Reaktion
1	30–60 dB(A)	im wesentlichen nur primäre psychische Reaktionen
2	60–90 dB(A)	zusätzlich vegetative Reaktionen, nur geringe Gewöhnung
3	90–120 dB(A)	zusätzlich Wirkung auf die Funktion des Hörorgans, u. U. mit teilweisem Hörverlust bei nicht zu langer Einwirkzeit und ausreichenden Pausen Erholung des Hörvermögens
4	120 dB(A)	Hörschäden, allgemeine Körperschäden

1.3.6 Mikrobielle Intoxikationen und Infektionen durch Lebensmittel

Eine Reihe von Mikroorganismen bilden Toxine, die, wenn sie mit Lebensmitteln aufgenommen werden, u. U. schwere Vergiftungserscheinungen beim Menschen auslösen können. Am bekanntesten ist das Krankheitsbild des **Botulismus** durch mit Clostridium botulinum bewachsene Lebensmittel. Dieser Keim wächst unter anaeroben Bedingungen und bildet dabei ein Ektotoxin, das bereits in relativ kleinen Dosen tödlich wirken kann. Neben Wurst und Schinken sind vor allen Dingen Gemüse und Fleischkonserven gefährdet. Das Toxin ist jedoch hitzeempfindlich, so daß es durch längeres Kochen (über 30 Minuten) zerstört werden kann.

Häufiger sind Vergiftungen durch andere **toxinbildende Mikroorganismen.** Bekannt sind insbesondere die enterotoxinbildenden Stämme von Staphylococcus aureus sowie die endotoxinbildenden Enterobakterien wie Proteus, E. coli und andere. Auch Sporenbildner, wie Bacillus cereus und die anaeroben Gasbrandbakterien können zu Lebensmittelvergiftungen führen.

Bekannt sind auch eine ganze Reihe von Pilzgiften, die auch dem Menschen gefährlich werden können. Das bekannteste Mykotoxin ist das **Aflatoxin,** das von bestimmten Schimmelpilzen gebildet wird. Es ist, wie auch andere Mykotoxine ein schweres Zellgift und ist ebenso, wie die Staphylokokkentoxine und die Endotoxine anderer Bakterien außerordentlich hitzeresistent.

In Meerestieren finden sich gelegentlich von Algen oder Bakterien gebildete Toxine, die in bestimmten Meerestieren angereichert werden, so in Muscheln, aber auch in bestimmten Fischarten. Am gefährlichsten ist hier das sogenannte **Saxitoxin.**

Weiterhin kann es zum Giftigwerden von Lebensmitteln durch die bakterielle Zersetzung der Nahrungsstoffe kommen. Das ist vor allem bei unsachgemäßer Lagerung verderblicher Lebensmittel möglich. Hinzu kommt hier häufig noch ein autolytischer Zerfall, insbesondere bei fetthaltigen Lebensmitteln, z. B. fetten Fischen sowie bei Fleisch. Ursächlich sind in den Nahrungsmitteln selbst enthaltene natürliche Enzyme. Sie sind auch noch bei Temperaturen deutlich unter 0 °C wirksam.

Ein anderes Problem stellen die durch Nahrungsmittel übertragenen Infektionen dar. Die wichtigste Erregergruppe sind die **Salmonellen.** Bei den Enteritissalmonellen spielt neben der reinen Infektion auch eine Toxinbildung eine Rolle. Doch ist sowohl bei den Enteritissalmonellen, die heute außerordentlich häufig sind – wie naturgemäß in besonderem Maße bei Salmonella typhi und Salmonella paratyphi – die echte Infektion für das Krankheitsbild wichtig. Enteritissalmonellen werden in erster Linie über tierische Lebensmittel, darunter über Geflügelfleisch, aber auch Rinder- und Schweinefleisch übertragen. Häufig ist dabei der Keimgehalt der Lebensmittel primär relativ gering. Erst bei der Verarbeitung in der Küche kommt es u. U. zur Kontamination anderer Lebensmittel, die als Nährboden besonders geeignet sind, und dadurch zu einer entsprechenden Keimvermehrung, so daß die infektiöse Dosis erreicht wird. Epidemiologisch deutete auf eine Lebensmittelinfektion immer das gehäufte Erkranken einer größeren Zahl von Menschen innerhalb eines kurzen Zeitraumes hin. Besonders gefährdet sind Teilnehmer von Gemeinschaftsverpflegungen, weil hier die Möglichkeit der Weiterverbreitung über die zentrale Küche besonders groß ist. Neben den Salmonellen sind auch Infektionen durch **Shigellen** und andere Enterobakterien von Bedeutung.

Auf die Probleme der Infektion von Säuglingsnahrung in Milchküchen sei in diesem Zusammenhang nur am Rande hingewiesen. Hier können neben den bereits genannten Erregern auch fakultativ pathogene Keime, d. h. Schmutzkeime wie P. aeruginosa, die dem Erwachsenen in geringer Konzentration nicht schaden, gefährlich werden.

Schließlich sind **Wurminfektionen** zu nennen, die über Lebensmittel weiter verbreitet werden. Bekannt sind die Trichineninfektionen über Fleisch, die durch die gesetzlich vorgeschriebene Fleischbeschau allerdings praktisch nicht mehr vorkommen. Hingegen finden sich häufiger Infektionen mit dem Rinderbandwurm durch den Genuß rohen Fleisches. Wurmeier etwa von Spulwürmern finden sich gelegentlich auf grünem Salat, Tomaten, Erdbeeren und anderen Lebensmitteln, wenn die Pflanzen mit Fäkalien oder Klärschlamm noch in den letzten Wochen vor der Ernte gedüngt worden sind und vor dem Genuß keine ausreichende Reinigung stattfand.

1.3.7 Arbeitshygiene

Ziel der Arbeitshygiene ist die Schaffung gesunder Umweltbedingungen für den arbeitenden Menschen an seinem Arbeitsplatz. Im Krankenhaus gehört hierher z. B. der Schutz des Personals vor Schädigungen bei seiner Arbeit, wie z. B. der Schutz vor Infektionen durch kranke Patienten. Der Berufstätige soll vor den am Arbeitsplatz auftretenden gesundheitsschädlichen Einwirkungen geschützt werden. Dies können Luftverunreinigungen, aber auch andere Einwirkungen chemischer und physikalischer Art sein. Auch Arbeitslärm kann schädigen. Viele Vorschriften zum Schutz der Arbeitenden sind heute erlassen, z. B. die Arbeitsstättenverordnung, das Maschinensicherheitsgesetz mit seinen Verordnungen, das Chemikaliengesetz mit der Gefahrstoffverordnung sowie die Vorschriften der Berufsgenossenschaften.

1.4 Individualhygiene

1.4.1 Allgemeines

Die Individualhygiene beschäftigt sich mit den auf den einzelnen Menschen wirkenden Faktoren, die für die Erhaltung und Festigung der Gesundheit des einzelnen von Bedeutung sind. Hierzu gehören einmal die Ernährungshygiene, die sich mit der Zusammensetzung der Nahrung für den einzelnen und dem Bedarf an den einzelnen Nahrungsstoffen, den Problemen der Über- und Unterernährung sowie den Genußgiften, wie Alkohol und Nikotin, befaßt, zum anderen die individuelle Infektionsprophylaxe. Zu nennen sind die Beratung des einzelnen, und vor allem die Chemo- und die Immunprophylaxe (Schutzimpfungen). Auch ist auf die Besonderheiten im Fernreiseverkehr, insbesondere in andere Klimazonen, hinzuweisen, da Verhaltensweisen in unseren gemäßigten Klimazonen gesundheitlich förderlich oder zumindestens ohne Belang sind, dort aber u. U. zu Schädigungen führen können. Andere Teilbereiche der Individualhygiene befassen sich mit Freizeit, Erholung, Urlaub und Sport, mit der Körperpflege, Bekleidung und ihrer Reinigung und Wäsche.

1.4.2 Freizeit, Erholung und Sport

Der Mensch benötigt zur Wiederherstellung seiner Leistungsfähigkeit zwischen der Arbeit und den übrigen Lebensanforderungen Phasen der **Erholung.** Grundsätzlich lassen sich 2 Formen der Ermüdung unterscheiden. Einmal eine Ermüdung durch körperliche und geistige Anspannung bei der Arbeit und zum anderen die normale abendliche Ermüdung, die unabhängig von den Tagesbelastungen eintritt. Beide Formen können durch die Freisetzung zusätzlicher Antriebskräfte überlagert werden. In Anbetracht der heute gegenüber früher erheblich reduzierten Arbeitszeit sind auch die Belastungen während der übrigen Zeit in die Betrachtung miteinzubeziehen. Bei der Erholung ist zu unterscheiden zwischen kurzzeitigen und langzeitigen Pausen. Durch kurzzeitige Arbeitsunterbrechungen wird die Leistungsbereitschaft und -fähigkeit schnell wieder hergestellt, ohne daß der jeweilige Einübungszustand absinkt. Derartige Pausen sollten 5 Minuten nicht übersteigen. Bei längeren Pausen ist eine erneute Einarbeitungsphase erforderlich.

Daneben gibt es im Tagesablauf längere Phasen der Erholung außerhalb der eigentlichen Arbeitszeit. Erholung wird nicht primär durch Nichtstun begünstigt, sondern vor allem durch einen Wechsel in der geistigen und körperlichen Beanspruchung. Eine begrenzte körperliche Belastung ist in der Freizeit von besonderem Wert. Sie soll zu einem erholsamen Ausgleich für die Berufsarbeit führen.

Der nächtliche **Schlaf** ist die für die Erholung des vegetativen Systems erforderliche Ausgleichszeit, wobei die Vorgänge im einzelnen noch nicht geklärt sind. Der Schlafbedarf ist individuell unterschiedlich. Rechnet man im ersten Lebensjahr mit einem Bedarf von 18(–20) Stunden, sind es im Kleinkindalter nur noch 11–13 Stunden. Beim Erwachsenen ist im allgemeinen eine Schlafzeit von 6–8 Stunden ausreichend. Bei älteren Menschen liegt sie oft darunter. Wird das Schlafbedürfnis nicht erfüllt, kommt es zu einem sogenannten Schlafdefizit, das nach einiger Zeit zu einer schweren Beeinträchtigung der geistigen und körperlichen Leistungsfähigkeit führt. Vollständiger Schlafentzug hat schwere psychische Störungen zur Folge. Während der Schlafzeit wechseln Phasen unterschiedlicher Schlaftiefe miteinander ab. Die Tiefschlafphasen sind für die Erholungswirkung besonders wichtig.

Neben der täglichen Erholung sind im Jahresablauf längere Zeiten für die Regeneration der geistigen und körperlichen Kräfte erforderlich. Am günstigsten sind nach heutigen Kenntnissen **Urlaubszeiten** von 3–4 Wochen Dauer. Zwei Urlaube von je 3 Wochen zeigen im allgemeinen eine bessere Wirkung als ein einmaliger Sechs-Wochen-Urlaub. Auch hier sollten Ausgleichstätigkeiten dem Nichtstun vorgezogen werden. Körperliche und geistige Anregungen sind für die Regeneration wichtig. Starke klimatische Veränderungen haben keinen Erholungswert, doch kann die Abwechslung durch Urlaub in fremden Klimazonen positive Auswirkungen haben.

1.4.3 Körperpflege

Unter Körperpflege wird im allgemeinen die Pflege der äußeren Körperhülle, d. h. der Haut und ihre Anhangsgebilde verstanden. Aufgabe der Körperreinigung ist die Entfernung von Abscheidungsstoffen der Haut wie Schweiß, Talg, andere Exkrete und Hautschuppen, die Verminderung der die Ausscheidungen zersetzenden Hautbakterien sowie die Entfernung der Verschmutzungen aus Staub und anderen Partikeln. Die einfachste Methode ist die Reinigung mit Wasser und Seife, allerdings kann die Alkalität der Seifen bei zu häufiger Anwendung den Säureschutzmantel der Haut stören. Durch Wasser allein lassen sich jedoch die Fettsubstanzen nicht ausreichend reduzieren. Heute werden deshalb oft oberflächenaktive Stoffe verwendet, die meist mit hautpflegenden Substanzen kombiniert werden. Diese Seifen enthalten z. T. im streng chemischen Sinne gar keine Seifen mehr.

Als Hilfsmittel sollten **auskochbare Waschlappen** verwendet werden, gesondert für jede Körperpartie. Die Verwendung von Schwämmen ist nicht zu empfehlen, da sie schon nach kurzer Zeit von Bakterien und Pilzen durchwachsen sind und die Keime nicht wie im Waschlappen durch Kochen abgetötet werden können. Bürsten sind zur Reinigung im allgemeinen wenig geeignet, da sie die obere Hornschicht schädigen können. Andererseits sind jedoch Massagebürsten zur Erzielung einer besseren Hautdurchblutung am Körper durchaus zweckmäßig. Zur Ganzkörperreinigung kommen Wannen- und Duschbäder in Frage. Beim **Duschen** steht die Reinigung des Körpers im Vordergrund, beim **Wannenbad** kommt eine beruhigende und seelisch ausgleichende Wirkung durch den Aufenthalt im warmen Wasser hinzu.

Die Anwendung von kosmetischen Mitteln zur Körperpflege wird oft übertrieben. Ihre Anwendung ist nur dort erforderlich, wo die Haut besonderen Belastungen ausgesetzt ist. Auch muß bezweifelt werden, ob viele Präparate die ihnen zugeschriebenen Wirkungen wirklich haben. Soweit sie der äußeren Selbstdarstellung des einzelnen dienen, haben sie sicher ihren Sinn, doch handelt es sich dann nicht um Körperhygiene.

Problematisch können **Deodorantien** sein. Sie erhalten neben Duftstoffen antibakteriell wirksame Mittel, um die bakterielle Zersetzung von Ausscheidungsstoffen und Zellen auf der Hautoberfläche zu verhindern. Sie statt einer Reinigung anzuwenden, ist hygienisch nicht sinnvoll. Dies gilt besonders auch für die Intimsprays, die nur äußerlich angewendet werden dürfen, da sie sonst die wichtige Schleimhautflora der Vagina schädigen können.

1.4.4 Bekleidung

Aufgabe der Bekleidung ist unter hygienischen Gesichtspunkten der Schutz des Körpers gegen Witterungseinflüsse wie Wind und Nässe sowie die Erleichterung der Anpassung des Wärmehaushaltes des Organismus an die unterschiedlichen Anforderungen durch das Wetter. Daneben hat sie große Bedeutung als Ausdruck der Selbstdarstellung des einzelnen, die häufig die übrigen Aufgaben überlagert. Da bei uns im allgemeinen ein Wärmegefälle vom Körper zur kälteren Umgebung besteht, ist eine entsprechende Kleidung erforderlich, um die lebensnotwendige Körpertemperatur aufrechterhalten zu können. Sie soll also einerseits die Wärmeabgabe herabsetzen, andererseits aber auch die vom Körper abgegebene Feuchtigkeit hindurchtreten und verdunsten lassen. Kleidung soll folgende Forderungen erfüllen:

1. Sie muß aus mehreren Teilen bestehen, weil nur so bei einem Minimum an Kleidergewicht der notwendige hohe Luftgehalt und eine entsprechende Luftbewegung möglich sind.
2. Sie muß homogen sein, d.h. die einzelnen Bekleidungsteile sollen ein gleichmäßiges Wärme- und Feuchtigkeitsgefälle von der Haut zur äußeren Bekleidungsoberfläche weitestgehend gewährleisten.
3. Sie muß durch Schnitt und Paßform ein Maximum an Behaglichkeit vermitteln. Sie darf also nicht drücken, beengen, einschnüren usw.
4. Sie muß mechanischen Schutz bieten gegen Umwelteinflüsse, soll leicht reinigbar und ggf. auch keimfrei zu machen sein. Insbesondere für die Leibwäsche ist dies von Bedeutung, da sich sonst Mikroorganismen dauerhaft darin ansiedeln und bei erneutem Tragen zu einer sehr schnellen Schweißzersetzung führen können.
5. Sie soll ästhetisch wirken und die Persönlichkeit des Trägers in der für diesen passenden Weise unterstreichen.

Als textile Grundstoffe kommen pflanzliche und tierische Fasern sowie halb- oder vollsynthetische in Frage. **Wolle** besteht aus Proteinen, sie besitzt ein hohes Wasserbindungsvermögen und wegen der rauhen Faseroberfläche eine gute Wärmedämmung. Die mechanische Festigkeit ist allerdings gering. Nachteilig ist auch die Anfälligkeit für Mikroorganismen und Schadinsekten sowie die hohe Absorptionsfähigkeit für Gerüche. Ähnliche Eigenschaften hat **Seide.** Auf Grund der glatteren Oberfläche isoliert sie weniger gut. Sie ist jedoch mechanisch widerstandsfähiger. Die wichtigsten Pflanzenfasern wie **Baumwolle** und **Leinen** bestehen aus Zellulose. Sie sind im Gegensatz zu tierischen Fasern kochfest und weitestgehend bakterien- und pilzresistent. Sie haben eine gute Isolierungseigenschaft und ein günstiges Wasseraufnahmevermögen. Leinen ist besonders zugfest. **Synthetische** Fasern haben eine sehr hohe Reißfestigkeit, aber ein geringes Wasserbindungsvermögen und eine relativ geringe Wärmedämmfähigkeit, die nur durch bestimmte Spinn- und Webtechniken verbessert werden kann.

1.4.5 Wäsche – Reinigung

Die Reinigung von Wäsche erfolgt durch die Kombination mechanischer Behandlung und Einwirkung chemischer Substanzen. Mechanisch soll in einer Waschflotte der Schmutz vom Textilgut abgehoben, durch Waschmittel die Schmutzablösung und Ausschwemmung begünstigt werden. Erhöhte Temperaturen verbessern in der Regel die Reinigungswirkung. Für chemische Waschmittel werden im allgemeinen Stoffe verwendet, die die Oberflächenspannung herabsetzen. Man unterscheidet anionenaktive, kationenaktive und nicht ionigene Verbindungen. Hinzu kommen Mittel zur Wasserenthärtung, Aufheller, Parfums, Bleichmittel u. ä. Folgende Phasen der Wäsche werden unterschieden: Die Vorwäsche zur Schmutzlösung, die Klarwäsche zum Herauslösen und Entfernen des Schmutzes, Spülgänge zur Entfernung von Waschmitteln und Schmutzstoffen. Anschließend kann das Wasser durch Wringen oder Zentrifugieren herausgeschleudert werden, bevor die Wäsche getrocknet wird.

Für nicht waschbare Materialien, insbesondere Kleidung und Wolldecken ist eine chemische

Trockenreinigung erforderlich. Hierbei wird statt Wasser ein chemisches Lösungsmittel als Schmutzlöser und -träger verwendet. Die Reinigungswirkung ist in der Regel ausreichend bis gut. Probleme ergeben sich durch die toxischen Eigenschaften des verwendeten Reinigungsmittels **Perchlorethylen.** Es muß durch geeignete Verfahren sichergestellt werden, daß keine nennenswerten Mengen an Perchlorethylen freigesetzt werden und möglicherweise das Personal in den Reinigungen oder in angrenzenden Wohnungen lebende Menschen gefährden. Auch ist durch geeignete apparative Maßnahmen dafür zu sorgen, daß die frisch gereinigte Kleidung keine Perchlorethylenrückstände mehr abgibt. Dies kann z. B. durch vorübergehende Aufbewahrung in geeigneten Entlüftungsschränken geschehen, die abgesaugt werden. Das hierbei freigesetzte Perchlorethylen ist, wenn es nicht rückgewonnen werden kann, so abzuführen, daß keine Gefahren entstehen.

2 Mikrobiologie, einschließlich Parasitologie und Virologie

2.1 Einführung

Zur Mikrobiologie rechnet man die meist **einzelligen Lebewesen,** die infolge ihrer Kleinheit nur mit mikroskopischen Verfahren zu erkennen sind. Die Viren nehmen hierbei eine abweichende Stellung ein, da sie auf Grund ihrer Struktur, ihrer stofflichen Zusammensetzung und wegen des fehlenden eigenen Stoffwechsels nicht mehr als Lebewesen angesehen werden können. Sie haben nicht die Eigenschaften einer eigenen Zelle.

Die Mikroorganismen können weder eindeutig dem Reich der Pflanzen noch dem Reich der Tiere zugeordnet werden. Sie bilden ein eigenes Reich, das der Protisten. Es wird unterteilt in höhere Protisten, zu denen die Pilze und Protozoen, also Urtierchen sowie Algen gehören und die niedrigen Protisten, zu den die Blaualgen und die Bakterien gerechnet werden.

Bakterien fehlen typische Merkmale der höherorganisierten Zellen. So besitzen die Bakterien z. B. keinen Zellkern. Das Material des Kerns, in dem die Erbinformationen gespeichert ist, die sogenannte Desoxiribonukleinsäure (DNA) liegt frei im Zytoplasma. Man spricht hier auch von Kernäquivalent oder Nukleoid. Auch andere Merkmale fehlen den Bakterienzellen. Den Bakterien ähnlich sind die Rickettsien und die Chlamydien. Sie stellen den Übergang zu den Viren dar. Alle 3 enthalten neben der Desoxiribonukleinsäure (DNA) auch Ribonukleinsäure (RNA), während Viren nur eine der beiden enthalten. Die Rickettsien und Chlamydien sind jedoch bereits auf das Wachstum in einer anderen Zelle angewiesen. Man spricht hier von einem obligaten intrazellulären Parasitismus, wie er auch den Viren eigen ist. Die Rickettsien und Chlamydien vermehren sich jedoch ebenso wie die Bakterien durch Zweiteilung, während bei den Viren die infizierte Zelle die einzelnen Virusbestandteile getrennt synthetisiert. Diese Einzelbestandteile werden dann später zum sogenannten Virion zusammengefügt.

Bei den Bakterien lassen sich nach der Form 3 verschiedene Gruppen unterscheiden. Kugelförmige Zellen (Kokken), stäbchenförmige Zellen sowie Zellen mit Spiralform. Viele Bakterienarten weisen Geißeln auf und können sich dadurch aktiv fortbewegen. Bei einigen Bakterienarten gibt es darüber hinaus eine Sporenbildung. Unter Sporen versteht man bei den Bakterien Dauerformen, die sich durch eine große Widerstandsfähigkeit gegenüber den Einflüssen der Umgebung auszeichnen. Im Gegensatz zu den Pilzsporen dienen sie nicht der Vermehrung, sondern der Erhaltung der Art unter extrem ungünstigen Umweltbedingungen.

2.2 Bakterien

2.2.1 Einteilung

In der Biologie werden die Lebewesen in einem hierarchischen System nach ihren Verwandtschaftsbeziehungen zusammengefaßt. Man unterscheidet dabei Reiche, Klassen, Ordnungen,

Familien, Gattungen und Arten. Durch internationale Vereinbarung werden die Bakterien klassifiziert. Die medizinisch wichtigen Bakterien lassen sich in 3 Klassen zusammenfassen: die freilebenden Bakterien, die auf unbelebten Nährböden gezüchtet werden können, die sich stets nur in einer fremden Zelle vermehrenden Bakterien sowie die Bakterien ohne Zellwand. Innerhalb dieser Gruppen kann dann unterschieden werden, so insbesondere bei den freilebenden Bakterien, nach der äußeren Gestalt, z. B. nach Kugelbakterien, stäbchen- oder schraubenförmigen Bakterien sowie nach dem Verhalten bei der Gramfärbung, d. h. ob sie sich durch die Färbemethode nach Gram anfärben lassen (grampositiv) oder nicht (gramnegativ). Auch dient das Wachstum bei Sauerstoffzufuhr und Sauerstoffabschluß (aerob und anaerob) als Einteilungskriterium. Innerhalb der verschiedenen Bakterienarten lassen sich häufig noch Unterarten abgrenzen, die sich z. B. durch bestimmte biochemische Leistungen und antigene Eigenschaften unterscheiden.

Medizinisch von Bedeutung sind insbesondere eine größere Anzahl freilebender Bakterien, d. h. Bakterien, die auf künstlichen Nährböden anzuzüchten sind. Zu diesen Bakterienarten werden einige wenige gerechnet, die nach ihren Eigenschaften eindeutig zu den freilebenden Bakterien gehören, bei denen jedoch bisher eine Anzüchtung auf künstlichen Nährböden nicht gelungen ist, wie Mycobacterium leprae und Treponema pallidum. Daneben gibt es einige für den Menschen pathogene Bakterienarten, die nur innerhalb von Wirtszellen leben können sowie pathogene Mikroorganismen ohne Zellwand. Eine Aufstellung der für die Medizin wichtigsten Bakterienarten nach Familie, Gattung und Art ist in Tabelle 15.12 wiedergegeben.

Eine andere Möglichkeit der Einteilung ist nach dem Grad der Pathogenität der Bakterien. Es lassen sich Bakterienarten beschreiben, die normalerweise als pathogen zu gelten haben, auch wenn gelegentlich Bakterienträger vorkommen, die nicht erkrankt sind. Sie sind die Erreger der typischen Infektionskrankheiten, darunter auch viele im Kindesalter bedeutsame Infektionen. Daneben ist eine ebenfalls umfangreiche Gruppe von Keimarten zu nennen, die als fakultativ pathogen zu bezeichnen sind, d. h. als Bakterienarten, die nicht grundsätzlich zu einer Infektion und Infektionskrankheit führen müssen. Da sie insbesondere bei Resistenzgeschwächten zu Infektionen führen, spricht man auch von opportunistischen Erregern oder kurz Opportunisten. Sie sind auch die hauptsächlich für die Krankenhausinfektionen in Frage kommenden Keimarten.

2.2.2 Pathogene Bakterien

Der bakteriologischen Systematik, wie sie in Abschnitt 2.2.1 zum Ausdruck kommt, folgend, sind eine Reihe von Infektionserregern zu nennen, die insbesondere auch im Kindesalter von Bedeutung sind oder zumindest sein können.

Gramnegative Bakterien als Krankheitserreger

Meningokokken

Sie gehören zur Familie der Neisseriaceae und werden mit wissenschaftlichen Namen als Neisseria meningitidis bezeichnet. Es sind gramnegative Kokken, die sich häufig im Nasen-Rachen-Raum von Menschen ansiedeln, wo sie symptomlos für eine längere Zeit nachweisbar sein können. Das bekannteste von ihnen ausgelöste Krankheitsbild ist die **eitrige Hirnhautentzündung,** die wichtigste der bakteriellen Meningitiden. Es können jedoch auch andere Krankheitsbilder, wie eine Pharyngitis, die oft nicht beachtet wird, sowie eine Sepsis durch diesen Erreger ausgelöst werden. Im Rahmen eines solchen Krankheitsbildes, bei dem der Verlauf u. U. sehr dramatisch ist, findet sich ein Befall vieler Organe. Eine sichere Diagnose ist nur durch den **Erregernachweis** möglich, der entweder bei einer Pharyngitis durch den Rachenabstrich, sonst aus dem Blut – bzw. bei der Meningitis aus dem Liquor – erfolgt. Die Behandlung hat im allgemeinen mit hohen Dosen Penicillin G zu erfolgen.

Bordetella pertussis

Bordetella pertussis ist der Erreger des **Keuchhustens,** der immer noch eine der häufigsten Infektionskrankheiten des Kindesalters ist. Der Erreger gehört ebenfalls zu den gramnegativen Keimen. Es handelt sich jedoch um eine Stäbchenart. Für das Krankheitsbild ist ein Exotoxin, d. h. ein vom Erreger ausgeschiedenes Toxin, das sogenannte **Pertussistoxin** wichtig. Der Erreger wird durch Tröpfcheninfektion übertragen. Nach ein bis zweiwöchiger Inkubationszeit kommt es zu einem katarrhalischen Stadium von gleicher Dauer, dem dann das u. U. vielwöchige eigentliche Hustenstadium folgt. Während des katarrhalischen Stadiums besteht die größte Ansteckungs-

Tabelle 15.12 Beispiele und Einteilung für die Medizin wichtiger Bakterienarten[1].

Familie	Gattung (Genus)	Arten
1 Freilebende Bakterien		
1.1 Bakterien mit starrer Zellwand		
1.1.1 gramnegative Bakterien		
1.1.1.1 Kokken		
aerob		
Neisseriaceae	Neisserien	N. meningitidis
		N. gonorrhoeae
1.1.1.2 Stäbchen		
aerob		
Pseudomonadaceae	Pseudomonas	P. aeruginosa
Legionellaceae	Legionella	L. pneumophila
nicht sicher einzuordnen	Brucella	B. abortus
nicht sicher einzuordnen	Bordetella	B. pertussis
		B. bronchoseptica
fakultativ		
Enterobacteriaceae	Escherichia	E. coli
	Shigella	S. dysenteriae (Ruhrbakt.)
	Salmonella	S. typhi
		S. paratyphi A, B. C
		S. enteritidis
		S. typhi murium
	Klebsiella	K. pneumoniae
	Enterobacter	E. cloacae
	Serratia	S. marcescens
	Proteus	P. mirabilis
	Yersinia	Y. pestis
		Y. enterocolitica
Vibrionaceae	Vibrio	V. cholerae
fakultativ anaerob bis mikroaerophil		
Pasteurellaceae	Haemophilus	H. influenzae
anaerob		
Bacteroidaceae	Bacteroides	B. fragiles
1.1.1.3 Spiralförmige Bakterien		
aerob bis mikroaerophil		
nicht sicher einzuordnen	Campylobacter	C. fetus
		C. jejuni
		C. coli

[1] nach: BERGEY's Manual of Systematic Bacteriology. BRANDIS und SCHAAL. In: H. BRANDIS, G. PULVERER: Lehrbuch der Medizinischen Mikrobiologie. 6. Auflage, Fischer, Stuttgart 1988

Tabelle 15.12 (Fortsetzung).

Familie	Gattung (Genus)	Arten
1.1.2 grampositive Bakterien		
1.1.2.1 Kokken		
aerob oder fakultativ anaerob		
Mikrococcaceae	Micrococcus	M. luteus
	Staphylococcus	S. aureus
		S. epidermidis
		S. saprophyticus
nicht sicher einzuordnen	Streptococcus	S. pyogenes (Serogruppe A)
		S. agalactia (Serogruppe B)
		S. pneumoniae (Pneumokokken)
		S. salivarius
		S. faecalis und S. faecium
		(Enterokokken – Serogruppe D)
1.1.2.2 Stäbchen		
mit Endosporen		
aerob		
nicht sicher einzuordnen	Bacillus	B. anthracis (Milzbrand)
anaeob		
nicht sicher einzuordnen	Clostridium	C. botulinum
		C. tetani (Wundstarrkrampf)
		C. perfrigens (Gasbrand)
ohne Endosporenbildung		
regelmäßige Stäbchen		
aerob		
nicht sicher einzuordnen	Lactobacillus	L. acidophilus
nicht sicher einzuordnen	Listeria	L. monocytogenes
Stäbchen mit Keulenform		
nicht sicher einzuordnen	Corynebakterium	C. diphtheriae
Stäbchen mit Neigung zu Verzweigung oder Fadenbildung		
Mycobacteriaceae	Mycobacterium	M. tuberculosis
		M. bovis
		M. leprae
1.2 Bakterien mit flexibler Zellwand		
anaerob bis mikroaerophil		
Spirochaethaceae	Treponema	T. pallidum
aerob		
Leptospiraceae	Leptospira	L. interrogans
2. Obligat intrazelluläre Mikroorganismen		
2.1 Stäbchenförmig bis kokkoid		
gramnegativ		
Rickettsiaceae	Rickettsia	R. prowazeki
2.2 kokkoid		
gramnegativ		
Chlamydiaceae	Chlamydia	C. trachomatis
		C. psittaci
3. Pleomorphe Mikroorganismen ohne Zellwand		
gramnegativ		
Mycoplasmataceae	Mycoplasma	M. hominis
	Ureaplasma	M. urealyticum

fähigkeit, d. h. hier werden besonders viele Erreger ausgeschieden. Nach 1–1½ Monaten ist die Ansteckungsfähigkeit fast erloschen. Das Überstehen der Krankheit führt zu einer langanhaltenden Immunität.

Für die Diagnose ist der Erregernachweis von Bedeutung. Er ist allerdings nur im Anfangsstadium, d. h. in der Katarrhalphase und im frühen Konvulsivstadium möglich. Am besten läßt sich der Erreger über einen **Nasen-Rachen-Abstrich** gewinnen. Nach 2–4 Wochen sind auch Antikörper nachweisbar. Die Behandlung erfolgt im allgemeinen mit Erythromycin.

Ein ähnliches Krankheitsbild wird von Bordetella parapertussis ausgelöst.

Enteritiserreger

Eine Reihe von Enterobacteriaceen können insbesondere auch bei Säuglingen Enteritiden auslösen. Hierzu gehören vor allem bestimmte Kolitypen, insbesondere jedoch die sogenannten Enteritissalmonellen, eine Gruppe, die heute über 2000 verschiedene Arten umfaßt. Darüber hinaus spielt auch Yersinia enterocolitica eine gerade bei Enteritiden im Kindesalter wichtige Rolle. Die Enterobacteriaceen sind aerob wachsende gramnegative Stäbchenbakterien, die sich durch serologische und biochemische Eigenschaften unterscheiden.

Escherichia coli

Als Erreger von Enteritiden treten verschiedene E.-coli-Stämme auf, die vor allem auf Grund ihrer serologischen Eigenschaften unterschieden werden können. Im Säuglingsalter von Bedeutung sind insbesondere die **enteropathogenen** Stämme, z. B. 0 55, 0 111, 0 127 u. a. Für alle Lebensalter, d. h. sowohl Säuglinge, Kinder wie Erwachsene, sind invasive und enterotoxische E.-coli-Stämme von Bedeutung, die z. T. sowohl hitzelabile wie hitzestabile Toxine bilden und zu schweren Diarrhoen oder wie die Verotoxinbildner zu einer hömorrhagischen Kolitis führen können. Der Unterschied zwischen den beiden Arten ist darin zu sehen, daß die einen, d. h. die Erreger der Säuglingsenteritis, zu einer Entzündung der Darmschleimhaut führen – es sind im Stuhl Leukozyten nachweisbar –, während bei den enterotoxischen Erregern keine Leukozyten als Zeichen einer Darmentzündung zu finden sind. Insbesondere in den Entwicklungsländern sterben jährlich mehrere Millionen Kinder an Enteritis und Diarrhoe (siehe auch andere Erreger).

Zur Therapie der Koli-Infektionen stehen verschiedene Antibiotika zur Verfügung.

Enteritissalmonellen

Die durch Enteritissalmonellen ausgelösten Infektionen gehören zu den häufigsten Infektionskrankheiten überhaupt. Zwar wird nach vielen Untersuchungen nur ein geringer Teil entsprechend den Bestimmungen des Bundesseuchengesetzes gemeldet, doch beträgt schon diese Zahl jährlich mindestens 70000 Fälle in der Bundesrepublik. Betroffen sind alle Lebensalter, insbesondere auch Kinder, bei denen die Infektionen häufiger schwer verlaufen. **Infektionsquelle** sind in der Regel **Lebensmittel,** insbesondere kommt **rohes Fleisch** als Überträger in Frage. Häufigste Salmonellenart ist S. typhi-murium in der Bundesrepublik Deutschland. Sofern nicht wegen der Schwere des Krankheitsbildes erforderlich, sollte keine Antibiotikatherapie vorgenommen werden, da erfahrungsgemäß nach einer Therapie noch länger Salmonellen ausgeschieden werden als ohne Therapie. Insbesondere, wenn keine Krankheitssymptome bestehen, es sich also um reine Ausscheider handelt, sollte eine Antibiotikatherapie in der Regel nicht vorgenommen werden. Die Maßnahmen zur Verhütung der Salmonellenerkrankung bestehen insbesondere in strenger Beachtung lebensmittel- und küchenhygienischer Grundsätze bei Produktion, Verteilung, Aufbewahrung und Zubereitung von Nahrungsmitteln und Fertigspeisen, wobei besondere Aufmerksamkeit dem Fleisch zu widmen ist; weniger im Hinblick auf eine direkte Infektion durch infiziertes Fleisch, als mehr wegen der möglichen Kontamination anderer Lebensmittel in der Küche, auf denen dann die Keime sich stark vermehren können.

Zur Gruppe der Salmonellen gehören auch die Erreger von Typhus und Paratyphus, S. typhi und S. paratyphi A, B und C. Beide Krankheitsbilder sind heute in der Bundesrepublik selten geworden. Es sind schwere und schwerste Allgemeininfektionen mit einer hohen Sterblichkeit, die früher vor allem epidemieartig auftraten, wenn die Keime über Lebensmittel oder über Wasser weiterverbreitet worden waren. Dank der guten hygienischen Zustände in den Industriestaaten sind dort die großen Epidemien ausgesprochen selten geworden.

Yersinia enterocolitica

Der Erreger ruft insbesondere bei Säuglingen und Kleinkindern akute fieberhafte Enteritiden und eine Enterokolitis hervor. Die Diagnose erfolgt durch Erregerisolierung aus dem Stuhl oder durch den Antikörpernachweis aus dem Blut. In der Regel ist keine Chemotherapie erforderlich. Zur Verhütung sind die allgemeinen hygienischen Maßnahmen, insbesondere im Lebensmittelbereich einzuhalten, da auch dieser Erreger bevorzugt über Lebensmittel übertragen wird. Er ist eng verwandt mit Yersinia pseudotuberculosis, der ebenfalls häufig Enteritiden auslöst, aber auch unter dem Bild einer scheinbaren Blinddarmentzündung auftritt.

Shigellen

In die Gruppe der Enterobacteriaceen gehören auch die Shigellen als Erreger der **bakteriellen Ruhr.** Man unterscheidet eine Reihe von Arten, wie S. dysenteriae, S. flexneri und S. sonnei. Die Erreger werden mit der Nahrung bzw. dem Trinkwasser aufgenommen und führen u. U. zu schweren Durchfällen. Sie treten auch heute noch gelegentlich epidemieartig auf, insbesondere bei Einschleppungen aus Südeuropa. Erregerreservoir der Shigellen ist stets der Mensch. Die Weiterverbreitung erfolgt in der Regel über Fehler bei der Lebensmittelhygiene.

Campylobacter jejuni, C. coli

Campylobacter sind spiralförmige Bakterien, die bei der Färbung gramnegativ sind und unter mikroaerophilen Bedingungen am ehesten angezüchtet werden können. Sie führen nach relativ kurzer Inkubationszeit von einigen Tagen zu dem typischen Krankheitsbild der Enteritis oder Enterocolitis. Gelegentlich ist auch eine Bakteriämie festzustellen. Im allgemeinen verläuft die Erkrankung gutartig und ist häufig schon nach einer Woche überwunden. Nur in schwereren Fällen sind antibiotische Behandlungen angezeigt. Die Übertragung auf den Menschen erfolgt durch tierische Lebensmittel.

Grampositive Bakterien als Krankheitserreger

Streptococcus pyogenes (Serogruppe A)

Streptococcus pyogenes (Serogruppe A) ist für eine Reihe von Erkrankungen des Menschen verantwortlich. Der Keim wächst auf Hammelblutagar unter Ausbildung seines Hämolysehofs, wobei es sich um eine vollständige Hämolyse handelt. Diese wird auch als Beta-Hämolyse bezeichnet im Gegensatz zur unvollständigen Hämolyse, der sogenannten Alpha-Hämolyse. Die im Kindesalter wichtigste S-pyogenes-Infektion ist die Streptokokkenpharyngitis bzw. **Angina** sowie – als eine Art Sonderform hiervon – der **Scharlach,** bei dem neben der Angina ein typisches kleinfleckiges Exanthem auftritt. Er war früher eine ausgesprochen gefährliche Erkrankung. Der Erreger wird sowohl bei der Angina wie dementsprechend auch beim Scharlach durch Tröpfcheninfektion übertragen. Eine andere Erkrankung durch Streptokokken sind die Infektionen an der Haut. Hier sind neben Pyodermien insbesondere **Erysipel** und Phlegmonen zu nennen.

Charakteristisch für die A-Streptokokken-Infektion sind gelegentlich auftretende Folgekrankheiten. Hierzu gehört einmal das akute rheumatische Fieber (ARF) mit schmerzhaften entzündlichen Gelenkaffektionen sowie eine Karditis insbesondere am Endokard und den Herzklappen (Endocarditis rheumatica oder verrucosa). Das ARF tritt meist 10–14 Tage nach einer Racheninfektion auf. Die 2. Folgekrankheit ist die akute Glomerulonephritis (AGN). Sie tritt sowohl nach Rachen- wie nach Hautinfektionen durch Streptococcus pyogenes auf. Häufig sind bei den ersten Symptomen von ARF oder AGN die A-Streptokokken kulturell nicht mehr am Ausgangsherd nachweisbar. Die Diagnose wird hier auf Grund der Antikörperbildung gegen die Streptokokkenhämolysine, insbesondere Streptolysin O gestellt. Ursache der Folgekrankheiten sind neben direkten Wirkungen von Streptokokkenfaktoren immunologische Reaktionen des erkrankten Menschen.

Die Behandlung der Streptokokken-Infektionen der Gruppe A erfolgt in erster Linie mit Penicillin, da S. pyogenes unverändert eine der penicillinempfindlichsten Keimarten ist.

Streptococcus pneumoniae (Pneumokokken)

Streptococcus pneumoniae ist der klassische Erreger der sogenannten **Lobärpneumonie.** Da die Keime im Gegensatz zu den übrigen Streptokokken, die meist in Kettenform gelagert sind, hier in Zweierformation liegen, wurden sie früher als Diplococcus pneumoniae bezeichnet. Für die Diagnostik ist neben dem klinischen Bild der Erregernachweis von Bedeutung. Die Keime lassen sich auf Blutagar relativ gut anzüchten. Allerdings muß das Patientenmaterial möglichst schnell zur Untersuchung gelangen, da die Streptokokken durch eigene Enzymsysteme rasch absterben können. Der Nachweis ist sowohl aus Sputum und Trachealsekret wie aus Blutkulturen möglich. Behandelt werden die Pneumokokkeninfektionen im allgemeinen mit Penicillin G, da sie auch heute noch meist gut empfindlich sind. Es treten jedoch auch resistente Stämme auf. Insbesondere bei Pneumokokken-Meningitiden ist dies beobachtet worden. Zur Vorbeugung steht heute ein Impfstoff gegen Pneumokokkeninfektionen zur Verfügung. Die Schutzimpfung beschränkt sich jedoch auf bestimmte Risikogruppen.

Corynebacterium diphtheriae

Die **Diphtherie** ist heute eine seltene Erkrankung geworden, hat jedoch über lange Zeiten hinweg ungezählte Todesopfer, insbesondere bei Kindern gefordert. Der Erreger ist ein grampositives unbewegliches Stäbchen, das zu einer Familie gehört, die in der Umwelt weit verbreitet ist. Er muß daher gegenüber den häufig als Saprophyten auf der Haut und Schleimhaut vorkommenden anderen Corynebakterien, den sogenannten Diphtheroiden, abgegrenzt werden.

Mit einer speziellen Färbung, der sogenannten NEISSER-Färbung lassen sich schwarz-blau gefärbte Polkörperchen darstellen. Die Anzüchtung der Keime erfolgt entweder auf Blutnährböden oder auf Spezialmedien mit Zusatz von Tellur.

Diphtheriebakterien bilden, wie bereits seit über 100 Jahren bekannt, ein besonderes Exotoxin, wobei die Bildung durch ein bakterielles Virus, einen sogenannten Phagen, ausgelöst wird. Ein entsprechendes Gen kodiert im Zellstoffwechsel die Synthese des Toxins. In vitro, d. h. im Labor, ist die Übertragung der Fähigkeit zur Toxinbildung von pathogenen auf apathogene Stämme gelungen. Es ist auch vorstellbar, daß dies in der Natur, d. h. in vivo, vorkommt. Das Toxin ist für das Krankheitsbild der Diphtherie entscheidend.

Das Krankheitsbild der Diphtherie kann lokal begrenzt sein, wie auch bestimmt werden von der systemischen Intoxikation. Die Krankheit beginnt als Racheninfektion mit einer Entzündung der Tonsillen, bevor es zu dem schweren allgemeinen Krankheitsbild kommt. Die Diagnose erfolgt entweder nach dem klinischen Krankheitsbild oder durch Erregernachweis aus dem Rachen. Hierbei ist auch die Toxizitätsprüfung erforderlich. Behandelt wird durch eine antitoxische Serotherapie als wichtigster Maßnahme, darüber hinaus mit Penicillin. Zur Prophylaxe stehen ein Impfstoff und die passive Immunisierung zur Verfügung.

Mycobacterium tuberculosis

Auch die **Tuberkulose** gehört zu den Infektionskrankheiten, die in den Industriestaaten heute stark zurückgegangen sind. Der Erreger der klassischen Tuberkulose des Menschen ist M. tuberculosis, abgrenzbar hiervon ist der ein gleiches Krankheitsbild verursachende Erreger der Rindertuberkulose M. bovis. Daneben gibt es eine Reihe von atypischen Mykobakterien, die ebenfalls zu Erkrankungen führen könnten, sowie eine Vielzahl von apathogenen Arten. Darüber hinaus gehört zu dieser Familie der Erreger der Lepra.

Die Mykobakterien zeichnen sich durch eine besondere **Säurefestigkeit** bedingt durch einen hohen Lipidgehalt in der Zellwand sowie ein besonders langsames Wachstum aus. Für die Anzüchtung benötigt man besondere Nährböden, insbesondere Eiernährböden. Bis zur Ausbildung richtiger Kulturen auf den Nährböden dauert es in der Regel bis zu 6 und mehr Wochen. Wegen der Säurefestigkeit müssen Mykobakterien mit einer besonderen Färbemethode eingefärbt werden, um sie im Mikroskop identifizierbar zu machen. In Frage kommen einmal die ZIEHL-NEELSEN- oder die Auraminfluoreszenzfärbung.

Das häufigste Krankheitsbild durch M. tuberculosis ist die Lungentuberkulose, oft bei Kindern ohne offensichtliche Symptome verlaufend. In diesen Fällen wird der sogenannte Primäraffekt dann häufig abgekapselt, röntgenologisch ist allenfalls eine Vergrößerung der hilären Lymphknoten sichtbar. Bildet sich jedoch ein Vollkrankheitsbild aus, so kann es entweder zur lokalen Bildung von Tuberkeln kommen mit einer zentralen Einschmelzung (Verkäsung) oder einer Aussaat der Infektion u. U. über den ganzen Körper als sogenannte Miliar-Tuberkulose. Auch die **tuberkulöse Meningitis** hat früher bei Kindern eine große Rolle gespielt, kommt aber auch heute noch vor. Sie führte in vielen Fällen zum Tode oder zumindest zu einer schweren Defektheilung (bei zu spätem Behandlungsbeginn).

Die Auseinandersetzung des menschlichen Organismus mit Tuberkelbakterien führt zu einer zellulären Immunität. Sie ist mit der sogenannten Tuberkulinreaktion nachweisbar. Für die Behandlung stehen heute eine Reihe von Chemotherapeutika zur Verfügung. Eine Prophylaxe ist mit der BCG-Schutzimpfung möglich.

Treponema pallidum

Der Erreger gehört zu den **Spirochäten,** d. h. den spiralförmigen Bakterienarten ohne starre Zellwand. Es sind sehr zarte und empfindliche Mikroorganismen, die mit den üblichen Färbemethoden nicht darstellbar sind, nur im Dunkelfeldmikroskop können Sie u. U. beobachtet werden. Eine Anzüchtung ist bisher nicht möglich, so daß für die Diagnostik in erster Linie serologische Methoden in Frage kommen.

Im Kindesalter wichtig ist vor allem die **konnatale,** die angeborene **Syphilis.** Hierbei handelt es sich um eine Infektion im Mutterleib durch die manifest oder latent syphiliskranke Mutter. Diese Infektion erfolgt in der Regel erst in der 2. Schwangerschaftshälfte. Die Folge sind entweder Fehlgeburten gegen Ende der Schwangerschaft oder aber die Geburt eines Kindes mit florider Lues. Bei einem Teil der Fälle kommt es auch zur Geburt eines scheinbar gesunden Kindes, bei dem erst im Schulalter die verschiedenen Symptome der sogenannten HUTCHINSON-Trias auffallen. Hierzu gehört eine parenchymatöse Keratitis, eine Innenohrschwerhörigkeit sowie Deformitäten der Schneidezähne.

Eine Behandlung ist mit Penicillin oder anderen Antibiotika möglich. In der Schwangerschaft sollte die Diagnostik frühzeitig durchgeführt werden, um eine antibiotische Behandlung vor einer Infektion des Kindes einleiten zu können.

Mycoplasma pneumoniae

Die Mykoplasmen sind Mikroorganismen ohne eine abgrenzbare Zellwand. Sie vermehren sich durch Teilung und sind auch auf unbelebten Spezialnährböden anzüchtbar. Mikroskopisch sind sie kaum nachzuweisen wegen ihrer geringen Größe, der Verformbarkeit sowie der schlechten Färbbarkeit.

Klinisch rufen sie das Bild einer primär **atypischen Pneumonie** hervor, die nach einer relativ langen Inkubationszeit von 12–20 Tagen mit uncharakteristischen Beschwerden beginnt. Auch andere Organsysteme einschließlich des Zentralnervensystems können beeinflußt werden. Die Übertragung des Erregers erfolgt durch Tröpfcheninfektion. Da er jedoch relativ empfindlich ist, ist meist ein engerer Kontakt erforderlich. Am ehesten findet die Ausbreitung daher in Familien, Kinderheimen, Schulen usw. statt, wo häufiger kleinere Epidemien beobachtet werden können. Während die Infektion bei Kleinkindern meist asymptomatisch verläuft, liegt der Erkrankungsgipfel zwischen 5 und 15 Jahren. In diesem Alter sollen 14% aller Pneumonien durch Mykoplasmen hervorgerufen werden. Das Überstehen der Erkrankung hinterläßt eine begrenzte Immunität, jedoch sind Reinfektionen möglich. Zur Therapie kommen Tetrazykline oder Erythromycin in Frage.

2.2.3 Fakultativ pathogene Bakterien (Opportunisten)

Infektionen mit opportunistischen Bakterienarten treten insbesondere bei resistenzgeschwächten Menschen oder unter besonderen Bedingungen, wie z. B. operativen Eingriffen, auf. Die wichtigsten Erregerarten sollen entsprechend der in Tabelle 15.12 aufgeführten Systematik besprochen werden.

Gramnegative Opportunisten

Pseudomonas aeruginosa

Die Pseudomonaden sind eine Gattung gramnegativer Stäbchen, die an vielen Stellen in der Natur, insbesondere in Gegenwart von Wasser vorkommen. Die wichtigste Species für die Medizin ist Pseudomonas aeruginosa. Es ist der Erreger des gelbgrünen Eiters, da der Keim sowohl einen bläulichen wie einen grünlichen Farbstoff (Pyocyanin und Fluorescin) bildet. Der Keim ist außerordentlich anspruchslos und kann praktisch überall da, wo es feucht ist, selbst in destilliertem oder enthärtetem Wasser wachsen. Als Erreger ist er insbesondere bei Krankenhausinfektionen gefürchtet, da seine Behandlung auf Grund einer nicht unerheblichen natürlichen Antibiotikaresistenz oft Schwierigkeiten bereitet. Da P. aeruginosa in der Umwelt auch bei Trockenheit überlebt, ist eine Kontamination feuchter oder flüssiger Medien sehr leicht möglich, in denen dann eine massive Vermehrung stattfindet, die wiederum zu einer Infektion des Patienten führen kann. Besonders gefährdet sind Befeuchtungsaggregate, z. B. in Inkubatoren für Frühgeborene, an Beatmungs- und Narkosegeräten; Inhalationsgeräte, aber auch Infusionslösungen und Blutkonserven können genauso kontaminiert werden wie Ionenaustauscher und sonst auf der Station verwendetes Wasser. Auch im Waschbecken wird er häufig nachgewiesen. Eine Prophylaxe ist nur durch eine lückenlose Anti- und Asepsis möglich. In der Umgebung des Patienten darf nur steriles Wasser verwendet werden; auch ist der persönlichen Hygiene des Personals, insbesondere der Händedesinfektion zur Ausschaltung der Übertragungswege besondere Aufmerksamkeit zu widmen.

Legionella pneumophila

Die Legionellosen wurden 1976 erstmals beschrieben, als in den USA anläßlich einer Tagung der American Legion eine Vielzahl von Personen erkrankten. Die Erreger sind aerobe gramnegative Stäbchen, die oft schlecht anfärbbar sind und nur auf Spezialnährböden angezüchtet werden können. Sie sind Erreger einer atypischen Pneumonie und befallen insbesondere ältere und resistenzgeschwächte Menschen. Auch im Kindesalter kommen Legionellenpneumonien vor. Es wird geschätzt, daß 5–10% aller Pneumonien im Krankenhaus durch Legionellen bedingt sind. Die Weiterverbreitung erfolgt offenbar in erster Linie durch Leitungswasser, insbesondere erwärmtes Wasser. Auch über Klimaanlagen ohne hinreichende Filterung der Zuluft ist eine Verbreitung möglich. Zur Behandlung hat sich bisher nur Erythromycin bewährt. Zur Prophylaxe ist u. U. die Erhitzung des Warmwassers auf 60–70° sinnvoll. Im allgemeinen jedoch ist es nicht möglich, die Keime aus den Wasserleitungen vollständig zu entfernen.

Escherichia coli

Die bereits bei den Enteritiserregern erwähnte Keimart ist auch als opportunistischer Erreger, insbesondere bei Krankenhausinfektionen von Bedeutung. E. coli ist der häufigste Erreger von Harnwegsinfektionen, kann aber auch bei Wundinfektionen, Sepsis, z. B. durch Infusionen, sowie bei Säuglingsmeningitiden eine Rolle spielen. Die Übertragung erfolgt in erster Linie durch Schmierinfektionen, so z. B. bei der Einführung von Harnwegskathetern, wobei der Keim von der äußeren Öffnung, wo er auf Grund der Nähe zur Analöffnung häufig vorkommt, in die Blase verschleppt wird. Auch bei anderen Infektionsorten ist die Schmierinfektion entscheidend.

Klebsiella pneumoniae

Der Keim kommt bei etwa 10% der Menschen im Magen-Darm-Trakt vor und kann, wenn die hygienischen Grundregeln nicht strikt eingehalten werden, weiter verbreitet werden. So wurden z. B. nach bronchioskopischen Eingriffen häufiger Pneumonien und Trachealinfektionen mit dieser Erregerart beobachtet. Es kommen jedoch auch Sepsisfälle sowie Harnwegs- und Wundinfektionen vor.

Proteusbakterien

Die wichtigsten Angehörigen dieser Gattung sind Proteus vulgaris und Proteus mirabilis. Sie spielen auch bei Krankenhausinfektionen eine Rolle, können aber auch Lebensmittelinfektionen machen. Hierbei handelt es sich in erster Linie um enterotoxische Enteritiden. Auch Harnwegsinfektionen werden durch diese Keimart, die oft im Magen-Darm-Trakt vorkommt, ausgelöst. Gelegentlich wurden epidemische Krankenhausinfektionen durch multiresistente Proteus-mirabilis-Stämme nachgewiesen.

Hämophilus influenzae

Es handelt sich um ein kokkoides, sporenloses gramnegatives Stäbchen, das fakultativ anaerob ist und bestimmte Wachstumsfaktoren aus dem Blut für seine Vermehrung braucht. H. influenzae wird häufiger auf der Schleimhaut des Nasopharynx nachgewiesen, kann dort jedoch auch zu einer lokalen Entzündung führen. Auch sind eitrige Meningitiden durch diesen Erreger beschrieben. Sie kommen vor allen Dingen im späteren Säuglings- und Kleinkindesalter vor. Unbehandelt liegt die Letalität bei über 80%, behandelt bei unter 5%. Ein anderes, gelegentlich auftretendes schweres Krankheitsbild ist die akute Epiglottitis, die zur Larynxstenose führen kann.

Wichtigstes Antibiotikum sind Cephalosporine. Zur Verhinderung der Infektion, die insbesondere in Krankenhäusern, Kindergärten und Kinderkrippen durch Tröpfchen- und Kontaktinfektionen weiterverbreitet wird, ist die strikte Isolierung kranker Kinder notwendig.

Grampositive Opportunisten

Staphylococcus aureus

Es lassen sich verschiedene Erkrankungen durch S. aureus, einen der häufigsten Erreger von Krankenhausinfektionen unterscheiden. Zum einen sind es invasive Krankheitsprozesse, zum anderen toxinvermittelte Erkrankungen. Bei den sogenannten invasiven S.-aureus-Infektionen handelt es sich vor allem um Eiterprozesse, insbesondere um Abszesse mit einer zentralen eitrigen Einschmelzung und einer *Abszeßwand* aus Fibrin und Entzündungszellen. Krankheitsbilder sind Furunkel, Karbunkel, aber auch oberflächliche Pyodermien, die eitrige Parotitis sowie Osteomyolitiden, die primär hämatogen entstanden sein können oder sekundär nach Operationen oder Verletzungen. Für Säuglinge von Bedeutung ist u. U. eine mütterliche Mastitis puerperalis durch S. aureus, wodurch der Erreger auf den Säugling übertragen werden kann. Häufig sind insbesondere im Krankenhaus auch gesunde Keimträger für die Weiterverbreitung der Keime verantwortlich. Neben diesen mehr oder weniger lokalen Infektionen gibt es toxinvermittelte Erkrankungen durch S. aureus. Einmal sind hier die Enterotoxine zu nennen. Sie führen bei einer Kontamination von Nahrungsmitteln zu einer enterotoxischen Enteritis. Zum anderen wurde vor einigen Jahren das sogenannte toxic-shock-syndrome-toxin (TSST) beschrieben, daß für das sogenannte Toxic-Shock-Syndrom verantwortlich sein soll. Hierbei handelt es sich um eine mit dem Bild eines toxischen Schocks verlaufende S. aureus Infektion. Sie kann sowohl lokal als auch als Sepsis auftreten.

Wichtigstes Pathogenitätsmerkmal von S. aureus ist die Bildung von Koagulase, man spricht daher auch von koagulasepositiven S. aureus Stämmen. Daneben kommen jedoch auch koagulasenegative Stämme vor, die ebenfalls pathogen sein können. Sowohl diese wie auch **Staphylococcus-epidermidis-**Stämme können bei Neugeborenen zu Menigitiden führen.

Streptococcus – fakultativ-pathogene Arten

Neben den bereits genannten Krankheitserregern, die zur Gattung der Streptokokken gehören, gibt es eine Reihe von fakultativ-pathogenen Streptokokkenarten. Hierzu gehören einmal Angehörige der serologischen Gruppe B, insbesondere S. agalactiae. Man nahm früher an, daß sie nur in der Veterinärmedizin von Bedeutung wären. Inzwischen sind jedoch eine Vielzahl von Infektionen, insbesondere bei Neugeborenen und jungen Säuglingen beschrieben worden. Dabei erfolgt die Übertragung offenbar in erster Linie bei den frühen Erkrankungen unter der Geburt von der Mutter auf das Kind. Es ist inzwischen bekannt, daß ein noch nicht näher bekannter Prozentsatz aller Schwangeren den Erreger in der Vagina trägt. Offensichtlich kommen jedoch weitere Faktoren für das Zustandekommen der Infektion, die beim Säugling häufig zu einer dramatisch verlaufenden Meningitis mit einer Letalität von bis zu 50% führt, in Frage. Treten die Infektionen bei den Säuglingen erst später auf (nach der 2. Lebenswoche), so ist die Prognose im allgemeinen günstiger.

Enterokokken. Zu den Enterokokken zählen 2 Arten von Streptokokken, S. faecalis und S. faecium, von denen insbesondere S. faecalis als Erreger von Harnwegsinfektionen eine größere Bedeutung hat. Ihr natürlicher Standort ist der Darm, so daß sich auch häufig in der Analregion Enterokokken nachweisen lassen. Auch bei bakteriellen Endokarditiden kommt S. faecalis vor.

2.2.4 Die normale Flora des Menschen

Wie bei allen größeren Lebewesen sind auch beim Menschen alle äußeren oder von außen zugänglichen Oberflächen durch Mikroorganismen besiedelt. Dabei weisen die verschiedenen Regionen eine durchaus charakteristische Zusammensetzung der Flora auf, die allerdings in Abhängigkeit von physiologischen Gegebenheiten, z. B. Alter, Allgemeinzustand, Schwangerschaft schwanken kann. Insgesamt ist jedoch diese normale Besiedlung außerordentlich stabil, so daß sich Fremdkeime nicht ohne weiteres ansiedeln können. Erst, wenn durch Fremdeinflüsse Störungen im ökologischen Gleichgewicht der Mikroorganismen eintreten, wie z. B. bei einer Antibiotikabehandlung, können sich Fremdkeime ansiedeln und vermehren.

Auf der Haut unterscheidet man zwischen der **residenten** und der **transienten Flora.** Unter residenter Flora wird die ständig auf der Haut siedelnde Gemeinschaft von Mikroorganismen verstanden, die bis in die Tiefen der Haut, insbesondere die Ausführungsgänge von Talg- und Schweißdrüsen nachweisbar ist. Hinzu kommen eine Vielzahl von Keimarten, die nur vorübergehend etwa bei direktem Kontakt mit keimhaltigen Medien auf die Haut gelangen. Sie können sich im allgemeinen nicht auf der Haut ansiedeln und sind nur vorübergehend nachweisbar. Sie werden auch als transiente oder vorübergehende Flora bzw. Anflugkeime bezeichnet. Die auf der Haut siedelnden Keime bauen die Ausscheidungsprodukte der Haut wie Schweiß und Fette, aber auch abgestorbene Hautzellen ab. Dabei werden jedoch Stoffwechselprodukte freigesetzt, wie z. B. bei der Spaltung von Fetten, die Fettsäuren, die u. U. ausgesprochen starke **Geruchserscheinungen** machen.

Häufigste Keime der normalen Hautflora sind Staphylococcus epidermidis sowie eine Reihe anderer Staphylococcus- und Mikrococcusarten. Weiterhin finden sich in den tieferen Hautschichten anaerob wachsende Propionibakterien. Sie sind insbesondere für den Abbau der Neutralfette verantwortlich, wodurch es zur Freisetzung von Fettsäuren kommt und dadurch zu dem bekannten leicht sauren pH-Wert der Haut. Gleichzeitig haben die Fettsäuren häufig eine antimikrobielle Aktivität gegen eine Reihe von Keimarten. In bestimmten Hautregionen kommen noch weitere Keimarten ständig vor, so in der Umgebung der **Analregion** eine Vielzahl von Darmkeimen, insbesondere die verschiedenen Enterobacteriaceenarten, wie E. coli u. a. Aber auch anaerobe Keime aus der Fäkalflora wie Clostridium perfringens, ein Gasbranderreger, werden dort gelegentlich nachgewiesen. S. aureus kommt gelegentlich im Bereich der Nase, aber auch wiederum am Perineum vor. Im übrigen kann er allenfalls zur transienten Flora zählen, ebenso wie die gramnegativen Keime, die sich z. B. bei bettlägerigen Patienten häufig auf der Bauchoberfläche finden.

In den **Zwischenzehenräumen,** d. h. Bereichen mit relativ hoher Feuchtigkeit, finden sich gelegentlich apathogene Mykobakterienarten sowie Bacteroides-Stämme.

Die **Keimzahlen** zwischen den verschiedenen Regionen schwanken deutlich, während an den talgdrüsenreichen Hautregionen wie der Stirn, dem behaarten Schädel und in der Schweißrinne auf dem Rücken, insbesondere im oberen Bereich Keimzahlen bis zu $10^6/cm^2$ gefunden werden, sind es an anderen Stellen nur 10^2 bis 10^3 KbE/cm^2. Auch gibt es erhebliche Unterschiede zwischen verschiedenen Personen, die offenbar unabhängig sind von der Art etwa der Körperreinigung und sonstigen Körperpflege. Schwankungen zwischen einer Besiedlungsdichte von 10^1 bis 10^4 etwa am Oberarm lassen sich regelmäßig finden.

In der **Mundhöhle** finden sich zahlreiche Bakterien-, Pilz- und Protozoenarten als residente Flora. Hinzu kommen hier, bedingt durch die Einatmung sowie die Nahrungsaufnahme eine Vielzahl von Keimarten, die nur vorübergehend nachweisbar sind. Hauptkeimarten in der Mundhöhle sind nicht hämolysierende und vergrünende Streptokokken. Sofern nicht erhebliche Störungen des mikrobiellen Gleichgewichts durch Antibiotika auftreten, sind sie während des gesamten Lebens in hoher Zahl nachweisbar. Daneben finden sich apathogene Neisserien, hämophile Keimarten, Mikrokokken und zahlreiche andere gramnegative und grampositive Stäbchen. Hierzu gehören z. B. Bifidusbakterien, Corynebakterien, Laktobazillen u. a. Dabei ist die Verteilung der verschiedenen Keimarten über die Mundhöhle nicht gleichmäßig. Hinzu kommen in unterschiedlicher Häufigkeit Enterobacteriaceen sowie Hefepilze, insbesondere Candida und Protozoen. Die Keimzahlen im Speichel liegen deutlich höher als auf der Haut. Hier finden sich bis zu 10^9 Keime pro ml. Auch auf den Zähnen findet sich ein Keimbelag in Form der sogenannten Plaques, die eine wichtige Rolle bei der Kariesgenese spielen.

In den **Atemwegen** findet sich eine wechselnde Flora. Während in den oberen Atemwegen die Flora weitgehend der der Mundhöhle entspricht, finden sich in der Trachea und den Bronchien neben Bakterioides auch sonst oft pathogene Keimarten; Neisseria meningitidis, Hämophilusarten und Staph. aureus werden auch in Nase und Rachen in der Normalbevölkerung bei bis zu 20%, bei Krankenhauspersonal gelegentlich bis zu 70% der untersuchten Personen gefunden.

Die Keimzahlen in den oberen Verdauungswegen, insbesondere im **Magen** und **Zwölffingerdarm** sind wegen der Magensäure und der antibakteriellen Wirkung der Galle deutlich niedriger als in der Mundhöhle oder in den tieferen Darmabschnitten. Sie liegen nur bei 10^3 bis $10^5/g$ Inhalt, steigen dann zu den tieferen Darmabschnitten bis zu 10^{11} KbE/g Faeces an.

Bei der **Darmflora,** die sich aus zahlreichen Keimarten zusammensetzt, kann man unterscheiden zwischen der sogenannten Haupt-, der Begleit- und der Restflora. Die Hauptflora macht 90–95% der gesamten Keimarten aus. Es sind in erster Linie in den oberen Abschnitten Laktobakterien und Enterokokken, in den unteren Abschnitten anaerobe Bakterioidesarten, Laktobakterien und Bifidusarten. In geringer Menge als Restflora kommen auch Klostridien, darunter C. perfringens sowie Fusobakterien vor. Rund 5% der Flora sind aerob, hierbei handelt es sich vor allen Dingen um Enterobacteriaceen und Enterokokken. Unter den Enterobacteriaceen sind E. coli die häufigsten Keime. Daneben finden sich in wechselnder Häufigkeit und nicht ständig Candida, Pseudomonas und Bazillusarten sowie verschiedene Protozoen. Mit Muttermilch ernährte Säuglinge haben im Dickdarm überwiegend Bifidusbakterien, bei der Umstellung auf andere Ernährung wechselt die Zusammensetzung der Säuglingsflora im Darm.

Währen die oberen **Harnwege,** Nierenbecken, Harnleiter und Blase normalerweise keimfrei sind, finden sich in der Harnröhre mäßige Besiedlungen mit Staphylokokken, Enterokokken und Enterobakteriaceen. Auch M. smegmatis kann gelegentlich nachgewiesen werden. Das weibliche Genitale ist im Gegensatz hierzu massiv besiedelt. In der **Vagina** finden sich sowohl anaerobe (bis 10^9 KbE/ml) wie aerobe (bis 10^8 KbE/ml vaginale Sekretion) Keimarten. Unter den Mikroorganismen in der Vagina sind mit Beginn der Pubertät die Milchsäurestäbchen (Lactobacillus acidophilus u. a.) von besonderer Bedeutung. Die durch sie bedingte Säureproduktion verhindert die Ansiedlung anderer Keimarten, insbesondere auch von Enterobacteriaceen, aber auch Hefen u. a. Die Vaginalflora wird jedoch sowohl hormonell wie auch u. U. durch fehlverstandene hygienische Maßnahmen (Intimsprays) beeinflußt, so daß es zu Veränderungen bis hin zum Ausfluß kommen kann.

2.2.5 Probenahmen

Für das Ergebnis mikrobiologischer Untersuchungen ist nicht nur eine sorgfältige Laboratoriumsarbeit erforderlich, sondern vor allen Dingen auch eine einwandfreie Entnahme des Materials sowie dem Material angepaßte Transportbedingungen.

Material, aus dem Mikroorganismen isoliert werden sollen, muß nach Möglichkeit vor Beginn einer antimikrobiellen Behandlung entnommen werden, da sonst die Erreger bereits durch die Medikamente, etwa Antibiotika, beeinflußt sein können und ihre Anzüchtung nicht mehr sicher gelingt. Das Material sollte möglichst nach der Entnahme in ein geeignetes **Transportmedium** überführt werden, wobei u. U. auch schon Anreicherungsmedien, wie etwa die Blutkulturflaschen oder sogenannte Selektivmedien – z. B. für die Diagnostik von Gonokokken –, in Frage kommen. Für den Transport der Mehrzahl der Mikroorganismen reichen Medien aus, die das Absterben oder die teilweise Inaktivierung der Keime verhindern.

Für die mikrobielle Diagnostik von Infektionen der Atemwege kommen insbesondere **Tupferabstriche** sowie **Spülflüssigkeiten** in Frage. Tupferabstriche werden einmal aus der Nase, vor allen Dingen aber von den Tonsillen entnommen. Hierbei ist besonders darauf zu achten, daß nicht die Zungenschleimhaut abgestrichen wird, bzw. der Tupfer mit Speichel kontaminiert wird, da hierdurch eine Verschiebung in den Keimzahlen möglich ist und die eigentlichen Erreger einer Infektion nicht nachweisbar werden können. Bei Infektionen der Nasennebenhöhlen wird Spülflüssigkeit aufgefangen, mit einer Spritze entnommen und in das Transportmedium überführt. Ähnlich ist es bei Lungensekret, das meist bronchoskopisch gewonnen wird.

Zur mikrobiologischen Urindiagnostik wird entweder **Mittelstrahlurin** oder **Katheterurin** verwendet. Unter Mittelstrahlurin versteht man die mittlere Portion beim Wasserlassen. Mit der 1. Portion des Urins werden Keime von der Harnröhre gespült, so daß eine Verfälschung durch sie nicht stattfindet. Auch mit dem Resturin kommen vermehrt Keime von der Harnröhre, so daß auch dieser Urin zu falschen Ergebnissen führen würde. Trotzdem enthält auch der Mittelstrahlurin noch gewisse Keimzahlen. Sie liegen im Morgenurin in der Regel jedoch unter 10^3/ml. Keimzahlen von 10^5/ml machen eine Infektion wahrscheinlich. Katheterurin sollte nur verwendet werden, wenn ohnehin ein Katheter liegt. Eine Katheterisierung zum Zwecke der Materialgewinnung ist wegen der mit der Katheterisierung verbundenen Infektionsgefahr ungünstig.

Der Nachweis von Mikroorganismen im Blut geschieht stets über **Blutkulturflaschen,** die für den Nachweis von aeroben und anaeroben Mikroorganismen unterschiedliche Medien enthalten. Bei Verdacht auf eine Sepsis ist die Entnahme während des Fieberanstiegs von besonderer Bedeutung; u. U. müssen mehrfache Entnahmen durchgeführt werden. Blutmengen von 2–5 ml sind in der Regel erforderlich.

Für die Entnahme von Wundsekreten und Eiter werden normale Abstrichtupfer verwendet. Wichtig ist hierbei, daß die Tupfer sofort in ein entsprechendes Transportmedium kommen, damit die Keime nicht durch Austrocknen eventuell absterben. Für den Nachweis von Anaerobiern sind spezielle Transportmedien vorzusehen.

Bei Magen-Darm-Infektionen erfolgt der Keimnachweis in der Regel aus dem Stuhl. Es reicht zur Diagnostik im allgemeinen eine Menge von ca. 1 ml, d. h. eine etwa bohnengroße Portion aus. Sie wird mit einem speziellen Stuhllöffelchen in ein flüssiges Medium eingebracht.

Für den Nachweis von Antikörpern wird im allgemeinen Serum verwendet. Hier reicht die sterile Blutentnahme aus. Die Keimfreiheit ist nur wichtig, um eine bakterielle Zersetzung während des Transportes zu verhindern. Das Blut wird nicht ungerinnbar gemacht, um eine Trennung von Koagel und Serum zu erreichen.

2.3 Pilze

Die Einteilung der Pilze erfolgt ähnlich wie die Einteilung in der Botanik, nämlich nach der Art der Vermehrung und der Art der Pilzfädenbildung. Viele Pilzarten bilden ein echtes **Pilzgeflecht,** ein sogenanntes Myzel, dessen Fäden, die Hyphen, durch Querwände (Septen) unterteilt sein können. Andere Pilzarten bilden ein sog. Pseudomyzel, das aus langgestreckten Sproßzellen besteht. Pilze können sich ungeschlechtlich und geschlechtlich vermehren, wobei ggf. typische Fruchtkörper mit Geschlechtssporen gebildet werden. Diese Sporen dürfen nicht mit den Dauerformen bestimmter Bakterienarten, den Bakteriensporen, verwechselt werden. Es handelt sich hier um Vermehrungsformen.

Je nach der Lage der Sporen lassen sich die Pilze einteilen, wobei man von perfekten und imperfekten Pilzen spricht, je nachdem, ob Hauptfruchtkörper mit sexuellen Sporen nachweisbar sind. Man unterscheidet höhere und niedere Formen der Pilze. Die höheren Formen können sich vegetativ vermehren durch die Bildung von ungeschlechtlichen Sporen, die durch Berührung oder Luftbewegung von dem Pilzgeflecht abgelöst werden.

Die einfachen Formen der Pilze, die **Hefen** vermehren sich durch Sprossung. Schwierigkeiten ergeben sich dadurch, daß die fadenbildenden Formen der Pilze in Sproßpilzformen umschlagen können und sich ihre Gestalt entscheidend ändert. Dies gilt insbesondere für viele für den Menschen pathogene Pilzarten. In der Diagnostik begnügt man sich wegen des ungewöhnlichen Formenreichtums der Pilzarten und der großen Verwandelbarkeit im Pilzwachstum mit einem einfachen Einteilungsschema, das nur zwischen Sproßpilzen (Hefen) und Hyphenpilzen (Fadenpilzen) unterscheidet. Die früher zu den Pilzen gerechneten Strahlenpilze sind Bakterienarten und keine Pilze. Hierzu gehören z. B. Actinomyces, Streptomyces und Nocardien.

Ebenso wie mit den Bakterien kommt der Mensch sein ganzes Leben mit Pilzarten zusammen, ohne daß dies zu Erkrankungen führt. Einige wenige Pilzarten siedeln sich auf Haut und Schleimhäuten an, ohne daß diese Ansiedlung jedoch zu einer Durchbrechung der Körperschranke und damit zu einer Infektion oder gar Infektionskrankheit führt. Nur unter bestimmten Bedingungen, z. B. bei einer Herabsetzung der Abwehrlage, etwa bei schweren Krankheiten, dringen bestimmte Pilzarten in das Gewebe ein und verursachen u. U. örtlich begrenzte, gelegentlich aber auch systemische Infektionen mit häufig tödlichem Ausgang. Der Erreger des Soors, Candida albicans, kommt z. B. fast bei allen Menschen in geringer Zahl auf der Mundschleimhaut vor. Eine schwere Soorkrankheit aber tritt nur unter besonderen Bedingungen auf.

Die wichtigsten Erreger von Pilzinfektionen aus der Gruppe der Sproßpilze sind Candida albicans und andere Kandidaarten, die zum Soor führen können. Weiterhin gehört in die Gruppe Cryptococcus neoformans, ein Pilz, der zu Lungenerkrankungen führen kann.

Unter den Fadenpilzen sind die wichtigsten die Dermatophyten, eine Gruppe von Pilzen, die vorrangig zu Infektionen an der Haut führt. Hierunter sind insbesondere die Mikrosporum- und die Trichophytonarten zu nennen. Die Infektion setzt häufig an den Zwischenzehenräumen ein, wenn die Haut in diesem Bereich durch ungeeignetes Schuhwerk und Fußschweiß mazeriert ist. Neben einer Vielzahl anderer Pilze, die relativ selten zu Infektionen führen, sind Erreger von Systemmykosen zu erwähnen, die jedoch bei uns relativ selten vorkommen. Auch die eigentlichen Schimmelpilzinfektionen müssen genannt werden. Hierzu gehören insbesondere Aspergillusarten, hauptsächlich A. fumigatus sowie Mucor. Die Erkrankungen finden sich häufig in der Lunge, aber auch im Gehörgang sowie im Gehirn. Aspergillus flavus bildet ein Toxin, das Aflatoxin, das zu Nahrungsmittelvergiftungen führen kann, wobei schwere Leberschäden im Vordergrund stehen. Dieses Toxin ist auch für Lebertumoren verantwortlich.

2.4 Virologie

2.4.1 Allgemeines

Definition der Viren

Die Viren stellen eine eigenständige Gruppe von Einheiten dar, die weder eindeutig der lebenden noch der toten Materie zuzuordnen sind. Sie unterscheiden sich in Aufbau und der Art der Vermehrung grundsätzlich von den Mikroorganismen. Ihnen fehlt eine Zellstruktur. Sie haben keine Enzymsysteme, um Energie zu gewinnen oder Eiweiß zu synthetisieren, und enthalten nur eine Nukleinsäure, entweder DNA (Desoxiribonukleinsäure) oder RNA (Ribonukleinsäure). Für ihre Vermehrung sind sie auf die Leistungen einer lebenden Wirtszelle angewiesen. Die infizierte Zelle produziert die einzelnen Virusbestandteile, die anschließend zum Virusteilchen (dem Virion) zusammengefügt werden. Sie unterscheiden sich somit auch von den früher zu den Viren gerechneten Rickettsien, Chlamydien und Mykoplasmen. Sie kommen sowohl bei Menschen, Tieren und Pflanzen als auch bei Bakterien (hier *Bakteriophagen* genannt) vor.

Aufbau und Eigenschaften

Viruspartikel (Virion) bestehen aus 2 bzw. 3 Komponenten. Sie enthalten eine **Nukleinsäure,** die unterschiedlich angeordnet sein, einzelsträngig oder doppelsträngig vorliegen sowie weitere Unterteilungskriterien aufweisen kann. Umgeben ist die Nukleinsäure von dem sogenannten **Kapsid,** das mehr oder weniger eng mit ihr verbunden ist und aus Eiweißkörpern besteht, deren Zusammensetzung durch das Virusgenom festgelegt ist. Es besteht aus verschiedenen Untereinheiten, die für jede Virusgattung charakteristisch ist. Mit dem Kapsid sind die nackten Viren in der Lage, sich bei der Infektion an die Wirtszelle anzuheften. Es bestimmt auch die Antigenität dieser Viren.

Andere Viren verfügen zusätzlich über eine **Hülle,** in der sich Strukturen aus der Kern- oder Zellmembran der Wirtszelle nachweisen lassen. Sie heften sich mit dieser Hülle an die Wirtszellen an. Wird sie, was relativ leicht ist, zerstört, so reduziert sich ihre Infektiosität weitestgehend. Während hüllenlose, nackte Viren auch gegen Desinfektionsmittel sehr resistent sein können, sind die umhüllten Viren relativ leicht zu inaktivieren. Häufig reichen schon einfache Tenside hierfür aus. Neben diesen 3 Bausteinen können Viren noch verschiedene Enzyme enthalten, so z. B. die Retroviren die reverse Transkriptase, die für die Weitergabe der Erbinformation von großer Bedeutung ist.

Für die Anheftung an eine Wirtszelle muß diese bestimmte Strukturen aufweisen. Viren können deshalb in der Regel nur in bestimmte Wirtszellen eindringen, da die Anheftung Voraussetzung ist für die Viruspenetration in die Zelle. In der Zelle wird die Nukleinsäure freigesetzt. Durch viruseigene oder zelluläre Enzyme kommt es zur Vermehrung der die Erbinformationen tragenden Nukleinsäure sowie zur Synthese von Kapsid und Nicht-Kapsid-Eiweißkörpern sowie zu deren Zusammenbau zum eigentlichen Virion. Bei all diesen Vorgängen unterliegt das genetische Material häufig Veränderungen durch Mutation und Rekombination.

Grundsätzlich gibt es Wechselwirkungen zwischen Viren und ihren Wirtszellen. So kann es innerhalb relativ kurzer Zeit nach der Virusvermehrung zu einer Zellzerstörung kommen. Man spricht von einem zytopathogenen Effekt. Eine andere Möglichkeit ist die latente Virusinfektion, die heute bei einer ganzen Reihe von Virusinfektionen diskutiert wird, ohne eine entsprechende Virusvermehrung. Dies bedeutet, daß die Zelle u. U. lange Zeiten die genetische Information des Virus tragen kann, ohne daß dieses sichtbar wird. Weiterhin ist eine Virusvermehrung möglich, ohne daß die Zelle zerstört wird. Schließlich kann es unabhängig von der Virusvermehrung durch eine Veränderung des genetischen Materials der Zelle zu deren Entartung kommen, so daß ein Tumorwachstum induziert wird.

Einteilung der Viren

Die Einteilung der Viren hat in den letzten Jahren einen grundlegenden Wandel durchgemacht. Während man früher nach rein pragmatischen Gesichtspunkten einzelne Gruppen unterschied, hat man heute ebenso wie bei den Bakterien ein hierarchisches Prinzip geschaffen. Auch hier werden heute Familien, Gattungen und Arten bzw. Typen unterschieden. Haupteinteilungskriterium ist die Unterteilung in **DNA- und RNA-Viren.** In den Tabellen 15.13 und 15.14 sind die verschiedenen Virusfamilien und einige der wichtigsten humanpathogenen Virusarten sowie die durch sie bedingten Krankheiten aufgeführt.

Diagnostik und Therapie

Da Viren sich nur in lebenden Zellen vermehren, ist ein Nachweis auf künstlichen Nährböden, wie bei den Bakterien und Pilzen nicht möglich. Viele Viren lassen sich auf Kulturen bestimmter menschlicher oder tierischer Zellen weiterzüchten (Gewebe- bzw. Zellkultur). Auch bebrütete Hühnereier werden zum Anzüchten vieler Virusarten verwendet. Bei einigen Virusarten ist es jedoch bisher nicht gelungen, sie in der Kultur zu vermehren, so z. B. das Virus der Hepatitis B. Sie können nur in bestimmten tierischen Organismen, u. U. auch nur beim Menschen, vermehrt werden.

Zum Nachweis einer Virusinfektion kann auch die Identifizierung **viraler Antigene** im Untersuchungsmaterial dienen. Im allgemeinen geschieht dies durch markierte Antikörper, die sich an das betreffende Antigen anheften und es auf diese Weise sichtbar machen können. Weiterhin stehen autoradiographische Methoden zum Nachweis zur Verfügung. Besondere Bedeutung haben schließlich die Verfahren der Nukleinsäurehybridisierung gefunden.

Da, wo ein direkter Nachweis der Viren oder der Antigene nicht möglich ist, versucht man die Infektionen durch den Nachweis der gegen die Viren gebildeten **Antikörper** im menschlichen Blut zu beweisen. Zu den modernen Methoden des Antigen- oder Antikörpernachweises gehören heute einmal der Radio-Immun-Assay (RIA), der Enzym-Immun-Assay (ELISA = enzyme-linked-immunosorbent-assay) sowie der Fluoreszenz-Immun-Assay (FIA).

Viren lassen sich nicht durch Antibiotika bekämpfen. Es gibt jedoch einige Substanzen, die in der Lage sind, die Virusvermehrung in der Zelle zu blockieren, ohne daß dabei die nicht infizierten Zellen des Wirtes geschädigt werden. Da der Höhepunkt der Virusvermehrung im allgemeinen bereits überschritten ist, wenn die klinischen Symptome einsetzen, müßten die chemischen Substanzen eigentlich prophylaktisch eingesetzt werden. Bei den zur Verfügung stehenden Präparaten handelt es sich z. T. um Protein- oder DNA- und RNA-Synthese-Hemmer. Auch körpereigene Substanzen, die Interferone, die auf Grund gentechnischer Herstellung heute in genügender Menge zur Verfügung stehen, werden zur Virusprophylaxe und Behandlung eingesetzt. Der Erfolg ist bisher aber nicht so groß wie anfangs gehofft wurde.

2.4.2 Wichtige DNA-Viren als Krankheitserreger

Bei den DNA-Viren werden heute 6 Familien unterschieden, zu denen jeweils eine Reihe von Gattungen und innerhalb der Gattungen eine Vielzahl von Arten und Typen gehören. Häufig sind diese einzelnen Virustypen nur unter dem Gattungs- oder Familiennamen numeriert worden. Gelegentlich sind sie nach den durch sie ausgelösten Krankheiten benannt (s. Tab. 15.13).

Papovaviren

Einige Arten spielen bei Tumorbildungen eine Rolle. Bestimmte Papillomaviren können z. B. zur Warzenbildung führen, während unter den Miopapovaviren das SV 40 sowie Polyomavirusarten zumindest bei Tieren eindeutig onkogene Eigenschaften haben. Beim Menschen ist der direkte Zusammenhang noch nicht gesichert. Es gibt jedoch deutliche Anzeichen dafür.

Adenoviren

Zu den Adenoviren gehören eine große Zahl verschiedener Typen, die für eine Vielzahl von Entzündungsvorgängen beim Menschen verantwortlich sind. Auch hier wird einigen im Tierversuch zumindestens eine onkogene Potenz zugeschrieben.

Herpesviren

Diese Gruppe hat für die Humanmedizin besondere Bedeutung. Unter den Alpha-Herpesviren sind einmal die beiden HSV-Typen zu nennen. HSV 1 führt zum Herpes an Lippen- und Mundschleimhaut, HSV 2 vor allem zu genitalen Herpes-Infektionen. Bei virämischer Aussaat kann es zur Meningoenzephalitis kommen. In der Pädiatrie hat der oft letale Herpes neonatorum, durch Infektion mit HSV 2 im Geburtskanal Bedeutung. Man rechnet mit einer Häufigkeit von einem Fall auf 30000 Geburten. Im Tierversuch sind beide HSV-Typen onkogen.

Ebenfalls zu dieser Gruppe gehört das **Varicella-Zoster-Virus,** das bei der Primärinfektion die Varizellen, als endogenes Rezidiv den Zoster, die Gürtelrose, auslöst. Während Varizellen normalerweise relativ leicht verlaufen, besteht in der Schwangerschaft ein besonderes Risiko bei Erkrankungen. Durch diaplazentare Infektionen können Embryo- und Fetopathien auftreten. Sie werden allerdings nur relativ selten beobachtet, weil offensichtlich die Antikörperbildung bei der Mutter hinreichend schnell zu einem Schutz des Neugeborenen führt. Gefährlicher sind u. U. perinatale Varizellenerkrankungen der Mutter, da hier keine Antikörper mehr übertragen werden können. Die Erkrankung kann dann für das Neugeborene lebensbedrohlich werden. Eine Immunprophylaxe ist hier angebracht.

Zu den Beta-Herpesviren gehört das **Zytomegalievirus,** das besondere Bedeutung bei Intrauterininfektionen hat. Die Infektion des Embryos kann durch primäre Infektion der Mutter kurz

Tabelle 15.13 Einteilung medizinisch wichtiger DNA-Viren.

Familie	Gattung	Art/Typ	Krankheiten
Parvo-Viren		Human parvovirus HPV	Erythema infectiosum
Papova-Viren	Papilloma-Viren		Warzen (Tumoren)
	Miopapova-Viren	SV 40	
		Polyoma-Viren	Leukenzephalopathie
Adeno-Viren		über 40 Typen	Pharyngitis Pneumonien Keratokonjunktivitis Gastroenteritis
Herpes-Viren	Alpha-Herpes-Viren	Herpes simplex Viren HSV (1 + 2)	Herpes simplex Herpes neonatorum Tumoren
		Varicella-Zoster-Viren (VZV)	Windpocken Gürtelrose
	Beta-Herpes-Viren	Zytomegalie-Viren (CMV)	Zytomegalie
	Gamma-Herpes-Viren	Epstein-Barr-Viren (EBV)	Infektiöse Mononukleose malignes Lymphom (BURKITT-Lymphom) Nasopharyngeales Karzinom
Pox-Viren	Orthopox-Viren	Variola-Viren Alastrim-Viren	Pocken
		Vaccinia-Viren Kuhpocken-Viren	postvakzinale Enzephalitis
	Parapox-Viren	Melkerknoten-Viren	Melkerknoten
	–	Molluscum-contagiosum-Vi.	Molluscum contagiosum
Hepadna-Viren	–	Hepatitis B Virus (HBV)	Hepatitis B

vor oder während der Schwangerschaft oder durch Reaktivierung einer früheren mütterlichen Infektion erfolgen. 90% der infizierten Neugeborenen sind bei der Geburt klinisch gesund, 5% haben leichte Symptome, aber bei 5% kommt es zu bleibenden Schäden wie zerebralen Verkalkungen, Mikrozephalie und körperlichem und geistigem Entwicklungsrückstand. Gelegentlich sind die Neugeborenen nicht lebensfähig.

Zu den Gamma-Herpesviren gehört das **Epstein-Barr-Virus,** das bekannt ist als Erreger der infektiösen Mononukleose, einer Erkrankung, die gerade auch im Kindes- und Jugendalter nicht selten ist. Dieses Virus kann aber auch ein malignes Lymphom, den BURKITT-Tumor, auslösen, der in Afrika vorkommt. Bei Chinesen wurde ein Zusammenhang mit der Entstehung nasopharyngealer Karzinome nachgewiesen. Möglicherweise spielen in beiden Fällen genetische Faktoren eine Rolle.

Hepadna-Viren

Der Name ist ein Kunstwort aus **Hepatitis assoziierte DNA-Viren.** In dieser Familie werden neben dem menschlichen Hepatitis B Virus (HBV) eine Reihe ähnlicher tierischer Hepatitis-Erreger zusammengefaßt. Das HBV wird insbesondere über Blut und Blutprodukte übertragen, doch ist offensichtlich auch eine Übertragung beim Geschlechtsverkehr von Bedeutung. Es gilt als sicher, daß eine direkte Inokulation durch Haut oder Schleimhäute möglich ist, wenn virushaltige Körperflüssigkeiten aufgebracht werden. Bis zur Einführung der Schutzimpfung war die Hepatitis B die häufigste in der Klinik erworbene Berufskrankheit.

Beim HBV unterscheidet man einige für die Diagnostik wichtige Antigene, so eine äußere Schicht, die als Oberflächenantigen oder HBs-(Surface-)Antigen bezeichnet wird. Sie enthält ein Gruppenantigen und verschiedene Typenantigene und umschließt einen Innenteil (Core), der das Genom und eine DNA-Polymerase enthält. Hier wird zwischen 2 Antigenen unterschieden, dem HBc-(Core-)Antigen und HBe-Antigen. Das komplette Virion wird nach seinem Entdecker auch DANE-Partikel genannt. Im Blut lassen sich das komplette Virion, freies HBs-Ag und freies Hbe-Ag, nicht aber das HBc-Ag nachweisen.

Das HBV löst keine Embryopathien oder Fetopathien aus. Die Gefährdung durch die Erkrankung ist für Schwangere nicht wesentlich höher als für nicht schwangere Personen. Eine B-Hepatitis am Ende der Schwangerschaft oder ein Trägerstatus kann allerdings zur Infektion des Neugeborenen führen. Die Gefahr für Neugeborene ist bei Müttern, die nur HBs-Ag-positiv sind, gering. Läßt sich neben dem HBs-Ag auch HBe-Ag nachweisen, so werden fast alle Neugeborenen infiziert. Sie müssen gleich nach der Geburt geimpft werden und Hyperimmunglobulin erhalten. Häufig verläuft die Neugeboreneninfektion symptomlos, doch sollen öfter chronische Hepatitisformen bis hin zur kindlichen Zirrhose und zum hepatozellulären Karzinom auftreten. Es ist deshalb ratsam, nicht immune Schwangere möglichst vor einer Hepatitis B-Infektion zu schützen. Eine Isolierung von Hepatitis-B-Patienten ist nicht erforderlich, da ohnehin jedes Blut infektiös sein kann. 0,1% bis 0,5% aller Krankenhauspatienten sind HBV-Träger. Eine passive wie eine aktive Immunisierung sind möglich (z. B. nach entsprechender Stichverletzung).

2.4.3 Wichtige RNA-Viren als Krankheitserreger

In Tabelle 15.14 findet sich eine Übersicht über die verschiedenen Familien der RNA-Viren und die wichtigsten menschenpathogenen Virusarten. Die Zahl der humanpathogenen Arten ist hier außerordentlich groß.

Picorna-Viren

Zu den Picorna-Viren gehören die **Enteroviren,** zu denen die Polio-Viren, also die Erreger der Kinderlähmung (Enterovirus 1–3), die Coxsackieviren mit den beiden Unterarten A und B, d. h. 24 bzw. 6 Serotypen (Enterovirus 4–27 bzw. 28–33), die ECHO-Viren (Enterovirus 34–68) sowie eine Reihe weiterer Enteroviren zählen. Enterovirus 72 ist der **Erreger der Hepatitis A (HAV).** Die Coxsackie- und ECHO-Viren sind verantwortlich für Krankheitsbilder, wie grippale Infekte mit Myalgien, aber auch Meningoenzephalopathien, die allerdings in der Mehrzahl der Fälle gutartig verlaufen. Auch eine Vielzahl anderer Entzündungen werden durch diese Virusarten ausgelöst.

Hepatitis A Virus ist der Erreger der früher als katarrhalische Gelbsucht bezeichneten Hepatitisform, die im Kindesalter häufig war. Heute ist die Durchseuchung bei uns gering. Die Hepatitis A wird jedoch immer wieder aus anderen Ländern eingeschleppt.

Die 2. Gattung der Picorna-Viren sind die **Rhinoviren,** hier werden heute bereits über 110 Typen unterschieden. Es sind die Erreger des banalen Schnupfens. Die Typenvielfalt zeigt bereits an, daß das Überstehen eines Schnupfens in der Regel keine Immunität hinterläßt, da genügend andere Virustypen als Erreger in Frage kommen.

Calici-Viren

Hier werden 4 Typen unterschieden, die bei Kindern als Erreger von Enteritiden eine bedeutende Rolle spielen. Sie sind neben den Rotaviren die häufigsten Enteritiserreger, vor allem in den Wintermonaten. Die Übertragung erfolgt offensichtlich durch Schmierinfektionen.

Reo-Viren

Zu dieser Familie gehören u. a. **Rota-Viren,** bei denen 16 verschiedene Typen unterschieden werden. Sie sind in den letzten Jahren insbesondere bei älteren Säuglingen und Kleinkindern als die häufigsten Erreger von Diarrhoen und Gastroenteritiden angesehen worden. Sie werden oral und eventuell durch Tröpfcheninfektion aufgenommen, vermehren sich in den Dünndarmzotten und führen zu Durchfall mit der Gefahr der Exsikkose. In letzter Zeit wird die Bedeutung von Rota-Viren etwas in Frage gestellt, da nach sorgfältigen Untersuchungen nur die echte Gastroenteritis mit Fieber und Erbrechen neben dem Durchfall als Erkrankung durch Rota-Viren gelten darf. Andere Durchfallserkrankungen, bei denen Rota-Viren gefunden wurden, könnten eine andere Ursache haben, da Rota-Viren auch bei nicht erkrankten Kindern in 50 bis 70% der Fälle gefunden wurden. Der Nachweis der Rota-Viren allein ist somit für die Diagnose nicht ausreichend. Reservoir der Rota-Viren sind Menschen. Auch Erwachsene tragen dieses Virus häufig im Stuhl. Die Prophylaxe besteht in der Einhaltung sorgfältiger Hygiene. Die Durchseu-

Tabelle 15.14 Einteilung medizinisch wichtiger RNA-Viren.

Familie	Gattung	Art/Typ	Krankheiten
Picorna-Viren	Enteroviren	Polioviren (Enterovirus 1–3)	Kinderlähmung
		Coxsackieviren A (Enterovirus 4–27)	grippale Infekte
		Coxsackieviren B (Enterovirus 28–33)	Myalgien Meningoenzephalitis
		ECHO-Viren (Enterovirus 34–68)	u. a. Entzündungen
		Enterovirus 72 = Hepatitis A Virus (HAV)	Hepatitis A
	Rhinoviren	über 110 Typen	Schnupfen
Calici-Viren	–	4 Typen	Enteritiden, bes. Kinder
Reo-Viren	Orbiviren		Colorado-Zeckenfieber
	Reoviren i.e.S.	3 Typen	?
	Rotaviren	16 Typen	Diarrhoen/Gastroenteritiden
Toga-Viren	Alpha-Viren Flavi-Viren	zahlreiche Typen	Denguefieber, Gelbfieber Enzephalitis, FSME
	Rubi-Viren	Rötelnviren	Röteln
Orthomyxo-Viren	Influenza-Viren	Typ A B C	Grippe
Paramyxo-Viren	Paramyxo-Viren	Parainfluenza-Viren	grippale Infekte
		Mumps-Viren	Mumps
		New Castle Disease Virus (NDV)	New Castle Disease
	Morbilliviren	Masernviren Staupeviren Rinderpestviren	Masern
	Pneumoviren	RS-Viren	Pneumonien
Rhabdo-Viren	–	Rabiesviren	Tollwut
Corona-Viren	–	Humanes Corona-Virus (HCV)	Infektionen des Respirationstraktes
Bunya-Viren	–	über 200 Arten	u. a. Pappataci-Fieber
Arena-Viren	–	LCM-Viren Lassa-Viren	Lymphozytäre Choriomening. Lassafieber
Retro-Viren	Onkoviren	HTLV I + II	T-Zell-Leukämie
	Lentiviren	HIV	AIDS
	Spumaviren		

chung ist bereits im Schulalter im allgemeinen zu 100% erfolgt.

Toga-Viren

Zu dieser Familie gehören die Erreger des Denguefiebers, des Gelbfiebers, der Frühsommermeningoenzephalitis (FSME) u. a. Enzephalitiden. Zur Gattung der Rubi-Viren gehört nur ein einziges Virus, der Erreger der **Röteln.** Während die Röteln-Erkrankung auch bei Kindern praktisch immer harmlos verläuft, führt sie bei nicht immunen Schwangeren zu einer Infektion des Embryos (konnatales Rötelnsyndrom), als deren Folge eine Mißbildungsrate von rund 50% im ersten, abnehmend auf wenige % im 4. Schwangerschaftsmonat, angegeben wird. Die Prophylaxe erfolgt durch eine rechtzeitige Rötelnschutzimpfung.

Orthomyxo-Viren

Zu dieser Familie gehört nur eine Gattung, die **Influenzaviren** mit den Typen A, B und C und einer großen Anzahl von Subtypen. Es sind die Erreger der Virusgrippe. Eine große Anzahl dieser Subtypen kann sowohl beim Menschen wie bei Tieren Infektionen auslösen. Die Grippeviren neigen zu einer sehr schnellen Veränderung ihrer Gene – man spricht hier von Antigenshift und Antigendrift –, so daß praktisch in jedem Winter andere Subtypen oder auch Haupttypen für die Grippe-Infektionen verantwortlich sind. Die Immunität ist daher auch nur begrenzt.

Paramyxo-Viren

Diese Familie umfaßt die eigentlichen Paramyxo-Viren, die Morbilli-Viren und die Pneumoviren. Zur ersten Gattung gehört als wichtigster Erreger das **Mumpsvirus.** Es verursacht eine fieberhafte Parotitis, die ein- oder doppelseitig verlaufen kann und häufig sehr schmerzhaft ist. Beim männlichen Geschlecht können ein- oder doppelseitige Orchitiden auftreten, und zwar von der Pubertät an, die in einem hohen Prozentsatz zur Sterilität führen. Gelegentlich kommt es auch zu Meningitiden oder Meningoenzephalitiden.

Zu den Morbilliviren gehört als wichtigster Menschen-pathogener Keim das **Masernvirus.** Die Masernerkrankungen sind mit einem relativ hohen Grad von Komplikationen belastet. Es kommt zu Pneumonien, Krupp, Otitiden und vor allen Dingen zur Enzephalitis mit einer Letalität von 10–40%. Auch eine subakute sklerosierende Panenzephalitis ist beschrieben worden. Auf Grund dieser schweren Verläufe ist die Masernimpfung zur Prophylaxe von großer Bedeutung.

Retro-Viren

Es werden drei Gattungen unterschieden, die Onko-Viren, die Lenti-Viren und die Spuma-Viren. Zur ersten Gruppe gehört das HTLV 1 (Human-T-cell-lymphotropic) Virus. Zwei Typen sind bisher bekannt. Sie sind wahrscheinlich Erreger bestimmter Leukämien, wie der T-Zell-Leukämie, die in Ostasien verbreitet ist. Eine erhebliche Ausbreitung ist inzwischen auch in den USA nachgewiesen worden. Zu den Lenti-Viren, zu denen eine Reihe von tierpathogenen Virusarten gerechnet werden, gehört auch der Erreger des erst Anfang der 80er Jahre bekannt gewordenen Immunmangelsyndroms AIDS. Er wird heute als **HIV (Human-Immuno-Deficiency-Virus)** bezeichnet. Entdeckt wurde der Erreger 1983 von MONTAGNIER und Mitarbeitern am PASTEUR-Institut in Paris und zuerst als LAV (Lymphadenopathie-assoziiertes Virus) bezeichnet. 1984 identifizierte GALLO ebenfalls ein Retrovirus als AIDS-Erreger und bezeichnete es als HTLV III. Beide Viren sind identisch und werden heute als HIV bezeichnet.

AIDS

Der Erreger wurde bisher aus Lymphozyten, Plasma, Liquor, Sperma, Speichel, Tränenflüssigkeit, Urin, Knochenmark und Hirnbiopsiematerial gewonnen. Praktisch von Bedeutung ist jedoch offenbar nur die Übertragung durch Blut und Sperma. Die Hauptübertragungswege sind bisher eindeutig sexuelle Kontakte, in den Industriestaaten insbesondere homosexuelle Beziehungen, da offenbar über diesen Personenkreis das Virus sich zuerst ausgebreitet hat, und, mit zunehmender Bedeutung, die Übertragung zwischen Drogenabhängigen durch blutkontaminierte Spritzen. Die heterosexuelle Übertragung sowie Infektionen durch Verletzungen im Krankenhaus sind bisher noch relativ selten. Seit Einführung der serologischen Diagnostik 1985 spielt die Übertragung durch Blut und Blutprodukte keine Rolle mehr, da beide – einschließlich der Spender – jetzt untersucht werden.

Die Herkunft des Erregers ist noch ungeklärt, doch scheint es am wahrscheinlichsten, daß HIV in Zentralafrika bereits seit relativ langer Zeit existierte, jedoch keine weitere Verbreitung fand, da die entsprechenden Bevölkerungsgruppen weitgehend isoliert lebten. Erst durch die gewaltigen sozialen Veränderungen der letzten Jahrzehnte konnte sich das Virus sowohl innerhalb Afrikas wie auch auf andere Kontinente ausbreiten. Inzwischen wurde ein 2. HIV isoliert, das auch nach Deutschland eingeschleppt wurde, sich aber offenbar noch nicht weiter ausgebreitet hat.

Die Krankheit verläuft beim Erwachsenen über einen außerordentlich langen Zeitraum. Nach der Infektion bildet der Organismus Antikörper, die jedoch für den weiteren Krankheitsverlauf offenbar von geringer Bedeutung sind. Der Infizierte ist bereits kurze Zeit nach der Ansteckung infektiös, insbesondere auch für die Sexualpartner. Nach einer initial unspezifischen Krankheitsphase, die als leichter grippaler Infekt eventuell mit Hautexanthem imponiert, kommt es zu einer sehr variablen und oft langen Inkubationszeit (bzw. Latenzzeit) von Monaten bis zu mehr als 10 Jahren. Danach entwickelt sich das Bild des Lymphadenopathiesyndroms (LAS) mit generalisierten Lymphknotenschwellungen und einer Anzahl immunologischer Symptomatiken. Dieses Stadium geht über in das ARC (AIDS-Related-Complex) mit deutlich schwererer Symptomatik. Endstadium ist das vollausgebildete AIDS, das gekennzeichnet ist durch zusätzliche Infektionen mit opportunistischen Erregern, Entwicklung von Tumoren, insbesondere dem Kaposi-Syndrom sowie einer Vielzahl von schweren Allgemeinsymptomen. Es führt innerhalb einer begrenzten Zeit von meist weniger als 2–3 Jahren zum Tode. Unter den **opportunistischen Infektionen** sind zu nennen Infektionen durch Pneumocystis carinii, Pilzinfektionen durch Kandida, eine größere Zahl von Virusinfektionen, so mit Herpes simplex und anderen Viren, bakterielle Infektionen durch Mykobakterien und andere Erreger.

Die Diagnostik erfolgt in erster Linie durch den Antikörper- sowie durch den direkten Virusnachweis. Beim Antikörpernachweis ist stets neben dem Screening-Verfahren (z. B. ELISA) ein Bestätigungstest (z. B. Immuno-Blot) durchzuführen.

Eine Möglichkeit zur kausalen Therapie besteht bisher nicht. Versuche mit verschiedenen Substanzen laufen, ohne daß hier bisher der Durchbruch gelungen ist. Ebenso ist bisher eine Schutzimpfung nicht in Sicht. Die Prophylaxe kann nur durch hygienische Maßnahmen erfolgen und insbesondere beim Geschlechtsverkehr durch eine Verringerung der Promiskuität, d. h. der Zahl der Partner, sowie die Kondombenutzung. Es ist aber darauf hinzuweisen, daß die Benutzung des Kondoms lediglich zu einer Reduzierung der Infektionswahrscheinlichkeit führt, jedoch nicht zu einem auch nur annähernd sicheren Schutz vor der Ansteckung. Eine Übertragung durch normale soziale Kontakte ist bisher nicht oder allenfalls in Ausnahmefällen beschrieben worden, so daß hierin kein nennenswertes Risiko zu sehen ist. Im Krankenhaus ist hingegen besondere Vorsicht bei dem Kontakt mit Blut, Körpersekreten und Ausscheidungen angezeigt. Dies gilt insbesondere, da über die Zahl der Virusträger keinerlei verläßliche Angaben vorliegen. Die Zahl der klinisch manifest mit AIDS Erkrankten beträgt z. Z. in der Bundesrepublik rund 3000, von denen fast die Hälfte bereits gestorben ist. Die auf Grund der Laboruntersuchungen anonym erfaßten HIV-Positiven geben kein hinreichend genaues Bild über die wirkliche Zahl der in der Bundesrepublik Infizierten. Erfaßt sind (Anfang 1990) zwischen 35000 und 40000 Infizierte. Nach vorsichtigen Schätzungen muß jedoch mit über 100000 Infizierten gerechnet werden. Da befürchtet wird, daß bei einer Meldepflicht keine verwertbareren Daten gewonnen werden und viele Infizierte und Erkrankte sich möglicherweise der Untersuchung und Behandlung entziehen könnten, hat man hierauf in den meisten Ländern verzichtet. Die Propagierung der freiwilligen Untersuchung erscheint jedoch außerordentlich wichtig, da nur jemand, der weiß, daß er infektiös ist, sich entsprechend verhalten dürfte. Auch ist die Kenntnis der Infektion u. U. von großer Bedeutung im Interesse des Infizierten. Er muß besonders geschützt werden vor Infektionen mit anderen Keimen sowie belastenden Eingriffen, da z. B. Schwangerschaften, große Operationen, aber auch Infektionen den Krankheitsverlauf drastisch beschleunigen. Es liegt also auch im eigenen Interesse, eine entsprechende Untersuchung durchführen zu lassen.

Bei Kindern sind 2 Gruppen von Infizierten und Erkrankten feststellbar, zum einen die vor Entdeckung des Virus mit infizierten Blutprodukten und Transfusionen behandelten Kinder, zum anderen Kinder infizierter Mütter. Sie können sowohl intrauterin als auch bei der Geburt oder später durch Muttermilch infiziert worden sein. Die Infektionsrate liegt etwas niedriger als ursprünglich befürchtet wurde, da Antikörper im kindlichen Blut u. U. von der Mutter übertragen worden sind, so daß erst zu einem späteren Zeitpunkt, wenn diese Antikörper verschwunden sind, feststellbar ist, ob das Kind selber infiziert ist. In diesen Fällen ist die Lebenserwartung außerordentlich gering. Die Kinder sterben meistens in den ersten Lebensjahren.

2.4.4 Sonstige Viren

Sonstige Hepatitis-Viren

Neben Hepatitis A und B ist seit einigen Jahren eine Delta-Hepatitis bekannt. Erreger ist ein kleines RNA-Virus, das nur aus einem Kern mit einer RNA und dem Delta-Antigen sowie einer Außenhülle besteht, die durch HBs-Ag gebildet wird. Es kann sich nur zusammen mit HBV oder anderen Hepadna-Viren vermehren und wird wie HBV parenteral übertragen.

Neben diesen Hepatitisformen ist eine Nicht-A-Nicht-B-Hepatitis bekannt, die sowohl parenteral als auch oral übertragen werden kann. Noch ist nicht sicher, um wieviel Erregerarten es sich handelt. Ein Erreger wurde kürzlich identifiziert (Hepatitis C Virus). Die parenteral übertragene Form ist heute bei Blutspenden die häufigste übertragene Hepatitisart, da noch keine Diagnostik zur Verfügung stand bzw. erst jetzt der serologische Nachweis der Hepatitis C Viren möglich ist.

Tumorviren

Seit einiger Zeit sind verschiedene Viren als tumorauslösend erkannt worden. Hierbei handelt es sich nicht um spezielle Virusgruppen. Offensichtlich sind eine Vielzahl von Viren aus verschiedenen Gruppen in der Lage, bestimmte Tumoren auszulösen. Sowohl Viren aus der Familie der Papova-Viren wie auch Adeno-Viren, Herpes-Viren und Hepadna-Viren können bestimmte Arten von Tumoren auslösen. Rund 25% der heute bekannten Malignome sollen virusbedingt sein. Bei einer großen Zahl weiterer Krankheitsbilder wird zumindest eine Mitwirkung der Viren vermutet. Offensichtlich werden hierbei Viren in das Zellgenom eingebaut und führen so zu einer Veränderung der genetischen Information, durch die dann das maligne Wachstum bedingt wird. Es spricht viel dafür, daß möglicherweise die Mehrzahl der Malignome virusbedingt ist. Chemische Kanzerogene oder Strahlen hätten dann lediglich die Funktion eines Auslösers der Erkrankungen.

Slow-Virus-Arten

Erwähnt werden müssen auch die sogenannten Slow-Virus-Arten. Sie sind die Ursache chronischer Krankheitsprozesse, die sich insbesondere im Zentralnervensystem abspielen. Sie sind gekennzeichnet durch eine oft viele Jahre dauernde Inkubationszeit und einen langsamen progredienten Krankheitsverlauf. Auch beschränkt sich die Infektion meist auf ein Organ. Zu nennen sind hier etwa die subakute sklerosierende Panenzephalitis, die progressive Rötelnpanenzephalitis, die AIDS-Enzephalopathie, Kuru und die CREUTZFELDT-JAKOBsche Erkrankung. Der Nachweis der Viren ist außerordentlich schwierig und häufig nur partiell möglich.

2.5 Parasiten

2.5.1 Allgemeines

Die medizinische Parasitologie umfaßt als Teil der Mikrobiologie die Erreger von Infektionskrankheiten sowie die Überträger pathogener Keime. Zu den Parasiten gehören **Protozoen,** d. h. die Urtierchen, Helminthen, also Würmer sowie Arthropoden, das sind die Gliederfüßler. Man unterscheidet zwischen Endoparasiten, die im Menschen leben können und Ektoparasiten, die z. T. nur zur Nahrungsaufnahme (blutsaugende Arthropoden) ständig oder zeitweise auf der Haut des Menschen leben.

Zu den Arthropoden gehören Zecken, Läuse, Wanzen, Stechmücken, Fliegen und Flöhe, durch die die verschiedensten Infektionskrankheiten übertragen werden können. Zecken führen z. Z. zur Übertragung von Virusenzephalitiden, während Läuse die klassischen Überträger des Fleckfiebers sind. Die Übertragung von Krankheitserregern durch Mücken ist schon seit langer Zeit bekannt, die Malariaübertragung ist vielleicht das bekannteste Beispiel. Auch die Übertragung der Schlafkrankheit ist hier zu nennen. Die Mehrzahl der menschlichen Parasiten tritt nicht in unseren Breitengraden auf, sondern in den warmen und tropischen Ländern dieser Erde. Dies gilt sowohl für die parasitischen Protozoen wie für die Würmer.

2.5.2 Protozoen

Unter den Protozoen sind verschiedene Untertypen zu unterscheiden, die sich sowohl vom Aufbau ihrer Zellen wie von der Begeißelung (Flagellaten) her unterscheiden. Sie weisen einen ähnlichen Zellaufbau auf wie die Körperzellen der Wirte, d. h. der Säugetiere und der Menschen. Ihre Vermehrung erfolgt durch Zweiteilung, wobei sowohl geschlechtliche wie ungeschlechtliche Vermehrungsprozesse bekannt sind. Ihre Übertragung auf den Menschen erfolgt in der überwiegenden Zahl der Fälle durch Insekten. Gelegentlich ist auch eine Übertragung direkt möglich. Die Anzüchtung von Protozoen auf künstlichen Nährböden ist bei den meisten Arten möglich, es gibt jedoch auch Arten, die nur intrazellulär vorkommen. Sie können u. U. auf Zellkulturen weitergezüchtet werden.

Trichomonas vaginalis

Es handelt sich um eine relativ häufige und weltweit verbreitete Art, die vorwiegend im Bereich der weiblichen Genitalorgane auftritt und dort zu Entzündungen führen kann. Ca. 10% aller Frauen im gebärfähigen Alter sollen von Trichomonaden befallen sein, die wiederum für ca. ein Viertel aller entzündlichen Erkrankungen im Genitalbereich weiblicher Patienten verantwortlich sein sollen. Auch beim Mann kann, wenn auch seltener, Trichomonas vaginalis gefunden werden. Die Übertragung erfolgt vorwiegend durch sexuellen Verkehr. Als Infektionsquelle werden auch öffentliche Schwimmbäder und Badeanstalten angeschuldigt, doch erscheint dieser Übertragungsweg wenig wahrscheinlich, da die Trichomonaden im gechlorten Wasser sich nur wenige

Minuten halten können. Eher kommt eine Übertragung durch Austausch noch feuchter kontaminierter Badebekleidung in Frage, sowie, bei unbekleidetem Baden, über die Sitzflächen.

Andere Flagellaten

Andere begeißelte Protozoen, die zur Infektion der Menschen führen können, sind die Lamblien, die Erreger der Lamblien-Ruhr, die Trypanosomen, zu denen der Erreger der Schlafkrankheit gehört und der Erreger der südamerikanischen Chagas-Krankheit. Auch die Leishmanien und andere Erreger der *Kala-Azar* genannten Tropenkrankheit gehören in diese Gruppe.

Amöben

Der bekannteste Erreger aus der Gruppe der Amöben ist der Erreger der Amöbenruhr, die Entamoeba histolytica. Auch dieses ist ein Erreger, der nur durch Reisende aus den warmen Ländern bei uns eingeschleppt wird. Die Übertragung der Amöben von Mensch zu Mensch erfolgt im Zystenstadium. Eine Übertragung über mit Fäkalien gedüngten Salat und unsauberes Trinkwasser ist möglich. Inwieweit auch durch bei uns vorkommende Amöben Erkrankungen ausgelöst werden, ist umstritten. In Nachbarstaaten sind durch Amöbenarten, die in Süßwasserteichen leben, Meningoenzephalitiden beobachtet worden.

Toxoplasma gondii

Das Toxoplasma gondii ist ein beim Menschen ungewöhnlich häufiger und verbreiteter Parasit, der vor allen Dingen während der Schwangerschaft intrauterin auf das ungeborene Kind übergehen kann. Beim Erwachsenen führt die Toxoplasmose in der Regel zu einer Lymphknotenerkrankung, sie kann auch unter dem Bild eines grippalen Infektes ablaufen. Beim Säugling, der während der Schwangerschaft infiziert wurde, findet sich häufig das Bild des Hydrozephalus sowie einer Chorioretinitis mit Verkalkung im Gehirn. Eine Übertragung auf das werdende Kind ist nur möglich, wenn die Mutter vor der Schwangerschaft noch nie mit Toxoplasma gondii in Berührung gekommen ist.

Plasmodien (Erreger der Malaria)

Auf Grund des Krankheitsverlaufes sowie der Morphologie der Plasmodien lassen sich 2 Gruppen von Malariaerregern unterscheiden. Einmal die Erreger der Malaria tertiana bzw. quartana, nämlich Plasmodium vivax, P. ovale, P. malariae und der Erreger der immer lebensbedrohlichen Malaria tropica, das P. falciparum. Die Erreger werden durch die Anopheles-Mücken auf den Menschen übertragen, wobei die geschlechtliche Phase der Vermehrung in den Stechmücken abläuft. Sie stellen somit den Endwirt dar, während der Mensch als Zwischenwirt der Plasmodien dient. Die Keime gelangen zuerst über die Blutbahn in die Leber, wo eine ungeschlechtliche Vermehrung stattfindet; die entstehenden Formen befallen dann im sogenannten erythrozytären Zyklus die roten Blutkörperchen und können sie zerstören. Je nach Zyklus der Vermehrung treten im Abstand von 2, 3 oder 4 Tagen Fieberschübe auf.

2.5.3 Helminthen (Würmer) als Parasiten

Die Würmer sind bereits sehr differenziert aufgebaut und gehören als Vielzeller genaugenommen nicht mehr zu den Mikroorganismen. Da sie jedoch als Parasiten z. T. ähnliche Infektionen wie die Protozoen beim Menschen auslösen, sollen sie in diesem Zusammenhang besprochen werden. Unter der Vielzahl der den Menschen befallenden Würmer sind nur relativ wenige auch in unseren Breitengraden von Bedeutung.

Nematoden – Fadenwürmer

Zu den bei uns wichtigsten Fadenwürmern gehören die Madenwürmer, Enterobius vermicularis. Die auch als Oxyuriasis bezeichnete Erkrankung wird nur von Mensch zu Mensch übertragen, wobei eine Übertragung sowohl durch Staub wie durch direkten Kontakt möglich ist. Die Beschwerden bei Befall, der häufig im Kindesalter auftritt, sind uncharakteristisch, oft ist Afterjukken oder Unruhe das einzige Symptom.

Askariden – Spulwürmer

Die durch Ascaris lumbricoides ausgelöste Krankheit ist besonders häufig in warmen Ländern, kommt jedoch auch bei uns vor. Auch hier ist der Mensch der einzige Wirt, doch ist ein Wechsel des Wirtes erforderlich, da die Eier erst in der freien Natur ausreifen, während bei Oxyuren die direkte Reinfektion durch enterale Aufnahme möglich ist. Infiziert sind häufig rohe Gemüse, Salate u. ä., die mit Fäkalien gedüngt werden. Die Larven wandern über Herz und Lunge zum Dünndarm, dessen Befall oft ohne Symptome bleibt. Bei starkem Befall hingegen kann es zu Enteritiden bis zum Darmverschluß kommen. Die Symptome sind oft unspezifisch wie Leibschmerzen, Erbrechen, Schlaflosigkeit, gelegentlich tritt auch ein flüchtiges eosinophiles Lungeninfiltrat auf.

Verschiedene andere Nematodenarten können von Hund und Katze auf den Menschen übertragen werden, doch sind derartige Erkrankungen selten.

Trematoden – Saugwürmer

Die Mehrzahl der Saugwürmer ist in unseren Breiten unbekannt. In anderen Ländern der Erde sind jedoch Erkrankungen durch Leberegel sowie durch Schistosomen möglich. Die in tropischen Gegenden gefürchtete Bilharziose gehört in diese Gruppe von Erkrankungen.

Zestoden – Bandwürmer

Unter den Bandwurmerkrankungen des Menschen sind vor allen Dingen Infektionen mit dem Rinderbandwurm Taenia saginata oder dem Schweinebandwurm Taenia solium bekannt. Der Wurm entwickelt sich im Dünndarm, häufig ohne Beschwerden. Später treten dann oft Gewichtsverluste und Leibschmerzen sowie Appetitlosigkeit auf. Die Infektion erfolgt durch finnenhaltiges rohgenossenes Fleisch von Schwein oder Rind. Die Finnen (Zystizerken) können sich aber auch im Menschen entwickeln und dort zur Zystizerkose führen. Sie ist bei uns nicht sehr häufig.

Auch die Echinokokkose durch den Hundebandwurm tritt gelegentlich bei uns auf, sie wird direkt vom Hund auf den Menschen übertragen. Die Erkrankung erfolgt durch die Larven, die sog. Hydatidenblasen in Leber, Lunge und Gehirn, aber auch anderen Organen bilden können. Die Entwicklung dauert oft Jahre.

Weiterführende Literatur

Beck, E. G., Schmidt, P.: Hygiene und Präventivmedizin. 2. Auflage, Enke, Stuttgart 1986

Bergey's Manual of Systematic Bacteriology. Vol. 1, ed.: N. R. Krieg. Vol. 2, eds: Pha. Sneath, N. S. Mair, M. E. Sharpe. Williams and Wilkins Co., Baltimore 1984/86

Borneff, J.: Hygiene. 4. Auflage, Thieme, Stuttgart 1982

Brandis, H., Pulverer, G.: Lehrbuch der Medizinischen Mikrobiologie. 6. Auflage, Fischer, Stuttgart 1988

vor dem Esche, P.: Hygiene – Ein Leitfaden für Medizinisch-technische Krankenpflege –, soziale und pädagogische Fachberufe. Fischer, Stuttgart 1980

Gärtner, H., Reploh, H.: Lehrbuch der Hygiene – Präventive Medizin. 2. Auflage, Fischer, Stuttgart 1969

Gedek, B.: Kompendium der medizinischen Mykologie. Pareys Studientexte 25. Parey, Berlin 1980

Hallmann, L., Burkhardt, F.: Klinische Mikrobiologie. 4. Auflage, Thieme, Stuttgart 1974

Horn, K. W.: Kommunalhygiene, 3. Auflage, VEB Volk u. Gesundheit, Berlin 1981

Kayser, H., Bienz, K. A., Eckert, J., Lindenmann, J. (Begründet v. E. F. Wiesmann): Medizinische Mikrobiologie. 7. Auflage, Thieme, Stuttgart 1989

Lutz-Dettinger, U.: Gesundheitserziehung und Hygiene. Band 1–5, Schöningh, Paderborn 1980ff.

Müller, R. L.: Infektionshygiene. perimed, Erlangen 1988

Preuner, R.: Hygiene für Krankenpflege- und medizin-technische Berufe. 2. Auflage, Thieme, Stuttgart 1982

Steuer, W.: Krankenhaushygiene, 2. Auflage, Fischer, Stuttgart 1983

16. Teil: **Einführung in die klinische Chemie**

KLAUS DÖRNER, RENATE DÖRNER

1 Einleitung

Die klinische Chemie ist ein Teilgebiet der Laboratoriumsmedizin und befaßt sich mit der qualitativen und quantitativen Untersuchung von Körperflüssigkeiten zur Diagnose, Therapie und Prophylaxe von Krankheiten. Dabei bedient sie sich in der Regel biochemischer Kenntnisse und Meßmethoden. Im weiteren Sinne schließt sie auch die Hämatologie (Lehre vom Blut), die Immunhämatologie (Blutgruppenserologie) und die Hämostaseologie (Gerinnung) ein.

In den Zellen sind Enzyme enthalten, die bei Zellschädigung in die Blutbahn übertreten. So kommt es zum Beispiel bei einer entzündlichen Speicheldrüsen- oder einer Pankreaserkrankung zu einer Amylaseerhöhung im Blut, da diese beiden Organe Amylase enthalten. Bei klinisch unklaren Oberbauchbeschwerden kann eine Amylasebestimmung einerseits und eine Lipasebestimmung andererseits im Blut bei der Differentialdiagnose hilfreich sein: Lipase kommt – im Gegensatz zur Amylase – nur im Pankreas vor, und nur bei Pankreasschädigung findet man eine erhöhte Aktivität der Lipase im Blut. So lassen sich durch Kombination verschiedener Bestimmungen labordiagnostische Hinweise sammeln.

In der Pädiatrie zwingt die geringe zur Verfügung stehende Blutprobenmenge zu gezielter Diagnostik. Es ist nicht sinnvoll und meist auch nicht möglich, 3 Untersuchungen durchzuführen, wenn die gleiche Aussage durch eine einzige Bestimmung erreicht wird. Deshalb werden im pädiatrischen Labor so wenig Analysen wie möglich, aber so viel wie nötig durchgeführt.

Die kleine verfügbare Probenmenge zwingt auch dazu, mit sog. Mikrolitermethoden und ausgesuchten Geräten zu arbeiten, damit für jede Bestimmung weniger als 50 µl Probe benötigt werden.

Nur so werden die bei intensivmedizinischer Betreuung von Neugeborenen nötigen wiederholten Analysen möglich.

Eine gute Zusammenarbeit und das gegenseitige Verständnis des Personals von Station und Laboratorium sind bei Gewinnung und Verarbeitung kleiner Blutmengen unerläßlich. Dabei fällt der Station die Aufgabe zu, für ordnungsgemäße Probengewinnung (vgl. nächstes Kapitel) und raschen Probentransport zu sorgen. Das Labor hat die Verpflichtung, die Analytik so zuverlässig durchzuführen, daß Wiederholungsanalysen nicht notwendig werden.

2 Untersuchungsmaterialien

Laborergebnisse können nur richtig sein, wenn das Untersuchungsmaterial sachgerecht gewonnen wurde. Viele Laborwerte, die nicht zum klinischen Bild passen, beruhen nicht auf falschen Analysen, sondern sind Folge einer falschen Probennahme. Folgende mögliche Störeinflüsse sind zu beachten:

1. Physiologische tageszeitliche Schwankungen von Blutzucker, Hormonen und anderen Blutbestandteilen.
2. Beeinflussung der Blutkonzentrationen von Lipoproteinen, Blutzucker, Phosphat und vielen anderen Substanzen durch Medikamentenspiegel im Blut und durch Nahrungsaufnahme.
3. Verfälschung von Laborergebnissen durch Kreuzreaktionen mit Medikamenten.
4. Beeinflussung der Blutkörperchenzahl, von Eiweißen und eiweißgebundenen Substanzen durch körperliche Aktivität vor der Blutentnahme, Dauer der Venenstauung und Körperlage bei der Blutentnahme.

Beim Vergleich von Untersuchungsergebnissen bei 1 Patienten ist auch darauf zu achten, daß die Daten wirklich vergleichbar sind. Bestimmungen aus Kapillarblut liefern nicht immer die gleichen Meßergebnisse wie die aus Venenblut, und auch Konzentrationen im Sammelurin können sich von denen in einem Spontanurin unterscheiden. Manchmal gibt es auch starke intraindividuelle Unterschiede von Tag zu Tag unter gleichen Abnahmebedingungen. In Zweifelsfällen empfiehlt es sich, im Labor nach besonderen Abnahmebedingungen zu fragen.

2.1 Blut

Bei der Entnahme von Venenblut müssen definierte Bedingungen eingehalten werden. Nach Möglichkeit soll der Patient nüchtern sein und liegen (s. oben). Das Blut soll aus der ungestauten Vene frei abfließen. Keinesfallls darf bei Entnahme mit einer Spritze ein starker Unterdruck entstehen, da anderenfalls Hämolyse auftritt. **Kapillarblut** wird beim Neugeborenen vom medialen (oder lateralen) Fußsohlenrand, niemals aber von der Mitte der Ferse abgenommen. Bei älteren Kindern kann das Kapillarblut vom lateralen Rand der Fingerbeere oder dem Ohrläppchen gewonnen werden. Die Fingerbeere wird seitlich angestochen, damit die verletzten Greifflächen der Finger die Kinder nicht beim Spielen, Malen und Schreiben behindern. Obwohl sie meist unterlassen wird, ist eine gute Hyperämisierung der Entnahmestelle aus zwei Gründen wichtig. Erstens kann nur so *arterialisiertes Kapillarblut* gewonnen werden und zweitens fließt das Blut bei gut durchblutetem Gewebe besser aus dem Einstichkanal als bei schlecht durchblutetem. Bei Blutgasuntersuchungen entscheidet die Güte der Hyperämisierung über den Wert der Bestimmung. Die Technik der Kapillarblutentnahme ist in Tabelle 16.1 zusammengefaßt. Tabelle 16.2 führt wichtige Untersuchungen auf, die aus Kapillarblut durchgeführt werden.

Tabelle 16.1 Technik zur Gewinnung von Kapillarblut.

1. Entnahmestelle ca. 5 min. mit feuchter Wärme hyperämisieren (im 1. Lebensjahr Ferse, danach Fingerbeere). Dazu wird ein Teil einer Papierwindel mit heißem Wasser (40–42 °C) befeuchtet und um die Ferse gelegt.
2. Entnahmestelle desinfizieren und reinigen (z. B. mit 70%igem Alkohol)
3. Zügiger, etwas schräger Einstich mit Einmallanzette (ca. 3 mm) oder mit halbautomatischen Punktionshilfen (z. B. Autolet®).
   Wichtig: Bei Neugeborenen den medialen oder lateralen Fersenrand punktieren. In jedem Fall Verletzung des Fersenbeins vermeiden.
4. Die ersten 2 Bluttropfen mit alkoholgetränktem Tupfer entfernen.
5. Füllen der jeweiligen Probengefäße; sofern notwendig
   a) bei Entnahme am Finger vom Handteller bis zum vorletzten Fingerglied streichen,
   b) bei Entnahme an der Ferse diese mit der linken Hand umfassen und leichten Druck ausüben.
6. Entnahmestelle mit Pflaster überkleben.

Blut (Vollblut) enthält feste Bestandteile (Blutkörperchen) und in der Blutflüssigkeit gelöste Substanzen. Die Blutkörperchen werden in rote Blutkörperchen (Erythrozyten), weiße Blutkörperchen (Leukozyten) und Blutplättchen (Thrombozyten) unterteilt. Ihre Untersuchung wird im Abschnitt *Hämatologie* dargelegt. Eine der im Blut gelösten Substanzen ist das Fibrinogen, aus dem bei der Gerinnung (vgl. S. 163) das Fibrin entsteht. Dieses ist dafür verantwortlich, daß sich beim Stehenlassen von Vollblut der Blutkuchen mit den Blutkörperchen vom Überstand, dem Serum, abtrennt. Blut gerinnt in Plastikröhrchen schlecht, daher enthalten die für Serumuntersuchungen bestimmten Blutröhrchen gerinnungsfördernde Substanzen (z. B. Kaolin). Tabelle 16.2 gibt einen Überblick über Bestimmungen, die häufig aus Serum durchgeführt werden.

Zur mechanisierten Blutkörperchenzählung und für andere Untersuchungen wird Blut ungerinnbar gemacht. Dies kann auf 2 Arten erfolgen:

1. durch Abfangen der für die Gerinnung nötigen Kalziumionen. Dazu werden EDTA[1], Natriumzitrat und gelegentlich Natriumoxalat und Natriumfluorid verwendet,
2. durch Heparin, das gerinnungsfördernde Faktoren hemmt.

Für die Blutsenkungsgeschwindigkeit (BSG) nach Westergren werden 0,4 ml einer 3,4%igen Natriumzitratlösung mit Blut bis zur Marke 2 ml aufgezogen. Für Gerinnungsuntersuchungen wird Zitratlösung mit Blut im Verhältnis 1 + 9

[1] Kalium- oder Natriumsalz der Ethylendiaminotetraessigsäure

Tabelle 16.2 Kapillar- und Venenblut als Material für klinisch-chemische Untersuchungen.

Untersuchungsmaterial	Hilfsmittel	Bestimmungen
Kapillarblut	heparinisierte Glaskapillaren	Blutgasanalyse, Hämatokrit, Blutkörperchenzählung
	Objektträger	Blutausstrich
	Spezialgefäße	Blutzucker und andere Untersuchungen aus der klinischen Chemie (Substrate, Enzyme)
Venenblut Vollblut	EDTA-Röhrchen	Qualitatives und quantitatives Blutbild
	Zitratlösung	BSG
	Heparinröhrchen	selten: Elektrolyte
Plasma	EDTA-Röhrchen	manche Hormone
	Zitratlösung	Gerinnungsanalytik
	Heparinröhrchen	Klinische Chemie und manche Hormone
Serum	Röhrchen mit gerinnungsfördernden Substanzen	Elektrolyte (z. B. Na, K), Enzyme (z. B. Transaminasen), Substrate (z. B. Gesamteiweiß), Elektrophoresen, Hormone

aufgezogen. Diese Volumenverhältnisse sind streng einzuhalten.

Läßt man ungerinnbar gemachtes Blut stehen, so setzen sich die Blutkörperchen ab. Der Überstand wird als **Plasma** bezeichnet. Die Trennung von Plasma und Blutkörperchen wird im Labor durch Zentrifugation beschleunigt. Tabelle 16.2 führt Bestimmungen auf, die bevorzugt aus Plasma durchgeführt werden.

Nach der Entnahme sollen die Blutproben sofort ins Labor gebracht werden. Bei manchen Bestimmungen (Ammoniak und einige Peptidhormone) muß die Probe sogar nach der Entnahme mit Eis gekühlt werden. In diesen Fällen soll das Untersuchungsmaterial besonders rasch ins Labor gelangen.

Rohrpostanlagen sind in der Regel nicht zum Blutprobentransport geeignet, da durch Beschleunigungs- und Bremsvorgänge vermehrt Hämolyse auftritt.

2.2 Urin

Spontanurin wird hauptsächlich für die Untersuchung des **Urinstatus** verwendet. Der Urinstatus besteht aus einer mikroskopischen Untersuchung (der Kammerzählung bzw. der Sedimentuntersuchung) zur Ermittlung der geformten Bestandteile (Erythrozyten, Leukozyten, Kristalle, Bakterien u. a.) und einer Teststreifenuntersuchung. Die Teststreifenuntersuchung umfaßt mindestens die qualitative bzw. halbquantitative Bestimmung von pH-Wert, Eiweiß, Blut und Glukose. Häufig ist die Abschätzung der Leukozytenzahl eingeschlossen. Spontanurine sollten möglichst rasch ins Labor gebracht werden und dort auch rasch untersucht werden, da anderenfalls Bakterienwachstum und morphologische Veränderungen der Zellen die Diagnostik erschweren. Weitere mit Spontanurinen durchgeführte Untersuchungen sind die qualitative Bestimmung von Gallenfarbstoffen und Stoffwechselsuchtests.

Quantitative Stoffwechseluntersuchungen und Untersuchungen zur Nierenfunktion werden aus **24-Stunden-Sammelurinen** durchgeführt. Um das Bakterienwachstum einzuschränken, enthält das Sammelgefäß ein Konservierungsmittel, häufig eine 10%ige Lösung von Thymol in Isopropanol. Für manche Untersuchungen enthalten die Sammelgefäße jedoch konzentrierte Säuren zur Stabilisierung empfindlicher Stoffwechselprodukte. Daher Vorsicht im Umgang mit den Konservierungsmitteln!

Das korrekte *Sammeln eines 24-Stunden-Urins* beginnt mit leerer Blase bzw. der Uhrzeit der Blasenentleerung. Alle folgenden Urinportionen kommen in das Sammelgefäß. 24 Stunden nach Sammelbeginn werden die Kinder, sofern dies möglich ist, zur Miktion aufgefordert. Diese Portion kommt auch in das Sammelgefäß und schließt die Sammelperiode ab.

2.3 Liquor

Bei Liquoruntersuchungen erfolgt zunächst auf der Station eine qualitative Beurteilung der Farbe (Tab. 16.3), etwaiger Trübungen, und die halbquantitative Bestimmung des Eiweißgehaltes mit PANDYS Reagenz oder heute besser mit einem Eiweißteststreifen. Im Labor schließt sich die Zählung und Differenzierung der Liquorzellen und gegebenenfalls die quantitative Eiweißbestimmung an. Die Differenzierung ungefärbter Zellen ist sehr erschwert, wenn der Liquor nicht frisch untersucht wird. Die mikroskopische Untersuchung von Liquor schließt bei bakterieller Meningitis oft eine orientierende Gramfärbung ein. Quantitative im Liquor durchgeführte Bestimmungen betreffen Albumin und die Immunglobuline, Glukose, Laktat, selten Chlorid.

2.4 Stuhl

Mit Stuhl werden makroskopische und mikroskopische, qualitative und quantitative Untersuchungen durchgeführt. Makroskopisch werden Farbe (Tab. 16.3), Konsistenz, Menge und Geruch beurteilt. Stuhlausstriche sind bei Verdacht auf Parasiten und Malabsorptions- und Maldigestionssyndrome angezeigt (Stärkekörner, Fetttröpfchen). Auch Pilzinfektionen und bakterielle Infektionen lassen sich im gefärbten Stuhlausstrich durch Nachweis von Pilzmyzelen und Leukozyten erkennen. An dieser Stelle sei auch der mikroskopische Nachweis von Oxyureneiern mit dem Klebestreifentest erwähnt. Eine wichtige qualitative Untersuchung ist der Blutnachweis im Stuhl. Die quantitative Stuhlfettbestimmung wird nur in Speziallaboratorien durchgeführt.

Tabelle 16.3 Auffällige Farbveränderungen bei Urin, Liquor und Stuhl mit ausgewählten Ursachen.

Farbe	Urin	Liquor	Stuhl
rot bis braunrot	frisches Blut Hämoglobin Myoglobin auch: rote Bete	frisches Blut Hämoglobin	frisches Blut (Enddarm) auch: rote Bete
schwarz bis braunschwarz	Methämoglobin (Bilirubin) Alkaptonurie Porphyrine		massive Blutung in höheren Darmabschnitten auch: Kohle- und Eisenpräparate, Heidelbeeren, Blutwurst
gelb bis orange	Bilirubin Urobilin auch: Flavine Vitamin B_2	Methämoglobin Bilirubin	Mohrrüben
ziegelrot	Urobilinogen Porphyrine Porphyrinogene		
grün	Bilirubin Pyozyaneus-Infektion		Biliverdin (Dünndarmstuhl bei Diarrhoe und bei Muttermilchernährung) auch: Nahrungs-Chlorophyll
farblos bis grau	Polyurie		Gallengangsverschluß Fettstuhl

2.5 Andere Körperflüssigkeiten

In der Pädiatrie kommt der Untersuchung der Schweißelektrolyte eine besondere Bedeutung bei der Diagnostik der zystischen Fibrose zu. Auf die verschiedenen Arten der Schweißgewinnung und die Meßmethoden soll hier nicht näher eingegangen werden.

Der Duodenalsaft enthält unter anderem Pankreassekret und wird daher bei der Überprüfung der Pankreasfunktion auf pH-Wert und Enzymgehalt untersucht. Auch mikroskopische Untersuchungen, z. B. auf Lamblien, werden durchgeführt.

Punktionsflüssigkeiten werden im Labor auf ihren Eiweißgehalt und mikroskopisch auf Zellen untersucht. Ausnahmsweise können auch im Speichel Medikamentenspiegel und in Tränen Immunglobuline bestimmt werden.

3 Untersuchungsverfahren im klinischen Labor

3.1 Qualitative und halbquantitative Methoden

Vor jeder chemischen Untersuchung – sei es auf der Station oder im Labor – steht die **Inspektion** der Probe. Aussehen und Geruch von Urin, Liquor und Stuhl geben dem Erfahrenen wertvolle diagnostische Hinweise. Die Mehrzahl der auffälligen Farbänderungen (Tab. 16.3) geht auf Blut und seine Abbauprodukte zurück. Bei Malabsorptionen und Maldigestionen und bei einigen Stoffwechselstörungen treten eindrucksvolle Gerüche des Stuhles bzw. des Urines auf. Die Trübung von Serum und Plasma (auch bei der BSG sichtbar!) ist meist durch Blutfette bedingt (Lipämie).

Die früher gebräuchlichen unspezifischen Reagenzglasproben auf Zucker, Eiweiß und andere sind heute zugunsten von **Teststreifenuntersuchungen** verlassen, die alle nicht nur eine qualitative, sondern auch eine halbquantitative Abschätzung der vorliegenden Konzentration erlauben. Die wichtigsten Teststreifentypen sollen im folgenden aufgezählt werden.

Der **pH-Wert** (S. 79) wird mit ausreichender Genauigkeit durch Indikatorpapier ermittelt. Es ist aber zu beachten, daß Urin saurer oder alkalischer als die Farbanzeige in der Endstufe sein kann. pH 5 bedeutet zum Beispiel „pH kleiner oder gleich 5“ und nicht „pH gleich 5“.

Glukose wird in den Teststreifen durch eine 2stufige Reaktion nachgewiesen. Die 1. ist ein sehr glukosespezifischer enzymatischer Schritt, der zur Bildung von H_2O_2 führt. Der 2., weniger spezifische bildet aus H_2O_2 und einem Indikator einen Farbstoff. Diese Reaktion wird durch Askorbinsäure (Vitamin C) gehemmt. Der Glukosenachweis in Urin und Blut ist halbquantitativ. Eine Verbesserung der Ablesegenauigkeit ermöglichen die speziell für Glukoseteststreifen entwickelten batteriebetriebenen Reflektionsmeßgeräte (z. B. Reflomat).

Eiweiß läßt sich durch seinen sog. Indikatorfehler mit Teststreifen nachweisen. Das Prinzip beruht auf der Farbänderung von Indikatorfarbstoffen in Anwesenheit von Eiweiß. Stark alkalische Urine und manche Medikamente täuschen Eiweiß vor. Diese Eiweißteststreifen lassen sich vorteilhaft auch anstelle der **Pandyschen Probe** zur halbquantitativen Bestimmung von Eiweiß im Liquor und Transsudat – ggf. nach Verdünnung – verwenden. Der Teststreifen ist bei sachgemäßer Lagerung länger haltbar und leichter zu beurteilen als die Probe mit PANDYS Reagenz. Letzteres soll auf der Station alle 4 Wochen erneuert werden.

Zum Nachweis von **Blut im Urin** (Hämoglobin und/oder Erythrozyten) gibt es gut brauchbare Teststreifen, die auf dem Prinzip der katalytisch gesteuerten Oxidation eines Indikators durch Hämoglobin und Peroxid beruhen. Der Test ist spezifisch auf Hämoglobin und Myoglobin, wird aber andererseits durch Askorbinsäure gehemmt. Die Testbriefchen zum Nachweis von Blutbeimengungen im Stuhl arbeiten auf ähnlicher Grundlage. Um aussagekräftige Ergebnisse zu erhalten, darf der Patient 3 Tage vor der Stuhlprüfung kein Tatar (rohes Fleisch) und keine Blutwurst essen.

In den letzten Jahren hat sich auch der Teststreifen zum Nachweis von **Leukozyten im Urin** durchgesetzt. Bei negativem Ergebnis aller Teststreifenfelder kann man sich die Kammerzählung ersparen.

Der **Ketonkörper-**Nachweis durch Teststreifen beruht auf der **Legalschen Probe,** die mit Azeton und Azetessigsäure violette Komplexe liefert. Er wird mit Urin, daneben auch mit Serum durchgeführt. Dieser Teststreifen reagiert sehr spezifisch.

Andere Teststreifen dienen der Bestimmung der Gallenfarbstoffe Bilirubin, Urobilin und Urobilinogen. Der BM-Testsatz zum Nachweis erhöhter Albuminkonzentrationen im Mekonium sei ebenfalls erwähnt. Er wird zur Früherkennung der zystischen Fibrose eingesetzt und beruht letztlich auf einem Teststreifennachweis von Eiweiß (s. dort). In großen Laboratorien werden die Teststreifen für Urinuntersuchungen nicht durch Betrachten, sondern mechanisch-photometrisch ausgewertet. Der individuelle Ablesefehler wird dadurch ausgeschaltet.

Die orientierende Bestimmung der Urindichte (weniger korrekte Bezeichnung: spezifisches Gewicht) erfolgt mit dem Aräometer. Dabei ist auf die Eichtemperatur dieser Geräte bzw. die Temperatur des Urins zu achten und darauf, daß das Aräometer beim Ablesen nicht an der Gefäßwand klebt. Anstelle der Urindichte sollte heute die Osmolalität (S. 78) bestimmt werden. Neuerdings gibt es auch einen Teststreifen zur Abschätzung der Urindichte.

3.2 Trockenchemie

Unter dem Begriff „Trockenchemie" faßt man die Bestimmung von Parametern der Klinischen Chemie mit Teststreifen und Reflektometrie (= Farbintensitätsmessung der Lichtreflexion) zusammen. Die oben besprochenen Urinteststreifen sind ein schon lange bekanntes Beispiel. Alle für die Reaktion – gegebenenfalls bis zu 4 Folgereaktionen – nötigen Reagenzien sind in trockener, stabilisierter Form in den Teststreifen enthalten. Häufig sind die Reagenzien in mehreren Schichten übereinander angeordnet, so daß beim Befeuchten des Feldes nacheinander erst Reaktion I und dann Reaktion II abläuft. Eine neuere Entwicklung (Reflotron Teststreifen) erlaubt sogar, daß Vollblut aufgetropft werden kann (Abb. 16.1). Die Erythrozyten werden hier durch ein Trockenvlies zurückgehalten („abfiltriert"), so daß nur noch das *Plasma* zu den Reaktionsschichten weiterwandert.

Inzwischen gibt es solche Teststreifen für alle in der Routinediagnostik von Praxis und Klinik wichtigen Enzyme und Substrate. Damit wird eine schnelle, patientnahe und nach kurzer Anleitung von jedermann durchführbare Diagnostik eröffnet.

3.3 Hämatologie

In diesem Abschnitt werden die wichtigsten hämatologischen Untersuchungen erläutert. Zur Durchführung dient Kapillar- oder Venenblut, das in der Regel mit EDTA ungerinnbar gemacht wurde. Für die Thrombozytenzählung ist Venenblut vorzuziehen. Im klinischen Sprachgebrauch werden das **kleine Blutbild** mit Bestimmung des Hämoglobins, der Erythrozyten- und der Leukozytenzahl vom **großen Blutbild** unterschieden, das zusätzlich das Differentialblutbild enthält. In Laboratorien mit automatischen Geräten für die Blutkörperchenzählung umfaßt das kleine Blutbild die Zählung aller Blutkörperchen und die Bestimmung des Hämatokrits.

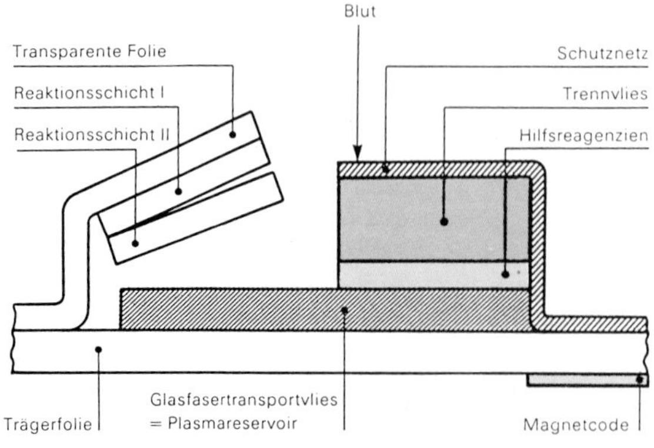

Abb. 16.1 Teststreifen für Glukosebestimmung aus Vollblut (Reflotron BOEHRINGER. WERNER, W.: Aufbau und Chemismus von Reagenzträgern in der Reflometrie, Abdruck mit freundlicher Genehmigung der Fa. BOEHRINGER, Mannheim).

3.3.1 Hämatokrit

Der Hämatokrit drückt den Anteil der Erythrozyten am Gesamtblut in Prozent aus. Heute wird er auch als Dezimalzahl (*l/l*) angegeben, z. B. entsprechen 41% der Dezimalzahl 0,41. Die Hämatokritbestimmung ist die einfachste und zugleich die zuverlässigste hämatologische Bestimmung. Sie wird auch gelegentlich im Stationslabor durchgeführt. Den Hämatokrit ermittelt man durch scharfe Zentrifugation einer mit Blut gefüllten und an einem Ende mit Kitt sorgfältig verschlossenen Kapillare (Hämatokritkapillare). Zur Auswertung s. Abb. 16.2. In elektronischen Blutkörperchenzählern wird der Hämatokrit nicht durch Zentrifugation, sondern durch Berechnung aus Erythrozytenzahl und Erythrozytenvolumen ermittelt.

3.3.2 Hämoglobin

Hämoglobin wird als Zyanhämiglobin photometrisch (S. 535) bestimmt. Zyanhämiglobin entsteht durch Oxidation von Hämoglobin (enthält 2wertiges Eisen) zu Hämiglobin (enthält 3wertiges Eisen) und Anlagerung von Zyanid an das Hämiglobin. Es zeichnet sich durch besonders hohe Stabilität aus. Die Oxidation von Hämoglobin zu Hämiglobin (auch Methämoglobin genannt), das keinen Sauerstoff mehr binden kann, erfolgt in geringem Umfang auch im Körper und wird dort durch das Enzym Hämiglobinreduktase rückgängig gemacht. Ein Mangel oder eine Hemmung dieses Enzyms (z. B. durch hohen Nitratgehalt im Trinkwasser) führt zu einer Methämoglobinämie.

3.3.3 Erythrozytenzahl

Die Zählung der Erythrozyten erfolgt zusammen mit Hämatokrit- und Hämoglobinbestimmung im Rahmen des roten Blutbildes. Wir unterscheiden dabei die Kammerzählung mit dem Mikroskop von der Zählung im Zählautomaten (S. 541). Beim *Zählkammerverfahren* wird das Blut mit HAYEMscher Lösung verdünnt und die gut gemischte Verdünnung in eine Zählkammer gefüllt. Die Abb. 16.3 und 16.4 zeigen eine solche Zählkammer und das Zählnetz einer Kammer. Durch den Kapillarspalt zwischen dem Deckglas und der vertieften mittleren Bank einerseits und das eingravierte Zählnetz andererseits wird ein definiertes Volumen gebildet. Bei der Kammerzählung werden die in einer bestimmten Anzahl von

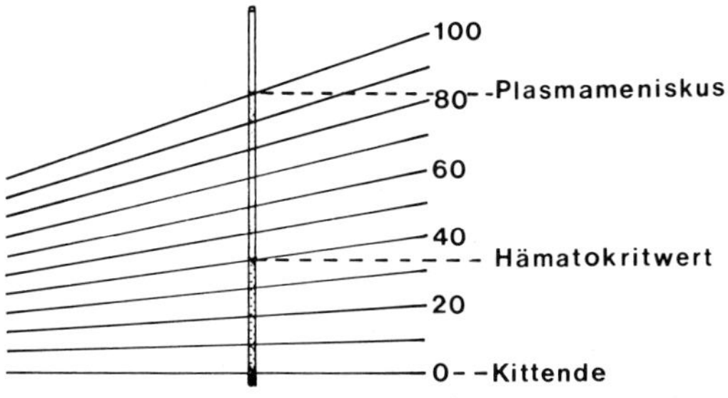

Abb. 16.2 Ablesen des Zentrifugal-Hämatokrits: Die Kapillare wird so an die Geradenschar angelegt, daß das Kittende mit der 0-%-Linie und der Plasmameniskus mit der 100-%-Linie abschließen.

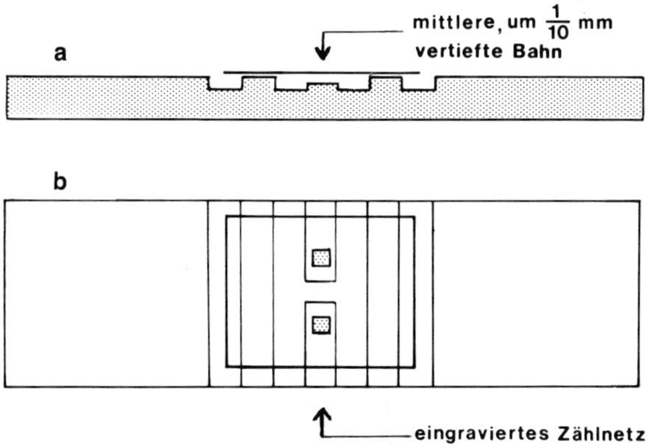

Abb. 16.3a, b Seitenansicht **(a)** und Aufsicht **(b)** einer Zählkammer mit aufgesetztem Deckglas.

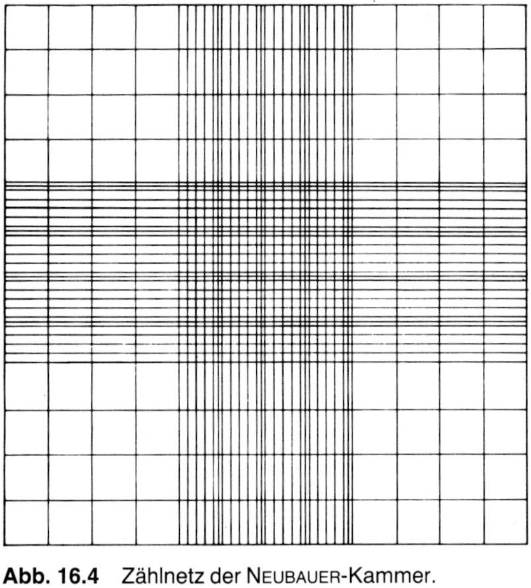

Abb. 16.4 Zählnetz der NEUBAUER-Kammer.

Quadraten sichtbaren Erythrozyten aufsummiert und daraus die Erythrozytenzahl in 1 µl Blut errechnet. Nach dem gleichen Prinzip erfolgen alle Kammerzählungen, so auch die der Leukozyten und Thrombozyten im Blut, Urin und Liquor.

3.3.4 Abgeleitete Meßgrößen der Erythrozyten

Aus der Erythrozytenzahl, dem Hämoglobin und dem Hämatokrit lassen sich einige Parameter errechnen, welche die Erythrozyten näher beschreiben. Das *mittlere Zellvolumen* (MCV) der Erythrozyten errechnet sich aus dem Hämatokrit und der Erythrozytenzahl (HK[*l*/*l*] × 1000/Ery[10^6/µl])[2] und wird in fl angegeben (1 Femtoliter = 10^{-15}l). Der *mittlere Hämoglobingehalt* der Erythrozyten (MCH) errechnet sich aus der Erythrozytenzahl und dem Hämoglobin (Hgb[g/dl] × 10/Ery[10^6/µl])[2] und wird in pg angegeben (1 Picogramm = 10^{-12}g). Die *mittlere Hämoglobinkonzentration* in den Erythrozyten (MCHC), auch mittlere korpuskuläre Hämoglobinkonzentration genannt, errechnet sich aus der Hämoglobinkonzentration und dem Hämatokrit (Hgb[g/dl]/HK[*l*/*l*])[2] und wird in g Hämoglobin/dl Erythrozyten, aber auch in % angegeben.

3.3.5 Retikulozytenzählung

Retikulozyten sind junge Erythrozyten, die noch Reste der inneren Zellstruktur aufweisen. Diese Zellbestandteile lassen sich mit Brillantkresylblau anfärben. Es wird die Zahl der Retikulozyten pro 1000 Erythrozyten (= ‰) angegeben.

3.3.6 Leukozytenzählung

Die Leukozytenzählung erfolgt wie die der Erythrozyten in der Zählkammer oder im Zählautomaten. Das Blut wird dabei in jedem Fall mit einer Lösung verdünnt, welche die Erythrozyten zerstört (hämolysiert). Eine Verminderung der Leukozytenzahl wird als Leukopenie, eine Erhöhung als Leukozytose bezeichnet. Die Leukozytenzahl wird pro µl Vollblut angegeben (z. B. 8000/µl).

3.3.7 Thrombozytenzählung

Die Thrombozyten sind die kleinsten Blutkörperchen. Die Kammerzählung der Thrombozyten wird meistens am Phasenkontrastmikroskop vorgenommen, da es die Möglichkeit bietet, gebeugte Lichtstrahlen von ungebeugten zu unterscheiden und dadurch ungefärbte Objekte besser sichtbar zu machen. Thrombozytenzählungen sollten aus Venenblut vorgenommen werden.

3.3.8 Differentialblutbild

Zum Differentialblutbild wird auf einem Objektträger ein Bluttropfen dünn ausgestrichen und gefärbt. Es erlaubt eine Differenzierung der weißen Blutkörperchen, eine Beurteilung der Form der Erythrozyten und eine grobe Abschätzung der Mengenverhältnisse aller Blutkörperchen, auch der Thrombozyten. Es hat eine besonders große Bedeutung für Diagnostik und Therapie von Blutkrankheiten.

3.4 Immunologische Untersuchungsmethoden und Blutgruppenserologie

Die immunologischen Untersuchungsmethoden nehmen einen breiten Raum in der klinischen Diagnostik ein. Sie dienen zum Nachweis von Antigenen auf körpereigenen Zellen, von Bakterien und Viren, zum Nachweis von spezifischen Antikörpern gegen fremde und eigene Zellen, gegen Bakterien, Viren und andere Fremdproteine und zum Nachweis von Immunkomplexen (Antigen-Antikörper-Komplexen) im Organismus.

Den immunhämatologischen und serologischen Laboratorien stehen dafür eine Vielzahl von Methoden zur Verfügung: Präzipitations- und Agglutinationsreaktionen, Komplementbindung und -lyse, Neutralisation von Antigenen, Immunfluoreszenz, Radioimmunoassay, Enzymimmunoassay und andere.

---

[2] Bei einem HK von 40% (bzw. 0,4 *l*/*l*) und 5 Mill. Ery/µl lautet der Quotient für MCV = 0,4 × 1000/5 = 80, d. h. 80 fl.
Bei einem Hgb von 15 g/dl und 5 Mill. Ery/µl ergibt sich MCH aus dem Quotienten 15 × 10/5 = 30, also 30 pg.
Beträgt der Hgb 15 g/dl und der HK 40% (= 0,4 *l*/*l*), dann ist MCHC = 15/0,4 = 37,5 g Hgb/dl Ery bzw. 37,5%.

3.4.1 Präzipitation

Werden Antigene und Antikörper in einem wäßrigen Milieu zusammengebracht, kommt es unter definierten Bedingungen (Temperatur, Ionenkonzentration, pH) sehr schnell zur Bildung von Antigen-Antikörper-Komplexen, die bei bestimmter Konzentration der Reaktionspartner als unlösliche Komplexe ausfallen. Dieses Verhalten ist die Grundlage zum Beispiel für die doppelte Geldiffusion nach OUCHTERLONY, die Immundiffusion nach MANCINI und die Immunelektrophorese (Anwendungsbereiche und Durchführung s. S. 539).

3.4.2 Agglutination

Während sich die Präzipitation für die Darstellung von löslichen Immunkomplexen eignet, werden mit der Agglutinationsreaktion große Immunkomplexe identifiziert. Eine Agglutination kann erst eintreten, wenn ein Antikörpermolekül, das mindestens 2 Bindungsstellen trägt, 2 Antigene auf verschiedenen Antigenträgern gebunden hat, d. h., wenn es zur Brückenbildung gekommen ist. Die Agglutination ist eine sehr empfindliche Methode.

Anwendung: Blutgruppenbestimmung, Kreuzprobe, Differenzierung erythrozytärer Antikörper, Typisierung von Salmonellen, PAUL-BUNNELL-Reaktion zur Differenzierung der Mononukleose.

3.4.3 Antikörpertitration

Die Titration ist ein halbquantitatives Verfahren zur Bestimmung der Antikörperkonzentration in einer Probe. In jedes Röhrchen einer geometrischen Serumverdünnungsreihe (½, ¼, ⅛, ... l/n) wird eine konstante Menge einer Antigensuspension gegeben, durchmischt, inkubiert und auf Agglutination oder Hämolyse geprüft. Es wird die Verdünnungsstufe ermittelt, die gerade noch eine Agglutination bzw. Hämolyse zeigt. Der Verdünnungsgrad wird als Titer angegeben.

Anwendung: GRUBER-WIDAL-Reaktion zur Salmonellen-Antikörpertiterbestimmung, Hämolysintiter (AB0-System), Isoagglutinintiter (AB0-System), Kälteagglutinintiter, Antistreptolysintiter (= ASL), Komplementbindungsreaktion (= KBR) in der Virologie.

3.4.4 Passive Agglutination

An die Oberfläche von Erythrozyten oder Latexpartikeln werden lösliche Antigene gekoppelt. Diese Komplexe werden nach Inkubation mit einem entsprechenden Serum agglutinabel. Sind Erythrozyten die Träger, so spricht man von passiver *Hämagglutination,* sind Latexteilchen die Träger, spricht man vom *Latextest.*

Anwendung: Hämagglutination: Schwangerschaftstest, PAUL-BUNNELL-Reaktion. Latextest: Antistreptolysintiter (= ASL), Kardiolipintest, C-reaktives Protein, WAALER-ROSE-Test, Antithyreoglobin-Test.

3.4.5 Agglutinationshemmtest

Viruspartikel sind in der Lage, Erythrozyten direkt zu agglutinieren. Werden Viruspartikel durch spezifische Antikörper im Serum neutralisiert, bleibt die Agglutination mit den Testerythrozyten aus.

Anwendung: Mumps, Schwangerschaftsnachweis als Hämagglutinationshemmtest.

3.4.6 Neutralisationstest

Ein bekanntes Virus und Patientenserum werden zusammen inkubiert. Anschließend wird der *zytopathogene Effekt* des Virus in einer Gewebekultur geprüft. Sind Antikörper gegen die bekannten Testviren in der Probe, werden die Viren neutralisiert und der zytopathogene Effekt (zellzerstörende Effekt) bleibt aus.

Anwendung: Poliomyelitis-Virus-Antikörper, Zytomegalie-Virus-Antikörper.

3.4.7 Komplementbindung und -lyse

Kommt es im Verlauf einer Antigen-Antikörper-Reaktion zur Aktivierung des Komplementsystems, folgt eine irreversible Schädigung der Zellen bzw. der Mikrobenmembranen mit Hämolyse bzw. Zytolyse. Man unterscheidet in vitro direkte und indirekte Komplementreaktionen. Bei der *direkten Reaktion* tritt eine Schädigung bzw. Lyse der durch Antikörper sensibilisierten Zielzellen ein.

Anwendung: Hämolysintest gegen AB0-Blutgruppenantigene; Identifizierung des Histokompatibilitätskomplexes (HLA-System) im Rahmen einer Transplantation oder zytostatischen Chemotherapie. Die Membran eines intakten Lymphozyten ist für Farbstoffe undurchlässig. Führt die Wirkung eines spezifischen Antiserums unter Komplementverbrauch zur Membranschädigung, kann der Farbstoff – Trypanblau oder Eosin – ungehindert in die Zelle eindringen, wobei die Zellen sich anfärben.

Die *indirekte Komplementbindungsreaktion* dient zum Nachweis von Antikörpern gegen lösliche Antigene. Antigen-Antikörper-Komplexe binden zwar Komplement, führen aber nicht zur sichtbaren Lyse. Man gibt Patientenserum, bekanntes Antigen und eine definierte Menge Komplement zusammen. Bei Vorhandensein des entsprechenden Antikörpers in der Probe kommt es zur Antigen-Antikörper-Reaktion unter Komplementverbrauch. Gibt man mit Antikörpern beladene Schaferythrozyten dazu (Ambozeptor), bleibt die Hämolyse aus oder sie ist gehemmt, wenn ein Komplementverbrauch bereits stattgefunden hat.

Anwendung: WASSERMANN-Reaktion (Lues), Toxoplasmoseantikörper, Zytomegalievirusantikörper, Mumpsvirusantikörper, Varizellenvirusantikörper.

3.4.8 Immunfluoreszenz

Für Fluoreszenztechniken werden fluoreszeinkonjugierte Antikörper verwendet. Durch ultraviolettes Licht werden diese zur Fluoreszenz angeregt. Sie leuchten bei mikroskopischer Betrachtung je nach verwendeter Substanz in Grün- oder Rottönen. Man unterscheidet die direkte Technik von der indirekten Technik. Bei der *direkten Technik* werden die markierten Antikörper direkt auf das Antigen gegeben. Nach Inkubation wird das Präparat sorgfältig gewaschen, um ungebundene Antikörper zu entfernen. Anschließend wird das Präparat unter dem Mikroskop auf Fluoreszenz beurteilt. Bei den *indirekten Techniken,* den sog. Sandwich-Techniken, wird das Präparat zunächst mit einem spezifischen Antikörper inkubiert, gewaschen, dann mit fluoreszeinkonjugierten Anti-Human-IgG-, IgM- oder IgA-Antikörpern überschichtet, inkubiert, sorgfältig gewaschen und ebenfalls die Fluoreszenz beurteilt. Ein Ansatz ist negativ, wenn keine Fluoreszenz sichtbar ist, positiv, wenn sich Fluoreszenzen zeigen.

Anwendung: Diagnostik von Immunkomplexerkrankungen (ANF = antinukleärer Faktor, DNS-Antikörper, antimitochondriale Antikörper), Thrombozytenantikörper.

Weitere sehr empfindliche und deshalb in der Diagnostik bedeutende immunologische Techniken sind die Radioimmunoassays (RIA) und die Enzymimmunoassays (EIA) (S. 539).

3.4.9 Blutgruppenserologie

Ein besonderes Gebiet der Immunhämatologie ist die Blutgruppenserologie. Ihre Bedeutung soll hier aus transfusionsmedizinischer Sicht abgehandelt werden. Man unterscheidet die humorale von der zellvermittelten Abwehrreaktion. Bei der humoralen Abwehr werden die vom Organismus als fremd erkannten Substanzen (Antigene) durch spezifische Antikörper (Immunglobulin G, M und A) unter Mitwirkung von Co-Faktoren (z. B. Komplement) aus dem Kreislauf eliminiert. Bei der zellvermittelten Immunreaktion werden die als fremd erkannten Antigene an spezifische Oberflächenrezeptoren der Phagozyten gebunden und zerstört. Die Folge kann ein beschleunigter Abbau der Fremdantigene, so auch der transfundierten Zellen (Thrombozyten, Leukozyten, Erythrozyten) mit den klinischen Zeichen einer akuten und verzögerten Hämolyse, einer Thrombopenie oder Leukopenie sein.

Zur Herabsetzung des Transfusionsrisikos bei hämosubstitutionsbedürftigen Patienten ist die Bereitstellung von verträglichen (kompatiblen) Blutkomponentenpräparaten deshalb unerläßlich. Dies ist die Aufgabe der transfusionsmedizinischen Abteilungen. Für die Transfusion von Erythrozyten ist besonders das AB0- und Rhesussystem zu beachten, für die Transfusion von Thrombozyten und Leukozyten auch das HLA-System. Dabei darf nicht vernachlässigt werden, daß auch alle anderen Antigensysteme hämolytische oder nicht hämolytische Transfusionsreaktionen auslösen können (z. B. die Erythrozytenantigene: K, Fy, Jk, S, P; die Thrombozytenantigene PLA 1 sowie die Granulozyten-spezifischen Antigene).

Das **AB0-System** ist das wichtigste menschliche Blutgruppensystem. Je nach dem Fehlen oder Vorhandensein der Antigene A und B lassen sich folgende Blutgruppen unterscheiden: A, B, AB, 0. 0 bedeutet, daß weder das Antigen A noch B auf den Erythrozyten nachweisbar ist. Die Identifizierung der AB0-Blutgruppen gelang LANDSTEINER und war deshalb möglich, weil im Serum gesunder erwachsener Personen stets Antikörper gegen das Antigen vorhanden sind, welches das betreffende Individuum selbst nicht besitzt. Diese regelmäßig vorhandenen *natürlichen Antikörper* des AB0-Systems (Isoagglutinine) fehlen bei den meisten Neugeborenen und sie sind erst im Laufe des 1. Lebensjahres im Kreislaufsystem nachweisbar. Eine Ausnahme sind die sog. Immunantikörper des AB0-Systems, die im Verlauf einer Schwangerschaft als Antwort auf eine AB0-

Inkompatibilität (Unverträglichkeit zwischen Mutter und Kind, z. B. Mutter 0 – Kind A) gebildet werden und als IgG-Immunglobuline in den kindlichen Kreislauf übertreten können. Die AB0-Blutgruppen sind genetisch determiniert und verteilen sich wie folgt:

A 43,4%, B 12,5%, 0 39,1%, AB 4,9%.

Bei der Eigenschaft A unterscheidet man mehrere Untergruppen: A_1, A_2, A_3, ... A_x. A_1 ist ein stärkeres Antigen als A_2. Die Erythrozyten von Neugeborenen der Gruppe A reagieren häufig wie A_2-Erythrozyten, denn ihre Antigene sind zum Zeitpunkt der Geburt noch nicht vollständig ausgebildet.

Das **Rhesussystem** wurde von LANDSTEINER und WIENER entdeckt. Sie beobachteten, daß 85% der Blutproben durch Antiseren, die durch Immunisieren von Kaninchen mit Rhesusaffenerythrozyten gewonnen wurden, agglutiniert werden. Man nannte dieses Antigen Rh. Eine Paralleluntersuchung mit dem Serum einer Schwangeren ergab, daß das Schwangerenserum die gleiche Spezifität hatte, wie das der immunisierten Kaninchen. Dieses erste Isoanti-Rh-Serum reagierte sowohl mit den Erythrozyten des Kindes als auch mit denen des Vaters. Später konnten weitere Antikörper bei Schwangeren nachgewiesen werden.

Heute unterscheidet man 5 Hauptantigene des Rhesussystems. Sie werden nach FISHER und RACE D, C, c, E, e bezeichnet. Die entsprechenden Antikörper werden Anti-D, -C, -c, -E, -e genannt. Das Merkmal d wird dann protokolliert, wenn die Reaktion der Erythrozyten mit dem Anti-D negativ ist. Eine d-Immunisierung konnte bisher nicht wie bei den anderen Rh-Untergruppen produziert werden. Man schließt daraus, daß es keine d-Eigenschaft gibt. Die Merkmale des Rh-Systems werden gesetzmäßig in Komplexen vererbt. Man unterscheidet 8 Genkomplexe: CDe, cDE, cDe, CDE, Cde, cdE, cde, CdE. Von diesen ist der Komplex CDe am häufigsten. Im Rh-System gibt es wie im AB0-System Varianten, die genetisch determiniert sind. Davon sind die häufigste das D^u und das C^w.

Die **Antikörper des Rhesussystems** gehören in der Regel der Immunglobulin-G-Klasse an. Ihre Bildung wird im Gegensatz zum AB0-System erst durch Übertragung von antigendifferentem Blut anläßlich einer Schwangerschaft oder einer Bluttransfusion angeregt.

3.4.10 Durchführung einer Bluttransfusion

Vor der Transfusion müssen die Ergebnisse

1. der AB0- und Rh-D-Bestimmung,
2. des Antihumanglobulintestes (COOMBS-Test),
3. des Antikörpersuchtestes,
4. der Verträglichkeitsprobe

vorliegen. Erst wenn die Untersuchungsergebnisse unauffällig sind und wenn sich der transfundierende Arzt davon überzeugt hat, daß die Blutgruppe des Patienten und die des Spenders (Konserve) übereinstimmen, darf mit der Blutübertragung begonnen werden.

Wichtig: Jede Blutentnahme muß mit größtmöglicher Gewissenhaftigkeit ausgeführt werden.

Die meisten schweren Transfusionsreaktionen entstehen auf Grund von groben *Blutgruppenverwechslungen* auf den Stationen und nicht durch Fehlbestimmungen. Es ist notwendig, die Röhrchenbeschriftung mit dem ausgefüllten Anforderungsschein zu vergleichen. Niemals darf das Röhrchen nach der Blutentnahme außerhalb des Krankenzimmers beschriftet werden.

Wenn möglich, sollte der Patient die Identifizierung seiner Probe selbst vornehmen. Gemäß den Richtlinien zur Blutgruppenbestimmung und Bluttransfusion (1987) muß vor Beginn einer Bluttransfusion der „bed-side-test" zur Kontrolle der gruppengleichen Transfusion von einem Arzt oder zumindest unter seiner Aufsicht durchgeführt werden.

AB0-Blutgruppenbestimmung: Zur Bestimmung der Erythrozyteneigenschaften mit verschiedenen Testseren werden zu je 1 Tropfen Erythrozytensediment je 1 Tropfen Anti-A, Anti-B und Anti-AB gegeben, einige Minuten bei Zimmertemperatur inkubiert und auf Agglutination geprüft. Zur Vermeidung falsch positiver oder falsch negativer Reaktionen werden Doppelbestimmungen mit Antiseren von 2 verschiedenen Herstellern angesetzt. Anschließend werden die Serumeigenschaften (Agglutinine) mit verschiedenen Testerythrozyten geprüft. Jeweils 1 Tropfen Testerythrozyten der Spezifität A_1, A_2, B und 0 werden mit jeweils 1 Tropfen Patientenserum versetzt, 10 Minuten bei Zimmertemperatur inkubiert und auf Agglutination geprüft. Die Untersuchungsergebnisse der Erythrozyteneigenschaften und Serumeigenschaften müssen sich entsprechen und sorgfältig protokolliert werden!

Bestimmungen des Rh-Merkmals D: Die Untersuchung des D-Merkmals erfolgt bei 37°C mit mindestens 2 verschiedenen Antiseren, eines davon muß inkomplettes Anti-D enthalten.

Antiglobulintest: Der Antihumanglobulintest (Coombs-Test) dient zum Nachweis von Antikörpern, die an Erythrozyten gebunden sind – sei es in vivo (direkt) oder in vitro (indirekt). Der *direkte Antihumanglobulintest* wird eingesetzt zum Beispiel zum Nachweis des Morbus haemolyticus neonatorum, der *indirekte Antiglobulintest* zum Nachweis von inkompletten Antikörpern und schwachen Antigendeterminanten, z. B. dem D^u.

Zu einer gewaschenen Erythrozytenaufschwemmung wird Antiglobulinserum gegeben, zentrifugiert und auf Agglutination geprüft. Das Antihumanglobulinserum bindet menschliche Immunglobuline und Komplementfaktoren, und es ermöglicht die Brückenbildung zwischen 2 Antigenträgern. Um falsch positive und falsch negative Ergebnisse auszuschließen, müssen Kontrollen mitgeführt werden.

Kreuzprobe: Die *serologische* Verträglichkeitsprobe dient der Erkennung von Unverträglichkeiten wie z. B. von irregulären Antikörpern („Antikörpersuchtest") oder zur Aufdeckung von Fehlbestimmungen und Verwechslungen. Die Kreuzprobe besteht aus 2 Teilen, dem Major- und dem Minortest. Der *Majortest* beinhaltet die Prüfung des Empfängerserums mit den Spendererythrozyten, der *Minortest* die Prüfung von Empfängererythrozyten mit dem Spenderserum. In der Regel wird vor jeder Transfusion der Majortest durchgeführt. Der Minortest wird nur in Ausnahmefällen, z. B. mit dem Blut von Neugeborenen und alten Menschen angesetzt. Jede auffällige Kreuzprobe muß in einem blutgruppenserologischen Labor abgeklärt werden.

Bed-side-Kontrolle: Der Bed-side-Test dient der Kontrolle der AB0-Blutgruppe und des Rh-(D)-Faktors des Patienten am Krankenbett. Zu je 1 Tropfen Patientenblut wird je 1 Tropfen Anti-A, Anti-B und Anti-D gegeben, vorsichtigt durchmischt und auf Agglutination geprüft. Diese Bestimmung kann auf Testkarten durchgeführt werden, die bereits mit den Antiseren imprägniert sind. Sie dient nach dem Eintrocknen der Bluttropfen zur Dokumentation. Achtung: Der Bed-side-Test ersetzt nicht die Gewissenhaftigkeit bei den Voruntersuchungen.

3.5 Hämostaseologie

Als Hämostase bezeichnet man den Vorgang, durch den eine Blutung zum Stillstand kommt. Dabei werden 3 Mechanismen unterschieden, die sich wechselseitig unterstützen und ergänzen:

1. Reaktionen an der Gefäßwand,
2. Reaktionen der Thrombozyten,
3. Gerinnungsreaktionen im Plasma.

Wenn einer der 3 Mechanismen gestört ist, treten Blutungsübel auf. Nach **vaskulären Störungen** (1) wird durch Bestimmung der Blutungszeit und vor allem durch den Rumpel-Leede-Versuch (oder den Saugglockentest nach Ivy) gesucht. Die subaquale *Blutungszeit* nach Marx wird ermittelt, indem mit einer Blutlanzette Finger oder Ohrläppchen punktiert werden. Die Einstichstelle wird in 37°C warmes Wasser getaucht und die Zeit bis zur Blutstillung beobachtet. Verlängerte Blutungszeiten finden sich bei Angiopathien und vor allem auch bei Thrombozytenfunktionsstörungen. Beim Rumpel-Leede-*Versuch* erhält man eine Aussage über die Kapillardichtungsmechanismen, indem am Oberarm mit einem Druck, der zwischen dem systolischen und diastolischen liegt, gestaut und nach 5 Minuten auf petechiale Blutungen oberhalb der Stauung geachtet wird.

Eine gestörte **Thrombozytenfunktion** beim Gerinnungsvorgang (2) geht, wie bereits erwähnt, in die Blutungszeit ein. Die Thrombozytenzählung im Vollblut ist die häufigste Untersuchung im Rahmen des Gerinnungsstatus. Sie wurde bereits im Abschnitt *Hämatologie* erläutert. Die Thrombozytenzählung soll eine Thrombopenie (verminderte Thrombozytenzahl) aufdecken. Falsch niedrige Thrombozytenzahlen erhält man, wenn das Blut bei der Entnahme nicht frei und nicht ohne Stauung ausgeflossen ist. Bei der **Thrombelastographie** wird der spontane Gerinnungsvorgang, die Bildung eines Blutgerinnsels, die Retraktion des Gerinnsels und gegebenenfalls auch die Fibrinolyse mit einem photomechanischen Verfahren (photokymographisch) dokumentiert. Drei Meßgrößen werden bei der Thrombelastographie ermittelt: die Retraktionszeit r bis zum Gerinnungseintritt, die Thrombusbildungszeit k und die Maximalamplitude ma, aus der sich die normale Thrombelastizität berechnen läßt.

Von den zahlreichen Bestimmungsmethoden zur **plasmatischen Gerinnung** (3) seien nur einige herausgegriffen: Die Thrombinzeit (TZ), Thromboplastinzeit *(Quick-Wert)* und die partielle Thromboplastinzeit (PTT), die den Gerinnungsphasen- oder Gruppentests zugerechnet werden, weil jeweils mehrere Gerinnungsfaktoren getestet werden. Bei diesen Untersuchungen wird Zitratplasma mit Reagenz und Ca^{2+} versetzt und die Zeit bis zum Eintritt der Gerinnung ermittelt. Bei den Faktorentests werden dagegen einzelne Faktoren ermittelt, so der Hämophiliefaktor VIII und das Fibrinogen, aus dem im letzten Schritt der Gerinnungskaskade das Fibrin gebildet wird. Solche Einzelfaktorenuntersuchungen werden wie die erwähnten Gruppentests durchgeführt.

Das Reagenz (Mangelplasma) enthält hier alle zur plasmatischen Gerinnung nötigen Faktoren mit Ausnahme des in der Untersuchung zu bestimmenden.

Nach Ablauf eines Gerinnungsvorganges im Körper müssen die gerinnungsfördernden Faktoren wieder inaktiviert und Fibrin wieder gelöst werden. Als Maß für das Inaktivierungsvermögen wird Antithrombin III bestimmt, dessen Verminderung der beste Parameter für eine stattgefundene intravasale Gerinnung ist.

3.6 Photometrie

Die Mehrzahl der im klinischen Labor durchgeführten Untersuchungen verwendet die Photometrie als Meßmethode. Ihr Prinzip beruht zunächst auf einer Farbänderung bei der Reaktion zwischen zu bestimmender Substanz (z. B. Eiweiß im Serum) und Reagenz (hier: Biuret-Reagenz). In unserem Beispiel bildet sich eine dunkelblaue Farbe, die um so kräftiger ist, je mehr Eiweiß in der Probe enthalten ist. Bei photometrischen Untersuchungen wird vorausgesetzt, daß die meßbare Farbintensität dieses Reaktionsproduktes konzentrationsproportional ist, d. h., daß das **Lambert-Beersche-Gesetz** erfüllt ist. Das Lambert-Beersche-Gesetz sagt aus, daß die Lichtabsorption beim Passieren einer Lösung proportional der Konzentration des absorbierenden Stoffes und der Länge des Lichtweges ist und von einer bestimmten Stoffkonstante, dem sog. molaren Extinktionskoeffizienten, abhängt.

Der **Aufbau eines Photometers** ist schematisch in Abb. 16.5 dargestellt. Als Lichtquelle dient eine Quecksilberlampe (Linienstrahler) oder eine Wolframlampe (Kontinuumstrahler). Der Monochromator wirkt als Lichtfilter, d. h., er läßt nur Licht einer bestimmten Wellenlänge durch, das restliche wird absorbiert bzw. gestreut. Die Meßküvette ist ein Gefäß von rechteckiger Form, z. B. 1 cm × 1 cm × 5 cm. Sie enthält die zu messende lichtabsorbierende Lösung. Photoempfänger und Anzeige dienen der lichtelektrischen Messung.

Die Konzentration in einer unbekannten Probe wird in der Regel durch Vergleich mit einer Standardlösung bekannten Gehaltes ermittelt. Unabhängig vom Standard müssen in jeder Untersuchungsserie Kontrollproben mit bekanntem Gehalt mitgeführt werden. Praktische Probleme bei der Durchführung photometrischer Tests ergeben sich bei sehr lipämischen Proben, die nahezu lichtundurchlässig sind. Diese Proben müssen im Labor zunächst „entfettet" werden.

Auch die Bestimmung der Enzymaktivitäten erfolgt mit photometrischen Methoden im sog. *optischen Test.* Auf die Besonderheiten kann hier nicht näher eingegangen werden.

Ein Sonderfall der photometrischen Analyse stellt die Gesamtbilirubinbestimmung bei Neugeborenen dar. Plasmabilirubin zeigt starke Lichtabsorption bei der Wellenlänge 455 nm, schon ohne daß es vorher mit einem Reagenz umgesetzt wurde. Bei dieser Wellenlänge absorbiert aber auch Hämoglobin, das in geringen Mengen immer im Kapillarplasma vorkommt. Deshalb mißt man auch die Absorption bei 575 nm (bei der Bilirubin nicht absorbiert!) und subtrahiert sie von der bei 455 nm. So läßt sich die allein durch Bilirubin hervorgerufene Absorption ermitteln und daraus mit Hilfe eines Bilirubinstandards leicht die Bilirubinkonzentration im Plasma errechnen. Die Bestimmung kann bei Verwendung spezieller Geräte bereits mit einer blutgefüllten, zentrifugierten Hämatokritkapillare vorgenommen werden (s. auch S. 46).

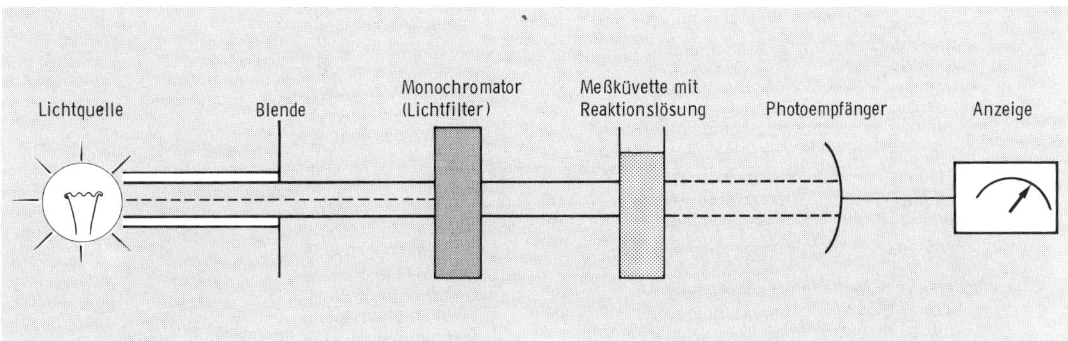

Abb. 16.5 Schematischer Aufbau eines Photometers.

Die **Flammenphotometrie** ist in klinischen Laboratorien zur Bestimmung von Natrium und Kalium weit verbreitet. Gelegentlich wird nach diesem Prinzip auch Calcium bestimmt. Die Untersuchungen sind als Teil des Elektrolytstatus im klinischen Labor häufig und wichtig.

Grundlage der Flammenphotometrie ist die Tatsache, daß freie Atome thermische Energie (Wärme) aufnehmen können. Dabei wird das äußerste Elektron auf eine weiter außen befindliche, leere Bahn angehoben. Dieser angeregte Zustand hält nicht lange an, weil das Elektron rasch auf seine frühere Bahn unter Energieabgabe zurückfällt, wobei diese Energie aber nicht als Wärme, sondern als Licht bestimmter Wellenlängen abgegeben wird. Die Energieverhältnisse im Atom eines jeden Elementes sind verschieden. Daher ist auch das von den Atomen ausgesandte Licht spezifisch („elementspezifisch").

Den **Aufbau eines Flammenphotometers** zeigt Abb. 16.6. Im Brennerteil des Flammenphotometers wird zunächst die stark verdünnte Probe durch Preßluft zu einem Aerosol vernebelt und das Gemisch mit Propangas verbrannt. In der Flammenhitze werden (fast) alle Verbindungen zersetzt, und es entstehen angeregte Atome (s. oben). Aus dem insgesamt von der Flamme ausgesandten Licht wird im Monochromator der Teil herausgefiltert, der den elementspezifischen Anteil des zu bestimmenden Elementes enthält. Im Photoempfänger wird die Lichtmenge gemessen und angezeigt.

Es ist leicht einzusehen, daß die Menge des ausgesandten Lichtes von der Zahl der angeregten freien Atome in der Flamme und damit auch von der Konzentration in der Probenlösung abhängt. Durch Vergleich mit Standardlösungen wird die Konzentration in den Proben ermittelt. Flammenphotometrische Bestimmungen gehören zu den zuverlässigsten Verfahren des klinischen Labors.

Bei der zur Bestimmung von Calcium, Magnesium und von Spurenelementen eingesetzten **Atomabsorptions-Flammenphotometrie** werden in der Flamme ebenfalls freie Atome erzeugt. Hier wird aber nicht das emittierte Licht der Atome (Atomemission) gemessen, sondern das Lichtabsorptionsvermögen der freien Atome (Atomabsorption). Die Atomabsorptionsphotometrie ist ein aufwendiges, aber besonders vielseitiges Meßverfahren.

3.7 Elektrochemische Verfahren

Die Elektrochemie befaßt sich mit chemischen Umsetzungen, die mit Protonen- oder Elektronenübertragungen einhergehen und zu einem Stromfluß führen. Unter den elektrochemischen Verfahren gibt es einige wichtige zur Bestimmung von Ionen und Gasen. Sie beruhen auf den elektrischen Phänomenen an Grenzflächen. Ihr Prinzip läßt sich nur mit vielen technischen Details und physikochemischen Formeln erläutern. Wir beschränken uns hier auf die Feststellung, daß es verschiedene ionenselektive Elektroden gibt. Diese Elektroden liefern eine Spannung, die proportional zur Konzentration der betreffenden Ionenart in der Lösung (z. B. Blut) ist. Elektrochemische Vorgänge sind stark vom Zustand der Elektroden, der Salzkonzentration, dem pH-Wert der Meßlösung und von der Temperatur abhängig. Dies sind Gründe dafür, daß

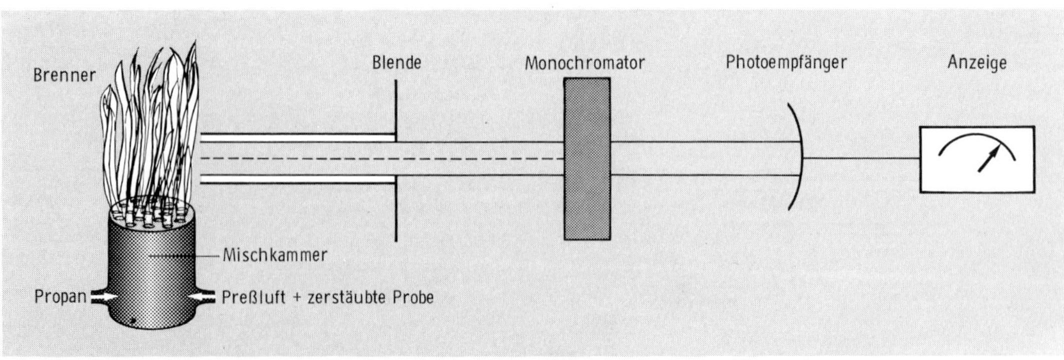

Abb. 16.6 Schematischer Aufbau eines Flammenphotometers.

die durch ionenselektive Elektroden erzeugten Spannungen immer in Beziehung zu einer Bezugselektrode (Referenzelektrode) gesetzt werden und daß die Elektroden regelmäßig geeicht werden müssen.

Für das klinische Labor ist die **pH-Elektrode** besonders wichtig. Sie ermöglicht die Bestimmung der Konzentration der freien H^+-Ionen und damit definitionsgemäß des pH-Wertes. pH-Elektroden werden nicht nur in allen Blutgasgeräten verwendet, sondern im Labor auch immer dann, wenn der pH-Wert einer Lösung genauer bestimmt werden soll, als dies mit Indikatorpapier möglich ist.

Ähnlich wie die pH-Elektroden sind die **Meßelektroden für Na^+, K^+, Cl^- und Ca^{2+}** aufgebaut. Es muß betont werden, daß mit diesen Elektroden zum Beispiel nicht das Gesamtcalcium bestimmt werden kann, sondern nur der freie, ionisierte Anteil des Calciums. Im Blut liegen nur ca. 45% des Gesamtcalciums als Ca^{2+} vor. Der Anwendungsbereich dieser Art der Elektrolytbestimmung liegt in der Intensivmedizin, wo die Messungen möglichst rasch nach der Blutentnahme aus Vollblut durchgeführt werden sollen und wo nicht mit offenen Flammen gearbeitet werden kann.

Die **Bestimmung der CO_2-Konzentration** im Blut ist auf 2 Arten möglich. Die inzwischen überholte Art beruht auf der Messung des aktuellen pH-Wertes einer Blutprobe und der Äquilibrierung (äquilibrieren = ins Gleichgewicht setzen) mit 2 Gasgemischen unterschiedlichen CO_2-Gehaltes. Nach dem Äquilibrieren wird jeweils der pH-Wert gemessen und aus dem SIGGAARD-ANDERSEN-Diagramm der CO_2-Gehalt der ursprünglichen Probe abgelesen.

Das neuere Verfahren verwendet zur CO_2-Bestimmung eine CO_2-selektive Gaselektrode, die aber im Inneren des Elektrodenkörpers auch eine pH-Elektrode enthält. Zur **O_2-Bestimmung** wird die sog. CLARK-Elektrode verwendet. Durch eine Membran tritt selektiv O_2, das im Inneren der Elektrode bei einer Spannung von 0,7 V reduziert wird, gemäß:

$$O_2 + 2\,H_2O + 4\,e^- \rightleftharpoons 4\,OH^-$$

Der dabei fließende Strom wird gemessen. Er ist abhängig vom Sauerstoffgehalt der Probe.

Diese Sauerstoffelektrode wird außer bei Blutgasbestimmungen auch in anderen Analysengeräten eingesetzt. Die **Chloridelektrode** ist bei der Bestimmung von Chloridionenkonzentrationen im Schweiß (Schweißtest) zur Diagnostik der zystischen Fibrose verbreitet.

Blutgasanalyse

Bei der Blutgasanalyse werden zunächst die Parameter *pH*, *CO_2* und *O_2* direkt mit ionenselektiven Elektroden gemessen. CO_2 und O_2 sind Gase, deren *Konzentration* als Druck immer noch in mm Hg[3] angegeben wird. Man spricht vom Partialdruck der betreffenden Gase, schreibt pCO_2 bzw. pO_2 und denkt dabei an unseren Luftdruck als „Gesamt"druck, der sich aus den Partialdrucken von Stickstoff, Sauerstoff, CO_2 und den Edelgasen zusammensetzt. Aus den Meßwerten von pH, pCO_2 und pO_2 errechnen die heutigen Blutgasgeräte, teils unter Hinzuziehung des Hämoglobingehaltes, eine Reihe von klinisch wichtigen Kenngrößen. Sie werden nachfolgend erläutert.

$$CO_2 + H_2O \rightleftharpoons H_2CO_3$$

CO_2 (Gesamt-CO_2) liegt im Blut einerseits physikalisch gelöst, andererseits in Form von Kohlensäure (H_2CO_3) gebunden vor. Dabei gilt:

$$H_2CO_3 \rightleftharpoons H^+ + HCO_3^- \rightleftharpoons 2\,H^+ + CO_3^{2-}$$

Die HCO_3^--Konzentration in diesem Gleichgewicht wird durch den pH-Wert, die Puffersysteme im Blut und die Temperatur beeinflußt. Als **Standardbikarbonat (HCO_3^-)** bezeichnet man den Wert, der beim Äquilibrieren des jeweiligen Blutes mit dem festgelegten pCO_2 von 40 mm Hg, bei Sättigung des Hämoglobins mit Sauerstoff und bei 37 °C erhalten würde. Der Wert wird aus dem SIGGAARD-ANDERSEN-Diagramm (s. o.) abgelesen oder von Blutgasautomaten errechnet. Ein weiterer wichtiger Parameter für die Klinik ist der **Basenüberschuß** (Basenexzeß = BE). Er errechnet sich als Differenz von Pufferbasen minus Normalpufferbasen. Die **Pufferbasen** sind durch die aktuelle Summe aller Pufferanionen im Vollblut definiert, die **Normalpufferbasen** sind der entsprechende Wert unter „Normalbedingungen", d. h. bei pH 7,4 und einem pCO_2 von 40 mm Hg. Die Hämoglobinkonzentration geht in die Berechnung mit ein. Auch der Basenüberschuß wird von Blutgasautomaten errechnet.

---

[3] Die neue Einheit Kilopascal hat sich in der Medizin noch nicht durchgesetzt.

Mit Hilfe der Größen pH, pCO_2, Standardbikarbonat und Basenexzeß wird der Säure-Basen-Haushalt des Körpers beurteilt. Störungen, die durch die labile Kohlensäure bzw. durch das flüchtige CO_2 hervorgerufen sind, werden als **respiratorische Störungen** des Säure-Basen-Haushaltes bezeichnet, im Gegensatz zu den **metabolischen Störungen,** welche durch Anhäufung oder Verlust nicht flüchtiger Säuren und Basen bewirkt werden. Der Blut-pH-Wert liegt bei Gesunden zwischen 7,36 und 7,44. Ein niedrigerer pH-Wert kennzeichnet eine Azidose, ein höherer eine Alkalose.

Die Messung des physikalisch im Blut gelösten Sauerstoffs sagt noch nicht viel über die Sauerstoffversorgung im Gewebe aus, die unter anderem durch die Hämoglobinkonzentration, den Blut-pH-Wert und die Körpertemperatur beeinflußt wird. Hierzu wird der **Gesamtsauerstoffgehalt** (engl.: oxygen content = O_2Ct, die Summe von physikalisch gelöstem und hämoglobingebundenem O_2) und die **Sauerstoffsättigung** des Hämoglobins näherungsweise errechnet.

Zur **perkutanen Sauerstoffmessung** wird die Haut an einer kleinen Stelle elektrisch auf 41–43°C aufgeheizt. Bei dieser Temperatur tritt eine geringe Menge Sauerstoffgas aus dem Kapillarblutbett an die Oberfläche. Auf die Haut wird eine ähnliche O_2-selektive Elektrode gesetzt, wie sie zur Blutgasanalyse verwendet wird. Die kontinuierliche Messung des durch die Hautoberfläche diffundierenden Sauerstoffs erlaubt zwar eine gute Kontrolle der Sauerstoffversorgung, muß aber regelmäßig durch die übliche Blutgasanalyse bestätigt werden.

Zur **perkutanen CO_2-Messung** sind ebenfalls Meßelektroden entwickelt worden, deren Aufbau den CO_2-selektiven Elektroden der Blutgasanalyse gleicht.

3.8 Elektrophoretische Trennung von Proteinen

Aminosäuren tragen in Abhängigkeit vom pH-Wert ihrer Umgebung positive oder negative Ladungen. Saure Aminosäuren tragen in alkalischem Milieu mehr negative Ladungen als bei saurem pH, basische Aminosäuren verhalten sich entsprechend umgekehrt. Da die verschiedenen im Serum enthaltenen Eiweiße unterschiedlich viele basische und saure Aminosäuren enthalten, ist es verständlich, daß sie bei gegebenem pH unterschiedliche Ladungen tragen. Ladungsträger bewegen sich in einem elektrischen Feld: positive wandern wie Kationen zur Kathode, negative wie Anionen zur Anode. Eiweißtrennungen werden im klinischen Labor in der Regel bei pH 8,4 durchgeführt. Fast alle Eiweiße tragen bei diesem pH positive Ladungen (aber unterschiedlich viele!) und wandern in Abhängigkeit von der angelegten Stromstärke, der Salzkonzentration des Puffers und ihrem Größe-Ladung-Verhältnis zur Kathode. Nur wenige Eiweiße wandern zur Anode.

Zur Eiweißelektrophorese wird eine winzige Serummenge auf eine mit Pufferlösung getränkte Zelluloseazetatfolie (oder ein Gel aus Agarose) aufgebracht. Danach wird an die Enden der Folie eine Spannung von 250 V angelegt und die Eiweiße beginnen entsprechend ihrer Ladung zur Kathode oder Anode zu wandern. Nach 20 Minuten ist die Auftrennung ausreichend. Die Proteine auf der Folie werden nun fixiert und gefärbt. Mit einem speziellen Photometer, dem Densitometer, wird die Farbintensität der Banden gemessen, und die Absolutmengen der einzelnen Fraktionen werden aus dem Gesamteiweißgehalt des Serums in g/l errechnet.

Bei der Eiweißelektrophorese unterscheidet man, wie Abb. 16.7 zeigt, das Albumin von den Globulinen α_1, α_2, β und γ. Viele Erkrankungen gehen mit typischen Veränderungen dieses Eiweißmusters einher (vgl. „Indikation wichtiger klinisch-chemischer Untersuchungen"). Werden bei einem Patienten wiederholt Elektrophoresen

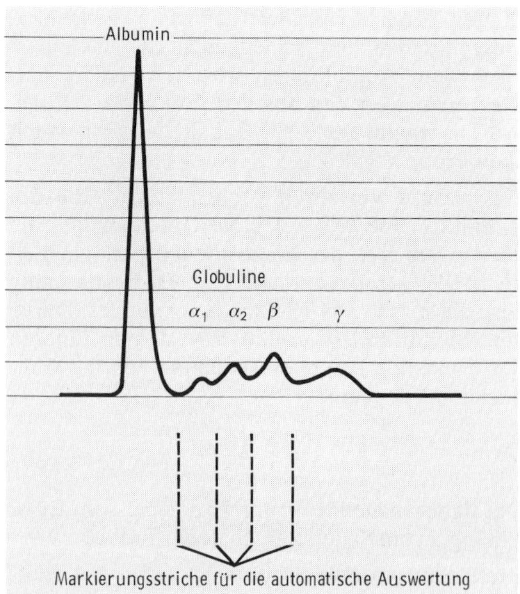

Abb. 16.7 Serumeiweiß-Elektrophorese (Mikrozonenelektrophorese der Firma Beckman).

durchgeführt, kann der Krankheitsverlauf beurteilt werden.

Auf ähnliche Weise lassen sich die Zusammensetzungen des Liquor- und Urineiweißes und auch die Lipoproteine im Serum, die Hämoglobinarten in den Erythrozyten, die Isoenzymmuster im Serum und andere Proteine bestimmen.

Eine andere Art der Eiweißelektrophorese ist die *Immunelektrophorese.* Als Trägermaterial dient hier Agarosegel auf einem Objektträger. In mehreren Arbeitsschritten wird zunächst eine Eiweißelektrophorese durchgeführt, dann läßt man gegen die aufgetrennten Eiweiße ein Antihumanserum diffundieren. Treffen die im Antiserum enthaltenen Antikörper auf die Eiweißfraktionen, so bilden sich in einer Antigen-Antikörper-Reaktion bogenförmige Präzipitate, die anschließend angefärbt werden. Bei der Beurteilung wird darauf geachtet, ob einzelne Fraktionen stark vermehrt oder vermindert sind und ob pathologische Proteine (z. B. Tumorproteine) in der Serumprobe enthalten sind.

3.9 Methoden des Hormon- und Stoffwechsellabors

Die Konzentrationen von Protein- und Nichtproteinhormonen in den Körperflüssigkeiten bewegen sich im Bereich von ng/ml und µg/ml. Derartig geringe Konzentrationen können mit immunologischen Verfahren wie dem **Radioimmunoassay (RIA)** und dem **Enzymimmunoassay (EIA)** zuverlässig gemessen werden. Ihr Prinzip soll kurz erläutert werden.

Für alle immunologischen Bestimmungsmethoden benötigt man einen Antikörper (Ak), der spezifisch mit dem zu bestimmenden Hormon (hier als Antigen [Ag] bezeichnet) in einer Ag/Ak-Reaktion zum Komplex reagiert. Antigen und Antikörper passen zusammen wie ein Schlüssel in das Schloß. Sie gehen eine sehr stabile Bindung ein. Weiterhin muß beim RIA das Hormon mit einer radioaktiven Markierung verfügbar sein. Dieses „heiße" Hormon (Hormon*) ist in seinem chemischen Verhalten identisch mit dem physiologischen Hormon, obwohl ein radioaktives Atom (z. B. Tritium ^{3}H oder ^{125}Jod) eingebaut wurde. Im Labor wird der Serumprobe zunächst markiertes Hormon und dann Antikörper zugesetzt. Markiertes und nichtmarkiertes Hormon konkurrieren nun um die Bindung am Antikörper.

$$\left.\begin{array}{l}\text{Hormon}\\ \text{Hormon*}\end{array}\right\} + \text{Ak} \; ? \; ? \begin{array}{l}\longrightarrow \text{Hormon-Ak} + \text{Hormon*}\\ \longrightarrow \text{Hormon*-Ak} + \text{Hormon}\end{array}$$

Wir wissen nicht, was in diesem Beispiel entsteht, da beide Möglichkeiten gleichermaßen wahrscheinlich sind. Es ist aber voraussehbar, daß bei einem Überschuß von natürlichem Hormon, Hormon-Ak und bei Überschuß von markiertem Hormon* Hormon*-Ak entsteht. Und dies ist auch das Grundprinzip des RIAs: Je nach Konzentration des ursprünglich vorhandenen Hormons enthält der Hormon-Ak-Komplex bei Zugabe einer geeigneten Menge markierten Hormons mehr oder weniger Radioaktivität. Nach der Bildung des Ag/Ak-Komplexes werden diese abgetrennt (z. B. mit einem weiteren Antikörper ausgefällt) und die verbliebene Radioaktivität gemessen. Mit Hilfe mehrerer Standards wird eine Eichkurve erstellt und dann der Gehalt der unbekannten Probe ermittelt.

Auf diese Weise lassen sich nicht nur Hormone, sondern auch Tumorproteine, Medikamente, Vitamin B_{12}, Immunglobulin E und viele andere Substanzen quantitativ bestimmen. Nachteile dieses Verfahrens sind der Gebrauch radioaktiver Isotope, die damit verbundenen Sicherheitsrisiken und Abfallprobleme und die Anschaffung teurer Zählgeräte für die Radioaktivitätsmessung.

Bei den **Enzymimmunoassays (EIA)** werden diese Nachteile umgangen. Man unterscheidet homogene und heterogene Assays (= Ansätze). Bei den homogenen koppelt man an die zu bestimmende Substanz ein im Serum nicht vorkommendes Enzym so, daß das Enzym bei einer Ag/Ak-Reaktion seine Wirksamkeit verliert. Diese modifizierte Substanz wird der Probe nach der Antikörperzugabe zugesetzt. Bei niedriger Substanzkonzentration (Ag) ist die Enzymaktivität vollständig blockiert, bei höherer entsprechend weniger. Die Bezeichnung homogen rührte daher, daß beide Antigene und der Antikörper in der Meßlösung homogen verteilt sind, eine Abtrennung z. B. durch Zentrifugation hat nicht stattgefunden.

Dem steht der heterogene Enzymimmunoassay gegenüber. Von ihm gibt es mehrere Modifikationen. Die einfachste Form ist in Abb. 16.8 dargestellt.

Als Besonderheit ist hier der erste, gegen das Hormon gerichtete Antikörper an die Wand des Reagenzröhrchens gebunden. Dadurch sind alle in der Folge gebildeten Ag-Ak-Komplexe ebenfalls an die Gefäßwand gekoppelt und überschüssiges Reagenz kann durch einfaches Abgießen entfernt werden.

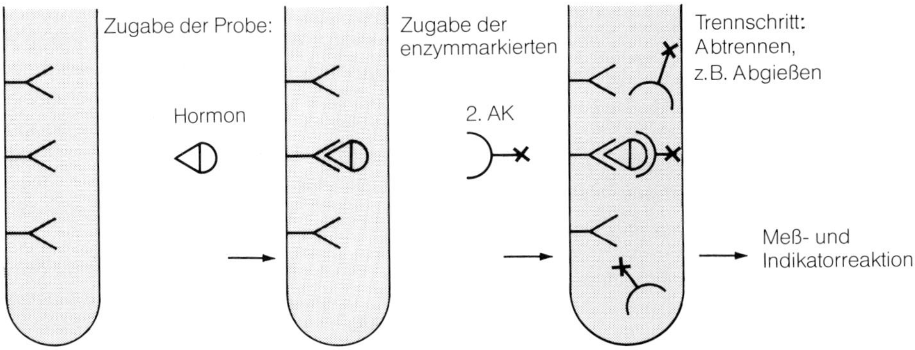

Abb. 16.8 Darstellung des heterogenen Enzymimmunoassay.

Anstelle der Enzymmarkierung setzt man heute auch Fluoreszenz- und Luminiszenzmarkierung ein. In beiden Fällen wird Licht spezifischer Wellenlängen vom Marker ausgesendet.

Im Stoffwechsellabor sind Trennungen von Substanzgemischen oft unumgänglich, entweder weil keine wirklich spezifischen Bestimmungsmethoden verfügbar sind oder mehrere gleichartige Substanzen bestimmt werden sollen (z. B. das Aminosäurenmuster im Serum). Zur Trennung werden häufig **chromatographische Verfahren** eingesetzt. Bei der Chromatographie werden die chemischen und physikochemischen Wechselwirkungen zwischen einem Trägermaterial und den Substanzen eines Gemisches zur Auftrennung verwendet. Tabelle 16.4 nennt Beispiele, die sich auf die gängigen Verfahren der **Dünnschichtchromatographie,** der **Säulen- und Hochdruckchromatographie** und der **Gaschromatographie** beschränken. Das Trägermaterial mit dem Trennmittel bildet die sog. stationäre Phase, an der sich die mobile Phase mit dem gelösten Substanzgemisch vorbeibewegt. Durch die ständigen und unterschiedlich starken Bindungen der Substanzen an die stationäre Phase kommt es zu einer Auftrennung des Gemisches.

Chromatographische Bestimmungen sind mit deutlich größerem Arbeitsaufwand verbunden als Elektrolyt- oder Enzymbestimmungen. Es ist daher selbstverständlich, daß diese Untersuchungen überlegt angefordert und mit korrekt gewonnenem Probenmaterial durchgeführt werden. Die diesbezüglichen Anweisungen des Labors sind streng zu befolgen. Für die Beurteilung der Meßergebnisse ist es nötig, daß Diagnose und Fragestellung auf dem Anforderungsschein angegeben werden und Art und Dosierung der verabreichten Medikamente (sofern diese nicht abgesetzt werden können) mitgeteilt werden.

Tabelle 16.4 Chromatographische Verfahren im Stoffwechsellabor.

	Dünnschicht-chromatographie	Säulenchromatographie, Hochdruckflüssigkeits-chromatographie	Gaschromatographie
stationäre Phase (Trennmittel)	Kieselgel, Zellulose u. a.	Kunstharze mit Ionenaustauschergruppen u. a.	Silikonöle, Polymere u. a.
mobile Phase	Lösungsmittelgemisch	Puffergemisch	Heliumgas
Hilfsmittel	Glasplatte	Glas- bzw. Stahlrohr („Säule") in speziellem Gerät	langes dünnes Glasrohr („Säule") in speziellem Gerät
Anwendungsgebiet	qualitative und halbquantitative Bestimmung von Aminosäuren, Zucker, Fetten u. a.	quantitative Bestimmung von Aminosäuren und Zucker	quantitative Bestimmung von Fettsäuren, Medikamenten, Hormonen u. a.

3.10 Mechanisierung, Automatisierung und Datenverarbeitung

Die Anzahl der Laboruntersuchungen pro Patient hat ständig zugenommen. Um den größeren Arbeitsanfall zu bewältigen, wurde die frühere manuelle (Hand-)Arbeitstechnik durch mechanisierte Verfahren weitgehend abgelöst. Unter **Mechanisierung** versteht man im klinischen Labor, daß das Abmessen von Probe und Reagenz, Schütteln, photometrische Ablesungen und Konzentrationsberechnungen von motorgetriebenen Vorrichtungen durchgeführt bzw. von eingebauten Kleinrechnern gesteuert werden. Den Mitarbeitern des Labors wird monotone Tätigkeit abgenommen und die Zuverlässigkeit und die Genauigkeit der Analysenverfahren verbessert. Jeder einzelne Analysenschritt, auch die richtige Kalibrierung, die richtige Probenfolge und die Dokumentation der Ausdrucke müssen vom Laborpersonal überwacht werden.

Ein für das klinische Labor besonders wichtiges mechanisiertes Gerät ist der **Blutkörperchenzähler.** Die Arbeitsweise des weit verbreiteten Coulter Counters ist in Abb. 16.9 skizziert. Zwischen der inneren und äußeren Elektrode wird eine Spannung angelegt. Es fließt ein Strom, der vom Salzgehalt der Pufferlösung, in dem die beiden Elektroden hängen, und von der Größe der Kapillaröffnung abhängt, die die einzige elektrisch leitende Verbindung zwischen den Elektroden schafft. Blutzellen haben eine geringere elektrische Leitfähigkeit als die sie umgebende Pufferlösung. Wird nun durch die Kapillaröffnung die Blutverdünnung in den inneren Elektrodenraum gesaugt, so sinkt jedes Mal, wenn eine Blutzelle durch die Öffnung tritt, für ganz kurze Zeit der Strom zwischen den Elektroden. Diese Veränderungen werden als Impulse gemessen und gezählt. Die kleinen Erythrozyten ergeben natürlich kleinere Impulse als die größeren Leukozyten. Beide Zellarten lassen sich deshalb durch ihre Impulshöhen voneinander unterscheiden.

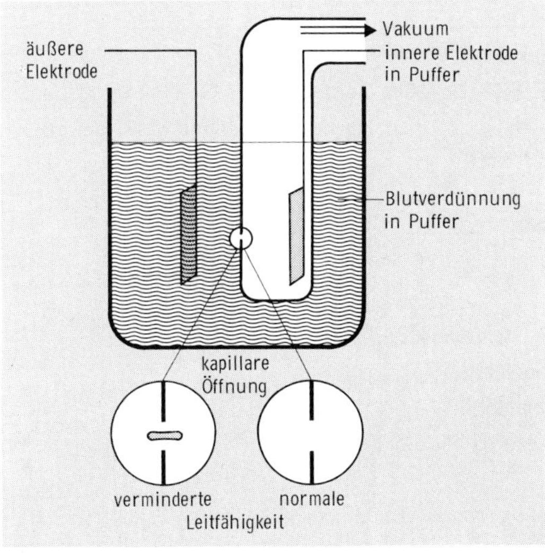

Abb. 16.9 Schematischer Aufbau eines Blutkörperchenzählers (Coulter Counter).

Von **Automatisierung** spricht man, wenn alle Schritte von der Probennahme bis zur Berechnung der Ergebnisse von einem Gerät vorgenommen werden und wenn außerdem das Gerät selbsttätig Kalibrierungen vornimmt und seine eigene Funktionsbereitschaft überprüft. Ein Beispiel sind auch die auf Intensivstationen eingesetzten vollautomatischen Blutgasanalysatoren, die sich regelmäßig mit Ein- und Zweipunkteichungen in Meßbereitschaft halten und ungeeignete Proben (zu wenig Blut oder mit Luftblasen durchsetzt) zurückweisen. Solche Geräte sind meist sehr einfach zu bedienen, erfordern aber eine regelmäßige Wartung durch erfahrenes Laborpersonal. In mittleren und großen Laboratorien werden heute über 90% aller klinisch-chemischen Untersuchungen von Analysenautomaten durchgeführt. Sie sind alle durch ein geringes benötigtes Probenvolumen ($< 25\,\mu l$) und eine enorme Probenfrequenz (150–1000 Analysen pro Stunde) gekennzeichnet.

Eine weitere Folge der stark gestiegenen Analysenzahlen des klinischen Labors ist die Einführung der **Labordatenverarbeitung.** Sie verfolgt in erster Linie das Ziel, den Schwestern und dem Laborpersonal unnötige Schreibarbeit zu ersparen und zugleich Schreib- und Übermittlungsfehler zu vermeiden. Das Lesen, Speichern, Sortieren und Ausdrucken großer Datenmengen kann ein Rechner in unvergleichlich kürzerer Zeit und sehr viel zuverlässiger als der Mensch.

In der Datenverarbeitung wird zwischen *Hardware* und *Software* unterschieden. Als Hardware werden die Rechner, Datenspeicher und die Datenein- und -ausgabegeräte bezeichnet. Software sind die Programme, die den Rechner steuern und den täglichen Arbeitsablauf mit seinen für jedes Krankenhaus individuellen Bedürfnissen ermöglichen. Hier sind auch die Referenzwerte zur Beurteilung der Laborergebnisse niedergelegt. Die Laboranforderungen werden *online* oder *off-line* vorgenommen, ebenso wie die Ergebnisse eines Analysengerätes *on-line* oder *off-line* gespeichert werden können. *Online* bedeutet, daß zum Beispiel eine Laboranforderung auf einem Strichmarkierungsbeleg vorgenommen wird und dieser von einem sog. Belegleser ohne menschliche Mithilfe verstanden wird. Bei *off-line*-Eingabe müssen die Anforderungen vom Laborpersonal manuell eingegeben werden. Der Rechner sortiert die Laboranforderungen eines Tages, erstellt Arbeitslisten, steuert teilweise Analysengeräte, kontrolliert die Qualität der Labormethoden, übernimmt das Ausdrucken der Ergebnislisten und führt die Labor- und Leistungsstatistik.

Einziger Nachteil der Labordatenverarbeitung ist die Abhängigkeit vom Rechner, in die sich die gesamte Klinik begibt. In der Regel sind Rechner weniger flexibel als Menschen, und sie können nicht zu größerem Arbeitseifer motiviert werden. Es ist daher sehr wichtig, das Arbeitsschema des Rechners zu beachten und Ausfallzeiten zu vermeiden. Seitdem in der Labor-EDV mehr und mehr Personalcomputer anstelle eines einzigen Großrechners eingesetzt werden, haben sich die Flexibilität und Einsatzbereitschaft deutlich gebessert.

4 Indikation wichtiger klinisch-chemischer Untersuchungen

Im folgenden Abschnitt soll aufgezeigt werden, welche Laborparameter bei häufig vorkommenden klinischen Fragestellungen wichtig sind. Tabelle 16.5 faßt die wichtigsten Indikationen organ- und stoffwechselbezogen zusammen.

Tabelle 16.5 Organselektive bzw. stoffwechselselektive Basisdiagnostik (Bestimmungen, die einer intensiveren Diagnostik dienen, sind in eckige Klammern [] gesetzt).

Organdiagnostik bzw. Stoffwechseldiagnostik	Bestimmungen
Herz	ASAT (= GOT), HBDH, CK, K
Leber	ALAT (= GPT), GGT, Bilirubin, Gesamteiweiß, Gerinnungsgrößen
Niere	Kreatinin, Kreatinin-Clearance, Harnstoff, Gesamteiweiß, Elektrophorese [Ca, Phosphat]
Speicheldrüsen	Amylase
Pankreas	Amylase, Lipase
Knochen	AP, Ca, Phosphat
Muskel	CK
Wasserhaushalt	Na, K, Cl, HCO_3^-, Osmolalität
Fettstoffwechsel	Cholesterin, Triglyzeride
Kohlenhydratstoffwechsel	Glukose [Osmolalität]
Eiweißstoffwechsel	Gesamteiweiß, Harnstoff, Elektrophorese
Nukleinsäurestoffwechsel	Harnsäure
Infekte aller Art	Elektrophorese [Fe, Na, K, Cl, Osmolalität]
Hämolyse	K, LDH
Krampfleiden	Ca, Mg, Phosphat

4.1 Elektrolyte

Unter dem Begriff Elektrolyte versteht man im Labor die niedermolekularen Kationen (Natrium, Kalium, Calcium u. a.) und Anionen (Chlorid, Phosphat, u. a.) des Blutes. Die Höhe des osmotischen Drucks im Blut und Urin ergibt sich annähernd aus der Summe der Elektrolytkonzentrationen. Daher gehört auch die Osmolalität in diesen Abschnitt.

Die meisten Reaktionen im Körper laufen in wäßriger Lösung ab und werden durch pH, Ionenkonzentrationen und vor allem durch die Gesamtionenkonzentration beeinflußt. Da der Mensch täglich bis zu 2,5 l Wasser und reichlich Mineralsalze verarbeitet, kommt der Kontrolle des Wasser- und Salzhaushaltes durch Niere, Darm und Schweiß große Bedeutung zu. Mengenmäßig treten dabei die Kationen Natrium und Kalium und die Anionen Chlorid und Bikarbonat (Hydrogenkarbonat) hervor. Während Natrium vorwiegend extrazellulär gefunden wird, kommt Kalium vor allem in den Zellen vor. Chlorid und Bikarbonat sind in bezug auf den Wasserhaushalt in der Regel nur als Begleitanionen für Natrium und Kalium wichtig.

Störungen des Wasserhaushaltes gehen meist mit abnormen **Natriumkonzentrationen** im Serum einher. So finden sich verminderte Natriumkonzentrationen durch Wasserretention bei schwerem Nierenversagen oder bei Ödemen und bei übermäßiger Sekretion von Adiuretin durch die Hypophyse. Niedrige Natriumkonzentrationen, die durch Natriumverluste bedingt sind, ergeben sich bei gastrointestinalen und renalen Salzverlusten (Erbrechen, Durchfall, Nebenniereninsuffizienz) und bei übermäßigem Schwitzen bei gleichzeitig ausreichender Wasserzufuhr. Erhöhte Natriumkonzentrationen im Serum entstehen durch außerordentlich große Wasserverluste über die Haut oder den Darm, bei Diabetes insipidus und bei fortgeschrittener Nierenschädigung. Schließlich können erhöhte Natriumkonzentrationen auch durch Medikamente oder übermäßige Zufuhr von hypertonischen natriumhaltigen Infusionslösungen bedingt sein. Zur Beurteilung des Wasserhaushaltes sollten Natrium und Osmolalität bestimmt werden.

Die **Kaliumbestimmung** im Serum ergibt nur ein unvollkommenes Bild der Kaliumversorgung des Organismus, da sich das Kalium des Körpers, wie bereits erwähnt, vor allem intrazellulär befindet. Dennoch hat die Kaliumbestimmung im Serum eine große klinische Bedeutung. Verminderte Konzentrationen finden sich durch unzureichende Aufnahme und starken Verlust bei Erbrechen, Diarrhö, Mißbrauch von Abführmitteln, diuretischer Therapie und hormonellen Störungen (insbesondere beim Cushing-Syndrom und bei Hyperaldosteronismus). Erhöhte Kaliumkonzentrationen sind in erster Linie durch eine verminderte Fähigkeit zur Kaliumausscheidung (Niereninsuffizienz) und hormonelle Störungen (Kortikosteroide, Nebenniereninsuffizienz) bedingt.

Abnorme **Chloridkonzentrationen** gehen meist mit solchen des Natriums einher, da das Chlorid dem Natrium als Gegenanion folgt, ohne eine eigenständige Regelung zu haben. Niedrige Chloridkonzentrationen bei annähernd normaler Natriumkonzentration treten bei chronischem Erbrechen (z. B. Pylorusstenose) auf. Entsprechend erhöhte Konzentrationen finden sich bei metabolischer Azidose (chronische Niereninsuffizienz) und respiratorischer Alkalose (beatmungsbedingt).

Die **Bikarbonatkonzentrationen** (s. S. 82) entscheiden zusammen mit dem Eiweißgehalt über die Pufferkapazität des Blutes. Sie wird durch Atmung und Nierenexkretion gesteuert.

Calcium und Phosphat sind die Hauptbestandteile des Knochens. Ihre Konzentration im Blut wird durch die Hormone Parathormon und Calcitonin in engen Grenzen gehalten. Allerdings beeinflussen auch andere Hormone die Calcium- und Phosphatspiegel. Die wichtigste Indikation zur Bestimmung stellt im Kindesalter die Vitamin-D-Mangel-Rachitis dar, die zu erniedrigten Calcium- und Phosphatspiegeln führt. Auch bei Nierenerkrankungen müssen diese beiden Bestimmungen häufig durchgeführt werden. Da eine Hypocalcämie (wie auch eine *Hypomagnesiämie!)* zur Tetanie führt, werden diese beiden Elemente bei der Abklärung von Krampfleiden bestimmt.

Die Bestimmung von **Eisen** im Serum ist bei allen Anämieformen angezeigt. Das Gesamteisen im Serum ist zwar nur ein grober Parameter für die Eisenvorräte des Körpers, die zur Hämoglobinsynthese verfügbar sind. Die genauere Diagnostik erfordert daneben die Bestimmung des Eisentransportproteins Transferrin, die Sättigung des Transferrins mit Eisen und die Bestimmung des Ferritins, das die mobilisierbaren Eisenreserven wiederspiegelt. Es sei angemerkt, daß auch pathologisch erhöhte Serumeisenkonzentrationen vorkommen.

4.2 Enzyme

Enzyme sind Biokatalysatoren (biologische Reaktionsbeschleuniger). Sie kommen in allen Zellen vor. Allerdings ist das Enzymmuster (die Verteilung der Enzyme in den Zellarten) und die Enzymkonzentration in den einzelnen Organen sehr unterschiedlich. Bei unklaren Krankheitsbildern hilft die Enzymdiagnostik häufig, einen Krankheitsherd bzw. das erkrankte Organ zu lokalisieren. Besonders wertvoll sind Enzymbestimmungen zur Verlaufsbeobachtung einer (bereits bekannten) Erkrankung: Ein steter Abfall der Werte spricht für Genesung, ein Anstieg für einen neuen Krankheitsschub.

4.2.1 Aspartataminotransferase (ASAT)

Dieses auch als Glutamat-Oxalacetat-Transaminase (GOT) bezeichnete Enzym kommt vor allem in Muskel (Herz- und Skelettmuskel), Leber und Erythrozyten vor. Dort liegt es sowohl in den Mitochondrien der Zellen (40%) als auch gelöst im Zytoplasma (60%) vor. Kommt es zu einer Zellschädigung oder gar zum Zelltod durch Infektion, Noxen (z. B. Alkohol) oder Sauerstoffmangel, so zeigt die Zellmembran eine erhöhte Durchlässigkeit und der im Zytoplasma gelöste Zellinhalt gelangt in die Blutbahn. Im Blut bzw. in der Serumprobe läßt sich durch eine Bestimmung der ASAT-Aktivität untersuchen, ob und in welchem Umfang Zellen der genannten Organe geschädigt wurden. Bei schwerer Zellschädigung gelangen auch Enzyme ins Blut, die an Zellstrukturen (Membranen, Mitochondrien, Lysosomen) gebunden sind. Die auch beim Gesunden ständig nachweisbare geringe Aktivität der ASAT im Serum kommt durch den physiologischen Abbau weniger Zellen zustande.

4.2.2 Alaninaminotransferase (ALAT)

Der frühere Name dieses Enzyms ist Glutamat-Pyruvat-Transaminase (GPT). Es kommt hauptsächlich in der Leber, daneben auch in Herz, Skelettmuskel, Niere und anderen Organen vor, und zwar vor allem im Zytoplasma der Zellen. ASAT und ALAT kommen beide in Leber und Muskelzellen vor – allerdings in unterschiedlicher Konzentration. Dies kann man sich bei der Organdiagnostik zunutze machen, indem man die Aktivität beider Enzyme bestimmt und daraus den Quotienten ASAT/ALAT (DE-RITIS-Quotient) errechnet.

4.2.3 Gamma-Glutamyltranspeptidase (GGT)

Obwohl die GGT in allen Organen vorkommt, gehen erhöhte Aktivitäten im Serum fast immer auf die Schädigung von Leberparenchymzellen oder Gallengangsepithelien zurück. Insbesondere bei chronischen Leberschäden ist die Bestimmung der GGT diagnostisch nützlich. Die erhöhte Aktivität bei Alkoholabusus und Pharmaka wird weniger durch Zellschädigung als durch Enzyminduktion (gesteigerte Enzymsynthese) hervorgerufen.

4.2.4 Laktatdehydrogenase (LDH)

Die LDH kommt im Zytoplasma der Zellen aller Organe vor. Es sind 5 *Isoenzyme*[4] bekannt, deren Verteilung in den einzelnen Organen sehr unterschiedlich ist. Die Herkunft aus Herz, Niere, Erythrozyten, ZNS, Leukozyten, Muskel und Leber läßt sich durch Isoenzymelektrophorese ermitteln. Das LDH-1-(und LDH-2-)Isoenzym wird auch als HBDH (β-Hydroxibutyratdehydrogenase) bezeichnet. Es kann mit photometrischen Methoden selektiv bestimmt werden und hilft bei der Diagnostik eines Herzmuskelschadens.

4.2.5 Alkalische Phosphatase (AP)

Dieses Enzym findet sich im Knochen (in den Osteoblasten), in den Gallengangsepithelien, in der Leber und in Darm- und Nierentubulusepithelien. Klinisch relevante Erhöhungen rühren meist von Knochen- und Leberschädigungen her, wobei die AP als Parameter der Leberdiagnostik durch ALAT, GGT und andere vollständig verdrängt wurde. Die AP kommt aber auch als tumorassoziiertes *Reagan-Enzym* vor, das Ähnlichkeit mit der AP der Plazenta besitzt. Die Zahl

---

[4] Isoenzyme beschleunigen die gleiche Reaktion, zeigen aber unterschiedliche Wanderungsgeschwindigkeiten bei der Elektrophorese und ein unterschiedliches pH-Optimum ihrer Wirksamkeit.

der Knochenerkrankungen, die mit AP-Erhöhungen einhergeht, ist sehr groß. Als wichtigste seien Rachitis, Frakturen, gesteigerter Knochenabbau und Knochentumoren genannt.

4.2.6 Kreatinkinase (CK)

Die CK wurde früher CPK (Kreatinphosphokinase) genannt. Sie zählt zu den muskelspezifischen Enzymen, kommt aber auch im Gehirn vor. Es gibt 3 Isoenzyme, die aus je 2 Untereinheiten bestehen, BB, MM (B = brain, M = muscle). Die selektive Bestimmung dieser Isoenzyme bekommt immer größere Bedeutung. In der Pädiatrie wird die CK-Bestimmung hauptsächlich zur Diagnostik der progressiven Muskeldystrophie eingesetzt, die mit stark erhöhten Werten einhergeht. Aber auch entzündliche und rheumatische Muskelschädigungen und intramuskuläre Injektionen bewirken auffällige CK-Werte. In der Inneren Medizin wird die Bestimmung der CK-MB zur Frühdiagnose eines Herzinfarktes eingesetzt.

4.2.7 Amylase

Die im Blut und Urin nachweisbare Amylase stammt aus dem Pankreas oder den Speicheldrüsen, wobei mindestens 4 Isoenzyme, die durch immunologische und elektrophoretische Verfahren differenziert werden können, existieren. Amylase ist ein stärkespaltendes Enzym. Eine Verminderung der pankreatischen Amylase findet sich bei Patienten mit zystischer Fibrose mit exokriner Pankreasinsuffizienz. Die häufigste Indikation zur Amylasebestimung ist die Frage nach einer Erhöhung durch Mumps, Zytomegalie, Entzündungen und Verletzungen des Pankreas und Tumoren in Pankreas oder Speicheldrüsen. Eine Unterscheidung zwischen Pankreas- und Speicheldrüsenerkrankung kann auch durch zusätzliche Bestimmung der Lipase erreicht werden.

4.2.8 Lipase

Die Lipase spaltet Neutralfett und kommt im Pankreas, der Dünndarmmukosa, der innersten Gefäßwand und den Fettgewebszellen vor. Eine meßbare Lipaseerhöhung im Blut ist aber ausschließlich durch Pankreasschädigung (Entzündung, Trauma), nicht durch Erkrankungen der Speicheldrüsen bedingt. Die Lipase ist das Enzym mit der größten Organspezifität.

4.3 Substrate

Unter dem Begriff Substrate werden Stoffwechselprodukte zusammengefaßt, die zur Beurteilung der Stoffwechsellage bzw. der Funktionstüchtigkeit der Ausscheidungsmechanismen (Niere) dienen. Ihre Bestimmung erfolgt ausschließlich mit photometrischen Methoden.

4.3.1 Glukose

Die häufigste Indikation zur Glukosebestimmung im Blut (Blutzucker) und Urin ist Diagnostik und Therapiekontrolle des Diabetes mellitus. Da an der Regulation des Blutspiegels aber viele Hormone und hormonähnliche Substanzen beteiligt sind und da es mehrere Querverbindungen im Gesamtstoffwechel zu Glukose gibt, ist auch die Zahl der Krankheitsbilder, die mit einer Hyper- oder Hypoglykämie einhergehen, sehr groß.

Zur Bestimmung der Glukose im Blut und Urin werden heute nur noch enzymatische Meßmethoden (s. auch Kap. *Trockenchemie,* S. 528) eingesetzt, die wesentlich zuverlässigere Ergebnisse liefern als die früher üblichen sog. Reduktionsproben und die Polarimetrie (Drehung der Ebene von polarisiertem Licht durch verschiedene Zucker, Medikamente u. a.).

4.3.2 Gesamteiweiß

Die Proteine des Blutes (mehrere Hundert) werden in ihrer Gesamtheit als Gesamteiweiß bezeichnet. Ihre Funktion ist vielfältig: Aufrechterhaltung des kolloidosmotischen Drucks, Träger- und Transportfunktion, enzymatische und enzymhemmende Wirkung, hormonale und hormonbindende Funktion und Abwehrfunktion (Immunglobuline). Eiweißbestimmungen werden photometrisch mit der sog. Biuret-Reaktion durchgeführt. Zum halbquantitativen Nachweis in Urin und Liquor sind Teststreifen verfügbar. Mangelnde Zufuhr von Eiweiß mit der Nahrung (Proteinunterernährung, Malabsorption), verminderte Eiweißsynthese in der Leber und erhöhte Verluste bei schwerem Nierenschaden, bei schweren Verbrennungen und bei Darmentzündungen führen zu einer Eiweißverminderung im Blut. Eiweißerhöhungen sind klinisch bedeutsam, wenn Tumoren die Überproduktion spezieller Proteine bewirken. Ihr Nachweis erfolgt durch die Immunelektrophorese (S. 539). Zur orientierenden Differenzierung der Serumeiweiße dient die Eiweißelektrophorese (S. 538).

4.3.3 Bilirubin

Bilirubin ist das Abbauprodukt des Farbstoffanteils von Hämoglobin, des Häms. Es entsteht in Milz, Leber und Lymphknoten, ist schwer wasserlöslich und wirkt in hohen Konzentrationen toxisch. Es kann nur in Albuminbindung transportiert werden. In den Leberparenchymzellen wird das Bilirubin mit Glukuronsäure verestert und dadurch wasserlöslich. Im Sprachgebrauch des Labors wird es als *direktes* Bilirubin bezeichnet; das nichtveresterte Bilirubin heißt *indirektes* Bilirubin. Das veresterte Bilirubin wird über die Galle und auch über die Niere ausgeschieden. Zur Bestimmung des Gesamtbilirubins (*direkt + indirekt)* dient bei Neugeborenen die Spektralphotometrie (S. 535). Im späteren Alter und wenn die Differenzierung *direktes* und *indirektes* Bilirubin erwünscht ist, wird es photometrisch als Azobilirubin bestimmt. Ein Bilirubinanstieg im Serum findet sich bei vermehrter Hämolyse, durch Leberzellschädigung (Infektionen, Noxen, Störungen der Bilirubinveresterung) und durch intra- und extrahepatische Gallenstauung.

4.3.4 Cholesterin

Cholesterin und seine Ester sind lebensnotwendige Bestandteile der Zellmembran und Myelinscheiden. Weiter stellt es die Ausgangsverbindung zur Biosynthese der Steroidhormone der Nebennierenrinde und der Gallensäuren dar. Die Bestimmung des Gesamtcholesterins und seiner 3 Fraktionen α-Cholesterin, Prä-β-Cholesterin und β-Cholesterin (Synonyme: HDL-, VLDL-, LDL-Cholesterin) erfolgt bei der Fragestellung einer Cholesterinstoffwechselstörung und dem damit verbundenen erhöhten Atheroskleroserisiko. Die Mehrzahl der klinisch manifesten Cholesterinstoffwechselstörungen ist sekundär (z. B. Diabetes, nephrotisches Syndrom) und nicht erbbedingt. Zur Blutentnahme für die Cholesterinbestimmung muß der Patient nicht nüchtern sein.

4.3.5 Triglyzeride

Die Untersuchung des Fettstoffwechsels umfaßt neben der Cholesterinbestimmung auch die der Neutralfette (Triglyzeride). Die Neutralfette des Blutes stammen aus der Nahrung (exogene Triglyzeride), wenn das Blut ½–3 Stunden nach Nahrungsaufnahme abgenommen wurde. Solches Blut enthält Chylomikronen (kleinste Fetttröpfchen). Die Neutralfette des Körpers unterliegen einem ständigen Auf- und Abbau im Fettgewebe und in der Leber. Sie stellen die endogenen Triglyzeride dar, die beim *nüchternen* Probanden bestimmt werden. Zur Bestimmung der Triglyzeride werden diese zunächst in Glyzerin und freie Fettsäuren gespalten, und anschließend wird das Glyzerin mit einer enzymatischen Reaktionsfolge bestimmt. Abnormitäten im Triglyzeridgehalt des Blutes zeigen sich auch bei der Lipoproteinelektrophorese. Die am meisten Triglyzeride enthaltende Lipoproteinfraktion ist die der Prä-β-Lipoproteine (Synonym: VLDL).

4.3.6 Harnstoff

Harnstoff ist ein Abbau- und Ausscheidungsprodukt von Eiweiß (vgl. S. 281). Es ist sehr gut wasserlöslich und wird daher über die Niere und bei schwersten Nierenschädigungen auch mit dem Schweiß ausgeschieden. Da Harnstoff in den Urin nur durch Filtration (nicht durch Sekretion!) gelangt, ermöglicht die Harnstoffbestimmung im Blut eine Kontrolle der glomerulären Filtrationsleistung. Die mit dem Urin täglich ausgeschiedene Harnstoffmenge spiegelt die Eiweißzufuhr wider. Die Harnstoffbestimmung im Labor hat 2 Schritte. Im ersten wird mit dem Enzym Urease Harnstoff zu Ammoniak und CO_2 gespalten (Umkehr der Harnstoffbildung in der Leber), im 2. Schritt wird die Menge des gebildeten Ammoniaks bestimmt. Die Konzentrationsangabe erfolgt als Harnstoff oder Harnstoff-N (Harnstoff-Stickstoff).

4.3.7 Kreatinin

Kreatinin entstammt nicht dem Eiweißstoffwechsel, sondern ist ein Metabolit des Energiestoffwechsels im Muskel. Sein Gehalt im Blut ist daher von der Ernährung unabhängig, steigt jedoch bei schwerer Muskelarbeit an. Kreatinin wird (wie Harnstoff) bis zu hohen Blutkonzentrationen in der Niere nur filtriert und nicht sezerniert und auch nicht rückresorbiert. Diese Eigenschaft macht Kreatinin zum bevorzugten Laborparameter der Nierenfunktion, zumal bei Einschränkung der glomerulären Filtration das Kreatinin im Blut eher ansteigt als der Harnstoff und außerdem der Harnstoffspiegel stark ernährungsabhängig ist. Zur Bestimmung der Kreatinin-*Clearance (Beseitigung)* wird Kreatinin im sorgfältig gesammelten 24-Stunden-Urin und in einer Serumprobe aus dieser Zeit bestimmt. Daraus läßt sich die pro Minute glomerulär filtrierte

Harnmenge errechnen – also die Filtrationsleistung der Niere pro Minute. Weiterhin hat das Urinkreatinin große Bedeutung als Bezugsgröße für die Konzentrationsangabe von Metaboliten im Sammelurin. Dies ist möglich, weil Kreatinin tageszeitunabhängig ausgeschieden wird. Sammelfehler können durch Bezug auf Kreatinin weitgehend ausgeglichen werden.

4.3.8 Harnsäure

Die Harnsäure ist ein Abbauprodukt der sog. Purinkörper, die in den Nukleoproteinen tierischer und menschlicher Zellkerne vorkommen. Primaten können diese Purine – im Gegensatz zu anderen Säugetieren – nur bis zur Harnsäure abbauen. Bei vermehrtem Zellzerfall (z. B. bei zytostatischer Behandlung), exzessivem Fleischgenuß und selten auch bei Stoffwechselstörungen kommt es zu einer Anhäufung von Harnsäure im Körper mit der Gefahr der Bildung harnsäurehaltiger Nierensteine. Bei der Beurteilung der Laborwerte muß die Eiweißaufnahme vor der Blutentnahme bzw. dem Sammeln des 24-Stunden-Urins beachtet werden.

5 Bewertung klinisch-chemischer Untersuchungen

Laborbefunde müssen zur Bewertung einerseits mit dem klinischen Bild des Patienten und andererseits mit Vergleichswerten von Gesunden in Beziehung gesetzt werden. Diese Vergleichswerte wurden früher als Normalwerte bezeichnet. Heute bevorzugt man den Ausdruck Referenzwerte, um damit den Bezug auf ein klar beschriebenes Kollektiv, auf definierte Abnahmebedingungen des Untersuchungsmaterials und eine bestimmte Untersuchungsmethode darzulegen. In Tabelle 16.6 sind solche Referenzwerte aufgeführt, die von der Arbeitsgruppe *Pädiatrische Klinische Chemie* erarbeitet wurden. Die Tabelle enthält die gerundeten Mittelwerte und die 95-%-Vertrauensbereiche in Stoffmengenkonzentrationen und Massenkonzentrationen. Enzymaktivitäten werden nur in konventionellen Einheiten (Meßtemperatur 25 °C) angegeben. Die 95-%-Vertrauensbereiche sind häufig deckungsgleich mit den $\bar{x} \pm 2s$-Bereichen (s bedeutet hier Standardabweichung).

Tabelle 16.6 Referenzwerte klinisch-chemischer Parameter. Altersgruppen: I = Neugeborene, II = Säuglinge, III = Kinder.

Parameter mit Konzentrations- und Altersangabe		Stoffmengen-konzentrationen	Enzymaktivität	Massenkonzen-trationen
alkalische Phosphatase U/l				
Neugeborene			110–580	
Säuglinge			120–720	
Kleinkinder			110–600	
Schulkinder				
im Wachstumsschub			130–700	
nach Wachstumsende			40–200	
Bilirubin				
µmol/l	II	4,89 (1,73–13,8)		0,3 (0,1–0,8)
bzw. mg/dl	III	6,05 (1,70–21,5)		0,4 (0,1–1,3)
Chlorid	I	105 (95–116)		372 (338–411)
mmol/l	II	103 (93–112)		365 (329–397)
bzw. mg/dl	III	103 (95–111)		365 (335–394)

(Fortsetzung S. 548)

Tabelle 16.6 (Fortsetzung).

Parameter mit Konzentrations- und Altersangabe		Stoffmengen-konzentrationen	Enzymaktivität	Massenkonzen-trationen
Cholesterin	I	2,93 (1,37–4,49)		113 (53–173)
mmol/l	II	3,24 (1,51–4,97)		125 (58–191)
bzw. mg/dl	III	4,35 (2,89–5,81)		167 (111–223)
CK				
U/l	II		48 (17–136)	
	III		38 (16– 94)	
Eisen	I	14,5 (6,4–32,7)		81 (36–183)
μmol/l	II	13,5 (6,4–28,2)		75 (36–158)
bzw. μg/dl	III	16,0 (7,7–33,4)		89 (43–187)
Gesamteiweiß	I			56,9 (45,2–68,6)
g/l	II			59,5 (45,7–73,3)
	III			69,3 (58,5–80,1)
GGT	I		48 (14–163)	
U/l	II		13 (2– 91)	
	III		7 (3– 17)	
GOT (ASAT)	I		22 (6–38)	
U/l	II		17 (7–27)	
	III		7 (3–17)	
GPT (ALAT)	I		12 (4–32)	
U/l	II		15 (6–36)	
	III		10 (5–21)	
Harnsäure	I	182 (38–326)		3,1 (0,6–5,5)
μmol/l	II	197 (68–325)		3,3 (1,1–5,5)
bzw. mg/dl	III	232 (111–353)		3,9 (1,9–5,9)
Harnstoff-N	I	3,9 (1,1–6,8)		11,0 (3,0–19,0)
mmol/l	II	3,6 (2,0–7,2)		12,9 (5,7–20,1)
bzw. mg/dl	III	5,1 (2,1–8,0)		14,2 (5,9–22,4)
Kalium	I	4,8 (3,6–6,1)		18,9 (13,9–23,9)
mmol/l	II	4,7 (3,7–5,8)		18,5 (14,3–22,8)
bzw. mg/dl	III	4,1 (3,1–5,2)		16,2 (12,2–20,1)
Calcium	I	2,27 (1,76–2,78)		9,1 (7,0–11,1)
mmol/l	II	2,39 (2,04–2,73)		9,6 (8,2–10,9)
bzw. mg/dl	III	2,35 (2,09–2,61)		9,4 (8,4–10,4)
Kreatinin	I	54 (12–104)		0,6 (0,1–1,2)
μmol/l	II	46 (18– 82)		0,5 (0,2–0,9)
bzw. mg/dl	III	56 (21– 90)		0,6 (0,2–1,0)
LDH	I		410 (200–838)	
U/l	II		285 (156–521)	
	III		213 (131–344)	

Tabelle 16.6 (Fortsetzung).

Parameter mit Konzentrations- und Altersangabe		Stoffmengen-konzentrationen	Enzymaktivität	Massenkonzen-trationen
Natrium	I	140 (132–147)		322 (303–338)
mmol/l	II	136 (129–143)		313 (297–329)
bzw mg/dl	III	139 (132–145)		320 (303–333)
Phosphor	I	2,32 (1,56–3,08)		7,2 (4,8–9,5)
mmol/l	II	2,06 (1,58–2,54)		6,4 (4,9–7,9)
bzw. mg/dl	III	1,54 (1,09–2,00)		4,8 (3,4–6,2)

Weiterführende Literatur

DÖRNER, K. (Hrsg.): Klinische Chemie. Enke, Stuttgart 1988

GREILING, H., GRESSNER, A. M. (Hrsg.): Lehrbuch der Klinischen Chemie und Pathobiochemie. Schattauer, Stuttgart 1987

RICHTERICH, R., COLOMBO, J. P.: Klinische Chemie – Theorie, Praxis, Interpretation. 4. Auflage, Karger, Basel 1978

17. Teil: **Bildgebende Verfahren**

Jochen Tröger

1 Einleitung

W. C. Röntgen entdeckte 1895 in Würzburg eine neue Art elektromagnetischer Strahlung, die im deutschsprachigen Raum als Röntgenstrahlen (im englischsprachigen Raum: X-ray) bezeichnet wird. Diese Strahlen können Körpergewebe (und auch andere Materie) durchdringen und werden von verschiedenen Geweben verschieden stark absorbiert. Eine hinter den Körper gehaltene, photographische Platte kann mit der Reststrahlung geschwärzt werden. In den folgenden Jahren bis hin zur Gegenwart wurden die technischen Voraussetzungen der Röntgenstrahlenerzeugung und die Aufzeichnung der durch den Körper hindurchgetretenen Reststrahlung ständig verbessert, so daß mit immer weniger Strahlung immer bessere Röntgenaufnahmen angefertigt werden können. Gleichzeitig wurden ständig neue Untersuchungsmethoden (z. B. Gefäßdarstellung – Angiographie) entwickelt und damit die Anwendungsmöglichkeit der Röntgen-Strahlung ständig vergrößert. Das Prinzip der Erzeugung der Röntgenstrahlung außerhalb des Körpers und der bildhaften Darstellung auf einer für Licht und Röntgenstrahlen empfindlichen photographischen Platte nach Durchgang der Strahlung durch den Körper blieb jedoch erhalten.

Eine revolutionäre Neuanwendung der Röntgenstrahlen stellte die Computertomographie (CT), die ungefähr 1970 in den medizinischen Bereich eingeführt wurde, dar.

Ein eng gebündelter Röntgenstrahl wird durch den zu untersuchenden Körperteil geschickt und die Absorption mittels eines rotierenden Meßsystems gemessen, durch einen Computer ausgewertet und in ein Monitorbild umgewandelt. Hiermit gelingt eine wesentlich feinere Differenzierung der Körergewebsanteile als mit der konventionellen Röntgenuntersuchung.

Abweichend vom Prinzip der Röntgenuntersuchung (extrakorporale Strahlenerzeugung) wird bei der nuklearmedizinischen Untersuchung die Strahlenquelle, ein Radionuklid (Atomkern, der unter Aussendung einer Strahlung in einen anderen Atomkern übergeht), in den Körper eingebracht. Die ausgesendete Strahlung wird nach Durchdringen des Gewebes außerhalb des Körpers gemessen.

Für die Röntgenuntersuchung, einschließlich der Computertomographie, und die Nuklearmedizin werden ionisierende Strahlen, die lebendes Gewebe schädigen können, benutzt. Deshalb bedürfen diese Untersuchungen der strengen medizinischen Indikation, und es muß jede nicht notwendige Strahlenbelastung für Kind und Personal vermieden werden (Strahlenschutz).

Mit der Sonographie (Ultraschalluntersuchung) steht uns seit ca. 20 Jahren eine bildgebende Untersuchungsmethode der Körperorgane zur Verfügung, die sich nicht der ionisierenden Strahlen bedient. Die hierbei angewendeten Schallwellen zwischen 1 und 10 MHz (1 Hz = 1 Schwingung pro s, 1 MHz = 1 000 000 Schwingungen pro s) sind mit großer Sicherheit unschädlich für das menschliche Gewebe.

Eine weitere revolutionäre Neuentdeckung der letzten Jahre stellt die Magnetic-Resonanz-Untersuchung dar. Bestimmte Atomkerne (z. Z. werden in der Medizin überwiegend die Wasserstoffatomkerne – Protonen verwendet) senden, nachdem ein vorher erzeugtes Magnetfeld abgeschaltet wird, elektromagnetische Wellen aus. Aus diesen elektromagnetischen Wellen kann ein Rechnersystem anatomische Querschnittsbilder des Körpers herstellen. Bleibende Schäden durch diese MR-Untersuchung sind bisher nicht bekannt geworden.

Alle hier dargestellten Untersuchungsmethoden werden, da sie mit dem Begriff Radiologie oder Röntgenologie nicht mehr vollständig erfaßt werden, unter dem Begriff bildgebende Verfahren zusammengefaßt.

Alle bildgebenden Verfahren werden mit einem großen apparativen Aufwand durchgeführt. Dies führt oft zu Ängsten der Kinder. Eine kindgerechte, aber wahrheitsgemäße Aufklärung muß vor der Untersuchung stattfinden. Eine mit den Details vertraute Schwester kann den Kindern schon im Vorfeld der Untersuchung manche Ängste nehmen. Zum Abbau dieser Ängste ist es oft sinnvoll, einen Elternteil als Begleitperson zur Untersuchung mitzunehmen oder diesen sogar die Betreuung des Kindes allein durchführen zu lassen.

2 Sonographie

Die Sonographie (Ultraschalluntersuchung) ist in den letzten Jahren in der Kinderheilkunde zur wichtigsten bildgebenden Untersuchung geworden. Sie ist nicht schmerzhaft, sie ist nicht mit einer Strahlenbelastung verbunden und mit den in der Medizin verwendeten Energien (1–10 MHz) sind Schäden bisher nicht bekannt geworden. Besonders in der geburtshilflichen Diagnostik wird die Ultraschalluntersuchung schon seit über 20 Jahren betrieben, und schädliche Nebenwirkungen ließen sich nicht nachweisen.

2.1 Einführung

Schallwellen, deren Frequenz über der des hörbaren Schalls liegt, werden als Ultraschall bezeichnet. Die hochfrequenten Ultraschallwellen in der Medizin werden durch Kristalle, die einen piezoelektrischen Effekt[1] aufweisen, erzeugt (Abb. 17.1). Wird an diese Kristalle eine elektrische Spannung angelegt, so geraten diese in Schwingungen. Zusammenziehen und Ausdehnung der Kristalle bewirken dann die Entstehung der Ultraschallwellen. Diese Ultraschallwellen werden vom Schallkopf (Transducer) ausgesendet und an Weichteilgrenzen unterschiedlich stark zurückgeworfen (reflektiert). Diese reflektierten Schallwellen (Echos) werden dann vom Schallkopf, der jetzt als Empfänger dient, wieder aufgenommen. Hierbei wird die Ultraschallwelle dann wieder in elektrische Spannung verwandelt; als Monitorbild werden dann die einzelnen Echos aufgezeichnet. Die Bilddarstellung kann als A-Bild (**A**mplitudenbild) oder als B-Bild (**B**rightness-Helligkeit) erfolgen. Zur Darstellung von Bewegungsvorgängen werden Time-Motion-Bilder benutzt. Die meisten Untersuchungen an Kindern finden mit dem B-Bild statt. Hierbei entstehen größen- und formgetreue Schnittbilder des Körperinneren (Abb. 17.2).

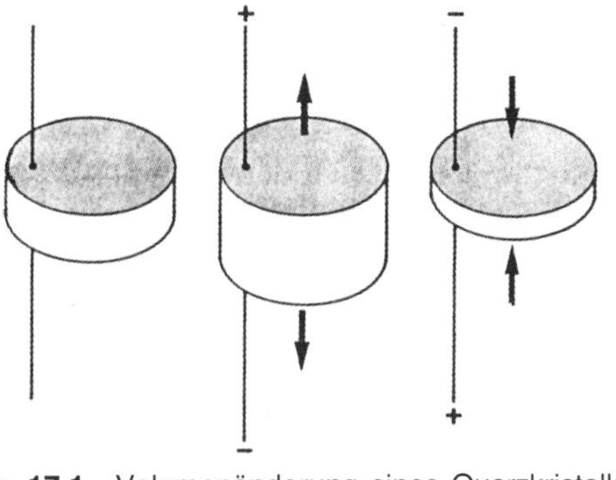

Abb. 17.1 Volumenänderung eines Quarzkristalls in Abhängigkeit von einer angelegten elektrischen Spannung. (Nach: Peters, H., Deeg, K.-H., Weitzel, D.: „Die Ultraschalluntersuchung des Kindes". Springer 1987.)

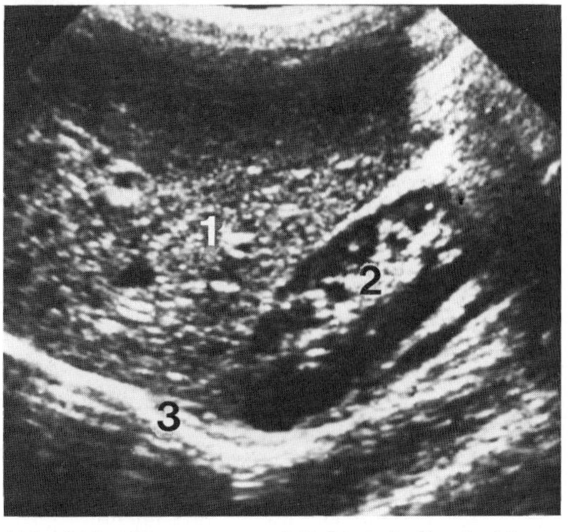

Abb. 17.2 Sonogramm mit Sektorschallkopf – Längsschnitt durch den rechten Oberbauch von ventral. 1 Leber, 2 rechte Niere, 3 Zwerchfell

[1] Erzeugung von Elektrizität durch Druckänderungen in Kristallen – umgekehrt bewirkt (hochfrequenter) Wechselstrom periodische Druckänderungen im Kristall, eben den Ultraschall.

Da die Ultraschallwellen an Knochen und an Luft total reflektiert bzw. total absorbiert werden, können Strukturen hinter Knochen und hinter Luft (z. B. Lunge, z. B. Darmluft) sonographisch nicht untersucht werden. Dieses Problem kann im Bereich des Abdomens umgangen werden, in dem von verschiedenen Richtungen (dorsal, ventral, lateral) und mit gekipptem Schallkopf untersucht wird. Außerdem bietet der Sectorschallkopf die Möglichkeit, mit kleinem Schalleingangsfenster ein großes, tieferes Areal unter Umgehung von Luft und Knochen zu untersuchen (z. B. Abb. 17.2). Wegen dieser Reflexion bzw. Absorption durch Luft muß zwischen Schallkopf und Körperoberfläche ein luftfreies Gel vorhanden sein.

2.2 Vorbereitung

Im allgemeinen ist eine Vorbereitung nicht nötig. Besondere Absprachen für spezielle Untersuchungen, abhängig vom Alter des Kindes, sind jedoch für die Qualität und die Geschwindigkeit der Untersuchung oft von großer Bedeutung. So lassen sich z. B. Schädelsonographie und Hüftsonographie beim Säugling nach der Mahlzeit besonders schnell (ruhiger, zufriedener Säugling) durchführen. Andererseits sollte eine Bauchspeicheldrüsensonographie morgens am nüchternen Kind durchgeführt werden, da sonst der luftgefüllte Magen die Untersuchung erschwert (Tab. 17.1).

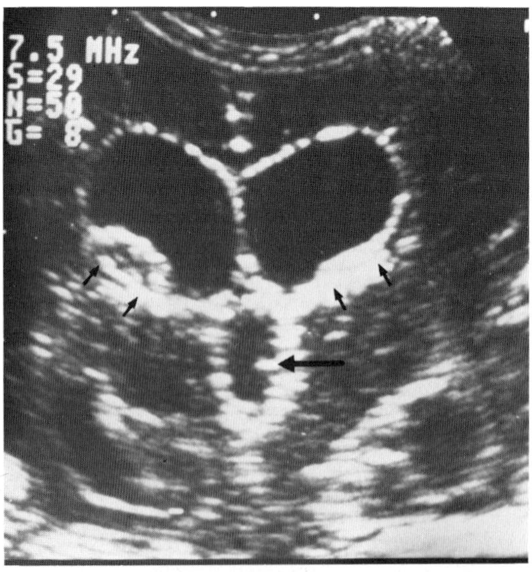

Abb. 17.3 Sonogramm des Gehirns eines Frühgeborenen nach peripartaler Blutung und nachfolgendem Hydrozephalus. Schnitt parallel zur Koronarnaht. Erweiterte Seitenventrikel: großer Pfeil = erweiterter 3. Ventrikel, kleine Pfeile = Blutungsreste

Tabelle 17.1 Vorbereitung zur Sonographie.

Fremdmaterial möglichst entfernen
Harnwege: Normale Flüssigkeitszufuhr
Beckenbereich: Gefüllte Harnblase
Säuglinge nach Mahlzeit untersuchen
Zweituntersuchungen nüchtern können erforderlich werden: Gallenblase, Pankreas, Magen und Duodenum

2.3 Durchführung der Untersuchung

Die Kinder werden bequem auf einer Liege gelagert. Der Raum muß dem Alter des Kindes entsprechend temperiert sein (Wärmelampe für Säuglinge). Das angewärmte Kontaktgel dient dem korrekten Anschluß des Schallkopfes an die Haut. Die Untersuchung dauert, je nach Fragestellung, zwischen 5 und 30 min.

2.3.1 Schädelsonographie

Solange die große Fontanelle noch offen ist, kann das Gehirn einschließlich der Liquorräume gut beurteilt werden. Erweiterungen der inneren und äußeren Liquorräume, Blutungen, Fehlbildungen und Tumoren sind gut zu erkennen (Abb. 17.3).

Ultraschalluntersuchungen des Schädelbinnenraums sind auch durch die Schädelnähte, durch die kleine Fontanelle oder durch eine sehr zarte Schädelkalotte möglich. Bei größeren Kindern kann mit speziellen Schallköpfen (niedrige Frequenz: 1–3 MHz) noch eine Untersuchung des Schädelbinnenraums erfolgen. Computertomographien und Magnetic-Resonanzuntersuchungen sind, solange die große Fontanelle offen ist, nur noch selten indiziert und sollten in der Regel erst nach der Ultraschalluntersuchung erfolgen.

2.3.2 Sonographie des Herzens und der Gefäße

Die Beurteilung der Größe der Herzkammern, der Bewegungsvorgänge der Herzklappen und des Herzmuskels sowie die Erkennung von Schei-

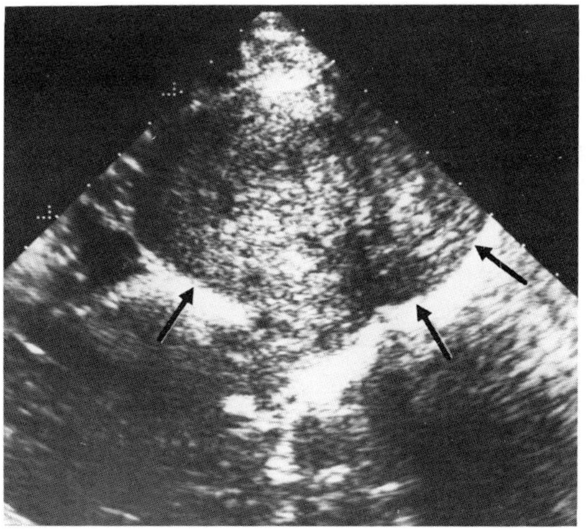

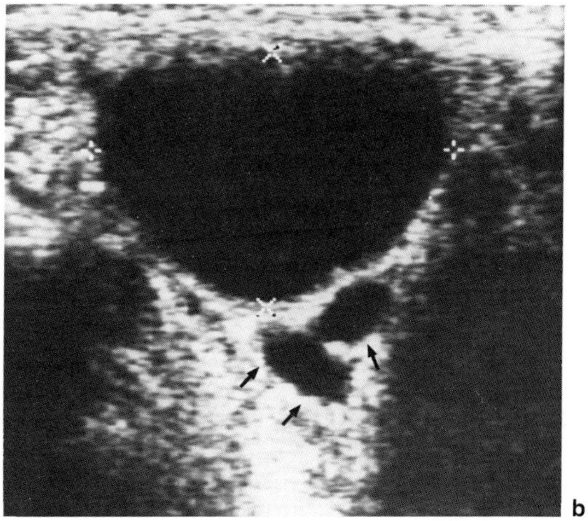

a b

Abb. 17.4 Sonogramme der Beckenregion von ventral.
a Solider Tumor (Pfeile) mit zahlreichen Echos.
b Zyste – echofreie flüssigkeitsgefüllte Raumforderung (Pfeile: Iliakalgefäße).

dewanddefekten und die Größenbestimmung der großen Gefäße hat zu einer Verminderung der Anzahl der Röntgenuntersuchungen und vor allem zu einer Verbesserung in der Erkennung angeborener Herzfehler geführt *(Echokardiographie). Durch die Doppler-Sonographie* können die Flußgeschwindigkeit in Gefäßen und die Durchblutung der Organe gemessen werden. Neu ist die *Farbdoppler-Sonographie.*

2.3.3 Hüftsonographie

Im 1. Lebensjahr können die Fehlanlage der Hüftgelenkspfanne (Dysplasie) und die Luxation sonographisch zuverlässig erkannt werden. Röntgenaufnahmen unter dieser Fragestellung sind nur noch extrem selten indiziert.

2.3.4 Sonographie des Abdomens

Die meisten sonographischen Untersuchungen dienen der Darstellung der Organe des Abdomens. Hierbei können intra- und retroperitoneale Tumoren zuverlässig erkannt werden. Zusätzlich zu Größe und Lage eines solchen Tumors kann auch seine Beziehung zur Umgebung oft besser als mit der Röntgenuntersuchung dargestellt werden. Die Unterscheidung zwischen einem soliden (z. B. WILMS-Tumor) und einem flüssigkeitsgefüllten (z. B. Zyste) Tumor ist möglich (Abb. 17.4). Erkrankungen der Nieren und der ableitenden Harnwege sind sonographisch meist sehr genau zu erkennen, insbesondere lassen sich Störungen des Harntransportes zuverlässig nachweisen (Abb. 17.5).

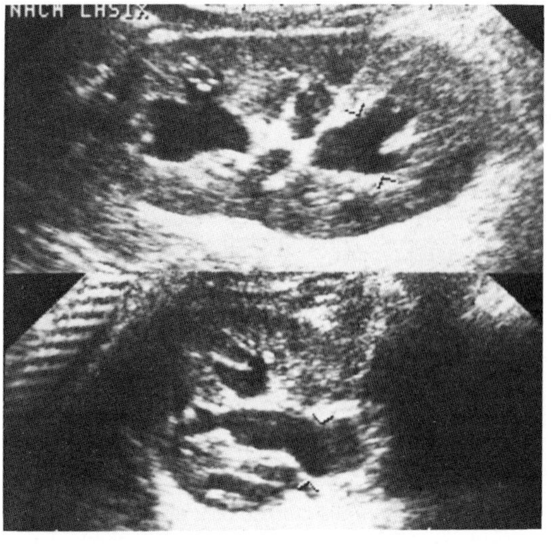

Abb. 17.5 Sonogramm der rechten Niere von dorsal – Längs- und Querschnitt. Weites Nierenbecken (Pfeile) als Zeichen einer Harnabflußstörung.

Leber, Milz und Pankreas sind sonographisch exakt darstellbar. Die Beurteilung des Darms ist durch die Luftfüllung oft schwierig, jedoch lassen sich Darmwandverdickungen, hypertrophische Pylorusstenosen und Invaginationen praktisch immer sonographisch nachweisen.

2.3.5 Andere sonographische Untersuchungen

Grundsätzlich sollte vor jeder anderen bildgebenden Untersuchung überlegt werden, ob das gleiche Resultat nicht auch mit der unschädlichen Sonographie zu erreichen ist. So lassen sich z. B. die Schilddrüse, zahlreiche Gelenke und viele oberflächliche Körperstrukturen sonographisch gut darstellen.

3 Röntgendiagnostik

3.1 Einführung

Röntgenstrahlen, die ebenso wie das sichtbare Licht elektromagnetische Wellen sind, entstehen, wenn beschleunigte Elektronen (kleine, negativ geladene elektrische Teilchen) plötzlich abgebremst werden. Dieser Vorgang geschieht in einer Röntgenröhre, die schematisch in Abb. 17.6 dargestellt ist. Ein Wolframdraht wird auf ca. 2000 Grad Celsius erhitzt. Dabei treten aus dem Wolframdraht Elektronen aus. Diese negativ geladenen Elektronen werden von der negativ geladenen Kathode abgestoßen und von der positiv geladenen Anode angezogen. In diesem Spannungsfeld zwischen Kathode und Anode erreichen die Elektronen hohe Geschwindigkeiten (z. B. bei einer Spannung von 30 000 Volt = 30 Kilovolt [KV] erreichen die Elektronen eine Geschwindigkeit von ca. 100 000 km pro Sekunde).

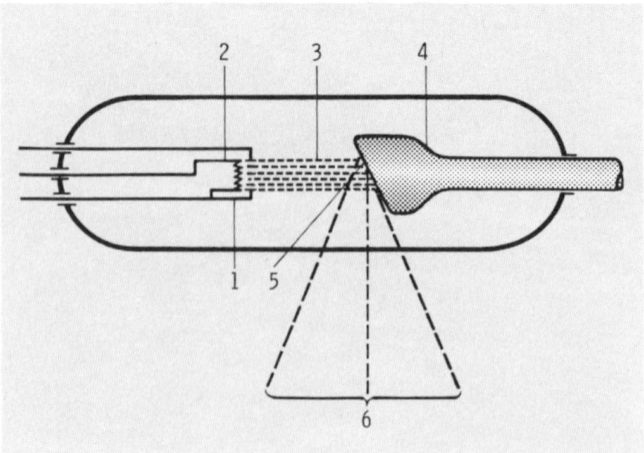

Abb. 17.6 Schematischer Aufbau einer Röntgenröhre. (Aus Janker, R.: Röntgenaufnahmetechnik, Teil I: Einstellungen. Barth, München 1958.) 1 Kathode, 2 Glühdraht, 3 Elektronenstrom, 4 Anode, 5 Brennfleck, 6 Röntgenstrahlen.

Die Elektronen prallen mit dieser hohen Geschwindigkeit auf die Anode und werden dadurch gebremst. Hierbei entstehen die Röntgenstrahlen.

Grundsätzlich besteht eine Röntgeneinheit aus einem Schalttisch, einem Behälter für Transformatoren und Ventilröhren, einer Röntgenröhre mit einer umhüllenden Haube und dem Patiententisch bzw. dem Stativ. Der Schalttisch, an dem die Assistentin die Belichtungsdaten für die anzufertigenden Röngenaufnahmen einstellt, ist durch eine Strahlenschutzwand (meist Beton oder Blei) vom Röntgenraum getrennt. Die Röntgenröhre kann über dem Tisch, unter dem Tisch oder vor einem Wandstativ fest oder beweglich angebracht sein. Der Patiententisch kann sowohl fest als auch beweglich installiert sein (z. B. schwimmende Tischplatte oder fahrbarer Durchleuchtungstisch).

Die von der Röntgenröhre erzeugte Röntgenstrahlung durchdringt den auf dem Tisch gelagerten oder vor dem Stativ in aufrechter Position sitzenden oder stehenden Patienten (Abb. 17.7). Ein Teil der Strahlung wird vom Körpergewebe absorbiert, und der durch den Körper hindurchtretende Strahlungsanteil belichtet einen hinter dem Patienten befindlichen Film bzw. wird in ein Fernsehdurchleuchtungsbild umgesetzt. Unterschiedliche Gewebe absorbieren die Strahlung unterschiedlich stark. So absorbiert Gas weniger Strahlung als Fett und Fett weniger als Weichteile und Weichteile weniger als Knochen. Dadurch ergeben sich auf dem Röntgenfilm Helligkeitsunterschiede entsprechend der unterschiedlichen Absorption der Strahlung (Abb. 17.8).

Ein Röntgenfilm (Abb. 17.9) besteht grundsätzlich aus einem Träger (meist aus Polyester), auf dem auf beiden Seiten Silberemulsionen aufgetragen sind. Durch eine Schutzschicht werden

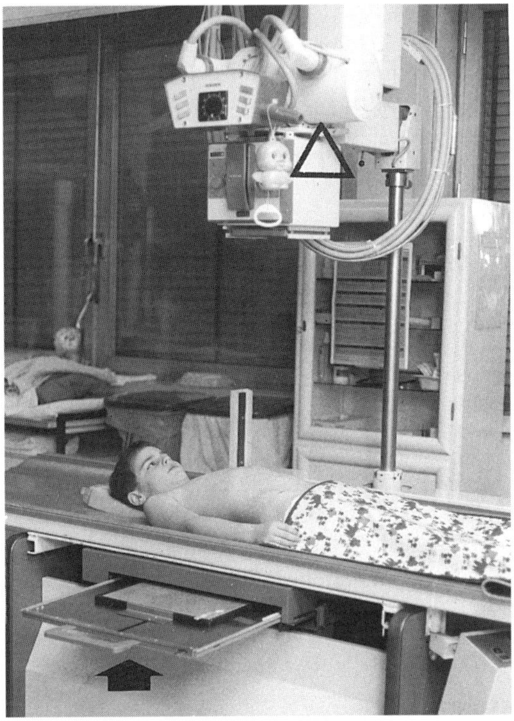

Abb. 17.7 Röntgeneinheit.
Dreieck = Röhre und Strahlenaustrittsfenster, Pfeil = Film in Kassette.

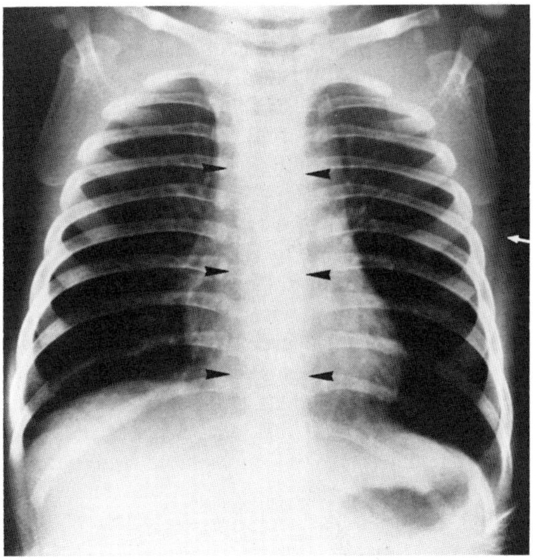

Abb. 17.8 Thoraxröntgenbild eines gesunden Säuglings. Darstellung der unterschiedlichen Absorption der Röntgenstrahlen: Geringste Absorption durch Luft in der Lunge. Subkutanes Fettgewebe (weißer Pfeil). Weichteilabsorption durch das Herz, und im Herzen ist nochmals die stärkere Absorption durch die Wirbelkörper (schwarze Pfeile) zu erkennen.

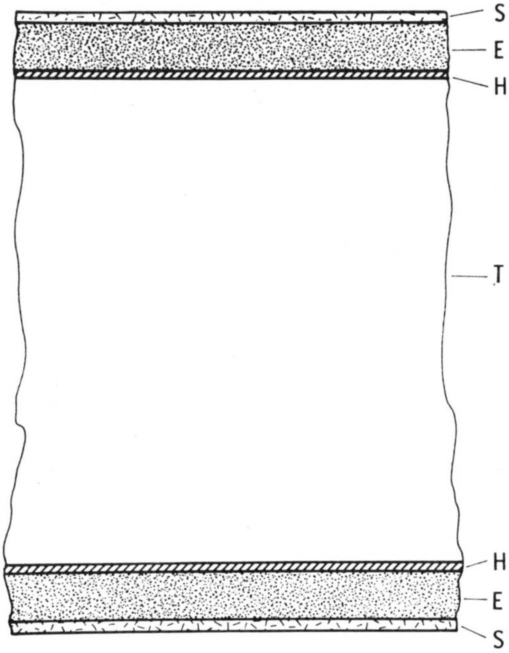

Abb. 17.9 Schematischer Querschnitt durch einen Röntgenfilm. (Aus: Gajewski, H., Müller, D., Schmidt, T.: Physikalische und technische Grundlagen. In: W. Frommhold, H. Gajewski, H. D. Schoen (Hrsg.): Medizinische Röntgentechnik: Thieme, Stuttgart 1979.)

T = Schichtträger, H = Haftschicht, E = Emulsionsschicht, S = Schutzschicht diese Emulsionen gegen äußere Einflüsse stabilisiert. Damit die Strahlendosis, die zur Belichtung eines Filmes benötigt wird, vermindert werden kann (dies stellt eine Reduzierung der Strahlendosis für den Patienten dar), werden bei den meisten Röntgenaufnahmen Verstärkerfolien angewendet. Diese Verstärkerfolien senden bei Kontakt mit Röntgenstrahlen sichtbares Licht aus (Lumineszenz). Dieses Licht wird zur Belichtung des Röntgenfilmes benutzt. Bewegungsvorgänge können röntgenologisch mittels der Durchleuchtung beurteilt werden. Phasen dieser Bewegungsvorgänge werden auf einem üblichen Röntgenfilm oder auf einem Kinokamerafilm (meist 10 × 10 cm Größe) festgehalten. Es ist ebenso möglich, die Befunde mit einem Magnetband (Video) zu speichern.

3.2 Thorax

3.2.1 Vorbereitung

Säuglinge und Kleinkinder sollten nüchtern zur Röntgenuntersuchung des Thorax kommen, da ein prall gefüllter Magen beide Zwerchfellschenkel kopfwärts (kranial) verdrängen kann (Abb. 17.10). Dadurch werden die Thoraxorgane komprimiert, Herz und Mediastinum erscheinen zu breit und die Lungenzeichnung verstärkt. Außerdem sollen manche Kinder Bariumbrei (Kontrastmittel) trinken, damit der Herzhinterraum besser beurteilt werden kann. Kinder, die gerade gegessen haben, verweigern aber die Aufnahme des Bariumbreis oft.

3.2.2 Untersuchung

Thoraxaufnahmen müssen – wie alle Röntgenaufnahmen – exakt eingestellt werden. Sie sind in aufrechter Körperhaltung und tiefer Inspiration (Einatmung) anzufertigen. Da Säuglinge und Kleinkinder bis zum Alter von 2 Jahren weder ruhig sitzen, noch ruhig stehen, müssen diese Kinder fixiert werden. Eine der Fixierungsmöglichkeiten ist die *Babix* (Abb. 17.12).

Oft müssen Thoraxaufnahmen in 2 Ebenen durchgeführt werden, weil einerseits die Zuordnung eines krankhaften Befundes nur mit Hilfe des Seitbildes möglich sein kann, und andererseits die Herzbeurteilung der seitlichen Thorax-

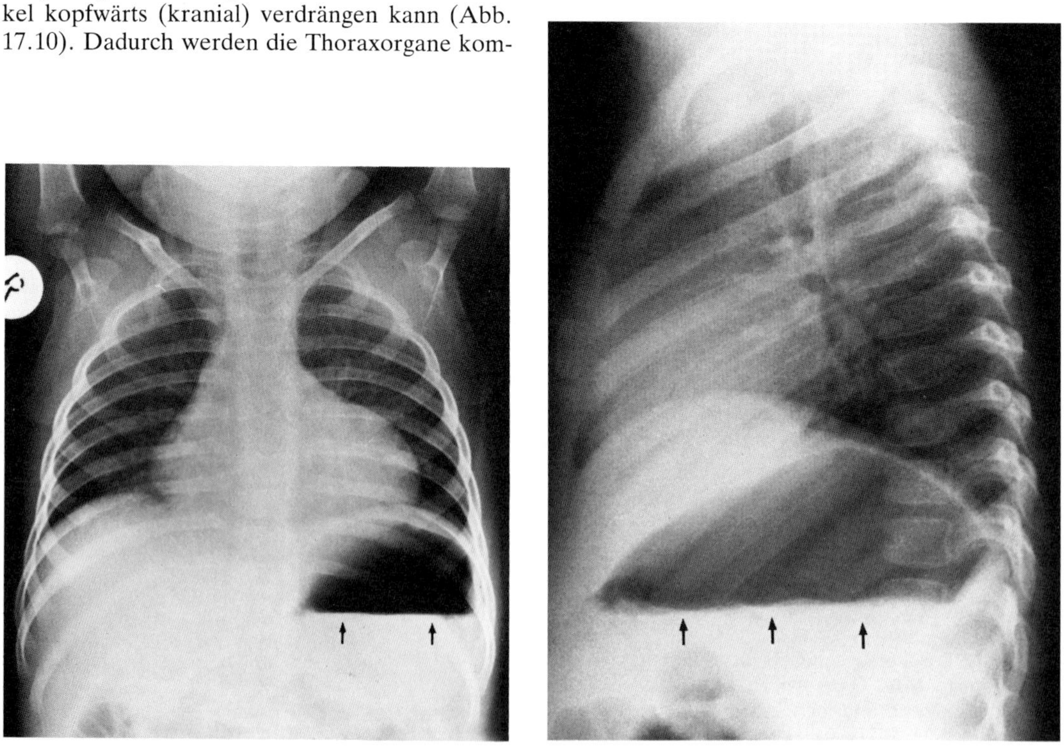

a b

Abb. 17.10 a, b Röntgenthoraxaufnahme in 2 Ebenen (**a**, **b**) nach Flaschenmahlzeit. Beide Zwerchfellschenkel sind weit nach kranial verdrängt, dadurch wird besonders das Herz sehr breit. Vergleiche auch mit Abb. 17.8 (ungefähr gleichalter Säugling). Pfeile = Luftflüssigkeitsspiegel im Magen.

aufnahme bedarf. Bei speziellen Fragestellungen können zusätzliche Untersuchungen erforderlich sein: z. B. Aufnahme in Ausatmung bei Verdacht auf Fremdkörperaspiration, Aufnahme in Seitlage bei Verdacht auf Pleuraerguß.

3.2.3 Nachsorge

Nach einer Herzuntersuchung mit Breischluck ist ca. 2 Tage das Kontrastmittel im Darm nachweisbar, so daß eine röntgenologische Abdominaldiagnostik (z. B Ausscheidungsurogramm, Magen-Darm-Passage, Kolon-Kontrasteinlauf) nicht durchgeführt werden kann. Das noch im Darm befindliche Kontrastmittel würde die oben genannten Untersuchungen stören.

3.3 Nieren und ableitende Harnwege

Ausscheidungsurogramm und Miktions-Cyst-Urethrogramm dienen der Darstellung der Nieren und der ableitenden Harnwege (Nierenbekken, Harnleiter [Ureter], Harnblase, Harnröhre [Urethra]).

3.3.1 Ausscheidungsurogramm

Vorbereitung

Damit Darminhalt die Nieren und die Harnleiter nicht überlagert, sollte der Darm möglichst leer sein. Die Kinder sollen morgens nüchtern zur Untersuchung kommen. Sie dürfen jedoch 2 Stunden vor der Untersuchung noch Tee oder eine andere Flüssigkeit zu sich nehmen, da eine normale Wasserbilanz die Nierenverträglichkeit der später zu injizierenden Kontrastmittel verbessert. Andererseits sollte, falls einer der seltenen Zwischenfälle nach Kontrastmittelinjektion auftritt, der Magen leer sein, damit eine Aspiration verhindert wird. Am Tag vor der Untersuchung sollen die Kinder keine blähenden Speisen (Bohnen, Erbsen, Kraut, u. a.) zu sich nehmen.

Säuglinge kommen vor der nächsten Mahlzeit zur Untersuchung. Eine längere Durstzeit ist unbedingt zu vermeiden, da Säuglinge einerseits gegen Wasserentzug besonders empfindlich sind und zum anderen das Schreien vor Hunger zu einer starken Luftfüllung des Magens und des Darmes und damit wiederum zu einer schlechteren Aussage der Röntgenuntersuchung führt.

Zur Vorbereitung eines Ausscheidungsurogramms gehört unbedingt auch die Frage nach einer Überempfindlichkeit gegen Kontrastmittel oder andere Substanzen. Bei Kindern mit einer solchen Überempfindlichkeit ist das Risiko einer Untersuchung mit intravenöser Kontrastmittelgabe erhöht.

Durchführung

Das jodhaltige Kontrastmittel wird intravenös injiziert und durch die Nieren wieder ausgeschieden. Es erscheint schon nach 2 min im Nierenbecken. Anschließend wird das Kontrastmittel über die Harnleiter in die Harnblase transportiert. Normalerweise dauert das Ausscheidungsurogramm ungefähr 20 min, die Untersuchung kann jedoch bei bestimmten Fragestellungen auch längere Zeit in Anspruch nehmen.

Selten kann es durch die Kontrastmittelgabe während des Ausscheidungsurogramms zu Überempfindlichkeitsreaktionen kommen. Mittlere und schwere Nebenwirkungen bedürfen der medikamentösen Behandlung. Die entsprechenden Medikamente müssen in der Röntgenabteilung sofort verfügbar sein. Bei bekannter allergischer Disposition kann es sinnvoll sein, vor der Untersuchung Kortison i. v. oder andere Medikamente zu injizieren.

Während der gesamten Untersuchung muß die Schwester das Kind aufmerksam beobachten und jede Unverträglichkeitsreaktion sofort dem Arzt mitteilen. Husten und Niesen können Vorboten eines schweren Zwischenfalls sein. Am häufigsten treten leichte Übelkeit und Brechreiz, Hitzegefühl, Niesen, Husten und Kitzeln im Hals auf. Für diese geringen Nebenwirkungen sind nur Beruhigung des Kindes und Frischluftzufuhr erforderlich. Behandlungsbedürftige Veränderungen sind Quaddelbildung und ein Exanthem mit oder ohne Juckreiz. Die schweren Allgemeinreaktionen können die Atmung (Tachypnoe, Dyspnoe, Asthmaanfall u. a.), das Herz-Kreislauf-System (Schocksymptomatik, Tachykardie, Bradykardie, Blutdruckabfall) betreffen und auch mit schweren Allgemeinreaktionen (Angstgefühl, Schüttelfrost, Bewußtseinsverlust) einhergehen. Diese schweren Allgemeinreaktionen bedürfen der sofortigen ärztlichen Behandlung.

Es ist deshalb notwendig, die Injektionsnadel während der gesamten Untersuchung liegenzulassen und mit physiologischer Kochsalzlösung durchgängig zu halten. Eine Beatmung kann ebenso wie eine extrathorakale Herzmassage erforderlich werden.

Nachsorge

Die Kontrastmittel sind heute sehr nebenwirkungsarm. Eine geringe Hyperosmolalität (osmotischer Druck doppelt so hoch wie der des Blutes) führt zu einem Wassereinstrom nach Kontrastmittelapplikation in die Gefäßbahn. Für sehr kleine Säuglinge, besonders mit einem Herzfehler, muß dies berücksichtigt werden. Außerdem führt die Kontrastmittelausscheidung über die Nieren doch zum Wasserverlust. Langes Dursten vor der Untersuchung, das an heißen Tagen zu einer Dehydratation führen könnte, ist unbedingt zu vermeiden.

3.3.2 Miktions-Cyst-Urethrogramm

Diese Untersuchung dient der Darstellung der Harnblase, der Harnröhre und eines eventuell vorhandenen Rückflusses von Urin in die Harnleiter.

Vorbereitung

Wird das Miktions-Cyst-Urethrogramm (Miktionscystourethrogramm, MCU) mit einem Blasenkatheter durchgeführt, so ist eine Vorbereitung nicht nötig. Bei Punktion durch die Haut (Blasenpunktion) muß die Blase gefüllt sein. Die Blasenfüllung kann mit dem Ultraschall leicht bestimmt werden.

Keinesfalls soll vor der Untersuchung durch hohe Flüssigkeitszufuhr oder durch ein Diuretikum eine schnellere Blasenfüllung provoziert werden. Dadurch könnte ein Reflux (Rückfluß von Urin aus der Blase in den Harnleiter) durch die schnelle Ausscheidung des Urins unentdeckt bleiben.

Für Säuglinge sollte eine Flasche mit Tee oder Milch mitgebracht werden, da während des Trinkens die bei der Untersuchung gewünschte Blasenentleerung oft erfolgt.

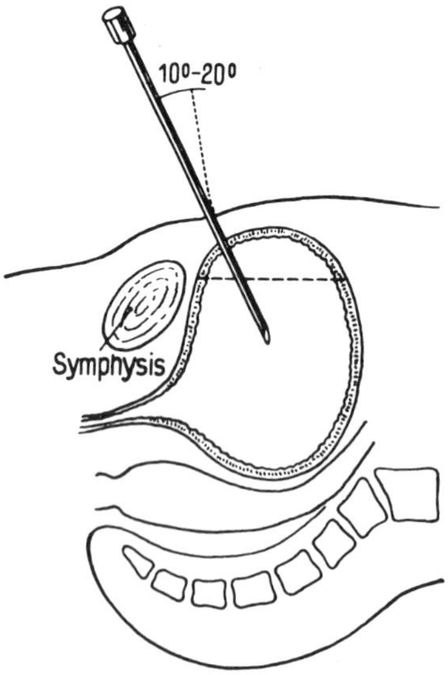

Abb. 17.11 Schematische Darstellung der Blasenpunktion. (Aus: Ebel, K., Willich, E.: Die Röntgenuntersuchung im Kindesalter. Springer, Berlin 1979.)

Durchführung

Die Blase wird mit einer Einmalkanüle 1 cm oberhalb der Symphyse punktiert (Abb. 17.11) oder katheterisiert. Für die Punktion ist die Kanüle mit einem Schlauch und einem Dreiwegehahn verbunden, so daß zuerst Urin für die bakteriologische Untersuchung abgenommen werden kann und anschließend das wasserlösliche, jodhaltige Kontrastmittel appliziert werden kann. Größere Kinder geben den Miktionsdrang an, bei Säuglingen und Kleinkindern wird bis zum Beginn der Miktion gewartet und die Kanüle entfernt.

Vorteile der Blasenpunktion gegenüber der Katheteruntersuchung sind: Keine Verletzungsmöglichkeit der Harnröhre durch den Katheter, keine Verschleppung von Bakterien in die Harnblase, und vor allem beim Jungen ist die Belästigung durch die Untersuchung wesentlich geringer.

Nachsorge

Komplikationen treten bei gut gefüllter Blase praktisch nicht auf. Selten wird durch eine Gefäßverletzung der erste Urin blutig tingiert sein, diese Blutungen sistieren schnell.

3.4 Ösophagus, Magen, Dünndarm und Dickdarm

Diese Untersuchungen werden mit Kontrastmittel durchgeführt und dienen vor allem der Darstellung des Schluckaktes, der Beurteilung der Passage des Kontrastbreis durch den gesamten Verdauungstrakt und der Wandbeurteilung von Ösophagus, Magen, Dünn- und Dickdarm *(Magen-Darm-Passage)*.

In der Neugeborenenperiode überwiegen selbstverständlich die angeborenen, überwiegend durch einen Darmverschluß (mechanischer Ileus) zu Tage tretenden Passagebehinderungen (Obstruktion). Mit zunehmendem Alter treten die erworbenen Erkrankungen des Verdauungstraktes in den Vordergrund.

Speiseröhre, Magen und der gesamte Dünndarm werden durch orale Kontrastmittelgabe, der Dickdarm überwiegend durch Kontrasteinlauf untersucht.

Es können 2 Arten von Kontrastmittel verwendet werden: Wasserunlösliche Kontrastmittel und wasserlösliche Kontrastmittel.

3.4.1 Wasserunlösliche Kontrastmittel

Dies sind Suspensionen von Bariumsulfat. Da Bariumsulfat von der Darmwand nicht aufgenommen wird, hat es keine schädlichen Nebenwirkungen.

Es darf jedoch nicht verwendet werden, wenn die Gefahr besteht, daß das Kontrastmittel den Verdauungstrakt verläßt (Aspiration, Fistel, Perforation). Das Bariumsulfat wird dann vom Körper aufgenommen und führt zu Entzündungen.

3.4.2 Wasserlösliche Kontrastmittel

Es handelt sich um nierengängige, jodhaltige Kontrastmittel. Immer dann, wenn Bariumsulfat kontraindiziert ist, werden diese Kontrastmittel verwendet: z. B. Aspirationsgefahr, ösophagotracheale Fistel, Darmdurchbruch (Perforation) u. a. Die wasserlöslichen Kontrastmittel sind teurer und führen im Vergleich zum Bariumsulfat zu schlechteren Röntgenbildern.

3.4.3 Ösophagus, Magen, Dünndarm

Vorbereitung

Die Kinder sollen morgens nüchtern zur Untersuchung kommen. Säuglinge kommen vor der nächsten Flaschenmahlzeit. Speise und Flüssigkeit im Magen stören die Beurteilung. Es dürfen vor der Untersuchung weder Kaugummi gekaut, noch die Zähne geputzt werden. Einerseits führen das Kaugummikauen und der Geschmack der Zahnpasta zu einer verstärkten Magensaftsekretion und andererseits wird beim Zähneputzen oft Flüssigkeit verschluckt. Die Flüssigkeit verdünnt im Magen das Kontrastmittel, führt zu einem schlechten Wandbeschlag und vermindert damit die Qualität der Kontrastmitteluntersuchung.

Durchführung

Säuglinge trinken das Kontrastmittel aus einer Flasche mit relativ großem Saugerloch. Große Kinder nehmen den Brei löffelweise oder schluckweise zu sich. Bei nichtschluckenden Kindern kann eine Sondierung notwendig werden. Soll der gesamte Dünndarm bis zur Ileozökalklappe dargestellt werden, so kann die Untersuchung bis zu 6 Stunden dauern. Es wird dann in einem vom Arzt festzulegenden Abstand die nächste Röntgenaufnahme angefertigt bzw. eine Durchleuchtung durchgeführt. Bis zum Abschluß der Untersuchung bzw. bis der Arzt Gegenteiliges anordnet, muß das Kind nüchtern bleiben.

In ausgewählten Fällen erfolgt die Darstellung des Dünndarms über eine im Übergangsbereich von Duodenum zu Jejunum positionierte Sonde (Untersuchung nach Sellink).

Nachsorge

Die wasserunlöslichen Kontrastmittel (Bariumsulfat) haben keine Nebenwirkungen. Der Stuhlgang verfärbt sich am gleichen oder am nächsten Tag weiß. Gelegentlich kann der Bariumbrei eine Verstopfung herbeiführen. Besteht eine Enge des Magenausgangs oder des Duodenums, so sollte das restliche Kontrastmittel nach Abschluß der Untersuchung durch eine Magensonde entfernt werden, damit das Kind bei eventuellem Erbrechen das Kontrastmittel nicht aspiriert.

Wasserlösliche Kontrastmittel sind gegenüber Blut doppel hyperosmolar. Hierdurch kommt es zu einem geringen Wassereinstrom in das Darmlumen. Durch die Volumenbelastung kann es zu gehäufter Darmentleerung nach der Untersuchung kommen.

3.4.4 Kolon-Kontrasteinlauf

Die Indikationen zum Kolon-Kontrasteinlauf (KE) sind im Neugeborenenalter und in der späteren Zeit sehr unterschiedlich. Beim Neugeborenen stehen die angeborenen Darmobstruktionen im Vordergrund, beim großen Kind die entzündlichen Darmwandveränderungen (Morbus Crohn, Colitis ulcerosa) und die erworbenen Obstruktionen.

Wasserlösliche Kontrastmittel werden bei Kontraindikation für Bariumsulfat und in der Neugeborenenperiode zum Freispülen des Dickdarms bei liegengebliebenem Mekonium (Mekoniumpfropfsyndrom, Mekoniumileus) verwendet. In einigen Fällen kann dadurch eine Operation vermieden werden.

Vorbereitung

Neugeborene brauchen und dürfen nicht vorbereitet werden, da die Suche nach einem Darmverschluß stets eine dringliche Untersuchung ist. Außerdem kann der Radiologe durch die Art der Luftverteilung oft schon vor dem Kontrasteinlauf eine relativ sichere Diagnose stellen. Ebenso brauchen Kinder, bei denen nach einer Aganglionose (Morbus Hirschsprung, Megacolon congenitum) gesucht wird, nicht vorbereitet zu werden.

Für andere Kinder, vor allem dann, wenn eine tumoröse oder entzündliche Darmwandveränderung gesucht wird, ist eine konsequente Vorbereitung zur Reinigung des Darmes erforderlich.

Durchführung

Das Kontrastmittel wird aus einem Irrigator oder bei Säuglingen aus einer großen Spritze über ein Darmrohr in den Dickdarm gebracht. Unter langsamem Vorlaufen wird der Dickdarm gefüllt. Die Untersuchung ist bei ruhigen Kindern schmerzfrei, gelegentlich haben die Kinder ein Spannungsgefühl im Abdomen. Zur Diagnose entzündlicher und tumoröser Darmwandveränderungen kann nach dem wasserunlöslichen Kontrastmittel eine Luftgabe in den Dickdarm (Doppelkontrastuntersuchung) notwendig werden. Hierbei entsteht oft ein unangenehmes Druckgefühl.

Nachsorge

Wird wasserlösliches Kontrastmittel verwendet, wird dem Körper durch die Hyperosmolalität Wasser entzogen. Insbesondere bei Neugeborenen muß deshalb der Wasserhaushalt des Kindes überwacht werden.

Da die wäßrigen Suspensionen von Bariumsulfat gegenüber den Körperflüssigkeiten hypoosmolar sind, kann es hierbei zum Einstrom von Wasser in den Körper kommen. Der Radiologe muß diese Nebenwirkung durch einen Zusatz von Salzlösungen zur Bariumsulfatsuspension unbedingt vermeiden.

3.4.5 Abdomenübersicht

Eine Aufnahme des Abdomens im Liegen gehört unbedingt an den Anfang jedes Ausscheidungsurogramms („Abdomenleeraufnahme"). Eine wichtige Information für den Radiologen ist die Verteilung der Luft. Durch Umlagerung des Kindes können aus der Änderung der Luftverteilung wesentliche diagnostische Schlüsse gezogen werden: Freie Luft ist am besten in aufrechter Position oder in linker Seitenlage nachweisbar. In Bauchlage steigt die Darmluft ins Rektum und in die dorsal gelegenen Darmanteile (Colon ascendens und Colon descendens und Anteile des Duodenums usw.).

3.4.6 Skelettaufnahmen

Bestimmte Vorbereitungen sind nicht erforderlich. Da es für die Röntgenuntersuchung jedoch günstig ist, wenn die Kinder ruhig liegen, sollten Säuglinge und Kinder möglichst nach der Mahlzeit untersucht werden.

3.4.7 Weitere Röntgenuntersuchungen

Es gibt eine große Anzahl von weiteren, meist am Kind selten durchgeführte Röntgenuntersuchungen: z. B. retrograde Darstellung der Harnröhre (retrograde Urethrographie), Darstellung der Scheide (Vaginographie), Fistelfüllung, Gefäßdarstellung (Angiographie), Darstellung des Rückenmarkkanals (Myelographie), Darstellung der Luftwege (Bronchographie) und viele andere mehr. Oft ist hierfür eine spezielle Vorbereitung nötig, die am besten mit der untersuchenden Abteilung abgesprochen wird. Da einige dieser Untersuchungen nur in Narkose durchgeführt werden können und einige andere mit einer intravenösen Kontrastmittelinjektion verbunden sind, müssen die Eltern vor der Untersuchung aufgeklärt und um ihre Einwilligung ersucht werden.

3.5 Fixierung für die Röntgenuntersuchung

Große Kinder sind durch ausreichende Aufklärung und eine geduldige Arbeitsweise fast immer zur aktiven Mitarbeit bei der Röntgenuntersuchung zu bewegen. Dies können wir von Säuglingen und von vielen Kleinkindern natürlich nicht erwarten. Bewegungsunscharfe und verdrehte Röntgenaufnahmen führen zu Fehldiagnosen, oder die Aufnahmen müssen wiederholt werden (dadurch steigt dann die Strahlenbelastung). Da wir andererseits das Halten der Kinder durch Pflegepersonen weitestmöglich vermeiden wollen, verwenden wir für Säuglinge und Kleinkinder (ungefähr bis zum Ende des 2. Lebensjahres) Hilfsmittel zur Fixierung, die eine ausreichende Ruhigstellung der Kinder ermöglichen (Abb. 17.12–17.13).

Das wichtigste Fixierungsmittel im Säuglings- und Kleinkindesalter ist die Babix. Diese elastische und feste Plastikhülle dient für zahlreiche Untersuchungen der Säuglinge und Kleinkinder (Abb. 17.12). Die Hände werden durch Gummibänder festgehalten und das Kind anschließend durch Zug an den Beinen in eine gestreckte und vor allem für die Röntgenaufnahmen orthograde Lage gebracht. Anschließend werden das Abdomen (für die Thoraxaufnahme) oder die unteren Extremitäten (für eine Abdomenaufnahme) durch Handtücher oder Zellstofflagen fixiert und durch Bänder eine Drehung des Kindes in diesem Bereich verhindert. Zuletzt wird durch ein Stirnband der Kopf festgehalten. In dieser Babix lassen sich Kinder in alle Positionen bringen.

Während das Kind in der Babix liegt oder hängt, muß stets eine Schwester oder eine andere Betreuerin beim Kind bleiben. Vor allem ist auf die Hände zu achten. Eine Blaufärbung der Hände läßt auf eine zu starke Fixierung mit venöser Stauung schließen; keinesfalls dürfen sich die Hände weiß verfärben, da in diesem Fall die arterielle Zufuhr unterbrochen ist. In beiden Fällen muß das Fixierungsband gelockert werden.

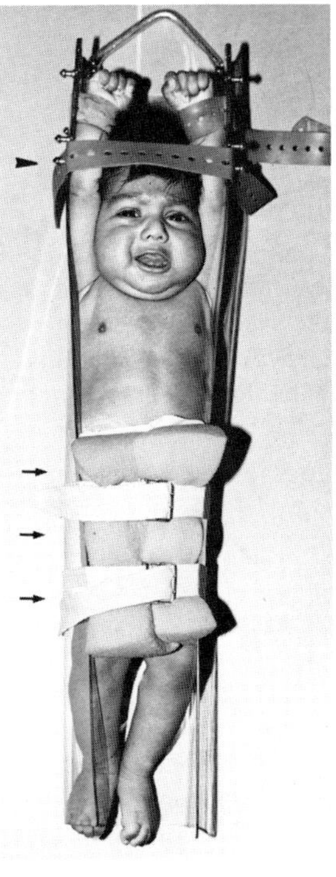

Abb. 17.12

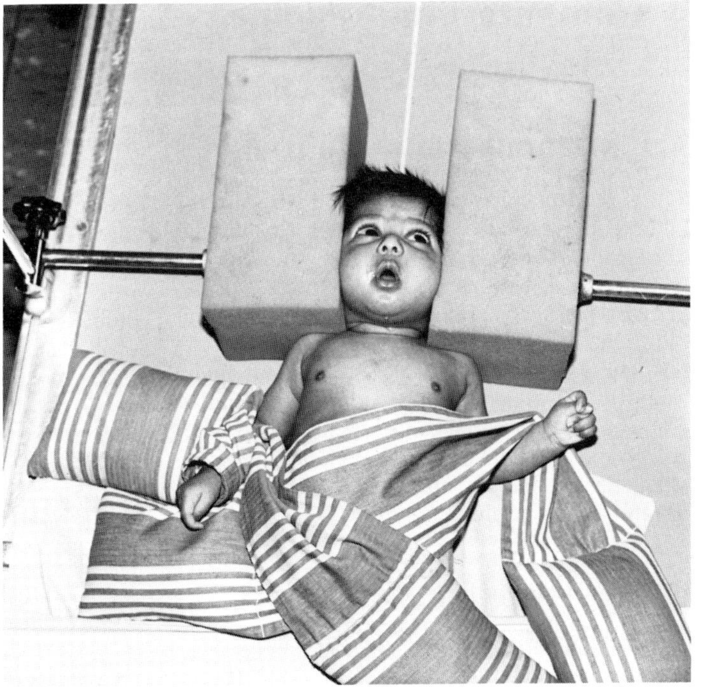

Abb. 17.13

Abb. 17.12 Fixierung des Säuglings in der Babix. Fixierung der Hände durch Gummibänder. Durch Zug an den Beinen wird das Kind in die richtige Position gebracht und gleichzeitig gestreckt. Mit Schaumstoff oder Handtüchern werden die Beine und das Abdomen (hier für die Thoraxaufnahme) fixiert (Pfeile). Gleichzeitig wird durch ein Gummiband der Kopf (Pfeil) festgehalten.

Abb. 17.13 Anwendung der Schädelpelotten. Die Schädelpelotten werden in den Röntgentisch eingesetzt und, nachdem zur Polsterung Schaumstoff zwischen Halterung und Kopf angebracht worden ist, festgezogen. Gleichzeitig können die Hände mit Sandsäcken ruhiggestellt werden.

Ein weiteres Hilfsmittel für die Fixierung unruhiger Kinder sind die Plastikkompressorien, die einerseits alle Körperteile gut festhalten, aber andererseits der Assistentin eine Stellungskontrolle der zu untersuchenden Region ermöglichen. Bei Schädelaufnahmen ist außerdem der Blickkontakt des Kindes mit der Mutter oder der Assistentin möglich. Für die anterior-posterioren Schädelaufnahmen verwenden wir Schädelpelotten (Abb. 17.13).

Die Kinder können auch durch eine oder 2 Hilfspersonen gehalten werden, jedoch sind dann diese Hilfspersonen einer unnützen, wenn auch sehr geringen, Strahlenbelastung ausgesetzt. Keinesfalls darf die Röntgenassistentin – außer in Notfällen – die Kinder halten, da sie infolge ihrer ständigen Arbeit in der Röntgenabteilung sowieso schon einer höheren Strahlenbelastung ausgesetzt ist.

Selbstverständlich ist bei ruhigen und einsichtigen Kindern die Röntgenaufnahme ohne Fixierung der Aufnahme mit Fixierung vorzuziehen. Gute psychische Vorbereitung und geduldige Arbeitsweise der Röntgenassistentin erlauben oft noch bei Kindern im 2. und 3. Lebensjahr auf die Fixierung zu verzichten. Der Verzicht auf die Fixierung darf aber keinesfalls zu einer Verschlechterung der Qualität der Röntgendiagnostik führen.

4 Computertomographie

4.1 Methodische Einführung

Ein eng gebündelter Röntgenstrahl wird um die zu untersuchende Körperregion bewegt, und auf der Strahlenausgangsseite befindet sich ein Meßsystem. Aus der durch die untersuchte Körperregion absorbierten Strahlung berechnet der Computer die Dichteunterschiede des Körpergewebes. Diese Dichteunterschiede werden auf einem Monitor in Helligkeitsstufen umgesetzt. Hierbei entsteht ein sehr genaues Querschnittsbild einer Körperregion. So kann z. B. bei der Untersuchung des Schädelbinnenraumes Liquor von Blut differenziert werden.

4.2 Vorbereitung

Für die Untersuchung des Schädels ist bei Neugeborenen und Säuglingen sinnvoll, vor der Untersuchung eine Flaschenmahlzeit zu geben. Die Kinder liegen dann still oder schlafen gar ein. Dadurch kann die Sedierung manchmal und eine Allgemeinnarkose fast immer entfallen. Eine notwendige Sedierung kann z. B. mit Chloralhydrat durchgeführt werden.

Muß eine Kontrastmittelinjektion durchgeführt werden, sollten die Kinder 2 Stunden vor der Untersuchung nüchtern sein, da sonst beim Erbrechen infolge der Kontrastmittelinjektion die Gefahr einer Aspiration entstehen würde.

Steht vor der Untersuchung schon fest, daß eine intravenöse Kontrastmittelgabe erfolgen wird, sollte eine Kanüle gelegt werden. Erfolgt diese Injektion erst während der Untersuchung, ist eine Kooperation des Kindes oft nicht mehr zu erreichen.

Für die Computertomographie des Abdomens ist oft eine orale Kontrastmittelgabe notwendig.

4.3 Durchführung

Die Untersuchung ist selbstverständlich – wie jede Röntgenuntersuchung – schmerzlos. Die Kinder haben jedoch oft vor dem großen Gerät Angst, vor allem, wenn sie während der Untersuchung von der Schwester oder dem betreuenden Elternteil alleingelassen werden. Soll die Durchblutung eines Bezirkes (z. B. Tumor – Abb. 17.14) beurteilt werden, muß intravenös nierengängiges Kontrastmittel appliziert werden (s. S. 557, 559).

Jede Einzeluntersuchung der Computertomographie (Schnittebene) dauert wenige Sekunden (2–5 s), die Gesamtuntersuchung ungefähr 15–30 min.

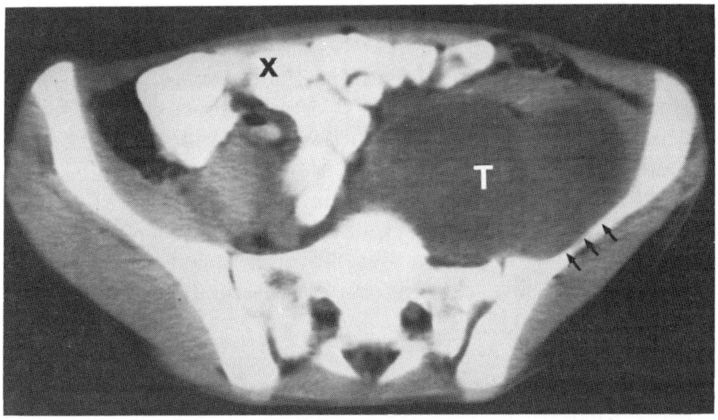

a

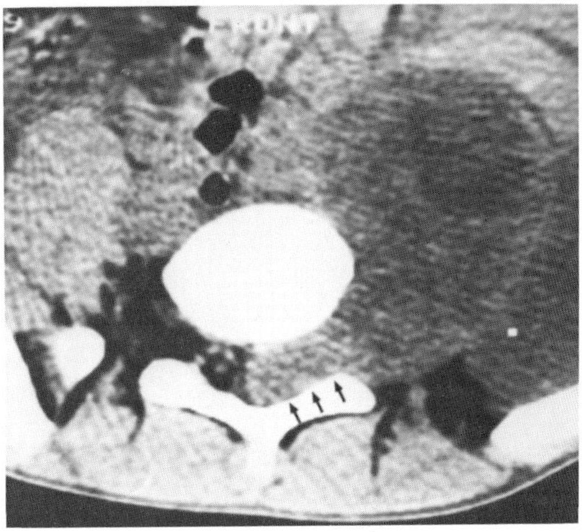
b

Abb. 17.14 Computertomographie im Beckenbereich.

a Solider Tumor (T), Kontrastmittel im Darm (X), tumorbedingte Knochenverdünnung (Pfeile).

b Ausschnittsbild: Vorwachsen des Tumors in den Spinalkanal (Pfeile).

5 Nuklearmedizin

5.1 Einführung

Die Strahlenquelle, das Radionuklid (instabiler Atomkern, der unter Abgabe von Strahlung in einen anderen Atomkern zerfällt), wird meist intravenös gespritzt und vom Blutstrom in das zu untersuchende Organ oder Organsystem transportiert. Jedoch sind auch zahlreiche andere Aufnahmearten möglich (z. B. Punktion der Harnblase für die nuklearmedizinische Prüfung eines vesiko-ureteralen Refluxes). Außerhalb des Körpers werden durch hoch-empfindliche Strahlungsmesser (Detektoren) der Transport, die Aufnahme und/oder die Ausscheidung durch das Organ oder Organsystem gemessen.

Überwiegend werden ^{99m}-Technetium-Verbindungen mit ihrer kurzen Halbwertszeit und damit verbundenen geringen Strahlenbelastung für nuklearmedizinische Untersuchungen verwendet (Halbwertszeit: Zeit, in der 50% eines Radionuklids unter Abgabe von Strahlung in einen anderen Atomkern zerfallen sind – je kürzer die Halbwertszeit, um so kürzer die Bestrahlungszeit durch das Radionuklid). Besondere Bedeutung in der Pädiatrie haben die Nierenszintigraphie und die Skelettszintigraphie erlangt.

5.2 Nierenszintigraphie

Am häufigsten werden die Nierensequenzszintigraphie und die seitengetrennte Nierenclearence durchgeführt. Die Nierensequenzszintigraphie bedient sich der ^{99m}-Technetium-Verbindungen und gibt vor allem Auskunft über die Nierendurchblutung. So können z. B. nach einer stumpfen Bauchverletzung eine Nierenarterienverletzung oder ein Nierenriß (Nierenruptur) erkannt werden (Abb. 17.15).

Die seitengetrennte Nierenclarence mit Jod-Hippuran-Verbindungen gibt Auskunft über die Funktion der Nieren. So kann es z. B. vor einer Operation einer Niere wichtig sein zu wissen, wieviel Leistung die zu operierende Niere noch erbringt. Von dieser Leistungsfähigkeit kann dann abhängen, ob die Niere operativ entfernt werden muß (bei zu geringer Restfunktion) oder ob die geschädigte Niere erhalten bleiben kann (Abb. 17.16). Eine neue Technetium ^{99m}-Präparation (MAG 3) erlaubt die gleichzeitige Bestimmung der Nierendurchblutung (Perfusion) und der Nierenfunktion.

Da sich die Radionuklide nach der Nierenszintigraphie in der Blase ansammeln, muß direkt nach der Untersuchung für eine Blasenentleerung gesorgt werden. Dadurch wird die Strahlendosis für Blasenwand und Ovarien reduziert.

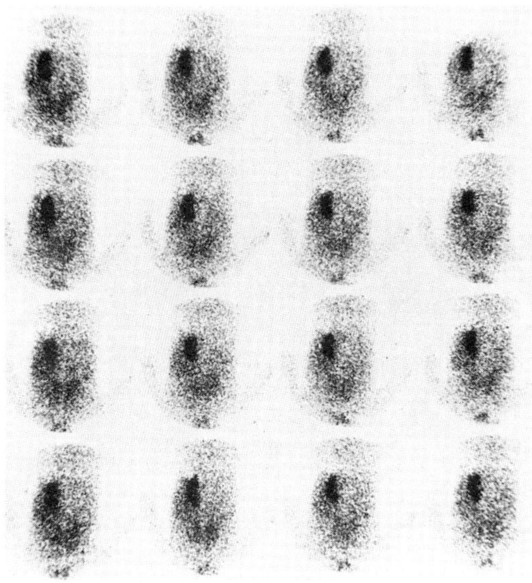

◀ **Abb. 17.15** Nierensequenzszintigraphie. Stumme Niere rechts nach Arterienverletzung. Rechts läßt sich keine Radionuklidanreicherung im Bereich der Niere erkennen. Die Gefäßverletzung wurde später operativ bestätigt. Die linke Niere reichert das Radionuklid normal an. (Von Prof. Hahn, Institut für Klinische Strahlenkunde, Nuklearmedizin, Mainz.)

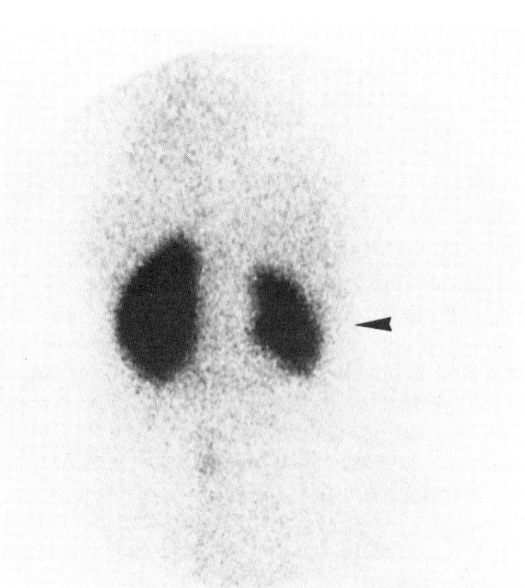

a

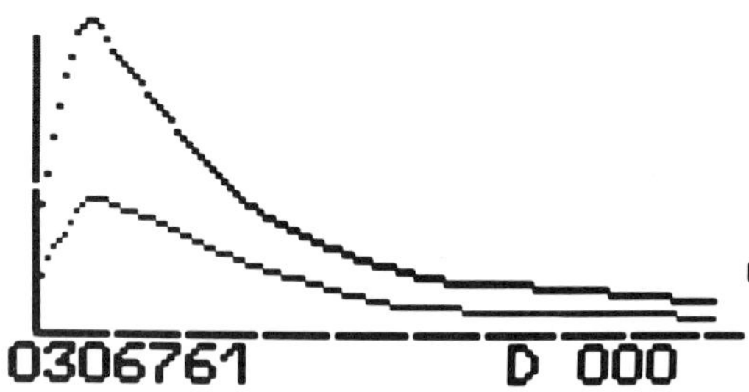

b

Abb. 17.16 a, b Seitengetrennte Nierenclearance bei pyelonephritischer Schrumpfniere rechts. (Von Prof. Hahn, Institut für Klinische Strahlenkunde, Nuklearmedizin, Mainz.)

a Schon das Kamerabild zeigt eine geringere Radionuklidbelegung der kleineren rechten Niere (Pfeil). Patient liegt auf dem Bauch.

b Die Funktionskurven (Isotopennephrogramm) ergeben links (obere Kurve) einen normalen Befund, rechts eine eingeschränkte Nierenfunktion (untere Kurve).

5.3 Skelettszintigraphie

Für den Nachweis entzündlicher (Osteomyelitis), traumatischer oder tumoröser Knochenerkrankungen ist die Skelettszintigraphie unentbehrlich. Gegenüber den anderen bildgebenden Verfahren hat die Szintigraphie folgende Vorteile: Alle Skelettareale können während einer Untersuchung beurteilt werden, und nicht selten werden szintigraphisch Skelettveränderungen nachgewiesen, die weder klinisch noch radiologisch zu erkennen sind (Abb. 17.17). Nach der intravenösen Injektion des Radionuklids (meist ^{99m}-Technetium) werden Transport und Speicherung des Nuklids zu und in den einzelnen Sklettbezirken gemessen. Die Untersuchung dauert ungefähr 30 min. Nach der Injektion soll das Kind viel trinken und häufig die Blase entleeren, da das Radionuklid über die Nieren und Blase ausgeschieden wird.

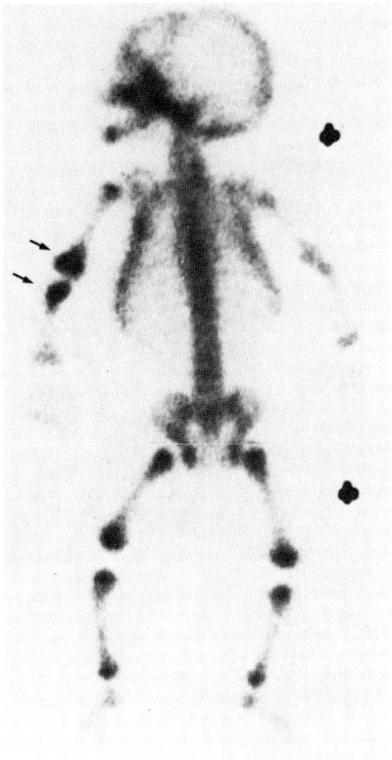

Abb. 17.17 Skelettszintigramm eines Säuglings. Verstärkte Anreicherung des Radionuklids in dem unteren linken Oberarm und dem oberen linken Unterarm (Pfeile). Im Röntgenbild stellen sich Frakturen des distalen Humerus und der proximalen Ulna dar. (Von Prof. HAHN, Institut für Klinische Strahlenkunde, Nuklearmedizin, Mainz).

5.4 SPECT, PET

Neue einen sehr hohen Apparateaufwand erfordernde nuklearmedizinische Untersuchungsverfahren sind die Single-Photon-Emission-Computertomographie (SPECT) und die Positronen-Emissions-Tomographie (PET). Nach der intrakorporalen Applikation der strahlenabgebenden Substanz können sowohl Schnittbilder angefertigt als auch bestimmte Stoffwechselvorgänge untersucht werden.

6 Magnetic-Resonanz-Untersuchung

Überwiegend wird diese Untersuchung (keine Belastung mit ionisierender Strahlung!) als Schnittbildverfahren angewendet (Kernspin-Tomographie oder Magnetic-Resonanz-Tomographie oder Magnetic-Resonance-Imaging). Grundsätzlich lassen sich jedoch auch Stoffwechseluntersuchungen (MR-Spektroskopie) durchführen. Für die Kernspintomographie wird der Patient einem hochenergetischen Magnetfeld ausgesetzt. Hierdurch werden die mobilen Wasserstoffatomkerne (Protonen) in ein höheres Energieniveau versetzt. Nach Abschalten des Magnetfeldes kehren die Protonen in das ursprüngliche, niedrigere Energieniveau unter Abgabe von elektromagnetischer Energie zurück. Diese Energieabgabe wird mittels komplizierter Rechnersysteme zur Herstellung von Schnittbildern in verschiedenen Ebenen genutzt. Besonders bedeutsam hat sich die Magnetic-Resonanz-Tomographie für die Untersuchung des Zentralnervensystems (Gehirn und Rückenmark) erwiesen (Abb. 17.18). Jedoch lassen sich auch zahlreiche andere Organe und Körperregionen untersuchen: Weichteile, Knochenmark, Innere Organe u. a. Da Knochen und Kalk nur sehr wenig mobile Protonen enthalten, sind beide mittels Kern-

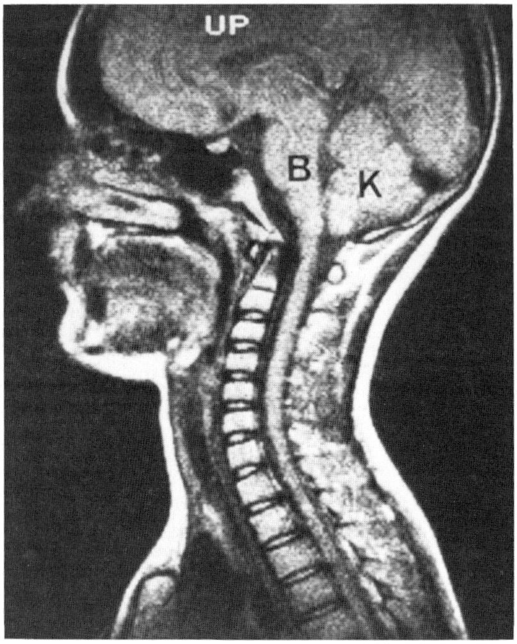

Abb. 17.18 MRT – Mittellinienschnitt durch das Halsmark und die benachbarten Hirnstrukturen und das obere Thorakalmark. K = Kleinhirn, B = Brücke.

spintomographie nicht nachweisbar. Patienten mit ferromagnetischen Fremdkörpern sollten nicht untersucht werden, da im starken Magnetfeld Lageänderungen dieser Fremdkörper auftreten können. Aus dem gleichen Grunde müssen alle losen ferromagnetischen Fremdkörper (z. B. Metallinstrumente u. a.) aus dem Untersuchungsbereich entfernt werden. Ebenso sind Kinder mit Herzschrittmachern wegen der auftretenden Frequenzänderungen von der Untersuchung auszuschließen.

7 Strahlenschutz

Die Strahlenbelastung des Menschen setzt sich aus einer natürlichen Stahlung und einer künstlichen Strahlenbelastung zusammen. Die weitestgehend unvermeidbare natürliche Strahlenexposition beträgt in der Bundesrepublik bei erheblichen lokalen Schwankungen im statistischen Mittelwert 2 mSv (Milli-Sievert – oder 200 mrem) pro Jahr. Ihre Hauptanteile sind die terrestrische (Erdstrahlung, einschließlich Gebäudestrahlung) und die kosmische Strahlung.

Der Hauptanteil der Strahlenbelastung aus künstlichen Strahlenquellen wird durch medizinische Untersuchung verursacht. Der statistische Mittelwert dieser Art der künstlichen Strahlenbelastung liegt bei 0,5 mSv (50 mrem) pro Jahr.

Nachfolgend sollen einige wichtige Fragen des medizinischen Strahlenschutzes für Kind und Pflegeperson besprochen werden. Die Menge einer ionisierenden Strahlung (ionisierende Strahlen können das Erbgut der Zelle schädigen), die für eine Keimzelle (Ovarien oder Hoden) oder für eine Körperzelle schädigend wirkt, ist uns noch nicht bekannt. Auch können wir die Bedeutung der Wiederherstellungsvorgänge nach kleinen Dosen ionisierender Strahlung nicht genau bestimmen. Grundsätzlich sollte aber jede Dosis als schädlich für Keim- und Körperzelle angesehen werden. Aus diesem Grunde muß jede Untersuchung mit ionisierenden Strahlen (Röntgen einschließlich Computertomographie und nuklearmedizinische Untersuchungen) streng indiziert sein. Immer ist erst zu prüfen, ob die gleiche Aussage nicht auch mit einer nicht „strahlenbelastenden Untersuchung“, insbesondere mittels der Sonographie, erzielt werden kann. Andererseits gibt es auch keinen Grund dafür, indizierte, also für Diagnose und Therapie wichtige Untersuchungen wegen der unvermeidbaren (geringen) Strahlenbelastung zu unterlassen.

Bei der Diskussion über möglichen Strahlenschaden und erforderlichen Strahlenschutz muß immer festgelegt sein, welcher Schaden an welchem Organ oder Organsystem entstehen könnte und welche Schutzmaßnahmen dagegen erforderlich sind. Den Eltern bereitet vor allem die Frage der Keimdrüsenbelastung Sorge. Keinesfalls darf daüber die Belastung anderer Regionen vergessen werden (z. B. Knochenmarksdosis).

7.1 Strahlenschutz des Kindes

Kinder bedürfen eines besonders intensiven Strahlenschutzes, da sie einerseits im Laufe ihres Lebens noch mit einer relativ hohen Gesamtstrahlenbelastung aus natürlichen und künstlichen Strahlenquellen zu rechnen haben. Außerdem ist die sich teilende Zelle gegenüber ionisierenden Strahlen wesentlich empfindlicher als die ruhende Zelle, und kindliche Gewebe weisen eine hohe Zellteilungsrate auf. Des weiteren ist damit zu rechnen, daß Schäden an den Keimzellen an die nächste Generation weitergegeben werden.

Vor einer Untersuchung mit ionisierenden Strahlen sind alle Voruntersuchungen zu besorgen. Die Kenntnis dieser Voruntersuchung macht manchmal die gewünschte Untersuchung überflüssig oder letztere kann »strahlensparend« modifiziert werden. Nach unseren Erfahrungen ist es am besten, wenn die Eltern diese Voraufnahmen besorgen. Zur aktuellen Untersuchung müssen, außer bei Notfällen, diese Voruntersuchung und die schon im Hause angefertigten Aufnahmen zur Verfügung stehen.

Für die Untersuchung von Kindern müssen die besten Geräte mit dem größtmöglichen Strahlenschutz und sehr empfindliche Film-Folien-Kombination (dadurch geringstmögliche Strahlenbelastung) verwendet werden. Während einer Röntgenuntersuchung sind alle nicht im Nutzstrahlenbereich liegenden Körperareale des Kindes abzudecken. Besonders sorgfältig sind, wenn möglich, die Keimdrüsen abzudecken (Abb. 17.19). Bei nuklearmedizinischen Untersuchungen ist die geringstmögliche Dosis zu verwenden.

Zum Strahlenschutz gehört auch die ausreichende Fixierung eines nicht kooperativen Kindes. Unruhige Kinder verursachen sonst Wiederholungsaufnahmen.

Nach nuklearmedizinischen Untersuchungen muß für die schnellstmögliche Ausscheidung des Radionuklids gesorgt werden (z. B. Blasenentleerung bei Ausscheidung über die Nieren).

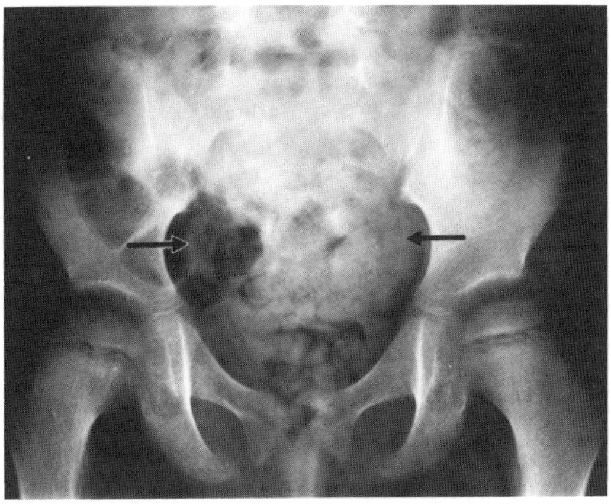

Abb. 17.19 Lage der Ovarien (Pfeile). Da die Lage der Ovarien variieren kann, muß diese Region möglichst großzügig mit Blei abgedeckt werden.

7.2 Strahlenschutz für die Pflegepersonen

Grundsätzlich sollte die Pflegeperson während der Untersuchung mit ionisierender Strahlung den Untersuchungsraum (Kontrollbereich) verlassen. Ist dies nicht möglich (z. B. wenn sich das Kind nicht allein untersuchen läßt), sind entsprechende Schutzmaßnahmen zu treffen: z. B. Bleischürze, Bleihandschuhe. Schwangere dürfen bei der Untersuchung mit ionisierenden Strahlen nicht anwesend sein, Jugendliche unter 18 Jahren nur zur Ausbildung.

7.3 Dosismessung

Zur Messung einer Strahlendosis stehen Dosimeter zur Verfügung. Am Strahlenaustrittsfenster müssen alle Röntgengeräte mit einer automatischen Meßkammer für die „Austrittsdosis" versehen sein. Für die Personen-Dosis-Messung stehen Filmdosimeter, die die eingestrahlte Dosis summieren und in der Regel monatlich abgelesen werden, und Dosimeter, die die akute Dosis (meist Stabdosimeter) angeben, zur Verfügung.

7.4 Röntgenverordnung und Strahlenschutzverordnung

Die rechtliche Festlegung des Strahlenschutzes findet sich in der Röntgenverordnung (Verordnung über den Schutz vor Schäden durch Röntgenstrahlen vom 8. 1. 1987) und in der Strahlenschutzverordnung (vom 13. 10. 1976). Die Röntgenverordnung muß an jedem Röntgenarbeitsplatz verfügbar sein.

Weiterführende Literatur

EBEL, K.-D., WILLICH, E.: Die Röntgenstrahlung im Kindesalter. Springer, Berlin, Heidelberg, New York 1979

FENDEL, H., STIEVE, F.-E.: Strahlenschutz in der Kinderradiologie – NCRP Bericht Nr. 68 (Deutsche Übersetzung). Hoffmann, Berlin 1983

FENDEL, H., STIEVE, F.-E.: Schutz in der nuklearmedizinischen und sonographischen Diagnostik bei Kindern – NCRP – Bericht Nr. 73 (Deusche Übersetzung). Hoffmann, Berlin 1988

LISSNER, J. (Hrsg.): Radiologie I. Lehrbuch für den 1. Klinischen Studienabschnitt. Begr. v. J. LISSNER, O. HUG. 3. Auflage, Enke, Stuttgart 1986

LISSNER, J., FINK, U. (Hrsg.): Radiologie II. Lehrbuch für den 2. Abschnitt der Ärztlichen Prüfung, das praktische Jahr und die fachärztliche Weiterbildung. 3. Auflage, Enke, Stuttgart 1990

WILLICH, E., GEORGI, T., KUTTIG, H., WENZ, W.: Radiologie und Strahlenschutz. Springer, Berlin, Heidelberg, New York, London, Paris, Tokio 1988

18. Teil: **Einführung in die Erblehre des Menschen** (Humangenetik)

Walter Fuhrmann

Zu den wichtigsten Eigenschaften aller Lebewesen gehört die Fähigkeit, Nachkommen zu zeugen, die den Eltern in den wesentlichen Merkmalen weitgehend entsprechen. Analog zur Weitergabe von Eigentum spricht man von Vererbung. Über die Art und Weise dieser anscheinenden Weitergabe von Eigenschaften bestanden jahrtausendelang die eigenartigsten Vorstellungen. Erst im 17. Jahrhundert setzte sich die Vorstellung durch, daß Anlagen der Mutter wie des Vaters die Entwicklung des Embryos bestimmen und daß für die Bestimmung seiner Eigenschaften Eizelle wie Samenzelle gleich große Bedeutung haben. Obwohl ähnliche Ideen schon früher geäußert wurden, war es das große Verdienst Mendels (1865) zu zeigen, daß die Erbinformation in Form von Einzelfaktoren weitergegeben wird, deren Verteilung unabhängig nach den Regeln der Statistik erfolgt. Johannsen (1909) prägte für diese Faktoren den Begriff *„Gene"* nach dem griechischen Wortstamm „gen" für werden, entstehen.

Mit den Genen werden nicht Merkmale weitergegeben, sondern biochemische Informationen, die die Entwicklung so steuern, daß die jeweiligen Merkmale auftreten bzw. bestimmte Funktionen möglich sind. Diese Entwicklung kann durch Umweltbedingungen *(Peristase)* beeinflußt werden. Die genetische Information bezeichnen wir als *Genotyp,* das Erscheinungsbild bzw. die Merkmale des Individuums als *Phänotyp.* Durch Umweltfaktoren bestimmte Abweichungen in der Ausprägung eines bestimmten Genotyps nennt man *Modifikationen.* Eine Änderung der genetischen Information selbst dagegen heißt *Mutation* (s. weiter unten).

Alle Zellen eines Menschen gehen aus der durch Verschmelzung von Ei- und Samenzelle entstandenen ersten Zelle des neuen Individuums, der *Zygote,* hervor. Jede Zelle enthält im Zellkern die gleiche vollwertige genetische Information. Sie ist dort in den *Chromosomen* verankert. Der Name weist darauf hin, daß sich diese, auch Kernschleifen genannten Strukturen mit vielen Farbstoffen intensiv anfärben lassen. Chromosomen werden nur bei der Kernteilung deutlich sichtbar. Man untersucht sie beim Menschen meist an Lymphozyten des Blutes, die man in einem Nährmedium im Brutschrank noch einmal zur Teilung bringt. Durch Zusatz von Colchizin, dem Gift der Herbstzeitlose, stoppt man die Zellteilung im Stadium der Metaphase (S. 105). Hier sind die Chromosomen gut kontrahiert und bereits in Tochterchromosomen gespalten, die aber noch im Zentromer zusammenhängen. Dadurch ergibt sich die in der Abb. 18.1 an ein „X" erinnernde Form der Einzelchromosomen. Nach Ausbreitung der Metaphase durch hypotonischen Schock lassen sich 46 Chromosomen erkennen und fotografieren, die ihrer Form nach in Gruppen und Paare geordnet werden können. Man unterscheidet 44 sog. *Autosomen* und 2 Geschlechtschromosomen, auch *Gonosomen* genannt. Während sich bei den Autosomen stets 22 Paare sehr ähnlicher, „homologer" Chromosomen finden, besitzt nur die Frau zwei homologe Gonosomen, zwei sog. X-Chromosomen. Beim Mann findet sich ein X-Chromosom und ein kleineres, das Y-Chromosom.

Von den Partnern jedes Paares stammt je ein Chromosom vom Vater und eines von der Mutter. Eine Tochter erhält je 1 X-Chromosom vom Vater und eines von ihrer Mutter, ein Sohn dagegen hat das X-Chromosom stets von der Mutter, das Y-Chromosom vom Vater (Abb. 18.2). Während man anfangs die Chromosomenpaare nur nach Gruppen einordnen konnte, erlauben moderne Färbeverfahren die Identifizierung jedes einzelnen Paares, mitunter auch einzelner bestimmter Chromosomen anhand von Formbesonderheiten bzw. der Verteilung des unterschiedlich färbbaren Euchromatins und Heterochromatins *(Bänderung der Chromosomen,* Abb. 18.1).

Bei der Keimzellbildung wird durch die Reifeteilung (S. 106) erreicht, daß jede Keimzelle die halbe Chromosomenzahl und dabei von jedem homologen Paar einen Partner erhält. Dabei erfolgt die Verteilung ohne Rücksicht darauf, ob das jeweilige Chromosom ursprünglich vom Vater oder von der Mutter ererbt war. Es kommt zu

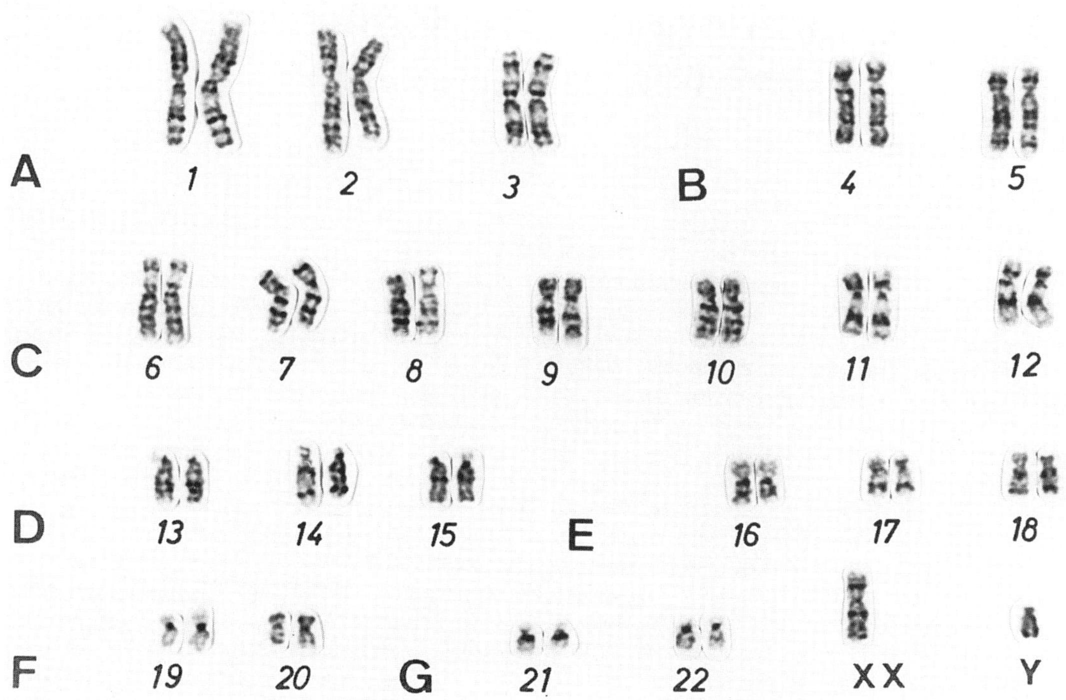

Abb. 18.1 Normaler männlicher Chromosomensatz *(Karyogramm)*. Chromosomen der Metaphase mit Giesma-Bandenfärbung.

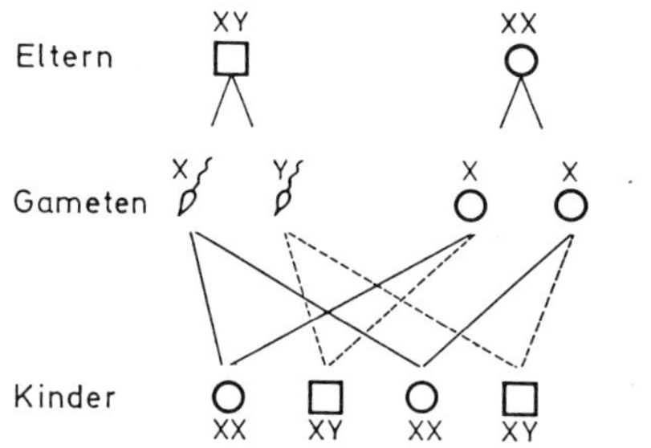

Abb. 18.2 Schema der chromosomalen Geschlechtsbestimmung beim Menschen.

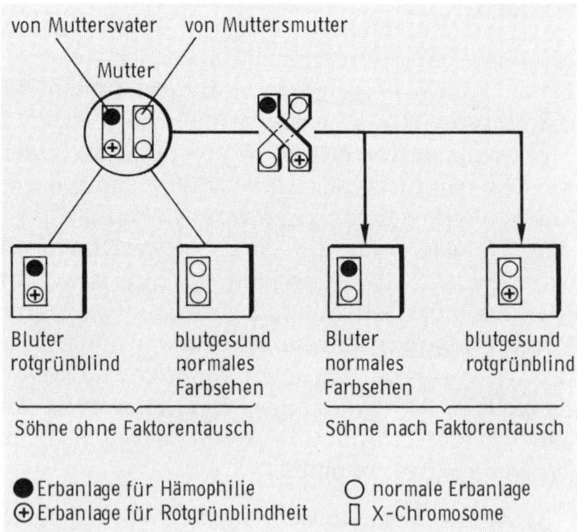

Abb. 18.3 Faktorenaustausch zwischen dem Gen für die Hämophilie und dem für Rotgrünblindheit. (Nach: v. Verschuer u. Rath. Aus: v. Verschuer, O.: Genetik des Menschen. Urban & Schwarzenberg, München 1959.)

einer nur den Gesetzen des Zufalls folgenden Neukombination der Chromosomen und damit auch der auf diesen gelegenen Gene. Die freie Kombination der Gene wird noch dadurch begünstigt, daß die homologen Chromosomenpartner während der Reifeteilung Stücke miteinander austauschen (Abb. 18.3). Nur wenn Gene auf dem gleichen Chromosom relativ dicht beieinander liegen, bleiben sie während der Reifeteilung häufiger in der gleichen Kombination zusammen. Das bezeichnet man als *Genkopplung*.

1 Biochemische Grundlagen der Vererbung

Während wir über die biochemische Verankerung der genetischen Information bereits recht gute Kenntnisse besitzen, sind unsere Vorstellungen über die Einzelvorgänge bei der Realisation der Erbanlagen in der Merkmalsausprägung und schließlich über die Regulation der Genaktivität, speziell bei höheren Organismen, noch sehr beschränkt und lückenhaft.

Die Träger der genetischen Information in der Zelle sind die Chromosomen. Sie bestehen aus Eiweiß und aus einer Gruppe saurer, phosphorreicher Substanzen, den sog. Nukleinsäuren. Von diesen enthält die nach ihrem Zuckeranteil *Desoxiribonukleinsäure* genannte Fraktion die genetische Information, während die Ribonukleinsäuren mit der Übertragung und Übersetzung dieser Information verbunden sind. Die Desoxiribonukleinsäure, nach der englischen Form international meist als „DNA" abgekürzt, liegt in Form von Riesenmolekülen vor, die die Form einer schraubenförmig verdrehten Leiter haben (Abb. 18.4). Die „Holme" bestehen aus Zucker- (Z) und Phosphatmolekülen (P), die „Sprossen" aus Paaren der Basen Adenin (A) und Thymin (T) oder Guanin (G) und Cytosin (C).

Die Reihenfolge der Basen gibt nach Art einer Morseschrift, dem *genetischen Kode,* die Folge der Aminosäuren eines Polypeptids bzw. Eiweißes wieder. Jeweils drei Basen determinieren eine bestimmte Aminosäure. Die Ablesung dieses Kodes erfolgt mit Hilfe einer eigenen Fraktion der Ribonukleinsäure, die Proteinsynthese selbst an den Ribosomen im Plasma.

Das gebildete Eiweiß (bzw. der Teil eines Eiweißmoleküls, das Polypeptid) stellt das primäre Genprodukt dar. Es kann dann über weitere Stoffwechselvorgänge die Ausprägung bestimmter Merkmale beeinflussen. *Regulationsvorgänge,* an denen bei höheren Organismen sicher die Chromosomen mit beteiligt sind, wachen darüber, daß eine Zelle jeweils gerade nur die benötigte Art und Menge primärer Genprodukte herstellt.

Bei einigen Stoffwechselstörungen und bei einigen krankhaften Veränderungen von Körpereiweißen, z. B. dem roten Blutfarbstoff, kennen wir das falsche Genprodukt und können wir die Veränderung im genetischen Kode direkt angeben. In der Regel können wir aber nur von entfernteren Folgen auf die Art der primären Störung rückschließen. Das einfachste Schema der Folgen eines biochemisch-genetischen Defekts zeigt die Abb. 18.5. Wenn in einem Stoffwechselweg, bei dem eine Substanz A mit Hilfe eines Enzyms in die Substanz B und dann mit Hilfe eines weiteren Enzyms in die Substanz C umgewandelt wird, durch eine fehlerhafte genetische Information das Enzym Beta, das den Schritt von B nach C vermittelt, unwirksam ist, so kann sich die nicht weiterverarbeitete Sub-

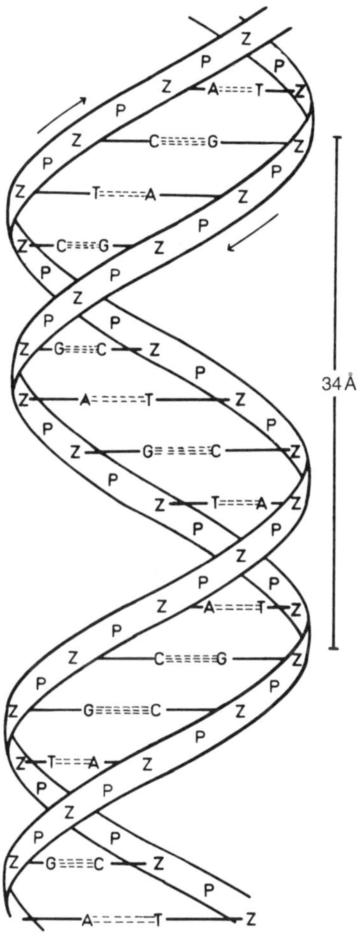

Abb. 18.4 Die Doppelhelix der Desoxiribonukleinsäure nach dem Modell von WATSON und CRICK (Z = Desoxiribose, P = Phosphatrest, A = Adenin, T = Thymin, G = Guanin, C = Cytosin; 1 Ångström entspricht 10^{-8} cm).

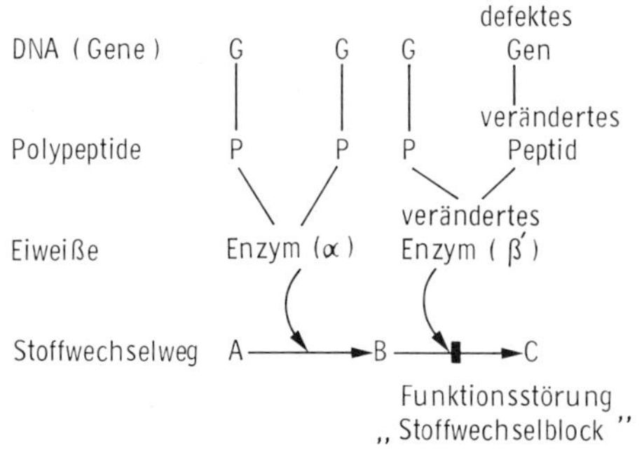

Abb. 18.5 Genwirkkette für den Stoffwechselweg von der Substanz A zur Substanz C. Es ist angenommen, daß jedes Enzym aus 2 Polypeptiden zusammengesetzt ist, deren Bildung durch je ein Gen bestimmt ist.

stanz B vor dem „Block" ansammeln und dadurch allein oder durch einen Abbau auf falschem Wege zur Krankheit führen, oder die fehlende bzw. zu geringe Produktion der Substanz C kann Ausfallserscheinungen verursachen.

Wenn wir uns daran erinnern, daß mit der Ausnahme der auf den Geschlechtschromosomen verankerten Anlagen alle genetischen Informationen jeweils doppelt vorhanden sind, so leuchtet ein, daß biochemische Störungen durch Ausfall eines Enzyms meist nur mild oder gar nicht in Erscheinung treten werden, wenn die genetische Fehlinformation nur eine der beiden Anlagen betrifft. Nur wenn vom Vater und von der Mutter die gleiche fehlerhafte Information auf ein Kind vererbt wird, fehlt die entsprechende Funktion ganz, tritt die Krankheit voll in Erscheinung.

2 Mendelsche Vererbung beim Menschen

Bei der Besprechung des Beispiels am Schluß des vorangehenden Abschnitts spielten Überlegungen über die Weitergabe der Gene eine Rolle. Die Grundlage der formalen Analyse bilden die von Mendel zuerst formulierten Regeln.

Schon Mendel ging davon aus, daß die Gene auf den Chromosomen wie Perlen auf einer Kette linear angeordnet seien. Dies trifft mit einigen Einschränkungen auch nach unserer heutigen Kenntis zu. Heute können wir auch beim Menschen schon zahlreiche Gene bestimmten Abschnitten bestimmter Chromosomen zuordnen.

Wir sahen bereits, daß mit Ausnahme der Geschlechtschromosomen beim Mann jeweils 2 homologe Chromosomen vorhanden sind und somit jeder *Genort* (Locus) zweimal vertreten ist. Wenn für einen Genort mehr als eine genetische Information bekannt ist, so sprechen wir von *Allelen.* Ist die Geninformation auf den homologen Chromosomen für den gleichen Genort identisch, so bezeichnen wir das Individuum als *homozygot* oder reinerbig, da es in bezug auf diese Geninformation nur eine Art Keimzellen bilden kann. Enthalten die homologen Chromosomen am gleichen Locus unterschiedliche Allele, so nennen wir das Individuum für diesen Genort mischerbig oder *heterozygot.* Die *Mendelschen Regeln* besagen nun folgendes (Abb. 18.6):

1. Aus einer Kreuzung zwischen zwei Individuen der Elterngeneration (P), von denen in bezug auf eine bestimmte Erbanlage jedes für ein anderes Allel reinerbig (homozygot) ist, ergibt sich eine Tochtergeneration (F_1), deren Individuen alle für den betreffenden Faktor mischerbig (heterozygot) sind, deren Erbtyp also gleich ist (Uniformitätsgesetz) (Abb. 18.6c). Dabei ist es ohne Belang, welcher der beiden Homozygoten der männliche und welcher der weibliche Teil ist (Reziprozitätsgesetz).
2. Kreuzt man die Heterozygoten der ersten Nachkommengeneration (F_1) untereinander, so spalten die verschiedenen Genotypen in einem bestimmten Zahlenverhältnis wieder heraus (Abb. 18.6d).
   Im Rahmen der Zufallserwartung zeigt in der nachfolgenden F_2-Generation je ¼ der Nachkommen den homozygoten Typ der ursprünglichen Elterngeneration (P), während die Hälfte dem heterozygoten Typ der ersten Tochtergeneration (F_1) entspricht (Spaltungsgesetz).
3. Kreuzt man Typen, die sich in mehr als einem Faktor voneinander unterscheiden, dann vererbt sich jedes Genpaar unabhängig von den anderen Faktoren (Gesetz der

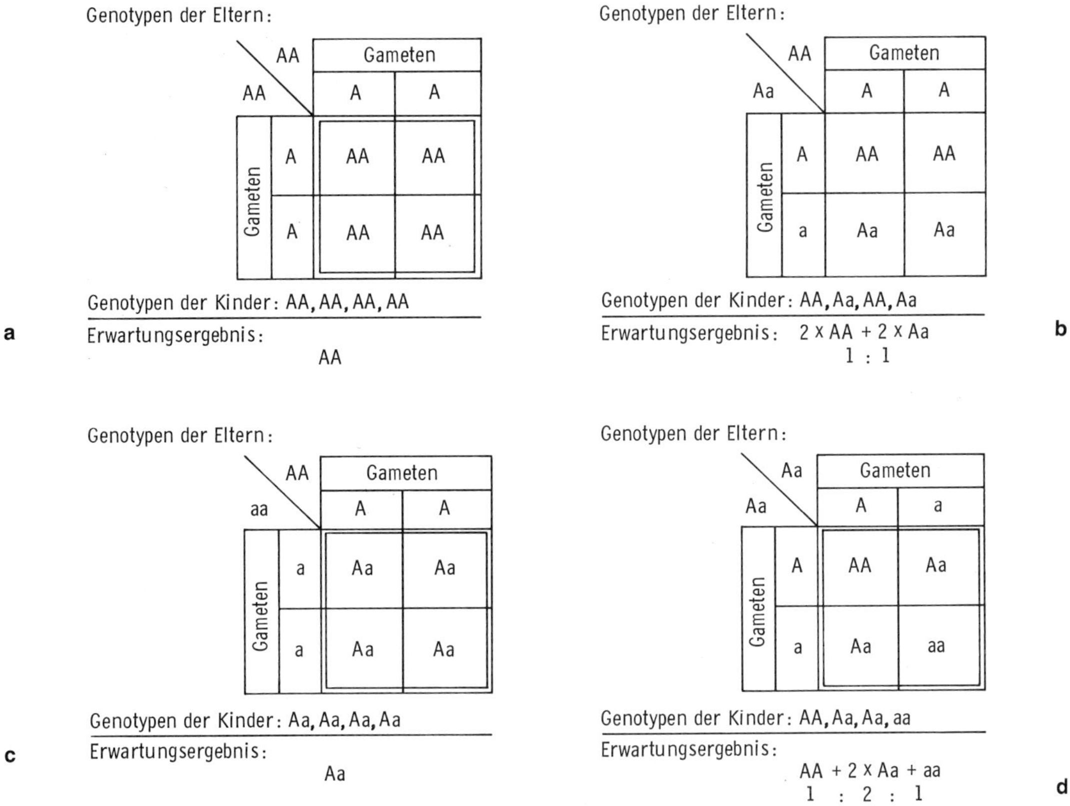

Abb. 18.6a–d Kreuzungstypen bei autosomalem Erbgang. (Aus: Fuhrmann, W., Vogel, F.: Genetische Familienberatung. 3. Auflage, Springer, Berlin 1982.)

Neukombination der Gene). Auf die Einschränkung, die sich ergeben kann, wenn Gene auf dem gleichen Chromosom liegen (Genkopplung), wurde bereits hingewiesen.

Heterozygote können im Erscheinungsbild, dem Phänotyp, eine Zwischenstellung zwischen den Phänotypen der beiden für die entsprechenden Gene Homozygoten einnehmen, man spricht dann von einem *intermediären Erbgang.* Häufiger entspricht der Heterozygote im Phänotyp einem der beiden homozygoten Eltern. Nach dem Vorschlag Mendels nennt man dann dasjenige Allel, das den Phänotyp des Heterozygoten bestimmt, also in einfacher Dosis im Phänotyp in Erscheinung tritt, *dominant.* Der Heterozygote entspricht damit im Phänotyp dem Homozygoten. Das andere Allel, das den Phänotyp nur dann bestimmt, wenn es in homozygoter Form vorhanden ist, wird als *rezessiv* bezeichnet. Da es hier natürlich alle Übergänge gibt, ist diese Definition als eine didaktische Vereinfachung zu betrachten. In der menschlichen Erblehre ergeben sich darüber hinaus Schwierigkeiten, da man im Falle seltener Merkmale, die sich beim Heterozygoten manifestieren, nur den homozygot normalen Partner kennt, nicht aber den für das seltene Allel Homozygoten. Man kann daher nicht sagen, ob der Heterozygote mit dem Homozygoten übereinstimmen würde, und muß in einer Reihe von Fällen sogar erwarten, daß für das veränderte Allel Homozygote wesentlich schwerer betroffen sind. Man würde im strengen Mendelschen Sinn daher bei vielen in der menschlichen Pathologie als dominant erblich bezeichneten Merkmalen von intermediärem Erbgang sprechen müssen. In Kenntnis dieser Einschränkung ist es aber in der Humangenetik üblich, alle diejenigen Allele als dominant zu bezeichnen, bei denen die Heterozygoten deutlich von der normalen Form abweichen.

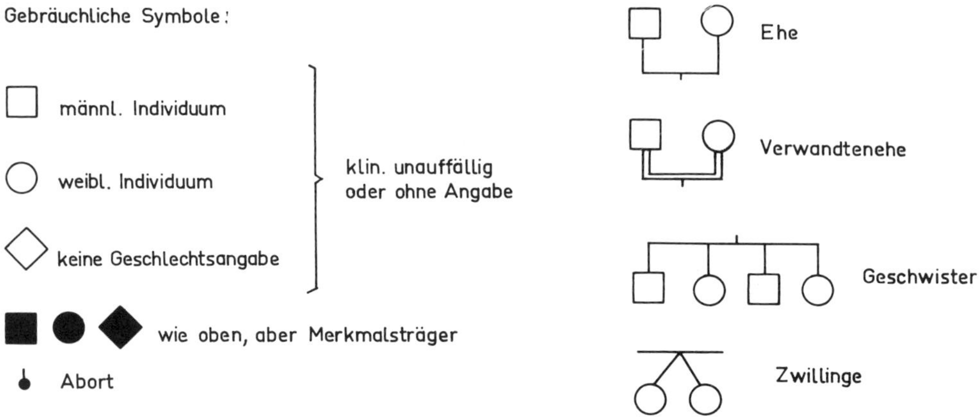

Abb. 18.7 Gebräuchliche Symbole für die Stammbaumaufzeichnung.

Zu den wichtigsten Hilfsmitteln der Erbgangsanalyse gehört die Aufzeichnung des Stammbaumes der betroffenen Familien (s. z. B. Abb. 18.7 und 18.13). Hierfür bestehen international übliche Regeln. Einige der meist gebrauchten Symbole sind in der Abb. 18.7 zusammengestellt.

3 Kodominante Vererbung

Das einfachste Beispiel für die Weitergabe von Erbanlagen nach den Mendelschen Gesetzen beim Menschen bieten uns Blutgruppen und Serumproteinmerkmale, bei denen wir die von den beiden Allelen bestimmten Merkmale nebeneinander nachweisen können. Das bekannteste Beispiel sind die M- und N-Blutgruppen. Die beiden Homozygoten entsprechen hier der Blutgruppe M und N, die Heterozygoten der Blutgruppe MN (Abb. 18.8).

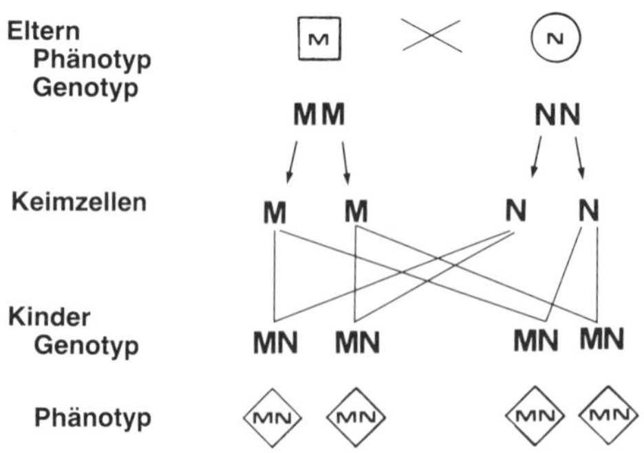

◀ **Abb. 18.8** Beispiel für die kodominante Vererbung. Kreuzung zwischen für die Blutgruppen M und N homozygoten Eltern.

4 Autosomal dominanter Erbgang

Gene, die bereits in einfacher Dosis zur Ausprägung von Merkmalen mit erheblichem Krankheitswert führen, sind meist von geringer Häufigkeit, da sie ihre Träger in der Fortpflanzung benachteiligen. Schon deshalb sind Ehen zwischen Merkmalsträgern selten. Die häufigste Verbindung ist die zwischen einem Heterozygoten und einem für das Normalgen Homozygoten (Abb. 18.9). Charakteristisch ist dann die Übertragung des Merkmals von dem betroffenen Elternteil auf etwa die Hälfte der Kinder. Beide Geschlechter sind gleich häufig betroffen. Die Weitergabe erfolgt gleich häufig durch kranke Mütter oder Väter. Bei einem regelmäßig vererbten Merkmal, das sich stets manifestiert, „voll penetrant“ ist, gilt, daß Geschwister oder Kinder von Kranken, die selbst nicht erkrankt sind, das kranke Gen auch nicht besitzen und nicht an ihre Kinder weitergeben können.

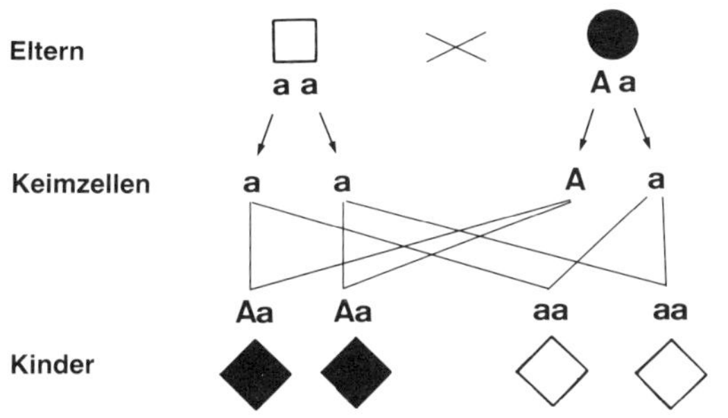

Abb. 18.9 Typische Verbindung bei autosomal-dominantem Erbgang eines seltenen Merkmals.

Dominante Merkmale, die ihre Träger nur wenig behindern, können oft durch viele Generationen hindurch verfolgt werden. Hierher gehört auch der erste Stammbaum, der nach den wiederentdeckten Mendelschen Regeln gedeutet und von FARABEE schon 1905 publiziert wurde (Abb. 18.10).

In einem solchen Fall kann es auch zur Verbindung zwischen zwei Merkmalsträgern, d. h. zwei Heterozygoten kommen. Die erwartete Aufspaltung ergibt dann, daß durchschnittlich 3 von 4 Kindern Merkmalsträger sind, 1 von 4 Kindern wäre homozygot für das dominante Gen, 1 von 4 Kindern homozygot für das (normale) rezessive Gen (Abb. 18.11).

In der Mehrzahl aller Beobachtungen werden auch dominante Erbleiden nur in wenigen Generationen gefunden, weil die Träger in der Fortpflanzung benachteiligt sind und das Gen da-

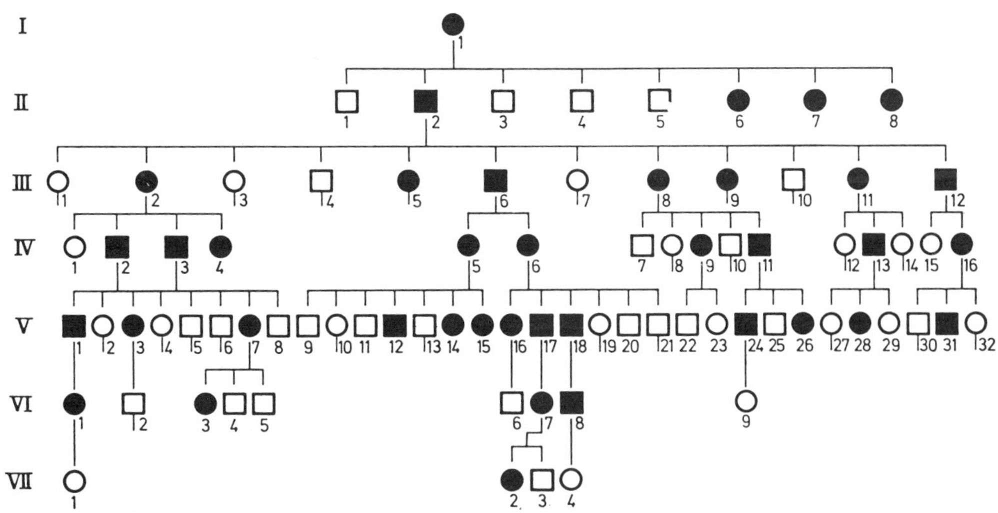

Abb. 18.10 Klassischer Stammbaum mit autosomal-dominanter Vererbung der Kurzfingerigkeit. (Nach: FARABEE 1905, ergänzt 1962 nach McKUSICK. Der Stammbaum ist durch Fortlassen der jeweiligen Ehepartner und der Nachkommen gesunder Personen vereinfacht.)

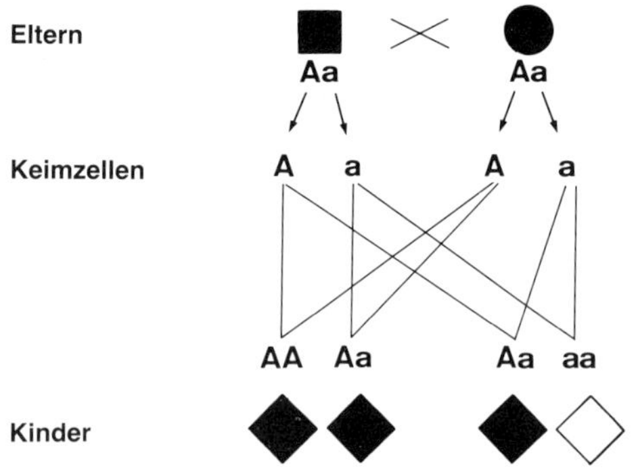

durch bald wieder ausstirbt. Ein Teil der Träger solcher Leiden, die zur Beobachtung kommen, sind dann auf neu aufgetretene Erbänderungen zurückzuführen, sog. Neumutationen.

Abb. 18.11 Häufigster Kreuzungstyp bei Verbindung zwischen 2 Merkmalsträgern bei autosomal dominantem Erbgang.

5 Autosomal rezessiver Erbgang

Beim autosomal rezessiven Erbgang sind die Heterozygoten nicht oder nur mit besonderen Methoden von den normalen Homozygoten zu unterscheiden. Kranke sind dementsprechend für das rezessive Allel homozygot und stammen in der Regel aus einer Verbindung zwischen zwei phänotypisch gesunden Heterozygoten (Abb. 18.12 und 18.13).

Nach der statistischen Erwartung wird ein Viertel der Nachkommen aus solchen Verbindungen wieder für das rezessive Gen homozygot, also

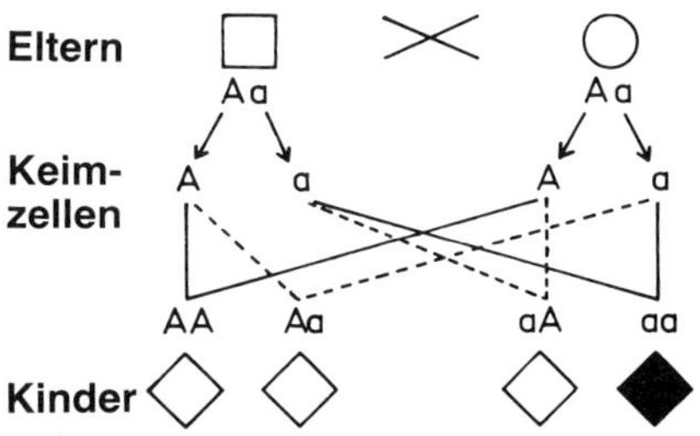

Abb. 18.12 Häufigster Kreuzungstyp bei autosomal rezessivem Erbgang eines selteneren Merkmals.

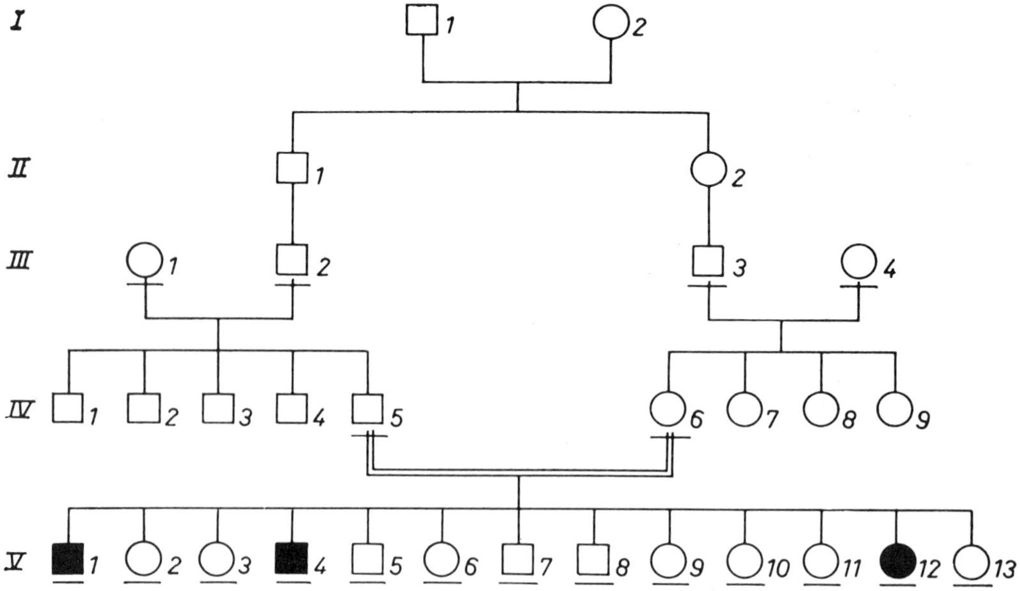

Abb. 18.13 Klassischer Stammbaum bei autosomal rezessivem Erbgang eines seltenen Merkmals (hier: Glykogenose Typ I).

krank sein, die Hälfte heterozygot und ein Viertel homozygot für das Normalallel. Im Phänotyp entspricht das einer Aufspaltung von 1:3, im Genotyp 1:2:1. Ein zufälliges Zusammentreffen heterozygoter Genträger wird um so unwahrscheinlicher, je seltener das betreffende Gen in der Bevölkerung ist. Um so größer wird dann aber unter den Eltern von kranken Kindern der Anteil derer, bei denen das Zusammentreffen des gleichen Allels durch eine Verwandtenehe bedingt ist. In der erhöhten Wahrscheinlichkeit für das Zusammentreffen gleicher ungünstiger Gene liegt die wesentliche Gefahr einer Ehe zwischen nahen Verwandten. Die Wahrscheinlichkeit, heterozygoter Genträger zu sein, läßt sich für Verwandte von Kranken exakt angeben. Für gesunde Geschwister beträgt diese Wahrscheinlichkeit zwei Drittel.

Die Wiederholungschance von nur ¼ oder 25% für Geschwister von Kranken bringt es mit sich, daß bei der heute meist geringen Familiengröße die Kranken häufig die einzigen Merkmalsträger in der Sippe sind. Sie erscheinen als „sporadische" Fälle, obwohl ihre Krankheit allein durch eine fehlerhafte Erbanlage bedingt ist.

Ist ein rezessives Erbleiden weniger schwer, so kann es zur Ehe eines Merkmalträgers mit einem gesunden Partner kommen. In der weit überwiegenden Zahl der Fälle wird dieser für das Normalallel homozygot sein, und daher werden nach dem ersten Mendelschen Gesetz alle Kinder aus einer solchen Ehe klinisch gesund aber heterozygot sein. Gehen aber aus einer solchen Ehe auch Kinder hervor, die Merkmalsträger sind, dann ist erwiesen, daß der gesunde Ehepartner seinerseits für das entsprechende Gen heterozygot ist. Für

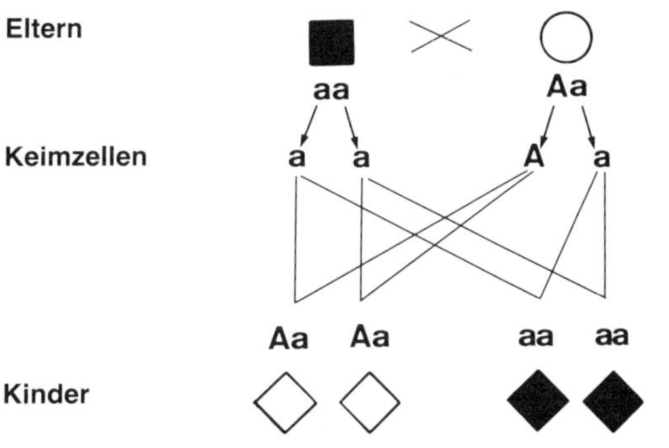

Abb. 18.14 Kreuzung eines für ein autosomal rezessives Gen homozygoten Merkmalsträgers mit einem phänotypisch „normalen Heterozygoten" *(Pseudodominanz).*

Kinder aus einer solchen Ehe besteht das Erkrankungsrisiko von ½. Damit entspricht der Stammbaum formal den Erwartungen bei dominantem Erbgang, man spricht deshalb von *Pseudodominanz* (Abb. 18.14).

Mit besonderen Untersuchungsmethoden gelingt es mitunter, die heterozygoten Träger eines autosomal rezessiven Gens unmittelbar zu erkennen.

Solche *Heterozygotentests* haben beim autosomal rezessiven Erbgang geringere Bedeutung, sie können jedoch von großer Wichtigkeit bei der genetischen Beratung sein, wenn es sich um ein X-chromosomal rezessives Gen handelt (s. folgenden Abschnitt). Die neuen Methoden der Molekulargenetik erlauben in zunehmendem Maße auch die sichere Erkennung oder den Ausschluß einer Genträgerschaft (Heterozygotie).

6 Geschlechtsgebundene Vererbung

Auf den Gonosomen lokalisierte Gene folgen geschlechtsgebundenem Erbgang. Da für das menschliche Y-Chromosom, abgesehen von Genen, die mit der Geschlechtsbestimmung eng verbunden sind, bislang keine wichtigen Erbanlagen bekannt sind, hat hier nur die X-chromosomale Vererbung Bedeutung. Praktisch am wichtigsten ist der *X-chromosomal rezessive Erbgang.* Das klassische Beispiel für diesen Erbgang stellt die Verbreitung der Bluterkrankheit in der Sippe europäischer Herrscherhäuser im 19. und 20. Jahrhundert dar (Abb. 18.15). Als erste sichere heterozygote Genträgerin (Konduktorin) ist in diesem Stammbaum die Königin VICTORIA von England anzusehen. Es bleibt unentschieden, ob sie die Anlage bereits von ihrer Mutter ererbt hat oder ob diese als Neumutation in den Keimzellen des Vaters aufgetreten ist. Für die letztere Annahme spricht die Tatsache, daß dieser bei ihrer Zeugung bereits 52 Jahre alt war und bekannt ist, daß Genmutationen in den Keimzellen mit zunehmendem Alter der Väter häufiger werden.

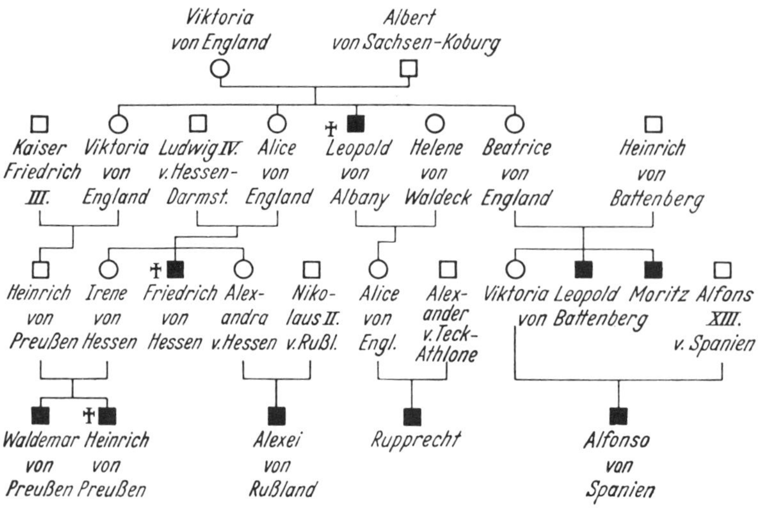

Ab. 18.15 Die Bluterkrankheit in der Sippe der europäischen Herrscherhäuser im 19. und 20. Jahrhundert. Die 1. Konduktorin in diesem Stammbaum war die Königin VIKTORIA von England. Die mit † Bezeichneten starben an dem Leiden. (Nach VOGEL.)

Die wesentlichen Kreuzungen dieses Erbgangs sind:

1. Die Mutter ist heterozygote Konduktorin und phänotypisch gesund, der Vater ist gesund (Abb. 18.16). In diesem Fall besteht eine Erkrankungswahrscheinlichkeit von ½ für Söhne, während alle Töchter gesund sind. Die Hälfte der Töchter ist jedoch heterozygot (Konduktorinnen).
2. Die Mutter ist homozygot normal, der Vater hemizygot krank. Alle Söhne dieser Verbindung sind gesund, denn sie erhalten das normale Allel mit einem X-Chromosom der Mutter. Alle Töchter jedoch müssen heterozygot sein, da sie das X-Chromosom mit dem Defekt vom Vater erhalten.
3. Heiratet eine homozygot kranke Frau einen gesunden Mann, so werden alle Söhne krank und alle Töchter klinisch gesunde heterozygote Genträgerinnen (Konduktorinnen) sein.

Die Erwartungen bei den übrigen möglichen Kreuzungstypen lassen sich leicht ableiten. Sie haben, wie auch der vorstehende Fall 3, bei einem seltenen Leiden wie der Bluterkrankheit praktisch keine Bedeutung, werden aber natürlich bei einem häufigeren Merkmal, wie z. B. der Rot-Grün-Farb-Sehstörung (Deuteroanomalie), durchaus beobachtet.

X-chromosomal rezessiver Erbgang ist dadurch gekennzeichnet, daß vor allem bei seltenen Leiden fast nur Männer als Merkmalsträger auftreten. Die Übertragung erfolgt über die gesunden Töchter kranker Väter und über die Hälfte der gesunden Schwestern kranker Männer. Alle Töchter kranker Väter sind Konduktorinnen. Unter den Schwestern von Merkmalsträgern sind jedoch keine Konduktorinnen, wenn das Leiden des Bruders nicht ererbt, sondern durch eine Erbänderung (Mutation) neu aufgetreten ist. Ist nur ein Kranker in einer Familie aufgetreten, so ist aus dem Stammbaum nicht zu entscheiden, ob eine solche Mutation vorliegt, oder ob bereits dessen Mutter Genträgerin ist. In diesem Falle sind Heterozygotentests von größter Bedeutung. Leider sind die Ergebnisse bisher gerade bei der Bluterkrankheit noch wenig zuverlässig. Ein an-

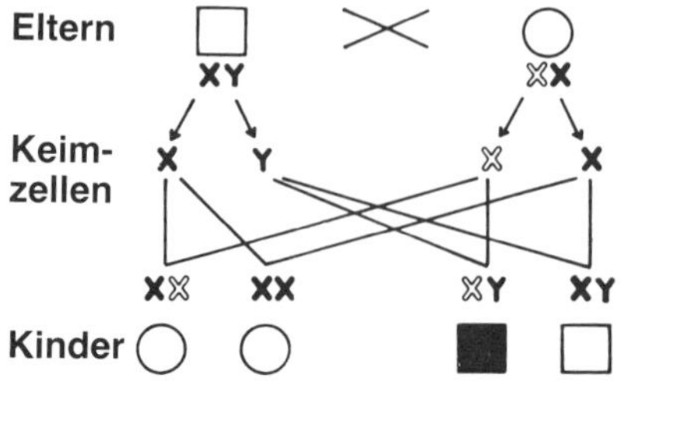

Abb. 18.16 Häufigster Kreuzungstyp bei X-chromosomal rezessiver Vererbung. X = normales X-Chromosom, **X** = X-Chromosom mit pathologischem Gen.

deres, in der Kinderheilkunde sehr wichtiges Beispiel dieses Erbgangs ist die progressive Muskeldystrophie vom Typ DUCHENNE. Auch hier sind die klassischen Heterozygotentests bisher nur bedingt verläßlich. Man benutzt hier die Konzentrationsbestimmung der Kreatinphosphokinase (CK) im Serum. Mit den Methoden der DNA-Analyse sind in geeigneten Fällen heute weit präzisere Feststellungen möglich.

Frühzeitig in der Embryonalentwicklung wird bei der Frau in jeder Zelle der größte Teil eines X-Chromosoms inaktiviert *(Lyon-Hypothese)*. Diese Inaktivierung betrifft in rein zufälliger Verteilung entweder das ursprünglich väterliche oder das mütterliche X-Chromosom. Der Körper einer heterozygoten Frau stellt demnach ein Mosaik von Zellen dar, in denen jeweils entweder das von der Mutter oder das vom Vater ererbte Allel aktiv ist. Im Rahmen von zufälligen Abweichungen der Verteilung können dadurch auch bei einer heterozygoten Frau einmal milde Symptome eines X-chromosomal-rezessiven Leidens erkennbar werden.

7 Multiple Allele

In den vorhergehenden Abschnitten wurde davon ausgegangen, daß an einem Genort jeweils zwei alternative Möglichkeiten gegeben sind, zwei allele Gene.

Tatsächlich dürften in den meisten Fällen mehrere Allele in der Bevölkerung vorkommen. Da jedem Individuum aber nur zwei homologe Chromosomen und damit zwei homologe Genorte zur Verfügung stehen, kann es aus einer Reihe möglicher Allele stets nur zwei aufweisen.

Das bekannteste Beispiel für multiple Allele bilden beim Menschen die AB0-Blutgruppen. Sieht man von der feineren Unterteilung in A_1 und A_2 ab, so stehen hier die drei Allele A, B und O zur Verfügung. Sie können in beliebiger Kombination auftreten. Während A und B sich kodominant verhalten, d. h. nebeneinander nachweisbar sind, sind sowohl A wie B über 0 dominant. Man kann also z. B. bei einem Individuum mit dem Phänotyp A nicht erkennen, ob es im Genotyp homozygot AA oder heterozygot AO ist. Eltern mit der Blutgruppe A und B können deshalb Kinder mit der Blutgruppe A, B oder O oder AB haben (Abb. 18.17), während ein Elternteil mit der Blutgruppe AB kein Kind der Blutgruppe O haben kann, wie analog zur Abb. 18.17 leicht abgeleitet werden kann. (Da es seltene Ausnahmen gibt, darf man aus Einzelbefunden keine voreiligen Schlüsse ziehen. Zur Be-

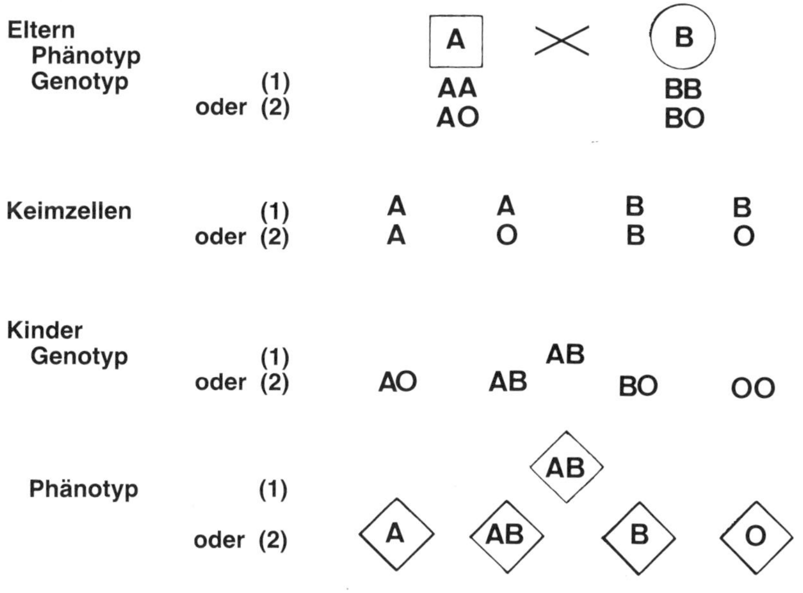

Abb. 18.17 Mögliche Genotypen und Phänotypen der Kinder bei Kreuzung zwischen Eltern mit den Blutgruppen-Phänotypen A und B.

urteilung einer Abstammung [Vaterschaft, Kindesverwechslung] ist stets die Einbeziehung zahlreicher Merkmale durch einen erfahrenen Gutachter erforderlich. Siehe auch S. 591.)

Multiple Allele bilden auch eine mögliche Erklärung für die unterschiedlich schwere Ausprägung mancher Störungen. Vor allem bei dominantem und X-chromosomal-rezessivem Erbgang findet man dann bei Patienten aus der gleichen Familie oder Sippe größere Ähnlichkeit im Krankheitsbild als zwischen Patienten mit der gleichen Krankheit aus verschiedenen Sippen, denn innerhalb einer Familie sind die defekten Gene aller Merkmalsträger auf die gleiche Mutation bei einem gemeinsamen Vorfahren zurückzuführen. Beispiele finden sich hier z. B. bei der Bluterkrankheit und bei der erblichen progressiven Muskeldystrophie.

8 Multifaktorielle Vererbung

Einfache Erbgänge, wie sie in den vorhergehenden Abschnitten besprochen sind, werden nur dann erkennbar, wenn die Ausprägung eines Merkmals ausschließlich oder jedenfalls ganz überwiegend von einem einzelnen Gen abhängt. Sehr häufig wird jedoch die Wirkung eines Gens durch den Einfluß anderer, gleichzeitig vorhandener Gene mitbeeinflußt, oder aber die Ausprägung eines Merkmals ist das Ergebnis des Zusammenwirkens mehrerer Gene, oft sogar unter Beteiligung von Umweltfaktoren. Man spricht dann von multifaktorieller Vererbung.

Diese Art von Vererbung trifft z. B. für die Mehrzahl der normalen Merkmale zu, wie z. B. die Körpergröße, die Hautfarbe, die Intelligenz, sie ist aber auch die Grundlage für viele, vor allem häufige familiär auftretende Krankheiten. Dazu gehören die häufigeren Mißbildungen, der Bluthochdruck, die Zuckerkrankheit, rheumatische und allergische Krankheiten, wahrscheinlich auch die Schizophrenie und die genuine Epilepsie. Viele dieser Krankheiten sind dadurch charakterisiert, daß es abgestufte Übergänge vom Normalen zum Krankhaften gibt. Es besteht eine familiäre Häufung, aber es sind keine einfachen Erbgänge erkennbar. Zur Erforschung der Erbverhältnisse bei diesen Merkmalen haben *Zwillingsuntersuchungen* wesentlich beigetragen. Man vergleicht hierzu den Anteil sich gleich verhaltender (konkordanter) Paare bei eineiigen und zweieiigen Zwillingen. Eineiige Zwillinge (EZ) entstehen durch zufällige Teilung aus der gleichen befruchteten Eizelle, sie sind daher stets erbgleich. Zweieiige Zwillinge (ZZ) entstehen durch die zufällig gleichzeitige Befruchtung von zwei Eizellen und haben wie Geschwister im Mittel die Hälfte der Gene durch Abstammung gemeinsam. Mit einigen zum Teil allerdings wesentlichen Vorbehalten kann man aus Zwillingsuntersuchungen den Anteil von Erbe und Umwelt an der speziellen Ausprägung eines Merkmals abschätzen.

9 Chromosomenanomalien

Eine Fehlverteilung der Chromosomen bei der Keimzellbildung (Reifeteilung) kann dazu führen, daß ein Kind vom Vater oder von der Mutter ein Chromosom zuviel oder zuwenig erhält oder daß einzelne Stücke von Chromosomen zuviel oder zuwenig vorhanden sind. Ein solches Kind hat dann in allen Zellen seines Körpers einen fehlerhaften Chromosomensatz und damit ein Zuviel oder Zuwenig an genetischer Information sowie eine gestörte Regulation der Genaktivität. Dadurch entsteht meist eine schwere Entwicklungsstörung, die in vielen Fällen mit dem Leben gar nicht vereinbar ist. Verteilungsstörungen der Chromosomen bei späteren Zellteilungen in der Entwicklung können dagegen dazu führen, daß nur einzelne Teile des Körpers einen abweichenden Chromosomenbestand zeigen *(Mosaik)*. Sie können vielleicht auch eine Rolle bei der Entstehung von bösartigen Zellstämmen (Tumoren, Leukämie) spielen.

Die für die Klinik wichtigsten Chromosomenaberrationen seien nachfolgend kurz besprochen:

Das Fehlen von Autosomen *(Monosomie)* ist mit dem Leben nicht vereinbar. Solche Früchte werden meist nur als Fehlgeburten in den ersten Schwangerschaftsmonaten beobachtet. Auch das überzählige Vorhandensein eines Autosoms *(Tri-*

somie) führt in der Mehrzahl der Fälle zu einem frühzeitigen Absterben der Frucht und zur Fehlgeburt. Etwa die Hälfte aller klinisch in Erscheinung tretenden spontanen Fehlgeburten sind auf Fehlverteilungen der Chromosomen zurückzuführen. Ein Teil der Früchte mit einer Trisomie des Chromosoms 13, 18 oder 21 überlebt jedoch über den Geburtstermin hinaus. Diese Störungen können bei Neugeborenen gefunden werden. Kinder mit einer Trisomie 13 oder 18 zeigen so schwere Fehlbildungen, daß sie meist nur kurze Zeit am Leben bleiben. Die Trisomie 21 hat wegen ihrer weit besseren Lebenserwartung für die Kinderheilkunde größere Bedeutung. Sie soll deshalb etwas näher besprochen werden.

9.1 Trisomie 21, Down-Syndrom (Mongolismus)

Wie fast alle durch Chromosomenanomalien bedingten Krankheitsbilder ist das Down-Syndrom durch multiple Abartigkeiten an vielen Systemen des Körpers gekennzeichnet. Am hervorstechendsten ist die Störung der geistigen Entwicklung und das Aussehen, das oberflächliche Untersucher an die bei mongolischen Völkern bekannte Gesichtsform erinnerte. Daher wurde früher der Ausdruck „Mongoloide Idiotie“ benutzt. Trotz der der Bezeichnung ursprünglich zugrunde liegenden falschen Vorstellungen hat sich der Name „Mongolismus“ international eingebürgert und gehalten.

Man bezeichnet das klinische Bild heute besser nach dem britischen Arzt, der es 1866 eindeutig abgrenzte, als Down-Syndrom und den Krankheitszustand als Trisomie 21.

Bei Kindern mit diesen Leiden ist ein Chromosom der G-Gruppe, das Chromosom 21, dreimal statt zweimal vorhanden. In der Regel findet es sich als überzähliges freies Chromosom. Entsprechend internationaler Vereinbarung schreibt man den Chromosomenbefund dann bei einem Mädchen 47, XX, + 21, und bei einem Jungen 47, XY, + 21. In seltenen Fällen ist das Material eines Chromosoms 21 nicht in freier Form vertreten, sondern an ein anderes Chromosom meist der D- oder G-Gruppe angeheftet (Abb. 18.18).

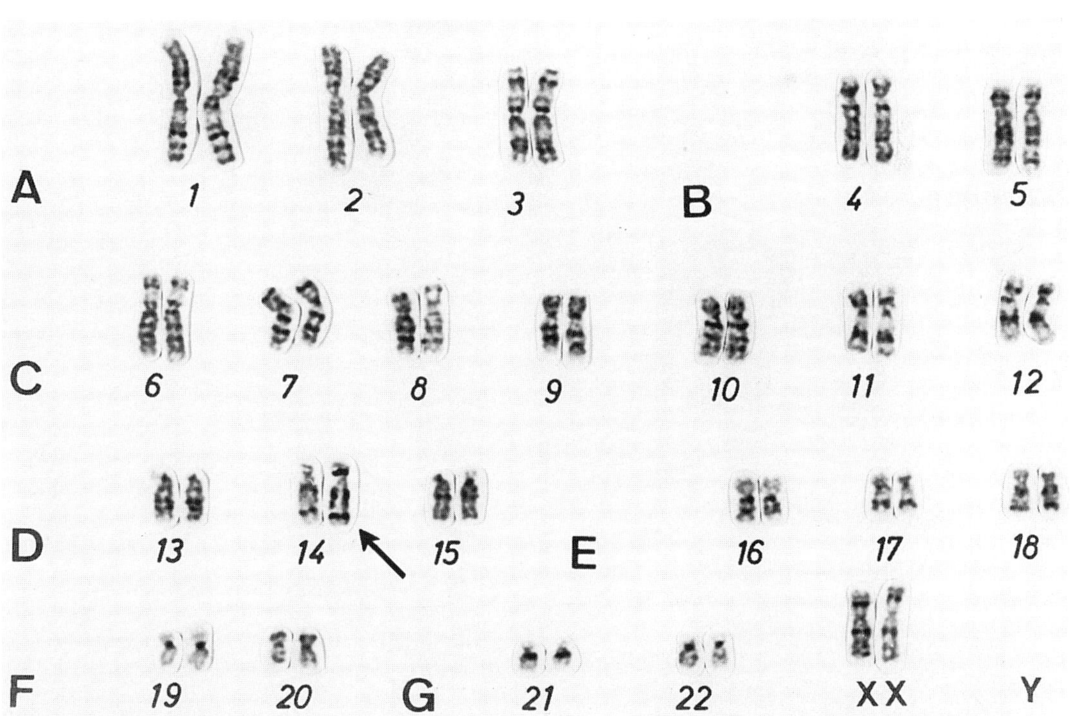

Abb. 18.18 Translokationstrisomie 14/21. Das überzählige, 3. Chromosom 21 ist mit einem Chromosom 14 verbunden (↖). (Genauer gesagt, sind der lange Arm eines Chromosomes 14 und der lange Arm eines Chromosomes 21 im Zentromerbereich verbunden. *Centric fusion* oder *Robertsonsche* Translokation. Die entsprechenden kurzen Arme gehen verloren.)

Hier spricht man von einer Translokation und im speziellen Fall einer Translokationstrisomie 21. In der weit überwiegenden Zahl der Fälle beruht auch dieser Befund auf einem bei der Keimzellbildung aufgetretenen Fehler. In etwa einem Drittel der Fälle aber findet man, daß bereits ein gesunder Elternteil ein Chromosom 21 mit einem anderen Chromosom verbunden trägt, bei ihm aber dafür ein freies Chromosom 21 fehlt. Es liegt hier eine sog. balancierte Translokation vor. In diesem Fall besteht auch für weitere Kinder eine erhöhte Gefahr, wieder einen Mongolismus aufzuweisen. Es ist das der wesentlichste Grund, warum auch bei gesicherter klinischer Diagnose bei diesen Patienten eine Chromosomenuntersuchung durchgeführt werden muß. Gegebenenfalls muß man die Untersuchung dann auch auf die Eltern ausdehnen.

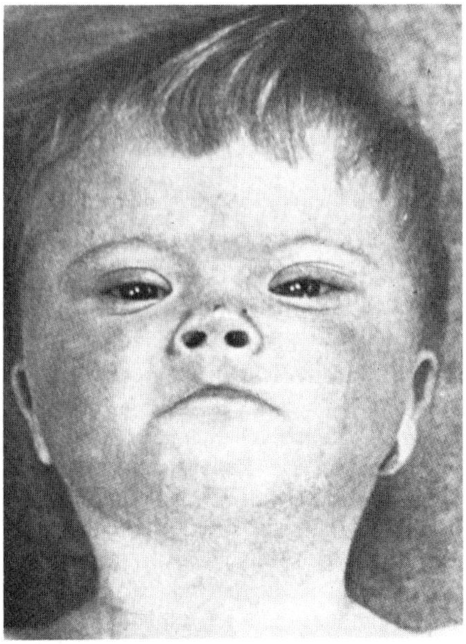
a

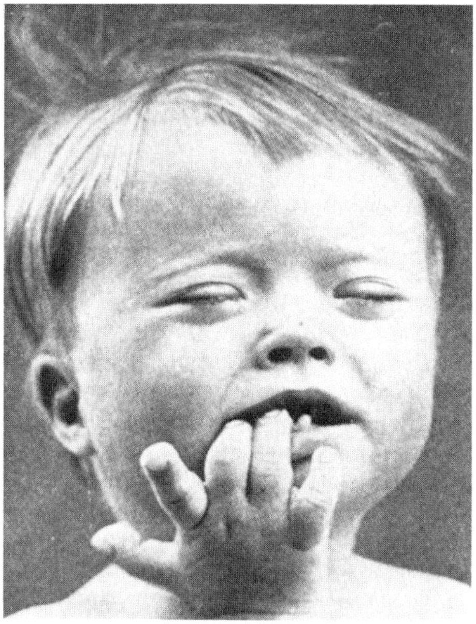
b

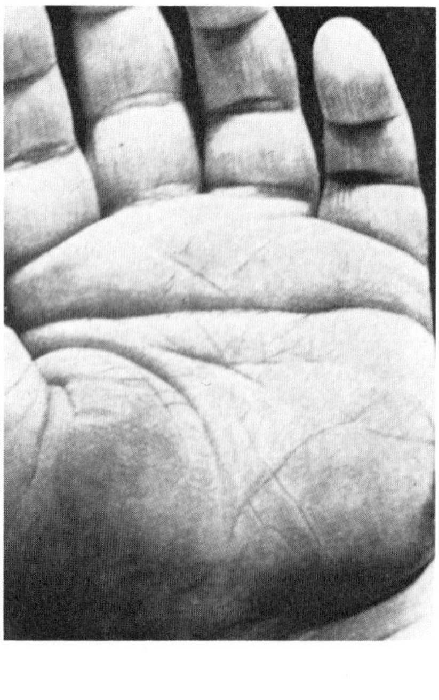
c

Abb. 18.19a–c Down-Syndrom, **a, b** Typischer Gesichtsausdruck; Überstreckbarkeit der Gelenke; **c** Vierfingerfurche. (Aus: Catel, W. (Hrsg.): Differentialdiagnose von Krankheitssymptomen bei Kindern und Jugendlichen. Band 1. 3. Auflage, Thieme, Stuttgart 1961.)

Der erfahrene Untersucher kann das Krankheitsbild schon beim Neugeborenen erkennen. Außer dem typischen Gesichtsausdruck mit schrägstehenden Lidachsen und einer sichelförmigen vertikalen Hautfalte über dem nasalen Augenwinkel (Epikanthus) weisen die oft große Zunge, clownartige Rötung der Wangen, Bildungsanomalien der Ohrmuschel und die sog. Vier-Finger-Furche der Hand (Abb. 18.19a bis c) auf das Syndrom hin. Oft sind die Hände plump, der kleine Finger im Mittelglied verkürzt und verkrümmt. Weitere Anomalien der inneren Organe, vor allem des Herzens, sind häufig. Die Kinder zeigen Überstreckbarkeit der Gelenke und verringerten Muskeltonus. Die erste Kindheitsentwicklung ist, abgesehen von häufig zu beobachtender Trinkschwäche, wenig auffällig, erst gegen Ende des ersten Lebensjahres bemerken die Eltern in der Regel einen Entwicklungsrückstand, der sich vor allem in geistiger Hinsicht zunehmend stärker auswirkt. Die Häufigkeit des Down-Syndroms beträgt in unserer Bevölkerung bei Neugeborenen etwa 1 : 600 bis 1 : 700. Dabei ist eine Beziehung zum Alter der Mutter deutlich: Unter den Kindern 20jähriger Mütter beträgt die Häufigkeit etwa 1 : 1600, bei 30jährigen 1 : 900. Jenseits des 35. Lebensjahres der Mutter nimmt die Häufigkeit deutlich zu und erreicht bei 40jährigen Müttern etwa den Wert von 1–2 : 100. In einem Drittel bis der Hälfte der Fälle mit freier Trisomie stammt das überzählige Chromosom vom Vater.

Ob auch das Alter des Vaters einen Einfluß auf die Entstehung einer Trisomie 21 hat, ist noch umstritten und eher unwahrscheinlich, jedenfalls aber von geringerer Bedeutung.

9.2 Anomalien der Geschlechtschromosomen

Im Gegensatz zu den Monosomien der Autosomen ist das *Fehlen eines Geschlechtschromosoms* mit dem Leben vereinbar. Während eine Zygote, die neben den Autosomen nur das Y-Chromosom und kein X-Chromosom enthält, offenbar so frühzeitig abstirbt, daß derartige Befunde auch bei Fehlgeburten nicht gefunden wurden, überleben viele Früchte mit nur 45 Chromosomen und dabei nur einem X-Chromosom (Chromosomentyp 45, X). Der Verlust des zweiten Geschlechtschromosoms kann dabei bereits bei der Keimzellbildung, häufiger aber wohl in einer der ersten Teilungen der neuen Zygote eintreten. Die Häufigkeit dieses Krankheitsbildes hat deshalb keine Beziehung zum Alter der Eltern. Sehr häufig kommt es auch zum Verlust eines Chromosoms bei einer späteren Teilung. Dadurch entstehen Individuen, die in einem Teil ihrer Zellen einen normalen Chromosomensatz 46, XX oder 46, XY tragen, in einem anderen Teil den Chromosomensatz 45, X.

Durch unterschiedliche Störungen der Zellteilung können auch „Mosaike" von Zellen mit dem Karyotyp 45,X neben solchen mit drei X-Chromosomen (47,XXX) oder solchen mit dem Karyotyp 47,XXY auftreten.

Je nach dem Anteil der Zelltypen kommt es zu sehr verschieden schweren Störungen. Im typischen Fall einer Patientin mit dem Chromosomen-Befund 45, X findet sich das Vollbild des *Ullrich-Turner-Syndroms.* Die Keimdrüsen entsprechen fehlgebildeten Eierstöcken ohne funktionsfähige Oozyten (Gonadendysgenesie). Das äußere und innere Genitale bleibt infantil. Es kommt zu keiner Monatsblutung und keiner Entwicklung der sekundären Geschlechtsmerkmale. Als frühes Kennzeichen beim Neugeborenen sind Lymphödeme an Hand- und Fußrücken hervorzuheben (Abb. 18.20). Der Haaransatz reicht tief in den Nacken. Die Nackenhaut ist lose und bildet häufig ein Flügelfell (Pterygium, s. Abb. 18.21 a). Ein hervorstechendes Kennzeichen im

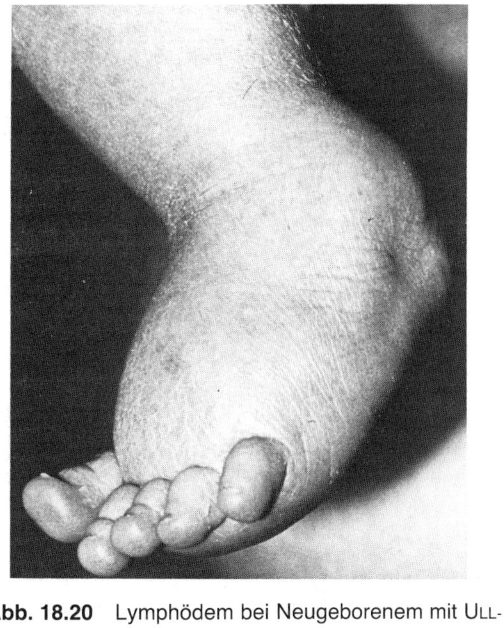

Abb. 18.20 Lymphödem bei Neugeborenem mit ULLRICH-TURNER-Syndrom.

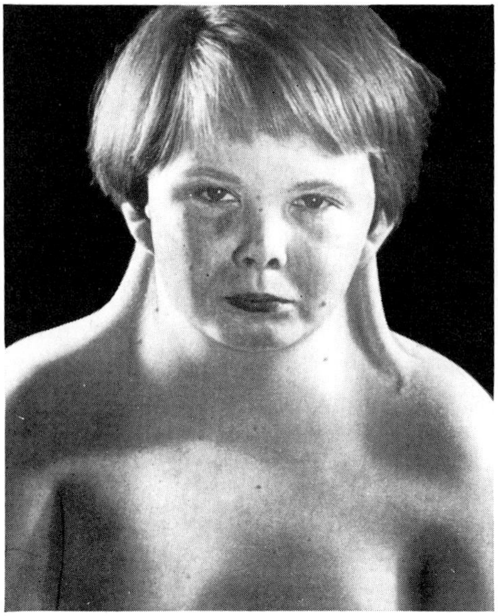
a

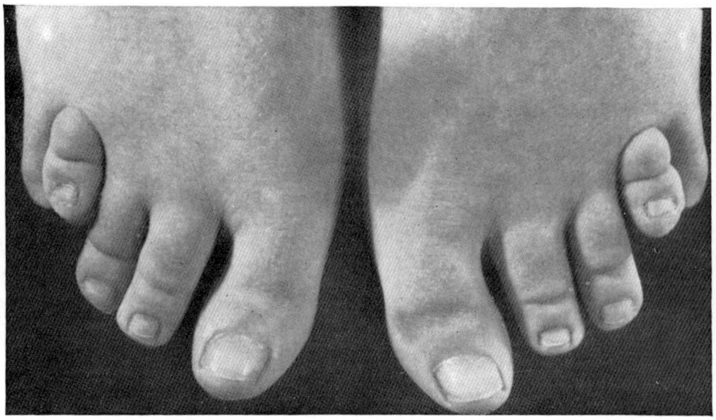
b

Abb. 18.21 a, b Ullrich-Turner-Syndrom (13jähriges Mädchen). **a** Beidseitiges Flügelfell am Hals, **b** Brachydaktylie der 4. Zehe beidseits. (Aus: Catel, W. (Hrsg.): Differentialdiagnose von Krankheitssymptomen bei Kindern und Jugendlichen. Band 1. 3. Auflage, Thieme, Stuttgart 1961.)

späteren Alter ist der Kleinwuchs. Die Patientinnen erreichen selten eine größere Höhe als 1,45 m. Die Hand ist breit und zeigt, wie auch der Fuß, häufig eine Verkürzung vor allem im Bereich des vierten Strahls (Abb. 18.21 b). Neben weiteren Muskel- und Skelettanomalien sind auch angeborene Herzfehler häufiger zu finden.

Bemerkenswert ist die relative Häufigkeit der Aortenisthmusstenose. Die Intelligenzentwicklung ist bei vielen Patienten normal, die Lebenserwartung gut. Durch rechtzeitige Hormonbehandlung läßt sich eine bessere Entwicklung der sekundären Geschlechtsmerkmale erreichen, auch erscheint neuerdings eine günstige Beeinflussung des Größenwachstums möglich.

Die Häufigkeit dieses Krankheitsbildes liegt bei 1 auf 3000 neugeborene Mädchen.

Bei Fehlgeburten findet sich diese Chromosomenanomalie weit häufiger.

Das *überzählige Vorhandensein eines X-Chromosoms* findet sich relativ häufig, es hat bei der Frau (Chromosomen-Typ 47, XXX *Triplo-X-Syndrom,* „superfemale syndrome") anscheinend oft keinen wesentlichen nachteiligen Effekt. Mitunter sind die Patientinnen leicht dysplastisch oder weisen verminderte Intelligenz auf.

Beim Mann (Chromosomentyp 47, XXY *Klinefelter-Syndrom*) bewirkt das Y-Chromosom trotz des zweiten X-Chromosoms die Entwicklung männlicher Charakteristika. Das klinisch wichtigste Merkmal ist die Kleinheit der Hoden und die fehlende Samenbildung. Die Schambehaarung ist gering und entspricht dem weiblichen Typ. Gelegentlich kommt es zu verstärkter Brustentwicklung (Gynäkomastie). Oft findet sich Hochwuchs und verstärkter, gelegentlich femininer Fettansatz. Die Intelligenz ist oft unterdurchschnittlich, im späteren Leben leiden die Patienten an einer frühzeitigen Entkalkung des Skeletts (Osteoporose). Die Diagnose des Klinefelter-Syndroms ist vor der Pubertät nur durch spezielle Untersuchungen möglich. Die Häufigkeit beträgt bei neugeborenen Knaben etwa 1 : 400 bis 1 : 1000. Eine rechtzeitige Testosteronbehandlung kann die Begleitstörungen günstig beeinflussen.

Das Vorhandensein eines *zusätzlichen Y-Chromosoms, Chromosomentyp 47, XYY,* hat offenbar einen sehr geringen Einfluß auf die allgemeine Entwicklung. Hochwuchs und Störungen der Persönlichkeitsentwicklung scheinen häufig (gehemmt, teils aggressiv). Hier ist die Diagnose nur durch zytogenetische Untersuchungen möglich. Die Häufigkeit auch dieser Anomalie beträgt etwa 1 : 1000 bei neugeborenen Knaben.

Das *Marker-X-Syndrom = Fragiles-X-Syndrom* (fragil, also brüchig ist eine bestimmte Stelle am X-Chromosom) ist mit geistiger Retardierung bei männlichem Geschlecht verbunden. Große Ohren und – bei Neugeborenen und ab Pubertät – Hodenvergrößerung sind weitere Zeichen.

9.3 Weitere Chromosomenanomalien

Unter den strukturellen Anomalien der Autosomen hat für die Kinderheilkunde vor allem das sog. *Katzenschreisyndrom* (Cri-du-chat-Syndrom) eine Bedeutung. Hier handelt es sich um das Fehlen eines Teiles des kurzen Arms eines Chromosoms 5, eine sog. Deletion. Man schreibt den Chromosomentyp 46, XX, 5p- bzw. 46, XY, 5p-. Das typische Merkmal dieses Syndroms ist das eigenartige Schreien im Säuglingsalter, das statt des üblichen kräftigen und in der Melodie abfallenden „Äah" im Schrei des normalen Säuglings einem eher monotonen „Iih" ähnelt, das an das Wimmern junger Katzen erinnert und dem Syndrom seinen Namen gab. Dieser Schrei kann auch später noch erkennbar bleiben. Die körperlichen Anomalien (kleiner Hirnschädel, rundes Gesicht u. a.) sind wenig spezifisch (Abb. 18.22). Mißbildungen der inneren Organe sind relativ selten, die Lebenserwartung der Kinder ist daher wenig gestört, jedoch finden sich eine schwere zerebrale Schädigung und Störung der geistigen Entwicklung.

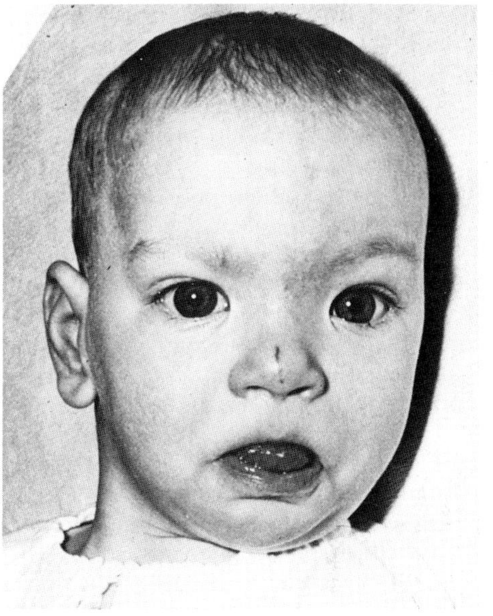

Abb. 18.22 Säugling mit Katzenschreisyndrom (10 Monate).

Eine Verlagerung eines Teils des langen Arms eines Chromosoms 22 auf ein anderes Chromosom ist für eine bestimmte Form der Leukämie (chronische myeloische Leukämie) charakteristisch. Das Chromosom 22, dem der distale Teil des langen Arms fehlt, wird als *Philadelphia-Chromosom* bezeichnet.

Es gibt noch eine große Zahl weiterer Chromosomenanomalien mit typischem klinischen Bild als Einzelereignis oder auch mit familiärem Auftreten. Dabei können mitunter klinisch gesunde Personen (z. B. solche mit einer schon erwähnten balancierten Translokation) als Überträger wirken. Daneben gibt es aber auch eine bunte Vielzahl von Chromosomenumbauten der verschiedensten Art, die sich klinisch nicht einordnen lassen und nur durch eine Chromosomenanalyse aufgedeckt werden. Das gemeinsame aller Chromosomenanomalien ist, daß sie oft mit größeren oder kleineren Fehlbildungen an verschiedenen Organsystemen einhergehen, oft kardiovaskuläre Fehlbildungen und Störungen der psychomotorischen Entwicklung einschließen. Vielfach werden solche Kinder auch untergewichtig geboren. Die richtige Diagnose solcher Chromosomenanomalien hat an Bedeutung gewonnen, seit die pränatale Diagnostik für Risikoschwangerschaften verfügbar ist (S. 588).

10 Mutation und Selektion

Erbkrankheiten benachteiligen ihre Träger und schließen sie häufig von der Fortpflanzung ganz aus. Durch diesen Vorgang der Selektion müßten nachteilige Gene allmählich aus der Bevölkerung verschwinden. Daß sich solche Gene trotzdem in einer gewissen Häufigkeit ständig in der Bevölkerung finden, ist neben anderen, komplizierten Mechanismen auf das Neuauftreten von Erbdefekten durch sog. *Mutation* zu erklären. Solche Mutationen hat es immer gegeben. Sie haben eine Bedeutung für die Fortentwicklung der Organismen in der Evolution, in der Mehrzahl jedoch sind sie für ihre Träger nachteilig, oft krankmachend. Sie beruhen auf Veränderungen der genetischen Information durch fehlerhafte Übertragung bei der Zellteilung, durch den Einfluß kosmischer und anderer Strahlung oder durch chemische Einflüsse. Durch ionisierende

Strahlen und Chemikalien können Mutationen auch künstlich ausgelöst werden. Diese Gefahr ist zu beachten, wenn man bestimmte, vor allem die Zellteilung beeinflussende Medikamente benutzt oder Röntgenstrahlen in der Diagnostik oder der Therapie einsetzt. Der Arzt muß hier stets die mögliche Gefährdung für den Patienten oder dessen Nachkommen gegenüber dem unmittelbaren Nutzen für den Patienten abwägen. Vor allem aber gilt, daß jede unnütze Belastung vermieden werden muß. Deshalb ist unbedingt zu fordern, daß bei jeder Röntgenuntersuchung die Keimzellen möglichst nicht in den Strahlengang einbezogen und durch Bleiabdeckung geschützt werden. Untersucher und Helfer sollen die eigene Strahlenexposition vermeiden und sich durch entsprechende Abdeckung vor allem der Gonaden schützen. Während die mutationsauslösende Wirkung von Strahlen aus dem Experiment sicher bewiesen ist und sicher auch für den Menschen gilt, sind alle direkten Untersuchungen beim Menschen bisher negativ verlaufen. Für sehr kleine und verzettelte Strahlenbelastungen, wie sie bei einer beruflichen Exposition typisch sind, ist es wahrscheinlich, daß sie zum großen Teil durch Reparaturenzyme der Zelle ausgeglichen werden. Wenn deshalb eine übertriebene Strahlenfurcht sicher unbegründet ist, so ist doch Vorsicht im Umgang mit Strahlen dringend notwendig. Die Bedeutung einer Strahlenbelastung für das Auftreten von Chromosomenfehlverteilungen bei den Nachkommen ist noch umstritten (Tab. 18.1).

Tabelle 18.1 Mittlere jährliche Bestrahlungsdosis der Bevölkerung (Daten von UNSCEAR, nach SIEVERT u. Mitarb. 1966).

	Genetisch signifikante Dosis (mrem)	Knochenmarksdosis (mrem)
natürliche Radioaktivität	125	122
medizinische Strahlenbelastung		
Diagnostik	30	50–100
Therapie	5	?
berufliche und sonstige Belastung	2	?

11 Therapie von Erbleiden

In dem Maße, in dem akute Krankheiten nicht mehr zur Krankenhausaufnahme führen oder nur einen kurzen Krankenhausaufenthalt bedingen, nehmen chronische und oft genetisch bedingte Krankheiten unter den Patienten vor allem einer Kinderklinik einen zunehmend höheren Anteil ein. Auch wenn eine fehlerhafte Erbanlage heute und sicher auch in näherer Zukunft nicht geändert werden kann, können genetisch bedingte Krankheiten doch vielfach erfolgreich behandelt werden. Der Angriffspunkt der Behandlung liegt dann auf dem Weg zwischen der fehlerhaften genetischen Information und ihrer Ausprägung im Phänotyp. Als wichtigste Behandlungsmöglichkeiten sind zu nennen:

1. die chirurgische Korrektur von Fehlbildungen und die Versorgung mit Hilfsmitteln,
2. der Ersatz von aus genetischen Gründen nicht gebildeten Hormonen oder Wirkstoffen, z. B. bei der Bluterkrankheit, der Zukkerkrankheit, bei Störungen der Schilddrüsenhormonsynthese oder dem adrenogenitalen Syndrom,
3. die medikamentöse Beeinflussung der Symptome von genetischen Leiden,
4. besondere Diät, da wo bestimmte Nahrungsmittelbestandteile nicht normal verarbeitet werden, Beispiel: phenylalaninarme Diät bei der Phenylketonurie.

Vorstehend sind nur einige Beispiele einer wirksamen Behandlung genannt. Die Liste könnte beliebig erweitert werden und findet auch durch die Entwicklung neuer Methoden ständig Ergänzungen.

Es wurde behauptet, daß die Behandlung von Erbleiden und im Idealfall die Ermöglichung eines fast normalen Lebens für Träger von Erbkrankheiten dazu führen muß, daß die Auslese gegen solche Gene geschwächt wird und daher ungünstige Gene und damit Erbkrankheiten in der Bevölkerung immer häufiger würden. Daraus wurde eine Gefährdung der Zukunft der Bevölkerung durch das ärztliche Handeln abgeleitet. Während es im Prinzip richtig ist, daß eine Verminderung der wirksamen Auslese eine Zunahme ungünstiger Gene ermöglicht, so läßt sich doch sehr leicht ausrechnen, daß auch unter der Annahme einer extrem wirksamen Behandlung eine solche Zunahme der Genhäufigkeit nur so langsam erfolgen würde, daß sie erst nach einer sehr großen Zahl von Generationen überhaupt bemerkbar würde. Es ist mit Sicherheit anzunehmen, daß die Entwicklung unseres Gesundheitswesens bis dahin uns weit bessere Möglichkeiten zur Lösung dieses Problems bietet als heute.

12 Genetische Beratung

Zu den wichtigsten Hilfen, die man betroffenen Eltern heute geben kann, gehört die genetische Beratung. Oft geht es hier zunächst darum zu klären, ob in einem bestimmten Fall überhaupt eine genetische Belastung vorliegt und ob mit einer erhöhten Gefahr für das Auftreten ähnlicher Erscheinungen bei weiteren Kindern gerechnet werden muß. In der Mehrzahl der Fälle ergibt die sorgfältige Analyse ein geringeres Risiko, als es die Ratsuchenden selbst befürchteten, und ermutigt so zur Erfüllung bestehenden Kinderwunsches bzw. zum Austragen einer Schwangerschaft. Liegt ein Erbleiden mit einfachem Erbgang vor, so läßt sich dieses *Wiederholungsrisiko* aus den Mendelschen Gesetzen ableiten. Im Falle multifaktoriell genetischer Grundlage stützt man sich für die Beratung auf Erfahrungswerte, die aus dem Vergleich einer größeren Zahl ähnlich gelagerter Fälle gewonnen werden *(empirische Erbprognose)*. Auch bezüglich der Chromosomenanomalien stützt man sich in erster Linie auf solche Erfahrungswerte. Für deren korrekte Anwendung ist es aber im Einzelfall notwendig, den Chromosomentyp des betroffenen Kindes genau zu kennen. Mitunter ist auch die Untersuchung weiterer Familienangehöriger notwendig (Tab. 18.2).

Neben den objektiven Feststellungen der vorliegenden Risiken kommt es bei der genetischen Beratung ganz wesentlich darauf an, das Ergebnis für die Ratsuchenden verständlich darzustellen und zu interpretieren. Dazu dient auch die schriftliche Zusammenfassung in einem abschließenden Bericht für die Ratsuchenden.

Jede genetische Beratung orientiert sich nur am Interesse der betroffenen Eltern und der betroffenen Familie, niemals an irgendwie gearteten

Tabelle 18.2 Erkrankungsrisiko für das nächste Kind, wenn *gesunden* Eltern ein krankes Kind geboren wurde (aus W. FUHRMANN, F. VOGEL: Genetische Familienberatung, 3. Aufl. Springer, Berlin 1982).

Einordnung des kranken Kindes:	*Erkrankungsrisiko für das nächste Kind:*
a) Autosomal-rezessive Erbleiden	25%
b) Autosomal-dominantes Erbleiden mit hoher Penetranz (Neumutation)	≈ 0%
c) Seltenes x-chromosomal-rezessives Erbleiden; der Kranke selbst männlich	Schwestern: ≈ 0% Brüder: ≦ 50%
d) Chromosomenanomalie	Unter 1% bis (in seltenen Fällen) 100%
e) Erbliche Anomalie ohne einfachen Erbgang	Gemäß den empirischen Belastungsziffern; oft niedriger als 10%
f) Nichterbliche Mißbildung, falls nicht besondere Verhältnisse, z. B. Krankheit der Mutter, Störung der Reproduktionsorgane usw. auf fortlaufende Gefährdung hindeuten	Gegenüber dem Bevölkerungsdurchschnitt meist nicht erhöht

Tabelle 18.3 Die wichtigsten Indikationen zur genetischen Beratung.

Erbleiden oder Mißbildungen beim Patienten, früherem Kind oder bei nahen Verwandten
Mehrfaches Auftreten gleicher oder ähnlicher Anomalien oder Krankheiten in einer Sippe
Stoffwechselstörungen in der Familie
Chromosomenanomalien beim Kind oder nahen Verwandten
Abstammung der Ehepartner aus einer Bevölkerung mit besonderer Häufigkeit bestimmter Defekte (z. B. Thalassämie in Süditalien)
Verwandtenehe
Wiederholte Spontanaborte
Schwangerschaft bei Frauen im Alter von über 35 Jahren
Belastung mit teratogenen oder mutagenen Noxen (ionisierende Strahlen, Medikamente)

eugenischen Überlegungen. Eine genetische Beratung für alle Brautpaare vor der Ehe zu fordern, ist unrealistisch. Weder steht eine ausreichende Zahl geschulter Berater zur Verfügung, noch wäre von einer solchen Maßnahme viel zu erwarten. Die Beratung sollte aber allen angeboten werden, für deren Nachkommen ein erhöhtes Risiko zu befürchten ist. Einige der wichtigsten Anlässe zur genetischen Beratung sind in der Tabelle 18.3 zusammengestellt.

13 Pränatale Diagnostik

Der Begriff umfaßt die gesamte Diagnostik am Embryo und Feten bis zur Geburt, im engeren Sinne versteht man jedoch darunter die Diagnostik im 1. und 2. Trimenon. Während eine Diagnostik auch noch im 3. Trimenon wichtige Informationen für die Prognose, die Geburtsleitung und in manchen Situationen auch die Therapie bringen kann, hat die Diagnostik vor der 23. Woche der Fetalentwicklung, bzw. der 25. Woche der Schwangerschaft, gerechnet vom 1. Tag der letzten Periode, eine besondere Bedeutung, da nach dem Gesetz (§ 218a, Abs. 2,1) bis zu diesem Termin der Abbruch einer Schwangerschaft nicht strafbar ist, wenn „dringende Gründe für die Annahme sprechen, daß das Kind infolge einer Erbanlage oder schädlicher Einflüsse vor der Geburt an einer nicht behebbaren Schädigung seines Gesundheitszustandes leiden würde, die so schwer wiegt, daß von der Schwangeren die Fortsetzung der Schwangerschaft nicht verlangt werden kann."

In der Formulierung des Gesetzes kommt deutlich zum Ausdruck, daß es sich hier um eine nicht allgemein verbindlich zu treffende kontroverse Entscheidung handelt, in der der Gesetzgeber der betroffenen Frau und ihren Ärzten Raum für eine eigene Gewissensentscheidung geben will. Wegen dieser schwierigen Abwägung persönlicher Belastungen, der mit der Untersuchung verbundenen Risiken und allgemein ethischer Probleme sollte vor einer pränatalen Diagnostik stets eine humangenetische Beratung erfolgen.

13.1 Pränatale Diagnostik im zweiten Trimenon

Der traditionelle Weg zur Früherkennung von Chromosomenanomalien beim Feten ist die Fruchtwasserentnahme (Amniozentese) in der 15. bis 17. Schwangerschaftswoche. Die Entnahme erfolgt unter ständiger Ultraschallkontrolle mit einer dünnen, mit einem Mandrin versehenen Nadel durch die Bauchdecke (Abb. 18.23). Zu diesem Zeitpunkt befinden sich etwa 200 ml Fruchtwasser in der Fruchthöhle, von denen etwa 20 ml zur Diagnostik entnommen werden. Diese Menge wird in wenigen Stunden neu gebildet.

Im Fruchtwasser sind Zellen suspendiert, die von den Schleimhäuten, Atem- und Harnwegen des

Abb. 18.23 Mit Hilfe einer feinen Nadel wird in der 16. Schwangerschaftswoche Fruchtwasser entnommen (Amniozentese). Aus dem Sediment werden mehrere Zellkulturen angelegt, der Überstand dient zur Alpha-Fetoprotein- und Azetylcholinesterase (ACHE)-Bestimmung. (Aus: MURKEN, J., CLEVE, H. (Hrsg.): Humangenetik. 4. Auflage, Enke, Stuttgart 1988.)

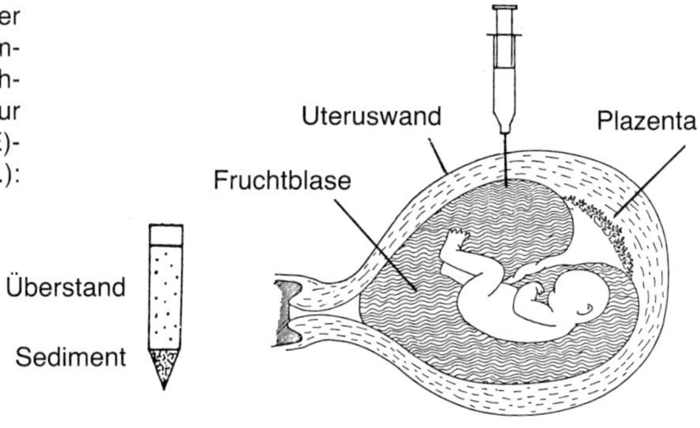

Feten und von den Eihäuten stammen. Sie können in geeigneten Nährlösungen zur Teilung angeregt und zytogenetisch untersucht werden. Das Ergebnis liegt in etwa drei Wochen vor. Das zytogenetische Ergebnis ist sehr zuverlässig. Schwierigkeiten können bei Chromosomenmosaiken auftreten, die auf das tatsächliche Vorhandensein unterschiedlicher Zellinien beim Feten hinweisen oder aber Kunstprodukte der Kultur sein können. Bei Zwillingsschwangerschaften mit zwei Fruchthöhlen werden diese getrennt untersucht.

Aus kultivierten Zellen des Fruchtwassers können auch zahlreiche Stoffwechseldefekte beim Feten erkannt oder ausgeschlossen werden. Die Untersuchung kann aber nur gezielt durchgeführt werden, wenn in der Familie ein bestimmtes Stoffwechselleiden diagnostiziert ist, und bleibt auf Schwangerschaften mit einem hohen speziellen Risiko beschränkt (Tab. 18.4).

Durch die Bestimmung der Alpha-Fetoprotein-(AFP-)Konzentration im Fruchtwasser können in Verbindung mit einer sorgfältigen Ultraschalluntersuchung nahezu alle Feten mit Anenzephalie oder Spina bifida („offener Rücken") erkannt werden. Das Alpha-Fetoprotein ist ein vom Feten gebildetes Eiweiß, das bei den genannten und einigen weiteren Fehlbildungen (z. B. auch bei offenen Bauchwanddefekten) vermehrt in das Fruchtwasser übertritt. Eine wichtige differentialdiagnostische Hilfe ist die gleichzeitige Bestimmung der Acetylcholinesterase (ACHE) im Fruchtwasser.

Die Ultraschalluntersuchung gestattet heute eine sehr gute Beurteilung der äußeren Form, aber auch einiger innerer Organe des Feten. Sie hat die diagnostische Fetoskopie weithin verdrängt und auf Sonderprobleme (z. B. Gewebsbiopsie) eingeschränkt. Auch eine Entnahme fetalen Blutes aus der Nabelschnur ist unter Ultraschallkontrolle mit geringerem Risiko möglich.

Die Gefahr, daß durch die Amniozentese eine klinisch bedeutsame Beeinträchtigung des Feten oder eine Gefährdung der Mutter erfolgt, ist äußerst gering, es besteht aber ein kleines zusätzliches Risiko dafür, daß nach der Amniozentese eine Fehlgeburt eintritt. Nach zuverlässigen Berechnungen ist das eingriffsbedingte Risiko in erfahrenen Zentren aber nicht höher als 0,5% (5 : 1000) und wahrscheinlich weniger. Bei reiner Altersindikation zur Amniozentese wird in ein

Tabelle 18.4 Indikationen für die pränatale Diagnostik.

1. Alter der Schwangeren von 35 Jahren und mehr
2. vorausgegangene Schwangerschaft mit Trisomie 21
3. balancierte Translokation bei einem Elternteil
4. hohes Risiko (Formalgenetik) für pränatal erkennbares schweres Stoffwechselleiden
5. Mutter mit Wahrscheinlichkeit Konduktorin für schweres geschlechtsgebundenes Erbleiden
6. Neuralrohrdefekt (Anenzephalie, Spina bifida) bei nahen Verwandten
7. AFP im mütterlichen Serum erhöht (> 2 MOM)[1]
   oder stark erniedrigt (< 0,4 MOM)
8. erhöhtes Risiko für Neuralrohrdefekt wegen Teratogenen (Medikamente) in der Frühschwangerschaft oder mütterlichem Diabetes
9. ggf. psychische Gründe

Generell individuelle Abwägung erforderlich!

[1] MOM = Multiples of Median
(Vielfaches des Medianwerts für das entsprechende Kollektiv.)

bis zwei Prozent der Fälle eine Chromosomenanomalie gefunden, die Anlaß zum Abbruch der Schwangerschaft sein kann, bei den übrigen ist das Ergebnis eine Beruhigung für die Mutter. Sie führt häufig dazu, daß Schwangerschaften ausgetragen werden, die sonst aus allgemeinen Befürchtungen abgebrochen worden wären.

13.2 Pränatale Diagnostik im ersten Trimenon

Ein Nachteil der klassischen Diagnostik aus dem Fruchtwasser ist der späte Diagnosetermin. Es wurden daher Techniken entwickelt, die die Entnahme geeigneten Gewebes schon im ersten Trimenon ermöglichen. Man gewinnt hierzu Zellen aus den Chorionzotten, das heißt dem Gewebe, aus dem sich später die Plazenta bildet, mittels eines vaginal und transzervikal geführten Katheters oder aber mittels einer Kanüle transabdominal (*Chorionzottenbiopsie,* Abb. 18.24). Auch dies geschieht unter Ultraschallkontrolle und bedarf keiner Anästhesie. Dieser Eingriff erfolgt bevorzugt in der 9. bis 11. Schwangerschaftswoche, bei transabdominalem Zugang auch noch etwas später. Da das Gewebe reichlich spontane Mitosen enthält, kann die Aufarbeitung nach kurzer Inkubation direkt erfolgen und liegt im allgemeinen bis eine Woche nach der Entnahme vor. Das Gewebe der Chorion villi stammt von Tochterzellen der gleichen ersten Zelle (Zygote) wie der Fet, jedoch hat es eine andere Entwicklungsgeschichte, so daß Abweichungen und Mosaike häufiger gefunden werden, die aber meist aufgeklärt werden können. Das Risiko einer Fehlgeburt als Folge dieses Eingriffs kann noch nicht sicher angegeben werden. Die vorliegenden Zahlen sind noch inhomogen, zudem ist die Spontanabortrate zu diesem frühen Schwangerschaftstermin noch relativ hoch und altersabhängig. Eine Schätzung von 2 bis 3% zusätzlicher Aborte erscheint realistisch, ist aber stark von der Erfahrung des Durchführenden beeinflußt. Da bei dieser Untersuchung kein Fruchtwasser entnommen wird und der Zeitpunkt für die AFP-Diagnostik zu früh ist, wird nach einer Chorionzottenbiopsie eine AFP-Untersuchung im mütterlichen Blut in der 17. bis 18. Schwangerschaftswoche empfohlen.

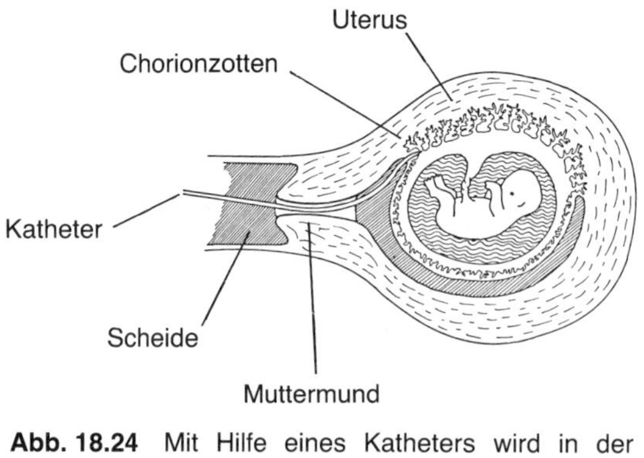

Abb. 18.24 Mit Hilfe eines Katheters wird in der ~10. Schwangerschaftswoche eine Gewebsprobe aus den Chorionzotten entnommen (Chorionzottenbiopsie). Die Entnahme kann ähnich dem Vorgehen bei der Amniozentese mittels einer durch die Bauchwand (transabdominal) geführten Nadel erfolgen. (Aus: MURKEN, J., CLEVE, H. (Hrsg.): Humangenetik. 4. Auflage, Enke, Stuttgart 1988.)

13.3 Die DNA-Analyse in der pränatalen Diagnostik

In jüngerer Zeit haben Methoden der Molekulargenetik in die allgemeine, vor allem aber auch die pränatale Diagnostik Eingang gefunden. Aus allen kernhaltigen Zellen, also auch Zellen aus dem Fruchtwasser oder den Chorionzotten kann die „Erbsubstanz", die Desoxiribonukleinsäure (DNA) gewonnen werden (s. S. 571). Durch bestimmte bakterielle Enzyme (Restriktionsenzyme) kann diese in jeweils spezifischer Weise in Stücke gespalten werden, die man in einer Gelelektrophorese nach ihrer Größe auftrennen kann. Unter Ausnutzung der Tatsache, daß Stükke einsträngiger DNA die Eigenschaft haben, sich bei geeigneten Bedingungen an ihnen entsprechende Partnerstücke anzulagern (Hybridisierung) kann man dann mit kurzen, radioaktiv gemachten DNA-Stücken (Sonden) bestimmte Abschnitte des Genoms markieren und auf das Vorhandensein von Veränderungen untersuchen. Die Methode kann hier nicht ausführlicher dargestellt werden, sie erlaubt jedoch im Endergebnis

a) „günstigenfalls" einen direkten Nachweis eines veränderten Gens oder
b) eine Wahrscheinlichkeitsaussage darüber, ob ein Individuum ein bestimmtes Gen besitzt oder nicht.

Die Methode kann damit die genetische Beratung wesentlich verbessern und oft vage rechnerische Wahrscheinlichkeiten in recht genaue Aussagen überführen. Sie kann für die pränatale Diagnostik auch von Erbanlagen dienen, die sich an den verfügbaren Zellen (z. B. Fruchtwasser- oder Chorionzellen) selbst nicht ausdrücken, d. h. kein Genprodukt bilden.

Durch neue Techniken (Polymerasekettenreation) können sehr geringe DNA-Mengen in kurzer Zeit stark (hunderttausend- bis millionenfach) vermehrt werden, so daß äußerst geringe Ausgangsmengen genügen und die Diagnostik vereinfacht und theoretisch schon aus wenigen Zellen möglich wird.

Die mit der molekulargenetischen Technik gegebenen Möglichkeiten werfen neue ethische Probleme auf und verschärfen alte. Eine solche Diagnostik darf deshalb nicht ohne begleitende humangenetische Beratung durchgeführt werden.

14 Abstammungsbegutachtung

Zu den praktischen Anwendungen der Erblehre gehört auch die Beurteilung der Möglichkeit und Wahrscheinlichkeit einer strittigen Vaterschaft. Hierzu dient zunächst die Bestimmung der Blutgruppen und der Serumproteinmerkmale. Eine Vaterschaft kann ausgeschlossen werden, wenn das Kind ein einfach erbliches Merkmal aufweist, das es nicht von seiner Mutter erhalten haben kann und das auch der als Vater bezeichnete Mann nicht besitzt. Ein positiver Hinweis auf die Vaterschaft eines bestimmten Mannes kann aus dem Verhalten der Blutgruppen- und Serumproteinmerkmale nur indirekt und mit Vorbehalten abgeleitet werden. Dagegen kann die erbbiologisch-morphologische Untersuchung, die sich auf den Vergleich zahlreicher gestaltlicher Merkmale des Kindes, dessen Mutter und des mutmaßlichen Vaters stützt, durch die Aufdeckung von spezifischen Ähnlichkeiten zwischen dem betreffenden Mann und dem Kind in Einzelmerkmalen, in denen dieses von seiner Mutter abweicht, dessen Vaterschaft in günstig gelagerten Fällen mit großer Sicherheit feststellen. Im Ausschlußfall ist ihre Aussagemöglichkeit oft weniger bestimmt. Am günstigsten ist es, wenn alle als Vater in Betracht kommenden Männer in die Untersuchung einbezogen werden können.

In Zukunft wird wahrscheinlich die DNA-Analyse eine zunehmende Bedeutung für die Abstammungsdiagnostik gewinnen und exaktere Angaben gestatten, als sie mit den klassischen Methoden möglich sind.

Weiterführende Literatur

Buselmaier, W.: Biologie für Mediziner. 5. Auflage, Springer, Berlin, Heidelberg, New York 1985

Connor, J. M., Ferguson-Smith, M. A.: Leitfaden der Humangenetik. Steinkopff, Darmstadt 1988

Fuhrmann, W., Vogel, F.: Genetische Familienberatung. 3. Auflage, Springer, Berlin, Heidelberg, New York 1982

Lenz, W.: Medizinische Genetik. 6. Auflage, Thieme, Stuttgart 1983

Murken, J., Cleve, H.: Humangenetik, 4. Auflage, Enke, Stuttgart 1988

19. Teil: **Krankenhausbetriebslehre**

WERNER GEBHARD

1 Krankenhausbetrieb

1.1 Wirtschaftsform

Betriebswirtschaftlich betrachtet, gehört das Krankenhaus zu den Dienstleistungsbetrieben. Unabhängig von den humanitären und medizinischen Leistungen, die das Krankenhaus erbringt, ist es ökonomisch betrachtet Teil der gesamten Volkswirtschaft und somit hineingestellt in die Wirtschaftswirklichkeit der Bundesrepublik Deutschland. Das Wirtschaftssystem der Bundesrepublik ist dadurch gekennzeichnet, daß es im Grundsatz eine Marktwirtschaft ist. Es gelten also im Prinzip die für die Marktwirtschaft kennzeichnenden Merkmale wie Eigentum an den Produktionsmitteln, also an den Anlagegütern in Betrieben und Einrichtungen sowie eine Entscheidungsmöglichkeit nach ökonomischen Gesichtspunkten und eine mehr oder weniger freie Bildung der Preise nach Angebot und Nachfrage.

Wirtschaftspolitisch gesehen hat das Krankenhaus immer eine Sonderstellung eingenommen, da wegen der besonders gelagerten Verhältnisse des Krankenhauses eine Preisbildung nach marktwirtschaftlichen Gesichtspunkten und aus sozialpolitischen Gründen nicht zweckmäßig ist.

Der Preis für die Leistung des Krankenhauses, ausgedrückt im Pflegesatz pro Patient und Tag wird gemäß gesetzlichen Vorschriften für jedes Krankenhaus auf der Grundlage des Budgets und der voraussichtlichen Belegung vereinbart. Die Erlöse aus den Pflegesätzen bilden die Haupteinnahmequellen des Krankenhauses.

Dazu können dann noch Nebeneinnahmen kommen wie z. B. aus der Ambulanz. Die Investitionskosten werden nicht über den Pflegesatz finanziert, sondern vom Staat durch öffentliche Förderung übernommen. Mit diesen Einnahmen muß das Krankenhaus die vorauskalkulierten Kosten decken.

Die Krankenhäuser sind nach wirtschaftlichen Grundsätzen zu führen. Sie sollen ein organisatorisch und wirtschaftlich selbständiger Betrieb sein. Wegen ihrer humanitären Zielsetzung gehören Krankenhäuser zu den Dienstleistungsbetrieben besonderer Art.

1.2 Rechtsform

1.2.1 Öffentlich-rechtliche Krankenhäuser

Die Rechtsform des Krankenhauses ist wesentlich für das Wirtschaftsmotiv und die sich aus wirtschaftlichem Handeln ergebende Haftung. Die öffentlich-rechtlichen Krankenhäuser werden von einer Gebietskörperschaft *(Land, Kreis, Gemeinde)* oder von Zusammenschlüssen von Körperschaften *(Zweckverbänden)* betrieben. Entstehende Defizite werden aus Steuermitteln über die Haushalte der Gebietskörperschaften abgedeckt. Entscheidungen für öffentlich-rechtliche Krankenhäuser sind abhängig von behördlichen Bewilligungs- und Kontrollorganen (z. B. Stadtverwaltung und Stadtparlament). Ca. 51% der planmäßigen Betten stehen in öffentlich-rechtlichen Krankenhäusern.

1.2.2 Frei-gemeinnützige Krankenhäuser

Frei-gemeinnützige Krankenhäuser befinden sich im Eigentum von Einrichtungen der Spitzenverbände der freien Wohlfahrtspflege. Zu ihnen gehören:

Arbeiterwohlfahrt – Bundesverband e. V.
Deutscher Caritas-Verband e. V.
Deutscher Paritätischer Wohlfahrtsverband e. V.
Deutsches Rotes Kreuz

Diakonisches Werk der ev. Kirche in Deutschland e. V.
Zentralwohlfahrtsstelle der Juden in Deutschland e. V.

Sollten die Aufwendungen nicht durch die Erträge gedeckt werden, so gehen sie zu Lasten des Trägers. Die für die freigemeinnützigen Krankenhäuser laut Satzung vertretungsberechtigten Organe können Entscheidungen unabhängig von staatlichen Stellen treffen. Allerdings beschränken die gesetzlich festgelegte Investitionsfinanzierung und die staatlich geregelten Pflegesätze den formal gegebenen Entscheidungsspielraum. Das Wirtschaftsmotiv ist die Kostendeckung. Ca. 35% der planmäßigen Betten gehören zu den freigemeinnützigen Krankenhäusern.

1.2.3 Private Krankenhäuser

Private Krankenhäuser sind Erwerbsunternehmen, für die eine höhere Verwaltungsbehörde eine Konzession (Genehmigung) erteilen muß. Ihr Wirtschaftsziel ist die Erzielung von Gewinnen. Sie können wie die frei-gemeinnützigen Krankenhäuser im Rahmen der gesetzlichen Bestimmungen für Krankenhäuser ebenfalls autonom entscheiden. Der Anteil der privaten Krankenhäuser an den planmäßigen Betten beträgt ca. 14%.

1.3 Krankenhausdefinition

Die Aufgaben, die das Krankenhaus zu erfüllen hat, werden in § 2, Ziff. 1 KHG wie folgt zusammengefaßt:

„Krankenhäuser sind Einrichtungen, in denen durch ärztliche, pflegerische Hilfeleistung Krankheiten, Leiden oder Körperschäden festgestellt, geheilt oder gelindert werden sollen oder Geburtshilfe geleistet wird und in denen die zu versorgenden Personen untergebracht und verpflegt werden können."

2 Krankenhausfinanzierung

2.1 Grundlagen

Das Krankenhaus als Teil der Volkswirtschaft muß sich mit den Spannungen in dieser Volkswirtschaft, also auch mit den *Kostensteigerungen* auseinandersetzen. Das Krankenhaus gehört zu den *personalintensiven Betrieben.* Die *Personalkosten* betragen ca. 75% der Gesamtkosten. Der Aufwand für Medikamente liegt weit über der allgemeinen Kostenentwicklung. Die damit gegebenen Probleme sollen durch gesetzliche Regelungen gelöst werden. Die Grundlage bildet das *Gesetz zur wirtschaftlichen Sicherung der Krankenhäuser und zur Regelung der Krankenhauspflegesätze* – KHG – vom 29. Juni 1972 (BGBl. I S. 1009). Das KHG ist durch das Krankenhaus-Kostendämpfungsgesetz vom 22. 12. 1981 (BGBl. I S. 1568) und das Krankenhaus-Neuordnungsgesetz vom 20. 12. 1984 (BGBl I S. 1716) geändert worden. Maßgeblich ist die Neufassung des Krankenhausfinanzierungsgesetzes vom 23. 12. 1985 (BGBl. I 1986 S. 33), in die sämtliche Änderungen von 1972 bis 1984 eingearbeitet sind. Die Grundsätze der Krankenhausfinanzierung sind übernommen worden in die Bundespflegesatzverordnung vom 21. 8. 1985 (BGBl. I S. 1666). Wichtig sind auch noch die von den einzelnen Ländern erlassenen *Landeskrankenhausgesetze,* z. B. das Hessische Krankenhausgesetz vom 16. 12. 1989,
das Landesgesetz zur Reform des Krankenhauswesens in Rheinland-Pfalz (Krankenhausreformgesetz) vom 29. 6. 1973,
das Landeskrankenhausgesetz Berlin vom 13. 12. 1974.

das Krankenhausgesetz des Landes Nordrhein-Westfalen vom 25. 11. 1975.

Die Neufassung des Krankenhausfinanzierungsgesetzes – KHG – bildet einen erneuten Einschnitt und ist dadurch gekennzeichnet, daß die Krankenhäuser gemäß § 4 KHG einen eingeschränkten Anspruch auf die Deckung vorauskalkulierter Kosten haben, wobei die Finanzierung der *betrieblichen Aufwendungen* von den Benutzern des Krankenhauses erfolgt, meistens über die gesetzlichen Krankenkassen, wie Allgemeine Ortskrankenkassen und Ersatzkassen. Das KHG soll nach den Vorstellungen des Gesetzgebers zu sozial tragbaren Pflegesätzen beitragen.

2.1.1 Investitionsfinanzierung

Das KHG 1984 regelt, daß die Fördermittel für Investitionen die Länder aufbringen müssen, wobei für die Errichtung von Krankenhäusern einschließlich der Erstausstattung mit notwendigen Anlagegütern ein Antrag gestellt werden muß. Die Wiederbeschaffung von kurzfristigen Anlagegütern mit einer durchschnittlichen Nutzungsdauer von mehr als drei Jahren fördern die Länder durch Gewährung von Pauschalen, die in den einzelnen Ländern unterschiedlich sind.

Auf Grund dieser Pauschalen muß die Krankenhausleitung entscheiden, welche Apparaturen und Einrichtungen für den Behandlungs-, Pflege-, Versorgungs- und Verwaltungsbereich zu finanzieren sind. Es handelt sich dabei um:

Medizinisch-technische Einrichtungen,
Medizinische Geräte und Instrumente,
Pflegemobiliar,
Pflegegeräte,
Bettwerk,
Textilien,
Versorgungseinrichtungen,
Elektrische Einrichtungen,
Wirtschaftsmobiliar,
Wirtschaftsgeräte,
Büromobiliar,
Büromaschinen.

2.1.2 Betriebsfinanzierung

Mit dem dem Krankenhaus gewährten Pflegesatz müssen die Selbstkosten gedeckt werden:

Personalkosten,
Lebensmittel,
medizinischer Bedarf,
Energiekosten,
Wirtschaftsbedarf,
Verwaltungsbedarf,
Instandhaltung,
Personalkosten der Ausbildungsstätten,
Sachkosten für Ausbildungsstätten.

Die Ermittlung erfolgt gemäß den Vorschriften der Bundespflegesatzverordnung im Kosten- und Leistungsnachweis, der 16 Formularseiten umfaßt.

Für jedes Krankenhaus wird ein Individual-Pflegesatz vereinbart. Das KHG regelt, daß die Pflegesätze für alle Benutzer nach einheitlichen Grundsätzen zu bemessen sind. Für jedes im *Krankenhausplan* aufgenommene Krankenhaus ist ein *allgemeiner Pflegesatz* auf der Grundlage eines flexiblen Budgets zu vereinbaren, mit dem unter Berücksichtigung der Leistungsfähigkeit die medizinisch zweckmäßigen und ausreichenden Krankenhausleistungen abgegolten werden. Dieser allgemeine Pflegesatz enthält alle berechenbaren Kosten der *stationären Behandlung.* Dazu können auch noch Sonderentgelte z. B. für die Implantation von Herzschrittmachern vereinbart werden.

Wesentlich ist, daß die Erlöse aus Pflegesätzen nicht nur die vorauskalkulierten Selbstkosten eines *sparsam wirtschaftenden,* sondern auch eines leistungsfähigen Krankenhauses decken müssen. Sparsame Wirtschaftsführung und Leistungsfähigkeit sind zwei gleichbedeutende Maßstäbe für die Festsetzung des Pflegesatzes. Bei der Krankenhausfinanzierung ist noch zu beachten, daß die Kosten für die Ausbildungsstätten im Pflegesatz zu berücksichtigen sind.

3 Krankenhausplanung

3.1 Krankenhausplan

Die Planung für das Krankenhaus ist ein wesentlicher Bestandteil des KHG. Die Länder müssen mehrjährige Krankenhauspläne aufstellen und den voraussichtlichen Bedarf an Finanzierungsmitteln für die Errichtung von Krankenhäusern und für die Anschaffung der zum Krankenhaus gehörenden Anlagegüter festsetzen. Der Krankenhausplan enthält eine Aufstellung der Krankenhäuser und ihrer Betten, gegliedert nach Fachabteilung, Versorgungsgebieten, kreisfreien Städten und Kreisen, die zur Deckung des Bedarfs benötigt werden. Die Planungsvorstellungen des jeweiligen Bundeslandes sind zu beachten. Bei der Aufstellung der Krankenhauspläne müssen die *Krankenhausgesellschaft* als Organisation der Krankenhausträger sowie die *gesetzli-*

chen Krankenkassen beteiligt werden. Die Bundesländer sind verpflichtet, die Krankenhauspläne zu veröffentlichen. Nur die Krankenhäuser, die in den Krankenhausplan ihres Landes aufgenommen worden sind, haben einen Rechtsanspruch auf Förderung nach den Vorschriften des KHG. Dabei werden allgemeine Krankenhäuser nur gefördert, wenn sie für die Versorgung der Bevölkerung auf Dauer erforderlich sind.

3.2 Investitionsbauprogramm

Auf der Grundlage der Krankenhauspläne müssen die Länder für jedes Jahr ein Investitionsprogramm aufstellen. In diesem sind die Bauvorhaben und die pauschalierten Finanzierungsmittel für die Wiederbeschaffung von Anlagegütern für den Zeitraum eines Jahres anzugeben. Die Folgekosten, insbesondere die Auswirkungen auf die Pflegesätze, sind zu berücksichtigen.

4 Krankenhausdaten

4.1 Gesamtgrößen

Die Krankenhausplanung benötigt immer mehr Krankenhausdaten, um Anhaltspunkte für die zukünftige Gestaltung und Entwicklung zu gewinnen. Ausgangspunkt aller Planungen müssen aussagefähige Bestandsdaten bilden, wie die Erfassung der Krankenhäuser und Planbetten (s. Tab. 19.1).

Tabelle 19.1 Zahl der Krankenhäuser und der planmäßigen Betten.

Jahresende	Insgesamt	Öffentl.-rechtliche	Freigemeinnützige	Private
Krankenhäuser:				
1938	4673	2066	1524	1083
1952	3433	1484	1285	664
1960	3604	1385	1307	912
1966	3617	1356	1288	973
1972	3519	1322	1239	958
1978	3328	1215	1128	985
1984	3106	1119	1054	933
1985	3098	1104	1049	945
1986	3071	1086	1044	941
Planmäßige Betten:				
1938	637090	398999	200172	37919
1952	533718	307509	198223	27986
1960	583513	326413	215120	41980
1966	640372	352603	233651	54118
1972	701263	381315	255002	64946
1978	714879	373675	253239	87965
1984	678708	347457	240137	91114
1985	674742	343044	237565	94133
1986	674000	340877	237186	96321
Prozentualer Anteil an den planmäßigen Betten:				
1938	100	62,6	31,4	6,0
1952	100	57,7	37,1	5,2
1960	100	55,9	36,9	7,2
1966	100	55,0	36,5	8,5
1972	100	54,3	36,4	9,3
1978	100	52,3	35,4	12,3
1984	100	51,2	35,4	13,4
1985	100	50,8	35,2	14,0
1986	100	50,5	35,2	14,3

Bemerkenswert ist, daß ab 1966 die Zahl der planmäßigen Betten in der Bundesrepublik Deutschland höher ist als die 1938 im Reichsgebiet nach dem Gebietsstand 31. 12. 1937 erfaßten planmäßigen Betten. Wesentlich ist ebenfalls, daß die Zahl der Krankenhäuser ständig abnimmt. Das gleiche gilt für die Zahl der planmäßigen Betten. Dagegen nimmt die Zahl der in den Krankenhäusern behandelten Patienten laufend zu. Sie stieg von 1975–1985 um 1728245 auf 12154998 an. Am 31. 12. 1986 befanden sich die meisten Krankenhausbetten in den Fachabteilungen für innere Krankheiten (23,3%); dann folgen Psychiatrie (12,6%) sowie Chirurgie (9,1%). Auf Gynäkologie und Geburtshilfe kamen 7,9%, auf Säuglings- und Kinderkrankheiten 3,3% der Krankenhausbetten.

4.2. Einzelgrößen

Aus der Fülle der Einzeldaten des Krankenhauses sind die folgenden besonders wesentlich:

4.2.1 Bettenbedarf

Der Bettenbedarf errechnet sich aus:

$$\frac{\text{Einwohnerzahl} \times \text{Krankenhaushäufigk.} \times \text{Verweildauer}}{\text{Bettennutzung} \times 1000}$$

4.2.2 Krankenhaushäufigkeit

Sie gibt die Zahl der Patienten an, die im Laufe eines Jahres Krankenhäuser eines bestimmten Gebietes zur stationären Behandlung aufsuchen, bezogen auf 1000 Einwohner dieses Gebietes. Sie errechnet sich aus:

$$\frac{\text{Patienten} \times 1000}{\text{mittlere Einwohnerzahl}}$$

Die Krankenhaushäufigkeit ist abhängig von der Entwicklung der Medizin, dem medizinisch-technischen Fortschritt, der steigenden Lebenserwartung, der Unfallhäufigkeit, der familiären Situation und der Altersstruktur. Sie ist in den einzelnen Ländern und Regionen sehr unterschiedlich.

4.2.3 Verweildauer

Sie gibt die Zahl der Tage an, die ein Patient stationär im Krankenhaus verbringt und errechnet sich aus:

$$\frac{\text{Pflegetage}}{\text{Zahl der Patienten}}$$

$$\text{z. B. } \frac{140000}{6500} = 21{,}54$$

Die Senkung der Verweildauer wird angestrebt, um durch bessere Ausnutzung der vorhandenen Betten neue Investitionen im Krankenhausbereich zu vermeiden. Für Akut-Krankenhäuser betrug sie 1960 21,2 Tage, 1972 17,8 Tage und 1978 15,5 Tage sowie 1985 13,9 Tage. Bei der durchschnittlichen Verweildauer eines Krankenhauses für Akutkranke handelt es sich um eine Durchschnittsgröße aus den verschiedenen Fachdisziplinen des Krankenhauses. Für einzelne Krankenhäuser ist für das Jahr 1985 folgende Durchschnittsverweildauer errechnet worden:

Krankhenhäuser für innere Krankheiten	21,4 Tage
Säuglings- und Kinderkrankenhäuser	10,5 Tage
Krankenhäuser für Chirurgie	12 Tage
Unfallkrankenhäuser	19,8 Tage
Orthopädische Krankenhäuser	22,8 Tage
Gynäkolog.-geburtshilfliche Krankenhäuser	7,8 Tage
Krankenhäuser für Psychiatrie	117,5 Tage
Sonderkrankenhäuser	48,2 Tage

4.2.4 Bettennutzung

Für die Beurteilung der Wirtschaftlichkeit und der Ausnutzung des Leistungsangebotes des Krankenhauses ist die Kennziffer des Ausnutzungsgrades wichtig. Sie wird ausgedrückt in der Formel:

$$\frac{\text{Zahl der Pflegetage} \times 100}{\text{Zahl der Patienten} \times 365}$$

$$\text{z. B. } \frac{140000 \times 100}{450 \times 365} = 85{,}2$$

Die durchschnittliche Bettenausnutzung für Akut-Krankenhäuser beträgt für das Jahr 1972 85,1%, für die Jahre 1979 84,5% und 1985 85,7%. Auch bei diesen Zahlen handelt es sich um Durchschnittsgrößen. Sie sind für die einzelnen Fachbereiche unterschiedlich (1985):

Krankenhäuser für innere Krankheiten	86,9%
Säuglings- und Kinderkrankenhäuser	72,9%
Krankenhäuser für Chirurgie	84,4%
Unfallkrankenhäuser	97,4%
Orthopädische Krankenhäuser	90,1%

Gynäkolog.-geburtshilfliche Krankenhäuser	79,8%
Krankenhäuser für Psychiatrie	89,4%
Krankenhäuser für chronisch Kranke sowie geriatrische Kliniken	96,7%
Die durchschnittliche Bettenausnutzung der Akut-Krankenhäuser und Sonderkrankenhäuser betrug 1985	85,8%

4.2.5 Geburten in Krankenhäusern

1979 wurden in den Krankenhäusern 580543 Kinder geboren.

1985 betrug die entsprechende Zahl 581674 Kinder.

Die durchschnittliche Verweildauer liegt im Jahre 1979 bei 9 Tagen und im Jahre 1985 bei 7 Tagen.

5 Krankenhaustypen

5.1 Eingruppierungsmerkmale

Für die Planung und Finanzierung von Allgemeinen Krankenhäusern sind bestimmte Krankenhaustypen entwickelt worden, die sich nach der Bettenzahl und nach den medizinischen Disziplinen richten.

5.2 Krankenhausversorgungsstufen

5.2.1 Krankenhäuser der Grundversorgung

Sie dienen der ortsnahen Krankenversorgung mit den Fachrichtungen

Chirurgie
Innere Medizin
Gynäkologie/Geburtshilfe

Dieses Krankenhaus hat bis zu 250 Betten *(Anforderungstufe I KHG 1972)*.

5.2.2 Krankenhäuser der Regelversorgung

Sie erfüllen überörtliche Aufgaben der Krankenhausversorgung mit einem entsprechend differenzierten medizinischen Versorgungsangebot mit den Fachrichtungen

Chirurgie/Unfallchirurgie
Innere Medizin
Gynäkologie/Geburtshilfe
Anästhesie
Röntgenologie

Es hat bis zu 350 Betten *(Anforderungsstufe II KHG 1972)*.

5.2.3 Krankenhäuser der Schwerpunktversorgung

Dieses Krankenhaus dient der Versorgung der Bevölkerung des Regionalbereiches mit den Fachrichtungen

Chirurgie
Neurologie/Neurochirurgie
Teilgebiet Unfallchirurgie
Innere Medizin
Gynäkologie/Geburtshilfe
Röntgenologie/Strahlenheilkunde
Anästhesie
Kinderheilkunde
Pathologie

Bei Bedarf sollen auch vertreten sein:

Augen
Dermatologie
HNO
Orthopädie
Psychiatrie
Urologie

Dieses Krankenhaus hat bis zu 650 Betten *(Anforderungsstufe III KHG 1972)*.

5.2.4 Krankenhäuser der Zentralversorgung

Diese Krankenhäuser dienen der Versorgung von Kranken des Regionalbereiches mit einer differenzierten Diagnostik und Therapie und auch der überregionalen Versorgung. Dieses Krankenhaus umfaßt alle bisher genannten Fachdisziplinen mit einer weiteren Spezialisierung. Es hat ab 650 Betten *(Anforderungsstufe IV KHG 1972)*.

5.3 Sonderkrankenhäuser

Neben den *Allgemeinen Krankenhäusern* gibt es noch *Sonderkrankenhäuser,* die sich auf bestimmte Patienten spezialisiert haben, wie z. B. *Tuberkulose-Krankenhäuser, Kurkrankenhäuser, Krankenhäuser im Strafvollzug, Polizeikrankenhäuser.* Diese genannten Krankenhäuser erhalten keine Investitionsförderung im Rahmen des KHG.

6 Krankenhausleitung

6.1 Krankenhausträger

Für das Krankenhaus als Dienstleistungsbetrieb besonderer Art sind betriebswirtschaftliche Leistungsmethoden anzuwenden. Eine genaue Abgrenzung der verschiedenen Entscheidungsebenen ist notwendig. Das *oberste Organ* für das Krankenhaus ist der *Krankenhausträger.* Er bestimmt die Richtlinien für das Krankenhaus und ist für Grundsatzentscheidungen verantwortlich, z. B. für die Betriebs- und Bauplanungen. Als weitere Aufgabenbereiche sind zu nennen:

Feststellung des Haushalts- oder Wirtschaftsplanes einschl. Stellenplan,
Genehmigung der Jahresrechnung,
Anstellung und Entlassung des leitenden Krankenhausarztes (ärztlicher Direktor), der leitenden Krankenhausärzte (Chefärzte), des Verwaltungsleiters (Verwaltungsdirektor), der Oberin oder des leitenden Krankenpflegers (leitende Krankenpflegekraft),
Abschluß und Auflösung von Belegarztverträgen. Erwerb, Belastung, Veräußerung von Grundstücken.
Aufnahme von Darlehen von einer zu bestimmenden Höhe ab,
Kontrolle des Krankenhaus-Direktoriums.

Der Träger des Krankenhauses ergibt sich aus der Rechtsform des Krankenhauses. Bei *öffentlich-rechtlichen Krankenhäusern* kann er sein
eine Gemeinde, vertreten durch den Gemeinderat,
der Kreis, vertreten durch den Kreistag;

bei *freigemeinnützigen Krankenhäusern*
die Kirchengemeinde, vertreten durch den Kirchenvorstand,
eine Schwesternschaft, vertreten durch den Vorstand,
eine gemeinnützige Gesellschaft mit beschränkter Haftung, vertreten durch die Geschäftsführung;

bei *privaten Krankenhäusern*
der Inhaber des Krankenhauses.

6.2 Krankenhaus-Direktorium

Bei diesem Leitungsprinzip leitet ein Kollegium das Krankenhaus. In ihm sind mindestens vertreten:

Der ärztliche Direktor,
die leitende Krankenpflegekraft und
der Verwaltungsdirektor.

In diesem Gremium werden sämtliche das Krankenhaus betreffende Sachverhalte beraten und darüber Beschlüsse gefaßt.

Die gesamte Krankenhausleitung ist für die getroffenen Entscheidungen verantwortlich. Jedes einzelne Leitungsmitglied vertritt in eigener Verantwortung seinen speziellen Aufgabenbereich. Als Aufgaben sind zu nennen:

Organisation des Krankenhauses mit Aufstellung eines Aufgabenverteilungsplanes für die Mitglieder des Krankenhaus-Direktoriums (Koordination und Abgrenzung der Aufgabenbereiche);
Vorlage des Haushalts- oder Wirtschaftsplanes einschließlich des Stellenplans;
Vorlage der Jahresrechnung.

Die Mitglieder des Krankenhaus-Direktoriums haben folgende Aufgabenbereiche:

6.2.1 Ärztlicher Direktor

Er ist für die Durchführung der ärztlichen Maßnahmen in Diagnostik und Therapie verantwortlich mit folgendem Aufgaben-Katalog:

Zusammenarbeit des ärztlichen Dienstes der verschiedenen Fachabteilungen und Funktionsbereiche.
Gestaltung des ärztlichen Aufnahmedienstes und der Intensivpflegebereiche,
Sicherstellung der Krankenhaushygiene.
Ausübung der ärztlichen Fachaufsicht über die medizinisch-technischen Dienste, den pflegerischen Dienst und die medizinischen Versorgungsdienste.

Gesundheitsüberwachung der Mitarbeiter im Krankenhaus.
Pflege des Kontakts zwischen Krankenhausärzten und niedergelassenen Ärzten.
Sicherung der ärztlichen Aufzeichnungen,
Fortbildung,
Vorbereitung des Stellenplanes für den ärztlichen und medizinisch-technischen Dienst,
Feststellung, Planung und Koordinierung des medizinischen Sachbedarfs.

6.2.2 Leitende Krankenpflegekraft

Sie ist verantwortlich für den gesamten Pflegedienst mit folgenden Einzelaufgaben:

Gestaltung des Pflegedienstes,
Führung der im Pflegebereich tätigen Personen,
Auswahl und Vorschlagsrecht bei der Einstellung des im Pflegedienst tätigen Personals, Vorbereitung der Zeugnisse,
Vorbereitung des Stellenplanes für das Pflegepersonal und das Pflegehilfspersonal,
Fortbildung der Schwestern und Pfleger im pflegerischen Dienst,
Praktische Ausbildung der Krankenpflegeschülerinnen (der Krankenpflegeschüler) und der sonstigen Mitarbeiter des Pflegedienstes in Zusammenarbeit mit den Leitungen der Schulen.

6.2.3 Verwaltungsdirektor

Er ist für den gesamten Verwaltungsbereich verantwortlich mit folgenden Bereichen:

Planung und Organisation des gesamten Krankenhausbetriebes,
Beschaffung (Bedarfsermittlung, Einkauf, Lagerhaltung),
Gestaltung des wirtschaftlichen Versorgungsdienstes und des technischen Dienstes,
Speisenversorgung,
Wäscheversorgung,
Reinigungsversorgung,
innerbetriebliches Transportwesen,
Energieversorgung,
Unterhaltung und Reparatur von Gebäuden und Einrichtungen und Ausstattung,
Transportdienste (Kraftfahrzeuge),
Vollzug und Überwachung der Rechnungsstellung (Pflegesätze),
Krankenhausverwaltung,
Personalverwaltung,
Sachverwaltung,
Finanz- und Kassenwesen,
Rechnungswesen,
Allgemeine Verwaltung (Pforte, Informationswesen, Meldewesen),
Zusammenarbeit mit dem Personalrat bzw. der Mitarbeitervertretung.

7 Krankenhausrationalisierung

Rationalisierung bedeutet den wirtschaftlichen Einsatz von Mitteln zur Erstellung und Erbringung von Leistungen. Sie ist auch für das Krankenhaus wichtig und notwendig. Man unterscheidet 2 Grundformen:

7.1 Rationalisierung mit Investitionen

Bei diesem Verfahren ergibt sich der Rationalisierungseffekt aus der Anschaffung eines neuen Gerätes oder dem Einbau einer neuen Einrichtung, z. B. wird der Erwerb einer neuen Röntgenanlage nicht nur die Diagnosemöglichkeiten verbessern, sondern auch Einsparungen bei den Arbeitsverrichtungen des medizinisch-technischen Personals zur Folge haben. Auch die Erneuerung der Aufzugsanlage hat positive Auswirkungen auf die Verkürzung der Wegezeiten. Durch Rationalisierungs-Investitionen sollen also Personalkosten eingespart werden.

7.2 Rationalisierung ohne Investitionen

Für diese Form ist kennzeichnend, daß durch eine ständige Überprüfung des gesamten Betriebsablaufes der wirtschaftliche Einsatz des verfügbaren Personals und Materials sowie aller vorhandenen Geräte, Einrichtungen und Apparaturen gesichert sein muß. Dafür ist es notwendig, daß bis zu einzelnen Teilbereichen (z. B. Pflegestation) genaue Beschreibungen über Umfang und Art der Tätigkeit vorhanden sein müssen.

Wichtig für einen rationellen Betriebsablauf ist auch die genaue Kennzeichnung des Verantwortungsbereiches sowohl für die Anordnungsbefugnis als auch für die Unterstellung. Rationalisierung kann nicht nur als ein technischer Sachverhalt angesehen werden. Besonders im Krankenhaus sind die personellen Verknüpfungen zu beachten und durch ein gutes Miteinanderarbeiten die Pflege des Patienten angemessen nach Art und Schwere der Erkrankung zu gestalten, wobei beim unmittelbaren Pflegevorgang Grenzen der Rationalisierung entstehen, die sich aus den Besonderheiten des Krankenhauses ergeben. Wichtig ist in diesem Zusammenhang die betriebswirtschaftliche Verfahrenstechnik des Controlling mit dem Zweck, durch Informationen zu einer besseren Motivation zu kommen sowie die Gefährdung der Wirtschaftlichkeit des Krankenhauses zu vermeiden. Dazu gehören auch der Führungsstil und die Delegation von Verantwortung.

8 Krankenhausrechnungswesen

8.1 Bedeutung

Mit der Neuordnung der Krankenhausfinanzierung ist das Rechnungswesen für das Krankenhaus noch bedeutsamer geworden. Es werden Angaben benötigt, um einmal die finanzielle Situation des Krankenhauses beurteilen zu können und zum anderen Unterlagen zu erhalten, die die Grundlage für betriebliche, aber auch überbetriebliche Entscheidungen bilden. So ermöglicht das Rechnungswesen einen Einblick in die Kostenstruktur, den Vergleich mit anderen Krankenhäusern und schafft die Voraussetzung für die Errechnung und Nachprüfung der Pflegesätze. Maßgebend ist die Verordnung über die Rechnungs- und Buchführungspflichten von Krankenhäusern (Krankenhaus-Buchführungsverordnung) vom 10. 4. 1978 (BGBl. I S. 473) mit der ersten Änderungsverordnung vom 12. 12. 85 (BGBl. I S. 2258) und der zweiten Änderungsverordnung vom 16. 12. 86 (BGBl. I S. 2511).

8.2. Kaufmännische Buchführung

Die kaufmännische Buchführung wird von den frei-gemeinnützigen und privaten Krankenhäusern schon immer angewendet. Auch öffentlich-rechtliche Krankenhäuser müssen seit dem KHG die kaufmännische Buchführung anwenden. Zu ihr gehören *Bilanz* sowie *Gewinn-* und *Verlustrechnung.* Kennzeichnend für die kaufmännische Buchführung ist, daß jeder Geschäftsvorfall zweimal zu buchen ist und der Erfolg (Gewinn oder Verlust) für eine bestimmte Periode (Monat, Vierteljahr, Jahr) mit der gleichen Größe sowohl in der Bilanz als auch in der Gewinn- und Verlustrechnung erscheint und so ständig der wirtschaftliche Erfolg kontrolliert wird.

8.2.1 Bilanz

In der Bilanz werden auf der Aktivseite die Vermögensbestandteile erfaßt mit den beiden Gruppen *Anlage-* und *Umlaufvermögen.* Auf der Passivseite erscheinen die Verbindlichkeiten *(Schulden).* Die Aktivseite der Bilanz zeigt aber auch die Verwendung der finanziellen Mittel und gibt eine Darstellung der *Liquidität* (Kassenbestand, Bank- und Postscheckguthaben). Die Passivseite gibt eine Übersicht über die Herkunft der finanziellen Mittel von der Betriebsrücklage über zweckgebundene Rücklagen, Rückstellungen, langfristige und kurzfristige Verbindlichkeiten.

8.2.2 Gewinn- und Verlustrechnung

Durch eine spezifische Aufgliederung der Aufwendungen und Erträge soll ein Einblick gegeben werden, wie Aufwand und Ertrag des Krankenhauses sich gegenüberstehen und aus welchen Komponenten sich der Erfolg (Gewinn oder Verlust) zusammensetzt. Der Ausweis der Aufwendungen ist mit der Gliederung des Selbstkostenblattes abzustimmen. Die Gliederung der Erträge beginnt mit den Erträgen aus stationärer Behandlung (Einnahmen aus den Pflegesätzen). Dazu kommen dann noch weitere Erträge wie aus der Ambulanz und den Zuweisungen aus den Fördermitteln nach dem KHG.

8.2.3 Kosten- und Leistungsrechnung (Betriebsabrechnung)

Das KHG fordert für die Ermittlung der Selbstkosten und den Nachweis einer sparsamen Wirtschaftsführung die kaufmännische Buchführung und die Betriebsabrechnung. Deshalb regelt die Krankenhaus-Buchführungsverordnung, daß Krankenhäuser eine Kosten- und Leistungsrechnung einführen müssen. Diese ist notwendig, da für eine Kostensenkung oder die Vermeidung von Kostensteigerungen die Kostenkenntnis Voraussetzung ist. Durch die Zuordnung der Kosten auf Kostenstellen bzw. Kostenbereiche (ärztlicher Bereich, Pflegebereich, Versorgungsbereich, Wirtschaftsbereich) werden Anhaltspunkte über die Kostensituation gegeben, so daß aus den Zahlen der Betriebsabrechnung Kostenschwerpunkte im Krankenhaus erkannt werden können, die dann besonders aufmerksam zu beobachten sind.

Eine Kosten- und Leistungsrechnung bietet gute Möglichkeiten und wird zur zwingenden Notwendigkeit, falls das Krankenhaus mehrere Leistungen vollbringt, die in etwa gleich geordnet sind, oder zumindest an den Einnahmen des Krankenhauses einen nicht unbedeutenden Anteil haben. So ist es zweckmäßig, daß bei einem Altersheim im Bereich des Krankenhauses, beim Vorhandensein einer umfangreichen Ambulanz oder bei Ausbildungsstätten die Zuordnung auf diese Kostenbereiche vorgenommen wird.

Die Kosten- und Leistungsrechnung muß, wie auch die übrigen Teile des Rechnungswesens, selbst wirtschaftlich sein und keinen Selbstzweck bilden. Das bedeutet, daß für die Gegenwart und Zukunft des Krankenhauses die Anwendung von kaufmännischer Buchführung und Betriebsabrechnung nicht zu einem übersteigerten Rechnungswesen und zu Zahlenspielereien führen darf.

> Nur mit Verfahrens- und Rechentechniken läßt sich der Kostenanstieg im Krankenhaus nicht bremsen. Es kommt vielmehr darauf an, ein aussagefähiges Rechnungswesen anzuwenden, das notwendige Informationen für Entscheidungen vermittelt.

Die Betriebsabrechnung darf nicht dazu benutzt werden, die negativen Auswirkungen eines Selbstkostenpreises, wie er nun einmal für das Krankenhaus nicht zu vermeiden ist, noch zu verschärfen.

Kaufmännische Buchführung sowie Kosten- und Leistungsrechnung sollten so organisiert werden, daß sie einen Rahmen für das notwendige wirtschaftliche Denken und wirtschaftliche Handeln im Krankenhaus bilden, soweit die spezielle Aufgabe des Krankenhauses das Wirtschaften zuläßt und Wirtschaften im Rahmen der Neuordnung der Krankenhausfinanzierung durch KHG, Bundespflegesatzverordnung, Krankenhausbuchführungsverordnung und Landeskrankenhausgesetz möglich ist.

Weiterführende Literatur

Adam, D.: Krankenhausmanagement im Konfliktfeld zwischen medizinischen und wirtschaftlichen Zielen. Wiesbaden 1972

Eichhorn, S.: Krankenhausbetriebslehre. Bd. I, 3., überarb. und erw. Auflage, Stuttgart 1975

Eichhorn, S.: Krankenhausbetriebslehre. Band II, 3., überarb. und erw. Auflage, Stuttgart 1977

Eichhorn, S.: Krankenhausbetriebslehre. Band III, Stuttgart 1987

Gebhard, W.: Staatlich festgesetzte Preise in der Marktwirtschaft (dargestellt an der Preisbildung im Krankenhaus). Festgabe für K. C. Thalheim. Berlin 1970

Gebhard, W.: Leitungsprobleme des Krankenhauses. Krankenhaus-Umschau 2 (1978)

Gebhard, W.: Einflüsse von offiziellen Institutionen auf die Krankenhausbetriebsführung. Zentrallehrgang der Fachvereinigung der Verwaltungsleiter Deutscher Krankenanstalten, Solingen 1980

Gebhard, W.: Controlling im Krankenhaus. Kostenrechnungspraxis 6 (1986) 207–212

Hübner, H.: Kostenrechnung im Krankenhaus. 2., neubearb. Auflage, Stuttgart 1980

Jung, K.: Krankenhausfinanzierungsgesetz. 2. Auflage, Stuttgart 1985

Jung, K.: Bundespflegesatzverordnung 1986. Stuttgart 1985

Keisers, J.: Einführung in die Krankenhausbetriebslehre. 2., überarb. Auflage, Hagen 1986

Müller, W. (Hrsg.): Führungsaufgaben im modernen Krankenhaus. Stuttgart 1980

Sauerzapf, M.: Das Krankenhauswesen in der Bundesrepublik Deutschland. Baden-Baden 1980

Betriebswirtschaftliche Aspekte in der Krankenhausfinanzierung. Hrsg. von der Fachvereinigung der Verwaltungsleiter Deutscher Krankenanstalten. Marl 1988

Kosten- und Leistungsrechnung im Rahmen des Rechnungswesens des Krankenhauses, hrsg. von der Fachvereinigung der Verwaltungsleiter Deutscher Krankenanstalten. Solingen 1980

Statistisches Bundesamt: Krankenhäuser 1985. Wiesbaden 1987

Wirtschaft und Statistik 8 (1988)

20. Teil: **Einführung in die Gesetzes-, Staatsbürger- und Berufskunde**

Hans-Dieter Rudolph

1 Gesundheitsgesetzgebung in der Bundesrepublik Deutschland (BRD)

1.1 Der Staat der Bundesrepublik Deutschland und das Grundgesetz

Das folgende Kapitel handelt von den Gesetzen, die eine Kinderkrankenschwester kennen sollte. Durch Gesetze wird das Leben der Menschen in einem *Staat* geregelt.

Unter Staat[1] wird die politische Einheit einer Gemeinschaft von Menschen verstanden, die in einem bestimmten Gebiet (Staatsgebiet) unter einer obersten Ordnung (Staatsgewalt) miteinander leben. Das Staatsgebiet ist der Bereich der staatlichen Herrschaft. Das Staatsvolk ist die Gesamtheit der Staatsangehörigen.

Die Bundesrepublik Deutschland ist ein *sozialer Rechtsstaat.* Dieser zentrale Begriff ergibt sich aus dem *Grundgesetz*. D. h.:

1. Jeder Staatsbürger hat Rechte und Pflichten. Aber auch die Tätigkeit des Staates ist an Gesetze und Recht gebunden.
2. Die Gesellschaft bzw. der Staat hat sich dazu verpflichtet, alle Teile der Bevölkerung zu unterstützen, insbesondere wirtschaftlich schlechter gestellte Kreise oder in Notlagen. Dies soll jedem ein menschenwürdiges Dasein ermöglichen.

Das Grundgesetz hat Verfassungsrang und erhebt sich damit über andere gewöhnliche Gesetze. Die Artikel 1–19 behandeln die Grundrechte, z. B. das Recht auf freie Entfaltung der Persönlichkeit, auf Leben und körperliche Unversehrtheit wie die Unverletzlichkeit der Freiheit der Person. Weitere Rechte sind beispielsweise: Die Glaubens-, Gewissens- und Religionsfreiheit, die Meinungs- und Pressefreiheit, der Schutz von Ehe und Familie, die Versammlungsfreiheit, die Vereinsfreiheit, die Wahrung des Briefgeheimnisses, das Recht auf Freizügigkeit, die Freiheit der Berufswahl, die Unverletzlichkeit der Wohnung, das Recht auf Eigentum und Erbrecht, um nur einige zu nennen. Die Bundesrepublik Deutschland ist ein Bundesstaat. Er setzt sich zusammen aus den Ländern Baden-Württemberg, Bayern, Bremen, Hamburg, Hessen, Niedersachsen, Nordrhein-Westfalen, Rheinland-Pfalz, Saarland und Schleswig-Holstein.

Die staatsrechtliche Stellung West-Berlins war bisher die eines Bundeslandes der föderativen Bundesrepublik. Der Vier-Mächte-Status Berlins verbot die volle Eingliederung West-Berlins in die Bundesrepublik. Alle Bundesgesetze, die auch für Berlin gelten sollten, erhielten daher die sogenannte *„Berlin-Klausel"*. Im Jahre 1990 ist hier viel in Bewegung geraten.

1.2 Der Staatsaufbau

Das Grundgesetz bestimmt, daß die BRD ein demokratischer Staat ist. Demokratie bedeutet Volksherrschaft. Da in den meisten volkreichen Staaten der Gegenwart nicht alle Bürger persönlich zugleich Gesetze beschließen, die Ausführung dieser Gesetze bewerkstelligen und Recht sprechen können, wird die Staatsgewalt von besonderen Staatsorganen ausgeübt. Das gesetzgebende Bundesorgan, der **Bundestag,** wird von den Staatsbürgern gewählt. Die Abgeordneten

[1] status (lat).: Zustand.

des Bundestages wählen mit Mehrheit den Bundeskanzler, der die Bundesregierung leitet und die Richtlinien der Politik bestimmt. Der Bundeskanzler wählt die Bundesminister aus, sie bilden mit ihm die Bundesregierung. Die einzelnen Bundesminister sind zuständig für bestimmte Sachgebiete.

So ist der Bundesminister für Jugend, Familie, Frauen und Gesundheit – wie aus der Bezeichnung hervorgeht – auch für Gesundheitsfragen zuständig.

Der Bundespräsident, der von der Bundesversammlung (zur Hälfte bestehend aus den Bundestagsabgeordneten, zur anderen Hälfte von Abgesandten der Länderparlamente) gewählt wird, hat fast ausschließlich repräsentative Aufgaben.

Der **Bundesrat,** der aus bestellten Vertretern der Länder besteht, wirkt bei der Gesetzgebung mit. Die Ausführung der Gesetze, die „vollziehende Gewalt", liegt bei der Verwaltung, und die Gerichte sorgen durch Pflege des Rechts dafür, daß Ordnung und Rechtmäßigkeit gewahrt bleiben. Bundestagsabgeordnete in Bonn beschließen Gesetze, die im ganzen Bundesgebiet gelten; die Gesetze dagegen, die die Länderparlamente erlassen, sind nur in den entsprechenden Ländern wirksam. Es gilt jedoch der Satz: „Bundesrecht bricht Landesrecht". Bundesgesetze kommen nach unserem Gesetzgebungsverfahren in 3 Stufen zustande:

zunächst wird ein Gesetzentwurf eingebracht, dann wird darüber beraten und beschlossen, schließlich wird das Gesetz ausgefertigt und verkündet.

Der Gesetzentwurf kann durch die Bundesregierung, aus der Mitte des Bundestages oder durch den Bundesrat eingebracht werden. Die Beratung erfolgt dann im Parlament und in seinen Ausschüssen, meist in verschiedenen Lesungen. Zwischen der Beschlußfassung durch den Bundestag und der Ausfertigung durch den Bundespräsidenten ist das Gesetz dem Bundesrat zuzuleiten. Dieser kann bei Meinungsverschiedenheiten die Einschaltung des Vermittlungsausschusses verlangen; auch hat er ein Einspruchsrecht. Bestimmte Gesetze können nur mit Zustimmung des Bundesrates zustande kommen. Nach dem Zustandekommen wird das Gesetz ausgefertigt und im Bundesgesetzblatt verkündet.

1.3 Die Gesundheitsgesetzgebung

Auf dem Gebiet des Gesundheitswesens gibt es Gesetze, die für die gesamte Bundesrepublik und Gesetze, die nur für einzelne Länder gelten. Grundlage hierfür ist Artikel 74 des Grundgesetzes. In ihm werden einzelne Bereiche aufgezählt, die zur konkurrierenden Gesetzgebung gehören, d. h. hier dürfen die Länder Gesetze beschließen, solange der Bund von seinem Gesetzgebungsrecht keinen Gebrauch macht. Solche Bereiche sind z. B. öffentliche Fragen, Umweltschutz, der Schutz gegen Gefahren durch radioaktive Strahlen, Maßnahmen gegen gemeingefährliche und übertragbare Krankheiten bei Menschen und Tieren, Zulassung zu ärztlichen und anderen Heilberufen und zum Heilgewerbe, der Verkehr mit Arzneien, Heil- und Betäubungsmitteln und Giften, Schutz beim Verkehr mit Lebens- und Genußmitteln, die wirtschaftliche Sicherung der Krankenhäuser und die Regelung der Krankenhauspflegesätze, der Arbeitsschutz und die Sozialversicherung. Da fast auf allen diesen Gebieten bundesgesetzliche Regelungen ergangen sind, können die Länder hier kaum noch eigene Regelungen treffen.

In der Länderkompetenz bleiben im Bereich des Gesundheitswesens die Fragen der Gesundheitsorganisation und der Gesundheitsfürsorge (soweit nicht durch das Sozialversicherungsrecht geregelt).

Für die Durchführung aller Gesundheitsgesetze des Bundes gilt, daß die Länder diese Gesetze als eigene Angelegenheiten ausführen.

1.4 Besondere Institutionen für Gesundheitsfragen

Der Bundesregierung stehen in Gesundheitsfragen **3 nachgeordnete Ämter** zur Verfügung:

1. Das *Bundesgesundheitsamt (BGA) in Berlin,* das weiter in 7 wissenschaftliche Institute und eine Zentralabteilung untergliedert ist. Die Arbeiten dieses Amtes orientieren sich an 3 Zielen. Der Verbesserung des Schutzes der Gesundheit, der Verminderung von Umweltrisiken und der Bekämpfung von Krankheiten. Innerhalb dieser Zielsetzungen, die auch von anderen staatlichen und nichtstaatlichen Institutionen teilweise wahrgenommen werden, hat das Amt weitere Aufgaben übertragen bekommen, vor allem Forschung

auf dem Gebiet der Arzneimittelsicherheit, des gesundheitlichen Verbraucherschutzes, der Umwelt- und Strahlenhygiene sowie der Prävention und Intervention zu betreiben. Auch die wissenschaftliche Beratung der Bundesregierung, anderer staatlicher Entscheidungsträger, der Europäischen Gemeinschaft und von internationalen Gremien gehören hierzu. Teilweise fallen auch Aufgaben auf dem Gebiet des Arzneimittel- und Betäubungsmittelrechtes, des Seuchenrechtes, des Lebensmittelrechtes und des allgemeinen gesundheitlichen Ordnungsrechtes an.

2. Die *Bundeszentrale für gesundheitliche Aufklärung (BZGA) in Köln.* Diese hat die Aufgabe, Materialien für die Gesundheitserziehung auszuarbeiten und zur Verfügung zu stellen.

3. Das *Deutsche Institut für medizinische Dokumentation und Information* (DIMDI) ist eine Bundesanstalt und hat ihren Sitz in *Köln.* Sie erfaßt in- und ausländische Literatur, wertet sie aus, speichert sie und macht sie in Form eines Informationsdienstes Ärzten, Kliniken, Instituten, Behörden und anderen zugänglich.

Der Bundesregierung steht weiterhin in allen Fragen des Gesundheitswesens der **Bundesgesundheitsrat** zur Verfügung. Dieses Gremium besteht aus bis zu 80 Mitarbeitern, die von der Bundesregierung selbst bestellt werden und die über besondere Kenntnisse und Erfahrungen auf allen Gebieten des Gesundheitswesens verfügen. Der Bundesgesundheitsrat kann unaufgefordert Anregungen an die Bundesregierung weitergeben und in seinen Ausschüssen auch wesentliche Gesetzesvorlagen oder gesundheitspolitische Zielvorhaben beraten und erarbeiten.

Die **Weltgesundheitsorganisation** (World Health Organisation, WHO) wurde am 7. 4. 1948 in New York gegründet. Sie hat sich zum Ziel gesetzt, den bestmöglichen Gesundheitszustand aller Völker herbeizuführen. Die Tätigkeit der WHO ist in ihrer Satzung geregelt. Aus dieser Satzung seien folgende Sätze zitiert:

„Die Gesundheit ist der Zustand des vollständigen körperlichen, geistigen und sozialen Wohlbefindens und nicht nur das Freisein von Krankheit und Gebrechen."

„Die Erlangung des bestmöglichen Gesundheitszustandes ist eines der Grundrechte eines jeden Menschen ohne Unterschied der Rasse, der Religion, des politischen Bekenntnisses, der wirtschaftlichen oder sozialen Stellung."

Zur Verwirklichung der v. g. Ziele werden umfangreiche Programme erarbeitet. So findet z. B. jedes Jahr ein sogenannter *Weltgesundheitstag* mit bestimmten Generalthemen für die gesundheitliche Aufklärung der Bevölkerung statt. Auch werden einzelne Regierungen beim Ausbau des öffentlichen Gesundheitsdienstes unterstützt. Weitere Arbeitsprogramme sind die Familienplanung, Ausbildung des Gesundheitspersonales, Verhütung und Bekämpfung von Krankheiten, besonders die Durchführung bestimmter Programme gegen Malaria, Pocken (inzwischen ausgerottet), Cholera, Gelbfieber, Trachom und andere Seuchen sowie einer Verbesserung der allgemeinen Hygiene und Förderung der Umwelthygiene.

2 Für das Gesundheitswesen und die Krankenpflege wichtige Gesetze und Verordnungen

2.1 Aufgaben der Gesundheitsämter

Das Gesetz über die Vereinheitlichung des Gesundheitswesens vom 3. 7. 1934 gilt als Landesrecht in den meisten Bundesländern fast noch übereinstimmend fort. In Schleswig-Holstein, Berlin (West) und Bayern sind jedoch eigene Gesundheitsdienst-Gesetze (GDG) erlassen worden. In diesen Gesetzen wird bestimmt, daß Gesundheitsämter einzurichten sind, die für die Durchführung des *öffentlichen Gesundheitsdienstes* verantwortlich sind. Leiter eines solchen Gesundheitsamtes ist ein *Amtsarzt.* Wesentliche Aufgaben der Gesundheitsämter sind insbesondere:

- allgemeine Hygiene (laufende Unterrichtung über die gesundheitlichen Verhältnisse im Amtsbezirk und deren Beurteilung) und Gesundheitsschutz bzw. -aufsicht

- Gesundheitsaufklärung (gesundheitliche Volksbelehrung bzw. -beratung)
- Schulgesundheitspflege
- Zeugnisse des Gesundheitsamtes (Begutachtung) z. B. amts-, gerichts- und vertrauensärztliche Tätigkeit
- Sozialhygiene (Gesundheitshilfe) z. B. Fürsorge für Tuberkulose, sowie Beratung für Geschlechtskranke, körperlich Behinderte, Sieche, Süchtige und psychisch Kranke
- Mütter-, Säuglings- und Kinderberatung (wird zunehmend von niedergelassenen Kinderärzten wahrgenommen).

Auch die ärztliche Mitwirkung bei Maßnahmen zur Förderung der Körperpflege und Leibesübungen gehört mit zu den Pflichtaufgaben. Zunehmend an Bedeutung gewinnen jedoch die Bereiche *allgemeine Hygiene, Ortshygiene, Seuchenbekämpfung und Umweltschutz.*

2.1.1 Beobachtung und Beurteilung der Gesundheitsverhältnisse im Amtsbezirk

Der Amtsarzt hat die gesundheitlichen Verhältnisse seines Amtsbereichs ständig zu beobachten und Vorschläge zu machen, wie man Mängel abstellen und den Gesundheitszustand der Allgemeinheit heben kann.

2.1.2 Fachliche Aufsicht über die Angehörigen der Gesundheitsberufe

Die Ärzte, Zahnärzte, Apotheker, Heilpraktiker und die Angehörigen anderer Heil- oder Pflegeberufe, deren Ausbildung staatlich geregelt ist, haben dem Amtsarzt gegenüber nachzuweisen, daß sie die entsprechende Berufsbezeichnung führen dürfen. Der Amtsarzt beaufsichtigt Hebammen und alle Angehörigen der Heil-Hilfsberufe bzw. medizinischen Assistenzberufe in ihrer Tätigkeit. Wenn durch Tatsachen bewiesen wird, daß jemand seinen Beruf aus Unfähigkeit oder wegen Unzuverlässigkeit nicht ausüben kann, hat der Amtsarzt zu beantragen, daß dem Betreffenden die Anerkennung entzogen wird (Näheres s. Krankenpflegegesetz).

2.1.3 Hygienische Aufgaben des öffentlichen Gesundheitsschutzes

Die Aufgaben der Umwelthygiene werden vom Gesundheitsamt u. a. durch *Ortsbesichtigungen* und eventuelle Schadstoff- bzw. Lärmmessungen erfüllt. Dabei wird darauf hingearbeitet, Mängel, die die Gesundheit einzelner oder der Allgemeinheit bedrohen, zu beseitigen. Wenn erforderlich, werden Ordnungsämter oder andere zuständige Behörden beteiligt. Bei *Wohnungsbesichtigungen* wird darauf geachtet, ob die Wohnungen den von der Bauaufsicht festgelegten gesundheitlichen Bedingungen entsprechen, ob genügend Luft und genügend Licht für die Bewohner vorhanden sind. Die Wohnungshygiene ist besonders wichtig, wenn sich übertragbare Krankheiten auszubreiten drohen oder wenn Naturkatastrophen Unheil angerichtet haben, aber auch wenn Menschen notdürftig untergebracht sind (z. B. Massenunterkünfte). Die Versorgung der Bevölkerung mit *Trink- und Brauchwasser* und die Beseitigung der festen und flüssigen *Abfallstoffe,* der *Abwässer* von gewerblichen Anlagen und Krankenhäusern werden vom Gesundheitsamt überwacht, soweit keine anderen Fachämter zuständig sind.

2.1.4 Beaufsichtigung der Anstalten, die der Krankenversorgung dienen, und anderer Anstalten

Das Gesundheitsamt hat weiter Schulgebäude und ihre Einrichtungsgegenstände, Waisenhäuser, Kindergärten und ähnliche Einrichtungen zu beaufsichtigen. Besonders wichtig ist seine Aufgabe, die Krankenhäuser, die Pflegeheime sowie die Einrichtungen zur Ersten Hilfe in hygienischer und organisatorischer Hinsicht zu überwachen.

2.1.5 Jugendgesundheitspflege

Reihenuntersuchungen der Schulkinder sollen die Gesundheitspflege in der Schule fördern. Bei Gesundheitsmängeln einzelner Schüler ist eine fortlaufende Kontrolle und die Einleitung von Behandlungsmaßnahmen notwendig.

Die Verbreitung übertragbarer Krankheiten in den Schulen versucht man durch vorbeugende Maßnahmen (z. B. Impfungen) und gesundheitliche Beratung der Schulleitung zu verhindern. Die Zahnpflege soll in der Schule durch regelmäßige Kontrolle betrieben werden. Der untersuchende Zahnarzt (Arzt) soll die Kinder, deren Zähne behandelt werden müssen, an einen niedergelassenen Zahnarzt verweisen.

Voraussetzung für eine erfolgreiche Jugendgesundheitspflege ist, daß die Gesundheit der Säuglinge und Kleinkinder erhalten wird. Der Amtsarzt hat also den Ursachen der *Säuglingssterblichkeit* nachzugehen und an ihrer Beseitigung mitzuwirken. Dies gilt um so mehr, da die Säuglingssterblichkeit als Indikator für den Erfolg sozialhygienischer und sozialmedizinischer Bemühungen in einem Lande gilt.

Auf Grund von Richtlinien des Bundesausschusses der Ärzte und Krankenkassen über die Früherkennung von Krankheiten bei Kindern bis zur Vollendung des 6. Lebensjahres (Kinder-Richtlinien) können jetzt bei jedem Kinder- oder praktischen Arzt auf Kosten der Krankenversicherung Untersuchungen durchgeführt werden, die der Früherkennung von Krankheiten dienen. Diese Untersuchungen werden in einem Untersuchungsheft dokumentiert und nach einem standardisierten Programm durchgeführt. Auch ist in dem Untersuchungsheft ein genauer Zeitplan für die notwendigen Untersuchungen angegeben (Vorsorgeuntersuchungen).

2.1.6 Gesundheitliche Aufklärung

Die Gesundheitsämter haben dem Mißbrauch von Alkohol, Tabak und Rauschgiften entgegenzuwirken. Sie sollen die Bevölkerung darüber aufklären, was ihrer Gesundheit dient und was schadet, und sollen dabei alle brauchbaren Kommunikationsmittel einsetzen. Sie sollen, so kann man zusammenfassen, „das Gesundheitswissen und das Gesundheitsgewissen des Volkes ansprechen“ (Formulierung von Bock, Tübingen).

2.1.7 Tuberkulosebekämpfung

Die Krankheit Tuberkulose hat ihren Schrecken verloren. Sie ist nicht mehr die *Schwindsucht* früherer Jahre, die häufig langes Siechtum bedeutete und nicht selten zum Tode führte. Die Heilungsaussichten sind vergleichsweise günstiger als bei anderen ansteckenden Erkrankungen, wenn sie rechtzeitig erkannt und mit modernen Medikamenten behandelt wird. Für die Tuberkulosebekämpfung sind die *Tbc-Fürsorgestellen* der Gesundheitsämter zuständig.

Die ärztlichen Aufgaben des Gesundheitsamtes auf dem Fürsorgegebiet der Tuberkulose beschränken sich jedoch auf Maßnahmen zur Ermittlung Tuberkulosekranker sowie im Einzelfall auch auf die Feststellung, welcher Art die Erkrankung ist. Weiterhin müssen auch Maßnahmen zur Verhütung und der weiteren Verbreitung getroffen werden. Auch Vorschläge für die Durchführung eines Heilplanes und Einleitung wirtschaftlicher Hilfsmaßnahmen müssen folgen.

Nach § 3 BSeuchG hat jeder Arzt eine erstmals festgestellte Tuberkuloseerkrankung dem zuständigen Gesundheitsamt zu melden. Man unterscheidet insgesamt 3 Reaktionsweisen bei der Verhütung und Bekämpfung dieser Erkankung:

1. *Epidemiologisch – Seuchenhygienisch*
Anwendung der allgemeinen Regeln der Seuchenbekämpfung. Zunächst ist die Ermittlung der Infektionsquelle vordringlich. Dies kann durch Umgebungsuntersuchung geschehen, wobei zentripetale oder zentrifugale Untersuchungsmöglichkeiten in Betracht kommen. Die Art der Vorgehensweise hängt von den Kontaktmöglichkeiten des Betroffenen ab. Jeder Einzelfall ist unter epidemiologischen Gesichtspunkten zu betrachten, wobei das gesamte Tuberkulosegeschehen im Amtsbereich fortlaufend zu beobachten ist. Zunehmende Bedeutung infolge nachlassender Tuberkulosedurchseuchung (und einer großen Zahl Tuberkulinnegativer) gewinnt hierbei die Tuberkulindiagnostik.

2. *Ausschaltung von Infektionsquellen*
Durch sachgerechte und gezielte medikamentöse Therapie der Tuberkulose kann eine Ausschaltung von Infektionsquellen erfolgen. Aber auch ohne Krankheitssymptome kann allein auf Grund eines dringenden Verdachtes (z. B. bei Tuberkulinkonversion) eine vorbeugende antituberkulöse Therapie sinnvoll sein. Sie soll in einem nicht oder fraglich infizierten Organismus das Angehen der Infektion oder ihrer Ausbreitung verhindern.

3. *Verhütung von Neuinfektionen*
Hierunter verstehen wir die Schaffung eines möglichst hohen Allgemeinhygienestandards sowie regelmäßige Kontrolluntersuchung von Personal in infektionsgefährdeten Einrichtungen. Auch die Anwendung von Methoden der Desinfektion und Sterilisation gehören hierzu.

Alle Untersuchungen im Rahmen der Tuberkulosefürsorge werden kostenlos durchgeführt.

Das *Deutsche Zentralkomitee zur Bekämpfung der Tuberkulose* hat eine Vielzahl von Merkblättern und Broschüren herausgegeben (z. B. ABC der Tuberkulosebekämpfung). Die Adresse lautet: DZK, 2000 Hamburg 60, Poppenhusener Straße 14 c.

Bei uneinsichtigen Erkrankten kann es im Einzelfall dazu kommen, daß eine zwangsweise Vorführung bzw. Absonderung erfolgen muß. Dies ist dann notwendig, wenn ein ansteckungsfähiger Tuberkuloseerkrankter nicht in ärztlicher Behandlung ist oder wenn eine ansteckungsfähige Tuberkulose vorliegt und eine Gefährdung der Umgebung durch das Verhalten des Kranken gegeben ist.

Für in Krankenhäusern und Pflegeheimen beschäftigte Personen hat die Berufsgenossenschaft für Gesundheitsdienst und Wohlfahrtspflege, Pappelallee 35–37, 2000 Hamburg 76, Vorschriften herausgegeben. Hierzu gehören auch Vorschriften über den Umgang mit den Kranken sowie die Behandlung der Wäsche und Kleidung, durch die ja auch Bakterien übertragen werden können. Auch hat die Berufsgenossenschaft in dem Grundsatz *„Infektionskrankheiten“* Handlungsanweisungen an den Arzt niedergelegt, wie der Arbeitsmediziner in regelmäßigen Untersuchungsabständen Arbeitnehmer bei der Einwirkung von Krankheitserregern zu untersuchen hat (Berufsgenossenschaftlicher Grundsatz G 42, „Infektionskrankheiten“ Teil 1, Tuberkuloseerreger).

2.2 Gesetze zur Verhütung und Bekämpfung übertragbarer Krankheiten

2.2.1 Gesetz über Pockenschutzimpfung

Weltweit gelten die Pocken als ausgerottet. Eine Schutzimpfung ist daher nicht mehr notwendig. Offenbar war ein entsprechendes Pockenausrottungsprogramm der WHO erfolgreich. Einzig bestimmte Personen in Laboratorien, die mit Pockenviren experimentieren, müssen sich der Impfung auch weiterhin unterziehen. Unbeschadet ihrer historischen Bedeutung (Reichsimpfgesetz von 1874) sollte diese Impfung jedoch nicht in Vergessenheit geraten. Trotz optimistischer Verlautbarungen ist nicht mit absoluter Sicherheit auszuschließen, daß Pocken wieder auftreten können. So kann diese Impfung eines Tages wieder unerwartete Aktualität erlangen. An die Stelle des Gesetzes über die Pockenschutzimpfung vom 18. 5. 1976 trat ein neueres Gesetz aus dem Jahre 1982.

2.2.2 Das Bundesseuchengesetz

Im Bundesseuchengesetz werden Maßnahmen genannt, durch die die Übertragung ansteckender Krankheiten verhindert werden soll. Außerdem enthält es Vorschriften zur Verhütung der Entstehung solcher Krankheiten. Diese Vorschriften entwickelten sich aus dem Reichsseuchengesetz von 1900 und aus dem Preußischen Gesetz zur Bekämpfung übertragbarer Krankheiten von 1905 und sind jetzt im „Gesetz zur Verhütung und Bekämpfung übertragbarer Krankheiten beim Menschen“ (Bundesseuchengesetz) i. d. F. vom 20. 12. 1988 zusammengefaßt. Schwerpunkte des Gesetzes sind die Verhütung und Bekämpfung von Infektionskrankheiten.

Unter **Verhütung** einer Infektionskrankheit werden zunächst alle Maßnahmen allgemeiner Art (z. B. Trinkwasserversorgung und Abwasserbeseitigung, hoher Hygienestandard) oder spezieller (z. B. Impfung) verstanden.

Unter **Bekämpfung** einer Infektion werden solche Maßnahmen wie Ermittlung, Behandlung, Beobachtung oder Absonderung von ansteckenden oder ansteckungsverdächtigen Erkrankten verstanden.

Begriffsbestimmungen

„Übertragbare Krankheiten“ im Sinne des Bundesseuchengesetzes (abgekürzt BSeuchG) sind „durch Krankheitserreger verursachte Krankheiten, die unmittelbar oder mittelbar auf den Menschen übertragen werden können.“

Es ist wichtig, daß man die verschiedenen Ausdrücke, die im BSeuchG zur Bezeichnung der Betroffenen benutzt werden, *auseinanderhalten* kann. Denn nur dann wird man sich informieren können, wie man sich im Einzelfall verhalten soll.

Krank im Sinne des BSeuchG ist eine Person, die an einer übertragbaren Krankheit erkrankt ist. Sie kann also andere Menschen anstecken, wenn es nicht verhindert wird.

Krankheitsverdächtig ist eine Person, bei der Erscheinungen bestehen, welche das Vorliegen einer bestimmten übertragbaren Krankheit vermuten lassen.

Diese Person hat also die Symptome einer bestimmten ansteckenden Krankheit. Der Arzt kann aber noch nicht sicher sagen, ob sie diese Krankheit wirklich hat – also auch andere damit anstecken kann – oder zufällig eine andere auf den ersten Blick ähnlich verlaufende Krankheit.

Ansteckungsverdächtig ist eine Person, von der anzunehmen ist, daß sie Erreger einer übertragbaren Krankheit in sich aufgenommen hat, ohne krank, krankheitsverdächtig oder Ausscheider zu sein. Damit ist eine Person gemeint, die z. B. mit einem ansteckend Kranken zusammen war oder mit Gegenständen in Berührung kam, durch die Krankheitserreger übertragen werden konnten. Bei ihr sind (noch) keine Krankheitszeichen erkennbar.

Ausscheider ist eine Person, die Krankheitserreger dauernd oder zeitweilig ausscheidet, ohne krank oder krankheitsverdächtig zu sein. Sie hat z. B. die entsprechende Krankheit durchgemacht, ist jetzt wieder gesund, die Bakterien leben aber noch in ihrem Körper und können andere Menschen krank machen.

Ausscheidungsverdächtig ist eine Person, von der anzunehmen ist, daß sie Krankheitserreger ausscheidet, ohne krank oder krankheitsverdächtig zu sein. Man kann also noch nicht sicher feststellen, ob sie fähig ist, andere anzustecken. Das wird erst durch die Untersuchung geklärt.

Meldepflicht

Damit die Behörden die erforderlichen Maßnahmen treffen können, müssen die Verantwortlichen über jeden Fall einer übertragbaren Krankheit informiert werden. Deshalb folgt eine Zusammenstellung über die Meldepflicht bei den verschiedenen Krankheiten (Tab. 20.1).

Tabelle 20.1 Meldepflicht.

Name der meldepflichtigen übertragbaren Krankheiten	Verdacht	Meldepflicht bei Erkrankung	Tod	1. Erreger-Ausscheidung 2. Meldepflicht in besonderen Fällen, § 8, § 48 mit § 45 BSeuchG[1]
Aussatz (Lepra)	ja	ja	ja	–
Borkenflechte	–	–	–	2. ja
Botulismus	ja	ja	ja	–
Bruzellose (Maltafieber)	nein	ja	ja	–
Cholera	ja	ja	ja	1. ja
Diphtherie	nein	ja	ja	–
Typhus (abdominalis)	ja	ja	ja	1. ja
Salmonellose und übrige Formen, einschließlich Yersinieninfektion (enteritische Form)	ja	ja	ja	1. ja
Erysipel	nein	nein	nein	2. ja
Fleckfieber	ja	ja	ja	–
Gehirnentzündung (Encephalitis)	nein	ja	ja	–
Gelbfieber	nein	ja	ja	–
Grippe (Virusgrippe bzw. Influenza)	nein	nein	ja	–
Virus-Hepatitis	nein	ja	ja	–
Hirnhautentzündung (Meningitis)	nein	ja	ja	–
a) Meningokokkenmeningitis	nein	ja	ja	–
b) andere bakterielle Meningitiden	nein	ja	ja	–
c) Virus-Meningoencephalitis	nein	ja	ja	–
d) übrige Formen	nein	ja	ja	–
Keuchhusten (Pertussis)	nein	nein	ja	2. ja
Kindbettfieber (Puerperalsepsis)	nein	nein	ja	–
Kinderlähmung (Poliomyelitis)	ja	ja	ja	–
Koli-Dyspepsie	nein	nein	nein	2. ja
Krätze	nein	nein	nein	2. ja

Tabelle 20.1 (Fortsetzung).

Name der meldepflichtigen übertragbaren Krankheiten	Verdacht	Meldepflicht bei Erkrankung	Tod	1. Erreger-Ausscheidung 2. Meldepflicht in besonderen Fällen, § 8, § 48 mit § 45 BSeuchG[1]
Leptospirose	nein	ja	ja	–
a) Weilsche Krankheit	nein	ja	ja	–
b) übrige Formen	nein	ja	ja	–
Malaria	nein	ja	ja	–
a) Ersterkrankung	nein	ja	ja	–
b) Rückfall	nein	ja	ja	–
Masern	nein	nein	ja	2. ja
Milzbrand	ja	ja	ja	–
Mumps	nein	nein	nein	2. ja
Ornithose	ja	ja	ja	–
Paratyphus A, B und C	ja	ja	ja	1. ja
Pest	ja	ja	ja	–
Pocken	ja	ja	ja	–
Q-Fieber	nein	ja	ja	–
Röteln	nein	nein	nein	2. ja
Rotz	nein	ja	ja	–
Rückfallfieber	ja	ja	ja	–
Ruhr (Shigellenruhr)	ja	ja	ja	1. ja
Scharlach	nein	nein	ja	–
Tollwut (Rabies)	ja	ja	ja	Berührung oder Verletzung durch tollwutverdächtiges Tier = Erkrankungsverdacht!
Trachom	nein	ja	ja	–
Trichinose	nein	ja	ja	–
Tuberkulose (aktive Form)	nein	ja	ja	–
a) der Atmungsorgane	nein	ja	ja	–
b) der übrigen Organe	nein	ja	ja	–
Tularämie	ja	ja	ja	–
Windpocken	nein	nein	nein	2. ja
Wundstarrkrampf (Tetanus)	nein	ja	ja	–
Gasbrand	nein	ja	ja	–
virusbedingtes hämorrhagisches Fieber	ja	ja	ja	–
angeborene Zytomegalie	nein	ja	ja	
angeborene Listeriose	nein	ja	ja	
angeborene Lues	nein	ja	ja	
angeborene Toxoplasmose	nein	ja	ja	
angeborene Rötelnembryopathie	nein	ja	ja	

[1] Wortlaut des § 8 BSeuchG (auszugsweise):
„Wenn durch Krankheitserreger verursachte Erkrankungen in Krankenhäusern, Entbindungsheimen, Säuglingsheimen, Säuglingstagesstätten oder Einrichtungen zur vorübergehenden Unterbringung von Säuglingen nicht nur vereinzelt auftreten (Ausbruch), so sind diese Erkrankungen unverzüglich als Ausbruch zu melden ..."

§ 48 in Verbindung mit § 45 (auszugsweise):
„Tritt in einem Schülerheim, Schullandheim, Säuglingsheim, Kinderheim, Kindergarten, einer Kindertagesstätte, einem Lehrlingsheim, Jugendwohnheim, Ferienlager oder in ähnlichen Einrichtungen eine meldepflichtige übertragbare Krankheit oder ansteckende Borkenflechte (Impetigo contagiosa), Keuchhusten, Krätze, Masern, Mumps, Röteln, Windpocken oder Krankheitsverdacht dieser übertragbaren Krankheiten auf, so ist durch den Leiter das für das Schülerheim bzw. für die ähnlichen Einrichtungen zuständige Gesundheitsamt unverzüglich zu benachrichtigen."

Spätestens 24 Stunden, nachdem man vom Auftreten der Krankheit erfahren hat, muß man es demjenigen Gesundheitsamt melden, in dessen Bereich der Betroffene sich gerade aufhält. Leiter von Jugendheimen, Kinderheimen, Ferienlagern und ähnlichen Einrichtungen für Kinder und Jugendliche sind dafür verantwortlich, daß ansteckende Krankheiten, die unter ihren Schützlingen auftreten, gemeldet werden.

Das Bundesseuchengesetz schreibt also eine Meldepflicht *(namentliche Meldepflicht)* für die in Tabelle 20.1 genannten übertragbaren Krankheiten bzw. Krankheitsgruppen vor. Es muß jedoch mit aller Deutlichkeit darauf hingewiesen werden, daß auch ohne Vorliegen einer solchen Meldepflicht alle „durch Krankheitserreger verursachte Krankheiten, die unmittelbar oder mittelbar auf den Menschen übertragen werden können", den Vorschriften des Bundesseuchengesetzes unterliegen. Dies gilt auch für die sogenannte *HIV-Infektion.* Das Gesundheitsamt als für die Seuchenhygiene zuständige Behörde muß also, gleichgültig ob eine Meldepflicht besteht oder nicht, in jedem Fall die notwendigen Ermittlungen anstellen.

Verhütung von Tuberkulose

Alle Menschen, die viel mit Kindern und Jugendlichen umgehen, können eine besondere Gefahr für die Gesundheit der Kinder darstellen, falls sie selbst eine ansteckende Krankheit haben. Sie haben deshalb besondere Verpflichtungen. Alle Lehrer und sonstigen Schulbediensteten müssen, bevor sie in den Schuldienst gehen, durch Tuberkulin-Hautprobe und röntgenologisch untersucht werden und eine Bescheinigung vorlegen, daß sie keine ansteckungsfähige Tuberkulose haben.

Verhinderung der Verbreitung übertragbarer Krankheiten

Kranke, Krankheitsverdächtige, Ansteckungsverdächtige, Ausscheider und Ausscheidungsverdächtige müssen manchmal über längere Zeit beobachtet und untersucht werden. Auch eine Absonderung von der Umwelt kann wegen der Ansteckungsgefahr angeordnet werden. Bei Cholera, virusbedingtem hämorrhagischem Fieber, Pest (und Pocken) muß der Betreffende in die Isolierstation eines Krankenhauses aufgenommen werden. Absonderung in der Wohnung der Betreffenden genügt bei diesen Krankheiten also nicht. Es ist festgelegt, wann ein Erkrankter oder Krankheitsverdächtiger wieder seinen Beruf ausüben darf, falls er ihn unterbrechen mußte. Bei Epidemien können Massenveranstaltungen, z. B. Fußballspiele, Schützenfeste oder Kirmes verboten werden, Badeanstalten können geschlossen werden.

Auch durch Gegenstände, Räume usw. kann eine Krankheit übertragen werden, wenn sich die Krankheitserreger dort festsetzen konnten.

Deswegen können Desinfektionen angeordnet werden.

Es dürfen nur vom Bundesgesundheitsamt zugelassene Mittel und Verfahren dazu benutzt werden.

Vorbeugende hygienische Maßnahmen

Es liegt den Behörden nicht nur daran zu verhindern, daß schon aufgetretene Krankheiten sich ausbreiten, sondern man möchte vor allem dafür sorgen, daß sie gar nicht erst auftreten. Deshalb sollte es keine Brutherde und Schmutzstellen geben, in denen sich die Bakterien vermehren können. Eine sachgemäße Beseitigung aller Abfälle ist also notwendig. Das Trinkwasser muß frei sein von Krankheitserregern und darf keine gesundheitsschädigenden Eigenschaften haben. Tierische Schädlinge, z. B. Ratten, sucht man auszurotten.

2.2.3 Internationale Gesundheitsvorschriften

Viele ansteckende Krankheiten gibt es nur in bestimmten Gegenden oder Ländern. Sie können aber in andere Länder eingeschleppt werden und dort dann auch viele Menschen befallen. Das ist besonders in neuer Zeit gefährlich geworden, weil die Menschen jetzt so viel, weit und schnell reisen wie nie zuvor. Damit man die Allgemeinheit vor der Verbreitung ansteckender Krankheiten schützen kann, haben viele Länder bestimmte international gültige Vereinbarungen getroffen, die das Seuchenrecht ergänzen.

2.2.4 Gesetz zur Bekämpfung der Geschlechtskrankheiten

Geschlechtskrankheiten sind nach dem Gesetz vom 23. 7. 1953, in der Fassung vom 19. 12. 1986:

1. *Syphilis (Lues),*
2. *Tripper (Gonorrhoe),*

3. *Weicher Schanker (Ulcus molle),*
4. *Venerische Lymphknotenentzündung (Lymphogranulomatosis inguinalis),*

ohne Rücksicht darauf, an welchem Körperteil die Krankheitserscheinungen auftreten.

Bei den Geschlechtskrankheiten ist eine rechtzeitige Behandlung und evtl. Absonderung des Kranken besonders wichtig. So umfaßt das Gesetz zur Bekämpfung der Geschlechtskrankheiten Maßnahmen nicht nur zur Verhütung, Feststellung, Erkennung und Heilung, sondern auch zur vorbeugenden und nachgehenden Gesundheitsfürsorge, d. h. man sucht die Menschen vor Krankheiten zu bewahren oder, wenn sie wieder gesund werden, in ihrer Lebensweise so zu beeinflussen, daß sie sich vor erneuter Ansteckung und Rückfällen hüten. Für diese Maßnahmen ist das Gesundheitsamt verantwortlich.

Der Erkrankte hat viele Pflichten. So muß er sich von einem Arzt untersuchen und behandeln lassen. Auf Verlangen hat er, auch wenn er vielleicht nur krankheitsverdächtig ist, dem Gesundheitsamt ein ärztliches Zeugnis über seinen Gesundheitszustand vorzulegen. Das Gesundheitsamt kann anordnen, daß er in ein geeignetes Krankenhaus geht, falls er die Behandlung nicht freiwillig auf sich nimmt, falls er wegen eines unklaren Untersuchungsbefundes beobachtet werden muß oder falls es wegen der Ansteckungsgefahr notwendig ist. Der Geschlechtskranke darf keinen Geschlechtsverkehr haben. Heiraten darf er nur nach vorheriger ärztlicher Überprüfung.

Eine Frau, die ein fremdes Kind *stillen* will, muß sich vom Arzt bescheinigen lassen, daß sie nicht geschlechtskrank ist. Ein an Tripper erkranktes Kind darf nur dann von einer anderen Frau als der Mutter gestillt werden, wenn der Arzt ihr vorher die Krankheit des Kindes und die nötigen Vorsichtsmaßnahmen erklärt hat. Ein an Syphilis erkranktes Kind darf nur von der Mutter gestillt werden. *Geschlechtskranke und früher an Syphilis Erkrankte dürfen kein Blut spenden.*

Die Untersuchung und Behandlung von Geschlechtskrankheiten und von anderen Krankheiten und Leiden der Geschlechtsorgane ist nur Ärzten erlaubt. Sie haben dabei besondere Pflichten zu erfüllen, z. B. die Pflicht der Information. Ein Patient, dessen Untersuchung eine Geschlechtskrankheit oder den Verdacht darauf ergibt, muß Bescheid wissen über die Art seiner Krankheit, die Übertragungsgefahr, die Pflichten, die er jetzt zu erfüllen hat, aber auch die Folgen, die es haben kann, wenn er den Vorschriften nicht gehorcht. Der Arzt hat ihm das alles an Hand eines Merkblattes zu sagen und zu erläutern.

Damit möglichst viele Geschlechtskrankheiten erfaßt und geheilt werden, ist eine Zusammenarbeit zwischen den Gesundheitsämtern und den Fürsorgeverbänden, den Jugendämtern, den Versicherungsträgern und der Freien Wohlfahrtspflege vorgeschrieben. Tatsachen, die ein Beamter oder Angestellter dieser Institution im Zusammenhang mit Geschlechtskrankheiten erfährt, unterliegen der Schweigepflicht. Ein Arzt darf jedoch einer dieser Personen alles mitteilen, was zur Durchführung des Gesetzes notwendig ist.

Die Kosten für die Untersuchung und Behandlung geschlechtskranker Personen werden von den Kranken- oder Rentenversicherungen oder aus öffentlichen Mitteln bezahlt. Arzt und Kranker können bestraft werden, wenn sie ihre Pflichten nicht erfüllen.

2.3 Krankenpflegegesetz

Das Gesetz über die Berufe in der Krankenpflege (Krankenpflegegesetz) vom 4. 6. 1985 nebst Ausbildungs- und Prüfungsordnung für die Berufe in der Krankenpflege vom 16. 10. 1985 regelt die Berufsbilder der **Krankenschwester,** des **Krankenpflegers,** der **Kinderkrankenschwester,** des **Kinderkrankenpflegers,** der **Krankenpflegehelferin** und des **Krankenpflegehelfers.** Wer eine dieser Berufsbezeichnungen führen will, bedarf der Erlaubnis. Das Krankenpflegegesetz regelt die Voraussetzungen, unter denen diese Erlaubnis zu erteilen ist. Eine im Ausland erworbene Ausbildung, die der deutschen **inhaltlich** gleichwertig ist, kann auch anerkannt werden. Wer unzuverlässig, krank oder süchtig ist, dem wird die Erlaubnis entzogen bzw. nicht gegeben.

Der *3jährige Lehrgang* zur Ausbildung als Kinderkrankenschwester oder Kinderkrankenpfleger wird in *Kinderkrankenpflegeschulen* durchgeführt. Voraussetzung für die Aufnahme in die Schule sind:

1. die Vollendung des 17. Lebensjahres,
2. eine bestimmte Vorbildung; folgende Möglichkeiten gibt es:
   a) Realschulabschluß oder eine gleichwertige Schulbildung oder eine andere abgeschlossene 10jährige Schulbildung oder
   b) Hauptschulabschluß oder eine gleichwertige Schulbildung, sofern der Bewerber eine

mindestens 2jährige Pflegeschule erfolgreich besucht hat oder eine Berufsausbildung mit einer vorgesehenen Ausbildungsdauer von mindestens 2 Jahren erfolgreich abgeschlossen hat oder
c) die Erlaubnis als Krankenpflegehelferin oder Krankenpflegehelfer,
3. die gesundheitliche Eignung zur Ausübung des Berufs (Vorlage eines ärztlichen Zeugnisses).

Die Ausbildung für Kinderkrankenschwestern und Kinderkrankenpfleger kann auf Antrag verkürzt werden. Die Ausbildung für Krankenschwestern bzw. Krankenpfleger verkürzt sich dann um 18 Monate. Für Hebammen und Entbindungspfleger verkürzt sich die Ausbildung um 12 Monate, für bisherige Krankenpflegehelferinnen und Krankenpflegehelfer nach mindestens 12monatiger Tätigkeit als Krankenpflegehelferin oder Krankenpflegehelfer um 6 Monate, nach mindestens 18 Monaten Tätigkeit in ihrem bisherigen Beruf um weitere 6 Monate.

Die Ausbildungs- und Prüfungsordnung für die Berufe in der Krankenpflege vom 16. 10. 1985 regelt den Ausbildungsgang. Es werden mindestens 1600 Stunden **theoretischer** und **praktischer Unterricht** verlangt. Die **praktische Ausbildung** umfaßt mindestens 3000 Stunden. Eine 1jährige Ausbildung in der Krankenpflegehilfe muß mindestens einen theoretischen und praktischen Unterricht von 500 Stunden sowie eine praktische Ausbildung von 1100 Stunden umfassen. Die Einsätze in Funktionsbereichen sollten nicht vor dem 2. Ausbildungsjahr erfolgen.

Die Mindeststundenzahlen verteilen sich auf die einzelnen Lehrfächer wie die Tabellen 20.2 und 20.3 zeigen:

Tabelle 20.2 Theoretischer und praktischer Unterricht in der Kinderkrankenpflege.

	Stundenzahl
1. Berufs-, Gesetzes- und Staatsbürgerkunde	120
2. Hygiene und medizinische Mikrobiologie	120
3. Biologie, Anatomie und Physiologie	120
4. Fachbezogene Physik und Chemie	40
5. Arzneimittellehre	60
6. Allgemeine und spezielle Krankheitslehre einschließlich Vorsorge, Diagnostik, Therapie und Epidemiologie	360
7. Grundlagen der Psychologie, Soziologie und Pädagogik	100
8. Kinderkrankenpflege	480
9. Grundlagen der Rehabilitation	20
10. Einführung in die Organisation und Dokumentation im Krankenhaus	30
11. Sprache und Schrifttum	20
12. Erste Hilfe	30
Verfügungsstunden zur Verteilung auf die Fächer 1–12	100
Stundenzahl insgesamt:	1600

Tabelle 20.3 Praktische Ausbildung in der Kinderkrankenpflege.

	Stundenzahl
1. Allgemeine Pädiatrie einschließlich Infektionskrankheiten unter Berücksichtigung der verschiedenen Altersstufen einschließlich Frühgeborene und Neonatologie	1230
2. Chirurgie und chirurgische Fachgebiete	600
3. Neugeborene und Wochenpflege	220
4. Neuropädiatrie oder Kinder- und Jugendpsychiatrie, Gemeindekrankenpflege (Hauskrankenpflege) oder entsprechende Einrichtungen des Gesundheitswesens	350
Verfügungsstunden zur Verteilung auf die Bereiche 1–4	600
Stundenzahl insgesamt:	3000

Die *Prüfung* wird von einem staatlichen *Prüfungsausschuß* abgenommen. Auf Antrag des Prüflings wird man zur Prüfung zugelassen, wenn man die vorgeschriebenen Unterlagen eingereicht hat:

1. Die Geburtsurkunde oder ein Auszug aus dem Familienbuch der Eltern, bei Verheirateten die Heiratsurkunde oder ein Auszug aus dem für die Ehe geführten Familienbuch,
2. eine Bescheinigung über die Teilnahme am Lehrgang.

Die Prüfung besteht aus einem *schriftlichen*, einem *mündlichen* und einem *praktischen* Teil. Bei einer Ausbildung in der Krankenpflegehilfe besteht die Prüfung jedoch nur aus einem mündlichen und einem praktischen Teil.

Die *schriftliche Arbeit*, die unter Aufsicht geschrieben wird, erstreckt sich auf folgende Fächer:

1. Kinderkrankenpflege,
2. Krankheitslehre,
3. Anatomie und Physiologie,
4. Berufs-, Gesetzes- und Staatsbürgerkunde.

Der Prüfling hat aus diesen Fächern in je einer Aufsichtsarbeit schriftlich gestellte Fragen zu beantworten. Der schriftliche Teil der Prüfung ist an zwei aufeinanderfolgenden Tagen durchzuführen.

Der *mündliche* Teil der Prüfung erstreckt sich auf folgende Fächer:

1. Kinderkrankenpflege,
2. Krankheitslehre im Kindesalter,
3. Psychologie, Sozialmedizin, Rehabilitation,
4. Hygiene.

Auch Kenntnisse über die Entwicklung des gesunden Kindes und über Vorsorgemaßnahmen im Kindesalter sind in die mündliche Prüfung einzubeziehen. Die Prüflinge werden einzeln oder in 5er-Gruppen geprüft. In den einzelnen Fächern soll der Prüfling nicht länger als 10 min geprüft werden.

Der *praktische* Teil der Prüfung erstreckt sich auf die Kinderkrankenpflege bei einer Patientengruppe von höchstens 4 Patienten. Der Prüfling übernimmt im Stationsablauf die pflegerische Versorgung der Patienten einschließlich der Pflegeplanung, der verwaltungsmäßigen Abwicklung und der zur Durchführung der Pflege erforderlichen Übergabe.

Über das Bestehen der Prüfung stellt der Prüfungsvorsitzende ein Zeugnis mit dem Gesamtergebnis aus:

Die Prüfung ist bestanden, wenn der mündliche, schriftliche und praktische Teil der Prüfung jeweils mit mindestens „ausreichend" benotet wird. Jeder Teil der Prüfung kann einmal wiederholt werden.

2.4 Lebensmittelgesetz

Richtige Ernährung ist eine wesentliche Vorbedingung für die Erhaltung von Gesundheit und Leistungsfähigkeit. Die richtige Ernährung ist wesentlich auch abhängig von der Bereitstellung von gesundheitlich unbedenklichen Lebensmitteln. Diesem Ziel dient u. a. das Gesetz über den Verkehr mit Lebensmitteln, Tabakerzeugnissen, kosmetischen Mitteln und sonstigen Bedarfsgegenständen (Lebensmittel- und Bedarfsgegenständegesetz vom 15. 8. 1974).

Lebensmittel sind nach diesem Gesetz alle Stoffe, die dazu bestimmt sind, in unverändertem, zubereitetem oder verarbeitetem Zustand von Menschen verzehrt zu werden, soweit sie nicht überwiegend zur Beseitigung, Linderung oder Verhütung von Krankheiten bestimmt sind. Den Vorschriften des Lebensmittelgesetzes unterliegen außerdem alle Dinge, die zur Herstellung, Zubereitung, Abmessung oder zum Verzehr von Lebensmitteln gebraucht werden, z. B. Verpakkung, Geschirr, Meßgeräte. Man nennt sie *Bedarfsgegenstände* und rechnet dazu auch Körperpflegemittel, Bekleidung, Bettwäsche, Perücken, Brillengestelle, Spielwaren und Scherzartikel, also alles, was beim Gebrauch durch seine stoffliche Zusammensetzung Einwirkungen auf den menschlichen Körper haben kann. Besondere Bestimmungen befassen sich mit den Anforderungen an kosmetische Mittel und Tabakwaren.

Es ist verboten, Lebensmittel, Bedarfsgegenstände oder kosmetische Mittel so herzustellen oder zu verpacken, daß durch ihren Genuß oder Gebrauch die Gesundheit des Menschen geschädigt werden kann.

Das Lebensmittelgesetz will die Bevölkerung nicht nur vor gesundheitlichen Schäden, sondern auch vor Übervorteilung schützen. So ist es verboten, Lebensmittel nachzumachen oder zu verfälschen, damit sie sich besser verkaufen, und sie ohne Kennzeichnung oder mit falscher Benennung oder Aufmachung anzubieten.

Grundsätzlich gilt im Lebensmittelgesetz das *Verbotsprinzip*, d. h. alles ist verboten, was nicht ausdrücklich gestattet ist.

Viele Einzelbestimmungen ergänzen das Lebensmittelgesetz. So verbietet z. B. das Milchgesetz vom 28. 12. 1951 Verkauf und Verwendung der Milch von Kühen mit äußerlich erkennbarer Tbc. Ansteckend kranke Personen dürfen bei Gewinnung und Verkauf von Milch nicht beschäftigt werden. Das Fleischbeschaugesetz regelt die Aufsicht über Tiere, deren Fleisch von Menschen verzehrt werden soll. Es ordnet die amtliche Untersuchung der Tiere vor und nach der Schlachtung an und enthält Bestimmungen über die Einfuhr von Fleisch.

2.5 Arzneimittelgesetz

Über den Verkehr mit Arzneimitteln gibt es ein eigenes Gesetz vom 24. 8. 1976 (letzte Änderung vom 20. 7. 1988). Es regelt im Interesse einer ordnungsgemäßen Arzneimittelversorgung von Mensch und Tier die Sicherheit im Verkehr mit Arzneimitteln, insbesondere die Qualität, Wirksamkeit und Unbedenklichkeit der Arzneimittel. Arzneimittel sind Stoffe und Zubereitungen aus Stoffen, die dazu bestimmt sind, durch Anwendung am oder im menschlichen oder tierischen Körper Krankheiten, Leiden, Körperschäden oder krankhafte Beschwerden zu heilen, zu lindern, zu verhüten oder zu erkennen. Auch fallen hierunter solche Stoffe, die den Zustand oder die Funktion des Körpers oder seelische Zustände oder die Beschaffenheit des Organismus erkennen lassen. Weiterhin fallen unter den Begriff des Arzneimittels menschliche oder in einem tierischen Körper erzeugte Wirkstoffe, die Körperflüssigkeiten zu ersetzen vermögen. Auch Blutersatzflüssigkeiten, Desinfektionsmittel, Verbandsstoffe und chirurgisches Nahtmaterial fallen unter diesen Begriff. Nicht dazu gehören jedoch Lebens- und Futtermittel, kosmetische und Pflegemittel sowie Tabakwaren. Die meisten Arzneimittel, die heute auf dem Markt sind, sind Fertig-Arzneimittel. Hierunter verstehen wir Arzneimittel, die im voraus hergestellt und in einer zur Abgabe an den Verbraucher bestimmten Packung in den Verkehr gebracht werden. Bedenkliche Arzeimittel dürfen nicht in den Verkehr gebracht werden. Jedes Arzneimittel bedarf der Zulassung durch das Bundesgesundheitsamt. Homöopathische Arzneifertigwaren bedürfen keiner Zulassung. Das Bundesgesundheitsamt hat jedoch das homöopathische Arzneimittel zu registrieren.

2.6 Betäubungsmittelgesetz (BtM-Gesetz)

Zur Abwendung der besonderen Gefahren, die der Gesundheit durch süchtigmachende Arzneimittel drohen, dient das Betäubungsmittelgesetz vom 28. 7. 1981 und die zugehörige Verordnung über das Verschreiben, die Abgabe und den Nachweis des Verbleibs von Betäubungsmitteln (BtMVV). Darin werden den Ärzten, Zahnärzten und Tierärzten strenge Vorschriften für die Verschreibung gemacht, und der Handel damit wird genau kontrolliert. Betäubungsmittel dürfen nur dann verschrieben werden, wenn ihre Anwendung am oder im Körper unbedingt erforderlich ist und der Heilzweck nicht mit anderen Medikamenten erreicht werden kann. Zur Verschreibung *muß* der Arzt ein 3teiliges, amtlich vorgeschriebenes Formblatt benutzen, von dem Teil I und II dem Apotheker vorgelegt werden und Teil III beim verschreibenden Arzt (Zahnarzt oder Tierarzt) bleibt. Die Verschreibungen müssen verschiedene genau vorgeschriebene Bedingungen in bezug auf Form und Inhalt erfüllen, wobei die Angaben auf den 3 Teilen des Formblattes völlig übereinstimmen müssen.

Sind Betäubungsmittel für den „Praxisbedarf“ – also nicht zum Gebrauch für einen bestimmten Patienten – aus der Apotheke bezogen worden, so ist die Abgabe an einen Patienten in einer Karteikarte nach amtlichem Muster zu vermerken. Teil III der Verschreibungen und die Karteikarten sind 3 Jahre lang aufzubewahren und können vom Bundesgesundheitsamt oder einer nach Landesrecht zuständigen Behörde zur Einsichtnahme angefordert werden.

In den Apotheken wird jeder Verkauf in die Betäubungsmittelkartei eingetragen. In den Krankenhäusern steht jede verabreichte Dosis in den meist *„Giftbücher“* genannten Registern, und jede einzelne Eintragung muß vom Stationsarzt gegengezeichnet werden. So kann der Bestand und Verbrauch von Betäubungsmitteln auf jeder Station und in jeder Apotheke vom Prüfenden leicht ermittelt werden. Die Aufsichtspflicht ist auf Gesundheitsamt, Regierungspräsident (Bezirksregierung) und Bundesgesundheitsamt verteilt.

3 Fürsorgerechtliche Bestimmungen

3.1 Das Bundessozialhilfegesetz

Nach dem Grundgesetz soll jeder die Möglichkeit haben, ein menschenwürdiges Leben zu führen. Wem es aus gesundheitlichen Gründen oder wegen anderer schwieriger Umstände nicht möglich ist, die finanzielle Grundlage dafür zu schaffen, dem hilft die öffentliche Hand.

Das Bundessozialhilfegesetz in der Fassung vom 20. 12. 1988 bietet je nach Bedarf Hilfe zum Lebensunterhalt oder Unterstützung in besonderen Lebenslagen. Es ist auf den Notstand des einzelnen abgestellt und tritt ein, wenn dieser einzelne seine Notlage aus eigenen Kräften und Mitteln nicht beheben kann.

Den Empfänger soll es soweit wie möglich wieder befähigen, unabhängig von Unterstützung auf eigenen Füßen zu stehen. Dementsprechend wird nicht nach den Gründen der Not gefragt. Sozialhilfe ist grundsätzlich unabhängig davon, ob der Hilfesuchende seine Notlage selbst verschuldet hat oder nicht.

Die Hilfe zum Lebensunterhalt umfaßt Ernährung, Unterkunft, Kleidung, Körperpflege, Hausrat und persönliche Bedürfnisse des täglichen Lebens. Auch Krankenversicherungsbeiträge, Bestattungskosten und Kosten für Alterssicherung werden übernommen.

Die Hilfe in besonderen Lebenslagen umfaßt vor allem die Hilfe zum Ausbau oder zur Sicherung der Lebensgrundlagen, Ausbildungshilfe, vorbeugende Gesundheitshilfe, Krankenhilfe, Hilfe für werdende Mütter und Wöchnerinnen, Eingliederungshilfe für Behinderte, Tuberkulosehilfe, Blindenhilfe, Hilfe zur Pflege, Hilfe zur Weiterführung des Haushalts bei Krankheit oder sonstiger Verhinderung der Hausfrau, Hilfe für Gefährdete und Altenhilfe.

Durch die *Eingliederungshilfe für Behinderte* soll die Behinderung in ihren Auswirkungen gemildert oder, wenn möglich, beseitigt werden. Manchmal kann auch eine drohende Behinderung verhütet werden. Man möchte dem Behinderten die Teilnahme am Leben in der Gemeinschaft erleichtern. Deshalb ermöglicht man ihm die Ausübung einer angemessenen Tätigkeit oder macht ihn wenigstens unabhängig von der Pflege.

Aufgabe der Tuberkulosehilfe ist es, die Heilung Tuberkulosekranker zu fördern und zu sichern sowie die Umgebung des Betroffenen vor Übertragung der Krankheit zu schützen. Die Tuberkulosehilfe umfaßt Heilbehandlung, Unterstützung zur Eingliederung in das Arbeitsleben, Hilfe zum Lebensunterhalt, Sonderleistungen und vorbeugende Hilfe.

Blinden wird vom 2. Lebensjahr ab zum Ausgleich für die durch Blindheit bedingten Mehraufwendungen Unterstützung gewährt *(Blindenhilfe)*.

Pflegebedürftige Personen bekommen Geld, damit sie eine Pflegekraft einstellen oder sich sonst helfen lassen können *(Hilfe zur Pflege)*.

Die *Hilfe für Gefährdete* ist für die Personen bestimmt, die aus Mangel an innerer Festigkeit ein geordnetes Leben in der Gemeinschaft nicht führen können. Ziel dieser Hilfe ist es, die Gefährdeten z. B. durch regelmäßige Arbeit einem normalen Leben zuzuführen.

Die *Altenhilfe* soll dazu beitragen, Schwierigkeiten, die durch das Alter bedingt sind, zu überwinden und Vereinsamen zu verhüten. Sie kann z. B. bei der Beschaffung einer Wohnung in Anspruch genommen werden, beim Besuch von geselligen und kulturellen Veranstaltungen oder bei der Pflege des Kontaktes mit nahestehenden Personen.

Soweit das Gesetz bestimmt, daß Sozialhilfe zu gewähren ist, besteht ein Anspruch darauf.

3.2 Das Jugendwohlfahrtsgesetz

Das Gesetz für Jugendwohlfahrt in der Fassung vom 25. 4. 1977 bestimmt,

daß jedes deutsche Kind ein Recht auf Erziehung zur leiblichen, seelischen und gesellschaftlichen Tüchtigung hat.

Um dieses Ziel zu erreichen, wurden Jugendwohlfahrtsbehörden geschaffen, wie das Jugendamt, das Landesjugendamt und eine *oberste Landesbehörde*. Sie sorgen zusammen mit anderen Behörden, etwa dem *Gesundheitsamt,* für die Durchführung der *öffentlichen Jugendhilfe*. Ihre Aufgaben sind z. B. die Beratung in Fragen der

Erziehung, Hilfe für Mutter und Kind vor und nach der Geburt, die Pflege und Erziehung von Säuglingen, Kleinkindern und von Kindern in schulpflichtigem Alter außerhalb der Schule und im Rahmen der Gesundheitshilfe, ferner die allgemeine Kinder- und Jugenderholung, Freizeithilfen, politische Bildung und internationale Begegnung sowie Erziehungshilfen während der Berufsausbildung und Berufstätigkeit einschließlich der Unterbringung außerhalb des Elternhauses.

4 Arbeitsrechtliche Bestimmungen

4.1 Das Mutterschutzgesetz

Nach dem Grundgesetz hat jede Mutter Anspruch auf den Schutz und die Fürsorge der Gemeinschaft.

Nach dem Mutterschutzgesetz hat jede erwerbstätige Mutter in der Schwangerschaft und nach der Entbindung Anspruch auf folgende Schutzmaßnahmen:

1. Verbot bestimmter schwerer körperlicher oder gesundheitsschädigender Arbeit;
2. Verbot der Mehr-, Nacht- oder Sonntagsarbeit;
3. Freistellung von der Arbeit 6 Wochen vor dem erwarteten Geburtstermin (sie *braucht* nicht zu arbeiten) und Arbeits*verbot* für die Zeit von 8 Wochen (12 Wochen bei Früh- oder Mehrlingsgeburten) nach der Entbindung;
4. Gewährung von Stillzeit.

Dazu können im Einzelfall noch besondere Maßnahmen kommen, z. B. wenn nach ärztlichem Zeugnis durch den Arbeitsplatz der Mutter Leben und Gesundheit von Mutter oder Kind durch die Fortdauer der Beschäftigung gefährdet sind.

Nach der o. g. Schutzfrist hat die Mutter einen Anspruch auf Erziehungsurlaub (s. S. 431).

Die Schwangeren und Mütter genießen außerdem Kündigungsschutz, der während der Schwangerschaft und bis zum Ablauf von 4 Monaten nach der Entbindung besteht.

Für die Mütter, die den Erziehungsurlaub in Anspruch nehmen, gilt der Kündigungsschutz bis zum Ende des Erziehungsurlaubs.

Eine Schwangerschaft und der mutmaßliche Termin der Entbindung soll dem Arbeitgeber mitgeteilt werden, sobald man selbst davon weiß. Der Arbeitgeber muß es der Aufsichtsbehörde sofort melden. Dritten gegenüber darf er keine Mitteilung machen. Durch Gesetz sind ärztliche Vorsorgemaßnahmen während der Schwangerschaft geregelt. Die Schwangere hat einen Rechtsanspruch auf Entbindung in der Klinik.

4.2 Das Jugendarbeitsschutzgesetz

Das Jugendarbeitsschutzgesetz vom 12. 4. 1976 regelt den Schutz der als Auszubildende, Anlernlinge, Arbeiter, Angestellte, Praktikanten, Volontäre und Heimarbeiter beschäftigten Jugendlichen bei der Arbeit. Jugendliche sind Personen, die noch nicht 18 Jahre alt sind. Es ist auch auf die praktische Tätigkeit von Kinderkrankenpflegeschülern anzuwenden. Die Beschäftigung von Kindern, d. h. Personen, die noch nicht 14 Jahre alt oder noch zum Besuch einer Schule mit Vollunterricht verpflichtet sind, ist grundsätzlich gesetzlich verboten. Die Arbeitszeit eines Jugendlichen muß so geregelt sein, daß seine Gesundheit nicht leidet. Er darf keine Arbeiten tun, die seine körperlichen Kräfte übersteigen, und nicht zu Akkord- oder Fließbandarbeit eingeteilt werden. Es darf ihm keine Arbeit gegeben werden, bei der er sittlichen Gefahren ausgesetzt ist.

Zu den Pflichten des Arbeitgebers gehört die Sorge um die Gesundheit und Arbeitskraft der Jugendlichen. Er muß sie über Gefahren für ihre Gesundheit und über mögliche Unfallursachen aufklären, die mit ihrer Arbeit zusammenhängen können. Der Gesundheitszustand des Jugendlichen muß vom Arzt überwacht werden. Die Untersuchungen sind kostenlos.

In den Betrieben müssen das Jugendarbeitsschutzgesetz und Angaben über Beginn und Ende der regelmäßigen täglichen Arbeitszeit und der Ruhepausen der Jugendlichen ausgehängt werden.

4.3 Arbeitsrecht und Krankenhauspersonal

Für die Dienstverträge des Krankenhauspersonals gelten neben den Bestimmungen des BGB alle Vorschriften des Arbeitsrechts wie die Arbeitszeitverordnung, das Kündigungsschutzgesetz, das Mutterschutzgesetz, das Jugendarbeitsschutzgesetz und das Tarifrecht.

Die Arbeitszeit für das in Krankenhäusern tätige Pflegepersonal beträgt z. Z. durchschnittlich wöchentlich 38,5 Stunden (nach *Bundes-Angestelltentarif, BAT*)

Von der Deutschen Krankenhausgesellschaft werden Zahlen für die Besetzung der Krankenhäuser mit Pflegekräften errechnet. Die z. Z. noch gültigen Zahlen liegen zu niedrig: Die Anforderungen an das Pflegepersonal sind erheblich gestiegen, doch hat der Kostendruck die längst fällige Anpassung der „Anhaltszahlen" verhindert.

Der Arbeitsvertrag des Krankenhauspersonals ist ein privatrechtlicher gegenseitiger Vertrag, in dem die Rechte und Pflichten des Arbeitgebers und des Arbeitnehmers geregelt sind. Zu den Pflichten des Arbeitnehmers gehören grundsätzlich die Dienstleistungspflicht, die Treuepflicht und die Schweigepflicht. Zu den Pflichten des Arbeitgebers gehören die Fürsorgepflicht und die Pflicht, ein Entgelt zu zahlen. Für die richterliche Behandlung von Streitfällen aus dem Arbeitsvertrag sind die Arbeitsgerichte zuständig.

4.4 Arbeitsmedizinische Vorsorgeuntersuchungen

Auf Grund der vielfältigen Gefährdungen der Gesundheit, denen Beschäftigte in einem Krankenhaus ausgesetzt sein können, sind eine Vielzahl von Vorschriften und Verordnungen erlassen worden. Eine der wichtigsten Maßnahmen ist die regelmäßige *arbeitsmedizinische Vorsorge.* Die Rechtsgrundlage für die allgemeinen Vorsorgeuntersuchungen ist im „Gesetz über Betriebsärzte, Sicherheitsingenieure und andere Fachkräfte für Arbeitssicherheit vom 12. 12. 1973" niedergelegt. Auch in anderen staatlichen Rechtsvorschriften z. B. der *Strahlenschutz- oder Röntgenverordnung* sind arbeitsmedizinische Vorsorgeuntersuchungen gefordert. Die Verantwortung für die Durchführung arbeitsmedizinischer Vorsorgeuntersuchungen liegt beim Arbeitgeber. Dieser muß einen Arzt bestellen, der über die arbeitsmedizinische Fachkunde im Sinne des Arbeitssicherheitsgesetzes verfügt.

Die Berufsgenossenschaften haben sogenannte „Grundsätze für arbeitsmedizinische Vorsorgeuntersuchungen" erlassen. Hierdurch soll sichergestellt werden, daß arbeitsmedizinische Vorsorgeuntersuchungen bei bestimmten Tätigkeiten einheitlich durchgeführt werden. Solche Handlungsanweisungen für den Arzt sind als Merkblätter bei der Berufsgenossenschaft für Gesundheitsdienst und Wohlfahrtspflege, Schäferkampsallee 24, 2000 Hamburg 6, zu beziehen. Die *Unfallverhütungsvorschrift* (VBG 103) *Gesundheitsdienst* fordert, daß der Unternehmer (Krankenhausträger oder ähnliches) nur Personen beschäftigen darf, deren Gesundheitszustand durch arbeitsmedizinische Vorsorgeuntersuchungen (Erstuntersuchung vor Aufnahme der Beschäftigung und Nachuntersuchung während dieser Beschäftigung) überwacht wird.

5 Sozialversicherungsrecht

Zur Beseitigung der wirtschaftlichen Notlage der Arbeiter wurde erstmals durch die „Kaiserliche Botschaft vom 17. November 1881" ein Rechtsanspruch auf staatliche Fürsorge durch eine umfassende *Arbeitsversicherung* eingeführt. Sie ist ständig weiterentwickelt worden. Heute sind die meisten Arbeitnehmer durch das Gesetz versichert. Ihre eigenen Beiträge, die Beiträge der Arbeitgeber und vom Staat gewährte Zuschüsse tragen die Kosten der Sozialversicherung, welche *Krankenversicherung, Unfallversicherung, Rentenversicherung* der Arbeiter und Angestellten und *Arbeitslosenversicherung* umfaßt.

5.1 Die Krankenversicherung

Von den Beiträgen der Krankenversicherung *zahlen die Arbeitgeber und die versicherten Arbeitnehmer jeweils die Hälfte.* Die Versicherungsleistungen bestehen in Hilfen zur

1. Förderung der Gesundheit,
2. Verhütung von Krankheiten,
3. Früherkennung von Krankheiten,
4. Behandlung einer Krankheit,
5. Schwerpflegebedürftigkeit.

Auch besteht ein Anspruch auf *Sterbegeld.* Die Leistungen zur Gesundheitsförderung, Krankheitsverhütung und Früherkennung von Krankheiten werden dem *präventiven Bereich* der Medizin zugeordnet. Diese Komponente ist durch die neuere Gesundheitsgesetzgebung gestärkt worden. Insbesondere fallen hierunter Gesundheitsuntersuchungen für Versicherte, die das 35. Lebensjahr vollendet haben und die Kinderuntersuchungen (U1–U9). Die Leistungen zur Krankenbehandlung umfassen im wesentlichen die Arzt- bzw. Zahnarztkosten, die Erstattung bei Zahnersatz, von Arznei- und Verbandmitteln sowie von Heil- und Hilfsmitteln. In besonderen Fällen kann neben der ärztlichen Behandlung auch häusliche Krankenpflege beansprucht werden. Gleiches gilt bei Schwerpflegebedürftigkeit. Dieser Personenkreis erhält eine häusliche Pflegehilfe.

In diesen und anderen Bereichen der gesundheitlichen Versorgung sind seit dem 1. 1. 1989 umfangreiche Neuregelungen in Kraft getreten, und zwar durch das *Gesundheitsreformgesetz* (GRG, Gesetz zur Strukturreform im Gesundheitswesen).

Durch das Lohnfortzahlungsgesetz vom 27. 7. 1969 erhalten arbeitsunfähige erkrankte Arbeitnehmer für die ersten 6 Wochen der Arbeitsunfähigkeit den Lohn bzw. das Gehalt vom Arbeitgeber weiter gezahlt.

5.2 Die Unfallversicherung

Mit der Technisierung im Betriebsablauf des Krankenhauses und anderer Einrichtungen nehmen die Gefahren für Gesundheit und Leben durch Berufsunfälle zu. Die dadurch notwendig gewordene Unfallversicherung soll das Personal schützen. Bei *Arbeitsunfällen* oder *Berufskrankheiten* werden die Kosten für die Heilbehandlung übernommen. Dem Verletzten oder Erkrankten wird nötigenfalls ein neuer Arbeitsplatz erschlossen und bei Dauerschäden eine Rente gewährt. Träger der Unfallversicherung sind die Berufsgenossenschaften (oder kommunale Unfallversicherungsverbände oder das jeweilige Land oder der Bund selbst). Sie suchen durch Vorschriften, die für Arbeitgeber und -nehmer verbindlich sind, Unfälle zu verhüten. Vor Beginn der Krankenhaustätigkeit muß jeder diese Vorschriften, Richtlinien und Merkblätter zur Kenntnis nehmen. Sie betreffen die Behandlung, Pflege und sonstige Betreuung von Kranken und Siechen, die Anwendung von Röntgenstrahlen in medizinischen Betrieben und die medizinische Anwendung radioaktiver Stoffe. Es existiert eine Vielzahl von Vorschriften z. B. über medizinische Laboratoriumsarbeiten und Grundsätze für die Arbeitssicherheit in Operationseinrichtungen. (Die Merkblätter können von der *Berufsgenossenschaft für Gesundheitsdienst und Wohlfahrtspflege,* Schäferkampsallee 24, Hamburg 6, angefordert werden.)

5.3 Die Rentenversicherung

Heute sind *alle Arbeiter und Angestellten* ausnahmslos, ohne Rücksicht auf die Höhe des Arbeitseinkommens, für den Fall des *Alters,* der *Berufsunfähigkeit* und der *Erwerbsunfähigkeit* versichert. Die Rentenversicherungsbeiträge sind *von dem Versicherten und dem Arbeitgeber je zur Hälfte* zu tragen. Der Beitragssatz für Pflichtversicherte beträgt z. Z. 18.7% der Bruttobezüge des Arbeitnehmers. Die Versicherungsleistungen umfassen Maßnahmen zur Erhaltung, Besserung und Wiederherstellung der Erwerbsfähigkeit, Renten wegen Berufs- oder Erwerbsunfähigkeit oder Altersruhegeld, Berufsförderung, soziale Betreuung und einige zusätzliche Leistungen.

5.4 Das Arbeitsförderungsgesetz

Das Arbeitsförderungsgesetz i. d. Fassung vom 20. 12. 88 will die berufliche Ausbildung, Fortbildung und – wenn nötig – Umschulung ermöglichen. Sie bedient sich dazu der Berufsberatung und der Arbeitsvermittlung und will Arbeitsplätze erhalten und schaffen. Wird jemand arbeitslos, so kann er vorübergehend *Arbeitslosengeld* (oder *Arbeitslosenhilfe*) bekommen. Natürlich muß er der *Arbeitsvermittlung* zur Verfügung stehen, also nicht etwa durch Krankheit oder Freiheitsentzug am Arbeiten gehindert sein.

Der Träger der Maßnahmen ist die *Bundesanstalt für Arbeit* in Nürnberg. Sie bemüht sich, die Erwerbsfähigkeit behinderter Menschen zu erhalten, zu bessern oder wiederherzustellen. Mit anderen Versicherungsträgern arbeitet sie eng zusammen. Die Beratung soll möglichst frühzeitig erfolgen, wenn der Behinderte in einer Krankenanstalt, Heilstätte oder einer ähnlichen Einrichtung ist, und zwar im Zusammenwirken mit dem Arzt des Hauses.

5.5 Rehabilitation

Die Rehabilitation (oder Eingliederung) ist ein Oberbegriff für Leistungen der Vorsorge (Prävention) und der Beseitigung eines regelwidrigen Zustandes, z. B. einer Behinderung. Für die Durchführung der Rehabilitationsmaßnahmen sind die nachstehend genannten Institutionen zuständig:

1. Träger der gesetzlichen Krankenversicherung,
2. Träger der Rentenversicherung,
3. die Bundesanstalt für Arbeit,
4. Träger der gesetzlichen Unfallversicherungen,
5. Träger der sozialen Entschädigung bei Gesundheitsschäden,
6. Träger der Sozialhilfe.

In Einzelfällen kann jedoch auch eine Rehabilitation durch einen anderen Leistungsträger in Betracht kommen (z. B. Unfallfürsorge für bestimmte Berufsgruppen). Die verschiedensten Ansprüche auf Rehabilitation der einzelnen Rehabilitationsträger werden durch das sog. Rehabilitationsangleichungsgesetz (RehaAnglG) vom 7. 8. 1974 koordiniert.

6 Straf- und zivilrechtliche Vorschriften

Die Patienten im Krankenhaus sind durch ihre Hilfsbedürftigkeit und die besonderen Umstände in hohem Maße von der Krankenpflegeperson abhängig. Sie hat viele Verpflichtungen ihnen gegenüber. Wenn sie sie nicht beachtet, macht sie sich strafbar.

6.1 Verletzung des Berufsgeheimnisses

In der Ausübung ihres Berufes erfährt die Krankenpflegeperson viele Daten über die Krankheit des Patienten, seine persönlichen Umstände und seine Familienangelegenheiten. Sie ist nicht berechtigt, Dritten darüber Auskunft zu geben. Sonst verletzt sie das Berufsgeheimnis und kann gem. § 203 StGB mit einer Freiheitsstrafe bis zu 6 Monaten oder mit Geldstrafe oder in schweren Fällen mit beidem bestraft werden. Auch nach dem Tode des Patienten bleiben seine Geheimnisse geschützt. Der Patient kann die Krankenpflegeperson allerdings von ihrer Schweigepflicht entbinden, z. B. indem er sie bittet, einem Dritten über seine Krankheit Mitteilung zu machen. Dann darf sie aber nur dieser bestimmten Person und das ihr Aufgetragene berichten. Es empfiehlt sich, niemals telefonisch Auskünfte über Patienten zu geben, wenn man nicht weiß, wer gerade anruft.

Eine Schweigepflicht gegenüber Eltern in bezug auf „Geheimnisse" ihrer noch nicht mündigen Kinder gibt es grundsätzlich nicht. Anders kann die Sache lediglich bei älteren Jugendlichen (über 16 Jahre) betrachtet werden, weil von diesen eine angemessene Beurteilung ihrer persönlichen Angelegenheiten erwartet werden kann. Diesen älteren Jugendlichen ist entsprechend auch die Entscheidung über Behandlungsmaßnahmen einzuräumen.

Nur unter ganz bestimmten Umständen kann es erlaubt, ja sogar geboten sein, ein Geheimnis mitzuteilen, z. B. wenn man sich nur dadurch vor Gericht selbst verteidigen kann oder wenn ein Verbrechen verhütet werden kann (wenn also höheres Gut als der Geheimnisschutz des Patienten in Gefahr gerät) oder wenn ein Gesetz die Mitteilung vorschreibt (z. B. Meldepflicht nach BSeuchG).

6.2 Unterlassene Hilfeleistung und Verlassen von Hilflosen

Jedermann hat die Pflicht, bei Unglücksfällen oder gemeiner Gefahr oder Not Hilfe zu leisten, wenn das erforderlich ist, und wenn das den Umständen nach zumutbar ist und ohne erhebliche eigene Gefahr und ohne Verletzung anderer wichtiger Pflichten möglich ist (§ 330c StGB).

Nach § 221 StGB ist mit Strafe bedroht, wer eine wegen ihres jugendlichen (jungen) Alters, wegen Gebrechlichkeit oder Krankheit hilflose Person, die er zu betreuen hat, in hilfloser Lage verläßt.

6.3 Körperverletzung, fahrlässige Tötung und Tötung werdenden Lebens

Viele Heilbehandlungsmaßnahmen stellen „Körperverletzungen" im strafrechtlichen Sinne dar (§ 223 StGB). Sie sind nur dann nicht rechtswidrig, wenn sie nicht gegen die guten Sitten verstoßen und mit Einwilligung des Verletzten erfolgen (§ 226a StGB). Die fahrlässige und die vorsätzliche körperliche Mißhandlung und Gesundheitsbeschädigung (§ 230 und 225 StGB) werden je nach dem Grade des Verschuldens, der angewandten Mittel und der Folgen unterschiedlich bestraft. Strafbar sind selbstverständlich auch Körperverletzungen mit Todesfolge oder fahrlässige Tötungen (§ 226 und § 222 StGB).

Zum Schutze des werdenden Lebens ist eine absichtliche Schwangerschaftsunterbrechung grundsätzlich unter Strafe gestellt (§ 218 StGB). Nur unter bestimmten Voraussetzungen (§ 218a StGB) kann ein *Schwangerschaftsabbruch* zulässig sein. Zu solchen Voraussetzungen gehören:

1. eine Gesundheitsgefährdung der Schwangeren oder
2. eine vermutliche Erb- oder sonstige Gesundheitsschädigung des Kindes oder
3. eine Schwangerschaft infolge Vergewaltigung oder
4. eine schwere, nicht abwendbare Notlage der Schwangeren.

Bei den beiden zuletzt genannten Voraussetzungen darf die Schwangerschaft nur in den ersten 12 Wochen der Schwangerschaft abgebrochen werden, geschieht der Abbruch aus kindlicher Indikation, so ist er bis 22 Wochen nach der Empfängnis erlaubt (bzw. bis 24 Wochen, vom 1. Tag der letzten Periode an gerechnet). Ein Eingriff wegen Gesundheitsgefährdung der Schwangeren ist natürlich nicht an eine Frist gebunden.

Außerdem sind vor jeder zulässigen Schwangerschaftsunterbrechung Beratungen der Schwangeren vorgeschrieben.

6.4 Schadenersatz

Nach § 823 BGB hat derjenige, der vorsätzlich oder fahrlässig das Leben, den Körper, die Gesundheit ... oder ein sonstiges Recht widerrechtlich verletzt, den entstandenen Schaden zu ersetzen. Dies kann für den Schädiger wesentlich belastender sein als eine Strafe auf Grund eines Strafurteils.

6.5 Personenstandsgesetz

Geburts- und Todesfälle müssen beim Standesamt angezeigt werden, und zwar eine *Geburt innerhalb einer Woche* bei dem Standesamt, in dessen Bezirk sie erfolgte. Zur Anzeige verpflichtet sind der Vater, die Hebamme, der Arzt, die Mutter und schließlich, falls alle diese Personen ausfallen sollten, auch die Schwester, die die Geburt miterlebte.

Ein *Todesfall* muß *bis zum folgenden Werktag* gemeldet werden, und zwar vom Familienoberhaupt, vom Eigentümer der Wohnung, in der der Sterbefall sich ereignete, oder von jedem, der beim Tod zugegen war oder davon wußte. Auch hier kann u. U. die Schwester zuständig sein.

Besteht der Verdacht, daß der Tod durch die Schuld Dritter (Fremdverschulden) eintrat, ist die Polizei zu informieren.

Auf dem Standesamt werden nur Lebendgeburten und Totgeburten, aber keine Fehlgeburten registriert.

Eine Lebendgeburt liegt vor, wenn beim Kind nach der Scheidung vom Mutterleib entweder das Herz geschlagen oder die Nabelschnur pulsiert oder die natürliche Lungenatmung eingesetzt hat. Hat sich keines dieser Merkmale des Lebens gezeigt, ist die Leibesfrucht jedoch mindestens 1000 g schwer, spricht man von einer Totgeburt. Wiegt die tote Frucht weniger als 1000 g, ist es eine Fehlgeburt.

6.6 Stellungnahme der Bundesärztekammer vom 16. 2. 1974 zur Vornahme von Injektionen, Infusionen und Blutentnahmen durch Angehörige der medizinischen Assistenzberufe

Injektionen, Infusionen und Blutentnahmen sind Eingriffe, die zum Verantwortungsbereich des Arztes gehören. Der Arzt kann mit der Durchführung dieser von ihm angeordneten Maßnahmen sein medizinisches Assistenzpersonal beauftragen, soweit nicht die Art des Eingriffes sein persönliches Handeln erfordert.

Da Injektionen, Infusionen und Blutentnahmen nicht zu dem üblichen Aufgabenbereich des ausgebildeten Assistenzpersonals gehören, bleibt der Arzt in jedem Fall für die Anordnung und ordnungsgemäße Durchführung der Eingriffe sowie für die Auswahl und Überwachung der Hilfskraft verantwortlich. Der Arzt darf daher die Durchführung nur solchen Hilfskräften übertragen, die in der Punktions- und Injektionstechnik besonders ausgebildet sind und von deren Können und Erfahrungen er sich selbst überzeugt hat.

Die Durchführung von Injektionen, Infusionen und Blutentnahmen außerhalb des ärztlichen Verantwortungsbereiches ist nur in Notfällen vertretbar, in denen ein Arzt nicht erreichbar ist.

Weiterführende Literatur

Bachmann, W., Loeffelholz von Colberg, E., Dalichau, G., Schiwy, P., Grüner, H.: Das Grüne Gehirn. Der Arzt des öffentlichen Gesundheitswesens. 8. Auflage, R. S. Schulz, Percha am Starnberger See 1989

Schell, W.: Staatsbürger- und Gesetzeskunde für die Krankenpflegeberufe in Frage und Antwort. 8. Auflage, Thieme, Stuttgart 1989

Schuhmacher, W., Meyn, E.: Bundes-Seuchengesetz. 3. Auflage, Deutscher Gemeindeverlag und Verlag W. Kohlhammer, Köln 1987

Richtlinien für die Wiederzulassung in Schulen und sonstigen Gemeinschaftseinrichtungen nach dem 6. Abschnitt des Bundes-Seuchengesetzes. Hrsg.: Bundesgesundheitsamt. Merkblatt Nr. 26, Deutscher Ärzte-Verlag, Köln 1982

Anhang

Normalwerte

Atmung, Puls und Blutdruck

	junger Säugling	älteres Kleinkind	älteres Schulkind	jugendl. Erwachsener
Atemfrequenz[1]	(Neugeb.) 35–60/Min. (12 Mon.) 25–35/Min.	20–25/Min.	16–20/Min.	10–16/Min.
Atemzugvolumen (= Volumen/Atemzug)	rund 20 ml	rund 140 ml	fast 500 ml	um 500 ml
Pulsfrequenz	100–140/Min.	um 100/Min.	um 80/Min.	um 70/Min.
Blutdruck (mm Hg)	85/60	100/60	110/70	120/80

[1] Die Atemfrequenz ist im ruhigen Wachzustand am niedrigsten. Im ruhigen Schlaf ist sie langsamer als im aktiven Schlaf (in der zuletzt genannten Schlafphase zeigt das Kind z. B. rasche Augenbewegungen). Im aktiven Wachzustand und bei Erregung ist die Atemfrequenz am höchsten.

Hämatologische Werte

	Bei der Geburt	1 Jahr	Erwachsene
Erythrozyten in Millionen/μl	5,5	4,9	♂ 5,4 ♀ 4,8
Mittlerer Erythrozyten-Durchmesser in μm	8,0	7,1	7,2
Hämoglobin in g% (= g/100 ml)	um 20	12,3	♂ 16 ♀ 14
Hämatokrit in Vol.%	60	37	♂ 46 ♀ 41
MCV (= mean corpuscular volume, mittleres Volumen des einzelnen Erythrozyten in μm^3 = fl)	106 ± 7	73 ± 8	85 (82–92)
MCH (= Hb_E, mean corpuscular Hb, mittlerer Hb-Gehalt eines einzelnen Erythrozyten in pg)	35,3	23,5	27–35
MCHC (= Hb_K, mean corpuscular Hb concentration, mittlere Hb-Konzentration des einzelnen Erythrozyten in %)	33,5 ± 1,4	32,5 ± 2,4	35,0 ± 4,0
Osmotische Resistenz der Erythrozyten			
beginnende Hämolyse (% NaCl)	0,48	0,48	0,45
totale Hämolyse (% NaCl)	0,30	0,30	0,33
Leukozyten/μl	13000–38000	um 11000	5000–10000
Neutrophile	50–85%	um 34%	um 62%
Lymphozyten	15–45%	um 60%	um 30%
Monozyten	um 5%	um 5%	um 5%
Eosinophile	1–13%	1–5%	1–4%
Basophile	0–1%	0–1%	0–1%

Hämatologische Werte

	Bei der Geburt	1 Jahr	Erwachsene
Thrombozyten/µl	um 190000	um 230000	um 230000
Blutungszeit (Min.)	2–5	2–3	2–3
Blutgerinnungszeit (Min.)	3–5	4–7	4–7
Thromboplastinzeit nach Quick (%)	30 ± 17	100 ± 35	100 ± 35

Säuren-Basen-Werte im Blut

	Neugeborene	1–16 Jahre	Erwachsene	Erläut.
pH	7,31–7,44	7,36–7,46	7,36–7,43	b. d. Geburt niedriger, u. U. nur 7,2
p_{O_2} = arterielle Sauerstoffspannung (mm Hg bzw. Torr)	71–101	81	91	b. d. Geburt um 50 mm Hg
p_{CO_2} = arterielle CO_2-Spannung (mm Hg bzw. Torr)	29–45	25–44	32–47	b. d. Geburt um 46 mm Hg
CO_2-Bindungsvermögen = Alkalireserve = Standardbikarbonat (mval/l)	18–24	19–23	22–28	b. d. Geburt um 17 mval/l
CO_2-Kapazität = Gesamt-CO_2 (mval/l bzw. mmol/l)	16–25	18–27	23–27	b. d. Geburt um 23 mval/l
O_2-Sättigung (%)	89–101	92–96	92–96	

Blutchemische Normalwerte (im Serum, wenn nicht anders vermerkt)

	Neugeborene	1–16 Jahre	Erwachsene	Erläut.
Cl (mval/l)	94–109	92–110	97–107	
Na (mval/l)	134–143	135–146	133–146	
K (mval/l)	3,7–5,9	3,6–5,5	3,6–5,0	b. Frühgeb. um 6 mval/l
Ca (mval/l)	min. (2.–3. Tag) 4,0	4,5–5,5	4,5–5,5	b. Frühgeb. min. (2.–3. Tag) 3,5
Magnesium (mval/l)	1,65–2,22	1,65–2,22	1,40–2,15	
Phosphor, anorganisch (mg/100 ml)	4,1–7,9	4,5–5,5	2,5–4,8	
Eisen (µg/100 ml)	um 120	53–184	♂ 80–150 ♀ 70–149	b. d. Geburt um 160 µg/100 ml
Kupfer (µg/100 ml)	100–132	100–173	80–150	
Glukose („wahre", nüchtern, im Serum oder im Blut, mg/100 ml)[1]	30–125 (Mangelgeb. 20–100)	60–100	60–100	
Gesamtcholesterin (mg/100 ml)[1]	110–167	120–224	150–250	
Cholesterinester (in % des Gesamtcholesterins)[1]	≈ 65	≈ 70	≈ 70	
Gesamtlipide (mg/100 ml)	430–760	490–1090	500–800	
Triglyzeride (Neutralfett, mg/100 ml)		10–132	um 86	
Gesamtbilirubin (mg/100 ml)[1]	max. 14 (4. Lebenstag)	0,3–1,0	0,3–1,0	b. Frühgeb. max. um 22 (6.–8. Lebenstag)
direktes Bilirubin (mg/100 ml)[1]	um 0,5	0,1–0,24	0,1–0,24	

Blutchemische Normalwerte (im Serum, wenn nicht anders vermerkt)(Fortsetzung)

	Neugeborene	1–16 Jahre	Erwachsene	Erläut.
Kreatinin (mg/100 ml)[1]	0,4–0,6	0,3–1,0	0,5–1,2	
Rest-N, Reststickstoff (mg/100 ml)	20–33	25–40	22–44	b. Frühgeb. 30–90
Harnstoff-Stickstoff (mg/100 ml)	6–12	11–18	10–20	
Harnstoff (mg/100 ml)[1]	13,9–26,3	24,1–38,5	23,0–42,6	
Harnsäure (mg/100 ml)	2,0–5,7	2,0–6,5	2,2–6,5	
Phenylalanin (mg/100 ml)	0,6–1,9*	0,6–1,9	0,6–1,9	* mit 4 Tagen Guthrie-Test unter 4
Gesamteiweiß (g/100 ml)	4,8–7,4	6,0–8,0	6,0–8,3	
Papierelektrophorese:				
Albumin (rel. %)	um 64	um 60	um 60	
α_1-Globulin (rel. %)	2,2–4,8	1,6–5,4	um 4	
α_2-Globulin (rel. %)	um 8,1	um 11	um 10,3	
β-Globulin (rel. %)	3,3–16,2	8,0–15,7	um 13,5	
γ-Globulin (rel. %)	13,2–22,5	8–21	10–26	
α-Amylase (Diastase, Internationale Einheiten = IE)	0–1170	172–3750	390–2120	nach Roche beim Erwachsenen 100–310
CK, CPK (Kreatinphosphokinase, IE)	31–164	5–56	bis 50	optimierte Methode
GOT (Glutamatoxalazetat-Transaminase, IE)	11–35	7–23	bis 18	optimierte Methode
GPT (Glutamatpyruvat-Transaminase, IE)	5–24	4–20	bis 22	optimierte Methode
LDH (Laktatdehydrogenase, IE)	118–494	46–235	60–230	
AP (alkalische Phosphatase, IE)	110–576	110–700	60–170	optimierte Methode
γ-GT (γ-Glutamyl-Transferase, IE)	75–100	4–14		optimierte Methode

[1] Die folgenden Beispiele zeigen die Umrechnung in SI-Einheiten (s. auch S. 35 u. S. 75):
Wird der Wert für Glukose (angegeben in mg/100 ml) mit 0,0555 multipliziert, so kommt man zu der SI-Einheit „mmol/l“.
Im Falle von Cholesterin muß mit 0,0259 und von Harnstoff mit 0,1665 malgenommen werden.
Entsprechend lautet der Umrechnungsfaktor für Kreatinin 88,402 und für Bilirubin 17,104, nur wird in den beiden zuletzt genannten Fällen aus „mg/100 ml“ die SI-Einheit „μmol/l“.

Liquornormalwerte

	Neugeborene	1–16 Jahre	Erwachsene
Liquormenge (ml)	bis 5	60–120	100–160
Druck (mm H_2O)	30–60	50–150	80–200
Farbe	klar oder xanthochrom	klar	klar
Zellzahl (Leukozyten/μl)	0–45/3	0–10/3	0–10/3
Eiweiß (mg/100 ml)	24–100 (Frühgeb.: 50–300)	7–45	15–45
Pandy-Reaktion	positiv	negativ	negativ
Glukose (mg/100 ml, normalerweise ⅔ der Blutglukose)	30–88	34–90	34–90
Bilirubin	1/20–1/30 des Serumbilirubins	negativ	negativ

Tägliche Harnausscheidung

	ml/Tag
in den ersten 3 Lebenstagen	etwa 0–70
an den nächsten Tagen	rund 200
1 Jahr	400–500
jüngeres Schulkind	800–1200
Erwachsener	510–2000

Schweißelektrolyte im Kindesalter

	Na (mval/l)	Cl (mval/l)
normal (in den ersten 3 Lebenstagen)	bis 85	bis 85
normal (bei Kindern jenseits der ersten 3 Lebenstage)	3–50(–60)	0–40(–50)
Mukoviszidose	(50–)60–190	(40–)50–160

Länge der Magensonde

	Mund bis Mageneingang (cm)
Neugeborenes	18
älteres Kleinkind	25
älters Schulkind	32
Erwachsener	40

Die einzelnen Disziplinen der Medizin

Medizin[1]	=	Wissenschaft von gesunden und kranken Menschen, erforscht die Krankheiten und behandelt sie (Heilkunde).
Kurative Medizin	=	hat Behandlung und Gesundung zum Ziel.
Präventive Medizin	=	befaßt sich mit fürsorgerischen und krankheitsvorbeugenden Maßnahmen.
Allopathie	=	„Schulmedizin" (herkömmliche Heilkunst).
Homöopathie	=	die Lehre, Krankheiten mit *den* Mitteln in geringer Dosis zu behandeln, die beim Gesunden ähnliche Krankheitserscheinungen hervorrufen.
Geschichte der Medizin	=	Studium der medizinischen Errungenschaften früherer Jahrtausende bis zur Jetztzeit.
Anatomie	=	Wissenschaft von der Form und dem Bau des menschlichen Körpers.
Embryologie	=	Lehre von der Entwicklung des Kindes im Mutterleib (Entwicklungsgeschichte).
Humangenetik	=	Erblehre des Menschen.
Pathologie	=	Lehre von den Krankheiten.
Physiologie	=	Lehre von den Lebensvorgängen.
Physiologische Chemie	=	untersucht die chemischen Abläufe im menschlichen Körper.
Pädiatrie[2]	=	Kinderheilkunde; beschäftigt sich mit den gesunden und kranken Menschen von der Geburt bis zum Abschluß des Wachstums, versteht sich auch als Anwalt des ungeborenen Lebens.
Innere Medizin	=	Lehre von den inneren Erkrankungen.
Allgemeinmedizin	=	das Aufgabengebiet des „Arztes für Allgemeinmedizin" (vergleichbar, aber nicht identisch mit der früher weit verbreiteten Bezeichnung „praktischer Arzt").
Kardiologie	=	Lehre vom Herzen und von den Herzkrankheiten.
Angiologie	=	Lehre von den Blutgefäßen.
Hämatologie	=	Lehre von den Erkrankungen des Blutes und der blutbildenden Organe.
Pneumonologie	=	Lehre von den Erkrankungen der Atmungsorgane (teils – weniger korrekt – Pneumologie oder Pulmologie genannt).
Hepatologie	=	Lehre von den Leberkrankheiten.
Gastro-Enterologie	=	Lehre von den Magen- und Darmkrankheiten.
Endokrinologie	=	Lehre von der Funktion endokriner Drüsen und der Hormone.
Diabetologie	=	Lehre von der Zuckerkrankheit.
Gerontologie	=	Lehre von den Alterskrankheiten.
Geriatrie	=	Altenheilkunde (Altenbehandlung).
Radiologie	=	Strahlenkunde; beschäftigt sich mit Röntgenstrahlen, radioaktiven Substanzen, Kurzwellen u. a.
Röntgenologie	=	Lehre von den Röntgenstrahlen.
Nuklearmedizin	=	befaßt sich mit radioaktiven Isotopen.
Onkologie	=	Lehre von den Geschwülsten.
Nephrologie	=	Lehre von den Harnorganen und ihren Krankheiten (internistisches Fach).
Urologie	=	Lehre von den Krankheiten der Harnorgane (chirurgisches Fach).
Chirurgie	=	widmet sich den Erkrankungen, die durch operative Eingriffe zu behandeln sind.
Kinderchirurgie	=	widmet sich den kindlichen Erkrankungen, die durch operative Eingriffe zu behandeln sind (Behandlung des chirurgisch-kranken Kindes).
Anästhesiologie	=	beschäftigt sich mit der Vollnarkose und der örtlichen Betäubung (Lokalanästhesie).
Orthopädie	=	befaßt sich mit chronischen Störungen des Bewegungsapparates.
Plastische Chirurgie	=	Wiederherstellungschirurgie, Beseitigung von Verunstaltungen.
Thorax-Chirurgie	=	befaßt sich mit operativen Eingriffen innerhalb des Brustkorbs.
Neurochirurgie	=	befaßt sich mit den Operationen am Nervensystem.
Neurologie	=	Lehre von den Nerven und ihren organisch bedingten Erkrankungen.
Psychiatrie	=	Seelenheilkunde.
Psychologie	=	Lehre vom bewußten und unbewußten Seelenleben.

[1] Das Wort „Medizin" wird teilweise auch im Sinne von „Innere Medizin" verwendet (z. B. Medizinische Klinik = Klinik für innere Krankheiten), im volkstümlichen Sprachgebrauch hat es die Bedeutung „Arznei, Heilmittel".

[2] Der „Kinderarzt" oder „Arzt für Kinderheilkunde" wurde früher auch „Facharzt für Kinderheilkunde" genannt. Statt „Facharzt" wird jetzt in allen Disziplinen die Bezeichnung „Gebietsarzt" verwendet.

Tiefenpsychologie	=	befaßt sich mit psychischen Störungen auf neurotischer Grundlage (Psychoanalyse).
Gynäkologie	=	Lehre von den Frauenkrankheiten.
Geburtshilfe	=	befaßt sich mit der normalen und pathologischen Schwangerschaft und Geburt.
Laryngologie, Rhinologie und Otologie	=	Hals-, Nasen-, Ohrenheilkunde.
Ophthalmologie	=	Augenheilkunde.
Dermatologie	=	Lehre von der Haut und ihren Erkrankungen.
Venerologie	=	Lehre von den Geschlechtskrankheiten.
Hygiene	=	Lehre vom gesunden Leben (Gesundheitslehre, -fürsorge und -pflege, öffentlicher Gesundheitsdienst).
Mikrobiologie	=	Lehre von den tierischen und pflanzlichen Kleinlebewesen.
Bakteriologie	=	Lehre von den Bakterien.
Virologie	=	Lehre von den Viren.
Serologie	=	befaßt sich mit den Schutzstoffen des Blutserums.
Immunologie	=	Lehre von den Erscheinungen der Immunität (Unempfindlichkeit gegen Erreger oder Gifte).
Allergologie	=	Lehre von der Allergie (veränderte Reaktionsweise).
Pharmazeutik (Pharmazie)	=	Lehre von der Zubereitung der Arzneimittel, Apothekerkunst.
Pharmakologie	=	Arzneimittelkunde und Arzneiverordnungslehre.
Toxikologie	=	Lehre von den Vergiftungen.
Forensische Medizin	=	Rechtsmedizin (Gerichtsmedizin); befaßt sich mit Vergiftungen, gewaltsamen Todesfällen, Vaterschaftsnachweis u. a.
Odontologie	=	Zahnheilkunde.
Oralchirurgie	=	befaßt sich mit operativen Eingriffen in der Mundhöhle.
Kieferchirurgie	=	beschäftigt sich mit chirurgischen Eingriffen im Bereich der Kiefer.
Kieferorthopädie	=	befaßt sich mit der Behandlung von Fehlbildungen des Kauapparates.

Abkürzungen

α = Alpha (z. B. α-Strahlung, α-Globulin)
A = Ampere
Å = Ångström (Einheit)
A. = Arteria (Arterie)
Aa. = Arteriae (Arterien)
aa = ana partes aequales = zu gleichen Teilen (auf Rezepten)
ACHE = Azetylcholinesterase
ACTH = Adrenocorticotropes Hormon
ADH = antidiuretisches Hormon
AFP = Alpha-Fetoprotein
AG = Antigen
AGN = akute Glomerulonephritis
AGS = Adrenogenitales Syndrom
AHG = Antihämophiles Globulin
AIDS = acquired immune deficiency syndrome
AK = Antikörper
Al = Chemisches Zeichen für Aluminium
ALAT = Alaninaminotransferase
ALL = akute lymphatische Leukämie
AML = akute myeloische Leukämie
ANA = antinukleäre Antikörper
ANF = antinukleärer Faktor
ANF = atrialer natriuretischer Faktor
AOK = Allgemeine Ortskrankenkasse
AP = alkalische Phosphatase
APB = alternating pressure breathing
Ar = Chemisches Zeichen für Argon
ARC = AIDS-related-complex
ARF = akutes rheumatisches Fieber
ASAT = Aspartataminotransferase
ASB = Arbeitersamariterbund
ASbH = Arbeitsgemeinschaft Spina bifida und Hydrocephalus
ASD = Vorhofseptumdefekt (Atriumseptumdefekt)
ASL = Antistreptolysintiter (s. AST)
ASR = Achillessehnenreflex
ASS = Azetylsalizylsäure
AST = Antistreptolysintiter (s. ASL)
AST = Aortenstenose
at = Atmosphäre
AT = Adenotomie
AT = Alttuberkulin
AT III = Antithrombin III
ATP = Adenosintriphosphat
atü = Atmosphärenüberdruck
AV = Arterioventrikulär (z. B. AV-Block, AV-Knoten)
AVP = Arginin-Vasopressin
AVSD = Atrioventrikularseptumdefekt
AZT = Azidothymidin (Medikament)
β = Beta (z. B. β-Strahlung, β-Globulin)
B = Chemisches Zeichen für Bor
BAföG = Bundesausbildungsförderungsgesetz
BAT = Bundesangestelltentarif
BCG = Bazillus Calmette-Guérin
Be = Chemisches Zeichen für Beryllium
BE = base excess (Basenüberschuß)
BE = Broteinheit (Berechnungseinheit)
BERA = Brainstem Electric Response
BGA = Bundesgesundheitsamt
BGB = Bürgerliches Gesetzbuch
BGBl. = Bürgerliches Gesetzblatt
BIP = Biparietal-Durchmesser des Kopfes
BKK = Betriebskrankenkasse
BKS = Blutkörperchensenkungsreaktion (s. BSG)
BM-Test = Boehringer-Mannheim-Mekonium-Test
BMI = body mass index (Körpermassenindex)
BNS-Krämpfe = Blitz-Nick-Salaam-Krämpfe
BPflV = Bundespflegesatzverordnung
Bq = Becquerel
BSeuchG = Bundesseuchengesetz
BSG = Blutsenkungsgeschwindigkeit (s. BKS)
BSHG = Bundessozialhilfegesetz
BSR = Bizepssehnenreflex
BTK = Basaltemperaturkurve
BTK = Blutungskalender
BtM = Betäubungsmittel
BtMVV = Betäubungsmittel-Verschreibungsverordnung
BZ = Blutzucker
BZGA = Bundeszentrale für gesundheitliche Aufklärung
C = Celsius (Gradeinteilung am Thermometer)
C = Chemisches Zeichen für Kohlenstoff
Ca = Chemisches Zeichen für Calcium
cal = Kalorie
CAPD = chronisch-ambulante Peritoneal-Dialyse
CAT = Kinderaperzeptionstest nach Bellak

CCD	=	Caput Collum Diaphyse
CCT	=	craniales Computertomogramm
CD	=	COTREL-DUBOUSET
CESS	=	Kooperative Ewing-Sarkom-Studie
CF	=	Cystische Fibrose
Ci	=	Curie (Maßeinheit der Radioaktivität)
CK	=	Kreatin(phospho)kinase (s. CPK)
CK-MB	=	Kreatinkinase (muscle, brain)
Cl	=	Chemisches Zeichen für Chlor
cm	=	Zentimeter
CML	=	chronische myeloische Leukämie
CMT	=	Cardiolipin-Mikroflockungstest
CMV	=	Cytomegalie-Virus
CO	=	Kohlen(mon)oxid
CO_2	=	Kohlendioxid
COSS	=	Kooperative Osteo-Sarkom-Studie
CPAP	=	continuous positive airway pressure (kontinuierlich erhöhter Atemwegsdruck)
CPK	=	Kreatinphosphokinase (s. CK)
CRH	=	Corticotropin Releasing Hormone
CRL	=	crown rump lengtu
CRP	=	C-reaktives Protein
CT	=	Calcitonin
CT	=	Computertomographie
CTG	=	Kardiotokogramm
DAB	=	Deutsches Arzneibuch
DAG	=	Deutsche Angestellten-Gewerkschaft
dB	=	Dezibel
DDAVP	=	Desamino-D-arginin-vasopressin
DDT	=	Dichlordiphenyltrichlorethan
DGE	=	Deutsche Gesellschaft für Ernährung
DGHM	=	Deutsche Gesellschaft für Hygiene und Mikrobiologie
DGMR	=	Deutsche Gesellschaft für Medizinrecht
d. H.	=	deutsche Härte (Wasser)
DHA	=	Dehydroepiandrosteron
DHP	=	Dehydrobenzperidol
DIG	=	disseminierte intravasale Gerinnung
DIMDI	=	Deutsches Institut für medizinische Dokumentation und Information
dm	=	Dezimeter
DMSA	=	Dimethylsuccinidacid (s. ^{99m}Tc-DMSA)
DNA	=	desoxiribonucleic acid
DNS	=	Desoxiribonukleinsäure
DPT	=	Diphtherie, Pertussis, Tetanus (DPT-Impfung)
DRK	=	Deutsches Rotes Kreuz
DSA	=	digitale Subtraktions-Angiographie
DZK	=	Deutsches Zentralkomitee zur Bekämpfung der Tuberkulose
EBV	=	EPSTEIN-BARR-Virus
ECHO	=	enteric cytopathogenic human orphan viruses
EDTA	=	ethylene diamine tetraacetic acid (acetic acid = Essigsäure)
EDV	=	elektronische Datenverarbeitung
EEG	=	Elektroenzephalogramm
EIA	=	Enzymimmunoassay
EKG	=	Elektrokardiogramm
ELISA	=	enzyme-linked-immunosorbent-assay
EMG	=	Elektromyogramm
EMG	=	Exomphalos-Makroglossie-Gigantismus
EO	=	Ethylenoxidsterilisation
EPH(-Gestose)	=	edema (Ödem), proteinuria, hypertension (Gestose)
EQ	=	Entwicklungsquotient
ERA	=	Electric Response Audiometry
EUG	=	Extrauteringravidität
F	=	Fahrenheit (Gradeinteilung am Thermometer)
F	=	Chemisches Zeichen für Fluor
FCKW	=	Fluorchlorkohlenwasserstoffe
FDA	=	(amerikanische) Food and Drug Administration
FIA	=	Fluoreszenz-Immun-Assay
F IV	=	FALLOTsche Tetralogie
FPI	=	Freiburger Persönlichkeits-Inventar
FSH	=	Follikelstimulierendes Hormon
FSHRH	=	Releasing-Hormon des follikelstimulierenden Hormons
FSME	=	Frühsommer-Meningo-Enzephalitis
fT_4	=	freies Thyroxin
FTA-Abs-Test	=	Fluoreszenz-Treponema-pallidum-Antikörper-Absorptionstest
g	=	Gramm
γ	=	Gamma (z. B. γ-Strahlung, γ-Globulin; γ als altes Gewichtsmaß für µg)
GdB	=	Grad der Behinderung
GDG	=	Gesundheitsdienst-Gesetze
GewO	=	Gewerbeordnung
γ-GT = GGT	=	γ-Glutamyl-Transferase = γ-Glutamyltranspeptidase
GHRH	=	growth hormone releasing hormone
GLDH	=	Glutamat-Dehydrogenase
GnRh	=	Gonadotropin releasing hormone
Go	=	Gonorrhoe
GOT	=	Glutamatoxalazetat-Transaminase
GPT	=	Glutamatpyruvat-Transaminase
GRG	=	Gesundheitsreformgesetz
GT	=	Gereinigtes Tuberkulin
GUV	=	gesetzliche Unfallversicherung
GVH	=	graft versus host (Transplantat gegen Empfänger)
Gy	=	Gray
H	=	Chemisches Zeichen für Wasserstoff
HAV	=	Hepatitis-A-Virus
HAWIE	=	HAMBURG-WECHSLER-Intelligenztest für Erwachsene

HAWIK = Hamburg-Wechsler-Intelligenztest für Kinder
Hb = Hämoglobin (s. Hgb)
HBc = Hepatitis-B-core (Kern)
HBDH = β-Hydroxibutyratdehydrogenase
HBe = Hepatitis B (komplettes Virion)
Hb_E = Mittlerer Hämoglobingehalt eines einzelnen Erythrozyten (=MCH)
HBs = Hepatitis-B-Surface (Oberfläche)
HBsAg = Hepatitis-B-Surface-Antigen (Oberflächen-Antigen)
HBV = Hepatitis-B-Virus
HCG = human chorionic gonadotropine
HCS = human chorionic somatomamotropin
HCV = Hepatitis-C-Virus
HCV = humanes Corona-Virus
HDC = human diploid Cells (Impfstoff)
HDL = high density lipoprotein
HdO = Hinter-dem-Ohr
He = Chemisches Zeichen für Helium
HELLP = haemolysis, elevated liver enzymes, low platelets (Hämolyse, erhöhte Leberenzyme, niedrige Blutplättchenzahl)
Hg = Chemisches Zeichen für Quecksilber
Hgb = Hämoglobin (s. Hb)
HGH = human growth hormone
HHL = Hypophysenhinterlappen
HIV = human immunodeficiency virus
HK, HKT = Hämatokrit
HLA = human leucocyte antigen
HMG = humanes Menopausengonadotropin
HNO = Hals-Nasen-Ohrenheilkunde
HOCM = hypertrophische obstruktive Kardiomyopathie
HPL = human placenta lactogen
HPV = Humanpapillomaviren
HPV = humanes Parvovirus
HSV = Herpes-simplex-Virus
HTLV = human T-cell lymphotropic virus
HUS = hämolytisch-urämisches Syndrom
HVL = Hypophysenvorderlappen
Hz = Hertz
I = Chemisches Zeichen für Jod (Iod)
i. c. = intracutan
ICN = International Council of Nursing
ICR = Intercostalraum
IE oder I. E. = Internationale Einheiten
Ig = Immunglobuline (IgA, IgG, IgM, IgE)
IGF = insulin-like growth factor
IHSS = idiopathische hypertrophische subaortale Stenose
IKK = Innungskrankenkasse
i. m. = Intramuskulär
IMV = intermittent mandatory ventilation (intermittierende befehlende Beatmung)
INH = Isonikotinsäurehydrazid
IPPV = intermittent positive pressure ventilation (intermittierende Überdruckbeatmung)
IQ = Intelligenzquotient
IRT = Immunoreaktives Trypsin
ISTA (ISTHA) = Aortenisthmusstenose
i. th. = Intrathekal (intralumbal)
ITP = idiopathische thrombozytopenische Purpura
IUP = Intrauterinpessar
i. v. = Intravenös
J = Abkürzung für die Maßeinheit Joule
K = Chemisches Zeichen für Kalium
K = Kelvin
KbE = Koloniebildende Einheit (Mikrobiologie)
KBR = Komplementbindungsreaktion
kcal = Kilokalorie
KE = Kolon-Kontrasteinlauf
KEV = konstitutionelle Entwicklungsverzögerung
kg KG = Kilogramm Körpergewicht
KHG = Krankenhausgesetz
kHz = Kilohertz
kJ = Kilojoule
km = Kilometer
KrPflAPrV = Ausbildungs- und Prüfungsverordnung für die Berufe in der Krankenpflege
KrPflG = Gesetz über die Berufe in der Krankenpflege (Krankenpflegegesetz)
17-KS = 17-Ketosteroide
KV = Kassenärztliche Vereinigung
KV = Kilovolt
l = Liter
L = Lues
LAS = Lymphadenopathie-Syndrom
LAV = Lymphadenopathie-assoziiertes Virus
LCM-Virus = Virus der lymphozytären Choriomeningitis
LDH = Laktatdehydrogenase
LDL = low density lipoprotein
LE = Lupus erythematodes
LGA = Large for gestational age
LH = Luteinisierendes Hormon
LHRH = LH-releasing-hormone
Li = Chemisches Zeichen für Lithium
LKK = Landwirtschaftskrankenkasse
LP = Lumbalpunktion
LSD = Lysergsäurediethylamid
LTH = Luteotropes Hormon
μ = Mikron, alte Bezeichnung für Mikrometer (= μm)
M. = Musculus (Muskel)
m = Meter
m^2 = Quadratmeter
m^3 = Kubikmeter

MAG 3 = Merkaptoazetyl-Triglyzine (s. ^{99m}Tc-MAG3)
MAK = maximale Arbeitsplatzkonzentration
MBU = Mikroblutuntersuchung
MCD = minimale zerebrale Dysfunktion
MCH = mean corpuscular hemoglobin (mittlerer Hämoglobingehalt der Erythrozyten = Hb_E)
MCHC = mean corpuscular hemoglobin concentration (mittlere Hämoglobinkonzentration in den Erythrozyten)
mCi = Millicurie
μCi = Mikrocurie
MCT = Mittelkettige Triglyzeride
MCV = mean corpuscular volume (mittleres Zellvolumen des Erythrozyten)
MdE = Minderung der Erwerbsfähigkeit
M. D. S. = Misce, da, signa! = mische, gib ab, bezeichne! (auf Rezepten)
MEA = multiple endokrine Adenomatose
MedGV = Medizingeräteverordnung
MEN = multiple endokrine Neoplasie
μg = Mikrogramm (früher = γ)
mg = Milligramm
Mg = Chemisches Zeichen für Magnesium
MHz = Megahertz (Million Hertz)
MIK = maximale Immisionskonzentration
min = Minute
ml = Milliliter
Mm. = Musculi (Muskeln)
mm = Millimeter
μm = Mikrometer, früher = Mikron (= μ)
mμ = Millimikron, alte Bezeichnung für Nanometer (= nm)
MMC = Myelomeningozele
mmol = Millimol
Mol = Grammolekül
MOM = multiple of median
mosm = Milliosmol (Osmolalität)
MR = Magnetic Resonance
mrem = Millirem (s. rem)
mRNA = messenger ribonucleic acid
MRT = Magnetic-Resonance-Tomographie, Kernspintomographie
MSH = Melanozyten-stimulierendes Hormon
mSv = Milli-Sievert (s. Sv)
MTA = Medizinisch-technische Assistentin
mval = Milliäquivalent (Millival)
N = Stickstoff
N. = Nervus (Nerv)
Na = Chemisches Zeichen für Natrium
Nakos = Nationale Kontaktstelle für Selbsthilfegruppen
NANB = Non-A-Non-B (Hepatitis)
NAWCH = National Association for the welfare of children in Hospital
NBT-Test = Nitroblau-Tetrazolium-Test
NDV = New Castle Disease Virus
Ne = Chemisches Zeichen für Neon
NHL = Non-Hodgkin-Lymphom
NK-Zellen = Natürliche Killerzellen
NLA = Neuroleptanalgesie
NLG = Nervenleitgeschwindigkeit
nm = Nanometer, früher Millimikron (= mμ)
NMR = nuclear magnetic resonance
Nn. = Nervi (Nerven)
NNM = Nebennierenmark
NNR = Nebennierenrinde
NREM = non REM (s. REM)
Ω = Ohm (elektrische Maßeinheit für Widerstand)
O = Chemisches Zeichen für Sauerstoff
OBT = Oxytozin-Belastungstest
ÖTV = Gewerkschaft Öffentliche Dienste, Transport und Verkehr
17-OHCS = 17-Hydroxicorticosteroide
OP = Originalpackung
O/U-Quotient = Quotient aus Oberlänge zu Unterlänge
P = Chemisches Zeichen für Phosphor
PAH = Paraaminohippursäure
PAIDS = Pediatric AIDS
PAS = Paraaminosalizylsäure
PAS = period-acid-Schiff (Reaktion)
PC = peak clipping
PCB = polychlorierte Biphenyle
PCEC = purified chick embryo cells (Impfstoff)
PCO = polyzystische Ovarien
pCO_2 = Arterielle CO_2-Spannung
PDA = persistierender Ductus arteriosus
PEEP = positive endexspiratory pressure (positiver endexspiratorischer Druck)
PET = Positronen-Emissions-Tomographie
PFC = Persistance of fetal circulation
Pg = Pikogramm
pH = Wasserstoffionenkonzentration
PKG = Phonokardiographie
PKU = Phenylketonurie
PLA = platelet antigens
PMMA = Polymethylmetacrylat
pO_2 = Arterielle Sauerstoffspannung
ppm = parts per million (Teile pro Million Teile)
PRA = Plasma-Renin-Aktivität
PRL = Prolaktin
PROM = premature rupture of membranes
PSR = Patellarsehnenreflex
PST = Pulmonalstenose
PTH = Parathormon
PTT = partial thromboplastin time (partielle Thromboplastinzeit)

PVC = Polyvinylchlorid
PVP = Polyvinylpyrrolidon (in Verbindung mit Jod)
QUATS = quartäre Ammoniumbasen
R = Reaumur (Gradeinteilung am Thermometer)
rad = Roentgen-absorbed dose (Einheit für die absorbierte Strahlendosis)
RDS = respiratory distress syndrome
RehaAnglG = Rehabilitationsangleichungsgesetz
REM = rapid eye movements
rem = Roentgen-equivalent man (sagt etwas über die biologische Wirksamkeit der im Gewebe absorbierten Strahlendosis aus, jetzt ersetzt durch Sv)
RES = Retikuloendotheliales System
Rest-N = Reststickstoff
Rf = rheumatisches Fieber
rh = Alte Schreibweise für Rh-negativ
Rh = Alte Schreibweise für Rh-positiv
Rh-Faktor = Rhesusfaktor
RIA = radio-immuno-assay
RNA = ribonucleic acid
RNS = Ribonukleinsäure
RöV = Röntgenverordnung
Rp. = Recipe! = Nimm! (auf Rezepten)
RR = Blutdruck, gemessen mit dem Riva-Rocci-Blutdruckapparat (benannt nach einem italienischen Kinderarzt)
RS-Virus = respiratory-syncytial-virus
RVO = Reichsversicherungsordnung
S = Chemisches Zeichen für Schwefel
s = Sekunde
s. c. = subcutan
SD = Standarddeviation (Standardabweichung)
SGA = small for gestational age
Si = Chemisches Zeichen für Silizium
SI (Einheiten) = Système international d'unités
SIADH = Syndrom der inadäquaten ADH-Sekretion
SIH = schwangerschaftsinduzierte Hypertonie
SISI = short increment sensitivity index (Hörtest)
SM-C = Somatomedin-C
SPECT = Single-Photon-Emission-Computertomographie
SSL = Scheitel-Steiß-Länge
SSPE = subakute sklerosierende Panenzephalitis
SSSS = staphylococcal scalded skin syndrome
SSW = Schwangerschaftswoche
StGB = Strafgesetzbuch
STH = Somatotropes Hormon
STIKO = Ständige Impfkommission des Bundesgesundheitsrates
Sv = Sievert (statt der bisherigen Einheit rem)
TA = Technische Anleitung Luft
TAT = Tetanus-Antitoxin
TAT = Thematischer Aperzeptionstest
Tb, Tbc = Tuberkulose
TBG = Thyroxin-bindendes Globulin
TBGB = Testbatterie für geistig behinderte Kinder
TBI = Thyroid-Bindungs-Index
^{99m}Tc = Technetium-Isotop
^{99m}Tc-DMSA = Technetium-Isotop-Dimethylsuccinidacid
^{99m}Tc-MAG 3 = Technetium-Isotop-Merkapto-azetyl-Triglyzine
TE = Tonsillektomie
TE = Tuberkulineinheit
TEG = Thrombelastogramm
TGA = Transposition der großen Arterien
TPHA-Test = Treponema-pallidum-Hämagglutinationstest
TPI-Test = Treponema-pallidum-Immobilisationstest
TRH = thyreotropin releasing hormone
TRK = technische Richtkonzentration
tRNA = transfer ribonucleic acid
TSH = Thyreoidea stimulierendes Hormon
TSR = Trizepssehnenreflex
TSST = toxic-shock-syndrome-toxin
TZ = Thrombinzeit
U = Chemisches Zeichen für Uran
U. S. P. = United States Pharmacopeia (Arzneibuch der USA)
UV-Strahlung = Ultraviolett-Strahlung (UV-A, UV-B, UV-C)
V = Volt (elektrische Maßeinheit für Spannung)
V. = Vena (Vene)
val = Äquivalent
VBG = Unfallverhütungsvorschriften der Berufsgenossenschaften für Gesundheitsdienst und Wohlfahrtspflege
VDRL-Test = Veneral Disease Research Laboratory Test
VEP = visuell evozierte Potentiale
VLDL = very low density lipoprotein
Vol.% = Volumprozent
VSD = Ventrikelseptumdefekt
Vv. = Venae (Venen)
VZV = Varicella-Zoster-Virus
WaR. = Wassermannsche Reaktion
WDB = Wechseldruckbeatmung
WH = Wachstumshormon
WHO = World Health Organisation
WPW = Wolff-Parkinson-White (Syndrom)
XX = Geschlechtschromosomen eines weiblichen (♀) Individuums
XY = Geschlechtschromosomen eines männlichen (♂) Individuums
ZNS = Zentralnervensystem

Sachverzeichnis

Stichwörter, die nicht unter c aufgeführt sind, unter z oder k nachschlagen und umgekehrt; Entsprechendes gilt für f und ph. Die Umlaute ä etc. werden wie Doppelbuchstaben (ae etc.) behandelt.
Die **fettgedruckten** Seitenzahlen verweisen auf die ausführlichen Darstellungen.